U0233536

# 名医类案正续编

MINGYI LEIAN ZHENGXUBIAN

明·江 瓘 著 ／ 清·魏之琇 撰

山西出版传媒集团

山西科学技术出版社

# 总目录

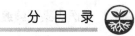

# 分目录

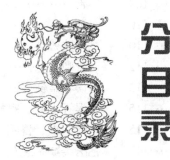 名医类案

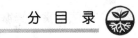

# 续名医类案

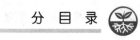

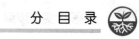

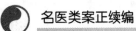

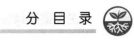

# 名医类案

# 重订《名医类案》叙

　　《内经》以五运六气、三部九候原生人之疾病，诊有一定之法，刺有一定之针，此所谓案也。雷公年幼小，别而不能明，明而不能彰；阴阳二十五人，先师之秘，伯高不能尽知；天地动静，五行迁复，鬼臾区上候不能遍明。通阴阳，推四时，握五纪，藏其言于金匮，书其对于玉版，隆以天师之号而无所让，岐伯一人而已。岐伯千言万语，汗漫极于六合，曰：无盛盛，无虚虚。约以二言，此《灵》、《素》之总龟也。经所谓实者泻之，虚者补之，此二语之注晴也。是之谓其言也，立言立而案存，后虽有良医，不能易，所谓南山可移，此案不可动也。秦越人、张仲景、皇甫谧、杨上善，导其源而益显；张洁古、刘河间、王海藏、李东垣，畅其流而大明。末流稍分，人自为师，家自为学，能杀生人而不能起死人。黄帝告雷公以十全，《周礼·医师》亦言十全为上，《灵枢》言上工十全其九，中工十全其七，下工十全其六；岐伯言上工救病于萌芽，下工救其已成、救其已败。彼所谓下工，皆今之上工也。《周礼》十失四为下，在今犹为中工。中工之所不失者亦幸得之，案不足录，上工之案则其可存者也。明嘉靖时，歙县江秀才江瓘，尝取历代名医之已验者，辑为类案，子应元、应宿足成之。吾观太史公之传淳于意，则意之医案也；陈寿之传华佗，则佗之医案也；李延寿之传徐文伯，则文伯之医案也。后史以医为小道，传方术者略而不书，而案之存于史者盖寡。诸医之良者，自传其术，幸而不终至于泯没。江氏贱而存之，意良善也。书久残失，而字句讹缪。吾友魏玉横氏，精于医术，能穷其源，附以己见，而论议不至混淆；鲍以文氏，博于考索，能知其故，刊其讹字，而汤剂不致贻误。过而请叙，余不知医之术而能深见其理。是书也出，医学入门之阶梯也。虚衷玩索，由病以求其源，而轩岐不难羹墙遇之。吾所告于世医者有三：一曰审脉。自伪王叔和之《脉诀》行，左为人迎，右为气口，庸医奉为科律之语，不知其何本也。《六节脏象论》云：人迎阳脉，气口阴脉。可言阴阳不可言左右也。人迎在结喉之左右；气口即寸口，亦曰脉口，为诸脉之总汇，在手鱼际之后一寸。人迎有左右，气口亦有左右。明乎人迎、气口，则知四经十二从，以通乎十二原，以贯乎三百六十五气穴、三百六十五孙络，所谓钩、毛、弦、石、溜，与夫春弦、夏钩、秋浮、冬营者，洞若观火矣。而今之医不知脉。一曰辨药。神农以赭鞭鞭草木，一日而遇七十毒，以身试而著《本草经》。辨药之性也，必深明于温凉平毒之性，而后得君臣佐使之用固也。然阴中有阳，阳中有阴，石药发瘨，芳草发狂，辨之不易明，知之亦不易悉。苟非陶弘景、陈藏器其人，未有不误用者。而今之医不知药。知脉矣，知药矣，吾又益之以一言，曰慎思。语云：医者意也。黄帝有问，岐伯即知其人之病之由，雷公有问，黄帝即知其人之病之由，以意决之也，此即黄帝、岐伯之医案也。若其病不应脉，当思其病；脉不应病，当思其脉；药不应病，当思其药。三者相参，思之思之，其有不合者寡矣。医之有案，盖未有出此三者，遵其道而用之，人人皆可以为良医，人人皆可以立案。太和保合，使斯人各得尽其天年，而不夭折于庸妄人之手。以文氏重刊之功，岂不伟哉！余固不惮哓哓以辨，以文氏曰：子之辨，余知之而不能脱诸口也，盍尽言之？遂书之以为叙。

乾隆庚寅五月朔秦亭老民杭世骏

# 重订《名医类案》序

  新都江氏《名医类案》，行世近二百年矣。其为卷十有二，为类二百有奇。条析病状，援据方书，胪列治法，斧藻群言，蔚成大国，实受命于轩岐而拓宇乎《灵》、《素》。惜原本考订疏漏，间脱特多。吾友魏君玉衡、鲍君以文，精加雠比，网罗史氏，研搜家集，毕力补缀，丹铅告疲，始称完好，重付杀青。客有难者曰：古之医师，天官隶焉。或论病以及国，或原诊以知政，鸿术通乎神明，而玄机出之妙悟。若乞灵于方剂，假宠于陈言，抑亦末矣。而奚以为？夫自张、王绝轨，朱、李辍音，凡今之治医者，辄谓古今异宜，南北殊习，本草非神农之遗，仲景亦偏隅之论，于是偭规弛墨，褊见自圣，卒至于杀人而不自知其谬戾。此譬之治经者，则游谭而已矣；譬之习兵者，则野战而已矣。郭玉、许允宗之言，亦何尝为庸妄者授之口实乎？然则欲为良工，必习谙乎《明堂》、《甲乙》、《玉册》、《玄珠》，博涉乎三部九候、五运六气，所谓狐腋非一皮能温，鸡跖必数千而饱，此一夫之获耳，其若广野何？曰固也。《内经》十八篇，《难经》八十一章，词奥旨远，尊如经典，不易晓了。后世方书候论，汗牛马，充栋宇，学者纵极综考而无所征验，犹不免以人为尝试也。无所比例，犹墨守焉而未得其会通也。余读是编，窃以窥其用心，其征事也确，其达用也大，其竖义也备，其遣辞也约。事皆已经则无所可疑，法可互求则不病于执。世远道微，曲漏充塞，俗师庸术，支节苟且，一旦延张、王于一堂，接朱、李之末座，与之上下其议焉，其所津逮为何如？引而伸之，触类而长之，乃可以尽窥仓公之秘籍而奏奇技矣，岂徒资庸瞽之肘后，供童蒙之掇拾而已哉。按医之有案，实权舆于《左氏传》、太史公。魏晋以降，多散见于史集，至丹溪始有专书，皆其门人所日纪，亦小说杂记之属。宋张季明作《医说》十卷，首述轩岐以发其宗，次列证治以穷其变，又此编之鼻祖也。至于分门别类，间有未精审者，是在览者之鉴别，不复为之更定。旧本向有无名氏朱笔点定，玩其评乙，知其于是道三折肱矣，故并存于简端云。

乾隆三十五年岁次庚寅二月仁和余集书于新懦斋

# 《名医类案》序

　　人者，天地之委和，而六气变于上，百为交于下，自王公大人，以及士庶，其事不同，而其不能参和不偏，以使元气无疵疠者，盖杂然而其端无穷，故其致病之端亦无穷也。轩岐垂经范以开人，仓扁极神工以起厥，至人代有，征验多门。奈僻壤每乏宗传，末学惮于博历，寄人死生，属之庸术，予甚悲焉。吾友篁南江民莹氏，始为博士弟子，蜚声场屋，已而因病治医。以其志在求仁轨，循不器，遂乃博习方书，探悟玄奥，治身之余，推及朋旧，危标异症，还瘥保生，篁南子伟然为名医焉。乃取古人所为治病验方及其病之状，天时水土之宜，用药之宜忌，处剂之审谛，病瘥之期，咸撮其要旨，门分类摘，疏源究因，决嫌疑，定可否，凡若十卷，命之曰《名医类案》。予得而读之，盖喟然叹曰：仁哉，篁南子之用心乎！夫窥观非智，谩闻非学，况医之为道，与仁同功。仁体物而不遗，则医之为术，亦遍物而无所遗也。故学以聚之，不厌博历，乃其操之之要则。予尝闻言于篁南子矣。识卑者无高标，心庸者无奇术，要在融悟玄机，专精化理，以斟酌元气为功，以察识病原为大，则是编也思过半矣。故曰：苟非其人，道不虚行。

嘉靖壬子冬十一月朔日前进士徵仕郎南京礼科
给事中让溪山人游震得撰

# 《名医类案》序

　　篁南江叟，故为诸生，有声。会多病，去而为医。其子南仲世其业，并以医名邑中。余雅重叟质行长者，又博物好古，能著述吟咏，以有别集不论，论其所辑《名医类案》云。往余家居，嫂氏病疟，疟且久，更数医，不治。叟治之，投匕而愈。及余游京师，季父病痢，痢且不食，更数医，不治。南仲治之，亦投匕而愈。余以此异叟父子，高其技，属以余生且三十年所矣。叟尝谓余：博士家通经，乃不废史乎？余曰：孔子不云乎！吾欲载之空言，不如见诸行事之深切著明也。故经中有史，《春秋》是已。夫经义也；史事也。其义则断，其事则案，断非经何准？案非史何据？叟曰：然。瑾读《素》、《难》诸书，得其义，尊之为经；读《仓公传》，得其事，信之为史。斯亦医家之断案也非耶？然传所得仓公事耳。继仓公而后杂出于纪载者，其世愈近，其事愈信。彼幸千百之什一，夫孰非事案也，独可废乎哉？于是退而搜辑，上自诸子列传，下及稗官私谱，匕剂之暇，兼采附说。凡察脉、证形、观变、易方，网罗纤悉，类分而代列焉。质之《素》、《难》诸经，往往不悖所闻。书且成而叟卒。余谓叟子南仲：盍成先志乎？乃公活人多矣，其脉证方剂具在，得并次之。南仲泫然流涕曰：先人弃诸孤早，孤弱无知，散失强半，不能衰先世之遗，其幸而存者，亦千百之什一耳。应宿间承提命，守其余业，稍稍窃其遗意，以试于里巷，颇有获者。恐久而与先人俱亡，欲附人一二，嫌于自多。余曰：否。昔营平叙留田功，不嫌伐一时事以为后法，况兹私载，藏诸名山，以俟知者，又何嫌焉？南仲曰：敬诺。于是书竟成。南仲治余季父事亦载其中，而嫂氏以叟存时偶忘之，不及载。

　　　　　　　　　　　　　　万历丙戌秋七月武英殿大学士太子少保礼部

　　　　　　　　　　　　　　　尚书邑人颍阳生许国撰

# 《名医类案》序

　　篁南江先生，吾邑隐君子也。少治儒，因病弃去治医，遂以岐黄鸣邑中。先生娴诗辞，博极载籍，凡古禁方足纪者，汇为编。尝感危疾几殆，诸医环视，谓不治。先生徐语曰：吾所集某卷某方与吾证合，试案之。稍加损益，一饮有起色，再饮霍然已。其验如此，顾秘之帐中未出也。先生殁，仲子少微世其业，每睹遗编，涕泣曰：此先人手泽而未竟之志也，予小子，何敢让焉？乃益加搜摭，若先生暨已所试奇效者亦附之，总如干卷，将授之剖劂，而以示余。客有在座者曰：嘻！用药如用兵。霍冠军有言矣，顾方略何如，不至学古兵法。医者意也。奚喋喋占占啜古糟粕为？余应之曰：不然，子岂以世之治医者，必能挟无师之智，逞独创之巧，自我作始，前无古人乎？夫法所以寄意，而意所以运法。医之有阴阳虚实，标本顺逆，犹兵之有步伐止齐奇正攻守也。达者变通而底绩，昧者拘曲而罔功，是昧者之过，而岂法之过耶？且霍冠军之将兵，孰与淮阴侯？彼其有天幸，未尝困绝，徒大言而漫耳。淮阴侯战胜攻取，制敌如神，而其所称引，犹云此自兵法，诸君不察也。以淮阴侯之所弗能废者，奈何藉口冠军而废之。譬见胶柱不可以鼓瑟，而遂谓鼓瑟皆可以去柱，岂不悖哉！无论淮阴侯，即秦越人、太仓意，固医之指南嚆矢也，乃其师长桑君、公乘庆亦第举禁方相授受，无他奇，而太史公娓娓艳谭之至，与王侯将相之业并施于后世，其旨深矣。语云：人之所病，病疾多；医之所病，病道少。是编也，可以扩聪明，司以备故实，可以章往而诏来，钩玄提要，存乎其人，而何可以糟粕视也？抑闻之，其父析薪，其子不克负荷。越人以术见剟，其方不传。庆无子，授意，意无子，董托之《史记》以传，盖负荷若斯之难也。少微工诗，有父风，邀游两都公卿间，率折节倒屣，不独以医重，拮据廿余年，卒能绍前志而光大之，先生有子矣。嗟！嗟！龙门今续成父史，无愧箕裘；马服子徒读父书，竟隳堂构。余嘉少微庶几龙门今而异于马服子也，故不辞为之叙。

赐进士出身嘉议大夫太常寺卿管国子监事前右春坊右
谕德兼翰林院侍讲南京国子祭酒同邑张一桂稚圭甫书

# 自　序

　　予读《褚氏遗书》，有曰：博涉知病，多诊识脉，屡用达药。尝抚卷以为名言。山居僻处，博历何由？于是广辑古今名贤治法奇验之迹，类摘门分，世采入列，为书曰《名医类案》，是亦褚氏博历之意也。自夫三坟坠而九丘湮，方书繁而经论废。或指《素》、《难》以语人，鲜不以为迂者。医之术日益滥觞，通经学古，世不多见。昔郑公孙侨聘于晋，适晋侯有疾，卜云：实沈台骀为崇。史莫之知，乃问于侨。侨具述高辛元冥之遗，参汾主封之故，四时节宣之道，通国惊异，以侨为博物君子。太史公作《史记》，传淳于意，备书其治病死生、主名、病状、诊候、方脉，详悉弗遗，盖将以折同异，极变化，求合神圣之道，以立权度于万世。轩岐俞扁之书，匪直为虚诙已也。今予斯编，虽未敢僭拟先哲，然宣明往范，昭示来学，既不诡于圣经，复易通乎时俗，指迷广见，或庶几焉耳。学者譬之，由规矩以求班，因彀以求羿，引而伸之，溯流穷源，推常达变，将不可胜用矣。书凡十二卷，为门一百八十有奇，间附说于其下云。

嘉靖己酉暮秋既望撰

万历辛卯闰三月朔日丙寅男应宿百拜谨书

# 凡 例

一、是集乃披阅诸子百家之文中有案会心者，辄手录以备遗忘，积久成帙，乃分门析类耳。

二、前修时贤之案，则系之曰某人，示无掩也；有案无人者，则曰出某书，示有据也。

三、某人案惟先达著名者，则书某字号或官，如朱子注书例，凡先达称官称爵称字号之类；案可采而声未著者，直书其名，欲人易晓也。

四、时贤案惟变法稍出奇者采之，诸庸常者不录。

五、案下附说，或采前修之言，或附管见，与贤者共议耳，非敢自以为是也。

六、案中方法用古方加减者，但载方名；其方稍隐者，注云出某书；间有品味简者，直载其方。其药分两制度或有或无，或详或略，皆仍诸书之旧也。

七、愚治验诸案，亦附诸条之末，一得之愚，弗敢隐秘，后来者或有可采择焉。

八、案以世次为先后，非有所颉颃也。间有后先失次者，无可考者也。

九、诸门后各自分版，不相连属，庶后可续编人，不乱其成书也。

【博按】 原刻亦有不分版者，今刻悉连属之，以归划一。

# 述 补

一、先君子以文名世，而自验诸案简直不文，非不欲文，通乎时俗耳。

二、不肖续编，间附己案，一遵凡例。苟意见庸劣，及徒有空文而无方法脉案可示后者不书，仿《春秋》常事不书之旨。

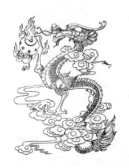

# 名医类案卷之一

明·江瓘集

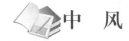 中 风

【琇按】南方中风绝少，多属非风类风，皆风木内病，临症之工宜详审焉。凡风由内发，皆属气与火，若后之虚风迥风是也。

许胤宗治王太后，病风不能言，口噤而脉沉。事急矣，非大补不可也，若用有形之汤药，缓不及事。乃以防风、黄芪煎汤数斛，置于床下，汤气薰蒸，满室如雾，使口鼻俱受之，其夕便得语。此非智者通神之法不能回也。盖人之口通乎地，鼻通乎天。口以养阴，鼻以养阳。天主清，故鼻不受有形而受无形；地主浊，故口受有形而兼乎无形也。

元罗谦甫治太尉忠武史公，年近七十，于至元戊辰十月初，侍国师于圣安寺丈室中，煤炭火一炉在左侧边，遂觉面热，左颊微有汗，师及左右诸人皆出，因左颊疏缓，伤热故也。被风寒客之，右颊急，口㖞于右。脉得浮紧，按之洪缓。罗举医学提举忽君吉甫，专科针灸，先于左颊上灸地仓穴胃穴一七壮，次灸颊车穴胃穴二七壮，后于右颊上热手熨之，议以升麻汤加防风、秦艽、白芷、桂枝，发散风寒，数服而愈。

【琇按】非真中风，故但升散火邪自愈。

或曰：世医多治以续命等汤，今用升麻汤加四味，其理安在？曰：足阳明经胃起于鼻交频中，循鼻外入上齿中，手阳明经大肠亦贯于下齿中，况两颊皆属阳明。升麻汤乃阳明经药，香白芷又行手阳明之经，秦艽治口噤，防风散风邪，桂枝实表而固荣卫，使邪不能伤，此其理也。夫病有标本经络之别，药有气味厚薄之殊，察病之源，用药之宜，其效如桴鼓之应。不明经络所过，不知药性所主，徒执一方，不惟无益，而反害之者多矣。学者宜深思之。

张安抚，年六十余，己未仲冬患风证，半身不遂，语言謇涩，心神昏愦，烦躁自汗，表虚恶风，如洒冰雪，如洒冰雪，阴中也。口不知味，鼻不闻香臭，闻木音则惊怖，小便频多，大便结燥。若用大黄之类下之，平日饮食减少，不敢用，不然则满闷，昼夜不得寐。此症难治。约三月余，凡三易医，病全不减。至庚申三月，下后。又因风邪，加之痰嗽，嗌干燥，疼痛不利，唾多，中脘气痞似噎。予思《内经》有云：风寒伤形，忧恐忿怒伤气，气伤脏乃病，脏病形乃应。又云：人之气，以天地之疾风名之。此风气下陷入阴中，不能生发上行气不能升则为病矣。又云：形乐志苦，病生于脉，神先病也，邪风加之。邪入于经，动无常处，动有常则知邪不入经。前证互相出见，治病必求其本，邪气乃服。论时月则宜升阳，补脾胃，泻肝木，仲冬至季春。论病则宜实表里，养卫气，泻肝木，润燥，益元气，慎喜怒，是治其本也。以柴胡、黄芪各五分，升麻、当归、甘草炙各三分，半夏、黄柏酒洗、黄芩、人参、陈皮、芍药各二分，名曰加减冲和汤，煎服。自汗，加黄芪五分；嗽，加五味子二十粒；夜不得寐，乃心事烦扰，心火内动，上乘阳分，卫气不得交入阴分使然也，以朱砂安神丸服之，由是昼亦得睡。此风中腑兼中脏也。

真定府临济寺赵僧判，于至元庚辰八月间

患中风，半身不遂，精神昏愦，面红颊赤，面红颊赤，阳中也。耳聋鼻塞，语言不出。诊其两手，六脉弦数。中风此脉甚多。洁古有云：中脏者多滞九窍，中腑者多着四肢。今语言不出，耳聋鼻塞，精神昏愦，是中脏也；半身不遂，是中腑也；此脏腑俱受病邪。先以三化汤一两内疏三两行，散其壅滞，先下。使清气上升，充实四肢，次与至宝丹加龙骨、南星，安心定志养神治之，后补。使各脏之气上升，通利九窍，五日声音出，言语稍利。后随四时脉证加减用药，不旬即稍能行步，日以绳络其病脚，如履阈或高处，得人扶之，方可逾也。又刺十二经之井穴，脏井：肺，少商穴；心，少冲穴；肝，大敦穴；脾，隐白穴；肾，涌泉穴；包络，中冲穴。腑井：胆，窍阴穴；胃，厉兑穴；三焦，关冲穴；小肠，少泽穴；大肠，商阳穴；膀胱，至阴穴。以接经络，翌日舍绳络能步几百步，大势皆去。戒之慎言语，节饮食，一年方愈。

丹溪治一人，患滞下，下多亡阴。一夕昏仆，手舒撒，目上视，溲注，汗大泄，喉如拽锯，脉大无伦次。此阴虚阳暴绝也，此症死者居多。盖得之病后酒色。急灸气海穴，气海，脐下一寸半。以续阳气，渐苏，服人参膏数斤而愈。作大虚治。

一肥人，中风口㖞，手足麻木，左右俱废。作痰治，以贝母、瓜蒌、南星、半夏、陈皮、白术、黄芩、黄连、黄柏、羌活、防风、荆芥、威灵仙、薄桂、甘草、天花粉，好吃面，加白附子，入竹沥、姜汁，更加少酒行经。

一肥人中风，用苍术、南星、酒芩、酒柏、茯苓、木通、升麻、厚朴、甘草、牛膝、红花水煎，先吐后药。

一妇，年六十余，手足左瘫，不言而健，有痰。以防风、荆芥、羌活、南星、没药、乳香、木通、茯苓、厚朴、桔梗、甘草、麻黄、全蝎、红花，为末酒下，未效。时春，脉伏而微，又以淡盐汤、韭汁，每早一碗吐之。至五日，仍以白术、甘草、陈皮、茯苓、厚朴、菖蒲，日进二服，吐后必用清补二剂，亦是一法。又以川芎、山栀、豆豉、瓜蒂、绿豆粉、韭汁、

盐汤，吐甚快。后以四君子汤服之，又以川归、酒芩、红花、木通、厚朴、鼠粘子、苍术、南星、牛膝、茯苓为末，酒糊丸，服十日后微汗仍以汗解，手足微动而言。作实痰治。

一人中风，口眼歪斜，语言不正，口角涎流，或半身不遂，或全体如是。此因元气虚弱而受外邪，又兼酒色之过也。以人参、防风、麻黄、羌活、升麻、桔梗、石膏、黄芩、荆芥、天麻、南星、薄荷、葛根、赤芍药、杏仁、川归、川芎、白术、细辛、皂角等分，加葱、姜水煎，入竹沥半盏，随灸风市奇俞穴、百会督脉、曲池大肠穴，合绝骨胆穴。绝骨即悬钟穴、环跳胆穴、肩髃大肠穴、三里胃穴等穴，以凿窍疏风，得微汗而愈。亦以汗解。

李真三，患中风，半身不遂。羌活愈风汤加天麻、荆芥、僵蚕各一钱而愈。

吴能三，患中风卒中，昏不知人，口眼㖞斜，半身不遂，痰厥气厥。二陈汤加姜汁炒黄连、天麻、羌活、麦冬、僵蚕、南星、荆芥、独活、姜汁、竹沥。方甚佳，作痰治。

姜晟，年五十三岁，好饮酒，湿热。患中风，口㖞斜。搜风汤内加姜汁炒黄连、地龙、全蝎各八分，羌活、荆芥各一钱。作湿热治。

邱信，年四十三岁，患中风，肚甚疼，口眼㖞斜。苏合香丸服之就愈，后加姜汁、竹沥，痊愈。作气治。

徐浦三，好色，妾四人有色，患中风，四肢麻木无力，半身不遂。四物汤治风先治血，血生风自灭。加天麻、苦参、黄柏、知母、麦冬、人参、白术、黄芪、僵蚕、全蝎、地龙而愈。

顾京一，年三十二岁，患中风，半身不遂，臂如角弓反张。二陈加麦冬、川芎、当归各一钱，天麻、羌活、黄连姜汁炒、黄芩各七分，荆芥、乌药各五分，疏肝气，养肝血，清肝火。数十贴而愈。

邱敏六，年三十六岁，患中风，四肢如瘫。此人好色，从幼做买卖，有外事。此风非自外来，由内燥火而卒中也。二陈与四物汤加人参、黄芪、白术、麦冬、姜汁、竹沥，百十贴而愈。

周忠信，患中风，头疼如破，清气不上升，

言语謇涩。小续命汤加防己、肉桂、黄芩、杏仁去皮尖、芍药、甘草、川芎、麻黄去根节、人参、防风一两半，羌活、大附子炮，去皮脐半两，水三钟，枣二枚，食前煎服。

方延一，年三十九岁，患中风，一身俱麻。麻由虚而气不行。乌药顺气散加人参、白术、麦冬、川芎、当归而愈。一则头疼如破，一则一身俱麻，看他用药，俱有分寸。

陶文三，年五十六岁，患中风，身如刺疼。四物汤加防风、荆芥、蝉蜕、麦冬、蔓荆子。血虚挟湿。

王从一，年四十二岁，十指尽麻木，并面麻。乃气虚症，补中益气汤加木香、附子各五分，愈。又加麦冬、羌活、防风、乌药服之，痊愈。一则一身如刺疼，一则十指尽麻，面麻，又如此用药。

汪文富，年四十六岁，患中风偏枯，四肢不随，手足挛拳。二陈汤加防风、虎胫骨、当归、杜仲、牛膝、续断、金毛狗脊、巴戟、石斛各一钱。养血暖筋，治法一小变。

言清一，年三十七岁，乃匠者，勤于动作，能饮酒，患中风，头目眩晕。二陈汤加防风、羌活、当归、芍药、人参、白术、黄连、熟地姜汁制、川芎、甘蔗汁。

胡清，年三十六岁，平日好饮酒，大醉，一时晕倒，手足俱麻痹。用黄芪一两，天麻五钱，甘蔗汁半盏。

时付三，患中风，双眼合闭，晕倒不知人，子也不识。四君子汤加竹沥、姜汁二合，愈。

邓士付，患中风卒暴，涎流气闭，牙关紧急，眼目俱被损伤。二陈汤加白芷、天南星、甜葶苈、姜汁、竹沥二合，愈。又治痰泻肺法。

金付七，患中风攻注，四肢骨节痛，湿痰流注关节，故痛。遍身麻木，语言謇涩。二陈汤加川芎、羌活、僵蚕、枳壳、麻黄去节、桔梗、乌药服之，愈。又治气法。

徐太一，年二十三岁，患中风，一时晕倒，不知人，母也不识。二陈汤加南星、当归、芍药、黄芪、熟地姜汁制。虚而挟痰。

孙文正，年六十一岁，患中风，手足瘫痪，痰壅盛，头眩。二陈加南星、姜汁、竹沥服之，

愈。痰火。

宗京舍，年二十九岁，患中风，四肢麻木，双足难行。二陈汤加当归、人参、麦冬、黄柏、杜仲、牛膝、白术。虚。

何澄，患中风，四肢不知痛痒，麻木，乃气虚。大剂四君子汤加天麻、麦冬八分，黄芪、当归身。虚。

穆林，年五十四岁，患中风并小肠疝气。二陈汤加吴萸、胡芦巴、小茴香、熟地各一钱。加药妙。

祝橘泉治英国公，病左瘫不语，气上壅。医以为中风，用顺气祛风之剂，弗效。祝曰：此痰火湿热所致。与之清燥化痰，前后饮竹沥数升，愈。

王节斋治一壮年人，年壮可吐。忽得暴疾如中风，口不能言，目不识人，四肢不举。急投苏合香丸，不效。王偶过，闻之，因询其由。曰：适方陪客饮，食后忽得此症。食闭。遂教以煎生姜淡盐汤，多饮，探吐之，吐出饮食数碗而愈。

虞恒德治一妇，年五十七，身肥白，春初得中风，暴仆不知人事，身僵直，实。口噤不语，喉如拽锯，水饮不能入。六脉浮大弦滑，右甚于左。弦滑为实。以藜芦末一钱，加麝香少许，灌入鼻窍，吐痰一升许，先吐，因水饮不能入，如无此症，小续命为稳。始知人事，身体略能举动。急煎小续命汤，倍麻黄，连进二服，覆以衣被，得汗，渐苏省，能转侧。但右手足不遂，语言謇涩，后以二陈汤加芎、归、芍药、防风、羌活等药，合竹沥、姜汁，日进二三服。若三四日大便不去则不能言语，脾之脉散舌下。即以东垣导滞丸或润肠丸微利之，则言语复正。如此调理至六十余，得他病而卒。

江陵府节度使进豨莶丸方：臣有弟䛒，年三十中风，床枕五年，百药不瘥。有道人钟针者，因睹此患，可饵豨莶丸，必愈。其药多生沃壤，五月间收，洗去土，摘其叶及枝头。九蒸九曝，不必太燥，但取蒸黑为度。杵为末，炼蜜丸梧桐子大，空心温酒米饮下二三十丸。所患忽加，不得忧，至四十服必复如故，五十服当丁壮。奉宣付医院详录。又知益州张咏进

表云：臣因换龙兴观，掘得一碑，内说修养气术并药二件，依方差人采觅。其草颇有异，金棱银线，素根紫荄，对节而生，蜀号火枕，茎叶颇同苍耳。谁知至贱之中，乃有殊常之效。臣自吃至百服，眼目精明，即至千服，须发乌黑，筋力轻健，效验多端。臣本州有都押衙罗守一，曾因中风坠马，失音不语，臣与十服，其病立痊。又僧智严，年七十，患偏风，口眼喎斜，时时吐涎，臣与十服，亦便瘥。今合一百剂，差职员史元奏进。《本草》

薛己治王进士，因劳役失于调养，忽然昏愦。此元气虚，火妄动，挟痰而作。急令灌童便，童便妙。神思渐爽。更用参、芪各五钱，芎、归各三钱，元参、柴胡、山栀、炙甘草各一钱服之，稍定。察其形倦甚，又以十全大补加五味、麦门冬治之而安。先生得手处在认症，确未到处在不言脉。凡人元气素弱，或因起居失宜。或因饮食劳倦，或因用心太过，致遗精白浊，自汗盗汗，或内热晡热，潮热发热，或口干作渴，喉痛舌裂，或胸乳膨胀，胁肋作痛，或头颈时痛，眩晕目花，或心神不宁，寤而不寐，或小便赤涩，茎中作痛，或便溺余滴，脐腹阴冷，或形容不充，肢体畏寒，或鼻气急促，或更有一切热症，皆是无根虚火，但服前汤，固其根本。

**【瑶按】** 无外感者可遵其法。

诸证自息，若攻其风热则误矣。

艾郭武，牙关紧，左体瘫，不能言，口眼牵动，神昏欲绝。六脉沉细而涩，乃中寒湿所致，非中风也。即以姜汁调白末子白末子即胆星、白附子、乌头三味，灌入半盏，吐痰四五口。又磨至宝丹灌之，又吐痰数口，气得通，张眼四顾，惊号大哭，片时复昏不语。继以五积散加木香、南星、附子、白术、茯苓，自当日午至来早服药四盏，患人方苏，三日后大便洞利三行，皆是痰积。又与虎骨酒服之，痊愈。

一男子卒中，口眼喎斜，不能言语，遇风寒四肢拘急。脉浮而紧，此手足阳明经虚，风寒所乘。用秦艽升麻汤治之，随脉用药，稍愈，乃以补中益气加山栀而痊。若口噤不能言，足痿不能行，属肾气虚弱，名曰痱症，宜用地黄

饮子治之。然此症皆由将息失宜，肾水不足，而心火暴盛，痰滞于胸也。轻者自苏，重者必死。

一男子体肥善饮，舌本强硬，语言不清，口眼喎斜，痰气涌盛，肢体不遂。薛以为脾虚湿热，用六君加煨葛根、山栀、神曲而痊。

一人，年六十余，素善饮，两臂作痛，恪服祛风治痿之药，更加麻木发热，体软痰涌，腿膝拘痛，口噤语涩，头目晕重，口角流涎，身如虫行，搔起白屑。薛曰：臂麻体软，脾无用也；痰涎自出，脾不能摄也；口斜语涩，脾气伤也；头目晕重，脾气不能升也；痒起白屑，脾气不能营也。遂用补中益气加神曲、半夏、茯苓三十余剂，诸症悉退。又用参、术煎膏，治之而愈。

顾宪幕，饮食起居失宜，左半身并手不遂，汗出神昏，痰涎上涌。用参、芪大补之剂，汗止而神思渐清，颇能步履。后不守禁，左腿自膝至足肿胀甚大，重坠如石，痛不能忍，其痰甚多。肝、脾、肾脉洪大而数，重按则软涩。朝用补中益气加黄柏、知母，麦门、五味，煎送地黄丸，晚用地黄丸料加黄柏、知母，数剂诸症悉退，但自弛禁，不能痊愈耳。

一男子时疮愈后，遍身作痛。服愈风丹，半身不遂，痰涎上涌，夜间痛甚。薛作风客淫气，治以地黄丸而愈。风客淫气，精乃亡，邪伤肝也。补肾即补肝。

一老妇两臂不遂，语言謇涩，服祛风之药，筋挛骨痛。此风药亏损肝血，益增其病也。薛用八珍汤补其气血，用地黄丸补其肾水，佐以愈风丹而愈。

一妇人因怒吐痰，胸满作痛。服四物、二陈、芩、连、枳壳之类，不应。更加祛风之剂，半身不遂，筋渐挛缩，四肢痿软，日晡益甚，内热口干，形体倦怠。薛以为郁怒伤肝脾，气血复损而然，遂用逍遥散、补中益气汤、六味地黄丸调治，喜其谨疾，年余愈。

一妇人脾胃虚弱，饮食素少，忽痰涌气喘，头摇目劄，手扬足掷，难以候脉。观其面色，黄中见青，此肝木乘脾土。用六君加升麻、柴胡治之而苏，更以补中益气加半夏调理而痊。

一妇人怀抱郁结，筋挛骨痛，喉间似有一核。此症甚多。服乌药顺气散等药，口眼㖞斜，臂难伸举，痰涎愈甚，内热晡热，食少体倦。薛以为郁火伤脾，血燥生风所致，用加味归脾汤二十余剂，形体渐健，饮食渐加。又服加味逍遥散十余剂，痰热少退，喉核少利。更用升阳益胃汤数剂，诸症渐愈，但臂不能伸，此肝经血少，用地黄丸而愈。药剂多寡，其法妙妙。

车驾王用之卒中昏愦，口眼㖞斜，痰气上涌，咽喉有声。六脉沉伏中阴，此真气虚而风邪所乘。以三生饮一两加人参一两，煎服，即苏。若遗尿手撒，口开鼾睡，为不治，用前药亦有得生者。夫前饮乃行经络治寒痰之药，有斩关夺旗之功，每服必用人参两许，驾驱其邪而补助真气，否则不惟无益，适足以取败矣。观先哲用芪附、参附等汤，其义可见。

《曾公谈录》：荆芥穗为末，以酒调下二三钱，凡中风者，服之立愈，前后甚验。是时顺儿疾已革，以酒滴水中调服之，立定，真再生也。

江篁南治休宁临塘范本济邑尹之内，年五十余，夜间卒然晕倒在灶前，口眼㖞斜，口角涎流，初不知人，少间略省，面前要火燻灼。乃以南星、半夏、陈皮、川芎、枳壳、僵蚕、天麻、参、芪、甘草等药，至夜半汗出不止，复昏晕甚，手足抽掣，乃以人参八钱，黄芪五钱，防风一钱，附子七分与之，作二三次服，逾时吐出药少许，并渣饮之，不吐，汗收敛，次早颇能言，右手能动举，苦头痛及遍身痛。以人参四钱，白术、陈皮、归、芎、南星各一钱，半夏一钱半，白芷七分，荆穗、秦艽、蔓荆子各五分，甘草三分，加竹沥、姜汁。夜半因恼怒复晕移时，至次早头痛未解，要人以手按痛处，稍安，时时欲人执持两手，以人参二钱，半夏一钱五分，白术、归、芎、南星、陈皮、白芷、荆穗、甘草各一钱，细辛二分，是日头痛稍减，晚间复服一剂。续加天麻、蔓荆子之类出入调治，一月而愈。

江应宿治淮商朱枫野，年五十二岁，患中风月余。逆予诊视，六脉滑数弦长，重按无力，口角涎流，言语謇涩，饮食作呕，此七情内伤，热胜风动之症。调以六君、秦艽、天麻、芩、连、瓜蒌、姜汁、竹沥，补以六味丸，风热渐退，手能作字。家眷远来，以为饮食少，欲求速效，请京口一医，投十六味流气饮，继进滚痰三钱。予曰：必死是药矣。预煎人参一两，候至夜分，果大泻神脱，厥去不知人。予自持参汤灌之，复苏。予遂辞归自下，越旬日而讣音至。惜哉！此商而儒行者，本虚病，误投下药，是犯虚虚之戒。

休宁程少溪，贾秣陵城，年四十八岁，三月初旬往茅山进香，衣着单薄，中途遇雨，衣被尽濡，止宿旅舍，带湿睡卧，回入城，患中风，左手足不遂，口眼㖞斜，言语謇涩，面肿流涎，口开眼合手撒，喉如拽锯，汗出如油，呃逆不定，昏愦，头痛如破，烦躁不宁。诸医环视，议作风痰，投以二陈加枳实、瓜蒌、芩、连、胆星，三四日殊无退症。逆予诊视，六脉浮大弦滑，重按豁然，右大于左一倍，此平时酒色过度，兼之外感风邪，脏腑俱受病，而阳明经居多。投白虎加小续命汤，《明医杂著》白虎配附子理中，此以白虎合小续命，二法俱妙。一匕而呃逆止，口闭涎收，再二剂眼开，呼吸和而诸症递减，脉始敛，两手停匀，已逾险处。予有事暂回，一二辈流言病症虽减，人参、附子乃劫药，若多服恐留热毒在中，遂易医，仍服二陈加寒凉二十余剂，顿然如旧，反加鼻疮，目眦赤烂，胸乳胀痛，烦躁益盛。复召予诊视，皆虚热无根之火，乃用六味丸料加参、附、麦门冬、五味、元参、知母，二服安然，头痛除而虚热减。谤又至，云参、芪必不可服，病家疑，固不肯用。予固辞：既不用参，吾无奇术矣。然二陈、芩、连，虽不去病，亦无伤也，但不可轻用下痰峻利丸散，不补正气，必成瘫痪，可延岁月耳。遂归不复往。

【宿按】中风有真中、类中之不同，世人因名而迷其实。昔人主乎风，河间主火，东垣主气，丹溪主湿，未尝外风而言，但云致病之因，岂可偏废？昔人主风者，乃外感之风邪，为真中风以立名；三子曰火、曰气、曰湿，乃挟内伤，为类中，本气所自病也。名同而实异。经曰：苍天之气，清静则志意治，顺则阳气固，虽有大风病毒，弗能害也。是故邪之所凑，其气必虚。夫人年逾四旬，阳明脉衰于上，面焦发白，阴气衰于下，将息失宜，肾水虚衰，心火暴盛无制，而成天地不交之否。加之七情悒郁，忧思忿怒，伤其气者，多有此症。气虚卒倒曰气厥、卒厥、尸厥、寒厥、风痱、风懿、中湿，即中气之阴症，虚病脉必沉伏缓弱，身凉，少痰涎，手足不偏废，治宜豁痰开郁，先以苏合丸，次以二陈、四君，调以补中益气，加桂、附扶虚，行气则风从气运而散。有风热痰火，曰痰厥、食厥、热厥、暑风、漏风，即中气之阳症，内实脉必弦数，或洪大弦滑有力，可从子和三法，所谓热胜风动之症，调以通圣辛凉，补血滋阴，润肝缓气，风热自退。若年高虚热者，脉虽弦数而虚弱无力，又忌汗吐，调从丹溪，二陈加芩、连、羌、防、瓜蒌、姜汁、竹沥。若真中风邪，东垣中经、中血脉、中腑、中脏，外有六经形症，偏枯痿易、瘫痪不随，脉必浮弦紧盛。中腑者多着四肢，中脏者多滞九窍。中腑者，以小续命汤随六经加减，

通经发散；入脏则内有便溺之阻，轻则导滞丸、麻仁丸，重则三化汤，通其壅塞。或外无六经之证，内无便溺之阻，肢不能举，口不能言，此中经也，宜大秦艽汤补血以养筋。以上三中，诸般种种，轻重不同，岂可不审寒热虚实，内外有无伤感所挟，真中类中，混同施治，概以二陈、芩、连损真之剂，专治痰火，鲜不败事。表而出之，以俟知者。

孙斗华赴试南都，六月初旬梦遗畏寒惊惧，重袭厚被，取汗过多，身热，六脉滑数无力。与清暑益气汤，误。次日舌强，语言不清，如癫，目瞪不识人。

【琇按】汗过多，身热阳盛也，又以风药气药鼓火上行，故见症如是。

与人参白虎汤加胆星、僵蚕、秦艽、天麻、姜汁、竹沥，渐愈。数日后舌心黑如墨，与黄连解毒汤、凉膈散、泻心汤，不退，与犀角地黄汤而愈。此暑风类中。若舌心黑而投参、附或大黄，俱不救，当思解毒。

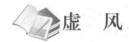

## 虚　风

江应宿治大司成许颖阳公，头振动摇。诊得六脉沉缓，左关尺散软无力，即告之曰：此虚风候也。公乃日侍经筵，矜持太过，伤损肝肾二经之血分耳。经曰：诸风掉眩，皆属于肝。又曰：恐伤肾。恐惧不已，则火起于肾而消铄精血。肾水一亏，则心火暴盛无制。故曰诸逆冲上，皆属于火，风火相扇而掉摇。治疗之法，唯宜养血顺气，气行而痰自消，血荣而风自灭矣。为制养血膏一料，枸杞为君，参、芪、归、术为臣，天麦二冬为使，更制定振丸，酒煮黄连、姜制半夏为君，四物养血为臣，参、芪、白术为佐，天麻、秦艽、灵仙、荆、防、全辛为使，蜜丸，昼用养血膏，夕服定振丸，月余

获效，三越月渐愈。

浙商朱鹤子年九岁，忽患手足抽掣动摇，弄舌吐沫，面白唇青。不发热，作阳虚。诸医或作风治、惊治、火治、痰治，杂进珠、犀、金、石、牛黄、琥珀、蜈蚣、全蝎等药，几殆。予诊视，右手三部沉弱无力，左手滑大。论脉则虚痰。此脾虚生风之症，理宜大补，用归脾汤加桂、附，一匕搐定，减去桂、附，大剂参、芪，六服痊愈。

虚风有阴阳之异。前案为精血之虚，曰阴虚；后案为元气之虚，曰阳虚。阴虚者凉肝补肾，阳虚者温肺健脾。若作风治，是犯虚虚之戒。

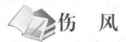

## 伤　风

丹溪治金得，年三十八岁，面色青白，患伤风身热，大便不通。小柴胡汤加羌活、枳壳、

桃仁、麻子仁各七分。此等案俱见症治病。

一人黑色，能饮酒，患伤风头疼，身疼如火热，骨痛无比，不吃饭。人参败毒散加干葛。

卢正一年四十五岁，患伤风腰疼，身热饮水。小柴胡汤加杜仲、牛膝、天花粉、连翘、干葛。

王成三患伤风，腹泻，一日二十来度。五苓散加白术三钱，前胡八分，羌活一钱，风能胜湿。苍术二钱，神曲炒一钱。

方恺三患伤风，心疼。败毒散加山栀炒九分，白芍一钱五分，草豆蔻一钱五分，木香煨一钱。

祝显一患伤风，小便白浊无度。小柴胡汤加黄柏、知母、白术、芍药、当归各一钱，莲肉去心皮一钱，秋石八分。

薛立斋治鸿胪苏龙溪，患伤风，咳嗽气喘，鼻塞流涕。用参苏饮一剂以散寒邪，更用补中益气汤以实腠理而愈。后因劳怒仍作，自用前饮，益甚。加黄连、枳实，腹胀不食，小便短少；服二陈、四苓，前症愈剧，小便不通。薛曰：腹胀不食，脾胃虚也；小便短少，肺肾虚也。悉因攻伐所致。投以六君加黄芪、炮姜、五味，二剂诸症顿退，再用补中益气加炮姜、五味，数剂痊愈。

金宪阮君聘患伤风，咳嗽面白，鼻流清涕。此脾肺虚而兼外邪。用补中益气加茯苓、半夏、五味治之而愈，又用六君、芎、归之类而安。

吴江史安卿子伤风，用表散化痰之药，反痰盛咳嗽，肚腹膨胀，面色㿠白。此脾肺俱虚。用六君子加桔梗，一剂顿愈。至三日前症又作，鼻流清涕。此复伤风也。仍用前药加桑皮、杏仁而愈。

史元年子喘嗽，胸腹膨胀，泄泻不食。此饮食伤脾土而不能生肺金也。用六君子汤，一剂诸症顿愈。

宿曰：余每治伤风外感而无内伤者，但用九味羌活汤、参苏饮，无不立愈。予自感冒，必补中气而外邪始解。可见人之禀赋万有不齐，岂可一例表散？今观薛案与予元气弱者吻合，于此虚实可见。

# 迵 风
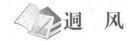

迵与洞同，谓洞彻也。

淳于意治齐淳于司马病，切其脉，告曰：当病迵风。迵风之状，饮食下嗌辄后之。病得之饱食而疾走。淳于司马曰：我之王家食马肝，食饱甚，见酒来，即走去，驱疾至舍，即泄数十出。臣意告曰：为火齐米汁饮之，七八日而当愈。

【琇按】其人必内火素盛，又食过饱而疾驰，食乃奔迫而下，食去肠虚，气复流聚，故食入则气迫辄后若洞彻然。以黄连泻火，米汁补脾而愈。凡治火迫下泄，用之神验。

时医秦信在旁，臣意去，谓左右阁都尉曰：意以淳于司马病为何？曰：以为迵风，可治。信即笑曰：是不知也。淳于司马病法当后九日死。

【琇按】信误以病同赵章，断以为死，亦高手也。

即后九日不死，其家复召臣意。意往问之，尽如意诊。臣即为一火齐米汁使服之，七八日病已。所以知之者，诊其脉时，切之尽如法，其病顺，故不死。《史记》

阳虚侯相赵章病，召臣意。众医以为寒中，臣意诊其脉，曰：迵风。迵风者，饮食下嗌而辄出不留，法曰五日死，而后十日乃死。病得之酒。

【琇按】酒伤阳明太阴，湿热久从火化，三阴生气竭绝，故洞泄而死也。

所以知赵章之病者，臣意切其脉，脉来滑，是内风气也。饮食下嗌而辄出不留者，法五日死，皆为前分界法。后十日乃死，所以过期者，其人嗜粥，故中脏实，中脏实，故过期。师言曰：安谷者过期，不安谷者不及期。《史记》

#  沓 风 附漏风

【瑸按】《素问·风论》：饮酒中风，则为漏风。又：外在腠理，则为泄风。

安阳武都里成开方自言以为不病，臣意诊之，谓病苦沓风，三岁四肢不能自用使人暗，失音也。暗即死。今闻其四肢不能用，暗而未死也。病得之数饮酒以见大风气。

【瑸按】经云：肺热叶焦则生痿躄。兹谓饮酒见大风气，是肺为风邪所伤，故痿而失音也。又云脾病而四肢不用。则脾土亦为酒湿所伤矣。

所以知成开方病者，诊之，其脉法奇，

《咳》言曰：气相反者死。切之，得肾反肺。

【瑸按】涩而短也。

法曰三岁死也。《史记》

江少微治黄三辅，年逾四旬，醉饮青楼，夜卧当风，患头痛发热，自汗盗汗，饮食不进。医治十余日，罔效。诊得六脉浮洪，重按豁然。饮酒当风，名曰漏风。投以白术、泽泻酒煎而热退，汗仍不止，心口如水。此思虑所致。与归脾汤加麻黄根、桂枝，十数服而愈。头痛不已，用白萝卜汁吹入鼻中，立止。

# 中 寒

【瑸按】中寒，以直中三阴为是。诸案惟富翁、吴仆二症近之，余皆感寒，非中寒也。

罗谦甫治参政商公，年六旬余，原有胃虚之证，至元己巳夏上都住，时值六月，霖雨大作，连日不止，因公务劳役过度，致饮食失节，每旦则脐腹作痛，肠鸣自利，须去一二行乃少定，不喜饮食，懒于言语，身体倦困。罗诊其脉，沉缓而弦。参政以年高气弱，脾胃素有虚寒之证，加之霖雨及劳役，饮食失节，重虚中气。《难经》云：饮食劳倦则伤脾，不足而往，有余随之。若岁火不及，寒乃大行，民病鹜溏。今脾胃正气不足，肾水必挟木势，反来侮土，乃薄所不胜，乘所胜也。此疾非甘辛大热之剂则不能泻水补土，舍时从症也。虽夏暑之时，有用热远热之戒。又云：有假者反之。是从权而治其急也。《内经》云：寒淫于内，治以辛热。干姜、附子辛甘大热，以泻寒水，用以为君；脾不足者，以甘补之，人参、白术、甘草、陈皮苦甘温，以补脾土；胃寒则不欲食，以生姜、草豆蔻辛温，治客寒犯胃；厚朴辛温，厚肠胃；白茯苓甘平，助姜、附以导寒湿；白芍药酸微寒，补金泻木，以防热伤肺气为佐也。不数服良愈。

【瑸按】此症是中寒，谓中气虚寒，非中寒也。

吴球治一人，暑月远行，渴饮泉水，至晚以单席阴地上睡，顷间寒热，吐泻不得，身如刀刮而痛。寒证可知。医曰：此中暑也。进黄连香薷饮一服，次以六和汤，随服随厥。吴诊其脉，细紧而伏，曰：此中寒也。众皆笑曰：六月中寒，有是事乎？吴曰：人肥白，素畏热，好服凉剂，况远行途中饮水必多，今单席卧地，夏月伏阴，深中寒气，当以附子理中汤大服乃济。舍时从症。病者曰：吾在家，夏常服金花黄连丸，今途中多服益元散及瓜水，因得此患。吴曰：此果然也。用之甚散。按张仲景云：夏月阳气在表，胃中虚冷，故欲着腹衣。今人酷热，日取风凉，夜多失盖，饮水食瓜果，多服凉剂，或以井泉浴体，久而不成患者鲜矣。

一富翁患中寒阴症，名医盈座，最后延御医吴至，诊之曰：非附子莫救，但忘携来。令人之市，拣极重者三枚，生切为一剂，计重三两，投之。众医吐舌，潜裁其半，以两半为剂进之，病遂已。吴复诊，曰：何减吾成药也？问之，知减其半。曰：噫嘻！吾投三枚，将活三年也，今止活年半耳。后年余，复病而卒。

脉药之神如此。

江应宿见一木商，自云曾经五月放树，久立风雨湿地，衣服尽濡，患寒热交作，遍身胀痛，欲人击打，莫知为何病，服药罔效。忽思烧酒，热饮数杯，觉腹中宽快，数饮至醉，良愈。此中寒湿，医莫能察识耳。

饶州吴上舍仆年逾二十，患小腹卒痛，四肢厥冷。江诊得六脉沉伏，此中寒阴症，投附子理中汤，一匕而愈。

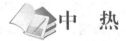

## 中　热

【琇按】中字宜作平声为是。盖内热病，即经云热中是也。中热多在盛夏，名曰中暍，其病甚暴，今以中为中，误列中热门。

淳于意治齐王侍医遂病，自炼五石服之。臣意往过之，遂谓意曰：不肖有病，幸诊遂也。臣意即诊之，告曰：公病中热。论曰：中热不溲者，不可服五石。石之为药精悍，公服之，不得数溲，亟勿服，色将发痈。遂曰：扁鹊曰：阴石以治阴病，阳石以治阳病。夫药石者有阴阳水火之剂，故中热即为阴石柔剂治之，中寒即为阳石刚剂治之。臣意曰：公所论远矣。扁鹊虽言若是，然必审诊，起度量，立规矩，称权衡，合色脉表里有余不足顺逆之法，参其人动静与息相应，医法之妙尽矣。乃可以论。论曰：阳疾处内，阴形应外者，不加悍药及镵石。夫悍药入中则邪气辟矣，而宛气愈深。

【琇按】观此则为热中无疑，与阴虚火炽人服桂、附初少愈后乃不治同。

诊法曰：二阴应外，一阳接内者，不可以刚药。刚药入则动阳，阴病益衰，阳病益著，邪气流行，为重困于俞，忿发为疽。意告之后百余日，果为疽发乳上。

【琇按】肝胃热燥，故疽发乳上。

入缺盆死。此谓论之大体也。必有经纪，拙工有一不习，文理阴阳失矣。

【琇按】重见痈疽门。

## 伤　寒

【琇按】伤寒皆祖仲景，仲景原本《素问·热论》。

【又按】冬月为正伤寒，春为温病，夏为热病。症虽略同，治应稍异。

《南史》记范云初为陈武帝属官，武帝有九锡之命，云忽感伤寒，恐不得预庆事，召徐文伯诊视，问曰：可便得愈乎？文伯曰：便瘥甚易，正恐二年后不复起耳。云曰：朝闻道，夕死可矣。况二年乎？文伯于是先以火煅地，布桃、柏叶，设席，置云其上，顷刻汗出，以温粉裹之，翌日遂愈。云甚喜。文伯曰：不足喜。后二年果卒。夫取汗先期，尚促寿限，况不顾表里，不待时日，便欲速愈者。即今病家不耐病，病未三四日，昼夜督汗，医者随情顺意，鲜不致害。故书此为戒。《本事方》

许学士叔微云：一乡人伤寒身热，大便不通，烦渴郁冒。医者用巴豆药下之，顷得溏利，宛然如旧。予视之，阳明结热在里、非大柴胡、承气等不可。巴豆止去积，不能荡涤邪热蕴毒。亟进大柴胡等，三服得汗而解。以下作汗，亦是一法。

一乡人邱生者病伤寒，许为诊视，发热头痛烦渴，脉虽浮数而无力，尺以下迟而弱。许曰：虽麻黄证，而尺迟弱。仲景云：尺中迟者，荣气不足，血气微少，未可发汗。用建中汤加当归、黄芪令饮。翌日脉尚尔，其家煎迫，日夜督发汗药，言几不逊矣。许忍之，但只用建中调荣而已。至五日尺部方应，遂投麻黄汤，啜二服，发狂，须臾稍定，略睡，已得汗矣。信知此事为难，仲景虽云不避晨夜即宜便治，医者须察其表里虚实，待其时日。若不循次第，暂时得安，亏损五脏，以促寿限，何足贵也。

一人病发热恶寒，自汗，脉浮而微弱，三服桂枝汤而愈。此方在仲景一百十三方内独冠其首，今人全不用，惜哉！仲景云：太阳中风，阳浮而阴弱。阳浮者热自发，阴弱者汗自出，啬啬恶风，渐渐恶寒，翕翕发热，宜桂枝汤。此脉与证，仲景说得甚分晓，止是人看不透，所以不敢用。仲景云：假令寸口脉微，名曰阳不足，阴气上入阳中，则洒淅恶寒也；尺脉弱，名曰阴不足，阳气下陷入阴中，则发热也。此谓元受病而然也。又曰：阳微则恶寒，阴弱则发热。医妄汗之，使阳气微，大下之，令阴气弱。此谓医所病而然也。大抵阴不足，阳往从之，故内陷而发热；阳不足，阴往乘之，故阴上入阳中则恶寒。举此二端明白，何惮而不行桂枝哉？

一人病伤寒，身热头痛，无汗，大便不通，已四五日，医者将治大黄、朴硝等下之。许曰：子姑少待，予为视之。脉浮缓，卧密室中，自称甚恶风。许曰：表证如此，虽大便不通，数日腹不胀，别无所苦，何遽便下之？大抵仲景法须表证罢方可下，不尔则邪乘虚入，不为结胸，必为热痢也。作桂枝麻黄各半汤，继之以小柴胡，濈濈汗出，大便亦通而解。仲景云：凡伤寒之病，多从风寒得之。始表中风寒，入里则不消矣。拟欲攻之，当先解表，乃可下之。若表已解而内不消，大满，大坚实，有燥屎，自可徐下之，虽四五日不能为祸也。下不嫌迟。若不宜下而便攻之，内虚热入，协热遂利，烦躁之变，不可胜数，轻者困笃，重者必死矣。

一丈夫因入水发热倦怠，以白术、陈皮、干葛、苍术各二钱，人参、川芎各一钱五分，生芪一钱，甘草些少，分作三贴服，愈。

【琇按】此丹溪案，宜入湿门。

一人年近五十，大便下血，脉来沉迟涩，面黄神倦者二年矣。九月间因劳倦发热，已自服参苏饮两贴，热退。续早起过劳遇寒，两手背与面紫黑，有一人新昏，手背与面紫黑而大小便不通，用温补药，不救。昏仆，少顷复醒，大发热妄语，口渴身痛，至不可眠。脉之，三部不调，微带数，重取虚豁，左大于右。朱以人参二钱五分，带节麻黄、黄芪各一钱，白术

二钱，当归身五分，与五贴得睡，醒来大汗如雨，遂安。两日后再发热，胁痛咳嗽，若睡时嗽不作而妄语，且微恶寒。诊其脉，似前而左略带紧。许曰：此体虚再感寒也。再与前药加半夏、茯苓十余贴，再得大汗而安。身倦，至不可久坐，不思食，用补中益气汤去凉药，加神曲、半夏、宿砂，五七十贴而安。

【焜按】此丹溪案，原刻误许学士。

一士人家病者二人，皆旬日矣。一则身热发汗，大便未通，小便如经，神昏如睡，诊其脉，长大而虚，用承气下之而愈。一则阳明自汗，大便不通，小便利，津少，口干燥，其脉亦大而虚，予作蜜兑，三易之，下燥屎，得溏利而解。

一人患伤寒，目痛鼻干，不得卧，大便不利，尺寸脉俱大，已数日，一夕汗出，许谓速以大柴胡下之。医骇曰：阳明自汗出，津液已漏，法当用蜜兑，果然稳当。何须用大黄药？许谓曰：子只知把稳，若用大柴胡，此仲景不传之妙，子殆未知也。乃竟用大柴胡，二贴而愈。仲景论阳明之病，多汗者急下之，人多谓已是自汗，若下之，岂不表里俱虚？又如论少阴云：少阴病一二日，口干燥者，急下之。人多谓病发于阴，得之日浅，但见干燥，若更下之，岂不阴气愈盛？举斯二者，则其疑惑者不可胜数。此仲景之书世人罕读也。予谓不然。仲景称急下之者，亦犹急当救表，急当救里耳。凡称急者有三处，谓才觉汗，未至津液干燥，便速下之，则为捷径，免致用蜜兑也。若胸中识得了了，自无可疑。若未能了了，误用之，反不若蜜兑为稳也。

一士人得太阳症，因发汗，汗不止，恶风，小便涩，肾与膀胱为表里，故恶风而小便涩也，所以用桂枝加附子。足挛屈而不伸。诊其脉，浮而大，浮为风，大为虚。许曰：在仲景方中，有两证大同而小异，一则小便难，一则小便数，用药少差，有千里之失。仲景第七证云：太阳病，发汗，遂漏不止，其人恶风，小便难，四肢微急，难以屈伸者，桂枝加附子汤。第十六证云：伤寒脉浮，自汗出，小便数，脉浮自汗，表也，小便数，邪已入里，故不可攻表。心烦，

微恶寒，脚挛急，反以桂枝汤攻表，此误也。得之便数，咽中干，烦躁吐逆。十六证仲景本文便厥咽干云云。处以甘草干姜汤。须与本文参看，恶风用桂枝汤，恶寒则不可用桂枝。所以小便数在仲景治以甘草干姜汤。一则漏风，漏不止，恶风。小便难；一则自汗，小便数，或恶风，或恶寒。病各不同也。予用第七证桂枝加附子汤，三啜而汗止，佐以甘草芍药汤，足便得伸。

侯辅之病，脉极沉细，内寒外热，肩背胸胁癍出十数点，语言狂乱。或曰：发斑谵语，非热乎？许曰：非也。阳为阴逼，上入于肺，传之皮毛，故癍出；神不守舍，故错语如狂，非谵语也。肌表虽热，以手按之须臾，冷透如冰。认症精确。与姜、附等药，数日约二十余两，后得大汗而愈。后因再发，脉又沉迟，三四日不大便，与理中丸，用理中丸作下法，妙。三日内约半斤，其疾全痊。侯生之狂，非阳狂之狂，乃失神之狂，即阴虚也。

一人病伤寒，大便不利，日晡发潮热，手循衣缝，两手撮空，直视喘急。更数医矣，见之皆走。此诚恶候，得此者十中九死。仲景虽有症而无治法，但云脉弦者生，涩者死。已经吐下，难于用药，谩且救之。若大便得通而脉弦者，庶可治也。与小承气汤一服而大便利，诸疾渐退，脉且微弦，半月愈。或问曰：下之而脉弦者生，此何谓也？许曰：《金匮玉函》云，循衣妄撮，怵惕不安，微喘直视，脉弦者生，涩者死。微者但发热谵语，承气汤主之。予尝观钱仲阳《小儿直诀》云，手循衣领及捻物者，肝热也。此证在《玉函》列于阳明部，盖阳明者胃也，肝有热邪，淫于胃经，故以承气泻之，且得弦脉，则肝平而胃不受克，所以有生之理。读仲景论，不能博通诸医书，以发明其隐奥，专守一书，吾未见其能也。

尝治循衣撮空，得愈者数人，皆用大补气血之剂也。惟一人兼眴振脉代，遂于补剂中略加桂二分，亦振止脉和而愈。

一人病伤寒，初呕吐，俄为医者下之，已七八日，而内外发热。仲景本文有背微恶寒句，须看吴氏注。许诊之，曰：当用白虎加人参汤。

或曰：既吐复下，宜重虚矣，白虎汤可用乎？许曰：仲景云：若吐下后，七八日不解，热结在里，表里俱热者，仲景本文有时时恶风句，时时二字须看成注。白虎加人参汤正相当也。盖始吐者，热在胃脘，而脉至今虚大，三投汤而愈。仲景既称伤寒若吐下后，七八日不解，热结在里，表里俱热者，白虎加人参汤主之；又云伤寒脉浮，发热无汗。其表不解，不可与白虎汤；又云脉浮滑，表邪已化为热，邪未入里，故脉浮滑，俱系阳明在经症，亦须看成注。此以表有热，里有寒。

【琇按】喻嘉言谓寒字当作痰字解。

白虎汤主之。国朝林亿校正谓仲景于此表里自差矣。予谓不然。大抵白虎能除伤寒中暍，表里发热，故前后二证，或曰表里俱热，或云表热里寒，皆可服之。一种脉浮无汗，其表不解，全是麻黄与葛根证，安可行白虎也？林亿见所称表里不同，便谓之差，是亦不思之过也。

海藏治秦二母，病太阴病，三日不解，后呕恶心而脉不浮。医与半硫丸，二三服不止，复与黄芪建中汤，脉中极紧，诸紧为寒。无表里病，胸中大热，发渴引饮，皆曰阳证，欲饮之水。王反与姜、附等药，紧脉反沉细，阳犹未生。以桂、附、姜、乌之类酒丸，与百丸接之，二日中十余服，病人身热，烦躁不宁，欲作汗也。又以前丸接之，覆以厚衣，阳脉方出而作大汗，翌日大小便始通，下瘀血一盆，如豚肝。然用胃风汤加桂、附，三服血止。其寒甚如此，亦世之稀见也。

【烺按】原刻误作许案。

一人病伤寒，心烦喜呕，往来寒热。医以小柴胡与之，不除。许曰：脉洪大，脉洪大非小柴胡可知。而实热结在里，小柴胡安能去之？仲景云：伤寒十余日，热结在里，复往来寒热者，与大柴胡汤，三服而病除。大黄荡涤蕴热，伤寒中要药。王叔和云：若不用大黄，恐不名大柴胡。须是酒洗生用为有力。

一舟子病伤寒发黄，鼻内痠痛，身与目如金色，小便赤而数，大便如经。

【琇按】《医学纲目》作如常。

或欲用茵陈五苓，许曰：非其治也。小便

利，大便如常，则知病不在脏腑。《纲目》无腑字。今眼睛疼，鼻痠痛，《纲目》作眼睛鼻颏痛。是病在清道中。清道者，华盖肺之经也。若下大黄，则必腹胀为逆。用瓜蒂散，先含原刻食、水，次搐之，鼻中黄水尽，乃愈。

一人病伤寒，脉浮而长，喘而胸满，身热头痛，腰脊强，鼻干，不得卧。许曰：太阳阳明合病。仲景法中有三证：下利者，葛根；不下利，呕逆者，加半夏；喘而胸满者，麻黄汤也。治以麻黄汤得解。

一武官为寇执，置舟中横板，数日得脱，乘饥恣食良久，解衣扪虱，次日遂伤寒，自汗而膈不利。一医作伤食而下之，一医作解衣中邪而汗之，杂治数日，渐觉昏困，上喘息高。许诊之，曰：太阳下之，表未解，微喘者，桂枝加厚朴杏仁汤，此仲景法也。指令医者急治药，一啜喘定，再啜染染汗出，至晚身凉而脉已和矣。医曰：某平生未尝用仲景方，不知其神捷如此。

一人年三十，初得病，微汗脉弱恶风，医以麻黄药与之，汗遂不止，发热，心多惊悸，夜不得眠，谵语不识人，筋惕肉瞤，振振动摇，医又进镇心药。许曰：强汗之过也。仲景云：脉微弱，汗出恶风，不可服青龙汤，服之则筋惕肉瞤，此为逆也，惟真武汤可救。遂进三服，继以清心丸、竹叶汤，数日遂愈。

一人病伤寒八九日，身热无汗，时时谵语，时因下后，大便不通三日矣，非躁非烦，非寒非痛，昼夜不得卧，但心中无晓会处，或时发一声，如叹息之状，医者不省是何证。许诊之，曰：此懊憹怫郁，二证俱作也。胃中有燥屎者，承气汤。下燥屎二十余枚，得利而解。

**【瑴按】**身热无汗，似大柴胡较胜。

仲景云：阳明病下之，心下懊憹微烦，胃中有燥屎者，可攻。又云：病者小便不利，大便乍难乍易，时有微热，怫郁不得卧者，有燥屎也，承气汤主之。《素问》云：胃不和则卧不安，此夜所以不得眠也。仲景云：胃中燥，大便坚者，必谵语。此所以有时发谵语也。非躁非烦，非寒非痛，所以心中懊憹也。声如叹息而时发一声，所谓外气怫郁也。燥屎得除，

大便通利，胃中安和，故其病悉去也。

一人得疾，六脉沉伏不见，深按至骨则弱紧有力，头疼，脉沉为阴，然阴症无头痛，亦可升阳行经。身温烦躁，指末皆冷，胸中满恶心，更两医矣，医者不识，止投调气药。许因诊视，曰：此阴中伏阳也。仲景法中无此证，世人患此者多。若用热药以助之，则为阴所隔绝，不能导引真阳，反生客热，用冷药则所伏真火愈见销铄。须用破散阴气、导达真火之药，使火升水降，然后得汗而解。乃授以破阴丹，方见《医学纲目》阴毒类。二百粒作一服，冷盐汤下，不半时烦躁狂热，手足躁扰，其家大惊。许曰：俗所谓换阳也。须臾稍定，略睡，身少汗，自昏达旦方止，身凉而病除。

一妇人狐惑，声嘎多眠，目不闭，目不闭，声哑为狐惑。手足不冷，宜先豁痰。恶闻食臭，不省人事者半月，非痰不能待至半月。后又手足拘强，脉数而微细。先与竹沥、姜汁，一盏服之，忽胸有汗，腹鸣，即目闭，省人事。遂用参、术、归、陈入竹沥、姜汁，饮之五六贴，痊愈。作痰而挟虚。

李东垣治一人，二月病伤寒发热。医以白虎汤投之，病者面黑如墨，阴气上溢于阳中，故色黑，与罗谦甫案同一治法。本证不复见，脉沉细，小便不禁。奈初不知用何药，及诊之，曰：此立夏前误用白虎之过。白虎汤大寒，非行经之药，止能寒腑脏。不善用之，则伤寒本病曲隐于经络之间，或更以大热之药救之，以苦阴邪，则他证必起，非所以救白虎也。有温药之升阳行经者，吾用之。升阳行经药：干葛、升麻、防风、白芷、参、芪、苍术、白芍、甘草。有难者曰：白虎大寒，非大热，何以救？君之治奈何？李曰：病隐于经络间，阳不升则经不行，经行而本证见矣，又何难焉？果如其言而愈。

冯氏子年十六，病伤寒，目赤而烦渴，似热。脉七八至。医欲以承气汤下之，已煮药而李适从外来，冯告之故。李切脉，大骇曰：几杀此儿！《内经》有言：在脉诸数为热，诸迟为寒。今脉八九至，是热极也。殊不知《至真要大论》曰：病有脉从而病反者何也？岐伯

曰：脉至而从，按之不鼓，诸阳皆然。王注云言：病热而脉数，按之不动，乃寒盛格阳而致之，非热也。此传而为阴症矣。此等案熟玩精思。

【博按】《医学纲目》无此句。

令持姜、附来，吾当以热因寒用之法治之。药未就而病者爪甲已青，顿服八两，汗渐出而愈。

【博按】此案原刻微误。

【按】此与王海藏治狂言发癍、身热脉沉细阴证例同。东垣又有治脚膝痿弱，下尻臀皆冷，阴汗臊臭，精滑不固，脉沉数有力，为火郁于内，逼阴向外，为阳盛拒阴，用苦寒药下之者。妙妙。此水火征兆之微，脉证治例之妙。王太仆曰：纪于水火，余气可知。

罗谦甫治静江府提刑李君长子，年十九岁，至元壬午四月间，病伤寒九日。医作阴症治之，与附子理中丸数服，其症增剧。更一医，作阳症。议论差互，不敢服药，决疑于罗。罗至，宾客满坐，罗不敢直言证，细为分解：凡阳证者，身须大热而手足不厥，卧则坦然，起则有力，不恶寒，反恶热，不呕不泻，渴而饮水，烦躁不得眠，能食而多语，其脉浮大而数者，阳证也；凡阴证者，身不热而手足厥冷，恶寒蜷卧，面向壁卧，恶闻人声，或自引衣盖覆，不烦渴，不欲食，小便自利，大便反快，其脉沉细而微迟者，皆阴症也。某伤寒，诊其脉沉数，得六七至，夜叫呼不绝，夜字妙，辨在此。全不得睡，阳明在府。又喜饮冰水，阳证悉具，且三日不见大便，阴症自利多。宜急下之。乃以酒煨大黄六钱，炙甘草二钱，芒硝五钱，煎服，至夕下数行，去燥粪二十余块，是夜汗大出，次日身凉脉静矣。予思《素问·热论》云治之各通其脏腑，仲景述伤寒，论六经各异，传变不同，《活人书》亦云凡治伤寒，先须明经络。不识经络，触途冥行，鲜不误矣。

一人患伤寒，无汗恶风，项既屈而且强。罗曰：项强几几，葛根汤证。或问：何谓几几？罗曰：几几者如几，人疾屈而强也。谢复古谓病人羸弱，须凭几而起，误也。盖仲景论中极有难晓处，振振欲擗地，心中懊憹，外气怫郁，

郁冒不仁，膈内拒痛，如此之类甚多。成无己注：几音殊，几几为短羽鸟引颈之貌。甚得仲景旨。

【烺按】此许叔微案。

南省参议常德甫，至元甲戌三月间赴太都，路感伤寒证，勉强至真定，馆于常参谋家，迁延数日，病不瘥，总府李经历并马录事来求治。罗诊得两手脉沉数，外证却身凉，四肢厥逆，发癍微紫，见于皮肤唇及齿龈，破裂无色，毒咽干声嘎，默默欲眠，目不能闭，目不闭，声哑为狐惑。精神郁冒，反侧不安。此证乃热深厥亦深，变成狐惑，其证最急。询之从者，乃曰：自内邱县感冒头痛，身体拘急，发热恶寒。初起原从太阳经来。医以百解散发之，汗出浃背，殊不解。每经郡邑，治法一同，发汗极多，遂至于此，罗详其说，谓平昔膏粱积热于内，已燥津液，又兼发汗过多，津液重竭，因转属阳明，故大便难也。急以大承气下之，手足冷，大便闭，宜先下。得更衣，再用黄连解毒汤，病减大半，复与黄连犀角汤，数日而安。

至元己巳六月，罗住夏于上都，金事董彦诚年逾四旬，因劳役过甚，烦渴不止，极饮潼乳，又伤冷物，遂自利，肠鸣腹痛，四肢逆冷，汗自出，口鼻气亦冷，六脉如蛛丝，时发昏愦。温救何疑。众医议之，以葱熨脐下，又以四逆汤五两，生姜二十片，连须葱白九茎，水三升煮至一升，去渣凉服，至夜半气温身热，思粥饮，至天明而愈。《玉机真藏论》云：脉细，皮寒，气少，泄利，饮食不入，此谓五虚，死。浆粥入胃则虚者活，信哉！

一人年五十余，中气本弱，至元庚辰六月中病伤寒八九日。医者见其热甚，以凉剂下之，又食梨三四枚，痛伤脾胃，四肢冷，时昏愦。罗诊之，其脉动而中止，有时自还，乃结脉旧刻误热也。心亦悸动，吃噫不绝，色变青黄，精神减少，目不欲开，石山以目闭而哑不言为脾伤。蜷卧，恶人语。少阴症。以炙甘草汤治之。大便泻而目闭蜷卧，手足冷，炙甘草汤。成无己云：补可去弱。人参、大枣之甘以补不足之气，桂枝、生姜之辛以益正气。五脏痿弱，荣卫涸流，湿剂所以润之，故用麻仁、阿胶、

麦门冬、地黄之甘润经益血，复脉通心是也。加桂枝、人参，急扶正气。生地黄减半，恐伤阳气。剉一两剂服之，不效。罗再思脉病对，莫非药陈腐而不效乎？再于市铺选尝气味厚者，再煎服之，其病减半，再服而愈。

【琇按】辨药亦要著。

凡药，昆虫草木生之有地，根叶花实采之有时。失其地，性味少异，失其时，气味不全，又况新陈不同，精粗不等。倘不择用，用之不效，医之过也。《内经》云：司岁备物，气味之专精也，修合之际，宜加意焉。

【炼按】《医学纲目》是东垣案。

真定府赵吉夫年三旬余，至元夏间，因劳役饮食失节伤损脾胃，时发烦躁而渴，又食冷物过度，遂病身体困倦，头痛，四肢逆冷，断不在臂膝。呕吐而心下痞。此厥冷乃热深厥亦深，何也？以有头痛可辨。若厥阴头痛，当吐痰沫，不当呕吐。盖呕吐属半表半里者居多，或太阴少阴亦有，断无头疼之症。医者不审，见其四肢冷，呕吐，心下痞，乃用桂末三钱匕，热酒调服，仍以绵衣覆之，作阴毒伤寒治之。汗大出，汗后即添口干舌涩，眼白睛红，项强硬，肢体不柔和，小便淋赤，大便秘涩，循衣摸床，如发狂状，问之则言语错乱，视其舌则赤而欲裂，朝轻暮剧，凡七八日，家人辈自谓危殆。罗诊脉七八至，知其热证也，遂用大承气汤苦辛大寒之剂一两，作一服服之，利下三行，折其胜势。翌日，以黄连解毒汤大苦寒之剂二两，使徐徐服之，以去其热。三日后，病十减五六，更与白虎加人参汤约半斤服之，泻热补气，前证皆退。戒以慎起居，节饮食，月余渐平复。《内经》曰：用药无失天时，无逆气宜，无翼其胜，无赞其复，是谓至治。又云：必先岁气，无伐天和。当暑气方盛之时，圣人以寒凉药急救肾水之原，补肺金之不足。虽有客寒伤人，仲景用麻黄汤内加黄芩、知母、石膏之类。恐发黄发斑，又有桂枝汤之戒。今医用桂末，热酒调服，此逆仲景之治法，其误甚矣。

省掾曹德裕男妇，二月初病伤寒八九日，请罗治之。脉得沉细而微虚，四肢逆冷，自利腹痛，太阴。目不欲开，石山以目闭而哑为脾伤。两手常抱腋下，昏嗜卧，口舌干燥，亦手足冷，目不欲开，口干燥，但自利腹痛，从温补。乃曰：前医留白虎加人参汤一贴，可服否？罗曰：白虎虽云治口燥舌干，若执此一句，亦未然。今此证不可用白虎者有三：《伤寒论》云：立夏以前，处暑以后，不可妄用，一也；太阳证无汗而渴者，不可用，二也；况病人阴症悉具，其时春气尚寒，不可用，三也。仲景云：下利清谷，急当救里，宜四逆汤。遂以四逆汤五两加人参一两，生姜十余片，连须葱白九茎，水五大盏同煎至三盏，去渣，分三服，一日服之，至夜利止，手足温。翌日，大汗而解，继以理中汤数服而愈。孙真人《习业篇》云：凡欲为大医，必须谙《甲乙》、《素问》、《黄帝针经》、《明堂流注》、十二经、三部九候、本草药性、仲景、叔和，并须精熟，如此方为大医。不尔，犹无目夜游，动致颠陨。执方用药者可鉴哉！

吕沧洲治一人，病伤寒十余日，身热而人静，两手脉尽伏。似阴症。俚医以为死也，弗与药。吕诊之，三部举按皆无，其舌胎滑，而两颧赤如火，似戴阳。语言不乱。辨此症全在十余日，若是阴症过七日，焉能语言不乱耶？况身热乎？因告之曰：此子必大发赤癍，周身如锦文。夫脉，血之波澜也。今血为邪热所搏，淖而为癍，外见于皮肤，呼吸之气无形可依，犹沟隧之无水，虽有风不能成波澜，癍消则脉出矣。及揭其衾，而赤癍烂然，即用白虎加人参汤化其癍，脉乃复常，继投承气下之，愈。

一人伤寒旬日，辨症全在旬日二字及肌热灼。邪入于阳明。俚医以津液外出，为脉虚自汗，进元武汤以实之，遂致神昏如熟睡。吕切其脉，皆伏不见，而肌热灼指，肌热灼有少阴反发热之辨，况又脉伏耶？然此症何以断为实热，曰：全在旬日二字。若是直中阴经虚寒症，何能至十日也？即曰阴，亦属传邪阴症，非实热而何？告其家曰：此必荣血致癍而脉伏，非阳病见阴脉比也。脉伏不见，若是阴寒，手足断无不厥冷之理，不见厥逆，是实热可知。见癍则应候，否则蓄血耳。乃去其衾褥，视其隐处及小腹，果见赤癥，脐下石坚，且拒痛。为作化癥汤半剂，继进韩氏生地黄汤逐其血，是夕下黑矢若干枚，即癥消脉出。后三日又腹痛，遂用桃核承气以攻之，所下如前，乃愈。

一妇伤寒，乃阴间阳，面赤足蜷而下痢，躁扰不得眠。论者有主寒主温之不一，不能决。吕以紫雪匮理中丸进，徐以冰渍甘草干姜汤饮之，愈。且告之曰：下痢足蜷，四逆证也。苟用常法，则上焦之热弥甚。今以紫雪折之，徐引甘辛以温里，此热因寒用也。众皆叹服。

浙东宪使曲出道过鄞，病卧涵虚驿，召吕往视。吕察色切脉，则面戴阳，气口皆长而弦，盖伤寒三阳合病也。以方涉海，为风涛所惊，遂血菀而神慑，为热所搏，遂吐血一升许，且胁痛，烦渴谵语，少阳阳明症。适是年岁运，左尺当不应。其辅行京医以为肾已绝，泣告其左右曰：监司脉病皆逆，不禄在旦夕。家人皆惶惑无措。吕曰：此天和脉，无忧也。为投小柴胡汤减参，加生地黄半剂，后俟其胃实，以承气下之得利，愈。

副枢张息轩病伤寒逾月，既下而内热不已，所谓过经不解。胁及小腹偏左满，肌肉色不变。医以为风矢所中，膏其手摩之，浃四旬所，其毒循宗筋流入于睾丸，赤肿若匏子。疡医刺溃之，而左胁肿痛如故，有形可象。来召吕诊。吕以关及尺中皆数滑而且芤，因告之曰：脉数不时，则生恶疮；关内逢芤，则内痈作；季胁之肿，痛作脓也。经曰：痈疽治之不得法，顷时回死，下之慎勿晚。乃用保生膏作丸，衣之以乳香，而用硝黄作汤以下之，下脓如糜，可五升许，明日再圊，下余脓，立瘥。

丹溪治一人，旧有下疳疮，忽头疼发热自汗，众作伤寒治，反剧，脉弦甚七至，重则涩。丹溪曰：此病在厥阴肝，而与证不对。以小柴胡加草龙胆、胡黄连热服，四帖而安。

施宗一患伤寒，连饮水大碗十数碗，小柴胡加花粉、干葛。

吴支七患伤寒，发热如火，口干，要饮水，小柴胡去半夏，加干葛、花粉、黄芩。

梁本一患伤寒，胸胁疼，小柴胡加木通、枳壳、薏苡、苡仁，《本草》除筋骨邪入作疼、香附、芍药。

黄进年五十六岁，好饮酒，患伤寒，发热口干似火烧。补中益气汤内加鸡柜子八分，甘蔗汁二合，芍药、地黄汁、当归、川芎各一钱，服之，愈。

李谨三，年三十四岁，患伤寒发热，身如蒙刺痛。诸痛皆属肝木，以血药主之。四物加生地、红花各八分，人参、白术、黄芪。

马敬一患伤寒，发热身痒。痒如虫行皮中。以久虚无汗故也。小柴胡内加紫背浮萍、川芎、当归、牡丹皮、白芍、熟地黄。

吴亮年，六十三岁，患伤寒，发热头痛，泄泻一日一夜二三十度。五苓散加白术、神曲、芍药、砂仁各一钱，服之，愈。作湿症而兼治虚。

朱宽年，四十二岁，患伤寒，肚腹疼痛，发热如火。人参养胃汤内加柴胡、煨姜、干姜，服之，愈。

姜连一患伤寒，腰疼，左脚似冰。小柴胡汤加五味子十二粒，黄柏、杜仲、牛膝。

唐敬三患伤寒，发热心疼。人参养胃汤加知母、砂仁、草豆蔻各一钱。人参养胃汤，温补中配消运之药。

邵璠一患伤寒，发热胸疼，痛如刀刺。半表半里。小肠经也，小柴胡加木通、前胡、灯心。小肠为手太阳，用小柴胡，亦因半表半里耶？疑刊误。小肠当改少阳。

刘光泽，年七十一岁，患伤寒，头疼发热四肢冷如冰。局方不换金正气散加五味子、黄芪、人参、白术、当归身。

顾曾八，年五十二岁，患伤寒偏枯。四肢不随，手足挛拳。济生方加虎骨酒、石斛、石榴叶、防风、虎胫骨、当归、茵芋叶、杜仲、牛膝、川芎、苦参、金毛狗脊、苍术、木通。

罗光远，年六十三岁，患伤寒发热，四肢不随，补中益气汤而愈。

周本道，年三十七岁，患伤寒头痛，略恶寒。小柴胡汤加人参、白术、川芎、当归、白芷。

浦海二患伤寒头痛，人参养胃汤而愈。

张民一患伤寒，发热头疼，四肢骨痛，人

参养胃汤加枳壳、桔梗。

邱本三患伤寒发热，四肢倦怠，补中益气汤加柴胡、黄芩。

林信一患伤寒发热，补中益气汤而愈。

曹九三患伤寒，腰肚疼痛。人参养胃汤加杜仲、姜汁，服之，愈。

吴中六患伤寒，双脚挛拳，寸步难行。补中益气汤加黄柏、知母，服之而愈。

胡文亮，年三十五岁，好男色，患伤寒发热，四肢无力，两膀酸疼。小柴胡加四物汤，加人参、白术，服之，愈。

言秉安，年五十岁，患伤寒发热，四肢厥冷，补中益气汤加五味子、木香、麦冬、丁香七枚。

孔士能患伤寒发热，四肢无力，腰疼，小柴胡加白术、黄芪、五味子、天花粉、干葛。

曹江患伤寒，发热气喘，咳嗽有痰，参苏饮减去紫苏，加麦冬、天冬、贝母、款花、白术各等分。

江亮，年三十六岁，患伤寒咳嗽，夜发昼可。作阴虚治之，补中益气汤加天冬、麦冬、当归身、五味子十五粒、贝母。

许纪，年三十九岁，患伤寒发热，狂言谵语，小柴胡汤加黄连、人参、白术、生甘草。作虚热治。

高远，年六十一岁，患伤寒，发热腹痛。腹痛，因邪气与正气相击则腹痛。阳邪痛，其痛不常，以辛温之剂和之；阴寒痛，其痛无休止时，宜热剂救之。人参养胃汤加木香、白芍药，服之，愈。

方述，年四十九岁，患伤寒，胸热口干，大便泄泻数十次。五苓散加白术、神曲炒、白芍、麦冬、干葛、五味子，服之，愈。与吴亮案同方。

毛能三患伤寒，足冷到膝，补中益气汤加五味子、人参一钱五分而愈。

项太一，年二十九岁，患伤寒头痛，发热胁疼，四肢疼痛，胸痛不止。小柴胡汤加羌活、桔梗、香附、枳壳，愈。

许祖一，年十一岁，患伤寒头疼，发热自汗，连腰痛，小柴胡汤加枳壳、白术、香附、木通。

高阳三，年四十五岁，患伤寒，胁痛膀疼，香苏饮加人参、柴胡、桔梗、香附、黄芩。

【按】上三十余证皆是内伤挟外感者，可见东南温暖之方，正伤寒百无一二，所以伤寒属内伤者十居九，于此可见。

滑伯仁治一妇，暑月身冷，身不发热。自汗口干，烦躁，欲卧泥水中，伯仁诊其脉，浮而数，沉之豁然虚散。身冷，脉当沉微，今浮而数，沉取散，当温救，所谓舍时从症。曰：《素问》云，脉至而从，按之不鼓，诸阳皆然，此为阴盛隔阳，得之饮食生冷，坐卧风露。煎真武汤冷饮之，一进汗止，再进烦躁去，三进平复如初。

一人病伤寒，他医皆以为瘀证，当进附子，持论未决。伯仁切其脉，两手沉实而滑，四末觉微清，以灯烛之，遍体皆赤癜，舌上胎黑，而燥如芒刺，身大热，胎黑不可凭为实，燥如芒刺则可凭矣。身大热为关键。神恍惚，多谵妄语。滑曰：此始以表不得解，邪气入里，里热极甚，若投附必死。乃以小柴胡剂益以知母、石膏饮之，终夕三进，次日以大承气汤下之，调理兼旬乃安。

一人病恶寒发热，头体微痛，苦呕下泄，五日矣。其亲亦知医，以小柴胡汤治之，不解，招滑诊视，脉弦而迟，曰：是在阴，当温之。为制真武汤，其亲争之，强以人参竹叶汤进，进则泄甚，脉且陷弱，始亟以前剂服之，连进四五剂乃效。

一人病恶寒战栗，持捉不定，两手背冷，汗浸淫，虽厚衣炽火不能解。撄宁滑即与真武汤，凡用附六枚。一日病者忽出，人怪之，病者曰：吾不恶寒，即无事矣。或以问滑，滑曰：其脉两手皆沉微，余无表里证，此盖体虚受寒，亡阳之极也。初皮表气隧为寒邪壅遏，阳不得伸而然也。是故血隧热壅，须用硝、黄；气隧寒壅，须用桂、附。阴阳之用不同者，有形无形之异也。

潘子庸得感冒证，已汗而愈，数日复大发热，恶寒头痛，眩晕呕吐，却食烦憹，咳而多汗。撄宁滑诊之，脉两手三部皆浮而紧，而曰：

在仲景法劳复证，浮以汗解，沉以下解。今脉浮紧，且证在表，当汗。众以虚怯难之，且图温补，滑曰：法当如是。为作麻黄葛根汤，三进更汗，旋调数日，乃愈。

一人冒雪进凉食，病内外伤，恶寒头疼，腹心痛而呕。两感。诊之，脉沉且紧时伏而不见，死脉。曰：在法下利清谷，当急救里；清便自调，当急救表。今所患内伤冷饮食，外受寒诊，清便自调，急救表里。以桂枝汤力微，遂为变法，与四逆汤服之，晬时服附子一两，明日则脉在肌肉，唯紧自若。外证已去，内伤独存，乃以丸药下去宿食，诸紧为寒，紧自若，寒未去也，乌得用丸药下法？以理中丸下方妥。后调中气，数日即安。

一人七月内病发热，或令其服小柴胡汤，必二十六剂乃安。如其言服之，未尽二剂，则升发太过，多汗亡阳，恶寒甚，肉瞤筋惕。乃请滑诊视，脉细欲无，即以真武汤进七八服，稍有绪，更服附子七八枚，乃愈。

璜曰：汗多亡阳，则内益虚。恶寒甚而肉瞤筋惕者，里虚甚而阳未复也，故宜真武汤，多服附子而效。

一人病伤寒，经汗下，病去而人虚，背独恶寒，脉细如线，汤熨不应。滑乃以理中汤剂，加姜、桂、藿、附大作服，外以荜拨、良姜、吴萸、桂、椒诸品大辛热为末，和姜糊为膏，厚敷满背，以纸覆之，稍干即易，如是半月，竟平复不寒矣。此治法之变者也。

一人病伤寒后劳复，发热自汗，经七日。或以为病后虚劳，将复补之。滑曰：不然。劳复为病，脉浮以汗解，奚补为？以小柴胡汤小柴胡稳三进，再汗而安。

【琇按】与前潘子庸症同。是复感第有微甚之分，前日大热脉浮，此日发热脉浮，故前用麻黄葛根，此用小柴胡，皆三进而愈。

王海藏治赵宗颜，因下之太过生黄，脉沉细迟无力。次第用药，至茵陈附子汤大效。按海藏次第用药者，谓先投韩氏茵陈茯苓汤，次投茵陈橘皮汤，次投茵陈附子汤也。

赵秀才因下之早黄病，脉寸微尺弱，身冷次第用药，用茵陈四逆汤，大效。

一人患伤寒，得汗数日，忽身热自汗，脉弦数，心不得宁，真劳复也。

【琇按】此亦复症，以脉弦数及心不宁，故用补脾汤佐小柴胡。与后症犯房劳及前二症俱不同。

许诊之，曰：劳心之所致，神之所舍，未复其初，而又劳伤其神，荣卫失度，当补其子，益其脾，解其劳，庶几得愈。授以补脾汤，佐以小柴胡汤解之。或者《难》曰：虚则补其母，今补其子，何也？许曰：子不知虚劳之异乎？《难经》曰：虚则补其母，实则泻其子。此虚当补母，人所共知也。《千金》曰：心劳甚者，补脾气以益之，脾旺则感之于心矣。归脾汤之学。此劳则当补其子，人所未闻也。盖母，生我者也；子，继我而助我者也。方治其虚，则补其生我者，与《锦囊》所谓本骸得气遗体受荫同义；方治其劳，则补其助我者，与《荀子》所谓未有子富而父贫同义，此治虚与劳所以异也。《本事方》。

【焕按】此案原本误王。

一男子病太阳证，尺寸脉俱浮数，按之无力。王见其内阴虚，与神术加干姜汤，愈。后再病，王视之，见神不舒，垂头不欲语，疑其有房过，问之：犯房过乎？必头重目眩。曰：然。与大建中三四服，外阳内收，脉反沉小，始见阴候。又与已寒，加芍药、茴香等丸五六服，三日内约服六七百丸，脉复生，又用大建中接之，大汗作而解。仍以汗解。

陶尚文治一人，伤寒四五日，吐血不止，医以犀角地黄汤等治而反剧。陶切其脉，浮紧而数，若不汗出，邪何由解？遂用麻黄汤一服，汗出而愈。养葵先生用之而效，以见血即汗，汗即血之理。或问曰：仲景言衄家不可汗，亡血家不可发汗，而此用麻黄汤，何也？璜曰：久衄之家，亡血已多，故不可汗。今缘当汗不汗，热毒蕴结而成吐血，当分其津液乃愈，故仲景又曰：伤寒脉浮紧，不发汗，因致衄血者，麻黄汤主之。盖发其汗则热越而出，血自止也。

孙兆治东华门窦大郎，患伤寒经十余日，口燥舌干而渴，心中疼，自利清水，众医皆相守，但调理耳，汗下皆所不敢。窦氏亲故相谓曰：伤寒邪气，害人性命甚速，安可以不次之疾投不明之医乎？召孙至，曰：明日即已，不可下，今日正当下。遂投小承气汤，遂大便通，得睡，明日平复。众人皆曰：此证因何下之而愈？孙曰：读书不精，徒有书尔。口燥舌干而渴，岂非少阴证？少阴证固不可下，岂不闻少阴一证，自利清水，心下痛，下之而愈。少阴急下有三条。仲景之书明有是说也。众皆钦服。

一人患伤寒五六日，头汗出，阳虚。自颈以下无汗，不在黄例，又非瘀血。手足冷，心下痞闷，大便秘结。或者见四肢冷，又汗出似阴症满闷，以为阴证。许诊其脉，沉而紧，曰：此证诚可疑。然大便结，非虚结也，安得多阴？脉虽沉紧，为少阴证，多是自利，未有秘结者，此辨妙。此正半在里半在表。投小柴胡得愈。脉沉紧，阴脉也；四肢冷，汗出，阴症也。只一大便秘断之为半表半里，非细心明眼，不足以语此。仲景称伤寒五六日，头汗出，微恶寒，手足冷，心下满，口不欲食，大便硬，脉细小者，此谓阴微结，必有表，恶寒。复有里，脉沉亦在里也，汗出为阳微。假令纯阴结，不得复有外证，无恶寒症。悉入在里，此谓半在里半在外也。脉虽沉紧，不得为少阴病，所以然者，阴不得有汗，今头汗出，故知非少阴也，头汗出为阳微结，尚在半表半里，非少阴症，是阴不得有头汗也。阳微二字作虚字解，妙。可与小柴胡汤。设不了了者，得屎而解。此疾证后同，故得屎而解也。或《难》曰：仲景云：脉阴阳俱紧，反汗出者，亡阳也。此属少阴，不得有汗，何也？此难妙妙。今头汗出者，故知非少阴。何以头汗出便知非少阴证？若见汗出亡阳，亦为阴症，何必头汗知非少阴？孙曰：此一段正是仲景议论处，意谓四肢冷，脉沉紧，腹满，全似少阴。然大便硬，头汗出，不得为少阴，切记！切记！盖头者三阳同聚，若三阴至胸而还，有头汗出，自是阳虚，故曰汗出为阳微，是阴不得有汗也。若少阴头有汗则死矣。厥逆自利，头汗蜷卧，为少阴死症。故仲景平脉法云心者火也，明少阴则无头汗者可治，有汗者死。心为手少阴，肾为足少阴，相与为上下，惟以意逆者得之。此案当熟玩。

一道士患伤寒，发热汗出，多惊悸目眩，身战掉欲倒地。众医有欲发汗者，有作风治，有用冷药解者，病皆不除。召孙至，曰：太阳经病，得汗早，欲解不解者，因太阳经欲解，复作汗，肾气不足，汗不来，所以心悸目眩，身战。遂作真武汤，服之三服，微汗自出，遂解。盖真武汤，附子、白术和其肾气，肾气得行，故汗得来也。若但责太阳者，唯能干涸血液耳。仲景云：尺脉不足，荣气不足，不可以汗。以此知肾气怯则难得汗也明矣。

工部郎中郑君患伤寒，胸腹满，面色黄如金。诸翰林医官商议，略不定，皆曰：胸满可下，然脉浮虚。召孙至，曰：诸公虽疑，不用下药，郑之福也，下之必死。某有一二服药，服之即瘥。遂下小陷胸汤，寻利，其病良愈。明日面色改白，语曰：孙尚药乃孙真人后身耶？

或问曰：伤寒至于发黄，病亦甚矣，小陷胸汤何效速也？瑾曰：湿热甚者则发黄，内热已甚，复被火者，亦发黄也。邪风被火热，两阳相薰灼，其身必发黄。此太阳标与少阳经所传者正在心下，故胸满，结之浅也，是为小结胸。且脉浮，阳脉也，虚阳在上，不可下，宜小陷胸汤和之。黄连、瓜蒌苦寒而泻热散结，半夏辛温，又以之结。

**【瑴按】**结字上当有散字。

而燥湿理逆，病虽甚而结之浅，故以缓轻之剂除之。

张致和治一人，病阴证伤寒，先因感寒湿，既而发热不食，数日后不省人事，语多错乱，神思昏迷，面青齿露，人谓其必死。张诊之，两手脉沉细，先以小柴胡汤与之，继以四君子汤加炮附子数片，煎成药，置盆中，以水制其热性，少时令温与服，其脉渐回，神思亦爽，更用药调理而愈。

一人伤寒坏证垂死，手足俱冷，气息将绝，口张不能言。致和以人参一两去芦，加附子一钱，于石铫内煎至一碗，以新汲水浸之若冰冷，一服而尽，少顷，病人汗从鼻梁尖上涓涓如水，此其验也。盖鼻梁上应脾，若鼻端有汗者可救，以土在身中周遍故也。近陆同妇产后患疫证二十余日，气虚脉弱，即同坏证，亦以此汤治之，遂愈。世谓伤寒汗、吐、下三法差谬，名曰坏证。孙真人云：人参汤，须得长流水煎服，若用井水则不验。盖长流水，取其性之通达耳。

蒋仲宾治一人，病伤寒期月，体兢兢而振，齿相击，不能成语，大虚症。医环视束手。仲宾后至，诊之，曰：急取羊肉来。众医哑曰：伤寒大忌羊肉。仲宾曰：诸君毋哓哓。以羊肉斤许熟之，取中大窝，别用水煮良久，取汁一升，与病人服，须臾战止，汗大出而愈。《王止仲文集》

平江张省干病伤寒，眼赤舌缩，唇口破裂，气喘失音，大便自利协热，势甚危笃。诸医皆欲先止其泻，适秀州医僧宝鉴过苏，张延视诊脉，乃投以茵陈五苓散、白虎汤而愈。诸医问故，僧曰：仲景云：五脏实者死。今大肠通，更止之，死可立待。五苓以导其小便，白虎以导其邪气，此医家之通晓也，何难之有？《云麓漫钞》

成州团练使张子刚名锐，以医知名，居于郑州。刑部尚书慕容彦逢为起居舍人，母夫人病，召锐于郑，至则死矣。时方六月暑，将就木，张欲入视，彦逢不忍，意其欲求钱，乃曰：道路之费，当悉奉偿，实不烦入。张曰：伤寒法有死一昼夜复生者，何惜一视之？彦逢不得已，自延入，悲哭不止。张揭面帛注视，呼作匠语之曰：若尝见夏月死者面色赤乎？曰：无。然则汗不出而厥尔，不死也。幸无巫敛。趋出取药，命以水二升煮其半，灌病者，戒曰：善守之，至夜半大泻则活矣。锐舍于外馆。至夜半时，守病者觉有声勃勃然，遗屎已满席，出秽恶物斗余，一家大喜，遽敲门呼张。张曰：吾今体倦，莫能起，然亦不必起，明日方可进药也。天且明出门，若将便，旋然径命驾归郑。彦逢诣其室，但留平胃散一贴而已，其母服之，数日良愈。盖张以彦逢有求钱之疑，故不告而去。绍兴中流落入蜀，王和叔问之曰：公之术，古所谓十全者几是欤？曰：未也，仅能七八尔。吾长子病，诊脉察色，皆为热极，命煮承气汤，欲饮之，将饮复疑，至于再三，将遂饮，如有掣吾肘者，姑持杯以待，儿忽发颤悸，覆绵衾至四五始稍定，汗出如洗，明日而脱然。使吾

药入口，则死矣，安得为造妙？世之庸医，学方书未知万一，自以为足，吁！可悲哉！《夷坚志》

给事毛宏病伤寒，汗已不解，医与之补剂，补旬日，病大作，盗汗唇裂。召祝诊视，祝曰：伤寒无补法，此余热不解。与芩、连、山栀、石膏之剂，一服即愈。

虞恒德治一人，三月间得伤寒证，恶寒发热，小便淋涩，大便不行。初病时茎中出小精血片，如枣核大，由是众医皆谓房事所致，遂作虚证治，而用补中益气等药，七八日后热愈甚，用补而热愈甚，当思转矣。大渴引饮，胃中满闷，语言错乱。召虞诊视，六脉俱数甚，右三部长而沉滑，左手略平，亦沉实而长，虞曰：此大实大满，证属阳明经，宜大承气汤。众皆惊愕。虞强作大剂，连进二服，大泻后热退气和而愈。十日后，因食鸭肉太多，致复热，来问虞，教用鸭肉烧灰存性，生韭汁调下六七钱，下黑粪一碗许而安。

一人四月间得伤寒证，恶寒太阳经，发大热而渴阳明，舌上白胎，三日前身脊太阳百节俱痛，至第四日惟胁痛而呕少阳，自利。三阳合病，皆自下利。六日来请虞治，诊其脉，左右手皆弦长而沉实，弦长沉实之脉。且数甚，虞曰：此本三阳合病，今太阳已罢，而少阳与阳明仍在。与小柴胡合黄连解毒，服三服，胁痛呕逆皆除，惟热犹甚。九日后渐加气筑，痰响声如拽锯，出大汗，退后而身复热愈甚，热复愈甚，脉不变大，故为实症，此际宜法节庵治法。法当死。视其面上有红色，红色而足不冷，面色赤，亦属阳气拂郁在表。洁净而无贼邪之气，言语清亮，间有谵语而不甚含糊，虞故不辞去而复与治，用凉膈散倍大黄，服二服，视其所下仍如前，自利清水，其痰气亦不息，与大承气汤合黄连解毒汤二服，其所下亦如前。虞曰：此盖热结不开而燥屎不来耳。此纯清水，方可断燥屎，然前云舌白胎，亦须细审。白胎为痰，想九日痰喘，身热愈甚，此时舌胎亦黄。后以二方相间，日三四服，每药又各服至五贴，始得结屎如肥皂子大者十数枚，痰气渐平，热渐减，至十五日，热退气和而愈。

或问曰：《伤寒论》谓下后不可再下，连日用此峻剂而获安者，何也？曰：燥屎未下而脉尚实，胡为不可再下？是故为医者不可胶柱而调瑟也。

《衍义》：一僧因伤寒发汗不彻，有留热，身面皆黄，多热，期年不愈。医作食黄治之，治不对，病不去。问之，食不减，寻与此药，服五日，病减三分之一，十日减三分之二，二十日病悉去。方用山茵陈、山栀子各三分，秦艽、升麻各四钱，末之，每用三钱，水四合煎及二合，食后温服，以知为度。

朱肱，吴兴人，尤深于伤寒。在南阳，太守盛次仲疾作，召肱视之，曰：小柴胡汤证也。请并进三服，至晚觉胸满，又视之，问所服药安在，取视，乃小柴胡散也。肱曰：古人制咬咀，剉如麻豆大，煮清汁饮之，名曰汤，所以入经络，攻病取快。今乃为散，滞在膈上，所以胸满而病自如也。因旋制自煮以进，两服遂安。《夷坚志》

临安民有因患伤寒而舌出过寸，无能治者，但以笔管通粥饮入口，每日坐于门。一道人见之，咨嗟曰：吾能疗此，顷刻间耳，奈药不可得何？家人闻而请曰：苟有钱可得，当竭力访之。不肯告而去。明日又言之，至于旬。时会中贵人罢值归，下马观病者，道人适至，其言如初。中贵问所须，乃梅花冰片也。笑曰：此不难置。即遣仆驰取以付之，遭人屑为末，糁舌上，随手而缩，凡用五钱，病立愈。《丁志》

袁州天庆观主首王自正病伤寒旬余，四肢乍冷乍热，旬余而四肢乍冷乍热，热深厥深。若属阴，不能乍热。头重气塞热症。头重亦有属阴，但目下视，唇寒面青似寒，累日不能食，势甚危。袁唯一医徐生能治此疾，诊之，曰：脉极虚，是为阴证，必服桂枝汤乃可。徐留药而归，未及煮，若有语之曰：当服竹叶石膏汤。王回顾不见，寮中但有一老道士，适入市，只小童在，呼问之曰：恰何人至此？曰：无人。自正惑之，急遣邀徐医还视，曰：或教我服此，如何？徐曰：寒燠如冰炭，君之疾状已危，果饵前药，立见委顿，他日杀人之谤，非吾所能任也。自为煮桂枝汤一碗，曰：姑饮之，正使

不对病，犹未至伤生。万一发躁狂眩，旋用师所言未为晚。方语次，复闻耳傍人云：何故不肯服竹叶石膏汤？自正益悚，俟徐去，即买见成药两贴，付童使煎，又闻所告如初。于是断然曰：神明三告我，殆是赐以更生，安得不敬听？即尽其半，先时头不得举，若戴物千斤，倏尔轻清，唇亦渐暖，咽膈通畅，无所碍。悉服之，少顷汗出如洗，径就睡，及平旦脱然如常。自正为人谨饬，常茹素，为人祈祷尽诚，故为神所佑如此。《庚志》

程元章，婺源游汀人，与妻皆嗜食鳖。婢梅香主炮饪，每滋味不适口，必挞之。尝得一大者，长尺许，方操刀欲屠，睹其伸缩颤悸，为之不忍，指而曰：我寻常烹制少失，必遭笞杖责罚。今放汝不杀，亦不过痛打一顿。遂解缚，置于舍后污池中。池广二丈，水常不竭。程夫妇以鳖肥大，且满意厌饫，既失之，怒甚，杖婢数十。经二年，婢患热疾，发狂奔躁，不纳粥饮，体热昏愦，盖阳证也。家人谓不可疗，舁入池上茅亭，以待绝命。明日，天未晓，闻有扣宅后扉者，谓为鬼物，叱之。婢曰：我是梅香，病已无事，乞令归家。启门信然，惊问其故。对曰：半夜后仿佛见一黑物，将湿泥草遍罨我身上，环绕三四十匝，便觉心下开豁，四肢清凉，全无所苦，始知独在亭子内。程氏未以为然，迨暮，复使往，效昨夕偃卧，而密伺察之，见巨鳖自池出，衔水藻、浮萍遮覆其体。程不省所以，婢详道本末，云乃涸池取得之鳖，比昔其大加倍，尾后穿窍尚存，于是送诸深溪。程追悔前过，不复食此。乡人相传以为戒，邑医虞仲和亲见其事，为予引霖梦弼言，热证之极，猝未可解者，汲新井水浸衣裳，互熨之为妙。不可谓水族细微，亦能知此，盖阴鸷所招云。《类编》

一人秋间得伤寒证，已经汗下，不愈。延至月余，耳聋，食入即吐，药下亦吐。此误药已多，脾胃受伤，故食药不纳也，又类百合病，乃以陈皮、白术各三钱，百合二钱，干姜一钱五分，煎饮之，一服即能食不吐。既而因顿食过度复伤，夜不能寐，以消导诸药投之，愈。

一妇人病伤寒，十五日不更衣，腹胀，脉

沉弱。乃以当归九钱，枳壳、桃仁、加酒大黄五六分，妇人以血为主，加枳壳宽大肠，桃仁以通幽门。一服胀稍减，一日夜连续进四帖，再以蜜枣导之，下黑粪块三四十枚而愈。

葛可久治一士人，得伤寒疾，不得汗。比葛往视，则发狂，循河而走。如遇此症，当思阴竭发躁。葛就捽置水中，使禁不得出，良久出之，裹以重茧，得汗解。

壶仙翁治歙人吴铣，六月病伤寒，七日不解，他医投以补剂，热益甚，不出一夜死矣。铣之亲戚交游乃以问翁，翁曰：晚矣，将奈何？试入探其舌，虽黑不硬，黑舌，有毒者居多，用猪屎治之，已见奇验。两颊虽肿而咽尚通，则可疗也。乃入探视，如翁言。亟往见翁，拜谒于前曰：铣今日之命危于累卵，有先生则活，无先生则弃捐异路，长终而不得反。言未卒，相与嘘唏流涕，悲不能自止。翁曰：人之伤于寒也，四日太阴受之。太阴脉布胃中，络于嗌，故腹满而嗌干。五日少阴受之，少阴脉贯肾，络于肺，系舌本，故口燥舌干而渴。今舌黑不硬，颊肿而嗌尚通，则是经未绝而可活也。于是诊其脉且应，则为之火剂逐热，一饮汗尽，再饮热去，三饮病已，众皆以为神。

黄十六病伤寒，发狂谵语，歌笑不伦，手足厥逆，热深厥亦深。身冷而掌有汗。诊其脉，两手沉滑而有力。翁曰：阳胜拒阴，火极而复，反兼胜己之化，亢则害，承乃制也。热胜血菀，故发狂而谵语；火性炎上，故歌笑不伦；阳极则反，故身冷厥逆。泄其血则火除，抑其阳则神宁。乃用桃仁承气汤，下血数升，益以黄连、竹沥、石膏之剂，大汗而解。

郭雍治一人，盛年恃健，不善养，因极饮冷酒食肉，外有所感，初得疾，即便身凉自利，手足厥，额上冷汗不止，遍身痛，呻吟不绝，偃卧不能转侧，心神俱无昏愦，不恍惚。请医视之，治不力。言曰：此证甚重，而病人甚静，静字细玩，殊不昏愦，身重寒湿不能起，自汗自利，四肢厥，此阴证无疑也。又遍身痛，不知处所，出则身如被杖，阴毒证也。当急治之。医言缪悠，不可听。郭令服四逆汤，灸关元及三阴交，未知，加服九炼金液丹一味硫黄，利

厥汗证皆少止。稍缓药艾，则诸证复出，再急灸治。如此进退者三，凡三日两夜灸千余壮，服金液丹亦千余粒，四逆汤一二斗，方能住灸汤药。阳气虽复而汗不出，证复如太阳病，证复如太阳，当以附子理中汤加石膏，仿《名医杂著》治法。未敢服药，未敢服药，稳。以待汗二三日，复大烦躁饮水，次则谵语，瘢出热甚，三日后始烦渴见瘢热甚，当细审瘢之为阳为阴而用药。无可奈何，复与调胃承气汤，得利，大汗而解。阴阳反覆有如此者，前言烦躁不可投凉药，此则可下证具，非止小烦躁而已，故不同也。

一人年逾五十，五月间因房后入水，得伤寒证，误过服热药，汗出如油，喘声如雷，昼夜不寐，凡数日，或时惊悸发狂，汗出，喘而不寐，果是元虚欲脱之象，不能数日之后反见惊悸发狂之症也。口中气自外出，诸医莫措手。郭诊之，曰：六脉虽沉无力，然昼夜不得安卧，人倦则脉无力耳。细察之，尚有胃气不涩，《直格》云：脉浮洪而见汗如油，气喘者，死。今脉沉而不涩，所以可救。可治也。夫阳动阴静，观其不得安卧，气自外出，乃阳证也，又误服热药，宜用黄连解毒汤。众皆危之，一服，尚未效，或以为宜用大青龙汤。郭曰：此积热之久，病邪未退，药力未至也。再服，病减半，喘定汗止而愈。

一人年二十三，禀气素弱，二月间因食豚肉数片，兼感冒不安，是夜自利腹痛，烦躁不眠，太阴症。次日呕恶不食，连自利二次，午间请郭往视之。左三部沉而带数，三五不调，右寸关举按皆无，尺沉微，两手头面皆冷，舌有白胎，呕恶不止，身体重，颊赤颊赤是戴阳齿露，不食，仍作泻。以附子理中汤，人参用四钱，白术二钱，干姜、甘草各一钱，陈皮八分，生姜汁二匙灌下，少顷脉之，右寸关隐隐而出，诸症稍定。次日脉近和，颊尚赤，乃以四君加陈皮、黄芩，二剂而愈。

江篁南治一从叔，房后感寒，脉沉而迟，小腹大痛。予以高良姜二钱，姜制厚朴、官桂半之，作一服煎，投之即愈。

一妊妇夏月得伤寒症，头痛，恶寒身热，

心腹胀，气上壅，渴甚，食少，背项拘急，唇口干燥。乃以柴胡石膏汤、枳实散二方合与服之，一服而愈。

一壮年七月间伤寒，人迎脉紧盛，恶寒，肢节痛，指甲青。乃以九味羌活汤去生地、黄芩，加姜、枣、葱白，此方可商。症见指甲青，理宜温散。一服未解，兼腹疼饱闷，再与全方，一服外症悉解，然腹痛膈痞未除，盖五日矣。乃以小柴胡去参、芩、半、枣，加芍药、牡蛎、瓜蒌，亦不应。其人曰：予乃夏间食牛肉颇多，想是食积宿而然，江曰：乃表邪传至胸中，未入于腑，证虽满闷，尚为在表。乃以小柴胡对小陷胸，加枳实、桔梗、大黄一钱，同煎服之，更衣一度即愈。

一人年四十余，春初因房后伤寒，身热恶寒，头痛太阳，腹胁痛太阴、少阳，自饮胡椒汤取汗，汗出热不退，热不退宜细审。三日后，江诊其脉，浮而洪大，虞案亦自利清水，但脉弦长沉实。且下利清水虚，咳嗽。乃以葛根汤、麻黄、桂减半，加白术、五味子，得微汗，次早脉稍平，身凉痛减，但泻不甚止，头疼嗽未减。乃以白术、陈皮、五味、川芎、茯苓、干姜、甘草、姜、枣，一服而愈。既而劳复，感寒兼怒，热复作，胁复痛甚，目不欲开，兼之咯痰如桃花脓。

【琇按】此实胡椒姜桂之误。

仲景论曰：呕家有痈脓者，不可治呕，脓尽自愈。惟治其劳复，小柴胡去参、枣，加五味，胁痛减半。但嗽出尚有脓，大小溲如猪血水，口渴甚，夜睡谵语，小柴胡去参、半、枣，加胡黄连胡连治伤寒咳嗽、天花粉、茯苓、五味子，出入加减而安。罗治两案，俱目不敢开，一投炙甘草汤，一投四逆汤，俱用轻重温补之剂。而此案目不欲开，又用小柴胡，信哉，伤寒要见症也。东垣治大头天行症，亦目不开，当治毒而愈。

【琇按】此乃目胞肿不能开，非不欲开也。

一妇人患发热，胸中闭塞，骨节烦疼。一医作停食，投小沉香煎一服，大便利下三十余行，随致困笃，热烦愈甚，不省人事。又更医诊，见脉烦热，此句有误。投四苓饮，亦不效，病势危急，又来招诊视。得两寸口脉沉微而伏，大便利下三十余行，而烦热愈甚，温补何疑？况脉沉微而伏耶？外证唇口喎斜，足趾微冷，面色赤似热，而烦热神昏，不食。即与夺命散，按夺命散，没药、血竭、生地、丹皮、干荷叶，乃行瘀之方，恐非是。又夺命散，乃礞石一味。至夜半，胸间得少汗。药虽见效，人犹未苏，复诊，其脉如故。江谓此证始初感寒，合和解，而反用丸药下之太过，遂成阴证似阳。投以通脉四逆汤加人参，四服热渐退，脉稍起，再作四逆加葱白汤，八服人始平复，调理半月而愈。

江应宿治休宁潘桂，年六十余，客淳安，患伤寒，亟买舟归。已十日不更衣，身热如火，目不识人，谵语烦躁，揭衣露体，知恶热也，小便秘涩，腹胀，脉沉滑。疾与大柴胡汤，腹中转矢气，小便通，再与桃仁承气汤，大下黑粪，热退身凉而愈。

都事靳相庄患伤寒十余日，身热无汗，佛郁不得卧，非躁非烦，非寒非痛，时发一声如叹息之状。医者不知何证，迎予诊视，曰：懊憹，佛郁证也。投以栀子豉汤一剂，十减二三，再以大柴胡汤，下燥屎，佛郁除而安卧，调理数日而起。

友人王晓同寓云中，一仆十九岁，患伤寒发热，饮食下咽，少顷尽吐，喜饮凉水，入咽亦吐，号叫不定，脉洪大浮滑。此水逆证，投五苓散而愈。知此治法。

率口何姓者，在济患伤寒，后食肉复，医与利药下之，下后身热耳聋，口干不渴，喜漱水，不欲咽，是热在经热在经，妙断。予视之，曰：此误下亡阴，犹有表证。与小柴胡去半夏，加天花粉、山栀、麦冬、五味、归、芍、生地，稳极。一服减半，四剂良愈。

【宿按】医之学，伤寒为难。以其邪气自表入里，六经传变，六日，三阴三阳之气皆和，邪气自衰。七日当已，七日不已，谓之过经再传。在表者可汗而已，在里者可泄而已，此大法也。若夫阳盛阴虚，汗之则死，下之则愈；阳虚阴盛，汗之则愈，下之则死。生死在于反掌之间。若医者体认不真，阴阳差互，以寒为热，以实为虚，毫厘有差，千里之谬，轻者困笃，重者必死矣。昔张长沙氏著论，实为百代医方之祖，举世宗之，诚是也。但其方法唯宜用于冬月即时发病正伤寒，其余至春变瘟，至夏变热，又当依温热病例，清凉和解，从乎中治。况江以南温暖之方，正伤寒病百无一二，所以伤寒属内伤者十居八九。丹溪主乎温散，有卒中天地之寒气，有口伤生冷之物，皆以补养兼发散之法，实本《内经》成败倚伏生于动，动而不已则变作，及风雨寒暑不得虚邪不能独伤人之旨也。盖凡外感寒者，皆先因动作烦劳不已而内伤体虚，然后外邪得入。故一家之中有病有不病者，由体虚则邪入，而体不虚则邪无路入而不病也。是故伤寒为病，属内伤者十居八九。即百十三方中用人参者居多。世人皆谓伤寒无补法，但见发热，不分虚实，一例汗下，而致夭横者，滔滔皆是也。夫邪之所凑，其气必虚。其法补养兼发散，宜用补中益气汤为主，随所见证加减。气虚热甚者，少加

附子，以行参、芪之功。东垣《内外伤》辨甚详。世之病此者为多，但有挟痰、挟外邪者，郁热于内而发者，皆以补元气为主。看所挟而兼用药，寒多者补散，加姜、附，热多者加芩、柏，痰积者加消导，杂合病当杂合治，不必先治感冒。譬如恶寒发热，得之感冒，明是外合之邪。已得浮数之脉，而气口又紧盛，明为食所伤。病者又倦怠，脉重按俱有豁意，而胸膈痞满，牵引两胁，其脉轻取似乎弦，此又平时多怒，肝邪之所为也，细取左尺大而沉弱之体，此又平时房劳之过也。治法宜感冒一节可缓，须视其形色强弱厚薄，且与补中化食行滞，中气一回，伤滞稍行，津液自和，通体得汗，外感之邪自解。医者若不审求，只顾表散外邪，又不究兼见之邪脉，亦不穷问所得之病因与性情，执著巧施杂合治法，将见正气日虚，邪滞不出，皆拙工之过也。

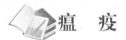

## 瘟　疫

靖康二年春，京师大疫，有异人书一方于斋舍，凡因疫发肿者，服之无不效。其方：黑豆二合炒令香熟，甘草二寸炙黄，以水二盏煎其半，时时呷之。解毒方。《庚志》

成化二十一年，新野疫疠大作，死者无虚日。邻人樊滋夫妇，卧床数日矣。余自学来，闻其家人如杀羊声，不暇去衣巾，急往视之，见数人用绵被覆其妇，床下致火一盆，令出汗，妇面赤，声哑几绝。余叱曰：急放手，不然死矣。众犹不从，乃强拽去被，其妇跃起，倚壁坐，口不能言。问曰：饮凉水否？颔之，与水一碗，一饮而尽，始能言，又索水，仍与之，饮毕汗出如洗，明日愈。或问其故，曰：彼发热数日，且不饮食，肠中枯涸矣。以火蒸之，速死而已，何得有汗？今因其热极，投之以水，所谓水火既济也，得无汗乎？观以火燃枯鼎，虽赤而气不升，注之以水则气自来矣。遇此等证者，不可不知。《梦溪录》

虞恒德治一妇，年二十九，三月间患瘟疫证，病三日经水适来，发热愈甚，至七八日病

剧，胸中气筑作痛，莫能卧。众医技穷，入夜迎翁治。病者以棉花袋盛，托背而坐于床，令婢磨胸不息，六脉俱微，数极而无伦次，又若虾游状。翁问曰：恐下早成结胸耳。主人曰：未也。翁曰：三日而经水行，致中气虚，与下同。乃用黄龙汤人参、大黄、枳实、厚朴、甘草、四物汤芎、归、芍、地、小陷胸汤川连、枳实、蒌仁，共为一剂，加姜、枣煎服。主人曰：此药何名？虞曰：三合汤也。一服而诸症悉减，遂能卧，再服热退，而病全安愈。又因食粥太多而病复热，又作内伤处治，而用补中益气汤，出入加减调理而愈。

汪石山治一人，年弱冠，房劳后忽洒洒恶寒，自汗发热，头背胃脘皆痛，唇赤舌强，呕吐，眼胞青色。风虚。医投补中益气不远于病，午后谵语恶热表，小便长表未除，初日脉皆细弱而数，次日脉则浮弦而数。医以手按，脐下痛，议欲下之。岂有下理？遣书来问，汪曰：此疫也。断之曰疫，妙。疫兼两感，内伤重，外感轻耳。脐下痛者，肾水亏也。妙。按痛为

实而断为肾虚，明其理耳。若用利药，是杀之也。古人云疫有补、有降、有散，兹宜合补降二法以治。用清暑益气汤，除苍术嫌燥、泽泻嫌利、五味嫌敛，加生地补肾、黄芩、石膏除恶热谵语，服十余帖而安。

陈斗岩，句曲人也。父病疫，药罔效，精诚祷天。一夕梦老叟书授蚯蟺水，愈汝父。既觉，莫辨为何物，广咨博访，知为蚯蚓也。捣水饮，疾愈。人咸以为孝感所致。

江应宿治陈氏子，年十七岁，患疫，大渴太热，头痛如破，泄泻频数，六脉洪大。与三黄石膏汤，日进三服，石膏加至一两，三日而愈。

何氏仆患天行时疫，目不识人，狂言妄语。投以地浆、童子小便，浸白头颈蚯蚓，捣细，新汲井花水滤下清汁，任服一二碗，即知人，三日愈。

万历十六年，南都大疫，死者甚众。余寓鸡鸣僧舍，主僧患疫十余日，更数医，皆云禁饮食，虽米饮不容下咽。病者饥甚，哀苦索食。

余曰：夺食则愈，虽有是说，此指内伤饮食者言耳。谚云饿不死伤寒，乃邪热不杀谷，虽不能食，亦不致死。经云：安谷则生，况病挟内伤不足之证，禁食不与，是虚其虚，安得不死？强与稀粥，但不使充量，进补中益气汤而愈。若此类者甚众，余未尝禁饮食，而活者不少。每见都城诸公，但说风寒二字，不辨有无内伤虚实，一例禁绝饮食。有二十余日邪气已尽，米饮尚不容入口，而饿死者何限？表而出之，以为习俗之戒。

【宿按】经云：冬不藏精者，春必病瘟。是以多感于房劳辛苦之人，安乐者未之有也，一皆触冒四时不正之气而为病焉。大则流行天下，次则一乡，次则一家，悉由气运郁发，有胜有伏，迁正退位之所致也。视斯疾者，其可不推运气而治之乎？仲景无治法，后人用败毒散治，甚得理。切不可作伤寒正治而大汗大下，但当从乎中，而用少阳、阳明二药加减和治，殊为切当。

# 大头天行

泰和二年四月，民多疫疠，初觉憎寒，壮热体重，次传头面肿盛，目不能开，上喘，咽喉不利，症凶极。舌干口燥，俗云大头伤寒，诸药难治，莫能愈，渐至危笃。东垣曰：身半以上，天之气也。邪热客于心肺之间，上攻头面而为肿耳。乃以芩、连各半两酒炒，人参、陈皮、甘草、元参各二钱，连翘、板蓝根败毒行瘀、马勃、鼠黏子各一钱，白僵蚕炒、升麻各七分，柴胡五分，桔梗三分，配方之妙，非后贤所能拟议。为细末，半用汤调，时时服之，心肺为近，小制则服。半用蜜丸噙化，服法妙。服尽良愈，活者甚众，时人皆曰天方，谓天仙所制也。或加防风、川芎、薄荷、归身，细切五钱，水煎，时时稍热服。如大便燥结，加酒蒸大黄一二钱以利之；肿势甚者，砭针刺之。

罗谦甫治中书右丞姚公茂，六旬有七，宿有时毒，至元戊辰春因酒再发，头面耳肿而疼，耳前后肿尤甚，胸中烦闷，咽嗌不利，身半以下皆寒，足胫尤甚，热壅于上。由是以床相接作炕，身半以上卧于床，身半以下卧于炕，饮食减少，精神困倦而体痛，命罗治之。诊得脉浮数，按之弦细，上热下寒明矣。若以虚治则误。《内经》云：热胜则肿。又曰：春气者病在头。《难经》云：蓄则肿热。砭，射之也，取其易散故也。急则治标。遂于肿上约五十余刺，其血紫黑，如露珠之状，顷时肿痛消散。治上热。又于气海中大艾炷灸百壮，灸法佳。乃助下焦阳虚，退其阴寒。次于三里二穴各灸三七壮，治足胻冷，亦引导热气下行故也。治下寒。遂处一方，名曰既剂解毒汤，以热者寒之。然病有高下，治有远近，无越其制度。以黄芩、黄连苦寒，酒制炒，亦为引用，以泻其上热，以为君；桔梗、甘草辛甘温上升，佐诸苦药以治其热，柴胡、升麻苦平，味之薄者，阴中之阳，散发上热，以为臣；连翘苦、辛、平，以散结消肿，当归辛温，和血止痛，酒煨大黄苦寒，引苦性上行至巅，驱热而下，以为使。投剂之后，肿消痛减，大便利，再服减大黄。慎言语，节饮食，不旬日良愈。

橘泉翁治一人，病头面项喉俱肿大，恶寒，医疑有异疡。翁曰：非也。此所谓时毒似伤寒者，丹溪曰五日不治杀人。急和败毒散加连翘、牛蒡子、大黄下之，三日愈。

薛己治少宰李蒲汀，误服发散之药，耗损元气，患处不消，体倦恶寒，食少口干。薛用补中益气加桔梗，用托里消毒散而痊愈。

秋官陈同野元气素弱，脉细微而伏。用参、术、芎、归、陈皮、柴胡、升麻、炙草以升举阳气，用牛蒡、元参、连翘、桔梗以解热毒，二剂肿顿消而脉亦复矣。设或脉微细而属纯阴，或肿而属纯阳，药之鲜有不误者。

一妇人溃后肿赤不消，食少体倦，脓清色白。乃脾肺虚也，先用六君加桔梗、芎、归，后用补中益气加桔梗而敛。

一妇人表散过度，肿硬不食，脉浮大，按之微短。薛辞不治，后果殁。

江篁南治给事中游让溪，嘉靖壬子正月，忽感大头风症，始自颈肿。时师以为外感而误

表之，继以为内伤而误补之。面发赤，三阳俱肿，头顶如裂，身多汗，寐则谵语，绵延三日，喘咳势急。其亲汪子际以竹茹橘皮汤，继以川芎茶调散合白虎汤去人参，服一剂而减。次日用前方，去寒峻药，至晚渐定，耳轮发水泡数个，余肿渐消，独耳后及左颊久不散。又次日，以当归六黄汤为主，加散毒之药。延及二旬，顶巅有块如鸡子大，突起未平，及面颊余肿未消，时时头疼，大便稀溏。时二月中旬，江至，诊得左脉浮小而驶，右浮大近快，有勃勃之势。江按脉症，当从火治，以生黄芪八分，白术、薏苡各一钱半，茯苓、片芩各八分，生甘草三分，煎，加童便服。次日脉稍平，然两颊尚赤，早间或觉头痛，盖余火未全杀也，黄芪加作一钱二分，薏苡加作二钱，顶块渐消。以后加生芪二钱，更饮绿豆汤、童溲，五剂而愈。

【宿按】阳明邪热兼少阳相火为病，视其病势在何部，随经处治，当缓，勿令重剂过其病所。阳明为邪，首大肿；少阳为邪，出于耳前后。予每治此症，初用凉膈散，继以消毒饮，无不立愈。

# 沙

【琇按】原本误解《内经》解㑊为沙证，标题云解㑊，今订正之。

沙病。

【琇按】张杲《医说》采叶氏《录验方》本文只沙病二字，江氏误标沙症为解㑊，遂妄改叶方原文，云俗名发沙之症，以附会之。今据《医说》订正。

江南旧无，今东西皆有之。原其证，医家不载。大凡才觉寒栗似伤寒，而状似疟，但觉头痛，浑身壮热，手足厥冷。乡落多用艾灸，以得沙为良，有因灸，脓血进流，移时而死者，诚可怜也。有雍承节印行此方，云：初得病，以饮艾汤试吐，即是其证。急以五月蚕退纸一片碎剪，安碗中，以碟盖密，以汤泡半碗许，仍以纸封碟缝，勿令透气，良久，乘热饮之，就卧，以厚衣被盖之，令汗透便愈。如此岂不

胜如火艾柱残害人命，敬之信之。《叶氏录验方》。

【琇按】此条原刻俱改削叶氏原文，今依《医说》订正。

与魏玉横论解㑊书·杭世骏

解㑊二字，不见他书。解即懈，音亦，倦而支节不能振耸，惫而精气不能检摄，筋不束骨，脉不从理；解，解㑊，㑊不可指名，非百病中有此一症也。《内经》言此者凡五，《平人气象论》云：尺脉缓涩，谓之解㑊。王氏注：伫不可名。伫，困弱也。《玉机真象论》云：冬脉太过，则令人解㑊。此从脉起见也。《刺疟论》云：刺骨无伤髓，髓伤则销铄，胻酸，体解㑊然不去矣。《四时刺逆从论》云：夏刺经脉，白气乃竭，令人解㑊。此从刺而究其极也。要皆从四末以起见，如经所言堕怠，小变

其辞而意较微渺尔。后世传注有与经发明者，又有二：《风论》云：使人怢栗而不能食，名曰寒热怢栗。全元起本作失味，皇甫谧《甲乙经》作解㑊，则怢栗即解㑊之解也。《至真要大论》云：发不远热，无犯温凉。王氏注：不发汗以夺盛阳，则热内淫于四支，而为解㑊不可名也。粗工呼为鬼气恶病，久久不已，则骨热髓涸齿干，乃为骨热病。此又究极解之流弊所谓救病于已形也。篁南江氏辑《名医类案》，引叶氏《录验方》，以为俗名发痧之证，于瘟疫、大头天行之后另列一门，武断极矣。发痧，余尝有此，病发必神思躁扰，少腹痛。《灵》、《素》未尝言及，特小小患苦耳，与解㑊之义毫不干涉。篁南父子负盛名，而《内经》不读。庸医祖述其说，转以欺世，事无害而理则大缪矣。足下续案已成，删去此门，庶为稳惬，毋令人有误解《内经》之诮，莞言或可采也。

一嫠妇身肥，常患发痧之证，每用苎麻刮之，即愈，辄与辄发，不出二三日。医用四物等治，反加鼻衄。江以香附、抚芎、黄芩、栀子等开郁降火清热之剂，与之数服而愈，不复举。

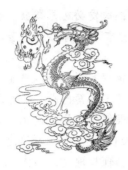

# 名医类案卷之二

明·江瓘集

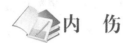

## 内 伤

【琇按】七情之病皆为内伤，兹苐以饮食劳倦当之，故所列多庞杂。

淳于意治齐丞相舍人奴，从朝入宫，臣意见之食闺门外，望其色有病气，臣意即告宦者平。平好为脉，学臣意所，臣意即示之舍人奴病，告之曰：此伤脾气也，当至春膈塞不通，不能食饮，法至夏泄血死。

【琇按】脾不统血，肝不藏血。

宦者平即往告相曰：君之舍人奴有病，病重，死期有日。相君曰：卿何以知之？曰：君朝时入宫，君之舍人奴尽食闺门外，平与仓公立，即示平曰：病如是者死。相即召舍人而谓之曰：公奴有病否？舍人曰：奴无病，身无痛者。至春果病，至四月泄血死。所以知奴病者，脾气周乘五藏，伤部而交，故伤脾之色也，望之杀然黄土败，察之如死青之兹木贼。众医不知，以为大虫，不知伤脾。所以至春死病者，胃气黄，黄者土气，土不胜木，故至春死。所以至夏死者，脉法曰：病重而脉顺清者曰内关。内关之病，人不知其所痛，心急然无苦。若加以一病，死中春；一愈顺，及一时。其所以四月死者，诊其人时愈顺。愈顺者，人尚肥也。奴之病得之流汗数出，炙于火而以出见大风也。

齐中郎破石病，臣意诊其脉，告曰：肺伤，不治，当后十日丁亥溲血死。即后十一日，溲血而死。破石之病，得之堕马僵石上。

【琇按】跌扑伤肺。肺，娇脏也，而主气。凡受刑甚者，肺叶亦损。

所以知破石之病者，切其脉，得肺阴气，其来散，数道至而不一也。色又乘之，夭白。所以知其堕马者，切之得番阴脉。番阴脉入虚里，乘肺脉。肺脉散者，固色变也乘之。所以不中期死者，师言曰：病者安谷即过期，不安谷则不及期。其人嗜黍，黍主肺，故过期。所以溲血者，诊脉法曰，病养喜阴处者顺死，喜养阳处者逆死，其人喜自静，不躁，又久安坐，伏几而寐，故血下泄。王石韦之死后所以见血者，以喜居阴处。

姚僧坦治梁元帝，患心腹病，诸医皆请用平药。僧坦曰：脉洪而实，此有宿食，非用大黄，必无瘥理。元帝从之，果下宿食愈。

沈绎字诚庄，吴郡人，好学笃行。洪武中，其外舅陈翁谪戍兰州，无子，遂被逮，补军伍。时肃王疾剧，或称诚庄善医，王召令诊视。问平日所嗜，知为乳酪，用浓茶饮数杯而愈。谓人曰：茶能荡涤膈中之腻也。王神其术，奏授本府良医。

罗谦甫治一人，年六十有五，至元戊寅夏日，因劳役饮食不节，又伤冷饮，得疾。医者皆以为四时证，治之不愈。逮十日，罗往治之，诊视曰：右手三部脉沉细而微，太阴证也；左手三部脉微浮而弦，虚阳在表也。大抵阴多而阳少。今所苦身体沉重湿，四肢逆冷寒，自利清谷，引衣盖覆，气难布息，懒言语，此脾受寒湿，中气不足故也。仲景言：下利清谷，急当救里，宜四逆汤温之。《内经》复有用热远热之戒。口干，但欲嗽水不欲咽，早晨身凉而肌生粟，午后烦躁，不欲去衣，昏昏睡而面赤隐隐，红癍见于皮肤，此表实里虚故也。亦有见癍为阴盛于内，逼阳于外者，若许学士之治侯辅病是也。内虚则外证随时而变。罗治中风案，以为病邪入于经，则动无常处，症互相出见。此案见癍，则曰内虚外症随时而变。详内外之证，乃饮食劳倦，寒伤于脾胃，非四时之证明矣。治病必察其下。

【博按】《内经》云：治病必察其下，谓察其时下之宜也。旧刻以下文有标本字，遂改下为本，谬矣。

今适当大暑之时，而得内寒之证，以标本论之。时，标也。病，本也。用寒药则顺时而违本，用热药则从本而逆时。此乃寒热俱伤，必当从乎中治。中治者，温之是也。寒湿之症，又见红癍，看他从乎中治，温以散之妙，亦见看病以日期为准，标本为凭。此案从乎中治以温。罗治一人泄，脉沉缓而弦，舍时从症，而用姜、附。当因病之轻重缓急而缓急之，不得执成见于我也。遂以钱氏白术散加升麻，就本方加干葛、甘草解其癍，少加白术、茯苓以除湿而利小便，人参、藿香、木香和脾胃，进饮食，㕮咀，每服一两，煎服，再服癍退而利止，身温而神出。次服异功散、治中汤辛温之剂一二服，五日得平，止药。主人曰：病虽少愈，勿药可乎？罗曰：药，攻邪也。《内经》曰：治病以平为期。邪气既去，强之以药，变证随起，不若以饮食调养，待其真气来复，此不药而药、不治而治之理存焉。从之，旬日良愈。

博儿赤马刺年三十余，因猎得兔。以火炙食颇多。抵暮至营，极困倦，渴饮潼乳斗余，是夜腹胀如鼓，疼痛闷乱，卧起不安，欲吐不吐，欲泻不污，此症不发热，无外感。手足无所措，举家惊惶。罗诊其脉，气口大二倍于人迎，乃应食伤太阴经之候也，右手关脉又且有力。盖烧肉干燥，因而多食，则致渴饮。干肉得潼乳之湿，是以滂满于肠胃，乃非峻急之剂则不能去。遂以备急丸五粒，觉腹中转矢气，欲利不利。复投备急丸五粒，又与无忧散五钱，须臾大吐，又利十余行，皆物与清水相合而下，约二斗余，腹中空快，气渐调，至平旦，以薄粥饮少少与之，三日后再以参、术等药调其中气，七日而

愈。此所谓饮食自倍，肠胃乃伤者也。

一妇人三十余岁，忧思不已，饮食失节，脾胃有伤，面色黧黑不泽，环唇尤甚，心悬如饥状肾虚，又不欲食，气短而促。大抵心肺在上，行荣卫而光泽于外，宜显而不藏；肾肝在下，养筋骨而强于内，当隐而不见。脾胃在中，主传化精微以灌四傍，冲和而不息，其气一伤则四脏失所。忧思不已，气结而不行，饮食失节，气耗而不足，使阴气上溢于阳中，故黑色见于面。色黑非瘀血。又经云：脾气通于口，其华在唇。今水反侮土，故黑色见于唇，此阴阳相反，病之逆也。《上古天真论》云：阳明脉衰于上，面始焦。故知阳之气不足，非助阳明生发之剂则无以复其色。

【博按】原刻脱十四字。

故用冲和顺气汤，作湿热郁火治，用升阳之剂，妙。以葛根一钱五分，升麻、防风各一钱，白芷一钱，黄芪八分，人参七分，甘草四分，芍药、苍术各三分，以姜、枣煎，配方之妙，可师可法。巳午前服，取天气上升之时。使人之阳气易达也，数服而愈。此阴出乘阳治法也。《卫生宝鉴》

太常少卿刘叔谦之内李氏，中统三年春，欲归宁不得，又因劳役，四肢困倦，躁热恶寒，时作疼痛，不欲食，食即呕吐，气弱短促，息情嗜卧。医作伤寒治之，解表发汗，次日传变，又以大小柴胡之类治之。至十余日后，病愈剧。主家云：前药无效，莫非他病否？医曰：此伤寒六经传变，至再经传尽，当自得汗而愈。翌日，见爪甲微青黑色，足胫至腰如冰冷，目上视而睹不转睛，咽嗌不利，小腹冷气上冲心而痛，呕吐不止，气息欲绝。温救何疑？罗诊其脉，沉细而微，不见伤寒之证无六经证。此乃中气不足，妄将伤寒治之，发表攻里，中气愈损，坏证明矣。乃以辛热之药，附子炮去皮脐、干姜炮各五钱，草豆蔻、炙甘草各三钱，益智仁、白芍药、丁香、藿香、白术各二钱，人参、陈皮、吴茱萸各一钱半，当归一钱，名曰温中益气汤，㕮咀，一两作一服，至夜药熟而不能进，续续灌下一口，饮至半夜，稍有呻吟之声，身体渐温，忽索粥饮。至旦，食粥两次，又煎

一服投之。至日高，众医皆至，诊之，曰：脉生证回矣。越三日，不更衣，或欲以脾约丸润之。罗曰：前证用大辛热之剂，阳生证回。今若以大黄之剂下之，恐寒不协，转生他证。众以为不然，遂用脾约丸二十丸，至夜下利两行，翌日面色微青，精神困弱，呕吐复作。罗再以辛热前药温之而愈。《内经》曰：寒淫于内，治以辛热，佐以苦甘温。附子、干姜大辛热，助阳退阴，故以为君；丁香、藿香、豆蔻、益智、茱萸辛热，温中止吐，用以为臣；人参、当归、白术、陈皮、白芍、炙甘草苦甘温，补中益气，和血脉，协力用以为佐使也。

真定路总管刘仲美年逾六旬，宿有脾胃虚寒之证。至元辛巳闰八月初，天气阴寒，因官事劳役，渴而饮冷，夜半自利两行。平旦罗往诊视，其脉弦细而微，四肢冷，手足心寒，唇舌皆有褐色青，腹中微痛，气短，不思饮食。罗曰：《内经》云，色青者，肝也，肝属木。唇者，脾也，脾属土。木来克土，故青色见于唇也。舌者心之官，水挟木势，制火凌脾，故色青见于舌也。《难经》云：见肝之病，则知肝当传之脾，故先实脾土。今脾已受肝之邪矣。洁古先师云：假令五脏胜，各刑己胜，补不胜而泻其胜，重实其不胜，微泻其胜。而以黄芪建中汤加芍药、附子主之。且芍药味酸，泻其肝木，微泻其胜；黄芪、甘草甘温，补其脾土，是重实其不胜；桂、附辛热，泻其寒水，又助阳退阴；饴糖甘温，补脾之不足，肝苦急，急食甘以缓之；生姜、大枣辛甘大温，生发脾胃升腾之气，行其荣卫，又能缓其急。每服一两，依法水煎服，再服而愈。

史丞相年近七旬，至元丁卯秋间，因内伤自利数行，觉肢体沉重，不思饮食，嗜卧，懒言语，舌不知味，腹痛，头亦痛，而恶心。医以通圣散大剂服之，覆以厚衣，遂大汗出，前证不除，反增剧，易数医，四月余不愈病已久。罗诊视，得六脉沉细而微弦，不欲食，食即呕吐，中气不调，滞于升降，口舌干燥，头目昏眩，肢体倦怠，足胕冷，卧不欲起。素不饮酒，肢体本瘦，又因内伤自利复汗，是重竭津液，脾胃愈虚，不能滋荣周身百脉，故使然也。非

甘辛大温之剂，则不能温养其气。经云：脾欲缓，急食甘以缓之。又脾不足者，以甘补之。黄芪、人参之甘补脾缓中，故以为君。形不足者，温之以气。当归辛温，和血润燥，木香辛温，升降滞气；生姜、益智、草豆蔻仁辛甘大热，以荡中寒，理其正气；白术、炙甘草、陈皮甘苦温，乃厚肠胃；麦蘖曲宽肠胃而和中，神曲辛热导滞消食，为佐使也。名曰参术调中汤。㕮咀一两，姜三片，煎服之，呕吐止，饮食进。越三日，前证悉去。左右曰：前证虽去，九日不更衣，如何？罗曰：丞相年高气弱，既利且汗，脾胃不足，阳气亏损，津液不润也，岂敢以寒凉有毒之剂下之？仲景曰：大发汗后，小便数，大便坚，不可用承气汤。如此虽内结，宜以蜜煎导之。须臾去燥屎二十余块，遂觉腹中空快，上下气调。又以前药服之，喜饮食，但有所伤则橘皮枳术丸消导之，月余乃平复。丞相曰：病去矣，当服何药防其复来？罗曰：但慎言语，节饮食，不可再药。

许学士治一男子，素嗜酒，因暴风寒衣薄，遂觉倦怠，不思饮食，半月至睡后添发热，遍身疼如被杖，微恶寒。天明脉之，六脉浮大，按之豁豁然，左为甚。许作极虚受风寒治之，人参为君，黄芪、白术、当归身为臣，苍术、甘草、陈皮、通草、干葛为佐使，大剂与之。至五帖后，遍身汗如雨，凡三易被，得睡，觉来诸证悉平。

滑伯仁治一人，病怔忡善忘，口淡舌燥，多汗，四肢疲软，发热，小便白而浊。众医以内伤不足，拟进茸、附。伯仁诊其脉，虚大而数。曰：是由思虑过度，厥阳之火为患耳。夫君火以名，相火以位。相火，代君火行事者也。相火一扰，能为百病，况厥阳乎？百端之起，皆自心生。越人云：忧愁思虑则伤心。其人平生志大心高，所谋不遂，抑郁积久，致内伤也。然抱薪救火，望安奚能？遂命服补中益气汤、朱砂安神丸，空心则进小坎离丸，月余而安。

丹溪治一人，腊月因斋素中饥而胃寒，作劳，遂发热头疼，与小柴胡汤，自汗神昏，视听不能，脉大如指脉大为虚，似有力，热不退。冬月而发热头痛自汗，乃太阳中风，宜桂枝汤，

不可用小柴胡。脉大如指，视听不能，内伤重而外感轻，求其脉大如指、不能视听之故，恐为小柴胡凉剂激之而然。与参、术、黄芪、熟附、炙甘草，作大剂服之，一日汗少，二日热减，能视听。初用药至四日，前药中加苍术，与二帖，再得汗，热除。乃去苍术、附子作小剂，服三日而安。

一少年九月间发热头疼，妄语大渴。医与小柴胡十余帖，热愈甚。九月发热头痛，在太阳症，如何就渴？又非传邪合病，焉有妄语？如是内伤，若用小柴胡，是杀之也。朱视其形肥，面带白，稍露筋骨，脉弦大而数，左为甚，遂作虚证治之。以苍术为君妙法，茯苓、芍药为臣，黄芪为佐，附子一片为使，与二帖而证不减。或谓不当用附子。曰：虚甚，误投寒药。人肥而脉左大于右，事急矣，非附子则参、芪焉能有速效？再与一帖，乃去附子而作大剂，与之五十帖。

【琇按】谁能耐此？

大汗而愈，又自调养，两月平复。

一少年因劳倦，大热而渴，恣饮泉水，次日热退，言视谬妄，自言腹胀，不能转侧，不食，战掉，脉涩而大，右为甚。灸气海三十壮，用白术、黄芪各二钱，熟附五分，与十帖，不效，又增发热而渴，但少进稀粥。丹溪曰：此气欲利而血未应也。于前药去附，加酒当归以和血，有热，加参一钱半，与三十帖而安。

一肥白人年壮，因劳倦成病，秋间大发热，已服柴胡等药七八帖矣，两手脉洪数而实。观之形色，知其脉本不实，以服凉药所致。因与温补药黄芪附子汤，冷饮二帖，困睡微汗而解，脉亦稍软。继以黄芪术汤，脉渐敛小而愈。是肥白人虚劳多气虚也。

一老人饥寒作劳，患头疼，恶寒发热表邪，骨节疼，无汗妄语，时作时止。前证俱属表邪，但时作时止，虚症可知。况一起妄语，又非阳明在腑，内伤可知。自服参苏饮取汗，汗大出而热不退。至第四日，诊其脉，洪数而左甚。此因饥而胃虚，加以作劳。阳明虽受寒气，不可攻击，当大补其虚，俟胃气充实，必自汗而解。以参、芪、归、术、陈皮、炙甘草，每帖

加附子一片，一昼夜尽五帖，至第五日，口稍干，言有次。诸症虽解，热尚未退，乃去附，加芍药，又两日，渐思食精爽，间与肉羹，又三日，汗自出，热退。仍以汗解。脉虽不散，洪数尚存，朱谓此脉洪当作大论。大则为虚。年高而误汗，此后必有虚证见，又与前药。至次日，自言病以来不更衣凡十三日矣，今谷道虚坐进痛，努责如痢状不堪，自欲用大黄巴豆等剂。朱曰：大便非实闭，乃气因误汗虚，不得充腹，无力可努。认证精确。仍用前补药，间以肉汁粥及锁阳粥与之，一日半，浓煎椒葱汤浸下体，外治法亦佳。方下大软便块不结硬五六枚。诊其脉，仍未敛，此气血仍未复，论脉妙。又与前药两日，小便不通，小腹满闷，颇苦，但仰卧则点滴而出。朱曰：补药未至。目光如电。于前药倍加参、芪，两日小便方利，又服补药半月而安。

治卢兄汗后再发热妄语，治吕仲汗后热不退妄语，治陶明节热退后目不识人，言语谬误，皆用参、芪、归、术等补剂而愈。信哉！谵语多属虚也。

项彦章治一人，病发热恶风而自汗，气奄奄弗属。诸医作伤寒治，发表退热而益增。项诊，阴阳俱沉细阴脉，且微数。论症宜桂枝汤，然脉当浮缓，今沉细，又无头痛，内伤何疑？处以补中益气之剂。医止之曰：表有邪而以参、芪补之，邪得补而愈盛，必死此药矣。项曰：脉沉，里病也；微数者，五性之火内扇也；气不属者，中气虚也。是名内伤。经曰：损者温之。饮以前药而验。

虞恒德治一人年三十，因劳倦伤食，致腹痛膜胀，面黄。十日后求诊，得右手气口脉洪盛而滑，右关浮诊虚大而滑，重按则沉实，左寸关亦弦滑而无力，两尺皆虚而伏。虞曰：此中气不足，脾气弱而不磨，当补泻兼施而治。初与补中益气汤二服，次日与枳实导滞丸八十丸，大便去二次。次日又与补中益气汤，如此补一日，泻一日，二十日服补药十帖，导滞丸千数，腹胀退而安。

一人年四十五，正月间路途跋涉，劳倦发热，身体略痛而头不痛。自以为外感，而用九

味羌活汤，三帖汗出，热不退。前后又服小柴胡汤五六帖，热愈甚。经八日，召虞诊视。至卧榻前，见煎成汤饮一盏在案。问之，乃大承气汤，将欲饮。切其脉，右三部浮洪，略弦而无力，左三部略小，而亦浮软不足。虞曰：汝几自杀。此内伤虚症，服此药大下必死。伊曰：我平生元气颇实，素无虚损证，明是外感无疑也。虞曰：将欲作阳明内实治而下之欤？脉既不沉实，又无目疼鼻干、潮热谵语等证；将欲作太阳表实治而汗之欤？脉虽浮洪而且虚，又无头痛脊强等证。今经八日，不应仍在表，汝欲作何经而治之乎？精切详明。伊则唯唯不语。以补中益气汤加附子，大剂与之，是夜连进二服。天明往诊，脉略平和。伊言尚未服，仍谓前效，欲易外感退热之药。虞曰：前药再饮二服，不效当罪我。又如前二服，脉证俱减半。伊始曰：我几误矣。去附子，再煎二服与之，热退气和而愈。但体犹困倦如前，服前药二十余帖，始得强健复元而安。

一人三十余，九月间因劳倦发热。医作外感治，用小柴胡、黄连解毒、白虎等汤，反加痰气上壅，狂言不识人，目赤上视，身热如火。众医技穷。八日后虞诊，六脉数疾七八至，右三部豁大无力，左略弦而芤。虚症无疑。虞曰：此病先因中气不足，又内伤寒凉之物，致内虚发热，因与苦寒药太多，为阴盛隔阳之证，幸元气稍充，未死耳。以补中益气加熟附二钱，干姜一钱，又加大枣、生姜，煎服。众医笑曰：此促其死也。黄昏时服一剂，痰气遂平而熟寐。伊父曰：自病不寐，今安卧，鼾声如平时。至夜半方醒，始识人，而诸病皆减。又如前再与一剂，至天明得微汗，气和而愈。

刘宗序治一妇，六月间劳倦中暑。其兄仰同知喜看方书，为用六和汤、香薷饮之类，反加虚火上升，面赤身热。后邀刘诊视，六脉疾数，三部豁大而无力。刘曰：此病先因中气不足，内伤瓜果生物，致内虚发热，非六和香薷所能治，况夏月伏阴在内，重寒相合，所以夏月多此等症。此为阴盛隔阳之症。急用补中益气汤，加附子三钱，干姜一钱，同煎，置水中浸冷服之。其夜得熟睡，至天明微汗而愈。仰

谢曰：伏阴之说，既闻命矣。但不省以药冰之何也？刘曰：此即《内经》热因寒用、寒因热用之义。仰叹服。

张养正治苏州闻教谕，遘羸疾，吴医治之，率用三白汤，无奇效。张至诊治，亦用三白汤。家人曰：前药用之多矣。张正色曰：子勿哓哓。吾用汤使不同。遂投熟附二三片煎，俾服之，即瘥。

薛己治一儒者，素勤苦，恶风寒表，鼻流清涕表，寒噤虚，喷嚏表。薛曰：此脾肺气虚，不能实腠理。彼不信，服祛风之药，肢体麻倦虚，痰涎自出寒，殊类中风。薛曰：此因风剂耗散元气，阴火乘其土位。遂以补中益气加麦冬、五味治之而愈。

秀才刘允功，形体魁伟，不慎酒色，因劳怒，头晕仆地，痰涎上涌寒，手足麻痹麻属气血虚，口干引饮，六脉洪数而虚。乃肾经亏损，不能纳气归源而头晕，不能摄水归源而为痰，阳气虚热而麻痹，虚火上炎而作渴。辨症精确。用补中益气合六味丸料治之而愈。其后或劳役，或入房，其病即作，用前药随愈。

秀才陈时用，素勤劳，因怒口斜痰盛，脉滑数而虚。此劳伤中气，怒动肝火。用补中益气加山栀、茯苓、半夏、桔梗，数剂而愈。

锦衣杨永兴，形体肥厚，筋骨软痛，痰盛作渴，喜饮冷水。或用愈风汤、天麻丸等药，痰热益甚。服牛黄清心丸，更加肢体麻痹。薛以为脾肾俱虚，用补中益气汤、加减八味丸，三月余而瘥。已后连生七子，寿逾七旬。《外科精要》云：凡人久服加减八味丸，必肥健而多子，信哉。

【琇按】此说不可为训。

一妇年七十五，遍身作痛，不发热而痛，久虚无汗，属火。筋骨尤甚，不能伸屈，口干目赤火，头晕痰壅，胸膈不利，小便短赤，夜间殊甚，遍身作痒如虫行。身痒阴虚有四症。用六味丸料加山栀、柴胡治之，诸证悉愈。

一产妇筋挛臂软，肌肉瞤动。亡阳。此气血俱虚而有热，当参别症合断。用十全大补汤而瘥。其后因怒而复作，用加味逍遥散而愈。

一产妇两手麻木，服愈风丹、天麻丸，遍

身皆麻，神思倦怠，晡热作渴，自汗盗汗。此气血俱虚，用十全大补加炮姜数剂，诸症悉退。却去炮姜，又数服而愈。但有内热，用加味逍遥散，数剂而痊。

高光禄脾胃素虚，因饮食劳倦，腹痛胸痞，误用大黄等药下之，谵语烦躁，头痛喘汗，吐泻频频，时或昏愦，脉大无伦次。用六君加炮姜，四剂而安。但倦怠少食，口干发热，六脉浮数，脉浮数，又非表邪，元气虚也。欲用泻火之药。薛曰：不时发热，是无火也；脉浮大，是血虚也；脉虚浮，是气虚也。此因胃虚，五脏亏损，虚症发见。内虚则外症随时而变。服补胃之剂，诸症悉退。

徐大尹因饮食失宜，日晡发热，口干体倦，小便赤涩，两腿酸痛。薛用补中益气汤治之。彼知医，自用四物、黄柏、知母之剂，反头眩目赤，耳鸣唇燥，寒热痰涌，大便热痛，小便赤涩。又用四物、芩、连、枳实之类，胸膈痞满，饮食少思，汗出如水。再用二陈、芩、连、黄柏、知母、麦冬、五味，言语谵妄，两手举拂。屡治反甚，复求。用参、芪各五钱，归、术各三钱，远志、茯神、酸枣仁、炙甘草各一钱，服之，熟睡良久，四剂稍安，又用八珍汤调服而愈。夫阴虚乃脾虚也。脾为至阴，因脾虚而致前证。盖脾禀于胃，故用甘温之剂，以生发胃中元气而除大热，胡乃反用苦寒复伤脾血耶？若前证果属肾经阴虚，亦因肾经阳虚，不能生阴耳。经云：无阳则阴无以生，无阴则阳无以化。无阴则阳无以化，不宜六味，滋肾丸妙。何也？肾欲坚，急食苦以坚之。又云：虚则补其母。当用补中益气、六味地黄丸不稳以补其母，尤不宜用苦寒之药。世以脾虚脾虚则不可用知、柏误为肾虚，辄用黄柏、知母之类，反伤胃中生气，害人多矣。知、柏并不伤胃，《本草》可考。大凡足三阴虚，多因饮食劳役，以致肾不能生肝，肝不能生火而害脾。土不能滋化，但补脾土，则金旺水生，木得平而自相生矣。

一男子每遇劳役，食少胸痞，发热头痛，吐痰作渴，脉浮大。薛曰：此脾胃血虚病也。脾属土，为至阴而生血，故曰阴虚。彼不信，

服二陈、黄连、枳实、厚朴之类，诸症益甚。又服四物、黄柏、知母、麦冬，更腹痛作呕，脉洪数而无伦次。薛先用六君加炮姜，痛呕渐愈，又用补中益气，全痊。

刘秀才劳役失宜，饮食失节，肢体倦怠，发热作渴，初起何以即渴？头痛恶寒。明是表症，须辨内伤外感之头痛恶寒。不明此理，徒用温补，死先生言下矣。误用人参败毒散，痰喘昏愦，扬手掷足，胸间发癍，如蚊所呐。罗谦甫案亦见红癍，从乎中治；许学士案亦见红癍，为阴盛于内，逼阳于外。薛用补中益气加姜、桂、麦冬、五味，补之而愈。

一儒者素勤苦，因饮食失节，大便下血，或赤或黯。半载之后，非便血则盗汗，非恶寒则发热。血汗二药，用之无效。六脉浮大，心脾则涩。此思伤心脾，不能摄血归源。然血即汗，汗即血，其色赤黯，便血盗汗，皆火之升降微甚耳；恶寒发热，气血俱虚也。乃午前用补中益气，以补脾肺之源，举下陷之气，午后用归脾加麦冬、五味，以补心脾之血，收耗散之液，不两月而诸症悉愈。

一男子发热烦渴，时或头痛。此头痛为内伤。服发散药，反加喘急腹痛，其汗如水，昼夜谵语。此劳伤元气，误汗所致，其腹必喜手按。询之果然。遂与十全大补加附子一钱，服之熟睡，唤而不醒，举家惊惶，及觉，诸症顿退。属内真寒而外假热，故肚腹喜暖，口畏冷物。此乃形气病，气俱不足，法当纯补元气为善。

一男子饮食劳倦而发寒热，右手麻木虚。或误以为疔毒，敷服皆寒凉败毒，肿胀重坠，面色痿黄，肢体倦怠，六脉浮大，按之如无。此脾胃气虚也。询之，果是销银匠，因热手入水梅银，寒凝隧道，前药益伤元气故耳。遂用补中益气，及温和之药煎汤渍手而愈。

一儒者修左足，伤其大指甲少许，不见血，不作痛，形体如故。后因饮食劳倦，足重坠，微肿痛，或昼睡，或夜寐，其足如故，误服败毒之剂，寒热肿痛。盖脾起于足大指，此是脾气虚弱下陷，用十全大补汤而愈。

谭侍御但头痛即吐清水，不拘冬夏，吃姜便止，已三年矣。薛作中气虚寒，用六君加归、

芪、木香、炮姜而瘥。

一儒者四时喜极热饮食，或吞酸嗳腐，或大便不实，足指缝湿痒。此脾气虚寒下陷。用六君加姜、桂治之而愈。稍失调，旧患复作，前药加附子钱许，数剂不再举。

一男子形体倦怠，饮食适可，足指缝湿痒，行坐久则重坠。此中气虚而下陷，用补中益气加茯苓、半夏而愈。

一男子食少胸满，手足逆冷，饮食畏寒，发热吐痰，时欲作呕。自用清气化痰及二陈、枳实之类，胸腹膨胀，呕吐痰食，小便淋漓。又用四苓、连、柏、知母、车前，小溲不利，诸病益甚。薛曰：此脾气虚寒，无火之症，故食入不消而反出。遂用八味丸补火以生土，用补中益气加姜、桂培养中宫，生发阳气，寻愈。

一男子每劳肢体时痛，诸痛皆属肝木。痛亦有属邪火者，但此为虚火，宜甘温足矣，不得重用辛热。或用清痰理气之剂，不劳常痛。加以导湿，臂痛漫肿，形体倦怠，内热盗汗，脉浮大，按之微细。此阳气虚寒。用补中益气，加附子一钱，人参五钱，肿痛痊愈，又以十全大补百余剂而安。共服人参十三斤，姜、附各斤余。

【琇按】尝见病非姜、附所宜，医以重剂人参入之，多不为患。参能驱驾姜、附，信哉。

一妇年四十余，七月间患脾虚中满，痰嗽发热，又因湿面冷茶，吞酸吐呕，绝食。误服苓、连、青皮等药，益加寒热口干，流涎不收，且作渴，闻食则呕胃虚，数日矣。薛视之，曰：脾主涎。此脾虚不能约制，故涎自出也。欲用人参安胃散。惑于众论，以为胃经实火宿食治之，病日增剧。忽思冬瓜，食少许，顿发呕吐酸水不止，仍服前药，病益甚。复邀薛视之，则神脱脉绝，濒死矣，惟目精尚动。此际断要温补。薛曰：寒淫于内，治以辛热。然药莫能进矣。急用盐、艾、附子炒热，熨脐腹以散寒回阳，又以口气接其口气，以附子作饼，热贴脐间，一时许神气少苏。以参、术、附子为末，更以陈皮煎膏，为丸如粟米大，入五七粒，随津液咽下，即不呕。二日后加至十余粒，诸病少退，甘涎不止。五日后渐服煎剂一二匙，胃

气少回，乃思粥饮。继投参、术等药，去附子，妙。温补中气，五十余剂而愈。以上五条，乃脾胃虚寒，阳气脱陷也。

汪石山治一人，年逾五十，过劳急倦，烦闷，恶食不爽。汪诊之，脉浮小濡缓。曰：此劳倦伤脾也。冬春宜仿补中益气汤例，夏秋宜仿清暑益气汤例。依法受方，服之良愈。

一人年三十余，尝因冒寒发热，医用发表，不愈，继用小柴胡，热炽汗多，遂昏昏愦愦，不知身之所在，卧则如云之停空，行则如风之飘毛虚极，又兼消谷善饥梦遗诸症。汪观其形色类肥者，曰：此内火燔灼而然，虚极矣。切其脉，皆浮洪如指，曰：《脉经》云，脉不为汗衰者死，在法不治。所幸者脉虽大，按之不鼓，形虽长而色尚苍，可救也。医以外感治之，所谓虚其虚，误矣。经云：邪气乘虚而入，宜以内伤为重。遂以参、芪、归、术大剂，少加桂、附，服十余帖，病减十之二三。再除桂、附，加芍药、黄芩，服十余帖，病者始知身卧于床，足履于地，自喜曰：可不死矣。服久果起。

一人年逾五十，患眩晕溲涩，体倦梦遗，心跳，通夜不寐，易感风寒，诸药俱不中病。汪诊之，脉皆浮大或小弱无常。曰：虚之故也。丹溪云：肥人气虚，宜用参、芪。又云：黑人气实，不宜用之。果从形欤？抑从色欤？汪熟思之，色虽黑而气虚，当从形治。遂以参、芪为君，白术、茯苓、木通为臣，栀子、酸枣仁、麦冬为佐，陈皮、神曲为使，煎服，晨吞六味地黄丸，夜服安神丸，逾年病安。

程篁墩先生形色清癯，肌肤细白，年四十余，患眩晕，四肢倦怠，夜寐心悸言乱。或用加减四物汤甘寒以理血，或用神圣复气汤辛热以理气，又或作痰火治，或作湿热治，俱不效。汪诊之，脉皆沉细不利，心部散涩。曰：此阴脉也。脾与心必忧思所伤，宜仿归脾汤例，加以散郁行湿之药。此症若不散郁行湿，即投归脾亦不效。服数帖，病果向安。一夕因懊恼忽变，急请诊视。脉三五不调，或数或止，先生以为怪脉。汪曰：此促脉也。促脉，或痰，或气滞。无足虑。曰：何为而脉变若此？曰：此必怒激其火然也。以淡酒调木香调气散一匕服

之，其脉即如常。

一人形长而瘦，色白而脆，年三十余，得奇疾，遍身淫淫循行如虫。或从左脚腿起，渐次而上至头，复下于右脚，自觉虫行有声之状。是阳虚。召医诊视，多不识其为何病。汪往，诊其脉，浮小而濡，按之不足，兼察形视色，知其为虚证矣。《伤寒论》云：身如虫行，汗多，亡阳也。遂仿此例而用补中益气汤，多加参、芪，以酒炒黄柏五分佐之，服至二三十帖，遂愈。

一人形长苍紫，素善食，喜啖肉，年近六十。时六月伤饥，又被雨湿，既而过食冷物，腹中疼胀，呕吐。次年至期，前病复作。医作伤食，或作冷气，率用香燥消导之药，时作时止。第三年十月病又作，食则胃脘励痛。近来忽吐瘀血如指者三四条，大便溏泻，亦皆秽污。又常屡被盗惊，今犹卧则惊瘛。汪诊，左脉沉弱，右脉浮虚，但觉颇弦。次早复诊，左脉濡小无力，右脉虚豁。脉之不常，虚之过也。令用人参二钱，白术钱半，茯神、当归、生地、黄芪、酸枣仁各一钱，石菖蒲五分，山栀子七分，五帖，觉力健而食进。尚嗳气失气未除，饮食少味，令人参加作三钱，白术加作二钱服，愈。

一人年十九，形瘦，面色黄白，三月间微觉身热，五月间因劳伤于酒肉，遂大热膈闷，梦遗盗汗，午后热甚。或作食积，或作阴虚，或作痰火，治皆不应。汪诊之，午间脉皆洪滑。汪曰：食饱之余，脉不定也。来早再诊，脉皆收敛而弱，右脉尤弱。遂以人参三钱，黄芪钱半，白术、麦冬各一钱，黄柏、知母、山楂子各七分，枳实、甘草各五分，煎服，热减汗除。五服，惟梦遗，一月或二次三次，令服固精丸五六两，仍令节食，守淡味。病愈后又觉热，前方减甘草，加石膏一钱半，牡丹皮八分。

一妇苍白，不肥不瘦，年逾五十，病舌尖痛虚火三年，才劳，喉中热痛虚火，或额前一掌痛，早起头晕，饮食无味，胸膈痞闷。医用消导清热之药，不效。汪诊，右脉濡散无力而缓，左脉比右颇胜，亦近无力。十五年前哭子过甚。遂作忧思伤脾，哭泣伤气，从东垣劳倦伤脾之例，用参、芪各钱半，白术、芍药、天

麻各一钱，川芎、元参各七分，甘草、枳实各五分，黄柏、陈皮各六分，煎服，愈。

一儿年十余，色白神怯，七月间发热连日，父令就学，内外俱劳，循至热炽头痛。正合补中益气汤症，失此不治，以致吐泻食少。其父知医，乃进理中汤，吐泻少止，渐次眼合，咽哑不言，昏昧不省人事，粥饮有碍，手常摀住阴囊虚寒。为灸百会、尾骶，不应，其父来问。汪曰：儿本气怯，又兼暑月过劳。经曰：劳则气耗。又曰：劳倦伤脾。即此观之，伤脾之病也。身热者，经曰阳气者烦劳则张，盖谓气本阳和，或烦劳，则阳和之气变为邪热矣；头痛者，经曰：诸阳皆会于头。今阳气亢极，则邪热薰蒸于头而作痛也；吐泻者，脾胃之清气不升，浊气不降也；目闭者，盖诸脉皆属于目，而眼眶又脾所主，脾伤不能营养诸脉，故眼闭而不开也；咽哑者，盖脾之络连舌本，散舌下，脾伤则络失养，不能言也。目闭而哑，俱为脾伤，妙。经曰：脾胃者，水谷之海。五脏皆禀气于脾，脾虚则五脏皆失所养，故肺之咽嗌为之不利而食难咽，故心之神明为之昏瞀而不知人。常欲手摀阴囊者，盖无病之人阴升阳降，一有所伤，则升者降，降者升，经曰阴阳反作是也。是以阴升者降，从其类而入厥阴之囊，因阴多阳少，故手欲摀之也。此皆脾胃之病妙断，经谓土极似木，亢则害，承乃制也。症似风木，乃变象耳。不治脾胃之土而治肝木之风，欲求活难矣。且用参、芪、术各三钱，熟附一钱，煎至熟，用匙灌半酒杯，候看何如。服后病无进退，连服二三日，神稍清，目稍开，始有生意，食仍难咽。汪诊之，脉皆浮缓，不及四至。汪曰：药病相宜。再可减去附子。病一转即去附子，妙，因时令在七月也。服之，渐渐稍苏。初，医或作风热施治，而用荆、防、芩、连、蚕、蝎之类，或作惊痰，而用牛黄、朱砂、轻粉等药，此皆损胃之剂，岂可投之儿？今得生幸耳，实赖其父之知医也。或曰：经云无伐天和，其症又无四肢厥冷，时当酷暑，而用附子何也？此一辨不可少。汪曰：参、芪无附子无速效。而经亦曰假者反之正，如冬月而用承气之类，此亦舍时从症之意。

程明佑治闵德病头痛，身热烦潦。他医汗之，热益甚，脉不为汗衰。乃曰：此阴阳交而魂魄离也。程曰：非也。病得之内伤饮食宿滞，泄之可愈已。泄之而安。

吴茭山治一人患内伤，郁痰气虚。诸医皆作有余之气，遂用四七分气消导之剂服之，气升似火，又以栀子、芩、柏寒凉之剂服之，其患增剧，四体瘦削，早晨气潮若火焚状。用凉药而愈甚，阴覆乎阳也，宜升阳散郁补胃。吴诊其脉，浮大无力，知气虚而清气下陷故也。法宜甘温退热，遂以补中益气汤倍加参、芪服之，其热渐平，饮食倍进。次以蠲饮枳术丸，服十日，倏然利出郁痰升许。先补胃，后治痰，因脉浮大无力之故。然后用六味丸入紫河车一具，调理月余而瘳。

一男子患内伤，微热咳嗽，其人素欠保养，不忌荤酒，日久则卧床矣。吴诊之，两手脉弦。以参苏饮二帖，头目稍清，余热未退。次以滋阴降火汤，未获全效。病家易医治之，医曰：此伤寒误于药也，当得大汗而愈。遂以葱白散大发其汗，其脉愈浮，其热愈炽，日晡阳虚头痛。此后再汗为误。医尚以风邪未解，仍以清肌解散之药，虚益甚矣。复请吴诊，脉之，弦大虚芤改革，男子则亡汗失精矣。与补中益气扬，数服而安。次以人参养荣汤五十帖，其患遂愈。

江篁南治程钜患肌热多汗，时昏晕不醒，目时上窜，气短气逆虚，舌上白胎，腹中常鸣，粒米不入。诊其脉，两手脉皆浮大大则为虚而驶带弦。告之曰：虚损内伤症也，病虽剧不死。盖得之惊恐过劳，又兼使内过食，伤中之过耳。其家曰：信然。钜自楚归，江中遇盗，跃入中流，几死，浮水至岸，衣尽濡，赤身奔驰，风露侵袭，抵家，兼有房劳饮食过度，医用消导剂过多，故至此。江曰：经云，汗出而脉尚躁疾者死，目直视者死，在法不治。然察脉尚有神，可救也。按此本内伤外感之症，今外邪已去，内伤饮食亦消导无余，惟惊惕房劳失调补，故气虚而汗。又湿热生痰，中气虚，挟痰，故时时晕厥也。法宜补中清痰。因其苦于晕厥，以参、芪、归、术、麦冬、陈皮、五味、柴胡、甘草，一剂投之，晕厥止，但觉气愈逆，咽膈不利。何不用理中汤配二陈、竹沥、厚朴、杏子、归、芍？乃以甘桔汤加贝母煎饮之，咽膈即舒。次日前方除五味、归，加贝母、元参，晕厥复作。乃以人参二钱，陈皮少许，煎汤，调人乳饮之，觉安，连进数剂，是夜加竹沥、姜汁，即能食粥三次，但觉上焦作疼，又次日苦多汗。以人参、黄芪为君，酸枣仁、浮麦、陈皮、贝母为臣，牡蛎、麻黄根为佐，桂枝、木香少许为使，是夜稍安，脉亦收敛而小。继以补中豁痰安神之剂出入加减，两月而愈。

陈球七月间行舟，遇风涛惊恐，又因事恼怒内伤，病胸膈痞满，食少，又澡浴冒风外感，发热，小溲红。八月初间，医用柴苓汤，痞满益甚，又加自汗。一医用清暑益气汤除人参、黄芪服之，稍宽，此方用得当。然汗益多汗多则热退，小便黄小便红变黄亦佳。江诊视，左脉浮之不应，沉取豁然虚，右寸来促，关损小而驶，两尺沉而无力。先以香附汤吞大安丸，继以参、术补脾为君，酸枣仁敛汗为臣，枳实以泄肝，芍药引金泄木，当归和血润燥，陈皮、厚朴以理气宽胀，川芎、山栀、香附以散郁，茯苓以利水，一剂汗减四之三，胸膈宽，食倍进，夜卧安次早略觉腹胀，呕吐清痰，遂宽。再与二服，前方加半夏、生姜出入加减，数日而愈。

吴氏子年三十余，病发热，医用药汗之，不效。又投五积散，其热益甚，兼汗多足冷。似湿温症，但脉不同，身热不壮不同。湿温，脉关前濡，关后急，身微热。江诊其脉，告曰：此内伤外感也。用参、芪、归、术以补里，防风、羌活以解其表，加山楂以消导之，一服病减半。所以知吴子病者，六脉皆洪大搏指洪大搏指，作虚而受风寒，气口大于人迎一倍也。既而更医，热复作，且头疼口干鼻衄，谵语昏睡。江曰：此汗多亡阳也。投柴胡桂枝汤，热复作，症见头痛口干，鼻衄谵语，乃阳明在经，投柴胡桂枝汤，妙。不得认鼻衄为热，以血为红汗也。后以生脉饮合柴葛解肌，加入生地、黄芩、白芍，可法。和其荣卫，诸症减半，惟口干不除。乃以麦冬、生地、陈皮、生甘草、茯神、人参、柴胡、白芍、干葛、五味、黄芩，一服食进，诸症皆除。所以知之者，诊其脉，两手皆洪盛，按之勃勃然也。

程氏子年二十余，禀弱，又使内劳役过度，兼有忧恐之事，忽患手足战摇不定，甚至反张，汗出如雨，常昏晕不知人，一日二十余度二十余度，虚极，又吃忒，饮食难进，面色黧黑。一医作中风治，证益剧。半更时江至，两手战摇，不能诊候，捉执犹不定，略诊之，弦大搏击似肝脏脉，似真脏之脉。乃以大剂参、芪加白术、陈皮、大附子、天麻、麻黄根之类，一日夜服人参二两，汗少止，昏晕稍疏，诸症稍减。连服补剂三日，四体战始定，脉可按。病虽少回，而虚未复。江乃言归，戒以确守前方多服，庶几可愈。数日来迎，书云旧症将复举之状。询之，乃减参、芪大半。江至，则复作如旧，乃仍前倍加参、芪，大剂补之，乃定，服人参三四斤而愈。

孙秀才，患症耳聋少阳烦躁合病，身热谵语阳明。医曰：此伤寒少阳症也。服小柴胡，不效。更医，投白虎汤，亦不减，又兼唇干齿燥，舌干倦甚，神思愦愦，且治后事矣。江曰：此内伤症也。以生脉汤加陈皮、甘草，一服舌稍津润，耳稍闻，神思略回。继加白术、柴胡等药出入而愈。所以知之者，切其脉，带结而无力也。此症身无汗，非风温。但见症如此，而以生脉散治之，为脉结而无力，结为痧瘕积郁。加减药似可商。

族弟因过饮梦遗，失盖感寒，病头痛发热。医用十神汤发汗，不出。继投生料五积散，杂治不效。予视其面赤，身热头疼，肢节痛，阳缩，气喘促危急，嘱后事。江曰：此内伤外感证也。以参、术补中，羌、防、葛、姜、葱解表，大附子少许因阳缩以回阳，薄暮一服，半更时大汗热退，制附、术和肾气，故得汗而解。即熟睡，二鼓寤而索粥，晓更衣二度，自觉清爽，仍有头眩，口干燥。以四君加归、芎、五味、陈皮、干葛、藿香等，出入增减，数服而愈。所以知之者，切其脉，两手皆沉微而右浮滑。

【琇按】两字皆字糊涂。

内伤重而外感轻也。

江南仲治徐丹成发热，四肢热如火，左胁一点疼痛伤肝难当，五日不更衣，小溲赤涩。医作伤寒治，服发散药，不效。无六经见症，妄行散剂。易医，作疝治，投青皮、枳壳、茴香等药，病增剧。江诊，左脉弦数，重按无力，右脉弦滑，气口紧实，倍于人迎。此非伤寒症，乃内伤，必醉饱强力气竭，肝伤病也。经云：损其肝者缓其中。问其由，乃中途覆舟，尽力救货，时冬寒忍饥，行五十里，遇族人，纵饮青楼，遂得此症。正合经云必数醉若饱以入房，气聚于脾中不得散，脾主四肢，故热如火。酒气与谷气相薄，热盛于中，故热遍于身，内热而溺赤也；酒气盛而慓悍，肾气日衰，阳气独胜，故手足为之热也。用参、术、枸杞左胁一点痛乃伤肝也，用枸杞以补肝，妙、炙草甘温缓中，神曲、枳壳、术、蜜、白芥化食行滞，佐枳壳、白芥尤佳，可法、可法。一服病减，再服热退。用六味丸以补肝肾之亏损，兼旬而愈。

黄氏子年十六岁，九月间患疟，五六发，即以常山饮截之，遂止。数日后，夜半因惊恐出汗，遂发热不止无恶寒症，医仍作疟治，不效。或者认作伤寒，投以消导之剂，增剧，日稍轻，夜热尤重，已经八日矣。召仲视之，诊得六脉浮大无力，按之豁然，外症谵语不食，耳聋大叫。问之有何苦，则曰：遍身痛，腹中胀，为热所苦。似阳明、少阳合病在经，亦当头痛胸满，今遍身痛而头不痛，腹胀胸不满，断非伤寒，何也？以日轻夜重之热经八日在何经，而认作伤寒耶？投以补中益气汤，八帖不效。复请他医，作内伤饮食，外感风寒，用解表消导二剂，益加大热，如炙如火，昏愦，目不识人，言语谬妄，耳聋无闻。复召仲，仲曰：此内伤不足之症无疑。前药虽未获效，精神渐觉清爽，早间热亦稍轻。长热不退，方是伤寒。原因疟后脾气大虚，加之寒凉消导之剂复伤元气，药力未至。仍用前方，人参加作三钱，黄芪四钱，炮姜、肉桂各三分，熟附五分，投桂、附，大见神力。与二帖，热减半，耳微闻，言有次。减去桂、附，大剂参、芪，十余剂，小便频，再加益智仁五分而愈。

# 命门火衰

薛立斋治廷评张汝言胸膈作痞，饮食难化。服枳术丸，久而形体消瘦，发热口干，脉浮大而微。用补中益气加姜、桂，诸症悉退。惟见脾胃虚寒，遂用八味丸补命门火，不月而饮食进，三月而形充。此症若不用前丸，多变腹胀喘促，腿足浮肿，小便淋沥等症，急用济生加减肾气丸，亦有得生者。

一儒者虽盛暑喜燃火，四肢常欲沸汤渍之，面赤吐痰，一似实火，吐甚宿食亦出，惟食椒、姜等方快。薛曰：食入反出，乃脾胃虚寒。用八味丸、十全大补加炮姜，渐愈，不月平复。此症无汗。后滑案为暑邪，宜参看。

一妇饮食少，非大便不实，必吞酸嗳腐。或用二陈、黄连，更加内热作呕。薛曰：东垣有云，邪热不杀谷，此脾胃虚弱，未传寒中。以六君加炮姜、木香，数剂胃气渐复，饮食渐进。又以补中益气加炮姜、木香、茯苓，数剂痊愈。后怒，饮食顿少，元气顿怯，更加发热，脉洪大而虚，两尺如无。益气汤、八味丸，两月余诸症悉退，愈。以上三症乃久病，故如此治而愈。

一人因失足划然有声，坐立久则左足麻木，虽夏月足寒如水。嘉靖己亥夏月，因醉睡觉，而饮水复睡，遂觉右腹痞结，以手摩之，沥漉有声，热摩则气泄而止，每每加剧，饮食稍多则作痛泄。医令服枳术丸，不效。甲辰岁，薛诊之，曰：此非脾胃病，乃命门火衰，不能生土，虚寒使之然也。若专主脾胃，误矣。服八味丸而安。此案可法。

罗工部仲夏腹恶寒而外恶热，鼻吸气而腹觉冷，体畏风而恶寒，脉大而虚微。每次进热粥瓯许，必兼食生姜汤瓯余，若粥离火食之，腹内即冷。薛曰：热之不热，是无火也。当用八味丸壮火之源，以消阴翳。彼不信，乃服四物、元参之类而殁。

陈工部发热有痰，服二陈、黄连、枳壳之类，病益甚。冬月薛诊之，左尺微细，右关浮大，重按微弱。曰：此命门火衰，不能生土而脾病。当补火以生土，或可愈也。不悟，仍服前药，脾土愈弱。次年春病笃，复邀薛治。右寸脉平脱，此脾土不能生金，生气绝于内矣。薛不治，曰：经云，虚则补母，实则泻其子。凡病在子，当补其母，况病在母而属不足，反泻其子，不死何俟？

蒋州判形体魁伟，中满吐痰，劳则头晕，所服皆清痰理气。薛曰：中满者，脾气亏损也；痰盛者，脾气不能运也；头晕者，脾气不能升也；指麻者，脾气不能周也。遂以补中益气加茯苓、半夏以补脾土，用八味丸以补土母而愈。后用《乾坤生意》方，云：凡人手指麻软，三年后有中风之疾，可预服搜风、天麻二丸以防之。乃朝夕服，以致大便不禁，饮食不进而殁。愚谓预防之理，当养气血，节饮食，戒七情，远房帏，可也。若服前丸，适所以招风取中也。

江应宿治朱秀才母，年四十三岁，寡居，患恶寒头疼内伤，恶心呕吐寒痰，多汗，易感风寒表虚。诊其脉，两尺沉细无力。乃命门火衰，人肥而多郁，脾肺虚寒。治以人参、白术、柴胡、半夏、陈皮、香附、青皮、枳实、干姜、紫苏，四君加疏肝散郁温中之品，亦可法。二剂痰清，恶寒少止，继以八味丸，痊愈。

 暑

罗谦甫治蒙古百户，因食酒肉，饮潼乳，得霍乱吐泻症，从朝至午精神昏愦，已困急，来告罗。视之，脉皆浮数，按之无力，所伤之物已出矣。即以新汲水半碗调桂苓白术散，徐徐服之，稍得安静。又于墙阴掘地约二尺许，贮以新水在内，搅动，待一时澄定，用清者一杯再调服之，渐渐气调，吐泻遂止，至夜安卧。翌日微烦渴，遂煎钱氏白术散，时时服，良愈。或曰：用地浆者何也？坤属地，地属阴，土平曰静顺，感至阴之气。又于墙阴贮新汲水，以取重阴之气也。阴中之阴，能泻阳中之阳。霍乱因暑热内伤所得，故用地浆之意也。

提举父年近八十，六月中暑毒，霍乱吐泻，昏冒终日，不省人事，时夜参半，请罗视之。脉七八至，洪大有力，暑脉虚大，当作虚论。头热如火，足冷如冰，半身不遂，牙关紧急。盖年高气弱，当暑气极盛、阳明得令之际，况因动而得之，中暑明矣。非甘辛大寒之剂，不能泻其暑热，坠浮溜之火，安神明也。遂以甘露散甘辛大寒，泻热补气，加茯苓以分阴阳，约一两，水调灌之，渐渐省事，诸证悉去。慎言语，节饮食，三日以参术调中汤，以意增减旋服，理正气，逾十日平复。

一仓官季夏时病胸项多汗胸项多汗先伤暑，两足逆，谵语。医者不晓，杂治经旬。罗诊之，关前濡，关后急，当作湿温治。盖先受暑，后受湿，暑湿相搏，是名湿温。先以白虎加人参汤，次以白虎加苍术汤，头痛渐退，足冷头痛并见，当知此是湿温症。足渐温，汗渐止，三日愈。此名贼邪，误用药有死之理。心病中暑为正邪，中湿得之，从所不胜者，为贼邪。今心受暑而湿邪胜之，水克火，从所不胜是也，五邪之中最逆也。经曰：湿温之脉，阳濡而弱，阴小而急。濡弱见阳部，湿气搏暑也；小急见于阴部，暑气蒸湿也。细心精别。暑湿相搏，名曰湿温，是谓赋邪也。总宜白虎合五苓为佳。罗亦素有停饮之疾，每至暑月，两足漐漐未常干，服此药二三服，即愈。

滑伯仁治一人，病自汗如雨，至赤身热，口燥心烦，盛暑中宜帷幕周密。自以至虚亡阳，服术、附数剂，脉虚而洪数，舌上胎黄。脉虚、身热、胎黄、自汗、口燥、心烦，亦难别阴阳。但汗如雨而不畏寒，暑可知。若阴有汗则死。伯仁曰：前药误矣。轻病重治，医者死之。《素问》云，必先岁气，毋伐天和。术、附其可轻用，以犯时令。又云：脉虚身热，得之伤暑。暑家本多汗，加之刚剂，脉洪数而汗甚。乃令撤幔开窗，少顷渐觉清爽。以黄连、人参、白虎三进而汗止大半，诸症亦减。兼以既济汤，渴用冰水调天水散，七日而愈。

孙兆治一人自汗，阳微厥，故自汗。阴微厥，不得复有外症。两足逆冷至膝下似阴症，腹满腹满，故先伤湿，不省人事。孙诊，六脉小弱而急。问其所服药，取视皆阴病药也。孙曰：此非受病重，药能重病耳。遂用五苓散、白虎汤十余帖，病少苏，再服痊愈。或问治法，孙曰：病人伤暑也。始则阳微厥而脉小无力，医谓阴病，遂误药，其病愈厥。用五苓散大利小便，则腹减，白虎解利邪热，则病愈。凡阴病，胫冷则臂亦冷，渠今胫冷臂不冷，则非下厥上行，所以知是阳微厥也。妙辨。

此症乃先伤湿，后伤暑，为湿温之症也。

丹溪治一人，夏大发热谵语，肢体莫举，喜冷饮，脉洪大虚而数。以黄芪、茯苓浓煎如膏，用凉水调服，三四次后昏卧如死，气息如常，次日方醒而愈。

一人夏发大热大汗，恶寒战栗，不自禁持，且烦渴。此暑病也。脉虚微细弱而数，其人好赌，致劳而虚。以人参、竹叶作汤，调辰砂、四苓散，八帖而安。恶寒战栗亦有属暑者。但此脉不沉，与少阴反发热不同；烦渴，与少阴引水自救不同。少阴战栗，恶寒无汗者多，少阴引水自救，自利人静而不烦者多，然阴脉俱沉。

项彦章治一人病甚，诸医皆以为瘵，尽愕束手。项诊之，脉细数而且实。细数者，暑也，暑伤气，宜虚，今不虚而反实，乃热伤血，药为之也。家问死期，曰：何得死为？作白虎汤饮之，即瘥。

吴茭山治一妇，冬月偶感患，洒洒恶寒，翕翕发热，恶食干呕，大便欲去不去。诸医皆以虚弱痰饮治之，以二陈、补心等药服，不效。延及半月，吴诊其脉，虚而无力，类乎伤暑。众不然之，究问其病因。其妇曰：因天寒换着绵衣，取绵套一床盖之，须臾烦渴，寒热呕吐，绵延至今耳。吴曰：诚哉伤暑也。盖绵套晒之盛暑，夹热收入笥中，必有暑气尚未开泄，今人体虚，得之易入，故病如是。其妇曰：然。

遂制黄连香薷饮，连进二服而愈。

逢年岁热甚，凡道路城市昏仆而死者，此皆虚人、劳人，或饥饱失节，或素有疾，一为暑气所中，不得泄即关窍皆塞，非暑气使然，气闭塞而死也。古方治暑无他，但用辛甘，发散疏导，心气与水流行则无害矣。宜姜葱汤调益元散。崇宁乙酉，吴为书局时，一马夫驰马出局下，忽仆地绝。

【琇按】此由动而得之，是为中暍。

急以五苓大顺散灌之，皆不验，已逾时。同舍王相使取大蒜辛温一握，道上热土补胃杂研烂，以新水甘寒和之，滤去渣，决其齿灌之，少顷即苏。至暮，此仆为吴御马而归，乃知药病相对有如此者。此方本徐州沛县市门，忽有板书钉其上，或传神仙救人者。沈存中、王圣美皆著其说，而吴亲验之。出石林老人《避暑录》。

陈斗岩治伦司成，舟中遇，昏晕不知人，自汗瘈疭。医以为中风。陈曰：人迎脉过盛，病因饮后便凉，痰火妄动，非中风也。以清暑益气汤，一剂而愈。

汪希说治一壮男子，形色苍黑，暑月客游舟回，患呕哕，颠倒不得眠，粒米不入，六日矣。脉沉细虚豁，诸医杂投藿香、柴、苓等药，不效，危殆。汪曰：此中暑也。进人参白虎汤，人参五钱，服下呕哕即止，鼾睡五鼓方醒，索粥。连进二三服，乃减参，稍轻，调理数剂而愈。

汪石山治一人，年三十余，形瘦弱，忽病上吐下泻，水浆不入口者七日，若是中寒，该发热厥冷。不见厥冷，故从暑治。自分死矣。汪诊脉，八至而数。曰：当夏而得是脉，暑邪深入也；吐泻，不纳水谷，邪气自甚也。宜以暑治。遂以人参白虎汤进半杯，良久复进一杯，觉稍安，三服后减去石膏、知母，以人参渐次加作四五钱，黄柏、陈皮、麦冬等随所兼病而佐使，一月后平复。

一人瘦长而脆，暑月过劳，饥饮烧酒，遂病热汗，昏懵语乱。汪视之，脉皆浮小而缓，按之虚豁。曰：此暑伤心，劳伤脾也。盖心藏神，脾藏意，二脏被伤，宜有此症。法宜清暑以安心，益脾以宁志意。遂用八物加麦冬、山栀子、陈皮，煎服，十余帖而愈。

江篁南曰：夏月热倒人昏迷闷乱，急扶在阴凉，切不可与冷饮，当以布巾衣物等蘸热汤，覆脐下及气海间，续续以汤淋布巾上，令撒脐腹，但暖则渐醒也。如仓卒无汤处，掬道上热土于脐端，以多为佳，冷则频换也，后与解暑毒。若才热倒，便与冷饮，或冷水淋之，即死。又一法，道途无汤处，即掬热土于脐上，仍拨开作窝子，令众人溺于中，以代热汤，亦可取效。解暑用白虎汤、竹叶石膏汤之类。凡觉中暑，急嚼生姜一大块，冷水送下。如不能嚼，即用水研灌之，立醒。路途仓卒无水，渴甚，急嚼生葱二寸许，和津同咽，可抵饮水二升。

江应宿治岳母，年六十余，六月中旬劳倦中暑，身热如火，口渴饮冷，头痛如破，脉虚豁，二三至一止。投人参白虎汤，日进三服，渴止热退。头痛，用白萝卜汁吹入鼻中，良愈。

# 湿

寒湿之邪，身黄而不热，体重而不渴。

许学士治一人，病身体痛而黄，喘满头痛，自能饮食里无病，大小便如常，脉大而虚，鼻塞且烦，许曰：非湿热宿谷相搏，此乃头中寒湿也，不可行茵陈五苓散。仲景云：湿家病，身疼痛，发热，面黄而喘，头痛鼻塞而烦，其脉大，自能饮食，腹中和，无病，病在头中寒湿，故鼻塞，纳药鼻中则愈。仲景无方，见《外台》、《删繁》证云：治天行热病。盖通贯脏腑，沉鼓骨髓之间，或为黄疸，宜瓜蒂散。瓜蒂一味为末，些少搐鼻内，出黄水即愈。

罗谦甫治征南元帅忒木儿，年近七十，秋间征南，过扬州，时仲冬，病自利，完谷不化，脐腹冷痛，足胫寒，以手搔之，不知痛痒，常烧石以温之，亦不得暖。诊之，脉沉细而微。盖高年气弱，深入敌境，军事烦冗，朝暮形寒，饮食失节，多饮乳酪，履卑湿，阳不外固，由是清湿袭虚，病起于下，故胻寒而逆。《内经》曰：感于寒则受病，微则为咳，盛则为泄为痛。此寒湿相合而为病也。法当急退寒湿之邪，峻补其阳，非灸病不已。先以大艾壮于气海灸百壮，补下焦阳虚；次灸三里各三七壮，治胻寒而逆，且接引阳气下；又灸三阳交，散足受寒湿之邪。遂处方云：寒淫所胜，治以辛热。湿淫于外，平以苦热，以苦发之。以附子大辛热助阳退阴，温经散寒，故以为君；干姜、官桂大热辛甘，亦除寒湿，白术、半夏苦辛，温燥脾湿，故以为臣；人参、草豆蔻、甘草大温中益气，生原本误干姜大辛温，能散清湿之邪，葱白辛温，能通上焦阳气，故以为佐。又云：补下治下制以急，急则气味厚。故作大剂服之，不数服泻止痛减，足胻渐温。调其饮食，十日平复。明年秋过襄阳，值霖雨旬余，前症复作，再依前灸，添阳辅，各灸三七壮，再以前药投之，数服愈。

一人年三十余，形色瘦黑，饮食倍进，食后吐酸，食饭干恶难吞，常有结痰注于胸中，不上不下，才劳则头晕眼花，或时鼻衄，粪后去红或黑，午后至晚胸膈烦热，眉心时痛，好睡，醒来口舌干苦，盗汗梦遗，脚冷，手及臀尖生脓泡疮。此症有属肝脾郁结者，以加味归脾治之，同四七汤。医以四物汤凉血剂投之，不效。罗诊之，左脉小弱而数，右脉散弱而数，俱近六至。虚热之病。曰：症脉皆属阴虚，作阴虚治之不效，何也？此必脾虚湿郁为热而然也。今用滋阴降火，反滋湿而生热，病何由安？宜用参、芪甘温之剂补脾去湿可焉。问曰：丹溪论瘦黑者，鼻衄者，脉数者，参、芪当禁。罗曰：医贵知变，不可执泥。《脉经》云：数脉所主，其邪为热，其症为虚。能食能睡，非虚而兼郁耶？郁则致火，用药之妙亦神矣哉。遂以人参二钱，黄芪一钱半，白术、麻黄根、生地、茯苓、麦冬各一钱，归身、川芎各八分，黄芩七分，麦芽、厚朴、黄柏、五味，加泽泻、柴胡、青皮、山栀子各七分，甘草五分，服十

余帖，胸腹腰脐生小疥而愈。

春夏之交，人病如伤寒，其人汗自出，肢体重痛，转侧难，小便不利，此名风湿，非伤寒也。小便不利，非表症伤寒可知。仲景伤寒第七症用桂枝加附子汤，治冬月正伤寒，此春夏之交，宜五苓散。阴雨之后卑湿，或引饮过多，多有此症。但多服五苓散，小便通利，湿去则愈。切忌转泻发汗，小误必不可救。《初虞世》云：医者不识，作伤风治之，发汗死，下之死。己未京师大疫，正为此。罗得其说，救人甚多。大抵五苓散能分水去湿耳。胸中有停饮，及小儿吐呗，欲作痫，五苓散最妙。节庵云：肢体肿，不能转侧，额上微汗，恶寒不欲去衣，大便难，小便利，热至日晡而剧，宜羌活冲和微解肌。咽渴，小便不利，五苓散。

中山王知府次子年十三岁，六月中旬，暴雨方过，地水泛溢，因而戏水，衣服尽湿，母责之。至晚觉精神昏愦，怠惰嗜卧，次日病头痛身热，腿脚沉重。非湿而何？一女医用和解散发之，闭户塞牖，覆以重衾，以致苦热不胜，遂发狂言，欲去其衾而不得去，是夜汗，至四更汗湿透其衾。明日循衣撮空，又以承气汤下之，下后语言渐不出，四肢不能收持，有时项强，手足瘛疭，搐急而挛，目左视而白睛多，口唇肌肉蠕动，饮食减少，形体羸瘦。罗视之，具说前由。详之，盖伤湿而失于过汗也，且人之元气，起于脐下肾问动气，周于身，通行百脉。今盛暑之时，大发其汗，汗多则亡阳，百脉行涩，故三焦之气不能上荣心肺，上气不足，心火旺而肺气燋，况因惊恐内蓄。经曰：恐则气下。阳主声，阳既亡而声不出也。阳气者，精则养神，柔则养筋。又曰：夺血无汗，夺汗无血。今发汗过多，气血俱衰，筋无所养，其病为痉，则项强，手足瘛疭，搐急而挛；目通于肝，肝者筋之合也，筋既燥而无润，故目左视而白睛多；肌肉者脾也，脾热则肌肉蠕动，故口唇蠕动，有时而作。有误为筋惕肉瞤而用温者，毫厘千里之别。经云：肉痿者，得之湿地也。脾热者，肌肉不仁，发为肉痿。痿者，痿弱无力运，久为不仁。阳主于动，今气欲竭，热留于脾，故四肢不用。此伤湿过汗而成坏证

也。当治时热，益水原，救其逆，补上升生发之气。《针经》曰：上气不足，推而扬之。此之谓也。以人参益气汤治之，补中益气汤加白芍、黄柏。经曰：热淫所胜，治以甘寒，以酸收之。人参、黄芪之甘温，补其不足之气而缓其急搐，故以为君。肾恶燥，急食辛以润之。生甘草甘微寒，黄柏苦辛寒，以救肾水而生津液，故以为臣。当归辛温，和血脉，陈皮苦辛，白术苦甘，炙草甘温，益脾胃，进饮食。肺欲收，急食酸以收之。白芍之酸微寒，以收耗散之气而补肺金，故以为佐。升麻、柴胡苦平上升，生发不足之气，故以为使，乃从阴引阳之谓也。名曰人参益气汤。水二盏半先浸两时辰，煎至一盏，热服，早食后午食前各一服。投之三日，语声渐出，少能行步，四肢柔和，饮食渐进，至秋而愈。

丹溪治一人患湿气，背如负二百斤重。以茯苓、白术、干姜、桂心、泽泻、猪苓、酒芩、木通、苍术服，愈。

一少年素湿热，又新婚而劳倦，胸膈不快，觉有冷饮，脉涩大，因多服辛温大散药，血气俱衰。以苍术、白术、半夏、陈皮各五钱，白芍六钱，龟板七钱半，柏皮、甘草各一钱半，黄芩三钱，宿砂一钱，炊饼丸服，愈。

一人因湿气两胁疼痛，腰脚亦痛，白浊。渗湿汤加参、术、木通、泽泻、防己、甘草、苍术、苍耳、黄柏、知母、牡蛎、龟板、川归、白芍、地黄等分，煎服，愈。

一人湿气，腰似折，胯似冰。以除湿汤加附子平胃散配附子，妙、半夏、厚朴、苍术、木香、陈皮、茯苓、牛膝、杜仲、酒芩、猪苓、泽泻、黄柏、知母等分。煎服，愈。

一人湿气，二胯痛，小便不利。当归拈痛汤加滑石、木通、灯心、猪苓、泽泻。

一女子十七八岁，发尽脱，饮食起居如常，脉微弦而涩，轻重皆同。此厚味成热，湿痰在膈间，复因多食梅酸味，以致湿热之痰随上升之气至于头，薰蒸发根之血，渐成枯槁，遂一时脱落。宜补血升散之药，用防风通圣散去硝，惟大黄三度酒制炒，兼以四物汤酒制，合作小剂，煎以灰汤，入水，频与之。两月余诊其脉，湿热渐解，乃停药，淡味调养，二年发长如初。

【琇按】此案重见眉发自落门。

江篁南自治一少年，夏月因以冷水浸两足跟，又坐湿地，患足跟肿痛，不能移步，困卧数月。教以干土坎一块，挖一凹如足跟大，炭火烧红，去火，用醋一碗沃之，任其渗干，乃以足跟临土坎，初略悬高薰之，渐渐近之，其下体骨节皆酸快不可言，且有微汗。连换土砖，薰三四日而愈。

江应宿治嘉兴钱举人，每逢阴雨则腰膝沉重，如带千钱，不能步履。人肥而脉沉缓，此湿病也。投茯苓渗湿丸，二陈加苍术、羌活、黄芩而愈。

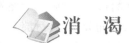
# 消　渴

莫君锡，不知何许人，大业中为太医丞。炀帝晚年沉迷酒色，方士进大丹，帝服之，荡思不可制，日夕御女数十人。入夏，帝烦躁，日引饮数百杯而渴不止。君锡奏曰：心脉烦盛，真元大虚，多饮则大疾生焉。因进剂治之，仍乞进冰盘于前，俾上日夕朝望之，亦解烦躁之一术也。

方勺【博按】：原本误张果治提点铸钱朝奉郎黄沔，久病渴极疲瘁。方每见，必劝服八味丸。初不甚信，后累治不痊，谩服数两，遂

安。或问：渴而以八味丸治之，何也？对曰：汉武帝渴，张仲景为处此方。

【琇按】仲景乃建安时人，方谓其治汉武，不知何本。赵养葵亦仍其误。盖渴多是肾之真水不足致然，若其势未至于消，但进此剂殊佳，且药性温平无害也。《泊宅编》

李东垣治顺德安抚张耘夫，年四十余，病消渴，舌上赤裂，饮水无度，小便数多。李曰：消之为病，燥热之气胜也。《内经》云：热淫所胜，佐以甘苦，以甘泻之。热则伤气，气伤

则无润，折热补气，非甘寒之剂不能。故以人参、石膏各二钱半，甘草生炙各一钱，甘寒为君。启元子云：滋水之源，以镇阳光。故以黄连三分，酒黄柏、知母、山栀各二钱，苦寒泻热补水为臣。以当归、麦冬、白葵、兰香各五分，连翘、杏仁、白芷各一钱，全蝎一个，甘辛寒和血润燥为佐。以升麻二钱，柴胡三分，藿香二分，反佐以取之，桔梗三钱为舟楫，使浮而不下也。名之曰生津甘露饮子。为末，汤浸蒸饼和成剂，捻作饼子，晒半干，杵筛如米大，食后每服二钱，抄在掌内，以舌舐之，随津咽下，或白汤少许送下亦可，此治制之缓也。治之旬日，良愈。古人消渴，多传疮疡，以成不救之疾。此既效，亦不传疮疡，以寿考终。后以此方治消渴诸症，皆验。《卫生宝鉴》

蜀医张肱治眉山有揭颖臣者，长七尺，健饮啖，倜傥人也。忽得消渴疾，日饮水数斗，食常倍而数溺。消渴药服之逾年，病日甚，自度必死。张诊脉，笑曰：君几误死矣。取麝香当门子，以酒濡之，作十余丸，取枳椇子为汤饮之，遂愈。问其故，张曰：消渴、消中，皆脾衰而肾败，土不胜水，肾液不上溯，乃成此疾。今诊颖臣，脾脉热极而肾不衰，当由酒与果实过度，虚热在脾，故饮食兼人而多饮。饮水既多，不得不多溺也，非消渴也。麝能败酒，

瓜果近辄不结；而枳椇即木蜜，亦能消酒毒，屋外有此木，屋中酿酒不熟，以其木为屋，其下酿无味。故以二物为药，以去酒果之毒也。

滑伯仁治一人，患消渴。众医以为肾虚水渴，津不能上升，合附子大丸服之，既服渴甚，旧有目疾兼作，其人素丰肥，因是顿瘦损，仓惶请滑视之。曰：阴阳之道，相为损益。水不足则济之以水，未闻水不足而以火济之，不焦则枯。乃令屏去前药，更寒剂下之，荡去火毒。继以苦寒清润之剂，竟月平复。

一士人患消渴，服银柴胡一味，愈渴，热甚。加黄连同煎，服后服大补阴丸，不渴体健。

一仕人患消渴，医者断其逾月死。弃官而归，中途一医者令急遣人致北梨二担，食尽则瘥。仕者如其言，才渴即啖梨，未及五六十枚而病愈。

汪石山治一妇，年逾三十，常患消渴，善饥脚弱，冬亦不寒阴虚，小便白浊，浮于上者如油，脉皆细弱而缓，右脉尤弱。曰：此脾瘅也。宜用甘温助脾，甘寒润燥。方用参、芪各钱半，麦冬、白术各一钱，白芍、天花粉各八分，黄柏、知母各七分，煎服，病除。

治商山一人消渴，用丹溪法，缫丝汤饮之而愈。此物属火，有阴之用，能泻膀胱中相火，引气上潮于口。

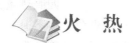

# 火　热

【琇按】是案所列亦庞杂。

子和曰：一人素饮酒成病，一医用酒癥丸热服后，目眩天地，但见红色，遂成龙火，卒不能救。

一僧三阳蓄热，常居静室，不敢见明，明则头痛如锥，每置冰于顶上，不能解其热，诸医莫辨。用吐、汗、下三法治之，又以凉药清镇之而愈。

东垣治参政，年近七十，春间病面颜郁赤，若饮酒状，痰稠粘，时眩晕，如在风云中，又加目视不明。李诊，两寸洪大，尺弦细无力。此上热下寒明矣。欲药之寒凉，为高年气弱不

任。记先师所论，凡治上焦，譬犹鸟集高巅，射而取之。即以三棱针于巅前眉际疾刺二十余，出紫黑血约二合许，时觉头目清利，诸苦皆去，自后不复作。

丹溪治一妇，患心中如火，一烧便入小肠，急去小便，大便随时亦出。如此三年，求治。脉滑数，此相火送入小肠经。以四物加炒连、柏、小茴香、木通佐使妙，四帖而安。

一人因酒肉发热，用青黛、瓜蒌仁、姜汁，日饮数匙，三日愈。

一人虚损，身如麻木，脚底如火。以柴胡、牛蒡子、川归、白芍、参、术、黄芪、升麻、

防风、羌活、荆芥、牛膝，四十帖而愈。

一人每晨饮烧酒数杯后，终日饮常酒，至五六月大发热。医用冰摊心腹，消复增之，内饮以药，三日乃愈。

一人年二十，四月间病发热。脉浮沉皆有不足意，其间得洪数一种，随热进退不时，知非伤寒。因问：必是饮酒过量，酒毒在内，今为房劳，气血虚乏而病作耶？曰：正月间每晨饮烧酒，吃犬肉，近一月矣，遂得病情。用补气血药，加干葛以解酒毒，服一帖微汗。懈怠，热如故，因思是病气与血皆虚，不禁葛根之散，必得枸栒子方可解也。偶有一小枝在书册中，加前药内，煎服而愈。

一妇年四十，外则觉冷，内则觉热，身疼头痛，倦怠，脉虚微涩。以川芎、芍药、柴胡各五分，羌活、炒柏、炙草各三分，南星一钱，姜二片，服。

一妇年五十余，满身骨节痛，半日以后发热，至半夜时却退。乃以白术一钱半，苍术、陈皮各一钱，炒柏五分，羌活、木通、通草各三分。

一人因寒月涉水，又劳苦于久疟乍安之余，腿腰痛，渐渐浑身痛，胁痛发热，脉涩。此劳倦乏力也。以黄芪五钱，白术、苍术、陈皮各一钱，人参、炒柏各五分，木通三分，炙甘草二分，煎，下龙荟丸。

一妇午后发热，遍身痛，血少，月经黑色热，大便闭。以芍药五钱，黄芪、苍术各三钱，炒柏、木通各二钱。

【琇按】此案宜入经水门。

以上四方，补兼发散，随所见脉证加减，皆正治法也。

一妇年近二十，发热，闭目则热甚，渴思水解，脉涩而浊溷。此食痰也。以干葛、白术、陈皮、片芩、木通、桔梗、黄连、甘草，下保和丸二十粒。

【琇按】宜入痰门。

一男子因恐发热，心下不安。以南星、茯苓各五钱，朱砂二钱，分作六帖，再用人参、当归、柴胡各三钱，黄芩、川芎、木通各二钱，甘草五分，红花少许，分四帖，水煎，取金银

器同煎，热调服。

以上二法，补兼发散，随所见脉证加食积痰药也。

子和治一人，常病目，每服补肝散，以致睛胀，但见窗栏横排，几至丧明。令涌泄五七次，继服凉药，方愈。

【琇按】宜入目门。

橘泉翁治武靖侯夫人，病周身百节痛，又胸腹胀，目闭逆冷，手指甲青黑色。此症总不见身热。医以伤寒主之，七日而昏沉，皆以为弗救。翁曰：此得之大怒，火起于肝。肝主筋，气盛则为火矣。又有痰相搏，故指甲青黑色。不得以指甲青黑断为寒，须合症脉而治。与柴胡、枳壳、芍药、芩、连泻三焦火，明日而省，久之愈。

一人年十八，病眩晕狂乱此非伤寒狂。医以为中风，已而四肢厥冷，欲自投水中欲投水中，若不细审，竟以为阴竭发躁矣。医曰：是当用乌、附，庶足以回阳。翁曰：此心脾火盛，阳明内实，用热药则不治。强以泻火解毒之剂，三服愈。

虞恒德治一妇年四十余，夜间发热，早晨退，五心烦热，无休止时。半年后，虞诊，六脉皆数伏而且牢，浮取全不应。与东垣升阳散火汤，妙，切记此法。今人则竟滋阴降火矣。四服热减大半，胸中觉清快胜前。再与二帖，热悉退。后以四物加知母、黄柏，少佐以炒干姜，服二十余帖，愈。

博爱川治一人，脉弦细而沉，天明时发寒热，至晚二腿汗出，手心热甚，则胸满拘急，大便实而能食，似劳怯。询之，因怒而得。用大柴胡汤，但胸背拘急不能除。后用二陈治痰，加羌活、防风、红花、黄芩，煎服，愈。

韩飞霞治一都司，头重眼昏，耳聋牙痛，便脚如不着地。医不识为何疾。一日梳洗毕，腹痛，少间手足俱不能举。韩曰：此火证也，盖素劳心劳形所致。因检《玉机微义》示之，期辛散之剂十帖，恐有消渴痿痹疮疡之患，乃屏喧哗静卧，果十剂耳如人呼，体虮虱发痒成疙瘩，然后头脚始知着落，亟入山静养之。偶以事触怒，火一发，遂渴如欲狂者，一日瓜梨

泉水无计。韩曰：此非草木之药可扶矣。遍求人乳，日进十盏，旬余渴减。又偶以事怒，手足不举，如一软物，卧四日，乃服乳无算而瘥。脉之，心经涩，曰：疮作矣，幸不生大毒。患马眼脓疥，八越月乃止。能行步登山，再以驻颜小丹助之，遂复如初。

王仲阳治一妇，壮年每患头痛腹痛，十指酸痛，心志纷纭，鼻息粗甚，其脉甚大。盖欲近男子不可得也，俗谓之花风。王以凉膈散、青木香丸互换，疏导三五次，更服三黄丸泻三焦之火，数日而愈。曾有火旺遗精者，亦用前丸散而愈。

倪仲贤治陈上林实，以劳役得热疾，日出气喧则热，夜及凉雨则否，暄盛则增剧，稍晦则苏，如是者二年。倪曰：此七情内伤，脾胃阴炽而阳郁耳。以东垣饮食劳倦法治之，其热旋已。

壶仙翁治文学张征伯，病风热不解。时瘟疫大行，他医诊其脉，两手俱伏，曰：此阳证见阴，不治。欲用阳毒升麻汤升提之。翁曰：此风热之极，火盛则伏，非时疫也，升之则死矣。卒投连翘凉膈之剂，一服而解。

薛己治大尹沈用之，不时发热，日饮冰水数碗，寒药二剂，热渴益甚，形体日瘦。尺脉洪大而数，时或无力。王太仆曰：热之不热，责其无火；寒之不寒，责其无水。又云：倏热往来，是无火也；时作时止，是无水也。法当补肾，用加减八味丸，不月而愈。

一人年七十九，仲冬将出，少妾入房，致头痛发热，似伤寒太阳，然以后见症当细别。眩晕喘急，痰涎壅盛，小便频数，口干引饮，遍舌生刺，缩敛如荔枝，然下唇黑裂，面目俱赤，烦躁不寐，或时喉间如烟火上冲，急饮凉茶少解，已滨于死。脉洪大无伦，且有力。见症俱似实火，脉且有力，亦似实，但洪大无伦四字，虚症可知，临症焉可不细心耶？扪其身，烙手。此肾经虚火，游行于外。投以十全大补，加山茱萸、泽泻、丹皮、山药、麦门冬、五味、附子，一钟，熟寝良久，脉症各减三四。再以八味丸服之，诸症悉退。后畏冷物而愈。此案当求其故，所谓同脉异经也。

一人年六十一，痢后入房，精滑自遗，二日方止，又房劳感寒，怒气，遂发寒热，右胁痛连心胸，腹痛，自汗盗汗如雨，四肢厥冷，睡中惊悸，或觉上升如浮，或觉下陷如堕，遂致废寝。或用补药二剂，益甚。脉浮大洪数，按之微细。此属无火虚热。急与十全大补，加山药、山萸、丹皮、附子，一剂，诸症顿愈。用补剂益甚者，必得温肾而愈。临症者不可不细心。

韩州同年四十六，仲夏色欲过度，烦热作渴，饮水不绝，小便淋沥，大便秘结旧刻误通行，唾痰如涌，面目俱赤，满舌生刺，两唇燥裂，假热症。遍身发热，或时身如芒刺而无定处，两足心如火烙，以冰折之作痛真寒，脉洪而无伦。此肾阴虚，阳无所附而发于外，非火也。果真火症，焉能作痛？况脉洪无伦耶？盖大热而甚，寒之不寒，是无水也，当峻补其阴。遂以加减八味丸料一斤，纳肉桂一两，以水顿煎六碗，冰水浸冷与饮，半晌已用大半，睡觉而食温粥一碗，复睡至晚。乃以前药温饮一碗，乃睡至晓，食热粥二碗，诸症悉退。翌日畏寒，足冷至膝，诸症仍至。或以为伤寒。薛曰：非也。大寒而甚，热之不热，是无火也，阳气亦虚矣。急以八味一剂服之，稍缓，四剂诸症复退。大便至十三日不通，以猪胆导之，诸症复作，急用十全大补，方应。

举人陈履贤色欲过度，孟冬发热无时，饮水不绝，遗精不止，小便淋沥。或用四物、芩、连之类，前症益甚，更加痰涎上涌，口舌生疮。服二陈、黄柏、知母之类，胸膈不利，饮食少思。更加枳壳、香附，肚腹作胀，大便不实，脉浮大，按之微细。令朝用四君子，佐以熟地、当归，夕用加减八味丸，更以附子唾津调搽涌泉穴，渐愈，后用十全大补汤。其大便不通，小腹作胀，此直肠干涩，令猪胆通之，形体殊倦，痰热顿增，急用独参汤而安，再用前药而愈。但劳发热无时，其脉浮洪。薛谓其当慎起居，否则难治，彼以为迂。至次年夏复作，乃服四物、黄柏、知母而殁。

汪石山治一人年三十余，忽病渴热昏闷，面赤倦怠。汪诊之，脉皆浮缓而弱，两尺尤甚。

曰：此得之色欲，药宜温热。其人曰：先生之言诚然也。但病热如此，复加热药，惑矣。汪曰：寒极生热，此证是也。肾虚寒者，本病也；热甚者，虚象也。譬如雷火，雨骤而火愈炽，日出火斯灭矣。遂以附子理中汤煎熟冷服，三帖热渴减半。再服清暑益气汤，十帖而安。

一人年逾三十，神色怯弱，七月患热淋，诸药不效。至十一月，行房方愈。正月复作，亦行房而愈。三月伤寒，咳嗽有痰，兼事烦恼，延至十月，少愈。后复作，服芦吸散而愈。但身热不解，因服小便，腹内膨胀，小腹作痛。后又因晚卧，左胁有气触上，痛不能睡，饮食减半，四肢无力，食则腹胀痛或泻，兼胸膈饱闷，脾胃虚。口舌干燥，夜卧盗汗，从腰以下常冷，久坐腰痛脚软，手心常热。诊左手心脉浮数而滑，肾肝二脉沉弱颇缓，右手肺脉虚浮而驶，脾脉偏弦而驶，命门散弱而驶。次日再诊，心肝二脉细软，稍不见驶矣，肾脉过于弱，肺脉浮软，亦不见驶，脾脉颇软，命门过浮略坚。淋症脉。汪曰：膀胱者，津液之府，气化出焉。淋者，由气馁不能运化，故津液郁结为热而然也。房后而愈者，郁结流利而热自解矣。三月天日和煦，何得伤寒？多由肺气不足，莫能护卫皮毛，故为风邪所袭，郁热而动其肺，以致痰嗽也。始受热中。得芦吸散而愈者，以辛温豁散痰与热也。嗽止，身热不退者，由嗽久肺虚，虚则脾弱，子盗母气，而母亦虚。脾肺之气不能荣养皮毛，故热作也。讲得分明。经曰：形寒饮冷则伤肺。又曰：脾胃喜温而恶寒。今服小便之寒凉，宁不愈伤其脾肺邪？是以腹胀作痛，胁气触上，或泻或汗，种种诸病，

皆由损其脾肺也。末传寒中。时或变易不常者，亦由气血两虚，虚而为盈，难乎有常矣。遂用参、芪各二钱，茯苓、白术一钱，归身、牛膝七分，厚朴、陈皮、木香、甘草各五分，薄桂三分，煎服，二十余帖，诸证悉退。后因解头劳倦，诸证复作。汪诊脉，与前颇同，但不数不驶耳。脉不见驶，所以补而兼温。仍用参、芪各三钱，麦冬、归身、厚朴、枳实、甘草、黄芪等剂，愈。

**【博按】**此案原刻略有脱误。

江篁南治一妇年五十余，因经行遇事恼怒，又哭泣失饥，因而作战，行步乏力，自汗。医用六君子加归、芪、芍、香附六七帖，觉饱闷，加枳壳，汗止，复作身热。乃以参、芪、归、术、茯苓、陈皮、香附、白芍、柴胡、麦冬、姜、枣二帖，不效。改用归、芍、参、柴、芩、陈、香附、知母、地骨、干葛、石膏、薄荷，一服牙痛止，身微汗，热稍退，既而夜深身热复作。次早诊得右脉浮数近大，散乱无次，浑浑如涌泉，左沉小而驶，亦散乱无伦。症见头汗作疼，肌热，腹中觉饥，然恶心食不下。以小柴胡加川芎、藿香、扁豆、桔梗、陈皮、香附，一剂遍身微汗，二三次肌热内热减半，呕恶喉疼皆愈，食增。盖邪搏诸阳，津液上凑，则汗见于头，乃邪气在半表半里也。药合症，故效速耳。但云上颚肿辣，食饮不便，盖上颚属督脉，阳脉之海也，以参、术、归、芍、茯苓、陈皮、香附、黄芩、麦冬、莲实，二剂而安。

**【琇按】**此案未善。

# 郁

丹溪治一室女，因事忤意，郁结在脾，半年不食，但日食熟菱米枣数枚，遇喜，食馒头弹子大，深恶粥饭。朱意脾气实，非枳实不能散，以温胆汤去竹茹，与数十帖而安。

一少妇年十九，因大不如意事，遂致膈满不食，累月愈甚，不能起坐，已脾午心间发热

面赤，酉肾戌心包退，夜小便数而点滴，脉沉涩而短小，沉为气滞，涩为血瘀，短小为虚。重取皆有，经水极少。此气不遂而郁于胃口，有瘀血而虚，中宫却因食郁而生痰。遂补泻兼施，以参、术各二钱，茯苓一钱，红花一豆大，带白陈皮一钱，浓煎，食前热饮之，少顷药行，

与粥半匙，少顷与神佑丸，减轻粉、牵牛减轻粉、牵牛，即小胃丹，细丸如芝麻大，津液咽下十五丸，昼夜二药各进四服，至次日食稍进，第三日热退，面不赤，七日而愈。

一女许嫁后，夫经商二年不归，因不食，困卧如痴，无他病，多向里床睡。朱诊之，肝脉弦出寸口。曰：此思想气结也。药难独治。得喜可解。不然，令其怒。脾主思，过思则脾气结而不食，怒属肝木，木能克土，怒则气升发而冲开脾气矣。令激之，大怒而哭，至三时许，令慰解之，与药一服，即索粥食矣。朱曰：思气虽解，必得喜，则庶不再结。乃诈以夫有书，且夕且归。后三月，夫果归而愈。

孙景祥治李长沙学士，年三十九，时患脾病，其症能食而不能化，因节不多食，渐节渐寡，几至废食，气渐薾，形日就惫。医咸谓瘵也，以药补之，病弥剧。时岁暮，医曰：吾技穷矣。若春木旺，则脾必伤重。会孙来视，曰：及春而解。因怪问之，孙曰：病在心火，必左寸洪数之脉。故得木而解。彼谓脾病者，不揣其本故也。公得非有忧郁之事乎？曰：噫！是也。盖是时丧妻亡弟，悲怆过伤，积久成病，非惟医莫之识，而自亦忘之矣。于是尽弃旧药，悉听孙言，三日而一药，不过四五剂，及春果愈。李因叹曰：医不识病，而欲拯人之危，难矣哉！世之徇名遗实，以躯命托之庸人之手，往往而是。向不遇孙，不当补而补，至于赢惫而莫悟也。《麓堂文集》

州监军病悲思，郝允告其子曰：法当得悸即愈。时通守李宋卿御史严甚，监军向所惮也。允与子请于宋卿，一造问责其过失，监军惶怖汗出，疾乃已。《邵氏闻见录》

虞恒德治一人，年三十岁，三月间，房事后乘马渡河，遇深渊沉没，幸马健无事，连湿衣行十五里，抵家次日，憎寒壮热，肢节烦疼，似疟非疟之状。医作虚症治，用补气血药，服月余，不效。更医，作瘵治，用四物加知母、黄柏、地骨皮之类，及大补阴丸，倍加紫河车，服至九月，反加满闷不食。雇乳妪，日止饮乳汁四五杯，粒米不入。虞诊视，六脉皆洪缓，重按若牢，右手为甚。虞作湿郁治，用平胃散，倍苍术，加半夏、茯苓、白术、川芎、香附、木通、砂仁、防风、羌活，加姜煎服，黄昏服一帖，一更时又服一帖，至半夜遍身发红丹如瘾疹，湿郁而为热病，邪才透。片时遂而大汗，索粥，与稀粥二碗。由是诸病皆减，能食，仍与前方，服三帖，后以茯苓渗湿汤倍加白术，服二十帖而安。

【琇按】此案宜入湿门。

括苍吴球治一宦者，年七十，少年患虚损，素好服补剂。一日事不遂意，头目眩晕，精神短少，请医调治，遂以前症告之，谓常服人参养荣、补中益气等汤，每帖用人参三五钱，其效甚速。若小可服之，茶汤耳。医者不察，遂以前方倍以人参、熟地，弗效。都以为年高气血两虚，当合固本丸，与汤丸并进，可以速效。服之数服，筋脉反，加以气急。吴诊，其脉大力薄。问有病情，因得之，曰：先生归休意切，当道欲留，岂无抑郁而致者乎？况公有年，气之所郁，医者不审同病异名、同脉异经二句妙之说，概行补药，所以病日加也。病者叹曰：斯言深中予病。遂用四七汤，数服稍宽，气血和平，浃旬而愈。

程仁甫治一妇，年二十余，秋生一子，次年春夏经行二次，既而不月，自以为妊，至六七月渐渐内热口渴，八月大热大渴。程未诊视，为用补血安胎之剂，不效。自秋徂冬，连经数医，症渐重。次年二月复诊，六脉沉数，浮取不应，形瘦憔悴，烦热不休，日夜手握铁器，或浸冷水中，一日用茶二十余碗，体倦食少，恶心，吐出如豆沫状，胸滞不快，经闭不行。程思前症皆火郁于内，不能发泄，故热渴也。经曰：火郁发之，是其治也。用升阳散火汤，四剂热去其半，心胸舒畅。继用参、芪、甘、归、芍、地、知、膏、味、麦门、葛、陈生津止渴，气滞加青皮，干呕少加藿香，出入服至五十余剂，更以人参固本丸对坎离丸，每料加鹿角胶三两，五味、桃仁各一两，红花七钱，以为生血之引用也。服二月余，热退，口渴十去七八，口沫清。丸药数料，三年后经行有孕。

钱渐川幼攻文勤苦，久之抱郁成疾，上焦苦咽闭，中焦苦膈噎烦闷，下焦苦遗浊，极而呕血，几殆，医罔效。顾爱杏分治之，上焦用药清火解毒，食饱服；中焦用药开郁除烦，食后服；下焦用药升降水火，空心服。品不过三四，剂不过五六，病若失。

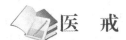

## 颐 养

张本斯《五湖漫闻》云：余尝于都太仆坐上见张翁一百十三岁，普福寺见王瀛洲一百三十岁，毛间翁一百三岁，杨南峰八十九岁，沈石田八十四岁，吴白楼八十五岁，毛砺庵八十二岁。诸公至老精敏不衰，升降如仪。问之，皆不饮酒。若文衡翁、施东冈、叶如岩，耄耋动静，与壮年不异，亦不饮酒。此见酒之不可以沉湎也。

人生类以眠卧为晏息，饮食为颐养。不知睡卧最不可嗜，禅家以为六欲之首，嗜卧则损神气；饮食不可过多，多能抑塞阳气，不能上升。将以养生，实以残生也。君子夙兴夜寐，常使清明在躬；淡餐少食，常使肠胃清虚，则神气周流，阴阳得位。此最养生之大要。《推篷寤语》

孔子曰：人有三死，而非其命也，己自取也。夫寝处不时，饮食不节，逸劳过度者，疾苦杀之。《家语》

庄子曰：夫畏途者，十杀一人，则父子兄弟相戒，必盛卒徒而后敢出焉，不亦智乎？故人之所畏者，衽席之上，饮食之间，而不知戒者，过也。

柳公度年八十九，或问之，曰：吾不以脾胃暖冷物，熟生物，不以元气佐喜怒，气海常温耳。《唐书》

## 医 戒

进士王日休劝医云：医者当自念云，人身疾苦，与我无异。凡来请召，急去无迟。或止求药，宜即发付。勿问贵贱，勿择贫富，专以救人为心，以结人缘，以积己福，冥冥中自有佑之者。若乘人之急，切意求财，用心不仁，冥冥中自有祸之者。吾乡张彦明善医，僧道贫士军兵官员及凡贫者求医，皆不受钱，或反以钱米与之。人若来召，虽至贫亦去。富者以钱求药，不问钱多寡，必多与药，期于必效，未尝萌再携钱来求药之心。病若危笃，知不可救，亦多与好药，以慰其心，终不肯受钱。予与处甚久，详知其人。为医而口终不言钱，可谓医人中第一等人矣。一日城中火灾，周回燕尽，烟焰中独存其居。一岁牛灾尤甚，而其庄上独全。此神明佑助之明效也。其子读书，后乃预魁荐。孙有二三，庞厚俊爽，亦天道福善之信然也。使其孜孜以钱物为心，失此数者，所得不足以偿所失矣。同门之人，可不鉴哉？若常如是存心，回向净土，必上品生。若因人疾苦而告以净土，则易生信心，使复发大愿，以广其传，以赎宿谴，以期痊愈，必遂所愿。若天年或尽，亦可乘此愿力，往生净土。常如是以化人，非徒身后上品化生，现世则人必尊敬，而福报亦无穷矣。

# 名医类案卷之三

明·江瓘集

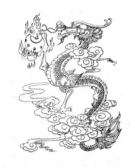

痰

罗谦甫治杨大参，七旬余，宿有风痰，春间忽病头旋眼黑，目不见物，心神烦乱，兀兀欲吐不吐，心中如懊憹状，头遍痛，微肿而赤色，腮颊亦赤色，足腑冷。此足冷因痰火上升。罗曰：此少壮时好饮酒，久积湿热于内，风痰内作，上热下寒，阴阳不得交通，否之象也。经云：治热以寒，虽良工不能废其绳墨而更其道也。然而病有远近，治有重轻。参政年高气弱，上热虽盛，岂敢用寒凉之剂损其脾胃？经云：热则砭之。以三棱针约二十余处，刺出紫血如露珠之状，少刻头目清利，诸症悉减。遂处一方，天麻为君，柴胡、黄芩、黄连俱酒制，为臣，以治上热，陈皮辛温、炙甘草甘温，补中益气，为佐，生姜、半夏辛温，治风痰，茯苓甘平，利水，导湿热，引而下行，故以为使。立方可法。服数服，邪气平而愈。此案与东垣治火条中案相同。

沧州翁治一人，病寓湖心僧舍，以求治。翁至，其人方饭，坐甫定，即抟炉中灰杂饭猛噬，且喃喃詈人。命左右披之，切其脉，三部皆弦，直上下行，而左寸口尤浮滑。盖风留心胞症也，法当涌其痰而凝其神。既涌出痰沫四五升，即熟睡，竟日乃寤，寤则病尽去。徐以治神之剂调之，神完如初。

丹溪治一室女，素强健，六月发烦闷，困惫不食，时欲入井，脉沉细数弱，口渐渴。医作暑病治，不效。又加呕而瘦，手心热，喜在暗处，脉渐伏而妄语。凭脉作暑治亦不谬，但喜在暗处云云，明属风痰。朱制《局方》妙香

丸妙香丸方：巴豆、冰片、麝、牛黄、辰砂、腻粉、金箔、黄蜡、蜜丸。如芡实大，井水下一丸，半日大便，药已出矣，病不减。遂以麝香水洗药，以针穿三孔，凉水吞，半日下稠痰数升，得睡，渐愈。因记《金匮》云：昔肥而今瘦者，痰也。

一人患痰，血滞不行，胸中有饮。服韭汁三四盏，胸中烦躁不宁，无效。以瓜蒌仁一钱，半夏二钱，贝母三钱，为末，炊饼丸麻子大，姜汤送下。即抑痰丸。

一人遍身俱是块。块即痰也，二陈加白芥、姜炒黄连，煎服。

一人年五十，形肥味厚，且多忧怒，脉常沉涩。自春来得痰气病，医认为虚寒，率与燥热香窜之剂，至四月间，两足弱，气上冲，饮食减。朱视之，曰：此热而脾虚，痿厥之症作矣。形肥而脉沉，未是死症。但药邪太盛，当此火旺，实难求生。且与竹沥下白术膏尽二斤，气降食进，一月后仍大汗而死。此案又见第八案卷痿症门。

一妇年五十余，素多怒，因食烧酒，次早面浮，绝不思食，痰身倦怠。脉沉涩，独左豁大，朱作体虚有痰，气为痰所隔，不得降，当补虚利痰药为主。煎六君，吞滚痰丸。每早以二陈加参、术，大剂与一帖后，探令吐出药，辰时与索矩三和汤，三倍加白术，至睡后以神佑丸七粒挠其痰，神佑丸不如滚痰丸佳。如此一月而安。

虞恒德治一妇，四月间因多食青梅，得痰

饮病，日间胸膈中大痛如刀锥，至晚胸中痛止，而膝髀大痛。盖痰饮随气升降故也。一医作胃寒治，胃寒之脉，宜见沉迟或紧，今见洪数而滑，非寒可知。用干姜、良姜、官桂、乌、附、丁、沉辈，及煮胡椒粥间与，病日剧，加之口渴，小水淋沥。虞诊其六脉洪数而滑，作清痰处治，令其亟烹竹沥，服三日，口不渴，小水亦不淋沥，但胸中与膝互痛如旧。用芦葡子汁研，与半碗，吐痰半升，至夜痛尤甚而厥，正所谓引动其猖狂之势耳。粗工至此，束手无策矣。次日用参芦一两，逆流水煎服，不吐。又次日苦参煎汤服，亦不吐。又与附子尖、桔梗芦，皆不吐。一日侵晨，梨芦末一钱，麝香少许，酸浆水调与，始得大吐，至次日天明吐方定，前后得痰及稠饮一小桶，其痛如脱，调理而安。

一东南朝贵素畏热药，病痰，辄云火痰，茹芩、连。一日冬雪寒冽，眩呕以死。韩飞霞以黑附子一片，硇一分，春入姜汁，切之大吐，又服暖药而愈。此盖地气束人，岂可拘执自误？况痰生于湿，湿生于寒乎？吐寒痰之法。

会稽徐彦纯治一人，病痰数年不愈。诊其脉，左手微细，右手滑大，微细为寒，滑大为燥。以瓜蒂散涌其寒痰数升，汗出如沃。次以导水丸、禹功散去肠中燥垢，亦数升，人半愈。后以淡剂流湿降火，开胃口，不越月而瘥。吐下兼行。

盛文纪以医名吴中。有训导病头疼，发热恶寒。初作外感治，或以风治，见热则退热，痛则止痛，或又以气虚治，由是病剧，人事不省，饮食已绝危哉。盛诊视，曰：君几误死。法当先去其滞。遂用二陈汤加大黄六七钱，令一守者曰：急煎俾服。至夜分，左眼若动，肝气乃舒，大泄则有可生之机矣。至夜半时腹中有声，左眼果开，遗秽物斗许，中有坚硬如卵之状，竹刀剖视，即痰裹面食也。此症断之痰裹食，非明眼不能。既而气舒结散，津液流通，即索食矣。众医问故，盛曰：训导公，北人也，久居于吴。饮酒食面，皆能助湿，湿能伤脾，脾土一亏，百病交作，有是病服是药，更何疑焉？众医咸服。

黄师文治一妇人，卧病垂三年，状若劳瘵。诸医以虚损治，不瘥。黄视之，曰：此食阴物时或遭惊也。问之，妇方自省悟曰：曩者食水团时，忽人报其夫坠水，由此一惊，病延至今，不能愈。黄以青木香丸兼以利药一帖与之，须臾下一块，抉之，乃痰裹一水团耳。当时被惊，快快在下而不自觉也。自后安康无恙。

小儿医陈日新，形体尪羸，常日病热，至暮尤甚。医以阴虚治，或以痨瘵治，荏苒半载，病势转危。日新谓其父曰：欲得大黄通利大肠，为之一快，虽死无憾。其父从之，遂以导痰汤入硝、黄煎服，自辰至申，下结粪一块如核桃许，抉开视之，乃上元看灯时所食粉饵，因痰裹在外，不能化，由是致热，日渐销铄耳。向使日新不自知医，则终为泉下人矣。谁谓刘张之法无补于世哉？

钱中立治周训导，年五十，时患痰火之症，外貌虽癯，禀气则厚，性不喜饮。医视脉孟浪，指为虚火，用补中益气汤加参、术各五钱，病者服药，逾时反致气喘上升，喘息几殆。钱视，曰：此实火也，宜泻不宜补。痰气得补，火邪愈炽，岂不危殆？先用二陈汤探吐，出痰碗许，其夜安寝。平明仍用二陈去半夏，加朴硝、大黄，下结粪无数，其热始退。更用调理药，旬日始安。吁！不识病机，妄施补泻，鲜有不败事者。

丰城尹莫强中，凡食已辄胸满不下，多方治之，不效。偶家人辈合橘红汤，取尝之，似有味，因连日饮之。一日坐厅事，方操笔，觉胸中有物坠下，大惊目睁，汗如雨，急扶归，须臾腹疼，下数块如铁弹子，不可闻，自此胸次廓然，盖脾之冷积也。其方橘皮去穰取红一斤，甘草、盐各四两，水五碗慢火煮干，焙捣为末，点服。夫莫病经年，药饵多矣，不知功乃在一橘皮，世之所忽，岂可不察哉？又古方以橘皮四两，水五碗慢火煮干，焙捣为末，点服，名曰二贤散，以治痰，特验。《泊宅编》

吴菱山治一男子，瘦弱，因卧卑湿之地，遂得溢饮之证，头目眩晕，羞日光，寒热时作，痰能作寒热，信然。四肢历节疼痛。四肢历节疼痛，乃湿饮流注关节。合罗案四肢病看之方妙。处以大羌活汤。大羌活汤方：羌活、独活、升麻、灵仙、防风、苍术、当归、甘草、泽泻、茯苓。医作风治，或作虚治，将及半年，俱不效。吴诊脉，曰：寸口脉沉而滑，两尺弦，此溢饮，湿痰也，但汗吐之。诸医以病者虚羸，当用补法，谓汗吐必死。吴曰：此溢饮，当发其汗。遂以控涎丸一服，控涎丸方：川乌、制半夏、僵蚕、全蝎、甘遂、铁粉、生姜汁打糊为丸，朱砂为衣，姜汤下。却用爆干绵子一斗燃之，以被围之，勿令气泄，令患人坐薰良久，倏然吐出黑痰升许，大汗如雨，痛止身轻，其病遂愈。

一妇素有心脾气痛，好烧酒，患举则四肢厥冷，每用诸香、附子、姜、桂之属，随服随止。一日前患复作，遂以前药服之，不安，仍饮烧酒二盏，酒下，腹胁胀满，坐卧不得，下木香槟榔丸一百丸，大便通后痛稍可，顷间下坠愈痛。向夜延吴诊视，脉数而有力，知前香燥太过，酒毒因利而发。即以黄连解毒汤入木香少许，二服而安。

【琇按】此条不当入痰案。

王中阳治江东富商，自奉颇厚，忽患疾，心惊如畏人捕之，闻脂粉气即便遗泄，昼夜坐卧，常欲人拥护方安，甫交睫即阳气不固，遍身红晕紫斑，两腿连足淫湿损烂，脓下不绝，饮食倍常，酬应不倦，非虚可知。累医不效。王诊得六脉俱长，三部九候往来有力，两手寸尺特盛，至数迟数不愆，卒难断证。因问之，商曰：某但觉虚弱无力，多惊悸，及苦于下元不固，两腿风疮，侍奉皆赖妇人，而又多欲，不能自禁，奈何治之？王曰：时医必作三种病治，一者治惊悸，二者治虚脱，三者治风疮。以余观之，只服滚痰丸，然后调理。满座愕然。王曰：此系太过之脉，心肾不交。断症妙。商曰：然则腿脚为风癫乎？王曰：非也。水火亢行，心不摄血，运于下不能上升，凝于肌肤，日久湿烂，与火炎水滥，神情不宁，精元频泄者，本同标异也。予欲逐去痰毒，然后调理。遂与滚痰丸二次，三日后脉候稍平。再令服之，商曰：某浙产也，家人虑吾体虚，每求补剂。王曰：君连年医药不效，反增剧者，不识虚实，

认似为真故也。再令服三次，越五日，其脉和，已不言及惊悸之苦，但求遗泄之药。王用豁痰汤本方加茯苓，煎服月余，诸症悉减，精爽能步。只求治腿疮，更令服豁痰药数剂，用婴幼门泥金膏，以新汲水浓调，厚敷两腿，干则易之，经一时洗去，则热气已衰，皮肉宽皱，然后用杖毒活血之剂治之。方出《卫生宝鉴》痰症门。泥金膏亦出此书。

一贵妇忽心腹冷痛，遂吐出宿汁不已，又吐清涎如鸡蛋清之状，一呕一二升许，少顷复呕，诸药不纳，咽唾亦不能顺下，虞恒德治产后吐案合看，吐同症不同。已经三日，但聪明不昧，三日之后聪明不寐，非虚可知。嘱后事，将就木。王诊，六脉弦细而长。虚症无长脉。令服滚痰丸三十丸，并不转逆，须臾坐寐，移时索粥食之。次日再进三十丸，更服局方茯苓半夏汤，次日服小儿方白术散，四五日饮食如常而愈。

一人素清瘰骨立，苦满腹冷痛，呻吟之声，撼屋振床，呕吐清汁如鸡蛋清，诸医不效。令服滚痰丸三十粒，即宁睡，更不呕逆。复诊其脉，虽熟寐中亦甚弦数，睡醒仍更呻吟。再投五十丸，其痛休作数四，但不甚大呕，节续如厕，略有大便，如水浸猪肉，亦如赤白滞下，小溲少许，皆如丹粉和胶腻，不多，余皆是药汁。迫暮，大呕如鸡蛋清水二升，药丸皆如茶脚褐色，仍如前粒粒分晓，痛乃定，熟睡。次日留豁痰汤数帖，令其服罢，仍服白术散而愈。

燕人杨姓者久患冷气，满腹上攻下注，大痛不堪任，通阵壅上，即吐冷涎半升而止，已见痰症。每日一作，饮食不进，遂成骨立。医用温补，不效。视其脉，六脉弦长劲急，两畔别有细脉沸然而作，状如烂绵。不问患者所苦何症，但以脉言之，弦长劲急。则有一胸膈臭痰在内。患者曰：然。众医皆作冷气，因补治下元，日久并无少效。某自觉胸中痞闷，但不会北方医。今闻此说，令我大快。遂投滚痰丸五十丸，临睡服之，临睡服药方得力。半夜后吐黑绿冷涎败水无数，次早大便略通，已见败痰。更求今晚之药，再付七十丸，其病如脱。再进一次，令服局方橘皮半夏汤、四君子汤而

愈。

李媪，年八十余，卧病日久，心烦，喜怒改常，胸闷不能进食，迷闷展转不安，并无寒热别证，病无寒热而胸迷闷，痰也。令亲人求治。王曰：彼疾久治不瘥，吾除滚痰丸之外，无法可施。况其年高不食，岂其宜乎？吾固知其可服，但不可多。试以十丸投之，一服逐败痰三五片，如水浸阿胶，顿觉安好。再与三十丸，作三服，即安。更制龙脑膏一料，令其每夜噙睡，无恙五载而终。

一富翁素强健，忽病喘满，不咳，不吐痰，病日久，腿脚阴囊尽水肿，合治江东商案看之，知腿脚阴囊水肿乃痰使之。倚卧肩息困极。王曰：非水症也。但胸膈有败痰，宜服滚痰丸。患者曰：非四五人扶持，莫能登溷。遂已之。至于针刺放水，备尝诸苦，年余渐瘥。忽吐臭痰，患人抚床大声曰：果中前言。吾不智，以致久患。今则痰败，必成肺痈。急请王来，遂制龙脑膏一剂，服未尽而愈。方出《养生主论》。

一妇娇弱丰颐，不显言何证，求王诊视。六脉疾数劲急，上大下小，三焦部分搏指之甚。王曰：那得许多热来？其夫笑曰：此言与老医之言何其相背太甚？老医曰：那得许多冷来？故服药衣食，并是辛热过暖之事。疑其症益加，今当从先生之言，请为治之。问其见证，曰上壅痰盛，胸闷胁痛，头不能举，口苦舌干，精神烦乱，梦寐恍惚，两颔结核，饮食不美。于是令服滚痰丸八十九，随时清利，相继三次，服之五七日，一次服九十九至百丸，每夜噙龙脑膏。然病势日久，兼闻禀赋凤异，遂令服黄连解毒丸，一年方愈。方出《养生主论》。

汪沈治淮阴杨姓者，患脾虚而痰盛，因服硝、黄过多，致脾胃益惫，疲倦不能下榻，数月危甚。汪诊之，以导痰汤加人参、白术服之，渐愈。

薛己治一儒者，背肿一块，按之则软软则非毒，肉色如故，饮食如常，劳则吐痰体倦。此脾虚而痰滞。用补中益气加茯苓、半夏，少加羌活加羌活散郁妙，外用阴阳散，以姜汁调搽而消。后因劳头晕作呕，仍以前药去羌活加蔓荆子而愈。

阁老梁厚斋气短有痰，小便赤涩，肾虚可知。足跟作痛，尺脉浮大，按之则涩。此肾虚而痰饮也。用四物送六味丸，不月而康。仲景云：气虚有饮，用肾气丸补而逐之。诚开后学之矇瞆，济无穷之夭枉。肾气丸即六味丸。

孟都宪患气短痰晕，服辛香之剂，痰盛遗尿肾虚，两尺浮大，按之如无。前案尺按之涩，此按之如无，皆主补肾。乃肾虚不能纳气归源，香燥致甚耳。用八味丸料，三剂而愈。

孙都宪形体丰厚，劳神善怒，面带阳色，口渴吐痰，或头目眩晕，或热从腹起。俱似火症，乌知为虚耶？左三部洪而有力，右三部洪而无力，乃足三阴亏损。用补中益气加麦门、五味及加减八味丸而愈。

立斋兄体貌丰伟，吐痰甚多，脉洪有力，殊不耐劳，遇风头晕欲仆，脉症似实火，但不耐劳为虚症，又遇风则晕仆，若果实热，断无此症。口舌破裂，或至赤烂。误食姜、蒜少许，口疮益甚。服八味丸及补中益气汤，加附子钱许，即愈。停药月余，诸症复作，以补中益气加麦门、五味，兼服而愈。

# 笑哭不常

【琇按】《素问》：神有余则笑不休，神不足则悲。其有痰者，亦因乎火也。

张子和路逢一妇人，喜笑不休半年矣，诸医治之术穷。张曰：此易治耳。以食盐二两成块，烧令通红，放冷研细，以河水一大碗煎三五沸，温分三服，须臾探吐，出痰半斗。次服火剂黄连解毒扬，不数日而笑止。

倪维德治一妇，病气厥，笑哭不常，人以为鬼祟所凭。倪诊，脉俱沉，胃脘必有积，有所积必作疼。遂以二陈汤导之，吐痰升许而愈。

此盖积痰类祟也。

一妓患心疾，狂歌痛哭，裸裎妄詈。问之，则瞪视默默，脉沉坚而结。曰：得之忧愤沉郁，食与痰交积胸中。涌之，皆积痰裹血。后与大剂清上膈，数日如故。

临淄人自谓无病，忽觉神思有异，晚歌笑不节。沈宗常曰：此阴火乘肝晚动，阴火乘脾见于书，阴火乘肝见此案。宜以柔剂少加利之。良愈。四物加大黄泻青丸。

一妇无故悲泣不止。或谓之有祟，祈禳请祷备至，不应。《金匮》有一症云：妇人脏躁，喜悲哀伤欲哭，象如神灵所作，数欠伸者，甘麦大枣汤主之。其方甘草三两，小麦一升，大枣十枚，水六升煮取三升，分温三服，亦补脾气，十四帖而愈。

悲属肺，经云在脏为肺，在志为悲，又云精气并于肺则悲是也。此方补脾，盖虚则补母之义也。

## 厥

【瑴按】《素问》：阳气衰于下，则为寒厥；阴气衰于下，则为热厥。又三阳三阴皆有厥症。

淳于意治故济北王阿母，自言足热而懑。臣意告曰：热厥也。

【瑴按】《素问》热厥为酒与谷气相薄。

即刺其足心各三所，按之无出血，病旋已。病得之饮酒大醉。《史记》

子和治西华季政之病寒厥，其妻病热厥，前后十余年。其妻服逍遥散十余剂，不效。二人脉皆浮大而无力。政之曰：吾手足之寒，时时渍以热汤，寒不能止。吾妇手足之热，终日沃以冷水而不能已。何也？子和曰：寒热之厥也。此皆得之贪饮食，纵嗜欲。遂出《内经》厥论证之。政之喜曰：《内经》真圣书也，十余年之疑，今而释然，纵不服药，愈过半矣。子和曰：热厥者，寒在上也；寒厥者，热在上也。寒在上者，以温剂补肺金；热在上者，以凉剂清心火。分处二药令服之，不旬日二人皆愈矣。热用温剂，寒用凉剂，治法之变无逾此。

一少妇气实多怒，事不如意，忽大叫而欲厥。盖痰闭于上，火起于下而上冲。滑伯仁乃用香附五钱，生甘草三钱，川芎七钱，童便、姜汁炒，煎服。又用青黛、人中白、香附丸服，稍愈。后用吐法，乃安。再用导痰汤加姜汁、黄连、香附、生姜，下龙会丸，安。

吕元膺治一僧，病厥，已三日不知人。切其脉，右寸口之阳弦而迟，少阴之脉左尺紧而劲，不满四十，动而止。此寒邪乘于肾肝所致，

法当以辛甘复其阳。为作汤三升，顿服，遂起对客，如不病。然一脏已绝，去此若干日当复病，即死，果验。

丹溪治一妇，病不知人，稍苏即号叫数四而复昏。朱诊之，肝脉弦数而且滑。曰：此怒心所为，盖得之怒而强酒也。诘之，以不得于夫，每夜必引满自酌解其怀。朱治以流痰降火之剂，而加香附以散肝分之郁，立愈。

一人平生脚自踝以下常觉热，冬不加绵于上，常自言我资禀壮，不怕冷。朱曰：此足三阴虚，宜断欲事，以补养阴血，庶几可免。彼笑而不答。年方十七，痿半年而死。

刘锡镇襄阳日，宠妾病伤寒暴亡。众医云：脉绝，不可治。或言市上卖药许道人有奇术，可用召之。曰：是寒厥尔，不死也。乃请健卒三十人作速掘坑，炽炭百斤，杂薪烧之，俟极热，施荐覆坑，舁病人卧其上，盖以毡褥，少顷气腾上如蒸炊，遍体流汗，衣被透湿，已而顿苏如。取药数种调治，即日愈。《夷坚志》

陈斗岩治一妇人，病厥逆，脉伏，一日夜不苏，药不能进。陈视之，曰：可活也，针取手足阳明手阳明大肠合谷穴，足阳明胃厉兑穴，气少回。灸百会穴，乃醒，初大泣，既而曰：我被数人各执凶器逐，潜入柜中，闻小儿啼，百计不能出。又闻击柜者，隙见微明，俄觉火燃其盖，遂跃出。其击柜者针也，燃柜盖者灸也。

郝允治二里妇，一夜中口噤如死状。允曰：血脉滞也，不用药，闻鸡声自愈。一行踸踔轹

踏。允曰：脉厥也，当活筋，以药熨之自快。皆验。

游以春治一嫠妇，年三十余，忽午后吐酸水一二碗许，至未时心前作痛，至申痛甚晕去，不省人事，至戌方苏如故，每日如此。医治期年，不愈。游至，用二陈下气之剂，不效。熟思其故，忽记《针经》有云未申时气行膀胱，想有瘀血滞于此经致然。遂用归尾、红花各三钱，干漆五钱，煎服，痛止吐定，晕亦不举。次日复进一帖，前症俱愈。第三日前方加大黄、桃仁饮之，小便去凝血三四碗而痊。

江篁南治一妇，忽如人将冷水泼之，则手足厥冷，不知人，少顷发热则渐省，一日二三次。虚何疑？江诊，六脉俱微，若有若无，欲

绝非绝，此气虚极之症也。用人参三钱，陈皮一钱，枳壳二分，人参渐加，服参六两而愈。

一人卧，奄然死去，腹中走气如雷，名曰尸厥。用硫黄一两，焰硝五钱，研细，分三服，好酒煎，觉烟起即止，温灌之，片晌再服，遂醒。

江应宿治弟妇，年二十五，寡居，因事忤意忿怒，腹胀如鼓，呕哕，大叫而厥，少顷复苏，昼夜扶立，不能坐卧。医莫能疗，将就木。宿适从外归，闻喊声，问其状，知痰涎闭塞，火气冲逆而发厥耳。急煎姜汤，磨紫金锭，一匕而愈。后旬日，遇事忤意，激怒复举。制平胃加姜炒黄连、半夏、香附，米为丸，服半料，不复举矣。合滑伯仁案同看。

## 痉

【瑓按】痉乃痓之讹。有汗为柔痉，无汗为刚痉。痓，痴去声，恶也。痉，擎上声，风强病。

丹溪治一少年，痘疮靥谢后，忽口噤不开，四肢强直，不能屈，时绕脐腹痛一阵，则冷汗如雨，痛定汗止，时作时止。脉极弦紧而急，如真弦状，绕脐痛似实，时作时止为虚，诸紧为寒。知其极勤苦，因劳倦伤血，疮后血愈虚，风寒乘虚而入。当用辛温养血、辛凉散风，芍药、当归为君，川芎、青皮、钩钩藤为臣，白术、甘草、陈皮为佐，桂枝、木香、黄连为使，更加红花少许，煎服，十二帖而安。妙方，使尤佳。

子和治一妇，年三十，病风搐目眩，角弓反张，数日不食。诸医作惊风、暗风、风痫，

治之以南星、雄黄、天麻、乌、附，不效。子和曰：诸风掉眩，皆属肝木。曲直摇动，风之用也。阳主动，阴主静，由火盛制金，金衰不能平木，肝木茂而自病故也。

【瑓按】此论深得痉病肯綮。

先涌风涎二三升，次以寒剂下十余行，治以流痰降火。又以铍针刺百会穴，出血二杯，立愈。

【博按】此案旧刻脱误。

虞恒德治一妇，年三十余，身材小琐，形瘦弱，月经后忽一日发痉口噤，手足挛缩，角弓反张。虞知其去血过多，风邪乘虚而入。用四物汤加防风、羌活、荆芥，少加附子行经，二帖病减半，六帖全安。

## 瞑目不食

【瑓按】土败木贼之病。

四明僧奉真，良医也。天章阁待制许元为江淮发运使，奏课于京师，方欲入对，而其子病亟，瞑而不食，惙惙欲逾宿矣。使奉真视之，曰：脾已绝，不可治，死在明日。元曰：观其

疾势，固知其不可救，今方有事，须陛对，能延数日之期否？奉真曰：如此自可。诸脏皆已衰，唯肝脏独过，脾为肝所胜，其气先绝，一脏绝则死。若急泻肝气，令肝气衰则脾少缓，可延三日，过此无术也。乃投药，至晚能张目，

精神稍复，啜粥，明日渐苏而能食。元甚喜，后三日果卒。《笔谈》

奉真笑曰：此不足喜，肝气暂舒耳，无能为也。

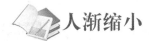

# 人渐缩小

吕缙叔以制诰知颖州，忽得疾，身躯日渐缩小，临终仅如婴儿。古无此疾，终无人识。

正德初，楚人姓潘行三者，身甚肥壮，卒之日，缩如婴儿，人皆莫知其由。后询之，平生服硫，以致如此，始信吕缙叔之事不妄。

大历中，元察为邛州刺史，而州城将有魏淑者，肤体洪壮，年方四十，亲老妻少，而忽中异疾，无所酸苦，但饮食日损，身体日销耳。

医生术士，拱手无措。寒暑未周，即如婴孩焉，不复能行坐语言，其母与妻，更相提抱，遇淑之生日，家人召僧致斋，其妻乃以钗股挟之以哺，须臾能尽一小瓯，自是日加所食，身亦渐长，不半岁乃复其初。察则受与故职，驰驱气力且无少异，后十余年捍蛮，战死于陈。《集异记》

# 人暴长大

皇甫及者，其父为太原少尹，甚钟爱之。及生，如常儿。至咸通壬辰岁，年十四矣，忽感异疾，非有切肌彻骨之苦，但暴长耳，逾时

而身越七尺，带兼数围，长啜大嚼，复三倍于昔矣。明年秋，无疾而逝。《三水小牍》

# 人化为水

歙客经潜山，见蛇腹胀甚，啮一草，以腹磨，顷之胀消蛇去。客念此草必消胀毒，取置箧中。夜宿旅邸，邻房有过客，为腹胀所苦，客取药就釜，煎一杯饮之，顷间其人血肉俱化

为水，独遗骸骨。急絜装而逃。至明，主人不测何为，及洁釜炊饭，则釜遍体成金，乃密瘗其骸。既久客至，语其事。《春渚纪闻》

# 卒 死

刘太丞，昆陵人。有邻家朱三者，只有一子，年三十余，忽然卒死，脉全无，请太丞治之。取齐州半夏细末一大豆许，纳鼻中，良久身微暖，气更苏，迤逦无事。此必痰厥一时。人问：卒死，太丞单方半夏如何活得死人？答曰：此南岳魏夫人方。《外台秘要》

神方救五绝病：一曰自缢死气绝；二曰墙壁屋崩压死气绝；三曰溺水死气绝；四曰鬼魇死气绝；五曰产乳死气绝，并能救之。问：葛

生何授得此神术，能活人命？生曰：我因入山采药，遇白衣人，问曰：汝非葛医生乎？我乃半夏之精，汝遇人有五绝之病，用我救治即活。但用我作细末令干，吹入鼻中，即复生矣。

凤纲，汉阳人。常采百草花，水渍之，瓮盛泥封，自正月始，迄九月末，又取瓮埋之百日，煎丸之。卒死者，以药丸纳口中，水下之，立活。时人称为神仙云。《外传》

# 消瘅

【琇按】经曰：心移寒于肺，肺消，饮一溲二，死不治。又曰：心移热于肺，传为鬲消。又曰：瘅成为消中，又有脾瘅胆瘅。

齐章武里曹山跗病，淳于意诊其脉曰：肺消瘅也，加以寒热。即告其人曰：死不治。适其供养，此不当医治。法曰：后三日而当狂，妄起行欲走，后五日死。即如期死。山跗病得之盛怒而以接内。所以知山跗之病者，意切其脉，肺气热也。《脉法》曰：不平不鼓，形弊。此五脏高之远数以经病也。

【琇按】肺为华盖，脏位最高。

故切之时，不平而代。不平者，血不居其处。

【琇按】盛怒接内，则肝伤而不能藏血。

代者，时参击并至，乍躁乍大也。此两络脉绝。

【琇按】肝肾无气，故脉代。

故死不治。所以加寒热者，言其人尸夺。尸夺者形弊，形弊者不当关灸砭石及饮毒药也。意未往诊时，齐太医先诊山跗病，灸其足少阳脉口而饮之半夏丸。

【琇按】误以寒热属少阳。

病者即泄注，腹中虚，又灸其少阴脉。

【琇按】损肝之腑，损肝之母。

是坏肝刚绝深，如是重损病者气，以故加寒热，所以后三日而当狂者，肝一络连属结绝乳下阳明，故络绝，开阳明脉，阳明脉伤，即当狂走。

【琇按】热入阳明则发狂，状如伤寒。又血并于阴，阴气并于阳，故为惊狂。

后五日死者，肝与心相去五分，故五日尽，尽则死矣。

陈斗岩治一人，当心一块如盘，不肿不疼，但昼夜若火燎，近二年形瘦色黄。医以为劳瘵，为郁火，为湿痰，治皆弗效。陈诊之，曰：左关脉如转豆。

【琇按】左关脉动，仍是肝火。

经曰：阳动则病消瘅热中。以清灵丹十余服，心间团圙，汗濈然。又进近百服，一夕心如醉，大汗而愈。

《脉经》曰：五脏脉小，皆为消瘅者，消谷善饥也。与此不同。

# 痹

【琇按】经文论痹甚详，后人昧于病情，故略而不举。

齐王黄姬兄黄长卿家有酒召客，召淳于意。诸客坐，未上食。意望见王后弟宋建，告曰：君有病，往四五日，君腰胁痛，不可俯仰，又不得小溲。不亟治，病即入濡肾。及其未舍五脏，急治之。方今客肾濡，此所谓肾痹也。宋建曰：然。建故有腰脊痛。往四五日天雨，黄氏诸倩见建家京下方石，即弄之，建亦欲效之，效之不能起，即复置之，暮，腰脊痛，不得溺，至今不愈。

【琇按】肾为作强之官，强力伤之，脏病

及腑，膀胱失气化之权，故不得溲。

建病得之好持重。所以知建病者，意见其色，太阳膀胱色干，肾部上及界腰以下者枯四分所，故以往四五日知其发也。意即为柔汤，使服之，十八日所而病愈。《史记》

古者患胸痹者，心中急痛，锥刺不得，蜀医为胸腑有恶血故也，遂生韭数斤捣汁，令服之，即果吐出胸中恶血，遂瘥。又萧炳谓小儿初生，与韭汁灌之，吐出恶血，长则无病，验。韭能归心气而去胞中恶气，治胸中也。《名医录》

# 咳 嗽

【瑗按】五脏六腑皆有咳症，症各不同。大抵脏病不已，乃移于腑。《素问》：五气所病，以肺为咳者，肺为金，邪中之则有声，又曰：秋伤于湿，冬生咳嗽。

《衍义》云：有人患气嗽，将期年。或教以橘红、生姜焙干，神曲等分，为末，糊丸如梧桐子大，食后，临卧以米饮送下三十丸，兼旧患膀胱气，缘服此皆愈。

孙兆治一人，病吐痰，顷刻升余，喘咳不定，面色郁黯，精神不快。兆告曰：肺中有痰，胸膈不利，当服仲景葶苈大枣汤。泻中有补。一服讫，已觉胸中快利，略无痰唾矣。

钱仲阳治一人，病咳，面色青而光，气哽哽。乙曰：肝乘肺，此逆候也。若秋得之可治，今春不可治。其人祈哀，强与药。明日吾药再泻肝而少却，三补肺而益虚，又加唇白，法当三日死，今尚能粥，当过期。至五日而绝。

滑伯仁治一妇，妊五月，病嗽痰气逆，恶寒，咽膈不利，不嗜食者浃旬。伯仁诊，其脉浮弦，形体清癯。曰：此上受风寒也。越人云：形寒饮冷则伤肺。投以温剂，与之致津液，开腠理，散风寒，而嗽自安矣。

张子和治常仲明，病寒热往来，时咳一二声，面黄无力，懒思饮食，夜寝多汗，日渐瘦削。诸医作虚损治之，用二十四味烧肝散、鹿茸、牛膝，补养二年，口中痰出，下部转虚。戴人断之曰：上实也。先以涌剂吐痰二三升，次以柴胡饮子柴胡饮子：人参、大黄、黄芩、炙草、归身、白芍、生姜、柴胡降火益水，一月余复旧。此二阳病也。《内经》云：二阳之病发心脾，不得隐曲。心受之则血不流，故女子不月；脾受之则味不化，故男子少精。此二证名异而实同。仲明之病，乃脾受之味不化也。

一男子年二十余，病劳嗽数年，其声欲出不出。戴人曰：曾服药否？其人曰：家贫，未尝服药。戴人曰：年壮不妄服药者，易治。先以苦剂涌之，次以舟车浚川丸大下之，更服重剂，瘥。

一田夫病劳嗽，一涌一泄，已减大半，次服人参补肺汤，临卧更服槟榔丸以进食。

一男子五十余，病伤寒咳嗽，喉中声如齁。与独参汤，一服而轻，再服而齁声除，至三四服，咳嗽亦渐退，凡服参三斤而愈。

梅师治久患嗄呼咳嗽，喉中作声，不得眠。取白前捣为末，温酒调服二钱。《衍义》云：白前保定肺气。

一妇人患肺热久嗽，身如炙，肌瘦，将成肺劳。以枇杷叶、木通、款花、紫菀、杏仁、桑白皮等分，大黄减半，各如常制治讫，同为末，蜜丸如樱桃大，食后、临卧含化一丸，未终剂而愈。

丹溪治一人，年五十余，患咳嗽，恶风寒，胸痞满，口稍干，心微痛。脉浮紧而数，左大于右，盖表盛里虚。问其素嗜酒肉有积，后因接内涉寒，冒雨忍饥，继以饱食酒肉而病。先以人参四钱，麻黄连根节一钱半，与二三帖，嗽止寒除。改用厚朴、枳实、青陈皮、瓜蒌、半夏为丸，与二十帖，参汤送下，痞除。看他用药先后轻重之法。

一人患干咳嗽，声哑，用人参、橘红各一钱半，白术二钱，半夏曲一钱，茯苓、桑白皮、天冬各七分，甘草、青皮各三分，五帖后去青皮，加五味二十粒，知母、地骨皮、瓜蒌仁、桔梗各五分，作一帖，入姜煎，再加黄芩五分，仍与四物，入童便、竹沥、姜汁，并炒黄柏，二药昼夜间服，两月声出而愈。先以六君子加天冬、桑皮、青皮，后配入养阴清火润肺之品，妙。

一壮年因劳倦不得睡，患嗽，痰如黄白脓，声不出。时春寒，医与小青龙四帖，喉中有血丝，腥气逆上，两日后觉血腥渐多，有血一线自口右边出，一茶顷遂止，昼夜十余次。脉弦大散弱，左大为甚，此劳倦感寒，强以辛甘燥热之剂动其血，不治恐成肺痿。以参、芪、归、术、芍、陈、草、带节麻黄煎熟，入藕汁服之，二日而嗽止。乃去麻黄，又与四帖而血除。但脉散未收，食少倦甚，前药除藕汁，加黄芩、砂仁、半夏，半月而愈。

一人痰嗽，胁下痛。先以白芥子、姜汁、竹沥、瓜蒌、桔梗、连翘、风化硝、姜，蜜丸，嚼化，茶清下。

仇山村少时尝苦嗽，百药不瘥。有越州学录者，教其取桑条向南嫩者，不拘多少，每条约寸许，用二十一枝，纳于沙石锅中，用水五碗煎至一碗，遇渴饮之，服一月而愈。仇远《稗史》

一人嗽，但用香橼去核，薄切片，以酒煮熟，用蜜拌匀，睡起服。

一人事佛甚谨，适苦嗽逾月。夜梦老僧呼，谓之曰：汝嗽只是感寒。吾有方授汝，但用生姜一物切作薄片，焙干为末，糯米糊丸芥子大，空心米饮下三十丸。觉如其言，数服而愈。《癸志》

张致和治沈方伯良臣，患痰嗽，昼夜不能安寝。屡易医，或曰风，曰火，曰热，曰气，曰湿，汤药杂投，形羸食减，几至危殆。其子求治，张诊脉，沉而濡，湿痰生寒，复用寒凉，脾家所苦。宜用理中汤加附子，谁谓痰症无用附子之法。此土生金之法。其夜遂得贴枕，徐进调理之剂，果安。或曰：痰症用附子何也？殊不知痰多者，戴元礼常用附子疗治之。出《证治要诀》。

汪石山治一妇，年三十，因夫买妾，过于忧郁，患咳嗽，甚则吐食呕血，兼发热，恶寒，自汗。医用葛氏保和汤，不效。汪诊，其脉皆浮濡而弱，按之无力，晨则近数，午后则缓。午后则缓，故可治。曰：此忧思伤脾病也。脾伤则气结，而肺失所养，故嗽。遂用麦门冬、片芩以清肺，陈皮、香附以散郁，人参、黄芪、芍药、甘草以安脾，归身、阿胶以和血，数服病少宽。后每帖渐加参至五六钱，月余而愈。

一人年二十余，病咳嗽，呕血盗汗，或肠鸣作泄，午后发热。此弱症也。汪切脉，细数无复伦次。因语之曰：《难经》云，七传者，逆经传也。初因肾水涸竭，是肾病矣。肾邪传之于心，故发热而夜重；心邪传之于肺，故咳嗽而汗泄；肺邪传之于肝，故胁痛而气壅；肝

邪传于脾，故肠鸣而作泄；脾邪复传之于肾，而肾不能再受邪矣。今病兼此数者，死不出旬日之外矣。果如期而逝。

一人形长，色苍瘦，年逾四十，每遇秋凉，病咳嗽，气喘不能卧，春暖即安。病此十余年矣，医用紫苏、薄荷、荆芥、麻黄等以发表，用桑白皮、石膏、滑石、半夏以疏内，暂虽轻快，不久复作。汪诊之，脉颇洪滑，此内有郁热也。秋凉则皮肤致密，内热不能发泄，故病作矣。内热者，病本也。今不治其本，乃用发表，徒虚其外，愈不能当风寒。疏内徒耗其津，愈增郁热之势。遂以三补丸加大黄酒炒三次、贝母、瓜蒌，丸服，仍令每年立秋以前服滚痰丸三五十粒，病渐向安。

一妇年逾五十，其形色脆弱，每遇秋冬，痰嗽气喘，自汗体倦，卧不安席，或呕恶心。汪诊之，脉皆浮缓而濡。曰：此表虚不御风寒，激内之郁热而然。表虚人皆知之，内有郁热，知之者鲜矣。遂用参、芪各三钱，麦冬、白术各一钱，黄芩、归身、陈皮各七分，甘草、五味各五分，煎服，十余帖而安。每年冬寒病发，即进此药。次年秋间滞下，腹痛后重，脉皆濡细稍滑。汪曰：此内之郁热欲下也。体虽素弱，经云有故无损，遂以小承气汤利两三行，腹痛稍除，后重未退。再以补中益气汤加枳壳、黄芩、芍药，煎服，先攻后补而兼清。仍用醋浇热砖，布裹坐之而愈。是年遇寒，嗽喘亦不作矣。

一妇产后咳嗽痰多，昼轻夜重，不能安寝，饮食无味，或时自汗。医用人参清肺汤，嗽愈甚。汪诊之，脉浮濡近驶。曰：此肺热也。令服保和汤，五帖而愈。

一妇怀妊七月，嗽喘不能伏枕，两臀坐久，皮皆溃烂。医用苏子降气汤、三拗汤、参苏饮，俱罔效。汪诊之，右脉浮濡近驶，按之无力，左脉稍和。曰：此肺虚也。宜用补法。遂以人参钱半，白术、麦冬各一钱，茯苓八分，归身、阿胶、黄芩各七分，陈皮、五味、甘草各五分，煎服，六七帖而愈。

一童子八岁，伤寒咳嗽，痰少面赤，日夜不休。医以参苏饮，数日嗽甚。汪诊之，脉洪

近驰。曰：热伤肺也。令煎葛氏保和汤，病如失。保和汤方：知母、贝母、天冬、麦冬、款冬、花粉、米仁、杏仁、五味、甘草、兜铃、紫菀、百合、桔梗、阿胶、归身、生地、紫苏、薄荷。

一妇年三十，质脆弱，产后咳嗽痰臭。或作肺痈治，愈剧。延及两脚渐肿至膝，大便溏，小腹胀痛，午后发热，面红气促，不能向右卧。此弱症，脉一数便不治。汪诊，脉虚小而数。曰：凡咳嗽，左右向不得眠者，上气促下泻泄者，发热不为泻减者，皆病之反也。按此皆原于脾。经曰：脾主诸臭，入肺腥臭，入心焦臭，入肝腐臭，自入为秽臭。盖脾不能运行其湿，湿郁为热，酿成痰而臭矣。经曰：左右者，阴阳之道路也。脾虚则肺金失养，气劣行迟，壅遏道路，故咳嗽气促，不能右卧也。脾虚，必夺母气以自养，故心虚发热而见于午也。脾主湿，湿胜则内渗于肠胃为溏泄，外渗于皮肤为浮肿。辨症精确。令用参、芪、甘草补脾，为君；白术、茯苓渗湿，为臣；麦冬保肺气，酸枣仁以安心神，为佐；陈皮、前胡以消痰下气，为使。用东壁土，以受阳光最多，用之以为引用，盖土能解诸臭，用以补土亦易为力矣。此取钱氏黄土汤之义也。服一帖，前症略减，病者喜甚。汪曰：未也。数服后无反复，方是佳兆，否则所谓过时失治。后发寒热，真阳脱矣，泄而脚肿，脾气绝矣，何能收救？

一妇人患症同前，医作肺痈治，而用百合煎汤煮粥食，反剧。汪诊，其脉细弱而缓。缓则可治。治以参、芪甘温等剂，不数服而愈。此由治之早也。

一人年十九，面白质弱，因劳思梦遗，遂吐血碗许，自是微咳倦弱，后身忽大热出疹，疹愈，郁热发疹，故愈，阴囊痒甚，搓擦水流。敷以壁土，囊肿如盏大，遂去土，以五倍涂少蜜，炙为末，敷之，遂愈。因感风寒，其嗽尤甚，继以左右胁痛。汪诊脉，虚而数。见其畏风寒，呕恶倦动，粪溏气促，曰：此水极似火也。夫心属火而藏神，肾属水而藏志，二经俱属少阴而上下相通。今劳思则神不宁而梦，志不宁而遗，遗则水不升而心火独亢也。肝属木

而藏血，其象震，震为雷，心火既亢，则同类相应，引动龙雷之火，载血而越出于上窍矣；肝脉环绕阴器，亦因火扰而痛痒肿胀也；火胜金，故肺经虚而干咳，皮毛为之合，亦为火郁而发疹；大肠为之腑，故亦传导失宜而粪溏；然金虚不能平木，故木火愈旺而凌脾，脾虚则呕恶而食减；经曰：壮火食气，脾肺之气为壮火所食，故倦于动作而易感风寒也。经言：两胁者阴阳往来之道路也，为火阻碍，则气不利而痛矣。然火有虚有实，有似火而实非火，故经言有者求之，无者求之，虚者责之，实者责之，此治火之大法也。前症之火皆虚，非水湿之可折伏，惟甘温之剂可以祛除。譬之龙雷之火，日出则自潜伏矣。若用苦寒降火，正如雨骤雷烈而火愈炽矣。世医治火，不惟不求之有无虚实，专泥咳嗽吐血皆属阴虚，误服参芪不救之语，概用滋阴等剂。况此服滋阴已百余帖，而病反增剧，岂可仍以阴虚治之耶？且经言形寒饮冷则伤肺，又谓脾胃喜温而恶寒。今用甘温健其脾，则肺金不虚而咳嗽气促自愈，肝木有制而胁痛吐血自除，虚妄之火亦自熄矣。遂以参、芪各四钱，神曲、山楂各七分，白术、麦冬、贝母各一钱，甘草五分炒，干姜四分配黑姜妙，煎服，十余帖脉数减，嗽少除，精神稍健。但后又适新婚，不免耗损真阴，将何以制其虚妄之火耶？盖咳属肺金，数脉属火，咳而脉数，火克金也。冬月水旺而见数脉，亦违时也。大凡病见数脉，多难治疗，病久脉数，尤非所宜，故为之深虑耳。论弱症之案，未有如此篇精切，详明者当熟读而纲领之，临症自有得心应手之快。

薛己治大参李北泉，时吐痰涎，内热作渴，肢体倦怠，劳而足热。用清气化痰，益甚。薛曰：此肾水泛而为痰，法当补肾。不信，更进滚痰丸一服，吐泻不止，饮食不入，头晕眼闭，始信薛言。用六君子汤数剂，胃气渐复。却用六味丸，月余诸症悉愈。

地官李北川每劳咳嗽，薛用补中益气汤即愈。一日复作，自用参苏饮，益甚，更服人参败毒散，项强口噤，腰背反张。薛曰：此误汗亡津液而变痉矣。仍以前汤加附子一钱，四剂

而愈。

司厅陈国华素阴虚，患咳嗽，以自知医，用发表化痰之药，不应，用清热化痰等药，症愈甚。薛曰：此脾肺虚也。不信，用牛黄清心丸，更加胸腹作胀，饮食少思，足三阴虚症悉见。朝用六君加桔梗、升麻、麦冬、五味，补脾土以生肺金，夕用八味丸，补命门火以生脾土，诸症悉愈。经云：不能治其虚，安问其余？此脾土虚不能生肺金而金病，复用前药而反泻其火，吾不得而知也。

中书鲍希伏素阴虚，患咳嗽，服清气化痰丸及二陈、芩、连之类，痰益甚，更用四物、黄柏、知母、元参之类，腹胀咽哑。右关脉浮弦，左尺脉洪大。薛曰：脾土既不能生肺金，阴火又从而克之，当滋化源。朝用补中益气加山萸、麦冬、五味，夕用六味丸加五味，三月余，喜其慎疾，得愈。

武选汪用之，饮食起居失宜，咳嗽吐痰，用化痰发散之药，时仲夏，脉洪数而无力，脉数不时，则生恶疮。关内逢芤，则内痈作。胸满面赤，吐痰腥臭，汗出不止。薛曰：水泛为痰之证，而用前剂，是谓重亡津液，得非肺痈乎？不信，仍服前药，翌日果吐脓，脉数，左三右寸为甚，始信。用桔梗汤一剂，脓数顿止，再剂全止。面色顿白，仍以忧惶。薛曰：此症面白脉涩，不治自愈。白，肺色也；涩，肺脉也。色脉得令，故愈。又用前药一剂，佐以六味丸治之而愈。

儒者张克明咳嗽，用二陈、芩、连、枳壳，胸满气喘，侵晨吐痰，加苏子、杏仁、口出痰涎，口干作渴。薛曰：侵晨吐痰，脾虚不能消化饮食；胸满气喘，脾虚不能生肺金；涎沫自出，脾虚不能收摄；口干作渴，脾虚不能生津液。遂用六君加炮姜、肉果温补脾胃，更用八味丸以补土母而愈。

上舍史瞻之，每至春咳嗽，用参苏饮加芩、连、桑、杏，乃愈。一日复发，用前药，益甚，加喉喑少阴之脉循喉咙。就治，左尺洪数而无力。薛曰：此肾经阴火，刑克肺金，当滋化源。遂以六味丸料加麦冬、五味炒、山栀及补中益

气汤而愈。

一男子夏月咳嗽吐痰，用胃火药，不应。薛以为火乘肺金，用麦门冬汤而愈。后因劳役复嗽，用补中益气加桔梗、山栀、片芩、麦冬、五味而愈。但口干体倦，小便赤涩，日用生脉散而愈。

韩飞霞旅寓北方，夏秋久雨，天行咳嗽头痛，用益元散，葱姜汤调服，应手取效，日发数十斤。此盖甲己土运湿令，痰壅肺气上窍，但泻膀胱下窍而已，不在咳嗽例也。

江篁南治一少年，患咳嗽潮热。诊之，曰：病得之好内。饮以四物减芎，加麦冬、紫菀、阿胶、地骨皮，嗽热良已。既而不谨复作，他医以寒凉之剂投之，胸痞满，食减下泄。江以甘温助其中气，病旋已。所以知病得之好内者，切其脉尺而驶，真阴损，热内生也。后缓而弱，脾重伤于苦寒也。

江应宿奉叔父方伯之滇南，抵任月余，叔父患痰嗽气喘，不能伏枕，腰痛，大便秘，小溲淋沥，胸膈痞闷，呕吐清水。召官医十余曹治之，罔效。素有痰火哮喘病，每遇天寒或饮食起居失宜即举发，动经旬余，不药亦愈。本欲不服药，则痞闷、二便胀急难当，命宿诊之。六脉缓弱无力，右为甚。缓为脾脉，虚而协湿，故宜利小便而投四苓、二陈。即告之曰：叔父非往昔痰火，此属内伤。盖因科场选士，劳倦伤脾，兼以长途，雨露受湿，湿伤脾，脾气虚则肺金失养，清浊相干，阴阳反作。经曰：浊气在上，则生䐜胀，故痞满而呕清水。宜分利阴阳，不得专执升清之说。渗湿利水。因喘而痞，宜利小便。进四苓散加陈皮、半夏、竹茹，一剂而大小便通利，呕水亦止，是夜伏枕安卧。次早，换六君子加当归、阿胶、牛膝、麦冬、五味，诸症悉除。但觉倦怠，时吐稠浊痰一二口，痰滞肺上窍，宜泻下窍膀胱。再单用六君，倍加参、术，少佐贝母、升麻、麦冬、五味，补脾土调理。叔父笑曰：汝十年之后当以医显，吾几违首邱之愿。遂上疏弃官而归，途中日进前药一服，共服三斤余，抵家平复如初。

喘

【瑓按】《素问》云：肺病者喘咳逆气，肾病者喘咳。盖肺肾为子母之脏，又肺主出气，肾主纳气也。

洪迈曰：予淳熙丁未四月有痰疾，因晚对，上宣谕，使以胡桃肉三颗，生姜三片，临卧时服之，毕则饮汤三两呷，又再嚼桃、姜如前数，且饮汤，勿行动，即就枕。既还玉堂，如恩指敬服，旦而嗽止，痰不复作。辑之事亦类此云。《已志》

信州老兵女三岁，因食盐虾过多，躯喘之疾，乳食不进，贫无可召医治。一道人过门，见病女喘不止，教使取甜瓜蒂七枚，研为粗末，用冷水半茶盏许调，澄取清汁，呷一小呷。如其言，才饮竟即吐痰涎若胶粘状，胸次既宽，躯喘亦定。少日再作，又服之，随手愈。凡三进药，病根如扫。此药味极苦，难吞咽，谓之曰甜瓜蒂苦，诚然。《类编》

罗谦甫治一贵妇，年逾五十，身体肥盛，当八月中，霖雨时行，外伤湿。因过饮酒及潼乳，内伤湿。腹胀喘满，声闻舍外，其症重极。不得安卧，大小便涩滞。气壅于上。气口脉大两倍于人迎，关脉沉缓而有力，湿甚。罗思霖雨之湿，饮食之热，湿热太盛，上攻于肺，神气躁乱，故为喘满。邪气盛则实，实者宜下之。为制平气散，加白牵牛二两，半生半熟，青皮三钱，槟榔三钱，陈皮五钱，大黄七钱。利大便而小便亦通。《内经》曰：肺苦气上逆，急食苦以泄之。故以白牵牛苦寒泻气分湿热，上攻喘满，故以为君；陈皮苦温，体轻浮，理肺气，青皮苦辛平，散肺中滞气，为臣；槟榔辛温，性沉重，下痰降气，大黄苦寒，荡涤满实，故以为使。使亦有重于臣耶？再商之。为细末，每服三钱，煎生姜汤调下无时，一服减半，再服喘愈。仍有胸膈不利，烦热口干，时时咳嗽，再与加减泻白散，以桑白皮一两，地骨皮、知母、陈皮、青皮、桔梗各五钱，黄芩、炙甘草各三钱，剉如麻豆大，每服五钱，水煎服，数剂良愈。华佗有云：盛则为喘，减则为枯。

《活人书》云：发喘者，气有余也。盛而为喘者，非肺气盛也。喘为气有余者，亦非肺气有余也。气盛当认作气虚，有余当认作不足。肺气果盛，又为有余，当清肃下行而不喘，以其火入于肺，衰与不足而为喘焉。故言盛者，非肺气盛也，言肺中之火盛也；言有余者，非言肺气有余也，言肺中之火有余也。故泻肺以苦寒之剂，非泻肺也，泻肺中之火，实补肺也。用者不可不知。

一人六旬余，素有喘症，或唾血痰，平居时则不喘，稍行动则气喘促。今人此症颇多。急以黄柏知母滋肾丸空心服七八十丸，其症大减。此坎离丸，能泄冲脉之火者，故如此效也。

洪辑居溧阳西寺，事观音甚谨。幼子佛护三岁，病痰喘，医不能治，凡五昼夜不乳食，五昼夜不乳，虚可知也。症危，辑忧惶，祷于观音。至中夜，妻梦一妇人自后门入，告曰：何不服人参胡桃汤？觉而语辑，辑洒然悟曰：是儿必活，此盖大士垂救尔。急取新罗人参寸许，胡桃一枚，不暇剥治，煎成汤，灌儿一蚬壳许，喘即定，再进，遂得醒。明日以汤剥去胡桃皮，取净肉入药与服，喘复作。乃只如昨夕法治之，信宿而瘳。此药不载方书，盖人参定喘，而带皮胡桃则敛肺也。

丹溪治一人，贫劳，秋深浑身热，手足疼如煅，昼轻夜重。服风药愈痛，气药不效。脉涩而数，涩为少血，为瘀，数则为热。右甚于左，饮食如常，形瘦，盖大痛而瘦，非病也。用苍术、酒黄柏各一钱半，生附一片，生甘草三分，麻黄五分，研桃仁九个，煎，入姜汁令辣，热服。一起仍用温散，湿热非温散不行故耳。四帖去附子，加牛膝一钱，八帖后气喘痛略减。意其血虚，因多服麻黄，阳虚被发动而上奔，当补血镇坠，以酸收之，以四物倍川芎、芍药，加人参二钱，五味十二粒，与二帖，喘定。三日后脉减大半，涩如旧，仍痛，以四物加牛膝、参、术、桃仁、陈皮、甘草、槟榔、生姜，五十帖而安。后因负重复痛，食少，前药加黄芪三分，二帖而愈。

一人五七月间喘不得卧，主于肺，麻黄、石膏各二钱，柴胡、桑白皮各一钱，甘草五分，黄芩一钱半，服之，一汗而愈。后以五味、甘草、桑白皮、人参、黄芩遂安。

一人痰多喘嗽，用白术、半夏、香附、苍术各一两，黄芩、杏仁各半两，姜汁糊丸服。

一妇人六十八岁，恶寒发热，自四月来久病得痰嗽，眠卧不得，食少，心膈痛，口干，其嗽五更烦甚。以白术三钱，芍药二钱半，炒枳壳、麻黄各二钱，片芩一钱半，桔梗、苏梗叶各一钱，木通五分，炙甘草些少，五味二十粒，入竹沥。

一人日病喘不得卧，肺脉沉而涩，此外有风凉湿气遏内，热不得舒。以黄芩、陈皮、木通各钱半，麻黄、苏叶、桂枝各一钱，黄连、干生姜各五分姜连并用炒，甘草些少。

一人体虚感寒，发喘难卧。以苍术、白术、麻黄、防风、炒片芩各五分，半夏、枳壳各一钱，桂枝、木通、炙甘草各三分，姜二片同煎，研杏仁五枚。此方半夏为君，兼解表三方，前一方为热多而设，后一方为寒多而设也。

浦江吴辉妻孕时足肿，七月初旬，产后二日洗浴，即气喘，但坐不得卧者五个月，产后元虚气喘，岂能至五月耶？恶寒，得暖稍宽，两关脉动，尺寸皆虚无，百药不效。朱以牡丹皮、桃仁、桂枝、茯苓、干姜、枳实、厚朴、桑皮、紫苏、五味、瓜蒌实煎汤服之，一服即宽，二三服得卧，其病如失。盖作污血感寒治之也。

滑伯仁治一人，肺气焦满。病得之多欲善饮，且殚营虑，中积痰涎，外受风邪，发则喘喝，痰咳不自安。为制清肺泄满降火润燥苦辛之剂，遂安。

沈宗常治庐陵人，胀而喘，三日食不下咽矣。视脉无他，问何食饮，对以近食羊脂。沈曰：得之矣。脂冷则凝，温熨之所及也。温之，得利而愈。

天台李翰林，有莫生患喘疾求医。李云：莫生病日久，我当治之。乃取青橘皮一片展开，入江子江子即巴豆也一个，以麻线系定，火上烧烟尽存性，为末，生姜汁、酒一钟呷服之，到口便定。实神方也。

程明佑治张丙，患中满气喘，众医投分心气饮、舟车丸，喘益甚。一医曰：过在气虚。以参、芪补之，喘急频死。程诊之曰：病得痰滞经络脏腑，否寒生膜胀。投滚痰丸，初服腹雷鸣，再服下如鸡卵者五六枚，三服喘定气平，继以参苓平胃散出入，三十日复故。所以知丙得之痰滞经络者，切其脉沉而滑，痰候也。

虞恒德治一羽士，年五十余，素有喘病，九月间得发热恶寒证，喘甚，脉洪盛而似实。此洪盛脉恐为凉药所激而然。一医作伤寒治，而用小柴胡汤加枳壳、陈皮等药，六日后欲行大承气。一医曰：此伤食也。宜用枳实导滞丸。争论不决。虞视之，二医皆曰：脉实气盛当泻。虞曰：此火盛之脉，非真实也。观其短气不足以息，当作虚治。《金匮》云：病人无寒热而短气不足以息者，实也。此以虚治，当以意逆，不可徒执古人之法也。何以故？正亦因有寒热也。而用补中益气汤加麦冬、五味，入附子三分，煎服，二帖脉收敛，四帖而病减轻，六帖痊安。

汪古朴治一妇，形肥而长，面色紫淡，产后病喘不能卧，消谷善饥，汗出如洗。娄全善云：产后喘极危，多死也，而况汗出如洗乎？其得生处全在消谷善饥。汪诊视，曰：此阴虚阳亢，当合东垣、丹溪两法治之。遂以升阳滋阴之剂，旬余而愈。

汪石山治一人，体肥色白，年近六十，痰喘声如曳锯，夜不能卧。汪诊之，脉浮洪，六七至中或有一结。曰：喘病脉洪，可治也。脉结者，痰碍经隧耳，宜用生脉汤加竹沥服之。至十余帖，稍定。患者嫌迟，更医，服三拗汤，犹以为迟，益以五拗汤，危矣。于是复以前方，服至三四十帖，病果如失。

一人年逾六十，病气喘。汪诊之，脉皆萦萦如蛛丝，曰：病不出是夜矣。果如期而逝。

一中年男子久喘，每发时不食数日，声撼四邻，百治不效。脉寸沉伏，关滑。遂于未发时用人参、白术、当归、地黄姜汁制之、瓜蒌实、陈皮、茯苓、黄芩、黄连，干姜些少，煎汤，下青礞石丸，将发时先用神效沉香丸下之，次于前药中加杏仁、枳实、苏叶，倍瓜蒌实，煎服，一月后症减十分之八。后遂守此方，渐安。后凡治数人，以此法加减之，皆效。

一妇人年五十余，素有嗽病，忽一日大喘，痰出如泉，身汗如油，脉浮而洪，全似命绝之状。令速用麦冬四钱，人参二钱，五味钱半，煎服，一帖喘定汗止，三帖后痰亦渐步。再于前方加瓜蒌实钱半，白术、当归、芍药、黄芩各一钱半，服二十余帖而安。此生脉散之功也。

平江沈伯宁家丰，好内厚味，每年到四九月内必发气喘，抬肩吐痰，脉沉涩而细数，请医用平肺之药，数年不愈，如此者六七年。用人参生地黄膏，和当归、牛膝、肉苁蓉、枸杞子、五味、知母、黄柏、天麦二冬、元参，末，丸如梧子大，每空心吞百丸，以救肾虚；又用阿魏、黄连、山楂、沉香、牛黄、辰砂、胆星、陈皮、神曲，糊丸梧子大，临卧姜汤送三四十丸，以治厚味。服讫，复用琼玉膏，二剂而安。

江汝洁治一老妇，病虚弱气喘，左身半自头面以下至足发热自汗，单衣被不能耐，右身半自头面以下至足厚衣被不能温，如此三年矣，医药不效。江诊，其六脉举之俱微而略弦，按之略洪而无力，二关脉略胜于二寸。经曰：微则为虚，又曰诸弦为饮，又曰洪为阳为热，又曰无力为虚。据此则知风邪入脾，表里阴阳气血俱虚之候作也。经曰：治病必求其本。今受风邪，乃木来侵土，又风自太阳而入脾，先当于太阳疏泄以固表，次当养脾而祛木，俾脾无贼邪之患，则血气渐盛，而左热右寒之疾可除也。以石膏、款花蕊各三钱，官桂、甘草半之，研为细末，以管吸入喉中，浓茶送下三四分，嗽喘即止。次日用滋补之剂，白术二钱半，白芍、香附各一钱半，黄芪、陈皮各一钱，甘草三分，水煎服。后除芍药，加人参三钱，数服而愈。

江应宿治朱万里子，年十七岁，因服砒毒，杂进解毒药，并多服泥水，大吐后发喘，抬肩耸体，手足爪甲黑色，气不相续，频死复苏，饮食难进，六昼夜不得眠。时六月中旬，邀宿诊视，脉促而面赤。曰：胃火冲逆。用葱煮麻黄五圣汤，一匕而愈。所谓火郁发之也。

 疟

【琇按】经曰：夏伤于暑，秋必痎疟。然必因风湿之邪而发。

罗谦甫治一人，年逾四十，七月间劳役过饮，午后发热而渴，冰水不能解，早晨稍轻，服药不效。罗诊，其脉弦数。《金匮》云：疟脉自弦，弦数多热。《疟论》曰：瘅疟脉数。素有热气盛于身，厥逆上冲，中气实而不外泄，因有所用力，腠理开，风寒舍于皮肤之内、分肉之间而发，发则阳气盛而不衰，则病矣。其气不及于寒，故但热不寒者。邪气内藏于里，而外舍于分肉之间，令人消铄肌肉，故名曰瘅疟。《月令》云：孟秋行夏令，民多瘅疟。动而得之，名曰中暍，以白虎汤加栀子治之。其人远行劳役，暑气有伤，酒热相搏，午后时助，故大热而渴，如在甑中。先以柴胡饮子一两下之，后以白虎加栀子汤，每服一两，数服而愈。

滑伯仁治一人，病疟瘠损，饘粥难下咽六十余日，殆甚。脉数，两关尤弦，疾久体瘠而神完。曰：是积热居脾，且滞于饮食，法当下。药再进，疾去其半。复投甘露饮、柴胡、白虎等剂，浃旬而愈。

一妇人疟，寒热涌呕，中满而痛。下利不食，年五十余，殊困顿，医药不效。伯仁诊，其脉沉而迟。曰：是积暑与食伏痰在中，当下之。疟表利里并发，论正治则先表，后重甚则攻里。今以沉迟之脉断为积暑与食伏痰，非明眼不能，亦治法之变。或曰：人疲倦若是，且下利不食，乌可下？方拟进参、附。或曰云云，世医俱是如此，且引《医贯》为证。滑曰：脉虽沉迟，按之有力，虽利而后重下迫，不下则积不能去，病必不已。乃以消滞丸药，微得通利，即少快。明日即加数服之，宿积肠垢尽去，向午即思食。旋以姜、橘、参、苓淡渗和平饮子调之，旬余乃复。

毛崇甫事母叶夫人极孝，母年六十余，病痁旬余，忧甚，每夕祷于北辰，拜且泣。妹立母旁，恍惚闻有告曰：何不服五苓散？持一帖付之，启视皆红色。妹曰：寻常此药，不如是，安可服？俄若梦觉，以语兄。两医云：此病盖蕴热所致，当加朱砂于五苓散中，以应神言。才服罢，痁不复作。

有宗室以恩舔差，通判常州，郡守不甚加礼，遂苦痁疾，久而弗愈。族人士蓬为钤辖，素善医，往问。正话间痁作而颠，撼掖不醒，尽室骇惧。蓬云：无伤也。是心中抑郁，阴阳交战，至于损厥，正四将军饮子证也。先令灼艾，灸至四百壮，了无苏意。于是急制药，以一附子火炮，去皮脐，四分之二，诃子四个，炮，去核，陈皮四个，全者，洗净，不去白，甘草四两，炙，各自切碎，为四服，水二盏，姜枣各七，煎去五之三，持饮病者，初一杯，灌之不纳，至再，稍若吞咽，三则倏起坐，四服尽，顿愈，更不复作。一时救急如此，此病痁临发日逐杯并服，无不神效。《类编》

丹溪治一贵人，年近六十，形壮色苍味厚，春得痎疟，用劫药，屡止屡作。绵延至冬，来求治，知其痰少，惟胃气未完，天寒欠汗，非补不可。以一味白术末之，粥丸，空腹热汤下二百丸，尽二斤，大汗而愈。如此者多，但略有加减耳。

一人形色俱实，患痎疟而且痢，自恃强健能食，但苦汗出。朱曰：疟，非汗不愈，可虑能食耳。此非痢也，胃热善消，脾病不化食，积与病势甚矣。宜谨节以养胃气，省出入以避风寒，俟汗出透而安。不从所言，寻卒。

一妇病疟，三日一发，食少，经不行已三月，脉无。时冬寒，议作虚寒治，以四物汤加附、茱萸、神曲，丸服。疑误，再诊，见其梳洗言动如常，知果误也。三阴疟亦有实者，《医贯》之论不可拘也。经不行，非无血，为痰碍；脉无，非血气衰，乃积痰生热，结伏其脉而不见耳。当作湿热治。与三花神佑丸，旬日后食进脉出，带微弦。朱谓胃气既全，不用药，疟当自愈而经行也。令其淡滋味，果应。

一少妇身小味厚，痎疟月余，间日发于申酉，间日疟疾。头痛身热，口干寒多，喜饮极热辣汤，脉伏，面色惨晦。作实热痰治之，脉伏，喜热汤，无不作虚寒治，此案治法可法。以十枣汤为末，粥丸黍米大，服十粒，津咽，日三次，令淡饮食，半月后大汗而愈。

一人性急，好酒色味厚，适多忧怒，患久疟，忽一日大发热，大便所下臭积，大孔极陷下。此大虚也，脉弦大而浮。发热臭积，脉弦大浮，皆实也。而作极虚治，真妙不可言。须看浮字。久疟之后，又无新客感，而大发热，非虚何为？遂以瓦磨如钱圆，烧红，投童便中，急取起令干，以纸裹于痛处，恐外寒乘虚而入也。以参、归、陈皮煎汤服，淡味半月而安。

一妇久痢，因哭子变疟。医与四兽饮之类，一日五六作，汗如雨不止，凡两月。朱诊之，脉微数，食少疲甚。盖痢后无阴，悲哀伤气，又进湿热之药，助起旺火，正气愈虚，汗既大出，无邪可治，阴虚阳散，死在旦夕，岂小剂之所能补？遂用参、术各二两，白芍一两，黄芪半两，炙甘草二钱，作大服，浓煎一钟，日服三四次，两日寒热止而愈。

一壮男子因劳役发嗽，得痎疟，又服发散药，三发后变为发热，舌短，语言不正，痰吼有声，脉洪数似滑。洪数似滑之脉，兼之发热，似乎表里未清，而用独参汤，须看他服发散药之后之变症耳。先用独参汤加竹沥二蛤壳，后吐胶痰三块，舌本正而言可辨，症未退。后用人参黄芪汤，服半月，诸症皆退。粥食调养二月，方能起立而愈。

一老人疟嗽半年，两尺脉数而有力，色稍枯。盖服四兽饮等剂，中焦湿热下流，伏结于肾，以致肾火上连于肺，疟嗽俱作。参、术、苓、连、升麻、柴胡调中，一二日与黄柏丸，作虚而协热治。两日夜梦交通而不泄。此肾热欲解，故从前阴精窍而走散，无忧也。次日疟嗽皆止。

一富家子年壮病疟。自卯足寒，至酉分方热，至寅初乃休，一日一夜止苏一时。因思必为接内感寒所致，问，云：九月暴寒，夜半有盗，急起，不著中衣，当时足冷，十日后疟作。盖足阳明与冲脉合宗筋，会于气街，入房太甚，则足阳明与冲脉之气皆夺于所用，其寒乘虚而入，舍于二经，二经过胫，会足跗上，于是二经之阳气益损，不能渗荣其经络，故病作，卒不得休。因用参、术大补，附子行经，加散寒以取汗，数日不汗，病如前。因思足跗道远，药力难及，再以苍术、川芎、桃枝煎汤，盛以高桶，扶坐，浸足至膝，外治取汗法，亦佳。食顷，以前所服药饮之，汗出通身而愈。

一人年三十余，久疟虚甚，盗汗得嗽，嗽来便热，夜甚。以甘草些少，白术二钱半，防风一钱，人参、黄芪、黄连各五分，干姜二分，数服而愈。

二妇人同病疟，一者面光泽，乃湿在气分，非汗不解，两发汗出而愈。一者面赤黑色，乃暑伤血分，疟赤黑面色为暑。用四物加辛苦寒之剂，二日发唇疮而愈。临病处治，其可执一乎？

虞恒德治二男子，年皆逾四十五，各得痎疟三年矣，俱发于寅申巳亥日，一人昼发于巳而退于申，一人夜发于亥而退于寅。虞曰：昼发者，乃阴中之阳病，宜补气解表。与小柴胡汤，倍加柴胡、人参，加白术、川芎、葛根、陈皮、青皮、苍术。夜发者，为阴中之阴病，宜补血疏肝。用小柴胡合四物，加青皮，各与十帖，教其加姜、枣煎，于未发前二时服，每日一帖，服至八帖，同日得大汗而愈。

胡仲礼者，真州人也。国初以医名，能精其术，遂大闻于时，尤妙太素脉。有病疟者，久莫能止，求视其脉。曰：此疟母也，须百剂方愈。病者归，服药至半，意惮之，中止而病未瘳。他日以问医孙姓者，脉之，曰：此须五十剂乃可。如言而病已。盖孙其婿，即传业于仲礼者。其精如此。

孙琳治张知阁，久病疟，遇热作时如火，年余骨立。医以为虚，投之茸、附，热愈甚，招孙诊视，投小柴胡汤三帖，服之热减十九，又一服脱然。孙曰：是名劳疟，热从髓出，又加刚剂，剥损气血，安得不瘦？盖热不一，有去皮肤中热者，有去脏腑中热者。若髓热，非柴胡不可。北方银州柴胡只须一服，南方力减，故三服乃效。今却可进滋补药矣。

薛己治一妇人，久疟，形体怯弱，内热晡热，自汗盗汗，饮食少思，月事不行。服通经丸，虚症悉具。此因虚而致疟，因疟而致经闭。用补中益气汤及六味丸各百余剂，疟愈而经行矣。

一妇人久疟，疟作则经不行，形虚脉大，头痛懒食，大便泄泻，小便淋漓，口干唇裂，内热腹膨。皆元气下陷，相火合病。壮火食气。用补中益气汤治之，寻愈。惟不时头痛，乃加蔓荆子而痛止，又兼用六味丸而经行。

一妇人疟久，兼之带下，发后口干倦甚。薛用七味白术散加麦冬、五味，作大剂，与之恣饮，再发稍可。乃用补中益气加茯苓、半夏，十余剂而愈。凡截疟，薛常以参、术各一两，生姜四两煨熟，煎服，即愈。或以大剂补中益气加煨姜，其功尤捷。

一产妇患疟，发热作渴，胸膈胀满，遍身作痛，三日不食，咽酸嗳气。此是饮食所伤，脾胃不能消化。用六君加神曲、山楂，四剂而不作酸。乃去神曲、山楂，又数剂而饮食进。其大便不通，至三十五日，计饮食七十余碗，腹始闷，令用猪胆汁导而通之，其粪且甚燥。

【琇按】得非燥药过剂耶？妇人令用导法，颇不雅。润以下之，颇为简易。

一产妇患疟，久不愈，百病蜂起，其脉或洪大，或微细，或弦紧，或沉伏，难以名状。用六君子加炮姜，二十余剂脉症稍得。又用参、术煎膏，佐以归脾汤，百余剂而瘥。

冬官朱省庵，停食感寒而患疟。自用清脾、截疟二药，食后腹胀，时或作痛。服二陈、黄连、枳实之类，小腹重坠，腿足浮肿。加白术、山楂，吐食未化。薛曰：食后胀痛，乃脾虚不能克化也；小腹重坠，乃脾虚不能升举也；腿足浮肿，乃脾虚不能运行也；吐食不消，乃脾胃虚寒无火也。治以补中益气，加吴茱萸、炮姜、木香、肉桂，一剂诸症顿退，饮食顿加，不数剂而痊。

一儒者秋患寒热，至春未愈，久病属虚，胸痞腹胀。用人参二两，生姜二两煨热，煎服，寒热即止。更以调中益气加半夏、茯苓、炮姜，数剂元气顿复。后任县尹，每饮食劳倦疾作，服前药即愈。

一上舍每至夏秋，非停食作泻，必疟痢霍乱，遇劳吐痰，头眩体倦，发热恶寒。用四物、二陈、芩、连、枳实、山栀之类，患疟。服止截之药，前症益甚，时或遍身如芒刺然。时身如芒刺，虚而协湿，以茯苓、半夏以渗之。薛以补中益气加茯苓、半夏，纳参、芪各三钱，归、术各二钱，十余剂少愈。若间断其药，诸病仍至。连服三十余剂，痊愈。又服还少丹半载，形体充实。

汪石山治老人，年近七旬，形色苍白，劳倦病疟。疟止，胸膈痞闷，恶心痰多，不思饮食，懒倦口苦，头痛，夜梦纷纭，两腿时疮。脉皆浮濡无力，且过于缓。医书云：脉缓无力者，气虚也。又云：劳则气耗。又云：劳倦伤脾。脾伤，不能运化精微以养心，故心神为之不宁。宜仿归脾汤例治之。人参二钱，麦冬、白术各一钱，归身、酸枣仁、茯神各八分，黄芩、陈皮各六分，枳实、甘草各五分，川芎七分，煎服，二帖夜卧颇安。但觉后欲吐，或则吞酸吐痰，减去枳实，加山楂七分，吴茱萸二分，服之，仍用参、术、归、芎、山栀、山楂丸服而愈。

**【博按】** 此案原刻谬误。

一人年逾四十，形瘦，色紫淡，素劳伤脾。令常服参苓原刻误芪白术散，获安。住药一年，复劳，饮冷酒不爽，是夜头又被湿，遂致身冷不安，早起面目俱黄。医用零筋草根，酒煎服之，吐泻大作，又加姜煎，则心热膈壅，不进饮食，大便秘结，疟作，胸膈痞塞，粥饮不入，食汤则嗳气，呕逆吐涎，意向甚恶。汪诊，左脉浮涩原刻濡无力，肝脉颇弦，右肺部濡散，脾部浮微，二部脉皆似有似无，或呼吸相引，又觉应指。曰：此脾虚之极也。初因劳热饮冷，头又被湿，内热因郁，故发为黄。若用搐药以泄上焦湿热，则黄自退。乃用草药酒煎，湿热虽行而脾气存也几希。且勿治疟，当补脾为急。用人参五钱，橘红一钱，时时煎汤呷之，令其旦暮食粥，以养胃气。彼如所言，旬余乃愈。

一人年逾四十，不肥不瘦。形色苍白，季秋久疟。医用丹剂一丸止之，呕吐不休，粒米不入，大便或泻，面赤妄语，身热。汪诊，脉皆浮而欲绝。仲景云：阳病得阴脉者死。今面赤身热妄语，其证属阳，而脉微欲绝，则阴脉矣，此一危也；经曰：得谷者昌，失谷者亡。今粒米不入，此二危也；又曰泄而热不去者死，今数泄泻，而面赤身热不除，此三危也。以理论之，法在不治。古人云：治而不愈者有矣，未有不治而愈者也。令用人参五钱，白术二钱，炒米原刻御米一钱，橘红原刻陈皮八分，煎服，至四帖始渐有生意。

一人年近三十，形瘦淡紫，八月间病疟。汪诊之，左脉颇和而驶，右脉弱而无力。令用清暑益气汤加减服之，觉胸膈痞闷。遂畏人参，更医，作疟治，而疟或进或退，服截药，病稍增。延至十月，复请汪诊。脉皆浮小而濡带数，右手则尤近不足。曰：正气久虚，邪留不出，疟尚不止也。宜用十全大补汤减桂，加茯苓，倍参。服之，渐愈。

一人逾三十，形瘦色苍，八月间病疟。或用截药，或用符水，延缠不愈。胸膈痞满，饮食少进，大肠痔血，小便短赤，疟发于夜，寒少热多，自汗。汪诊，左脉濡小而缓，右脉濡弱无力。曰：此久疟伤脾也。用人参二钱，白术、归身、茯苓各一钱，芍药八分，黄芩七分，枳实五分，陈皮六分，甘草四分，煎服。后因痔血未止，吞槐角丸而血愈多，仍服前方而血减矣。

一妇面色淡紫，年逾四十，九月病疟，夜发渴多汗，呕吐，粒食不进数日。汪诊，脉皆浮濡而缓，按之无力。遂用人参五钱。橘红八分，甘草七分，白术一钱，煎服，十余帖疟止食进，渐有生意。但大便二十日不通，再诊，右脉浮小无力，左脉沉弱无力，前方加归身一钱，大麻仁钱半，如旧煎服，病除。

一妇年逾三十，瘦长淡紫，六月产，八月疟，疟止，胸膈痞闷，才劳喘咳血，身热脚冷。汪诊，左脉濡缓原本误弱，右肺部颇洪，关尺二部亦弱。以生地黄、白芍、麦门冬、白术各一钱，阿胶、归身、牡丹皮各七分，人参八分，陈皮五分，煎服一帖，再令热服，泻止膈快。但盗汗而脚软，前方加黄芪钱半，黄柏七分，依前煎服，愈。

一人年三十，形色苍白，因劳感热，九月尽病疟，头痛口渴，呕吐，胸膈痞塞，不进饮食，自汗倦怠，热多寒少。医用截药，病增，饮水即吐。汪诊，脉皆浮大而濡，颇弦。曰：此劳倦伤脾，热伤气之疟也。令用人参三钱，黄芪钱半，白术、麦冬各一钱，枳实五分，山楂七分，归身、黄柏、知母各七分，干姜、甘草各三分，石翁用药，妙在佐使得宜，后学须仿此例。煎服，三帖病减。复劳病作，前方人参加作四钱，服之而安。

一人年三十九，久疟。医用补中益气汤，或止或作，延及半年。因解发结，劳伤咳嗽，医以前方加半夏、五味，遂致喉痛声哑，夜不能寝。请汪视之。右脉浮濡，左脉小弱。曰：经云阴火之动发为喉痹是也。此必色欲不谨，久服参、芪，徒增肺中伏火耳。令以甘桔汤加鼠粘子、蜜炙黄柏，煎服，二帖喉痛除而声出。继服保和汤，五帖而安。

一人年三十余。形瘦淡紫，素劳久疟，三日一发于夜三阴疟，呕吐，热多寒少，不进饮食，小便频数，气喘咳嗽，日夜打坐，不能伏枕，几月矣，头身骨节皆痛。数月不能伏枕，虚也。然真正虚脱，不能待几月之喘嗽，而况兼症有头身骨节痛耶？此为虚中有实。医作疟治，病甚，众皆危之。脉皆浮虚缓弱而不甚大。若脉洪大，当作极虚治。汪以参、术加陈皮、黄柏、枳实、知母、麦冬、北五味，煎服，三帖病退。越二日复病，令用四物加童便服之，则嗽除喘止，始能就卧。再用八物汤除茯苓，加枳实、香附，又用枳术丸加人参、砂仁、归身、黄芩吞服调理，热来常服童便，半年而安。加减法妙。

一妇形色脆白，年五十余，忧劳，六月背疮。艾灸百余壮，疮散病疟，身热自汗，口渴头晕，呕吐泄泻，不进饮食，寒少热多。自用清暑益气汤，病甚。汪诊，左脉浮微，似有似无，右脉浮小，按之不足。曰：病虽属疟，当作虚治。依方而用清暑益气汤，固与病宜，但邪重剂轻，病不去耳。令以参、术加作五钱，芪三钱，茯苓一钱，陈皮七分，甘草五分，煎服，病退。

一人因冒风病疟，热多寒少，头痛倦怠，食少自汗，已服参苏饮一帖。汪诊之，脉皆浮虚近驶。曰：此虚疟也，非参苏饮所宜。以参、芪、归、术等药煎服，五六帖而愈。且谕之曰：元气素虚，不宜发散。凡遇一切外感，必须以补元气为主，少加发散之药以佐之，庶为允当。

一妇常患咳嗽，加以疟疾，因左胁有块，疟止有孕，嗽尚不宁，喉干痰少，时或呕吐，出顽痰钟许方止，夜亦如是，常觉热盛，胸膈壅满，背心亦胀，常要打摩。妊已六月，夜半如厕，身忽寒战，厚覆少顷乃愈。越两日，夜半又发寒热如疟，肢节痛，上身微汗，口中觉吐冷气，胸喉如有物碍，心前虚肿，按之即痛，头痛气喘，坐卧不宁。医作伤寒发散，又作痰症而用二陈，不效。汪往视之，脉皆濡而近滑。曰：胃虚血热也。此症亦虚中有实。但断以血热，辨在何处？想因头痛、四肢痛、心前按之痛耶？先以四君子汤加黄芩、枳壳、麦冬，煎服二三帖，以保胃气。继以四物加槟榔、枳壳、麻仁、大黄，三服下之，非明眼如何敢下？遂滞下后重，虚坐努责，怠倦不食，时或昏闷乱叫，食则胀，不食则饥，四肢痛，脚肿。

**【琇按】**此或误下之过。

汪曰：胃虚非汤药所宜。令合枳术丸，加人参、当归、黄芩服，月余诸症悉除，胎亦无损。

一人形瘦色脆，年近三十，四月间腹痛，惟觉气转左边，五日而止。次年四月亦然，八月病疟，间日一发，寒少热多，十余日止。第三年四月八月，如旧腹痛疟作。四年五年四月八亦然。但疟作腹痛，疟止痛止，旬余疟除。又泻痢十余日，泻止疟又作，但不腹痛，五日疟瘥。仲冬感寒，头痛发热，腹及右胁胀痛，气喘溏泻，内黑外红，日夜五六次，内热不减，饮食难进。医用三乙承气汤二帖，继用木香枳术丸，诸症稍定，午后发热愈炽，遇食愈胀，得泻略宽，阴火乘脾，头痛不减。请汪诊视，脉皆浮濡近驶。曰：气属阳，当升，虚则下陷矣。又屡服消克攻下之剂，所谓虚其虚也，安得不胀而频泻乎？经云：下者举之，其治此病之谓欤？或曰：胀满者，气有余也；积块者，气固结也。经云：结者散之，有余者损之。今有余而补，固结而益，何也？此一辨不可少。汪曰：人身之气，犹天之风，风性刚劲，扬砂走石，孰能御之？孟子曰：至大至刚是也。馁则为物障蔽，反以为病。若能补养，以复其刚大之性，则冲突排荡，又何胀满不散，积块不行？经曰：壮者气行则愈，怯者著而成病是也。盖气之强壮者，则流动充满，或有积滞，亦被冲突而行散，何病之有？气之怯弱，则力小迟钝，一有积滞，不免因循承袭，积著成病。法当升阳益胃。遂以参苓白术散煎升麻汤，妙，神效。调服月余，仍令丸服一料而愈。

一人形瘦色脆，年三十余，八月因劳病疟，寒少热多，自汗体倦，头痛胸痞，略咳而渴，恶食，大便或秘或溏，发于寅申巳亥夜。医议欲从丹溪用血药引出阳分之例治之。汪诊，其脉濡弱近驶，稍弦。曰：察形观色参脉，乃属气血两虚，疟已深入厥阴矣。专用血药，不免损胃，又损肺也。淹延岁月，久疟成劳，何也？自汗嗽渴，而苍术、白芷岂宜例用；恶食胸痞，而血药岂能独理？古人用药立例，指引迷途耳，因例达变，在后人推广之也。遂以补中益气汤加川芎、黄柏、枳实、神曲、麦门冬，倍用参、芪、术，煎服，三十余帖诸症稍除，疟犹未止。乃语之曰：今当冬气沉潜，疟气亦因之以沉潜，难使浮达，况汗孔亦因以闭塞。经曰：疟以汗解。当此闭藏之时，安得违天时以汗之乎？且以参、术、枳实、陈皮、归身、黄芩丸服，胃气既壮，来年二月，疟当随其春气而发泄矣。果如期而安。

一人年三十，形色颇实，初因舟行，过劳受热，咳嗽不已，续又病疟，素有热淋，服药或作或辍。汪诊之，脉皆濡弱近缓，左尺略驶。曰：此热伤气也。肺为气主，气伤肺亦伤矣，故发咳嗽，其疟亦因热而作。今用人参钱半，白术、麦冬、茯苓各一钱，归身、知母各七分，青皮、黄柏、甘草各五分，煎服而安。九月复舟行，过劳伤热，其疟复作，或一日一发，或二日三日一发，或连发二日，无期而发，虚可知。医治不效，仍用前方煎服而安。

一人年三十一，六月中因劳取凉，梦遗，遂觉恶寒，连日惨惨不爽，三日后头痛躁闷。须看三日后三字。少阴亦有头痛，分别阴阳在此。家人诊之，惊曰：脉绝矣。议作阴症，欲进附子汤，未决。请汪治，曰：阴症无头痛，今病如是，恐风暑乘虚入于阴分，故脉伏耳，非绝脉也。若进附子汤，是以火济火，安能复生？姑待以观其变，然后议药。次日未末申初，果病寒少热多，头痛躁渴，痞闷呕食，自汗，大便或泻或结。脉皆濡小而驶，脾部兼弦。此非寻常祛疟燥烈劫剂所能治。遂用清暑益气汤，减苍术、升麻，加柴胡、知母、厚朴、川芎，以人参加作二钱，黄芪钱半，白术、当归各一钱，煎服，二十余帖而愈。

祁邑二尹，北人也，形长魁伟，年逾四十，六月舟中受热病疟，寒少热多，头痛躁渴，汗多。医用七宝饮治之，不愈。汪诊，其脉浮濡而驶，略弦。曰：此暑疟也。以白虎汤加人参三钱，煎服，十余帖而疟止。

程侍御，形色清脆，年四十余，素善饮，病热头痛，恶食泄泻，小便短少，午后恶寒发热。医用二陈、平胃、五苓共一服治，不退，反增腰腹拘急。汪诊视，脉皆濡弱颇弦而驶。曰：耗血伤胃，惟酒为甚。复加以时热外伤，其气内外两伤，法当从补。若用草果、槟榔、常山、半夏燥烈之剂，譬之抱薪救火，宁不益其病耶？遂以人参二钱，黄芪钱半以益皮毛，不令汗泄，白术、茯苓、石膏、麦冬各一钱以导湿热，不使伤胃，知母、青皮、神曲、黄芩、归身、川芎、柴胡各七分，以消积滞而和表里，少加甘草三分，煎服，十余帖疟止。后以参苓白术散常服收功。

一人年三十余，八月因劳病疟。请汪诊视，脉皆六至而数无力。曰：古人云，形瘦色黑者，气实血虚也。又云：脉数无力者，血虚也。间日发于午后，亦血分病也。以色脉论之，当从血治。但今汗多，乃阳虚表失所卫，消谷善饥，乃胃虚火乘其土，皆阳虚也。仲景法有凭证不凭脉者，兹当凭证作阳虚治。以参、芪各三钱，白术、白芍、麦门冬各一钱，归身、生地、甘草各七分，黄柏、知母、陈皮各五分，煎服，二十余帖。若用寻常驱疟劫剂，宁免后艰？

【博按】旧刻此案脱二句。

石山翁年逾六十，形质近弱，八九月酷热，时往来休、歇，外有药剂之劳，内有病者之忧，内外弗宁，昼夜不静，至十月初旬疟作，三日午后一发，寒热不甚，喜热恶寒，寒去热来则觉爽矣，口干微渴，临发昏倦嗜卧。左脉沉小而数，右脉浮濡无力，亦近于数，独脾部弦而颇洪，疟去则脉皆大小浮沉相等，惟觉缓弱而已。初服补中益气汤十余帖，病无加减，夜苦盗汗。继服当归六黄汤，先补气血。黄芪每帖四钱，五帖汗止，疟如旧。再服白虎汤，后清暑邪。人参四钱，石膏三钱，知母一钱，甘草六分，米一撮，煎服，十余帖而愈。

一人瘦长脆白，年三十余，久疟后盗汗自汗过多，加以伤食，吐泻大作，吐止而泻，四日不住，筋惕肉瞤，惊悸梦遗，小便不禁。汪诊，脉皆缓弱，右则略弦而涩。曰：此下多亡阴，汗多亡阳，气血虚也。遂以参、芪为君，白术为臣，山栀、麦冬、牡蛎为佐，酸枣、归身、山楂为使，加以薄桂，煎服，旬余诸症稍退。半年之间，常觉脐下内热一团，烘烘不散，时或梦遗。一医议作热郁，固欲下之。汪曰：此非有余之热，乃阴虚生内热耳。若欲下之，是杀之耳，宜以前方加黄柏，热当自退。果验。

一人年十七八时，因读书忍饥感寒得疟，延缠三年。疟愈，寒气脐左触痛，热熨而散。仍或发或止，后因新娶往县，复受饥寒，似病伤寒，吐，二日夜不止，即服理中汤、补中益气汤、固本丸、补阴丸、猪肚丸，其吐或作或止，饮食少进。续后受饥劳倦，食则饱闷，子至午前睡安略爽，食稍进，午后气升，便觉胀闷，胸膈漉漉水响，四肢微厥，吐水或酸或苦，亦有间日吐者，大便燥结，小便赤短，身体瘦弱，不能起止。汪曰：虽不见脉见证，必是禀赋素弱，不耐饥寒，宜作饮食劳倦为主，而感冒一节，且置诸度外。夫气升胀闷触痛者，脾虚不能健运，以致气郁而然。胸膈漉漉水声，谓之留饮。乃用独参汤补养其气血，加姜以安其呕吐，黄柏以降其逆气，初服三帖，脐左痛除，吐止。将人参加作一两，吐又复作。此由补塞太过，而无行散佐使故也。人参减作七钱，附五分，炮姜七分，半夏八分，苍术、厚朴各七分，茯苓一钱，服至二十余帖，吐止食进，余病皆减，颇喜肉味。以手揉其肚，尚有水声汩汩，微感寒，腹中气犹微动，或时鼻衄数点，近来忽泻，二日而自止，才住前药，又觉不爽，前方加黄芪四钱，山栀七分，减黄柏，如旧煎服。或曰：吐水或酸或苦，大便闭燥，小便赤短，诸书皆以为热。凡病昼轻夜重，诸书皆为血病。今用姜、附者何也？盖吐水酸苦，由脾虚不能行湿，湿郁为热而水作酸苦也。姜、附性热辛散，湿逢热则收，郁逢热则散，湿收郁散，酸苦自除。大便燥结者，由吐多而亡津液也。小便短少者，由气虚不能运化也。故用人参以养血气，则血润燥除，气运溺通矣。若用苦寒之药，则苦伤血，寒伤气，反增其病矣。日轻夜重为血病者，道其常也。此则不然，虽似血病，实气病也。医作血病，而用固本、补阴等药，反不解，非血病可知。所以日轻夜重，日则阳得其位而气旺，故病减；夜则阳失其位而气衰，故病重。经曰：至于所生而持，自得其位而起是也。故病则有常有变，而医不可不达其变也。病将愈，犹或鼻衄数点者，此浮溜之火也。加山栀气味薄者以潜伏之，久当自愈。后闻食母猪肉，前病复作。汪曰：脏腑习熟于药，病亦见化于药，再无如之何关。此案宜熟玩。

一人年逾四十，形肥色苍，因劳后入房感风，夜半疟作，自汗，寒少热多，一日一作。医用清脾、小柴胡、四兽等剂，不效。渐至二日或三日一发。三阴疟。汪诊，左脉浮洪虚豁而数，右脉虚小散数，头眩耳鸣，四肢懒倦，手足麻，大便溏，左胁疟母，时或梦遗，虚无疑矣。发则呕吐多痰，或辰或午，发至酉戌乃退。每至三十日连发二次，子时发至黎明，其发微，辰时发至酉戌，其发如常。乃用参、芪、归、术、知母、麦冬、厚朴、陈皮，大剂与之，初服一剂，痞块反高，小腹胀痛。汪曰：若药不瞑眩，厥疾不瘳。再当服之。此一转非认症真不能。数帖后，脉觉稍静不数。病者曰：脉平而病不减，何也？汪曰：疟邪已深，非数剂之药旦夕之功所能愈。当久服，待春分阳气发扬，方得痊愈。苟惑人言，不惟疟不能止，或痨或鼓，难免后忧。夫疟因感风暑寒水而作也。经曰：皮肤之外，肠胃之内，气血之所舍也。气属阳，风暑阳邪而中于气；血属阴，寒水阴邪而中于血。先中阳邪，后中阴邪，则先寒后热；先中阴邪，后中阳邪，则先热后寒。阳邪多，则热多，渴而有汗；阴邪多，则寒多而汗少。气血受邪而居于其舍，悍卫之气运行不息，不受邪也。日行阳二十五度，夜行阴二十五度，每一刻则周身一度，行与邪遇，则邪壅遏其道路，故与相搏而疟作也。搏则一胜一负，负则不与之搏，而悍卫无碍，故疟止矣。可知久病后发寒热，忽然无故而止，当思元气脱尽，连寒热不能作耳。夫邪之盛衰，因气血之盛衰，气血盛邪亦盛，气血衰邪亦衰，久则气血衰或静养二三日，气血复盛而邪亦盛，悍卫行，与之遇，又复相抗而疟。每三十日连发二次者，盖二十八九三十日，晦日也，阴极阳生之时，夜半微阳始生而力尚弱，故疟发亦轻，辰则阳旺矣，故疟亦重。此疟所感，阳邪居多，故随阳气盛衰而为之轻重。其三日一发，非入于藏也，由气血盛衰而然，非若伤寒之传经也。或曰：邪气既因气血而盛衰，今补其气血，未免邪亦盛矣。曰：邪之所凑，其气必虚。气血未补，终未至于强健，强健，邪无容留矣。经曰：邪正不两立是也。

俞子容治岭南一大商，病疟，胸中痞闷，烦躁，昏不知人，愿得凉药清利上膈。其症上热下寒，脉沉而微。以生姜、附子作汤，浸冷俾服，温救。逾时苏醒。自言胸膈疏爽，然不知实用附子也。初疟用附子，人所未知。若庸工见其胸中痞闷，投以凉药下之，十无一生。然此法惟山岚瘴气所致下体虚冷之人宜施，若暑疟痰疟则别处治可也。

江篁南治曹氏子，年二十余，客归，跋涉劳倦，兼受热，饮凉水，患疟，每日午先寒后热，多汗。一医为用清脾汤，继用斩鬼丹，吐涎益甚，后二日呕吐不止，乃用人参养胃汤二帖，呕吐如故，兼痰中有血。六月中旬，江视之，脉虚豁。以二陈汤加白芍、白术、扁豆、

人参、枳实、山楂、黄连、藿香、姜、枣，出入加减，八剂愈。

一人疟疾，更三医，不可。后一医投姜附汤，可而复作，每至午前大寒，寒时面青，手指趾甲俱青，指甲青寒者多，然有一症与痰相搏，亦青黑色，可与大热案桔泉翁治法参看。异状战栗，寒后复热，得汗只凉，瘦削，危甚不可言。江诊，六部脉沉细。先投温脾汤，继进铁煎散三盏，五更下鹤顶丹，至次日午前，以理中汤下黑锡丹一服，如此三日而愈。此乃寒症之药也。

一人疟后，先寒后热。医用清脾汤，又服截疟丹，遂发恶心，吐而复泻，理中汤之用因此。次日鼻衄两三碗，但多烦热，求治。加以小柴胡，加半夏、柴胡之类，四服，解其荣中之热。次投铁煎散，以去疟之邪。午前将末理中汤入黄丹，冷水调下，黑锡丹和中压痰镇下，妙理。疟即不来矣。此乃热因寒用、寒因热用之意。

江应宿治李祠部，真阳伤寒变疟，大渴太热，烦躁引饮。都城医投六君加青皮、厚朴、槟榔、草果，十余日不效，召予诊视。六脉洪数微弦，与小柴胡去半夏，加白虎汤，一剂而渴止，再剂热退而愈。予时有仪扬之行，李问已后当服何药。予曰：公劳伤心脾，将来但恐寤而不寐，宜归脾汤调理。后果烦躁不寐，遣幼官往仪召予。至则诸医众论纷纭，将欲下。予止之，曰：胃不和则卧不安，岂可妄下？其家人嚣嚣，以下为是，竟投下药。予固辞不复往。绵延三月余，弗瘳，遂养病归籍，多方调理而后愈。此盖轻病重治，皆医之过也。

阮上舍患疟，已经三年，或三日一发，或五七日一发，发于午后未申时，诸寒热无期，唯疟有期。背心隐隐寒起战栗，两膝齐冷至足，一二刻寒退热作，烦渴引饮。屡治，或暂止，或半月一月又复作，右胁下一块如杯，行步稍远即觉微痛，乘马劳顿亦作痛。九月初，诊得弦数之脉。投柴胡、桑白皮各五钱，鳖甲醋炙二钱，作一服，加煨姜，水煎服，即止。更与四君加柴胡、鳖甲，调理月余，间与疟母丸，不复举矣。

夫久疟，乃属元气虚寒。盖气虚则寒，血虚则热，胃虚则恶寒，脾虚则发热，阴火下流则寒热交作，或吐涎不食，泄泻腹痛，手足逆冷，寒战如栗。若误投以清脾、截疟等耗气血药，多致绵延不休。若兼停食，宜用六君、枳实、厚朴；若食已消而不愈，用六君子汤；若内伤外感，用藿香正气散；若内伤多而外感少，用人参养胃汤；若劳伤元气，兼外感，用补中益气加川芎；若劳伤元气，兼停食，补中益气加神曲、陈皮；若气恼兼食，用六君加香附、山栀；若咽酸，或食后口酸，当节饮食；病作时大热躁渴，以姜汤乘热饮之。此截疟之良法也。每见发时饮啖生冷物者，病或少愈，多致脾虚胃损，往往不治。大抵内伤饮食者必恶食，外感风寒者不恶食。审系劳伤元气，虽有百症，但用补中益气汤，其病自愈。其属外感者，主以补养，佐以解散，其邪自退。若外邪既退，即补中益气以实其表。若邪去不实其表，或过发表，亏损脾胃，皆致绵延难治。凡此不问阴阳日夜所发，皆宜补中益气汤，此不截之截也。夫人以脾胃为主，未有脾胃实而患疟痢者。若专主发散攻里，降火导痰，是治其末而忘其本。以前乃治疟之大略，如不应，当分六经表里而治之。

夫疟三日一发，丹溪以发日之辰分属三阴，而药无三阴之别，总用抚芎、当归、红花、苍术、黄柏等药擎起阳分。疟入阴分，由阳虚陷入也，惟宜阳分助气之药，加血药引入阴分，亦可擎起。专用血药，只恐邪愈下陷，何以能擎起哉？

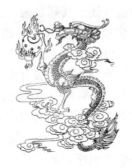

# 名医类案卷之四

明·江瓘集

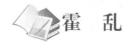霍 乱

【琇按】谓其病状挥霍闷乱，为邪正交争之病，夏秋多有。

江篁南治从叔，于七月间得霍乱证，吐泻转筋，足冷多汗，囊缩。一医以伤寒治之，增剧。江诊之，左右寸关皆伏不应吐泻，脉伏无碍，尺部极微，口渴欲饮冷水。足冷囊缩，似属厥阴。口渴，亦似少阴。引水自救，何以辨之？曰：直中阴经，无有上吐转筋多汗症。若少阴，头有汗则死矣。乃以五苓散与之，觉稍定。向午犹渴，以五苓加麦冬、五味子、滑石投之，足冷囊缩，似宜急温。然口渴饮冷又当清。既非伤寒，故如此治。五苓妙，加药尤妙。更以黄连香薷饮冷进一服，次早脉稍出，按之无根，人脱形，且吃式，手足厥冷即当温，饮食不入，入则吐，大便稍不禁。为灸丹田八九壮，囊缩稍舒，手足稍温。继以理中汤二三服，渴犹甚，咽疼，热不解，时或昏沉，乃以竹叶石膏汤投之而愈。用药圆转，当熟玩之。所谓见病治病。

江应宿治一妇人，六月中旬病霍乱。吐泻转筋。一医投藿香正气散，加烦躁面赤，揭衣卧地。予诊视，脉虚无力，身热引饮，此得之伤暑，宜辛甘大寒之剂泻其火热。以五苓散加滑石、石膏，吐泻定，再与桂苓甘露饮而愈。凡治霍乱，俱要辛热寒凉并用。

一仆夫，燕京人。纵酒，饮食无节，病霍乱吐泻，转筋烦渴，几殆，时六七月，淋雨昼夜，饮檐溜水数升而愈。《千金方》云：轻者水瘥。此偶合古方。予目击其事，后路途中及六合县，见一人服新汲井花水饮之，良愈。

一人病霍乱，欲吐不吐，欲泻不泻，心腹绞痛。脉之沉伏如无，此干霍乱也。急令盐汤探，吐宿食痰涎碗许，遂泻，非吐泻则死，并针刺手足眉心，出血为度。与六和汤而愈。

泻

【琇按】内伤外感，俱能作泻，惟虚寒者可温补，余则随症施治，不可执一。

东垣治一人，一日大便三四次，溏而不多胃泻，有时作泻，腹中鸣，小便黄。以黄芪、柴胡、归身、益智、陈皮各三分，升麻六分，炙甘草二钱，先生得手处在此。红花少许，红花少用入心，养血补火以生土引经，妙。作一服，名曰黄芪补胃汤，水二盏煎一盏，稍热食前服之。

一人五更初晓时必溏泄一次，此名肾泄。以五味子二两，吴茰半两，即二神丸。用细粒绿色者，二味炒香熟为度，细末之，每服二钱，陈米饮下，数服而愈。《内经》曰：肾者，胃之关也。关门不利，故聚水而生病也。

东垣云：予病脾胃久衰，视听半失，此阴盛乘阳，加之气短，精神不足，此由弦脉令虚，多言之过，阳气衰弱，不能舒伸，伏匿于阴中耳。又值淫雨阴寒，时人多病泄利，此湿多成五泄故也。一日，体重肢痛，大便泄，并下者三，而小便秘涩。思其治法，按经云：大小便不利，无问标本，先分利之。又云：治湿不利小便，非其治也。皆当利其小便，必用淡味渗泄之剂利之，是其法也。噫！圣人之法，虽布在方册，其不尽者可以意求耳。今客邪寒湿之淫从外而入里，以暴加之，若从以上法度，用淡渗之剂，病难即已，是降之又降，是益其阴而重竭其阳，则阳气愈削，而精神愈短矣。是阴重强，阳重衰，反助其邪也。故必用升阳风药，以羌活、独活、柴胡、升麻各一钱，防风根半钱，炙甘草半钱，煎，稍热服。大法云：寒湿之胜，助风以平之。又曰：下者举之，得阳气升腾而去矣。又云：客者除之，是因曲而为之直也。夫圣人之法，可以类推，举一而知百也。若不达升降浮沉之理而概施治，其愈者幸也。为后学广开方便之门。

子和治一人，泻利不止如倾。众以为寒，治近二十载。非虚寒可知。脉之，两寸皆滑，子和不以为寒，所以寒者，水也。以茶调散涌寒水五七升，又以无忧散泻水数十行，当有所去，下乃愈。次以淡剂利水道，后愈。此通因通用法也。

一僧脏腑不调，三年不愈。此洞泄也，以谋虑不决而致。肝主谋虑，甚则乘脾，脾湿下行。乃上涌痰半盆，又以舟车丸、浚川散下数行，仍使澡浴出汗，自是日胜一日，又常以胃风汤、白术散调之。

郝允治夏英公，病泄，太医皆为中虚。郝曰：风客于胃则泄名言，殆薷本汤证也。夏骇曰：吾服金石等药无数，泄不止，其敢饮薷本乎？郝强进之，泄止。《邵氏闻见录》

丹溪治一老人，右手风挛多年，积痰见症。九月内患泄泻，百药不效。右手脉浮大洪数，此太阴经有积痰，肺气壅遏，不能下降大肠，虚而作泻，当治上焦治上焦妙。用萝卜子擂，和浆水、蜜，探之而吐大块胶痰碗许，随安。

一富儿面黄，善啖易饥，非肉不食，泄泻一月。脉大，以为湿热，当脾困而食少，今反形健而多食不渴，此必痌虫也。验其大便，果有蛔，令其治虫而愈。至次年夏初复泻，不痛而口干。朱曰：昔治虫而不治痌故也。以去痌热之药，白术汤下，三日而愈。后用白术为君，芍药为臣，川芎、陈皮、黄连、胡黄连，入芦荟为丸，白术汤下。禁肉与甜瓜，防其再举。

一老人味厚伤脾，常脾泄。芍药酒炒一两，白术炒二两，神曲一两，山楂一两五钱，黄芩五钱，炒半夏一两汤泡，为末，荷叶饭丸。

一老人禀厚形瘦，夏末患泄泻，至秋深治不愈，神不悴，溺涩少不赤，脉涩颇弦，膈微闷，食减。前案因手风挛，见浮大洪数之脉，以吐而愈泻。此案脉涩颇弦，因膈微闷而用吐，可见不凭在脉。因悟曰：必多年沉积澼在肠胃。询之，嗜鲤鱼，三年无一日缺。朱曰：此痰积在肺，肺为大肠之脏，宜大肠之不固也，当澄其源而流自清。以茱萸、陈皮、青葱、蔍苜根、生姜浓煎，和砂糖，饮一碗，探吐痰半升如胶，利减半。次早又饮之，又吐半升，利止。与平胃散加白术、黄连调理，旬日而安。

一人性狡躁，素患下痌疮，或作或止。夏初患自利，膈微闷。医与理中汤，闷厥而苏。脉涩，重取略弦而数。朱曰：此下痌之深重者。与当归龙会丸去麝，四帖而利减。又与小柴胡去半夏，加黄连、白芍、川芎、生姜，数帖而愈。脉与前案同涩弦，仅多数耳。外症膈微闷亦同，而治法各别，宜细玩之。

一人暴气脱而虚，顿渴，不知人，口眼俱闭，呼吸甚微，殆欲死。急灸气海，饮人参膏十余斤而愈。

【炼按】此案疑误入此。

吕沧洲治一人，病下利完谷。众医咸谓洞泄寒中，日服四逆、理中等，弥剧。诊其脉两尺寸俱弦长，右关浮于左关一倍脾入逆肝，其目外眦如草滋。脉浮色青，非风何也？盖知肝风传脾，因成飧泄，非脏寒所致。饮以小续命汤，减麻黄，加白术，三五升痢止。续命非止痢药，饮不终剂而痢止者，以从本治故也。

一夫人病飧泄弥年。医以休息利，治之苦坚辛燥之剂，弗效。时秋半，脉双弦而浮浮弦为风。曰：夫人之病盖病惊风，非饮食劳倦所致也。肝主惊，故虚风自甚，因乘脾而成泄。今金气正隆尚尔，至明春病将益加。法当平木之太过，扶土之不及，而泄自止。夫人曰：依寓南闽时，平章燕公，以铜符密授，因失心惧，由是疾作。公言信然。以黄犉牛肝和以攻风健脾之剂，服之逾月，泄止。

滑伯仁治一人，暑月患中满泄泻，小便赤，四肢疲困，不欲举，自汗微热，口渴，且素羸瘵。众医以虚劳，将峻补之。伯仁诊视，六脉虚微。曰：此东垣所谓夏月中暑，饮食劳倦，法宜服清暑益气汤。投三剂，而病如失。

项彦章治南台治书郭公，久患泄泻，恶寒，见风辄仆，日卧密室，以毡蒙其首，炽炭助之，出语呀呀如婴儿。诸医作沉寒痼冷治，屡进丹附，不时验。项诊其脉，告曰：此脾伏火邪，湿热下流，非寒也。法当升阳散火，以逐其湿热。乃煮升麻、泽泻、柴胡、羌活等剂，而继以神芎丸。郭曰：予苦久泄，今复利之，恐非治也。项曰：公之六脉浮濡而弱，且微数，濡者湿也，数者脾有伏火也。病由湿热，而且加之以热剂，非苦寒逐之不可。法曰通因通用，吾有所试矣。顷之，利如木屑者三四出，即去毡及炭，病旋已。

黄子厚治一富翁，病泄泻弥年。礼致子厚，诊疗浃旬，不效。子厚曰：予未得其说。求归。一日读《易》，至乾卦天行健，朱子有曰：天之气运行不息，故阁得地在中间，如人弄碗珠，只运动不住，故在空中不坠，少有息则坠矣。因悟向者富翁之病乃气不能举，为下脱也。又作字，持水滴吸水，初以大指按滴上窍则水满筒，放之则水下溜无余。乃豁然悟曰：吾能治翁症矣。即往，至则为治，艾灸百会穴督脉穴，未三四十壮而泄泻止矣。妙法。

虞恒德治一人，泄泻日夜无度，诸药不效。偶得一方，用针沙、地龙、猪苓三味，共为细末，生葱捣汁，调方匕，贴脐上，小便长而泻止。

一人吐泻三日，垂死。为灸天枢胃穴、气海任穴，二穴立止。

石山治一人，于幼时误服毒药泄痢后，复伤食腹痛，大泄不止。今虽能饮食，不作肌肤，

每至六七月，遇服毒之时，痛泄复作，善饥多食，胸膈似冷，夜间发热，嗜卧懒语，闻淫欲言盗汗阳举，心动惊悸，喉中有痰，小便不利，大便或结或溏，遇食则呕吐泻泄。脉皆濡弱而缓，右脉略大，尤觉弱，次日左脉三五不调，或一二至缓，三五至驶，右脉如旧缓弱。左脉不调者，此必淫欲动其精也，右脉尤弱者，由于毒药损其脾也，理宜固肾养脾。遂以人参钱半，白术、茯苓、芍药、黄芪、麦冬各一钱，归身、泽泻各八分，黄柏、知母、山楂各七分，煎服，旬余而安。

【博按】此案旧刻微误。

一人年五十余，形色苍白，五月间与人争辨，冒雨劳役受饥，且有内事，夜半忽病，发热恶食，上吐下泻，昏闷烦躁，头身俱痛。此症头身俱痛，症之不可恃也如是夫。因自发汗，汗遂不止。遣书云：脉皆洪数。汪曰：脉果洪数，乃危症矣。盖吐泻内虚，汗多表虚，兼之脉不为汗衰，亦不为泻减，在法不治。但古人云：治而不活者有矣，未有不治而活者。令用人参五钱以救里，黄芪五钱以救表，白术三钱，干姜七分，甘草五分，以和中安胃，白茯苓一钱，陈皮七分，以清神理气，用理中汤。水煎，不时温服一酒杯，看其病势如何。服至六七帖，则见红斑，吐泻之后见斑。而四肢尤甚，面赤，身及四肢胀闷，告急于汪。汪曰：斑症自吐泻者多吉，为邪从上下而出也。但伤寒发斑，胃热所致。今此发斑由胃虚，而无根失守之火游行于外也。可补而不可泻，可温而不可凉。妙断，宜详味之。若用化斑汤，升麻、元参之类，则死生反掌矣。仍令守前方，服十余帖，诸症悉减，斑则成疮，肢肿亦消而愈。

【博按】此案旧刻脱误。

一孩孟秋泄泻，昼夜十数度。医用五苓散、香薷饮、胃苓汤加肉蔻，罔效。汪曰：此儿形色娇嫩，外邪易入，且精神倦怠，明是胃气不足而为暑热所中，胃虚挟暑，安能分别水谷？今专治暑而不补胃，则胃愈虚，邪亦著而不出。经曰：壮者气行则愈，怯者著而成病是也。令浓煎人参汤饮之，初服三四匙，精神稍回，再服半盏，泄泻稍减，由是继服数次，乳进而病

愈。

虞雍公并甫，绍兴间自渠州守召至行在，憩北郭外接待院。因道中冒暑，得泄痢连月。重九，梦至一处，类神仙居，一人被服如仙官，延之坐，视壁间有韵语药方一纸，读之数遍。其词曰：暑毒在脾，湿气连脚，不泻则痢，不痢则疟。独炼雄黄，蒸饼和药，甘草作汤，服之安乐，别作治疗，医家大错。用之已见奇验。梦回，尚能记，即录之，盖治暑泄方也。如方服，遂愈。

乾道中，江西有一士人赴调都下，游西湖。民间一女子，明艳动人，求之于其父母，重币不纳，归家不复相闻。又五年，赴调，寻旧游，茫无所睹，怅然空远。忽遇女子于中途，呼揖问讯，甚喜，扣其徙舍之由。女曰：我久适人，夫坐库事，系狱未解。子能过我茶否？士欣然并行，过旅馆。女曰：此可栖止，无庸至吾家。留半岁，将欲挟以偕逝。女始敛衽曰：向自君去，忆念之苦，感疾而亡，今非人也，无由陪后乘。但阴气侵君深，当暴泻，宜服平胃散，补安精血。士闻语惊惋，曰：药味皆平，何得功效？女曰：中用苍术，去邪气乃为上品。《夷坚志》

有人每日早起须大泻一行，或时腹痛，或不痛。空心服热药，亦无效。后一智者察之，令于晚食前更进热药，遂安。如此常服，竟无恙。盖暖药虽平旦空服，至晚药力已过，一夜阴气何以敌之？于晚间再进热药，则一夜暖药在腹，遂可以胜阴气。凡治冷疾，皆如此例。

有人久患泄泻，以暖药补脾及分利小水，百法治之不愈。医诊之，心脉独弱。以益心气药、补脾药服之，遂愈。盖心，火也；脾，土也。火生土，脾之旺赖火之燥，此少火生气之说。心气不足，则火不燥，脾土受湿，故令泄泻。今益心补脾而又能去湿，岂有不效者？

有人患泄泻，作冷、作积、作心气不足治之，及服硫黄、附子甚多，皆不效。因服火枕丸而愈。此肠胃有风冷也。胃风汤兼服暖药亦佳。

有人患脾泄，诸治不瘥，服太山老李炙肝散而愈。乃白芷升胃、白术、白芍平肝、桔梗

四味也。《医余》

欧阳文忠公常患暴下，国医不能愈。夫人云：市人有此药，三文一帖，甚效。公曰：吾辈脏腑与市人不同，不可服。夫人使以国医药杂进之，一服而愈。召卖者厚遗之，求其方。但用车前子一味为末，米饮下二钱匕。云：此药利水道，不动真气。水道利，清浊分，谷脏自止矣。《良方》

一男子夜数如厕。或教以生姜一两碎之，半夏汤洗，与大枣各三十枚，水一升，磁瓶中慢火烧为熟水，时时呷之，数日便愈。盖半夏今人惟知去痰，但不言益脾，盖能分水故也。脾恶湿，湿则濡而困，困则不能制水。经曰：湿胜则泻是也。

程明祐治一人，下泄，勺水粒米不纳，服汤药即呕。程诊之，曰：病得之饮酒。脾恶湿，汤药滋湿矣。以参、苓、白术和粳米为糕，食之，病旋已。所以知其人湿，得之饮酒过多，切其脉濡缓而弱，脾伤于湿也。

薛立斋治进士刘华甫，停食腹痛，泄黄吐痰。服二陈、山栀、黄连、枳实之类，其症益甚。左关弦紧诸紧为寒，右关弦长，乃肝木克脾土。用六君加木香治之而愈。若食已消而泄未已，宜用异功散以补脾胃。如不应，用补中益气升发阳气。凡泄利色黄，脾土亏损，真气下陷，必用前汤加木香、豆蔻温补。如不应，当补其母，宜八味丸。

光禄柴黼庵善饮，泄泻腹胀，吐痰作呕，口干。此脾胃之气虚。先用六君加神曲，痰呕已止。再用补中益气加茯苓、半夏，泻胀亦愈。此症若湿热壅滞，当用葛花解醒汤分消其湿。湿既去而泻未已，须用六君加神曲实脾土，化酒积。然虽因酒而作，实缘脾土虚弱，不可专主湿热。

钱可久素善饮，面赤痰盛，大便不实。此肠胃湿痰壅滞。用二陈、芩、连、山栀子、枳实、干葛、泽泻、升麻，一剂吐痰甚多，大便始实。此后日以黄连三钱泡汤，饮之而安。但如此禀厚不多耳。

薛己治一儒者，善饮，便滑溺涩，食减胸满，腿足渐肿。症属脾肾虚寒。用加减金匮肾

气丸，食进肿消。更用八味丸，胃强脾健而愈。

一羽士停食泄泻，自用四苓、黄连、枳实、曲蘖，益甚。薛曰：此脾肾泄也，当用六君加姜、桂送四神丸。不信，又用沉香化气丸一服，卧床不食，咳则粪出，几至危殆，终践薛言，愈。盖化气之剂，峻厉猛烈，无经不伤，无脏不损，岂宜轻服？

一人年六十，面带赤色，吐痰口干，或时作泻。春就诊，谓薛曰：仆之症，或以为脾经湿热痰火作泻，率用二陈、黄连、枳实、神曲、麦芽、白术、柴胡之类，不应，何也？薛脉之，左关弦紧，肾水不能生肝木也，右关弦大，肝木乘脾土也，此乃脾肾亏损，不能生克制化，当滋化源。不信，薛谓其甥朱太守阳山曰：令舅不久当殒于痢。次年夏，果患痢而殁。

长洲朱绍患肝木克脾土，面赤生风，大脏燥结，炎火冲上，久之遂致脏毒，下血肠鸣，溏泻腹胀，喘急驯至，绝谷濒殆。诸医方以枳实、黄连之剂投之，辗转增剧。薛诊之，曰：此脾肾两虚，内真寒而外虚热，法当温补。遂以人参、白术为君，山药、黄芪、肉果、姜、附为臣，茱萸、骨脂、五味、归、苓为佐，治十剂，俾以次服。诸医皆曰：此火病也，以火济火，可乎？服之浃旬，尽剂而血止，诸疾遄已。先是，三年前先生过绍，谓曰：尔面部赤风，脾胃病也，不治将深。绍急缓以须，疾发又惑于众论，几至不救。

罗山人治王厚宇一婢，年三十余，长夏患泄泻身凉，四肢厥冷，昼夜数次，皆完谷不化，清水如注，饮食下咽，即泄出不变，已经六七日。一医用药不效，谓肠直，症在不治。请罗视之，六脉沉伏无力而涩，乃脾虚受湿，为肝木所乘，乃五泄之一，非怪证也。法当健脾疏风燥湿，升提其下陷之气。以五苓散加苍术、羌活、防风、炮姜、半夏、厚朴、芍药加药妙，一服十去七八。再以二陈加二术、砂仁、白芍、厚朴、曲蘖，调理数剂而安。

程仁甫治一妇人，七十岁，清闲厚味，六月患吐泻腹痛，口渴倦怠，三日夜不止。先医用藿香正气散，不效。程诊，六脉滑数不匀。曰：暑令西照，受热明矣；吐泻三日夜，脾胃伤矣。用六君去甘草，加麦芽、山楂、姜连、藿香、乌梅，煎熟，徐徐服之，再用香连丸，顿止。

江篁南治一人，病泻困倦，胸满胀。江切其脉，告曰：此寒凉伤脾胃也。以四君加陈皮、香附、山楂、枳实、姜、枣、莲实，数剂而安。病者曰：某尝夏秋患滞下，已而作泻腹痛，医以茱萸、补骨脂作丸，服三四两，不效。更医以三黄丸，服过五两，食减。又更一医，以菊花、芩、连等药投之，一日作七八度，遂病如是。所以知其人脾胃伤者，六脉浮大而右关尤甚也。论脉妙。

江应宿治余氏仆，年十七岁，五月初患泄泻，至六月骨瘦如柴，粒米不入者五日矣，将就木。诊其脉，沉细濡弱而缓。告其主曰：湿伤脾病也。用五苓散加参、术各三钱，不终剂而索粥，三剂而愈。

黄水部新阳公，患脾肾泄十余年，五鼓初必腹痛，数如厕，至辰刻共四度，巳午腹微痛而泄，凡七八度，日以为常，食少，倦怠嗜卧。诊得右关滑数，左尺微弦无力，此肾虚而脾中有积热病也。投黄连枳术丸，腹痛除，渐至天明而起。更与四神丸、八味丸，滋其化源，半年饮食倍进而泄愈矣。

# 痢

【琇按】经名肠澼，又名滞下，亦内伤外感兼有之候。

唐贞观中，张宝藏为金吾长上。尝因下直归栎阳，路逢少年畋猎，割鲜野食，倚树叹曰：张宝藏身年七十，未尝得一食酒肉如此者，可悲哉！旁有僧指曰：六十日内官登三品，何足叹也？言讫不见，宝藏异之。即时还京师，太宗苦气痢，诸治不效。即下诏问殿庭左右，有能治者重赏之，宝藏曾困其疾，即具疏以乳煎荜拨方，上服之，立瘥。宣下宰臣，与五品官。魏征难之，逾月不进拟。上疾复发。问左右曰：吾前饮乳煎荜拨，有功。复命进之，一啜又平。因思曰：尝令进方人五品官，不见除授，何也？征惧，曰：奉诏之际，未知文武二吏。上怒曰：治得宰相不妨，已授三品官，我天子也，岂不及汝耶？乃厉声曰：与三品文官。授鸿胪寺卿，时正六十日矣。其方，每服用牛乳半升，荜拨三钱匕，同煎减半，空腹顿服。《独异志》

东垣治一老仆，面尘脱色，神气特弱，病脱肛日久，服药未效，复下赤白脓，痢作里急后重，白多赤少，不任其苦。求治，曰：此非肉食膏粱，必多蔬食，或饮食不节，天气虽寒，衣盖犹薄。不禁而肠头脱下者，寒也；真气不禁，形质不收，乃血滑脱也。此乃寒滑，气泄不固，故形质下脱也。妙断。当以涩去其脱而除其滑，微醋之味固气上收，以大热之剂而除寒水，阳以补气之药升阳益气。用御米壳去蒂萼蜜炒、橘皮，以上各五分，干姜炮六分，诃子煨去核七分，为细末，都作一服，水二盏煎减半，空心热服。从来痢无止法，此案当玩神色及日久未效句，可悟医理之无方体也。

一人肠澼下血，另作一派，其血唧出有力而远射，四散如筛。春中血下行，腹中大作痛，乃阳明气冲，热毒所作也，当升阳，去湿热，和血脉。以陈皮二分，熟地、归身、苍术、秦艽、桂各三分，生地、丹皮、生甘草各五分，升麻七分，炙甘草、黄芪各一钱，白芍一钱五分，名曰升阳去热和血汤，作一服，水四盏煎至一盏，空心稍热服。

一人肠澼下血，色紫黑，腹中痛，腹皮恶寒。右关弦，按之无力，而喜热物熨之，内寒明矣。以肉桂一分，桂枝四分，丹皮、柴胡、葛根、益智仁、半夏各五分，归身、炙甘草、黄芪、升麻各一钱，白芍一钱半，干姜少许，名曰益智和中汤，都作一服，水三盏煎至一盏，温服。

一人太阴阳明腹痛，大便常泄，若不泄即秘而难，见在后传作湿热毒，下鲜红血，腹中微痛，胁下急缩。脉缓而洪弦，中之下得之，按之空虚。以苏木一分，藁本、益智各二分，熟地、炙甘草三分，当归身四分，升麻、柴胡各五分，名曰和中益胃汤，作一服，空心温服。

一人因伤冷饭，水泄，一夜十数行，变作白痢，次日其痢赤白，腹中疗痛，减食热躁，四肢沉困无力。以生黄芩三分，当归身四分，肉桂、炙甘草各五分，猪苓、茯苓各六分，泽泻一钱，白芍一钱半，苍术、生姜、升麻、柴胡各二钱，分作二服，食前稍热服。

海藏治杨师，三朝三大醉，至醒发大渴，饮冷水三巨杯，次又饮冷茶三碗，后病便鲜血，四次约一盆。先以吴茱萸丸，翌日又与平胃五苓各半散，三服血止，复变白痢。又与神应丸四服，白痢乃止，其安如初。或曰：何为不用黄连之类以解毒，所用者温热之剂？海藏曰：若用寒凉，其疾大变，难疗。寒毒内伤，复用寒药，非其治也。况血为寒所凝，浸入肠间而便下，得温乃行，所以用温热，其血自止。经曰：治病必求其本，此之谓也。胃既温，其血不凝而自行，各守其乡也。

《衍义》云：有一男子暑月患血痢，医妄以凉药逆治，专用黄连、阿胶、木香治之。此药始感便治则可，今病久肠虚，理不可服。逾旬，几至委顿。故曰理当别药，知是论之，诚在医之通变矣，循经则万无一失。引此为例，余皆仿此。暑月久血痢不用黄连，阴在内也。

宋孝宗尝患痢，众医不效，德寿忧之。过青宫，偶见小药肆，遣使问其能治痢否，对曰：专科。遂宣之。请得病之由，语以食湖蟹多，故致此疾。遂令诊脉，曰：此冷痢也。遂进一方，用莲藕一味不拘多少，取新采者为佳，细捣取汁，以热酒调服，捣时用金杵臼，酒调服数次而愈。德寿大喜，就以金杵臼赐之，仍命擢医官，人呼为金杵臼严防御家云。仇远《稗史》

参政陆公容，尝于客座闻一医者云酒不宜冷饮，陆颇讶之，谓其未知丹溪之论而云然耳。二三年后秋间，陆偶得痢疾，延此医治之。云：公得非多饮冷酒乎？陆以实告，谓信丹溪之论，暑月常饮冷醇酒。医云：丹溪但知热酒之为害，而不知冷酒之为害尤甚也。服药数剂而止。

罗谦甫治廉台王千户，年四十五，领兵镇涟水。此地卑湿，因劳役过度，饮食失节，至秋深疟痢并作，月余不愈，饮食全减，形羸瘦。仲冬舆疾归，罗诊，脉弦细而微如蛛丝，身体沉重湿也，手足寒逆寒也，时复麻痹虚，皮肤痂疥如疬风之状，无力以动，心腹痞满，呕逆不止。皆寒湿为病久淹，断之寒湿，妙，宜细玩之。真气衰弱，形气不足，病气亦不足。《针经》云：阴阳皆不足也，针所不为，灸之所宜。《内经》曰：损者益之，劳者温之。《十剂》云：补可去弱，先以理中汤加附子，温养脾胃，散寒湿；涩可去脱，养脏汤加附子，固肠胃，止泻痢。仍灸诸穴，以并除之。经云：府会太仓，即中脘也，先灸五七壮，以温养脾胃之气，进美饮食；次灸气海百壮，生发元气，滋荣百脉，充实肌肉；复灸足三里，胃之合也，三七壮，引阳气下交阴分，亦助胃气；后灸阳辅足少阳胆穴二七壮，接续阳气，令足胫温暖，散清湿之邪。追月余，病气去，神完如初。

有人患痢，赤白兼下，或纯白纯赤。百药不愈者病久，服药已多。治痢多用毒药攻击，致脏气不和，所以难愈。史载之用轻清和气药与之，遂愈。屡试有验。病久百药不愈，所以清补取效。若初起，则又当别论。其方用罂粟壳蜜炙、人参、白术、茯苓、川芎、甘草、炙黄芪等分，为细末二钱，水一盏，生姜、枣、乌梅半个，煎八分，温，不拘时。

宪宗赐马总治泻痢腹痛方，以生姜和皮切碎如粟米大，用一大盏，并芽茶相等，煎服之。元祐二年，文潞公得此疾，百药不效，用此方而愈。

丹溪治一小儿，八岁，下痢纯血。作食积治，用苍术、白术、黄芩、白芍、滑石、茯苓、甘草、陈皮、神曲煎汤，下保和丸。

一人患痢后甚逼迫，正合承气症。朱曰：气口脉虚，形虽实而面黄稍白，必平昔过饱胃伤。遂与参、术、陈皮、芍药等补药十余帖，三日后胃气稍完，与承气汤二帖而安。若不先补，虽愈未免瘦惫。

一人患痢，善食易饥。朱曰：当调补自养，岂可恣味戕贼？令用熟萝卜吃粥调理而安。

一人患痢，久不愈，脉沉细弦促，右为甚，日夜数十行，下清涕有紫黑血丝，食少。朱曰：此瘀血痢也。凡饱食后疾走，或极力叫号，殴跌，多受疼痛。大怒不泄，补塞太过，火酒火肉，皆致此病。此人以非罪受责故也。乃以乳香、没药、桃仁、滑石，佐以木香、槟榔、神曲，糊丸，米饮下百丸，再服，大下秽物如烂鱼肠二三升，愈。此方每用之，不加大黄则难下。

一老人面白，脉弦数，独胃脉沉滑，因饮白酒作痢，下痰水脓血，腹痛，小便不利，里急后重。参、术为君，甘草、滑石、槟榔、木香、苍术为佐使，煎汤，下保和丸三十粒，次日前症俱减，独小便未利，以益元散服之而愈。

一人饮水过多，腹胀，泻痢带白。用苍术、白术、厚朴、茯苓、滑石，煎汤，下保和丸。

一人年逾五十，夏间患痢，腹微痛，所下褐色，后重频并，食减，或微热。脉弦而涩，似数且稍长，喜不浮大，两手相等，神气大减。朱曰：此忧虑所致，心血亏，脾气弱耳。以参、术为君，归身、陈皮为臣，川芎、白芍、炒茯苓为佐使，时暄热甚，少加黄连，二日而安。

一壮年奉养厚，夏秋患痢，腹大痛。或令单煮干姜，与一帖，痛定，屡痛，屡服之而定，八日服干姜三斤。左脉弦而稍大似数，右脉弦而大稍减，亦似数，重取似紧。朱曰：必醉饱后食寒凉太多，当作虚寒治之。因服干姜多，以四物去地黄，加参、术、陈皮、酒红花、茯苓、桃仁，煎，入姜汁饮之，一月而安。

一妇年近四十，秋初尚热，患痢，腹隐痛，夜重于日，全不得卧虚，食减，口干不饮，已服灵砂二帖矣，两手脉皆涩，且不匀，惫甚，饮食全减。用四物汤倍加白术为君，陈皮佐之，十帖愈。以上三症乃大虚寒者，若因其逼迫而用峻剂，岂不误哉？

一人年五十，质弱多怒，暑月因怒后患痢，口渴，自饮蜜水，病缓，数日后脉稍大不数。令以参术汤调益元散饮之，痢减。数日后倦甚，发咳逆，知其久下阴虚，令守前药，痢尚未止，以炼蜜与之。众欲用姜、附。朱谓：阴虚服之，必死，待前药力到，自愈。又四日，咳逆止，痢除。

滑伯仁治二婢子，七八月间同患滞下。诊视，一婢脉鼓急，大热喘闷。曰：此婢不可疗。一婢脉洪大而虚软，微热热虽微，亦当解表，且小便利。滑曰：此婢可治。即下之，已而调以苦坚之剂。果一死一愈。

一妇盛暑患洞泄，厥逆恶寒，胃脘当心而痛，自腹引胁，转为滞下，呕哕不食。人以中暑霍乱疗之，益剧。撄宁生论其脉，三部俱微短沉弱，不应呼吸，曰：此阴寒极矣，不亟温之，则无生理。《内经》虽曰用热远热，又曰有假其气，则无禁也。于是以姜、附温剂三四进，间以丹药，脉稍有力，厥逆渐退。更服姜、附七日，诸症悉去。遂以丸药除其滞下，而脏腑自安矣。

刘宗序治一富人，年三十，时七月间患血痢，日夜百余度日夜百余度，即当温补，肚腹中疗痛。医悉用芩、连、阿胶、粟壳之剂，皆不效，反增剧。刘脉之，曰：脾胃受伤，苦用寒凉，病安得愈？投以四君子汤加干姜、附子，其夕病减半，旬日而愈。或问其故，刘曰：病者夏月食冰水瓜果太多，致令脾胃伤冷，血不行于四肢八脉，渗入肠胃间而下。吾所用附子、干姜，补中有发，散其所伤冷毒，故得愈也。王汝言《杂著》有云：芩、连、芍药，为痢疾必用之品。岂其然乎？此脾胃伤冷致痢，禁用寒凉也。

傅滋治一人，年近四十，患下血。或以痔治，百方不效。询之，因厚味所致，因悟此必食积也。遂以保和丸加白术服之加白术即大安丸，渐愈。后又治数人，皆验。

有人日饮酒，遂成酒痢，骨立不食，但饮酒一二盏，痢作几年矣。因与香茸丸，一两服遂止，盖麝能治酒毒也。

壶仙翁治四川高太守命妇，病滞下，腹痛腰胀。召翁，诊其脉，曰：此气血滞郁而然，当调经和气，经调气和则痢自止。所以知其病者，切其脉沉而滞，循其尺，尺涩。沉滞则气不和，涩则精血伤。病得积菀而强食，故气血俱伤。乃投以四物、五苓、木香，痛少止，倍当归，经通而滞下已。

虞恒德治一人，年五十，夏秋间得痢疾月余，服药而少愈，秽积已尽，但糟粕不实，昼夜如厕六七次，兼脱肛不安，又半月，诸药不效。虞以祖方，用池塘中鳖一个，如法修事，多用生姜、米糒作羹，入砂糖一小块，不用盐、酱，熟煮，吃一二碗，三日不登厕，大肠自此实矣，肛门亦收而不脱。盖此症缘脾土受虚，致肺与大肠俱失化源之所滋养，故大肠不行收令也，此母令子虚耳。鳖乃介虫，属金有土，性温，能补脾肺。又况肺恶寒，先得芩、连等寒凉之味已多，今用生姜之辛以补肺金，用砂糖之甘以补脾土，肺气既实，其大肠亦随而实，故得以行收令也。

一妇病滞下，昼夜五十余起，后重下迫，且妊九月。众医率为清暑散滞，痛苦尤甚。滑诊之，曰：须下去滞。众以妊难之。滑曰：经云，有故无损，亦无损也。动则正产。乃以消滞导气丸药进之，得顺利，再进滞去。继以清暑利溲苦坚之剂，病愈而孕果不动，足月乃产。

徐可豫治会稽老铁桢，病寒疾，十七日变滞下，一昼夜百余度。他医视疾，曰：元气脱矣。已而徐切脉，告曰：顷吾于西门视一剧证，其脉与公等，然公七日当起，彼不出三日当殂。遂投剂，至期果获平复，而越三日者殂矣。

汪石山治一妇，病痢瘦弱，久伏枕，粥食入胃即腹痛呕吐，必吐尽所食乃止，由是粒食不下咽者四十余日，医皆危之。汪诊，曰：病与脉应，无虑也。不劳以药，惟宜饲以米饮，使胃常得谷气，白露节后症当获安。如期果愈。

一妇人年逾五十，病痢半载余。医用四物、凉血之剂及香连丸，愈增胃脘腹中痛甚，里急后重，下痢频，并嗳气，亦或咳嗽，遍身烦热。汪诊之，脉皆细弱而数。曰：此肠胃下久而虚也。医用寒凉，愈助降下之令，病何由安？经云：下者举之，虚者补之。以参、术为君，茯苓、芍药为臣，陈皮、升麻为佐，甘草为使，研末研末妙，胃虚非煎剂所宜，每服二钱，清米饮调下，一日二次或三次，乃安。

一人八月患滞下，医用调胃承气、大承气汤下之，不利。汪视之，面色痿黄，食少无味，大便不通，惟后重甚痛，脉皆细弱近滑细弱为气，滑为气滞，右脉觉弱。汪曰：此气滞，非血滞也。医用硝、黄利血，宜其气滞于下而愈不通矣。遂令吞黄连清热阿胶养血丸，再用莲子、升麻提气，白芍、黄芩、枳壳行滞，归身煎服而安。后用白术、人参各二两，白芍、陈皮、山楂各一两，为末，粥丸，常服调理。

石山兄年逾六十，苍古素健，九月患滞下，自用利药三帖，病减。延至十月，后重未除，滞下未止。诊之，脉皆濡散颇缓。初用人参二钱，归身、升麻、白芍、桃仁、黄芪各一钱，槟榔五分，煎服，后重已除。再减桃仁、槟榔，加白术钱半，滞下亦定。惟粪门深入寸许近后尾闾穴旁内生一核如梅，颇觉胀痛不爽。汪曰：此因努责，气血下滞于此，耐烦数日，脓溃自安。果如所言。后服槐角丸，痔痛如故。仍用人参三钱，归、芪、升麻等剂而愈。

一人病滞下，腹痛后重，日夜四五十行。诊之，脉皆濡弱近驶驶为血热。曰：此热伤血也。以四物加槟榔、大黄，下之四五行，腹痛稍减，后重不除。仍用前方除大黄，服十余帖，继吞香连丸，获安。

吴茭山治一妇，长夏患痢，痛而急迫，其下黄黑色。诸医以薷苓汤，倍用枳壳、黄连，其患愈剧。吴诊其脉，两尺紧诸紧为寒而涩涩为血少，知寒伤荣也。问其病由，乃行经之时因渴饮冷水一碗，遂得此症。盖血被冷水所凝，瘀血归于大肠，热气所以坠下。故用桃仁承气汤内加马鞭草、元胡索，何以不加桂？一服，次早下黑血升许，痛止脏清。次用调脾活血之剂，其患遂痊。此盖经凝作痢，不可不察也。此案奇，有下痢色如墨者。

俞子容治王一山，年六十余，因多食蟹，蓄毒在脏，秋患大便脓血，日夜三四十度。医率用止血之剂，不效。延及半载，气血渐弱，饮食渐减，肌肉渐瘦，服热药则腹愈痛，血愈下，服凉药则泻注，诸医技穷。如遇此症，温凉不效，当思调元化毒。俞治之，遂用人参一两，椿白皮五钱，甘草一钱半，一服病减十之五，二服饮食如常，脉息平和矣。

薛己治一妇人，五月患痢，日夜无度虚，小腹坠痛，发热恶寒。用六君子汤送香连丸，二服渐愈。仍以前汤送四神丸，四服痊愈。至七月中，怠惰嗜卧，四肢不收，体重节痛，口舌干燥，饮食无味，大便不实，小便频数，洒淅恶寒，凄惨不乐。此脾肺之虚，而阳气寒不伸也。用升阳益胃汤而痊。

少宗伯顾东江停食患痢，腹痛下坠。或用疏导之剂，两足肿胀，饮食少，体倦，烦热作渴。脉洪数，按之微细。以六君加姜、桂各二钱，吴萸、五味各一钱，煎熟，冷服之，睡觉而诸症顿退，再剂全退。此假热而治之以假寒也。

太常边华泉公呕吐不食，腹痛后重。自用大黄等药一剂，腹痛益甚，自汗发热，昏愦脉大虚。用参、术各一两，炙甘草、炮姜各三钱，升麻一钱，一服而苏。又用补中益气加炮姜，二剂而愈。

廷评曲汝为食后入房，翌午腹痛，去后似痢非痢，次日下皆脓血，烦热作渴，神思昏倦。用四神丸，一服顿减。又用八味丸料加五味、吴萸、骨脂、肉蔻，二剂痊愈。非痢必大小便牵痛，如无大小便牵痛，初起岂有投四神丸之理？此案不过指学者之迷耳。因例变通，在乎人之神明，不然是死于立斋先生言下矣。

通判汪天锡，年六十余，患痢，腹痛后重，热渴引冷，饮食不进。用芍药汤，内加大黄一两，四剂稍应。仍用前药，大黄减半，数剂而愈。此等元气，百无一二。此说在膏粱自奉者则然，非可以概天下之病也。

一老人素以酒乳同饮，去后似痢非痢，胸膈不宽。用痰痢等药，不效。薛思《本草》云：酒不与乳同饮，为得酸则凝结，得苦则行散。乃以茶茗为丸，时用清茶送三五十丸，不数服而瘳。

一老妇食后因怒患痢，里急后重。属脾气下陷。与大剂六君加附子、肉蔻、煨木香各一钱，吴茱萸五分，骨脂、五味各一钱五分，二剂诸症悉退。惟小腹胀闷，此肝气滞于脾也。与调中益气加附子、木香五分，四剂而愈。后口内觉咸，此肾水泛。与六味地黄丸，二剂顿愈。此等治法，何由真知其属脾气下陷，不明言所以然之故，实足以误后学。

薛母年八十，仲夏患痢，腹痛作呕，不食，热渴引汤，手按腹痛稍止。脉鼓指即鼓指已属虚，况八十之老人耶而有力，真气虚而邪气实也。急用人参五钱，白术、茯苓各三钱，陈皮、升麻、附子、炙甘草各一钱，服之，睡觉索食，脉症顿退，再剂而安。此取症不取脉也。凡暴病，毋论其脉，当从其症。亦有暴病当从脉者。石阁老太夫人，其年岁脉症皆同，彼乃专治其痢，遂致不起。

方荫山治一小儿，八岁，患滞下，每夜百度，食入即吐。乃以熟面作果，分作二片，以一片中空之，用木鳖子三个去壳，捣如泥，加麝香三厘，填入果心，贴脐上，外以帕系定，用热鞋熨之，噤口痢外治神方。待腹中作响，喉中知有香气，即思食能进，是夜痢减大半，二三日渐愈。后以此法治噤口痢，多验。

江篁南治吴元静，患痢腹痛。用煎药下二次，又用巴豆丸更下二次，即觉怕风不安。下后，非又感冒也，然何以怕风？曰：肺、大肠为表里，里虚则表亦虚，故怕风。虽然药中必配解表之品。五日后诊之，脉左三部俱弦，右关浮弱而涩，证见恶风自汗，肢节痛，似表症。里急后重。用参、芪、归、术、枳壳、槟榔、砂仁、山楂、陈皮、防风、甘草、扁豆、神曲、芩、连、木香，加姜一片，一服遂不畏风，汗止腹疼顿除，后重亦减，二服而愈。

江应宿治许翰林颖阳公令叔，年六十三岁，患血痢，三越月，四肢面目浮肿，血水淡如苋菜汁，漏下不知，诸药不效，粒米不进者五日。诊其脉沉细代绝。沉细代绝，岂有不用温补之理？即告之曰：六脉代绝，而少阴脉久久如蛛丝至者，胃中有寒湿也。寒湿伤脾，脾虚则不能摄血归源而下行，胃寒则不能食也。投人参、白术各二钱为君，茯苓、泽泻、木瓜各八分为臣，以补脾渗湿，当归五分和血，炮姜、附子为佐，散寒湿，甘草、升麻举下陷之元气，一匕而饮食进，再饮而血减。用樗根白皮、人参等分为丸，每空心滚水送三五十丸，三服而愈。

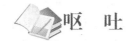 呕 吐

【琇按】经曰：诸逆冲上，皆属于火症。用燥热极宜详慎。

钱仲阳治王子，病呕泄，他医以刚剂，加喘焉。乙曰：是本中热，脾且伤，燥之将不得前溲。与之石膏汤。王不信，谢去。信宿浸剧，竟如言而效。

滑伯仁治一妇，病反胃，每隔夜食饮，至明日中昃皆出，不消化。他医悉试以暖胃之药，罔效。滑视，脉在肌肉下即沉，且甚微而弱。窃揆众医用药，于病无远，何至罔效？心歉然未决。一日读东垣书，谓吐证有三，气、积、寒也。上焦吐者从于气，中焦吐者从于积，下焦从于寒。脉沉而迟，朝食暮吐，暮食朝吐，小溲利，大便秘，为下焦吐也。法当通其秘，温其寒，复以中焦药和之。滑得此说，遂复往视，但大便不秘。专治下焦，散寒。以吴萸、茴香为君，丁、桂、半夏为佐，服至二三十剂，而饮食晏如。所谓寒淫所胜，平以辛热是也。

丹溪治一人，年五十余，因湿气，呕吐酸水如醋，素饮酒。以二陈汤加白术、苍术、砂仁、藿香、黄连，二帖而安。

一少年好酒，每早呕吐。以瓜蒌、贝母、栀子炒、石膏煅、香附、南星、神曲炒、山楂一两，枳实、姜黄、萝卜子、连翘、石碱半两，升麻二钱半，神曲糊丸服。

项彦章治建康万夫长廉君病，医投姜、桂，愈甚。诊其脉，告曰：此得之酒，病当哕作声，食入即出，而后溲不利。此关格病。廉曰：然。予生平所嗜烧酒。乃进葛花解醒加黄芩，饮三升所，势减。众医以药性过寒，交沮之。项以论不协，辞去，叹曰：实实而虚虚，过二月当入鬼录矣。果验。所以知廉病者，切其脉，细数而且滑，数为热，滑为呕，为胃有物。酒性大毒大热，而反以热剂加之，是以火济火也。且溲秘为阳结，今反治，故二月死也。

史载之治朱思古，眉州人，年三十岁得疾，

不能食，闻荤腥即呕，惟用大铛旋煮汤，沃淡饭数数食之，医莫能治。史曰：俗辈不读医经，而妄欲疗人之疾，可叹也。君之疾，正在《素问》经中，名曰食挂。凡人之肺，六叶舒张而盖，下覆于脾，子母气和则进食。一或有戾，则肺不能舒，脾为之敝，故不嗜食。遂授一方，清气润肺为治，服之三日，病者鼻闻肉味觉香，取啖之甚美。此事宋人载于传记。余考之岐黄书，皆无食挂之说，或记者假托耳，或史公大言以欺世欤？皆未可知也。

虞恒德治一妇，年将三十，产后因食伤，致胃虚不纳谷，四十余日矣，闻谷气则恶心而呕，闻药气亦呕。求治。虞曰：药不能入口，又将何法以治之乎？恳求不已。遂用人参、白术、茯苓各一钱，甘草二分，陈皮、藿香、砂仁各五分，炒神曲一钱，十年以上陈仓米一合，顺流水二大盏煎沸，泡伏龙肝，研细搅浑，放澄清，取一盏，加姜、枣同煎前药至七分，稍冷服，看他用药轻重之法。此药遂纳而不吐。别以陈仓米煎汤，时时咽之，日进前药二三服，渐能吃粥而安。后以此法治十数人，悉验。

汪石山治一人，年三十，形瘦淡紫，才觉气壅，腹痛背胀则吐，腹中气块翻动，嘈杂数日，乃吐黑水一盘盆，而作酸气，吐后嗳气，饮食不进，过一二日方食，大便二三日不通，小便一日一次，常时难，向右卧，此症不同于弱症。午后怕食，食则反饱，胀痛，行立坐卧不安，日轻夜重。二年后，汪诊之，脉皆浮弦细弱。曰：此脾虚也。脾失健运，故气郁而胀痛，吐黑水者，盖因土虚不能制水，故膀胱之邪乘虚而侮其脾土。经曰：以不胜侮其所胜是也。酸者，木之所司，脾土既虚，水挟木势而凌之焉。医作痰治，而用二陈刚剂，则脾血愈虚；又作血治，而用四物柔剂，则是以滞益滞；又作热治，而用黄连解毒，则过于苦寒；又作气治，而用丁、沉、藿香，则过于香燥；俱不中病。辨驳精切详明。遂以人参三钱，黄芪一钱半，归身一钱，香附、陈皮、神曲各七分，黄芩、甘草各五分，吴萸三分，煎服。旬余，又犯油腻，病作如前而尤重，仍以前方加减，或汤或丸散，服至半年而愈。

薛己治大司马王浚川，呕吐宿滞，脐腹痛甚，手足俱冷，脉微细。用附子理中丸，一服愈甚。脉浮大，按之而细，用参附汤，一剂而愈。用而愈甚，复投而愈，始信药力有轻重耳。今人用而不愈，即不肯再投矣，欲其疾之瘳也，难哉。

赵吏部文卿患呕吐不止，吐出皆酸味。气口脉大于人迎二三倍。速薛投剂，薛曰：此食郁在上，宜吐，不须用药。乃候其吐清水，无酸气，寸脉渐减，尺脉渐复，翌早吐止，至午脉俱平复，不药自愈。

一儒者场屋不利，胸膈膨闷，饮食无味。服枳术丸，不时作呕；用二陈、黄连、枳实，痰涌气促；加紫苏、枳壳，喘嗽腹胀；加厚朴、腹皮，小便不利；加槟榔、蓬术，泄泻腹痛。悉属虚寒，用六君加姜、桂，二剂不应，更加附子一钱，二剂稍退，数剂十愈六七。乃以八味丸，痊愈。

【博按】此案旧刻脱误。

一上舍呕吐痰涎，发热作渴，胸膈痞满。或用清气化痰降火，前症益甚，痰涎自出。薛曰：呕吐痰涎，胃气虚寒；发热作渴，胃不生津；胸膈痞满，脾气虚弱。须用参、芪、归、术之类，温补脾胃，生发阳气，诸病自退。渠不信，仍服前药，虚症悉至。复请治，薛曰：饮食不入，吃逆不绝，泄泻腹痛，手足逆冷，是谓五虚。烦热作渴，虚阳越于外也；脉洪大，脉欲绝也；死期追矣。或曰：若然殒于日乎？夜乎？薛曰：脉洪大，殒于昼。果然。

薛母太宜人，年六十有五，春三月，饮食后偶闻外言忤意，呕吐酸水，内热作渴，饮食不进，惟饮冷水。气口脉大无伦，面色青赤，此胃中湿热郁火。投之以药，入口辄吐。第三日吐酸物，第七日吐酸黄水，十一日吐苦水，脉益洪大，仍喜冷水。此症得生，以有郁火耳，故喜冷水。以黄连煎汤，冷饮少许，至二十日加白术、茯苓，至二十五日加陈皮，三十七日加当归、炙甘草，至六十日始进清米饮半盏，渐进薄粥饮，调理得愈。

一妇人吞酸嗳腐，呕吐痰涎，面色纯白。或用二陈、黄连、枳实之类，加发热作渴，肚腹胀满。薛曰：此脾胃虚损，末传寒中。不信，乃作火治，肢体肿胀如蛊。以六君加附子、木香治之，胃气渐醒，饮食渐进。虚火归经，又以补中益气加炮姜、木香、茯苓、半夏兼服，痊愈。

一妇人久患心腹疼痛，每作必胸满呕吐，厥逆面赤，唇麻咽干，舌燥，寒热不时而脉洪大。此症与脉，自当作虚治。众以痰火治之，屡止屡作。迨至春，发热频甚，用药反剧，有欲用参、术等剂，或疑痛无补法。薛诊而叹曰：此寒凉损真之故，内真寒而外假热也。且脉息弦洪有怪状，乃脾气亏损，肝脉乘之而然，惟当温补其胃。遂与补中益气加半夏、茯苓、吴萸、木香，一服而效。

一妇人年三十余，忽不进饮食，日饮清茶三五碗，并少用水果，三年矣，经水过期而少。薛以为脾气郁结，用归脾加吴萸，不数剂而饮食如常。若人脾肾虚而不饮食，当以四神丸治之。

一妇人年逾二十，不进饮食二年矣，日饮清茶果品之类，面部微黄浮肿，形体如常，仍能履步，但体倦怠。肝脾二脉弦浮，按之微而结滞。薛用六君子加木香、吴萸，下痰积甚多，用六君子而见痰积甚多，得生在此。饮食顿进，形体始瘦，卧床月余，仍服六君之类而安。

**【烺按】** 以上二案，但云不进饮食，并无呕吐之症，何以入此？

一人粥食汤药皆吐不停，灸手间使手间使穴，手厥阴穴也。在掌后三寸。用同身寸法三十壮。若四肢厥，脉沉绝不至者，灸之便通。此起死之法。《千金方》

江篁南治一妇人，患呕吐，粒米不入者六日矣，兼头眩，胸膈如束而不纾。诊其脉，沉弦而驶，且无力，王中阳治吐痰呕症，用滚痰丸。因脉长。此脉无力，作虚而协痰。症不同，脉亦不同。此属中气虚，挟痰郁耳。以人参三钱，陈皮、川归各一钱，加乌药炒、人乳、竹沥、姜汁，一服膈纾，如解其束，二服吐止能食，十剂而安。

江应宿治一妇人，年近四十，小产后呕吐不食，发寒热。他医作疟治，反增剧。宿诊之，脉浮数，按之无力，此虚症。虞恒德案亦产后，症无寒热，亦作虚治。投六君加姜汁、炒山栀，煎调木香散，呕吐止，热不退。用当归养血丸、补中益气而愈。

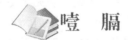

## 噎膈

齐王中子诸婴儿小子病，召臣意诊，切其脉，告曰：气膈病。病使人烦懑，食不下，时呕沫。病得之少忧，数忔忔，音疑乞反食饮。意即为之作下气汤以饮之，一日气下，二日能食，三日即病愈。所以知小子之病者，诊其脉，心气也，浊躁而经也，此络阳病也。《脉法》曰：脉来数，病去难，而不一者，病主在心。周身热，脉盛者，为重阳。重阳者，逿逿，音唐，荡也心主。故烦懑食不下则络脉有过，络脉有过则血上出，血上出者死。此悲心所生也，病得之忧也。脉法妙。《史记》

华佗道见一人，病噎，嗜食而不得下，家人车载欲往就医。佗闻其呻吟，驻马往，语之曰：向来道旁有卖饼者，蒜齑大酢，从取三升饮之，病当自瘥。即如佗言，立吐蛇一条，悬之车边，欲造佗。佗尚未还，佗家小儿戏门前，迎见，自相谓曰：客车旁有物，必是逢我翁也。疾者前入，见佗壁北悬此蛇以十数。《佗传》

吴廷绍，为太医令。烈祖因食饴，喉中噎，国医皆莫能愈。廷绍尚未知名，独谓当进楮实汤。一服，疾失去。群医默识之，他日取用，皆不验。或扣之，答曰：噎因甘起，故以楮实汤治之。《南唐书》

一村夫因食新笋羹，咽纳间忽为一噎，延及一年，百药不效。王中阳乃以荜拨、麦芽炒、青皮去穰、人参、苦梗、柴胡、白蔻、南木香、高良姜、半夏曲，共为末，每服一钱，水煎热服。次日病家来报，曰：病者昨已病极，自己津唾亦咽不下，服药幸纳之，胸中沸然作声，觉有生意，敢求前剂。况数日不食，特游气未尽，拟待就木，今得此药，可谓还魂散也。王遂令其捣碎米煮粥，将熟即入药，再煎一沸，令啜之，一吸而尽，连服数剂，得回生，因名曰还魂散。后以之治七情致病，吐逆不定，面黑目黄，日渐瘦损，传为噎症者，多验，但忌油腻鱼腥粘滑等物。

《外台》载昔幼年经患此病，每食饼及羹粥等，须臾吐出。正观中，许奉御兄弟及柴、蒋等时称名医，奉敕令治，穷其术不能疗，渐至赢瘁，危在旦夕。忽一卫士云：服驴溺极验。黄瘴服牛尿，效亦同。且服二合，后食惟吐一半，晡时又服二合，入定时食粥，吐即定。迄至次日午时，奏之大内。五六人患翻胃，同服，一时俱瘥。此溺稍有毒，服时不可过多。盛取及热服二合。病深，七日以来服之，良验。《本事方》

孙道秘传翻胃方：州轸辖苦此病，危甚，孙为诊之，数服愈。其法：用一附子，去其盖，刳中使净，纳丁香四十九粒，复以盖覆之，线缚定，著置银石器中，浸以生姜自然汁，及盖而止，慢火煮干，细末一钱匕，糁舌上，漱津下。若烦渴，则徐食糜粥。忌油腻生冷。累试累验。《类编》

《广五行记》治噎疾：永徽中，绛州有僧，病噎数年，临死遗言，令破喉视之。得一物，似鱼而有两头，遍体悉是肉鳞，致钵中，跳跃不止，以诸味投钵中，须臾化为水。时寺中刘蓝作靛，试取少靛置钵中，此虫绕钵畏避，须臾化为水。是人以靛治噎疾，多效。《良方》

丹溪治一少年，食后必吐出数口，却不尽出，膈上时作声，面色如平人。病不在脾胃，而在膈间。其得病之由，乃因大怒未止辄食面，故有此症。想其怒甚则死血菀于上，积在膈间，碍气升降，津液因聚，为痰为饮，与血相搏而动，故作声也。用二陈加香韭汁、萝卜子，二日以瓜蒂散、败酱吐之，再一日又吐，痰中见血一盏。次日复吐，见血一钟而愈。

一中年妇人中脘作痛，食已乃吐，面紫霜色。两关脉涩，乃血病也，因跌仆后中脘即痛。投以生新血、推陈血之剂，吐血片碗许而愈。

一中年妇人反胃，以四物汤加带白陈皮、留尖桃仁、去皮生甘草、酒红花，浓煎，入驴尿以防生虫，与数十帖而安。

一人勤劳而有艾妻，且喜酒，病反胃半年。脉涩不匀，重取大而无力，便燥，面白形瘦，精血耗故也。取新温牛乳细饮之，每次尽一杯，昼夜五七次，渐至八九次，半月便润，月余而安。然或口干，盖酒毒未解，间饮以甘蔗汁少许。一云先与六君子汤加附子、大黄、甘蔗汁，饮之便润。乃以牛乳饮之，二月而安。

一人年四十，病反胃二月，不喜饮食，或不吐，或吐涎裹食出，得吐则快。脉涩，重取弦大，因多服金石房中药所致。时秋热，以竹沥、御米御米即罂粟米，治反胃为粥，二三啜而止。频与之，遂不吐。后天气稍凉，以流水煮粥，少入竹沥与之，间与四物加陈皮益其血，月余而安。

一人咽膈间常觉物闭闷，饮食妨碍。脉涩稍沉，形色如常，以饮热酒所致。遂用生韭汁，每服半盏，日三服，至二斤而愈。

一人不能顿食，喜频食，一日忽咽膈壅塞，大便燥结。脉涩似真脏脉，喜其形瘦而色紫黑，病见乎冬，却有生意。以四物汤加白术、陈皮浓煎，入桃仁十二粒研，再沸饮之，更多食诸般血以助药力，三十帖而知，至五十帖而便润，七十帖而食进，百帖而愈。

一人食必屈曲下膈，梗涩微痛。脉右甚涩而关沉，左却和，此污血在胃脘之口，气因郁而为痰，必食物所致。询，其去腊日饮刳剁酒三盏。遂以生韭汁半盏冷饮，细呷之，尽二斤而愈。以上三人皆滞血致病，而脉涩应之，乃噎膈之渐也。

一人止能吃稀粥一匙，即可下膈，若杂吃一菜，则连粥俱吐，起居如常。用凉膈散加桔梗服。

虞恒德治一人，年五十余，夏秋间得噎症，胃脘痛，食不下，或食下良久复出，大便燥结，人黑瘦甚。右关前脉弦滑而洪，关后略沉小，左三部俱沉弦，尺带芤，此中气不足，木来侮土，上焦湿热郁结成痰。下焦血少，故大便燥结；阴火上冲吸门，故食不下。用四物以生血，四君以补气，二陈以祛痰，三合成剂，加姜炒黄连、枳实、瓜蒌仁，六君、四物合小陷胸汤可法。少加砂仁，又间服润肠丸，或服丹溪坠痰丸，半年服前药百帖而痊愈。

一妇年近五十，身材略瘦小，勤于女工，得膈噎症半年矣，饮食绝不进，而大便结燥不行者十数日，小腹隐隐然疼痛。六脉皆沉伏。以生桃仁七个令细嚼，杵生韭汁一盏送下，作血瘀治。片时许病者云：胸中略见宽舒。以四物六钱，加瓜蒌仁一钱，桃仁泥半钱，酒蒸大黄一钱，酒红花一分，煎成正药一盏，取新温羊乳汁一盏，合而服之，半日后下宿粪若干，明日腹中痛止，渐可进稀粥而少安。后以四物出入加减，合羊乳汁，服五六十帖而安。

古朴治一人，患噎，人咸意其不起。古朴视，以此正合丹溪胃口干槁之论例五膈宽中平胃散，病在不治。若能滋阴养血，补脾开胃，加之竹沥以清痰，人乳以润燥，庶或可生。其家依法治之而愈。

汪石山治一人，形瘦而苍，年逾五十。诊其脉，皆弦涩而缓，尺脉浮而无根。曰：尺脉当沉反浮，所主肾水有亏，其余脉皆弦涩而缓者，弦脉属木，涩为血少，缓，脾脉也。以脉论之，此系血液枯槁，而有肝木凌脾，非膈则噎也。问之，胸膈微有碍。曰：不久膈病成矣。病成，非药可济。后果病膈而卒。

一人瘦长而色青，性刚急，年三十余，病反胃，每食入良久复出，又嚼又咽，但不吐耳。

或作气治而用丁香、藿香，或作痰治而用半夏、南星，或作寒治而用姜、附，俱罔效。汪脉之，皆缓弱稍弦。曰：非气非痰，亦非寒也，乃肝凌脾之病。经云：能合色脉，可以万全。君面青性急，肝木盛也；脉缓而弱，脾土虚也。遂用四君子汤加陈皮、神曲，少佐姜炒黄连以泄气逆，月余愈。

一人年逾六十，形色紫，平素过劳好饮，病膈，食至膈不下，则就化为浓痰吐出，食肉过宿吐出，尚不化也，初卧则气壅不安，稍久则定。医用五膈宽中散、丁沉透膈汤，或用四物加寒凉之剂，或用二陈加耗散之剂，罔效。汪诊之，脉皆浮洪弦虚。曰：此大虚症也。医见此脉，以为热症而用凉药，则愈助其阴而伤其阳，若以为痰为气而用二陈香燥之剂，则益耗其气而伤其胃，是以病益甚也。况此病得之酒与劳，酒性酷烈，耗血耗气，莫此为甚。又加以劳伤其胃。且年逾六十，血气已衰，脉见浮洪弦虚，非吉兆也。宜以人参三钱，白术、归身、麦冬各一钱，白芍八分，黄连三分，干姜四分，黄芩五分，陈皮七分，香附六分，煎服，五帖脉敛而膈颇宽，饮食亦进矣。

吴菱山治一妇人，患宿痰呕吐。作噎膈治，以陈皮、海粉、枳实、白术、香附、半夏曲，愈。后以清气化痰丸常服，其患不复举矣。

江应宿治一老妇，近七旬，患噎膈，胃脘干燥。属血虚有热。投五汁汤，二十余日而愈。其方：芦根汁、藕汁、甘蔗汁、牛羊乳、生姜汁少许，余各半盏，重汤煮温，不拘时徐徐服。

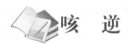

# 咳 逆

咳逆连属不绝，俗谓之呃忒是也。哕者，即干呕也。胃气逆为干呕，呃逆是肺病。戴复庵云：伤寒发呃，或有热症杂病发呃，本属虚寒。

壶仙翁治乡进士许崇志，病馆逆，医以雄黄烟熏其鼻，倏然目暗火症，热剧甚。召翁诊之，曰：此得怒气伤肝，肝气上逆而馆。木挟相火，直冲清道。经云：木郁达之。即投以涌

剂，更为之疏肝平气，数服而愈。所以知崇志病者，切其脉，左关沉而弦，右寸微而数，沉弦为郁，微数为热郁不行，故病馆逆。此怒气所生也。丹溪曰：诸逆冲上，皆属于火。然亦有数者不同，或痰、或食、或汗、吐、下后、或中气大虚，或阳明失下，或痢后胃虚，阴火上冲清道，宜细阅《准绳》治法。

有病霍乱吐痢垂困，忽发咳逆，半月间遂

至危殆。一医云：凡伤寒及久病得咳逆，皆恶候，投药不效者，灸之愈。遂令灸之，火至肌，咳逆随定。元丰中，壶为鄘延经略使。有幕官张平序病伤寒已困，咳逆甚，气已不属。忽记灸法，试令灸之，未食顷遂瘥。其法：乳下一指许足阳明乳根穴，正与乳相直，骨间陷中。妇人即屈乳头度之，乳头齐处是穴。艾炷如小豆大，灸三壮，男左女右，只一处。火到肌即瘥。若不瘥，则多不救矣。灸法。

丹溪治一老人，素厚味，有久喘病，作止不常，新秋患痢，食大减，数日咳逆作。脉豁大。痢见呃逆从补，况脉大耶？仲景云：大则为虚，以其形瘦，可治，用参术汤下大补丸以补血，至七日而安。

一女子年逾笄，性躁味厚，暑月因大怒而咳逆，怒见呃逆，治痰从吐。每作一声则举身跳动，神昏，凡三五息一作。脉不可诊，视其形气实，以人参芦二两煎饮，大吐顽痰数碗，大汗，昏睡一日而安。

虞恒德治一人，病伤寒阳明内实，医以补药治之而成，发咳逆。十日后召虞诊，其脉长而实大。与大承气汤大下之，热退而咳亦止。伤寒阳明内实失下。

一人得伤寒症，七日热退而咳，连声不绝，举家彷徨。召虞诊，其脉皆沉细无力，人倦甚。以补中益气汤作大剂，加炮姜、附子一钱，一日三帖，兼与灸气海任穴、乳根胃穴三处，当日咳止，脉亦充而平安。胃虚。

吕元膺治一人，病哕十余日。诸医以附子、丁香等剂疗之，益甚。切其脉，阳明大而长，右口之阳数而躁。因告之曰：君之哕，即古之咳逆，由胃热而致。或者失察，反助其热，误矣。饮以竹茹汤，未终剂哕止。胃火。

《宝鉴》治一人，中气本弱，病伤寒八九日。医见其热甚，以凉药下之，又食梨三枚，痛伤脾胃，四肢冷，时发昏愦。脉动而中止，有时自还，乃结脉也。心亦悸动，咳逆不绝，丹溪云：此症唯伤寒痢疾胃气虚衰为至重。色变青黄，精神减少，目不欲开，蜷足，恶人语。以炙甘草、生姜、桂枝、人参、生地、阿胶、麦门冬、麻仁、大枣，水煎，再服而愈。伤寒下后。

## 📖 吞酸吐酸

【琇按】酸乃肝味，是症多由肝经火郁，如食物遇郁蒸则易酸也。

丹溪治一人，因心痛久，服热药多，兼患吞酸。以二陈汤加芩、连、白术、桃仁、郁李仁、泽泻服之，累涌出酸苦黑水如烂木耳者。服久，心痛既愈，酸仍频作，有酸块自胸膈间筑上，咽喉甚恶，以黄连浓煎，冷，俟酸块欲上，与数滴饮之，半日许下数次而愈，乃罢药，淡粥调之一月。时已交春节旬余，中脘处微胀急，面带青，气急喘促，时天尚寒，盖脾土久病衰弱，木气行令，此肝凌脾也，急以索矩六和汤与之，四日而安。

薛己治一儒者，面色痿黄，胸膈不利，吞酸嗳腐。恪服理气化痰之药，大便不实，食少体倦。此脾胃虚寒。用六君加泡姜、木香，渐愈。更兼用四神丸而元气复。此症若中气虚弱者，用人参理中汤，或补中益气加木香、干姜，不应，送左金丸或越鞠丸；若中气虚寒，必加附子，或附子理中汤，无有不愈。

一上舍饮食失宜，胸腹膨胀，嗳气吞酸。以自知医，用二陈、枳实、黄连、苍术、柏皮之类，前症益甚，更加足指肿痛，指缝出水。薛用补中益气加茯苓、半夏，治之而愈。若腿足浮肿或焮肿，寒热呕吐，亦用前药。

# 痞 满

【琇按】案中与后肿胀亦无甚区别。

东垣治一贵妇，八月中，先因劳役饮食失节，加之忧思，病结痞，心腹胀满，且食则不能暮食，两胁刺痛。

【琇按】两胁刺痛，终是木气乘土。

诊其脉，弦而细。至夜。浊阴之气当降而不降，膜胀尤甚。大抵阳主运化，饮食劳倦。

【琇按】先生平生只主此四字。

损伤脾胃，阳气不能运化精微，聚而不散，故为胀满。先灸中脘，乃胃之募穴，引胃中生发之气上行阳道，又以木香顺气汤助之，使浊阴之气自此而降矣。

滑伯仁治一人，病肺气焦满。视之，曰：病得之多欲善饮，且殚营虑，中积痰涎，外受风邪，发为喘喝痰咳，不能自安。为制清肺泄满、降火润燥、苦辛等剂而愈。

一人苦胸中痞满，愦愦若怔忡状，头目昏痛，欲吐不吐，忽忽善忘，时一臂偏痹。脉之，关以上溜而滑，按之沉而有力。曰：积饮滞痰，横于胸膈，盖得之厚味醇酒，肥腻炙煿，蓄热而生湿，湿聚而痰涎宿饮皆上甚也。王冰云：上甚不已，吐而夺之。治法宜吐。候春日开明，如法治之，以物探吐喉中，须臾大吐异色顽痰如胶饴者三四升，一二日更吐之三四次，则胸中洞爽矣。

罗谦甫治真定赵客，六月间乘困伤湿面，心下痞满，躁热时作，卧不安。宿于寺中，僧以大毒热药数十丸下十余行，痞稍减。越日困睡，为盗劫其赀，心动，遂躁热而渴，饮水一大瓯，是夜脐腹胀痛，僧再以前药复下十余行，病加困笃，四肢无力，躁热，身不停，喜冷水，米谷不化，痢下如烂鱼肠脑，赤水相杂，全不思食，强食则呕，痞甚于前，噫气不绝，足胻冷，小腹不任其痛。罗诊，脉浮数，八九至，按之空虚。曰：予溯流寻源，盖暑热已伤正气，以有毒大热之剂下之，一下之后，其所伤之物已去而无余矣，遗巴豆之气，流毒于肠胃间，使呕逆而不能食，胃气转伤而然。及下脓血无度，大肉脱下，皮毛枯槁，脾气弱而衰矣；舌上赤涩，口燥咽干，津液不足，下多亡阴之所致也。阴既已亡，心火独旺，故心胸躁热，烦乱不安。经曰：独阳不生，独阴不长，夭之由也。遂辞去。易一医，不审脉究原，惟见痞满，即以枳壳丸下之，病添喘满，利下不禁而死。《金匮》云：不当下而强下之，令人开肠洞泄，便溺不禁而死。此之谓也。

虞恒德治一人，年三十余，身材肥盛，夏秋间因官差劳役，至冬得痞满症，两胁气攻，胸中饱闷，不能卧，欲成胀满症。历数医，皆与疏通耗散之药，不效。十一月初旬，虞诊，两手关前皆浮洪而弦涩，两关后脉皆沉伏。此膈上有稠痰，脾土之气敦阜，肝木郁而不伸，当用吐法，木郁达之之理也。奈值冬月降沉之令，未可行此法，且与豁痰，疏肝气，泻脾胃敦阜之气。用平胃散加半夏、青皮、茯苓、川芎、草龙胆、香附、砂仁、柴胡、黄连、瓜蒌仁等药，病退十之三四。待次年二月初旬。为行倒仓法，安。

石山治一人，年逾三十，病中满，朝宽暮急，屡医不效。汪诊视，脉浮小而弦，按之无力。曰：此病宜补。人参二钱，白术、茯苓各一钱，黄芩、木通、归尾、川芎各八分，栀子、陈皮各七分，厚朴五分，煎服。且喻之曰：初服略胀，久则宽矣。彼疑气无补法。汪曰：此俗论也。气虚不补，则失其健顺之常，痞满无从消矣。经曰：塞因塞用，正治此病之法也。服之果愈。

一人长瘦体弱，病左腹痞满，谷气偏行于右，不能左达，饮食减，大便滞。汪诊，其脉浮缓而弱，不任寻按。曰：此土虚木实也。用人参补脾，枳实泄肝，佐以芍药引金泄木，辅以当归和血润燥，加厚朴、陈皮以宽胀，兼川芎、山栀以散郁，服十余帖。稍宽。因粪结，思饮人乳。汪曰：恐大便滑耳。果然。遂停乳，仍服前药，每帖加人参四五钱。后思香燥物。曰：脾病气结，香燥无忌也。

【琇按】香燥无忌，与前润燥矛盾。

每日因食燥榧。

【琇按】榧何尝燥？

一二十枚，炙蒸饼十数片，以助药力，年余而安。

项彦章治一人，病胸膈壅满，甚笃，昏不知人。医者人人异见。项以杏仁、薏苡之剂灌之，立苏。继以升麻、黄芪、桔梗消其胀，服之逾月，瘳。所以知其病者，以阳脉浮滑，阴脉不足也。浮为风，滑为血聚，始由风伤肺，故结聚客于肺。阴脉之不足，则过于宣逐也。诸气本乎肺，肺气治则出入易，菀陈除，故行其肺气而病自已。

江汝洁治程秋山，夏末因腹内有滞气，医用硝、黄之类下之。遂成胀满之症。江诊，其脉右关举按弦缓无力，余脉弦缓，按之大而无力。经曰：诸弦为饮，为劳为怒。又曰：缓而无力为气虚。又曰：大而无力为血虚。又曰：胀满者，浮大则吉。据脉论症，则知弦为木，缓为土，木来侵土，热胀无疑也。且此时太阴湿土主令，少阳相火加临，湿热太盛，疾渐加剧，急宜戒怒，却厚味，断妄想，待至五气阳明燥金主令，客气燥金加临，疾渐减，可治。须大补脾土，兼滋肺金，更宜补中行湿。以薏苡三钱，白术、莲肉各二钱，人参、茯苓、山药各一钱，赤豆一钱半，水煎热服，一服是夜能转动，次早即视见脐，二服胀消大半。

州守王用之先因肚腹膨胀，饮食少思，服二陈、枳实之类，小便不利，大便不实，咳痰腹胀。用淡渗破气之剂，手足俱冷。此足三阴虚寒之症。用金匮肾气丸，不月而康。

一男子胸膈痞闷，专服破气之药。薛曰：此血虚病也。血生于脾土，若服前药，脾气弱而血愈虚矣。不信，用内伤药，吐血而殁。

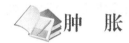# 肿 胀

【琇按】《灵枢》十二经皆有胀病。

丹溪治一人，嗜酒，病疟半年，患胀满，脉弦而涩，重取则大，手足瘦，腹状如蜘蛛。以参、术为君，当归、芍药、川芎为臣，黄连、陈皮、茯苓、厚朴为佐，生甘草些少，日三次饮之，严守戒忌，一月后汗而疟愈，又半月小便长而胀退。

一人年四十余，嗜酒，大便时见血，春患胀，色黑而腹大，形如鬼状。脉涩而数，重似弦而弱。以四物加芩、连、木通、白术、陈皮、厚朴、生甘草，作汤服之，近一月而安。

一人因久病心痛咽酸，治愈后，至春中脘微胀，面青气喘。意谓久病衰弱，木气凌脾，以索矩三和汤而安。

【琇按】此案与吞酸首条之尾同。

一女子禀厚，患胸腹胀满。自用下药，利十数行，胀满如故。脉皆大，按则散而无力。朱曰：此表证反攻里，当死，赖质厚，时又在室，可救，但寿损矣。以四物汤加参、术、带白陈皮、炙甘草煎服，至半月后尚未退。自用萝卜种煎浴二度，又虚其表，稍增，事急矣。

前方去芍药、地黄，加黄芪，倍白术，大剂浓煎饮之，又以参、术为丸吞之，十日后如初病时。又食难化而自利，以参、术为君，稍加陈皮为佐，又与肉豆蔻、诃子为臣，山楂为使，粥丸吞之，四五十帖而安。

一人因久疟腹胀，脉微弦，重取涩，皆无力。与三和汤，三倍术，入姜汁，数帖而疟愈，小便利，腹稍减。随又小便短，此血气两虚。于前方入人参、牛脐、归身尾，大剂百帖而安。

俞仁叔年五十，患鼓胀，自制禹余粮丸服之。诊其脉，弦涩而数。曰：此丸新制，锻炼之火邪尚存，温热之药太多，宜有加减，不可徒执其方。

【琇按】据脉乃阴虚内热而为膜胀，误服燥石以死，与中热门内仓公论齐王侍医正同。

俞叹曰：今人不及古人，此方不可加减。服之一月，口鼻见血而死。

【琇按】可为泥古之鉴。

项彦章治一女，腹痛，胀如鼓，四体骨立。众医或以为娠，为蛊，为瘵也。诊其脉，告曰：此气薄血室。其父曰：服芎、归辈积岁月，非

血药乎？曰：失于顺气也。夫气，道也；血，水也。气一息不运，则血一息不行。经曰：气血同出而异名，故治血必先顺气，俾经隧得通而后血可行。乃以苏合香丸投之，三日而腰作痛，曰：血欲行矣。急治芒硝、大黄峻逐之，下污血累累如瓜者可数十枚而愈。其六脉弦滑而且数，弦为气结，滑为血聚，实邪也，故气行而大下之。又一女病，名同而诊异。项曰：此不治，法当数月死。向者钟女脉滑，为实邪，今脉虚，元气夺矣。又一女子病亦同，而六脉独弦。项曰：真脏脉见，法当逾月死。后皆如之。

茶商李，富人也，啖马肉过多，腹胀。医以大黄、巴豆治之，增剧。项诊之，寸口脉促而两尺将绝。项曰：胸有新邪，故脉促，宜引之上达，今反夺之，误矣。急饮以涌剂，且置李中坐，使人环旋，顷吐宿肉。

【瑬按】吐法奇。

仍进神芎丸，大下之，病去。

徐希古治游击将军杨洪疾于口外，盅满喘甚。方春木令王，土受伐，金不能制，当补中气，毋事疏利。议不与众合。药至百五十余帖，乃效，遂渐平复。

徐可豫治郭推府，腹膜胀，体弱瘵，足不任身。徐诊脉，曰：病始弗剧，殆医过耳。病由怒伤肝，肝伤在法当补，补而元气完，邪必自溃。医不知此，泄以苦寒剂，下虚不收，浊气干上。故愈泄病愈炽。犹幸脉未至脱，非缓以旬月，不能也。既投药，渐平复。

虞恒德治一族兄，素能饮酒，年五十，得肿胀病，通身水肿，腹胀尤甚，小便涩而不利，大便滑泄。召虞治，虞曰：若戒酒色盐酱，此病可保无危，不然去生渐远。兄曰：自今日戒起。予以丹溪之法，而以参、术为君，加利水道、制肝木、清肺金等药，十帖而小水长，大便实，肿退而安。又半月，有二从弟平日同饮酒者曰：不饮酒者，山中之鹿耳。我与兄，水中之鱼也。鹿可无水，鱼亦可以无水乎？三人遂痛饮，沉醉而止。次日病复作如前，复求治。虞曰：不可为矣。挨过一月而逝。

一人得肿胀病，亦令戒前四事，用前法，服药五十帖而愈，颇安五年。一日叹曰：人生不食盐酱，与死等尔。遂开盐，十数日后旧病大作，再求治，不许，又欲行倒仓法。虞曰：脾虚之甚，此法不可行于今日矣。逾月，膨胀而死。虞用丹溪之法治肿胀，愈者多矣，不能尽述，特书此二人不守禁忌者，以为后人病此者之元龟。

傅滋治一人，能大餐，食肉必泄，忽头肿，目不可开，膈如筑，足麻至膝，恶风，阴器挺长。脉左沉，重取不应，右短小，却和滑。令单煮白术汤，空心服，探吐之。

【瑬按】阳明风热症也，以盛于上，故宜吐之。

后以白术二钱，麻黄、川芎各五分，防风三分，作汤，下保和丸五十丸，吐中得汗，上截居多，肿退眼开，气顺食进。以前方去麻黄、防风，加白术三钱。木通、甘草各五分，下保和丸五十丸，五日而安。

一妇素多怒，因食烧肉，面肿不食，身倦。脉沉涩，左豁大。此体虚有痰，所隔不得下降，当补虚利痰为主。每早以二陈加参、术，大剂与之，探出药。

【瑬按】亦用吐法。

辰时后用三和汤，三倍术，睡后以神祐丸七丸，挠其痰，一月而安。

壶仙翁治瓜洲赵按察，病膜胀不能食，溲遗血。众医以为热，下以大黄之剂，神乏气脱而不能瘳。召翁，诊其脉，告曰：病得之劳伤心血，久则脾胃俱伤。所以知按察之病者，切其脉时，左寸沉，右寸过左一倍，两关弦涩，尺反盛不绝。盖烦劳不胜则逆郁而不通，不通则不能升降而作膜胀，膜胀则不食，肉沸而不下，则关囊闭而溲且不输，故溲遗血。乃和以八补之剂，兼五郁之药，不数日而愈。越三月后复作，如前治，立除。

【瑬按】此案再见第九卷淋闭门第一页。

薛己治儒者，痢后两足浮肿，胸腹胀满，小便短少。用分利之剂，遍身肿，兼气喘。非水肿而分利之，则气愈伤而喘作。薛曰：两足浮肿，脾气下陷也；胸腹胀满，脾虚作痞也；小便短少，肺不能生肾也；身肿气喘，脾不能生肺也。用补中益气汤加附子而愈。半载后，因饮食劳倦，两目浮肿，小便短少，仍服前药，顿愈。

钦天监台官张景芳，成化丁酉七月间，领朝命往陕西秦邸兴平王治葬。张至中途，偶得腹胀之疾，医莫能疗。寓居卧龙寺，待尽而已。抵夜，见庞眉一叟忽过访，自云能治此疾，延视两手脉，即口授一方，以杏仁、陈皮，海螵蛸等分，为细末，佐以穀树叶、槐树叶、桃枝各七件，至翌日正午时汲水五桶，煎三四沸，至星上时再煎一沸，患者就浴，令壮人以手汤中按摩脐之上下百数，少时转矢气，病即退矣。张如其法，黎明此老复至，病去十之七八矣。酬以礼物，俱不受。是夕肿胀平复，此老更不复见矣。或谓张景芳遇仙云。《客座新闻》

象山县村民有患水肿者，咸以为祟，讯之卜者，卜者授以此方，良效。用田螺、大蒜、车前草，和研为膏，作大饼，覆于脐上，水从便旋而出，数日顿愈。

【琇按】此方又治大小便不通，见淋闭门。

一人客游维扬，患腹胀，百药无效，反加胃呕，食减尪羸。有一泽医自谓能治此疾，躬煎药饵以进，服之便觉爽快，熟寐逾时，溲溺满器，肿胀渐消，食知其味矣。因访其方。曰：客，富商也，酒色过度，夏多食冰浸瓜果，取凉太过，脾气受寒，故有此证。医复用寒凉重伤胃气，是失其本也，安能去病？吾以丁香、木香、官桂健脾和胃，肺气下行，由是病除，无他术也。若泽医，亦可谓有识鉴矣。

一人病气蛊，四肢不浮，惟腹膨胀大，戴原礼所谓蜘蛛病是也。进泄水之剂，病转剧。时值炎暑，或进以清暑益气。当煎药时，偶堕蜘蛛，腐熟其中，童子惧责，潜去蜘蛛，寻以药进，病者鼻闻药香，一啜而尽，少间腹中作声，反复不能安枕，家人疑药之误用然也，既而溲溺斗许，腹胀如削，康健若平日矣。此偶中者，故志之。《续医说》

汪石山治一人，年逾四十，春间患胀。医用胃苓汤及雄黄敷贴法，不效。汪诊视，脉皆缓弱无力。曰：此气虚中满也。曾通利否？曰：已下五六次矣。曰：病属气虚，医顾下之，下

多亡阴。是谓诛罚无过也。故脉缓，知其气虚；重按则无。知其阴亡。阳虚阴亡，药难倚仗，八月水土败时实可虑也。病者曰：不与药，病不起耶？尝闻胀病脐突不治，肚上青筋不治，予病今无是二者，可虑谓何？汪曰：然。但久伤于药，故且停服。言归，如期而殁。

【琇按】病不可治，则勿与药，业医者宜知之。

一妇形弱瘦小，脉细濡近驶，又一妇身中材颇肥，脉缓弱无力，俱病鼓胀。大如箕，垂如囊，立则垂坠，遮拦两腿，有碍步履。汪视之，曰：腹皮宽缓已定，非药可敛也，惟宜安心寡欲以保命耳。后皆因产而卒。或曰：病患鼓胀，有孕谓何？汪曰：气病而血未病也，产则血亦病，阴阳两虚，安得不亡？又一妇瘦长苍白，年五十余，鼓胀如前，颇能行立，不耐久远，越十余年无恙。恐由寡居，血无所损，故能久延。

一妇年逾四十，瘦长善饮。诊之，脉皆洪滑。曰：可治。《脉诀》云：腹胀浮大，是出厄也。得湿热太重，宜远酒色，可保终吉。遂以香连丸，令日吞三次，每服七八十丸，月余良愈。

一人年三十余，酒色不谨，腹胀如鼓。医用平胃散、广茂溃坚汤，罔效。汪诊，脉皆浮濡近驶。曰：此湿热甚也。痛远酒色，庶或可生。渠谓甚畏煎药。汪曰：丸药亦可。遂以枳术丸加厚朴、黄连、当归、人参，荷叶烧饭丸，服一月，果安。越三月余，不谨。复诊之曰：无能为矣。脐突长二尺余，逾月而卒。夫脐突寸余者有矣，长余二尺者，亦事之异，故志之。

一人年三十余，病水肿，面光如胞，腹大如箕。脚肿如槌，饮食减少。汪诊之，脉浮缓而濡，两尺尤弱。曰：此得之酒色，宜补肾水。家人骇曰：水势如此，视者不曰通利，则曰渗泄，先生乃欲补之，水不益剧耶？曰：经云水极似土，正此病也。水极者，本病也；似土者，虚象也。今用通利渗泄而治其虚象，则下多亡阴，渗泄耗肾，是愈伤其本病而增土湿之势矣。岂知亢则害、承乃制之旨乎？遂令空腹服六味地黄丸，再以四物汤加黄柏、木通、厚朴、陈

皮、参、术，煎服十余帖，肿遂减半，三十帖而愈。

江篁南治一富妇，因夫久外不归，胸膈作胀，饮食难化，腹大如娠，青筋露，年五十四天癸未绝，大便常去红。六脉俱沉小而驶，两寸无力。与二术、参、苓、陈皮、山楂、薏苡、厚朴、木香，煎服七剂，腹觉宽舒。继以补中除湿、开郁利水出入调理，两月而愈。

乙巳初夏，家君因久喘嗽，痰中见血，忽小溲短少，小腹作胀，皮肤浮肿。思经云：肺朝百脉，通调水道，下输膀胱。又云：膀胱者，州都之官，津液藏焉，气化则能出矣。是小溲之行，由于肺气之降下而输化也。今肺受邪而上喘，则失降下之令，故小溲渐短，以致水溢皮肤而生肿满。此则喘为本而肿为标，治当清金降气为主，而行水次之。以白术、麦冬、陈皮、枳壳、苏子、茯苓、黄芩、桔梗、猪苓、泽泻、桑皮、苏梗出入，数服而安。

予次儿素食少，五月间因多食杨梅，至六月遍身面目浮肿，腹亦膨胀。用苍、白二术土炒为君，木通、赤茯苓、泽泻为臣，半夏、陈皮、大腹皮、桑白皮、白芍、桔梗为佐，苏梗、厚朴、草果为使，加姜，水煎，一日二服，其渣汁加水煎第二服，每日用紫苏、忍冬藤、萝卜种煎水，浴一次，服四日，肿胀消十之八九。乃用参苓白术散，以生紫苏煎汤调，日服二次。小水黄，加木通煎汤煎药，六帖，去紫苏，加木瓜、滑石，最后加连翘，栀子，八帖痊愈。

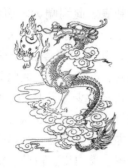

# 名医类案卷之五

明·江瓘集

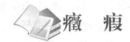

## 瘕 瘕

齐中尉潘满如病少腹痛，臣意诊其脉，曰：遗积瘕也。臣意即谓齐太仆臣饶、内史臣繇曰：中尉不复自止于内，则三十日死。后二十余日，溲血死。病得之酒且内。所以知潘满如病者，臣意切其脉深小弱，其卒然合，合也，是脾气也。右脉口气至紧小，见瘕气也。以次相乘，故三十日死。三阴俱搏者如法，不俱搏者，决在急期；一搏一代者，近也。故其三阴搏，溲血如前止。《史记》

临菑女子薄吾病甚，众医皆以为寒热笃，当死，不治。臣意诊其脉，曰：蛲瘕。蛲瘕为病，腹大，上肤黄粗，循之戚戚然。臣意饮以芫花一撮，即出蛲可数升，病已，三十日如故。病蛲得之于寒湿，寒湿气宛笃不发，化为虫。臣意所以知薄吾病者，切其脉，循其尺，其尺索刺粗，而毛美奉发，是虫气也。其色泽者，中脏无邪气及重病。《史记》。

**【博按】** 此案重见诸虫门。

隋有患者，尝饥而吞食，则下至胸便即吐出，医作噎疾、膈气、翻胃三候治之，无验。有老医任度视之，曰：非三疾，盖因食蛇肉不消而致，但揣心腹上有蛇形也。病者曰：素有大风，常求蛇肉食，风稍愈，复患此疾矣。遂以芒硝、大黄合而治之，微泄利则愈，乃知蛇瘕也。《名医录》

乾德中，江浙间有慎道恭，肌瘦如劳，唯好食米，缺之则口中清水出，情似忧思，食米顿便如常，众医莫辨。后遇蜀僧道广，以鸡屎及白米各半合共炒，为末，以水一盏调，顿服，良久，病者吐出如米形，遂瘥。《病原》谓米瘕是也。

徐文伯善医术。宋明帝宫人患腰痛牵心，发则气绝，众医以为肉瘕。文伯视之，曰：此发瘕也。以油灌之，即吐物如发，稍引之，长三尺，头已成蛇，能动，悬柱上，水沥尽，唯余一发而已，遂愈。

《唐书》曰：甄权弟立言善医。时有尼明律年六十余，患心腹膨胀。身体羸瘦，已经二年。立言诊其脉，曰：腹内有虫，当是误食发为之耳。因令服雄黄，须臾吐一蛇，如小手指，唯无眼，烧之犹有发气，其疾乃愈。《太平御览》

《异苑》曰：章安有人元嘉中啖鸭肉，乃成瘕病，胸满面赤，不得饮食。医令服秫米，须臾烦闷，吐一鸭雏，身喙翅皆已成就，唯左脚故缀昔所食肉，遂瘥。《太平御览》

《志怪》曰：有人得瘕病，腹昼夜切痛，临终敕其子曰：吾气绝后，可剖视之。其子不忍违言，剖之，得一铜酒枪，容数合许。华佗闻其病而解之，便出巾栉中药以投，即消成酒焉。

**【博按】** 毋论事涉怪诞不足征信，世安有剖父腹以验病之理，此案可删。

景陈弟长子拱年七岁，时胁间忽生肿毒，隐隐见皮里一物，颇肖鳖形，微觉动转，其掣痛不堪。德兴古城村外有老医见之，使买鲜虾为羹以食，咸疑以为疮毒所忌之味，医竟令食之，下腹未久痛即止。喜曰：此真鳖癥也。吾

求其所好，以尝试之尔。乃制一药如疗脾胃者，而碾附子末二钱投之，数服而消。明年病复作，但如前补治，遂绝根。《类编》

昔有人共奴俱患鳖瘕，奴前死，遂破其腹，得白鳖，仍故活。有人乘白马来看鳖，白马遂尿，随落鳖上，即缩头，寻以马尿灌之，即化为水。其主曰：吾将瘥矣。即服之，遂愈。《续搜神记》

昔人患癥瘕死，遗言令开腹取之，得病块干硬如石，文理有五色，人谓异物，窃取削成刀柄，后因以刀刈三棱，柄消成水，乃知此药可疗癥瘕也。《本草》

一人患蛇瘕，常饥，食之即吐，乃蛇精及液沾菜上，人误食之，腹内成蛇，或食蛇亦有此症。用赤头蜈蚣一条炙，为末，分二服，酒下。

一人患鳖瘕，痛有来止，或食鳖即痛。用鸡屎一升炒黄，投酒中浸一宿，焙为末，原浸酒调下。

一人好饮油，每饮四五升方快意，乃误吞发入胃，血裹化为虫也。用雄黄五钱，水调服。

石藏用，蜀人，良医也，名盛著。一士人尝因承檐溜盥手，觉为物触入指爪中，初若丝发然，既数日，稍长如线，伸缩不能如常，始悟其为龙伏藏也，乃扣治疗之方于石。石曰：此方书所不载也，当以意去之。归可末蜣螂，涂指，庶不深入胸膜，冀他日免震厄之患。士人如其言，后因迅雷，见火光遍身，士人惧，急以针穴指，果见一物自针穴跃出，不能灾。

桓宣武有一督将，因时行病后虚热，便能饮复茗，必一斛二斗乃饱，裁减升合，便以为大不足。后有客造之，更进五升，乃大吐一物出，如升大，有口，形质缩皱，状似牛肚。客乃令置之盆中，以斛二斗复茗浇之，此物吸之都尽而止。觉小胀，又增五升，便悉浑然从口中涌出，即吐此物，遂瘥。或问之：此何病？答曰：此病名斛茗瘕。《续搜神记》

《齐谐记》云：江夏安陆县，隆安中有人姓郭名坦，得天行病后，遂大善食，一日消斗米，家贫不能给，行乞于市。一日大饥不可忍，人家后门有三畦薤，因窃啖之，尽两畦，便大闷极，卧地，须臾大吐，吐一物如龙，因出地渐小，主人持饭出食之，不复食，因撮饭著所吐物之上，即消而成水，此病寻瘥。东坡《物类相感志》

永徽中，崔爽者每食生鱼三斗乃足，一日饥，作鲙未成，忍饥不禁，遂吐一物如虾蟆，自此不复能食鲙矣。《宣室志》

有黄门奉使交广回，周顾谓曰：此人腹中有蛟龙。上惊问黄门曰：卿有疾否？曰：臣驰马大庾岭时，大热，困且渴，遂饮水，觉腹中坚痞如石。周以硝石及雄黄煮服之，立吐一物，长数寸，大如指，鳞甲具，投之水中，俄顷长数尺，复以苦酒沃之，如故，以器覆之，明日已生一龙矣，上甚惊讶。《明皇杂录》

褚澄治李道念有冷疾元本误痰五年，众医不瘥。澄为诊脉，谓曰：汝病非冷非热，当是食白瀹鸡子过多所致。令取蒜一升煮服之，始一服，吐一物如升，涎裹之，动，开看是鸡雏，羽翅爪距具足，能行走。澄曰：此未尽。更服所余药，又吐得如向者有十三头，而病都瘥。《南史》

《证治要诀》云：一人病癥瘕腹胀，纯用三棱、莪术，以酒煨服，下一物如黑鱼状而愈。或加入香附子，用水煎，多服取效。

一人自幼好酒，片时无酒，叫呼不绝，全不进食，日渐羸瘦。或执其手缚柱上，将酒与看而不与饮，即吐一物如猪肝入酒内，其人自此遂恶酒。

潘璟，字温叟，名医也。虞部员外郎张咸之妻孕五岁，南陵尉富昌龄妻孕二岁，团练使刘彝孙妾孕十有四月，皆未育。温叟视之，曰：疾也，凡医妄以为有孕尔。于是作剂饮之，虞部妻堕肉块百余，有眉目状；昌龄妻梦二童子，色漆黑，仓卒怖悸，疾去；彝孙妾堕大蛇，犹蜿蜒不死。三妇皆无恙。《夷坚志》。琇按：此案重见第十一卷娠症门。

镇阳有士人嗜酒，日尝数斗，至午夜，饮兴一发则不可遏。一夕大醉，呕出一物如舌，视无痕窍，至欲饮时，眼偏其上，蠢然而起，家人沃之以酒，立尽，至常日所饮之数而止，遂投之猛火，急爆裂为十数片，士人由是恶酒。

汾州王氏得病，右胁有声如虾蟆，常欲手按之，不则有声，声相接，群医莫能辨。诣留阳山人赵峦诊之，赵曰：此因惊气入于脏腑，不治而成疾，故常作声。王氏曰：因边水行次有大虾蟆，跃高数尺，蓦作一声，忽惊叫，便觉右胁牵痛，自后作声尚似虾蟆也，久未瘳。峦乃诊王氏脉，右关脉伏，结积病也，故正作积病治，用六神丹，泄下青涎，类虾蟆之衣，遂瘳。《名医录》

昔有患者，饮食如故，发则如癫，面色青黄，小腹胀满，状如妊孕。医诊其脉与证皆异，而难明主疗。忽有一山叟曰：闻开皇六年灞桥有患此病，盖因三月八日边水食芹菜得之。有识者曰：此蛟龙病也。为龙游于芹菜之上，不幸食之而病也。遂以寒食饧，每剂五合，服之数剂，吐出一物，形虽小而状似蛟龙，且有两头，获愈。

句容县佐史能啖鲙至数十斤，恒食不饱。县令闻其善啖，乃出百斤，史快食至尽，因觉气闷，久之，吐一物状如麻鞋底。令命洗出，安鲙所，鲙悉成水，医莫能名之。令小吏持往扬州卖之，冀有识者。诫之：若有买者，但高举其价，看至几钱。有胡求买，增价至三百贯文，胡辄还之，初无酬酢。人谓胡曰：是句容县令家物。问：此是何物？胡云：是销鱼之精，亦能销腹中块病。人患者，以一片如指端，绳系之置病所，其块即销。我本国太子少患此病，

王求愈病者，赏之千金。君若见卖，当获大利，令竟卖半与之。《广异记》

和州刘录事者，大历中罢官，居和州旁县。食兼数人，尤能食鲙，常言鲙味未尝果腹。邑客乃网鱼百余斤，会于野庭，观其下箸。刘初食鲙数碟，忽似小哽，因欬出一骨珠子，大如豆，乃置于茶瓯中，以碟覆之。食未半，怪覆瓯碟倾侧，举视之，向骨珠子已长数寸如人状，座客共观之，随视而长，顷刻长及人。遂捽刘，因相殴流血，良久各散走。一循厅之西，一转厅之左，俱及后门，相触翕成一人，乃刘也，神已痴矣，半日方能语。访其所以，皆不省之，刘自是恶鲙。《酉阳杂俎》

戴人治王宰妻，病胸膈不利，用痰药，一涌而出雪白虫一条，长五六寸，有口鼻牙齿，走于涎中。病者忿而断之，中有白发一茎。按永徽中，破一物，其状如鱼，即所谓生瘕也。

嘉靖中，长洲邹表妻患小腹下左生一块，形如梅李，久之吐出，始则腐溃若米粞之状，中则若蚬肉之状，以指捻开，则有长发数条在其内。名医竟不能治，遂至不起。夫蛇发等瘕，往往载于方书，或偶因食物相感，假血而成，理或有之，不可指为妄诞也。

山东民间妇人一臂有物，隐然肤中，屈佶如蛟龙状。妇喜以臂浸盆中，一日雷电交作，自牖出臂，果一龙攀云而去。《霏雪录》

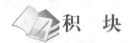

# 积　块

罗谦甫治真定王用之，年二十九岁，病积，脐左连胁如覆杯，腹胀如鼓，多青络脉，喘不能卧。时值暑雨，加之自利完谷，日晡潮热，夜有盗汗，以危急求治。罗视之，脉得浮数，按之有疑无力。谓病家曰：凡治积，非有毒之剂攻之则不可。今脉虚弱如此，岂敢以常法治之？遂投分渗益胃之剂，数服而清便自调。继以升降阴阳，进食和气，而腹大减，胃气稍平，间以削之，月余良愈。先师尝曰：洁古有云，养正积自除。譬之满座皆君子，纵有小人，自

无所容。今令真气实，胃气强，积自除矣。洁古之言，岂欺我哉？《内经》云：大积大聚，衰其大半而止。满实中有积气，大毒之剂尚不可过，况虚中有积者乎？此亦治积之一端也。邪正虚实，宜精审焉。

丹溪治一妇，性急多劳，断经一月，小腹有块偏左，如掌大，块起即痛盛，腹渐肿胀，夜发热，食减。其脉冬间得虚微短涩，左尤甚。初与白术一斤，和白陈皮半斤，作二十帖煎服，以三圣膏贴块上，经宿块软，再宿则块近下一

寸，旬日食进，痛热减半，又与前药一料，加木通三两，每帖加桃仁九个而愈。

一人年六十，素好酒，因暑忽足冷过膝，上脘有块如拳，引胁痛，不可眠，食减不渴。已服生料五积散三帖，脉沉涩数小而右甚，便赤。用大承气汤，大黄减半而熟炒，加黄连、芍药、川芎、干葛、甘草，作汤，以栝蒌仁、半夏、黄连、贝母为丸，吞之，至二十帖，足冷退，块减半，遂止药，半月而愈。

一妇因经水过多，每服涩药，致气痛，胸腹有块十三枚，遇夜痛甚。脉涩而弱，此因涩药致败血不行。用蜀葵根煎汤，再煎参、术、青皮、陈皮、甘草梢、牛膝，入元明粉少许，研桃仁，调热服二帖，连下块二枚。以其病久血耗，不敢顿下，乃去葵根、元明粉服之，块渐消而愈。

一妇形瘦色嫩味厚，幼时以火烘湿鞋，湿气上袭，致吐清水吞酸，服丁香热药，时作时止，至是心疼，有痞块，略吐食。脉皆微弦，重似涩，轻稍和。与左金丸二十四粒，姜汤下三十余次，食不进。朱曰：结已开矣，且止药。或思饮，少与热水，间与青六丸，脉弦，渐添困卧，著床近四旬。与人参酒、芍药汤引金泻木，渐思食。苦大便秘，以生芍药、陈皮、桃仁、人参为丸与之，蜜导，便通食进，半月而安。

一妇因哭子后，胸痞有块如杯，食减，面淡黄黔黑，惫甚，脉弦细虚涩，日晡发寒热。知其势危，补泻兼用，以补中益气汤随时令加减，与东垣痞气丸相间服之，食前用汤，食后用丸，必汤多于丸也，一月寒热退，食稍进，仍服前药，二月后，忽夜大寒热，至天明始退，其块如失。至晚，手足下半节皆肿，遂停药数日。忽夜手足肿如失，天明块复有而小一晕，以二陈汤加白术、桔梗、枳实，服半月而安，次年生子。

一妇年四十余，面白形瘦，性急，因忤意，乳房下贴肋骨间结一块，渐长，掩心微痛，膈闷食减，口苦。脉微短涩，知其经亦不行，思其举动如常，尚有胃气。以琥珀膏贴块，以参、术、芎、归，佐以气药，二百余帖，并吞润下丸，脉涩减渐充，经行紫色。用前汤丸，加醋炒三棱，佐以抑青丸，块消一大半，食进。朱令其止药，待来春木旺区处。次夏块复作，大于旧，脉平和略弦，自言食饱后则块微痛闷，食行却自平。知其因事激也，以前补药加炒芩，佐以木通、生姜，去三棱，吞润下丸，外贴琥珀膏，半月经行而块散。此是肺金为火所铄，木邪胜土，土不能运，清浊相干，旧块轮廓尚在，因气血未尽复，浊气稍留，旧块复起也。补其正气，使肺不受邪，木气平而土气正，浊气行而块散矣。

一婢色紫稍肥，性沉多忧，年四十，经不行三月矣，小腹当中有一气块，初如栗，渐如盏，脉涩，重取却有，按之痛甚，扪之高半寸。与千金硝石丸四五次，忽乳头黑且汁，恐孕也。朱曰：涩脉无孕。又与三五帖，脉稍虚豁，知药峻矣，令止前药，与四物汤，倍加白术，佐以陈皮，三十帖，俟脉完，再与硝石丸数次，块消一晕，止药。又半月，经行痛甚，下黑血半升，内有如椒核者数十粒，已消一半，累求药不与，待其自消。

**【琇按】** 即大积大聚，衰其大半而止之义。

至经行三次，每下小黑块，乃尽消。凡攻击之药，有病即病受之，邪轻则胃受伤矣。夫胃气，清纯中和者也，惟与五谷肉菜果相宜，药石皆偏胜之气，虽参、芪性亦偏，况攻击者乎？此妇胃气弱，血亦少，若待块尽而却药，则胃气之存者几希矣。

一人作劳饮酒醉卧，膈痛，饥而过饱，遂成左胁痛，一块如掌，按之甚痛。倦怠不食。脉细涩沉弱不数，此阴滞于阳也。以韭汁、桃仁七枚，服三次，块如失。痛在小腹，块如鸡卵，以童便研桃仁十余粒，又以韭饼置痛处熨之，半日前后，大便通而安。

一人茶癖，用石膏、黄芩、升麻为末，砂糖水调服，愈。

一人爱饮茶，用白术、石膏、片芩、芍药、薄荷、胆星为末，砂糖调膏，津液化下。

一人年近三十，旧因饱食牛肉豆腐，患呕吐，即次饮食不节，左胁下生块，渐大如掌，痛发则见，痛止则伏，其人性急，脉弦数，块上不可按，按之愈痛，时吐酸苦水。或作肾气治，朱曰：非也。此足太阴有食积与湿痰。遂投烧荔枝核二枚，炒山栀五枚去皮，炒枳核十五枚去壳，山楂九枚，炒茱萸九枚，人参一钱，细研，取急流水一盏煎沸，入生姜汁令辣，食前通酒热服，与六帖，吐二帖，服四帖。与此药日止其痛，却与消块药。用半夏末六钱，皂角六个，黄连半两，炒石碱二钱，另研，上以皂角水煮取汁，拌半夏末，晒干，同为末，以糖球膏为丸胡椒大，每服百丸，姜汤下，数日愈。

一人正月发痧，因此有块在脐边，或举发，起则痛，伏则不痛，有时自隐痛。自灸脐中。脉甚弦，右手伏，重按则略数。此蕴热，因春欲汗解，而气弱不能自发为汗，复郁，又因食不节，热挟食，所以成块。宜以保和丸二十、温中丸二十、抑青丸二十，白术木通三棱汤下之。

一妇死血、食积、痰饮成块在胁，动作雷鸣，嘈杂眩晕，身热时作时止。以台芎、山栀炒、三棱、莪术，并醋煮，桃仁去皮尖、青皮、麦皮面各五钱，黄连一两半用吴萸炒、半用益智炒，去萸、益不用。山楂、香附各一两，萝卜子一两半，炊饼丸服。

一妇血块如盘，有孕，难服峻药。以香附四两，醋煮治气。桃仁一两，去皮尖治血。海石二两，醋煮软坚，白术一两，补，神曲糊丸。消。

刘仲安治真定总兵董公之孙，年二十余，病癖积，左胁下硬如覆手，肚大青筋，发热肌热，咳嗽自汗，日晡尤甚，牙疳臭恶，宣露出血，四肢困倦，饮食减少，病甚危。刘先以沉香二钱，海金砂、轻粉各一钱，牵牛末一两，为末，研独头蒜如泥，丸如桐子大，名曰沉香海金砂丸，每服五十丸，煎灯草汤送下，下秽物两三行。次日以陈皮、萝卜子炒各半两，木香、胡椒、草豆蔻去皮、青皮各三钱，蝎梢去毒二钱半，为末，糊丸梧子大，每服米饮下三十丸，名曰塌气丸。服之十日，复以沉香海金砂丸再利之，又令服塌气丸，如此互换，服至月余，其癖减半，百日良愈。

御医盛启东，永乐中，东宫妃张氏十月经不通，众医以为胎而胀。一日，上谓曰：东妃有病。往视之，东宫以上命医也，导之惟谨。既诊，出复命。使具病状，晚若何，早若何，一如见。妃闻之，曰：朝廷有此名医，不早令视我，何也？出而疏方，皆破血之剂。东宫视之，大怒，曰：好御医！早晚当诞皇孙，乃为此方，何也？遂不用。数日病益剧，乃复诊之。曰：再后三日，臣不敢药矣。仍疏前方，乃锁之禁中。家人惶怖，或曰死矣，或曰将籍没家矣。既三日，红棍前呼，赏赐甚盛。盖妃服药，下血数斗，疾遂平。既而上亦赐之，曰：非谢医，乃压惊也。《文恪公笔记》

屯田郎中张谭妻，年四十余，而天癸不至。潘温叟察其脉，曰：明年血溃乃死。既而果然。《能改斋漫录》。

**【琇按】** 此条重见经水门。

一兵官食粉多成积，师以积气丸、杏仁相半，细研，为丸五丸，熟水下，数服愈。今厨家索粉与掉粉，不得近杏仁，近之则烂，可征也。

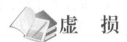

# 虚 损

罗谦甫治建康道按察副使奥屯周卿子，年二十有三，至元戊寅春间，病发热，肌肉消瘦，四肢困倦，嗜卧盗汗，大便溏，多肠鸣，不思饮食，舌不知味，懒言，时来时去，约半载余。罗诊，脉浮数，按而无力，正应浮脉。歌云：脏中积冷荣中热，欲得生津要补虚，先灸中脘，乃胃之纪也，使引清气上行，肥腠里；又灸气海，乃生发元气，滋荣百脉，长养肌肉；又灸三里，乃胃之合穴，亦助胃气，撤上热，使下于阴分。以甘寒之剂泻热火，佐以甘温，养其中气，又食粳米、羊肉之类固其胃气。戒以慎言语，节饮食，惩忿窒欲。病气日减，数月气得平复，逮二年肥甚倍常。或曰：世医治虚劳病多用苦寒之剂，君用甘寒之剂，羊肉助发热，人皆忌之，今食之而效，何也？罗曰：《内经》云，火位之主，其泻以甘。《脏气法时论》云：心苦缓，急食酸以收之，以甘泻之。泻热补气。非甘寒不可。若以苦寒泻其土，使脾土愈虚，火邪愈甚。又云：形不足者，温之以气；精不足者，补之以味。劳者温之，损者益之。补可去弱，人参、羊肉之类是已。先师亦曰：人参能补气虚，羊肉能补血虚之病。食羊肉，胡以疑为？或者曰：洁古之学，有自来矣。

丹溪治一人，体长，露筋骨，体虚而劳，头痛楚，自意不疗，脉弦大兼数。寻以人参、白术为君，川芎、陈皮为佐，服至五月余，未瘳，以药力未至耳。自欲加黄芪，朱弗许。翌日头痛顿愈，但脉微盛，又膈满不饥而腹胀，审知其背加黄芪也，遂以二陈加厚朴、枳壳、黄连以泻其卫，三帖乃安。是瘦人虚劳多气实也。

【瑏按】症本虚，固当补，然瘦人气实，纯用气药即不着，亦必胀满。参、术继以枳、朴，先补后泻，理亦无碍。第先生素重养阴，此案何以独否？

一老人头目昏眩而重，手足无力，吐痰相续，脉左散大而缓，右缓大不及左，重按皆无力，饮食略减而微渴，大便四日始一行。医投风药。朱曰：若是，至春必死。此大虚症，宜大补之。以参、芪、归、芎、白术、陈皮浓煎，下连柏丸三十粒，服一年后，精力如丁年。连柏丸，姜汁炒，姜糊为丸，冬加干姜少许。

一人肥大苍厚，因厚味致消渴，以投寒凉药，愈后以黄雌鸡滋补，食至千数，患膈满呕吐。医投丁、沉、附子之剂，百帖而愈。值大热中，恶风，怕地气，乃堆糠铺簟，蔽风而处，动止呼吸言语皆不能，脉四至，浮大而虚。此内有湿痰，以多饮燥热药，故成气散血耗，当夏令法当死，赖色苍厚，胃气攸在。以参、术、芪熬膏，煎淡五味子汤，以竹沥调服，三月诸症悉除。令其绝肉味，月余平复。因多啖鸡卵，患胸腹膨胀，自用二陈汤加香附子、白豆蔻，其满顿除。乃令绝肉味，勿药自安。

虞恒德治一人，年五十余，体略瘦，十年前得内伤挟外感证。一医用发表疏利之剂十日余，热退而虚未复，胸中痞满，气促眩晕。召虞，治以补中益气汤，间与东垣消痞丸、陈皮枳实白术丸等药，调理而安。但病根未尽除而住药，故眩晕或时举，不甚重。至次年，因跋涉劳苦，又兼色欲之过，眩晕大作。历数医，皆与防风、荆芥、南星、半夏、苍术去风散湿消痰之剂，病弥笃，一日厥十数次，片时复苏，凡转侧即厥，不知人事。举家惶惑，召虞治。诊其六脉，皆浮洪而濡。虞曰：此气血大虚之症，幸脉不数而身无大热，不死，但恐病愈后尚有数年不能下榻。病者曰：苟得寓世，卧所甘心。投大补气血药，倍人参、黄芪，或加附子引经，合大剂，一日三帖，又煎人参膏及作紫河车丸，补阴丸之类间服，调理二月，服煎药二百余帖，丸药三五料，用人参五六斤，其厥不见，饮食如故，但未能下榻耳。次年，闻王布政汝言往京师，道经兰溪，以舟载候就诊。王公曰：此症阴虚，风痰上壅，因误多服参、芪，故病久不愈。建方，以天麻、菊花、荆芥、川芎等清上之药。

【瑏按】方仍大错。

亦未收效，止药。后越五六年方起，而步履如初。不思昔日病剧而藉参、芪等药之功，遂以王公之语咎虞，为误矣。

【瑏按】不峻养营，未尝非误。

东阳治一人，发大汗，战栗鼓掉，片时许发躁热，身如火焚，又片时许出大汗如雨，身若冰冷，就发寒战如前，寒后又热，热后复汗，三病继作，昼夜不息。庠生卢明夫与作疟症治，不效。召虞诊，右手阳脉数而浮洪无力，阴脉略沉小而虚，左三部比右差小，亦浮软。虞曰：此阳虚症也。用补中益气汤，倍参、芪，减升、柴一半，加尿浸生附子一钱半，炒黄柏三分，干姜、薄桂各五分，大枣一枚，同煎服，一服病减三之一，二服减半，四服寒热止而身尚有微汗，减去桂、附、干姜一半，服二帖，痊愈。

薛己治州守王用之，先因肚腹膨胀，饮食少思。服二陈、枳实之类，小便不利，大便不实，咳嗽腹胀；用淡渗破气之剂，手足俱冷。

此足三阴虚寒之症也。用金匮肾气丸，不月而康。

一富商饮食起居失宜，大便干结，常服润肠等丸，后胸腹不利，饮食不甘，口干体倦，发热吐痰。服二陈、黄连之类，前证益甚，小便滴沥，大便泄泻，腹胀少食；服五苓、瞿麦之类，小便不通，体肿喘嗽。用金匮肾气丸、补中益气汤而愈。

一男素不善调摄，唾痰口干，饮食不美。服化痰行气之剂，胸满腹胀，痰涎愈甚；服导痰理脾之剂，肚腹膨胀，二便不利；服分气利水之剂，腹大胁痛，不能睡卧；服破血消导之剂，两足皆肿，脉浮大不及于寸口。朝用金匮加减肾气丸，夕用补中益气汤，煎送前丸，月余诸症渐退，饮食渐进。再用八味丸、补中汤，月余自能转侧，又两月而能步履。却服大补汤、还少丹，又半载而康。后稍失调理，其腹仍胀，服前药即愈。

【琇按】阅此及前案，世之庸医一何伙耶？一逆再逆，甚至三四，其去死也几希矣。求治者可不慎欤？

一妇患痰热，治者多以寒凉，偶得小愈，三四年屡进屡退，于是元气消铄。庚子夏，遍身浮肿，手足麻冷，日夜咳嗽，烦躁引饮，小水不利，大肉尽去，势将危殆。薛诊，脉洪大无伦，按之如无。此虚热无火，法当壮火之源，以生脾土。与金匮肾气丸料服之，顿觉小水溃决如泉，俾日服前丸及大补汤而愈，三四年间无恙，一日因哀悲动中，前证复作，体如焚燎，口肉尽腐，胸腹胀满，食不下咽者四日。投以八味二服，神思清爽。服金匮肾气丸料加参、芪、归、术，未竟而胸次渐舒，陡然思食，不三日而病去五六矣。嗣后，日用前二丸间服，逾月而起。至秋深复患痢，又服金匮肾气丸加参、芪、归、术、黄连、吴萸、木香，痢遂止。但觉后重，又用补中益气加木香、黄连、吴萸、五味，数剂而痊愈。

汪石山治一人，年逾七十，忽病瞀昧，但其目系渐急，即合眼昏懵如瞌睡者，头面有所触，皆不避，少顷而苏，问之，曰不知也，一日或发二三次。医作风治，病转剧。汪诊，其

脉结止，苏则脉如常，但浮虚耳。曰：此虚病也。盖病发而脉结者，血少气劣耳。苏则气血流通，心志皆得所养，故脉又如常也。遂以大补汤去桂，加麦冬、陈皮而安。三子俱庠生，时欲应试而惧。汪曰：三年之内可保无恙，越此非予所知。果验。

一妇年逾三十，形色脆白，久病虚弱。汪诊治十余年，不能尽去其疾。

【琇按】纯是营气大损、上盛下虚、水干木燥之病，凭恃参、芪、术、草，虽百年犹未能尽去其疾。

一日，复诊之，左则似有似无，右则浮濡无力。汪曰：畴昔左脉不若是，今倏反常，深为可惧。越三日诊之，两手脉皆浮濡，惟右则略近于驶而已。乃知脉之昨今异状者，由虚然也。近患头眩眼昏，四肢无力，两膝更弱，或时气上冲胸，哽于喉中，不得动转，则昏懵口噤，不省人事，内热口渴，鼻塞食减，经水渐少。汪用参三钱，归身、白术、麦门冬各一钱，黄芪钱半，黄柏七分，枳实五分，甘草四分，煎服。若缺药日久，前病复作，服之仍安。

一人年逾三十，质弱而色苍，初觉右耳时或冷气呵呵如箭出，越两月余，左耳气出如右。

【琇按】肾水虚也。

早则声哑，胸前有块攒热。

【琇按】卧则火聚于上也。

饭后声哑稍开，攒热暂息。

【琇按】起则火下降也。

少间攒热复尔，或嗽恶酸水，小溲频赤，大溲溏泄，虽睡熟亦被嗽而窹，哕恶二三声，胸腹作胀，头脑昏痛不堪，时或热发，浑身疼痛，天明前症少息，惟攒热弗休，且近来午后背甚觉寒，两腿麻冷。

【琇按】交阴分，火上升也。

用参二钱半，茯苓、麦冬、白术各一钱，黄连、甘草、枳实各五分，贝母、归身各一钱，白芍八分，煎服，寻愈。

一人年逾三十，神色清减，初以伤寒过汗，嗣后两足时冷，身多恶寒，食则易饥，日见消瘦，频频梦遗，筋骨疼痛，久伏枕褥。医用滋阴降火，罔效。汪视，左脉浮虚而缓，右则浮

弦而缓。此阳虚耳。病者曰：易饥善食，梦遗，似属阴虚，若作阳虚而用参、芪，恐益予病。汪曰：古人谓脉数而无力者，阴虚也；脉缓而无力者，阳虚也。今脉浮虚弦缓，则为阳虚可知。以症论之，病属阴虚，阴虚则热发，午后属阴，则午后当遍身热发恶寒，揭胸露手，蒸蒸热闷烦躁矣。兹患是症俱无，何以认为阴虚？夫阳虚则恶寒恶风，虽天暖日融，犹畏出门庭。今患两足时冷，身多恶寒，皆阳虚之验，又汗多亡阳，非阳虚而何？食则易饥者，非阴虚火动也。盖脾胃以气为主，属阳，脾胃之阳已虚，又泻以苦寒属阴之药，故阳愈虚而内空竭，须假谷气以扶助之，是以易饥而欲食，虽食亦不生肌肉也。经曰：饮食自倍，肠胃乃伤。又曰：饮食不为肌肤。其此之谓软？梦遗亦非特阴虚。经曰：阳气者，精则养神，柔则养筋。今阳既虚，则阳之精气不能养神，心以藏神，神失所养，飘荡飞扬而多梦；阳之柔气不能养筋，肝主筋以藏魂，筋失所养则浑身筋骨因以疼痛，魂亦不藏，故梦寐弗宁，安得而不遗乎？经曰：气固形实，阳虚则不能固而精门失守，此遗之所以频而不禁也。经曰：肾者胃之关也，今若助阳以使其固，养胃以守其关，何虑遗之不止？乃以参、芪各二钱，白术一钱，甘草五分，枳实、香附、山楂、韭子各五分，煎服半载，随时令寒暄升降而易其佐使，调理乃安。旧刻脱误。

仁和县一吏，早衰病瘠，齿脱不已。从货药道人得一单方，独碾生硫黄为细末，实猪脏中，水煮脏烂，碾细，宿蒸饼丸，大如梧桐子，随意服，两月后饮啖倍常，步履健。年逾九十，略无老态，执役如初。因从邑宰入村，醉食牛血，遂洞下数十行，所泄若金水，嗣是尫悴，不日寻卒。李巨源得其事于临安人内医官管范，尝与王枢使言之，王谓惟闻猪肪脂能制硫黄，兹用脏，尤为有理。《类编》。

【琇按】石药多燥烈，阴虚内热人服之，必贻大患，慎之。

江篁南治一妇，以恼怒患痰嗽，潮热自汗，肌体瘦损，屡药罔效。脉浑浑如泉涌，右寸散乱，数而且紧。以参、芪、归、术、茯苓、陈皮、甘草、白芍、半夏曲、香附、圆眼肉，四帖，自汗十愈八九，起立觉有力，痰嗽减半。惟口内干热，前方半夏换贝母，出入调理，寻愈。

江应宿治周三者，祁门人也，年近三十，潮热咳嗽，咽哑。诊之，六脉弦数。周故以酒豪，先年因醉后呕血，是年又复呕血数升，遂咳不止，百治不应，肌食递减，烦躁喘满。予与四物，换生地，加贝母、丹皮、阿胶、麦冬、五味，煎服，加生蔗汁一小酒杯，姜汁少许，嗽渐止，食少。再加白术、茯苓、人参，食渐进。夜噙太平丸，晨服六味丸，加枸杞、人参、麦冬、五味，为丸，两月嗽止，半年肥白如初。

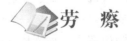

# 劳 瘵

葛洪曰：鬼疰者，是五尸之一。疰又挟诸鬼邪为害，其病变动，有三十六种至九十九种。大略使人寒热淋沥，沉沉默默，不知所苦，无处不恶，累年积月，渐就沉滞，以至又传旁人，乃至灭门。觉如是候者，急取獭肝一具，阴干杵末，服方寸匕，日三，未愈再作。《肘后》云：此方神良。宣和间，天庆观一法师行考召极精严。时一妇人投状，述患人为祟所附。须臾召至，附语云：非我为祸，别是一鬼，亦因病人命衰为祟耳。渠令已成形，在患人肺为虫，食其肺系，故令吐血声嘶。师掠之，此虫还有畏忌否？久而无语。再掠之，良久，云：容某说，惟畏獭爪屑为末，以酒服之则去。患家如其言而得愈。此予所目见也，究其患亦相似。獭爪者，殆獭肝之类软？《本事方》

一妇染瘵疾，骎剧。偶赵道人过门，见而言曰：汝有瘵疾，不治谓何？答曰：医药罔效耳。赵曰：吾得一法，治此甚易。当以癸亥夜二更，六神皆聚之时，解去下体衣服，于腰上两旁微陷处，针灸家谓之腰眼，直身平立，用

笔点定，然后上床，合面而卧，每灼小艾炷七壮，劳虫或吐出，或泻下，即时平安，断根不发，更不传染。如其言，获痊。《类编》

袁州寄居武节郎李应，本相州法司，尝以吏役事韩似夫枢密。兵火后，忽于宜春见之，云：从岳侯军得官，今闲居于此。从容问其家事，潸然泪下。曰：某先有男女三人，长子因买宅，入久空无人所居之室，忽觉心动，背寒凛凛，遂成劳瘵之疾，垂殆，传于次女。长子既殁，女病寻亟。继又传于第三子，同一证候。应大恐，即祷于城隍神，每日设面饭以斋云水，冀遇异人。数日，因往市中开元寺，门前有一人衣俗士服，自称贫道，踽足而呼曰：团练！闻宅上苦传尸劳，贫道有一药方奉传。同入寺中，问其姓名，不答，授云云，应即取笔书之。道人言欲过湖南，应留之饭，辞。赠之钱，不受。临峡，又言此药以天灵盖、虎粪内骨为主，切须仔细寻觅。青蛇脑如无亦可。服药前一日，须盛享城隍神，求为阴助。应以其事颇异，如其言治药。既成，设五神位，具饮馔十品以享城隍，又别列酒食以犒饮阴兵，仍于其家设使者一位于病榻之前。服药食顷，脏腑大下，得虫七枚，色如红燋肉，腹白，长约一寸，阔七八分，前锐后方，腹下近前有一口，身之四周有足若鱼骨，细如针，尖而曲，已死。试取火焚之，以铁火箸扎刺，不能入，病势顿减。后又服一剂，得小虫四枚，自是遂安。今已十年，肌体悦泽，不复有疾。道人后竟不来。其药用天灵盖三钱，酥炙黄色，为末；秤虎粪内骨一钱，人骨为上，兽骨次之；杀虎，大肠内取者亦可用；同青蛇脑小豆许或绿豆许，同酥涂炙，色转为度；无蛇脑，只酥炙亦得；鳖甲极大者醋炙黄色，为末，一两，九肋者尤妙；安息香半两；桃仁一分，去皮尖研；以上为末，绢筛过；槟榔一分，别为细末；麝香一钱，别研；青蒿取近梢者四寸，细剉六两；豉三百粒；葱根二十一个，拍破；东引桃李柳桑枝各七茎，粗如箸头大，各长七寸，细剉；枫叶二十一片，如无亦得；童便半升。先将青蒿、桃李柳桑枝、枫叶、葱、豉以官省升量水三升，煎至半升许，去滓，入安息香、天灵盖、虎粪内骨、鳖甲、

桃仁，与童便同煎，取汁去滓，有四五合，将槟榔、麝香同研均，调作一服。早晨温服，以被盖出汗。恐汗内有细虫，以帛拭之，即焚此帛。相次须泻，必有虫下。如未死，以大火焚之，并弃长流水内。所用药切不得令病人知，日后亦然。十余日后气体复元，再进一服，依前焚弃，至无虫而止。此药如病者未亟，可以取安；如已亟，俟其垂死，则令次已传染者服之。先病者虽不可救，后来断不传染。韩枢密孙卢帅亚卿传。《百一选方》

丹溪治一人，久嗽吐红，发热消瘦。众以为瘵，百方不应。朱视之，脉弦数，日轻夜重，用倒仓法而愈，次年生子。

越州镜湖邵氏女，年十八，染瘵疾累年。刺灸无求治，医莫效。渔人赵十煮鳗羹与食，食觉内热，病寻愈。今医家所用鳗鱼煎，乃此意也。

有人得劳疾，相因染，死者数人。取病者纳棺中钉之，弃于水，永绝传染之患。流之金山，有人异之，引岸开视，见一女子，犹活，因取置渔舍，多得鳗鱼食之，病愈，遂为渔人之妻焉。《稽神录》

一人劳伤而得瘵疾，渐见瘦瘠。用童便二盏，无灰酒一盏，以新磁瓶贮之，纳全猪腰子一对于内，密封泥，日晚以慢火养熟，至中夜止，五更初更以火温之，发瓶饮酒，食腰子，一月而愈。后以此治数人，皆验。此盖以血养血，全胜金石草木之药也。《琐碎录》

一女子十余岁，因发热咳嗽喘急，小便少。后来成肿疾，用利水药得愈。然虚羸之甚，遂用黄芪建中汤，日一服，一月余遂愈。盖人禀受不同，虚劳，小便白浊，阴脏人服橘皮煎、黄芪建中汤，获愈者甚众。至于阳脏人不可用暖药，虽建中汤不甚热，然有肉桂，服之稍多，亦反为害。要之，用药当量其所禀，审其冷热，而不可一概用也。《医余》。

【琇按】此金科玉律。凡治病皆当取法。不特虚劳一症也。

睦州杨寺丞有女，事郑迪功，苦有骨蒸内热之病，时发外寒，寒过内热，附骨蒸盛之时，四肢微瘦，足跗肿。其病在脏腑中，众医不瘥。

适处州吴医，只单石膏散，服后体微凉如故。其方出《外台秘要》。只用石膏，研细十分似面，以新汲水和服方寸匕，取身无热为度。《名医录》

无锡游氏子，少年耽于酒色，旋得疾，久而弗愈，势危甚。忽语其家人曰：常见两女子服饰华丽，其长才三四寸，每缘吾足而行，冉冉在腰而没。家人以为祟。一日，名医自远而至，家人扣之。医曰：此肾神也。肾气绝则神不守舍，故病者见之。《癸志》

一人患劳瘵二年，一日无肉味，腹痛不可忍。其家恐传染，置于空室，待自终。三日无肉食，或惠鸡子，病人自煎食，将熟，忽打喷嚏，有红线二尺许自鼻入铫，遂以碗覆煎死之，自此遂安。

汪石山治一人，年逾三十，形瘦色脆，过于房劳，病急惰嗜卧，食后腹痛，多痰，觉自胃中而上，又吐酸水，肺气不清，声音不亮。已数更医，或用补阴消导等剂。汪诊之，脉皆细濡无力，约有七至。问曰：热乎？曰：不觉。曰：嗽乎？夜间数声而已。曰：大便何如？近来带溏，粪门旁生一疖，今已溃脓，未收口耳。曰：最苦者何？夜卧不安，四肢无力而已。汪曰：脉病不应。夫脉数主热，今觉不热，乃内蒸骨髓欤？或正气已竭，无复能作热欤？据证，似难起矣。何以故？虚劳粪门生疖，必成瘘疮，脉不数者尚不可为，况脉数乎？盖肺为吸门，司上，大肠为肛门，司下，肺与大肠，腑脏相通，况肺为气主，阳气当升，虚则下陷，所谓物极则反也。今病内热燔灼，肺气久伤，故下

陷肛门而生疖瘘，肺伤极矣，非药能济，月余寻卒。

【琇按】余尝治二人，一少年，一老者，皆劳嗽失音，已数月余。投以集灵膏加减，至数十剂，皆下发痔而愈。或问其故，曰：无他脏病，移腑则轻耳。然与石翁所论不同。

江少微治邑人方信川子，年三十余，因劳役失饥，得潮热疾，六脉弦数，宛然类瘵疾，但日出气暄则热，天色阴雨夜凉则否；暄盛则增剧，稍晦则热减，已逾二年。江曰：此内伤脾胃，阴炽而阳郁耳。以补中益气汤加丹皮、地骨。嗽喘，更加阿胶、麦冬、五味子而愈。

【宿按】劳瘵乃精竭血虚，火盛无水之症，脉多弦数，潮热咳嗽，咯血，若肉脱、脉细数者不治。经云：心本热，虚则寒，肾本寒，虚则热。又云：心虚则热，肾虚则寒。当分别阴阳虚实。心肾虚而寒者，是气血正虚，以其禀赋中和之人，暴伤以致耗散真气，故必近于寒，宜温补以复元气；心肾虚而热者，是气血之偏虚也，以其天禀性热血少之人，贪酒好色，肾水不升，心火不降，火与元气不两立，一胜则一负，故致于热也，苟非滋阴养血，凉肝补肾，则阳愈亢而成劳极偏虚之症矣。或有挟外感邪热，致烁阴血枯涸者，固不可用参、芪甘温之药。若产后血虚，及劳心用力失血，饮食失调，暴伤血虚之症，非血虚本病，亦正虚之类也，又兼温补其气。阳虚者挟寒之症，阴虚者挟热之候，内伤者暴损元气，虚损者累伤气血，积损成劳，病已极矣，虽良工鲜能善其后矣。

 汗

东垣治一人，二月天气阴雨寒湿，又因饮食失节，劳役所伤，病解之后汗出不止，沾濡数日，恶寒，重添厚衣，心胸间时烦热，头目昏聩上壅，食少减。此乃胃中阴火炽盛，与外天雨之湿气峻然，二气相合，湿热大作，汗出不休，兼见风邪，以助东方甲乙。以风药去其湿，甘寒泻其热。羌活胜湿汤：以炙甘草、生

芩、酒芩、人参、羌活、防风、藁本、独活、细辛、蔓荆子、川芎各三分，黄芪、生甘草、升麻、柴胡各半钱，薄荷一分，作一服，水煎。

一人别处无汗，独心孔一片有汗。思虑多则汗亦多，病在用心，名曰心汗。宜养心血，以艾煎汤调茯苓末服之。

刘全备治一男子，惊恐自汗，曾服麻黄根、

黄芪、牡蛎等药，不效。用白芷一两，辰砂半两，为细末，每服二钱，酒调下。因其不能饮，用茯神、麦冬调下而愈。盖此药能敛心液故也。

虞恒德治一人，得内伤虚症，发热，自汗如雨不止。服补中益气汤十数帖，不效。虞以前方加减，每帖用蜜制黄芪一钱半，人参一钱，白术、甘草、陈皮各七分，当归、白芍各一钱，升麻、柴胡各一分，加桂枝三分，麻黄根七分，浮小麦一撮，炮附子三分，三帖而汗止，热亦退，寻安。

严州山寺有旦过僧，形体羸瘦，饮食甚少，夜卧遍身出汗，迨旦衾衣皆湿透，如此二十年，无复可疗，惟待毙耳。监寺僧曰：吾有药绝验，为汝治之。三日，宿疾顿愈。遂并以方授之，乃桑叶一味，乘露采摘，烘焙干，为末，二钱，空腹温米饮调。或值桑落，用干者，但力不及新耳。按本草亦载桑叶止汗，其说可证。《辛志》

一人血气衰弱，羸瘦，大汗如雨不止，诸医弗效。以十全大补汤倍加参、芪，以童便制过附子，一剂即效，数剂痊愈。《医鉴》

# 不　汗

《晋书》曰：张苗雅好医术，善消息诊处。陈廪邱得病，连服药发汗，汗不出。众医云：发汗不出者死。自思可蒸之，如中风发温气于外，迎之必得汗也。复以问苗，云：曾有人疲极汗出，卧簟中冷，得病苦憎寒，诸医与散四日，发其汗者八次，汗不出，乃烧地，布桃叶于上蒸之，即得大汗，便于被下傅粉粉身，极燥乃起，即愈。廪邱如其言，果瘥。

 **便　浊** 附便数

丹溪治张子元，气血两虚，有痰，痛风时作，阴火间起，小便白浊，或赤带下。用青黛、蛤粉、樗皮、滑石、干姜炒、黄柏炒，为末，神曲糊丸，仍用燥药。

一人便浊半年，或时梦遗，形瘦。作心虚治，以珍珠粉丸合定志丸服，效。

一妇年近六十，形肥味厚，中焦不清，积为浊气，流入膀胱，下注白浊。浊气即是湿痰。用二陈汤加升麻、柴胡、苍术、白术，四帖浊减半。觉胸满，因升麻、柴胡升动胃气，痰阻满闷，用二陈加炒曲、白术以泄其满。素无痰者，升动不闷。兼以青黛、樗皮、蛤粉、黄柏炒、干姜、滑石为末炒，神曲糊丸服之。

一人便浊而精不禁，用倒仓法，有效。

一妇人上有头风鼻涕，下有白带。用南星、苍术、酒芩、辛夷、川芎炒、黄柏、滑石、半夏、牡蛎粉。

东垣治一妇人，带漏久矣，诸药不效。诊得心胞尺脉微。其白带下流不止，崩中者，始病血崩，久则血少，复亡其阳，故白浊之物下流不止。如本经血海将枯，津液复亡，枯干不能滋养筋骨，以本部行经益津液，以辛热之气味补其阳道，生其血脉，以苦寒之药泄其肺而救上热伤气。以人参、白葵花四分，橘皮五分，生黄芩细研，郁李仁去皮尖研、炙甘草、柴胡各一钱，干姜细末二钱，除黄芩外，水煎，将熟入芩，热服，愈。

吕沧洲治一妇，年盛嗜酒，且善食，忽疾作，肌肉顿消，骨立。诊其脉，则二手三部皆洪数，而左口尤躁疾。曰：此三阳病。由一水不能胜五火，乃移热于小肠，不癃则淋。其人曰：前溲如脂者已数日。语未竟，趋入卧内溺，及索其溺器以视，则如饪釜金烈火，涌沸不少休。吕以虎杖、滑石、石膏、黄柏之剂清之，痛稍却，而涌沸犹尔也。继以龙脑、神砂，末，蘸之以楟柿，食方寸匕，沸辄止。

南安太守松江张汝弼，曾患渴疾白浊，久服补肾药，皆不效。一日，遇一道人，俾服酒蒸黄连丸，其疾顿瘳。其制法：以宣黄连一斤，去须，煮酒浸一宿，置甑上累蒸至黑，取出晒干，为细末，蜜丸桐子大，日午、临卧酒吞三十丸。脏毒下血者亦治。

汪石山治一人，年逾三十，季夏日午，房后多汗，晚浴又近女色，因患白浊。医用胃苓汤，加右眼作痛。用四物汤入三黄服之，睡醒口益加苦，又加左膝肿痛。仲冬不药浊止，渐次延至背痛，不能转侧，日轻夜重，嚏则如绳束缚腰胁，痛楚不堪，呵气亦应背痛，或时梦遗。次年正月，汪诊之，脉皆缓弱无力，左脉缓而略滑。曰：此脾肾病也。夫缓，脾脉也；缓弱无力，脾虚可知；左脉滑者，血热也。遂以人参、黄芪各二钱，茯苓、白术博按：汪案原无白术、归身、麦冬各一钱，牛膝、神曲、陈皮、黄柏各七分，甘草、五味各五分，煎服三十余剂，仍以龟板、参、芪、黄柏各二两，熟地、山茱萸、枸杞博按：汪案原无枸杞、杜仲、归、茯、牛膝各一两，丸服，寻愈。博按：此案旧刻脱二十一字。

一男小便日数十次，如稠米泔，色亦白，神思恍惚，瘦悴食减。以女劳得之。服桑螵蛸散，未终剂寻愈。安神魂，定心志，治健忘，小便数，补心气。其方：螵蛸、远志、菖蒲、龙骨、人参、茯神、当归、龟甲醋炙各一两，为末，每服二钱，夜卧人参汤调。《本草衍义》

一人脬气不足，小便频数，日夜百余次。用益智仁、天台乌药大如臂者等分，俱为末，药酒煮山药打糊，为丸如梧桐子大，名之曰缩泉丸，卧时用盐酒下五七十丸。

薛己治大司徒许函谷在南银台时，因劳发热，小便自遗，或时不利。薛作肝火，阴挺不能约制，午前用补中益气加山药、黄柏、知母，午后服地黄丸，月余诸症悉退。此症设服燥剂而频数，或不利，用四物、麦冬、五味、甘草；若数而黄，用四物加山茱萸、黄柏、知母、五味、麦冬；若肺虚而短少，用补中益气加山药、麦冬；若阴挺痿痹而频数，用地黄丸；若热结膀胱而不利，用五淋散；若脾肺燥不能化生，用黄芩清肺饮；若膀胱阴虚，阳无以生而淋沥，用滋肾丸。

【博按】此段原刻脱去二十四字。

若膀胱阳虚，阴无以化而淋涩，用六味丸；若转筋，小便不通，或喘急欲死，不问男女孕妇，急用八味丸，缓则不救；若老人阴痿思色，精不出而内败，小便道涩痛如淋，用加减八味丸料加车前、牛膝；若老人精已竭而复耗之，大小便道牵痛，愈痛愈欲便，愈便则愈痛，亦治以前药，不应，急加附子；若喘嗽吐痰，腿足冷肿，腰骨大痛，面目浮肿，太阳作痛，亦治以前药；若痛愈而小便仍涩，宜用加减八味丸，以缓治之可也。

司徒边华泉小便频数，涩滞短赤，口干吐痰。此肾经阳虚热燥，阴无以化。用六味、滋肾二丸而愈。

司马李梧山茎中作痛，小便如淋，口干吐痰。此思色精降而内败。用补中益气、六味地黄，寻愈。

考功杨朴庵口舌干燥，小便频数。此膀胱阳燥阴虚，先用滋肾丸以补阴，而小便之频数愈，再用补中益气、六味地黄以补肺肾而安。若汗多而小便短少，或体不禁寒，乃脾肺气虚也。

【博按】此案旧刻脱误。

商主客素膏粱，小便赤数，口干作渴，吐痰稠黏，右寸关数而有力。此脾肺积热，遗于膀胱。用黄芩清肺饮调理脾肺，用滋肾、六味二丸滋补肾水，寻愈。

一儒者发热无时，旧刻脱无时二字。饮水不绝，每如厕，小便涩痛，大便牵痛。此精竭复耗所致。用六味丸加五味及补中益气，且其自守谨笃，寻愈。若肢体畏寒，喜热饮食，用八味丸。

大尹顾荣甫，尾闾痒而小便赤涩，左尺脉洪数，属肾经虚热，法当滋补。渠不然其言，乃服黄柏、知母等药。年许，高骨肿痛，小便淋沥，肺肾二脉洪数无伦。薛曰：子母俱败，鲜克济矣。已而果卒。

一男子左尺涩结，右寸洪数。薛曰：此诚可虑，盖肺金不能生肾水故尔。果至季冬茎道涩痛如淋，愈痛愈欲便，愈便则愈痛而殁。

# 遗 精

丹溪治一人，虚损盗汗，遗精白浊。用四物加参、术、黄芪、知母、黄柏、牡蛎、牛膝、杜仲、五味，煎服，寻愈。

一人虚损，小便中常出精血。以四物加山栀、参、术、麦冬、黄柏、木通、车前子、茯苓。

一人年六十五，精滑常流。以黄柏、知母、蛤粉、山药、牡蛎，饭丸梧桐子大，盐汤下八十丸。

一人潮热精滑，八物加黄柏、知母、牡蛎、蛤粉。

东垣治一人，年三十余，病脚膝痿弱，脐下尻臀皆冷，阴汗臊臭，精滑不固。群医治以茸热之药，罔效。李脉之，沉数有力。曰：此因醇酒膏粱，滋火于内，逼阴于外，复投热药，反泻其阴而补其阳，真所谓实实虚虚也。以滋肾丸、黄柏、知母酒洗，焙各一两，肉桂五分，丸梧桐子大，汤下百丸。大苦寒之剂，制之以急，寒因热用，引入下焦，适其病所，以泻命门相火。再服而愈。

虞恒德治一人，病遗精潮热，卧榻三月矣。虞脉之，左右寸关皆浮虚无力，两尺洪大而软。投补中益气加熟地、知母、黄柏、地骨皮，煎下珍珠粉丸，外做小篾笼一个，以笼阴茎，勿使搭肉，服药三十余帖，寻愈。

丹溪治一人，年二十余，夜读至四五鼓，犹未就枕，故卧，茎一有所着，精随而遗，不着则否，饮食减而倦怠少气。夫何故？盖用心过甚，二火俱起，夜弗就枕，血不归肝则肾水有亏，火乘阴虚入客下焦，鼓其精房，则精不得聚藏而走失矣。因玉茎着物，犹厥气客之，故作接内之梦。于是上则补心安神，中则调理脾胃，提掣其阴，下则益津，生阴固阳，不三月而疾如失。

一老人年六十岁，患疟而嗽。多服四兽饮，积成湿热，乘于下焦，已岌岌乎殆矣。朱诊之，尺数而有力。与补中益气加凉剂，三日，与黄柏丸，及早尺数顿减。询其有夜梦否，曰：有

之，幸不泄尔。是盖老年精衰，因无以泄，为大热结于精房。得泄火益阴之药，其火散走于阴器之窍，疾可瘳矣。再服二日，又梦，其疟嗽痊愈。

一人每夜有梦，朱连诊二日，观其动止，头不仰举，但俯视不正，必阴邪相着。叩之，不言其状。询其仆，乃言至庙见侍女，以手抚摩久之，不三日而寝疾。令法师入庙毁其像，小腹中泥土皆湿，其疾随瘳。此则鬼魅相感耳。

一男子至夜脊心热而梦遗，用珍珠粉丸、猪苓丸，遗止。终服紫雪，脊热毕除。

一男子脉洪，腰热遗精。用沉香和中丸下之，导赤散泻其火而愈。乃知身热而遗者，热遗也。按沉香和中丸，即王仲阳之滚痰丸。

丹溪壮年有梦遗症，每四十五日必一遗。

【琇按】必遇立春、春分及立夏、夏至等节。

累用凤髓丹、河间秘真丸，效虽少见，而遗终不除。改用远志、菖蒲、韭子、桑螵蛸、益智、酸枣仁、牡蛎、龙骨、锁阳等，为丸服之，寻愈。

一男子丁年梦遗，群医以珍珠粉丸，罔效。亦以远志、菖蒲等剂投之，应手而愈。

一壮男子梦遗白浊，少腹有气冲上，每日腰热，卯作酉凉，每腰热作则手足冷，前阴无气来耕，腰热退则前阴气耕，手足温，又且多下气，暮多噫时振，隔一旬二旬必遗。脉旦弦搏而大，午洪大。

【琇按】木火为病。

知其有郁滞也。先用沉香和中丸大下之，次用加减八物汤下滋肾丸百粒。若稍与蛤粉等涩药，则遗与浊滋甚，或一夜二遗，遂改用导赤散大剂并汤服之，遗浊皆止。

有二中年男子皆梦遗，医或与涩药，反甚，连遗数夜。乃先与神芎丸大下之，继制猪苓丸服之，皆得痊。

一武官便浊，精滑不禁，百药罔效，用倒仓法而愈。于此见梦遗属郁滞者多矣。

吴球治一男子，因病后用心过度，遂成梦遗之患，多痰瘦削。群医以清心莲子饮，久服无效。吴诊，脉紧涩，知冷药利水之剂太过，致使肾冷精遗而肾气独降，故病益剧。乃以升提之法，升坎水以济离火，降阳气而养血滋阴，次用鹿角胶、人乳填补精血，不逾月而愈。

木渎吴姓者病精滑，百药勿疗。或授以一术，但以胁腹缩尾闾，闭光瞑目，头若石压之状，即引气自背后直入泥丸，而后咽归丹田，不计遍数，行住坐卧皆为之，仍服保真丸，及半载，颜色悦泽，病不复作矣。此术亦可以疗头风。《席上辅谈》

盛启东，永乐戊子夏治郁文质遗精，形体羸弱，兼痰嗽交作，日夕不能休。群医治之，转剧。盛视之，曰：此阳脱也。急治则生，缓则死，非大料重剂则不能瘳。于是以附子、天雄，佐以参、苓、白术，日加数服，夜则减半，自秋徂冬，所服附子约百余枚，厥疾乃瘥。

有人梦遗精，初有所见，后来虽梦无所感，日夜常常走漏。作心气不足，服补心药，罔效，作肾气虚治，亦罔效。医问患者觉脑冷否，应之曰：只为脑冷。服驱寒散，遂安。盖脑者，诸阳之会，髓之海，脑冷则髓不固，是以遗漏也。宜先去脑中风冷，脑气冲和，兼服益心肾药，无不瘳者。《医余》

王中阳治一石工，丁年忽病头目不利，肩背拘急，合目即便泄精，四肢沉困，不欲执作，梦寐不宁。每作虚治，罔效。王治之，使其翘足而坐，则其股足随气跳跃，如脉六动，其脉亦过位，长实有力。遂用凉膈散、青木香丸互换，疏导三五次，更服三黄丸，数日寻愈。

汪石山治一人，年四十余，溲精久之，神不守舍，梦乱心跳。用清心莲子饮，罔效。取《袖珍方》治小便出髓条药服之，又服小菟丝子丸，又服四物加黄柏，亦罔效。汪诊之，一日间其脉或浮濡而驶，或沉弱而缓。曰：脉之不常，虚之故也。其症初因肾水有亏，以致心火亢极乘金，木寡于畏而侮其脾，此心、脾、肾三经之病也。理宜补脾为主，兼之滋肾养心，病可疗也。方用人参为君，白术、茯神、麦冬、酸枣仁、山栀子、生甘草为佐，莲肉、山楂、黄柏、陈皮为使，其他牡蛎、龙骨、川芎、白芍、熟地之类，随其变症而出入之。且曰：必待人参加至五钱，病脱。其人未信。服二十余日，人参每服三钱，溲精减半矣。又月余，人参加至五钱，寻愈。

江篁南治一壮年，患遗精，医用滋阴降火剂，罔效。一医用牡蛎、龙骨等止涩药，其精愈泄。又服芩、连、柏、山栀等药百五十余帖，兼服小便二百余碗，又或作痰火治，或作湿热治，俱罔效，盖经年余矣。二月间，请江诊视，左脉浮濡无力，右寸浮散近驶，两尺尤弱，不任寻按。其人头晕，筋骨酸疼，腰痛畏风，小便黄，腹中时鸣。以熟地黄、远志为君，当归身、桑螵蛸、人参为臣，石莲子肉、白茯苓为佐，石菖蒲、甘草为使，十余帖后精固。惟筋骨犹酸，小便犹黄，腹或至晚犹鸣，煎剂再加黄柏，兼服补阴丸加人参、鹿茸、菟丝子、桑螵蛸、茯神之类，两月而愈。

夫梦遗有三：有因用心积热而泄，有因多服门冬、茯神、车前、知母、黄柏冷利之剂而流泄者，有久遗玉门不闭肾气独降而泄者。治法：积热者清心降火，冷利者温补下元，肾气独降者升提肾水，使水火自交，而坎离之位定矣。

山阴戴文训少年患梦遗，服固精丸而愈。用狗头骨一个，煅存性，用籼米饭为丸如梧桐子大，朱砂、金箔为衣，每服五六十丸。

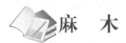

# 麻　木

东垣治一妇麻木，六脉中俱得弦洪缓相合，按之无力，弦在其上，是风热下陷入阴中，阳道不行。其证闭目则浑身麻木，昼减夜甚，觉而目开则麻木渐退，久则止，惧而不睡，身体重，时有痰嗽，觉胸中常是有痰而不利，时烦躁，气短促而喘，肌肤充盛，饮食、大小便如常，惟畏麻木不敢合眼为最苦。观其色脉形病，相应而不逆。经曰：阳病瞑目而动轻，阴病闭目而静重。又云：诸病皆属于目。《灵枢》曰：开目则阳道行，阳气遍布周身，闭目则阳道闭而不行，如昼夜之分。知其阳衰而阴旺也。且麻木为风，皆以为然，细校之则有区别耳。久坐而起，亦有麻木，喻如绳缚之人，释之觉麻作，良久自已。以此验之，非有风邪，乃气不行也。不须治风，当补肺中之气，则麻木自去矣。如经脉中阴火乘其阳分，火动于中而麻木，当兼去其阴火则愈矣；时痰嗽者，秋凉在外，湿在上而作也，宜以温剂实其皮毛；身重脉缓者，湿气伏匿而作也，时见躁作，当升阳助气益血，微泻阴火，去湿，通行经脉，调其阴阳则已，非脏腑之本有邪也。遂以补气升阳和中汤主之，黄芪五钱，人参三钱，炙甘草四钱，陈皮二钱，当归身二钱，生草根一钱，去肾热。佛耳草四钱，白芍三钱，草豆蔻一钱半，益阳退寒。黄柏一钱，酒洗，除湿泻火。白术二钱，苍术钱半，除热调中。白茯苓一钱，除湿导火。泽泻一钱，用同上。升麻一钱，行阳明经。柴胡一钱。上㕮咀，每服三钱，水二大盏煎至一盏，去渣，稍热服，早饭后午饭前服之，至八帖而愈。

一人年七旬，病体热麻，股膝无力，饮食有汗，妄喜笑，善饥，痰涎不利，舌强难言，声嗄不鸣，身重如山。李诊脉，左手洪大而有力，是邪热客于经络之中也。二臂外有数瘢，问其故，对以燃香所致。李曰：君病皆由此也。夫人之十二经，灌溉周身，终而复始。盖手之三阳，从手表上行于头，加以火邪，阳并于阳，势甚炽焉，故邪热妄行，流散于周身而为热麻。《针经》曰：胃中有热则虫动，虫动则胃缓，胃缓则廉泉开，故涎下。热伤元气，而沉重无力；饮食入胃，慓悍之气不循常度，故多汗；心火盛，则妄喜笑；脾胃热，则消谷善饥；肺经衰，则声嗄不鸣。仲景云：微数之脉，慎不可灸。焦枯伤筋，血难复也。君奉养以膏粱之味，尤故而加以火毒，热伤于经络而致此病明矣。《内经》曰：热淫所胜，治以苦寒，佐以苦甘，以甘泻之，以酸收之。当以黄柏、知母

之苦寒为君，以泻火邪，壮筋骨；又肾欲坚，急食苦以坚之，黄芪、生甘草之甘寒，泻热补表，五味子酸，止汗，补肺气之不足，以为臣；炙甘草、当归之甘辛，和血润燥，柴胡、升麻之苦平，行少阳、阳明二经，自地升天，以苦发之者也，以为佐。

【博按】原方尚有苍术、藁本二味。

㕮咀，同煎，取清汁服之。又缪刺四肢以泻诸阳之本，使十二经络相接而泄火邪，不旬日而愈。遂命其方曰清阳补气汤。

【烺按】上二案较原刻加详。

一人五月间两手指麻木，怠惰嗜卧。此热伤元气也。以补中益气汤减白术、陈皮、川归，加白芍、五味，遂安。

一人四肢麻木，乃气虚也，四君子加天麻、麦冬、黄芪、川归，大剂服之，愈。

一人年四十余，面目十指俱麻木，乃气虚也。以补中益气加木香、附子、麦冬、羌活、防风、乌药，服之，愈。

罗谦甫治中书左丞张仲谦，年三十余，正月在大都患风证，半身麻木。一医欲汗之，罗曰：治风当通因通用，法当汗。但此地此时，虽交春令，寒气犹存，汗之则虚其表，必有恶风寒之证。张欲速瘥，遂汗之，觉体轻快而喜，数日复作。谓罗曰：果如君言，官事烦剧，不敢出门，如之何？罗曰：仲景云：大法夏宜汗，阳气在外故也。今时阳气尚弱，初出于地，汗之则使气亟夺，卫气失守，不能肥实腠理，表上无阳，见风必大恶矣。《内经》曰：阳气者，卫外而为固也。又云：阳气者，若天与日，失其所则折寿而不彰。当汗之时犹有过汗之戒，况不当汗而汗者乎？遂以黄芪建中汤加白术服之，滋养脾胃，生发荣卫之气，又以温粉扑其皮肤，待春气盛，表气渐实即愈矣。《内经》曰：化不可伐，时不可违。此之谓也。

吴茭山治一妇，夏月取风凉，夜多失盖，因得冷风入骨，两足麻木，疼痛不已。服祛风止痛药，不效。与大防风汤数服，其疾渐瘥，仍以乌头粥服，三晨而愈。

薛己治大尹刘孟春，素有痰，两臂顿麻，两目流泪。服祛风化痰药，痰愈甚，臂反痛不

能伸，手指俱挛。

【琇按】火极似风，祛之而愈煽火盛生痰，化之而转剧，势所必然。

薛曰：麻属气虚，因前药而复伤，肝火盛而筋挛耳。况风自火出，当补脾肺，滋肾水，则风自息，热自退，痰自清。遂用六味地黄丸、补中益气汤，不三月而愈。

汪石山治一妇，或时遍身麻痹，则懵不省人事，良久乃苏。医作风治，用乌药顺气散，又用小续命汤，病益甚。汪诊之，脉皆浮濡缓弱。曰：此气虚也。麻者，气馁行迟，不能接续也，如人久坐膝屈，气道不利，故伸足起立而麻者是也。心之所养者血，所藏者神，气运不到，血亦罕来，由心失所养而昏懵也。用参、芪各二钱，归身、茯苓、麦冬各一钱，黄芩、陈皮各七分，甘草五分，煎服而愈。

江应宿治一人，年逾六十，患十指麻木不仁二年矣。医作痰治、风治，罔效。一日因忧思郁怒，卧床月余，目不交睫，饮食减少，腹中如束缚不安。宿诊之，六脉沉细无力，此大虚证也。投八味丸，令空心服，日则服归脾汤倍加参、芪，二三服而诸症渐减，睡卧安宁，月余服过煎药三十余帖，丸药六七两而愈，十指亦不复麻木矣。但行走乏力，如在砂中。予曰：病虽愈而元气尚未复，当服参苓白术散与前丸。惑于人言，用理中丸。一日因大怒，病复作，一医投附子理中汤，烦躁，身热如火。不旬日而殁。或曰：此病先因附子而愈，后因附子而亡，何也？予曰：余乃壮火之源以生脾土，故效；彼用之不当，孤阳飞越而亡。

【琇按】此症古人虽有气虚则麻、血虚则木之分，然属肝肾为病者十居八九，尝见服祛风逐痰而毙者固多，服阳刚燥剂而毙者亦复不少。盖麻木即中风之渐，薛己谓风由火出，一言蔽之矣。临症者从此体会，庶几活人。

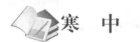

## 寒 中

罗谦甫治真定府武德卿，年四十六岁，因忧思劳役，饮食失宜，病四肢体冷，口鼻气亦冷，额上冷汗出，时发昏愦，六脉如蛛丝。一作风证，欲以宣风散下。罗因思钱氏小儿论制宣风散，谓小儿内伤脾胃，或吐或泻，久则风邪陷入胃中而作飧泄，散中有结，恐传慢惊，以宣风散去风邪。《内经》云：久风为飧泄。正此谓也。今形证乃阴盛阳虚，苦寒之剂非所宜也。《内经》云：阴气有余，则多汗身寒。又云：阴盛身寒，汗出，身常清，数栗而寒，寒而厥。又云：阴盛生内寒。岐伯曰：厥气上逆，寒气积于胸中而不泻，不泻则温气去，寒独留，故寒中。东垣解云：此脾胃不足，劳役

形体，中焦营气受病，末传寒中，惟宜补阳。遂以理中汤加黑附子，每服五钱，多用葱白煎羊肉汤，取清汁一大盏，调服之，至夕四肢渐温，汗出少。夜深再服，翌日精神出，六脉生，数服而愈。

郝允诊太常博士杨日宣病寒，允曰：诊君之脉，首震而尾息，尾震而首息，在法为鱼游虾戏，不可治。不数日死。

徽庙常苦脾疾，国医药罔效。召杨介，诊视讫，进药。上问：何药？介对曰：大理中丸。上曰：朕服之屡矣，不验。介曰：臣所进汤药，佐使不同。陛下之疾，以食冰太过得之，今臣以冰煎此药，欲已受病之源。果二服而愈。

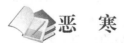

## 恶 寒

丹溪治一壮年，恶寒，多服附子，病甚，脉弦而似缓。以江茶入姜汁、香油些少，吐痰一升，减绵衣大半。又与防风通圣散去麻黄、

大黄、芒硝，加地黄、当归，百帖而安。知其燥热已多，血伤亦深，须淡食以养胃，内观以养神，则水可升，火可降。必多服补血凉血药

乃可，否则内外不静，肾水不生，附毒必发。彼以为迂，果疽发背死。

一老妇形肥肌厚，夏恶寒战栗，喜唉热御绵，多汗，已服附子三十余，浑身痒甚。脉沉涩，重取稍大，知其热甚而血虚也。以四物汤去芎，倍地黄，加白术、黄芪、炒黄柏、生甘草、人参，每帖二两重。方与一帖，腹大泄，目无视，口无言。知其病热深而药无反佐之过也。以前药热炒，盖借火力为向导，与一帖利止，四帖精神回，十帖疹愈。

一女子恶寒，用苦参一钱，赤小豆一钱，韭水探吐，后用川芎、苍术、南星、黄芩，酒糊丸服。

一人形瘦色黑，素多酒不困，年半百，有别馆。一日大恶寒发战，自言渴，却不饮。脉大而弱，右关稍实略数，重取则涩，此酒热内郁不得外泄，由表热而下虚也。黄芪二两，干葛一两，煎饮之，大汗而愈。

一妇人年五十余，形瘦面黑，喜热恶寒，六月两手脉沉而涩，重取似数。三黄丸下以姜汤，每三十粒，三十次微汗而安。

一人年十七，家贫多劳，十一月病恶寒而吐血，两三日六脉紧涩，一月后食减中痞。医投温胆汤、枳壳汤，三日后发热口干，不渴，有痰，曰：此感寒也。询之，八日前曾于霜中渡水三四次，心下有悲泣事，腹亦饥。遂以小建中汤去芍药，加桔梗、陈皮、半夏，四帖而愈。

一人嗜酒，因暴风寒，衣薄，遂觉倦怠，不思食者半月，且发狂，身如被杖，微恶寒。诊其脉，皆浮大，按之豁豁然，左为甚。朱作极虚受风寒治之，以人参为君，黄芪、当归、白术为臣，苍术、甘草、陈皮、通草、葛根为佐使，大剂与之，一日后遍身汗出如雨，凡三易被得睡，觉来诸症悉除。

【瑇按】与前案俱感寒表症。

祝仲宁治一贵妇，病恶寒，日夜以重装覆其首，起，跃入沸汤中不觉。医以为寒甚。祝持之，曰：此痰火上腾，所谓阳极似阴者，非下之火不杀。下经宿而撤装，呼水饮之，旬日气平，乃愈。

滑伯仁治一人，七月病发热。或令服小柴胡汤，升发太过，多汗亡阳，恶寒甚，筋惕肉瞤。视其脉，微欲绝。以真武汤七八服，稍愈，服附子八枚而痊。

吴茭山治一妇，患筋骨肢节疼痛及身背头痛，两尺脉弦，憎寒如疟，每以散风止痛，罔效。后以四物入羌活、防风、秦艽、官桂，数服而愈。

直阁将军房伯玉患冷疾，夏日常复衣。张嗣伯为诊之，曰：卿伏热，应须以水发之，非冬月不可。至十一月，寒甚，令二人夹捉伯玉，解衣坐石上，取冷水从头浇之，彭彭有气，俄而起。伯玉曰：热不可忍。乞冷饮，嗣伯以水与之，一饮一斗，遂瘥。

一妇人长病经年，世谓寒热注病者。冬十一月中，华佗令坐石槽中，平旦用寒水汲灌，云当满百。始七八灌，会战欲死，灌者惧，欲止，佗令满数。将至八十灌，热气乃蒸出，嚣嚣高二三尺。满百灌，佗乃使燃火温床厚覆，良久，汗洽出，著粉汗燥，便愈。《三国志》

夏文庄公性豪侈，禀赋异人，才睡则冷如僵，一如逝者，既觉须令人温之，良久方能动。人有见其陆行，两车相并，载一物巍然。问之，乃绵帐也，以数十斤绵为之。常服仙茅、钟乳、硫黄，不可胜纪，晨朝每服钟乳粥。有小吏窃之，疽发不可救。《笔谈》

吴篁池治一人，年三十余，产后患虚症恶寒。

【瑇按】必误服阳药所致。

口不能言，手足不能动，饮食颇进，大小溲如常，多汗。治用参、芪大剂，加桂枝，每剂或一钱二钱三钱，量病势轻重出入。服药一年半，时值暑月，恶风寒愈甚，御绵复衣，口已能言，手足能动，但恶风寒不去。乃令人强扶出风凉处坐，用凉水强浸手足，口含冷水。初甚怯，良久能耐觉安，渐至暖至热，热渐甚，乞冷饮。乃以凉水顿饮之，复衣顿除，如常而愈。

【按】经曰：恶寒战栗，皆属于热。又曰：噤栗如丧神守，皆属于火。《原病式》曰：病热甚而反觉自冷，此为病热，实非寒也。丹溪曰：古人遇战栗之症，有以大承气汤下燥粪而愈者。恶寒战栗，明是热症，但虚实有别。观数说，而恶寒治法可想矣。

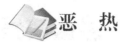

李东垣治一人，目赤，烦渴引饮。脉七八至，按之则散，此无根之脉。用姜、附加人参服之，愈。

玉田隐者治一人，得热病，虽祁寒亦以水精浸水，轮取握手中，众以为热。曰：此寒极似热，非真热也。治以附子，愈。

【按】以上治例，皆阴阳幽显之奥，水火征兆之微。学者深求《内经》之旨，则造化之理可得而明矣。

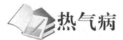

齐中御府长信病，淳于意入诊其脉，告曰：热病气。

【琇按】旧刻误气病也。

然暑汗，脉少衰，不死。曰：此病得之当浴流水而寒甚，已则热。信曰：唯，然。往冬时，为工使于楚，至莒县阳周水，而莒桥梁颇坏，信则揽车辕，未欲渡也，马惊，即堕，信身入水中，几死，吏即来救信，出之水中，衣尽濡，有间而身寒，已热如火，至今不可以见寒。意即为之液汤火齐逐热，一饮汗尽，再饮热去，三饮病已。即使服药，出入二十日，身无病者。所以知信之病者，切其脉时，并阴。《脉法》曰：热病，阴阳交者死。切之不交，并阴。并阴者，脉顺清而愈，其热虽未尽，犹活也。肾气有时间浊，在太阴脉口而希，是水气也。肾固主水，故以此知之。失治一时，即转为寒热。《史记》

沈宗常治孔侍郎，当晨体如燔，绝饮食。医益以为热，常独谓热，宁可泄以暑药，佐之温以益脾，愈。

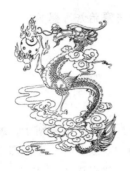

# 名医类案卷之六

明·江瓘集

## 首 风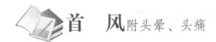附头晕、头痛

葘川王病，召臣意诊脉。曰：厥上为重，头痛身热，使人烦懑。臣意即以寒水拊其头，刺足阳明脉左右各三所，病旋已。病得之沐发未干而卧。诊如前，所以厥，头热至肩。《史记》。又见尸厥门。

魏王操苦头风，作辄心乱目眩。华佗针鬲，鬲上痰。随手而愈。《魏志》

有人每头眩则头不得举，目不能视，积年。华佗悉解其衣，且倒悬，头去地者三寸，以濡布拭体令周匝，视诸脉尽出五色，仍命其徒以铍刀决脉，五色尽，视赤血出，乃下，膏摩被覆，汗出周匝，以亭苈散饮之，旋愈。《三国志》

一人稚年气弱，于气海、三里穴时灸之，及老成热厥头痛，虽严冬喜朔风吹之，其患辄止，少处暖及近烟火，其痛辄作，此灸之过也。东垣治以清上泻火汤，寻愈。

一妇人畴昔有脾胃之症，烦躁间显，胸膈不利而大便秘结。时冬初，外出晚归，为寒气拂郁，闷乱大作。此火不得伸故也，医漫投疏风丸，大便行而其患犹尔，继疑药力微，益以七八十丸，下两行，而其患犹尔，且加吐逆，食不能停，痰甚稠黏而涌吐不已，眼黑头旋，心恶烦闷，气促，上喘无力，心神颠乱，兀兀不休，口不欲言，目不欲开，如坐风云中虚，头痛难堪，身若山重湿，四肢厥冷寒，寝不能安。夫前证胃气已损，复两下之，则重虚其胃而痰厥头痛作矣。以白术半夏天麻汤。方载丹溪。

近代曹州观察判官申光逊，言家本桂林，有官人孙仲敖寓居于桂，交广人也，申往谒之，延于卧内，冠簪相见。曰：非慵于巾栉也，盖患脑痛尔。即命醇酒升余，以辛辣物，泊胡椒、干姜等屑，仅半杯，以温酒调。又于枕函中取一黑漆筒，如今之笙项，安于鼻窍，吸之至尽，方就枕，有汗出表，其疾立愈。盖鼻饮，蛮獠之类也。《玉堂闲话》

罗谦甫治柏参谋，年逾六旬，春患头痛，昼夜不得休息。询其由，云近在燕京，初患头昏闷微痛，医作伤寒解之，汗后其痛弥笃，再汗之，不堪其痛矣虚，遂归。每过郡邑，必求治疗，医药大都相近。至今痛不能卧，且恶风寒而不喜饮食。罗诊之，六脉弦细而微，气短促，懒言语。《内经》云：春气者，病在头。年高气弱，清气不能上升头面，故昏闷尔。且此症本无表邪，汗之过多，则清阳之气愈受亏损，不能上荣，亦不得外固，所以头痛楚而恶风寒，气短弱而憎饮食。以黄芪钱半，人参一钱，炙甘草七分，白术、陈皮、当归、白芍各五分，升麻、柴胡各三分，细辛、蔓荆子、川芎各二分，名之曰顺气和中汤，食后进之，一饮而病减，再饮而病却。定方君臣佐使之妙，可以类推。

吕元膺诊一贵者，两寸俱浮弦。夫浮为风，弦为痛，且两寸属上部。告之曰：明公他无所苦，首风乃故病也。盖得之沐而中风，当发先一日则剧，剧必吐而后已。渠曰：然。余少年喜沐，每迎风以晞发，故头痛之疾因之而起，诚如公言。乃制龙脑芎犀丸，遂瘥。

戴人治一妇，头偏痛五七年，大溲燥结，双目赤肿，眩晕。实。凡疗头风之药，靡所不试，且头受针灸无数。戴人诊之，急数而有力，风热之甚也。此头角痛是三焦相火之经，乃阳燥金胜也。燥金胜乘肝则肝气郁，肝气郁则气血壅，气血壅则上下不通，故燥结于中，寻至失明。以大承气汤投之，入河水煎二两，加芒硝一两，顿使饮。三五服，下泄如汤，且二十余行。次服七宣丸、神功丸以润之，菠菱葵菜猪羊血以滑之，三剂外，目豁首轻，燥泽结释而愈。

【按】此所以治之，症既已多年不解，岂非风、湿、热三气郁滞胶固而然耶？故其所施之法虽峻，而于中病之情则得也。

祝仲宁治耿祭酒，病头晕，翕翕发热，渐渐恶寒。医以为感冒，投辛甘发汗之剂，汗出不已，腹满作渴，谵语发瘢。医继以为暑所中。祝曰：此非一时寒暑可致，乃积湿热在足阳明、太阴经，故瘢乃见。投以除湿热、补脾胃、泻阴火之剂，寻愈。

秦鸣鹤，侍医也。高宗苦风眩头重，目不能视，召鸣鹤诊之。鹤曰：风毒上攻，若刺头出少血，即愈矣。实。太后自帘中怒曰：此贼可斩。天子头上岂试出血处耶？上曰：医之议病，理也，不加罪。且吾头重闷，甚苦不堪，出血未必不佳。命刺之。鸣鹤刺百会及脑户出血。脑户禁刺，非明眼明手不能。上曰：吾眼明矣。言未竟，后自帘中称谢曰：此天赐我师也。赐以缯宝。

裕陵传王荆公偏头痛禁中秘方：用生莱菔汁一蚬壳，仰卧注鼻中，左痛则注之右，右痛则注之左，或注之左右皆可。数十年患，皆二注而愈。荆公云曾愈数人矣。

俞子容治一妇人，年逾五旬，病头痛，历岁浸久虚。有治以风者，有治以痰者，皆罔效。脉之，左沉，寸沉迟而弱。曰：此气血俱虚也。用当归二两，附子三钱，一饮报效，再饮，其病如失。

薛己治尚宝刘毅斋，怒则太阳作痛虚。用小柴胡加茯苓、山栀以清肝火，更用六味以生肾水，更不复作。

一人旧服川芎，医郑叔能见，谓之曰：川芎不可久服，多令人暴亡。后其人无疾而卒。又一妇以脑风而久服川芎，其死亦如之。张杲云：此二事，皆渠所目击者。《笔谈》

洁古治一人，病头痛旧矣，发则面颊青黄厥阴，晕眩，目慵张而口懒言似虚症，体沉重太阴，且兀兀欲吐。此厥阴肝、太阴脾合病，名曰风痰头痛痰。以局方玉壶丸治之，更灸侠溪穴足少阳胆穴，寻愈。

子和治一僧，头热而痛，且畏明，以布圈其巅上，置冰于其中，日数易之。此三阳蓄热故也。热。乃灼炭火于暖室，出汗涌吐，三法并行，七日而瘥。

一妇人患偏头痛，一边鼻塞，不闻香臭，常流清涕，或作臭气一阵。治头痛之药，靡所不试，罔效，人莫识其病，有以为脑痈者。一医云：但服《局方》芎犀丸。不数十服，忽作嚏涕，突然出一铤稠脓，疾愈。

一人患头风，自颐下左右有如两蚯蚓徐行入耳，复从耳左右分上顶，左过右，右过左，顶上起疙瘩二块，如猪腰然，前后脑如鼓声冬冬然，冷痛甚，须重绵帕包裹，疼甚，四肢俱不为用，冷痛疼甚，四肢不为用，似乎虚寒症，不知属乎实毒，须细心临症。医效罔奏。后得一方，用四物各一钱，皂角刺一钱，草薢四两，猪肉四两，作一服，水六碗煎四碗，去渣，其药汁并肉作三四次服，服至二十剂减十之三，四十剂减十之六，百剂乃安。愚详此证，非头风也。其人曾患霉疮，头块坟起，皆轻粉结毒，故草薢为君，用草薢，非熟读本草，不知其妙。四物养血，皂刺为引，用多服取效也。

江篁南治从姊，年四十，冬月产后，以伤寒发热自汗，两太阳痛，上连于脑，彻痛甚，日夕呻吟，不得安寝。以补中益气汤加蔓荆子、川芎、当归、细辛少许，一服痛减，再服乃安。

翟文炳治陆母，年七十，头响耳鸣，顶疼目眩，面麻腮肿，齿苏唇燥，口苦舌强，咽肿气促，心惊胆怯，胸满痰滞，胁肿腰痛，足软膝疼，已二年矣。近一月来至不得眠，惟人扶而坐，稍稍攲卧即垂绝。翟诊视，知气挟肝火而然。先与抑青丸一服，即时熟睡，醒后诸症如失。仍服补中益气，调理而痊。

程文彬治一妇人患头风，虽盛暑必以帕蒙其首，稍止，略见风寒，痛不可忍，百药不效。盖因脑受风寒，气血两虚，气不能升，故药不效。令病人口含冷水仰卧，以生姜自然汁少许灌入鼻中，其痛立止。妙法。遂与防风、羌活、藁本、川芎、甘草，数服而愈。

江少微每治火症头痛，用白萝卜心自然汁

王荆公法吹入鼻中，即止。有兼眼目不明者，加雄黄细末调匀，如左患滴右耳，右患滴左耳。又有头风兼眉骨痛者，用活龟一个，用新瓦二片置龟于中，四围盐泥固济，烈火煅出青烟为度，待冷，去肠壳，用四足并腹肉入小口瓶封固。如遇此症，先吹萝卜汁，次以龟末吹入鼻，即愈。妙方。又予每劳役失饥则额头痛，用补中益气汤，立愈。

 ## 心脾痛 即胃脘痛

**【琇按】** 是症多有肝木挟火，上乘于胃。时师不察，类以香燥投之，暂愈复作，致成关格、劳瘵者多矣。

东垣治一妇人，重娠六个月，冬至因恸哭，口吸风寒，忽病心痛不可忍，浑身冷气欲绝。曰：此乃客寒犯胃，故胃脘当心而痛。急与草豆蔻、半夏、干生姜、炙甘草、益智仁之类。或曰：半夏有小毒，重娠服之，可乎？曰：乃有故而用也。岐伯曰：有故无殒，故无殒也。服之，愈。

罗谦甫治江淮漕运使崔君长子，年二十五，体丰肥，奉养膏粱，时有热证。友人劝食寒凉物，因服寒药。至元庚辰秋病疟，久不除。医投以砒霜等药，新汲水送下，禁食热物，疟病不除，反加吐利，脾胃复伤，中气愈虚，腹痛肠鸣，时复胃脘当心而痛，屡易医，罔效。至冬还家，百疗不瘥。延至四月间疟病久，因劳役烦恼，前症大作。罗诊之，脉弦细而微，弦主痛，微细则为虚寒。手足稍冷，面色青黄而不泽，情思不乐，恶烦冗，食少，微饱则心下痞闷，呕吐酸水，发作疼痛，冷汗时出，气促闷乱不安，须人颏相抵而坐，少时易之。《内经》云：中气不足，溲为之变，肠为之苦鸣。下气不足，则为痿厥心悗。又曰：寒气客于肠胃之间，则卒然而痛，得炅则已。炅者热也，非甘辛大热之剂则不能愈。乃制扶阳助胃汤，方以炮干姜钱半，人参、豆蔻仁、炙甘草、官桂、白芍各一钱，陈皮、白术、吴茱萸各五分，黑附子炮去皮二钱，益智仁五分，作一服，水

三盏，姜三片，枣二枚，食前温服，三服大势皆去，痛减过半。至秋，先灸中脘三七壮，以助胃气，次灸气海百余壮，生发元气，滋荣百脉。以还少丹服之，则善饮食，添肌肉，润皮肤。明年春，灸三里二七壮，乃胃之合穴也，亦助胃气，又引气下行。春以芳香助脾，复以育气汤加白檀香平治之，戒以惩忿窒欲，慎言节食，一年而平复。

滑伯仁治一妇人，盛暑洞泄里，厥逆恶寒表，胃脘当心而痛，自腹引胁，转为滞下，呕哕不食。医以中暑霍乱疗之，益剧。脉三部俱微短沉弱，不应呼吸。曰：此阴寒极矣。不亟温之，则无生理。舍时从症。《内经》虽曰用热远热，又曰有假其气，则无禁也。于是以姜、附温剂三四进，间以丹药，脉稍有力，厥逆渐退。更服姜、附七日，众症悉去。遂以丸药除其滞下而安。先固其原，乃攻其邪。

丹溪治一人，以酒饮牛乳，患心疼年久，饮食无碍非大虚寒，虽盛暑饮食身无汗。身无汗而大便或秘结，非寒可知。医多以丁、附治之，羸弱食减，每痛，以物拄之，脉迟弱弦而涩迟弱似虚寒，弦主痛，涩属血虚，若但主脉而不合症，则用丁、附矣，大便或秘结，或泄有饮，又苦吞酸。时七月，以二陈汤加芩、连、白术、桃仁、郁李仁、泽泻，每旦服之，屡涌出黑水若烂木耳者，服至二百余帖，脉涩渐退，至数渐添，纯弦而渐充满。时冬暖，意其欲汗而血气未充，以参、芪、归、芍、陈皮、半夏、甘草服之，痛缓，每旦夕一二作。乃与麻黄、

苍术、芎、归、甘草等药，才下咽，忽晕厥，须臾而苏，大汗痛止。从盛暑身无汗用药，仍以汗解，奇。用药次第之妙，不可不知。

许文懿公因饮食作痰，成心脾疼，后触冒风雪，腿骨痛。医以黄牙岁丹、乌、附等药治，十余年艾灸万计，又冒寒而病加，胯难开合，脾疼时胯痛稍止，胯痛则脾疼止。初因中脘有食积痰饮，续冒寒湿，抑遏经络，气血不行，津液不通，痰饮注入骨节，往来如潮，涌上则为脾疼，降下则为胯痛。辨症精确在此。须涌泄之。时秋深，而以甘遂末一钱入猪腰子内。煨食之，煨肾散方。连泄七行，次早足便能步。下之见效。后呕吐大作，不食烦躁，气弱不语。似乎虚。《金匮》云：病人无寒热而短气不足以息者，实也。此一转难极，非细心审症不能。其病多年郁结，一旦泄之，徒引动其猖狂之势，无他制御之药故也。仍以吐剂达其上焦，次第治及中下二焦，连日用瓜蒂、藜芦、苦参，俱吐不透而哕躁愈甚。乃用附子尖三枚，和浆水与蜜饮之，方大吐膏痰一大桶。以朴硝、滑石、黄芩、石膏、连翘等一斤，浓煎，置井中，极冷饮之，四日服四斤。此等用药，非神明不能。后腹微满，二溲秘，用凉药而二溲秘，为实。脉歇至于卯酉时。夫卯酉为手足阳明之应手阳明大肠在卯，足少阴肾在酉，此乃胃胃乃肾之关与大肠有积滞未尽，当速泻之。俗医看歇至脉，则云元气脱矣。歇至属积滞者有之，但有时候。群医惑阻，乃作紫雪，二日服至五两，神思稍安，腹亦减安。后又小溲闭痛，饮以萝卜子汁半盂，得吐，立通。又小腹满痛，不可扣摸实症，神思不佳，以大黄、牵牛等分，水丸，服至三百丸，下如烂鱼肠二升许，神思稍安。诊其脉不歇，又大溲迸痛，小腹满闷，又与前丸百粒，腹大绞痛，腰胯重，眼火出，不言语，泻下秽物如柏油条一尺许，肛门如火，以水沃之。自病半月，不食不语，至此方啜稀粥，始有生意，数日平安。自呕吐至安日，脉皆平常弦大。次年行倒仓法，痊愈。合痰症虞恒德案看方妙。

一童子久疟方愈十日而心脾疼，六脉伏，痛稍减时气口紧盛气口紧盛，伤于食，余皆弦

实而细。意其宿食，询之，果伤冷油面食。以小胃丹九疟之后，元气已虚，小胃丹太峻津咽十余粒，禁饮食三日，凡与小胃丹十二次，痛止。后与谷太早，忽大痛连胁，乃禁食，亦不与药。盖宿食已消，新谷与余积相并而痛，若再药攻，必伤胃气，所以不与药。又断食三日，至夜心馈索食，先以白术、黄连、陈皮为丸，热汤下八九十丸，以止其馈。此非饥也，乃余饮未了，因气而动，遂成馈杂耳。若与食，必复痛。询其才饥，必继以膈间满闷。今虽未甚快，然常思食，又与前丸子，一日夕不饥而昏睡，后少与稀粥，减平日之半两日。嗣后禁其杂食，半月而安。

一妇因久积忧患后心痛，食减羸瘦，渴不能饮气分，心与头更换而痛，不寐，大溲燥结。与四物汤加陈皮、甘草百余帖亦稳，未效。朱曰：此肺久为火所郁病久属郁火，气不得行，血亦蓄塞，遂成污浊，气壅则头痛，血不流则心痛，通一病也。治肺当自愈。遂效东垣清空膏例，以黄芩细切，酒浸透，炒赤色，为细末，以热白汤调下，头稍汗，十余帖汗渐通身而愈以汗解，奇。因其膝下无汗，瘦弱脉涩，小溲数，大溲涩，当补血以防后患，以四物汤加陈皮、甘草、桃仁、酒芩服之。

一妇春末心脾疼，自言腹胀满，手足寒过肘膝，须绵裹火烘，胸畏热，喜掀露风凉亦属郁火，脉沉细涩，稍重则绝，轻似弦而短，渴喜热饮血分，不食。以草豆蔻辛温丸三倍加黄连苦寒、滑石、神曲为丸，白术为君，茯苓为佐，陈皮为使，作汤下百丸，服至二斤而愈。

一老人心腹大痛，昏厥，脉洪大，不食，不胜一味攻击之药。用四君加川归、沉香、麻黄服，愈。

虞恒德治一男子，年三十五，胃脘作痛久矣，人形黄瘦，食少，胸中常若食饱。求治，与加味枳术丸，不效，而日渐大痛，叫号声彻四邻，自分死矣。与桃仁承气汤，若非大痛叫号，承气断不可用。此症亦急则治标之故。作大剂与之，连二服，大下瘀血四五碗许，困倦不能言者三日，教以少食稀粥，渐次将理而安。

【琇按】瘀血不下，定成血膈，幸其人尚

少壮，可用承气，否则以四物入桃仁、红花、五灵脂、归尾、酒大黄、韭汁为妥。

福唐梁绲心脾疼痛，数年不愈，服药无效。或教事佛，久之梦神告曰：与汝良剂，名一服饮。可取高良姜逐寒、香附子散气等分，如本条修制，细末二钱，温陈米饮送下，空心服为佳，不烦再服。已而果验。后常以济人，皆效。《类编百一选方》云：二味须各炒，然后合和，同炒即不验。

张思顺盛夏调官都城，苦热，食冰雪过多，又饮木瓜浆，积冷于中，遂感脾疼之疾，药不释口，殊无退证。累岁日斋一道人。适一道人曰：但取汉椒二十一粒，浸于浆水碗中一宿，漉出，还以水浆吞之，引经佐使妙用，可以触类。若是而已。张如所戒，明日，椒才下腹即脱然，更不复作。

崔元亮《海上方》治一切心疼，无问久新，以生地黄一味，随人所食多少捣取汁，搜面作馎饦，或合冷淘冷淘即角子类食之，良久当利，下虫长一尺许，头似壁宫壁宫即守官。后不复患。

刘禹锡《传信方》：贞元十年，通事舍人崔抗女患心疼，垂气绝，遂作地黄冷淘食之，便吐一物，可方一寸以来，如虾蟆状，无目足等，微似有口。盖为此物所食，自此顿愈。面中忌用盐。《本事方》

汪石山治一妇人，年三十余，性躁多能，素不孕育，每啜粥畏饭，时或心痛。春正忽大作，或作气而用香燥，或作痰而用二陈，或作火而用寒凉。

【琇按】治法俱左。

因粪结，进润肠丸，遂泄不禁，前许文懿公案进凉泻药而便反秘，此进润肠丸而泻不禁，虚实可知矣。小便不得独行，又发寒热，热则咳痰不止，寒则战栗鼓颔，肌肉瘦削，皮肤枯燥，月水不通，食少恶心，或烦躁而渴，或昏昏嗜卧，或小腹胀痛，诸治罔效。汪诊，右脉浮大弦数，非外感而脉浮大，虚无疑。但宜黄芪建中汤，不宜分利。或配入升麻、柴胡、青皮、神曲。左脉稍敛而数，热来左右脉皆大而数。

【博按】旧刻脱此句。

寒来脉皆沉微，似有似无。经言：脉浮为虚，脉大必病进。丹溪谓：脉大如葱管者，大虚也。经又谓：弦脉属木，见于右手，肝木乘脾土也。又以数脉所主为热，其症为虚。左脉稍敛者，血分病轻也。今患素畏饭者，是胃气本弱矣。心痛即胃脘痛，由脾虚不运，故胃脘之阳不降。

【博按】旧到此句误。

郁滞而作痛也。泻泄不禁，小便不得独行者，盖阳主固，且经言膀胱者津液之府，气化则能出矣。今阳虚不固于内，故频泄也。膀胱气虚不化，故小便不得独行也；又寒热互发者，盖气少不能运行而滞于血分，故发热，血少不得流利而滞于气分，故发寒。仲景曰：阳入于阴则热、阴入于阳则寒是也。寒则战栗鼓颔者，阴邪入于阳明也；热则咳嗽不已者，阳邪入于阴分也。此则阴阳两虚，故相交并而然也。肌肉瘦削者，盖脾主身之肌肉，脾虚食少，故瘦削也。皮肤枯燥者，经曰脾主于胃行其津液，脾虚不能运行津液灌溉于肌表，故枯燥也。月水不通者，经曰二阳之病发心脾，男子少精，女子不月，二阳，手足阳明，肠与胃也，阳明虚则心脾皆失所养而血不生，故不月也。食少恶心，躁渴嗜卧，皆脾胃所生之症也。小腹胀痛者，乃阳虚下陷使然也，经曰阳病极而下是也。乃用人参五钱，黄芪四钱，白术三钱，为君；升麻八分，茯苓一钱，猪苓、泽泻各七分，为臣；苍术五分，香附七分，为佐；归身七分，麦冬一钱，为使；煎服，三帖不效。此案不效之故，当细心参阅王海藏离珠丹、钱仲阳安神丸并气不化气走治法三条，及甘露散为迫津液不能停，当致津液之说。一医曰：此病不先驱邪，一主于补，所谓闭门留贼。一曰：此属阴虚火动，今不滋阴降火而徒补气，将见气愈盛，火愈炽矣。其夫告汪曰：每日扶之，似身渐重，皮枯黑燥，恐不济矣。汪曰：仲景有曰，泄利不止，五脏之阴虚于内；寒热互发，六腑之阳虚于外。是则内外两虚，在法不治，所恃者年尚壮，能受补而已。然补药无速效，今服药不满四五剂，奈何遽责以效乎？因令勉服前药六七帖，寒已除，但热不减，汗出不至足。令壶盛热水，蒸其足，汗亦过于委中矣。续后前症渐减，始有生意。追思医谓不先去邪者，因其寒热往来也。然去邪不过汗、吐、下三法，今病自汗、吐痰、泄利，三者备矣，再有何法之可施乎？且病有实邪，有虚邪，虚可补而实可泻。今病属虚而以实邪治之，所谓虚虚之祸也。一谓当滋阴降火，因其月事不通，病发于夜也。且服降火药，遂小腹胀而大便泄，是不宜于此矣。殊不知滋阴降火皆甘寒苦泻之剂，今病食少泄利，明是脾虚，且脾胃喜温而恶寒，今泥于是，宁不愈伤其胃而益其泄乎？吁！危哉！故不得不辨。

**【博按】** 此案旧刻脱误。

江汝洁治会中夫人，病心气痛甚剧，医治不效。江视其症，乃心脾疼也。夫心主血，脾裹血，二经阴血虚生内热耳。以阿胶一钱五分，滋二经之虚；白螺蛳壳火煅一钱五分，以泻二经之火。二味为末，好酒调服一二盏，即愈。

匡掌科夫人年三十余，病胃脘连胸胁痛，日轻夜甚，两寸关弦滑有力。医皆以积滞凝寒，用发散及攻下之剂，不效。继用铁刷散、四磨饮等方，并莫应。及用汤水，皆吐而不纳，经日不食，痛益甚。非痰而何？一医谓五灵脂、没药素用有效，试用酒调，病者到口便吐，随

吐出绿痰两碗许，痛即止，纳饮食。此盖痰在膈上，攻下之不去，必得吐法而后愈。《医统》

江篁南治一妇患心脾疼，弱甚。医以沉香、木香磨服之，其痛益增，且心前横痛，又兼小腹痛甚。其夫灼艾灸之，痛亦不减。江以桃仁承气汤去芒硝投之，一服而愈。

江应宿治中年男子，患心脾痛，积十年所，时发则连日呻吟，减食。遍试诸方，罔效。诊之，六脉弦数弦数为火郁。予曰：此火郁耳。投姜汁炒黄连、山栀泻火，为君；川芎、香附开郁，陈皮、枳壳顺气，为臣；反佐以炮姜从治反佐妙，一服而愈。再与平胃散加姜炒黄连、山栀、神曲，糊丸，一料刈其根，不复举矣。

予长子年三十二岁，素饮食无节，性懒于动作。丙戌秋，从予自燕都抵家，舟行饱餐，多昼寝，有时背胀，腹微痛。初冬过苏州，夜赴酒筵后脱衣用力，次早遂觉喉口有败卵臭，厌厌成疾，瘦减，日吐酸水，背胀腹痛，一日忽大痛垂死，欲人击打，又炒热盐熨之，稍宽快，顷刻吐紫黑血二碗许，连日不食，食入即吐，痛止即能食生机在此，食饱又复痛，诸药不应，递发递愈，六脉弦而搏指。此食伤太阴，脾虚气滞。与香砂橘半枳术丸，灸中脘、夹脐、膏肓，禁饱食，两月而愈。

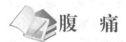

# 腹 痛

华佗治一人，病腹中攻痛十余日，鬓发堕落。佗曰：是脾半腐，可剖腹治也。使饮药令卧，破腹就视，脾果半腐坏，以刀断之，割去恶肉，以膏敷之，即瘥。《独异志》

兀丰中，丞相王郇公小腹痛不止，太医攻治，皆不效。凡药至热如附子、硫黄、五夜叉丸之类，用之亦不瘥。驸马张都尉令取妇人油头发，烧如灰，细研筛过，温酒调二钱，此治阴虚。即时痛止。《良方》

罗谦甫治真定一士人，年三十余，肌体本弱，左胁下有积气，不敢食冷物，觉寒则痛，或呕吐清水，眩晕欲倒，目不敢升，恶人烦冗，

静卧一二日及服辛热之剂则病退。延至初秋，因劳役及食冷物，其病大作，腹痛不止，冷汗自出，四肢厥冷，口鼻气亦冷，面色青黄不泽，全不得卧，扶几而坐，又兼咳嗽，咽膈不利，与药则吐，不得入口。无如奈何，遂以熟艾半斤，白纸一张铺于腹上，纸上摊艾令匀，又以愁葱数枝批作两片，置艾上数重，再以白纸覆之，以慢火熨斗熨之，冷则易之。外治法妙。觉腹中热，腹皮暖不禁，以绵三襁多缝带系之，待冷方解。初熨时得暖则痛减，大暖则痛止，至夜得睡。翌日，再与对症药服之，良愈。《内经》云：寒气客于小肠募原之间，络血之

中，血涩而不得注于大经，血气稽留不得行，故宿昔而成积也。又寒气客于肠胃，厥逆上出，故痛而呕也。诸寒在内作痛，得炅则痛立止。

李子豫治豫州刺史许永之弟，患心腹痛十余年，殆死。忽一日，夜间闻屏风后有鬼谓腹中鬼曰：明日李子豫从此过，以赤丸杀汝，汝其死矣。腹中鬼曰：吾不畏之。于是使人候子豫，豫果至，未入门，患者闻腹中有呻吟声，及子豫入视，鬼病也。遂以八毒赤丸与服方见鬼洼门，须臾腹中雷鸣彭转，大下数行，遂愈。今八毒丸方是也。《续搜神记》

虞恒德治一妇，年五十余，小腹有块，作痛二月余。一医作死血治，与四物加桃仁等药不效，又以五灵脂、元胡索、乳香、没药、三棱、莪术等丸服，又不效。其六脉沉伏，两尺脉绝无。予曰：乃结粪在下焦作痛耳，非死血也。可见死血脉必短涩。两尺绝无而断为结粪亦奇。用金城稻藁烧灰，淋浓汁一盏服之，过一时许，与枳实导滞丸一百粒催之，下黑粪如梅核者碗许，痛遂止。后以生血润肠之药十数帖，调理平安。

一男子壮年寒月入水网鱼，饥甚，遇凉粥食之，腹大痛，二昼夜不止。医与大黄丸，不通，与大承气汤，下粪水而痛愈甚。诊其六脉，沉伏而实，面青黑色青黑为寒，得温即行。虞曰：此大寒症，及下焦有燥屎作痛。先与丁附治中汤一帖，又与灸气海穴二十一壮，痛减半。继以巴豆巴豆行寒积、沉香、木香作丸如绿豆大，生姜汁送下五粒，下五七次而愈。

丹溪治一老人腹痛不禁下者，用川芎、苍术、香附、白芷、干姜、茯苓、滑石等剂而愈。

一人于六月投渊取鱼，至秋深雨凉，半夜小腹痛甚，大汗。脉沉弦细实，重取如循刀责责然。与大承气汤加桂二服，微利痛止。仍连日于申酉时申酉为足太阳、少阴复痛，坚硬不可近，每与前药，得微利，痛暂止。于前药加桃仁泥，下紫黑血升余，痛亦止。脉虽稍减而责责然犹在，又以前药加川附子，下大便五行，亦得温即行。有紫黑血如破絮者二升而愈。又伤食，于酉时复痛，在脐腹间，脉和，与小建中汤，一服而愈。

一少年自小面微黄，夏间腹大痛。医与小建中汤加丁香三帖，不效，加呕吐清汁。又与十八味丁沉透膈汤二帖，食全不进，困卧，痛无休止。如此者五六日，不可按。又与阿魏丸百粒，夜发热，不得寐，口却不渴。脉左三部沉弦而数实，关尤甚，右沉滑数实。遂与大柴胡加甘草四帖下之，痛呕虽减，食未进。与小柴胡去参、芩，加芍药、陈皮、黄连、甘草，二十帖而愈。加减法妙。

一妇年四十，患腹隐痛，常烧砖瓦熨之，面胸畏火气，六脉和，皆微弦，苦夜不得寐，悲忧一年。众作心病治，遂觉气复自下冲上。病虽久，形不瘦，此肝受病也。脾主肌肉，病在肝不瘦。与防风通圣散吐之，时春寒，加桂，木得桂而和。入姜汁调之，日三四次。夏稍热，与当归龙胆丸，间与枳术丸，一月而安。

一人中脘作疼，食已口吐血，紫霜色。二关脉涩，乃血病也，跌仆而致。治以生新去陈之剂，吐出片血碗许而安。

吴菱山治一妇，患脐下虚冷腹痛。用川芎、归身、炙芍、炒延胡、丁皮、干姜，服之，效。

张至和，吴郡人，精于医。尝治人腹疾，为庸医误用热药，张知不可疗，辞之。其人别延周济广，不再药而愈。乃遣从者市肴馔，故令迂路经张门。张问之，曰：吾主疾愈，置以谢周某者。张笑曰：亟回家，此当大便下脓，若恐不及见矣。果然。

程明佑治王汝恭，夜御内，诘旦煎寒腹痛。医投五积散，热甚，又投十神汤、小柴胡，遂聩。程教以饮水。一医曰：病得之入房，内有伏阴，复投以水，必死。及一饮，腹不痛，再饮至一斗，病已。非神明者不能，治法不可为训。所以知汝恭当饮水而解者，切其脉，阳盛格阴，热入厥阴也。

汪石山治一人，年五十余，形瘦而黑，理疏而涩，忽腹痛，午后愈甚。医曰：此气痛也。治以快气之药，痛益加。又曰：午后血行于阴分，加痛者，血滞于阴也。以四物加乳、没服之，亦不减。汪诊之，脉浮细而结，或五七至一止，或十四五至一止。经论止脉渐退者生，渐进者死。今止脉频则反轻，疏则反重，与

《脉经》实相矛盾。汪熟思少顷，曰：得之矣。止脉疏而痛甚者，以热动而脉速；为病脉，属邪盛。频而反轻者，以热退而脉迟故耳。为本脉，属元虚。病属阴虚火动无疑。热动脉速，非止疏也，因脉速而止不觉耳，热退脉迟，而止脉愈觉频耳。前为邪盛之脉，后为元虚之脉。且察其病起于劳欲，劳则伤心而火动，欲则伤肾而水亏。以参、芍补脾为君，熟地、归身滋肾为臣，黄柏、知母、麦冬清心为佐，山楂、陈皮行滞为使，人乳、童便出入加减，惟人参加至四五钱，遇痛进之则愈。或曰：诸痛与瘦黑人及阴虚火动，参、芪在所当禁，今用之顾效，谓何？曰：药无常性，以血药引之则从血，以气药引之则从气，佐之以热则热，佐之以寒则寒，在人善用之耳。况人参不特补气，亦能补血，故曰气血弱当从长沙而用人参是也。东垣治中汤，人参同干姜用，亦谓里虚则痛，补不足也。所谓诸痛禁用参、芪者，以暴病形实者言耳。若年高气血衰弱，不用补法，气何由行？痛何由止？经曰：壮者气行则愈，是也。

一人体弱色脆，常病腹痛，恶寒发热，呕泄蜷卧，时或吐虫，至三五日或十数日而止。或用丁、沉作气治，或用姜、附作寒治，或用削克作积治，或用燥烈作痰治，俱不效。诊其脉，皆濡小近驶数。曰：察色诊脉观形，乃气虚兼郁热也。遂用参、芪、归、术、川芎、茯苓、甘草、香附、陈皮、黄芩、芍药，服之而安。或曰：诸痛不可用参、芪并酸寒之剂，今犯之，何也？曰：病久属郁，郁则生热。又气属阳，为表之卫，气虚则表失所卫而贼邪易入，外感激其内郁，故痛大作。今用甘温以固表，则外邪莫袭，酸寒以清内，则郁热日消，病由是愈。

**【博按】**此案原刻脱误。

一人面色苍白，年四十六，素好酒色犬肉，三月间因酒，兼有房事，遂病左腹痛甚，后延右腹，续延小腹以及满腹皆痛，日夜叫号，足不能伸，卧不能仰，汗出食阻。此案终无身热表症。自用备急丸，利二三行而随止，痛仍不减。医见利之痛不止，决疑虚症。汪诊，其脉皆细驶，右脉颇大于左，独脾脉弦而且滑，扶

起诊之，右脉亦皆细数。恐伤酒肉，用二陈加芩、楂、曲、柏，进之不效。再用小承气汤，仍不利。蜜枣导之，仍不利。乃以大承气汤，利二三行，痛减未除。凡此治法，皆急则治标，不然痛安能减？令其住药，只煎山楂汤饮之，次日烦躁呕恶，渴饮凉水，则觉恶止爽快。诘朝诊脉，皆隐而不见，见此症总属痛伤元气，脉亦不见。四肢逆冷，烦躁不宁，时复汗出。举家惊愕，疑是房后阴症，拟进附子理中汤。汪曰：此治内寒逆冷也。《活人书》云：四逆无脉，当察症之寒热。今观所患，多属于热，况昨日脉皆细数，面色近赤，又兼酒后而病，六脉虽绝，盖由壮火食气也。四肢者诸阳之末，气被壮火所食，不能营于四肢，故脉绝而逆冷也。此类伤暑之症，正合仲景所谓热厥者多，寒厥者少，急用大承气汤下之之类。向虽下以大承气，其热尚未尽，难以四逆汤症与比。今用附子热药，宁不助火添病耶？如不得已，可用通脉四逆汤，尚庶几焉。以其内有童便、猪胆汁监制，附毒不得以肆其虐也。连进二服，脉仍不应，逆冷不回，渴饮烦躁，小便不通，粪溏反频，腹或时痛。更进人参白虎汤二帖白虎汤如何敢用，躁渴如旧。更用参、术各三钱，茯苓、麦冬、车前各一钱，五味、当归各五分，煎一帖，脉渐见如蛛丝。汪曰：有生意矣。仲景论绝脉服药微续者生，脉暴出者死是也。左手足亦略近和，不致冰人，右手足逆冷如旧，但口尚渴，便尚溏，一日夜约十余度，小便不通。汪曰：渴而小便不利者，当利其小便。此非伤寒发热，以痛为准，以渴为凭，故曰利其小便。倘伤寒发热而用此案为法，何异痴人说梦？遂以天水散冷水调服，三四剂不应，再以四苓散加车前、山栀，煎服二帖，小便颇通。但去大便而小便亦去，不得独利。汪曰：小便未利，烦渴未除，盖由内热耗其津液也。大便尚溏者，亦由内热损其阳气，阳气不固而然也。遂用参、术各三钱，茯苓钱半，白芍、车前、门冬各一钱，山栀七分，五味五分，连进数服，至第九日逆冷回，脉复见，诸症稍减，渐向安。

**【瑗按】**是症外无寒热，因利而渴而厥而躁汗，遂乃寒热杂进，幸而不死，必其人元气

素强，否则参、苓、麦、味缓不及矣。

一妇人年近五十，病腹痛，初从右手指冷起，渐上至头，头如冷水浇灌，而腹大痛则遍身大热，热退则痛止，非石翁不能讲明此症。或过食，或不食，皆痛，每常或一年一发，近来二三日一发，远不过六七日。医用四物加柴胡、香附，不应。更医，用四君、木香、槟榔，亦不应。又用二陈加紫苏、豆蔻，又用七气汤等剂，皆不应。汪诊，脉皆微弱，似有似无，或一二至一止，或三五至一止，乃阳气大虚也凭脉断症。独参五钱，陈皮七分，煎服，十数帖而愈。夫四肢者诸阳之末，头者诸阳之会，经曰：阳虚则恶寒，又曰一胜则一负，阳虚阴往乘之则发寒，阴虚阳往乘之则发热。今指稍逆冷，上至于头，则阳负阴胜可知矣。阳负则不能健运而痛大作，痛作而复热者，物极则反

也。及其阴阳气衰，两不相争，则热歇痛亦息矣。况脾胃多气多血经也，气能生血，气不足则血亦不足。仲景曰：血虚气弱，以人参补之。故用独参汤服，而数年之痛遂愈矣。

江篁南治一妇，年四十余，常患腹疼，先从心前痛小腹，既而腰俞尽痛，兼吐清水，或吐食，每吐而后愈，合眼则觉麻木。食入反出，是无火也；合眼麻木，阳虚而气小行也。其经水将行之前腰腹作痛，行或带紫凝结赤带，兼有白带，或一月再至虚。初用二陈合四物，除地黄，加乌药、香附，三服不验。乃投东垣当归附子汤，四服稍愈，遂加分两作丸服之。当归附子汤治脐下冷痛，赤白带下。当归二分，炒盐三分，蝎梢、升麻各五分，甘草六分，柴胡六分，黄柏少许，附子一钱，干姜六分。

#  中气亏损心腹作痛

薛己治唐仪部，胸内作痛月余，腹亦痛。左关弦长，右关弦紧，此脾虚肝邪所乘。以补中益气汤加半夏、木香，二剂而愈，又用六君子汤二剂而安。此面色黄中见青。

李仪部常患腹痛，以补中益气加山栀，即愈。一日因怒肚腹作痛，胸胁作胀，呕吐不食，肝脉弦紧。此脾气虚弱，肝火所乘。仍用前汤吞左金丸，一服而愈。此面色黄中见青兼赤。

太守朱阳山因怒腹痛作泻，或两胁作胀，或胸乳作痛，或寒热往来，或小便不利，饮食不入，呕吐痰涎，神思不清。此肝木乘脾土。用小柴胡加山栀子、炮姜、茯苓、陈皮、制黄连黄连、吴茱萸等分，用热水拌湿，罨二三日，同炒焦，取连用，一剂即愈。

阳山之内素善怒，胸膈不利，吐痰甚多，吞酸嗳腐，饮食少思，手足发热，十余年矣。所服非芩、连、枳实，即槟、苏、厚朴。左关弦洪，右关弦数，此属肝火血燥，木乘土位。朝用六味丸以滋养肝木，夕用六君加当归、芍药以调补脾土，不月而愈。癸卯夏，患背疽，症属虚寒，用大温补之药而愈。乙巳夏，因大怒，吞酸嗳腐，胸腹胀满。或用二陈、石膏治

之，吐涎如涌，肌热如灼，旬日，将用滚痰丸下之，脉洪大，按之如无旧刻讹无力。薛曰：此脾胃旧刻改中气亏损而发热，脾弱而涎泛出也。用六君加姜、桂，一钟即睡，觉而诸症如失，又数剂而康。

儒者沈尼文内停饮食，外感风寒，头痛发热，恶心腹痛。薛用人参养胃加芎、芷、曲、柏、香附、桔梗，一剂而愈。次日仍作腹痛，以手重按痛即止。此客寒乘虚而作也。乃以香砂旧刻讹香附六君子加木香、炮姜服之，睡觉痛减六七。去二香再服，饮食少进，加黄芪、当归，少佐升麻而愈。

徐道夫母病胃脘当心痛剧，右寸关俱无旧刻改作不应指，左虽有，微而似绝，手足厥冷，痛甚而伏者，手足冷者，未可尽为虚症。病势危笃。察其色，眼胞上下青黯眼胞色青，乃肝木乘脾，此脾虚肝木所胜。用参、术、茯苓、陈皮、甘草补其中气，木香和胃气以行肝气，吴萸散脾胃之寒，止心腹之痛，急与一剂，俟滚先服，煎熟再进，诸病悉愈。向使泥其痛无补法而反用攻伐之剂，祸不旋踵矣。

一妇人怀抱郁结，不时心腹作痛，年余不

愈，诸药不应。用归脾加炒山栀而愈。

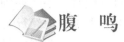

## 腹　鸣

陈子直主簿妻有异疾，每腹胀则腹中有声如击鼓，远闻于外，行人过者皆疑其作乐，腹胀消则鼓声亦止，一月一作。经十余医，皆莫能明其疾。

一妇人有孕，腹内钟鸣，医莫能治。偶一士人携一方书，其间有一方能治此：用鼠窟前爯土研罗为末，每服二钱，麝香汤调，其疾立愈。

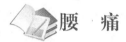

## 腰　痛

淳于意治济北王侍者韩女，病腰背痛，寒热，众医皆以为寒热也。臣意诊脉，曰：内寒，月事不下也。即窜以药，旋下，病已。病得之欲男子而不可得也。所以知韩女之病者，诊其脉时，切之，肾脉也，涩而不属。

【琇按】气滞血不流而脉涩，是为郁病。

涩而不属者，其来难，坚，故曰月不下。肝脉弦，出左口，故曰欲男子不可得也。

【琇按】《脉诀》所谓溢上鱼际，唯师尼室女孀妇有之。然今人无论男妇，多有此脉。此案又见经水门。

郝允治殿中丞姚程，腰脊痛不可俯仰。郝曰：谷，浊气也。当食发怒，四肢受病，传于大小络中，痛而无伤。法不当用药，以药攻之则益痛，须一年能偃仰，二年能坐，三年则愈矣。果然。

东垣治一人，露宿寒湿之地，腰痛不能转侧，胁搐急作痛月余。《腰痛论》云：皆足太阳膀胱、足少阴肾血络有凝血作痛。间有一二证属少阳胆经。外络脉病皆去，血络之凝乃愈。经云：冬三月禁针，只宜服药。通其经络，破血络中败血。以汉防己、防风各三分，炒曲独活胆各五分，川芎、柴胡胆、肉桂肾、当归、炙草、苍术各一钱，羌活膀胱钱半，桃仁五粒，

作一服，酒煎服，愈。配方精妙，后学当触类而长之。

韩悉治一人，患腰疼痛。以胡桃仁佐破故纸，用盐水糊丸，服之，愈。

丹溪治徐质夫，年六十余，因坠马腰疼，不可转侧。六脉散大，重取则弦小而长，稍坚。朱以为恶血虽有，未可驱逐，且以补接为先。遂令煎苏木、人参、黄芪、川芎、当归、陈皮、甘草，服至半月后，散大渐敛，食亦进，遂与熟大黄汤调下自然铜等药，一月而安。

王绍颜《信效方》云：顷年得腰膝痛不可忍。医以肾风攻刺，诸药不效。见《传相方》有此验，立制一剂，神效。方以海桐皮二两，牛膝一两，羌活、地骨皮、五加皮、薏苡仁各一两，甘草五钱，生地十两，上净洗焙干，细剉，生地黄以芦刀子切，用绵一两都包裹，入无灰酒二斗浸，冬二七日，夏七日，候熟，空心饮一杯。或控干焙末，蜜丸亦可。

戊戌秋，淮南大水，城下浸灌者连月。王忽脏腑不调，腹中如水吼，数日调治，得愈。自此腰痛不可屈折，虽沐亦相妨，偏药不效，凡三月。此必水气阴盛，肾经感此而得。乃灸肾俞三七壮，服鹿茸丸而愈。《医学纲目》

## 胁　痛

丹溪治一人，年三十六，虚损瘦甚，右胁下疼，四肢软弱。二陈汤加白芥子、枳实、姜炒黄连、竹沥，八十帖安。治虚人有痰，此方可法。

项彦章治一人，病胁痛。众医以为痛，投诸香、姜、桂之属，益甚。项诊之，曰：此肾邪也，法当先温利而后竭之。以神保丸，下黑溲，痛止。即令更服神芎丸。或疑其太过，项曰：向用神保丸，以肾邪透膜，非全蝎不能引导。然巴豆性热，非得芒硝、大黄荡涤之，后遇热必再作。乃大泄，滞数出，病已。所以知之者，以阳脉弦，阴脉微涩，弦者痛也，涩者肾邪有余也，肾邪上薄于胁，不能下，且肾恶燥，今以燥热发之，非得利不愈。经曰：痛随利减，殆谓此也。

【琇按】虚人恐不胜此。

虞恒德治一人，年四十余，因骑马跌扑，次年左胁胀痛。医与小柴胡汤加草龙胆、青皮等药，不效。诊其脉，左手寸尺皆弦数而涩，关脉芤而急数，右三部唯数而虚。虞曰：明是死血症。脉涩为血少。又云：失血之后，脉必见芤。又曰：关内逢芤则内痛作。论脉固属血病，然断之曰死血，亦因跌扑胁胀痛故耶？用抵当丸一剂，下黑血二升许，后以四物汤加减，调理而安。

橘泉治一老八十余，左胁大痛，肿起如覆杯，手不可近实症。医以为滞冷，投香、桂、姜黄推气之剂，小腹急胀痛益甚。翁曰：此内有伏热瘀血在脾中耳，经所谓有形之肿也有形之肿宜以削。然痛随利减，与承气汤加当归、芍药、柴胡、黄连、黄柏下之。得黑瘀血二升，立愈。

张戴人治一人，病危笃。张往视之，其人曰：我别无病，三年前当隆暑时出村野，有以煮酒馈予者，适村落无汤器，冷饮数升，便觉左胁下闷，渐作痛，结硬如石，至今不散，针灸磨药，殊无寸效。戴人诊之，两手俱沉实而有力。先以独圣散吐之，一涌二三升，气味如酒，其痛即止。后服和脾安胃之剂而愈。《儒门事亲》

张文仲，则天初为侍御医。特进苏良嗣因拜跪，便绝倒。文仲候之，曰：此因忧愤，邪气激也。若痛冲胁则剧，难救。自晨至食时，即苦冲胁绞痛。文仲曰：若入心，即不可疗。俄而心痛，日旰而卒。

薛己治一妇人，胁下肿痛，色赤寒热。用小柴胡加芍药、山栀、川芎，以清肝火而愈。但经行之后患处仍痛，用八珍汤以补气血而安。若因肝胆二经血燥所致，当用小柴胡加山栀、胆草、芎、归主之。久而脾胃虚弱，补中益气为主。若兼气郁伤脾，间以归脾汤。朝寒暮热，饮食少思，须以逍遥散为主。

庠生马伯进之母左胛连胁作痛背胛上胯骨，连侧胁是小肠与胆，连胁是肝脾，似疮毒状。薛曰：此郁怒伤肝脾。与六君加桔梗、枳壳、柴胡、升麻。彼另用疮药，其痛甚，乃请治。其脉右关弦长，按之软弱，左关弦洪，按之涩滞，果肝脾之疾，饮食之毒、七情之火也。仍用煎药加以大补之剂，脉症悉退，再加芎、归，痊愈。

一人年近六十，素郁怒，脾胃不健。服香燥行气，饮食少思，两胁胀闷。服行气破血，饮食不入，右胁胀痛丹溪云：右胁悉属痰，左胁瘀血，喜用手按。彼疑为膈气，痰饮内伤。薛曰：乃肝木克脾土，而脾土不能生肺金也。若内有瘀血，虽单衣亦不敢着肉妙别。用滋化源之药，四帖诸症顿退。彼以为愈。薛曰：火令在迩，当健脾土以保肺金。彼不信，后复作，另用痰火之剂，益甚。求治，左关右寸滑数，此肺内溃矣。仍不信，乃服前药，吐秽脓而死。

一妇人饮食后因怒患疟，呕吐，用藿香正气散，二剂而愈。后复怒，吐痰甚多，狂言热炽，胸胁胀痛，手按少止。脉洪大无伦无伦为虚，按之微细，此属肝脾二经血虚。以加味逍遥散加熟地、川芎，二剂脉症顿退，再用十全大补而安。此症若用疏通之剂，是犯虚虚之戒矣。

一男子房劳兼怒，风府胀闷，两胁胀痛。薛作色欲损肾，怒气伤肝，用六味地黄丸料加柴胡、当归，一剂而愈。

【琇按】此法移治腹痛门中。石山治一人面色苍白之症，宜收捷效。

石山治一人，客维扬，病胁痛。医以为虚，用人参、羊肉补之，其痛愈甚。一医投龙会丸，痛减。汪诊，弦濡而弱。曰：脾胃为痛所伤，尚未复。遂以橘皮枳术丸加黄连、当归，服之而安。越五年，腹胁复痛，彼思颇类前病，欲服龙会丸，未决。汪诊之，脉皆濡弱而缓。曰：前病属实，今病属虚，非前药可治也。以人参为君，芎、归、芍药为臣，香附、陈皮为佐，甘草、山栀为使，煎服，十余帖痛止食进。

黟县县丞年逾五十，京回，两胁肋痛肋与胁不同。医用小柴胡汤，痛止。续后痛作，前方不效。汪诊之，脉皆弦细而濡，按之不足。

曰：此心肺为酒所伤，脾肾为色所损，两胁胀痛，相火亢极，肝亦自焚。经曰：五脏已虚，六腑已竭，九候虽调者死。此病之谓欤？寻卒。

休宁金上舍环海自述云：曾因送殡，忍饥过劳，患腰肋连胁肿痛，不能转侧，医治不效。有一儒者诊视，曰：此肝火也。投龙胆泻肝汤、当归龙会丸而愈。

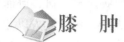

## 膝　肿

徐可豫治吴兴沈仲刚内子，膝肿痛，右先剧，以热熨则攻左，熨左攻右，俱熨则腹雷鸣上胸，已而背悉若受万箠者，独元首弗及，发则面黛色，脉罔辨，昏作旦辍，日尪弱甚。医望色辄却，谓弗救。徐视脉竟，曰：是湿淫所中，继复惊伤胆，疾虽剧，可治。即令以帛缠胸，少选，探咽喉间，涌青白涎沫几斗许，涌定。徐曰：今兹疾发至腹，则弗上面，面弗青矣。至昏膝痛，仍加熨，鸣果弗及胸止，三鼓已定，皆如徐言。越三昏不复作，遂痊。痪随气升降作痛，所以一吐而愈。

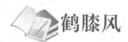

## 鹤膝风

州守张天泽左膝肿痛，胸膈痞满，饮食少思，时作呕，头眩痰壅，日晡殊倦。用葱熨法及六君加炮姜，诸症顿退，饮食稍进。用补中益气加蔓荆子，头目清爽，肢体康健。间与大防风汤十余剂、补中益气三十余剂而消。

一妇人发热口干，月经不调，半载后肢体倦怠，二膝肿痛。作足三阴血虚火燥治之，用六味地黄丸，两月余形体渐健，饮食渐进，膝肿渐消，半载而痊。

 气 附肿痛

有人病两脚躄，不能行举。诣佗，佗望见云：已饱针灸服药矣，不须复看脉。便使解衣，点背数十处，相去或一寸，或五分，纵斜不相当。言灸此各十壮，灸疮愈即行。后灸处夹脊一寸上下行，端直均调，如引绳也。《汉书·华佗传》

徐之才治一人，患脚跟肿痛，诸医莫能识。徐曰：蛤精疾也。由乘舟入海，垂脚水中。疾者曰：实曾如此。之才为剖得蛤子二，大如榆荚。《太原故事》

有范光禄得脚肿，不能饮食。忽有一人不通名，径入斋中，谓曰：佛使我来理君疾也。

光禄废衣示之，因以刀针肿上，倏忽间顿针两脚及膀胱百余下，出黄脓水三升许而去。至明，并无针伤，而患渐愈。《齐谐录》

王蕡守会稽，童贯时方用事，贯苦脚气，或云杨梅仁可疗是疾。蕡裒五十石献之，后擢待制。《挥麈录》

道士王裕曰：有忽患脚心如中箭，发歇不时。此肾之风毒，泻肾愈。泻肝即泻肾。

董守约苦脚气攻注，或教之捶数螺，敷两股上，便觉冷气趋下至足，逾时而安。寒凉法。《类编》

唐柳柳州纂救三死方：元和仲春，得干脚

气脚气有干湿之分，夜半痞绝，左胁有块大如石，且死。因大寒，不知人三日，家人号哭。荥阳郑洵美传杉木汤，服半食顷，大下三次，气通块散。用杉木节一大升，橘叶一升，无叶以皮代，大腹槟榔七个，合而碎之，童便三大升共煮一升半，分二服。若一服得快利，停后服。此乃死病，会有教者，乃得不死。《本事方》

董系治安国军节度使程道济，患腰脚疼痛将二年，服汤药皆姜、附、硫黄燥热之药，中脘脐下艾炷十数，无效，愈觉膝寒胃冷，少力多睡，食少神减。群医曰：肾部虚寒，非热药不能疗。及自体究，亦觉恶寒喜暖，但知此议为是，因咨于董。董曰：肾经积热，血气不通故也。程不甚见信，试用通经凉药，但见脏腑滑利，伏困愈甚，弃而不服。人情大抵皆然。后因陈五行造化胜负之理，方始不疑。再用辛甘寒药，泻十二经之积热，日三四服，通利十余行，数十日后觉痛减，饮食有味，精力爽健，非昔之比。心神喜悦，服药不辍，迤逦觉热，自后服饵皆用寒凉，数年之间，疾去热除，神清体健。寒凉法。

蔡元长知开封，正据案治事，忽如有虫自足心行至腰间，即坠笔晕绝，久之方苏。掾属云：此病非俞山人不能疗。趋使召之。俞曰：此真脚气也，法当灸风市风市在奇腧，经络在膝上七寸外侧两筋间。为灸一壮，蔡晏然复常。明日病如初，再召俞。曰：除病根，非千艾不可。从其言，灸五百壮，自此遂愈。

仲兄文安公守姑苏，以銮舆巡幸，虚府舍，暂徙吴县。县治卑湿，旋感足痹，痛掣不堪，服药弗效。乃用所闻，灼风市、肩髃大肠穴，二穴同、曲池三穴，终身不复作。

僧普清苦此二十年，每发率两月。用此灸三七壮，即时痛止。其他验者益众。《夷坚志》

一人患脚转筋，时发不可忍。灸脚踝上一壮，内筋急灸内，外筋急灸外。

顾安中，广德军人，久患脚气，筋急腿肿，行履不得。因至湖州，附船，船中有一袋物，为腿酸痛，遂将腿阁袋上，微觉不痛，及筋宽而不急。乃问艄人袋中何物，应曰宣木瓜。自

此脚气顿愈。《名医录》

《衍义》治一人嗜酒，后患脚气，甚危。乃以巴戟半两，糯米同炒，米微转色，去米，大黄一两锉炒，同为末，炼蜜为丸，温水送下五七十丸，仍禁酒，遂愈。温利法。

东垣治一朝贵，年近四十，身体充肥，脚气始发，头面浑身肢节微肿，皆赤色，足胫赤肿，痛不可忍，手近皮肤，其痛转甚，起而复卧，卧而复起，日夕苦楚。春间，李为治之。其人以北土高寒，故多饮酒，积久伤脾，不能运化，饮食下流之所致。投以当归拈痛汤一两二钱，其痛减半，再服肿悉除，只有右手指末微赤肿。以三棱针刺指爪甲端，多出黑血，赤肿全去。数日后因饮食湿面，肢体觉痛，再以枳实五分，大黄酒煨三钱，当归身一钱，羌活钱半，名曰枳实大黄汤，只作一服，水二盏煎一盏，温服，空心食前，利下两行，痛止。夫脚气，水湿之为也。面滋其湿，血壅而不行，故肢节烦痛。经云：风能胜湿，羌活辛温，透关节去湿，故以为主；血留而不行则痛，当归之辛温散壅止痛，枳实之苦寒治痞消食，故以为臣；大黄苦寒，以导面之湿热，并治诸老血留结，取其峻快，故以为使也。下汗法。

丹溪治一妇足肿，用生地黄、黄柏、苍术、二妙可法。南星、红花、牛膝、龙胆草、川芎治之。清法。

一人两足酸重，不任行动，发则肿痛。一日，在不发中，诊脉，三部皆大搏手，如葱管无力，身半以上肥盛。盖其膏粱姿御，嗜欲无穷，精血不足，湿热太盛。因用益精血于其下，清湿热于其上，二方与之。谁谓丹溪法无补于世哉？或言脚气无补法，故不肯服。三月后痛作，一医用南方法治汗，不效，一医用北法治之下，即死于溺器上。呼！业岐黄者，虚实之辨，盖可以忽乎哉？补法。

项彦章治一人，足病发则两足如柱，溃黄水，逾月乃已，已辄发。六脉沉缓，脚气不得疑。脉之沉缓为虚寒。沉为里有湿，缓为厥为风，此风湿毒，俗名湿脚气是也。神芎丸竭之，继用舟车神佑丸，下浊水数十出而愈下法。

一妇脚底如锥刺痛，或跗肿，足腕亦痛而

肿，大便泄滑里急。此血少，又下焦血分受湿气为病。健步丸主之，以生地一两半，归尾、白芍、陈皮、苍术各一两，牛膝、茱萸、条芩各半两，大腹子三钱，桂枝二钱，为丸，每服百丸，以白术、通草煎汤，食前下之。温法。

【瑐按】此丹溪案。大腹子原刻误大附子。

戴人治一人，病腰脚大不伸，伛偻鳖蹩而行，已数年矣。服药无功，止药却愈。因秋暮涉水，病复作，医用四斤丸。其父求治于戴。戴曰：近日服何药？曰：四斤丸。曰：目昏赤未？其父惊曰：目正暴发。戴曰：宜速来，否则失明矣。既来，目肿无所见。戴人先令涌之，药下，忽走三十行，两目顿明，再涌泄，能认字。调一月，令服当归丸，健步而归。吐法。

子和治息帅腰股沉痛，行步坐马皆不便。或作脚气寒湿治之，或作虚损治之，乌、附、乳、没活血壮筋骨之药，无不用之，至两月余，目赤上热，大小便俱涩，腰股之病如故。诊其两手脉皆沉迟。若据《脉经》则沉迟为寒，今以凉泻而愈，故脉必当合症而断。沉者在里也，宜泻之。以舟车丸、浚川散各一服，去积水二十余行。至早晨，咽白粥一二顿与之，即能蹩铄矣。下法。

魏德新因赴冬选，犯寒而行，真元气衰，加之坐卧冷湿，食饮失节，以冬遇此，遂作骨痹。骨属肾，腰之高骨坏而不用，两胯似折，面黑如炭面黑为湿气上侵，前后廉痛，痿厥嗜卧。遍问诸医，皆作肾虚治之。乃先以玲珑灶熨蒸数日，次以苦剂上涌寒痰二三升，汗吐兼用。下虚上实明见矣。次以淡剂，使白术除脾湿，茯苓养肾水，官桂伐风木，然后温补。寒气偏胜则加姜、附，否则不加，又刺肾俞膀胱穴、太溪肾穴二穴，二日一刺，前后一月半，平复如初。熏法。

毗陵有马姓鬻酒为业者，患肾脏风，忽一足发肿如瓠，自腰以下钜细通为一律，痛不可忍，欲转侧，两人扶方可动。或者欲以镀刀决之。张曰：未可。此肾脏风攻注脚膝也。乃以连珠甘遂一两，木鳖子二个，一雄一雌，为末，獭猪腰子二个，批开，药末一钱糁匀，湿纸裹数重，慢火煨熟，放温，煨肾散加木鳖。五更初细嚼，米饮下。积水多则利多，少则少也。宜软饭将息。若病患一脚，切看左右，如左脚用左边腰子，右脚用右边腰子，药末只一钱。辰巳间下脓如水晶者数升，即时痛止，一月后尚拄拐而行，再以赤乌散令涂贴其膝方愈。十年相见，行步自若。

商州有人重病，足不履地者数十年。良医殚技，莫能治，所亲置之道傍以求救者。遇一新罗僧，见之，谓曰：此疾一药可救，但不知此土有否？因为之入山采取，乃威灵仙也灵仙能通行十二经。使服之，数日能步履。其后山人遂传其事。《海上方》著其法云：采之，阴干月余，捣末，酒和服二钱匕，利，空心服之。如人本性杀药，可加及六七钱匕，利过两行则减之，病除乃停服。其性甚善，不触诸药，但恶茶及面汤。以甘草、栀子代饮可也。

罗治中书粘合公，年四旬，体干魁梧，春间从征至扬州，偶脚气忽作，遍身肢体微肿，其痛手不能近，足胫尤甚，履不任穿，跣以骑马，控两镫，而以竹器盛之，困急。东垣曰：《内经》有云：饮发于中，跗肿于上。妙理。又云：诸痛为实，血实者宜决之。以三棱针数刺其肿上，血突出高二尺余，渐渐如线流于地，约半升许，其色紫黑，顷时肿消痛减。以当归拈痛汤一两半服之，夜得睡，明日再服而愈。针法。

孙少府治韩彦正，暴得疾，手足不举。诸医皆以为风，针手足，亦不去痛。孙曰：此脚气也。用槟榔末三钱，生姜三片，干紫苏叶七片，陈皮三钱，水一大盏煎七分，热服，数服而愈。清。

薛己治一妇人，腿患筋挛骨痛，诸药不应，脉紧。用大防风汤二剂大防风汤：八珍加附子、羌、防、牛膝、杜仲、黄芪，顿退，又二剂而安。汗。

江应宿治一婢，春初患脚气，腰脚赤肿，坟起疼痛，难于步履。予曰：此因饮食伤脾，不能运化，湿热下注之所致也。利水行湿，消导食滞。用平胃散加茯苓、泽泻、薏苡、木瓜、山楂、麦芽、神曲，二剂腰脚消而能步，再以木通白术汤送保和丸而愈。

予友人佘近峰贾秣陵，年五十余，患脚痛，卧不能起年余，胫与腿肉俱消。邑医徐古塘昔患痹疾治愈，求其成方。初用当归拈痛汤，二服效，次用十全大补汤加枸杞子、防己、牛膝、萆薢，朝用六味地黄丸加虎胫骨、牛膝、川萆薢、鹿角胶，服三年，矍铄如初。徐书云：久服之，自获大益，幸勿责效于旦夕。信然。

宿曰：今人谓之脚气者，黄帝所为缓风湿痹也。《千金》云：顽弱名缓风，疼痛为湿痹。大抵脚气无补法，乃风毒在内，不可攻，故当先泻之，皆湿热之为也。

# 脚 发

薛己治阁老靳介庵，脚指缝作痒，出水，肿焮脚面。敷止痒之药，不应，服除湿之药，益甚。薛诊之，曰：阴虚湿热下注也。用六味地黄、补中益气而愈。

大参李北溪足赤肿作痛，先用隔蒜灸，饮活命散一剂，痛顿止，灸处出水，赤肿顿消。次用托里消毒散四剂，灸处出脓而愈。

一儒者脚踝肿硬色白，两月余矣，用大防风汤及十全大补兼服而消。后场屋不利，饮食劳倦，症复作，盗汗内热，饮食不化，便滑肌瘦，复加头晕，或头痛痰涌。此肾不纳气，用八味丸、益气汤，百余剂而安。

一男子脚心发热，作渴引饮。或用四物、芩、连、黄柏、知母之类，腹痛作呕，烦热大渴。此脾胃复伤，先用六君、炮姜，数剂而脾胃醒，再用补中益气加茯苓、半夏而脾胃健，乃以加减八味丸兼服，半载而愈。

一儒者脚心发热，作痒搔掐，滚水浸渍而出水，肌体骨立，作渴吐痰。用益气汤、六味丸年余，元气复而诸症愈。

少宗伯顾东江面黧作渴，薛曰：此肾经亏损，当滋化源，以杜后患。顾公不信，次年九月，左足面患疽，色黯不痛，脚腿沉重。用隔蒜灸三十余壮，足腿即轻，疮出血水，七日而消，色仍黯。时顾将北行贺万寿，薛诊之，曰：脾脉衰惫，阳气亏极，不宜远行。公曰：予得梦屡验，向梦群仙待我，此寿征也。至河间驿聚仙堂，病亟，叹曰：数定于此，立斋岂能我留？寻卒。

江应宿治程文学子，脚腿坟起如瓜瓠，掀赪痛楚难支。予用广胶四两，入麝少许，熔如稠膏，摊油纸贴之，外用好醋煮青绵布三片，乘热贴膏外，轮递更换，腿痒如蛆，顷刻尽消而愈。外治法较张子和法更佳，然二法不可偏废。

薛己曰：脚发，色赤肿痛而溃脓者，属足三阳湿热下注，可治；微赤微肿者，脓清者，属足三阴亏损，难治；若黑黯不肿痛，不溃脓，烦热作渴，小便淋漓者，阴败，末传恶症，为不治。其法：湿热下注者，先用隔蒜灸、活命饮，以解壅毒，次服益气汤、六味丸，以补精气；若赤黯不痛者，着肉灸、桑枝灸，以行壅滞，助阳气，更用大补汤、八味丸，壮脾肾，滋化源，多有生者。数种治法，皆当熟玩，切记切记。若专治疮，复伤正气，误人多矣。

# 脚 弱

一士人得脚弱病，方书罗列，积药如山，疾益甚。张杲曰：汝当尽屏去，但用杉木为桶濯足。又令排樟脑于两股间，以脚绷系紧定，月余而安，健如初。南方多此疾，不可不知。《遁斋闲览》

孙琳治一少年，娶妻不久，得软脚病，疼特甚。医以为脚气。孙闻之，曰：吾不必诊视。但用杜仲一味，寸断片析，每一两用半酒半水合一大盏煮六分，频服之，三日能行，又三日而愈。孙曰：第宅寝处高明，衣履燥洁，无受湿之理，乃新婚纵欲致然。杜仲专治腰膝，以酒行之，则奏效易矣。

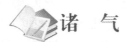

## 诸　气

子和治一妇人，劳苦太过，大便结燥，咳逆上气，时喝喝然有音，唾呕鲜血。以苦剂解毒汤加木香、汉防己煎服，时时啜之，复以木香槟榔丸泄其逆气，一月而安。今人见呕鲜血，以滋阴降火为主，称曰弱症，焉知为气病乎？故曰风寒燥火六气皆令人吐血。

庄先生治喜乐之极而病者：庄切其脉，为之失声，佯曰：吾取药去。数日更不来，病者悲泣，辞其亲友，曰：吾不久矣。庄知其将愈，慰之。诘其故，庄引《素问》曰惧胜喜，可谓得元关者。

石山治一妇瘦弱，年四十余，患走气遍身疼痛，或背胀痛，或两胁插痛，或一月二三发，发则呕尽所食方快，饮食不进，久伏床枕。医作气治，用流气饮；或作痰治，用丁、藿、二陈，病甚。汪诊之，脉皆细微而数，右脉尤弱。曰：此恐孀居忧思，伤脾而气郁也。理以补脾散郁。郁则致火，郁则痛，久则虚，谁曰诸痛无补法哉？以人参三钱，香附、黄连、甘草、砂仁各五分，黄芪二钱，归身钱半，川芎八分，干姜四分，煎服十余帖，脉之，数而弱者稍缓

而健，诸痛亦减。仍服前方，再用参、芪、川芎、香附、山栀、甘草，以神曲糊丸，服之，病除。【烺按】石山医案黄连原作黄芩，未知孰是？

萧司训年逾五十，形肥色紫，病气从脐下冲逆而上，肾虚。睡卧不安，饮食少，精神倦。汪诊之，脉皆浮濡而缓。曰：气虚也。问曰：丹溪云气从脐下起者阴火也，何谓气虚？阴火与元气不两立。汪曰：难执定论。丹溪又云肥人气虚，脉缓亦气虚，今据形与脉，当作气虚论治。遂以参、芪为君，白术、白芍为臣，归身、熟地为佐，黄柏、甘、陈为使，煎服十余帖，稍安。彼以胸膈不利，陈皮加作七分，气冲上。

【琇按】陈皮加至七分，便复气冲上，细玩之，可知用药之道。

仍守前方，月余而愈。

一人遍身皮底浑浑如波浪声，痒不可忍，抓之血出不止，名气奔。用人参、苦杖杜牛膝、青盐、细辛各一两，水二碗煎，取清汁饮之而愈。

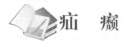

## 疝　癫

齐郎中令循病，众医皆以为厥入中而刺之。臣意诊之，曰：涌疝也，令人不得前后溲。循曰：不得前后溲三日矣。臣意饮以火齐汤即黄连解毒汤，一饮得前溲，再饮大溲，三饮而疾愈。病得之内。所以知循病者，切其脉时，右口气急寸口乃气口也，脉无五脏气，右口脉大而数，数者中下热而涌，左为下，右为上。皆无五脏应，故曰涌疝。中热，故溺赤也。《史记》

齐北宫司空命妇出于病，众医皆以为风入

中，病主在肺，刺其足少阳脉。臣意诊其脉，曰：病气疝客于膀胱，难于前后溲而溺赤。病见寒气则遗溺，使人腹肿。出于病得之欲溺不得，因以接内。所以知出于病者，切其脉大而实，其来难，是厥阴之动也。脉来难者，疝气之客于膀胱也。腹之所以肿者，言厥阴之络结小腹也。厥阴有过则脉结动，动则腹肿。臣意即灸其足厥阴之脉宜灸急脉，左右各一所，即不遗溺而溲清，小腹痛止。即更为火齐汤以饮之，三日而疝气散，即愈。《史记》

安陵阪里公乘项处病，臣意诊脉，曰：牡疝。牡疝在膈下，上连肺。病得之内。臣意谓之：慎毋为劳力事，为劳力事则必呕血死。处后蹴踘，腰厥寒，汗出多，即呕血。臣意复诊之，曰：当旦日日夕死。即死。病得之内。所以知项处病者，切其脉得番阳。番阳入虚里，处旦日死。一番一络者，牡疝也。《史记》。索隐曰：脉病之名曰番阳者，以言阳脉之翻入虚里也。

罗谦甫治火儿赤怜歹，久患疝气，复因秋间饥饱劳役，过饮潼乳，所发甚于初，面色青黄不泽，脐腹阵痛，搐撮不可忍，腰曲不能伸，热物熨之稍缓，脉得沉小而急。《难经》有云：任之为病，男子内结七疝，皆积寒于小肠间所致也，非大热之剂则不能愈。遂制沉香桂附丸，以沉香、附子、川乌炮去皮脐、炮姜、良姜、茴香炒、官桂、吴萸汤浸去苦各一两，醋丸如桐子大，每服五十丸至七八十丸，空心食前热米饮汤送下，日二服，忌冷物。间服天台乌药散，以乌药、木香、茴香、炒良姜、炒青皮各五钱，槟榔二个，川楝十个，巴豆七十粒，微打破，同川楝用麸炒，候麸黑色，去麸为末，每服一钱，温酒调下。痛甚者，炒生姜热酒调下。服此二药，旬日良愈。温法。

赵运使夫人年近六十，三月间病脐腹冷痛，相引胁下，痛不可忍，反复闷乱，不得安卧。乃先灸中庭穴任穴，在膻中下寸六分陷者中，任脉气所发，灸五壮，或二七三七壮。次以当归四逆汤，以当归尾七分，炮附子、官桂、茴香、柴胡各五分，芍药四分，茯苓、元胡、川楝子酒煮各三分，泽泻一分，水煎温服，数服而愈。

许学士治歙县尉宋荀甫，膀胱气作痛，不可忍。医以刚剂与之，痛益甚，溲溺不通。三日，许视其脉，曰：投热药太过，适有五苓散，一分为三，易其名，用连须葱一茎，茴香及盐少许，水一盏半煎七分，连服之，中夜下小便如黑汁一二升，剂下宽得睡，明日脉已平。续用硇砂丸，数日愈。盖是疾本因虚得，不宜骤进补药。邪之所凑，其气必虚，留而不去，其病则实。妙！妙！故先涤所蓄之邪，然后补之。

清法。《本事方》

滑伯仁治一妇，病寒为疝，自脐下上至心皆胀满攻痛，而胁疼尤甚，此等痛切记作疝治。呕吐烦满，不进饮食。脉两手沉结不调，此由寒在下焦，宜亟攻其下，毋攻其上。为灸章门、气海、中脘，服元胡、桂、椒，佐以茴木诸香、茯苓、青皮等，十日一服温利丸药，聚而散之也，果效。

一老人病脐腹疼痛，医为温中散寒，卒无验。诊之，脉两尺搏坚而沉。曰：此大寒由外入也，寒喜中下，故为疝，治宜在下。加沉降之剂引入下焦，数服寻愈。

一人病疝气，发则脐下筑筑，渐上至心下，呕涌痛愈，手足青色，喉中淫淫而痒，眉本疼酸，目不欲视，头不欲举，神昏昏欲睡而不寐，恶食气，睾丸控引，小便数而短，年未三十，尪脊若衰耄人，劣劣不自持。诊其脉，沉弦而涩。曰：是得之忧郁愤怒内因，寒湿风雨乘之外因，为肝疝也。属在厥阴，故当脉所过处皆病焉。厥阴，肝也，张从正云诸疝皆属肝，肝欲散，急以辛散之。遂以吴萸，佐以姜、桂辛散，及治气引经药，兼制茴楝原刻误回陈等，丸，每十日一温利之，三月而愈。

丹溪云：予旧有甘橘积。后因山行饥甚，遇橘芋食之，橘动旧积，芋复滞气，即时右丸肿大，寒热。先服平胃散一二帖，次早神思清，气至下焦，呕逆，觉积动，吐之，复吐后和胃气、疏通经络而愈。

一人虚损潮热，肾偏坠，小肠气。四物加小茴香、吴萸、胡芦巴各五分，枳子、青皮、山楂，渐愈。

一人病后饮水，病左丸痛甚。灸大敦，以摩腰膏摩囊上，上抵横骨肾穴，灸温帛覆之，痛即止，一宿肿亦消。

汪石山治一人，年二十余，因水中久立过劳，病疝痛，痛时腹中有磊块，起落如滚浪，其痛尤甚。诊之，脉皆细弦而缓，按之似涩。曰：此血病也。考之方书，疝有七，皆不宜下，所治多是温散之药，以气言也，兹宜变法治之。石翁妙处在变法。乃用小承气加桃仁下之，其痛如失。三日复作，比前加甚。脉之，轻则弦大，重则散涩。思之，莫得其说，问：曾食何物？曰：食鸡蛋二枚而已。曰：已得之矣。令以指探吐，出令尽而痛解矣。下法。

一小儿八岁，癞疝，阴囊肿胀，核有大小。汪令烧荔枝核灰，茴香炒为末，等分，食远温酒调服二钱，不过三服。

一儿六岁，阴囊胀大如盏，茎皮光肿如泡。一医为之渗湿行气，不效。汪诊视，脉皆濡缓。曰：脉缓无力者，气虚也。痛脉皆弦，不弦宜补。经曰：膀胱者，津液之府，气化则能出焉。气虚不足，无能运化而使之出矣，宜升阳补气可也。遂以人参、黄芪、白术、茯苓、牛膝、升麻、陈皮、甘草梢，煎服，一二帖囊皱肿消，三帖痊愈。补法。

程比部罗云公乃郎，年十五岁，疝痛，何医官按以蕃葱散四服而愈。此童幼之年，从积治。积。

罗山人年四旬，居忧怫郁，致胸膈凝聚月余，流于肋下，渐下坠入阴囊，不时作痛。漫试诸方，二年余不效。偶捡《奇效良方》，聚香饮子一匕，而豁然如失。此七情所伤，从气治。气。

祠部黄新阳公凤有脾泄，便血脚痛，六脉滑数，曾用酒煮黄连为君，佐以参、术等，而泄血止。越年余患狐疝，昼出囊中，夜卧入腹，不时疼痛。吴心所投以虎潜丸、还少丹而愈。此始为热中，久为寒中，药物寒热迥别而俱效，久病从虚治也。虚。

江少微自患狐疝，用八味地黄丸而痛止，继服打老儿丸而愈。时年五十余，此衰弱之躯，正气旺而邪无所容矣。

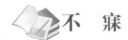

# 不 寐

许叔微治四明董生者，患神气不宁，卧则魂飞扬，身虽在床，而神魂离体，惊悸多魇，通宵不寐，更数医莫效。罗诊视之，问曰：医作何病治之？董曰：众皆以为心病。许曰：以脉言之，肝经受邪，非心也。肝经因虚，邪气袭之。肝，藏魂者也，游魂为变。平人肝不受邪，卧则魂归于肝，神静而得寐。今肝有邪，魂不得归，是以卧则飞扬若离体也。肝主怒，故小怒则剧。论症精确。董生欣然曰：前此未之闻也。虽未服药，似觉沉疴去体矣。愿求药以治之。许曰：公且持此说与众医议所治之方而徐质之。阅旬日，复至，云：医遍考古今方书，无与对病者。许乃为处二方，服一月而病悉除。方以真珠母为君，龙齿佐之。方内以人参为臣，方妙。真珠母入肝为第一，龙齿与肝同类故也。龙齿、虎睛，今人例以为镇心药，殊不知龙齿安魂，虎睛定魄，各言其类也。东方苍龙，木也，属肝而藏魂；西方白虎，金也，属肺而藏魄。龙能变化，故魂游而不定；虎能专静，故魄止而能守。许谓治魄不宁者宜以虎睛，治魂飞扬者宜以龙齿。万物有成理而不失，亦在夫人达之而已。

一人忽觉自形作两，并卧，不别真假，不语，问亦无对。乃离魂也，用朱砂、人参、茯苓，浓煎服。真者气爽，假者即化。

一老人患虚烦不得睡，大便不通，常有一道热气自脐下冲上心，随即昏乱欲绝，医一月不愈。用大黄通利大便，几致殒殆。罗诊之，六脉沉缓，遂投竹茹温胆汤，十一脏取决于胆也。自午服一盏，热气至心下而不至心上；晡时一盏，热气至脐下而不至脐上；戌初又一盏，热气不复上升矣。次日早间，以槟榔疏气【琇按】四字可商。之药调之，大腑遂通而愈。此症虚而协热者居多，若因大便不通，热气冲上而用宣通之药，断断不可，况沉缓之脉见乎？沉为里病，缓则为虚，温胆外，宜养阴润下为是。

吕沧洲治一人，病无睡，睡则心悸神慑，如处孤垒而四面受敌，达旦，目眵眵无所见，耳聩聩无所闻，虽坚卧密室，睫未尝交也，诸医罔效。吕切其脉，左关之阳浮而虚，察其色，少阳之支外溢于目眦。足厥阴、手少阳、手太阳三经之支结目外眦。即告之曰：此得之胆虚而风。诸公独治其心，而不祛其胆之风，非法也。因投禁方乌梅汤、抱胆丸，日再服。遂熟睡，比寤，病如失。

汪石山治一女，年十五，病心悸，常若有人捕之，欲避而无所，其母抱之于怀，数婢护之于外，犹恐恐然不能安寐。医者以为病心，用安神丸、镇心丸、四物汤，不效。汪诊之，脉皆细弱而缓。曰：此胆病也。用温胆汤，服之而安。

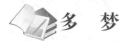

## 多　梦

钱不少卿忽夜多恶梦，但就枕便成，辄通夕不止。后因赴官，经汉上，与邓州推官胡用之遇，同宿驿中，言近多梦，虑非吉。胡曰：昔尝如此，惧甚，有道士教戴丹砂。初任辰州推官，求得灵砂双箭镞者，戴之，不涉旬验，四五年不复有梦。至今秘惜。因解髻中一绛纱囊遗之，即夕无梦，神魂安静。《真诰》及他道书多载丹砂辟恶，信然。《类编》

宿述：梦者，因也，昼之所思，夜之所梦。至人无梦，以其恬澹虚无，少思寡虑，何梦之有？

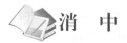

## 消　中

罗谦甫治韩子玉父，年逾六旬，病消渴，至冬添躁热，须裸袒，以冰水喷胸腋乃快，日食肉面数四，顷时即饥，如此月余。罗诊得脉沉细而疾，罗以死决之。子玉兄弟跪泣曰：病固危笃，君尽心救之，则死而无恨。罗曰：夫消之为病，其名不一，曰食㑊，曰消中，曰宣疾，此膏粱之所致也。阳明化燥火，津液不能停，自汗，小便数，故饮一溲二。胃热则消谷善饥，能食而瘦。王叔和云：多食亦饥，虚是也。此病仲景所谓春夏剧，秋冬瘥，时制故也。令尊今当瘥之时反剧，乃肾水干涸，不能制其心火，而独旺于不胜之时。经曰：当所胜之时而不能制，名曰真强，乃孤阳绝阴者也。且人之身元气为主，天令为客，此天令大寒，尚不能制其热，何药能及？《内经》：主胜逆，客胜从。正以此也。

【琇按】见解超诣，宜熟玩之。

设从君治疗，徒劳而已。固辞而归。遂易医与灸，数日而卒。

吴茭山治一老人，年逾七十，素有痰火，过思郁结，因得消中之患，昼夜饮食无度，时时常进则可，若少顷缺食则不安。每服寒凉俱罔效，人皆以年老患消中危之。吴诊，其脉左寸关弦，右寸关弦滑，尺浮，大腑燥结。吴疑之，此大肠移热于胃，胃火内消，故善食而不发渴也。断曰：消中，善食而饥，肉削消，脉虚无力者，不治。此痰火内消，肌色如故，依法治之，可生也。妙断。能合色脉，可以万全，斯言诚然。遂用白虎汤倍入石膏服之，胃火渐平，饮食渐减。次以坎离丸养血，四物汤调理，二月而安。

江汝洁治介塘程滢，六脉举指俱弦长，重指俱大而略实，二尺盛于寸关。脉若沉细必死。经曰：弦者阳也，长者阳也，实大皆阳也。又曰：下坚上虚，病在脾。则知阳胜而阴虚，足阳明胃、太阴脾俱有火邪，是以土得火则燥，亏生发之源，失转运之机，上焦不行，下脘不通，浊气下流，肌肉销灼，日久失疗，渐成下消之候，良医弗为也。治须滋足阳明、太阴之营气，兼发散土中之火邪，俾得以行乾健之运，则阴阳升降，气血调和也。以甘草六分，白芍二钱，人参三钱，补脾血。升麻、干葛各一钱半，散阴火。水煎服，数剂而安。

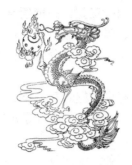

# 名医类案卷之七

明·江瓘集

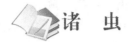

## 诸 虫

太仓公治一女，病甚，众医皆以为寒热笃，当死不治。公诊其脉，曰：蛲瘕。蛲瘕为病，腹大，上肤黄粗，循之戚戚然。公饮以芫花一撮，即出蛲可数升，病已，三十日如故。病蛲得之于寒湿，寒湿气宛笃不发，化为虫。公所以知其病者，切其脉，循其尺索刺粗，而毛美奉发，是虫气也。其色泽者，中脏无邪气及重病。《史记》。

【博按】此案已见第五卷癥瘕门。

华佗治一人，忽患胸中烦懑，面赤不食。诊之，曰：君胃中有虫，欲成内疽，腥物所为也。即作汤二升，再服，须臾吐出虫三升许，头赤而动，半身犹是生鱼脍，所苦遂愈。

唐张鷟《朝野佥载》云：洛州有士人，患应声，语即喉中应之。以问良医张文仲，张经夜思之，乃得一法，即取本草令读之，皆应，至其所畏者，即无声。仲乃录取药，合和为丸，服之，应时而止。

永州通判厅军员毛景得奇疾，每语，喉中必有物作声相应。有道人教令诵本草药名，至蓝而默然，遂取蓝揿汁饮之，少顷，吐出肉块长二寸余，人形悉具。刘襄子思为永停，景正被疾逾年，亲见其愈。《泊宅编》

许叔微精于医，云五脏虫皆上行，唯有肺虫下行，最难治。当用獭爪为末调药，初四初六日治之，此二日肺虫上行。

金州防御使崔尧封有甥李言吉，左目上睑忽生一小疮，渐大如鸭卵，其根如弦，恒偃其目不能开。尧封饮之令大醉，遂与割去，疮既

破，中有黄雀飞鸣而去。《闻奇录》

一妇人忽生虫一对，于地能行，长寸余，自后月生一对。医以苦参加打虫药为丸服之，又生一对，埋于土中，过数月发而视之，暴大如拳，名子母虫，从此绝根。

青阳夏戚宗阳家素业医，任江阴训导。有生员之父患腹胀，求其诊视，乃曰：脉洪而大，湿热生虫之象，况饮食如常，非水肿蛊胀之证。以石榴皮、椿树东行根加槟榔，三味各五钱，长流水煎，空心顿服之，少顷，腹作大痛，泻下长虫一丈许，遂愈。《客座新闻》

吴荄山治一妇，产后恶露欠通，寒热时作，小腹结成一块，形大如杯，抽刺疼痛。用聚宝丹、蟠葱等药，俱不效。一日，吴诊其脉，洪而紧，以琥珀膏贴患处，二日后其块渐软，其痛如常，倏然阴户中觉如虫行动状，少顷小溲，出虫三条，形长寸许，身红头紫有嘴，出此之后，其痛渐缓。过后二次，仍出四条，虫状如前，痛止身安，诸患皆愈。因意病者未产之前，尿胞必有湿热生虫之患，偶因产后去血，况服诸香燥热之剂及贴琥珀膏，亦是追虫之物，虫不能容，所以因而出也。

陆颙，吴郡人。自幼嗜面食，食愈多而质愈瘦。胡人以药吐一虫，长二寸许，色青，状如蛙。此名消面虫，实天下之奇宝也。其说甚异，不具述。《说渊》

虞花溪治一妇人，患尸虫，用花椒二分，苦楝根一分，丸服，其虫尽从大便泄出。

一人患脑痛，为虫所食。或教以桃叶枕一

夕，虫自鼻出，形如鹰嘴，莫能识其名。《遁斋闲览》

一人在姻家过饮醉甚，送宿花轩，夜半酒渴，欲水不得，遂口吸石槽中水碗许，天明视之，槽中俱是小红虫，心陡然而惊，郁郁不散，心中如有蛆物，胃脘便觉闭塞，日想月疑，渐成痿隔，遍医不愈。吴球往视之，知其病生于疑也。用结线红色者，分开剪断如蛆状，用巴豆二粒，同饭捣烂，入红线丸十数丸，令病人暗室内服之，置宿盆内放水，须臾欲泻，令病人坐盆，泻出前物，荡漾如蛆，然后开窗，令亲视之，其病从此解，调理半月而愈。

从政郎陈朴，富沙人。母高氏年六十余，得饥疾，每作时如虫啮心，即急索食，食罢乃解，如是三四年。畜一猫，极爱之，常置于旁。一日命取鹿脯，自嚼而啖猫，至于再，觉一物上触喉间，引手探得之，如拇指大，坠于地，头尖匾，类塌沙鱼，身如虾壳，长八寸，渐大倅两指，其中盈实，剖之，肠肚亦与鱼同，有八子胎生，蠕蠕若小鳅，人莫识其为何物，盖闻脯香而出，高氏疾即愈。《类编》

赵子山寓居邵武军天王寺，苦寸白虫为挠。医者戒云：是疾当止酒。而以素所耽嗜，欲罢不能。一夕醉于外舍，归已夜半，口干咽燥，仓卒无汤饮，适廊庑间有瓮水，月映莹然可掬，即酌而饮之，其甘如饴，连饮数酌，乃就寝。迨晓，虫出盈席，觉心腹顿宽，宿疾遂愈。验其所由，盖寺仆日织草履，浸红藤根水也。《庚志》

蔡定夫戚之子康，积苦寸白为孽。医者使之碾槟榔细末，取石榴东引根煎汤调服之，先炙肥猪肉一大脔，置口中，咽咀其津膏而勿食。云此虫惟月三日以前其头向上，可用药攻打。余日即头向下，纵药之无益。肺虫初四日、初六日上行，寸白虫惟初三日上行。虫闻肉香咂咂之意，故空群争赴之，觉胸中如万箭攻攒，是其候也，然后饮前药。蔡如其戒，不两刻腹中雷鸣，急奔厕，虫下如倾，命仆以杖拨之，皆联属成串，几长数丈，尚蠕蠕能动，举而弃之溪流，宿患顿愈。故广其传以济人云。《庚志》

一人因灼艾讫，火痂便落，疮内鲜血片片如蝴蝶样，腾空飞去，痛不可忍。此是血肉俱热。用大黄、芒硝等分为末，水调下，微利即愈。

一人有虫如蟹走于皮下，作声如儿啼。为筋肉之化。用雷丸、雄黄等分为末，糁猪肉上，炙肉食之，即愈。

一人临卧，忽浑身虱出，约五升，血肉俱坏，而舌尖血出不止。用盐醋汤饮下，数次即愈。

一人大肠内虫出不断，断之复生，行坐不得。鹤虱末调服五钱，自愈。

一人腹中如铁石，脐中水出，旋变作虫行之状，绕身作痒，痛不可忍，扒扫不尽。浓煎苍术浴之，又以苍术、麝香水调服之。

杨勔中年得奇疾，每发言，腹中有小声效之，数年间其声浸大。有道士见而惊曰：此应声虫也，久不治，延及妻子。宜读《本草》，遇虫不应者，当取服之。勔如言，读至雷丸，虫忽无声，乃顿服数粒，遂愈。正敏后至长沙，遇一丐者，亦有是疾，环而观之者甚众。因教使服雷丸。丐者谢曰：某贫无他技，所以求衣食于人者，唯藉此耳。

一人头皮内时有蛆行，以刀切破，用丝瓜叶挤汁搽之，蛆出尽绝根。

汪石山治一妇，每临经时腰腹胀痛，玉户淫淫虫出，如鼠粘子状，绿色者数十枚，后经水随至。其夫问故，汪曰：厥阴风木生虫。妇人血海，属于厥阴，此必风木自甚，兼脾胃湿热而然也。正如春夏之交，木甚湿热之时，而生诸虫是也。宜清厥阴湿热。即令以酒煮黄连为君，白术、香附为臣，研末粥丸，空腹吞之，月余经至，无虫且妊矣。

休宁西山金举人，尝语人曰：予尝病小腹甚痛，百药不应。一医为灸关元十余壮，小腹痛，百药不效，宜灸。次日茎中淫淫而痒，视之如虫，出四五分，急用铁钳扯出，虫长五六寸，连日虫出如此者七，痛不复作。初甚惊恐，后则视以为常，皆用手扯。此亦偶见也。仲景云：火力虽微，内攻有力，虫为火力所逼，势不能容，故从溺孔出也。其人善饮御内，膀胱不无湿热，遇有留血瘀浊，则附形蒸郁为虫矣。经云：湿热生虫，有是理也。故痨虫、寸白虫，皆由内湿热蒸郁而生，非自外至者也。正如春夏之交，湿热蒸郁而诸虫生焉是矣。此亦奇病，因记之。

无锡一人遍身肤肉有红虫如线，长二三寸，时或游动，了了可见，痒不可胜，医莫能治。一日偶思食水蛙，蛙至，虫遂不见。乃市蛙为脯，旦晚食之，月余其虫自消。《五湖幔闻》

## 哮

江少微治小儿盐哮，声如曳锯。以江西淡豆豉一两，白砒一钱，研细，拌入精猪肉四两，内以泥固济，炭火煅，出青烟为度，研细，和淡豉捣匀，为丸如黍米大，每服二三十丸，滚白水送下，此方甚佳，即紫金丹。忌大荤盐酱，一月而愈。

一贵公子患盐哮，年方九龄，每以风寒即发。投以噙丸药饼，夜卧醒放舌上，任其自化下，随效。方用苦葶苈五钱隔纸炒，茯苓五钱，花粉、麻黄、杏仁、款花蕊、桑白皮蜜炙、贝母去心各三钱，五味子二钱，罂粟壳蜜炙一钱五分，上为细末，乌梅肉三钱，枣肉三钱，煮烂如泥，捣和前末为饼，每重一分半，服未半料，永不复发。须忌大荤一两月。

一小儿盐哮喘嗽，用海螵蛸刮屑研细末，以白糖蘸吃，愈。

一富儿厚味，发哮喘，以萝卜子淘净、蒸熟、晒干为末，姜汁蒸饼为丸即清金丹，每服三十丸，津咽下。

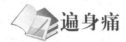

## 遍身痛

周离亨治一人，遍身疼，每作殆不可忍。都下医或云中风，或云中湿，或云脚气，治俱不效。周曰：此血气凝滞也。沉思良久，为制一散，服之甚验。方以延胡索、当归、桂等分，依常法治之为末，疾作时温酒调下三四钱，随人酒量频进之，以止为度。盖延胡索，活血化气第一品也。其后赵待制霆导引失节，肢体拘挛，数服而愈。《泊宅编》

江应宿治休宁程君膏长子，十八岁，遍身疼痛，脚膝肿大，体热面赤。此风湿相搏也。与当归拈痛汤二三服，热退而愈。

## 身痒

意庵治一人因田间收稻，忽然遍身痒入骨髓。用食盐九钱，泡汤三碗，每进一碗，探而吐之，如是者三而痒释矣。

一小儿遍身作痒，以生姜捣烂，以布包擦之而止。

倪仲贤治吴陵盛架阁内子，左右肩背上下患痒，至两臂头面皆然。屡以艾灼痒处，暂止且复作，如是数年。老人切其脉，曰：左关浮盛，右口沉实，此酒食滋味所致也。投以清热化食行滞之剂，其痒遂止。

江汝洁治一妇人，患上身至头面俱痒，刺痛起块。众医皆谓大风等症。江诊得左手三部俱细，右手三部皆微实，大都六脉俱数。经曰：微者为虚，弱者为虚，细者气血俱虚。盖心主血，肝藏血，乃血虚无疑。肾藏精属水，其部见微，乃为水不足。水既不足，相火妄行无制，以致此疾。经曰：诸痛疮痒，皆属心火。右手寸脉实，实者阳也。《脉经》曰：诸阳为热。乃热在肺分，火克金故也。且肺主皮毛，皮毛之疾，肺气主之，胸膈及皮毛之疾，为至高之疾也。右关微为实，乃火在土分，土得火则燥，肌肉之间，脾气主之，肌肉及皮毛痛痒，皆火热在上明矣。右尺微实，火居火位，两火合明，阳多阴少。治宜补水以制火，养金以伐木。若作风治未免以火济火，以燥益燥也。乃以生地黄、白芍各一钱，参、芪各六分，连翘、丹皮各六分，麦冬八分，柏皮、防风、甘草各四分，五味子九粒，黄连四分，配方之妙，笔难尽述。水煎，温服，渣内加苦参一两再煎，洗，十数剂而安。

一男子每至秋冬遍身发红点作痒。此寒气收敛腠理，阳气不能发越，怫郁内作也。宜以人参败毒散解表，再以补中益气汤实表而愈。

一女子十二岁，善怒，遍身作痒。用柴胡、川芎、山栀、芍药以清肝火，以生地、当归、黄芩凉肝血，以白术、茯苓、甘草健脾土而愈。配方亦妙。半载后，遍身起赤痕，或时眩晕。此肝火炽甚，血得热而妄行，是夜果经至。

【琇按】长上二条俱立斋案。

# 面 病 附痄腮

罗谦甫治杨郎中之内，年五十余，体肥盛，春患头目昏闷，面赤热多。服清上药，不效。罗诊其脉，洪大而有力。《内经》云：面热者，足阳明胃病。《脉经》云：阳明经气盛有余，则身以前皆热。况其人素膏粱，积热于胃，阳明多血多气，本实则风热上行，诸阳皆会于头，故面热之病生矣。先以调胃承气汤七钱，黄连二钱，犀角一钱，疏利三两行，彻其本热，次以升麻加黄连汤，去经络中风热上行，则标本之病俱退矣。方以升麻、葛根各一钱，白芷七分，甘草炙、白芍各五分，连、芩酒制各四分，川芎、生犀末各三分，荆芥穗、薄荷叶各二分，上㕮咀，水半盏先浸川芎、荆芥穗、薄荷，作一服，水二盏半煎至一盏半，入先浸三味，同煎煎法可法至一盏，食后温服，日三服。忌湿面五辛之物。

真定府维摩院僧，年六十余，体瘠弱，初冬病头面不耐寒，气弱不敢当风行，诸法不效。罗诊其脉，弦细而微，且年高，常食素茶果而已，此阳明之经本虚，《脉经》云：气不足则身以前皆寒栗。又加诵经文损气，由此胃气虚，经络之气亦虚，不能上达头面，故大恶风寒。先以附子理中丸数服，而温其中气，次以升麻汤加附子，行其经络。方以升麻、葛根各一钱，白芷、黄芪各七分，甘草炙、草豆蔻仁、人参各五分，黑附炮七分，益智三分，作一服，连须葱白同煎，数服良愈。或曰：升麻汤加黄连治面热，加附子治面寒，有何依据？答曰：出

自仲景云。诊杨氏脉，阳明标本俱实，先攻其里，后泻经络中风热，故升麻汤加黄连，以寒治热也；尼僧阳明标本俱虚寒，先实其里，次行经络，故升麻汤加附子，以热治寒也。仲景群方之祖，信哉！

有人因灸三里而满面黑气，医皆以为肾气浮面，危候也。有人云：肾经有湿气上蒸于心，心火得湿，成烟气形于面非临症过不知此语之妙。面属心，故心肾之气常相通，如坎之外体即离，离之外体即坎，心肾未尝相离也。耳属水，其中虚，则有离之象；目属火，其中满，则有坎之象。抑可见矣。以去湿药治之，如五苓散、黄芪、防己之类皆可用。《医余》

余杭人和停将赴官，因蒸降真、木犀香，自开甑而仆甑，面上为热气所薰，面即浮肿，口眼皆为之闭，更数医，不能治。一医云：古无此证，以意疗之。乃取僧寺久用炊布，烧灰存性，随敷而消，未半月愈。盖以炊布受汤上气多，反用以出汤毒，犹以盐水取成味耳即轻粉毒亦以轻粉引之意，此心法之巧也。

兴国初有任氏有美色，聘进十王公甫，谓甫不遂寸禄，愁郁不乐，面色渐黑，自惭而归母家求治。一道人曰：是可疗也。以女真散酒下二钱，日两服，数日间面变微白，一月如旧。赂得其方，用黄丹、紫菀俱等分为末尔。《名医录》

一人患头面发热，有光色，他人手近如火炙。用蒜汁半两，酒调下，吐一物如蛇，遂安。

一人面肉肿如蛇状，用湿砖上青苔一钱，水调涂方可用，立消。

仁宗在东宫时，尝患疖腮，命道士赞能治疗。取赤小豆四十九粒咒之，杂他药为末，敷之而愈。中贵任承亮在旁，知然。后承亮自患恶疮，滨死，尚书郎傅求授以药，立愈。问其方，赤小豆也。承亮始悟道士之技，所谓诵咒乃神其术耳。久之，沿官过豫章，或苦胁疽，几达五脏，医者治之，甚捷。承亮曰：君得非用赤小豆耶？医惊拜曰：某用此活三十余人，愿勿复宣言。周少隐病，宗室彦符传之，曰：善恶诸疮，无药可治者，皆能治。有僧发背，状如烂瓜，周邻家乳婢腹疽作，用之皆如神。其法细末水调，敷疮及四旁赤肿，药落再敷之。《类编》

薛立斋治地官陈用之，患疖腮，服发散之剂，寒热已退，肿毒不消，欲作脓也。用托里消毒散而脓成，又用托里散而毒溃，但脓清作渴，用八珍加麦门冬、五味，三十余剂而愈。

上舍卢君患前症，两尺脉数，症属肾经不足，误服消毒之剂，致损元气而不能愈。用补中益气、六味丸料而愈。

上舍熊君颐后患之，脓水清稀，形体消瘦，遗精盗汗，哺热口干，痰气上涌，久而不愈。脉洪大，按之微细。用加减八味丸料，并十全大补汤，不数剂，诸症悉愈。

一妇人素内热，因怒，耳下至颈肿痛，寒热。用柴胡山栀散而肿痛消，用加味逍遥散而热退，用八珍汤加丹皮而内热止。

宋朝《类苑》载杨嵎疡生于颊，连齿，辅车外肿若覆瓯，脓血内溃，痛楚甚，疗之百方，不瘥。或语之曰：《天官·疡医》中有名方，何不试用？嵎按《疡医》注疏中法制之，用药注疮中，少损，朽骨连牙溃出，遂愈。《周礼》：疡医掌肿疡、溃疡、折疡、金疡之祝药劀杀之齐，凡疗疡，以五毒攻之。所谓肿者，壅肿也；溃者，浓血溢也；折者，伤损也；金者，刃伤也。祝读如注，以药敷着之也；劀，刮去脓血也；杀，去其恶肉也；齐与剂同；五毒，五药之有毒者。石胆一，丹砂二，雄黄三，礜石四，礜石有毒，即升药。古方矾石、礜石混写。磁石五。用黄堥置五石其中，烧之三日夜，其烟上著，以鸡羽扫取之，以注疮，恶肉破骨尽出。黄堥，黄瓦器也。此当为后医方之祖。《焦氏笔乘》

疡医公孙知叔记问该博，深明百药之性，创造五毒之剂，取丹砂养血而益心，雄黄长肉而补脾，矾石理脂膏而助肺，磁石通骨液而壮肾，石胆治筋而滋肝。外疗疮疡之五症，内应五脏，拘之以黄堥，熟之以火候，药成敷疡，无不神效。一人须有疽，一夕决溃，势欲殆，以前药敷之，应手而瘥。《推篷寤语》

一幼女患唇四围生疮，黄脂如蜡。用旋覆花烧灰存性，真麻油调搽，愈。又一孩满面生疮，用蛇蜕煅存性，香油调搽，愈。

# 耳

橘泉治一人病头眩，两耳鸣，如屯万蜂，中甚痛，心挠乱不自持。医以为虚寒，下天雄矣。翁曰：此相火也，而脉带结，是必服峻剂以劫之。急与降火升阳补阴之剂，脉复病愈。

孙兆殿丞，治平中间有显官权府尹，忘其名氏，一日坐堂决事，吏人环立，尹耳或闻风雨鼓角声，顾左右曰：此何州郡也？吏对以天府。尹曰：若然，吾乃病耳。遽召孙公往焉。公诊之，与药治之，翌日病愈。尹召孙问曰：吾所服药，切类四物饮。孙曰：是也。尹曰：始虑为大患，服此药立愈，其故何也？孙曰：心脉太甚，肾脉不能归耳。以药凉心经，则肾脉复归，乃无恙。《青箱记》

张友夔壮岁常苦两耳痒，日一作，遇其甚时，殆不可耐，挑剔无所不至，而所患自若也。常以坚竹三寸许截之，拆为五六片，细刮如洗帚状，极力撞入耳中，皮破血出，或多至一蚬壳而后止，明日复然。失血既多，为之困悴。

适有河北医士周敏道至，询之，曰：此肾脏风虚，致浮毒上攻，未易以常法治也，宜买透冰丹服之，勿饮酒，啖湿面蔬菜鸡猪之属，能尽一月为佳。夔用其戒，数日痒止，而食忌不能久，既而复作，乃着意痛断，累旬耳不复痒。《类编》

薛立斋治文选姚海山，耳根赤肿，寒热作痛。属三焦风热，但中气素虚。以补中益气加山栀、炒芩、牛蒡子而愈。

一儒者因怒，耳内作痛，出水。或用祛风之剂，筋挛作痛，肢体如束。此肝火伤血，前药复损所致，非疮毒也。用六味料而愈。

一人年二十，耳内出水作痛，年余矣。脉洪数，尺脉为甚，属肝肾二经虚热。用加减地黄丸料，一剂而愈。

一男子每交接耳中作痛，或作痒，或出水，以银簪探入，甚喜阴凉。此肾经虚火。用加减八味丸而愈。

一妇人因怒发热，每经行两耳出脓，两太阳作痛，以手按之，痛稍止，怒则胸胁乳房胀痛，或寒热往来，小溲频数，或小腹胀闷。皆属肝火血虚。用加味逍遥散一剂，诸症悉退，以补中益气加五味而痊。

太卿魏庄渠，癸卯仲冬月耳内作痛。左尺洪大而涩。薛曰：此肾水枯竭，不能生木，当滋化源为善。彼不信，仍杂用补胃之剂。薛曰：不生肾水，必不能起。明春三月召治，则昏愦不语，颐耳之分已有脓矣，且阴茎缩人腹内，小便无度。固辞不克，用六味丸料一钟，阴茎舒出，小便十减六七，神思顿醒。薛曰：若急砭脓出，庶延数日。不信，翌日耳脓出而殁。

宪副姜时川，癸卯冬就诊，右寸浮数而有痰，口内如有疮然。薛曰：此胃火传于肺也。当薄滋味，慎起居。甲辰秋复就诊，尺脉洪数而无力，曰：此肺金不能生肾水，无根之火上炎也，宜静调养滋化源。彼云：今喉中不时燥痛，肌体不时发热，果是无根之火无疑矣。退谓人曰：薛谓我病可疑。至乙巳春，复往视之，喉果肿溃，脉愈洪大，又误以为疮毒，投苦寒之剂，遂卒。

【琇按】此案当入咽喉门。

一妇人因劳耳鸣，头痛体倦。此元气不足。用补中益气加麦冬、五味而痊。三年后得子，因饮食劳倦，前症益甚，月经不行，晡热内热，自汗盗汗，用六味地黄丸、补中益气汤，顿愈。前症若因血虚有火，用四物加山栀、柴胡，不应，八珍加前药；若气虚弱，用四君子；若怒，耳若聋或鸣者，实也，小柴胡加芎、归、山栀；虚，用补中益气加山栀；若午前甚，作火治，用小柴胡加炒连、炒栀；气虚用补中益气，午后甚作血虚，用四物加白术、茯苓；若阴虚火动，或兼痰甚作渴，必用地黄丸以壮水之主。经曰：头痛耳鸣，九窍不利，肠胃之所生也。脾胃一虚，耳目九窍皆为之病。

少宰李蒲汀耳如蝉鸣，服四物汤，耳鸣益甚。此元气亏损之症。五更服六味地黄丸，食前服补中益气，顿愈。此症若血虚而有火，用八珍加山栀、柴胡；气虚而有火，用四君加山栀、柴胡；若因怒就聋或鸣，实用小柴胡加芎、归、山栀，虚用补中益气加山栀，午前甚用四物加白术、茯苓；久须用补中益气，午后甚用地黄丸。

少司马黎仰之南银台时，因怒，耳鸣吐痰，作呕不食，寒热胁痛。用小柴胡合四物加山栀、茯神、陈皮而瘥。

石山治一人，年近六十，面色苍白，病左耳聋，三十年矣，近年来或头左边及耳皆肿，溃脓，脓从耳出甚多，时或又肿，复脓，今则右耳亦聋。屡服祛风去热逐痰之药，不效。汪诊，左手心脉浮小而驶，肝肾沉小而驶，右脉皆虚散而数，此恐乘舆远来，脉未定耳。来早脉皆稍敛，不及五至，非比日前之甚数也。夫头之左边及耳前后，皆属于少阳也。经曰：少阳多气少血。今用风药痰药，类皆燥剂，少血之经又以燥剂燥之，则血愈虚少矣。血少则涩滞，涩滞则壅肿，且血逢冷则凝，今复以寒剂凝之，愈助其壅肿，久则郁而为热，腐肉成脓，从耳中出矣。渐至右耳亦聋者，脉络相贯，血气相依，未有血病而气不病也。是以始则左病，而终至于右亦病矣。况病久血气已虚，且人年六十，血气日涸，而又出外劳伤气血，又多服燥剂以损其气血，脓又大泄，已竭其气血，则虚而又虚可知矣。以理论之，当滋养气血，气血健旺，则运行有常，而病自去矣。否则不惟病不除，而脑痛耳疽，抑亦有不免矣。人参二钱，黄芪三钱，归身、白术、生姜各一钱，鼠粘子、连翘、柴胡、陈皮各六分，川芎、片芩、白芍各七分，甘草五分，煎服，数十帖而愈。

王万里时患耳痛，魏文靖公劝服青盐、鹿茸，煎雄、附为剂，且言此药非谓君虚宜服，曷不观《易》之坎为耳痛，坎水藏在肾，开窍于耳，而水在志为恐，恐则伤肾，故为耳痛。气阳运动为显，血阴流行常幽，血在形，如水在天地间，故坎为血卦，是经中已着病症矣。竟饵之而愈。《丹铅续录》

一人耳内生疔，如枣核大，痛不可动。用火酒滴耳内，令仰上半时，以箍取出，绝根。此名耳痔。

江应宿治上舍孙顺吾，患耳鸣重听，人事烦冗。杂治半年，不愈。逆予视之，脉数滑。以二陈加瞿麦、萹蓄、木通、黄柏，一服知，二服已。

耳暴聋者，用全蝎去毒为末，酒调滴耳中，闻流水声即愈。《说纂》

耳聋，用全蝎四十九枚，用生姜厚片如数铺锅内，置蝎干姜上，慢火烙姜片至黄色，蝎热，去毒并头足，研为细末，酒调送下，随量饮醉为度，取汗。

许公子延耳生蚀疮，用甘蔗煅存性，鸡蛋清调搽愈。

#  鼻

狄梁公性好医药，尤妙针术。显庆中，应制入关，路旁大榜云：能疗此儿，酬绢千匹。有富室儿鼻端生赘如拳石，缀鼻根，蒂如筋，痛楚危亟。公为脑后下针，疣赘应手而落。其父母辇千缣奉酬，公不顾而去。《集异记》

韩懋治一人，鼻中肉赘，臭不可近，痛不可摇，医莫能治。韩方以白矾末加硇少许，吹其上，顷之化水而消。与胜湿汤加泻白散，二剂而愈。此厚味壅湿热蒸于肺门，如雨霁之地突生芝菌也。凡治病，只此理耳。

一士人患鼻渊，脉疾而数。此有内热。遂以黄鱼脑即石首鱼头中二块是也取二三十枚，煅过存性为末，先以一二分吹入鼻中，以五分酒下，不数服而愈，更不复发。古方鼻渊，即今之脑漏是也，当别寒热二症：若涕臭者属热，宜用清凉之药散之；若涕清不臭觉腥者，属虚寒，宜温和之剂补之。当审此理。

一人鼻中毛出，昼夜长一二尺，渐渐粗圆如绳，痛不可忍，摘去更生。此因食猪、羊血过多而然也。用硇砂乳香饭丸，水下十粒，早晚各一服，病去乃止。

一人鼻腥臭水流，以碗盛而视之，有铁色虾鱼如米大走跃，捉之即化为水。此肉坏矣。食鸡鱼，一日二次，一月而愈。

永贞年，东市百姓王布，知书，藏钱千万，商旅多宾之。有女年十四五，艳丽聪悟，鼻两孔各垂息肉如皂荚子，其根细如麻线，长寸许，触之痛入心髓。其父破钱数百万治之，不瘥。忽一日，有梵僧乞食，因问布：知君女有异疾，可一见，吾能治之。布大喜，即见其女，僧乃取药，色正白，吹其鼻中，少顷摘去之，出少黄水，都无所苦。布赏之百金，不受，唯乞息肉，遂珍重而去，势疾如飞。《酉阳杂俎》

江篁南治一壮年，患鼻齇，胸膈不利。医用苦寒驱风败血之剂，服之年余，其人倦怠甚，目不欲开。江诊视，右寸脉浮洪带结，余部皆沉细而软，曰：鼻齇虽是多酒所伤，然苦寒驱风破血之药岂宜常服？经曰：苦伤气，又曰苦伤血，况风药多燥，燥胜血，服之积久，安得不倦怠耶？且目得血而能视，目不欲开者血伤，倦怠者气伤也。所谓虚其虚，误矣。治宜化滞血，生新血。四物加炒片芩、红花、茯苓、陈皮、甘草、黄芪煎服，兼服固本丸，日就强健，鼻齇亦愈。

江应宿治友人王晓，鼻塞气不通利，浊涕稠粘，屡药不效，已经三年。宿诊视，两寸浮数，曰：郁火病也。患者曰：昔医皆作脑寒主治，子何悬绝若是耶？经曰：诸气膹郁，皆属于肺。越人云：肺热甚则出涕。故热结郁滞，壅塞而气不通也。投以升阳散火汤十数剂，病如失。

程文彬治男子年二十余，鼻流浊涕，名曰鼻渊，已经三年，治不效。程以辛夷、薄荷叶各五钱，苍耳子二钱半，白芷一两为末，水丸如弹子大，每服二钱，食后葱汤送下，或茶化亦可，药完愈。

 眉

一人眉毛摇动，目瞪不能视，唤之不应，但能饮食。用蒜三两取汁，酒调下，即愈。

一男子眉间一核，初如豆粒，二年渐大如桃。用清肝火、养肝血、益元气而愈。

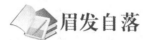 眉发自落

张仲景，有奇术。王仲宣年十七时，过仲景。景曰：君体有病，宜服五石汤。若不治，年及三十当眉落。仲宣以为赊远不治，后至三十果眉落。其精如此。《小说》

一骑军一旦得疾，双眼昏，咫尺不辨人物，眉发自落，鼻梁崩倒，肌肤有疮如癣，皆为恶疾，势不可救。因为洋州骆谷子归寨使，遇一道流自谷中出，不言姓名，授其方曰：皂角刺一二斤为灰，蒸晒研为末，食上浓煎大黄汤，调一钱匕。浃旬鬓发再生，肌肤悦润，眼目倍明。得此方后，入山不知所之。《感应神仙传》

薛己治一儒者，因饮食劳投及恼怒，发脱落。薛以为劳伤精血、阴火上炎所致，用补中益气加麦冬、五味，及六味地黄丸加五味，发眉顿生如故。

一男子年二十，巅毛脱尽。先以通圣散宣其风热。

【博按】原刻脱此句。

次用六味地黄丸，不数日发生寸许，两月复旧。

吴江史万湖云：有男女偶合，眉发脱落，无药调治，数月后复生。

江应宿见一男子，眉发脱落。遇方士，教服鹿角胶，每日侵晨酒化下一二钱，半年眉发长，年余复旧。

须发不白

指挥使姚欢，年八十余，须发不白。自言：年六十岁患癣疥，周匝顶肿。或教服黄连，遂愈。久服，故发不白。其法以宣连去须，酒浸一宿，焙干为末，蜜丸桐子大，日午、临卧以酒吞二十粒。《东坡大全集》

学正程畿斋翁，年八十余，须发不白。自言：三十岁后服六味地黄丸加生脉散，至今五十余年，无一日缺，是以精神完固，康健不衰。服此忌萝卜、大蒜。

《抱朴子》云：槐子服之补脑，令人发不白而长生。《焦氏笔桑》

庾肩吾常服槐实，年九十余，目看细书，鬓发皆黑。《梁书》

上舍黄霞璧传染须方：用五倍子一钱半，入锅内炒黄，烟出将尽起，清烟二阵就取起，以手捻试之，紫色为度。铜落四分，红铜清水淬末。食盐、生矾各二分，俱为细末，用乌梅三四个，石榴皮少许煎水调如稀糊，瓷器盛之，重汤顿稠，先将肥皂洗须，拭干，乘热涂上，以薄绵纸贴上，明早用温水润透洗净，如皮肉黄色，将绢片染油擦去。

# 目

东垣治一人，因多食猪肉煎饼，同蒜醋食之，后复饮酒大醉，卧于暖炕，翌日，二瞳子散，大于黄睛，视物无的实，以小为大，以短为长，卒然见非常之处，行步踏空，百治不效。曰：经云：五脏六腑之精气，皆上注于目而为之精，精之窠为眼，骨之精为瞳子。又云：筋骨气血之精而为脉，并为系，上属于脑。又：瞳子黑眼法于阴。今瞳子散大者，由食辛热物太甚故也。辛主散，热则助火，上乘于脑中，其精故散，精散则视物亦散大也。夫精明者，所以视万物者也。今视物不真，则精衰矣。盖火之与气势不两立，经曰：壮火食气，壮火散气。手少阴心、足厥阴肝所主，风热连目系，邪之中人，各从其类，故循此道而来攻。头目肿闷而瞳子散大，皆血虚阴弱故也。当除风热凉血益血，以收耗散之气，则病愈矣，以滋阴地黄丸。经云：热淫所胜，平以咸寒，佐以苦甘，以酸收之。以黄连、黄芩大苦寒，除邪气之盛为君；当归身辛温，生熟地黄苦甘寒，养血凉血为臣；五味酸寒，体轻浮，上收瞳子之散大，人参、甘草、地骨皮、天门冬、枳壳苦甘寒，泻热补气为佐；柴胡引用为使。忌食辛辣物助火邪，及食寒冷物损胃气，药不能上行也。

一人目翳暴生，从下而起，其色绿，瞳痛不可忍。曰：翳从下而上，病从阳明来也。绿非五色之正，此肾肺合而为病。乃以墨调腻粉合之，却与翳色相同，肾肺为病明矣。乃泻肾肺之邪，入阳明之药为使，既效矣。他日病复作者三，其所从来之经与翳色各异，因悟曰：诸脉皆属于目，肺病则目从之，此必经络未调，故目病未已也。问之果然，治疾，遂不作。

一人病翳眼六年，以至遮瞳人，视物不明，有云气之状。因用百点膏而效。《东垣十书》

一军官六月患眼疾，于上眼皮下出黑白翳两个，隐涩难开，两目紧缩，而无疼痛。两手寸脉细紧，按之洪大无力，知是太阳膀胱为命门相火煎熬，逆行作寒水翳，及寒膜遮睛，呵

欠善悲，健忘喷嚏，多泪，时自泪下，面赤而白，能食，不大便，小便数而欠，气上而喘。用拨云汤而愈。《兰室秘藏》

丹溪治一老人，目忽盲，他无所苦。以大虚治之，急煎人参膏一斤，服二日，目稍有见。不信，一医用青礞石药，朱曰：今夕死矣。果然。

一壮年忽早起视物不见，就睡片时略见而不明，食减倦甚。脉缓大，四至之上，重则散而无力，意其受湿所致，询之，果卧湿地半月。遂以白术为君，黄芪、茯苓、陈皮为臣，附子为使，十余帖，愈。

一人形实好热酒，忽目盲，脉涩。此热酒伤胃气，污浊血死其中而然也。以苏木作汤，调人参末，服二日，鼻及二掌皆紫黑。朱曰：滞血行矣。以四物加苏木、桃仁、红花、陈皮煎，调人参末服，数日而愈。

吕沧洲治一人，病二目视物皆倒植，屡治不效。曰：视一物为二，视直为曲，古人尝言之矣。视物倒植，诚所未喻也，愿闻其因。彼曰：某尝大醉，尽吐所饮酒，熟睡达曙，遂病。吕切其脉，左关浮促，余部皆无恙，即告之曰：当伤酒大吐时，上焦反覆，致倒其胆腑，故视物皆倒植，此不内外因而致内伤者也。法当复吐，以正其胆腑。遂授藜芦、瓜蒂为粗末，水煎，俾平旦顿服，涌之，涌毕，视物不倒植。

钱仲阳治一乳妇，因悸而病，既愈，目张不得瞑。钱曰：煮郁李酒饮之，使醉即愈。所以然者，目系内连肝胆，恐则气结，胆衡不下。郁李能去结，随酒入胆，结去胆下，目能瞑矣。饮之果验。

石山治一妇，年逾四十，两眼昏昧，咳嗽头痛，似鸣而痛，若过饥恶心。医以眼科治之，病甚。翁诊脉，皆细弱，脾部尤近弦弱，曰：脾虚也。东垣云：五脏六腑皆禀受于脾，上贯于目，脾虚则五脏精气皆失所司，不能归明于目矣。邪逢其身之虚，随眼系入于脑，则脑鸣而头痛。心者，君火也，宜静，相火代行其令，

劳役运动则妄行，侮其所胜，故咳嗽也。医不理脾养血，而以苦寒治眼，是谓治标不治本。乃用参、芪钱半，麦门冬、贝母各一钱，归身八分，陈皮、川芎、黄芩各七分，甘草、干菊花各五分，麦芽四分，煎服二帖，诸症悉除。

淮安陈吉老，儒医也。有富翁子忽病，视正物皆以为斜，凡几案书册之类，排设整齐，必更移令斜，自以为正，以至书写尺牍皆然。父母忧之，医皆不谙其疾，或以吉老告，遂携子求治。既诊脉后，令其父先归，留其子设乐开宴，酬劝至醉乃罢，扶病者坐轿中，使人舁之，高下其手，常令倾侧，展转久之，方令登榻而卧，达旦酒醒，遣之归家，前日斜视之物皆理正之。父母跃然而喜，往问治之之方，吉老云：令郎无他疾，醉中尝闪倒肝之一叶，搭于肺上。

【琇按】肝去肺位甚远，安能上搭，语恐未确。

不能下，故视正物为斜。今复饮之醉，则肺胀，展转之间，肝亦垂下矣，药安能治之哉？富翁欢服。《云麓漫钞》

饶州民郭端友，精意事佛．绍兴之夏，忽两目失光，翳膜遮障，巫医针刮皆无功，自念唯佛力可救，一日三时礼佛。一夜梦皂衣告曰：汝要眼明，用獭掌散、熊胆丸则可。明日市得獭掌散，点之不效。既而于《道藏》获观音治眼熊胆丸方，既依方市药，修制之，服之兼旬，眼明，眸子了然。以治人目疾，多愈，药方用十七品：南熊胆一分为主，黄连、蜜蒙花、羌活各一两半，防己二两半，草龙胆、蛇蜕、地骨皮、大木贼、仙灵脾皆一两，瞿麦、旋覆花、甘菊花皆半两，蕤仁三钱半，麒麟竭一钱，蔓菁子一合，同为细末，以羖羊肝一具，煮其半，焙干，入于药中，取其中生者去膜烂研，入上件药，杵而丸之桐子大，饭后米饮下三十丸。诸药修制无别法，唯木贼去节，蕤仁用肉，蔓菁水淘，蛇蜕炙云。《夷坚志》

江陵傅氏家贫，鬻纸为业，性喜云水，见必邀迎，小阁塑吕仙翁像，奉事甚谨，虽妻子不许辄至。一日，有客方巾布袍，入共语曰：适有百金。邀傅饮，傅目昏多泪，客教用生熟地黄切焙，椒去目及闭口者微炒，三物等分为末，蜜丸桐子大，五十丸，盐米饮空心下。傅如方治药，不一月目明，夜能视物，年八九十，耳目聪明，精力如壮。《辛志》

唐崔承元因官治一死囚，出活之。囚后数年以病目致死。一旦崔为内障所苦，丧明逾年，后夜半叹息独坐，忽闻阶除窸窣之声，崔问为谁，徐曰：是昔蒙活囚来报恩耳。乃告以用黄连一两，白羊子肝一具，去膜，同于沙盆内研令极细，随手为丸桐子大，每服以温水下三十丸，连作五剂。言讫，忽不见。崔依此合服，数月眼复明。凡诸目疾及翳障青盲皆治，忌猪肉冷水。《本事方》

一人患赤眼肿痛，脾胃虚弱，饮食难进。诊其脉，肝盛脾弱。凉药以治肝则损脾，饮食愈难进；服暖药以益脾，则肝愈盛而加病。何以治之？乃于温平药中倍加肉桂，不得用茶调，恐伤脾也，肉桂杀肝而益脾，故一治两得之。传曰：木得桂而死。《医余》

一人患眼疾，每睡起则眼赤肿，良久却愈，百治莫效。师曰：此血热，非肝病也。卧则血归于肝，热血归肝，故令眼赤肿也。良久却愈者，人卧起，血复散于四肢故也。遂用生地黄汁浸粳米半升，渗干，曝令透骨干，三浸三干，用瓷瓶煎汤一升令沸，下地黄米四五匙，煎成薄粥汤，放温，食半饱后饮一二盏，即睡，如此两日，遂愈。生地黄汁凉血故也。《医余》

钱镠老年，一目失明，闻中朝国医胡姓者善医，上言求之。晋祖遣医泛海而往，医视其目，曰：尚父可无疗此，当延五七岁寿。若决膜去内障，即复旧，但虑损福耳。镠曰：吾得不为一目鬼死于地下足矣，愿医尽其术以疗之。医为治之，复故。镠大喜，且赂医金帛宝带五万缗，具舟送归京师。医至镠卒，年八十一矣。刘颖叔《异苑》

郭太尉，真州人。久患目盲，有白翳膜，遍服药莫效。有亲仲监税在常州守官，闻张鼍龙之名，因荐于太尉。请视之，曰：此眼缘热药过多，乃生外障，视物不明。医者皆以为肝元损，下虚，补其肝肾，眼愈盲。与药点眼并服之，一月取翳微消。果一月翳退，双目如旧。

其方只用猪胆，微火银铫内煎成膏，入冰脑如黍米大，点入眼中，微觉翳轻，后又将猪胆白膜皮曝干，合作小绳，如钗大小，烧作灰，待冷点翳，甚者亦能治之。《名医录》

潭州宗室赵太尉家乳母，苦烂缘风眼近二十年。有卖药老妪过门，云：此眼有虫，其细如丝，色赤而长，久则滋生不已，吾能谈笑除之。入山取药，晚下当为治疗。赵使人阴尾之，见妪沿道掇丛蔓木叶，以手挼碎，入口中咀嚼，而留汁滓于小竹筒内。俄复还，索皂纱蒙乳母眼，取笔画双眸于纱上，然后滴药汁渍眼下缘，转眄间虫从纱中出，其数十七，状如前所云。数日再至，下缘内干如常人，复用前法滴上缘，又得虫十数。家人大喜，后传与医者上官彦诚，遍呼邻妇病此者验试，皆瘥。其药乃覆盆子叶一味，著于《本草》。陈藏器云：治眼暗不见物，冷泪浸淫不止及青盲等，取此草日曝干，捣令极烂，薄绵裹之，以人乳汁浸，如人行八九里久，用点目中，即仰面卧，不过三四日，视物如少年，但禁酒面油。盖治眼妙品也。《癸志》

明州定海人徐道亨，父殁，奉母周游四方，事之尽孝。淳熙中，寓泰州，因患赤眼而食蟹，遂成内障，欲进路不能。素解暗诵《般若经》，出丐市里，所得钱米，持归养母，凡历五年。忽夜梦一僧，长眉大鼻，托一钵，钵中有水，令掬以洗眼，复告之曰：汝此去当服羊肝丸百日。徐意为佛罗汉，喜而拜，愿乞神方。僧曰：洗净夜明沙、当归、蝉蜕、木贼去节，各一两，共碾为末，黑羊肝四两，水煮烂，捣如泥，入前药拌和丸桐子大，食后温熟水下五十丸。服之百日复旧，与其母还乡。母亡，弃家入道。《类说》

福州人病目，两睑间赤湿流泪，或痛或痒，昼不能视物，夜不可近灯光，兀兀痴坐。其友赵子春语之曰：是为烂缘血风，我有药正治此，名曰二百味花草膏。病者惊曰：用药品如是，世上方书所未有，岂易遽办？君直相戏耳。赵曰：我适见有药，当以与君。明日携一钱匕至，坚凝成膏，使以匙抄少许入口，一日泪止，二日肿消，三日痛定，豁然而愈。乃往赵致谢，

且扣其名物。笑曰：只用羖羊胆，去其中脂，而满填好蜜拌均，蒸之候干，即入瓶研细为膏。以蜂采百花，羊食百草，故隐其名以眩人耳。《癸志》

荀牧仲常谓予曰：有人视一物为两，医者即作肝气有余，故见一为两，教服补肝药，皆不验，此何疾也？予曰：孙真人云：目之系，上属于脑后，出于脑中。邪中于头，因逢身之虚，其入深则随目系入脑，入于脑则转，转则目系急，急则目眩以转，邪中于睛，所中者不相比则睛散，睛散则歧，故见两物也。令服驱风入脑药而愈。《本事方》

省郎中张子敬年六十七，病眼目昏暗，唇微黑色，皮肤不泽。六脉弦细而无力。一日，出示治眼二方，问可服否？罗谦甫说：此药皆以黄连大苦之药为君，诸风药为使，且人年五十，胆汁减而目始不明。《内经》云：土位之主，其泻以苦。诸风药亦皆泻土。人年七十，脾胃虚而皮肉枯，重泻其土，使脾胃之气愈虚，而不能营运荣卫之气，滋养元气，胃气不能上行，膈气吐食，诸病生焉。况已年高衰弱，起居皆不同，此药不可服。只宜慎言语，节饮食，惩忿窒欲，此不治之治也。张以为然。明年春，除关西路按察使，三年致仕还，精神清胜，脉亦和平，此不妄服寒药之效也。《内经》曰：诛伐无过，是谓大惑。岂不信哉？

一人眼赤，鼻张大喘，浑身出斑，发如铜铁丝硬。乃目中热毒，气结于下焦。用白矾、滑石各一两，水三碗煎至一碗半，不住口饮尽，乃愈。

一人眼前常见禽虫飞走，捉之即无。乃肝胆经为疾。用酸枣仁、羌活、元明粉、青葙子各一两，为末，每水煎至二钱，和渣服，日三服。

一人眼珠垂下至鼻，大便血出，名肝胀。用羌活水煎，数服愈。

一人眼内白眦却黑，见物依旧，毛发直如铁条，不语如醉。名血溃。用五灵脂酒调下二钱，愈。

一妇人眼中忽有血如射而出，或缘鼻下，但血出多时即经不行。乃阴虚相火之病。遂用

归身尾、生地黄、酒芍，加柴胡、黄柏、知母、条芩、侧柏叶、木通、红花、桃仁，水煎，食前服，数剂而愈。

【琇按】此症由三阴火盛迫血上溢，俗名倒经，有从咽喉涌出，有从牙龈泄出者。

薛己治给事张禹功，目赤不明。服祛风散热药，反畏明重听。脉大而虚，此因劳心过度，饮食失节。以补中益气加茯神、酸枣仁、山药、山茱萸、五味，顿愈。又劳役复甚，用十全大补兼以前药，渐愈，却用补中益气加前药而痊。东垣云：诸经脉络，皆走于面而行空窍，其清气散于目而为精，走于耳而为听。若心烦事冗，饮食失节，脾胃亏损，心火太甚，百脉沸腾，邪害孔窍而失明矣。况脾为诸阴之首，目为血脉之宗，脾虚则五脏之精气皆失其所，若不理脾胃，不养神血，乃治标而不治本也。

一儒者日晡两目紧涩，不能瞻视。此元气下陷。用补中益气倍加参、芪，数剂而愈。

一男子亦患前症，服黄柏、知母之类，更加便血。此脾虚不能统血，肝虚不能藏血也。用补中益气、六味地黄丸而愈。

一儒者两目作痛，服降火祛风之药，两目如绯，热倦殊甚。薛用十全大补汤数剂，诸症悉退，服补中益气兼六味丸而愈。复因劳役，午后目涩体倦，服十全大补而愈。

一男子年二十，素嗜酒色，两目赤痛，或作或止。两尺洪大，按之微弱。薛谓少年得此，目当失明。翌早索途而行，不辨天日，众皆惊异。与六味地黄丸加麦冬、五味，一剂顿明。

孙真人在庙，治卫才人患眼疼。众医不能疗，或用寒药，或用补药，加之脏腑不和。上召孙，孙曰：臣非眼科，乞勿全责于臣。降旨有功无过，孙乃诊之。肝脉弦滑，非壅热也，乃年壮血盛，肝血并不通。遂问宫人，月经已三月不通矣。用通经药，经行而愈。

子和自病目，或肿或翳，羞明隐涩，百余日不愈。张仲安云：宜刺上星、百会、攒竹、丝空诸穴上血出，及以草茎纳两鼻中，出血约升许，来日愈。

昔有人家一妾，视物如曲弓，视界尺之直亦如曲钩。俸医亲见，药莫能治。

一妇病热，目视壁上，皆是红莲花满壁。医用滚痰丸下之，愈。

赵卿，良医也，有机警。一少年眼中常见一小镜子，诸医不效。赵诊之，与少年期，来晨以鱼鲙奉候。少年及期赴之，延于内，且令从容，俟客退方接。俄而设台子，施一瓯芥醋，更无他味，卿亦未出。迨隔中，久候不至，少年饥甚，且闻醋香，不免轻啜之，逡巡又啜之，觉胸中豁然，眼花不见，因竭瓯啜之。赵卿方出，少年以啜醋惭谢。卿曰：郎君先因吃鲙太多，芥醋不快，又有鱼鳞在胸中，所以眼花。适来所备芥醋，只欲郎君因饥以啜之，果愈此疾。烹鲜之会，乃权诈也。《北梦琐言》

管连云之内目患沿眶红烂，数年愈甚，百计治之不能疗。为延吴御医诊之，曰：吾得之矣。为治大热之剂，数服，其病如脱，目复明。问之，曰：此不难知也。此女人进凉药多矣，用大热剂则凝血复散，前药皆得奏功。

昔有人患内障眼，用熟地黄、麦门冬、车前子三味为细末，蜜丸如梧桐子大。此方尽可用。《本草》云：三物相杂，治内障眼有效。《东坡仇池记》

梅圣俞和吴正仲赤目见寄诗云：暂看朱成碧，难逢扁与和。金箆旧孰在，诃子古方磨。自注云：葛洪治赤目翳膜方，诃子一枚，以蜜磨，注目中。《焦氏笔乘》

江应宿之内，产后患沿眶红烂，杂治不效。意是脾经风热，用槐树枝八两，青盐、食盐各二两，水飞炒燥，早晨擦牙洗之而愈。

少参崑石容公为诸生时，患两目蒙蒙若雾露，不见物。得歙医吴生方，服之复明。方用女贞子蜜水酒三停拌匀，九蒸九晒四两，密蒙花依上拌蒸如数谷精，依上拌蒸大黄依上拌蒸各二两，弱者少减，防风、柴胡、石决明煅各二两，荆芥穗一两，川芎、青皮麸炒、黄连、连翘各两半，家菊花、枸杞子、茺蔚子各三两，元参四两，当归尾、青葙子、草决明炒香各一两八钱，赤芍一两二钱，甘草九钱，细辛四钱，共二十二味，为细末，水一钟化真熊胆，入黑羊胆、鲤鱼胆、雄猪胆、老米打糊，丸如黍米大，食后每服二钱，日三服。忌烧酒、大蒜、鸡鹜，数年之疾，一旦复明。此公居刑部时曾数与予言之，今贡士霖野雷君录其方，且闻服药屏居寂室，内观瞑目静坐，其功尤胜于药矣。

及其历任中外，洁已操行，不激不随，不萎不倦，本寂室中瞑目之力也。

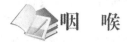 咽　喉

张子和治一男子，缠喉风肿，表里皆作，药不能下。以凉药灌入鼻中，下十余行，外以拔毒散敷之，阳起石烧赤，与伏龙肝等分为末，新汲水调扫百遍，三日热始退，肿消。

一贵妇喉痹，盖龙火也，虽用凉剂，而不可使冷服，为龙火宜以火逐之。人火者，烹饪之火是也。乃使曝于烈日之中，登于高堂之上，令婢携火炉坐药铫于上，使药常极热，不至大沸，适口时时呷之，百余次，龙火自散。此法以热虚，是不为热病扞格故也。

罗谦甫治梁济民，因膏粱而饮，又劳心过度，肺气有伤，以致气腥臭，唾涕稠粘，口舌干燥。以加减泻白散主之。《难经》云：心主五臭。入肺为腥臭，此其一也。方以桑白皮、桔梗各二钱，地骨皮、甘草炙一钱半，知母七分，麦门冬、黄芩各五分，五味二十粒，煎，食后温服，忌酒面辛热之物，日进二服。《卫生宝鉴》

开德府一士人携仆入京，其仆忽患喉风，胀满，气塞不通，命在须臾。一人云：惟马行街山水李家善治，即偕往。李骇曰：证候危甚，犹幸来此，不然难救矣。乃于笥中取一纸捻，着火烟起，吹灭之，令患者张口刺于喉间，俄出紫血半合，即时气宽能言，及啜粥饮，糁药敷之，立愈。士人神其技，后还乡，一医偶传得此术，云：咽喉病发于六腑者，如引手可探，及刺破瘀血即已。若发于五脏，则受毒牢深，手法药力难到，惟用纸捻为第一，然不言所以用之意。后有人拾取其残者，盖预以巴豆油涂，故施火即燃，借其毒气，径到病所。《类编》

一人患喉肿痛，食不得下，身热头痛，大便不通。医之论纷然，皆谓热，当服凉剂。有一善医云：脉紧数诸紧为寒，是感寒气所致。众医不从，善医者曰：我有法验得寒热。浴室中坐火，用炒木葱汤沐浴，若是病热，则此暖处必有汗，而咽喉痛不减；若是感寒，则虽沐浴无汗。患者然之，遂入沐淋，洗而无汗。就浴室中服麻黄一服，须臾大汗出，大便通，即时无事，众医钦服。凡辨热病与感寒，皆可用此法。《医余》

罗谦甫治征南元帅不邻吉歹，年七旬，春间东征，南回至楚邱，因过饮腹痛，肠鸣自利，日夜约五十余行，咽嗌肿痛，耳前后赤肿，舌本强，涎唾稠粘，欲吐不能出，以手曳之方出，言语艰难，反侧闷乱，夜不得卧。罗诊得脉浮数，按之沉细而弦，即谓中丞粘公曰：仲景云：下利清谷，身体疼痛，急当救里，后清便自调，急当救表。救里四逆汤，救表桂枝汤。总帅今胃气不守，下利清谷，腹中疼痛，虽宜急治之，比之嗌咽，犹可少缓。公曰：何谓也？答曰：《内经》云：疮发于咽嗌，名曰猛疽。此病治迟则塞咽，咽塞则气不通，气不通则半日死，故宜急治。是遂砭刺肿上，紫黑血出，顷时肿势大消。遂用桔梗、甘草、连翘、鼠粘、酒黄芩、升麻、防风等分，㕮咀，每服约五钱，水煎清，令热漱，冷吐出之，咽之恐伤脾胃，自利转甚，再服，涎清肿散，语声出。后以神应丸辛热之剂以散中寒，解化宿食而燥脾湿。丸者，取其不即施行，则不犯其上焦，至其病所而后化，乃治主以缓也。不数服，利止痛定。后胸中闭塞，作阵而痛，复思《灵枢》有云：上焦如雾，宣五谷味，熏肤充身泽毛，若雾露之溉，是为气也。今公年高气弱，自利无度，致胃中生发之气，不能滋养于心肺，故闭塞而痛。经云：上气不足，推之扬之。脾不足者，以甘补之。再以异功散甘辛微温之剂，温养脾胃，加升麻、人参上升以顺正气，不数服而胸中快利痛止。《内经》云：调气之方，必别阴阳，内者内治，外者外治，微者调之，其次平

之，胜者夺之，随其攸利，万举万全。又曰：病有远近，治有缓急，毋越其制度。又曰：急则治其标，缓则治其本。此之谓也。

一人咽喉间生肉，层层相叠，渐渐肿起，有窍出臭气。用臭橘叶煎服而愈。

一人但饮食，若别有一咽喉，斜过膈下，径达左胁，而作痞闷，以手按之，则历历有声。以控涎丹十粒服之，少时痞处热，作一声，转泻下痰饮二升，再食正下而达胃矣。

范九思，不知何许人也，业医善针。有人母患喉生蛾，只肯服药，不用针，无可奈何。范曰：我有药，但用新笔点之。暗藏铍针在笔内，刺之，蛾破血出，即愈。可见医者贵乎有机也。

杨立之自广府通判归楚州，喉间生痈，既肿溃而脓血流注，日夕不止，寝食俱废，医者束手。适杨吉老赴郡，二子邀之至，熟视良久，曰：不须看脉，已知之矣。然此疾甚异，须先啖生姜片一斤，乃可投药，否则无法也。语毕即出，其子有难色，曰：喉口溃脓痛楚，岂能食生姜？立之曰：吉老医术通神，其言不妄。试取一二片啖我，如不能进，屏去无害。遂食之，初时殊为甘香，稍复加益至半斤许，痛处已宽，满一斤，始觉味辛辣，脓血顿尽，粥食

入口，了无滞碍。明日招吉老，谢而问之，曰：君官南方，多食鹧鸪，此禽好啖半夏，久而毒发，故以姜制之。今病源已清，无服他药。《类说》

《齐东野语》云：辛丑，余侍亲还自福建。途中有喉闭者，老医传一方，用鸭嘴胆矾一味，研细，酽醋调灌之，药甫下咽，大吐胶痰，即瘥。胆矾难得真者，不可不预储以备急也。

江应宿治一妇喉痹，用秘方，蟢蛛窠二十一片，煅存性，枯矾、灯草灰等分，以鹅管吹入喉中，即时消散。用之验。

一仆人患缠喉风，用秘方，透明雄黄一钱，郁金一钱，巴豆七粒，三生四熟，去壳，灯烧存性，三物共研细末，每服一分二厘半，用茶清调服愈。

一人喉闭不通，用牙皂、白矾、黄连等分，置新瓦上焙干，为末吹入，遂通。

一人喉痹，以鲜射干、山豆根等分，煎汤灌入，即愈。

一人悬中下而赤，皆以为热，遍试凉药，不效。此中气虚，用补中益气而愈。

一人喉风，牙关紧闭。以牙皂五钱，水一碗煎三分，加好蜜一杯，徐徐灌入鼻中，其痰自出，即可进药。

 口

一人口内生肉球有根，线长五寸余，吐球出，方可饮食，以手轻按，痛彻于心。水调生麝香一钱，频服之，三日根化而愈。

程仁甫治一妇，年近四十，信来求药，云：不时悬腭堕下，劳苦即衄血，或遍身作痛。程虽未诊视，按经云：喉舌之疾，皆属痰火。推察其原，又是阴血不足，不能制上焦虚火，而

前症作矣。若能滋下焦阴血，使水升火降，病当不举。若峻用正治之药，上焦之火未去，而中寒之疾复生，前病何由得愈？若能依法调治，兼守戒忌，或可痊也。八物汤加桔梗、陈皮、贝母、元参，喉痛甚，加荆芥、薄荷，丸药加减八味丸加黄柏，久服而安。

 舌

子和治一妇人，木舌胀，其舌满口，诸药不效。令以𬭚针针小而锐者砭之，五七度肿减，三日方平，计所出血几盈斗。

一妇人产子，舌出不能收。医有周姓者，令以朱砂末敷其舌，仍令作产子状，以二女掖之，乃于壁外潜累盆盎置危处，堕地作声，声

闻而舌收矣。夫舌乃心之苗，此必难产而惊，心火不宁，故舌因用力而出也。今以朱砂镇其心火，又使傍闻异声以恐下。经曰：恐则气下。故以恐胜之也。

王况游京师。会盐法忽变，有大贾睹揭示，失惊吐舌，遂不能复入，经旬食不下咽，尪羸日甚，国医莫能疗。其家忧惶，榜于市曰：有治之者，当谢千金。况应其请，见贾之状，忽发笑不能制，心谓难治。其家怪而诘之，况谬哈之曰：所笑者，辇毂之大如此，乃无人治此小疾耳。且曰：试取《针经》来。况谩检之，偶有穴与其疾似。况曰：尔家当勒状与我，万一不能治，则勿尤我，我当针之，可立愈。其家从之，急针舌之底，抽针之际，其人若委顿状，顷刻舌遂伸缩如平时。自是名动京师，益究心《肘后》诸书，卒有闻于世。事之偶然有如此。王明清《挥麈余话》

一士人沿汴东归，夜泊村步，其妻熟寐，撼之，问何事，不答，又撼之，妻惊起视之，舌肿已满口，不能出声。急访医，得一叟负囊而至，用药糁之，比晓复旧。问之，乃蒲黄一味，须真者佳。《本事方》

一士人无故舌出血，仍有小穴，医者不知何疾。偶曰：此名舌衄。炒槐花为末，糁之而愈。《良方》

一人舌肿胀，舒出口外，无敢医者。一村人云：偶有此药。归而取至，乃纸捻以灯烧之，取烟熏舌，随即消缩。问之，曰：吾家旧有一牛，舌肿胀出口，人教以草麻油蘸纸捻燃，烟熏之而愈。因以治人，亦验。

一人伤寒，舌出寸余，连日不收。用梅花片脑糁舌上，应手而收。重者，用五钱方愈。

薛己治一妇人善怒，舌本强，手臂麻。薛曰：舌本属土，被木克制故耳。用六君加柴胡、芍药治之。

一男子舌下牵强，手大指大肠经次指不仁，或大便秘结，或皮肤赤晕。薛曰：大肠之脉散舌下，此大肠血虚风热，当用逍遥散加槐角、秦艽治之。

 牙

太仓公治齐中大夫病龋齿，为灸其左太阳阳明脉，更为苦参汤，日漱三升，出入五六日，病已。得之风及卧开口，食而不漱。《史记》

东垣治一妇人，年三十，齿痛甚，口吸凉风则暂止，闭口则复作。乃湿热也。足阳明胃贯于上齿，手阳明大肠贯于下齿，况阳明多血聚，加以膏粱之味助其湿热，故为此病。用黄连、梧桐泪苦寒，薄荷、荆芥穗辛凉治湿热为主；升麻苦辛，引入阳明为使；牙者骨之余，以羊胫骨灰补之为佐；麝香少许，入内为引用。为细末擦之牙痛方妙，痛减半。又以调胃承气去硝，加黄连，以治其本，二三行而止，其病良愈，不复作。

一人因服补胃热药，致上下牙疼痛不可忍，牵引头脑，满面发热，大痛。足阳明之别络入脑，喜寒恶热，乃是手阳明经中热盛而作也。其齿喜冷恶热。以清胃散治之而愈。

子和治一人，忽患牙痛。曰：阳明经热有余也。乃付舟车丸七十粒，服毕，过数知交，留饮，强饮热酒数杯，药为热酒所发，尽吐之，吐毕而痛止。三五日又痛，再饮前药百余粒，大小数行，乃止。

一妇牙痛，治疗不瘥，致口颊皆肿。以金沸草散大剂煎汤，熏漱而愈。《纲目》

一老人云：祖上多患齿疼脱落，得一奇方，名牢牙散，以槐枝、柳枝各取四十九根，切碎，皂角不蛀者，七茎，盐四十文重，同入瓷瓶内，黄泥固济，糠火烧一夜，候冷取出，研细，用如常法，甚效。数世用之，齿白齐密。

刘汉卿郎中患牙槽风，久之颔穿，脓血淋漓，医皆不效。在维扬时，有邱经历妙于针术，为汉卿针委中膀胱穴及女膝穴无考，是夕脓血即止，旬日后颔骨脱去，别生新者，完美如故。又张师道亦患此证，用此法针之，亦愈。委中穴在腿腘中，女膝穴在足后跟，考之《针经》，无此穴，惜乎后人未知其神且验也。《癸辛杂

志》

张季明治一人，患牙疼，为灸肩尖肩尖即肩髃乃大肠穴微近骨后缝中，小举臂取之，当骨解陷中，灸五壮，即瘥。尝灸数人，皆愈，随左右所患，无不立验。灸毕，项大痛，良久乃定，永不发。季明曰：予亲病齿痛，百方治之不效，用此法治之，遂瘥。《良方》

一人牙齿日长，渐渐胀开口，难为饮食。盖髓溢所致。只服白术，愈。可见肾虚者不宜服术。《卫生十全方》

叶景夏家一妾病齿，遇痛作时爬床刮席，叫呼连夕达旦，勺饮不可入口毒，医药莫效，经年不瘥。或授一方，取附子尖、天雄尖、全蝎七个，皆生碾碎拌和，以纸捻蘸少许点痛处，随手即止。林元礼云：未足为奇。更有一法，捕蚵蚾大者一枚，削竹篦子刮其眉，即有汁粘其上，约所取已甚则放之，而以汁点痛处。凡疳蚀痛肿，一切齿痛，皆效，药到痛定，仍不复作。孙侗云：此名蟾酥膏。先以篦掠眉下，汁未出时，当以细杖鞭其背及头，候作怒鼓胀，则流注如涌，然后以绵经室痛处。《类编》

祁门汪丞相有妾，平日好食动风物，尤嗜蟹，或作蟹羹，恣啖之。一日得风热之疾，齿间壅一肉出，渐大胀塞，口不能闭，水浆不入，痛楚待毙而已。有一道人云能治之，其法用生地黄取汁一碗，猪牙皂角数挺，火上炙令热，蘸汁令尽，末之，敷痈肉上，随即消缩，不日

而愈。后多金赂其方。

洛阳李敏求赴官东吴，其妻病牙疼，每发呻吟宛转，至不堪忍，令婢辈以钗按置牙间，少顷，银色辄变黑，毒气所攻，痛楚可知也。沿途医之，罔效。嘉禾僧惠海为制一汤服之，半年所苦良已。后食热面复作，坐间煮汤以进，一服而愈，其神速若此。视药之标题，初不著方名，但云凉血而已。敏求报之重，徐以情叩之，始知为四物汤。盖血活而凉，何由致壅滞以生疾也？

一人忽然气上喘，不能语言，口中涎流吐逆，齿皆摇动，气出转大，即闷绝。名伤寒并热霍乱。用大黄、人参各五钱，水三盏煎一盏，服。

【炼按】伤寒并热霍乱何以入齿牙类，疑误。

宋英宗书齿药方：生地黄、细辛、白芷、皂角各一两，去皮，子入瓶中，黄泥固济，炭五六斤煅令尽炭，入僵蚕一分，甘草二钱，为细末，早晚揩齿，并治衄血动摇等疾。《云烟过眼录》

江应宿在燕京，见小儿医东吏目患齿痛，脸腮肿起，痛楚难支。闻一匠夫能治虫牙，试召视之，与五灵脂如米粒者三颗，令咬在痛齿上，少顷以温水漱出，得小白蛀虫三条，痛止肿消。

# 喑

吕元膺治一僧病，诊其脉，独右关浮滑，余部无恙，曰：右关属脾络胃，挟舌本，盖风中廉泉，得之醉卧当风而成喑。问之而信，乃取荆沥化至宝丹饮之，翌日遂解语。

一中年男子伤寒身热，医与伤寒药，五七日，变神昏而喑，遂作本体虚有痰治之，人参半两，黄芪、白术、当归、陈皮各一钱，煎汤，入竹沥、姜汁饮之，十二日，其舌始能语得一字，又服之半月，舌渐能转运言语，热除而痊。盖足少阴脉挟舌本，脾足太阴之脉运舌本，手

少阴别系舌本，故此三脉虚，则痰涎乘虚闭塞其脉道，而舌不能转运言语也。若此三脉无血，则舌无血营养而喑。经云：刺足少阴脉，重虚出血，为舌难以言。又言：刺舌下中脉太过，血出不止为喑。治当以前方加补血药也。此案不可为训，既云伤寒七日后变神昏而喑，恐热传少阴心经，即作体虚有痰，亦当配清热之品，不得纯用补剂。并下一条俱丹溪翁案。

一男子五十余岁，嗜酒，吐血后不食，舌不能言，但渴饮水热，脉略数火。与归身、芍

地各一两，参、术二两，陈皮两半，甘草二钱，入竹沥、童便、姜汁少许，二十余帖能言。若此三脉，风热中之则其脉弛纵，故舌亦弛纵，不能转运而喑，风寒客之则其脉缩急，故舌卷而喑，在中风半身不收求之也。

丹溪治一人，遗精，误服参、芪及升浮剂，遂气壅于上焦而喑，声不出。乃用童便浸香附为末调服，而疏通上焦以治喑，又用蛤粉、青黛为君，黄柏、知母、香附佐之为丸，而填补下焦以治遗，十余日良愈。《本草》言尿主久嗽失音，故治喑多用尿白，能降火故也

一人患卒喑，杏仁三分去皮尖熬，别杵桂一分如泥，和取杏核大，绵裹含，细细咽之，日夜三五次。

孙兆治曹都使，新造一宅，落成迁入，经半月，饮酒大醉，卧起失音，喑不能言。召孙视之，曰：因新宅，故得此疾耳，半月当愈。先服补心气薯蓣丸，治湿用细辛、川芎，十日其疾渐减，二十日痊愈。曹既安，见上，问谁医，曰：孙兆。上乃召问曰：曹何疾也？对曰：凡新宅壁皆湿，地亦阴多，人乍来，阴气未散。曹心气素虚，饮酒至醉，毛窍皆开，阴湿之气从而乘心经，心经既虚，而湿又乘之，所以不能语。臣先用薯蓣丸使心气壮，然后以川芎、细辛去湿气，所以能语也。即仲景法，虚者先固其里，后清其表。

一男子年近五十，久病痰嗽，忽一日感风寒，食酒肉，遂厥气走喉，病暴喑。与灸足阳明胃别丰隆二穴丰隆穴在足，胃穴也。丰隆，踝上八寸胻骨外廉陷中各三壮，足少阴肾照海穴照海穴在足心，肾穴。照海，《神农经》云在内踝直下白肉际是穴各一壮，其声立出。信哉！圣经之言也。仍以黄芩降火为君，杏仁、陈皮、桔梗泻厥气为臣，诃子泻逆，甘草和元气为佐，服之，良愈。

一人惊气入心络，喑不能言。以密佗僧即淡底研细一匕许，茶调服，遂愈。有人因伐木山中，为狼所逐，而得是疾，或授以此方，亦愈。又一军尉采藤于谷，逢恶蛇而疾，其状正同，亦用此药疗之而愈。

黄帝问曰：人有重身，九月而喑，此为何也？岐伯对曰：胞之络脉绝也。帝曰：何以言之？岐伯曰：胞络者，系于肾，少阴之脉贯肾，系舌本，故不能言也。帝曰：治之奈何？岐伯曰：无治也，当十月复。

欧阳公与梅圣俞书：失音，记得一方，将槐花于新瓦上炒熟。

【琇按】火刑肺金者宜之。

置怀袖中，随处送一二粒口中咀嚼之，使喉中常有气味，久之声自通。《焦氏笔乘》

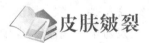

## 皮肤皴裂

东垣治一人，皮肤皴裂，不任其痛，两手不能执辕，足不能履地，停辙止宿。因制润肌膏与之，即效。方以珠青四两，白蜡八钱，乳香二钱，于铁铛内先下沥青，随手下黄蜡、乳香，次入麻油一二匙，俟沥青熔开，微微熬动，放大净水盆于其旁，以搅药，用铁铲滴一二点于水中试之，如硬，入少油，看软硬合宜，新绵滤于水中，揉扯，以白为度，瓷器内盛，或油纸裹。每用，先火上炙裂口子热，捻合药亦火上炙软，涂裂口上，纸少许贴之，自然合矣。

虞天民治仲兄，年四十五岁，平生瘦弱血少，深秋得燥症，皮肤拆裂，手足枯燥，搔之屑起，血出痛楚，十指中厚皮而莫能搔痒。虞制一方，名生血润肤饮，用归、芪、生熟地、天麦二门冬、五味、片芩、栝蒌仁、桃仁泥、酒红花、升麻，煎服十数帖，其病如脱。大便燥结，加麻仁、郁李仁。此值庚子年，岁金太过，至秋深燥金用事，久晴不雨，乃得此症。

【烺按】原刻误作汪石山案。

# 骨　哽

鄱阳汪友良因食火肉，误吞一骨如小指大，哽于咽喉间，隐然见于肤革，引手可揣摸，百计不下，凡累日，虽咳嗽亦痛，仅能略通汤饮，举家忧惧。昏睡中见一人衣朱衣者，告曰：欲脱骨哽，惟南硼砂妙。恍惚惊寤，谓非梦也，殆神明阴受以方，欲全其命。索笥，得砂一块汲水涤洗，取而含化，终食间脱然如失。《壬志》

吴江县浦村王顺，富人也。因食鳜鱼，被哽骨横在胸中，不上不下，痛楚之甚，饮食不得，几死。忽遇渔人张九，言取橄榄与食即软也。适当春夏之时，无此果，乃取橄榄核捣为末，以急流水调服之，果安。张九曰：父老传橄榄木作鱼棹篦，鱼若触，即便浮可捉，所以知畏橄榄也。今人煮河豚须用橄榄，乃知化鱼毒也。《名医录》

滁州蒋教授名南金，因食鲤鱼玉蝉羹，为肋骨所哽，凡治哽药及象角屑用之，皆不效。或令以贯众不拘多少，浓煎汁一盏半，分三服并进，连服三剂，至夜一咯而出。因戏云：此管仲之力也。

礼部王员外言，昔金陵有一士子，为鱼骨鲠所苦，不能饮食。忽见卖白饧糖者，因买食之，顿觉无恙。后见孙真人已有此方，见《说略》。

# 误吞金锁

张成忠，汉上人。有女八岁，将母金锁子一只剔齿，含口中，不觉咽下，胸膈痛不可忍，忧惶无措。忽银匠来见，云：某有一药物可疗。归取药至，米饮抄下三钱令服，来早大便取下。后问之，乃羊胫炭一物为末尔。

刘遵道，草窗先生族弟也。有渔人误吞钓钩，遵道令熔蜡为丸，以线贯下。钩锐入蜡，即拽而出。其人德之，日献鱼一尾，至殁乃止。

咸平中，职方魏公在潭州，有数子弟皆幼，因相戏，以一钓竿垂钩，用枣作饵，登陆钓鸡雏，一子学之而误吞其钩，至喉中急引，乃钩以须，逆不能出，诸医莫敢措手。魏公大怖。时本郡有一莫都料，性甚巧，魏公召告其故。莫沉思良久，言要得一蚕茧及大念佛数珠一申，公与之。莫将茧剪如钱大，用手揉四面令软，以油润之，仍中通一窍，先穿上钩线，次穿数珠三五枚，令儿正坐开口，渐舐引数珠俟之到喉，觉至系钩处，乃以力向下一推，其钩以下而脱，即向上急出之，见茧钱向下裹定钩线须而出，并无所损。魏公大喜，谢之，且曰：心明者意必大巧，意明者心必善医。《名医录》

江应宿在维扬，治乡人土姓者，因事犯监院，惊惧，自吞黄金一二钱，心中愦愦，无可奈何。少顷，已获正犯，其事遂平。欲求生，遍求医药不效，逆予往视之。四肢厥冷，六脉沉伏，计无所出。沉思银工熔金，必用硼砂，硼能制金。急市硼四钱，为末粥丸，分二次服下，少顷，煎承气汤利下，硼裹金从大便出而安。

凡人溺死者及服金屑未死者，以鸭血灌之可活。

# 误吞水蛭、蜈蚣

吴少师在关外，尝得疾，数月间肌肉消瘦，每饮食下咽，少时腹如万虫攒攻，且痒且痛，皆以为劳瘵也。张锐为切脉，戒曰：明日早且忍饥，勿啖一物，锐当来为之计。且而往，天方剧暑，曰：请选健卒趋往十里外，取行路黄土一银盂，而令厨人旋治面，停午乃食。才举箸，取土适至，于是温酒二升，投土搅其内，出药百粒进之，肠胃掣痛，几不堪任，急登圊。锐密使别坎一穴，便扶吴以行，须臾大下如倾，秽恶斗许，有马蝗千余，宛转盘结，俱已困死。吴亦惫甚，扶憩榻上，移时方餐粥，三日而平。始言去年正以夏夜出师，中途躁渴，命候兵持马盂挹涧水，甫入口似有物，未暇吐之，则竟入喉矣，自此遂得病。锐曰：虫入肝脾里，势须滋生，常日遇食时则聚丹田间，吮咂精血，饱则散处四肢，苟惟知杀之而不能扫尽，故无益也。锐是以请公枵腹以诱之，此虫喜酒，又久不得土味，乘饥毕集，故一药能洗空之耳。吴大喜，厚赠金帛以归。《庚志》

宁国卫承务者唯一子，忽得疾，羸瘦如削，医以为瘵疾，治疗无益。医刘大用问其致疾之因，曰：尝以六月饮娼家，醉卧桌上，醒渴，求水不得，前有菖蒲盆水清洁，举而饮之，自是疾作。刘默喜，遣仆掘田间淤泥，以水沃濯，取清汁两碗，置几上，令随意饮。卫子素厌疾苦，忍秽一饮而尽，俄而肠胃间攻转搅刺，久之始定。续投宣药百粒，随即洞泄，下水蛭六十余条，便觉襟膈豁然，此乃盆中所误吞也。蛭入腹，借膏血滋养，蕃育种类，每粘着五脏，牢不可脱，然去污渠已久，思其所嗜，非以此物致之不能集也。然尪羸，别以药调补。《类编》

有人因醉，薄暮，渴饮道旁田间水，自此忽患胸腹胀闷，遍医不效，人亦莫识其病。因干宿客邸，夜半思水饮，令仆觅之，仆夜扪索，见有缸数只，疑店主以此贮水，遂取一碗饮其主，便觉胸次豁然，再索之，忽觉脏腑急，于店旁空地大泻一二行，平明视之，所泻乃水蛭无数。继看夜所饮缸水，乃刘蓝作靛者，其病遂愈。方思前时渴饮田水，乃误吞水蛭在腹，遂成胀痛之疾，乃蛭为害。今人耘田，为此虫所啮，以靛涂之，无不愈者。

金庄一农夫，夏天昼卧于地，熟寐间，蜈蚣入其口，既寤，喉中介介如梗状，咯不能出，咽不能下，痛痒不定，甚为苦楚。一医用鸡卵劈破，入酒调匀，顿服，仍以大黄为末，和香油饮之，顷刻泻出，蜈蚣尚活。盖蜈蚣被鸡卵拘挛，其足不能舒动，以利药下之，故从大便而出。鸡性好食蜈蚣，亦取制相之意耳。《菽园杂记》

有村店妇人，因用火筒吹火，不知筒中有蜈蚣藏焉，用以吹火，蜈蚣惊，迸窜入喉中，不觉下胸臆，妇人求救无措。适有过客，教取小猪儿一个，切断喉取血，令妇人顿饮之，须臾以生油一口灌妇人，遂恶心，其蜈蚣滚在血中吐出。继与雄黄细研，水调服，愈。

一人夜醉，误吞水蛭，腹痛黄瘦，不进饮食。用小死鱼四个，猪脂煎熔搅匀，入巴豆十粒碎烂，和田中干泥，丸如绿豆大，以田中冷水吞之一丸，泻下为度。

有人蚰蜒入耳，遇其极时以头撞柱，至血流不知，云痒甚不可忍。蚰蜒入耳，往往食髓至尽，又能滋生。凡虫入耳，用生油灌，妙。无骨之虫见油即死。

一人昼卧，蚰蜒忽入耳，初无所苦，久之觉脑痛，疑其食脑，甚苦之，莫能为计也。一日将午饷，就案而睡，适有鸡肉一盘在旁，梦中忽喷嚏，觉有物出鼻中，视之，乃蚰蜒在鸡肉上，自此脑痛不复作。蚰蜒状类蜈蚣而细，好入人耳，往往食人脑髓，髓尽人毙，北方多有之。《菽园杂记》

## 蛇、虫、兽咬

临川有人以弄蛇货药为业，一日为蝮所啮，即时殒绝，一臂忽大如股，少顷，遍身皮胀作黑黄色，遂死。有道人方旁观，言曰：此人死矣。我有一药能疗，但恐毒气益深，或不可治，诸君能相与证明，方敢为出力。众咸辣踊观之。乃求钱二十文以往，才食顷，奔而至，命新汲水，解裹中调一升，以杖抉伤者口灌之，药尽，觉膈中撸撸然，黄水自其口出，臭秽逆人，四肢应手消缩，良久复如故，其人已能起，与未伤时无异。遍拜见者，且郑重谢道人。道人曰：此药甚易办，吾不惜传诸人，乃香白芷一物也。法当以麦冬汤调服，适事急不暇，姑以水代之。吾今活一人，可行矣。拂袖而去。郭邵州得其方。尝有鄱阳一卒，夜值更舍，为蛇啮腹，明旦赤肿欲裂，以此饮之，即愈。《夷坚志》

一人被毒蛇伤良久，已昏困。有老僧以酒调药二钱灌之，遂苏。及以药淬涂咬处，良久复灌二钱，其苦皆去。问之，乃五灵脂一两，雄黄半两为末尔。有中毒者，用之皆验。《本草衍义》

径山寺僧为蛇伤足，久之毒气蔓延。游僧教以汲净水洗病脚，挹以软帛，掺以白芷末，入鸭嘴、胆矾、麝香少许，良久恶水涌出，痛乃止。明日净洗如初，日日皆然，一月平复。《谈薮》

赵延禧云：遭恶蛇所螫处，贴蛇皮，便于其上灸之，引去毒气，痛即止。《太平广记》

南海地多蛇，而广府治尤甚。某侍郎为帅，闻雄黄能制此毒，乃买数百两，分贮绢袋囊，挂于寝室四隅。经月余日，卧榻外常有黑汁从上滴下，臭且臊，使人窥之，则巨蟒横其上，死腐矣。于是尽令撤去障蔽，死者长丈许，如柱大，旁又得十数条，皆蟠纠窠，他屋内所驱放者合数百，自是官舍为清。《类编》

浙西军将张韶为蚯蚓所咬，其形如大风，眉须皆落，每夕蚯蚓鸣于体。有僧教以浓作盐汤，浸身数遍，瘥。《朝野佥载》

有人被壁镜毒，几死。一医用桑柴灰汁三度沸，取调白矾为膏，涂疮口，即瘥。兼治蛇毒。《太平广记》

张收尝为猘犬所伤。医云宜食虾蟆鲙，收甚难之，医含笑先尝，收因此乃食，疮即愈。《沈约宋书》

彭城夫人夜之厕，虿螫其手，呻吟无赖。华佗令温汤渍手，数易汤，常令暖，其旦则愈。《太平御览》

蛇入人窍中，急以手捻定，以刀刮破尾，以椒或辛辣物置尾，以绵系之，即自出，不可拔。

一室女近窗作女工，忽头疼痛甚，诸药不效。一医徐察之，窗外畜鹅，知为鹅虱飞入耳中，咬而痛也。以稻秆煎浓汁灌之，虱死而出，遂不痛。

晋州吴权府佃客，五月间收麦，用骡车搬载，一小厮引头，被一骡跑倒，又咬破三两处，痛楚不可忍，五七日脓水臭恶难近，又兼蛆蚊攒攻，不能禁，无奈卧门外车房中。一道人见之，曰：我有一方可救，传汝。修合如法制服，蛆皆化为水而出，蝇亦不敢近。又以寒水石为末敷之，旬日良愈。金以为神。其方以蝉蜕、青黛各五钱，华阴细辛二钱半，蛇蜕皮一两烧存性，上为末，和匀，每服三钱，酒调下。如骡马牛畜成疮，用酒调灌之，皆效。如夏月犬伤及诸般损伤，生蛆虫极盛，臭恶不可近，皆可用之。

江应宿夜被蜈蚣螫其手，立肿，毒甚。偶记一方，取生白矾火化，滴上，痛止肿消。

峤岭多蜈蚣，动长二三尺，螫人，求死不得，然独畏托胎虫。托胎虫即蜗牛之脱壳者，俗名蜒蚰是也。多延井干墙壁上，蜈蚣虽大，偶从下过，托胎虫必自落于地，蜈蚣为局缩不得行，托胎虫乃徐徐围绕周匝，蜈蚣愈益缩，然后登其首，陷脑而食之。以故人遭蜈蚣害，必取托胎虫涎，辄生捣涂焉，痛立止。《铁围山丛谈》

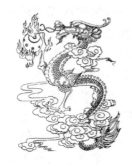

# 名医类案卷之八

明·江瓘集

## 血　症

张杲在汝州，因出验尸，有保正赵温，不诣尸所。问之，即云：衄血已数斗，昏困欲绝。张使人扶掖至，鼻血如檐滴。张谓治血莫如生地黄，遣人觅之，得十余斤，不暇取汁，因使生服，渐及三四斤，又以其滓塞鼻，须臾血定。又癸未，娣病吐血，有医者教用生地黄自然汁煮服此治热血妄行，日服数升，三日而愈。有一婢半年不月，见釜中余汁，辄饮数杯，寻即通利。其效如此。

东垣治一贫者，脾胃虚弱，气促，精神短少，衄血吐血。以麦门冬二分，人参、归身三分，黄芪、白芍、甘草各一钱血脱益气，五味五枚，作一服，水煎，稍热服，愈。继而至冬天寒，居密室，卧大热炕，而吐血数次，再求治。此久虚弱，外有寒形而有火热在内，上气不足，阳气外虚，当补表之阳气，泻里之虚热。夫冬寒衣薄，是重虚其阳，表有大寒，壅遏里热，火邪不得舒伸，故血出于口。忆仲景《伤寒》有云：太阳伤寒，当以麻黄汤发汗，而不与之，遂成衄，却与麻黄汤，立愈。此法相同，遂用之。以麻黄桂枝汤，人参益上焦元气而实其表，麦门冬保肺气，各三分，桂枝以补表虚，当归身和血养血，各五分，麻黄去根节，去外寒，甘草补脾胃之虚，黄芪实表益卫，白芍药各一钱，五味三枚，安其肺气，卧时热服，一服而愈。

丹溪治一妇，贫而性急，忽衄作如注，倦甚。脉浮数，重取大大为阳，脉亦有大则为虚，非重取而得之也且芤。此阳滞于阴，病虽重可治。急以萱草根入姜汁各半，饮之。《本草》云：萱草根同姜汁服，乃大热衄血仙方。就以四物汤加香附、侧柏叶，四服觉渴，仍饮以四物，十余帖而安。有形之血不能速生，无形之气所当急固，况症倦甚而衄如注耶？乃先生以为阳滞于阴，不投参术而用四物，后学宜细心别焉。

一壮年患嗽而咯血，发热肌瘦。吐血发热，治女人要问经次行否，恐气升而不降，当阅经水，俞子容治案可法。医用补药，数年而病甚。脉涩，此因好色而多怒，精神耗少，又补塞药多，荣卫不行，瘀血内积，肺气壅遏，不能下降。治肺壅，非吐不可；精血耗，非补不可。唯倒仓法二者兼备，但使吐多于泻耳。兼灸肺俞左右二穴肺俞膀胱经在三椎骨下横过各一寸半，灸五次而愈。

一人咳嗽吐血，四物加贝母、瓜蒌、五味、桑白皮、杏仁、款冬花、柿霜。今人治血大率如此。

一人年五十，劳嗽吐血。以人参、白术、茯苓、百合，白芍药、红花、细辛细辛、红花配方甚奇、黄芪、半夏、桑白皮、杏仁、甘草、阿胶、诃子、青黛、瓜蒌、海石、五味、天门冬。

一人近四十，咳嗽吐血。四物换生地，加桑白皮、杏仁、款冬花、五味、天门冬、桔梗、知母、贝母、黄芩。

一人不咳吐而血见口中，从齿缝舌下来者。药用滋肾水、泻相火治之，不旬日而愈。后二人证同，俱以此法治之，效。

一人因忧，病咳吐血，面鬵黑色，药之不效。曰：必得喜可解。其兄求一足衣食地处之，于是大喜，即时色退，不药而瘳。经曰：治病必求其本。又曰：无失气宜。是知药之治病，必得其病之气宜。苟不察其得病之情，虽药亦不愈也。

滑伯仁治一妇，体肥而气盛，自以无子，尝多服暖宫药，积久火盛，迫血上行为衄，衄必散升余，面赤，脉躁疾，神恍恍如痴。医者犹以上盛下虚，丹剂镇坠之。伯仁曰：经云：上者下之。今血气俱盛溢而上行，法当下导，奈何实实耶？即与桃仁承气汤三四下，积瘀既去，继服既济汤，二十剂而愈。

一人病呕血，或满杯，或盈盆盏，且二三年。其人平昔嗜市利，不惮作劳，中气因之侵损。伯仁视之，且先与八宝散一二日，服黄芩芍药汤，少有动作，即进犀角地黄汤，加桃仁大黄汤，稍间服抑气宁神散，有痰，用礞石丸，其始脉芤大，后脉渐平，三月而愈。屡效。

一人乘盛暑往途中，吐血数口，亟还则吐甚，胸拒痛，体热头眩，病且殆。或以为劳心焦思所致，与茯苓补心汤。仁至，诊其脉，洪而滑，曰：是大醉饱，胃血壅遏，为暑迫血上行。先与犀角地黄汤，继以桃仁承气汤去瘀血宿积，后治暑，即安。

一人病咳血痰，诊其脉，数而散，体寒热。仁曰：此二阳病也，在法不治，当以夏月死。果然。

子和治一书生，过劳，大便结燥，咳逆止气，时喝喝然有音，吐呕鲜血。以苦剂解毒汤加木香、汉防己，煎服，时时啜之，复以木香槟榔丸泄其逆气，月余而痊。

吕沧洲治一人，病衄，浃旬不止。时天暑脉弱，众医以气虚不统血老生常谈，日进芪、归、茸、附，滋甚，求治。吕至，未食顷，其所衄血已三覆器矣，及切其脉，两手皆虚芤，右上部滑数而浮躁脉浮参以时令，其鼻赤查而色白，即告之曰：此得之涵酒，酒毒暴悍，而风暑乘之，热蓄于上焦，故血妄行而淖溢。彼曰：某尝饥走赤日，已而醉酒，向风卧，公所

诊诚是。为制地黄汁三升许补其本，兼用防风汤泻其标饮之，即效。

项彦章治一妇，患衄三年许。医以血得热则淖溢，服泻心凉血之剂，益困，衄才数滴辄昏，六脉微弱，寸为甚。曰：肝藏血而心主之。今寸口脉微，知心虚也。心虚则不能司其血，故逆而妄行。法当养心，仍补脾实其子，子实则心不虚矣。虚则补母有之，虚而补子之说今见此案，信哉。医理无穷尽无方体也，故其命方曰归脾汤。以琥珀诸补心药，遂安。

许先生论梁宽父病：右胁，肺部也；咳而吐血，举动喘逆者，肺胀也；发热脉数，不能食者，火来刑金，肺与脾俱虚也。脾肺俱虚，而火乘之，其病为逆。如此者，例不可补泻。若补金，则虑金与火持，而喘咳益增；泻火，则虑火不退位，而痃癖反甚真知个中三味。正宜补中益气汤，先扶元气，少以治病药加之。闻已用药未效，必病势若逆，而药力未到也。远期秋凉，庶可复尔。盖肺病，恶春夏火气，至秋冬火退，只宜于益气汤中随四时升降寒热及见有证增损服之。或觉气壅，间与加减枳术丸。或有饮，间服《局方》枳术汤。数月逆气少回，逆气回，则可施治法。但恐今日已至色青色赤及脉弦脉洪，则无及矣。病后不见色脉，不能悬料。以既愈复发言之，惟宜依准四时用药，以扶元气，庶他日既愈不复发也。其病初感必深，恐当时消导尚未尽，停滞延淹，变生他证，以至于今。宜少加消导药于益气汤中，庶可渐取效也。

一人膏粱而饮，至今病衄。医曰：诸见血者为热。以清凉饮子投之，即止。越数日，其疾复作。医又曰：药不胜病故也。遂投黄连解毒汤，或止或作。易数医，皆用苦寒之剂，俱欲胜其热而已，饮食起居，浸不及初，肌寒而时躁，言语无声，口气臭秽似热，恶如冷风，其衄之余波则未绝也。或曰：诸见血者热。衄，热也。热而寒之，理也。今不愈而反害之，何耶？《内经》曰以平为期，又言下工不可不慎也。彼惟知见血为热，而以苦寒攻之，抑不知苦泻土。土，脾胃也。脾胃，人之所以为本者。今火为病而泻其土，火未尝除而土已病矣。土

病则胃虚，虚则荣气不能滋荣百脉，元气不循天度，气随阴化而无声肌寒也。噫！粗工嘻嘻，以为可治，热病未已，寒病复起，此之谓也。

吴球治一少年，患吐血，来如涌泉，诸药不效，虚羸瘦削，病危。亟脉之，沉弦细濡。其脉为顺，血积而又来，寒而又积，疑血不归源故也。尝闻血导血归，未试也。遂用病者吐出之血瓦器盛之，俟凝，入铜锅炒血黑色，以纸盛，放地上出火毒，细研为末，每服五分，麦门冬汤下，进二三服，其血遂止。后频服茯苓补心汤数十帖，以杜将来，保养半年复旧。

徐德占治一人，患衄尤急。灸项后发际两筋间宛宛中，三壮立止。盖血自此入脑，注鼻中，常人以线勒颈后，尚可止衄，此灸宜效。

秀州进士陆迎忽得疾，吐血不止，气厥惊颤，狂躁跳跃，双目直视，至深夜，欲拔户而出，如是两夕。诸医尽用古方及单方极疗，不瘳。举家哀，祷事观音，梦授一方，但服一料，当永除根。用益智一两，生朱砂二钱，青皮半两，麝香一钱，为细末，灯心汤下。治惊狂吐血方莫过于此。陆觉，取笔记之，服之乃愈。

一人劳瘵吐血，取茜草一斤。

【瑴按】后云剪草状如茜草，则此处当作剪草。

净洗，碎为末，入生蜜一斤，和成膏，以陶器盛之，不得犯铁器，日一蒸一曝，至九日乃止，名曰神传膏。令病人五更起，面东坐，不得语言，用匙抄药如食粥，每服四匙，良久呷稀粟米粥压之。药只冷服，粟米饮亦不可太热，或吐或下，皆无害，凡久病肺损，咯血吐血，一服立愈。剪草状如茜草，又如细辛，婺、台二州有之，惟婺可用。

饶州市民季七常苦鼻衄，垂困。医授以方，取萝卜自然汁和无灰酒，饮之则止。医云：血随气运转，气有滞逆，所以妄行。萝卜最下气，而酒导之，是以一服效。经五日，复如前，仅存喘息，而张思顺以明州刊王氏单方，刮人中白，置新瓦上，火煏干，以温汤调下，即止。

【按】人中白能去肝火、三焦火，导膀胱火下行故也，且不多用火力，则清凉矣。

今十年不作。张监润之江口镇，适延陵镇官曾棠入府，府委至务同视海舶。曾着白茸毛背子，盛服济洁，正对谈之次，血忽出如倾，变所服为红色，骇曰：素有此疾，不过点滴耳，今猛来可畏，觉头空空然。张曰：君勿忧，我当为制一药。移时而就，持与之，血止，不复作。人中白者，旋盆内积碱垢是也，盖秋石之类，特不多用火力，治药时勿令患人知，恐其以为污秽，不肯服。此方可谓奇矣。

魏华佗善医。尝有郡守病甚，佗过之，郡守令佗诊候，佗退谓其子曰：使君病有异于常，积瘀血在腹中，当极怒呕血，即能去疾，不尔无生矣。子能尽言家君平昔之愆，吾疏而责之。其子曰：若获愈，何谓不言？于是具以父从来所乖谋者尽示佗，佗留书责骂之。父大怒，发吏捕佗，佗不至，即呕血升余，其疾乃平。《独异志》

《蔡子渥传》云：同官无锡监酒赵无疵，其兄衄血甚，已死，入殓，血尚未止。

【瑴按】血未止则生气犹存。

一道人过之，闻其家哭，询之，道云：是曾服丹或烧炼药，予药之，当即活。探囊出药半钱匕，吹入鼻中立止，得活。乃栀子烧存性，末之。

一人鼻衄大出欲绝，取茅花一大把，水两碗煎浓汁一碗，分二次服，立止。《良方》

一人指缝中因搔痒，遂成疮，有一小窍，血溅出不止。用止血药及血竭之类，亦不效，数日遂死。复有一人，于耳后发际搔痒，亦有小窍出血，与前相似，人无识者。适有道人云：此名发泉，但用多年粪桶箍晒干，烧灰敷之，立愈。使前指缝血出遇之，亦可以无死矣。

邵村张教官患衄血多，诸治不效，首垂任流，三昼夜不止，危甚。一道人教用生藕一枝，捣贴颅囟，更以海巴烧存性为末，鹅管吹入鼻内，二三次即止。海巴俗名压惊螺，即云南所用肥也。

一人毛窍节次出血，少间不出，即皮胀如鼓，口鼻眼目俱胀合。名曰脉溢。以生姜汁并水各一二盏服之，愈。

人有灸火至五壮，血出一缕，急如溺，手冷欲绝。以酒炒黄芩一二钱，酒下，则止。

一妇人三阴交脾穴无故出血如射，将绝。以手按其窍，缚以布条，昏仆不知人事。以人参一两煎灌之，愈。

陈斗岩治薛上舍，高沙人，素无恙，骤吐血半缶。陈诊之，曰：脉弦急，此薄厥也。病得之大怒气逆，阴阳奔并。群医不然，检《素问·通天论篇》示之，乃服。饮六郁而愈。

有患衄出血无已，医以为热。沈宗常投以参、附，或惊阻之。沈曰：脉小而少衰，非补之不可。遂愈。

有佐酒女子，无苦也，王敏视其色赪而青，曰：此火亢金也，不可以夏。果呕血死。

薛己治一童子，年十四，发热吐血。薛谓宜补中益气，以滋化源。不信，用寒凉降火，愈甚。始谓薛曰：童子未室，何肾虚之有？参芪补气，奚为用之？薛曰：丹溪云：肾主闭藏，肝主疏泄，二脏俱有相火，而其系上属于心。心为君火，为物所感，则易动心，心动则相火翕然而随，虽不交会，其精暗耗矣。又《精血篇》云：男子精未满而御女，以通其精，则五脏有不满之处，异日有难状之疾。遂用补中益气及地黄丸而瘥。

汪石山治一人，形实而黑，病咳，痰少声嘶，间或咯血。诊之。右脉大无伦，时复促而中止，左比右略小而软，亦时中止。曰：此脾、肺、肾三经之病也。盖秋阳燥烈，热则伤肺，加之以劳倦伤脾，脾为肺母，母病而子失其所养。女色伤肾，肾为肺子，子伤，必盗母气以自奉，而肺愈虚矣。法当从清暑益气汤例而增减之。以人参二钱或三钱，白术、白芍、麦门冬、茯苓各一钱，生地、当归身各八分，黄柏、知母、陈皮、神曲各七分，少加甘草五分，煎服，月余而安。

一人形瘦而苍，年逾二十，忽病咳嗽咯血，兼吐黑痰。医用参、术之剂，病愈甚。诊之，两手寸关浮软，两尺独洪而滑，此肾虚火旺而然也。遂以四物汤加黄柏、知母、白术、陈皮、麦冬之类，治之月余，尺脉稍平，肾热亦减。依前方再加人参一钱，兼服枳术丸，加人参、山栀以助其脾，六味地黄丸加黄柏以滋其肾半年而愈。

一人形魁伟，色黑善饮，年五十余，病衄如注，嗽喘不能伏枕。医以四物汤加麦冬、阿胶、桑白皮、黄柏、知母进之，愈甚。诊之，脉大如指。《脉诀》云：鼻衄失血沉细宜，设见浮大即倾危。据此，法不救，所幸者色黑耳。脉大非热，乃肺气虚也。此金极似火之病，若补其肺气之虚，则火自退矣。医用寒凉降火之剂，是不知亢则害，承乃制之旨。遂用人参三钱，黄芪二钱，甘草、白术、茯苓、陈皮、神曲、麦冬、归身甘温之药进之，一帖病减，十帖病愈。

一人形近肥而脆，年三十余，内有宠妻。三月间因劳感热，鼻衄久而流涕不休，鼻秽难近，渐至目昏耳重，食少体倦。医用四物凉血，或用参、芪补气，罔有效者。诊之，脉濡而滑，按皆无力。曰：病不起矣。初因水不制火，肺因火扰，流涕不休。经云：肺热甚则出涕是也。况金体本燥，津液日泄，则燥者枯矣。久则头面诸阳之液因以走泄，经云：枯涩不能流通，逆于肉理，乃生痈肿是也。月余，面目耳旁果作痈疮而卒。后见流涕者数人，多不救。

【琇按】是症即鼻渊，多龙雷之火上升于脑，臭秽流溢，余以滋水生肝兼养肺金之剂，愈者多矣。惟一人服苍耳、辛夷、白芷、薄荷等药已百余剂者不救。此条当入鼻案。

一人年逾四十，面色苍白，平素内外过劳，或为食伤，则咯硬痰而带血丝。因服寒凉清肺药、消痰药，至五六十帖，声渐不清而至于哑，夜卧不寐，醒来口苦舌干，而常白胎，或时喉中合痛，或胸膈痛，或嗳气，夜食难消，或手靠物，久则麻，常畏寒，不怕热，前有癫疝，后有内痔，遇劳则发。初诊左脉沉弱而缓，右脉浮软无力，续后三五日一诊，心肺二脉浮虚，按不应指，或时脾脉轻按阁指，重按不足，又时或驶或缓，或浮或沉，或大或小，变动无常。夫脉不常，血气虚也。

【琇按】脉变动无常为虚，宜记此语。

譬之虚伪之人，朝更夕改，全无定准。以脉参证，其虚无疑。虚属气虚为重也，盖劳则气耗而肺伤，肺伤则声哑，又劳则伤脾，脾伤则食易积。前疝后痔，遇劳而发者，皆因劳耗其气，气虚下陷，不能升降故也。且脾喜温恶寒，而肺亦恶寒，故曰形寒饮冷则伤脾。以已伤之脾肺，复伤于药之寒凉，则声安得不哑？舌安得不胎？胎者，仲景谓胃中有寒，丹田有热也；夜不寐者，由子盗母气，心虚而神不安也；痰中血丝者，由脾伤不能裹血也；胸痛嗳气者，气虚不能健运，故郁于中而嗳气，或滞于上则胸痛也。遂用参、芪各四钱，麦冬、归身、贝母各一钱，远志、酸枣仁、牡丹皮、茯神各八分，石菖蒲、甘草各五分，其他山楂、麦芽、杜仲，随病出入，煎服，年余而复。益以宁志丸药，前病渐愈矣。且此病属于燥热，故白术尚不敢用，况他燥剂乎？

一人年三十余，形瘦神瘁，性急作劳，伤于酒色，仲冬吐血二盥盆，腹胀肠鸣，不喜饮食。医作阴虚治，不应。明年春又作食积治，更灸中脘、章门，复吐血碗许，灸疮不溃，令食鲜鱼，愈觉不爽，下午微发寒热，不知饥饱。诊之，左手涩细而弱，右尤觉弱而似弦，曰：此劳倦饮食伤脾也。宜用参、芪、归身、甘草，甘温以养脾；生地、麦冬、山栀，甘寒以凉血；陈皮、厚朴，辛苦以行滞。随时暄凉加减，煎服久久，庶或可安。三年病愈。后他往，复纵酒色，遂大吐血，顿殂。

一人年二十余，形瘦色脆，病咳血。医用滋阴降火及清肺之药，延及二年不减。又一医用茯苓补心汤及参苏饮，皆去人参服之，病益剧。诊之，脉细而数，有五至，汪曰：不可为也。或曰：四五至，平和之脉，何为不可为？曰：经云：五脏已衰，六腑已竭，九候虽调犹死是也。且视形症，皆属死候。经曰：肉脱热甚者死，嗽而加汗者死，嗽而下泄上喘死，嗽而左不得眠肝胀，右不得眠肺胀，俱为死症。今皆犯之，虽饮食不为肌肤，去死近矣。越五日，果死。凡患虚劳，犯前数症，又或嗽而声哑喉痛，不能药，或嗽而肛门发瘘，皆在不救，医者不可不知。

一人年三十余，时过于劳，呕血，甚忧。惟诊之，脉皆缓弱，曰：无虑也，由劳倦伤脾耳。遂用参、芪、归、术、陈皮、甘草、麦冬等煎服之，月余而愈。越十余年，叫号伤气，

加以过饱，病膈壅闷有痰，间或咯血噎酸，饮食难化，小便短赤，大便或溏，有时滑泄不止，睡醒口苦，梦多，或梦遗。医用胃苓汤，病甚。汪诊脉，或前大后小，或驶或缓，或细或大，或弱或弦，并无常度，其细缓弱时常多，曰：五脏皆受气于脾，脾伤食减，五脏俱无所禀矣。故脉之不常，脾之虚也。药用补脾，庶几允当。遂以参、术为君，茯苓、芍药为臣，陈皮、神曲、贝母为佐，甘草、黄柏为使，服之，泻止食进。后复伤食，前病又作。曰：再用汤药，肠胃习熟而反见化于药矣，服之何益？令以参苓白术散加肉豆蔻，枣汤调下。又复伤食，改用参、术、芍、苓、陈皮、砂仁丸服，大便即泻。曰：脾虚甚矣，陈皮、砂仁尚不能当，况他消导药乎？惟节饮食以养之，勿药可也。

一人年五十，形色苍白，性急，语不合则叫号，气喊呕吐。一日左奶下忽一点痛，后又过劳恼怒，腹中觉有秽气冲上，即嗽极吐，亦或干咳无痰，甚则呕血，时发如疟。或以疟治，或从痰治，或从气治，皆不效。诊之，脉皆浮细，略弦而驶，曰：此土虚木旺也。性急多怒，肝火时动。故左奶下痛者，肝气郁也；秽气冲者，肝火凌脾而逆上也；呕血者，肝被火扰，不能藏其血也；咳嗽者，金失所养，又受火克而然也；呕吐者，脾虚不能运化，食郁为痰也。

**【琇按】** 呕吐亦属肝火上逆。经曰：诸逆冲上，皆属于火。责之脾虚，疑非是。

寒热者，水火交战也。兹宜泄肝木之实，补脾土之虚，清肺金之燥，庶几可安。以青皮、山栀各七分，白芍、黄芪、麦冬各一钱，归身、阿胶各七分，甘草、五味各五分，白术钱半，人参三钱，煎服，月余诸症悉平。

一人年逾三十，形色清癯，病咳嗽吐痰，或时带红，饮食无味，易感风寒，行步喘促，夜梦纷纭，又有癞疝。医用芩、连、二陈，或用四物降火，或用清肺，初服俱效，久则不应。诊之，脉皆浮濡无力而缓，右手脾部濡弱颇弦，曰：此脾病也。脾属土，为肺之母，虚则肺子失养，故发为咳嗽。又肺主皮毛，失养则皮毛疏豁而风寒易入。又脾为心之子，子虚则窃母气以自养，而母亦虚，故夜梦不安。脾属湿，

湿喜下流，故入肝为癞疝，且癞疝不痛而属湿。宜用参、术、茯苓补脾为君，归身、麦冬、黄芩清肺养心为臣，川芎、陈皮、山楂散郁去湿为佐，煎服，效。后以人参四钱，黄芪三钱，白术钱半，茯苓一钱，桂枝一钱，常服而安。

谢大尹年四十，因房劳病咳血，头眩脚弱，口气梦遗，时或如冷水滴于身者数点。诊之，脉皆濡缓而弱，右关沉微，按之不应，曰：此气虚也。彼谓：房劳咳血梦遗，皆血病也。右关沉微，亦主血病。且肥人白人病多气虚，今我色苍紫，何谓气虚？曰：初病伤肾，经云肾乃胃之关也。关既失守，胃亦伤矣，故气壅逆，血随气逆而咳也。又经云：二阳之病发心脾，男子少精，女子不月。二阳者，肠胃也。肠胃之病，必延及心脾，故梦遗亦有由于胃气之不固也。左手关部，细而分之，虽属肝而主血，概而论之，两寸主上焦而察心肺，两关主中焦而察脾胃，两尺主下焦而察肝肾，是左关亦可以察脾胃之病也。古人治病，有凭症，有凭脉者，有凭形色者，今当凭症凭脉，而作气虚治焉。遂用参、芪各三钱，白术、白芍、归身、麦冬各一钱，茯神、栀子、酸枣仁各八分，陈皮、甘草各五分，煎服。朝服六味地黄丸加黄柏、椿根皮，夜服安神丸，年余而安。越十年致政归，再诊之，右手三部皆隐而不见，身又无病，此亦事之异也。世谓《太素》脉法，片时诊候，能知人终身祸福，岂理也哉？

一人形瘦色悴，年三十余，因劳咳吐血，或自汗痞满，每至早晨嗽甚，吐痰如腐渣乳汁者一二碗，仍复吐尽所食稍定。医用参苏饮及枳缩二陈汤，弥年弗效，人皆危之。诊脉，濡弱近驶，曰：此脾虚也，宜用参、芪。或曰：久嗽，肺有伏火。《杂著》云：咳血呕血，肺受火邪。二者禁用参、芪。今病犯之，而用禁药何耶？曰：此指肺嗽言也。五脏俱有嗽，今此在脾。丹溪曰：脾具坤静之德，而有乾健之运。脾虚不运则气壅逆，肺为之动而嗽也。故脾所裹之血，胃所藏之食，亦随气逆而呕吐焉。兹用甘温以补之，则脾复其乾健之运，殆必有壅者通，逆者顺，肺宁而嗽止，胃安而呕除，血和而循经，又何病之不去哉？遂以参、芪为

君，白术、茯苓、麦冬为臣，陈皮、神曲、归身为佐，甘草、黄芩、干姜为使，煎服，旬日而安。

一人形色颇实，年四十余，病嗽咯血而喘，不能伏枕。医用参苏饮及清肺饮，皆不效。诊之，脉皆浮而近驶，曰：此酒热伤肺也。令嚼太平丸六七粒而安。太平丸方：天冬、麦冬、款冬、知母、贝母、杏仁、桔梗、阿胶、生地、熟地、川连、炒蒲黄、京墨、薄荷、蜜、当归。

村庄一妇年五十余，久嗽，咯脓血，日轻夜重。诊之，脉皆细濡而滑，曰：此肺痿也。平日所服人参清肺饮、知母茯苓汤等剂，皆犯人参、半夏，一助肺中伏火，一燥肺之津液，故病益加。乃以天、麦门冬、阿胶、贝母为君，知母、生地、紫菀、山栀为臣，桑白皮、马兜铃为佐，款冬花、归身、甜葶苈、桔梗、甘草为使，五剂而安。

一人年逾三十，形近肥，色淡紫，冬月感寒咳嗽，痰有血丝，头眩体倦。医作伤寒，发散，不愈。更医，用四物加黄柏、知母，益加身热自汗，胸膈痞闷，大便滑泄，饮食不进，夜不安寝。诊之，右脉洪缓无力，左脉缓小而弱，曰：此气虚也。彼谓：痰中有红，或咯黑痰，皆血病也。古云黑人气实，今我形色近黑，何谓气虚？曰：古人治病，有凭色者，有凭脉者。丹溪云：脉缓无力者，气虚也。今脉皆缓弱，故知为气虚矣。气宜温补，反用寒凉，阳宜升举，反用降下，又加以发散，则阳气之存也几希。遂用参、芪四钱，茯苓、白芍、麦冬各一钱，归身八分，黄芩、陈皮、神曲各七分，苍术、甘草各五分，中间虽稍加减，不过行滞散郁而已，服百剂而安。

一人形色苍白，年三十余，咳嗽咯血，声哑，夜热自汗。诊之，脉濡细而近驶，曰：此得之色欲也。遂以四物加麦冬、紫菀、阿胶、黄柏、知母，三十余帖，诸症悉减。又觉胸腹痞满，恶心畏食，或时粪溏。诊之，脉皆缓弱，无复驶矣，曰：今阴虚之病已退，再用甘温养其脾胃，则病根去矣。遂以四君子汤加神曲、陈皮、麦冬，服十余帖而安。

【琇按】此与前案症治略同，则前之用四

物知柏，不应非矣。

江汝洁治程石峰乃尊，吐血，六脉俱浮大而无力。江曰：浮而无力则为虚。又经曰：浮而无力为芤。又曰：大则病进。又曰：血虚，脉大如葱管。据此，则知心不主令，相火妄行，以致痰涎上涌，火载血而上行。且岁值厥阴风木司天，土气上应，眚在于肾。肾水既虚，相火无制，灾生无妄。治当滋血，则心君得以主令，泻火，则痰涎可以自除。以甘草四分，黄芪三钱，白芍、生地黄各一钱，川归五分，水煎热服，一二剂而愈。

江篁南治休古林黄上舍，春初每日子午二时呕血一瓯，已吐九昼夜矣。医遍用寒凉止血之剂，皆弗效，且喘而溺。诊之，告曰：此劳倦伤脾，忧虑损心。脾裹血，心主血，脾失健运，心失司主，故血越出于上窍耳。惟宜补中，心脾得所养，血自循经而不妄行也。医投寒凉，所谓虚其虚，误矣。遂以人参五钱，白芍、茯苓各一钱，陈皮、甘草各七分，红花少许煎，加茅根汁服之，至平旦喘定，脉稍缓，更衣只一度，亦稍结。是日血未动，惟嗽未止，前方加紫菀、贝母。又次日五更衄数点，加牡丹皮，寝不安，加酸枣，夜来安静，血不来，嗽亦不举，既而加减调理，两月而安。

予治第五弟患嗽血，初一二剂用知贝母、天麦门冬、归、芍清肺之剂，夜加胁疼，继用人参钱半，胁疼减。后加参至二钱，左脉近大而快，右略敛，少带弦而驶，每嗽则有血，大便溏，一日三更衣。以人参三钱，白术、紫菀各一钱半，茯苓、白芍各一钱，甘草九分，牡丹皮八分，加茅根、小溲，脉弦快稍减。加黄芪二钱，百部六分，是日嗽止，血渐少，既而血亦止，然便溏，乃倍参、芪、术、山药、陈皮、甘草、薏苡、白芍等药，兼与健脾丸而愈。

# 下　血

东垣治一人，宿有阳明血症，因五月大热，吃杏，肠癖下血，唧远散漫如筛，腰沉沉然，腹中不和，血色黑紫。病名湿毒肠癖，阳明少阳经血症也。以芍药一钱半，升麻、羌活、黄芪各一钱，生熟地黄、独活、牡丹皮、甘草炙、柴胡、防风各五分，归身、葛根各三分，桂少许，作二服。

罗谦甫治真定总管史侯男，年四十余，肢体本瘦弱，于至元辛巳，因收秋租，佃人致酒，味酸不欲饮，勉饮数杯，少时腹痛，次传泄泻无度，日十余行，越旬，便后见血红紫之类，肠鸣腹痛。医曰：诸见血者为热。用芍药柏皮丸治之，不愈。仍不欲食，食则呕酸，形体愈瘦，面色青黄不泽，心下痞，恶冷物，口干，时有烦躁，不得安卧。罗诊之，脉弦细而微迟，手足稍冷。《内经》云：结阴者，便血一升，再结二升，三结三升。又云：邪在五脏，则阴脉不和而血留之。结阴之病，阴气内结，不得外行，无所禀，渗肠间，故便血也。以苍术、升麻、黑附子炮一钱，地榆七分，陈皮、厚朴、白术、干姜、干茯苓、干葛各五分，甘草、益智仁、人参、当归、神曲炒、白芍药各三分，上十六味作一服，加姜、枣煎，温服食前，名曰平胃地榆汤，此药温中散寒，除湿和胃，数服病减大半。仍灸中脘三七壮，乃胃募穴也，引胃上升，滋荣百脉，次灸气海百余壮，生发元气，灸则强食生肉，又以还少丹服之，则喜饮食，添肌肉。至春，再灸三里二七壮，壮脾温胃，生发元气，此穴乃胃之合穴也，改服芳香之剂，良愈。

丹溪治一人，嗜酒，因逃难，下血而痔痛。脉沉涩似数，此阳滞于阴也。以郁金、芎、芷、苍术、香附、白芍药、干葛、炒曲，以生姜半夏汤调服，愈。浮数大芤为阳滞于阴，沉涩似数亦曰阳滞于阴，但用药不同，想衄血与下血不同，毋混治也，且此数味俱皆扶阳之药。

一老妇性沉多怒，大便下血十余年，食减形困，心摇动，或如烟熏，早起面微浮，血或暂止，则神思清，忤意则复作，百法不治。脉左浮大虚甚，久取滞涩而不匀，右沉涩细弱，寸沉欲绝肺主诸气，此气郁生涎，涎郁胸中，心气不升，经脉壅遏不降，心血绝，不能自养故也。非开涎不足以行气，非气升则血不归隧道。以壮脾药为君，诸药佐之，二陈汤加红花、升麻、归身、酒黄连、青皮、贝母、泽泻、黄芪、酒芍药，每帖加附子一片，煎服，四帖后血止，去附，加干葛、丹皮、栀子而烟熏除。乃去所加药，再加砂仁、炒曲、熟地黄、木香，倍参、芪、术用药圆转，服半月愈。

一人虚损，大便下血，每日二三碗，身黄瘦。以四物加藕节汁一合，红花、蒲黄一钱，白芷、升麻、槐花各五分，服之，愈。

虞恒德治一男子，四十余，素饮酒无度，得大便下血症，一日如厕二三次，每次便血一碗。以四物汤加条芩、防风、荆芥、白芷、槐花等药，连日服之，不效。后用橡斗烧灰二钱七分，调入前药汁内服之，又灸脊中对脐一穴，血遂止，灸法妙，下血之症切记切记。自是不发。

林回甫病小便下血，医用八正散与服，服后不胜其苦，小腹前阴痛益甚。八正散通利药，服之而前阴痛益甚，虚可知。一医俾服四君子汤，遂稍瘥。后服菟丝子山药丸，气血渐充实而愈。

张太守纲病脏毒，下血十余载。久服凉剂，殊无寸效。服小菟丝子丸，尽药而痊。不愈责之肾。

周辉患大便下血，百药俱尝，止而复作，因循十五年。或教以人参平胃散逐日进一服，至月余而十五载之病瘥。凡血症治用四君子收功，斯言厥有旨哉。

王庭，王府长史也，病大便下血，势颇危殆。一日，昏愦中闻有人云：服药误矣。吃小水好。庭信之，饮小水一碗，顿苏，逐日饮之而愈。

一人患下血，诸治不效。或教以老丝瓜，去向里上筋，烘燥，不犯铁，为末，空心酒下二三匙，连服数朝，愈。此方用过，效。

薛立斋治一儒者，素善饮，不时便血，或在粪前粪后，食少体倦，面色痿黄。此脾气虚不能统血。以补中益气加吴茱萸、黄连各三分，神曲一钱五分，四剂而血止，减去神曲、茱萸，三十剂而安。

一男子每饮食劳倦便血，饮食无味，体倦口干。此中气不足。用六君子汤加芎、归而脾胃健，又用补中益气而便血止，再不复作。

一男子每怒必便血，或吐血，即服犀角地黄汤之类。薛曰：当调理脾胃。彼不信，仍服之，日加倦怠，面色痿黄。又用四物、芩、连、丹皮之类，饮食少思，心烦热渴，吐血如涌，竟至不起。此症久服寒凉损胃，必致误人。其脾虚不能摄血，不用四君、芎、归、补中益气之类，吾未见其生者。

一孀妇年六十，素忧怒，胸痞少寐，所食枣栗面饼少许，略进米饮，则便利腹痛，十年矣。复大怒，两胁中脘或小腹作痛，痰有血块。用四君加炒黑山栀、茯苓、神曲，少佐以吴茱萸，十余剂，及用加味归脾汤二十余剂，诸症渐愈。后因子忤意，忽吐紫血块碗许，次日复吐鲜血盏许，喘促自汗，胸膈痞闷，汤水不入七日矣。六脉洪大而虚，脾脉弦而实。此肝木乘脾，不能统摄，其血上涌，故其色鲜非热毒所蕴辨症精确。以人参一两，炮黑干姜一钱理中汤妙，不然痞闷如何能除，服之即寐，觉而喘汗稍缓。再剂，熟寐半日，喘汗吐血俱止。若脾胃虚寒，用独参汤恐不能运化，作饱，或大便不实，故佐以炮姜。

一产妇小便下血，面色青黄，胁胀少食。此肝乘脾土之症。用加味逍遥散、补中益气汤，数服而愈。后为怀抱不乐，食少体倦，惊悸无寐，血仍作，用加味归脾汤二十余剂。将愈，惑于众论，用犀角地黄汤之类，一剂诸症复作，仍服前药而愈。

一产妇粪后下血，诸药不效，饮食少思，肢体倦怠。此中气虚热。用补中益气加茱炒黄连五分，四剂顿止。但怔忡少寐，盗汗未止，用归脾汤而愈。

一妇但怒便血，寒热口苦，或胸胁胀痛，或小腹痞闷。此怒动肝火而侮土。用六君子加柴胡、山栀而愈，用补中益气、加味逍遥二药，乃不复作。

一妇人久下血在粪前，属脾胃虚寒，元气下陷，用补中益气加连炒茱萸一钱，茱萸炒连，连炒茱萸，用法妙。数剂稍缓，乃加用生吴茱萸三分。数剂而愈。

一妇人产后便血，口干饮汤，胸胁膨满，

小腹闷坠，内热晡热，饮食不甘，体倦面黄，日晡则赤，洒淅恶寒。此脾肺虚。先用六君子加炮姜、木香，诸症渐愈，用补中益气，将愈，用归脾汤，痊愈。先后用药可法。后饮食失节，劳役兼怒，发热血崩，夜间热甚，谵语不绝。此热入血室。用加味小柴胡二剂而热退，用补中益气而血止，用逍遥散、归脾汤调理而安。

江应宿治一友人朱姓者，患便血七年，或

在粪前，或在粪后，面色痿黄，百药不效，每服寒凉，其下愈多。诊得六脉濡弱无力，乃中气虚寒，脾不能摄血归经。用朴中益气汤加灯烧落荆芥穗一撮，橡斗灰一钱，炒黑干姜五分，二剂而血止，单用补中益气十余服，不复作矣。

【瓘按】丹溪有曰：精气血气，出于谷气。惟大便下血，当以胃气收功。厥有旨哉！故薛立斋之诸案多本诸此。

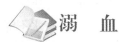

## 溺　血

薛立斋治一妇人，小便血，因怒气寒热，或头痛，或胁胀。用加味逍遥，诸症稍愈。惟头痛，此阳气虚，用补中益气加蔓荆子而痊。后郁怒，小腹内疗痛，次日尿痛热甚，仍用前散加龙胆草，并归脾汤。将愈，因饮食所伤，血仍作，彻夜不寐，怔忡不宁，此脾血尚虚，用前汤而愈。

一妇人尿血，久用寒凉止血药，面色痿黄，肢体倦怠，饮食不甘，晡热作渴，三年矣。此前药复伤脾胃，元气下陷而不能摄血也，盖病久郁结伤脾。用补中益气以补元气，用归脾汤以解脾郁，使血归经，更用加味逍遥以调养肝血。不月诸症渐愈，三月而痊。

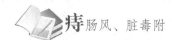

一妇产后痔作疮，有头如赤豆大，或下鲜血，或紫血，大便疼。与黑神散，又多食肉太饱，湿热在大肠所为此非虚症。以郁李仁去皮、麻仁、槐角各七分，枳壳、皂角仁各五钱，为末，苍术、归尾、生地各三钱，大黄炒一钱，分六剂服。

峡州王及郎中克西路安抚司判官，乘驴入骆谷，及素有痔疾，因此大作，其状如胡瓜，贯于肠头，热如溏灰火，至驿僵仆。主驿吏曰：此病某曾患之，须灸即瘥。用柳枝浓煎汤，先洗痔，便以艾炷灸其上，连灸三五壮，忽觉热气一道入肠中，因大转泻，鲜血秽物一时出，至痛楚，泻后失胡瓜所在，乘驴而驰。灸法。

陆大参文量在宣府时，患痔疾，甚为所苦，久不能愈。太监弓胜用苦蘧菜，或鲜或干，煎汤沸熟烂为度，和汤置新桶中，坐熏之，汤温即揉，频洗，汤冷则止，日洗数次，至明日果效，他方不及也。蘧一作莒，一名苦遮菜，徽

郡人当蔬，性苦寒无毒，其色赤如荞麦，冬月不凋，《月令》苦菜秀是也，《本草》名败酱。洗法。

王涣之知舒州，下血不止。郡人朝议大夫陈宜父令其四时取其方柏叶，如春取东方之类，烧灰，调二钱服而愈。方亦妙。

王后官赣上，以治贰车吴令升，亦效。提点司属官陈逸大夫偶来问疾，吴倅告以用陈公之方而获安。陈君蹙额曰：先人也，但须用侧柏为佳。道场慧禅师曰：若释子恐难用此，灼艾最妙。平直量骨脊与脐平处椎上，灸七壮。或年深，更于椎骨两旁各一寸灸如上数，无不除根者。灸法佳，下血不效者宜此。

刘向为严椽，患脏毒凡半月，瘦瘠，自分必死。或教以干柿烧灰，饮下二钱方可用，二三次即愈，更不复作。《本草》云：柿治肠癖，解热毒，消宿血。《素问》云：肠癖为痔。

洛阳一女子年十七，耽饮无度，多食鱼蟹，

蓄毒在脏，日夜二三十次，大便与脓血杂下，大肠与肛门痛不堪任。医以止血痢药，不效。又以肠风药，则益甚。盖肠风则有血而无脓。如此已半年余，气血渐弱，食渐减，肌肉渐消，稍服热药则腹愈痛，血愈下，稍服凉药则泄注气羸，粥食愈减，服温平药则病不知。将期岁，医告术穷，待毙而已。或教服人参散，病家不敢主，谩试之，一服知，二服减，三服脓血皆定，不十服而愈。乃求其方，云：治大肠风虚，饮酒过度，挟热下痢脓血，疼痛，多日不瘥，樗根白皮、人参各二两，为末可通治痢疾，二钱匕，空心温酒调下，不饮酒以温米饮下。忌油腻、湿面、青菜、果子、甜物、鸡、鱼、蒜等。

薛立斋治王侍御之子，患痔，作渴发热。尺脉洪数，按之无力，薛曰：此肝肾阴精亏损，虚火妄动，当滋化源。彼不信，后吐痰声嘶，面赤倦疲而殁。

一进士周素有疝痔，劳则小腹上疠作痛，茎出白津，痔则肿痛，若饮食劳倦，则发寒内热，体倦吐痰。服十全大补，诸症皆愈。犹欲速效，乃易药攻之，肌体骨立。薛用补中益气、地黄丸，元气渐复。

一士人患痔，脓血淋漓，口干作渴，晡热便血，自汗盗汗。薛曰：此属肾阴虚也。彼不信，乃服柏、知、连翘，以致食少泻呕。乃先用补中益气加茯苓、半夏、炮干姜，脾气渐醒，后用六味丸，与临卧服，两月而愈。

一男子误服寒凉之剂，虚证悉具，每晨去后稀溏，食少体倦，口干无津液，时觉下坠。此元气下陷也。用补中益气汤而下坠断止，投四神丸而食进便实，用六味丸而津生疮愈矣。

一膏粱酒色之人，患痔作痛。服寒凉之药，竟臀肿硬，又加大黄，腹胀头痛。为用补中益气汤升补阳气，加参、苓、半夏、木香以助行气，数剂而愈。

陆上舍冬患痔作痛，右寸浮大肺金生化之源已绝，左寸口洪数心火燎原于天，非壮水不可，薛曰：冬见夏脉，当壮水之主，以镇阳光。彼以为迂，别服芩、连之剂。薛谓其侄曰：令舅氏肾水不能生肝木，殁于春，验矣。今令叔肾水不能制心火，当殁于夏。至甲辰六月，薛复视之，痰涎上涌，日夜不寐，脉洪大而数，按之无力，左尺全无，足膝肩膊逆冷。薛曰：事急矣。彼云但求少延数日，以待嗣子一见。姑用参、芪、归、术、炮姜之类，及六味丸料加肉桂，至本月而殁。五行之理，信然。

孔华峰治一人，患痔，脓血淋漓。用黄连去毛，为细末，蜜调，空心服二三钱，立效。

江应宿述：予年四十有六，盛夏北上，途中酷暑，鞍马之劳，饮烧酒，食葱、蒜火毒，抵燕，患痔如荔枝大，每更衣脱出，移时渐上，后重胀闷。以川连一斤去毛，无灰酒七斤，慢火煮黑，滴稠如蜜，加清酒调服，脱然如失。后二年六月出塞，复患如前，再服黄连煮酒，一匕而愈，永不复发。

宿述：经云：饮食饱甚，筋脉横解，肠癖为痔。多起于房劳心苦，饮食不节。初起则易为力，久而成漏。宜禁炙煿饱食，或房劳忧怒，内观自养可也。幸勿妄用穿针挂线烂药，内病不除，徒伤正气，致损天命，慎之。

# 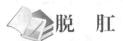 脱　肛

东垣治一女子脱肛，用糯米一勺，浓煎饮，去米候温，洗肛温柔，却先以砖一片火烧通红，用醋沃之，以青布铺砖上，坐肛于青布上，如热则加布令厚，其肛自吸入而愈。方可法。

一人大肠头出寸余，候干，自退落，又出。名截肠病。用芝麻油器盛，坐之，饮大麻子汁数升，愈。

张景周先生守广信，患脱肛，四旬余不收，诸治不效，苦甚。有医士林者，用天花粉一味为末，以豚脂鸭羽涂上，即润泽，如有物抽吸，俄顷收入。求其法，乃出《千金方》也。方可法。

薛立斋治举人余时正，素有痔，每劳役脱肛，肿痛出水。此中气下陷。用补中益气加茯苓、芍药，十余剂，中气渐复，痔症悉愈。后复脱肛作痛，误服大黄丸，以致腹鸣恶食，几殆。薛用煎汤加炮姜、酒炒芍药，诸症悉除。乃去炮姜，加熟地、五味，三十余剂而脱肛渐上，亦愈。

一男子脾胃素弱，或因房劳，或因劳倦，肛门即下，肿闷痛甚。用补中益气加麦冬、五味，兼六味丸而愈。

一儒者面白神劳，喜热极饮，食多必吞酸作泻，吸气觉冷，便血盗汗。薛以为脾胃虚寒，用补中益气加炮姜、肉桂五十余剂，八味丸斤许，诸症悉愈。

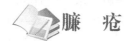 ## 肾脏风疮

薛立斋治钦天薛循斋，六十有一，两臁如癣，搔痒成疮，脓水淋漓，发热吐痰，四年矣，用六味丸、四生散而瘥。年余复作，延及遍体，日晡益甚，痰渴盗汗，唇舌生疮，两目皆赤，此肾经虚火，兼水泛为痰，用八味加减而愈。三年之后，小便淋漓，茎中涩痛，此阴痿思色，精不出而内败，用前丸及补中益气加麦冬、五味子而痊。

一男子患两足时热，脚跟作痛。此足三阴虚证。用加减八味丸、补中益气加麦冬、五味而愈。

【琇按】此条当入虚损门。

【按】肾风属肾虚，风邪乘于臁胫，以致皮肌如癣，或渐延上腿，久则延及遍身，外症则搔痒成疮，脓水淋漓，眼目昏花，内症则口燥舌干，腰脚倦怠，吐痰发热，盗汗肌瘦。治法见案中。

## 臁　疮

鸿胪翟少溪两臁生疮，渐至遍身，发热吐痰，口燥咽干，盗汗心烦，溺赤足热，日晡益甚，形体日瘦。此肾经虚火也。用六味丸，不月诸症悉退，三月元气平复。

【按】外臁属足三阳，可治，内臁属足三阴，难治。

一妇人患之，四畔微赤，作痛重坠，脓水淋漓，胸膈不利，饮食少思，内热口苦，夜间少寐。此属脾虚郁伤。用归脾解郁结而生脾血，用补中益气加茯苓、半夏，补脾气而除热湿，寻愈。

一妇人臁疮久不愈，色赤微热，日晡焮肿，形体虚弱，饮食少思，劳则喘渴，恶寒发热。此脾虚下陷。用补中益气汤而愈。

一人臁疮三年矣，色黯肿硬，恶寒发热，饮食少思，形体消瘦，作渴，饮食稍多，或腹胀，或泄泻，或作呕，或吞酸。此脾气虚寒。用补中益气加干姜、肉桂，五十余剂而愈。

一妇人因怒，寒热头眩，或耳项胸胁胀痛，或少腹阴道闷坠，或小便频数下血。此属肝火血热。先用小柴胡汤加炒黑山栀、川芎、当归、车前，二剂诸症顿退，又用加味逍遥散补其阴血而愈。后因饮食劳倦，前症复作，疮口出血，用补中益气汤治之而愈。

一妇人患之将两月，焮赤肿痛，小便频数，饮食如常。用活命饮二剂，诸症不作，又用八珍汤而愈。

一妇人患之焮痛，恶寒发热。用槟苏败毒散而寒热退，用仙方活命饮而焮痛止，用补中益气汤而形气健。

江应宿治金上舍，患两臁焮赤痛痒，疮口无数，脓水淋漓，四畔小白黄水泡，如铺黍状，上至三里，下至胫，殊苦污浊沾裳袜。予得方生所验之方，用猪板油熔化一两，铅粉、黄蜡各五钱收起，用时摊在油单纸上，少加轻粉扫面妙方，先以花椒葱水洗净疮口，拭干贴之，

外用绢包裹，旬日愈。

予自昔患外臁肿溃，出紫黑血，屡月不愈，疮口多歧，焮紫痛楚。得族叔授一方，以嫩白松香一两，乳、没各五分，同入铜铫熔化，倾水中候冷，研为细末，用真麻油调妙方，取箸一片，大如疮口，用针刺小眼无算，将药涂箸皮外，隔箸贴疮，洗如前法，更用油纸盖在药上，以软帛包裹，旬日愈。此方生肌止痛神良，勿以浅近而忽之。

# 前阴病

东垣治一人，前阴臊臭，又因连日饮酒，腹中不和，求治。曰：夫前阴者，足厥阴肝之脉络，循阴器出其挺末。凡臭者心之所主，散入五方为五臭，入肝为臊。当于肝经中泻行间行间在足大指次指之缝中间动脉，是治其本，后于心经中泻少冲，乃治其标。如恶针，当用药除之。酒者，气味俱阳，能生里之湿热，是风燥热合于下焦为邪，故经云下焦如渎，又云在下者引而竭之。酒是湿热之物，亦宜决前阴以去之。治以龙胆泻肝汤，又治阴邪热痒，柴胡梢二钱，泽泻二钱，车前子二钱，木通五分，生地黄、当归梢、草龙胆各三分，作一服，水煎，以美膳压之。凡下部药皆宜食前服。压法不特有桂、附为然也。

丹溪治一人，年少，玉茎挺长，肿而痿，皮塌常润，磨股不能行，二胁气上冲。先以小柴胡加黄连，大剂行其湿热，次又加黄柏，降其逆上之气，挺肿渐收及半。但茎中有一坚块未消，遂以青皮为君，佐以散风之剂，为末服之，外以丝瓜汁调五味子末一作五倍子，敷之而愈。外治法佳。

沧洲治陈枢府内人病，切其脉，左手弦而芤，余部皆和，即起，密告陈曰：夫人病当阴中痛而出血，且少阴心午对化在玉泉肾子，心或失宁，则玉泉应心痛，痛则动血，而与经水不相关，盖得之因内大惊，神慑而血菀。陈曰：公诚良医也，致病一如公言。乃为制益荣之剂，且纳药幽隐，再剂而愈。

一人色苍黑，年五十余，素善饮，忽玉茎坚挺，莫能沾裳，不能屈腰作揖，常以竹篾为弯弓状拦于玉茎之前，但小溲后即欲饮酒，否则气不相接。盖湿热流入厥阴经而然也，专治厥阴湿热而愈。

一宠妾年三十余，凡交感则觉阴中隐痛，甚则出血。按其脉，两尺沉迟而涩。用补血散寒之剂，不愈。因思药与病对，服而不效，恐未适至其所也。偶检《千金方》，用蛇床子散绵裹纳其中，二次遂愈。

一人在山亭裸体而卧，其阴茎被飞丝缠绕，阴头肿欲断。以威灵仙捣汁入水，浸洗而愈。

一人茎头肿大如升，光如水泡。以二陈加升麻、青黛、牡蛎，二剂而愈。

一少年新婚欲交媾，女子阻之，乃逆其意，遂阴痿不举者五七日。以秃笔头烧灰，酒下二钱而起。

一妇产后，因子死，经断不行者半年，一日少腹忽痛，阴户内有物如石硬，塞之而痛不禁，众医不识。青林曰：此石瘕病也。用四物加桃仁、大黄、三棱、槟榔、元胡索、附子、泽泻、血竭为汤，二剂而愈。

一人玉茎硬不痿，精流不歇，时如针刺，捏之则胀。乃为肾满漏疾。用韭子、破故纸各一两为末，每三钱，日三服，即止。

薛立斋治一妇人，胸膈不利，内热作渴，饮食不甘，肢体倦怠，阴中闷痒，小便赤涩。此郁怒所致。用归脾加山栀、芎、归、芍药而愈。但内热晡热，用逍遥散加山栀，亦愈。后因劳役发热，患处肿胀，小便仍涩，用补中益气加山栀、茯苓、丹皮而愈。

一妇人阴中突出如菌，四围肿痛，小便频数，内热晡热，似痒似痛。此肝脾郁结之病，盖肝火湿热而肿痛，脾虚下陷而重坠也。先以补中益气加山栀、茯苓、车前、青皮，以清肝火，升脾气，渐愈，更以归脾汤加山栀、茯苓、川芎调理，更以生猪脂和藜芦末，涂之而收。外治法妙。

一妇阴中挺出一条，五寸许，闷痛重坠，水出淋漓，小便涩滞。夕与龙胆泻肝汤分利湿热，朝与补中益气汤升补脾气，诸症渐愈，再与归脾加山栀、茯苓、川芎、黄柏间服，调理而愈。后因劳役或怒气，下部湿痒，小水不利，仍用前药而愈。亦有尺许者，亦有生诸虫物者，用此法治之。

一妇人腐溃，脓水淋漓，肿痛寒热，小便赤涩，内热作渴，肢体倦怠，胸胁不利，饮食少思，三月余矣。薛以为肝脾亏损，用补中益气加柴胡、升麻、茯苓各一钱，炒栀二钱，数剂少愈。又与归脾加山栀、川芎、茯苓，三十余剂，诸症悉退。惟内热尚在，再与逍遥散倍炒栀而愈。

一妇人素性急，阴内或痛，小便赤涩，怒则益甚，或发寒热此肝经湿热所致。治以芎、归、炒栀、柴胡、芩、术、丹皮、泽泻、炒芍、车前、炒连、生甘草，数剂渐愈，乃去黄连、泽泻，数剂而痊。

一妇人素郁闷，阴内痛痒，不时出水，饮食少思，肢体倦怠此肝脾气虚，湿热下注。用归脾加丹皮、山栀、芍药、柴胡、生甘草主之，愈。

一妇人阴内痛痒，内热倦怠，饮食少思此肝脾郁怒，元气亏损，湿热所致。用参、芪、归、术、陈皮、柴胡、炒栀、车前、升麻、芍药、丹皮、茯苓治之而愈。若阴中有虫痒痛，亦属肝木，以桃仁研，和雄黄末，纳阴中以杀之，仍用清肝解郁。或以鸡肝纳之，取虫之法也。

一妇人每交接出血作痛，发热口渴，欲呕。误服寒凉之药，前症益甚，不时作呕，饮食少思，形体日瘦。此症属肝火而药复伤脾所致也。先用六君子加山栀旧刻脱山栀、柴胡，脾胃健而诸症愈，又用加味逍遥散而形气复。

【烺按】此案旧刻稍改，今依原本。

一妇人每交接则出血作痛，敷服皆凉血止痛之剂，不时出血甚多。此肝伤而不能藏血，脾伤而不能摄血也。用补中益气、济生归脾二汤而愈。或用熟艾帛裹入阴中，或用乱发、青皮烧灰敷之，而血自止。若出血过多而见他症，

但用前药调补肝脾，诸症悉愈。

一妇人阴门不闭，肿痛，发热恶寒。用十全大补加五味，四剂肿消而敛。若初产肿胀，或焮痛而不闭者，当用加味逍遥散；若肿既消而不闭，当用补中益气汤。切忌寒凉之剂。

一妇人脾胃素弱，兼有肝火，产后阴门肿痛，寒热作渴，呕吐不食。敷大黄等药，服驱利之剂，肿及于臀，虚症蜂起。此真气虚而邪气盛也。先用六君子以固脾胃，乃以补中益气以升阳气，不数剂而痊愈。

一产妇患此失治，肿溃不已，形体消瘦，饮食少思，朝寒暮热，自汗盗汗，半年矣。用补中益气加茯苓、半夏以健脾胃，脓水渐少，饮食渐进。用归脾汤解脾郁，五十余剂，元气复而愈。

一产妇阴门不闭，小便淋沥，腹内一块攻走胁下，或胀或痛。用加味逍遥散加车前子而愈。

一妇人子宫肿大，二日方入，损落一片，殊类猪肝，已而面黄体倦，饮食无味，内热晡热，自汗盗汗。用十全大补，二十余剂而愈，仍复生育。

薛己曰：余奉侍武庙汤药，劳役过甚，饮食失节，复兼怒气，次年春，茎中作痒，时出白津，时或痛甚，急以手紧捻方止虚。此肝脾之气虚也。服地黄丸及补中益气加黄柏、柴胡、山栀、茯苓、木通而愈。丁酉九月，又因劳役，小便淋沥，茎痒窍痛，仍服前汤，加木通、茯苓、胆草、泽泻及地黄丸而愈。

司厅张检斋阴囊肿痛，时发寒热，若小腹作痛，则茎出白津。用小柴胡加山栀、胆草、茱萸、芎、归而愈。

一男子茎中痛，出白津，小便秘，时作痒。用小柴胡加山栀、泽泻、炒连、木通、胆草、茯苓，二剂顿愈，又兼六味地黄丸而瘥。

一男子阴肿大如升，核痛，医莫能治。捣马鞭草，涂之而愈。

一小儿阴囊忽虚肿痛，以生甘草调地龙粪涂之。

一妇人阴肿坚硬，用枳实八两碎，炒令热，故帛裹熨，冷则易。

# 痛　风

唐甄权治一人患风，手不得引弓，诸医莫能疗。权曰：但将弓箭向垛，一针可以射矣。针其肩髃一穴，应时愈。贞观中，权年一百三岁，太宗幸其家，访以药性，因授朝散大夫，赐几杖衣服。所著《脉经》、《针方》、《明堂人形图》各一卷。《旧唐书》

《南史》：解叔谦，雁门人。母有风疾，夜于庭中稽颡祈告，闻空中云：得丁公藤治即瘥。访医及《本草》，皆无。至宜都山，见一翁伐木，云是丁公藤，疗风，乃拜泣求得之，及渍酒法，受毕，失翁所在。母疾遂愈。《本草》

张杲尝病两臂痛，服诸药不效。一医教取桑枝一小升，细切炒香，以水三大升煎取二升，一日服尽，无时服，数剂寻愈。《本事方》

东垣治一人，时冬忽有风气暴至，六脉弦甚，按之洪大有力，其证手挛急，大便秘涩，面赤热。此风寒始至于身也，四肢者脾也，以风寒之邪伤之，则搐而挛痹，乃风淫末疾而寒在外也。此外有寒邪，若内有流饮则肿。今不肿，湿热乘肠胃，故便秘面赤。《内经》曰：寒则筋挛，正谓此也。素饮酒，内有实热，乘于肠胃之间，故大便秘涩而面赤热，内则手足阳明受邪，外则足太阴脾经受风寒之邪。用桂枝二钱，甘草一钱，以却其寒邪而缓其急缩；黄柏二钱，苦寒滑以泻实润燥，急救肾水；升麻、葛根各一钱，以升阳气，行手阳明之经，不令遏绝；桂枝辛热，入手阳明之经为引，用润燥；复以甘草专补脾气，使不受风寒之邪而退贼邪，专益肺经也；佐以人参补气，当归和血润燥。作一帖，水煎服，令暖房中摩搓其手，遂安。

丹溪治一老人，性急作劳，两腿痛甚。此兼虚证，宜温补，与四物汤加桃仁、陈皮、牛膝、生甘草，入生姜研，潜行散热饮潜行散，黄柏酒浸为末，入汤药调服。三四十帖而安。虚。

一妇性急味厚，痛风挛缩数月。此挟痰与气，当和血疏气导痰，以潜行散入生甘草、牛膝、炒枳壳、通草、桃仁、姜汁，煎服，半年而安。痰。

一少年患血痢，用涩药取效，致痛风叫号。此恶血入经络也，血受湿热，久必凝浊，所下未尽，留滞隧道，所以作痛，久则必成枯细。与四物汤加桃仁、红花、牛膝、黄芩、陈皮、生甘草，煎，入生姜研，潜行散入少酒饮之，数十帖，又刺委中，出黑血三合而安。瘀血。

以上三人正所谓病有数种，而治法少异也。

一人贫劳，秋深浑身发热，手足皆疼如煅，昼轻夜重。服风药愈痛，气药不效。脉涩而数，右甚于左，饮食如常，形瘦如削。盖大痛而瘦，非病致也。用苍术、酒黄柏各一钱半，生附一片，生甘草三分，麻黄五分，研桃仁九个，煎，入姜汁令辣，热服四帖，去附，加牛膝一钱，八帖后，气喘促，不得眠。

【琇按】症脉俱属阴虚，一误岂容再误。

痛略减。意其血虚，因多服麻黄，阳虚被发动而上奔，当补血镇坠，以酸收之，遂以四物汤减川芎，倍芍药，加人参二钱，五味子十二粒，与二帖，定。三日后数脉减大半，涩如旧，仍痛，以四物加牛膝、参、术、桃仁、陈皮、甘草、槟榔、生姜三片，五十帖而安。后因负重复痛，再与前药加黄芪三分，又二十帖，愈。此案重见喘症门。

一人患背胛缝一线痛起，上胛骨至胸前侧胁而止，昼夜不住。脉弦而数，重取左豁大于右。意其背胛小肠经，胸胁胆经也，必思虑伤心，心脏未病而小肠腑先病，故痛从背胛起，及虑不能决，乃归之胆，故痛至胸胁，乃小肠火乘胆木，子来乘母，是为实邪。询之，果因谋事不遂而病。用人参四分，木通二分，煎汤，使吞龙胆丸，数服而愈。

一壮年厚味多怒，秋间于髀枢左右发痛一点，延及膝骭，痛处恶寒，昼静夜剧，口或渴，膈或痞。医用补血及风药，至次年春痛甚，食减形瘦，膝肿如碗。脉弦大颇实，寸涩甚，大率皆数，小便数而短。作饮食痰积在太阴脾肺，阳明肠胃治之，以酒炒黄柏一两、生甘草梢、犀角屑、盐炒苍术各三钱、川芎二钱、陈皮、牛膝、木通、芍药各五钱，遇暄热，加黄芩二钱，为末，每三钱与姜汁同研细，煎令带热，食前服之，日夜四次，半月后脉减病轻。去犀角，加牛膝春夏用叶，秋冬用根，取汁尤妙、龟板、归身尾各五钱，如前服，又半月肿减食增，不恶寒。惟脚痿软，去苍术、黄芩，夏加炒柏一两半，余依本方内加牛膝，中年人加生地黄五钱，冬加桂枝、茱萸，病遂愈。仍绝酒肉、湿面、胡椒。

一村夫背伛偻，足挛，成废疾。脉沉弦而涩。以煨肾散甘遂末一钱，入猪腰内煨食之与之，上吐下泻。

【瑈按】非实痰，不可轻用。

过一月又行一次，凡三四帖而愈。

一人因湿气，右手疼痛挛拳。以二陈加金毛狗脊、杜仲、川芎、升麻。

一人项强，动则微痛。脉弦而数实，右为甚。作痰热客太阳经治之，以二陈汤加酒洗黄芩、羌活、红花而愈。

一人湿气脚挛，拳伸不直。用当归拈痛汤加杜仲、黄柏、川芎、白术、甘草、枳壳，愈。

巢元方治开河都护麻叔谋，患风逆，起坐不得。元方视之，曰：风入腠理，病在胸臆，须用嫩羊肥者蒸熟，和药食之，则瘥。叔谋取羊羔杀而取腔以和药，药未尽而病瘥。

卢砥镜治何侍郎女，适夫，夫早世，女患十指拳挛，掌垂莫举，肤体疮疡栗栗然。汤剂杂进，饮食顿减，几半载。卢诊之，谓非风也，乃忧愁悲哀所致，病属内因。于是料内因药，仍以鹿角胶辈，多用麝香，熬膏，贴瘃垂处，渐得掌得举，指能伸，病渐近安。经云：神心伤于思虑则肉脱，意脾伤于忧怒则肢废，魂肝伤于悲哀则筋挛，魄肺伤于喜乐则皮槁，志肾伤于盛怒则腰脊难以俯仰也。

薛立斋治一妇人，自汗盗汗，发热晡热，体倦少食，月经不调，吐痰甚多，已二年矣，遍身作痛，天阴风雨益甚。用小续命汤而痛止，阴炽而阳郁耳。可见治病亦先用温散。用补中益气、加味归脾汤，三十余剂，诸症悉愈。此皆郁结伤损，脾不能输养诸脏所致，故用前二汤专主脾胃。若用寒凉降火，理气化痰，复伤生气，多致不起。

一妇人因怒月经去多，发热作渴，左目紧小，头项动掉，四肢抽搐，遍身疼痛。此怒动肝火，肝血虚而内生风。用加味逍遥加钩藤，数剂，诸症渐愈，又用八珍汤调理而安。

一妇人历节作痛，发热作渴，饮食少思，月经过期，诸药不应。脉洪大，按之微细。用附子八物，四剂而痛止，用加味逍遥而元气复，六味丸而月经调。

一妇体胖，素内热，月经失调，患痛风，下身微肿，痛甚，小便频数，身重脉缓，症属风湿而血虚有热。先用羌活胜湿汤东垣羌活胜湿汤：羌活、独活、炙草、藁本、防风、蔓荆、川芎、苍术、黄柏，加制附子二分行经四剂，肿渐愈，用清燥汤数剂，小便渐清，用加味逍遥十余剂，内热渐愈。为饮食停滞，发热仍痛，面目浮肿，用六君子加柴胡、升麻而愈。又因怒气，小腹痞闷，寒热呕吐，此木侮脾土，用前药加山栀、木香而安。惟小腹下坠，似欲去后，此脾气下陷，用补中益气而愈。后因劳役怒气，作呕吐痰，遍身肿痛，月经忽来，寒热，用六君子加柴胡、山栀，以扶元气，清肝火，肿痛呕吐悉退。用补中益气以升阳气，健营气，月经寒热渐瘥。

一妇人饮食少思，畏见风寒，患痛风，呕吐寒热。脉弦紧诸紧为寒。用附子八物，四肢痛愈，用独活寄生，腰痛亦瘥。惟两膝肿痛，用大防风汤而消，用加味归脾、逍遥而元气复。

古朴翁治一人，病左脚痹痛。医作风治，不愈。翁诊之，曰：人身之血，犹溪河之水也，细流则阻滞，得冷则凝聚。此病得于新娶之后，未免血液劳损而凝碍，加以寒月涉水，益其滞，安得不痹？滞久不散，郁而为热，致成肿毒。若能预加滋养，庶几毒溃，可免后患。遂令服四物汤加牛膝、红花、黄柏等，四五十帖，其家见病不退，复疑，欲用风药。翁曰：补药无速效，病邪不退，药力未至也。令守前方，每帖加人参四五钱，痹除而肌亦易长，后觉左脚缩短四五寸，众以为蹩。翁曰：年尚壮，无虑也，候血气充足，则筋得所养而自伸矣。后果平复如初。

汪石山治一妇，年逾五十，病左脚膝挛痛，不能履地，夜甚于昼，小腹亦或作痛。诊其脉，浮细缓弱，按之无力，尺脉尤盛虚脉，病属血衰。遂以四物汤加牛膝、红花、黄柏、乌药，连进十余帖而安。

韩飞霞治一都司，因哭弟成疾，饮食全绝，筋骨百节皮肤无处不痛，而腰为甚。一云肾虚宜补，或云风寒宜散。韩曰：此亦危证。其脉涩，正东垣所谓非十二经中正疾，乃经络奇邪也，必多忧愁转抑而成，若痰上殆矣。补则气滞，散则气耗，乃主以清燥汤。

【琇按】经云：悲伤肺，放润之而愈，不尔必成痿症。

连进三瓯，遂困睡，至五鼓无痰，觉少解，脉之减十之三，遂专用清燥汤加减与之，十剂而愈。

东垣治一人壮年，病脚膝痿弱，脐下尻臀皆冷，阴汗臊臭，精滑不固。或以鹿茸丸治，不效。李诊之，脉沉数而有力，即以滋肾丸治之，以寒因热用，引入下焦，适其病所，泻命门相火之胜，再服而愈。

丹溪治一人，形肥味厚，多忧怒，脉常沉涩，春病痰气。医以为虚寒，用燥热香窜之药，至夏，足弱，气上冲，食减。朱曰：此热郁而脾虚，痿厥之证作矣。韩飞霞以脉涩而用清燥汤，丹溪以脉沉涩断为热郁，可见涩脉属血虚有火。形肥而脉沉，未是死症，但药邪并火旺夏月难治。且与竹沥下白术膏，尽二斤，气降食进，至一月后仍大汗而死。书此以为误药之戒。此案又见第二卷痰症门。

滑伯仁治一妇，始病疟，当夏月，医以脾寒胃弱，久服桂、附等药久服则偏胜，后疟虽退，而积火燔炽，致消谷善饥，日数十饭犹不足，终日端坐如常人，第目昏不能视，足弱不能履，腰胯困软，肌肉虚肥。至初冬，伯仁诊之，脉洪大而虚濡，曰：此痿症也，长夏过服热药所致。盖夏令湿当权，刚剂太过，火湿俱甚，肺热叶焦，故两足痿易而不为用也。遂以东垣长夏湿热成痿之法治之，日食益减，目渐能视，至冬末，忽下榻行步如故。

祝仲宁治一人，病脚膝痹痛。医皆以为寒湿，率用乌附蛇酒之药，盛暑犹服绵，如是者三载。其人梦有神人书祝字以示，因请祝。祝诊视良久，又检诸医案，怃然曰：此湿热相搏而成，经所谓诸痿生于肺热者也。即日褫其绵，

取清燥汤饮之。曰：此疾已深。又为热药所误，非百帖不效。盖服三月余，病良已。

南昌太守王诏病筋痿，给事中徐峰病气痿，皆为医所误，祝一以清燥汤起之。

一妇年二十余，脑生一窍，口中所咳脓血，与窍相应而出。此肺痿也。用参、芪、当归，加退热排脓之剂而愈。

石山治一人，因久坐腰痛，渐次痛延右脚及左脚，又延及左右手，不能行动。或作风治而用药酒，或作血虚而用四物，一咽即痛，盖覆稍热及用针砭，痛甚，煎服熟地黄，或吞虎潜丸，又加右齿及面痛甚。季秋，汪诊之，脉濡缓而弱，左脉比右较小，或涩，尺脉尤弱，曰：此痿症也。彼谓痿症不当痛。汪曰：诸痿皆起于肺热，君善饮，则肺热可知。经云：治痿独取阳明。阳明者，胃也。胃主四肢，岂特脚耶？痿兼湿重者，则筋缓而痿软，兼热多者，则筋急而作痛。因检《橘泉传》示之，始信痿亦有痛。又经云：酒客不喜甘。熟地味甘，而虎潜丸益之以蜜，则甘多助湿而动胃火，故右齿面痛也。遂以人参二钱，黄芪钱半，白术、茯苓、生地黄、麦门冬各一钱，归身八分，黄柏、知母各七分，甘草四分，煎服，五帖病除。彼遂弃药。季冬复病，仍服前方而愈。

一人形肥色黑，素畏热而好饮，年三十余，忽病自汗如雨，四肢俱痿，且恶寒，小便短赤，大便或溏或结，饮食亦减。医作风治，用独活寄生汤、小续命汤，罔效。仲夏，汪视之，脉沉细而数，约有七至，曰：此痿症也。丹溪云：

断不可作风治。经云：痿有五，皆起于肺热。只此一句，便知其治之法矣。经又云：治痿独取阳明。盖阳明，胃与大肠也，胃属土，肺属金，大肠亦属阳金，金赖土生，土亏金失所养，而不能下生肾水，水涸火盛，肺愈被伤。况胃主四肢，肺主皮毛，今病四肢不举者，胃土亏也；自汗如雨者，肺金伤也。故治痿之法，独取阳明而兼清肺经之热，正合东垣清燥汤。服百帖，果愈。

一老人痿厥，累用虎潜丸，不愈。后于虎潜丸加附子，立愈，盖附子有反佐之功也。

一人软风不能行，以草乌温以行湿白大者去皮脐、木鳖攻毒去壳、白胶香行湿、五灵脂行瘀各三两半，斑蝥攻毒一个去头翅足，醋微收煮，为末，用黑豆凉血去皮，生杵取粉一斤此方治软风瘫佳，醋糊共溲杵，为丸如鸡头大，每服一丸，温酒磨下，不十日立效。专治心、肾、肝三经，通小便，除淋沥，通荣卫，滑经络。柔风脚气为外因，故无内症。此方传自净因寺圣僧得之，兼治筋骨痿，但未曾针伤损者，三五服奇效。

薛己治其师金宪高如斋，自大同回，谓己曰：余成风病矣。两腿逸则痿软而无力，劳则作痛如针刺，脉洪数而有力。己曰：此肝肾阴虚火盛而致。痿软无力，真病之形；作痛如锥，邪火之象也。用壮水益肾之剂而愈。高曰：向寓宦邸，皆以为风，丹溪断不肯作风治。恨无医药，若服风剂，岂不殆哉？吾之幸也。窃谓前症往往以为风疾，辄用发散，而促其危者多矣。

一男子足痿软，日晡热。薛曰：此足三阴虚，当用六味滋肾二丸补之。一妇人腿足无力，劳则倦怠。薛曰：四肢者，土也。此属脾虚，当用补中益气及还少丹主之。俱不从其言，各执搜风、天麻二丸并愈风丹而殒。

江篁南治一妇，年近四十，寡居数年，因劳役倦怠，忽项强难转，既而手不能运上头，渐次足疼，莫能移步，不嗜食，呕恶，微咳稠痰，肌体清癯，经事不甚愆期。屡医，经年不

效。春初，江诊之，右脉浮濡损小而数，或三五不调，左稍大而涩，按之无力，曰：此痿症也。经云：诸痿起于肺热。又谓：治痿独取阳明。盖肺主气，病则其气膹郁，至于手足痿弱，不能收持，由肺金本燥，燥则血液衰少，不能营养百骸故也。阳明者，胃也。胃主四肢，又五脏六腑之海也，主润宗筋，能束骨而利机关也。阳明虚则宗筋弛纵，故手足痿而不用也。

【琇按】此段纯抄石山。

痿兼湿重者则筋缓而痿软，兼热多者则筋急而作痛，状与柔风、脚气相类。柔风、脚气皆外所因，痿则内脏不足之所致也。此妇聪慧勤劳，孀居多忧，血液虚耗，故致此疾耳。丹溪云：断不可作风治。此正合东垣清燥汤症。但脉体甚虚，多为杂治所误。乃以芪、参、归、术、茯苓、生地、麦冬、香附、黄柏、知母、甘草，煎服，二十余日稍愈，间服清燥汤，两月而安。

江应宿北游燕，路过山东，孙上舍长子文学病痿，逆予诊视，曰：无能为矣。经云：大肉已脱，九候虽调犹死。而况于不调乎？时夏之半，六脉弦数，既泄且痢，脾传之肾，谓之贼邪侵脾，病已极矣。不出八月，水土俱败，至期而逝，敢辞。孙曰：内人请脉之。形容豫顺，语音清嘹，不显言何证。诊毕，孙问何病。予曰：寸关洪数，尺微欲绝，足三阳脉逆而上行，上实下虚，此痿症也，病虽久，可治。孙曰：何因而得此？予曰：经云：悲哀太过则胞络绝，胞络绝则阳气内动，发则心下崩，数溲血也。大经虚空，发为肌痹，传为脉痿。有所失亡，所求不得，则发肺鸣，鸣则肺热叶焦，发为痿躄，此之谓也。孙曰：果因哭子忧伤，两脚软弱无力不能起者，七越岁矣。或以风治而投香燥，或认虚寒而与温补，殊无寸效。予曰：湿热成痿，正合东垣清燥汤例，但药力差缓，难图速效。以独味杜仲，空心酒、水各半煎服，日进清燥汤，下潜行散，兼旬出房门。无何，病痿子死，哀伤复作。

痫

许智藏，梁人也。秦王俊有病，上驰召之。俊夜梦其亡妃崔氏泣曰：本来相迎，今闻许智藏将至，当必相苦，为之奈何？明夜，俊又梦崔氏曰：妾得计矣，当入灵府中避之。及智藏至，为俊诊脉，曰：疾已入心，即当发痫，不可救也。果如言，后数日而薨。

丹溪治一妇人，有孕六个月，发痫，手足扬掷，面紫黑，合眼流涎，昏聩，每苏，医与镇灵丹五十帖，时作时止，至产后方自愈。其夫疑丹毒发，求治。脉举弦按涩，至骨则沉滞数。朱意其痫必于五月复作，应前旧时，至则果作，皆巳脾午心时。乃制防风通圣散，减甘草，加桃仁、红花，或服或吐，四五剂渐轻，发疹而愈。

一妇人积怒与酒，病痫，目上视，扬手掷足，筋牵，喉响流涎，定则昏昧，腹胀疼冲心，头至胸大汗，痛与痫间作，昼夜不息。此肝有怒邪，因血少而气独行，脾受刑，肺胃间久有酒痰，为肝气所侮，郁而为痛。酒性喜动，出入升降，入内则痛，出外则痫。乘其入内之时，用竹沥、姜汁、参术膏等药甚多，痫痛间作无度，乘痛时灸大敦肝穴，在足大指甲后一韭叶，行间泻肝穴，在足大指次指锐缝间动脉、中脘任脉，在脐上四寸，间以陈皮、芍药、甘草、川芎汤调膏，与竹沥服之无数，又灸太冲肝穴，在足大指本节后三寸，或云一寸半动脉陷中、然谷肾穴，在足内踝前大陷下陷中、巨阙任穴，在脐上六寸及大指半甲肉鬼哭穴，且言鬼怪，怒骂巫者。朱曰：邪乘虚而入，理或有之。与前药佐以荆沥除痰，又用秦承祖救鬼法，即鬼哭穴，以两手大指相并缚定，用大艾炷骑缝灸之，务令两甲角及甲后肉四处着火，一处不着则不效。哀告我自去，余症调理而安。

一少年夏间因羞怒发昏，手搐如狂，时作时止，发则面紫黑，睾丸能动，左右相过。医与金箔镇心丸、抱龙丸、妙香散、定志丸，不效。脉微弦，六至，轻重有，断之曰：此内素有湿热，因激起厥阴相火，又时令相火，不宜服麝香之药，况肝病先当救脾土，诸药多燥血坏脾者。遂以黄连为君，人参为臣，酒浸芍药和白陈皮为佐，生甘草为使，生姜一片，煎服八帖而安。

一女八岁，病痫，遇阴雨及惊则作，羊鸣吐涎。知其胎受惊也，但病深不愈。乃以烧丹丸，继以四物汤，入黄连、生甘草，随时令加减，且令淡味，以助药力，半年而愈。

汪石山治一人，年三十余，久病痫症，多发于晨盥时，或见如黄狗走前则昏瞀仆地，手足瘛疭，不省人事，良久乃苏。或作痰火治而用芩连二陈汤，或作风痰治而用全蝎、僵蚕、寿星丸，或作痰迷心窍而用金箔镇心丸，皆不中病。汪诊之，脉皆缓弱，颇弦，曰：此木火乘土之病也。夫早辰阳分，而狗，阳物，黄，土色，胃属阳，土虚为木火所乘矣。经曰：诸脉皆属于目。故目击异物而病作矣。理宜实胃泻肝则火自息。《本草》云：泄其肝者，缓其中。遂以参、芪、归、术、陈皮、神曲、茯苓、黄芩、麦冬、荆芥穗，煎服，十余帖病减，再服月余而安。

忠懿王之子有癫疾，忽遇一僧，投抱胆丸，空心新汲井花水送下一丸，令卧定，使勿动觉，如发来再进一丸，遂愈。其方水银二钱、黑铅一钱五分，先将铅化开，次下水银，炒成砂子，再下朱砂细末、乳香各一钱，柳木槌研，为丸如鸡头子大。

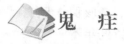鬼 疰

罗谦甫治入国信副使许可道，到雄州诣罗　诊候。罗诊之，脉中乍大乍小，乍长乍短，此

乃气血不匀，邪气伤正。本官云：在路到邯郸驿中，夜梦一妇人着青衣，不见面目，用手去胁下打了一拳，遂一点痛，往来不止，兼之寒热而不能食，乃鬼击也。罗曰：可服八毒赤丸。本官言尝读《明医录》中，见李子豫八毒赤丸，为杀鬼杖子。遂与药三粒，临卧服，明旦下清水二斗，立效。又进白海青陈庆玉子，因昼卧于水仙庙中，梦得一饼食之，心怀忧虑，心腹痞满，饭食减少，约一载余，渐瘦弱，腹胀如蛊。屡易医药，及师巫祷之，皆不效，不得安卧。罗诊之，问其病始末，因思之，此疾既非外感风寒，又非内伤生冷，将何据而治？因思李子豫八毒赤丸颇有相当，遂与五七丸服之，下清黄之涎斗余，渐渐气调，而以别药理之，数月良愈。此药有神验，合时必斋戒沐浴，净室澄心修合。方以雄黄、矾石、朱砂、附子炮、藜芦、牡丹皮、巴豆各一两，蜈蚣一条，八味为末，蜜丸如小豆大，每服五七丸，冷水送下无时。

潘温叟治贵江令王霁，夜梦心与妇人肾讴歌脾饮酒，昼不能食，如是三岁。温叟治之，疾益平，则妇人色益沮，饮酒易急而讴歌不乐，久之遂无所见。温叟曰：疾虽衰，然未愈也，如梦男子青巾肝白衣肺者则愈矣。后果梦此，能食。《能改斋漫录》

韶州南七十里古田有富家妇陈氏，抱异疾，常日无他苦，每遇微风吹拂，则股间一点奇痒，爬搔不定手，已而举体皆然，逮于发厥，几三日醒，及坐有声如咳，其身乍前乍后，若摇兀之状，率以百数，甫少定，又经日始困卧不知人，累夕愈，至不敢出户。更十医，不效。医刘大用视之，曰：吾得其证矣，先用药一服，取数珠一串来。病家莫省其用，乃当妇人摇兀时记其疏数之节，已觉微减。然后云：是名鬼疰，因入神庙，为邪所凭，致精气荡越。法当用死人枕煎汤饮之。既饮，大泻数行，宿疴脱然。大用云：枕用毕，当送还原处，如迟留使人癫狂。盖但借其气耳。《类编》

一人被鬼击，身有青痕，作痛。以金银花水煎服，愈。

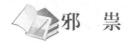# 邪 祟

丹溪治一少年人，暑月因大劳而渴，恣饮梅浆，又连大惊，妄言妄见，病似邪鬼。脉虚弦而带沉数。数为有热，虚弦是惊，又梅浆停郁中脘，宜补虚清热，导去痰滞乃可。遂与参、术、陈皮、茯苓、芩、连，并入竹沥、姜汁，旬日未效，乃虚未回，痰未导也，以前药入荆沥，又旬日而安。

一人醉饱后，病妄语妄见。家人知其痰所为也，灌盐汤一大碗，吐痰一二升，大汗，困睡而愈。

一妇暑月赴筵，坐次失序，自愧而成病，言语失伦。脉弦数。法当导痰，清热补脾。其家不信，用巫治之，旬余而死。此妇痰热殆甚，乃以法尺惊其神，使血不宁，法水逆其肤，使汗不得泄，不死何俟？

丹溪治浦江郑姓者，年二十余，秋闻大发热，口渴，妄言妄见，病似邪鬼。七八日后，请朱治之。脉之，两手洪数而实，视其形肥，面赤带白，却喜露筋，脉本不实，凉药所致，此因劳倦成病此伤寒内伤之症，与温补药自安。曰：柴胡七八帖矣。以黄芪附子汤冷与之，饮三帖后，困倦鼾睡，微汗而解，脉亦稍软。继以黄芪白术汤，至十日，脉渐收敛而小，又与半月而安。

蒋仲宾，江阴人。来吴中，人未知奇。有老兵行泣道上，问之，曰：吾儿为鬼魅所凭，医莫能治，今垂笃矣。仲宾往视之，其子方裸体瞠目，大诟且殴，人不可近。仲宾即令其家取蚯蚓数十条，捣烂，投水中去泥，以水遥示病者，病者见水，遽起持饮，未尽，帖然安卧，更与药泻之而愈。由是名著吴下。

徐之才治武城，酒色过度，恍惚不恒，每病发，自云初见空中有五色物，稍近变成一美女，去地数丈，亭亭而立。之才云：此色欲多，太虚所致。即处汤方，服一剂，便觉稍远，又服，还变成五色物，数剂而愈。

虞恒德治一妇，年近三十，有姿色，得一症，如醉如痴，颊赤面青，略有潮热，饮食不美，其脉乍疏乍数而虚，每夜见白衣少年与睡。一医与八物汤，服数十帖，不效。虞往诊之，见其家有白狗，卧枕户阈。虞曰：必此所为。命杀狗，取其心血及胆汁丸安神定志之药，以八物汤吞下，服药十数帖，丸药一料，以安其神。丸药用远志、石菖蒲、川归、黄连、茯神、朱砂、侧柏叶、草龙胆等药也。苏合丸亦佳。

国医陈易简治韩宗武，寓洋洲，得异疾，与神物遇，颇不省人事，神志恍惚，或食或不食。陈教服苏合香丸，后数月，所遇者忽不至。

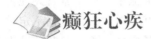

# 癫狂心疾

开元中，有名医纪朋者，观人颜色谈笑，知病浅深，不待诊脉。帝闻之，召于掖庭中，看一宫人，每日晨笑歌号若狂疾，而足不能履地。朋视之，曰：此必因食饱而太竭力，顿仆于地而然。乃饮以云母汤，令熟寝，觉而失所苦。问之，乃言因太华公主载诞，宫中大陈歌吹，某乃主讴，惧其声不能清且长，吃豚蹄羹饱，而当筵歌大曲，曲罢，觉胸中甚热，戏于砌台上，高而堕下，久而方苏，病狂，足不能步也。

罗谦甫治丑厮兀阑，病五七日，发狂乱，弃衣而走，呼叫不避亲疏，手执溏乳与人饮之，时人皆言风魔了，巫祷不愈而增剧。罗诊之，脉得六至，数日不更衣，渴饮溏乳。罗曰：北地高寒，腠理致密，少有病伤寒者。然北地比夏初时乍寒乍热，因此触冒寒邪，失于解利，因转属阳明症，胃实谵语，又食羊肉，以助其热，两热相合，是谓重阳。狂，阳胜，宜下。急以大承气汤一两半，加黄连二钱，水煎，服之，是夜下利数行，燥屎二十余块，得汗而解。翌日再往视之，身凉脉静，众皆喜，曰：罗谦甫医可风魔的也。由此见伤寒非杂病之比，六经不同，传变亦异，诊之而疑，不知病源，互相侮嫉，吁！嗜利贪名而耻于学问今时医通病，误人之生，岂鲜浅哉？外感伤寒。

许叔微《本事方》云：军中有一人犯法，褫衣，将受刀，得释，神失如痴。与惊气丸一粒，服讫而寝，及觉，病已失矣。江东张提辖妻，因避寇失心，已数年，授以方，随愈。又黄山沃巡检妻狂厥逾年，更十余医，不愈。亦授其方，去附子，加铁粉，不终剂而愈。铁粉非但化痰镇守，至如推抑肝邪特异。若多恚怒，肝邪太盛，铁粉能制之。《素问》言：阳厥狂怒，治以铁落。金制木之意也。

邝子元由翰林补外十余年矣，不得赐还，尝侘傺无聊，遂成心疾，每疾作辄昏聩如梦，或发谵语，有时不作，无异平时。或曰：真空寺有老僧，不用符药，能治心疾。往叩之，老僧曰：相公贵恙，起于烦恼，生于妄想。夫妄想之来，其几有三：或追忆数十年前荣辱恩仇，悲欢离合，及种种闲情，此是过去妄想也；或事到跟前，可以顺应，即乃畏首畏尾，三番四复，犹豫不决，此是现在妄想也；或期望日后富贵荣华，皆如所愿，或期功成名遂，告老归田，或期望子孙登荣，以继书香，与夫不可必成不可必得之事，此是未来妄想也。三者妄想，忽然而生，忽然而灭，禅家谓之幻心；能昭见其妄，而斩断念头，禅家谓之觉心。故曰不患念起，惟患觉迟。此心若同太虚，烦恼何处安脚？又曰：相公贵恙，亦原于水火不交，何以故？凡溺爱冶容而作色荒，禅家谓之外感之欲；夜深枕上思得冶容，或成宵寐之变，禅家谓之内生之欲。二者之欲，绸缪染著，皆消耗元精。若能离之，则肾水滋生，可以上交于心。至若思索文字，忘其寝食，禅家谓之理障；经纶职业，不告劬劳，禅家谓之事障。二者之障，虽非人欲，亦损性灵，若能遣之，则心火不致上炎，可以下交于肾，故曰尘不相缘，根无所偶，返流全一，六欲不行。又曰：苦海无边，回头是岸。子元如其言，乃独处一室，扫空万缘，静坐月余，心疾如失。

滑伯仁治一僧，病发狂谵语，视人皆为鬼。诊其脉，累累如薏苡子，且喘且搐，曰：此得之阳明胃实。《素问》云：阳明主肉，其经血气并盛，其则弃衣升高，逾垣妄詈。遂以三化汤三四下，复进以火剂【瑑按】火剂，子和谓是黄连解毒汤，乃愈。下法。

沧洲治一人，因恐惧遂惊气入心，疾作如心风，屡作，逐逐奔走，不避水火，与人语则自贤自贵，或泣或笑。切其脉，上部皆弦滑，左部劲于右，盖溢膻中，灌心胞，因惊而风经五脏耳。即投以涌剂，涌痰涎一沫器，徐以惊气丸服之，尽一剂，病瘳。内伤实痰吐法。

庞安时治一富家子，窃出游倡，邻有斗者，排动屋壁，富人子大惊惧，疾走惶惑，突入市，市方陈刑尸，富人子走仆尸上，因大恐，到家发狂，性理遂错。医巫百方，不能已。庞为剂药，求得绞囚绳，烧为灰以调药，一剂而愈。

一人患心疾，见物如狮子。伊川先生教以手直前捕之，见其无物，久久自愈。

齐州有人病狂毒，歌曰：五灵华盖晓玲珑，天府由成汝府中一作天府由来是此中，惆怅此情一作闷怀言不尽，一丸莱菔火吾宫。又歌曰：踏阳春，人间三月雨和尘，阳春踏尽秋风起，肠断人间白发人。后遇一道士，作法治之，乃云：梦中见一红裳少女，引入宫殿，皆红紫饰，小姑令歌。道士曰：此正犯大麦毒。女则心神，小姑脾神也。按医经萝卜治面毒，故曰火吾宫。即以药并萝卜食之，愈。

王中阳治一妇，疑其夫有外好，因病失心，狂惑昼夜，言语相续不绝，举家围绕捉拿不定。王投滚痰丸八十丸，即便伴睡，是夜不语，次夜再进一服，前后两次逐下恶物，患人觉知羞赧，遂饮食起坐如常，五七日能针指，终是意不快。王虑其复作，阴令一人于其前，对旁人曰：可怜某妇人中暑暴死。患者忻然，问曰：汝何以知之？说者曰：我适见其夫备后事也。患者有喜色，由是遂痊。王再询其家人曰：患者月水通否？其姑曰：近来月余不进饮食，瘦损羸劣，想不月也。如血稍鲜时，即来取药。既而报曰：血间鲜红矣。即令服婚合门中滋血汤止之，再服增损四物汤，半月全安，更不举发。内伤实症。

汪石山治一人，年逾三十，形肥色白肥白多虚，酒中为人所折辱，遂病心恙，或持刀，

或逾垣，披头大叫。诊其脉，濡缓而虚，按之不足。此阳明虚也，宜变例以实之妙理，庶几可免。先有医者已用二陈汤加紫苏、枳壳等药，进二三帖矣。闻汪言，即厉声曰：吾治将痊，谁将敢夺吾功乎？汪告归，医投牛黄清心丸如弹丸者三枚，初服颇快，再服燥甚，三服狂病倍发，抚膺号曰：吾热奈何？急呼水救命，家人守医戒，禁不与。趋楼，见神前供水一盆，一呼而尽，犹未快也，复趋厨下，得水一桶，满意饮之，狂势减半，其不死幸耳。复请汪治之，以参、芪、甘草甘温之药为君，麦冬、片黄芩甘寒之剂为臣，青皮疏肝为佐，竹沥清痰为使，芍药、茯苓随其兼症而加减之，酸枣仁、山栀子，因其时令而出入，服之月余，病遂轻。然或目系渐急，即瞀昧不知人，良久复苏。汪曰：无妨。此气血未复，神志昏乱而然。令其确守前方，夜服安神丸，朝服虎潜丸，年余，熟寝一月而安。内伤虚。

一妇瘦长色苍，年三十余，忽病狂言，披发裸形，不知羞恶。众皆为心风，或欲饮以粪清，或吐以痰药。汪诊其脉，浮缓而濡，曰：此必忍饥或劳倦伤胃而然耳。以缓濡之脉断为胃虚，汪公真开后学无数法门。经云：二阳之病发心脾。二阳者，胃与大肠也。忍饥过劳，胃伤而火动矣，延及心脾，则心所藏之神，脾所藏之意，皆为之扰乱，失其所依归矣，安得不狂？内伤发狂，阳明虚竭，法当补之。遂用独参汤加竹沥饮之而愈。内伤气虚。

吴茭山治一女子，瘦弱性急，因思过度，耗伤心血，遂得失志癫疾，或哭或笑，或裸体而走，或闭户而多言。父母忧疑，诸疗罔效。吴诊其脉，浮而涩，思虑过伤，神不守舍也。用紫河车二具，漂洗如法，煮烂如猪肚，切片任意啖之，二次即愈。缓濡则用参，浮涩则用河车，症同而脉异，随脉用药，神乎技矣。后服定志丸一料，日煎补心汤一服，调理百日，后乃毕婚，次年生子，身肥壮。内伤血虚。

方印山治休宁泰塘一童子，十二岁，患癫症，口渴发热，不能睡，常赤身行走，命人重手拍击其两股，稍拍轻则不快。时当六月，方至，先用白虎汤，不效，继用抱龙丸、至宝丹，

亦不效，渴不止。乃用泉水调牛胆、天花粉，加蜜少许，调一大碗，作二次服之，使人以手揉其胸，自上而下，一时许妙法，乃安卧而愈。

张天池治苏州一人，年近三旬，患狂疾，奔走骂詈，不避亲疏。投丸药七粒，吐黑色痰二三碗，随定，调理而愈，不复发。方用生白砒一钱，巴豆霜一钱，朱砂一钱，面糊为丸非此种药则不效，每服七八丸，新汲井花水送下。忌大荤油盐一月，看人虚实大小，以丸数加减用。癫病当审外感内伤。

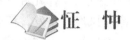

# 怔 忡

丹溪治一人，形质俱实，因大恐，患心不自安，如人将捕之，夜卧亦不安，耳后常见火光炎上，食虽进而不知味，口干而不欲饮。以人参、白术、归身为君，陈皮为佐，少加盐炒黄柏、元参，煎服，半月而安。

一人虚损，心中常如有官事不了之状。以四君子加参、术、黄芪、茯苓，多服愈。

滑伯仁治一人，病怔忡善忘，口淡舌燥，四肢疲软，发热，小便白而浊有形，有形作血论。众医以内伤不足，拟进茸、附等药，未决。脉之，虚大而数数则为火，曰：是由思虑过度，厥阴之火为害耳。夫君火以名，相火以位，相火代君火行事者也。相火一扰，能为百病，百端之起，皆由心生。越人云：忧愁思虑则伤心。其人平生志大心高，所谋不遂，抑郁积久，致内伤也。服补中益气汤、朱砂安神丸，空心进小坎离丸，月余而安。

一人病胸膈胀痛，心怔忡呕逆，烦懑不食，情思惘惘不暂安，目眕眕无所睹。伯仁视之，六脉皆涩结不调，涩为气滞血少，结则为痰。

无复参伍，甚怪之。既徐察之，其人机深，忧思太过，加之脾胃内伤，积为痰涎，郁于上膈然也。《素问》曰：思则气结。又云：阴气者，静则神藏，躁则消亡。饮食自倍，肠胃乃伤。其是之谓乎？为制祛痰顺气服之，平。

一人因事恐怖，心常惕惕，如畏人捕之状。诊其脉，豁豁然虚大而浮，体热多汗，前案亦发热多汗，但前案有形此案无形。曰：凡病得之从高坠下，惊仆击搏，恶血留滞，皆从中风论，终归厥阴。此海藏之说也。盖厥阴多血，其化风木故也。有形当从血论，无形当从风论定评，今疾是走，无形也。从风家治之，兼化痰散结，佐以铁粉朱砂丸，愈。

吴茭山治一妇，气盛血少，火旺痰多，因事忤意，得怔忡之患，心惕惕然而惊，时发时止，清晨至晚，如此无度。每服镇心金石之药，愈不安。吴诊其脉，左弦而大，知血少火旺，右浮滑不匀弦滑为痰，气盛痰多也。遂以温胆汤入海粉、苏子，数服而安，次以安神丸常服，痊愈。

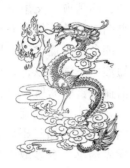

# 名医类案卷之九

明·江瓘集

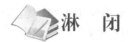

## 淋　闭

壶仙翁治瓜州赵按察，病膜胀不能食，溲遗血。众医以为热，下以大黄之剂，神乏气脱而不能寐。召翁诊其脉，告曰：病得之劳伤心血，久则脾胃俱受伤耳。所以知按察之病者，切其脉，左寸沉，右寸过左一倍，两关弦涩，尺反盛。盖烦劳不胜则逆郁而不通，不通则不能升降而作膜胀，膜胀则不食，肉沸而不下，则关囊闭而溲且不输，故溲遗血。乃和以八补之剂，兼五郁之药，不数日而愈。越三月复作，如前治，立除。此案重见第四卷肿胀门。

陕人高文病淋，一日，口噤厥逆，见症奇，一日之淋而口噤厥逆耶？他医以为风。翁曰：误矣。此热客膀胱，故难溲耳。投以八正散，二服而溲大行，病且愈。所以知文之病者，诊其脉，尺沉而大，按之而坚，知病之在下也。膀胱者，津液之府，气化则能出。此盖由于热淋而更接内，故移热于膀胱而使溲难也。

东垣治一人，病小便不利，目睛突出，腹胀如鼓非鼓胀，因小便不出而胀，膝以上坚硬，皮肤欲裂，饮食且不下。服甘淡渗泄之药，皆不效。李曰：疾深矣，非精思不能处。思之半夜，曰：吾得之矣。《内经》有云：膀胱者，津液之府，必气化乃能出焉。今服淡渗之药而病益甚者，是气不化也。启元子云：无阳则阴无以生，无阴则阳无以化。甘淡气薄皆阳药，独阳无阴，其欲化得乎？明日以滋肾丸群阴之剂投之，再服而愈。方见丹溪。

长安王善支病小便不通，渐成中满，腹大，坚硬如石，壅塞之极，腿脚坚胀，裂出黄水，双睛凸出，昼夜不得眠，饮食不下独为关，痛苦不可名状。伊戚赵谦甫诣李求治，视归，从夜至旦，耿耿不寐。究记《素问》有云：无阳则阴无以生，无阴则阳无以化。又云：膀胱者，州都之官，津液藏焉，气化则能出矣。此病小便癃闭，是无阴而阳气不化也。凡利小便之药，皆淡味渗泄为阳，止是气药，阳中之阴，非北方寒水阴中之阴所化者也。此乃奉养太过，膏粱积热，损北方之阴，肾水不足。膀胱，肾之室。久而干涸，小便不化，火又逆上而为呕哕，非膈上所生也，独为关，非格病也。洁古云：热在下焦，填塞不便，是关格之法。今病者内关外格之病悉具，死在旦夕，但治下焦可愈。随处以禀北方寒水所化大苦寒之味者黄柏、知母，桂为引用，丸如桐子大，沸汤下二百丸。少时来报，服药须臾，如刀刺前阴火烧之痛，溺如瀑泉涌出，卧具皆湿，床下成流，顾盼之间，肿胀消散。李惊喜曰：大哉！圣人之言，岂可不遍览而执一者也。其症小便闭塞而不渴，时见躁者是也。凡诸病居下焦，皆不渴也。非先生不能道此语。二者之病，一居上焦，在气分而必渴；一居下焦，在血分而不渴。血中有湿，故不渴也。二者之殊，至易别耳。治下焦。

罗谦甫治刘太保淋疾，问曰：近夏月来同行人多有淋证，气运使然，抑水土耶？罗曰：此间别无所患，独公所有之，殆非气运、水土使然。继问公：近来多食何物？曰：宣使赐木瓜百余对，遂多蜜煎之，每客至，以此待食，日三五次。曰：淋由此也。《内经》曰：酸，多食之令人癃，凡治小便不利，不可用酸。夺饮则已。曰：醋味致淋，其理安在？曰：小便主气。经云：酸入于胃，其气涩以收，上之两焦，弗能出入也。不出则留胃中，胃中和湿则下注膀胱之胞，胞薄以懦，得酸则缩蜷，约而不通，水道不行，故癃而涩，乃作淋也。果如言而愈。

黄明之六月中小便淋，茎中痛不可忍，相引胁下痛。以川楝子、生甘草一钱，元胡索七分，人参五分，茯苓四分，琥珀、泽泻、柴胡、当归梢各三分，作一服，名曰参苓琥珀汤，用长流水三盏煎至一盏，温服，空心食前，大效。此方可法。

中书右丞合刺合孙病小便数而少，日夜约至二十余行，脐腹胀满，腰脚沉重，不得安卧。至元癸未季春，罗奉旨治之。诊视，脉得沉缓，时时带数。常记小便不利者有三，不可一概而论。若津液偏渗于肠胃，大便泄泻而小便涩少，一也，宜分利而已；若热搏下焦津液，则热湿而不行，二也，必渗泄则愈；若脾胃气涩，不能通利水道，下输膀胱而化者，三也，可顺气令施化而出也。分利、渗泄、顺气，三法治之，不可不记。今右丞平素膏粱，湿热内蓄，不得施化，膀胱窍涩，是以起数而见少也，非渗泄分利则不能快利。遂处一方，名曰茯苓琥珀汤。《内经》曰：甘，缓而淡渗。热搏津液内蓄，脐腹胀满，当须缓之泄之，必以甘淡为主，遂以茯苓为君；滑石甘寒，滑以利窍，猪苓、琥珀之淡以渗泄而利水道，故用三味为臣；脾恶湿，湿气内蓄则脾气不治，益脾胜湿，必用甘为助，故以甘草、白术为佐；咸入肾，咸味下泄为阴，泽泻之咸以泻伏水，肾恶燥，急食辛以润之，津液不行以辛散之，桂枝味辛，散湿润燥，此为因用，故以二物为使；煎用长流甘烂水，使下助其肾气；大作汤剂，令直达于下而急速也。此方尤妙于五苓散，五苓散加滑石、琥珀，君臣佐使用法不同。两服减半，旬日良愈。

丹溪治一老人，因疝疼二十年，多服苍术、乌、附等药，疝稍愈。又患淋十余年，其间服硝、黄诸淋药，不效。忽项右边发一大疽，连及缺盆，不能食，淋痛愈甚，叫号困惫。时当六月，脉短涩，左微似弦，皆前乌、附积毒所致，凝积滞血，蓄满膀胱，脉涩为败血，涩血虚而断为败血，亦合症而云。短为血耗，忍痛伤血，叫号伤气，知其溺后有如败脓者，询之果然。遂先治淋，令多取土牛膝根茎叶浓煎汤行瘀，并四物汤大剂，与三日后，痛与败脓渐减，五七日淋止，疮势亦定，盖四物能生血也。但食少，疮未收敛，用四物加参、芪、白术熬膏，以陈皮、半夏、砂仁、木香煎取清汁，调膏与之，遂渐能食，一月疮安。先行瘀生新，后调元补胃，行气开瘀，故曰非开瘀不足以行气也。

一人小便不通，医用利药，益甚。脉右寸颇弦滑，此积痰在肺。肺为上焦，膀胱为下焦，上焦闭则下焦塞，如滴水之器，必上窍通而后下窍之水出焉。以药大吐之，病如失。

一妇脾疼后大小便不通。此痰隔中焦，气聚下焦。二陈加木通煎服，再一服，探吐之。

沈宗常治黎守溺不下，或窜以药，益闭。常曰：结络不解，痰成癖，法当吐。果吐而溲如故。

孙琳路钤本殿前司健儿，善医。宁宗为郡王，病淋，日夜凡三百起，国医罔措。有荐之者，光宗时在东宫，亟召之至。孙求二十钱，买大蒜、淡豉、蒸饼三物，烂研，合和为丸，令以温水下三十丸。且曰：今日进三服，病当退三分之一，明日再进，如之三日则病除。已而果然，奏官右列。或问其说，孙曰：小儿缘有淋？只是水道不通利，蒜、豉皆通利，无他巧也。

滑伯仁治一妇，病艰于小溲，中满喘渴。一医投以瞿麦、栀、苓诸滑利药，而秘益甚。诊其脉，三部皆弦而涩。曰：经云：膀胱者，州都之官，津液藏焉，气化则能出矣。所谓水出高源者也。膻中之气不化，则水液不行，病因于气，徒行水无益也，法当治上焦。乃制朱雀汤，朱雀汤：雄雀肉一只，赤小豆一合，人参一两，赤茯苓一两，大枣肉一两，小麦一两，紫石英一两，紫菀五钱，远志五钱，丹参五钱，甘草三钱，和匀为粗末，每服三钱，水煎，食远温服。河间朱雀丸：茯神二两，沉香五钱，朱砂五钱，参汤下。倍以枳、桔，煎用长流水，一饮而溲，再饮气平，数服病已。东垣案渴，此案不渴，分在气在血，合前东垣案看之，方知其妙。

一妇年六十余，病小溲闭若淋状，小腹胀，口吻渴。诊其脉，沉且涩。曰：此病在下焦血分，阴火盛而水不足，法当治血。血与水同，血有形而气无形，有形之疾当以有形法治之。即以东垣滋肾丸，服之而愈。两案，一弦而涩，一沉而涩，以渴者属气分，不渴者属血分。

韩悉治一人淋，素不服药。教以专啖粟米粥，绝他味，旬余减，月余痊。

虞恒德治一人，年七十，秋间患小便不通二十余日，百方不效。后得一方，取地肤草捣自然汁服之，遂通。地肤草单方。叶名铁扫帚。虽至微之物，而有回生起死之功，故并载之。

吴茭山治一妇，患淋沥，数而疼痛，身烦躁。医以热淋治之，用八正散、连子饮服之，愈剧。吴诊，脉沉数无力，沉数为热在血，无力为虚在气，总归虚热，不得用八正散。知气与火转郁于小肠故也。遂与木通、麦稿节、车前子、淡竹叶、麦冬、灯心、甘草梢、大腹皮之类，服之而安。盖小肠乃多气少血之经，今病脉系气郁，反用大黄、栀、苓味厚苦寒之药，故寒极伤气，病转加矣。殊不知血中有热者乃有形之热，为实热也；气中有热乃无形之热，为虚热也。同一热也，而分在气在血，血中之热为实，气中之热为虚，大有至理，可悟建中老人治痘之法。凡气中有热者，当行清凉薄剂，无不获效。更分气血多少之经，须辨温凉厚薄之味，审察病机，斯无失也。

程沙随苦血淋，百药无效。偶阅本草，因见白冬瓜治五淋，于是日煮食之，至七日而愈。

唐与正治吴巡检，病不得前溲，卧则微通，立则不能涓滴。医遍用通小肠药，不效。唐因问吴：常日服何药？曰：常服黑锡丹。问：何人结砂？曰：自为之。唐洒然悟曰：是必结砂时铅不死，硫黄飞去，铅砂入膀胱，卧则偏重，

犹可溲，立则正塞水道，以故不能通。令取金液丹三百粒，分为十服，煎瞿麦汤下之。膀胱得硫黄，积铅成灰，从水道下，犹累累如细砂，病遂愈。《夷坚志》夫硫黄之化铅，经方所载。苟不察病源而以古方从事，未见其可也。

鄞县尉耿梦得妻，苦砂石淋十三年，每溺时器中剥剥有声，痛楚不堪。一医命采苦杖根，俗呼为杜牛膝者，净洗碎之，凡一合，用水五盏煎，耗其四而留其一，去滓，以射、乳香末少许研调服之，一夕愈。《本事方》

《元戎》载一人小溲不通，一切利小溲药不效。以其服附子太过，消尽肺阴，气所不化，师用黄连、芩解毒而得通。刘子安病脑疽，服内托散，后泄不止，小便大不通，亦消肺阴之过，诸药不效。郭子明辈用木通、五苓导之，愈秘。刘用陈皮、茯苓、生甘草之类，肺气下行，遂通。若止用利小便药，其不知本甚矣。《医垒元戎》

王仲阳治一士人，弱冠未婚，病遗沥日久，每作虚寒脱泄治之，益甚。王诊，得六脉弦数，难记至数，形骨立不能支。王曰：此三焦不利，膀胱蓄热为五淋也。患者曰：膏血砂垢，每溺则其痛不可言。乃用局方五淋散加山栀子、赤芍药、川木通、瞿麦穗、蚵蚾衣草、滑石末，作大剂，入灯心二十茎，煎服，五七日痊愈。无奈频发，既而九日，便溲俱不通，秘闷欲死。王即令用细灰于患人连脐带丹田作一泥塘，径如碗大，下令用一指厚灰四围高起，以新汲水调朴硝一两余令化，渐倾入灰塘中，勿令漫溢，须臾大小便迸然而出，溺中血条皆如指大。若非热解气使，则其如龟窍之小，何由连出三四日恶物，复得回生？再令服黄连解毒丸，前后二三载，不下三四斤矣，至今安然不发。

一男子患淋久，囊大如球，茎如槌，因服利药多，痛甚，脉微弱如线。以参、芪、归、术，加肉桂、元胡各一钱，木通、山栀、赤芍、赤茯苓、甘草梢等药，一服痛稍减，二服小溲利，四服愈。

程明佑治昌江一人，新娶，夏日患淋浊涩痛。投药清利，遂苦楚眼痛。再服泻心凉肝，口苦下泄，久之盗汗潮热。程诊之，脉缓弱无

力，左涩而微。曰：脉之缓而弱，脾虚也；涩而微者，血不足也。投以益元气养血之剂，病良已。

薛立斋治太尹刘天锡，内有湿热，大便滑利，小便涩滞。服淡渗之剂，愈加滴沥，小腹腿膝皆肿，两眼胀痛。此肾经虚热在下焦，淡渗导损阳气，阴无以化。遂用地黄、滋肾二丸，小便如故。更以补中益气加麦冬、五味，兼服而康。

一儒者失于调养，饮食难化，胸膈不利。或用行气消导药，咳嗽喘促。服行气化痰药，肚腹渐胀。服行气分利药，睡卧不能，两足浮肿，小便不利，大便不实。脉浮大，按之微细，两寸皆短，此脾肾亏损。朝用补中益气加姜、附，夕用金匮肾气丸加骨脂、肉果，各数剂，诸症渐愈。再佐以八味丸，两月乃能步履。却服补中、八味，半载而康。

【博按】以上二案，旧刻前案佚其尾，后案佚其首，并作一案。

石山治一人，形肥苍白，年五十余，病淋沙石涩痛。医用五苓或琥珀八政散之类，病益加。汪诊，脉皆濡弱而缓近驶。曰：此气血虚也。经曰：膀胱者，津液之府，气化出焉。今病气虚，不惟不能运化蒸溽，而亦气馁不能使之出也。经又云：血主濡之。血少则茎中枯涩，水道不利，安得不淋？医用通利，血愈燥，气愈伤矣。遂用大补汤加牛膝煎服，月余病减。仍服八味丸，除附子，加黄芪，服半月余，安。

程仁甫治孚潭汪尚新之父，年五十余，六月间忽小便不通，更数医，已五日矣。予诊，其六脉沉而细。曰：夏月伏阴在内，因用冷水凉药过多，气不化而愈不通矣。用五苓散倍加肉桂桂属龙火，使助其化也，外用葱白煎水热洗，一剂顿通。

江篁南治一人，年三十余，患淋数年，每饮酒或劳役即发，小溲红，日夜数十行，点滴频数且痛，素嗜酸，久药不效。诊左手浮小而快，右沉大近涩。曰：此气血虚也。经曰：膀胱者，津液之府，气化出焉。今病气虚，不惟不能运化蒸溽，而亦气馁不能使之出也。经又云：血主濡之。血少则茎中枯涩，水道不利，安得不淋？况多服通利，血愈燥，气愈伤矣。又素嗜酸，酸入于胃，其气涩以收，上之两焦，弗能出入也，不出则留胃中，胃中和湿则下注膀胱之胞，胞薄以濡，得酸则缩卷，约而不通，水道不行，故癃而涩，《内经》曰：酸多食之令人癃是也。为用大补汤加牛膝，煎服数剂，稍愈。乃制八味丸，除附子，加黄芪，更以生甘草、川楝子、人参、玄胡、茯苓相间服而愈。

【琇按】此全袭石山、谦甫两案为一。

张文学道卿传治血淋方：独蒜一枚，山栀子七枚，盐少许，三物共捣如泥，贴患人脐上。所亲患血淋二年余，殊甚，诸医治之，罔效。一日张过视，谩试以前方，即时去紫黑血片碗许，遂愈。

《濮阳传》云：有便血淋者，取旱莲草，水煎服，随愈。

少微述季父守信州时，年五十余，值忧劳，患身热作呕月余，脱肉破䐃，小便淋沥，白如膏饧。官医凌生捡一按，名曰膏淋，用六君加远志，一服有奇功。果依方一匕而起。

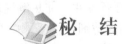

# 秘 结

丹溪治一老人，因内伤挟外感，自误汗后，以补药治愈，脉尚洪数。朱谓洪当作大论，年高误汗后，必有虚症。乃以参、术、归、芪、陈皮、甘草等。自言从病不曾更衣，今虚努进痛不堪，欲用利药。朱谓非实秘，为气因误汗而虚，不得充腹，无力为努。仍用前药，间以肉汁粥、琐阳粥啜之，《丹溪本草》谓琐阳味甘可食者煮粥尤佳，补阴气，治虚而大便结燥。又谓肉苁蓉峻补精血，骤用动大便滑。浓煎葱椒汤浸下体，下软块五六杖。脉大未敛，此血气未复，又与前药二日，小便不通，小腹满闷烦苦，仰卧则点滴而出。朱曰：补药未至。倍参、芪，服二日，小便通，至半月愈。虚秘补法。

一妇产后秘结，脉沉细。服黄柏、知母、附子，愈。

丹溪治其母，年老多痰饮，大便燥结，时以新牛乳、猪脂和糜粥中进之。虽得暂时滑利，终是腻物积多。次年夏时郁为黏痰，发为胁疮，作楚甚困。苦思而得节养之说，时进参、术等补胃补血之药，随天令加减，遂得大腑不燥，面色莹洁，因成一方：用参、术为君，牛膝、芍药为臣，陈皮、茯苓为佐，春加川芎，夏加五味、黄芩、麦冬，冬加当归身，倍生姜，一日一帖或二帖。小水才觉短少，便进此药，小水之长如旧，即是却病捷法。

一妇年五十，患小便涩。治以八正散等剂，小肠胀急不通，治里不效。身如芒刺。朱以所感霖淫雨湿，邪尚在表，此症脉必浮濡而不数，不然，身如芒刺属湿火居多，何以断之为湿邪在表耶？立斋一案时或身如芒刺，亦作湿治。因用苍术为君，附子佐之发表，一服即汗，小便随通。汗法。

一人年八旬，小便短涩，分利太过，致涓滴不出。盖饮食过伤其胃，气陷于下焦。用补中益气汤，一服即通。升法。

【琇按】此当入淋秘。

史载之治蔡元长，苦大便秘。国医用药，俱不能通利，盖元长不肯服大黄故也。时史未知名，往谒之，阍者龃龉，久之乃得见。既而诊脉，史欲出奇，曰：请求二十文钱。元长问何为？曰：欲市紫菀耳。史遂以紫菀末之而进，须臾大便遂通。元长惊异问故，曰：大肠，肺之传送。今之秘结无他，以肺气浊耳。紫菀能清肺气，是以通也。自是医名大著。气秘用清法。《北窗炙輠》

饶医熊彦诚年五十余，病前后闭，便溲不通五日，腹胀如鼓。同辈环视，皆不能措力。与西湖妙杲僧慧月善，遣书邀致诀别，月惊驰而往。过钓桥，逢一异客，丰姿潇洒，揖之曰：方外高士，何子子走趋如此？月曰：一善友久患秘结，势不可疗，急欲往问耳。客曰：此易疗也。待奉施一药。即脱靴入水，探一大螺而出，曰：事济矣。持抵其家，以盐半匕和壳生捣碎，置病者脐下一寸三分，用宽布紧系之，

仍办触器以须其通。熊昏不知人，妻子聚泣，曾未安席，君然暴下而愈。月归访异人，无所见矣。热秘用清法。《类编》

王克明治胡秉妻，便秘腹胀，号呼逾旬。克明视之，时秉家方会食，王曰：吾愈之使预会，可乎？以半硫丸碾生姜，调乳香下之，俄起，对食如常。冷秘用温法。

虞恒德治一妇，年五十余，身材瘦小，得大便燥结不通，饮食少进，小腹作痛。虞诊之，六脉皆沉伏而结涩。作血虚治，用四物汤加桃仁、麻仁、煨大黄等药，数服不通，反加满闷。与东垣枳实导滞丸及备急大黄丸等药，下咽片时即吐出，盖胃气虚而不能久留性速之药耳。遂以备急大黄丸外以黄蜡包之，又以细针穿一窍，令服三丸，盖以蜡匮者，制其不犯胃气，故得出幽门，达大小肠也。明日，下燥屎一升许，继以四物汤加减作汤，使吞润肠丸。如此调理月余，得大便如常，饮食进而安。血秘用下法。

一男子因出痘，大便闭结不通。儿医云：便实为佳兆。自病至痘疮愈后，不如厕者凡二十五日，肛门连大肠痛甚，叫号声彻四邻。用皂角末及蜜煎导法，服以大小承气汤及枳实导滞丸、备急丸，皆不效，计无所出。虞曰：此痘疮余毒郁热结滞于大小肠之间而然。以香油一大盏令饮，自朝至暮，亦不效。乃令婢者口含香油，以小竹筒一个套入肛门，以油吹入过半时许，病者自云：其油入肠内，如蚯蚓渐渐上行。再过片时许，下黑粪一二升止，困睡而安。毒秘。

薛己治一儒者，大便素结。服搜风顺气丸后，胸膈不利，饮食善消。面戴阳色，左关尺脉洪大而虚。薛曰：此足三阴虚也。彼不信，乃服润肠丸，大便不实，肢体倦怠。与补中益气、六味地黄丸，月余而验，年许而安。若脾肺气虚者，用补中益气汤；若脾经郁结者，用加味归脾汤；若气血虚者，用八珍汤加肉苁蓉；若脾经津液涸者，用六味丸；若发热作渴饮冷者，用竹叶黄芩汤；若燥在直肠，用猪胆汁导之；若肝胆邪侮脾者，用小柴胡加山栀、郁李、枳壳；若膏粱厚味积热者，用加味清胃散。亦

有热燥、风燥、阳结、阴结者，当审其因而治之。若复伤胃气，多成败症。

一老儒素有风热，饮食如常，大便十七日不通，肚腹不胀。两尺脉洪大而虚，此阴火内铄津液。用六味丸二十余剂，至三十二日始欲去，用猪胆润而通利如常。

一妇年七十三，痰喘内热，大便不通两月，不寐。脉洪大，重按微细，此属肝、肺、肾亏损。朝用六味丸，夕用逍遥散，各三十余剂，计所进饮食百余碗，腹始痞闷，乃以猪胆汁导而通之，用十全大补调理而安。若间前药，饮食不进，诸症复作。

一男子年五十余，因怒少食，大便不利。服润肠丸，大便秘结，胸胁作痛，欲兼服脾约丸。肝、脾、肾脉浮而涩。薛曰：此足三阴精血亏损之症也。东垣先生云：若人胃强强为邪强脾弱，约束津液，不得四布，但输膀胱，小便数而大便难者，用脾约丸；若人阴血枯槁，内火燔灼，肺金受邪，土受木伤，脾肺失传，大便秘而小便数者，用润肠丸。今滋其化源，则大便自调矣。如法果验。

一儒者怀抱忧郁，大便秘结，食少。乃伤脾之变症也。

【博按】薛氏原本云：一儒者怀抱郁结，复因场屋不遂，发热作渴，胸膈不利，饮食少思。服清热化痰行气等剂，前症益甚，肢体倦怠，心脾二脉涩滞，乃郁结伤脾之变症也。

遂用加味归脾汤治之，饮食渐进，诸症渐退。但大便尚涩。两颧赤色，此肝肾虚火内伤阴血，用八珍汤加苁蓉、麦冬、五味，至三十余剂，大便自润。

一男子患症同前，服大黄等药，泄泻便血，

遍身黑黯。薛视之，曰：此阴阳二络俱伤也。经曰：阳络伤则血外溢，阴络伤则血内溢。此不治也。已而果然。

职方陈莪斋年逾六旬，先因大便不通，服内疏等剂后，饮食少思，胸腹作胀，两胁作痛。

【琇按】胁痛必由内疏所伤。

形体倦怠。两尺浮大，左关短涩，右关弦涩。尺当沉，今浮大，右关当微洪而反弦涩，左关当弦而反涩，症断不起。时五月，请治。薛曰：此命门火衰，不能生脾土，而肺金又克肝木，恐金旺之际难起矣。果然。

汪石山治一妇，因改醮乘轿劳倦，加以忧惧，成婚之际，遂病小腹胀痛，大小便秘结不通。医以硝、黄三下之，随通随闭，病增胸膈胃脘胀痛，自汗食少。汪诊之，脉皆濡细近驶，心脉颇大，右脉觉弱。汪曰：此劳倦忧惧伤脾也。盖脾失健运之职，故气滞不行，以致秘结。今用硝、黄，但利血而不能利气。遂用人参二钱，归身钱半，陈皮、枳壳、黄芩各七分，煎服而愈。

江汝洁治一人，患前后闭三四日，且不能食，甚危急。江视之，曰：头痛耳鸣，九窍不利，肠胃之所生也。经曰：北方黑色，入通于肾，开窍于二阴，藏精于肾，精不足则二便难。以琐阳三钱，酒洗，焙干为末，煮粥，强与服之，是晚二便俱利，饮食亦进。

江应宿治从侄妇，患秘结，因产后月余如厕，忽跨痛如闪，大小便不通，已经四五日。杂进通利淡渗之药，罔效。予适归，仓惶告急，云：前后胀肿，手不敢近，近之则愈痛。虽不见脉，知其形气病气俱实。与桃仁承气汤加红花一剂，暴下而愈。

# 黄 疸

【琇按】是病多谓湿热蒸郁脾胃而成，然有肝热传胆者，肝热移脾者，又有燥火便秘宜下者。

东垣治一人，年六十二，素有脾胃虚损病，目疾时作，身面目睛俱黄，小便或黄或白，大

便不调，饮食减少，气短上气，怠惰嗜卧，四肢不收。至六月中，目疾复作，医以泻肝散下数行，而前疾增剧。李谓大黄、牵牛虽除湿热，而不能走经络，妙。下咽不入肝经，先入胃中。大黄苦寒，重虚其胃；牵牛其味至辛，味辛者

为金用，克肝木则可。经曰：肺病无多食辛。能泻气，重虚肺本，嗽大作。盖标实不去，本虚愈甚，加之适当暑雨之际，素有黄症之人所以增剧也。此当于脾、胃、肺之本脏，泻外经中之湿热，制清神益气汤主之。茯苓、升麻各二分，泽泻、苍术、防风各三分，生姜四分，泻湿热而补脾胃。此药能走经，除湿热而不守，故不泻本脏，经、脏二字妙绝，当熟玩。补肺与脾胃本脏中气之虚弱。

【瑴按】江氏原本止此，今考东垣《脾胃论》，此方凡分作三段，江或误认为三方，故节去下二段耳。为补刊于后。

青皮一分，橘皮、生甘草、白芍药、白术各二分，人参五分，此药皆能守本而不走经，不走经者，不滋经络中邪，守者能补脏之元气；黄柏一分，麦冬二分，人参二分，五味子三分。

【瑴按】第二段已用人参五分，此段复用人参二分，似误。然观后发明云：救以生脉散，则配方本意如此，非重出也。江氏或录此，误认为三方耳。

此药去时令浮热湿蒸。上件㕮咀如麻豆大，都作一服，水二盏煎至一盏，去滓，稍热空心服。火炽之极，金伏之际，而寒水绝体于此时也，故急救以生脉散，除其湿热以恶其太甚。肺欲收，心苦缓，皆酸以收之。心火盛，则甘以泻之，故人参之甘佐以五味子之酸，孙思邈云：夏月常服五味子以补五脏气是也。麦门冬之微苦寒，能滋水之源于金之位而清肃肺气，又能除火刑金之嗽而敛其痰邪，复微加黄柏之苦寒以为守位，滋水之流以镇坠其浮气，而除两足之痿弱也。

罗谦甫治兀颜正卿，二月间因官事劳役，饮食不节，心火乘脾火生土，火甚亦能侮土，脾气虚弱，又以恚怒，气逆伤肝，心下痞满，四肢困倦，身体麻木热伤气，故麻木，次传身目俱黄，微见青色，颜黑初起颜黑，故可治。色黑，湿也，心神烦乱，怔忡不安，兀兀欲吐，口生恶味，饮食迟化，时下完谷，小便癃闭而赤黑湿热，故小便秘，辰巳胃脾间发热，日暮则止，至四月尤盛。罗诊，其脉浮而缓，《金匮要略》云：寸口脉浮为风，缓为痹。痹非中

风，四肢苦烦，脾色必黄，瘀热已行。趺阳脉紧为伤脾，风寒相搏，食谷则眩，谷气不消，胃中苦浊，浊气下流，小便不通，阴被其寒，热流膀胱，身体尽黄，名曰谷疸谷疸，寒热不食，食则头眩，心胸不安，小便难，久久发黄。此风寒相搏，谷气不消，胃中苦浊，小便不通，热流膀胱所致。以茵陈叶一钱，茯苓五分，栀子仁、苍术去皮炒、白术各三钱，生黄芩六分，黄连、枳实、猪苓去皮、泽泻、陈皮、汉防己各二分，青皮去白一分，作一服，以长流水三盏煎至一盏，名曰茯苓栀子茵陈汤。一服减半，二服良愈。《内经》云：热淫于内，治以咸寒，佐以苦甘。又湿化于火，热反胜之，治以苦寒，以苦泄之，以淡渗之。以栀子、茵陈苦寒，能泻湿热而退其黄，故以为君；《难经》云：苦主心下满，以黄连、枳实苦寒，泄心下痞满，肺主气，今热伤其气，故身体麻木，以黄芩苦寒，泻火补气，故以为臣；二术苦甘温，青皮苦辛温，能除胃中湿热，泄其壅滞，养其正气；汉防己苦寒，能去十二经留湿；泽泻咸平，茯苓、猪苓甘平，导膀胱中湿热，利小便而去癃闭也。

至元丙寅六月，时雨霖霪，人多病湿瘟。真定韩君祥因劳役过度，渴饮凉茶及食冷物，遂病头痛，肢节亦疼，身体沉重，胸满不食。自以为外感内伤，用通圣散二服，添身体困甚。医以百解散发其汗汗，越四日以小柴胡汤二服，复加烦热躁渴，又六日以三一承气汤下之下，躁渴尤甚，又投白虎加人参柴胡饮子之类清，病愈增。又易医，用黄连解毒汤、朱砂膏、至宝丹之类，至十七日后，病势转增，传变身目俱黄，肢体沉重，背恶寒，皮肤冷，心下痞硬，按之则痛心下痛，按之硬，手少阴受寒，足少阴血滞，执按之而痛为实则误，眼涩眼涩为湿毒不欲开，目睛不了了，懒言语，自汗，小便利，大便了而不了。此痞痛按之痛，为阴症，故小便利，大便了而未了，理中汤佳。罗诊，其脉紧细寒，按之空虚下焦无阳也，两寸脉短，不及本位。此证得之因时热而多饮冷，加以寒凉寒药过度，助水乘心，反来侮土，先因其母后薄其子。经云：薄所不胜，乘所胜也。时值

霖雨，乃寒湿相合，此为阴症发黄明也。身无汗，际颈而还，小便不利则发黄，今身自汗，小便利而发黄，明属寒湿。罗以茵陈附子干姜汤主之。茵陈附子干姜汤：附子、干姜、半夏、草豆蔻、白术、陈皮、泽泻、枳实、茵陈、生姜使。《内经》云：寒淫于内，治以甘热，佐以苦辛。湿淫所胜，平以苦热，以淡渗之，以苦燥之。附子、干姜辛甘大热，散其中寒，故以为主；半夏、草豆蔻辛热，白术、陈皮苦、甘、温，健脾燥湿，故以为臣；生姜辛温以散之，泽泻甘平以渗之，枳实苦微寒，泄其痞满，茵陈苦微寒，其气轻浮，佐以姜、附，能去肤腠间寒湿而退其黄，故为佐使也。煎服一两，前症减半，再服悉去。又与理中汤，服之数日，气得平复。或者难曰：发黄皆以为热，今暑隆盛之时，又以热药治之而愈，何也？此一辨不可少。罗曰：主乎理耳。成无己云：阴症有二：一者始外伤寒邪，阴经受之，或因食冷物伤太阴经也；一者始得阳症，以寒治之，寒凉过度，变阳为阴也。今君祥因天令暑热，冷物伤脾，过服寒凉，阴气太胜，阳气欲绝，加以阴成寒湿相合发而为黄也。仲景所谓当于寒湿中求之，李思顺云解之而寒凉过剂，泻之而逐寇伤君，正以此耳。圣贤之制，岂敢越哉？或曰：洁古之学有自来矣。

刘宗厚治赵显宗病伤寒，至六七日，因服下药太过致发黄，其脉沉细迟无力，皮肤凉发躁阴极发躁，欲于泥中卧，喘呕，小便赤涩。先投茵陈橘皮汤，次第用药之法。喘呕止。次服小茵陈汤半剂，脉微出，脉微出者生。不欲于泥中卧。次日又服茵陈附子汤半剂，四肢发热，小便二三升，用附子而小便长。当日中大汗而愈。似此治愈者不一一录。凡伤寒病黄，每遇太阳或太阴司天岁，若下之太过，往往变成阴黄。盖辰戌太阳寒水司天，水来犯土，丑未太阴湿土司天，土气不足，即脾胃虚弱，亦水来侵犯，多变此证也。

虞恒德治一人，年三十余，得谷疸症，求治。以胃苓汤去桂，加茵陈数十帖，黄退。自以为安，不服药。十数日后，至晚目盲不见物。虞曰：此名雀目，盖湿痰盛而肝火有余也。用

獭猪肝煮熟，和夜明砂作丸服之，目明如故。来谢，虞曰：未也。不早服制肝补脾消痰之剂，必成蛊胀。疸成蛊胀。伊不信，半月后腹渐胀痞满，复求治。仍以胃苓汤倍二术，加木通、麦冬煎汤，下褪金丸，一月而安。

江篁南治一人，夏月患食疸，面目俱黄如金，头痛如破，小溲涩难，多汗。用车前草捣汁，调益元散服之，小溲即利。先泻湿热。乃与补中益气汤一帖，汗少止。后补元气。继以人参白虎汤、竹叶石膏汤合服之，头痛亦止，诸症多平。惟黄未尽退，乃以流气清热之剂治之，愈。

犹子三阳患疸症，皮肤目睛皆黄，小溲赤。左脉弦而数，右三部原不应指，今重按之，隐隐然指下，证见午后发热湿热变疟，五更方退兼阴疟。以茵陈五苓散除桂，加当归、栀子、黄柏、柴胡，数服。继用人参养荣汤，乃八物除芎，加芪、陈皮、五味、姜、枣，兼人乳、童溲，热退三日，已而复作，间日发于午后，肌热灼指，脉近弦，乃作疟治之而愈。后数年，复患目睛黄，午饭难克化，则小溲黄，以黄芪建中汤除桂，加白术、陈皮、茯苓、半夏、神曲、麦芽、姜少许而退。

兖山汪兖渠之内，年十八，因以冷水洗澡，带湿卧簟，坐冷石，致腹痛甚腹痛为寒。医疑经滞，用破血行经之药，不效。更医，用附子理中汤加桂，痛稍定。次日躁扰谵言，不知人，医以补中加寒凉药二三服，乃觉身热，面目发黄，头晕，小溲黄如金色湿，月事如常，但少耳，所苦午后发热，咽喉不清，常作声咳嗽。初秋，江诊之，脉左右皆浮大而驶，而右尤躁疾。方以苍白术、茵陈、泽泻、茯苓、猪苓、柴胡、黄柏、栀子、姜皮等药，次日脉稍平。以陈皮、桔梗、元参，并前方出入增损，数服而愈。

扬州吴世德患胸腹作滞，小溲黄涩，目睛黄甚，恶风鼻塞，饮食作恶。暑月，江诊，左脉沉小而缓，右颇大而弦，脾部带滑。乃食伤太阴，为食疸症也，兼风寒外袭。法宜疏利消导，以防风、苍术、茵陈、苏叶、陈皮、茯苓、猪苓、泽泻、枳实、姜、葱煎服，夜来小溲颇

长。早因惊悸，出汗一时许，乃用五苓去桂，加滑石、茵陈，合平胃散，四服，胸膈宽，小溲色渐淡而长，面目皮肤黄渐退。临卧喉口作

干，大便燥，口臭，前方减厚朴、苍术，加白术，数服而愈。

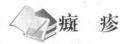

## 癍 疹

丹溪治一乳孩，因胎毒两腋生疖，后腹胀发赤疹如霞片。以剪刀草汁调原蚕砂，敷之，愈。

沧洲翁二条，滑伯仁一条，见伤寒类。

完颜小将军病寒热间作，腕后有癍三五点，鼻中微血出。两手脉沉涩，胸膈四肢按之殊无大热无大热，此内伤寒也。问之，因暑卧殿角伤风，又渴饮冰酪水。此外感者轻，内伤者重，从内病俱为阴也。见斑、鼻衄，断为阴，甚妙。故先癍衄，后显内阴。寒热间作，脾亦有之，非往来少阳之寒热也。与调中汤，数服而愈。调中汤，治内伤外感而发阴癍。苍术一钱五分，陈皮一钱，砂仁、藿香、白芍、炙甘草、桔梗、半夏、白芷、羌活、枳壳各一钱，川芎、麻黄、

桂枝各五分，生姜三片，水煎服。方见《玉机微义》。

江篁南治章祁一人，年五十，因伐木受湿，夏间才遇热，汗衣则皮肤发红疹，隐隐如布粟状，少取凉，汗收则疹渐没，素有鸣肠之症，自患前恙，则肠不复鸣矣。江曰：此症虽有阴阳轻重，俱从火化，此无根失守之火聚于胸中，上独熏肺。盖肺主气，主皮毛，遇热汗衣伤之，则传于皮肤而为疹矣，取凉汗收而疹没者，火散而疹自退，承乃制之义也。腹中鸣，乃火击动其水。昔有而今无者，火从中达外也。若不节食绝欲，早拔其根，他日恐成疠风也。其人食欲不能节，已而果成疠风，不治。

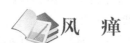

## 风 瘅

唐与正治侄女，年数岁，得风瘅疾，先发于臆，迤逦延上，赤肿痛痒。医以上膈风热治之亦不远，不效。唐诊之，曰：是肝肺风热盛极耳。以升麻、羌活、荆芥、鼠粘子、赤芍药、淡竹叶、桔梗、干葛八物治之，自下渐退而肿聚于顶，其高数寸，虽饮食寝处无妨，而疾未去。唐母吴夫人曰：此女乳母好饮热酒，至并歠其糟，疾殆因是欤？唐方悟所以至顶不消之由。思之，惟干葛消酒，且能疗火毒，乃以先方加葛三倍，使服之，二日肿尽去。《夷坚志》

齐王太后病，召臣意入。诊脉，曰：风瘅

客脬注云：脬，膀胱也。言风瘅之病客居在膀胱，难于大小溲肾主二便，与膀胱为表里，溺赤湿生热。臣意饮以火齐汤即黄连解毒汤。或云川连一味为火齐汤，一饮即前后溲，再饮病已，溺如故。病得之流汗出漮音巡。漮者，去衣而汗晞也。去衣汗晞，风湿应肺受之。盖肺主通调水道，而移于膀胱，故曰客也。所以知齐王太后者，臣意诊其脉，切其太阴之口肺部，湿然，风气也。《脉法》曰：沉之而大坚，浮之而大紧者，病主在肾。肾切之而相反也，脉大而躁。大者，膀胱气也；躁者，中有热而溺赤。《史记》

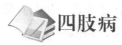

## 四肢病

【瑴按】经曰：脾病则四肢不用。诸案所列，类多痿症。

《华佗别传》曰：琅琊有女子，右股上有疮，痒而不痛，愈而复作。佗曰：当得稻糠色

犬，系马顿走出五十里，断头向痒。乃从之，须臾有蛇在皮中动，以铁横贯引出，长三尺许，七日愈。《独异志》

罗谦甫治真定张大，年近三十，素嗜酒，至元辛未夏间病手指节肿痛，屈伸不利，膝膑亦然，心下痞满，身体沉重，不欲饮食，食即欲吐，面色痿黄，精神减少，病近月余。罗诊，其脉沉而缓，缓者脾也。《难经》云：腧主体重节痛。腧者，脾之所主，四肢属脾。盖其人素饮酒，加之时助湿气大胜，流于四肢，故为肿痛。《内经》云：诸湿肿满，皆属脾土。仲景云：湿流关节，肢体烦痛。此之谓也。宜以大羌活汤主之。《内经》云：湿淫于内，治以苦温，以苦发之，以淡渗之。又云：风能胜湿。羌活、独活苦温，透关节而胜湿，故以为君；升麻苦平，威灵仙、防风、苍术苦辛温，发之者也，故以为臣；血壅而不流则痛，当归辛温以散之；甘草甘温，益气缓中；泽泻咸平，茯苓甘平，导湿而利小便，以淡渗之也，使气味相合，上下分散其湿也。

一人两足心凸如肿，硬如钉，胫骨生碎孔流髓，身发寒战，惟思饮酒。症见寒战、饮酒，亦奇。此肝肾气冷热相吞。用川乌炮为末，敷之，温以行之。内煎韭菜汤服之，愈。行瘀温散。

一人四肢节脱，但有皮连，不能举动，名曰筋解。症奇。用黄芦酒浸一宿，焙，为末，酒下二钱，多服而安。

一人手指弯曲，骨节间痛不可忍，渐至断落。以蓖麻子去壳二两，碎者不用，黄连四两，贮瓶内，水二升浸之，春夏三日，秋冬五日，每早面东以此水吞下蓖麻子一粒，渐加至四五粒。微泄无害，忌食动风物，屡效。症奇，治亦奇。

葛可久治同郡富人女，年可十七八，病四肢痿痹，不能自食，目瞪，众医莫能治。葛视之，笑曰：此不难治。乃令悉去房中香奁流苏之属，发地板，掘土为坎，置女子其中，扃其扉，戒家人：俟其手足动而作声，当报我。久之，手足果动而呼，投药一丸，明日自坎中出矣。盖此女平日嗜香，而脾为香气所蚀故也。

《吹剑续录》

赵宜真曰：予一故人曾患鼓椎风，往来寒热，数月伏枕，诸药不能疗。最后一医士诊之，曰：虽成痼疾，而有客邪在少阳经未解，若曾服五积散则误矣。询之，果然。因投小柴胡汤数服，寒热顿除。却用本料追风丸等药，理其风证而全瘳矣。赵宜真，明初人。

徐文中，以医名吴中。镇南王妃卧病，不可起。文中入诊视。王曰：疾可为乎？对曰：臣以针石加于玉体，不痊，其安用臣？遂请妃举手足，妃谢不能。文中因请诊候，按手合谷、曲池而针随以入，妃不觉知，少选，请举如前，妃复谢不能。文中曰：针气已行，请举玉手。妃不觉为一举，请举足，足举，王大悦。明日妃起坐，王大设宴赐，声震广陵。

一女子十六岁，四腕软皮处生恶物如黄豆大，半在肉内，红紫色，痛甚，诸药不效。方士教买水银四两，以白绵纸二张揉熟，蘸水银擦之，三日愈。

一人发寒热，四肢坚硬如石，击之有钟磬声，日黄瘦。用茱萸、木香等分，水煎一二服，愈。

有人患人面疮，多在股上，其形似人面，有口眼，敷药上即食之，与饮食亦然。一日将贝母末敷，即密口不受。遂拉之疮口，数次遂愈。

江左有商人，左膊上有疮如人面，亦无他苦。商人戏滴酒疮口中，其面亦赤色，以物食之，亦能食，食多则觉膊内肉胀起，或不食之，则一臂痹。有善医者，教其历试诸药，金石草木之类，悉无所苦。至贝母，其疮乃聚眉闭口，其人喜曰：此药可治也。因以小苇筒投其口灌之，数日成痂，遂愈。《本事方》

薛立斋治一妇人，素清苦，四肢患血风疮。误用败毒寒凉，晡热内热，自汗盗汗，月经不行，口干咽燥。此郁结伤脾，四肢者，脾主之。用归脾汤数剂后，兼逍遥散五十余剂而愈。

一人手十指断坏，惟有筋连无节，肉内虫出如灯心，长数尺，遍身绿毛，名血余。用茯苓、胡黄连煎服，愈。作湿热治，兼杀虫。

有人患脚疮，冬月顿然无事，夏月臭烂疼

痛不可言。一道人视之，曰：尔因行草上，惹着蛇交遗沥，疮中有蛇儿，冬伏夏出，故疼痛也。以生虾蟆捣碎敷之，日三四换，凡三日，有一小蛇自疮中出，以铁钳取之，其病遂愈。《撷青杂记》

一人左手无名指爪角生一小疮，初起麻粒大，用小刀挑升疮头，血出如溺不止，一日长出肉瘤，如菌裹指，顶内开一孔，如眼目转动。此疔毒也。以艾灸四十壮，不知疼痛痒，复烙之，剪去肉瘤，敷拔疔散，外以膏药贴之，内服解毒，七日痊愈。

一人手足甲忽然长倒生肉刺如锥，食葵菜自愈。

荆州处士侯又元，尝出郊，厕于荒冢上，及下，跌伤其肘，创甚。行数百步，逢一老人，问：何所苦也？又元具言，且见其肘。老人言偶有良药，可封之，十日不开，必愈。如言，及解视，遂落。又元兄弟五六人互病，病必出血，月余，兄两臂忽病疮六七处，小者如榆钱，大者如钱，皆成人面。《酉阳杂俎》

程山人孺文见一人手生丫枝，痛苦无奈。一医用通草为末，以鸡蛋清调，涂上即消。

马嗣明从驾往晋阳，至辽阳山中，数处见榜，云：有人家女病，若有能治瘥者，购钱十万。名医多至，问病状，不敢下手，惟嗣明独治之。其病由云：曾以手持一麦穗，即见一赤物，长三寸似蛇，入其手指中，因惊怖倒地，即觉手臂疼肿，渐及半身俱肿，疼不可忍，呻吟昼夜不绝。嗣明为处方服汤。比嗣明从驾还，女平复。《北齐书》

正德间，神乐观陆道士生人面疮，在足外臁，疮口似唇而有舌无齿，能言，且素食，但开口时必大痛垂绝，口闭复苏，饮之以酒则四周皆红，唼以脂膏亦能消铄，食毕则闭，疼乃稍可，但流脓血不止，每日一度或二度，其发无常，极受苦楚，贝母亦不能疗，如是者一年。人问故，答曰：年十七时，夜与本房老仆忿争，殴之死。房后地旷而风烈，吾师急聚薪焚之，天明无知者。今经十年，疮自言仆也。忽七日不言，以为将瘥矣。有兄在牛首寺为僧，因往访之。在寺几半月，忽复言，痛绝尤甚，曰：我才出数日，汝即避我，使我寻之苦也。虽然冤亦解矣。汝明日下山，遇一樵者，可拜求治之。明日，果遇樵者，恳焉。樵者厉声怒曰：业畜！敢言我也。去，半夜疗汝。忽不见。恍然回观，夜梦金甲神人，胸挂赤心忠良四字，谓曰：药在案上，可煎汤服。以左手持药渣出水，西门外第二十家门首有妇人泼水者，即弃于道而返。觉起，视案有物，如乱发而无端者。江云：如乱发者疑是青口。遂如戒，果见妇人，弃之归，疮遂愈。自后屡探本妇，竟无他，不知此何故也。《见闻纪训》

吴江一农夫两股赤肿，痛甚，不能坐立。一医与之剖开，中有小蛤蜊四个，取出，遂愈。《五湖漫闻》

有人腋下体气，五更时用精肉二片，以甘遂末一两拌之，挟腋下至天明，以生甘草一两煎汤饮之，良久泻出秽物。须在荒野之处，恐传他人。依法三五次即愈，虚弱者间为之。外用搽药：枯矾一两二钱，轻粉五钱，麝香一钱，蜜陀僧二两，童便一碗浸，煅便尽为度，各为细末，津液调，敷两腋下。无轻粉，以海螵蛸代。

# 疠 风

李东垣治一人，病疠风，满面连须极痒，眉毛脱落，须用热水沃之稍缓，或砭刺亦缓。《风论》中云：夫疠者，荣卫热胕，其气不清，故鼻柱坏而色败，皮肤疡溃。风寒客于脉而不去，名曰疠风。当刺其肿上先刺，以锐针刺其处，按出恶气，肿尽乃止。宜蔬食粝饭。用药当破血去热，升阳去痒泻荣，以辛冷散之，甘温升之，行阳明经，泻心火，补肺气，乃治之正也。升麻、连翘各六分，苏木、当归、全蝎、黄连、地龙、黄芪各三分，生黄芩四分，甘草五分，人参二分，生地黄四分，桃仁三枚，桔梗五分，麝香少许，胡桐泪一分，虻虫去翅足，微炒，水蛭二个，炒令烟尽。去子，杵碎，用石灰炒紫黄色，去灰用之。水蛭慎用，制不得法，入腹生子。上剉，除连翘另剉，胡桐泪研，白豆蔻二分为细末，二味另放，麝、虻虫、水蛭三味为细末，另放，外都作一服，水二大盏、酒一匙入连翘煎至一盏六分，再入白豆蔻二味并麝等三味，再煎一二沸，去渣，稍热，早饭后午饭前服。忌酒湿面生冷硬物。

【博按】此案旧刻脱误。

张子和治一人，病疠风十余年。曰：足有汗，尚可治。当发汗，其汗当臭，涎当腥。以三圣散吐之，大吐，汗果臭，痰腥如鱼涎。次以舟车丸、浚川散下五七次，数服乃安。

一人病风，爬搔不已，眉毛脱落。刺其面，大出血如墨，刺三次，血变色，每刺自额至颐，铓针上下俱刺，间日一次，至二十余日方已。

吕沧洲治一女子，病疠。诊其脉，来疾去迟，上虚下实，盖得之酒醉接内而风毒乘之。今虽发秃眉堕，然鼻根幸未陷，肌肉幸未死。遂以防风通圣散加以下药，下瘀血数升及虫秽青黑等物，并进蕲蛇、长松等汤丸，复佐以雄黄、大枫子油，作膏摩之，逾月瘥。

丹溪治一贫妇，寡居病癞。曰：是疾世号难治者，不守禁忌耳。是贫妇而无厚味，寡而无欲，庶几可疗也。即自具药治之，后复投四物汤数百剂，遂不发动。

一人面浮油光，微肿色变，眉脱痒。二世病风，死者三人。与醉仙散，出涎水如盆而愈。

【琇按】此赵以德案。

一人面肿，色变黑，燥痒，眉发脱落，手足皮燥厚拆，痛痒无全肤，有时痒入骨髓，爬至血出，稍止复作，昼夜不眠。与醉仙丹、再造丸二药而愈。

一妇两足胫疮溃，眉落。与再造散一服，愈。年少。不能断欲忌口，一年复发。其前二人不发者，亦非能如法调摄，由病得之未深，鼻柱未坏，疮未溃腐故耳，故人抱病不可不早治也。

罗谦甫治段库使，春初病大风，满面连颈

极痒，眉已脱落，须以热汤沃之则稍缓，昼夜数次沃之，或砭刺亦缓。先师曰：脉风者，疠风也。荣卫热胕，其气不清，故使鼻柱坏，皮肤色败。大风者，风寒客于脉而不去，治之当刺其肿上，以锐针针其处，按出其恶气，肿尽乃止。泻心火，补肺气。方见东垣治案。

释普明，齐州人，久止灵岩。晚游五台，得风疾，眉须俱堕，百骸腐溃，哀号苦楚。忽有异人教服长松，明不知识，复告之云：长松生古松下，取根饵之。皮色如荠苨，长三五寸，味微苦，类人参，清香可爱，无毒，服之益人，兼解诸虫毒。明采服旬日，毛发俱生，颜貌如故。今并、代间土人多以长松杂甘草、干山药为汤，煎服甚佳。然本草及诸方书皆不载，独释慧祥作《清凉传》始序之。《渑水燕谈》

泉州有客卢元钦，染大风，惟鼻根未倒。属端午，官取蚺蛇胆欲进。或言肉可治风，遂取一截蛇肉食之，三五日顿渐，可百日平复。《朝野佥载》

商州有人患大风，家人患之，山中为起茅舍。有乌蛇坠酒罂中，病人不知，饮酒渐瘥，罂底见蛇骨，方知其由。

一僧得病状如白癞，卒不成疮，但每旦取白皮一升许，如蛇蜕。医者谓多啖炙煿所致，与局方解毒雄黄丸，三四服，愈。

赵瞿病癞历年，医不愈，乃赍粮送弃于山穴中。瞿自怨不幸，吁嗟叹泣。经月，有仙人经穴，见而哀之，具问其详。瞿知其异人，叩头自陈乞命。于是仙人取囊中药赐之，教其服。百余日疮愈，颜色悦，肌肤润。仙人再过视之，瞿谢活命之恩，乞遗其方。仙人曰：此是松脂，彼中极多，汝可炼服之，长服身转轻，力百倍，登危涉险，终日不困，年百岁，齿不堕，发不白，夜卧常见有光如镜。《抱朴子》

高骈镇维扬之岁，有术士之家，延火烧数千户，主者录之，当死。临刑，谓监刑者曰：某之愆，一死何以塞责？然某有薄技，可以传授一人，俾其救济后人，死无恨矣。时骈延方士如饥渴，监刑者即缓之，驰白于骈。骈召入，亲问之。曰：某无他术，唯善医大风。骈曰：何以核之？对曰：但于福田院选一最剧者，可以试之。遂如言，乃置患者于隙室中，饮以乳香酒数升，则憺然无知，以利刀开其脑缝，挑出虫可盈掬，长仅二寸，然后以膏药封其疮口，别与药服之，而更节其饮食动息之候，旬余疮尽愈，才一月，眉发已生，肌肉光净如不患者。骈礼术士为上客。《玉堂闲话》

真腊国人寻常有病，多入水浸浴及频频洗头，便自痊可。然多病癞者，比比道途间，土人虽与之同卧同食，亦不校，或谓此中风土有此疾。曾有国主患此疾，故人不嫌之。以愚意观之，往往好色之余，便入水澡浴，故成此疾。闻土人色欲才毕，入水澡洗，其患癞者十死八九。亦有货药于市者，与中国不类，不知其为何物。更有一等师巫之属，与人行持，尤可笑。《说选》。江云：南人或因纵酒，居处卑湿，或以盖酒瓮被以盖身，一夜遂成是疾者有之，不可不知也。

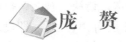

# 痈　肿

汪石山治一人，肥短紫淡，年逾三十，因劳感湿，两腿膝间结核痛甚。医用蒜片艾灸，又针大敦肝穴、三阴交脾穴，又以药水洗之，遂致阴囊肿胀如升，茎皮肿如水泡，复进人参败毒散，皆不中病。汪诊之，脉皆濡缓而弱，略驶。濡缓弱为阳为虚，驶为热，宜石山之变例治也。若见弦数大之脉，又当别论，不可执此一案为法也。曰：此湿气乘虚而入，郁而为热，成结核也。理宜补中行湿，可免后患。月余，左腿内臁厥阴经分肿痛如碗，恶寒发热，复用蒜灸，六日后肿溃脓出，体倦，头面大汗，手足麻木，疮下又肿如碗，寒热大作，始信。用人参三钱，黄芪三钱，白术钱半，归身尾、牛膝、茯苓各一钱，青皮、黄柏各七分，甘草节五分，煎服五六帖，右额羊矢穴分肿痛，长五寸许，亦作寒热。医谓补塞太过，欲改前方。彼不信，锐意服前药月余，肿皆脓溃，成痂而愈。惟左脚委中筋急短缩，艰于行步，彼以为蹇。汪曰：脓血去多，筋失所养故也。药力足日，当不蹇矣。果验。后觉阴囊肿缩，他医加茴香、吴茱萸治疝等药，不效。汪适至彼，令守前方，减去治疝等药，加升麻一钱，服一二帖，囊即缩。彼愿详言之，汪曰：经云：营气不从，逆于肉理，乃生痈肿。又云：受如持虚。盖谓气馁行迟，血少留滞，则阻逆肉理，乃作痈肿也，久则郁而为热，化肉腐筋而成脓矣。肿在厥阴，虽曰多血，亦难供给日之所耗，夜之所损，故邪乘虚留结不散，如持虚器而受物也。身之气血，如风与水，风疾水急，则颓陂溃堤，莫之能御，风息水细，则沙障石壅，多所阻碍矣。故今补其气血，使气壮而行健，血盛而流通，又何肿之不散，结之不行哉？彼曰：理也。

# 庞　赘

狄仁杰，并州太原人，性好医药，尤妙针术。显庆中，应制入关，路旁有榜云：有儿鼻端生赘，如拳石缀鼻，根蒂如筋，痛楚危亟，能疗之者酬千金。狄公为脑后下针，庞赘应手而落。其父母辇千缣为寿。此条已见前鼻门。

薛己治一老儒，眉间患此，二年后其状如紫桃，下坠盖目，按之如水囊。刺出脓血，目即开张，以炒黑胆草、山栀、芎、归、芍药、柴胡、白术、茯苓等类而愈。

一妇左项肿如鸡卵，不作痛，不变色，劳则发热，怒则寒热，经候不调，三年矣。用加味逍遥散、加味归脾汤间服，间以削之。佐以海藻散坚丸，年许而消。

一男子郁怒房劳，左胁肿赘如赤桃。服流气化痰之药，其大愈甚，虚症悉具。此肝肾过虚也。用前药及地黄丸而消。

儒者朱宏仁，年二十余，右手背近中指患庞五枚，中一大者如黄豆，余皆如聚黍，拔之如丝，长三四寸许。此血燥筋缩。用清肝益荣汤，五十余剂而愈。

一妇人左手背并次指患五六枚，如熟椹。薛曰：此因肝经血热也。果月经素不及期，当生血凉血为主。不信，乃用艾灸，手胀发热，手指皆挛，两腋项兼胸乳间皆患庞，经行无期。薛用加味逍遥散加黄连，十余剂，各患渐愈。乃去黄连，百余剂，经行如期，再用地黄丸，三料而全消。

有人患此，用蜘蛛丝缠七日，消烂。屡验。《焦氏笔乘》

# 瘤

临川有人瘤生颊间，痒不可忍，每以火烘炙则瘥止，已而复然，苦甚。一医告之曰：此真虱瘤也，当剖而出之。取油纸围顶上，然后施砭，瘤方破，小虱涌出无数，最后一白一黑两大虱，皆如豆壳，中空空无血，与颊了不相干，略无瘢痕，但瘤所障处正白耳。《丁志》

浮梁李生得背痒疾，隐起如覆盆，无所痛苦，惟奇痒不可忍，饮食日减，无能识其为何病。医秦德立见之，曰：此虱瘤也，吾能治之。取药敷其上，又涂一绵带，绕其围，经夕瘤破，出虱斗许，皆蠢蠕能行动，即日体轻。但一窍如箸端不合，时时虱涌出，不胜计，竟死。唐小说载贾魏公镇滑台日，州民病此。魏公云：世间无药可疗，惟千年木梳烧灰及黄龙浴水乃能治耳。正与此同。

处士蔺亮言其所知，额角患瘤，医为剖之，得一黑石棋子，巨斧击之不伤缺。复有足胫生瘤者，因至亲家，为猘犬所断，正齧其瘤，其中得针百余枚，皆可用，疾亦愈。《稽神录》

薛己治一男子，小腹患此，脓水淋漓。用补中益气加麦冬、五味以培脾土，六味地黄丸以生肾水，更用芦荟丸以清肝火而敛。

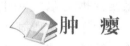

# 肿　瘿

安康伶人刁俊朝，其妻巴妪，项瘿初若鸡卵，渐巨如升，积五年，大如数斛之鼎，重不能行，有声如音乐，积数年，瘿外生小穴如针芒者不知几千亿，每天阴欲雨，则穴中吹白烟霏霏如丝缕，渐高布散，结为屯云，雨则立降。其家少长惧之，咸请远送岩穴。妻惧送，请决拆之。俊朝即淬利刃，将及之，中轩然有声，遂四分披裂，有一大猱跳跃而去，即以白絮裹之，瘿疾顿愈。时大定中也。后犹有说，不具论。《续元怪录》

汝州人多病颈瘿，其地饶风沙，沙入井中，饮其水则生瘿。故金、房人家井以锡为栏，皆以夹锡钱镇之，或沉锡其中，则饮者免此患。

华亭有一老僧，昔行脚河南管下，寺僧童仆无一不病瘿。时有洛僧共寮，每食取携行苔脯同餐，经数月，僧顶赘尽消，若未尝病。寺徒仆叹诃，乃知海崖咸物能除是疾。《癸志》

倪仲贤治顾显卿妻，年五十余，患瘿，始生如块，近三年如盆，一首痛楚不可忍。群医视之，投药不效。老人曰：是少阳经为邪所攻耳。即投以其药，服之月余而愈。

江应宿治一妇人颈瘿，知其为少阳厥阴肝胆因郁怒痰气所成，治以海藻三两，昆布一两五钱，海带一两，俱水洗净，半夏制、小松萝、枯矾、蛤粉、通草各一两，龙胆草洗三两，小麦面炒去湿四两，共为细末，食后用酒调下三钱，去枕睡片时，或临卧服，以消止药，不必尽剂，一月愈。

# 疮疡

东垣治一人，家贫，形志皆苦，时冬寒，于手阳明大肠经分出痛，第四日忽肿，幼少有癞疝，其臂外皆肿，痛甚，先肿在阳明。脉左右寸皆短，中得之皆弦，按之洪缓有力。此痛得自八风之变，以脉断之，邪气在表。然其症大小便如故，饮食如常，腹中知饥，口知味，知不在里也；不恶风寒，止热躁，脉不浮，知不在表也；表里既和，邪气在经脉之中也，故凝于经络为疮痈。出身半以上，故风邪上受之，故知是八风之变为疮，止经脉之中也。治其寒邪，调和经脉中血气，使无凝滞则已也。炙甘草一分，升麻、桔梗五分，白芷七分，当归尾、生地一钱，生芩一钱五分，连翘一钱，黄芪二钱，中桂、红花各少许，酒、水各半同煎，至稍热，临卧服，二服而愈。

吕沧洲治一僧，偶搔䐃中疥，忽自血出，汩汩如涌泉，竟日不止。医治之，不效。请吕往视，履时已困极，无气可语，及持其脉，惟尺部如蛛丝，他部皆无。即告之曰：夫脉，血气之先也。今血妄溢，故荣气暴衰。然两尺尚可按，惟当益荣以泻其阴火。乃作四神汤，加荆芥穗、防风，不间晨夜并进，明日脉渐出，更服十全大补一剂，遂痊。

罗谦甫治牛经历，病头面赤肿，耳前后尤甚，疼痛不可忍，发热恶寒，牙关紧急，涕唾稠黏，饮食难下，不得安卧。一疡医于肿上砭刺四五百针，肿赤不减，其痛益甚，不知所由。罗诊视，其脉浮紧，按之洪缓，此症乃寒覆皮毛，郁遏经络，热不得升聚而赤肿。经云：天寒则地冻水冰。人气在身中，皮肤致密，腠理闭，汗不出，血气强，肉坚涩，当是之时，善行水者不能行冰，善穿地者不能凿冻，善用针者不能取四厥，必待天温冰泮冻解而后水可行，地可穿，人脉亦如是也。又云：冬月闭塞。用药多而少针石也。宜以苦温之剂温经散寒则已，所谓寒致腠理，以苦发之，以辛散之，宜以托里温经汤。麻黄苦温，发之者也，故以为君；防风辛温，散之者也，升麻苦平，葛根甘平，解肌出汗，专治阳明经中之邪，故以为臣；血留而不行者则痛，以香白芷辛温，当归身辛温，以和血散滞，湿热则肿，苍术苦甘温，体轻浮，力雄壮，能泻肤腠间湿热，人参、甘草甘温，白芍药酸微寒，调中益气，使托其里，故以为佐。依方服之，以薄衣覆其首，厚被覆其身，卧于暖处，使经血温，腠理开，寒乃散，阳气发，大汗出后，肿减八九分。再服去麻黄、防风，加连翘、黍粘子，痛肿悉去。经言：汗之则疮愈，信哉。《卫生宝鉴》

丹溪治一人，年近五十，质弱忧患，右一作左膊外侧生核，红肿如栗。脉浮大弦数，重似涩，此忧患伤血，宜用补以防变症。以人参膏下竹沥，他工以十宣、五香间与。后值大风，核高大有脓，中起红线过肩脊及左一作右胁下，急作参膏，入芎术汤、姜汁饮之，尽参三斤，疮溃。又多与四物加参、术、芎、归、陈皮、甘草、半夏、生姜，服之而愈。

一人面白神劳，胁下生一红肿如桃。或教用补剂，不信，乃用流气饮、十宣散杂进，血气俱惫而死。

一人左丝竹空穴壅出一角如鸡距。此少阳经，气多血少。朱戒其断酒肉，解食毒，须针灸以开发壅滞。他工以大黄、硝、脑等冷药贴之，一夜裂开如蚶肉，血溅出长尺余而死。此冷药外逼，热不得发故也。

一士人于背臀腿节次生疽，用五香连翘汤、十宣散而愈。后脚弱懒语，肌上起白屑如麸，脉洪稍鼓。时冬月，朱作极虚处治，令急作参芪归术膏，以二陈汤化下，尽药一斤半，白屑没大半，呼吸有力。其家嫌效迟，自作风病治之，服青礞石等药，因致不救。故书以为戒。

一老妇形实性急，嗜酒，脑生疽十五日。脉紧急且涩。用大黄细切，酒炒，为末，以人参酒炒，入姜煎汤，调末一钱服，少时再服，得睡，上身汗出而愈。用大黄、人参，以汗解，奇。此案重见脑顶疽门。

橘泉翁治一人，年八十余，有疡发左耳后，

寒热间作,昼夜呼不可忍。疡医欲与十宣散补托之。翁曰:此有余之火,无俟于补。与防风通圣散加柴胡、白芷下之,肿消痛止。

皇祐中,学究任道腿间患一疮,始发赤肿,复绝便变黑后,穴则有黄水出,四边浮浆起,累治不瘥。医王通看之,此疮狭长,似鱼脐下疮也。遂以大针针四向并中,随针有紫赤水汁出如豆汁。言此一因风毒蕴结而成,二因久坐血气凝涩而至,三因食肉有人汗落其间也。道曰:某素好读书而久坐此疾,数岁前,夏月道中,买猪脯味水饭,疑似人肉,食已,后得此疾。通曰:与误食人汗不远矣。以一异味散子用鸡子清调,敷其疮,日三易,数日得愈。道坚求其方。通曰:止用雪元一味。自后累访名医,皆莫识雪元为何物。道因至许、郑间,会医郝老,曰:尝记《圣惠》有一方治此疾,用腊月猪头烧灰,以鸡子清调敷,此方是也。雪元之名,非郝老博学多记,后医岂不惑耶?《名医录》

南丰市民严黄七两足生疮,臭气溃脓,众皆驱斥不容迹,出货角器于村野,而旅舍又不容。至京,潜投宿于五夫人祠下。夜半,遭黄衣吏诃逐曰:何人敢以腐秽脚触污此间?谢曰:不幸缠恶疾,无处见容,冒死来此。纷拿次,夫人出,抗声令勿逐,且呼使前,曰:吾授汝妙方,用漏蓝子一枚本草又名野兰,生干为末,入腻粉少许,井水调涂,当效。严拜谢,依而治之,果愈。《类编》

陈斗岩治金台僧嗣真,遍体生痦瘰岁久,药罔效。陈曰:此太阴之经蕴风邪,风化为虫病也。初犹未信,翌日,僧持疮痂数片,内有虫如虱,泣拜求治。乃教以百部、蛇床子、草乌头、练树叶煎汤一缸,令僧坐汤中浴一二时,落疮痂虫无数。一月凡数浴,僧遍体如白癜风状而愈。

吴荄山治一男子,年近三十,病后遍发疖毒。医以败毒散久服,其毒遂收,惟有疮疡而已。忽一日食羊肉,遂呕,过一夜,满口发疮,状如脓窠,寒热时作,羸瘦憔悴。诸医皆曰:早间毒败不尽故耳。仍行败毒凉剂,渴热转生,越数旬,饮食减少。因请吴治,曰:脉浮无力,

此乃虚阳,若用凉剂,不久危矣。遂用附子理中汤服之,少顷燥烦口开,举家归咎于附子。曰:此无妨。彼人虚甚,况热药热服,故燥耳。仍进一服,此理可以贯通服药之法。其症遂安。连进二次,次早口疮俱收,寒热已定,病遂愈。此盖虚阳染患,不可不察也。

赵子固先生母刘氏,年近八十,左足面一疮,下连大指,上延外踝,以至胻骨,每岁辄数发,发必屡月,昏暮痒甚,爬搔移时,出血如泉,呻吟痛楚,殆不可忍,夜分即渐已,明日复然,每一更药则疮转大而剧,百试不验,如是二十余年。淳熙间,赵为大府丞,一夕母病大作,相对悲泣无计,困极就睡,梦四神僧默坐一室,旁有长榻,先生亦坐,因而发叹。一僧问其故,先生答之以实。僧云:可服牛黄金虎丹。又一僧云:朱砂亦可。既觉,颇惊异,试取药半粒强服之,良久腹大痛,举家且悔,俄而下礓块物如铁石者数升,是夕疮但彻痒,不痛而无血,数日成痂,自此遂愈。朱砂之说,竟不复试。先生因图僧像如所梦者而记其事。金虎丹方出《和剂》,本治中风痰涎壅塞,所用牛黄、龙胆、腻粉、金箔之类,皆非老人所宜服,今乃服奇效,意此疾积热脏腑而发于皮肤,岁久根深,未易荡涤,故假凉剂以攻之,不可以常疮论也。神僧之梦,盖诚孝感所致。《百一选方》

有人遍身生热毒疮,痛而不痒,手足尤甚,至颈而止,粘着衣被,晓夕不得眠,痛不可忍。有人教以石菖蒲三斗剉,日干之,舂罗为末,布席上,使患者恣卧其间,仍以衣被覆之,既不粘著,又复得睡,五七日间其疮如失。后以此治患此者,应手效。其石菖蒲,根络石生者节密,入药须此等。《本草衍义》

有人患遍身风热细疹,痒痛不可任,连胸胁脐腹及近阴处皆然,痰涎亦多,夜不得睡。以苦参末一两,皂角二两,水一升揉搦取汁,银石器熬成膏,和参末,为丸梧桐子大,二三丸,温水下,食后,次日便愈。《本草衍义》

有妇人患脐下腹上,下连二阴,遍满生湿疮,如马爪疮,他处并无,痒热而痛,大小便涩,出黄汁,饮食已减,身面微肿。医作恶疮

治，用鳗鲡鱼、松脂、黄丹之类药涂上，疮愈热，痛愈甚。治不对，故如此。问之，此人嗜酒贪啖，喜鱼虾发风之物。急令用温水洗拭去膏药，寻以马齿苋四两烂研细，入青黛一两，再研匀，涂疮上，即时热减，痒痛皆去。仍服八正散，日三服，分散客热。每涂药得一时久，药已干燥，又再涂新湿药，凡如此，二日减三分之一，五日减三分之二，自此二十日愈。或问曰：此疮何缘至此？曰：中下焦蓄风热毒气，若不出，当作肠痛内痔，乃须当禁酒及发风物。然不能禁，后果患内痔。《本草衍义》

一人遍身忽然肉出如锥，痒痛，不能饮食，名血拥。用赤皮葱烧灰，水淋汁洗，内服淡豆豉汤，数盏而愈。

一人浑身生泡如甘棠梨，破则出水，内有石一片如指甲大，其泡复生，抽尽肌肉，不可治矣。急用三棱、莪术各五两，为末，分三帖服，酒调下。

一人顶上生疮如樱桃，有五色，疮破则顶皮断。逐日饮牛乳，自消。

一人患此疮，脚膝挛痛。有人取虾蟆，治如食法，令食之败毒而挛痛自愈。此亦偶中也。

又一人患此疮，脚痛而肿。或令采马鞭草，煎汤薰洗，此方妙。汤气才到患处，便觉爽快。后温洗之，痛肿随减。

一人患此疮，愈后数年，通身筋骨疼痛。遇一道流问曰：神色憔悴，有病耶？曰：因疮遍身痛也。道流曰：轻粉毒也。遂示一方，药味不过数品，但每帖入铅五钱，打扁，同煎服之，果验。

薛己治四明屠寿卿，孟夏当门齿如有所击，痛不可忍。脉洪大而弦。薛曰：弦洪相搏，欲发疮毒也。先用清胃散加白芷、金银花、连翘，一剂痛即止。至晚鼻上发一疮，面肿黯痛，更用前药加犀角一剂，肿至两额，口出秽气，脉益大，恶寒内热。此毒炽血瘀，药力不能骤敌，乃砭患处，出紫血，服犀角解毒之剂，翌日肿痛尤甚，又砭患处与唇上，并刺口内赤脉，各出毒血。再服前药，至数剂而愈。若泥尻神，不行砭刺，或全仗药力，鲜不误矣。

翰林屠渐山年逾四十，患湿毒疮。误用轻粉之剂，亏损血气，久不愈。一日将晡，诊其肝脉，忽洪数而有力。薛告之曰：何肝脉之如此？侵晨，疮出紫血三四碗许，体倦自汗。虽甚可畏，所喜血黯而脉静，此轻粉之热，血受其毒而妄行，其毒亦得以泄矣。但邪气去，真气虚也，当急用独参汤主之。屠惑于他言，以致邪气连绵不已，竟不起。

一妇人性躁，寒热口苦，胁痛耳鸣，腹胀溺涩，逾年矣。症属肝火。用四君加柴胡、炒山栀、炒龙胆数剂，乃与逍遥散，兼服而疮愈。又与六味丸及逍遥散七十余剂，诸症悉退。若有愈后身起白屑，搔则肌肤如帛所隔，此气血虚不能营于腠理，用大补之剂；若有愈后发热，身起疙瘩痒痛，搔破脓水淋漓，经候不调，此肝火血热，用四物加柴胡、山栀、白术、茯苓、丹皮、甘草。此二种亦要知之。

一妇人日晡身痒，月余口干，又月余成疮。服祛风之剂，脓水淋漓，午前畏寒，午后发热，殊类风症。薛谓此肝经郁火，外邪所搏。用补中益气肝火未平，参、芪宜缓加山栀、钩藤，又以逍遥散加川芎、贝母而愈。

一男子年十六，夏作渴发热，吐痰唇燥，遍身生疥，两腿尤多，色黯作痒，日晡愈炽，仲冬腿患疮。尺脉洪数。薛曰：疥，肾疳也，疮，骨疽也，皆肾经虚症。针之脓出，其气氤氲。薛谓火旺之际，必患瘵症，遂用六味地黄、十全大补，不二旬，诸症愈而瘵症具，仍用前药而愈。抵冬娶妻，正春其症复作，父母忧之，俾其外寝，虽其年少谨疾，亦服地黄丸数斤，煎药三百余剂而愈。

石山治一人，色苍黄瘦，年二十余，病遍身恶疮。因服轻粉而脚拘挛，手指节肿，额前神庭下肿如鸡卵大。方士令服孩儿膏，谓能补也。汪诊视，脉皆濡缓而弱虚协湿热。曰：病已三年，毒已尽矣。但疮溃脓血过多，以致血液衰少，筋失所养，故脚为之拘挛，况手指节间头上额前皆血少运行难到之处，故多滞而成肿。理宜润经益血，行滞散肿。今服孩儿，猛火炮炙，燥烈殊甚，且向所服轻粉性亦躁急。丹溪曰：血难成易亏。今外被疮脓所涸，内被轻粉所煤，以难成易亏之血，其何以当内外之耗？不惟肿不能消，恐天年亦为之损也。时正仲夏，乃用十全汤去桂、附，加红花、牛膝、黄柏、薏苡仁、木香、火麻仁、羌活，煎服百帖，空心常服。东垣四神丹加黄柏，又少加蜀椒，以其能采水银，然后脚伸能行，指肿亦消，惟额肿，敷膏而愈。【烺按】此案并下案当依石山医案，入杨梅疮门。

一人年三十余，因患此疮，服轻粉，致右腹胁下常有痞块，右眼黑珠时有疔子努出。如雀屎许，间或又消，身有数疮未痊。一医为治疮毒而用硝黄，一医为治痞块而用攻克，一医为治服疗而用寒凉，诸症不减，反加腹痛肠鸣，大便滑泄，胸膈壅闷，不思饮食，嗳气吐沫，身热怠倦，夜卧不安。季冬，汪往视，脉皆浮濡近驶。曰：误于药也。前药多系毒剂，胃中何堪？遂令弃去，更用人参四钱，黄芪二钱，白术三钱，茯苓炒、芍药各一钱，陈皮、神曲、升麻各七分，甘草、肉豆蔻各五分，煎服五帖，为之痛定。减去升麻，又服五帖，膈宽食进。减去豆蔻，再服五帖，诸症皆除，月余痞块亦散，眼疔亦消。

一妇瘦长面紫，每遇春末夏初，两脚生疮，脓泡根红，艰于行步，经水不调。汪诊视，脉皆濡弱而驶，两尺稍滑。曰：血热也。医用燥剂居多，故疮不瘥合。用东垣四神丹加黄柏，蜜丸服之，疮不复作。

江篁南治旞田张氏子，年二十余，因坐卧湿地，遍身发疮如血风状。医与宣热败毒祛风之剂过多，疮虽稍愈，而气血侵损多矣，身发寒热，步履艰难。秋间舆来就治，脉濡弱，不任寻按，尪瘵殊甚，腹内作膨作泻，午后发寒热，至五更汗出而退。初为滋补气血兼扶脾清热消导，二剂膨去泻止，四服寒热退。但脾伤气虚，四肢无力，泄泻时作，乃以参、芪、归、术、陈皮、枳实、黄柏、麦冬等药，出入加减，遣归，二月而愈。因以煮酒水洗手足，致疮瘼复大发，脉浮细而数，初与防风通圣散二服，及与去风湿药洗之，疮瘼渐瘥，继与托里健脾清热之剂，月余而安。

淞江一人生天泡疮遍体，越数日，每泡中放出石子一个，随其泡形为之大小。

吴城一人腰间生一疖，脓中流出蛔虫四条。医亦甚骇，耳目所未经者。疖后自愈，不致伤生。枫桥疡医龚生目睹人小腹生疖，流出蛔虫二条，俱长六七寸，后亦自愈。《五湖漫闻》

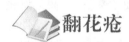 翻花疮

薛己治判官张承恩，内股患痈，将愈，翻出一肉如菌。薛曰：此属肝经风热血燥，当清肝热，养肝血。彼不信，乃内用降火，外用追蚀，蚀而复翻，翻而复蚀，其肉益大，元气益虚。始信薛言，治之而瘥。

一男背疮敛如豆许，翻出肉一寸余。恪用消蚀药并系法，屡去屡大，三寸许矣。用加味逍遥散三十余剂，外涂藜芦膏而消。疮口将敛，乃用八珍散，倍用参、芪、归、术，峻补而敛。

一妇人素善怒，臂患痈，疮口出肉长二寸许。用加味逍遥散、藜芦膏而愈。后因怒，患处胀闷，遍身汗出如雨。此肝经风热，风能散气而然耳。仍用前散，并八珍汤而愈。

一儒者顶患肿硬，乃用散坚行气、化痰破血之剂，肿硬愈甚，喘气发热，自汗盗汗，形体倦怠，饮食少思。薛曰：此属足三阴亏损，当滋化源。彼惑众论，乃用追蚀，患处开翻六寸许，巉岩色赤，日出鲜血，三月余矣。肝脉弦洪紧实。薛用十全大补汤加麦冬、五味，五十余剂，诸症稍得，血止三四。复因怒，饮食顿少，血自涌出，此肝伤不能藏血，脾伤不能摄血，乃用补中益气为主，加五味、麦冬，饮食渐进，其血顿止。再以六味丸加五味常服，疮口渐敛。

# 疔疮

徐嗣伯尝闻屋中呻吟，徐曰：此疾甚重。乃往视之，见一老姥称体痛，而处处有黯黑无数。张还，煮斗余汤送令服之，服讫痛势愈甚，跳投床者无数，须臾所黯处皆拔出钉长寸许，以膏涂疮口，三日而复。云此名钉疽也。

《郭氏治验》云：一妇年近六十，右耳下天窗穴间小肠患一疔疮，其头黑靥，四边泡起，黄水时流，浑身麻木，发热谵语，时时昏沉。六脉浮洪。用乌金散汗之，就以铍针先刺疮心不痛，周遭再刺十余下，紫黑血出，方知疼痛。就将寸金锭子纴入疮内，外用提疔锭子放于疮上，膏药贴护，次日汗后精神微爽。却用破棺丹下之，病即定，其疔溃动。后用守效散贴涂，红玉锭子红之，八日其疔自出矣。兹所谓审脉症汗下之间，治以次第如此。视彼不察脉症，但见发热谵语，便投凉药与下，或兼以香窜之药，遂致误人者，径庭矣。

薛己治一妇，左手指患疔，麻痒，寒热恶心，左半体皆麻。脉数，不时见。曰：凡疮不宜不痛，不可大痛，烦闷者不治。今作麻痒，尤其恶也。用夺命丹二服，不应。又用解毒之剂，麻痒始去，乃作肿痛。薛曰：势虽危，所喜作痛，但毒气无从而泄。乃针之，诸症顿退，又用解毒之剂而瘥。

苏庠盛原博掌后患疔，红丝至腕，恶寒发热。势属表症，与夺命丹一服，红丝顿消，又用和解之剂，大势已退。彼又服败毒药，发渴发热，红丝仍见，脉浮大而虚，此气血受伤而然。以补中益气汤主之而愈。红丝再见而用补，亦须细审。盖夺命既服，疮邪已散，而复用败毒之剂，是诛伐无过，失《内经》之旨矣。

一儒者患疔，元气素弱。薛补其气血，出脓而愈。后因劳役，疮痕作痒，乃别服败毒散一剂，以致口噤舌强，手足搐揉，痰涎上涌，自汗不止。虚症悉见。此气血复伤而复痉也。用十全大补加附子一钱，灌服而苏。

一男子患疔，服夺命汤，汗不止，疮不痛，热不止，便不利。此汗多亡阳而真气伤矣。用参、芪、归、术、芍、防、五味，二剂，诸症悉退，惟以小便不利为忧。薛曰：汗出不利小便，汗止则阳气复而自利矣。仍用前药去防风，加麦冬，倍用黄芩、当归，四剂而便行，疮溃而愈。

一老妇手大指患疔，为人针破，出鲜血，手背俱肿，半体俱痛，神思昏愦，五日矣。用活命饮二剂，始知痛在手。疮势虽恶，元气复伤，不宜大攻。用大补汤及活命饮各一剂，外用隔蒜灸，喜其手指皆赤肿而出毒水。又各一剂，赤肿渐溃，又用托里药而瘥。

表甥居富右手小指患疔，色紫。或云小疮，针刺出血，敷以凉药，掌指肿三四倍，黯而不痛，神思昏愦，烦躁不宁。此真气虚而邪气实也。先以夺命丹一服，活命饮二剂，稍可。薛因他往，或遍刺其手，出鲜血碗许，肿延臂腕，焮大如瓠，手指肿数倍，不能溃。薛用大剂参、芪、归、术之类，及频灸遍手，而肿渐消。但大便不实，时常泄气，以元气下陷，以补中益气加骨脂、肉蔻、吴茱、五味，大便实而气不泄。又日以人参五钱，麦冬三钱，五味二钱，水煎代茶饮之，又用大补药五十余剂而渐愈。此症初若不用解毒之剂，后不用大补之药，欲生也难矣。

一人年二十，唇患疔四日矣，有紫脉自疮延至口内，将及于喉。薛曰：此真气虚而邪气实也。若紫脉过喉，则难治矣。须针紫脉并疮头，出恶血以泄其毒则可。乃别用解毒之剂，头面俱肿，求治甚笃。薛曰：先日之言不诬矣。诊其脉洪数，按之如无，口内肿胀，针不能入，为砭面与唇，出黑血碗许，势虽少退，略进汤，终至不起。

都宪张恒山左足指患之，痛不可忍。急隔蒜灸三十余壮，即能行步。欲速愈，或用凉药敷贴，遂致血凝肉死，毒气复炽。再灸百壮，服活命饮，出紫血，毒才得解。脚底通溃，腐筋烂肉甚多，将愈，误用生肌药，反助其毒，元气亏损而不能愈。薛治以托里药，喜其禀实客处，三月余方愈。大凡疔患于肢节，灸法有回生之功。设投以凉剂，收敛腠理，隧道壅塞，邪气愈甚，多致不起。若毒未尽，骤用生肌，轻者反增溃烂，重者必致危亡。

【琇按】与热病新愈，骤用温补之误同。

一男子足指患疔，肿焮痛赤。用隔蒜灸，人参败毒散加金银花、白芷、大黄，二剂痛止。

又用十宣散加天花粉、金银花，去桂，数剂而愈。《外科枢要》有论，宜考。

《濮阳传》云：万历丁亥，金台有妇人以羊毛遍鬻于市，忽不见，继而都人身生泡瘤，渐大痛，死者甚众，瘤中惟有羊毛。道人传一方，以黑豆、荞麦为末，涂擦，毛落而愈。名羊毛疔。

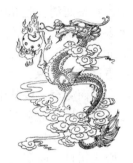

# 名医类案卷之十

明·江瓘集

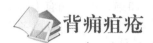

宋户部尚书沈诜，为人仁厚。一兵卒患背疽，乞假，亲为合药治之。时旱蝗，当致斋圜丘，犹叮咛料理。药内用酒，恐市酤不中用，自取酒入药服之，即愈。其法用瓜蒌子一枚，乳香、没药各一钱，甘草三钱，用醇酒九盏，临服嚼没药一块，饮此酒，极妙。《苇航纪谈》

罗谦甫治一人，年逾六旬，冬至后数日疽发背，五七日肿势约七寸许，痛甚。疡医曰：脓已成，可开发矣。病者恐，不从。三日，医曰：不开恐生变症。遂以燔针开之，脓泄痛减。以开迟之故，逾二日，变症果生，觉重如负石，热如燔火，痛楚倍常。六脉沉数，按之有力，此膏粱积热之变也。邪气酷热，固宜以寒药治之，时月严寒，复有用寒远寒之戒。乃思《内经》云：有假者反之。虽违其时，从证可也。

【瓘按】脉实症实，必用凉解，舍时从症，夫复何疑？急作清凉饮子，加川黄连一两五钱，作一服服之，利下两行，痛减七分。翌日复进前药，其证悉除，月余平复。

京师人司仲父患背疽，若负火炭，昼夜呼叫。司仲泣，于途遇道人，曰：子何忧之深也？子当求不耕之地，遇野人粪为虫鸟所残，即以杖去其粪，取其下土，筛而敷之。乃如其言用之，立愈。父曰：岂以冰著吾背耶？吾五脏俱寒矣。

房州虞候张进，本北方人，因送郡守还，逢道人，饮之酒。得其治痈疽方。文录曹子病背疽，医不能疗，闻进有此方，索之，进原无手诀，但以成药敷之，旬日而愈。一儿五岁，

鬓边生疮，继又发于脑后，症候可忧，亦以敷。进凡所用皆一种，不过三夕，二患皆平。其方但择阿胶透彻者一两，水半升煎令消，然后入虢丹一两，慢火再熬，数数搅匀，俟三五沸乃取出，摊令极冷，贮瓷瓶中云泥之别。用时以毛扫布疮四面而露其口，如疮未成则遍涂肿处，良久自消。切勿犯手，更无他法。一切恶疮皆可敷，不特痈疽也。《类说》

虞奕侍郎背中发小疮，不悟，只以药调补，数日不疼不痒，又不滋蔓。疑之，呼外医灸二百壮，已无及。此公平生不服药，一年来唯觉时时手脚心热，疾作，不早治，又误服补药，何可久也？盖发背无补法。谚云背无好疮，但发于中正者，为真发背。《泊宅编》

扬州名医杨吉老，其术甚著。有一士人状若有疾，厌厌不聊，莫能名其为何苦。往谒之，杨曰：君热症已极，气血消铄且尽，自此三年当以疽死，不可为也。士人不乐而退，闻茅山观中一道士，医术通神，但不肯以技自名，未必为人致力。士人心计交切，乃衣童仆之衣，诣山拜之，愿执役左右。道士喜，留置弟子中，诲以诵经，日夕祇事，颐旨如意。经两月余，觉其与常隶别，呼叩所从来，始再拜谢过，以实告之。道士笑曰：世岂有医不得的病？当为子脉之。又笑曰：汝便可下山，吾亦无药与汝，但日日买好梨啖一颗，如生梨已尽，则取干者泡汤饮之，仍食其滓，此疾自当平。士人归，谨如其戒。经一岁，复往扬州。杨医见之，惊其颜貌腴泽，脉息和平，谓之曰：君必遇异人，

不然何以至此？士人以告，杨立具衣冠，焚香望茅山设拜，盖自咎其术之未至也。《类编》

程明佑治槐克胡姬年六十，疽发背，大如盂，头如蜂窠，呕逆，咽不下。疡医药之，毒虽杀而胃寒泄。程曰：病必分阴阳虚实。胃伤于寒，令人呕逆，温补则荣卫充而气血周贯，则毒随脓出而肌肉渐生。依方投药四五剂，咽遂下，呕止，已痛溃，体渐平。

陈斗岩治王主政，福建人，臂患一痈，痛甚，发咳逆十余日，水谷不下，脉伏如绝，医皆不治。陈视之，曰：此寒凉过甚，中气下陷。以四珍加姜、桂，三进而病如失，痈亦渐愈。

丹溪治一人，背痈径尺，穴深而黑。急作参芪归术膏，饮之三日，略以艾苇汤洗之，气息奄奄，然可饮食，每日作多肉馄饨，大碗与之，尽药膏五斤，馄饨三十碗，疮渐合。肉与馄饨，补气之有益者也。

一老人背发疽径尺，已与五香十宣散数十帖，呕逆不睡，素有淋病。急以参芪归术膏，以牛膝汤入竹沥饮之，淋止思食，尽药四斤，脓自涌出而愈。

一人发背痛疽，得内托、十宣多矣，见脓，呕逆发热发热决非如烽火，又用嘉禾散加丁香。时天热，脉洪数有力。此溃疡尤所忌，然形气实，只与参膏、竹沥饮之，尽药十五六斤、竹百余竿而安。后不戒口味，夏月醉坐水池中，经年余左胁旁生软块，二年后成疽，自见脉症，呕逆如前，仍服参膏等而安。若与十宣，其能然乎？

一妇因得子迟，服神仙聚宝丹，背生痈，甚危。脉散大而涩。急以加减四物汤百余帖补其阴血，幸其质厚，易于收救。

一人形实色黑，背生红肿，近髀骨下痛甚。脉浮数而洪紧。正冬月，与麻黄桂枝汤加酒柏、生附子、瓜蒌子、甘草、人参、羌活、青皮、黄芪、半夏、生姜，六帖而消。

一男子年五十余，形实色黑，背生红肿，及胂骨下痛甚，脉浮数而洪紧，食亦呕。

【琇按】与前案同，只多此三字。

正冬月，与麻黄桂枝汤加酒黄柏、生附子、瓜蒌子、甘草节、羌活、青皮、人参、黄芩、半夏、生姜，六帖而消。此亦内托之法也。

周评事观患背痈，疮口久不合。召疡医徐廷礼疗治，恒以托里、十宣二散与服，不效。徐谓周曰：更请盛用美来，共事料理则可，否则吾技穷矣。既而盛至，按脉用药，率与徐类，但多加人参五钱，附子稍行功耳。服后两足俱暖，自下而上。谓其子曰：今之药何神哉？顿觉神爽快。服之旬日，而宿口平复。俞子容曰：国初，吾吴中老医，多见其用附子，往往治病如庖丁解牛。近医者多弃而不用，何耶？近日则以附子为常服之品，所谓过犹不及。

一人患发背，肠胃可窥，百药不瘥。一医教以楸叶膏敷其外，又用云母膏作小丸子，服尽四两，不累日云母透出肤外，与楸叶膏相粘着，疮口遂平，功亦奇矣。其方：立秋日太阳未升之时采楸叶，熬为膏，敷疮疡一切恶疮肿毒，立愈。

【琇按】此方简而神，疡医罕用何也？
谓之楸叶膏云。葛常之《韵语阳秋》

《南史》曰：薛伯宗，善徙痈。公孙太患发背，伯宗为气封之，徙置斋前柳树上，明日而痈消，树边俄起一瘤如拳大，稍稍长，二十余日，瘤大脓溃烂，出黄赤汁升余，树为之痿损。此祝由法。

一方士尝货药淮西，值兵变，窜入深山，遇老姥，年二百许岁，自谓金亡避兵来此，原完颜氏之医姥也。传以背疮方，用鲜射干一味，每用三钱，研细，温酒调服，干者为末，每服一小钱许，酒下，在上即微吐，在下即微利，功效如神，仍用膏药收口。又传寿星散，治恶疮，痛莫当者掺之不痛，不痛者知痛，大天南星一味为末。《养生主论》

古朴翁治一人，患背痈。有医者已为驱热拔毒，痛肿已炽，告技穷。翁诊之，曰：此易易耳，无用药也。遂煎醋一碗，入盐少许，以纸数重渍塌肿上，再以铜斗盛火熨之，不数易而病如失。

汪石山治一老人，患背痈。请汪诊视，脉洪缓而濡，痈肿如碗，皮肉不变，按之不甚痛，微发寒热。乃语之曰：若在髆胂经络交错皮薄骨高之处则难矣。令肿去胂骨下掌许，乃太阳经分，尚可治。遂用黄芪五钱，当归、羌活、甘草节各一钱，先令以被盖暖，药熟热服，令微汗，寝熟，肿消一晕，五服遂安。

薛己治进士张德宏，背疽微肿微赤，饮食少思。用托里药，脓成而溃，再用大补汤之类，肉生而敛。忽寒热作呕，患处复肿，其脉浮大，按之若无，形气殊倦。薛谓之曰：此胃气虚惫，非疮毒也。彼云侵晨登厕，触秽始作。仍用补药而敛。立斋名重一时，所治俱膏粱富贵之家，故每以温补取效。若执此法以治背疽，是痴人说梦。

一人大背患疽年余，疮口甚小，色黯陷下，形气怯弱。脉浮缓而涩，此气血虚寒也。用十全大补加附子少许，数剂而元气渐复，却去附子，又三十余剂，痊愈。

一妇年五十余，四月初背当心生疽如栗大，三日渐大，根盘五寸许，不肿痛，不寒热。薛诊，其脉微而沉。曰：脉病而形不病者，忌也。实则痛，虚则痒，阴症阳症之所由分也。不发不治，溃而不敛亦不治。乃与大补阳气之剂，色白而黯，疮势如故。至十二日，薛复诊，其脉沉，疮势不起，神疲食减，小便淋涩，乃与大补气血加姜、桂二剂，疮亦不起。十五日，因怒呕泻并作，复大补药一剂，疮仍不起，薛留药二剂而去。病者昏愦不服，或劝之，省悟，依方连进七剂，十六日疮起而溃，色红而淡，脓亦如之。上九日，薛至，喜曰：疮已逾险处，但元气消铄，尚可忧。连与大补二十余剂。五月十一日，病者因劳自汗，口干舌强，太阳发际脑顶俱胀，复延薛至。诊之，曰：此气血俱虚，肝胆火上炎。用补中益气汤加山栀、芍药，顿愈。但内热少睡，手足发热，不时霍热，用逍遥散加山栀，热退。复用归脾汤，疮乃愈。计疮发及敛，四十二日。

内翰杨皋湖孟夏患背疽，服克伐之剂兼旬，漫肿坚硬，重如负石。隔蒜灸五十余壮，背遂轻快。先服克伐，又灸，则毒尽矣，且无壮热，故温补而愈。乃以六君子加砂仁，二剂涎沫涌出，饮食愈少，此脾虚阳气脱陷，又用温补，反呕不食，仍用药作大剂，加附子、姜、桂，又不应，遂以参、芪各一斤，归、术、陈皮各

半斤，附子一两，煎膏，服三日而尽，流涎顿止，腐肉顿溃，饮食顿进。再用姜、桂等药托里健脾，腐脱而疮愈。此等治法非明眼不能。

儒者顾大有年几六旬，仲冬背疽初起，入房，患处黑死五寸许，黯晕尺余，漫肿坚硬，背如负石，发热作渴，小便频数，两耳重听，扬手露体，神思昏愦。脉沉而细，右手为甚。以脉为主症，属假阳症。便秘二十七日，计进饮食百余碗，腹内如常，众欲通之。薛曰：所喜者此耳。急用大剂六君子加姜、附、肉桂，三剂疮始焮痛。自后空心用前药，午后以六味丸料加参、芪、归、术，五剂，复用活命饮二剂，看他先温补，后解毒。针出黑血甚多，瘀脓少许，背即轻软。仍用前药，便亦通利。薛他往四日，神思复昏，疮仍黑陷，饮食不进，皆以为殒。薛以参、芪、归、术各一两，炮附子五钱，姜、桂各三钱，服之，即索饮食，并鸭子二枚。自后日进前药二剂，肉腐脓溃而愈。

少参史南湖之内，夏患疽，不起发，脉大而无力，发热作渴，自汗盗汗。用参、芪大补之剂，益加手足逆冷，大便不实，喘促时呕。脉微细，按之如无，惟太冲不绝。太冲乃肝俞，在足大指本节后二寸半或一寸半。初大而无力，用补而反见虚症，并见细脉，所谓真虚。若投凉解之剂，脉必愈大搏指。此中玄机，识者有几？仍以参、芪、归、术、茯苓、陈皮计斤许，加附子五钱，煎膏，作二服，诸症顿退，脉息顿复，翌日疮起而溃。前药仍用四剂，后日用托里药，调理两月而愈。

操江都宪伍松月，背疮愈后大热。误为实火，用苦寒药一钟，寒热益甚，欲冷水浴身。脉浮大，按之全无。薛曰：此阳气虚浮在肌表，无根之火也。急用六君加附子，一剂即愈。

一男子背疮不敛，焮肿发热，小便赤涩，口干体倦。脉洪数而无力。用参、芪、归、术、熟地黄、芎、芍、陈皮、麦冬、五味、炙草、肉桂，补元气，引虚火，归经脉，症益甚。此药力未能及也，再剂顿退，却去肉桂，又数剂而愈。此症因前失补元气故耳。

宪副陈鲁山年五旬，居官勤苦，劳伤元气，先口干舌燥，后至丙午仲夏，背发疽漫肿，中

央色黯，四畔微赤微痛。脉举之浮大，按之微细，左寸短而右寸若无。十余日肿未全起。薛曰：此属病气，元气虚寒，当舍时从症。朝用参、芪、姜、桂、归、术、陈皮、半夏、炙草温补其阳，夕用加减八味丸滋其肝肾，各四剂而腐溃。但脓水清稀，盗汗自汗，内热晡热，脉浮而数用补而见数浮，改用八珍汤，复发热而夜阳举，此肾虚而火妄动，仍用加减八味丸料煎服而安。又因怒动肝火，疮出鲜血二盏许。左关弦数，右关弦弱，此肝木侮脾，致肝不能藏血，脾不能统血也。用十全大补，兼用前药料，各二剂而血止，再用前药调理而痊。

一人仲夏疽发背，黯肿尺余，皆有小头，如铺黍状，四日矣。此真气虚而邪气实也。外用隔蒜灸，内服活命饮，二剂，其邪稍退。仍纯补其气，又将生脉散代茶饮，疮邪大退。薛因他往三日，复视之，饮食不入，中央肉死，大便秘结，小便赤浊。曰：此间断补药之过也。盖中央肉死，毒气盛而脾气虚；大便不通，胃气虚而肠不能送；小便赤浊，脾土虚而火下陷。治亦难矣。急用六君加当归、柴胡、升麻，饮食渐进，大便自通，外用乌金膏涂中央三寸许，四围红肿渐消，中央黑腐渐去，乃敷当归膏，用地黄丸料与前药间服，将百剂而愈。

中翰郑朝用背疽溃，发热吐痰，饮食无味，肌肉不生，疮出鲜血。薛曰：此脾气亏损，不能摄血归源也，法当补脾。朝用不信，用消毒凉血，加恶寒呕吐，始悟其言。用六君加炮姜、半夏、茯苓，数剂诸症悉退矣。又用十全大补，疮口渐敛。后因饮食稍多，泄泻成痢，此脾胃虚寒下陷，用补中益气送四神丸而痢止，继以六君子汤而疮愈。

御医王介之之内，年四十，背疽不起，泄泻作呕，食少厥逆。脉息如无纯是虚寒，属阳气虚寒。用大补剂加附子、姜、桂而不应，再加附子二剂，泻愈甚。更以大附子一枚，姜、桂各三钱，参、芪、归、术各五钱，作一剂，腹内始热，呕泻乃止，手足渐温，脉息遂复。更用大补而溃，托里而敛。十年后，终患脾胃虚寒而殁。

职方王的塘背疽溃后，小便淋沥，作渴引

饮，烦热不寐，疮口焮赤如灼，时或小便自遗。溃后不寐自遗，虽焮赤，亦属无根之火。此肾虚之恶症。用加减八味丸加麦冬、五味，数剂而痊。

太守朱阳山患背疽，漫肿色黯，微痛作渴，疮头数十。左尺脉数，按之有力，此肾经之症。先用活命饮二剂，以杀其毒，午前以参、芪、归、术之类壮胃气，午后以加减八味丸料固肾气，喜其未用败毒之药，元气未损，故脓出肉腐而愈。

驾部林汝玉冬不衣绵，作渴饮冷，每自喜壮实。诊其脉，数大无力。薛谓至火令当发毒。不信，三月间果背热便秘，脉涩，用四物加芩、连、山栀，数剂大便始和，却去芩、连，加参、术、茯苓，二十余剂，及八味丸半斤许。

【琇按】此等症必舍六味而用八味，其养何居？

渴减六七，背热亦退，至夜背发一疽，纯用托里之剂而愈。

封君袁怀雪背疽，发热作渴。脉数无力。用四物加黄柏、知母、玄参、山栀、连翘、五味、麦冬、银花，脉症渐退，又加白芷、参、芪，腐肉悉溃。因停药且劳，热渴仍作，乃与参、芪、归、芷、炙草、山药、山萸、茯苓、泽泻、肉桂而安，又以六味地黄丸及十全大补而敛。

一男子背疮出血，烦躁作渴。脉洪大，按之如无，此血脱发燥。用当归补血汤二剂，又以八珍加黄芪、山栀，不数剂而愈。

一妇人背疮溃后，吐鲜血三碗许。薛用独参汤而血止，用四君、熟地、芎、归，疮愈。此血脱之症，当补其气，使阳生阴长。若用降火凉血沉阴之剂，则脾胃生气复伤，不惟血不归源，而死无疑矣。

都宪周宏岗，在南京刷卷时背患疽，肿而不溃。脉大而浮，此阳气虚弱，邪气壅滞。用托里消毒散，溃而色欠红活。此气血俱虚也，用托里散，倍用参、芪，反内热作渴，脉洪大鼓指，溃而脉洪大鼓指，所谓阴盛格阳。用前散加肉桂，脉症顿退，仍用托里而愈。若误为热毒而用寒凉则殆矣。

太仆王的塘，初起大劳，又用十宣散之类，加喘渴内热。脉大无力，此阳气自伤，不能升举，下陷于阴分而为内热。以补中益气加酒炒芍药、麦冬、五味，治之而愈。

秋官高竹真患之，色黯坚硬，重如负石，神思昏溃。遂以蒜杵烂，置疮头，以艾如钱大灸二十余壮，竟不知。又以蒜随摊黯处，以艾铺蒜上灸，亦不知。乃着肉灸，良久方知，再灸方痛，灸法可师。内用大温补剂而起。

上舍张克恭，涂贴寒凉，乃服败毒之类，遍身作痛，欲呕少食，晡热内热，恶寒憎寒。薛曰：遍身作痛，荣卫虚而不能营养肉理也；欲呕少食，脾胃虚寒而不能消化饮食也；内热晡热者，阴血内虚阳气下陷于血分也；恶寒憎寒，阳气外虚不能卫肌肤腠理也。皆脾胃之气不足所致。治以补中益气汤，诸症悉愈，更以十全大补汤，腐肉渐溃，又以六君、芎、归，肌肉顿生。

儒者周在鲁，怀抱久郁，背患疽，宛然如一栗，有数头如黍，五日矣。肝脉弦洪，脾脉浮大，按之微细。以补中益气加桔梗、贝母，少用银花、白芷，二剂，肝脉顿退，脾脉顿复，肿起色淡。乃以活命饮二剂，脓溃肿消。肝脉仍弦，此毒虽去而胃气复伤，仍用补中益气加半夏、茯苓而愈。夫脉纵有余，当认为不足，此句非先生不能道，亦非先生不能如此用补。故先用前汤补脾，解郁怒，则脾气既充，肝脉自退。若不审其因，遽用败毒以伐肝，非惟无以去毒，而反害之。前汤所用银花、白芷，非取其治疮，特解患者之疑耳。

上舍蔡东之，年逾五旬，患背疽，用托里之药而溃，但疮口少许久不收敛，时值仲冬，兼咳嗽不止。薛曰：疮口未敛，脾气虚也；咳嗽不止，肺气虚也。盖脾为母，肺为子，治法当补其母。一日，与蔡同会宴，见其忌食羊肉，因谓：羊肉性与人参同功，误以为毒，可乎？自是更不忌，不旬日而疮口敛，嗽亦渐愈。嗣后每岁至冬，虽常膳亦不撤，嗽亦不复发矣。

顾色泉老医，年六十有五，因盛怒疽发于背，大如盂，四围色黑。召疡医治之，用冷药敷贴，敷已觉凉。约曰：七八日后，为用刀去瘀肉。顾俟其去，曰：四围色黑，乃血滞，妙理。更加冷药，非其治也。乃更治热敷药，去旧药敷之，觉甚痒终夜，明日色鲜红，嫩肿亦消，惟中起数十孔如蜂房。一日许，又觉恶心作哕，视一人头如两人头，自诊曰：此虚极症也。用参、附大剂，进二服，视已正矣，不数日竟愈。

一人患肿毒溃后，不时出一细骨。用生桐油调蜜陀僧如膏，绢摊贴，妙。

马嗣明治杨令，患背肿，以练石涂之，便瘥。作练石法：以粗黄石鹅鸭卵大，猛火烧令赤，内醇醋中自屑，频烧至石尽，取石屑曝干，捣下筛，和醋，以涂肿上，无不愈。《北齐书》

山阴余南桥治上虞葛通议公，年九十余，患背疽，初进仙方活命饮，穿山甲蛤粉炒黄、甘草节、防风、真没药、赤芍、白芷各六分，当归尾、乳香各一钱，贝母、花粉、皂刺各八分，金银花、陈皮各三钱，作一服，酒煎服。继服蜡矾丸：黄蜡熔化，入细矾末等分，为丸，百沸汤下八十丸。次服忍冬丸：金银花晒干一斤，同粉草二两，共为细末，无灰酒打糊为丸，酒下八九十丸，日三服。若以金银花趁湿捣烂，水、酒各半熬成膏，丸前末，尤效。毒未溃，以麦饭石膏围之：白麦饭石二两，火煅，米醋淬十二次，水洗。白蔹二两，鹿角灰四两，三味各研极细末，用经年米醋，入砂锅内调匀如稀酱，文武火熬，以槐枝不住手搅，起鱼眼泡取出，入大瓷瓶封固，勿使尘垢，顿井水中一昼夜，先将猪蹄汤洗净，雄猪后蹄约二斤半，不用盐，井花水瓦罐煨烂其肉，取出，着盐少许，与病者下饭，其汤吹去油，以鹅翎蘸汤洗患处，以抿子涂麦饭石膏，但有红晕处尽涂遍。毒既尽，以神异膏贴之：玄参五钱，不见铁，黄芪三两，杏仁一两，去皮尖，全蛇蜕五钱，盐水洗，焙干，男乱发五钱，洗净，焙干，露蜂房一两，有蜂多者，黄丹五六两，水飞，罗细，真麻油一斤，同乱发入铜铫中，文武火熬，候发熔尽，以杏仁投入，候黑色，用布滤去渣，再后入玄参、黄芪，慢火熬一二时，取出稍冷，旋入露蜂房、蛇蜕，将槐枝急搅，却移火上，慢火熬至紫黄色，用布滤去，复入铫，乘冷投黄丹，急搅片时，又移火上熬，候油变色，滴水成珠，再熬少时，候将冷，倾入水中三日，退其火毒，取出，置器内封收待用。前药品皆临时制备，效亦随手而应，脓干肉长，百日奏功。其孙太守葛焜刻而传布，名曰《广仁编》。此法《千金方》亦有，《本草纲目》言之甚详。有中流一壶抄本，竟挟前人之美为已有秘本，岂非欺人？

余姚史嗣元祖母，年六十余，三月，背心偏右四五分生一核，如栗大，上一白头，仅如绿豆，初不为异，但痒甚，令婢磨擦，数日白头内出脓少许，痒如故，旬日满背焮肿，周回阔尺许，日夜呻吟，背若负石米，非壮妇莫能扶起。迎外科马医视之，云：毒已成，非药所能，必开刀乃可。举家犹豫不忍，马曰：譬之救焚，火在屋下，必穴其顶，否则不尽不止。若复一日，必内溃，不可为矣。不得已，从其说。马举刀，用麻扎，露刃止四分。曰：外科不得已用刀针，唯背上不宜针，缘肉薄，破其膏肓即死矣。刀亦不敢深用，但破其腐肉。举家惧甚。马举刀，纵横审视各寸许，去腐肉若鸡卵大，脓血迸流，随以米醋煎滚，用羊毛笔蘸洗之。人人惶惧，不忍视，而病者称快，且云：背上轻若干矣。马云：毒势正甚，疮口即当合，合则不可再破。即用桃枝竹，以瓦镰去其上青皮，取次层竹衣，揉擦若软绵，以香油润湿，塞在疮口，朝夕一易之，易时仍以滚醋洗。有腐肉黑色者，用竹枝摘起，剪刀剪去。乃日服十全大补之剂，又十余日方见长肉。嗣元年十四，日侍汤药，颇得其详，因述其颠末，以仁后世，恐畏惧刀针而坐视其毙也。

武昌张启明，述其父治江西商人，背左偏中疮起，根红肿，头白点，痒甚。张取蕲艾隔蒜灸三七壮，愈而不发。此上策也。

楚梦山沈君回楚，有谢张医文，略曰：予疽发于背，初如粟，渐如盘，先生至，以忍冬

草三饮之，调剂，活命有散，护心有丸，既溃，洗有法。予获更生，实先生赐也。与前余南桥治法同。

挥使郭君，为人魁肥，右背疽发，腐溃遍体。张用刀割四围，忽败肉块下如拳，既愈。明年，左背再发，亦张活之。

袁姓者，躯肥胖，疽发于背，止红晕，遍背硬肿，无白黍米点，肉紧皮厚，若负巨石然。张云：阳中阴症，不可药。不得已，用大针寸许，入皮有声，不知痛，竟不起。

【按】《素问》云：痈疽不得顷时回。言不得治法，则顷刻殒命也。然痈疽之名虽多，而要不出阴阳二证而已。发于阳者为痈，为热为实；发于阴者为疽，为冷为虚。故阳发则皮薄色赤肿高，多有椒眼而痛；阴发则皮厚色淡肿硬，状如牛皮而不痛。又有阳中之阴，似热而非热，虽肿而实虚，若赤而不燥，欲痛而无脓，既浮而复消，外盛而内腐；阴中之阳，似冷而非冷，不肿而实，微赤而燥，有肿而痛，外虽不盛而内实烦闷。阳中之阴，其人多肥，肉紧而内虚；阴中之阳，其人多瘦，肉缓而内实。而又有阳变为阴者，凉剂之过也；阴变为阳者，热药之骤也。然阳变阴者，其证多，犹可返于阳，故多生；阴变而阳者，其证少，不复能为阳矣，故多死。然间有生者，必得明医调治合法，百中得一耳。痈疽有寒热虚实，皆由气郁而成，当委之明医，量人虚实，察病冷热，推其因，究其原，而后治之，则内外相应而无失误矣。

《濮阳传》云：凡患肿毒无名者，用长青草酒煎服，出滓，贴患处，屡验。其草四季长青，似菘菜叶，一名雪里青，一名荔枝草。

《濮阳传》云：有一人患对口疮甚急，遇方士，取鹅子初出时收黄不尽死在壳内者，用新瓦焙干，为末，以好酒调服，愈。

# 痈 疽

齐王侍医遂病，自炼五石服之。臣意往过

之，遂谓意曰：不肖有病，幸诊遂也。臣意即

诊之，告曰：公病中热。论曰：中热不溲者，不可服五石。石之为药精悍，公服之不得数溲，亟勿服，色将发痈。遂曰：扁鹊曰：阴石以治阴病，阳石以治阳病。夫药石者有阴阳水火之剂，故中热，即为阴石柔剂治之，中寒，即为阳石刚剂治之。意曰：公所论远矣。扁鹊虽言若是，然必审诊，起度量，立规矩，称权衡，合色脉表里有余不足顺逆之法，参其人动静与息相应，乃可以论。千古明眼治法，无出于此。论曰：阳疾处内，阳形应外者，不加悍药乃镵石。夫悍药人中，财邪气辟矣，而宛气愈深。诊法曰：二阴应外，一阳接内者，不可以刚药。刚药入则动阳，阴病益衰，阳病益著，邪气流行，为重困于俞，忿发为疽。意告之后百余日，果为疽发乳上胃热，入缺盆，死。此谓论之大体也，必有经纪。拙工有一不习，文理阴阳失矣。《史记》。

**【瑴按】** 此案已见中热门。

齐侍御史成自言病头痛，臣意诊其脉，曰：君之病恶，不可言也。即出，独告成弟昌曰：此病疽也，内发于肠胃之间，后五日当痈肿，后八日呕脓死。成之病得之饮酒且内。成即如期死。所以知成之病者，臣意切其脉，得肝气。肝气浊而静，此内关之病也。脉法曰：脉长胃而弦肝，不得代四时者，其病主在于肝。和即经主病也，代则络脉有过。经主病和者，其病得之筋髓里肝肾；其代绝而脉贲者，病得之酒且内。所以知其后五日而痈肿，八日呕脓死者，切其脉时，少阳初代。代者经病，病去过人，人则去。络脉主病，当其时，少阳初关一分，故中热而脓未发也，及五分，则至少阳之界，肝心相去五分，故曰五日尽也。及八日，则呕脓死，故上二分而脓发，至界而痈肿，尽泄而死。热则上熏阳明，烂流络，流络动则脉结发，脉结发则烂解，故络交。热气已上行，至头而动，故头痛。《史记》

唐李勣尝疾，医诊之，云：得须灰服之方止。太宗遂自剪须烧灰，赐服之，复令敷痈疮，立愈。故白乐天云：剪须烧灰赐功臣。

仁宗皇帝赐吕夷简：古人有语：髭可治疾。今朕剪髭，与卿合药，表朕意也。

一人渊疽之发于胁下，久则一窍，有声如婴儿啼。灸阳陵泉二十七壮，声止而愈。

向友正，淳熙中为江陵支使，摄公安令。痈发于胸臆间，拯疗半岁，弗愈。尝浴罢，病甚，委顿而卧，似梦非梦，见一丈夫，微揖而坐，传药方与之，曰：用没药、瓜蒌、乳香三味，酒煎服之。且言桃源许诊知县亦有此方，但不用瓜蒌，若用速效，宜服此。向即如所戒，不终剂而愈。后诣玉泉祷雨，瞻寿亭关王像，盖所感梦者，因绘事于家。《类编》

丹溪治一人，性急味厚，尝服热燥之药，左胁一点痛。脉之，轻弦重芤，知其痛处有脓。作内疽治，明眼。与四物汤加桔梗、香附、生姜，煎十余帖，痛微，微肿如指大，令针之，少时屈身而脓出，与四物调理而安。

薛己治一儒者，患流注，发热作渴，头痛自汗。脉洪数，按之无力，此气血虚也。用十全大补加麦冬、五味治之，益甚。仍用前药，加附子一钱，四剂诸症悉退，却去附子，加肉桂，二十剂气血渐复。又因劳心，发热恶寒，饮食减少，此脾胃复伤，元气下陷，用补中益气加附子一钱，二剂热止食进，仍用大补元气而安。后因考试不利，怀抱不舒，更兼劳役，饮食日少，形气日衰，吐痰作渴，头痛恶寒，或热或止，仍用补中益气数剂，诸症渐愈，元气渐复。乃去附子，再加肉桂五分，百余剂而愈。

东侍御左胁下近腹肝胆经部分结一块，四寸许，漫肿不赤，按之即痛。薛曰：此当补脾胃。彼谓肿疡宜表散，乃服流气饮，胃气顿虚，七恶并臻。薛乃用四君加芎、归、酒炒芍药、姜、桂治之，胃气平而恶症退。乃去干姜，加黄芪，数剂疮赤微痛，又三十余剂，脓成，针之，用补中益气、加减八味而愈。盖肝胆属木，因肾水虚弱，不能滋生，况肝胆之血原少，岂可复行消散？且肿疡内外皆壅，宜托里表散为主。盖先于补气，而佐以行散，非专攻之谓也。

一男子元气素弱，臀肿硬，色不变，饮食少，将年余矣。此气虚而未能溃也。先用六君为主，加芎、归、芍药治之，元气渐复，饮食渐进，患处渐溃。更加黄芪、肉桂，并日用葱熨之法，月余脓熟，针之，以十全大补汤及附子饼灸之而愈。

一男子胁肿一块，日久不溃，按之微痛。脉微而涩，此形症俱虚，当补不当泻。乃以人参养荣汤，及艾炒热熨患处，脓成，以火针刺之，更用豆豉饼、十全大补汤，百剂而愈。

一妇人左臂患之，年许不溃，坚硬不痛，肉色不变，脉弱少食，月经过期，日晡益热，劳怒则痛。与参、芪、归、术、川芎、芍药、贝母、远志、香附、桔梗、丹皮、甘草，百余剂而消。

一妇人因怒，胁下肿痛，胸膈不利。脉沉滞。用方脉流气饮，数剂少愈。以小柴胡对二陈，加青皮、桔梗、贝母，数剂顿退。更以小柴胡汤对四物汤，二十余剂而瘥。

一妇人因闪胁，肩患肿，遍身痛。遂以黑丸子，二服而痛止。以方脉流气饮，二剂而肿消。更以二陈对四物，加香附、枳壳、桔梗而痊愈。

汪石山治一司训，年近六十，长瘦色苍，赴福建考试回，病背腿痛肿，一肿愈，一肿作，小者如盏，大者如钟，继续不已，俗曰流注是也。医皆欲用十宣散、五香汤、托里散。汪诊之，脉皆濡弱。曰：此非前药所宜也。夫以血气既衰之年，冒暑远涉热瘴之地，劳伤形，热伤气矣。经云：邪之所凑，其气必虚。理宜滋补，使气运血行，肿不作矣。遂用大补汤减桂，倍加参、芪、归、术，佐以黄柏、黄芩、红花，服至二三十帖，视肿稍软者，用砭决去其脓，未成者果皆消释，仍服二三十帖，以防后患。

江应宿治刑部正郎昆石容公，胁下近腰软处患痛肿，外科用消毒药，既溃月余，疮口不敛，肌瘦神悴。诊得六脉缓弱无力。乃用补中益气，人参加作三钱，黄芪五钱，时值七月，少加黄柏以救肾水，麦冬、五味以滋养化源，亦可法。食进而疮敛，三十余剂而痊。

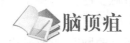

## 脑顶疽

东垣治一人，因饮酒太过，脉沉数，脑之下项之上有小疮，不痛不痒，谓是白疮，慢不加省，二日后觉微痛，又二日脑顶麻木，肿势外散，热毒焮发，又三日七日矣痛大作。一医以五香连翘汤，又一医云：此疽也。然而不可速疗，须四月可愈。果如二子言，可畏之甚也。乃请东垣视之，谈笑如平时，且谓疮固恶，可无虑耳。且膏粱之变，不当投五香。疽已七八日，当先用火攻之策，然后用药。午后用火艾炷如二核许者攻之，至百壮乃觉痛。次为处方，云是足太阳膀胱之经，其病逆，当反治。脉中得弦紧阴，按之洪大阳而数阳中之阴，且有力，必当伏其所主而先其所因，其始则同，其终则异。可使破积，可使溃坚，使气和则已，必先岁气，毋伐天和。以时言之，可收不可汗。经病禁下太阳经不可下，法当结者散之，咸以耎之。然寒受邪脉紧而禁针，以诸苦寒为君，为用甘寒为佐，酒热为因，用为使，以辛温和血，夫辛以散结为臣。三辛三甘，益元气而和血脉，淡渗以燥湿，扶持秋令以益气泻火，以入本经之药以和血，且为引用，既以通经以为主用。君用芩、连、黄柏君、生地黄、知母佐，酒制之，本经羌活、独活、防风、藁本、防己、当归、连翘和血散热以解结，黄芪、人参、生甘草补元、陈皮佐、苏木、泽泻使、桔梗，配诸苦寒者三之一，多则滋荣气，补土也。生甘草泻肾之火，补下焦元气，人参、陈皮以补胃，苏木、当归尾去恶血，生地、归身补血，酒制汉防己除膀胱留热，泽泻助秋令，去酒之湿热，必以桔梗为舟楫，乃不下沉。此方可通治太阳经毒。服后疽当不痛大折，精气大旺，饮啖进，形体健，投床大鼾，日出乃寤，以手扪疮，肿减七八矣。李疑疮适透喉，遽邀视之，惊喜曰：疮平矣。不五七日，作痂而愈。东垣又曰：凡疮，皆阴中之阳、阳中之阴二证而已。我治此疮，阳药七分，阴药三分，名曰升阳益胃散，胜十宣也。老人宜之，亦名复煎散。

陈录判母年七十余，亦冬至后脑出疽，形可瓯面大。疡医诊视，曰：俟疮熟，以针出脓。因怒笞侍妾，疮辄内凹一韭叶许，面色青黄不泽，四肢逆冷，汗出身清，时复呕吐。脉极沉细而迟。温补无疑。身不热而清可想。盖缘衰老之年，严寒之时，病中苦楚，饮食淡薄，已涤肥浓之气，独存瘦瘵之形，加之暴怒，精神愈损，故此有寒变也，病与时同。速制五香汤一剂，加丁香、附子各五钱，剂尽，疡复大发，随症调治而愈。《内经》曰：凡治病必察其下。谓察时下之宜也。诸痛疮疡，皆属心火，言其常也。如疮盛形羸，邪高痛下，始热终寒，此反常也，固当察时下之宜而权治。故曰经者常也，法者用也，医者意也，随所宜而治之，可收十全之功矣。

石山治一人，形肥色紫，年逾五十，颈项少阳之分痛肿如碗。诊之，脉浮小而滑。曰：少阳，多气少血之经，宜补。若用寻常驱热败毒之药，痛溃之后，难免他患。遂煎参芪归术膏一二斤，用茶调服无时，盖茶能引至少阳故也，旬余痛溃而起。

丹溪治一妇，年将七十，形实性急而好酒，脑生疽，才五日。脉强紧急。且用大黄酒煨，细切，酒拌炒，为末，又酒拌人参，炒，入姜煎调一钱重，又两时再与，得睡而上半身汗，睡觉，病已失。此内托之法也。

【烺按】此案已见疮疡门。

一人患脑疽，面目肿闭，头㼖如斗。此膀胱湿热所致。以黄连消毒散二剂，次以槐花酒二碗，顿退。以指按下，肿即复起，此脓成也，于颈额肩颊各刺一孔，脓并涌出，口目始开。更以托里药加金银花、连翘三十剂，痊愈。正治法。

薛己治阁老翟石门子，耳中作痛，内服外敷，皆寒凉败毒，更加项间坚硬，肉色如故，㼖连于胸，寒热欲呕，饮食少思。薛视之，肿虽坚而脉滑数，此脓内溃也，虽属手三阳热毒

之症，然其元气已伤，寒凉凝结，不能外溃。先用六君子汤、补中益气各二剂，调补脾胃，升发阳气，患处赤软，针出脓秽甚多，仍服数剂而愈。

一武职，河南人，年逾五十，患脑疽内溃，热渴，头面肿胀如斗，胸背色焮如涂丹，烦热便秘。此表里俱实，时虽仲冬，若非苦寒之剂内疏外泄不救。遂针周顶出脓，及用清凉饮内加大黄五钱，再用消毒散而愈。正治。

一人脑患疽，发热口渴。医用苦寒药，脓水益多，发热益甚，面目赤色，唇舌燥烈，小便淋痛，昼夜不寐阴虚，死在反掌。请薛治之，乃以加减八味丸料从治，加参、芪、归、术、麦冬、甘草，煎服之，熟睡半日，觉来诸症悉退，不数剂而疮愈。薛曰：病虽愈，当固其本元。彼不经意，且不守禁，次年患中风，后患背疽而殁。

锦衣叶夫人患脑疽，口干舌燥。内服清热，外敷寒凉，色黯不焮，胸中气噎。症属阳气虚寒，彼疑素有痰火，不受温补。薛以参、芪各五钱，姜、桂各二钱，一剂顿然肿溃，又用大补药而愈。

一妇冬患脑肿痛，热渴，用清热消毒溃之而愈。次年三月，其舌肿大，遍身发疔如紫葡萄，不计其数，手足尤多。乃脾胃受毒。各刺出黑血，服夺命丹七粒，出臭汗，疮热益甚，便秘二日，与大黄、芩、连各三钱，升麻、白术、山栀、薄荷、连翘各二钱，生草一钱，水煎三五沸，服之，大小便出臭血甚多，下体稍退。乃磨入犀角汁再服，舌本及齿缝出臭血，诸毒乃消，更以犀角地黄丸而愈。

一男子素善怒，左项微肿渐大如升，用地黄补中益气而愈。

# 多骨疽

薛己治一男子，年将三十，上腭肿硬，年余方溃，半载未愈，内热作渴，肢体消瘦。用补中益气、六味地黄治之，元气渐复，出骨一

块，仍服前药，诸症悉去，疮口亦敛。

一男子自十四岁闪足肿痛，服流气饮，外敷寒凉，腐溃而至十六，疮口开张，足背漫肿

黯，骨黑露出，形体消瘦，盗汗不止，发热，口舌干燥。天真已丧。用十全大补汤、六味地黄丸各五十余剂，元气渐复，患处渐赤，脱落骨一块，又各服五十剂，愈。

一妇人年二十余，素清弱，左手背骨渐肿，

二年后溃而脓水清稀，患处色黯，连背发肿，形体愈瘦，内热晡热，自汗盗汗，经水两月一至。朝用归脾汤，夕用逍遥散，患处并肿背频用葱熨，两月诸症渐愈，疮出一骨。仍服前药，又三月，前后用三百余剂，喜主母体恤，得愈。

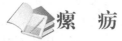

# 瘰 疬

薛立斋治阁老杨石斋子，年十七，发热作渴，日晡颊赤。脉数而虚。用补阴八珍汤五十余剂，又加参、芪、归、术为主，佐以熟地、白芍、麦冬、五味，脓水稠而肌肉生，更服必效散一剂，病毒去而敛。

容台张美之善怒，患之。时孟春，或以为肝经有余之症，用克伐之剂，不愈。薛以为肝血不足，用六味地黄、补中益气以滋化源，至季冬而愈。此症果属肝火风热，亦因肝血不足，若主伐肝，则脾土先伤，木反克土。此症或延于胁腋，或患于胸乳，皆肝胆三焦之经也，亦当以前法治之。

一儒者缺盆间结一核。薛谓：此肝火血燥筋挛，法当滋肾水，生肝血。彼反服行气化痰，外敷南星、商陆之类，渐如覆碗。仍用前药以滋化源，间与芦荟丸以清肝火，年余，元气复而肿消。

一男子颈间结核大溃，年余不愈，又一男子鬓间一核，初如豆粒，二年渐大如桃，又一妇人左眉及发际结核，年余矣，皆与清肝火、养肝血、益元气而并愈。此症亦有大如升斗者，治以前药，无不取效。

一妇人瘰疬久不愈。或以木旺之症，用散肿溃坚汤伐之，肿硬益甚。薛以为肝经气血亏损，当滋化源。用六味地黄丸、补中益气汤，至春而愈。此症若肝经风火暴病，元气无亏，宜用前汤散肿溃坚；若风木旺而自病，宜用泻青丸，虚者用地黄丸；若水不能生木，亦用此丸；若金来克木，宜补脾土，生肾水。大凡风木之病，壮脾土则木自不能克矣。若用伐肝，则脾胃先伤，而木反克土矣。

一妇患之，恐不起，致少寐，年余病破，脓水淋漓，经水或五十日或两月余一至。误服

通经丸，辗转无寐，午前恶寒，午后发热。薛以为思虑亏损脾血，用归脾汤作丸，午前以六君送下，午后以逍遥送下，两月余得寐，半载后经行如期，年余疮愈。

一妇病溃后发热，烦躁作渴。脉大而虚。以当归补血汤六剂而寒热退，又以圣愈汤圣愈汤：生地、熟地、川芎、归身、人参、黄芪数剂而痊，更以八珍加贝母、远志三十余剂而敛。

一妇人项结核，寒热头痛，胁乳胀痛，内热口苦，小便频数。症属肝火血虚。用四物加柴胡、山栀、胆草妙方而愈，又用加味逍遥散而安。

一妇瘰疬后遍身作痒诸痒为虚，脉大，按而虚。以十全大补加香附治之而愈。大凡溃后，午前痒作气虚，午后痒作血虚，若作风症治之，必死。

一妇人项核肿痛，察其气血俱实，先以必效散一服下之，更以益气养荣汤补之，三十余剂而消。常治此症，若必欲出脓但虚弱者，先用前汤，待其气血稍充，乃用必效散去其毒，仍用补药，无不效。未成脓者，灸肘尖，调经解郁，及隔蒜灸多日，稍有脓，即针之。若气血复而核不消，却服散坚之剂。月经不应，气血不损，须用必效散，其毒一下，即多服益气养荣汤，如不应，亦灸肘尖。如疮口不敛者，更用豆豉饼、琥珀膏。若气血大虚，或不慎饮食七情者，不治。然此症以气血为主，气血壮实，不用追蚀之剂，亦能自腐，但取去，使易于收敛耳。血虚而用追蚀，不惟徒治，适以取败耳。

江应宿治休宁吴氏子，年十七，患瘰疬三年矣。疡医用烂药刀砭破取，疮口甫平即复肿，累累如贯珠，遍体疮疥，两胁肿核如桃。予诊

之，微弦而数。即语之曰：肝肾虚热则生病矣，当从本治内消。可法可师。以柴胡、当归、连翘、黄芩、黄连、牛蒡、三棱、桔梗、花粉、红花十余剂，再与黄连、海藻、昆布、干葛、石膏、山栀、龙胆、连翘、花粉，为丸，以清其上，更令空心服六味地黄丸，以滋化源，二者兼治，药无遗憾。未尽一料，疬消疮愈，不复作矣。

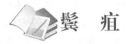

## 鬓疽

薛立斋治侍御朱南，患鬓疽，肿痛发热，日晡尤甚。此肝胆二经血虚火燥。用四物加元参、柴胡、桔梗、炙草而愈。又因劳役，发热畏寒，作渴自汗，用参、芪、归、术、炙草、陈皮、五味、麦冬、炮姜而瘥。

州守胡廷器年七十，有少妾患前症，肿焮作痛，头目俱胀。此肾水不足，肝胆火盛血燥。用六味丸料四剂，疮头出水而愈。二年后，七情失宜，饮食劳役，仍肿痛烦热，喘渴，脉洪大而虚，用补中益气以补脾胃，用六味地黄以补肾肝而愈。如此症而纯用滋化源之药，非先生不能，不如江案之可法也。

## 附骨疽

东垣治一男子，于左大腿边近膝股内出附骨疽，不辨肉色，漫肿，皮泽坚硬，疮势甚大。其左脚乃胫之髀上也，更在足厥阴肝经之分阴包穴，少侵足太阴脾经之分血海穴，其脉左三部细而弦，按之洪缓，微有力。用生地一钱，黄柏二分，肉桂三分，羌活五分，归梢八分，土瓜根三分，柴胡梢一钱，连翘一钱，黄芪二钱，作一服，酒一盏、水二盏煎至一盏，去滓，空心热服。

一老人年七十，因寒湿地气，得附骨痈于左腿外侧，足少阳胆经之分中渎穴，微侵足阳明分阴市穴，阔六七寸，长一小尺，坚硬漫肿，不辨肉色，皮泽深，但行步作痛，以指按至骨，大痛。与药一帖，立止，照前案方，再日柔软而肿消。与内托黄芪酒煎汤，愈。汤见《集成》

孙彦和治一人，年逾五旬，季夏初患右臂膊肿盛，上至肩，下至手指，色变，皮肤凉。六脉沉细而微，此乃脉症俱寒，疡医莫辨。孙视之，曰：此乃附骨痈。开发已迟。以燔针启之，脓清稀解。次日肘下再开之，加呃逆不绝，孙与丁香柿蒂散，两服稍缓。次日呃逆尤甚，自利，脐腹冷痛，腹满，饮食减少，时发昏愦，于左乳下黑尽处灸二七壮千金妙法，又处托里温中汤，用干姜、附子、木香、沉香、茴香、羌活等分，㕮咀一两半，欲与服。或者曰：诸痛痒疮疡，皆属心火。又当盛暑之时，用干姜、附子，可乎？孙曰：法当如是。《内经》曰：脉细，皮寒，泻利前后，饮食不入，此谓五虚。况呃逆者，胃中虚寒极也。诸痛痒疮疡，皆属心火。是言其常经也。此症内外相反，须当舍时从症，非大方辛热之剂急治之，则不能愈。遂投之，诸症悉去，饮食倍进，疮势温，脓色正。复用五香散数剂，月余平复。吁！守常者，众人之见；知变者，智者之事。知常而不知变，奚以为医？

南司马王荆山腿肿作痛，寒热发渴，饮食如故。脉洪数而有力，此足三阳经湿热壅滞。用槟苏败毒散，一剂而寒热退，再剂而肿痛消，更用逍遥散而元气复。两月后因怒，肿痛如锥，赤晕散漫，用活命饮，二剂而痛缓，又用八珍加柴胡、山栀、丹皮而痛止。复因劳役，倦怠懒食，腿重头晕，此脾胃气虚也，用补中益气加蔓荆子而安。

一膏粱酒色之人患四日而入房，两臀硬肿，二便不通。不可为实。肾开窍于二阴，此属肝肾亏损。用六味丸料加车前、牛膝而便利，用补中益气而肿硬消。

一上舍内肿如锥，外色如故，面黄体倦，懒食，或呕痛。伤胃也。用六君汤以壮脾胃，更以十全大补以助其脓，针之，用前汤倍加参、芪、芎、归、麦冬、五味、远志、贝母而疮敛。

丹溪治一壮年，髋骨疼。以风药饮酒一年，乃以防风通圣散去硝、黄，加生犀角、浮萍，与百余剂，成一疽，近皮革，脓出而愈。后五六年，其处再痛。朱曰：旧病作，无能为矣。盖发于新娶之后，多得香辣肉味。若能茹淡，远房劳，犹可生也。出脓血四五年，沿及腰背皆空，又三年而死。此纯乎病热者。

一女髀枢穴无考生附骨疽，在外侧廉少阳之分。始末悉用五香汤、十宣散，一日恶寒发热，膈满，犹大服五香汤，一夕喘死。此升散太多，阴血已绝，孤阳发越于上也。

一少年天寒极劳，髋骨痛，两月后生疽，深入骨边，卧二年，取剩骨而安。此寒转热者也。

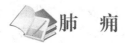

# 肺 痈

丹溪治一少妇，胸膺间溃一窍，脓血与口中所咳相应而出。以参、芪、当归加退热排脓等药而愈。一云此因肺痿所致。

项彦章治一人，病胸膈壅满，昏不知人。项以杏仁、薏苡之剂灌之，立苏。继以升麻、黄芪、桔梗消其脓，服之逾月，瘳。项所以知其病者，以阳明脉浮滑，阴脉不足也，浮为风而滑为血聚，始由风伤肺，故结聚客于肺。阴脉之不足，则过于宣逐也。诸气本乎肺，肺气治则出入易，菀陈除，故行其肺气而病自已。已见前痞满门。

石山治一妇，年近三十，形色瘦白，素时或咳嗽一二声，月水或前或后，夏月取凉，遂咳甚，不能伏枕者月余，嗽痰中或带血，或兼脓，嗽急则吐食。医用芩、连、二陈，不效。复用参、芪等补药，病重。汪视，左脉浮滑，右脉稍弱而滑。幼伤手腕，掌不能伸，右脉似难凭矣。乃以左脉验之，恐妊兼肺痈也。遂以清肺泄肺之剂进之，三服而能着枕，痰不吐，脓不咯。惟时或恶阻，汪曰：此妊之常病也。教用薏苡仁薏苡胎前禁用，有肺痈亦不禁，可见有病病受如此、白术、茯苓、麦冬、黄芩、阿胶煎服，病减。月余复为诊脉，皆稍缓而浮，曰：热已减矣。但吐红太多，未免伤胃。教用四君子加陈皮、黄芩、枳壳煎服调理。妊至六月，食鸡病作，却鸡而愈。至九月，病又复作，声哑，令服童便，获安。汪曰：产后病除，乃是佳兆。病若复作，非吾所知。月足而产，脾胃病作，加泄，竟不救。

一儒者鼻塞流涕，咳吐脓血，胸膈作胀。先用消风散、乱发灰，二服而鼻利，又用四君、芎、归及桔梗汤而愈。后因赴选劳役，咳嗽吐脓，小便滴沥，面色黄白。此脾土不能生肺金，肺金不能生肾水。用补中益气、六味地黄而愈。

一儒者素善饮，咳痰项强，皮肤不泽，此肺痈也。盖肺系于项，故项不能转侧；非风痰而项焉能强？断之肺痈。见亦神。肺气虚弱，故皮肤不泽。先用桔梗汤以治肺，后用八珍、补肺汤以补脾土、生肺金而瘳。

一男子吐脓血，饮食少思，胸腹胀，脾肺心脉皆洪数洪数脉不佳。此火不能生土，土不能生金。用桔梗汤为主，佐以补中益气而愈。

一男子不时咳嗽，作渴自汗，发热便数。彼恃知医，用清肺降火理气渗利之剂，小便不通，面目赤色，唇裂似火，痰壅。肺、脾、胃三脉浮大，按之而数，此足三阴亏损，不能相生。当滋化源，否则成痈。彼不信，仍用分利之剂，后果患肺痈，始悟其言。用桔梗汤及滋化源而愈。

一男子面赤吐脓，发热作渴，烦躁引饮。脉洪数而无伦次，此肾火伤肝。先用加减八味丸加麦冬妙法，大剂一钟，热渴顿止，久睡，觉而神爽索食，再剂，诸症又减六七。仍用前药，更以人参五钱，麦冬二钱五分，五味二钱，水煎代茶，日饮一剂，月余而安。此症面赤者当补脾肾，面白者当补脾肺，故用此药。

江应宿治贡士汪宾篁，患滞下赤白月余。逆予诊视，投药数剂而愈。六脉洪数不减，即告之曰：公年高，足三阴虚损，不能相生。当滋化源，否则恐生他病。与六味地黄丸加生脉散，因循半月，未及修制，遂觉右乳旁牵痛，面赤，吐痰腥臭。脉洪大浮数，按之无力。予曰：脉数，不时见，此肺痈也。次日吐脓血甚多，投以桔梗汤加羚羊角，未应。再与升麻汤

升麻汤：升麻、桔梗、苡仁、地榆、赤芍、生甘草、丹皮、黄芩十余剂，更以前丸滋其化源而愈。

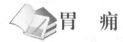

## 胃 痈

薛立斋治一膏粱之人，寒热作渴，不时咳吐，口内血腥，又五日吐脓血，皮毛错纵。用射干汤四剂，脓血已止，但气壅痰多，以甘桔汤，二三剂而愈。

一男子用射干汤之类，乍愈，但气喘体倦，发热作渴，小便频数。用补中益气加山药、山茱萸、麦冬、五味，时仲夏，更以生脉散代茶饮而愈。

一老妇素味厚，吐脓已愈，但小便淋沥。用补中益气加麦冬、五味及加减八味丸而愈。膏粱之人，初起清胃散亦可用。

江应宿治上舍汪中宇，患喉肿，不进饮食，腹中不饥，但日饮清茶数盏。召予视之，诊得气口紧数，此胃痈也，脓已成，宜引下行。可法。投以凉膈散，稍稍利一二度，次早吐脓血，再服射干汤，一剂即知饿，索饮食，六剂痊愈。

## 肠 痈

丹溪治一女子，腹痛，百方不治，脉滑数，时作热，腹微急。曰：痛病脉当沉细，今滑数，此肠痈也。妙妙。以云母膏一两云母膏即阳起石，丸梧子大，以牛皮胶溶入酒中，并水下之，饷时服尽，下脓血一盆而愈。

一妇以毒药去胎，后当脐右结块，块痛甚则寒热，块与脐高一寸有形之块，痛不可按。脉洪数。谓曰：此瘀血流溢于肠外肓膜之间，聚结为痈也。遂用补气血、行结滞排脓之剂，三日决一锋针，脓血大出，内如粪状者臭甚。病妇恐，因谓气血生肌，则内外之窍自合，不旬日而愈。

羽林妇病，医者脉之，知其肠中有脓，为下之，即愈。盖寸口脉滑而数，滑则为实，数则为热，滑则为荣，数则为卫脉法佳。卫数下降，荣滑上升，荣卫相干，血为浊败，小腹痞坚，小便或涩，或时汗出，或复恶寒，脓已成。设脉迟紧，聚为瘀血，下之即愈。

沧洲治郡守李母庞，病小腹痛。众医皆以为瘕聚，久药不效。吕诊，循其少阴脉，如刀刃之切手，胞门圪而数，知其阴中痛，痛结小

肠也。告之曰：太夫人病在幽隐，不敢以闻，幸出侍人语之。乃出老姬。吕曰：苦小肠痈，以故脐下如瘕聚。今脓已成，痛迫于玉泉，当不得前后溲，溲则痛甚。姬拜曰：诚如公言。遂用国老甘草、将军大黄为向导，麒麟竭、虎珀之类攻之，脓自小便溃，应手愈。

虞恒德治一人，得潮热，微似疟状，小腹右边有一块，大如鸡卵，作痛，右脚不能伸缩。

【琇按】俗名缩脚肠痈。

一医作奔豚气，治十余日，不验。虞诊，其脉左寸圪而带涩，右寸圪而洪实，积血未成脓，故寸圪，若脓已成则洪数。两尺两关俱洪数。曰：此大小肠之间欲作痈耳。幸脓未成，犹可治。与五香连翘汤加减与之，间以蜈蚣炙黄，酒调服之，三日愈。

儒医李生治一富家妇，有疾。诊之，曰：肠胃间有所苦。妇曰：肠中痛不可忍，而大便从小便出。

【琇按】交肠症亦如此。

医皆谓古无此症，不可治。李曰：试为筹之。若服我之药，三日当瘳。下小丸子数十粒，

煎黄芪汤下之，下脓血数升而愈。基家喜，问治法。李曰：始切脉时觉芤，脉见于肠部，《脉诀》云：寸芤积血在胸中，关内逢芤肠里痛。此痛在内，所以致然。所服者乃云母膏为丸耳。切脉至此，可以言医矣。王仲言《余话》

薛己治一男子，里急后重，下脓胀痛。用排脓散、蜡矾丸而愈。后因劳寒热体倦，用补中益气而安。

一妇人小腹胀痛，小便如淋。此毒结于内。先以神效瓜蒌散二剂，少愈，更以薏苡仁汤而安。

一妇人小腹胀痛而有块。脉芤而涩，此瘀血为患。以四物加元胡索、红花、桃仁、牛膝、木香，二剂，血下而愈。

一妇人小腹胀痛，大便秘涩，转侧有水声。脉洪数。以梅仁汤一剂，下瘀血，诸症悉退，再以薏苡汤，二剂而瘥。

一妇人脓成胀痛，小便不利，脉洪数。服太乙膏三钱，下脓甚多，胀痛顿止，以瓜蒌散、蜡矾丸及托里而安。

一妇人产后恶露不尽，小腹作痛。服瓜子仁汤，下瘀血而瘥，凡瘀血停滞，宜急治之，缓则腐化为脓，最为难治。若流注关节，则为败症。

江汝洁治一男子，病小肠痈初起，左小腹近胁下一块如掌大甚疼。江以蜂蜜调大黄末，敷于痛处，再以生姜一大块切片，置于大黄之上，以火熨之，妙法可师。四五度痛即止，逾半月而块自消。

一人胁破肠出，臭秽。急以香油抹肠送入，即不出，又以人参、枸杞子煎汤淋之，皮自合，吃猪肾粥，十日愈。

江应宿治汪上舍之内，当脐结痛，发热恶寒。脉洪数，此肠痈也。投以仙方活命饮、五香连翘汤、瓜蒌散，俱不应。过七日，小便间有脓血，乃制云母膏为丸，十数服而愈。可见药之对病，其验如此。

# 悬 痈

谷道外肾之间所生痈毒，名为悬痈，医书所不载，世亦罕有知者。初发唯觉痒甚，状如松子大，渐如莲实，四十余日后始赤肿如胡桃，遂破。若破则大小便皆自此去，不治。其药用横纹大甘草一两，截长三寸许，取山涧东流水一大碗，井水、河水不可用，以甘草蘸水，文武火慢炙，不可性急，须用三时久，水尽为度，擘视甘草，水中润为透，却以无灰酒两碗煮，俟至一半，作一服，温饮之，初未便效验，二十日始消，未破者不破，可保平，虽再进无害。兴化守姚康朝正苦此痈，众医拱手，两服而愈。

薛己治赵州守，脓多作痛，五月余矣，晡热口干，盗汗食少，体倦气短。脉浮数而无力。用补中益气加制甘草、五味、麦冬，三十余剂，食进势缓，又以六味丸料，五十余剂，脓溃疮敛。后因怒，作痛少食，胁痛发热，仍用前汤而安，喜其禀实慎疾而得愈。

江应宿治族弟应楚，在燕京患悬痈，气短咳逆，面赤，口期期不能成语。素有痔漏，多服寒凉解毒，大伤中气，脉浮数而无力。用补中益气，一服而咳逆定，数剂而脓血溃，五十余剂而愈。

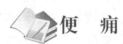# 便 痈

薛立斋治一儒者，年二十，左患便痈，用托里药，溃而将愈，入房，发热作痛，右边亦作，脓水清稀，虚证悉具，脉洪大可畏。用十全大补加附子一钱，脉症顿退，继用大补汤三十剂而敛。

一儒者肿痛便涩，用八正散清肝火，导湿热，二剂而肿痛愈，再用小柴胡加芎、归、泽泻、山栀二剂，以清肝火、补脾血而小便利。

一男子肿痛不止，用活命饮，一剂而痛止，再剂而肿消。

一男子痛甚发热，用前饮，一剂痛止。再以神效瓜蒌散加山栀、柴胡，二剂而消。

一男子肿而不溃，用参、芪、归、术以补托元气，用白芷、皂角刺、柴胡、甘草以排脓清肝，数剂而溃，复以八珍加柴胡补其气血而愈。

江应宿治一男子，患便毒，两胯骹间坟起焮赤，大如鹅卵。服败毒散及消毒利药，不应。过予求治，投以知母、贝母各五钱，僵蚕、川山甲俱各炒一钱，大黄三钱，妙方。作一服，利下脓血，从大便出，痛肿减半，再剂而已。后治人皆验。大黄以强弱加减。

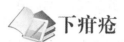

## 下疳疮

薛立斋治庶吉士刘华甫，茎中作痛，或出白津，或小便秘涩。先用小柴胡加山栀、泽泻、黄连、木通、胆草、茯苓二剂，以清肝火，导湿热，诸症渐愈。因劳倦，忽寒热，用补中益气汤治之而安，又用六味丸以生肝血，滋肾水，诸症痊愈。

一儒者茎中作痒，发热倦怠，外皮浮肿，二年矣。此肝肾阴虚。用八珍加柴胡、山栀及六味丸而愈。有兼阴毛间生虫作痒，当以桃仁研烂，涂之。

一人因劳而患，焮痛寒热，体倦头疼，小便赤涩。用补中益气加车前、山栀而消。

一士人患下疳，寒药伤胃，腐溃肿痛，日晡热甚，口干体倦，食少欲呕。先用六君加柴胡、升麻，脾胃醒而诸症退，更以补中益气加炒黑山栀，肝火退而肿痛痊。

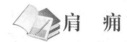

## 肩　痛

丹溪治一人，肩井后肿痛，身热且嗽，其肿按之不坚。此乃酒痰流结也。遂用南星、半夏、瓜蒌、葛根、芩、连、竹沥作煎饮之，烧葱根爝肿上，另用白芥子、白矾作小丸，用煎药吞二十丸，须臾痰随嗽出，半日约去三四碗而愈。

薛己治一妇，卧床十二年矣，遇回禄，益加忧郁。甲辰三月，右肩下发一块，焮肿如瓯，中赤外白。用凉药一剂，不解。次用十宣散四剂十宣散方：人参、黄芪、当归、甘草、白芷、川芎、桔梗、厚朴、防风、桂，加痛略红。迎徐医视之，连投参、芪、丁、桂、防风、白芷之类，脓溃。徐云：无患矣。辞后，眩晕呕逆，恶寒战栗，顶陷脓清。其夫检《外科发挥》至发背门云：若初起一头如黍，不肿不赤，烦躁便秘，四五日间生头，不计其数，疮口各含一粟，名曰莲蓬发云云。始骇为恶症。治法虽详，不谙于行。迎薛至，诊云：辛凉解散，气血两虚者忌之。连投参、芪、归、术、地黄、姜、附大剂，肿高脓稠，兼纴乌金膏，数日果腐，落筋如脂膜者数斤。仍用前剂，每服人参加至八钱，日进二服，逾二月平复。

## 乳　痈

天宝中，有陇西李生，自白衣调选桂州参军。既至任，以热病旬余，觉左乳痛不可忍，及视之，隆若痈肿之状。即召医验其脉，医者云：脏腑无他。若臆中有物，以喙攻其乳，乳痛而痛，不可为也。又旬余病甚，一日痛溃，有一雉自左乳中突而飞出，不知所止。是夕李生卒。《宣室志》

一妇形脉稍实，性躁，难于后姑，乳生隐核。以本草单味青皮汤，间以加减四物汤，加行经络之剂，治两月而安。

一后生作劳风寒，夜热，左乳痛，有核如掌。脉细涩而数，此阴滞于阳也。询之，已得酒。遂以瓜蒌子、石膏、干葛阳明胃经、台芎、白芷、蜂房、生姜同研，入酒服之，四帖而安。

时康祖为广德宰，事张王甚谨，后授温倅。左乳生痛，继又胸臆间结核，大如拳，坚如石，荏苒半载，百疗莫效，已而牵掣臂腋，彻于肩，痛楚特甚。亟祷王祠下，梦闻语曰：若要安，但用姜自然汁制香附服之妙方。觉，呼其子检本草视之，二物治证相符，访医者，亦云有理。遂用香附去毛，姜汁浸一宿，为末二钱，米饮调，才数服，疮脓流出，肿硬渐消，自是获愈。《庚志》

薛立斋治一儒者，两乳患肿。服连翘饮，加坚硬，食少内热，胸胁作痛，日晡头痛，小便赤涩。此足三阴虚而兼郁怒，前药复损脾肺。先用六君加芎、归、柴、栀四十余剂，元气复而自溃，乃作痛恶寒，此气血虚也，用十全大补、六味地黄而愈。

封君袁阳泾左乳内结一核，月余赤肿。此足三阴虚，兼怒气所致。用八珍加柴、栀、丹皮四剂，赤肿渐退，内核渐消，又用清肝解郁汤而愈。时当仲秋，两目连劄，肝脉微弦，此肝经火盛而风动也，更加龙胆草五分，并六味地黄丸而愈。若用清热败毒化痰行气，鲜不误者。

一儒者两胁作胀，两乳作痛。服流气饮、瓜蒌散，半载后左胁下结一块如核，肉色不变，劳则寒热。此郁结气伤而为患，虚而未能溃也。八物加柴胡、远志、贝母、桔梗，月余色赤作痛，脓将成矣。又服月余，针之，出脓碗许。顿然作呕，此胃气虚而有痰也，令时啖生姜，服六君子汤，呕止，加肉桂而疮愈。彼后出宰，每伤劳怒，胸乳仍痛，并发寒热，服补中益气加炒山栀，愈。

一妇人内热胁胀，两乳不时作痛，口内不时辛辣，若卧而起急则脐下牵痛。此带脉为患。用小柴胡加青皮、黄连、山栀，二剂而瘥。

一妇人久郁，右乳内肿硬。用八珍汤加远志、贝母、柴胡、青皮，及隔蒜灸，兼服神效瓜蒌散，两月余而消。

一妇人左乳内肿如桃，不痛不赤，发热渐瘦。用八珍加香附生姜汁制、远志、青皮、柴胡百余剂，又兼服神效瓜蒌散三十余剂，脓溃而愈。

一妇人禀实性躁，怀抱久郁，左乳内结一核，按之微痛。以连翘饮子二十余剂，少退，更以八珍加青皮、香附、桔梗、贝母，二十余剂而消。

一妇人发热作渴，至夜尤甚，两乳忽肿。肝脉洪数，乃热入血室也。用加味小柴胡汤，热止肿消。

一妇人因怒左乳作痛，发热，表散太过，肿热益甚，用益气养荣汤数剂，热止脓成。不从用针，肿胀热渴，针，脓大泄，仍以前汤，月余始愈。此症若脓未成未破，有薄皮剥起者，用代针之剂，其脓自出。不若及时用针，不致大溃。若脓血未尽，辄用生肌，反助其邪，慎之。

一妇人脓清肿硬，面黄食少，内热晡热，自汗盗汗，月经不行。此肝脾气血俱虚。用十全大补加远志、贝母，及补中益气，各三十余剂，外用葱熨患处，诸症寻愈。

一妇人脓成胀痛，欲针之，不从，数日始针，出败脓三四碗许，虚证蜂起，几至危殆，用大补两月余而安。若元气虚弱，不作脓者，用益气养荣汤补之，脓成即针。若肿痛寒热，怠惰食少，或至夜热甚，用补中益气兼逍遥散补之为善。

一产妇因乳少，服药通之，致乳房肿胀，发热作渴，以玉露散补之而愈。夫乳汁乃气血所化，在上为乳，在下为经。若冲任之脉盛，脾胃之气壮，则乳汁多而浓，衰则淡而少，所乳之子亦弱而多病。又有屡产无乳，或大便涩滞，乃亡津液也，当滋化源。

一妇人右乳内结三核，年余不消，朝寒暮热，饮食不甘。此乳岩。以益气养荣汤百余剂，血气渐复，更以木香饼熨之，年余而消。

一妇人年二十有五，素虚弱，多郁怒，时疫后脾胃愈虚，饮食愈少，又值气忿，右乳胁下红肿，应内作痛。用炒麦麸熨之，肿虽少散，内痛益甚，转侧胸中如物悬坠。遂与加减四物汤，内肿如鹅卵，外大如盘，胸胁背心相应而痛，夜热势甚，时治者皆以攻毒为言。薛云：此病后脾弱，而复怒伤肝，治法惟主于健脾气，平肝火，则肿自消而病自愈矣。病后治法。惠方以八物加陈皮、黄芪、柴胡、山栀、白芷，服八剂，病减六七，去白芷，加青皮、木香、

桔梗，又六剂而痊愈。若用攻毒之剂，病胡能瘳？

一妇产后忽两乳细小，下垂过小腹，痛甚。名乳悬。用芎、归各一斤，内用半斤水煎，余用烧烟，熏口鼻，二料乃效。

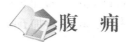

## 腹 痛

吕沧洲治一小儿，十二岁，患内痈腹胀，脐凸而颇锐。医欲刺脐出脓，其母不许，请吕视之。见一僧拥炉炽炭，燃铜箸一枚烈火中，瞪目视翁，曰：此儿病痈发小肠，苟舍刺脐，无他法。吕谕之曰：脐，神阙也，针刺所当禁，矧痈舍于内？惟当以汤丸攻之。苟如而言，必杀是子矣。憎怒，趋而出。吕投透脓散一匕，明日，脓自气合溃，继以十奇汤下万应膏丸而瘥。

薛己治给事钱南郭，腹内患痈，已成而不见。欲用托里之药发之。彼用行气破血，以图内消，形体甚倦，饮食益少，患处顿色黯坚硬，按之不痛。仍用大补之剂，色赤肿起，脓熟针之，再用托里，肿溃，渐愈而消。

一男子腹内作痛，腹外微肿。或欲药汗之。薛曰：肉色如故，脉数无力，此元气虚损，毒不能外发。遂与参、芪、归、术之类数剂，渐发于外，又数剂，脓成而欲针之。彼惑于人言，用大黄、白芷、川山甲之类，引脓从便出，以致水泻不止，患处平陷，自汗盗汗，热渴不食。仍用前剂加半夏、陈皮、姜、桂，四剂，形气渐复。又数剂，针去其脓，仍用补剂，幸幼未婚，故得痊也。

鸿胪苏龙溪小腹内肿胀作痛，大小便秘结

作泻，欲饮冷。脉洪数而实。用黄连解毒散二剂，热痛顿止，二便调和，用活命饮而愈。

大司马李梧山腹痛而势已成，用活命饮一剂，痛顿退，用托里消毒散，肿顿起，此脓将成，用托里散补其元气，自溃而愈。

锦衣掌堂刘廷器，仲夏腹患痈，溃而脓水清稀，发热作渴，腹胀作呕，饮食不入。诸医以为热毒内攻，皆用芩、连、大黄之剂，病加剧。邀薛诊，投以参、芪、姜、附等药，一剂呕止，食进而安，再用托里补剂而疮愈。

进士边云庄腹痛恶寒，作湿痰食积治之，益甚。脉浮数。薛曰：浮数之脉，更恶寒，疽疮之症也。彼不信。旬余复请视之，左尺洪数，知内有脓矣，仍不信。至小腹肿胀，连及两臀，始悟。薛曰：脓溃臀矣，气血俱虚，何以收敛？服活命饮一钟，臀溃一孔，出脓斗许，气息奄奄，势诚可畏。用大补药一剂，神思方醒，每去后粪从疮出，且出血甚多，痛不可忍，欲求死而不可得。时小腹间若觉有物上挂，即发痉牙关，不省人事，发热烦躁，脉洪大，举按皆实，省而诊之，脉仍洪大，按之如无。大则为虚，况出脓之后耶？此气血虚极。以十全大补，内用参、芪至四斤余，加附子二枚而痉止，又用大补汤，五十余剂而疮敛。

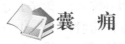

## 囊 痈

薛己治给事陆贞山，肿赤胀痛，小便涩滞，寒热作渴。法当清肝火，除湿毒，遂用柴胡炒黑、龙胆、吴茱炒连、当归、银花、角刺、赤芍、防风、木通、生草节，一剂，肿痛顿退三

四，少加防风、木通、川芎、茯苓，作饮，下滋肾丸，热肿亦退。但内见筋一条不消，此当滋肾水，养肝血，用山茱、山药、熟地、丹皮、泽泻、五味，二剂，其筋消矣。复用补中益气

加茯苓，送滋肾丸而愈。

朱京兆患囊胀痛，彼以为疝症。夜诊其脉，数而滑。曰：此囊痈也，脓已成。服活命饮一剂，明而脓溃，更用补阴托里而敛。

一儒者考试不利，一夕饮烧酒而入房不遂，至夜半寒热烦渴，小便不利，翌早囊肿胀燉痛。与除湿热、清肝火之剂。城暮闭，不得归服。翌早报云：夜来囊悉腐，玉茎下面贴囊者亦腐，

如半边笔帽。仍以前药加参、芪、归、术，四剂，腐肉尽脱，睾丸悬挂。用大补气血，并涂当归膏，囊茎悉复而愈。

一男子醉后入房，囊肿大如斗，小腹胀闷，小便淋赤，发热口渴，痰涎壅盛，命在须臾。此肾水虚弱，阴亏难降，津液浊败。用六味丸料加车前、牛膝作饮，下滋肾丸，诸症顿退。再加五味、麦冬，二剂而愈。

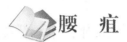

## 腰疽

金宪张碧崖腰患疽，醉而入房。脉洪数，两尺为甚。薛辞不治，将发舟，其子强留。顷间吐臭血五六碗，此肾经虚火，恶血妄行，必从齿缝出。将合肉桂等补肾制火之药，各用罐另煎熟听用，血止，拭齿视之，果然。遂合一钟，冷服之，热渴顿止，少顷温服一钟。脉息欲脱，气息奄奄，得药则脉少复，良久仍脱。其子疑内有脓，欲针之。薛曰：必无也。乃以鹅翎管纤内，果无。次日脉脱，脚冷至膝，腹内如水，急服六君加姜、附，始温。

【琇按】真阴大损之病，呆用燥热，治亦未善。

脓始溃，疮口将完。又患小便秘结，此因爱妾侍疾，思色以致精不出而内败茎道然也。用加减八味丸料加参、芪、白术一剂，小便虽通，疮口不敛而殁。

一妇人暴怒，腰肿一块，胸膈不利，时或气走作痛。与方脉流气饮方脉流气饮：紫苏、槟榔、川芎、当归、白芍、乌药、茯苓、枳实、桔梗、生姜、半夏、青皮、枳壳、黄芪、防风、陈皮、甘草、木香、大腹、大枣，数剂而止。更以小柴胡对四物，加香附、贝母，月余而愈。

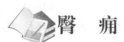

## 臀痈

薛己治巡抚陈和峰，脾胃不健，常服消导之剂，左腿股及臀患肿。薛曰：此脾虚下注，非疮毒也。当用补中益气，白术倍之。白术，《本草》：消脐腹水肿胀满。彼惑于众论云白术溃脓，仍主散肿消毒，其肿益甚，体益倦，始悔前药。用白术一味，煎饮而消。盖白术，腐溃生肌之主药也。

一儒者左臀患之，敷贴凉药，肿彻内股，服连翘消毒，左体皆痛。用补中益气以补脾肺，用六味丸加五味以补肝肾，股内消而臀间溃，又用十全大补而疮口敛。盖此症原属足三阴虚弱，三阴者，少阴肾、太阴脾、厥阴肝也，胆者肝之府，行人身之侧故耳。不治本而治末，

未见其愈也。

一男子漫肿而色不变，脉滑数而无力，脓将成矣。薛欲托里而用针，彼畏针而欲内消，乃用攻伐之剂，顿加发热，恶寒自汗。用十全大补汤数剂，肿起色赤，针之，仍以大补而愈。

一人年三十，脉如屋漏，如雀啄，肿硬色夭，脓水清稀。此凉药复损脾气。薛用六君子加归、芪、附一钱，二剂，肿溃色赤，后数剂附子五分，元气复而疮愈。

上舍患痔，外敷寒凉，内服消毒，攻溃于臀，脓水清稀，脉洪大而数，寒热作渴。薛辞不治，果殁。此三阴亏损之症。

**腿** 痛附腿肿

薛己治地官李北川，腿痛，内外用败毒寒凉，因痛极，刺出脓瘀，方知为痛，疮口开张，肉黯冷陷，外无肿势。此阳气虚寒，不能少敛。用豆豉饼、六君加藿香、砂仁、炮姜，饮食进而患处暖，再以十全大补汤，元气复而疮口愈。

一男子腿肿一块，经年不消，饮食少思，强食作胀，或作泻，肢体消瘦。两尺脉微细，此命门火衰，不能生土，以致脾胃虚寒。与八味丸，饮食渐进，肿患亦消。

银台郑敬斋腿患痛疽，愈而不敛，两月矣。时薛考绩京师，请治，谓薛曰：治者皆用十宣散亦是温补剂之类，云旬日可敛，今未应，何也？面色痿黄，脉浮大，按之微细，此脾气虚弱也。遂用补中益气加茯苓、半夏壮其脾胃，数日而疮敛。

一男子腿患痛，因服克伐，亏损元气，不能成脓。为之托里而溃，大补而敛。但大便秘结，用十全大补加麦冬、五味润，月余仍结。彼惑于人言，自服润肠丸而泻不止。用补中益

气送四神丸，数服乃愈。

一男子左腿肿痛，肉色如故，寒热恶心，饮食少思。此脾气不足而感外邪。用六君加藿香、桔梗、川芎而寒热止，又用补中益气而肿痛消。江云：《外科枢要》仍有余症方法。

一男子遍身生疮，似疥非疥，时或脓水淋漓，两腿为甚，肢体倦怠，作痒烦躁，年余不愈。薛作肾经虚火，用加减八味丸而痊。

一男子腿内作痛，用渗湿化痰药，痛连臂肉，面赤吐痰，脚跟发热。曰：乃肾虚阴火上炎，当滋化源。不信，服黄柏、知母之类而殁。

一男子腿患肿，色不变，痛不作。真气虚也。以补中益气加半夏、茯苓，为少用枳壳、木香，饮之，以香附饼熨之。彼谓气无补法，乃服流气饮，胃气愈虚，复求治。以六君加芎、归，数剂，饮食少进，再用补剂月余而消。夫真气夺则虚，邪气胜则实。今真气既虚，邪气愈胜，苟不用补法，气何由而行乎？

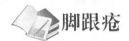 **脚跟疮**

薛立斋治大尹陈汝邻，两腿酸软，足跟肿，或赤或白，或痛或痒，后破而或如无皮，或如皱裂，日晡至夜胀痛焮热。用补中益气、加减八味丸而愈。

一妇所患同前，亦用前丸及逍遥散加熟地、川芎，百剂而愈。

一男子足跟作痛，热渴体倦，小便如淋。误用败毒散，致头痛恶寒，欲呕不食，咳嗽吐痰。薛用十全大补汤、加减八味丸，各五十余剂而愈。

一男子足跟肿痛，发热体倦。用补中益气、六味丸而瘥。后劳役，盗汗发热，遗精，吐痰

如涌，仍服前药而愈。

一男子患前症，乃服消毒散，搽追蚀药，虚症叠出，其形骨立，自分死矣。薛用十全大补加山茱、山药，两月余而痊。

江应宿曰：足跟乃督脉发源之所，肾经所过之地。因饮食失节，起居失宜，元气亏损，足三阴所致。若漫肿寒热，或体倦少食，此脾虚下陷，宜补中益气；若晡热作痛，头目不清，此属脾虚阴火，用前汤并六味丸；若痰涎上升，或口舌生疮，属肾水干涸，用前汤并加减八味丸主之。此皆亏损之症，当滋其化源，若治其外则误矣。

## 漏

时康祖大夫患心漏二十年，当胸数窍，血液长流。医皆莫能治，或云窍多则愈损，闭则虑穴他歧，当存其一二，犹为上策。坐此形神困瘁，又积苦腰痛，行则伛偻，不饮酒，虽鸡鱼蟹蛤之属皆不入口。淳熙间，通判温州郡守韩子温见而怜之，为检《圣惠方》载腰痛一门冷热二症示之，使自择。康祖曰：某年老久羸，安敢以为热？始作寒症治疗，取一方用鹿茸者服之，逾旬痛减，更觉气宇和畅，遂一意专服，悉屏他药。泊月余，腰屈复伸，无复呼痛，心漏亦愈。以告医者，皆莫能测其所以然。后九年，康祖自镇江通判满秩造朝，访子温，则精力倍昔，饮啖无所忌，云漏愈之后，日胜一日。子温书吏吴弼亦苦是疾，照方服之，浃旬而愈。其方本治腰痛，用鹿茸去毛，酥炙微黄，附子炮，去皮脐，皆二两，盐花三分，为末，枣肉丸三十丸，空心酒下。《己志》

天圣中，工部尚书忠肃公家有媪，病漏十余年。一日，有医过视之，曰：此可治也。即取活鳝一，竹针五七枚，乃掷鳝于地，鳝困屈盘，就盘以竹针贯之，覆疮良久，取视，有白虫数十如针着鳝，即钳置杯水中，蠕动如线，复覆之，又得十余枚，如是五六。医者曰：虫固未尽，然余皆小虫，请以常用药敷之。时得槟榔、黄连二味，即为散敷之，明日乃以干艾作汤，投白矾末二三钱，先洗疮口，然后敷药。盖老人血气冷，必假艾力以佐汤，而艾性亦能杀虫也。如是者再即生肌，不逾月愈。医曰：疮一月不治则有虫，虫能蠕动，气血亦随之，故疮漏不可遽合，合则结毒，实虫所为。又曰：人每有疾，经月不痊，则必虚愈。妇人则补脾血，小儿则防惊疳，二广则并治瘴疠。由此医名大著。《良方》

有人脚肚上生一疮，久遂成漏，经二年，百药不效，自度必死。一村人见之，云：此鳝漏耳。但以石灰二三升，白沸汤泡，熏洗，如觉疮痒即是也。如其言，用灰汤淋洗，果痒，三两次遂干。

一妇项下忽生一块肿，渐缘至奶上肿起，莫知何病。偶用刀刺破，出清水一碗，日久疮不合。有道人见之，曰：此蚁漏耳，缘用饭误食蚁得此耳。询之，果然。道人云：此易治。但用穿山甲数片烧存性，灰为末，敷疮上，遂愈。盖穿山甲，蚁之畏也。

柳休祖者，善卜筮。其妻病鼠瘤，积年不瘥，垂命。休祖遂卜，得颐之复。按卦舍得石姓人治之，当获鼠而愈也。既而乡里有奴，姓石，能治此病。遂灸头上三处，觉佳，俄有一鼠迳前而伏，呼猫咋之，视鼠头上有三灸处，妻遂瘥。《拾遗记》

 ## 撷扑损伤

葛可久，善武艺。一日，见莫猛桑弓，可久挽之而毂，归而下血，亟命其子煎大黄四两饮之。其子恶多，减其半，不下。问故，其子以实对。可久曰：少耳，亦无伤也。来年当死，今则未也。再服二两，愈。明年果卒。

松阳县民有被殴，经县验伤，翌日引验，了无瘢痕。宰怪而诘之，乃仇家使人要归，饮以热麻油酒，卧之火烧地，觉而疼肿尽消。《吹剑续录》

丹溪治一老人，坠马腰痛，不可转侧。脉散大，重取则弦小而长。朱曰：恶血虽有，不可驱逐，且补接为先。用苏木、参、芪、芎、归、陈皮、甘草，服半月，脉散渐收，食进。以前药调下自然铜等药，一月愈。

虞恒德治一人，因劝斗殴，眉棱骨被打破，得打伤风，头面发大肿，发热。虞适见之，以九味羌活汤取汗，外用杏仁捣烂，入白面少许，新汲水调，敷疮上，肿消热退而愈。后累试累验。

一人因结屋坠梯，折伤腰，势殊亟。梦神授以乳香饮，其方用酒浸虎骨、败龟、黄芪、牛膝、革薢、续断、乳香七品。觉而能记，服之二旬，愈。《己志》

许元公入京师赴省试，过桥坠马，右臂臼脱。路人语其仆曰：急与按入臼中，若血渍臼则难治矣。仆用其说，许已昏迷，不觉痛，遂傲轿异归邸。或曰：非录事田马骑，不能疗此疾。急召之至，已入暮，秉烛视其面，曰：尚可治。乃施药封肿处，至中夜方苏，达旦痛止，去其封，损处已白，其青瘀乃移在臼上，自是日日易之，肿直至肩背，于是以药下之，泻黑血三升，五日复常，遂得赴试。盖用生地黄研如泥，木香为细末，以地黄膏摊纸上，糁木香末一层，又再摊地黄，贴肿上。此正治打扑伤损及一切痈肿未破，令内消云。《类说》

台州狱吏悯一囚将死，颇怜顾之。囚感语，曰：吾七犯死罪，苦遭讯拷，坐是肺皆控损，至于呕血。适得神方，荷君庇拊之恩，持此以报。只白及一味，米饮调耳。其后陵迟，刽者剖其胸，见肺窍间皆白及填塞，色犹不变。洪贯闻其说，为鄞州长寿宰规之赴洋州任，一卒忽苦呕血，势绝危，贯用此救之，一日即止。

一人腕折伤筋损，疼痛不可忍。或教宜用生龟，寻捕一龟，将杀，患人梦龟告言：勿相害，吾有奇方，可疗。用生地一斤切，藏瓜姜糟一斤，生姜四两，切，上都炒令均热，以布裹罨伤折处，冷则易之，奇效。《本事方》

长安石史君尝至通衢，有从后呼其姓第者，曰：吾无求于人，念汝将有难，故来救汝。出一纸卷授石，曰：有难则用之。乃治折伤内外损方书也。明年，因趋朝坐马，为他马所踶，折足坠地，又踢一臂折，家人急合此药，且灌且裹，至半夜痛止，后手足皆坚全如未伤时。方本出《良方》。用川归、铅粉各半两，硼砂二钱，同研细，浓将苏木汁调服一大匙，损在腰以上，先食淡粥半碗，然后服药，在腰以下，即先药后食，仍频频呷苏木汁，别作糯米粥，入药末拌和，摊纸上或绢上，封裹伤处。如骨碎，用竹木夹定，仍以纸或衣物包之，其妙如

神。

汀州市民陈氏，事佛甚谨。庆元初出行，撅折一足，痛楚，念佛不置。夜梦一僧，拄杖持钵，告曰：接骨膏可治此。可取绿豆粉，于新铁铫内炒令真紫色，旋汲井水，调成稀膏，然后厚敷损处，须教遍满，贴以白纸，将杉木缚定，其效如神。陈寤，如方修治用之，良愈。

绍熙初，湖口人林四日暮骑马，颠坠折一足，骨断，经旬痛甚。偶一道人来视，曰：续筋接骨，非败龟壳不可。林召众医议之，皆云一足所敷，多少龟壳灰可办。兹去五里许，江畔有大龟，身阔二尺，常跧伏泥中，捕而脱其壳，烧灰敷损处，计其收功，贤于小者数倍也。时属昏暮，未暇往捕。半夜，邻人张翁梦乌衣人来访，自通为江畔老龟，云林四折足，医欲杀吾取壳以疗伤，望一言救护。张谢曰：老夫何能为力？乌衣人云：只烦丈人诣林氏，谕众医曰：往日曾有龟传一方于人而赎命者，用淹藏瓜糟罨断处，次将杉木板夹缚定。方书亦尝记载，如更增赤小豆一味，拌入糟中，然后夹板，不过三日即十全安愈。愿翁告之，后当图报。黎明，张如所戒，林与医皆喜而从之，果验。《类编》

崔给事，顷在泽潞与李抱真作判官，李相方以球杖按球子，其军将以杖相格，乘势不能止，因伤李相，拇指并爪甲擘裂，遽索金疮药裹之，强坐，频索酒饮，至数杯，已过量而面色愈青，忍痛不止。有军吏言，取葱新折者，便入塘灰火煨熟，剥皮擘开，其中有涕，取罨损处，仍多煨取，续续易热者。凡三易之，面色却赤，斯须云已不痛。凡易十数度，用热葱并涕裹缠，遂毕席笑语。《本事方》

定州人崔务坠马折足，医令取铜末和酒服之，遂瘥。及亡后十余年，改葬，视其胫骨折处有铜末束之。《朝野佥载》

宣和中，有一国医忽承快行宣押，就一佛刹医内人，限目令便行，鞭马至，则寂未有人。须臾，卧轿中扶下一内人，快行送至，奉旨取军令状，限日下安瘥。医诊视之，已昏死矣。问其从人，皆不知病之由，良久，有二三老内人至，下轿环泣，乃云：因蹴秋千，自空而下

坠死。医者云：打扑损伤，自属外科。欲申明，又恐后时，参差不测。再视之，微觉有气，忽忆药箧中有苏合香丸，急取半两，于火上焙去脑、麝，酒半升研化，灌之，至三更方呻吟，五更下恶血数升，调理数日，得痊。予谓正当下苏合香丸。盖从高坠下，必挟惊悸，血气错乱，此药非特逐去瘀血，而又醒气，医偶用之，遂见效。此药居家不可缺。如气逆鬼邪、殗殜传尸、心痛时疾之类，皆治。《良方》载甚详，须自合为佳耳。《本事方》

道人詹志永，信州人，初应募为卒，隶镇江马军。二十二岁，因习骑坠马。右胫折为三段，困顿且绝。军帅命舁归营医救，凿出败骨数寸，半年稍愈，扶杖缓行，骨空处骨皆再生，独脚筋挛缩不能伸。既落军籍，沦于乞丐。经三年，遇朱道人，亦旧在辕门。问曰：汝伤未复，初何不求医？曰：穷无一文，岂堪办此？朱曰：实不费一文，但得大竹管长尺许，钻一窍，系以绳，挂腰间，每坐则置地上，举足搓滚之，勿计时日，久当有效。如其言，两日便觉骨髓宽畅，试猛伸之，与常日差远，不两月筋悉舒，与未坠时等。予顷见丁子章，以病足故，作转轴踏脚用之，其理正同，不若此为简便。《癸志》

张七政，荆州人也，善治伤折。有军人损胫，张饮以药酒，破肉，去碎骨一片，大如两指，涂膏封之，数日如旧。经二年，胫忽痛。张曰：前为君所出骨寒则痛，可递觅也。果获于床下，令以汤洗，贮絮中，愈。

吴太医治孙和宠夫人，常醉舞如意，误伤邓颊血流，娇恌弥苦，命太医合药。言得白獭髓，杂玉与虎魄屑，当减此痕。和以百金购得白獭，乃合膏。虎魄太多，及瘥，痕不减，左颊有赤点如痣。《酉阳杂俎》

江少微治一商人，被杖皮破血流。以真麻油一斤熬滴水成珠，入黄丹飞过，再熬，试软硬，加入铅粉、黄蜡，收起，摊膏药，贴患处，血止肿消，数日而愈。

予因凿银，损破小指，肿大灌脓，亦以前膏贴上，痛止肿消，不复有脓，三日一换，三换而愈。

游让溪翁云：被廷杖时，太医用粗纸以烧酒贴患处，手拍血消，复易之。又用热豆腐铺在紫色处，其气如蒸，其腐紫色即换，须待紫色散后转红为度，则易愈矣。

 ## 死枕愈病

《齐书》曰：徐嗣伯常有妪患滞冷，积年不瘥。嗣伯诊之，曰：尸注也。当得死人枕煮服之乃愈。于是往古冢中取枕，枕已一边腐缺，服之即愈。秣陵人张景，年十五，腹胀面黄，群医莫能治，以问嗣伯。此石蚘耳。极难疗，当得死人枕煮服之。依语取枕，以汤投之，得大利并蚘虫头坚如石者五升，病瘥。后沈僧翼患眼痛，又见多鬼物，以问嗣伯。嗣伯曰：邪气入肝。可觅死人枕煮服之。服竟，可埋枕于冢故处。如其言，又愈。王晏问之曰：三病不同，而用死人枕俱瘥，何也？曰：尸注者，鬼气伏而未起，故令人沉滞，得死人枕促之，魂气飞越，不得复附体，故尸注可瘥；石蚘者，久蚘也，医疗既癖，蚘虫转坚，世间药不能遣，所以须鬼物驱之，然后可散，故令用此也；夫邪气入肝，故使眼痛而见魑魅，应须邪物以钩之，故用此，气因枕去，故复埋于冢间也。

## 尸 厥 附针验

赵简子疾，五日不知人，大夫皆惧，于是召扁鹊。扁鹊入，视病，出，董安于问扁鹊。扁鹊曰：血脉治也，而何怪？昔秦穆公尝如此，七日而寤。寤之日，告公孙支与子舆曰：我之帝所，甚乐。吾所以久者，适有所学也。帝告我：晋国且大乱，五世不安。其后将霸，未老而死。霸者之子，且令而国男女无别。公孙支书而藏之，秦策于是出。夫献公之乱，文公之霸，而襄公败秦师于崤而归纵淫，此子之所闻。今主君之病与之同，不出三日必间，间必有言也。居二日半，简子寤，语诸大夫曰：我之帝所，甚乐。与百神游于钧天，广乐九奏万舞，不类三代之乐，其声动心。有一熊欲援我，帝命我射之，中熊，熊死。有罴来，我又射之，中罴，罴死。帝甚喜，赐我二笥，皆有副。吾见儿在帝侧，帝属我一翟犬，曰：及而子之壮也以赐之。帝告我：晋国且世衰，七世而亡。嬴姓将大败周人于范魁之西，而亦不能有也。董安于受言，书而藏之。以扁鹊言告简子，简子赐扁鹊田四万亩。《史记》

扁鹊过虢。虢太子死，扁鹊至虢宫门下，问中庶子喜方者曰：太子何病？国中治穰过于众事？中庶子曰：太子病血气不时，交错而不得泄，暴发于外，则为中害。精神不能止邪气，邪气蓄积而不得泄，是以阳缓而阴急，故暴厥而死。扁鹊曰：其死何如时？曰：鸡鸣至今。曰：收乎？曰：未也，其死未能半日也。言臣齐勃海秦越人也。家在于郑，未尝得望精光，侍谒于前也。闻太子不幸而死，臣能生之。中庶子曰：先生得无诞之乎？何以言太子可生也？臣闻上古之时，医有俞跗，治病不以汤液醴酒，镵石挢引，案扤毒熨，一拨见病之应。因五脏之腧，乃割皮解肌，诀脉结筋，搦髓脑，揲荒爪膜，湔浣肠胃，漱涤五脏，练精易形。先生之方能若是，则太子可生也；不能若是，而欲生之，曾不可以告咳婴之儿！终日，扁鹊仰天叹曰：夫子之为方也，若以管窥天，以隙视纹。越人之为方也，不待切脉望色，听声写形，言病之所在。闻病之阳，论得其阴；闻病之阴，论得其阳。病应见于大表，不出千里，决者至众，不可曲止也。子以吾言为不诚，试入诊太子，当闻其耳鸣而鼻张，循其两股，以至于阴，当尚温也。中庶子闻扁鹊之言，目眩然而不瞬，舌挢然而不下，乃以扁鹊言入报虢君。虢君闻之，大惊，出见扁鹊于中阙，曰：窃闻高义之

日久矣，然未尝得拜谒于前也。先生过小国，幸而举之，偏国寡臣幸甚。有先生则活，无先生则弃捐填沟壑，长终而不得返。言未卒，因嘘唏服臆，魂精泄横，流涕长潸，忽忽承睫，悲不能自止，容貌变更。扁鹊曰：若太子病，所谓尸厥者也。夫以阳入阴中，动胃缠缘，中经维络，别下于三焦、膀胱，是以阳脉下遂，阴脉上争，会气闭而不通，阴上而阳内行，下内鼓而不起，上外绝而不为使，上有绝阳之络，下有破阴之纽，破阴绝阳之色已废，脉乱，故形静如死状。太子未死也。夫以阳入阴支兰藏者生，以阴入阳支兰藏者死。凡此数事，皆五脏厥中之时暴作也。良工取之，拙者疑殆。扁鹊乃使弟子阳砺针砥石，以取外三阳五会五会，谓百会、胸会、聪会、气会、臑会也。有间，太子苏。乃使子豹为五分之熨，以八减之剂和煮之，以更熨两胁下。太子起坐。更适阴阳，但服汤二旬而复故。故天下尽以扁鹊为能生死人。扁鹊曰：越人非能生死人，此自当生者，越人能使之起耳。《史记》

故济北王阿母自言足热而懑，臣意告曰：热厥也。则刺足心各三所，按之无出血，病旋已。病得饮酒大醉。《史记》。

【瑹按】已见厥案。

菑川王病，召臣意。诊脉，曰：厥上厥，逆气上也为重，头痛身热，使人烦懑。臣意即以寒水拊其头，刺足阳明脉左右各三所，病旋已。病得之沐发未干而卧。诊如前，所以厥，头热至肩。《史记》

程约，字孟博，婺源人，世攻医，精针法。同邑马荀仲自许齐名，约不然也。太守韩瓐尝有疾，马为右胁下针之，半入而针折，马失色，曰：是非程孟博不可。约至，乃为左胁下一针，须臾而折针出，疾亦愈。由是优劣始定。

张济，无为军人，善用针，得诀于异人，能观解人而视其经络，则无不精。因岁饥疫，人相食，凡视一百七十人，以行针，无不立验。如孕妇因仆地而腹偏左，针右手指而正。久患脱肛，针顶心而愈。伤寒反胃，呕逆累日，食不下，针眼眦，立能食。皆古今方书不著。

郭玉者，广汉洛人也。和帝时，治中贵人，

时或不愈。帝乃令贵人羸服变处，一针即瘥。召问其状，玉曰：医者，意也。腠理至微，随处用巧，针石之间，毫芒即乖。神存于心手之际，可解而不可言也。夫尊贵者处尊高以临臣，臣怀怖慑以承之，其为疗也，有四难焉：自任意而不用臣，一也；将身不谨，二也；骨节不强，不能使药，三也；好逸恶劳，四也。针有分寸，时或有破漏，重以恐惧之心，加以裁慎之志，臣意且犹不尽，何有于病哉？此疾所以不愈也。帝称善。

督邮徐毅得病，华佗往省之。徐谓佗曰：昨使医曹吏刘租针胃管，讫，便苦咳嗽，谓何？佗曰：此误中肝也，五日当不救。果然。

魏时有句骊客，善用针，取寸发斩为十余段，以针贯取之，言发中虚也。其妙如此。《酉阳杂俎》

## 色 诊

扁鹊过齐，齐桓侯客之。入朝见，曰：君有疾在腠理，不治将深。桓侯曰：寡人无疾。扁鹊出，桓侯谓左右曰：医之好利也，欲以不疾者为功。后五日，扁鹊复见，曰：君有疾在血脉，不治恐深。桓侯曰：寡人无疾。扁鹊出，桓侯不悦。后五日，扁鹊复见，曰：君有疾在肠胃间，不治将深。桓侯不应。扁鹊出，桓侯不悦。后五日，扁鹊复见，望见桓侯而退走。桓侯使人问其故。扁鹊曰：疾之居腠理也，汤熨之所也；在血脉，针石之所及也；其在肠胃，酒醪之所及也；其在骨髓，虽司命无奈之何。今在骨髓，臣是以无请也。后五日，桓侯体病，使人召扁鹊。扁鹊已逃去，桓侯遂死。使圣人预知微，能使良医得早从事，则疾可已，身可活也。人之所病，病疾多；而医之所病，病道少。所病，犹疗病也。故病有六不治：骄恣不论于理，一不治也；轻身重财，二不治也；衣食不能适，三不治也；阴阳并，脏气不定，四不治也；形羸不能服药，五不治也；信巫不信医，六不治也。有此一者，则重难治也。扁鹊名闻天下。过邯郸，闻贵妇人，即为带下医；过洛阳，闻周人爱老人，即为耳目痹医；来入咸阳，闻秦人爱小儿，即为小儿医；随俗为变。秦太医令李醯自知技不如扁鹊也，使人刺杀之。至今天下言脉者，由扁鹊也。《史记》

扁鹊见秦武王，示之病，扁鹊请除。左右曰：君之病在耳之前，目之下，除之未必已矣，将使耳不聪，目不明。扁鹊怒而投石，曰：君与知之者谋之，而与不知者败之。《国策》

东坡曰：士大夫多秘所患，以验医能否，使索病于溟漠之中。吾平生求医，必尽告以所患，然后诊之。故虽中医，治吾疾常愈。吾求疾愈而已，岂以困医为事哉？

【宿按】望而知之谓之神，望见颜色而知其病者上也。经曰：大肉已脱，九候虽调犹死。予见儒生汪巽山，善风鉴，断人生死祸福，无不奇中。家贫，不以术自售，予素慕其为人。一日患呕血，召予诊视，叩其占五脏生死法。汪曰：脾之死色，唇之四白青如马牙。

【琇按】木克土也。

红唇上起黑斑，譬如木朽而生菌耳，死期在半年。语未毕，呕血数口。予视其色，正合死脾之色。果如期而逝。惜乎未竟其说。后遍访，未闻相术有如汪君者。

## 霉 疮 附结毒漏烂

邵文泉仆者患杨梅疮，遍体疼痛。遇友人，传示一方，用胡黄连五钱，银柴胡、人参、当归、牛膝各一钱，甘草五分，作三服，每服加土茯苓、猪肉各四两，水煎服，痛止，其疮亦渐愈。

任柏峰传沈状元所得二苓化毒汤：白茯苓、土茯苓、金银花各八两，当归尾四两，紫草二两，甘草节五钱，分作十服，水、酒各半煎服。

任云：屡试之，辄效。

程鲁斋传霉疮：用苦参三钱，牙皂二钱，红花五分，当归二钱五分，土茯苓四两，水、酒各半煎服。

李心田传授治霉疮：用防己、苦参各一钱五分，水、酒煎服。

蔡上舍春楼云：曾一人患霉疮，取枳子黄熟时采，阴干轧碎，连皮带核炒黑存性，为细末，每服二三钱，无灰酒调下，愈。

潘养源曾传一单方，治霉疮殊验。取兔耳草不拘多少，捣取汁一碗，对头生酒一碗，露一宿，热服，热水洗浴透，絮被罨取汗透，次取蛇梦草六瓣者，搓二丸，塞鼻孔，男搓一大丸，不住手搓，待倦卧去，拔去鼻中塞药，不过二次，痊愈。

江应宿治苍头，患霉疮在下部，用铜绿、杏仁去皮焙熟，研如泥，涂疮上，干，加醋点。又一人用虾蟆子即蝌蚪取入瓷瓶内，化为水，点，效。一用杏仁、胆矾、轻粉研如泥，搽。用过效。三方俱效。

江会川云：家僮患霉疮结毒，已屡年，肿块遍体。得方士煮酒药服之，愈。当归、牛膝各一钱，杜仲、川芎各二钱，真桑寄生、地蔟、金银花各一两，土茯苓四两，取头生酒十五斤入药悬胎，煮三炷香，置泥地上，三日后任服。

陈萤窗患霉漏，用炉甘煅，以黄连水淬七日、水银各三钱，大枫子油三钱，肉须用六钱，草麻子油二钱，肉三钱，二物各研如泥，用白柏油四两入铜锅熬化，先入炉甘石、水银，煎数沸，再大枫、草麻煎数沸，以真韶粉六钱收之，油纸摊，贴患处，先以葱椒水洗净，贴药，再不可洗，任其臭秽，三日一换，以好为度。

江应宿传授慈溪罗伯成黄华酒，治霉疮顽癣疥癞，不拘远近。曾在祁门治一商贩，患癣，遍身如癞，服此酒，一料痊愈。方用乌梢蛇酒浸，去头尾皮骨，取净肉一两，木香、人参、川乌、川芎、白芷、花粉、麻黄、防风、天麻、朱砂、当归、金银花各三钱，白蒺藜、僵蚕、白鲜皮、连翘、苍术、荆芥、独活、羌活各二钱，沉香一钱，皂角刺、川草薢各五钱，两头尖一钱，麝香二分，核桃肉、小红枣各四两，好头生酒十五斤、烧酒五斤，以绢袋盛，入坛悬胎，煮三炷香，取出，置泥地，过七日服之。另熬苍耳膏，每服加一匕。后以治诸顽癣疮疥积年不愈者，俱效。

程文彬治一人，杨梅结毒十余年。蜀中传一方云：轻粉毒，必须仍以轻粉引出其毒。真轻粉四分半，朱砂一分二厘，雄黄八厘，三味为细末，炼蜜为丸，金箔为衣，分作九丸，每日三丸，作三次服，三日服尽，一日鲜鱼汤送下，二日羊肉汤送下，三日鲜鸡汤送下。至四日，牙肿，遍身作胀，肚中作泻，至十日，其毒尽出。再服黄芪、肉桂、茯苓、甘草、当归、麦门冬、五味数服，果获痊愈，永不再发。

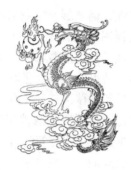

# 名医类案卷之十一

明·江瓘集

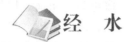经 水

太仓公治一女，病腰背痛少阴病兼太阳，寒热厥阴病兼少阳，众医皆以寒热治。公诊之，曰：内寒内寒当作阴病解，月事不下也。即窜以药，旋下，病已。病得之欲男子不可得也。所以知其病者，诊其脉时，切之，肾脉也，啬而不属。啬而不属者，其来难，坚气郁血滞而脉结，故曰月不下。肝脉弦，出左口相火炽盛，脉乃上溢，故曰欲男子不可得也。

【琇按】以上《史记》本文下所增入，只泛论无病之人，乃以弦出左口为血盛之脉，与原文相背何耶。

盖男子以精为主，妇人以血为主。男子精盛则思室，女子血盛则怀胎。夫肝，摄血者也。厥阴弦出寸部，又上鱼际，则阴血盛可知矣。

【烺按】此案已见腰痛门。

东垣治一夫人，病寒热，月事不至者数年矣，又加喘嗽。医者悉以蛤蚧、桂、附等投之。李曰：不然。夫人病阴为阳所搏，大忌温剂，以凉血和血之药服之自愈。已而果然。

一妇人年三十岁，临经预先脐腰痛，甚则腹中亦痛，经缩二三日。以柴胡钱半，羌活一钱，丁香四分，蝎一个，当归身一钱，生地一钱，都作一服，水二盏煎至一盏，去渣，食前稍热服。丁香，《本草》言其辛散苦降，养阴，治阴痛诸气。

一妇年三十余。因每洗浴后必用冷水淋通身，又尝大惊，遂患经来时必先小腹大痛，口吐涎水，经行后又吐水三日，其痛又倍，至六七日经水止时方住，百药不效久病。诊其脉，

寸滑大而弦，关尺皆弦大急，尺小于关，关小于寸，所谓前大后小也前大后小之故，恐有表邪。遂用香附三两，半夏二两，茯苓、黄芩各一两半，枳实、元胡索、牡丹皮、人参、当归、白术、桃仁各一两，黄连七钱，川楝、远志、甘草各半两，桂三钱，吴茱萸钱半，分十五帖，入姜汁两蚬壳，热服之，后用热汤洗浴，得微汗乃已。忌当风坐卧，手足见水，并吃生冷。服三十帖，痊愈。半年后，因惊忧其病复举新发故不用参、术，腰腹时痛，小便淋痛，心惕惕惊悸。意其表已解冷水淋身之表，病独在里。先为灸少冲手少阴心、劳宫心包络、昆仑膀胱、三阴交足太阴脾，止悸定痛，次用桃仁承气汤大下之，下后用醋香附三两，醋蓬术、当归身各一两半，醋三棱、元胡索、醋大黄、醋青皮、青木香、茴香、滑石、木通、桃仁各一两，乌药、甘草、砂仁、槟榔、苦楝各半两，木香、吴茱萸各二钱，分作二十帖，入新取牛膝湿者二钱，生姜五片，用荷叶汤煎服，愈。

一妇头痛口干，经行后身痛，腰甚痛。以生地黄一钱，白术、芍药各一钱，川芎、归身尾各五分，炒柏、炙甘草各三分。

一妇年二十余，经闭二年，食少乏力。以黄连二钱，白术钱半，陈皮、滑石各一钱，黄芩五分，木通三分，桃仁十一个，炙甘草少许。

滑伯仁治一妇，年三十，每经水将来三五日前，脐下疗痛如刀刺状，寒热交作，下如黑豆汁，既而水下，因之无娠。脉二尺沉涩欲绝，余部皆弦急，曰：此由下焦寒湿尺沉属下焦寒

名医类案卷之十一

湿，邪气搏于冲任冲任俱奇经。冲为血海，任主胞胎，为血室，故经事将来，邪与血争而作疼痛，寒气生浊，下如豆汁，宜治下焦。遂以辛散苦温理血药为剂，令先经期十日服之，凡三次而邪去经调，是年有孕。

吕沧洲治一女在室，病不月，诸医疗皆不得其状。视之，腹大如娠，求其色脉即怪，语之曰：汝病非有异梦，则鬼灵所凭耳。女不答，趋入卧内，密语其侍妪曰：我去夏追凉庙庑下，薄暮，过木神心动，是夕梦一男子，如暮间所见者，即我寝亲狎，由是感病。我惭赧，不敢以告人，医言是也。妪以告吕，吕曰：女面色乍赤乍白者，愧也；脉乍大乍小者，祟也。病因与色脉符，虽剧无苦。乃以桃仁煎，下血类豚肝者六七枚，俱有窍如鱼目，病已。

汪石山治一妇，年逾三十无子。诊视其脉近和，惟尺部觉洪滑耳，曰：子宫有热，血海不固也。其夫曰：然。每行人道，经水即来。乃喻以丹溪大补丸加山茱萸、白龙骨止涩之药，以治其内，再以乱发灰、白矾灰、黄连、五倍子为末，以治其隐处，果愈，且孕。

丹溪治一妇，年二十岁，两月经不行，忽行，小腹痛，有块，血紫色。以白芍、白术、陈皮各五钱，黄芩、川芎、木通各二钱，炙甘草少许。

一妇气滞血涩，脉不涩，经不调，或前或后，紫色，苦两大腿外臁少阳经麻木，有时痒，生疮，大便秘滞。以麻子仁、桃仁去皮尖、芍药各二两，生枳壳、白术、归头、威灵仙、诃子肉、生地、陈皮各五钱，大黄治血涩煨七钱，大黄配诃子亦奇，为末，粥丸。

一妇年四十八岁，因有白带，口渴，月经多，初来血黑色，后来血淡，倦怠食少，脐上急。以白术钱半，红花豆大，陈皮、白芍各一钱，木通、枳壳各五分。黄芩、砂仁、炙甘草各三分，共九味，煎汤，下保和丸三十粒，抑青丸二十粒。

一女年十五，脉弦而大，不数，形肥，初夏时倦怠，月经来时多。此禀受弱，气不足摄血也。以白术钱半，生芪、陈皮各一钱，人参五钱，炒柏三分。虚而挟热。

一妇年四十余，月经不调，行时腹疼，行后又有三四日淋沥，皆秒水，口渴面黄，倦怠无力。以白术一两，归身尾六钱，陈皮七钱，黄连三钱，木通二钱，生芪、黄芩各二钱，炙甘草一钱，分作八帖，下五灵脂丸四十粒，食前服。

一妇月经不匀，血紫色，来作痛，倦怠恶寒，为人性急。以青皮五分，川芎、黄芩、牡丹皮、茯苓各二钱，干姜一钱，炙甘草五分。

一妇年二十岁，月事不匀，来时先腹隐疼，血紫色，食少无力。以白术四钱，黄连、陈皮各二钱半，牡丹皮二钱，木通、黄芩、人参、茱萸各钱半，炙甘草五分，分作四帖，水二盏煎取小盏，食前服。

一妇年二十余，形肥，痞塞不食，每日卧至未，饮薄粥一盏，粥后必吐水半碗，仍复卧，经不通三月矣，前番通时黑色。脉辰时寸关滑有力，午后关滑，寸则否。询之，因乘怒饮食而然。遂以白术两半，厚朴、黄连、枳实各一两，半夏、茯苓、陈皮、山楂、人参、滑石各八钱，砂仁、香附、桃仁各半两，红花二钱，分作十帖，每日服一帖，各入姜汁二蚬壳，间三日以神佑丸、神秘沉香丸微下之，至十二日吐止，食渐进，四十日平复如故。

一妇年三十余，形瘦，亦痞不食，吐水，经不通。以前药方加参、术、归为君，煎熟，入竹沥半盏，姜汁服之，但不用神佑丸下之，亦平复。或咳嗽寒热而经闭者，当于咳门湿痰条求之。《医学纲目》

子和治一妇人，月事不行，寒热往来，口干颊赤，喜饮，旦暮间咳一二声，诸医皆用虻虫、水蛭、干漆、硇砂、芫青、红娘子、没药、血竭之类，子和不然，曰：古方虽有此法，奈病人服之，必脐腹发痛，饮食不进。乃命止药，饮食稍进。《内经》曰：二阳之病发心脾。心受之则血不流，故不月也。既心受积热，宜抑火升水，流湿润燥，开胃进食，乃涌出痰一二升，下泄水五六行，湿水上下皆去，血气自然周流，月事不为水湿所隔，自依期而至矣。不用虻虫、水蛭有毒之药，如用之，则月经纵来，小便反闭，他证生矣。凡精血不足，宜补之以

225

食，大忌有毒之药偏胜而成夭阏。

一妇人年三十余，经水不行，寒热往来痰能作寒热，面色痿黄无表症，唇焦颊赤，时咳三两声。向者所服之药，黑神散、乌金丸、四物汤、烧肝散、鳖甲散、建中汤、宁肺散、针艾，百计转剧，家人意倦，不欲求治。子和悯之，先涌痰五六升，午前涌毕，午后食进，余症悉除。后三日复轻涌之，又去痰一二升，食益进，不数日又下通经散，泻讫一二升，后数日，去死皮数重，小者如麸片，大者如苇膜，不一月经水行，神气清健。

吴荬山治一妇，行经时着气恼，经过半月后，得心腹腰胁痛不可忍。医作气治，以香燥止痛之剂服之，愈不安。诊其脉，弦急不匀，早间行经着恼，乃瘀血作痛也。遂以四物入桃仁、红花、延胡索、莪术、青皮之类，数服血通，其患已矣。

一女子经水过多，行后复行，面色痿黄，人倦无力。遂以归身、炒芍、熟地、川芎、荆芥、续断、煨干姜、炙甘草，数服而安。

一妇经事欲行，脐腹绞痛，临行血涩。以四物入延胡索、槟榔、青皮、香附子之类，数服痛除。

一妇行经色淡若黄浆，心腹嘈杂嘈杂为痰饮。此脾胃湿痰故也。以二陈汤合四物，入细辛、苍术，数服即止。

一女子经水下如黑豆汁。此络中风热也。经如黑豆汁，络中风热，妙断。亦有下焦寒湿而经水如豆汁者，但症当寒热腹痛，尺沉寸关弦。一为寒湿，一为风热，须细辨。以四物加黄芩、川连、荆芥穗、蔓荆子，治以辛凉苦寒理血之剂，数服血清色转。

一妇经来适断，寒热往来。以小柴胡汤二服，寒热即止，继以四物汤，数服而安。

一妇经血过多，得五心烦热，日晡潮热，诸药不效。以四物加胡黄连，三服而愈。

俞子容治一妇寡居，郁结成疾，经事不行，体热如炙，忽吐血若泉涌。医用止血药，不效。俞以茅草根捣汁，浓磨沉香，服至五钱许，日以酽醋贮瓶内，火上炙，热气冲两鼻孔外治法佳，血始得降下，吐血不复作，经事乃行。吐血如泉，止而不效，他人必用血脱益气之说，今用降而愈，亦以寡居而经不行，气升而不降，治法甚奇。当玩体热如炙四字，盖吐血涌泉，当四肢冷，未有体热如炙者。

莫强中一侍人，久病经阻，发热咳嗽，倦怠不食，憔悴骨立。医往往作瘵疾治之，势甚危。莫曰：妇人以血为本，血荣自然有生理。因谢众医，专服四物汤。其法㕮咀，每慢火煮取清汁，带热以啜之，空腹，日三四服，两月余经通，疾如失。

潘璟，字温叟，名医也。诊屯田郎中张谭妻，年四十余而天癸不至。潘察其脉，曰：明年血溃乃死。既而果然。

【博按】此条已见积块门。

石山治一妇，瘦小，年二十余，经水紫色，或前或后，临行腹痛，恶寒喜热，或时感寒，腹亦作痛。脉皆细濡近滑，两尺重按略洪而滑。汪曰：血热也。或谓：恶寒如此，何谓为热？曰：热极似寒也。遂用酒煮黄连四两，香附、归身尾各二两，五灵脂一两，为末，粥丸，空腹吞之而愈。

一妇经行，必泻三日然后行。诊其脉皆濡弱。曰：此脾虚也。脾属血属湿，经水将动。脾血已先流注血海，然后下流为经。脾血既亏，则虚而不能运行其湿。令作茯苓白术散，每服二钱，一日米饮词下二三次，月余经行不泻矣。

一妇产后经行不止，或红或白或淡，病逾八月，面色黄白，性躁，头眩脚软。医用参、芪补药，病益加，用止涩药，不效。汪诊之，右脉濡弱无力，左脉略洪而驶，曰：右脉弱者，非病也。左脉偏盛，遂觉右脉弱耳。宜主左脉，治以凉血之剂。遂以生地、白芍、白术各一钱，黄芩、阿胶、归身各八分，陈皮、香附、川芎、椿根皮、茯苓各六分，柴胡、甘草各五分，煎服，二十余剂而愈。

一妇年逾四十，形长色脆，病经不调。右脉浮软而大虚，左脉虚软而小近驶。以症合脉，所以用参、术。尝时经前作泄，今年四月感风咳嗽，用汤洗浴汗多，因泄，一月。六月，复因洗浴发疟六七次，疟虽止而神思不爽。至八月尽而经水过多，白带时下，泻泄，遂觉右脚疼痛，旧曾闪䏝脚跟。今则假此延痛阳虚不能健运，臀腿腰胁尻骨胫项左边筋皆掣痛血凝滞而作痛，或咳嗽一声，则腰眼痛如刀扎，日轻夜重，叫号不已，幸痛稍止，饮食如常胃气在。今详月水过多，白带时下，日轻夜重，泻泄无时，亦属下多亡阴，宜作血虚治，然服四物止痛之剂，益甚。九月，汪复诊视，始悟此病乃合仲景所谓阳生则阴长之法矣。夫经水多，白带下，常泻泄，皆由阳虚陷下而然，命曰阳脱是也。日轻夜重，盖日阳旺而得健运之职，故血亦无凝滞之患，而日故轻也；夜则阴旺而阳不得其任，失其健运之常，血亦随滞，故夜重也。遂以参，术助阳之药，煎服五七帖，痛减。此亦病症之变，治法殊常，故记之。

一妇年二十一岁，六月经行，腹痛如刮难忍，求死。脉得细软而驶，尺则沉弱而近驶，汪曰：细软属湿，数则为热，尺沉属郁滞也。妙断。以酒煮黄连半斤，炒香附六两，五灵脂半炒半生三两，归身尾二两，为末，粥丸，空心汤下三四钱，服至五六料。

【瑴按】黄连服至三斤，亦仅见此，要之后来病情，实由苦寒偏胜，救以桂附而愈。

越九年，得一子。又越四年，经行两月不断，腹中微痛，又服前丸而愈。续后经行六七日，经止则流清水，腹中微痛，又服前丸而痛亦止。又经住只有七八日，若至行时，或大行五六日，续则适来适断，或微红，或淡红，红后常流清水，小腹大痛，渐连遍身，胸背腰腿骨里皆痛，自巳脾至酉肾乃止，痛则遍身冷，热汗大出，脾肾虚而大汗出，则气虚而不能运行血滞，用桂以行瘀血，而用参补气。汗止痛减，尚能饮食，自始痛至今历十五年。前药屡服屡效，今罔效者何也？汪复诊之，脉皆洪滑无力，幸其尚有精神。汪曰：此非旧日比矣。旧乃郁热，今则虚寒。断尤妙。洪大为虚者有之，若洪滑为实，今以无力断为虚寒，可见滑而无力，亦虚症所有，不得滑宜从实治也。然必合外症，神情。然有脉滑为血聚者，不得作痰与食积断。东垣曰：始为热中，终为寒中是也。经曰：脉至而从，按之不鼓，乃阴盛格阳，当作寒治。且始病时而形敛小，今则形肥大矣。

医书曰：瘦人血热，肥人气虚。岂可同一治耶？所可虑者，汗大泄而脉不为汗衰，血大崩而脉不为血减耳。其痛日重投温在此夜轻，知由阳虚不能健运，故亦凝滞而作痛。以症参脉，宜用助阳，若得脉减痛轻，方为佳兆。遂投参、芪、归、术大剂加桂、附，一帖。来早再诊，脉皆稍宁，服至二三十帖，时当二月至五月，病且愈。盖病有始终寒热之异，药有前后用舍不同，形有肥瘦壮少不等，岂可以一方而通治哉？此症石翁先生投桂、附，人所不知，亦不能。

一妇年逾四十，形色颇实，常患产难倒生，经水不调，或时遍身骨节疼痛，食少倦怠，自汗。汪诊之，两手脉皆不应，惟右关轻按隐隐然微觉动也，疑脉出部，以指寻按经渠、列缺穴分，亦不应，甚怪之，乃叩其夫，曰：有孕时，医诊亦言无脉，后服八物汤，幸尔易产而得一子。汪曰：此由禀赋本来脉不应也，无足怪。可见天下事变出无穷，果难一一以常理测也。如《脉经》所谓，但道其常而已。两手无脉，不伤其生，又不妨于胎孕，岂《脉经》所能尽耶？脉或两手出部，或一手出部，见之多矣。两手无脉而人如故，此亦理之所无，事之大变，故记之。

一妇有病，汪诊之，右脉缓濡而弱，左手无脉，再三寻之，动于腕臂外廉阳溪大肠穴、偏历之分。乃语之曰：左脉离其部位，其病难以脉知。以右脉言之，似属于脾胃不足也，尚当言其病焉。告曰：每遇经未行前，略血数口，心嘈不安，食少懒倦。汪以四君子加山栀、陈皮、麦冬、牡丹皮，煎服，数帖而安。

薛己治一妇人，发热口干，月经不调，两腿无力。服祛风渗湿之剂，腿痛体倦，二膝浮肿，经事不通。薛作肝、脾、肾三经血虚火燥妙断，症名鹤膝风，用六味、八味二丸兼服，两月形体渐健，饮食渐进，膝肿渐消，不半载而痊。前症若脾肾虚寒，腿足软痛，或足膝枯细，用八味丸；若饮食过多，腿足或臀内酸胀，或浮肿作痛，用补中益气加茯苓、半夏主之。

一妇人经候过期，发热倦怠。或用四物、黄连之类，反两月一度，且少而成块。又用峻药通之，两目如帛所蔽。薛曰：脾为诸阴之首，目为血脉之宗，此脾伤，五脏皆为失所，不能归于目矣。遂用补中益气、济生归脾二汤，专主脾胃，年余寻愈。

一妇人两眉棱痛，后及太阳，面青善怒。薛作胆经风热妙断，用选奇汤防风、羌活、黄芩、甘草合逍遥散，加山栀、天麻、黄芪、半夏、黄芩而愈。此症失治，多致伤目，或两耳出脓，危矣。

【琇按】此案不应入经水门。

一妇人年四十，素性急，先因饮食难化，月经不调。服理气化痰药，反肚腹膨胀，大便泄泻。又加乌药、蓬术，肚腹肿胀，小便不利。加猪苓、泽泻，痰喘气急，手足厥冷，头面肢体肿胀，指按成窟。此症今人指为不治。脉沉细，右寸为甚。若脉洪大，又当作虚中有实治。薛曰：此脾肺之气虚寒，不能通调水道，下输膀胱，渗泄之令不行，生化之气不运，即东垣所云水饮留积，若土之在雨中则为泥矣，得和风暖日，水湿去而阳化，自然万物生长。喜其脉相应，遂以金匮加减肾气丸料服之，小便即通，数剂肿胀消半，四肢渐温，自能转侧。又与六君加木香、肉桂、炮姜治之，痊愈。后不戒七情，饮食即为泄泻，仍用前药加附子五分

【博按】旧刻误香附子而安。

一妇人素有头晕，不时而作，月经迟而少。薛以中气虚，不能上升而头晕，不能下化而经少，用补中益气汤而愈。后因劳而仆，月经如涌。此劳伤火动。用前汤加五味子一剂，服之即愈。前症虽云亡血过多，气无所附，实因脾气亏损耳。

一妇人年四十，劳则足跟热痛。薛以阴血虚极，急用圣愈汤而痊。生熟地、归、芎、参、芪。后遍身搔痒，误服风药，发热抽搐，肝脉洪数。此乃肝家血虚，火盛而生风。以天竺胆星为丸，用四物、麦冬、五味、芩、连、炙草、山栀、柴胡煎送而愈。

一妇人两足发热阴虚，日晡益甚，小便自遗，或时不利。薛以为肝热阴挺，不能约制，午前用白术、茯苓、丹皮、泽泻各五分，干山药、山茱、麦冬各一钱，熟地四钱，酒炒黑黄

柏七分，知母五分，不数剂而诸症悉愈。若用分利之剂，益损真阴，必致不起。

一妇人月事未期而至，发热自汗。服清热止汗之剂，反作渴头痛，手掉身麻。此因肝经风热。用柴胡、炒芩连、炒山栀、归、芍、生地、丹皮各一钱，参、芪、苓、术各一钱五分，川芎七分，甘草五分，二剂，其汗全止，更补中益气而愈。凡发热久者，阳气亦自病，须调补之。

一妇人经行后劳役失调，忽然昏愦，面赤吐痰。此元气虚，火妄动。急饮童便，神思渐爽。更用参、芪各五钱，芎、归各三钱，元参、柴胡、山栀、炙甘草各一钱，一剂，又用逍遥散加五味、麦冬，稍定。但体倦面黄，此脾土真虚之色也，又以十全大补加五味、麦冬治之而愈。若投以发散之剂，祸在反掌，慎之。

一妇人多怒，经行或数日，或半月即止，三年后淋沥无期虚症可知，肌体倦瘦，口干内热而协热，盗汗如洗，日晡热甚。用参、芪、归、术、茯神、远志、枣仁、麦冬、五味、丹皮、龙眼肉、炙草、柴胡、升麻治之，归脾、补中二方合用，获愈。此症先因怒动肝火，血热妄行，后乃脾气下陷，不能摄血归源，故用前药。若胃热亡津液而经不行，宜清胃；若心火亢甚者，宜清心；若服燥药过多者，宜养血；若病久气血衰，宜健脾胃。

一妇性善怒，产后唇肿内热。用清热败毒，唇口肿胀，日晡热甚，月水不调；用降火化痰，食少作呕，大便不实，唇出血水；用理气消导，胸膈痞满，头目不清，唇肿经闭；用清胃行血，肢体倦怠，发热烦躁，涎水涌出。欲用通经之剂。薛曰：病本七情，肝脾亏损，数行攻伐，元气益虚故耳，法当补阴益阳。遂以加味归脾汤、加味逍遥散、补中益气汤如法调治，元气渐复，唇疮亦愈。后因怒，寒热耳痛，胸膈胀闷，唇燔肿甚，此是怒动肝火而血伤，遂用四物合小柴胡加山栀，顿愈。后又怒，胁乳作胀，肚腹作痛，呕吐酸涎，饮食不入，小水不利，此是怒动肝，木克脾土，乃用补脾气养脾血而愈。又因劳役怒气，饮食失时，发热喘渴，体倦不食，去血如崩，唇肿炽甚，此是肝经有火，

脾经气虚，遂用补中益气加炒黑山栀、芍药、丹皮而愈。此症每见，但治其疮，不固其本，而死者多矣。

一妇人停食，饱闷发热。或用人参养胃汤，益甚以此汤送保和丸则愈；再用木香槟榔丸，泄泻吐痰，腹中成块，饮食少思，又用二陈、黄连、厚朴之类，前症益甚，腹胀不食，月经不至。此中气亏损。用补中益气加茯苓、半夏，三十余剂，脾胃健而诸症愈，又二十余剂而经自行。前症若脾虚不能消化饮食者，宜用六君子汤补而消之；虚寒者，加砂仁、木香、炮姜温而补之；其食积成形者，以前药煎送保和丸此法妙。大抵食积痞块，症为有形，所谓邪气胜则实，真气夺则虚，惟当养正辟邪，而积自除矣。虽然坚者削之，削之必以渐。客者除之，胃气未虚，或可少用，若病久虚乏者，则不宜用。以东垣消痞丸相间服之。

一妇人饮食后，或腹胀，或吞酸。服枳术丸，吞酸益甚，饮食日少，胸膈痞满，腿内酸痛，畏见风寒。又服养胃汤一剂，腿内作痛，又二剂，腿浮肿，月经不行。此郁结所伤，脾虚湿热下注。侵晨用四君、芎、归、二陈，午后以前汤送越鞠丸，饮食渐进，诸症渐愈。又用归脾、八珍二汤兼服，两月余而经行。

一妇人月经不调，晡热内热，饮食少思，肌体消瘦，小便频数在前。服济阴丸济阴丸亦不远，但专用归脾而愈者，乌知脾为太阴之经耶？然必以椒仁丸佐之，月经不行，四肢浮肿，小便不通在后。曰：此血分也。朝用椒仁丸，夕用归脾汤，渐愈。乃以人参丸代椒仁丸，人参丸较椒仁之药品峻毒少减，两月余，将愈。专用归脾汤，五十余剂而痊。椒仁丸计十六味，见《济阴纲目》卷七浮肿门。

一疬妇月经不调，小便短少在前。或用清热分利之剂，小便不利在后三月余，身面浮肿，月经不通。曰：此水分也。遂朝用葶苈丸，夕用归脾汤，渐愈，乃用人参丸间服而愈。以上二症，作脾虚水气，用分利等药而殁者多矣。以上二案，小便分在血在水。

一妇内热作渴，饮食少思，腹内近左，初如鸡卵，渐大四寸许，经水三月一至，肢体消瘦，齿颊似疮。脉洪数而虚，左关尤甚，此肝脾郁结之症。外贴阿魏膏，午前用补中益气汤，午后以加味归脾汤，两月许，肝火少退，脾土少健。仍与前汤送下六味地黄丸，午后又用逍遥散送归脾丸，又月余，日用芦荟丸芦荟丸方：大皂角、青黛、芦荟研、朱砂研、麝香研各一钱，干虾蟆用皂角各等分烧存性，为末，一两，入前项药。上为末，蒸饼为丸，麻子大，每服七十丸，米饮下二服，空腹以逍遥散下，日晡以归脾汤下。喜其谨疾，调理年余而愈。看他用药，缓急先后毫不假借，当深思而熟玩之。

一妇人腹内一块，不时上攻，或痛作声，吞酸痞闷，月经不调，小溲不利，二年余矣。久病。面色青黄，此肝脾气滞。以六君子加芍、归、柴胡、炒连、木香、吴茱各少许，二剂，却与归脾汤下芦荟丸，三月余，肝脾和而诸症退。又与调中益气加茯苓、牡丹皮，中气健而经自调。

## 热入血室

许学士治一妇病伤寒，发寒热，遇夜则如见鬼状，经六七日，忽然昏塞，涎响如引锯，牙关紧急，瞑目不知人，病势危困。许视之，曰：得病之初曾值月经来否？其家云：经水方来，病作而经遂止，得一二日，发寒热，昼虽静，夜则有鬼祟，从昨日不省人事。许曰：此乃热入血室症。仲景云：妇人中风，发热恶寒，经水适来，昼则明了，暮则谵语，如见鬼状，发作有时，此名热入血室。医者不晓，以刚剂与之，遂致胸膈不利，涎潮上脘，喘急息高，昏冒不知人。当先化其痰，后除其热。乃急以一呷散投之，两时顷涎下，得睡，省人事。次授以小柴胡汤加生地，三服而热除，不汗而自解矣。

一妇人患热入血室症，医者不识，用补血调气药治之数日，遂成血结胸。或劝用前药。许公曰：小柴胡已迟，不可行也，无已，刺期门穴，斯可矣。予不能针，请善针者治之。如言而愈。或问：热入血室，何为而成结胸也？许曰：邪气传入经络，与正气相搏，上下流行，遇经水适来适断，邪气乘虚入于血室，血为邪所迫，上入肝经，肝受邪则谵语而见鬼，复入膻中，则血结于胸中矣。何以言之？妇人平居，水养木，血养肝，方未受孕，则下行之为月水，既孕，则中畜之以养胎，及已产，则上壅之以为乳，皆血也。今邪逐血，并归于肝经，聚于膻中，结于乳下，故手触之则痛，非药可及，故当刺期门也。

虞恒德治一少妇，夏月行经，得伤寒似疟，谵语狂乱。此行经在先而病在后，诸医皆以伤寒内热，投双解散、解毒汤服之，大汗如雨，反如风状。次以牛黄丸金石之药，愈投愈剧。一日，延虞诊视。脉弦而大，虞思伤寒内热狂乱，六阳俱病，岂不口干舌黑？况脉不数，病体扪之或热或静，其腹急痛下，意必有内伤在前，伤寒在后，今伤寒得汗虽已，内伤则尚存故也。因细问之，患者曰：正行经时，因饮食后多汗，用冷水抹身，因得此症。方知冷水外闭其汗，内阻其血，邪热入室，经血未尽，血得邪热，乍静乍乱，寒热谵语，掉眩类风，须得玉烛散下之而愈。玉烛散，四物加大黄、朴硝，非大便燥结不可用。下后谵语已定。次以四物、小柴胡汤调理五日，热退身凉，其患遂瘳。

《衍义》云：一妇人温病，已十二日。诊之，其脉六七至而涩，寸稍大，尺稍小，发寒热，颊赤口干，不了了，耳聋。问之，病数日，经水乃行。此属少阳热入血室也，若治不对病则必死。乃按其症，与小柴胡汤服之此治伤寒二日，又与小柴胡汤加桂、干姜，一日寒热遂止。又云脐下急痛，又与抵当丸微利下，脐下痛痊，身渐凉，脉渐匀。尚不了了，乃复与小柴胡汤，次日但胸中热躁，口鼻干，又少与调胃承气汤，不得利。次日心下痛，又与大胸汤半服，利三行，次日虚烦不宁，时妄有所见，复狂言，虽知其尚有燥屎，以其极虚不敢攻之，遂与竹叶汤去其烦热，其夜大便自通，至晓两次，中有燥屎数枚，而狂言虚烦尽解。但咳嗽，唾，此肺虚也，若不治，恐成肺痿，遂与小柴胡汤去人参、大枣、生姜，加干姜五味子汤，一日咳减，二日而病悉愈。以上皆用仲景方。

薛立斋治一妇人，经行感冒风寒，日间安静，至夜谵语。用小柴胡加生地治之，顿安。但内热头晕，用补中益气加蔓荆子而愈。后因恼怒，寒热谵语，胸胁胀痛，小便频数，月经先期，此是肝火血热妄行，用加味逍遥加生地而愈。

一妇人因怒寒热，头痛谵语，日晡至夜益甚，而经暴至此病在先而经行在后。盖肝藏血，此怒动火而血妄行。用加味逍遥散加生地治之，神思顿清。但食少体倦，月经未已，盖脾统血，此脾气虚，不能摄血，用补中益气治之，月经渐止。此非伤寒。

一妇人怀抱素郁，感冒，经行谵语。服发散之剂，不应；用寒凉降火，前症益甚，更加经不止，肚腹作痛，呕吐不食，痰涎自出。此脾胃虚寒。用香砂六君，脾胃渐健，诸症渐退，又用归脾汤而痊愈。此症之变。

江应宿治西村金氏妇，年二十一岁，五月中患热病，发热头痛，渴欲饮冷，六脉紧数，经行谵语。用小柴胡汤，病家疑病人素强健，药有人参，未敢服。过二日，病转剧，腹痛急胀，已经八九日不更衣，仍以小柴胡加大黄四钱，利去黑粪，热退身凉而愈。此症之常。同一腹痛而下者、温补者，宜细味之。

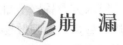

# 崩　漏

东垣治一妇，时冬，患暴崩不止，先因损身失血，自后一次缩一十日而来，其后暴崩不止。其人心窄性急多惊，必因心气不足、饮食不节得之。诊得掌中寒，脉沉细而缓，间带数，九窍微不利，四肢无力，上喘，气短促不调，果有心气不足、脾胃虚弱之症。胃脘当心而痛，左胁下缩急，当脐有动气，腹中鸣，下气，大便难，虚证极多。且先治其本，余症可去。安心定志，镇坠其惊，调和脾胃，大益元气，补血养神，以大热之剂，去其寒凝在皮肤，少加生地，去命门相火，不令四肢痿弱。以黄连二分，生地三分，炒曲、陈皮、桂枝各五分，草豆蔻仁六分，黄芪、人参、麻黄带节各一钱，当归一钱五分，杏仁五个另研，一服而愈。胃脘痛者，客寒犯胃也，以草豆蔻丸十五丸，痛立止，再与肝之积药以除其根，遂愈。

一妇人血崩不止，以当归、莲花心、白棉子、红花、茅花各一两，剉细，以白皮纸裹定，泥固，烧存性，为末，加血竭为引，用酒下。不止，加轻粉一钱。又不止，加麝香为引，酒下，遂止。

一妇患崩漏，医莫能效，数其症有四十余种，以调经升阳除湿汤治之，愈。汤见《医学集成》。

丹溪治一妇，三十余岁，堕胎后血不止，食少中满，倦怠烦躁。脉沉大而数，重取微弦，作怒气伤肝，感动胃气。以二陈汤加川芎、白术、砂仁，二十帖，安。

【琇按】烦躁脉数，用燥窜而愈，费解。

王汝言治一妇，患胎漏，忽血崩甚晕去，服童便而醒，少顷复晕，急服荆芥，随醒随晕，服止血止晕之药不效，忽又呕吐。王以其童便药汁满于胸膈也，即以手探吐之，末后吐出饮食及菜碗许。询之，曰：适饭后着恼，少顷遂崩不止。因悟曰：因饱食，胃气不行，故崩甚。血既大崩，胃气益虚而不能运化，宜乎崩晕不止而血药无效也，急宜调理脾胃。遂用白术五钱，陈皮、麦芽各二钱，煎，一服晕止，再服崩止。遂专理脾胃，药服十数服，胃气始还，后加血药服之而安。若不审知食滞，而专用血崩血晕之药，岂不误哉？

一妇年逾五十，血崩久不止，诸药不效。以橡斗、苍耳草根二物烧存性，用四物汤加白芷、茅花、干姜煎汤调服，其经血自此而止，再不行矣。

子和治一妇，年五十余，血崩一载。金用泽兰丸、黑神散、保安丸、白薇散补之，不效。戴人曰：天癸已尽，本不当下血，血得热而流散，非寒也。夫女子血崩，多因大悲哭，悲哭过甚则肺叶布，心系为之急，血不禁而下崩。《内经》曰：阴虚阳搏，谓之崩。阴脉不足，阳脉有余，数则内崩，血乃下流。举世以虚损治之，莫有知其非者。可服火齐。

【琇按】火齐即火剂。

火齐者，黄连解毒汤是也。次以拣香附子二两炒，白芍药二两焙，当归一两，将三味同为细末，水调下，又服槟榔丸，不旬日安。

一老妇血崩不止，滔滔不绝，满床皆血，伏枕三月矣，腹满如孕。作虚挟痰积污血治之，用四物四两，参、术各一两，甘草五钱，以治虚，香附三两，半夏半两，茯苓、陈皮、枳实、缩砂、元胡各一两，以破痰积污血，分二十帖，每帖煎干荷叶、侧柏叶汤，再煎服之，服尽良愈，不复发。

汪石山治一妇，年逾四十，形色苍紫，忽病血崩。医者或用凉血，或用止涩，俱罔效。诊其六脉，皆沉濡而缓，按之无力。以脉论之，乃气病，非血病也。当用甘温之剂健脾理胃，庶几胃气上腾，血循经络，无复崩矣。遂用补中益气汤，多加参、芪，兼服参苓白术散，崩果愈。

一妇身瘦面黄，旧有白带，产后忧劳，经水不止五旬余，间或带下，心前热，上身麻，气不运。下身冷，背心胀，口鼻干，额角冷，小便频而多，大便溏而少，食则呕吐，素厌肉味。以书来问，汪曰：虽未见脉，详其所示，多属脾胃不足。令服四君子汤加黄芩、陈皮、神曲、当归身，二帖，红止白减，继服十余剂，诸症悉除。

江汝洁治叶廷杰之内，十月病眼，若合即麻痹，甚至不敢睡，屡易医，渐成崩疾。江诊得左手三部举之略弦，按之略大而无力，右手三部举按俱大而无力。经曰：血虚，脉大如葱管。又曰：大而无力，为血虚。又曰：诸弦为饮。又曰：弦为劳。据脉观症，由气血俱虚，以致气不周运而成麻痹。时医不悟而作火治，药用寒凉过多，损伤脾胃，阳气失陷而成崩矣。以岁运言之，今岁天冲主运，少角，东宫震位，乃无冲司也。九星，分野之名。风木在泉，两木符合，木盛而脾土受亏，是以土陷而行秋冬之令。以时候言之，小雪至大雪之末冬至小寒六十日有奇，太阳寒水主令，少阴君火。厥阴风木，客气加临其上，木火胜矣。经曰：甚则胜而不复也。其脾大虚，安得血不大下乎？且脾裹血，脾虚则血不归经而妄下矣。法当大补脾经为先，次宜补气祛湿，可得渐愈矣。以人参三钱，黄芪二钱，甘草四分，防风、荆芥、白术各一钱，陈皮八分，水煎，食远服，一剂分作三服，不数剂而安。

薛己治一妇人，久患血崩，肢体消瘦，饮食到口，但闻腥臊，口出清液，强食少许，腹中作胀。此血枯之症，肺、肝、脾、胃亏损之患。用八珍汤、乌贼鱼骨丸兼服，两月而经行，百余剂而康宁如旧矣。

一妇人面黄或赤，时觉腰间或脐下作痛，四肢困倦，烦热不安，其经若行，先发寒热，两胁如束，其血如崩。此脾胃亏损，元气下陷，与相火湿热所致。元气下陷，人间有知之者。相火湿热知之者寡矣。用补中益气加防风、芍药、炒黑黄柏，间以归脾汤调补化源，血自归经矣。

一妇年五十岁，辛丑患崩，诸药罔效，壬寅八月，身热肢痛，头晕涕出，吐痰少食。众作火治，转炽，绝粒数日，奄奄伏枕，仅存呼吸。薛诊之，渭脾胃虚寒，用八味丸料一剂，

使急煎服，然胃虚，久始下咽，翌早遂索粥数匙，再剂食倍，热减痛止，兼服八味丸，良愈。

归大化之内患月事不期，崩血昏愦，发热不寐。虚极。或谓血热妄行，投以寒剂，益甚；或谓胎成受伤，投以止血，亦不效。乃延薛诊之，曰：此脾虚气弱，无以统摄故耳。法当补脾而血自止矣。用补中益气加炮姜，不数剂而效。惟终夜少睡惊悸，另服八物汤，更不效。复叩诸先生，曰：杂矣。乃与归脾汤加炮姜以补心脾，遂如初。

西园公，不知何郡人。曾治一妇人，年六十二岁，患血崩不止，以黄连解毒汤四帖，后服凉膈散合四物六帖，即愈。此妇因悲哀太过，则心闷急，肺布叶举而上焦不通妙论，热气在中，血走而崩，故效。用张子和法。《医鉴》

江篁南治一妇，血崩两月余。服诸寒凉止血之药，不效，且痰喘。乃以人参、黄芪各五钱，防风、麦冬各一钱，更加荆芥穗、升麻、五味、附子投附子，人所难，一服喘崩减半，二服减十之八，继以豁痰调经之剂治之，愈。

江应宿治昆山顾氏，年四十余，患崩漏两月余，形瘦唇白。诊得气口紧实，乃食伤太阴，中焦气郁阻滞而然，化食行滞，乃愈。

龚水部宜人，年四十余，患崩漏泄泻，发热头痛，盗汗自汗，倦怠羸瘦，已逾二年，医药无功。逆予诊视，六脉浮滑弦数，重按豁然无力，此气血俱虚，元气下陷，脾虚不能摄血归源，内虚寒而外假热。投补中益气，人参三钱，黄芪五钱蜜炙，加炮姜、蔓荆子、川芎、蒲黄、阿胶，数剂，汗与头痛俱止，五十余剂良愈。

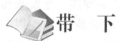 带　下

东垣治一妇，白带常下久矣，诸药不效。诊得心胞尺脉极微，白带寻流而不止，叔和八里脉微。《脉经》云：崩中日久为白带，漏下多时骨亦枯。言崩中者，始病血崩不已，久下则血少，复亡其阳，故白滑之物下流不止。是本经血海将枯，津液复亡，枯干不能滋养筋骨。

以本部行经药为引，用为使，以大甘油腻之药润其枯燥而滋益津液，以大辛热之气味补其阳道，生其血，以苦寒之药泄其肺而救其上，热伤气，以人参补之，以微苦温之药为佐而益元气，名曰补经固真汤。其方：柴胡根一钱，炙甘草一钱，干姜细末三钱，陈皮二钱，人参二

钱，白葵花七个剪碎，郁李仁去皮尖另研如泥一钱，同煎，生黄芩一钱，另入，上件除黄芩外，以水二盏煎至一盏七分，再入黄芩同煎至一盏，空心带热服之，候少时早膳压之，一服而愈。

韩飞霞治一妇，年三十余，十八胎九殇八夭，又惊忧过甚，遂昏不省人事，口唇舌皆疮，或至封喉，下部虚脱，白带如注，如此四十余日，或时少醒，至欲自缢，悲不能堪。医或投凉剂解其上，则下部疾愈甚；或投热剂及以汤药熏蒸其下，则热晕欲绝。韩诊之，曰：此亡阳症也。急以盐煮大附子九钱为君，制以薄荷、防风，佐以姜、桂、芎、归之属，水煎，入井水冷与之，未尽剂，鼾鼻熟睡通宵，觉即能识人。众诘其获效之故，韩曰：方书有之。假对假，真对真耳。上乃假热，故以假冷之药从之，下乃真冷，故以真热之药反之，斯上下和而病解矣。继后主以女金丹，错综以二三方，不但去疾，且调元气。后生二子。所谓女金丹即胜金丸也，得之异人，倍加香附，而视气血之偏者，又加姜黄、条芩，倍川芎之属，取效甚多。江云：此案治病有法，用药有权，可谓知通变者也。《韩氏医通》

丹溪治一老妇，患赤白带一年半，只是头晕，坐立不久，睡之则安。专治带，愈，其眩自止。

一老妇好湿面，至此时得带下病，亦恶寒淋沥。医与荷花须等药，发热，所下愈甚；又与砂仁、豆蔻药，以其食少也，腹胀满，气喘；又与葶苈，不应；又与禹余粮丸，增剧；又与崇土散，脉两手洪涩，轻则弦长而滑实，至是喘甚，不得卧。此是湿面酿成，湿在足太阴阳明二经湿在里，水谷之气为湿所抑，不得上升，遂成带下淋沥，理用升举之剂以补气，和血次之。而工反与燥湿非燥可愈，宜其辗转成病。遂与人参生肺之阴，以拒火毒；白术以补胃气，除湿热，行水道；桃仁去污生新；郁李，行积水，以通草佐之；犀角解食毒，消肿满；槟榔治最高之气。作浓汤，调下保和丸。又以素秉养，有肉积，加阿魏小丸同咽之，四五日后气渐消，肿渐下。又加补肾丸以生肾水之真阴，

渐有向安之势，得睡，食有味。乃加与点丸，驱逐肺家积热而愈。湿症之脉，沉散濡者居多，今脉洪涩，洪为胃虚，涩为血虚。轻取弦长而滑实，有痰可知。喘不得眠，泻肺不应，皆由胃病，用升阳补胃，配行瘀行积之品甚佳，可法。

子和治一妇，病带下，连绵不绝，已三年矣。诊其两手脉，俱滑大而有力，约六七至，常上热口干，眩晕，时呕酢水。知其实，有寒痰在胸中。以瓜蒂散，吐出冷痰二三升，皆酢水也，间有黄涎，状如烂胶。次以浆粥养其胃气，又次用导水禹功以泻其下，然后以淡剂渗泄之药利其小便，数日而愈。以滑大数而有力之脉，兼之三年之病，其脉非阴盛隔阳可知。又非欲脱之脉，又可知。治以实痰，张从政之法也。使非三年之病，此等脉从实治，还须细审。

一妇病白带下，如水窈漏中，绵绵不绝，秽臭之气不可近，面黄食减，已三年矣。医作积冷，用阳起石、硫黄、姜、附之药，重重燥补，污水转多。戴人断曰：此带浊水，本热乘太阳经，其寒水不禁固，故如此也。夫水自高而趋下，宜先绝其上源。乃涌痰水二三升，次日下污水斗余行，二次，汗出周身。至明旦，病人云：污已不下矣。次用寒凉之剂，服及半载，产一子。

吴菱山治一妇人，久患白带，瘦削无力，倦怠欲睡，腰酸腿痛，饮食无味，面黄，日晡烦热，小便淋沥。以归身、茯苓各一钱，炒芍药、地骨皮、白术、川芎、人参各八分，黄芩、鹿角胶各一钱，其胶若湿者，入五茶匙，炙甘草、熟地黄、车前子各五分，枣二枚，入水煎服，数服而愈。八珍配芩、胶、车前、骨皮，精妙。后治数妇，皆验。

程明佑治一妇，病带下不止。医投调经剂，血愈下，复投寒凉药，遂下泄，肌肉如削，不能言，四肢厥逆。程诊，其脉细如丝，曰：阳气微而不能营阴，法当温补，阳生则阴长，而血不下漏。遂以人参二两，附子三片，浓煎，一服手足微温，再服思食，继服八珍四十剂，愈。

薛立斋治一妇人，年逾六十，内热口干，劳则头晕吐痰，带下。或用化痰行气，前症益甚，饮食愈少，肢体或麻。恪服祛风化痰散，肢体常麻，手足或冷或热，日渐消瘦。薛曰：症属脾气虚弱而不能生肺，祛风之剂复损诸经也，当滋化源。遂用补中益气加茯苓、半夏、炮姜，二十余剂，脾气渐复，饮食渐加，诸症顿愈。

一孀妇腹胀胁痛，内热晡热，月经不调，肢体酸麻，不时吐痰。或用清气化痰，喉间不利，带下青黄，腹胁膨胀；用行气之剂，胸膈不利，肢体时麻。此郁怒伤损肝脾，前药益甚也。朝用归脾汤，以解脾郁，生脾气，夕用加味逍遥散，以生肝血，清肝火，兼服百余剂而诸症愈。

一妇人头晕吐痰，胸满气喘，得食稍缓，苦于白带二十余年矣，诸药不应。薛曰：此气虚而痰饮也气虚有饮，用肾气补而逐之，饮愈而带始愈。遂用六味地黄丸，不月而验。

一妇耳鸣胸痞，内热口干，喉中若有一核，吞吐不利，月经不调，兼之带下。薛以为肝脾郁结，用归脾汤加半夏、山栀、升麻、柴胡，间以四七汤下白丸子而愈。

一妇人吞酸胸满，食少便泄，月经不调。服法制清气化痰丸，两膝渐肿，寒热往来，带下黄白，面黄体倦。此脾胃虚，湿热下注。用补中益气倍用参、术，加茯苓、半夏、炮姜而愈。若因怒，发热少食，或两腿赤肿，或指缝常湿，用六君加柴胡、升麻及补中益气。

一妇年逾六十，带下黄白，因怒，胸膈不利，饮食少思。服消导利气之药正治法，反痰喘胸满，大便下血。薛曰：此脾气亏损，不能摄血归源。用补中益气从治法加茯苓、半夏、炮姜，四剂，诸症顿愈，又用八珍加柴胡、炒栀子而安。

仲问曰：妇人年五十所，病下利数十日不止，暮积热，小腹里急，腹满，手掌烦热，唇口干燥，何也？师曰：此病属带下。何以知之？曾经半产，瘀血在小腹不去。何以知之？其症唇口干燥，故知之。以温经汤主之，以吴茱萸三两，当归、川芎、芍药、人参、桂枝、阿胶、牡丹皮、生姜、甘草各二两，半夏半升，麦冬一升，不用地黄，妙。以水一斗煎取三升，分温三服。亦主妇人少腹寒，久不受胎，兼取崩中去血，或月水来过多，及至期不来。丹溪、东垣、沧洲有带下案，附在便浊条中，可参看。

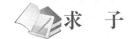

# 求 子

张子和治一妇，为室女时，心下有冷积如覆盆，按之如水声，以热手熨之如冰，于归十五年不孕，其夫欲黜之。张曰：可不必出。若用吾药，病可除，孕可得。从之。诊其脉，沉而迟，尺脉洪大有力，尺洪大有力，方能受孕，非无子之候也。乃先以三圣散吐痰一斗，心下平软。次服白术调中汤、五苓散，后以四物汤和之，不再月气血合度，数年而孕二子。张尝曰：用吾此法，无不子之妇。信然。

一妇年逾三十，夜梦鬼交，惊怕异常，及见神堂阴府、舟楫桥梁，如此十五年，竟无妊娠。巫祈觋祷，无所不至，针肌灸肉，孔穴万千，黄瘦发热，引饮中满，足肿。张曰：阳火盛于上，阴水盛于下。鬼神者，阴之灵；神

堂者，阴之所；舟楫桥梁，水之用。两手寸脉皆沉而伏，知胸中有痰实也。凡三涌三泄三汗，不旬日而无梦，一月而孕。张曰：予治妇人使有孕，真不诬哉。

少傅颖阳许相公，年五十八岁，如夫人年近三旬，从来十二年不孕。相公欲其有子，命宿诊视，六脉和缓，两尺大而有力凡妇人两尺大而有力，皆有子，告曰：此宜子之象也。尝诊相公，脉沉而缓，知精血欠充实耳，宜服大补精血药。市得麋鹿二角，煎胶，制斑龙二至丸一料，服未周年而孕，次年生公子。

尚宝少卿徐孺东公，年五十余，有宠九年，不孕。闻前药效，亦命制前丸服之，十个月而孕，得一子。后以此方与高年艰子嗣者服之，

多效。

宿曰：此虽偶中，实有至理存焉。《月令》：仲夏鹿角解，仲冬麋角解。鹿以夏至阴角而应阴，麋以冬至阴角而应阳。鹿肉暖，以阳为体；麋肉寒，以阴为体。以阳为体者，以阴为末；以阴为体者，以阳为末。末者，角也。

故麋茸补阳，利于男子；鹿茸补阴，利于妇人。王枢所著甚明。今合二角为二至，乃峻补精血之良药，男妇俱可服。此以血补血，非一切草木之可比也。男子精盛则思室，女人血盛则怀胎，安得不孕？

 娠　痘 附男女辨验

博陵医之神者曰郝翁。士人陈尧遵妻病，众医以为劳伤。郝曰：亟屏药。是为娠症，且贺君得男子。已而果然。又二妇人妊，一咽默不能言，郝曰：儿胎大经壅，儿生经行则言矣，不可毒以药。

【琇按】《素问》：人有重身，九月而暗。此胞之络脉绝也。胞络者，系于肾少阴之脉，贯肾系舌本，故不能言。无治也，当十月复。一极壮健，郝诊其脉，曰：母气已死，所以生者，反恃儿气耳。如期于生母死。江云：孕妇不语，非病也。闻如此者，不须服药，临产日但服保生丸、四物汤之类，产后便语，亦自然之理，非药之功也。

一妇暴渴，惟饮五味汁。名医耿隅诊其脉，曰：此血欲凝，非病也。已而果孕。古方有血欲凝而渴饮五味之症，不可不知。

徐文伯从宋后废帝出乐游苑门，逢一妇人有娠，帝以善诊，诊之，曰：此腹是女也。问文伯，曰：腹有两子，一男一女，男左边青黑，形小于女。帝性急，便欲剖视。文伯恻然，曰：若刀斧，恐其变异，请针之，立堕。便泻足太阴脾，隐白穴，补手阳明大肠，合谷穴，胎便应针而落，两儿相续出，果如其言。可见堕胎之症，以脾为主，则知安胎之法，亦以脾为主。

潘璟诊虞部员外郎张咸之妻孕五岁，南陵尉富昌龄妻孕二岁，团练使刘彝孙妾孕十有四月，皆未育。温叟视之，曰：疾也。凡医妄以为有孕尔。于是以破血攻毒作大剂饮之，虞部妻堕肉块百余，有眉目状；昌龄妻梦二童子，色漆黑，仓卒怖悸，疾走而去；张妾堕大蛇，犹蜿蜒未死。三妇皆无恙。《能改斋漫录》。

【博按】此案已见第五卷癥瘕门。

壶仙翁治汤总兵夫人，妊娠病痢不止。翁诊，其脉虚而滑此脉滑为血聚，两关若涩，此由胎气不和，相火炎上而有热，似痢实非也。乃用黄芩、白术以安胎，四物、生地以调血，数剂而安。涩脉为少血，主无孕，滑则非痰即食积矣。此等用药，非神医不能。

陈斗岩治叶南洲妻，经闭五月，下白或赤，午后发热，咳嗽呕吐。医以为劳瘵。陈视之，曰：两尺脉皆实，此必有孕，外受风邪搏激故耳。此等症若不细认，竟作瘵症治矣。饮清和之剂而安，未半年生一子。

薛立斋治一妊娠三月，其经月来三五次，但不多，饮食精神如故。此血盛有余，儿大能饮，自不来矣。果然。

一妊娠六月，每怒气便见血，甚至寒热头痛，胁胀腹痛，作呕少食。薛谓：寒热头痛，肝火上冲也；胁胀腹痛，肝气不行也；作呕少食，肝侮脾胃也；小便见血，肝火血热也。用小柴胡加芍药、炒黑山栀直清肝火、茯苓、白术而愈。

一妇人每怒发，发热胁胀，小便淋涩，每月经行，旬余未已，受胎三月，因怒前症复作。朝用加味逍遥散，夕用安胎饮，各二剂而安。五月又怒，复作下血如经行，四日未止，仍用前药而愈。

一妊娠饮食后恼怒，寒热呕吐，头痛恶寒，胸腹胀痛，大便不实而色青，小便频数而有血。腹痛小便数，恐是肠痛，今见血，宜清肝。薛曰：当清肝健脾为主。不信，乃主安胎止血，益甚。问薛曰：何也？薛曰：大便不实而或青，此是饮食，既伤脾土而兼木侮；小便频数而有血，此是肝火，血流于胞而兼挺瘘也。用六君子加枳壳、紫苏、山栀，二剂脾胃顿醒。又用加味逍遥散加紫苏、枳壳，二剂小便顿清，更节饮食，调理而安。

一妊娠每至五月，肢体倦怠，饮食无味，先两足肿，渐至遍身，后及头面。此是脾肺气虚，朝用补中益气，夕用六君子加苏梗而愈。凡治妊娠，毋泥其月数，但见某经症，便用某经药为善。

一妊娠因怒吐血块，四日不止，两胁胀痛，小便淋涩。此怒而血蓄于上部，火炎而随出也。胁胀腹痛，小便淋涩，肝经本病也。用小柴胡合四物，四剂而止，却用六君子、安胎饮调理而安。

一妊娠气喘痰甚，诸药不效。询之，云：素有带下，始于目下浮两月余，其面亦然。此气虚有痰饮也水泛为痰之病，用六味丸料，数剂而愈。

王敏治妇人，患月事不下，医谓蛊者。敏曰：是当娠。与之保胎之剂，果得男。

吴丞妻孕而惊，遂病悸。医以为病在中，神越焉，无可为。沈宗常以为胆伤耳，俾服抱胆丸愈。

薛己治一妊妇，悲哀烦躁。用淡竹茹汤为主，佐以八珍汤而安。

程文彬治孕妇七个月，胸膈饱闷，气喘，忽吐出一物如小肠寸许，举家惊疑其胎烂。程至，诊得寸口脉洪滑，知其气盛血少，胎气凑上，中焦蓄有湿热，湿生痰，知所吐之物乃痰结聚，病名子悬。以紫苏饮加芩、连、贝母，十剂获痊。

宿述：世俗有家业薄而厌子嗣多，怀孕用打胎药，殊不知瓜熟蒂落，打胎毒药，损坏正气，然后瘘落，如生果未成熟强摘，犹刀割脐肠，大伤气血，多致丧命，戒之戒之。

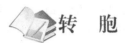 ## 转　胞

丹溪治一妇，年四旬，孕九月，转胞，小便闭三日矣，脚肿形瘁。左脉稍和而右涩，此必饱食气伤，胎系弱，不能自举而下坠，压膀胱偏在一边，气急为其所闭，所以水窍不能出也。当补血养气，血气一正，系胎自举。以参、术、归尾、芍药、带白陈皮、炙甘草、半夏、生姜，浓煎服，四帖，任其叫号，次早以四帖作一服煎，顿饮，探吐之吐法妙。上窍通则下窍通，小便大通，皆黑水。后遂就此方加大腹皮、炒枳壳、青葱叶、砂仁，作二十贴与之，以防产前后之虚，果得平安，产后亦健。

一孕妇七月，小便不通。百医不得利，转加急胀。脉细弱，乃气血虚，不能乘载其胎，故胎压膀胱下口，所以溺不得出。用补药升起恐迟，反加急满。遂令稳婆以香油抹手入产户，托起其胎，托起胎之说，无此治法。溺出如注，胀急顿解。却以参、芪、升麻大剂服之，或少有急满，再托如前。江云：予闻一法，将孕妇倒竖起，胎自坠转，其溺溅出，胜于手托多矣。

丹溪曰：转胞病，胎妇之禀受弱者，忧闷多者，性急躁者，食味厚者，大率有之。古方皆用滑利疏导药，鲜有应效。因思胞不自转，为胎所压，展在一边，胞系了戾不通耳。胎若举起，悬在中央，胞系得疏，水道自行。然胎之坠下，必有其由。一日，吴氏宠人患此。脉之，两手似涩，重取则弦，然左手稍和，曰：此得之忧患，涩为血少气多，弦为有饮。血少则胞弱而不能自举，气多有饮，中焦不清而溢，则胞知所避而就下，故坠。遂以四物加参、术、半夏、陈皮、生甘草、生姜，空心饮，随以指探喉中，吐出药汁，候少顷气定，又与一帖，次早亦然，如是与八帖而安。此法初疑偶中，后屡用皆效。仲景云：妇人本肌肥盛，头举身满，今反羸瘦，头举中空，胞系了戾，亦致胞转，但利小便则愈，宜服肾气丸，以中有茯苓故也。地黄为君，功在补胞。江云：转胞或腰腹痛亦属肾虚，宜减牡丹皮服之。

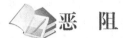

## 交 肠

丹溪治马希圣，年五十，嗜酒，痛饮不醉，忽糟粕出前窍，尿溺出后窍。脉沉涩。与四物汤加海金砂、木香、槟榔、木通、桃仁，八帖，安。

一妇患此，破漆纱帽烧灰，米饮下，愈。

一人患前症，用旧幞头烧灰，酒调下五分，愈。

## 恶 阻

丹溪治一妇，孕两月，呕吐头眩。医以参、术、川芎、陈皮、茯苓服之，愈重。脉弦，左为甚而且弱，此恶阻病，必怒气所激。问之，果然。肝气既逆，又挟胎气，参、术之补，大非所宜。以茯苓汤下抑青丸二十四粒，五服稍安。脉略数，口干苦，食则口酸，意其膈间滞气未尽行，以川芎、陈皮、山栀、生姜、茯苓煎汤，下抑青丸十五粒而愈。但口酸易饥，此肝热未平，凡肝气未平，参、术宜缓。以热汤下抑青丸二十粒，至二十日而愈。后两手脉平和，而右甚弱，其胎必堕，右脉弱，主胎堕。此时肝气既平，可用参、术，遂以初方参、术等补之，预防堕胎以后之虚，服一月而胎自堕，却得平安矣。

【瑬按】不知滋水生木，治法欠妥。

一妇孕三月，吐痰水并饮食，每日寅卯作，作时觉小腹有气冲上，然后膈满而吐，面赤微躁，头眩，卧不能起，肢疼微渴。盖肝火挟冲脉之火冲上也。一日甚，二日轻，脉和，右手寸高，药不效者将二月余。偶用沉香磨水化抱龙丸抱龙丸方：人参、天竺黄、琥珀、檀香、茯苓、甘草、枳壳、枳实、南星、金箔、山药、辰砂，一服膈宽，气不上冲，二三服，吐止眩减食进而安。

一孕妇七月，嘈杂吐食，眩聋，心下满塞，气攻肩背，两肘皆痛，要人不住手以热物摩熨，得吐稍疏。脉大。以炒条芩二钱半，白术、半夏各二钱，炒黄连、炒栀子、炒枳壳、当归、陈皮、香附、苍术各一钱，人参、茯苓各钱半，砂仁、炙甘草各五分，生姜七片，服二帖后，嘈杂吐止，心满塞退。但于夜间背肘之痛，用摩熨，遂与抱龙丸水化服之，其疾如失。

汪石山治一妇，形质瘦小，面色近紫，产后年余，经水不通，首夏忽病呕吐，手指麻痹，挛拳不能伸展，声音哑小，咿不出声。医皆视为风病，危之。汪诊脉，皆细微近滑和滑为孕，曰：此妊娠恶阻病也。众谓：经水不通，安有妊理？

【瑬按】产后经未行而孕者，尝屡见之。

汪曰：天下之事，有常有变，此乃事之变也。脉虽细微，似近于滑，又尺按不绝，乃妊娠也。遂以四君子加二陈治之，诸症俱减。尚畏粥汤，惟食干糕香燥之物而有生意。

给事游让溪夫人病，新愈月余，经事不行，呕哕眩晕，饮食艰进。医以为二阳之病发心脾，女子不月，法在不治。篁南诊之，尺脉虽小，按之滑而不绝，此妊而恶阻，非凶候也。六君加砂仁，数服而安，后产一女。

薛己治一妇，孕三月，呕吐恶食，体倦嗜卧。此恶阻之症。用人参橘皮汤，二剂渐愈，又用六君加紫苏，二剂而安。

一妊娠吞酸恶心，欲作呕吐。此饮食停滞。用六君加曲蘖、炒黑子芩、枳壳、香附治之而愈。

## 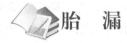 胎水胎肿

一妊妇腹胀，小便不利，吐逆。诸医杂进温胃宽气等药，服之反吐，转加胀满凑心。验之，胎死已久，服下死胎药，不能通。因得鲤鱼汤，其论曰：妊妇通身肿满，或心胸急胀，名曰胎水。遂去妊妇胸前看之，胸肚不分，急以鲤鱼汤三五服，大小便皆下恶水，肿消胀去，方得分娩死胎。此症盖因怀妊腹大，不自知觉，人人皆谓妊娠孕如此，终不知胎水之患也。

《济生方》

一妇年三十八，妊娠水肿。以鲤鱼汤加五苓散、人参，湿加苍术一钱，厚朴、陈皮五分，萝卜子、炒车前子、滑石各一钱，作一帖。若喘急，加苦葶苈；小便不利，加木通、灯草；甚者，车前子、浚川散，其湿毒自消。防己治腰以下湿热肿，如内伤胃弱者不可用也。

## 胎　漏

治胎漏药：阿胶、黄蜡、石韦、苎麻根、鹿角霜。

丹溪治一妇人，年二十余，三个月孕，发疟疾后，淡血水下，腹满口渴。以白术、白芍、茯苓各一钱，黄芩、归尾、川芎、陈皮各五分，炙甘草二分。

一妇年三十余，孕八九个月，漏胎不止，胎比前时稍宽收小，血色微紫有块，食减平时三之一，腹微痛，无情绪。以人参、白术、白芍各一钱，陈皮、川芎、茯苓、缩砂、大腹皮各三分，香连藤七叶，同煎，食前下三胜丸五十粒。

江哲，字明远，婺人，以医名家。先是城东有古木，鹳巢其巅有年矣。明远一日见人缘木得所伏二卵而下，就买之，且饮食之，俾复以归于巢，微伤矣。其鹳每归，雄鸣雌和，忽连日无声。江登楼望，惟见雌伏，又越二三日，闻其和鸣，则雄归矣。越月而雏生，忽二鹳俱飞至药局，遗一草而去。江取视之，红藤缠绕，根叶犹润，乃植之。适夏四月香会，有云游道人见所植，惊曰：此漏胎药也，海外方有之，安所得此乎？及宝佑间，诊御脉，公主下嫁后得漏胎疾，江以藤和剂，果效。先是，鹳远以缠破卵也。

江应宿治王祠部安人，孕三月，腰腹递痛，漏下不止，气涌胀闷。速予诊视，六脉弦数，平昔脉极沉细，此必怒动，肝火挟相火而生热，喜脉不滑，未至离经，犹可保也。以条芩、白术、枳壳、香附、茯苓、阿胶、白芍、当归、陈皮，煎调鹿角煅，酒淬细末一钱，更进抑青丸，一服痛已，数服平复。

一妊娠六月，体倦食少，劳役见血。用六君加当归、熟地、升麻、柴胡而愈。用升、柴，人所不知。

## 堕　胎

【琇按】凡胎堕皆由三阴虚而内热，石山水涸禾枯，土削木倒之喻，诚为至当，学者宜恪遵之。立斋两案，乃胎既堕后之法，与安胎不同，分别观之可也。

丹溪治一妇，有胎至三个月之左右即堕。其脉左大无力，重取则涩，乃血少也。以其妙

年，只补中气，使血自荣。时正初夏，浓煎白术汤，调黄芩末一钱服之，至三四两，得保而生。

一妇年三十余，或经住，或成形未具，其胎必堕。察其性急多怒，色黑气实，此相火盛，不能生气化胎，反食气伤精故也，亦壮火

食气之理。因令住经第二月用黄芩、白术、当归、甘草，服至三月尽止药，后生一子。

一妇经住三月后，尺脉或涩或微弱，其妇却无病，知是子宫真气不全故。阳不施，阴不化，精血虽凝，终不成形，至产血块，或产血胞。

一妇腹渐大如怀子，至十月，求易产药。察其神色甚困，难与之药。不数日，生白虫半桶。盖由妇之元气太虚，精血虽凝，不能成胎而为秽腐，蕴积之久，湿化为热，湿热生虫，理之所有，亦须周十月之气发动而产，终非佳兆。其妇不及月死。湿热生虫，譬之沟渠污浊，积久不流，则诸虫生于其间矣。

石山治一妇，长瘦色黄白，性躁急，年三十余，常患堕胎，已七八见矣。诊其脉，皆柔软无力，两尺虽浮，而弱不任寻按，曰：此因胎堕太多，气血耗甚，胎无滋养，故频堕。譬之水涸而禾枯，土削而木倒也。况三月五月正属少阳火动之时，加以性躁而激发之，故堕多在三五七月也，宜用大补汤去桂，加黄柏、黄芩煎服，仍用研末，蜜丸服之，庶可保生。服半年，胎固而生二子。

钱仲阳治一孕妇病，医言胎且堕。钱曰：娠者，五脏传养，率六旬乃更，候其月偏补之，何必堕？已而母子皆全。

陈斗岩治一妇，有胎四月，堕下逾旬，腹肿发热，气喘，脉洪盛，面赤口臭，舌青黑。陈诊之，曰：脉洪盛者，胎未堕也；产后气喘脉洪，法在不治。此所以得生者，全在逾旬二字。若非胎未堕，决不能至逾旬。面赤，心火盛而血干也；舌青口臭，肝既绝而胎死矣。内外皆曰胎堕久矣。复诊，色脉如前，以蛇蜕煎汤，下平胃散加芒硝、归尾，一倍服之，须臾腹鸣如雷，腰腹阵痛，复一死胎堕下，病亦愈。

陈仁甫治一妇，年近四十，禀气素弱，白去其胎，五日内渐渐腹胀如鼓，至心前，上吐不能食。用补药，不效。此用补不效，后案用破血益甚，宜参看。诊六脉微弱，但只叫胀死，此乃损伤脾气而作胀，虽然当急则治其标也。

若泥用丹溪方法，恐缓不及事矣。用桃仁承气加朴、实，倍硝、黄，煎服，四分吐去其一，至次日早仍不通。事急，又服琥珀丸三钱，至申时大通，胀减。小调经之用琥珀，良有以也。但体倦，四肢无力，口不知味，发热，再用参、芪、归、芍、术、陈、楂煎服，八剂而安。

薛立斋治一妊娠五月，服蕲红丸而堕，腹中胀痛。服破血之剂，益甚，以手按之，益痛。薛曰：此峻药重伤，脾胃受患。用八珍倍人参、黄芪、半夏、乳香、没药，二剂而痛止，数剂痊愈。痛以手按之痛不痛分虚实，立斋以按之痛甚竟作大虚治，非明眼不能。

一妇素怯弱，四月生女，自乳，患疥疮年余不愈，遂至羸困，五月勉强执姑丧礼，旬月每欲眩卧，一日感气，忽患心脾高肿作痛，手不可按，而呕吐不止。六脉微细之极，医以为脉虽虚而病形则实，误认诸痛不可补气，乃用青皮、香附、吴茱萸等药而愈。

【琇按】肝气冲逆，初服破散之剂，颇有小效。

继复患疟，且堕胎，又投理气行气之剂，病去，元气转脱，再投参、芪补剂，不应矣，六脉如系欲绝。薛诊，云：皆理气之剂损真之误也。连投参、芪、归、术、附子、姜、桂六剂，间用八味丸，五日眠食渐甘，六脉全复。薛云：心脾疼痛时，即当服此等药，疟亦不作矣。

江篁南治一妇人，堕胎后血不止，食少中满，倦怠烦躁。脉沉大而数，重取渐弦，乃作怒气伤肝，感动胃气。以二陈汤加川芎、白术、砂仁，二十帖而安。

江应宿治汪镐妻，年三十五岁，厌产，误服打胎药，下血如崩漏旬余，腹痛一阵即行，或时鼻衄，诸药不效。予诊，得六脉数而微弦。乃厥阳之火泛逆。投四物，换生地，加阿胶、炒黑山栀子、蒲黄，一剂而愈。江云：内热而虚，致堕者居多。盖孕至三五月上，属少阳相火，所以易堕。不然，何以黄芩、白术、阿胶等为安胎之圣药？

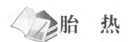

## 胎产并病

【瑴按】孕妇热病胎堕多死，宜先取井底泥涂腹上护住其胎，燥即易之，再以药治症，多获两全。此法颇同西人治法。

政和中，蔡鲁公之孙妇有孕，及期而病。国医皆以为阳症伤寒，惧胎堕，不敢投凉剂。张锐视之，曰：儿处胎十月，将生矣，何药之能败？即以常法与药，且使倍服之，半日而儿生，病亦失去。明日，妇大泄而喉闭，不入食，众医复指其疵，且曰：二疾如冰炭，又产褥甫近，虽司命无若之何。张曰：无庸忧，将使即日愈。乃取药数十粒使吞之，咽喉即通，下泄亦止。

【瑴按】此妇必元气素实，又十月既足，产则热随血去，故病如失。至大泻喉闭，必由苦寒倍进所伤，故服理中而愈。其功罪正不相掩。

及满月，鲁公酌酒为寿曰：君术通神，吾不敢知，敢问一药而愈二疾何也？张曰：此于经无所载，特以意处之。向者所用，乃附子理中丸裹以紫雪尔。方喉闭不通，非至寒药不为用，既以下咽，则化消无余，其得至腹中者，附子力也，故一服而两疾愈。公大加叹异。《夷坚志》

愚尝闻一妇寒月中产后，腹大痛，觉有块，百方不治。一人教以羊肉四两，熟地黄二两，生姜一两，此与当归羊肉汤同义，第以地黄易当归耳。水煎服之，二三次愈。

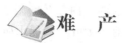

## 胎 热

一妇将临月，两目忽然失明，不见灯火，头痛眩晕，项腮肿满，不能转颈。诸治不瘥，反加危困。偶得消风散服之出《胎产须知》，病减七八，获安。分娩，其眼吊起，人物不辨，乃以四物汤加荆芥、防风，更服眼科天门冬饮子，二方间服，目渐稍明。大忌酒面煎炙鸡羊鹅鸭豆腐辛辣热物并房劳。盖此症因怀妊多居火间，衣着太暖，伏热在内，或酒面炙热物太过，以致胎热也。

石山治一妇，怀妊八月，尝病腰痛，不能转侧，大便燥结。医用人参等补剂，痛益加；用硝、黄通利之药，燥结虽行而痛如故。汪诊之，脉稍洪近驶，曰：血热血滞也，宜用四物加木香、乳、没、黄柏、火麻仁。煎服四五帖，痛稍减，燥结润。复加发热面赤，或时恶寒，仍用前方去乳、没、黄柏，加柴胡、黄芩，服二帖而寒热除。又背心觉寒，腰痛复作，汪曰：血已利矣，可于前方加人参一钱。服之而安。

江篁南治一妇，妊娠三月，因闪挫伤胎，腰痛，小腹疼，下血，内有热。用当归、白术、黄芩，上，熟地、川芎、防风、砂仁，中，艾叶，上，香附，下，上下之分，即君臣佐使之法。上用水煎服，血止，小腹不痛。去砂仁，又用鸡子黄三个，以酒搅化，煮熟食之，即瘥。《本草》：鸡子黄治胎漏。

## 难 产

催生奇效方：归身、川芎、益母各五钱，丹参、菟丝、车前草各二钱，白芷三分。

淳于意治菑州王美人，怀子而不乳，来召臣意。意往，饮以莨菪药一撮，以酒饮之，旋乳。意复诊其脉，而脉躁。躁者有余病，即饮以消石一剂，出血，血如豆比五六枚。

滑伯仁治一妇人产难，七日而不乳，且食甚少。伯仁视之，乃以凉粥一盂，擂碎枫叶煎汤，调啖之，旋乳。或诘其理，滑曰：此妇食甚少，未有无谷气而能生者。夫枫叶先生先落，后生后落，故以作汤饮也。

丹溪曰：世之难产者，往往见于郁闷安逸之人，富贵奉养之家，若贫贱辛苦者无有也。方书只有瘦胎饮一论，而其方为湖阳公主作也，实非极至之言。何者？见用此方，其难自若。予族妹苦于难产，后遇孕则触而去之，予甚悯焉。视其形肥而勤于女工，构思旬日，悟曰：此正与湖阳公主相反。彼奉养之人，其气必实，耗其气使和平，故易产。今形肥，知其气虚久坐，知其不运，而其气愈弱，久坐，胞胎因母气不能自运耳。当补其母之气，则儿健而易产。今其有孕至五六个月，遂于大全方紫苏饮加补气药，与十数帖，因得男而甚快。后遂以此方随人之形色性禀，参以时令加减与之，无不应者，因名其曰大达生散。

庞安常治一妇，将产七日而子不下，百治不效。庞视之，令其家人以汤温其腰腹，自为上下拊摩，孕者觉肠胃微痛，呻吟间生一男子，其家惊喜而莫知所以。庞曰：儿已出胞，而一手误执母肠，不能复脱，故非符药所能为。吾隔腹扪儿手所在，针其虎口，痛即缩手，所以遽生，无他术也。取儿视之，右手虎口针痕存焉。

一妇累日产不下，服催生药，不效。庞曰：此必坐草太早，心下怀惧，气结而不行气行血行之理，非不顺也。《素问》云：恐则气下。盖恐则精神怯，怯则上焦闭，闭则气逆，逆则下焦胀，气乃不行矣。以紫苏饮，一服便产。及妇人六七月子悬者，用此往往有效，不数日胎便下。其方：紫苏叶一钱，大腹皮、人参、川芎、陈皮、白芍各五分，当归三分，甘草一分，细切，分作三服，每服以水一盏半、生姜四片、葱白七寸煎七分，空心服。

陈良甫治一妇，有孕七个月，远归，忽然胎上冲心而痛，坐卧不安。两医治之，不效，遂言胎已死矣。已用草麻子研烂，加麝香调贴脐中以下之，甚危急。陈诊视，两尺脉绝，他脉平和。陈问：医作何症治之？答曰：死胎也。陈曰：何以知之？曰：两尺脉沉绝。陈曰：

误矣。此子悬也。观此，凡两尺沉细，未可断胎死。若是胎死，却有辨处：面赤舌青，子死母活；面青舌赤，母死子活；唇口俱青，母子俱死。今面不赤，舌不青，其子未死，是胎上迫心，宜紫苏饮治之。至十帖，而胎乃近下矣。

【琇按】此案当入子悬，不当入难产。

吴茭山治一妇产难，三日不下。服破血行经之药，俱罔效。吴制一方，以车前为君车前以生者为佳，佐白芷尤妙，冬葵子为臣，白芷、枳壳为佐使，已服午产。众医异之，吴曰：《本草》谓催生以此为君，《毛诗》采芣苢以防难产。江云：其详诸症辨疑，可考。

盛启东为御医，侍禁掖。忽夜半召入宫，锦帐中出手按脉，盛曰：六脉已离经，此必母后将分娩，但子抱母心，非针不能下，且难两全。中使具状闻，上曰：俟母后商之。后曰：得子可安天下，全我何为？命用针，针出即生太子，是为宣宗。

刘复真遇府判女产不利，已敛。刘以红花浓煎，扶女于凳上，以绵帛蘸汤遏之，连以浇帛上，以器盛水，又暖又淋，久而难苏醒，遂生男子。盖遇严冬，血冷凝滞不行，温则产，见亦神矣产哉。

薛立斋治地官李孟卿娶继室，年三十五孕，虑其难产，与加味芎归汤四剂备用，果产门不开，服之乃产。

西宾费怀德之室，下血甚多，产门不开，两日未生。服前药一剂，即时而产，后育胎并无此症。费传与服者，皆效。

一妇人分娩最易，至四十妊娠，下血甚多，产门不开，亦与前汤一剂，又用无忧散斤许，一剂煎熟，时时饮之，以助其血而产。

一医宿客店，值店妇数日不产，下体已冷。无药，甚窘，以椒橙叶、茱萸等煎汤，可下手则和脐腹入门处皆淋洗之，气温血行，遂产。

石山治一妇，常患横生逆产，七八胎矣，子皆不育。汪诊，脉皆细濡颇弦，曰：此气血两虚兼热也。或曰：气血有余，方成妊娠，气血既亏，安能胎耶？汪曰：观其形长瘦而脉细濡，属于气血两虚；色青脉弦，属于肝火时炽；而两尺浮滑，似血虚为轻而气虚为重也。宜以补阴丸除陈皮，倍加香附、参、芪，蜜丸服之，常令接续。逾年临产，果顺，而育一子。

湖阳公主难产，方士进枳壳四两，甘草二两，为细末，每服空心一钱匕，如茶点服，自五月后，一日一服，易产，仍无胎中诸患。此与富室安逸奉养厚者宜耳。

于法开，善医术。尝行，暮投主人，妻产而儿积日不堕。开曰：此易治耳。杀一肥羊，食十余脔而针之，须臾羊膏裹儿出。精妙如此。《焦氏类林》

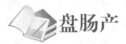
## 盘肠产

赵都运恭人，每产则子肠先出，然后产子，产后其肠不收，甚以为苦。名曰盘肠产，医莫能疗。偶在建昌得一生婆，施法而收之。其法：以醋半盏，新汲冷水七分，碗调停，噀产母面，每噀一缩，三噀收尽。此良方也。

【宿按】盘肠产乃中气虚，努力脱出，与脱肛同。宜于怀孕时多服补中升提药，庶几可免。若脱出多，取麻油抹之，勿令见风，以草麻子四十九粒，去壳捣烂，贴产妇顶心，服补中益气加升麻，胜于冷水噀面多矣。

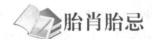
## 胎肖胎忌

矾昌高八舍家轩墀间畜龟，数年生育至百余，其家产子四五人，皆龟胸伛偻，盖孕妇感其气所致。

至正末，越有夫妇二人，于大善寺金刚神侧缚苇而居。其妇产一子，首两肉角，鼻孔昂缩，类所谓夜叉形。盖产妇依止土偶，便禀得此形。古人胎教，不可不谨。

陈白云家篱落间植决明，家人摘以下茶，生三子皆短而跛，而王氏女甥亦跛，予皆识之。又会稽民朱氏一子亦然，其家亦尝种之，悉拔去。《霏雪录》

房室之戒多矣，而天变为尤，《月令》：先雷三日奋木铎，以令兆民。曰：雷将发声，有不戒其容止者，生子不备，必有凶灾。谓其渎天威也。今人之生子而形残体缺者，又安知其不犯斯禁？为人父母者宜识之。噫！迅雷风烈必变，岂有是哉？《杂记》

### 胎妇饮食忌附
鸡肉合糯米食，令子生寸白虫；
食犬肉，令子无声；
鲙鲤同鸡子食，令子生疳多疮；
兔肉食之，令子缺唇；
羊肝，令子多厄难；
鳖肉，令子短颈；

鸭子与桑椹同食，令子倒生心寒；
鳝鱼同田鸡食，令子喑哑；
雀肉合豆酱同食，令子面生雀斑黑子；
食螃蟹，横生；
食子姜，令子多指生疮；
食水浆冷，绝产；
食雀肉饮酒，令子多淫无耻；
食茨菰，消胎气；
干姜蒜鸡，毒胎无益；
粘腻难化，伤胎；
食山羊肉，子多病；
无鳞鱼，勿食；
菌有大毒，食之令子风而夭；
食雀脑，令子雀目。

### 胎妇药物忌附
蚖斑水蛭及虻虫，乌头附子配天雄；
野葛水银并巴豆，牛膝薏苡与蜈蚣；
三棱代赭芫花麝，大戟蛇蜕黄雌雄；
牙硝芒硝牡丹桂，槐花牵牛皂角同；
半夏南星与通草，瞿麦干姜蟹甲爪；
硼砂干漆兼桃仁，地胆茅根莫用好。

### 胎妇起居忌附
勿乱服药，勿过饮酒，勿妄针灸，勿向非常地便。勿举重登高涉险，心有大惊。犯之产难，子疾病。勿多睡卧，时时行步。体虚，肾气不足，生子解颅，囟破不合，宜温补。脾胃不和，荣卫虚怯，子必羸瘦。自家及邻家修造动土，犯其胎气，令子破形殒命。刀犯者形必伤，泥犯者窍必塞，打击者色青黯，系缚者相拘挛。有此等，验如影响，切宜避之。《便产须知》

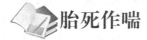

## 胎死作喘

吕沧洲治经历哈散侍人，病喘不得卧。众作肺气受风邪治之。吕诊之，气口盛于人迎一倍，气口盛则为内伤，如何作风邪外感治。厥阴弦动而疾，两尺俱短而离经，因告之曰：病盖得之毒药动血，以致胎死不下，奔迫而上冲，非风寒作喘也。乃用催生汤加芎、归，煮二三升服之，夜半果下一死胎，喘即止。哈散密嘱曰：病妾诚有怀，以室人见嫉，故药去之，众所不知也。众惭而去。

洪州曾通仕为丰城尉，家有猫，孕五子，一子已生，四子死腹中。腹胀啼叫欲死。医教以朴硝为细末二钱，温童便调下，死子即下，猫得不死。后有一牛亦如此，用此法亦活。此本治人方，用以治畜亦效，后以治人常验。《信效方》。

【按】此法始仓公治菑川王侍女。

## 产　后

丹溪治一妇，面白形长，心郁，半夜生产，侵晨晕厥。急灸气海十五壮而苏，后以参、术等药服两月而安。此阳虚也。

一产妇因收生者不谨，损破尿胞，而致淋沥不禁。因思肌肉破伤在外者尚可完补，胞虽在腹，恐亦可治。诊其脉虚甚，盖难产因气血虚，故产后尤虚。试与峻补，以参、术为君，芎、归为臣，桃仁、陈皮、黄芪、茯苓为佐，以猪羊胞煎汤熬药汁，极饥饮之，一月而安。盖气血骤长，其胎即完，即恐稍迟，亦难成功也。

一产妇阴户一物如帕垂下，或有角，或二歧。俗名产颓，宜大补气以升提之。以参、芪、术各一钱，升麻五分，后用川归、芍药、甘草、陈皮调之。

一妇年三十余，产二日，产户下一物如手帕，有二尖，约重一斤余。此胎前因劳役伤气，成肝痿所致，却喜不甚虚。其时天寒，急与炙黄芪、白术、升麻各五分，参、归各一钱，连与三帖，即收上，得汗通身，乃安。其粘席冻干者落一片，约五六两，盖脂膜也。脉涩左略弦，形实，与白术、芍药、当归各一钱半，陈皮一钱，姜一片，二三帖养之。

一妇产后阴户下一物，如合钵状，有二歧。此子宫也，气血弱，故随子而下。用升麻、当归、黄芪大剂服二次，仍用皮工之法，以五倍子作汤洗濯，皱其皮，后觉一响而收入。但经宿着席，破落一片如掌大，心甚恐。朱曰：非肠胃比也。肌肉破，尚可复完。以四物加人参数十帖，三年后复生一子。

一产妇年三十余，正月间新产十余日，左脚左手发搐，气喘不眠，见症甚凶，面起黑气，口臭。若面无黑气、口臭之症，宜大温补，此症虚中有实，看他用药加减法。脉浮弦而沉涩，右为甚。意其受湿，询之，产前三月时常喜羹汤茶水。遂以黄芪、荆芥、木香、滑石、苍白术、槟榔、陈皮、川芎、甘草、芍药，四服后加桃仁，又四服而漉漉有声，大下水晶块大小如鸡子黄与蝌蚪者数十枚而愈。乃去荆芥、槟榔、滑石，加当归、茯苓调理其血，四十帖而安。

一妇产后胃虚，哭多，血再下，身润脉沉。以当归、白术各三钱，陈皮、芍药、川芎、生干姜、苓各二钱，炙草少许，分二帖。

一妇因忧虑堕胎，后两月余血不止，腹痛。此体虚气滞，恶物行不尽。以白术二钱，陈皮、芍药各一钱，木通、川芎各五分，炙草二分，作汤，下五芝丸六十粒，食前。

滑伯仁治一产妇，恶露不行，脐腹痛，头疼身寒热。众皆以为感寒，温以姜、附，益大热，手足搐搦，投姜附后始搐搦，由燥剂搏血而风生。语谵目撑。诊其脉弦而洪数，面赤目闭，语喃喃不可辨，舌黑如焙，燥无津润，胸腹按之不胜手。盖燥剂搏其血，内热而风生，血蓄而为痛也。此等案宜细心熟玩，若是虚寒，手足岂不厥冷？况症有舌黑、腹不胜按在三四日者乎？又况面赤洪数之脉耶？曰：此产后热入血室，因而生风。即先为清热降火，治风凉血，两服颇爽。继以琥珀、牛黄等，稍解人事。后以张从正三和散行血破瘀，三四服，恶露大下如初，时产已十日矣，于是诸症悉平。

一妇新产受寒，四肢逆冷，脉沉弱。亟合附子大丸三四粒饵之，立效。

一妇盛暑月中产三日，发热，其脉虚疾而大，恶露不行，败血攻心，狂言，叫呼奔走，拿捉不住。以干荷叶、生地黄、牡丹皮浓煎汤，调下生蒲黄二钱，一服即定，恶露即下，遂安。

一产妇郁冒，脉微弱，不能食，大便反坚，但头汗出。所以然者，血虚而厥，厥而必冒，冒家欲解，必大汗出，以血虚下厥，孤阳上出，故头汗出。

【琇按】产后感症，从《伤寒论》辨别。

所以产妇喜汗出者，亡阴血虚，阳气独盛，故当汗出，乃大便坚，呕不能食，小柴胡汤主之。郁冒即晕。

汪石山治一妇，产后滑泄，勺水粒米弗容，即时泄下，如此半月余。众皆危之，或用五苓散、平胃散，病益甚。汪诊之，脉皆濡缓而弱，曰：此产中劳力，以伤其胃也。若用汤药，愈滋胃湿，非所宜也。令以参苓白术散除砂仁，加陈皮、肉豆蔻，煎姜枣汤调服，旬余而安。

一妇产后时发昏瞀，身热汗多，眩晕口渴，或时头痛恶心。医用四物凉血之剂，病不减；复用小柴胡，病益甚。汪诊之，脉皆浮洪搏指，若见此脉，元气立脱。汪曰：产后而得是脉，卫且汗多，而脉不为汗衰，法在不治。所幸者气不喘，不作泄耳。其脉如是，恐为凉药所激也。用人参三钱，黄芪二钱，甘草、当归各七分，白术、麦冬各一钱，干姜、陈皮、黄芩各五分，煎服，五剂，脉敛而病渐安。

吴茭山治一妇人，产后去血过多，食后着恼，头疼身痛，寒热如疟。左手弦大，微有寒邪，右手弦滑不匀，食饮痰火也，二者因虚而得，宜养正祛邪。治法得宜，然断之曰火，似可商。遂以参苓补心汤去地黄，加羌活、青皮、葱、枣，三服汗出身凉，其患渐瘥，然后以八物汤调理，半月后痊愈。

一妇产后面赤，五心烦热，败血入胞衣，胞衣不下，热，有冷汗。思但去其败血，其衣自下。遂用乌豆二合炒透，然后烧红铁秤锤，同豆淬其酒，将豆淋酒，化下益母丹二丸，胞衣从血而出，余症尽平。

一妇产后痢，未至月满，因食冷物及酒，冷热与血攻击，滞下纯血，缠坠急痛，其脉大无力，口干。遂用黄芩芍药汤，三服而安。

一妇产后四肢浮肿，寒热往来，盖因败血流入经络，渗入四肢，气喘咳嗽，胸膈不利，口吐酸水，两胁疼痛。遂用旋覆花汤旋覆花汤：旋覆花、麻黄、赤芍、荆芥、前胡、茯苓、半夏、五味、杏仁、炙甘草、生姜、枣，微汗，渐解先汗。频服小调经小调经散：没药、琥珀、桂心、当归、芍药、细辛、麝香、姜汁，用泽兰梗煎汤调下，肿气渐消。

一妇六月产后，多汗人倦，不敢袒被，故汗出被里，冷则浸渍，得风湿疼痛。遂以羌活续断汤，数服愈。

一妇产后血风，四肢瘫痪。以小续命汤，数服而安。

一妇产后三日起早，况气血未定，遂感身热，目睹如风状。即以清魂散二服，得微汗愈。

一妇产后恶露未尽，瘀血入络，又感寒邪，寒热如疟。即以生料五积散五帖，恶露自下而寒热除。

一妇产后恶露未尽，因起抹身，寒气客于经络，乍寒乍热，脉紧而弦，以葱白散二帖安。以上六案，俱微汗，用药则温散。

一少妇初产四日，冷物所伤脾胃，但觉身分不快，呕逆，饮食少思，心腹满闷，时或腹胁刺痛，晨恶寒，晚潮热，夜则恍惚谵语，昼则抽搐，昼搐夜不搐，非风可知。颇类风状，变异多端。诸医莫测，或作虚风，或云血凝实热，用甘温而行血，以寒凉退实热，如此半月，不效。吴至，见医满座，亦踟蹰，诊其脉，弦而紧，遂令按之，小腹急痛。

【琇按】得病情全在一按。

知瘀血未尽也。思患者大势恶露已下，未必还有余血，偶因寒凉所伤，瘀血停滞下焦，日久客于经络，所以变生诸症，须得大调经散大调经方：大豆一两五钱，茯神一两，琥珀一钱，紫苏汤下倍入琥珀，化诸恶血成水，其患方愈。遂合前药服之，五日后行恶水斗许，臭不可近，患人觉倦，病势渐减。然后以人参养荣汤数十帖，月余如初。

一妇产后患郁气，食下即满闷。以四七汤四七汤方：制半夏、陈皮、厚朴、紫苏入香附、神曲之类，服后气顺痰下，食进病除。

一妇产后血上冲，心闭闷欲绝。先以干漆烧烟熏鼻，次以卷荷散卷荷散方：初出卷荷、红花、归身、蒲黄、丹皮为末，盐酒下三服，服之苏醒，恶露渐下。

一妇产后未经满月，因怒气血流如水，三日方止，随又劳苦，四肢无力，睡而汗出，日晡潮热，口干，五心如炙。诸医皆用柴、芩、薄荷之类，其热愈炽。诊其脉，弦大无力，此褥劳也。以四物汤一两，入胡黄连、秦艽、青蒿各半钱，作虚而协肝热治。数服热退身凉，后以黄连八珍丸，一料而安。

一妇产后血逆上行，鼻衄口干，心躁舌黑。盖因瘀血上升，遂用益母丸二丸，童便化下，鼻衄渐止，下血渐通。

俞子容治一妇，新产后七日，为将息失宜，腠理不密，因风寒所侵，身热头痛，两眼反视，手足瘛疭，名曰蓐风。用荆芥穗一味，新瓦上焙干，为细末，豆淋酒调下二钱，其疾即愈。古人珍秘此方，隐椠其名，故曰举卿古拜散。盖用韵之切语，举卿为荆，古拜为芥。《曾公谈录》谓之再生丹，亦神之也。

奉化陆严治新昌徐氏妇，病产后暴死，但胸膈微热。陆诊之，曰：此血闷也。用红花数十斤，以大锅煮之，候汤沸，以木桶盛汤，将病者寝其上熏之，汤气微，复进之，有顷，妇人指动，半日遂苏。此法与许胤宗治王太后之意同。仇远《稗史》

一妇人产后肠中痒，不可忍。以针线袋安所卧蓐下，勿令人知之，乃愈。《本草》

一妇人产后肠中痒，取箭簳及镞，安所卧席下，勿令妇人知。《本草》

一妇产当冬寒月，寒气入产门，脐下胀满，手不敢犯。此寒症也，医欲治之以抵当汤，谓其有瘀血。尝教之曰：非其治也。可服仲景羊肉汤，少减水服。遂愈。《本草》

杜壬治郝质子妇，产四日，瘈疭戴眼，弓背反张。壬以为痉病，与大豆紫汤、独活汤而愈。立斋治瘈疭以大温补，此治风，想瘈疭有微甚之不同耳。政和间，余妻方分娩，犹在蓐中，忽作此症，头足反接，相去几二尺，家人惊骇，以数婢强拗之不直。适记所云，而药囊有独活，乃急为之，召医未至，连进三剂，遂能直，医至即愈矣，更不须用大豆紫汤。古人处方，神验屡矣。二方在《千金》四卷。

一妇产后，有伤胞破，不能小便，常淋沥不干。用生丝绢一尺剪碎，白牡丹根皮、白及各末一钱，水一碗煎至绢烂如饧，空心顿服。不得作声，作声即不效。

【琇按】膀胱亦主气，作声则气翕张，令损处不得完固，故令不得作声，非如厌胜家法也。

一妇产后，水道中出肉线一条，长三四尺，动之则痛欲绝。先服失笑散数次，以带皮姜三斤研烂，入清油二斤，煎油干为度，用绢兜起肉线，屈曲于水道边，以前姜熏之，冷则熨之，一日夜缩其大半，二日即尽入，再服失笑散、芎归汤调理之。如肉线断，则不可治矣。

一妇人产后，日食茶粥二十余碗，一月后遍身冰冷数块，人以指按其冷处，即冷从指下上应至心，如是者二年，诸治不效。以八物汤去地黄，加橘红，入姜汁、竹沥此治湿痰一酒钟，十服乃温。

薛立斋治一产妇，阴门不闭，发热恶寒。用十全大补加五味子，数剂而寒热悉退，又用补中益气加五味子，数剂而敛。若初产肿胀，或焮痛而不闭者，当用加味逍遥；若肿消而不闭者，当用补中益气汤。切忌寒凉之剂。

一妇人脾胃素弱，兼有肝火，产后阴门肿痛，寒热作渴，呕吐不食。敷大黄等药，服驱利之剂，肿及于臀，虚症蜂起。此真气虚而作。先用六君子以固脾胃，乃以补中益气汤升举，不数剂而消。

一产妇失治，肿溃不已，形体消瘦，饮食少思，朝寒暮热，自汗盗汗，半年矣。用补中益气加茯苓、半夏以健脾胃，脓水渐少，饮食渐进，用归脾以解脾郁，共五十余剂，元气复而疮亦愈。

一产妇阴门不闭，小便淋沥，腹内一物攻动，胁下作胀或痛，用加味逍遥加车前子而愈。

一妇人子宫肿大，二日方入，损落一片，殊类猪肝，已而面黄体倦，饮食无味，内热晡热，自汗盗汗。用十全大补二十余剂，诸症悉愈，仍复生育。

**【琇按】**以上五案，俱重见前阴门。

一产妇腹痛发热，气口脉大。薛以为饮食停滞。不信，乃破血补虚，反寒热头痛，呕吐涎沫。又用降火化痰理气，四肢厥冷，泄泻下坠，始信。谓薛曰：何也？曰：此脾胃虚之变症也，法当温补。遂用六君子加炮姜二钱，肉桂、木香一钱，四剂诸症悉退，再用补中益气，元气悉复。

一妇产后，腹痛后重，去痢无度，形体倦怠，饮食不甘，怀抱久郁，患茧唇，寐而盗汗如雨，竟夜不敢寐，非不能寐也，乃不敢寐。故曰虚而有热，亦以症断。神思消铄。薛曰：气血虚而有热。用当归六黄汤，内黄芩、连、柏炒黑，一剂汗顿止，再剂全止。乃用归脾汤、八珍散兼服，元气亦复。

一产妇小腹作痛，服行气破血之药，不效。其脉洪数，此瘀血内溃为脓也。以瓜子仁汤瓜子仁三合，即甜瓜、西瓜子晒干为细末，以纸包压去油，归身一两，蛇退一条，二剂痛止，更以太乙膏下脓而愈。产后多有此病，纵非痈患，用之更效。

一产妇小腹疼痛，小便不利。用薏苡仁汤，二剂痛止，更以四物加桃仁、红花，下瘀血而愈。大抵此症皆因荣卫不调，或瘀血停滞所致，若脉洪数，已有脓，脉但数，微有脓，脉迟紧乃瘀血，下之即愈。若腹胀大，转侧作水声，或脓从脐出，或从大便出，宜用蜡矾丸、太乙膏及托里药。

家人妇产后小腹作痛，忽牙关紧急。灌以失笑散，良久而苏，又用四物加炮姜、白术、陈皮而愈。

一产妇两手麻木，服愈风丹，天麻丸，遍身皆麻麻属气虚，神思倦怠，晡热作渴，自汗盗汗。此气血俱虚也。用十全大补加炮姜，数剂诸症悉退。却去炮姜，又数剂而愈。但内热，此血虚也，用逍遥散而痊。

一产妇牙关紧急，腰背反张，四肢抽搐，两目连劄。薛以为去血过多，元气亏损，阴火炽盛，用十全大补加炮姜，一剂而苏，又数剂而安。

薛在吴江史万湖第，将入更时，闻云某家人妇忽仆，牙关紧急，已死矣。询，云是新产妇出值厨。意其劳伤血气而发痉也，急用十全大补加附子煎滚，令人推正其身，一人以手挟正其面，却挖开其口，将药灌之，不咽，药已冷，令侧其面出之，仍正其面，复灌以热药，又冷又灌，如此五次，方咽下，随灌以热药，遂苏。

一产妇大便不通七日矣，饮食如常，腹中如故。薛曰：饮食所入，虽倍常数，腹不满胀。用八珍加桃杏二仁，至二十一日，腹满欲去，用猪胆汁润之，先去干粪五七块，后皆常粪而安。

**【琇按】**产后血燥不大便，但以二地、二冬、苁蓉，杞子，不三剂而润下矣。以八珍桃杏不效，仍用胆导，拙极。经曰：清阳出上窍，浊阴走下窍。凡阴剂杂以阳药，则留中不转。

一产妇大便八日不通，用通利之药，中脘作痛，饮食甚少。或云通则不痛，痛则不通，乃用蜜导之，大便不禁，呃逆不食。

【瑈按】通利之过，与前胎产并病之治同。

薛曰：此脾肾复伤。用六君加吴茱萸、肉果、骨脂、五味数剂。喜其年壮，否则不起。

【瑈按】凡用蜜胆导，皆古人未得润滑之法，无可如何，而后出此。况于妇人女子，尤为不便，能者无取焉。

一产妇恶寒发热，用十全大补加炮姜治之而愈。但饮食不甘，肢体倦怠，用补中益气而安。又饮食后犯怒，恶寒发热，抽搐咬牙，难候其脉，视其面色青中隐黄，欲按其腹，以手护之。此肝木侮脾土，饮食停滞而作。用六君加木香，一剂而安。

一产妇恶寒发热，欲以八珍加炮姜治之，其家知医，以为风寒，用小柴胡汤。薛曰：寒热不时，乃气血虚。不信，仍服一剂，汗出不止，谵语不绝，烦热作渴，肢体抽搐。薛用十全大补，二剂益甚，脉洪大，重按如无，仍以前汤加附子，数剂稍缓，再服而安。此真本领。

一产妇咳嗽声重，鼻塞流涕。此风寒所感。用参苏饮一钟，顿愈六七。乃与补中益气加桔梗、茯苓、半夏，一剂而痊，又与六君加黄芪以实其腠理而安。

一产妇，朝吐痰，夜发热，兼之无寐。泥用清痰降火，肌体日瘦，饮食日少，前症益甚。薛曰：早间吐痰，脾气虚也；夜间发热，肝血虚也；昼夜无寐，脾血耗也。遂用六君子汤、加味逍遥散、加味归脾汤以次调补，不月而痊。

一产妇咳嗽痰盛，面赤口干，内热晡热，彻作无时。无时二字，内伤外感所分。此阴火上炎，当补脾肾。遂用补中益气汤，六味地黄丸而愈。

一产妇泻痢，发热作渴，吐痰甚多，肌体消瘦，饮食少思，或胸膈痞满，或小腹胀坠，年余矣。此脾肾泻。朝用二神丸，夕用六君子汤，三月余乃痊。

一妇产后泄泻，兼呕吐咽酸，面目浮肿。此脾气虚寒。先用六君加炮姜为主，佐以越鞠丸而咽酸愈，又用补中益气加茯苓、半夏而脾胃健。

一产妇泻痢年余，久病属虚。形体骨立，内热晡热，自汗盗汗，口舌糜烂，日吐痰三碗许。脉洪大，重按全无，此命门火衰，脾土虚寒而假热，然痰者乃脾虚不能统摄归源也。用八味丸补火以生土，用补中益气兼补肺金而脾胃健。

一产妇腹痛后重，去痢无度，形体倦怠，饮食不进，与死为邻。此脾肾俱虚。用四神丸、十全大补而愈。但饮食难化，肢体倦怠，用补中益气汤调理而康。

江篁南治一贵妇，产后四五日，患心腹痛。医用行血之剂，痛益甚，常俯卧，以枕抵痛处，甚则昏晕。江曰：此极虚也，盖产后亡血过多暴虚，经隧行涩，故作痛耳。

【瑈按】见解极精。

以人参五钱，黄芪三钱，当归、芎、芍、炒黑干姜、元胡，二剂愈。

江应宿治一妇，三十余，产后三月，崩漏不止。用八物汤加炒黑干姜、荆芥穗、阿胶珠，数剂愈。

王金宪公宜人产后，因沐浴发热呕恶，渴欲饮冷水瓜果，谵语若狂，饮食不进。体素丰厚，不受补，医用清凉，热增剧。诊得六脉浮大洪数，予曰：产后暴损气血，孤阳外浮，内真寒而外假热，宜大补气血。与八珍汤加炮姜八分，热减大半。病人自知素不宜参、芪，不肯再服。过一日后，大热如火，复与前剂，潜加参、芪、炮姜，连进二三服，热退身凉而愈。

【宿按】丹溪云：产后当以大补气血为先，虽有他症，以末治之。须问临产难易，去血多少。如产难及血去多者，病致寒热头疼，脉虚数太，或虚浮者，勿误认作外感，是阴血既亡，而阳气外散而未复也，名为正虚，当用八物加炒黑干姜，能于肺分利肺气，入肝分引血药生血，然必与补血药同用。若产易及恶露不通，腰腹疼痛，致寒热头疼者，当去恶血。若腹满者，非恶血也。切不可发表。有素禀血热，因产重伤，遂致血病，偏虚潮热，脉弦数，口舌生疮，虽有恶露，惟宜清凉，勿犯温燥，防其血伤热极，渐成劳瘵。

# 师尼寡妇寒热

许学士治一尼，患恶风倦怠，乍寒乍热，面赤，心怔忡，或时自汗。是时疫气大行，医见其寒热，作伤寒治之，用大小柴胡汤杂进数日，病急。许诊视，告之曰：三部无寒邪脉，但厥阴弦长而上鱼际，宜服抑阴等药治之。以生地二两，赤芍一两，柴胡、秦艽、黄芩各半两，为细末，蜜丸如梧桐子大，每服三十丸，乌梅汤吞下，日三服，良愈。

薛立斋治一寡妇，因怒致不时寒热，久而不已，肝脉弦紧，用小柴胡加生地治之而愈。但见风寒热仍作，此是脾胃气虚，用加味归脾、补中益气二汤兼服而止。

一室女寒热，左手脉弦长而出寸口，用小柴胡加生地、乌梅治之而愈，既嫁而诸症悉痊。

一放出宫女年逾三十，两胯作痛，肉色不变，大小便中作痛如淋，登厕尤痛。此瘀血渍人隧道为患，乃男女失合之症也，难治。后溃不敛，又患瘰疬而殁。此妇为人妾，夫常在外，可见此妇在内久怀忧郁，及出外又不如愿，是以致生此疾，愈见瘰疬流注乃七情气血损伤，不可用攻伐，皎然矣。按精血篇云：女人天癸既至，逾十年，无男子合则不调，未逾十年，思男子合，亦不调。不调则旧血不出，新血误行，或渍而入骨，或变而为肿，或虽合而难子。合多则沥枯虚人，产乳众则血枯杀人。观其精血，思过半矣。

江篁南治一贵妇，寡居，月候不调，常患寒热，手足或时麻木，且心虚惊悸，或心头觉辣，诸治不效。诊其肝脉弦，出左寸口，知其郁而有欲心不遂也。乃以乌药、香附二味投之，二服诸症俱减。

【宿按】男女精血盛则思欲，室女孀妇有所思不得，则气结而留瘀血，男思女不得则留精，其理一也。精血已离其位，渍入隧道，故变为寒热。肝脉弦，出寸口者，夫肾主闭藏，肝主施泄。今肝火不泄，逆向上行，乃知男女失合之症。

【瑛按】今人脉上鱼际者，十居其五。或左或右，或左右皆然，阴虚火盛之人类多见之，不可定为郁病。

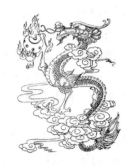

# 名医类案卷之十二

明·江瓘集

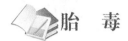 胎 毒

东阳陈叔山小男二岁，得疾下利，常先啼，日以羸困。问华佗，佗曰：其母怀躯，阳气内养，乳中虚冷，儿得母寒，故令不时愈。佗与四物女宛丸，十日即除。《三国志》

东垣云：一人中年以来得一子，一岁之后身生红丝瘤，不救，后四子至一二岁皆病瘤而死。问：何缘致此？翌日思之，谓曰：汝乃肾中伏火，精中多有红丝，以气相传，故生子有此疾，俗名胎瘤是也。汝试观之。果如其言。遂以滋肾丸数服，以泻肾中火邪，补真阴之不足，忌酒肉辛热之物。其妻以六味地黄丸养其阴血。受胎五月之后，以黄芩、白术作散，与五六服，后生子，前症不作。

丹溪治一儿，二岁，满头有疮，一日疮忽自平，遂患痰喘。询其母，孕时喜食辛辣热物，视其子，精神昏倦，受病特深，知其为胎毒也，解利药大非所宜。遂以人参、连翘、黄连、生甘草、陈皮、川芎、白芍、木通浓煎，入竹沥与之，数日而安。

一妇形瘦性急，身本有热，怀妊三月，适夏暑口渴思水，时发小热。遂教以四物汤加黄芩、陈皮、生甘草、木通，因懒于煎煮，数帖而止。其后生子二岁，疮痍遍身，忽一日其疮顿愈，遂成痃疟。此亦胎毒也。疮若再作，病必自安，已而果然。若于孕时确守前方，何病之有？

一女得痫，遇阴雨则作，遇惊亦作，口吐涎沫，声如羊鸣。此胎受惊也，其病深痼，须调半年可安，仍须淡味以助药力。与烧丹丸，

继以四物汤入黄连，随时令加减，果半年而愈。

一人连年病疟，后生一子，三月，病左胁下阳明少阳之间生一疖，甫平，右腋下相对又一疖，脓水淋漓，几死。医以四物汤、败毒散，数倍加人参，以香附为佐，犀角为使，大料乳母，三月而愈。逾三月，忽腹胀，生赤疹如霞片，取剪刀草汁，调原蚕砂敷，随消。又半月移胀入囊为肿，黄莹裂开，二丸显露水出，以紫苏叶盛栟炭末托，旬余而合。

一子年十六，生七个月得淋病，五七日必一作，其发则大痛，水道方行，下如漆和粟者一盏方定。脉之，轻则涩，重则弦，视其形瘦而长，青而苍。意其父必服固下部药，遗热在胎，留于子之命门而然。遂以紫雪和黄柏末，丸梧子大，晒极干，汤下百丸，半日又下二百丸，食压之。又半日痛大作，连腰腹，水道乃行，下漆和粟者碗许，痛减十之八。后与陈皮一两，桔梗、木通各半两，又下合许而安。父得燥热，尚能病子，况母得之者乎？

一小儿胎受热毒，生下两目不开。灯心、黄连、秦皮、木贼、枣各五钱，水一盏煎，澄清，频洗而开。

程仁甫治一儿，一岁之内，大便三四十日只通一次，每次通时腹胀盛。此乃胎毒热结所致。用元明粉，米饮调下一钱，三五次之后再不复秘矣。

薛己治少参史南湖孙，乙未生，丙申正月阴囊赤肿，薛作胎毒治之而瘥。后患发热痰盛等症，诊其母，有郁火血热，用解郁凉血之药，

子母俱服而愈。至六月初，患吐泻，小便赤涩，两眼眴动。投参、术之类，不应。或以为慢惊，欲用附子之药，请薛议。视其寅卯关脉赤，此风热伤脾。用柴胡清肝散加钓钩藤、木贼草，一剂即愈。至丁酉正月初旬，颈患热毒，溃而脓出，感风发热，翌日头面黯肿如斗大，两耳厚寸许。此风热上攻，血得热而然。急砭两额，出黑血二盏许，次砭面额，亦如之，随用清热

化毒汤，肿黯十退七八。翌日又砭各处，血不甚黑，乃止，仍用前药去牛蒡子加熟地黄而愈。此症若砭缓，则血凝滞，或为破伤风，皆致死。

刘钦天之子腿如霞，游走不定。先以麻油涂患处，砭出恶血，其毒即散。用九味解毒散，一剂而安。

一小儿患之，外势虽轻，内苦便闭。此患在脏也，服大连翘饮、敷神功散而瘥。

## 胎　晕

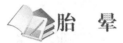

江篁南治一儿，产数日，常昏晕，一日五六见。医作惊风治，不效。江以大补气血之剂浓煎汤，喂之，并饮乳母，多服，渐减而愈。

## 脐　风

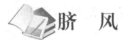

枢密孙公抃，生子数日，患脐风，已不救。家人乃盛以盘合，将送诸江。道遇老妪，曰：儿可活。即与俱归，以艾灸脐下，即活。《青箱记》

江应宿曰：凡儿脐风，须看牙龈，有水泡点如粟粒，以银针挑破，出污血或黄脓少许而愈。又一法：以热水蘸绵子，包指擦之，轻挖破，以金头蜈蚣炙末，敷之，仍以厚衣包裹，纳母怀中，取大汗出而愈，再服归命散解之。近来江南脐风之症最多，盖由赤子落脐之时不

慎照顾，风邪流入心脾，五七日而发，面青口撮，吐白沫，仓卒急迫失救，遂致夭折。急用蒜一两，捣捏作饼子，纳于脐上，以艾火灸五七壮，以拔出风邪，仍用艾茸或绵子如钱大一块，贴于脐上，外以膏药封之，兼行前二法为妙。必有青筋发在腹，有二道生叉，以艾灸绝截住叉头，稍迟则上行攻心而死。

撮口脐风方：生川乌尖三个为末，全足蜈蚣半条，酒浸，炙为末，加麝香少许，吹鼻得嚏，乃以薄荷汤灌一匙。

## 肾　缩

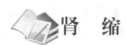

思村王氏之子生七日，两肾缩。一医云硫黄、茱萸研大蒜，涂其腹，仍以茴草、蛇床子熏之，愈。盖初受寒气而然也。《琐碎录》

## 咯　血

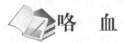

钱氏治段斋郎子，四岁病嗽，身热吐痰，数日而咯血。医以桔梗汤及防己丸治之，不效，其涎上攻，吐喘不止。钱用褊银丸一大服下之，复以补肺散治之。医曰：今咯血肺虚，何以下之？曰：肺虽咯血，有热故也，久则虚痿。今涎上潮而吐，当下其涎。若使不吐涎，为甚便也。盖吐涎能虚，又生惊也。痰实上攻，亦使发搐，故依法只宜下痰，后补脾肺，必涎止而吐愈。若先补其肺为逆，先下其痰为顺，先下后补为良也。

# 热 症

钱仲阳治朱氏一儿，五岁，忽发热。医曰：此心热也。腮赤而唇红，烦躁引饮。遂用牛黄丸三服，以一物泻心汤下之，来日不愈，反加无力而不能食，又下之，便利黄沫。钱曰：心经虚而留热在内，必被攻药下之，致此虚劳之病也。先用白术散生胃中津液，后以生犀散治之。宜参、连并用。朱曰：大便黄沫如何？曰：胃气正则泻自止，此虚热也。朱曰：医用泻心汤如何？钱曰：泻心汤者，黄连一物耳。性寒，多服则利，能寒脾胃也。诸医皆曰实热，何以泻心汤下之不安，又加面黄颊赤，五心烦躁，不食而引饮？医曰：既虚热，何以大便黄沫？钱笑曰：便黄沫者，服泻心汤多也。因与胡黄连丸而愈。

郑人齐郎中子忽脏热，自取青金膏，三服并一服而饵之，至三更泻五行，其子困睡。齐言子睡中多惊，又与青金膏一服，又利三行，加口干而身热。齐言尚有微热未尽，又与青金膏一服。其妻曰：用药十余行未安，恐生他病。钱曰：已成虚羸。先多煎白术散，时时服之，后服香苽丸，十三日愈。

朱氏子五岁，夜发热，晓即如故。医有作伤寒治者，有作热治者，以凉药解之，不愈。其候多涎而喜睡，他医以铁粉丸下涎，其病益甚，至五日大引饮。钱曰：不可下。乃取白术散一两，煎药汁三升，使任意取足服。朱曰：饮多不作泻否？钱曰：无生水不能作泻，纵多不足怪也，但不可下耳。朱曰：先治何病？钱曰：止泻治痰，退热清神，此药是也。至晚服尽。钱视之，曰：更可服三升。又煎白术散三升，服尽得稍愈。至第三日，又服白术散三升，其子不渴无涎，又投阿胶散，二服而安。

一儿感冷，身大热，恶寒。此有表症，用发汗药，汗出遂凉。过一日复热，医谓表解里未解，验之，服四顺饮子，利动脏腑，一行遂凉。隔一日又复热，医云经热未解，验之，小便赤，故知心热未解，服生气汤，遂凉。过二日又热，医云脉已和，非病也。既发汗，又利大小便，其儿已虚，阳气无所归，皆见于表，所以身热。以和胃气药如六神散之类，加乌梅煎令微觉有酸味，收归其阳气，自此痊愈。此表里俱虚，气不归元而阳浮于外，所以再发热，非热症也。

东都张氏孙九岁，病肺热。他医以犀角、龙麝、生牛黄治之，一月不愈。其症喘嗽闷乱，饮水不止，全不能食。钱用使君子丸、益黄散。张曰：本有热，何以又行温药？他医用凉药攻之，一月尚未效。钱曰：凉药久则胃寒不能食，小儿虚不能食，当补脾，候饮食如故，即泻肺经，病必愈矣。服补脾药二日，其子欲饮食，钱以泻白散泻肺，遂愈七分。张曰：何以不虚？钱曰：先实其脾，然后泻肺，故不虚也。

程明祐治一儿，病日晡时热。众皆以为阴虚火动，法不治。程诊之，曰：儿气方息，日以生阴，固无缘虚也。火之动，食饮积胃，蕴蒸宿结，则隆隆而热。遂宣泄输泻之，其病忽已。

薛己治李阁老子，潮热，饮食如故，自申酉膀胱肾时甚，至子丑时方止，遍身似疥肺主皮毛，大便秘结，小便赤涩，热渴饮冷。薛以为脾胃实热，传于肺与大肠，先用清凉饮四剂，结热始退。又用四物、柴胡、黄连数剂，其疮渐愈。彼欲速效，另用槐角丸之类，诸症益甚。仍以前药，更加桃仁、赤芍，至百剂而愈。

江篁南治一儿，生方两月，时值酷暑，又久雨湿令流行，遍身大热。然初生小儿，肠胃脆窄，药难区处，乃取干壁土春碎，撒地上，上以芭蕉叶铺之，将儿卧叶上，又以芭叶覆之，更少加干壁土于上，睡少时，其热如失。

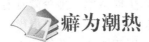

# 寒 症

东垣治一小儿，二岁，时初冬患大寒症，明堂青脉，额上青黑，脑后青络高起，舌上白滑，喉鸣而喘，大便微青，耳尖冷，目中常泪下，仍多眵，胸中不利，卧而多惊，无搐则寒。以黄柏、陈皮、葛根、连翘、蝎梢、炙草，以上各一分，升麻、黄芪、柴胡各二分，归身、麻黄各三分，吴萸、生地黄各五分，名曰补阳汤，吹咀，都作一服，水一大盏半煎至六分，乳食后热服，服后愈。

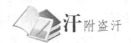

# 癖为潮热

钱仲阳治曹氏子，三岁，面黄，时发寒热，不饮食，而饮水及乳不止。众医以为潮热，用牛黄丸、麝香丸，不愈，及以止渴干葛散服之，反吐。钱曰：当下，白饼子主之。后补脾，乃以消积丸磨之，此乃癖也。后果愈。夫何故？但饮水者，食伏于脘内不能消，致令发寒热，服止渴药吐者，药冲脾故也，下之即愈。

江应宿治一幼女，发热咳嗽，似乎伤风。服解表发汗药，热不退。询其曾食何物，云：食粽即睡，遂发热不止。乃与消导之剂，加炒酒曲一钱，热退，更食饴糖数两而嗽愈。

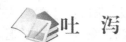

# 汗 附盗汗

钱仲阳治张氏三子病，大者汗遍身，次者上至顶，下至胸，小者但额有汗。众医麦煎散治之，不效。钱曰：大者与香芷丸，次者与益脾散，小者与石膏汤。各五日而皆愈。

海藏治一子，自婴至童盗汗，凡七年矣，诸治不效。与凉膈散、三黄丸，三日病已。盖肾为五液，化为五湿，相火迫肾，肾水上行，乘心之虚而入手少阴，心火炎上而入肺，欺其不胜已也，皮毛以是而开，腠理元府不闭而为汗出也。比于睡中者为盗汗，以其觉则无之，故经云寝汗憎风是。先以凉膈泄胸中相火，相火退，次以三黄丸泻心火以助阴，则肾水还本脏，元府闭，汗为之止矣。

# 吐 泻

钱仲阳治五太尉，病吐泻不止，米谷不化。医用补药，言用姜汁调服之，六月中服温药，一日而加喘吐不定。钱曰：当以凉药治之。所以然者，谓伤热在内也。用石膏汤三服并服之。众医皆言：吐泻多而米谷不化，当补脾，何以用凉药？王信众医言，又用补脾丁香散三服。钱后至，曰：不可服此，三日后必腹满身热，饮水吐逆。三日外，一如所言。所以然者，谓六月热甚，伏入腹中，而令引饮，热伤脾胃，即大吐泻也。医又行温药，遂使上焦亦热，故喘而引饮，三日当甚。众医技穷，复召钱。钱至宫中，见热症，以白虎汤三服，更以白饼子下之，减药二分，至二日三日，又与白虎汤各二服，四日用石膏汤一服，旋合麦门冬、黄芩、脑子、牛黄、天竺黄、茯苓，以朱砂为衣，与五丸，竹叶汤化下，热退而安。

广亲宫七太尉七岁，病吐泻，是时七月，其症全不食而昏睡，睡觉而闷乱，哕气干呕，大便或有或无，不渴。众医作惊治之，疑睡故也。钱曰：先补脾，后退热。与使君子丸补脾，石膏汤退热，次日又以水银、硫黄二物末之，生姜水调下一字。钱曰：凡吐泻，五月内九分下而一分补，八月内水土败九分补而一分下。此本是脾虚泻，医乃妄治之，至于虚损，下之即死，当只补脾，若以史君子丸即缓。钱又留温胃益脾药止之。医者李生曰：何食而哕？钱曰：脾虚而不能食，津少即呕逆。曰：何泻青褐水？曰：肠胃至虚冷极故也。钱治而愈。

冯承务子五岁，吐泻壮热，不思食。钱曰：目中黑睛少而白睛多，面色㿠白，此子必多病也。纵长成，必肌肤不壮，不耐寒暑，易虚易实，脾胃亦怯，更不可纵恣酒欲，若不保养，不过壮年。面上常无精神光泽者，如妇人之失血也；今吐利不食壮热者，伤食也。不可下，下之虚，入肺则嗽，入心则惊，入脾则泻，入肾则益虚。此但以消积丸磨之，为微有食也。如伤食甚则可下，而不下，则成癖也。实食在内，乃可下，下毕，补脾必愈。随其虚实，无不效者。

黄氏子二岁病泻，医与止之，十余日，其症便青白，乳物不消，身凉，加哕气昏睡，医谓病困笃。钱先以益黄散三服，补肺散三服，三日身温而不哕气，以白饼子微下之，又与益脾散三服，利止。何以然？利本脾虚伤食，初不与大下，措置十日，上实下虚，脾气弱，引肺亦虚。补脾，肺病退，即身温，不哕气，是有所伤食，仍下之也。何不先下后补？曰：便青为下脏冷，先下必虚，先实脾肺，下之则不虚，而后更补也。

程明佑治郑氏子，七岁，苦下泄。程诊之，曰：胃虚中暑，不能分别水谷，法当补胃，则暑易祛。浓煎白术人参汤，一服精神回，再服泄减，三服愈。

程仁甫治朱氏子，四岁，十二月吐泻，神倦睛陷，脉纹青紫，浆水入口即转。用六君子汤加藿香、砂仁、白蔻、干姜、木通，煎熟入姜汁，徐徐服之，一剂顿止。

一儿三岁，夏月吐不止，神倦睛陷，乳水入口即吐。用六君子去甘草，加枳壳、藿香、白蔻、姜连，煎熟入姜汁，一剂而止。常治小儿吐泻之疾，得捷效者甚多。须辨寒热，如夏月热症，必用六君子汤加姜连，少用藿香、白蔻之类，徐徐服之，不可太急，若顿服即不纳。如寒月，用六君子加干姜、砂仁、藿香、白蔻之类。或有伤食吐泻者，初剂加麦芽、山楂，二剂决可取效。如不效者，必发慢惊而死。屡试皆然。

冯鲸川治李参军二子，患泻症二月，治之不愈。冯视之，曰：泻出黄色，良久变而为青，乃脾虚而受制于肝也，治之稍缓，即成慢惊矣。先投补脾益黄散，数服后加肉豆蔻、诃子止之，徐徐调理而愈。

江应宿治上舍孙龙登一子，年岁半，七月初因食西瓜患吐泻。小儿医投六一散，继以胃苓汤，病增剧，已经三日，泄泻如注，神脱目陷，身热如火，脉纹青紫，昏睡露睛温救何疑，乳食药物入口，少顷带痰吐出。予思脾胃俱虚，已成慢脾。投七味白术散，去木香，加大附子五片，诃子肉一枚，肉蔻、炮姜各三分，吐虽稍定而泻未止，急用大附子二钱，人参一钱半，生姜五片，另煎，入前药服，吐泻止。除附子，用五味异功散而愈。

# 惊 搐

钱治李司户孙，生百日，发搐三五次。医者或作天吊，或作胎惊，或作惊痫，皆不应病。后钱用大青膏如小豆许，作一服发之，复与涂囟法封之及浴法浴法见胎疾，三日而愈。何以然？婴儿初生，肌骨嫩怯，被风伤之，子不能任，故发搐。频发者轻，何者？客风在内，每遇不任即搐。搐稀者是内脏发病，不可救也；频搐者，宜散风冷，故用大青膏。不可多服，盖小儿易虚易实，多则生热，只一服而已，更当封浴，无不效者。《医学纲目》

李寺丞子三岁，病搐，自卯至巳，数医不效。后钱视之，搐目右视，大叫哭。李曰：何以搐右？钱曰：逆也。李曰：谓何？曰：男为阳而本发左，女为阴而本发右。盖男目左视，发搐时无声，右视有声；女发时，右视无声，左视有声。所以然者，左肝右肺，肺金肝木，男目右视，肺胜肝也。金来刑木，二脏相战，故有声也。当泻其强，补其弱。心实者亦当泻之，肺虚不可泻。肺虚之候，闷乱哽气，长出气。此病男反女，故男治易于女也。假令女发搐，目左视，肺之胜肝者，病在秋，即肺兼旺位，肝不为任，故叫哭，当大泻其肺，然后治心续肝，所以俱言目反右视者，乃肝主目也。凡搐者，风热相搏于内，风属肝，故引见之于目也。钱用泻肝汤泻之，二日不闷乱，当知肺病退，后用地黄丸补肾，三服后用泻青丸、凉惊丸各二服。凡用泻心肝药，五日方愈，不妄治也。又言肺虚不可泻者何？曰：设令男目左视，木反克金，肝旺胜肺而但泻肝。若更病在春夏，金气极虚，故当补肺，不可泻也。当细心熟记之。

罗氏治一子，四岁，一僧摩顶授记，众僧念咒，因而大恐，遂惊搐，痰涎壅塞，目多白睛，项背强急，喉中有声，一时许方醒，后每见衣皂之人辄发。多服朱、犀、龙、麝镇坠之药，四旬余前症犹在，又加行步动作，神思如痴。罗诊其脉，沉弦而急。《针经》曰：心脉满大，痫瘛筋挛。又云：肝脉小急，痫瘛筋挛。盖小儿血气未定，神气尚弱，因而惊恐，神无所依，又动于肝，肝主筋，故痫瘛筋挛。病久气弱，小儿易于虚实，多服镇坠寒凉之剂，复损其气，故加动作如痴。《内经》云：暴挛痫眩，足不任身。取天柱穴是也。天柱穴乃足太阳脉气所发，阳跷跗而行也。又云：癫痫瘛疭，不知所苦，两跷主之，男阳女阴。洁古云：昼发，治阳跷申脉穴；夜发，治阴跷照海穴。先灸两跷各二七壮，次处沉香天麻汤沉香天麻汤：羌活、独活君，防风、天麻、当归、甘草臣，附子、川芎、益智、生姜、半夏佐，沉香使。

院使钱公瑛，宣德间治宁阳侯孙，始生九月，患惊悸啼哭而汗，百方莫救。瑛最后视疾，乃命坐儿于地，使掬水为戏，惊啼顿止。人问之，曰：时当季春，儿丰衣重帷，不离怀抱，其热郁在内，安能发泄？使之近水则火邪杀，得土气则脏气平，疾愈矣，奚用药为？

钱治七太尉，方七岁，潮热，数日欲愈。钱谓其父王曰：七使潮热将安，八使预防惊搐。王怒，曰：但使七使愈，勿言八使病。钱曰：八使过来日午间即无苦也。次日午前，果作急搐，召钱治之，三日而愈。盖见目直视而腮赤，必肝心俱热，更坐石杌子，乃欲冷，此热甚也。肌肤素肥盛，脉又急促，故必惊搐。所言午者，自寅至午皆心肝用事时，治之泻心肝补肾，自安矣。

五太尉因坠秋千，发惊搐。医以发热药治之，不愈。钱曰：本急惊，后生大热，当先其热。以大黄丸、玉露散、惺惺丸，加以牛黄、龙麝解之，不愈，至三日肌肤尚热。钱曰：更二日不愈，必发斑疮，盖热不能出也。他医初用药发散，发散入表，表热而斑生，本初惊时当用利惊药下之，今发散令逆也。后二日果斑出，以必胜散治之，七日愈。

钱氏治皇都徐氏子，三岁，病潮热，每日西则发搐，身微热而目微斜及露睛，四肢冷而喘，大便微黄。钱与李医同治，钱问李曰：病何搐也？李曰：有风。曰：何身热微温？曰：四肢所作。曰：何目斜睛露？曰：搐则目斜。曰：何肢冷？曰：冷厥必内热。曰：何喘？曰：搐之甚也。曰：何以治之？曰：凉惊丸，鼻中灌之，必搐止。钱又问：既谓风病温热，搐引目斜露睛，内热肢冷，及搐甚而喘，并以何药治之？李曰：皆此药也。钱曰：不然。搐者，肝实也，故令搐；日西身微热者，肺气用事也；身温且热者为肺虚，所以且微斜；露睛者，肝肺相胜也；肢寒冷者，脾虚也。肺若虚甚，脾母亦弱，木气乘脾，四肢即冷。治之当先用益黄散、阿胶散，得脾虚症退，后以泻青丸、导赤散、凉惊丸治之，九日愈。

石山治一女，六岁，病左手不能举动，三年矣，后复病痫。初用人参、半夏，或效或否。汪诊，左脉浮洪，右脉颇和，曰：痰热也。作痰治，须看不能举动三年句。令以帛勒肚，取茶子去壳三钱，接碎，以滚汤一碗滤取汁，隔宿勿食，早晨温服，吐痰三碗许，手能举动，痫亦不作。

一儿初生未满一月，乳媪抱之怀间，往观春戏，时风寒甚切，及回即啼，不乳，时发惊搐。始用苏合香，继用惊搐药，不效。汪曰：小儿初生，血气未足，风寒易袭，此必风邪乘虚而入也。风喜伤脾，脾主四肢，脾受风扰，故四肢发搐，日夜啼叫不乳，经曰风淫末疾是也。其治在脾，脾土不虚，则风邪无容留矣。因煎独参汤，初灌二三匙，啼声稍缓；再灌三五匙，惊搐稍定；再灌半盏，则吮乳，渐有生意。

方荫山治朱氏子，八九岁，寄食外家，以肉汁拌饭啖之，口含饭未下咽，因疾走颠厥，遂口噤，手足搐动，医治不效，延七日，甚至令人口含开关等药，合其口喷入，仅能开牙关，而四肢搐动、发热、昏沉不语如故，脉洪滑。方至，以石膏、青黛、甘草、陈皮、南星、天麻、薄荷、猪苓、泽泻、白术、茯苓、兜铃、元参、黄芩，加姜一片，服，是夜熟寐不动，唯起溺一度，热退身凉脉静，再进一服而愈。作火治，须看口含饭未下咽句。

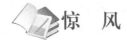

## 惊　风

赵周氏之子三岁，忽惊风掣疭，体如反张弓，不纳乳食，四肢尽冷，众医莫治。闻邑主簿李赓藏一方，疗此症奇验，急求并力治药，才合就，便以擦儿齿，少顷作哕咳声，手稍便动，自夜至旦两饼，从此平复。赵焚香设誓，将终身以救人。名蝎梢饼子，用赤足全蜈蚣一条，蝎梢、乳香、白花蛇肉、朱砂、南星、白僵蚕各半两，麝香三钱，凡八味，砂、乳、麝别研，蛇酒浸，去皮骨取净，南星煨熟，蚕生用，与蜈蚣、蝎五者为末，别研三者，和匀，酒糊为丸，捏作饼子，径四分，煎人参或薄荷或金银花汤，磨化一粒，周岁以下者半之，全活小儿甚众。《庚志》

薛己治一小儿，周岁，从桌上仆地，良久复苏，发搐，吐痰沫。服定惊化痰等药，遇惊即复作。毕姻后，不时发而难愈，形气俱虚，面色痿黄，服十全大补、补中益气二汤而愈。

一童子十五岁，御女后复劳役，考试失意，患痫症三年矣，遇劳则发。用十全大补汤、加味归脾汤之类，更以紫河车生研如膏，入蒸糯米为末，丸如梧桐子大，每服百丸，日三五服而痊。后患遗精，发热盗汗，仍用前药及地黄丸而愈。此症治不拘男妇老幼皆效。

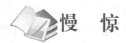

## 慢　惊

东都王氏子吐泻，诸医用药下之，致虚变慢惊，昏睡露睛，手足瘛疭而身冷。钱视，曰：慢惊也。与栝蒌汤，其子胃气实，即开目而身温。王疑其子不大小便，令诸医以药利之，医留八正散等剂，服，不利而身复冷。钱曰：不当利小便，利之必身冷。一二日已身拎矣，因抱出。钱曰：不能食，胃中虚，若利大小便即死，久即脾胃俱虚，当身冷而闭目，幸胎气实而难衰也。钱用益黄散、使君子丸四服，令微饮食，至日午果能饮食。所以然者，谓利大小便，脾胃虚寒，当补脾，不可别攻也。后不语，医作失音治之。钱曰：既失音，何开目而能饮食，又牙不紧而口不噤也？医不能晓。钱以地黄丸补肾。所以然者，用凉药利小便，致脾肾俱虚，今脾已实而肾尚虚，故补肾必安。治之半月而能言，一月而痊愈。

薛己治一小儿，伤寒发斑。服发表之剂，手足抽搐；服抱龙丸，目眴痰盛。薛谓脾胃亏损而变慢惊也，用六君加附子，一剂而愈。

一小儿抽搐，痰涎自流，面色黄白，用六

君、补中益气二汤而愈。

冯鲸川治廉宪许淮江翁女，二岁，患慢脾风，众皆为不可救矣。冯曰：脾胃亏损，元气虚弱，而舌不甚短，头不甚低，或有可治。急用附子理中汤，三四服而少安，仍灸百会、三里穴二七壮而愈。

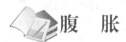

# 腹　胀

东垣治一儿，未满百日，二月间病腹胀，二日大便一度，瘦弱，身黄色。宜升阳气，滋血益血，补利大便。以蝎梢二分，神曲、升麻各三分，当归、厚朴各一钱，桃仁十枚，都作一服，水一大盏煎至半盏，食远热服。

薛己治一小儿，腹胀，面赤痰喘，大便秘，壮热饮冷。此形病俱实。用紫霜丸一服代赭石、赤石脂各一两，杏仁五十粒，巴霜三十粒，为末，蒸饼丸粟米大，诸症益甚，面色顿白，饮汤不绝。薛以为邪气退而真气复伤，故面白而喜汤。用白术散大剂煎汤，令恣饮，良久而睡，翌日而安。

**【博按】**此案旧刻脱误。

一小儿伤食腹胀，胸满有痰，薛治以异功散而痊。后复伤食，腹胀兼痛，或用药下之，痛胀益甚而加气喘。此脾胃伤而致肺虚也。用六君子加桔梗，调补而痊。

**【博按】**此案旧刻脱误。

一小儿腹胀恶食，发热恶心，症类外感。薛曰：此饮食停滞也。用保和丸一服，诸症顿退，惟腹胀，用异功散而痊。

一小儿伤食腹胀，服克伐之剂，小便涩滞，又服五苓散之类，饮食渐减，小便不通，四肢顿肿。薛朝用金匮肾气丸去附子，夕用补中益气汤而安。

一小儿腹胀，饮食后即泻，手足逆冷。此脾气虚寒也。先用人参理中汤，后用六君子汤而愈。

**【博按】**此案薛入积滞门。

江应宿治吴氏儿，周岁患腹胀，悸且啼，多汗努气，医不知所为。予视之，身热面赤，关纹紫红，遍体疮疥。与琥珀抱龙丸，腹渐消，继与凉膈散，生蜜、竹叶汤调下，热退嬉笑而愈。所以知儿病者，时当酷暑，不离襁褓，蕴热内伏而然也。

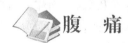

# 腹　痛

罗谦甫治一小儿，五月间因食伤冷粉，腹中作痛，遂以市中赎得神芎丸服之，脐腹渐加冷疼，时发时止，逾七八年矣。因思古人云：寒者热之。治寒以热，良医不能废其绳墨。据所伤之物寒也，所攻之药亦寒也，重寒伤胃，则为冷痛可知矣。凡人之脾胃，喜温而恶寒，况小儿血气尚弱，不任其寒，故阳潜伏，寒毒留连，久而不除也。治病必求其本，当用和中养气之药不用温热，以八年之病，寒亦化热耳以救前失。服月余，愈。

丹溪治一小儿，好粽，成腹痛。用黄连、白酒曲，为末服之，愈。

滑伯仁治一女，八岁，病伤食煎煿，内闷口干，唇舌燥黑，腹痛不可忍。或以刚燥丸药利之，而痛闷益甚。滑以牵牛、大黄清快药为丸，以伏其燥利而愈。

薛己治一小儿，每停食腹痛，发热赤晕，用清中解郁汤而愈。后患摇头咬牙，痰盛发搐，吐酸腐。待其吐尽，翌日少以七味白术散，次日又以参苓白术散调理脾胃，遂不复患。大抵吐后儿安，不必更服他药，恐复伤元气。

一小儿五岁，停食腹痛，发热面赤。或用养胃汤、枳实、黄连，更加腹胀，午后热甚。按其腹不痛，脾虚而药伤。用六君子汤，数剂而痊。

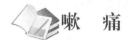 嗽 喘

钱氏治京东转运使李公孙，八岁，病嗽而胸满短气。医言肺经有热，用竹叶汤、牛黄膏各二服治之，三日加喘。钱曰：此肺气不足，复有寒邪，即便喘满。当补肺脾，勿服凉药。李曰：医已用竹叶汤、牛黄膏。钱曰：何治也？医曰：退热退涎。钱曰：本虚而风寒所作，何热也？若作肺热，何不治其肺而反调心？盖竹叶汤、牛黄膏，治心药也。钱治之，愈。

薛己治吴江史安卿子，伤风，用表散化痰之药，反痰盛咳嗽，肚腹膨胀，面色㿠白。此脾肺俱虚。用六君子加桔梗，一剂顿愈。过三日，前症又作，鼻流清涕，此复伤风寒也，仍用前药加桑皮、杏仁而愈。

史元年子喘嗽，胸腹膨胀，泄泻不食。此饮食伤脾土而不能生肺金。用六君子汤一剂，诸症顿愈。

一小儿六岁，感冒咳嗽，发散过度，喘促不食，痰中有血。薛曰：此成肺痈也。次日吐痰而兼脓，用桔梗汤而愈。后元气未复，大便似痢，用五苓、黄连、枳实，痰喘目劄，四肢抽搐，此脾风变症，遂殁。

江应宿治一童子，八岁，每令就学，诵读久之则嗽，连声不已，诸药不效。予诊脉察色，知是血虚。以四物换生地，加杏仁、陈皮利其气，麦冬、阿胶、五味，少佐炒黑干姜而愈。盖因出疹之后，余热数月不退，亦如妇人产后血虚之理同耳。

嗽 痛

钱氏治东都杜氏子，五岁，自十一月病嗽，至三月未止，始得嗽而吐痰，风寒搐入肺经，令肺病嗽而吐痰，风在肺中故也。宜以麻黄等发散，后用凉药压之，即愈。时医与铁粉丸、半夏丸、褊银丸诸法下之，其肺即虚而嗽甚，至春三月间尚未愈。钱视之，其候面青而光，嗽而喘促哽气，又时长出气。钱曰：病困已八九，所以然者，面青而光者，肝气旺也；春三月，肝之位也，肺衰之时也；嗽者，肺之病，肺自十一月至三月，久即虚痿，又曾下之，脾

肺，子母也，复为肝所胜，此为逆也，故喘促哽气长出气也。与泻青丸泻之，泻青亦不妥，宜补脾以生肺金，疏肝以免克土，补肾以滋化源。后与阿胶散实肺，次日面青而不光。钱又补肺，而嗽如前，钱又泻肝，肝未已，又加肺虚，唇白如练。钱曰：此病必死，不可治也。肝大旺而肺虚绝，肺病不得其时而肝胜之，今三泻肝而肝病不退，三补肺而肺症犹虚，此不久生，故言死也。此病于秋者十救三四，春夏者十难救一。果大喘而死。

赤 丹

汤治一女，病发赤丹，诸治不效。以生料四物扬加防风、黄芩，一日而愈。即四物用生地、赤芍、川芎、归身、防风各半两，黄芩减半，煎，大小加减，忌酒面猪羊肉豆腐。此方治血热生疮，遍体肿痒，及脾胃常弱，不禁大黄等冷药，尤宜服之。

程明佑治吴氏儿病，切其脉，告曰：病得

之膏粱辛热，令人患疡，上拥头面，气充热极，赤如渥丹。询之，尚乳也，所乳母病胃脘痛，饮烧酒。教之更乳母，以葛花浓煎，日饮之，越五日色淡，十日疮尽。单药独行，取效速也。

一小儿发丹赤色，其父祈祷于神甚恭，梦神命以荷叶烧灰存性，香油调敷之，愈。

薛己治一小儿，臀患赤晕走彻。令人频吮

患处，使其毒聚于吮所，乃砭出黑血，余晕涂以神功散，时以金银花、甘草节为末，用人乳汁调服而愈。月余后两足赤肿，仍治以前法而瘥。数日后两足复赤，或用犀角解毒之类，乳食不进，其腹膨胀。此复伤脾胃也，仍敷前药，服补中益气汤加茯苓而瘥。

一女子赤晕如霞，作痒发热。此肝经血热。用小柴胡加生地黄、连翘、丹皮而愈。凡女子天癸将至，妇人月经不调，被惊着恼，多有此症，治当审详。

一小儿遍身皆赤，砭之，投解毒药而愈。一儿不从砭，毒入腹死。

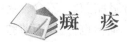

## 癍疹

《略例》云：一子病寒热间作，有癍三五点，鼻中血微出，两手脉沉涩，胸膈四肢按之殊无大热。此内伤寒也。问之，因暑卧殿角伤风，又渴饮水酪冰。此外感也轻，内伤者重。从内病俱为阴也，故先癍疹，后显内阴，寒热间作，脾寒有之，非往来少阳之寒热也。与调中汤数服，愈。

薛己治司厅徐东白子，瘙痒发热，体倦少食。此脾肺气虚，外邪相搏。先用消风散二剂，随用补中益气汤加茯苓、芍药而愈。

乔秋官子作痛热渴，乃服发表之剂，其症益甚，形气倦息。脉浮而数，此邪在经络邪在络，宜升阳行经，误散表而损其真也。用人参安胃散、朴中益气汤而愈。若主祛风，必成慢惊矣。

丰考功子作痒发热，用犀角消毒散一剂，顿作吐泻，此邪气上下俱出，其疹果消，勿药自愈。

## 瘈疭

钱乙治皇子，病瘈疭，国医莫能疗。闻乙有异能，召之，进黄土汤而愈。神宗问：此何以能愈此疾？对曰：以土胜水，木得其平，则风自止。帝悦，擢太医丞。

《宝鉴》治一小儿，四岁，因惊恐发搐，痰涎有声，目多白睛，项背强，一时许方醒，后遇惊则发。多服犀、朱、脑、麝镇坠之药，四十余日，此症尚在，又加行步动作神思如痴。诊其脉，沉弦而急。《针经》云：心脉浮大，痫瘈筋挛。病久气弱，多服镇坠寒凉之剂，复损正气，故加动作如痴。先灸二跷各二七壮，服此药。又肝脉小急，盖小儿神气尚弱，因而被惊，神思无依，又动于肝，肝主筋，故痫瘈筋挛。又经曰：恐则气下，精祛而上焦闭。以羌活五钱，独活四钱，苦温引气上行，又入太阳为引用，为君，天麻、防风各二钱，辛温以散之，当归、甘草各二钱，辛甘温以补气血之不足，又养胃气，为臣，附子、川芎各二钱，益智二钱，大辛温行阳退阴，又治客寒伤胃，

肾主五液，入脾为涎，以生姜半夏二钱，燥湿化痰，沉香二钱，辛温体重气清，去怯安神，为使，每五钱，姜水煎服，名曰沉香天麻汤，三剂而安。此案与罗治同。

汪石山治一人，形短颇肥，色白近苍，年逾二十，因祈雨过劳，遂病手足瘈疭，如小儿发惊之状，五日勺水不入口，语言艰涩。或作痰火治，或作风症治，皆不效。汪视之，脉皆浮缓而濡，按之无力，缓为脾脉，濡而无力为虚。曰：此因伤脾，以劳倦故也，土极似木之病，经云：亢则害，承乃制是矣。夫五行自相制伏，和平之时，隐而不见，一有所负，则所胜者见矣。今病脾土受伤，则土中之木发而为病，四肢为之瘈疭也。盖脾主四肢、风主动故也。若作风痰治之，必致于死。宜补其脾土之虚，则肝木之风自息矣。遂以参、术为君，陈皮、甘草、归身为臣，黄柏、麦冬为佐，经云：泄其肝者缓其中，故用白芍为使，引金泄木，以缓其中，一服，逾宿遂起，服至十余帖，全

安。

钱仲阳治王氏子，吐泻，诸医药下之，至虚，变慢惊，手足瘛疭而身冷，医复与八正散。钱曰：不能食而胃中虚，若利大小便，即死。久则脾肾俱虚，当身冷而闭目，必用益黄散、使君子丸补脾。遂能饮食，后又不语，钱以地黄补肾丸，一月而愈。

【琇按】此案已见前慢惊门而加详。

石山治一人，年十五，色黄悴，十二月间忽呕瘀血一二碗，随止。延小儿医调治，肌体尚弱，常觉头晕。近于三月间，天热途步出汗，连日又劳倦，日昃顿然昏晕，不省人事，手足扰乱颠倒，将二时久方定，次日亦然。续后每日午前后如期发一次，近来渐早，自晨至午连发二次，渐发三四次，比前稍轻，发时自下焦热上，至胸壅塞则昏晕，良久方苏。始疑为疟或痫，或医云火动，又云痰症，用牛黄丸，以竹沥、姜汁磨服二次，共四丸，又与煎药，多清痰火之剂，服后每日只发一次，止则汗多，口干食少，身热时多，凉时少。汪脉之，皆浮虚洪数，不任寻按，坐起则觉略小，亦不甚数。脉书曰：数脉所主为热，其症为虚。三日后再诊，左脉小而滑，右脉大而滑，独肺部浮软，按之似蛰蛰有声，与昨脉不同，虚之故也。夫阳气者，清纯冲和之气也。或劳动过度，或酒食过伤，则扰动其阳，变而为邪热矣。然脾胃以阳气为主，阳变为热，血必沸腾而越出于上矣。昏晕者，由热熏灼，故神昏晕倒而类风也。风之旋转运动，与火相类。每觉下焦热上，胸膈壅塞而即发者，脾脉从足入腹至胸，今下焦热上，乃脾火也。然胸膈心肺之分，为阳之位，清阳居上而邪热扰之，则阳不得畅达，而心肺之神魂不免为之昏乱矣。况五脏皆赖胃气以培养，胃受火邪，则五脏皆无所禀，而所藏之神亦无所依，故肺之魄，心之神，肝之魂，脾之意，肾之志，安得不随之溃乱躁扰而昏瞀耶？多发于午前后者，乃阳气所主之时，阳气邪扰，不能用事，故每至其时而辄发也。且汗多，津液泄，口干，津液少，医用牛黄、朱砂、琥珀、南星、半夏等而复燥之，是愈益其燥，故暂止而复发，不能拔去其病根也。因取参、芪各二钱半，远志、山楂、川芎、黄芩各七分，天麻、防风、茯神、麦冬各一钱，甘草、陈皮各五分，归身八分，白术一钱半，煎服，十余帖而病不复作矣。

江应宿治一富家儿，病手足瘛疭，延至二十余日，转笃。予后至，曰：此气虚也，当大补之。以参、芪、归、术、茯、芍、黄连、半夏、甘草，佐以肉桂，助参、芪之功，补脾泻肝，一饮遂觉少定，数服而愈。所以知儿病者，左脉滑大，右脉沉弱，似有似无。右手主于气，故曰气分大虚。经所谓土极似木，亢则害，承乃制。脾虚，为肝所侮而风生焉，症似乎风。治风，无风可治；治惊，无惊可疗；治痰，无痰可行。主治之法，所谓气行而痰自消，血荣而风自灭矣。见肝之病，知肝当传脾，故先实其脾土，治其未病，否则成慢脾风而危殆矣。

# 癣 积

刘仲安治一儿，病癣积，左胁下硬如覆手，肚大青筋，发热肌瘦，自汗咳嗽，日晡尤甚，牙疳，口臭恶，宣露出血，四肢困倦，饮食减少，病甚危笃。先与沉香海金砂丸一服，下秽物两三行，次日合榻气丸，服之十日，复与沉香海金砂丸利之，又令服榻气丸，如此五换，服至月余，其癣减半，未及百日，良愈。

【愚按】近年多有此疾，治之不得其法，多致夭殇，录之以救将来之病者也。沉香海金砂丸：以沉香二钱，海金砂、轻粉各一钱，牵牛头末一两，上为末，研独蒜如泥，丸如桐子大，每服五十丸，煎灯心汤送下，量虚实加减丸数，取利为验。大便利，止后服。榻气丸：以陈皮、萝卜子炒各半两，木香、胡椒各三钱、草豆蔻去皮、青皮各三钱，蝎梢去毒二钱半，为末，糊丸梧桐子大，每服三十丸，食后米饮下。

 黄 疸

罗谦甫云：一小儿季夏身体蒸热，胸膈烦满，皮肤如溃橘之黄，眼中白睛亦黄，筋骨痿弱，不能行立。此由季夏之热，加以湿令，而蒸热薄于经络，入于骨髓，使脏气不平，故脾逆乘心，湿热相合，而成此疾也。盖心火实，则身体蒸热，胸膈烦满；脾湿胜，则皮肤如溃橘之黄；有余之气必乘己所胜而侮不胜，是肾肝受邪，而筋骨痿弱，不能行立。《内经》云："脾热色黄而肉蠕动肉蠕动不可指为筋惕肉瞤，又言湿热成痿，岂不信哉？所谓子能令母实，实则泻其子也。盖脾土退其本位，肾水得复，心火自平矣。又经曰：治痿独取阳明阳明为胃土，而方中独泻脾土，故曰土位之主，其泻以

苦。所以清燥汤治痿用川芎、黄柏，良有以也，正谓此也。乃以加减泻黄散主之，方以黄连、茵陈各五分，黄柏、黄芩各四分，茯苓、栀子各三分，泽泻二分，作一服煎，热服食前，一服减半，待五日再服而愈。《内经》曰：土位之主，其泻以苦。又云：脾恶湿，急食苦以燥之，故用黄连、茵陈之苦寒除湿热为君；肾欲坚，急食苦以坚之，故以黄柏之苦辛寒强筋骨为臣；湿热成烦，以苦泻之，故以黄芩、栀子之苦寒止烦除满为佐；湿淫于内，以淡泄之，故以茯苓、泽泻之甘淡利小便导湿热为使也。治痿独取阳明，不得专主人参、黄芪。

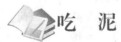 口 疮

一小儿口疮，不下食。众医以狐惑，治之必死。后以矾汤于脚下浸半日，外治法佳，顿宽。以黄柏蜜炙、僵蚕炒为末敷之，立下乳，愈。

薛己治小儿，口疮，呕血便血，俱似火症，两腮微肿，唇白面青。此脾土亏损，木所乘也。朝用补中益气汤，食远用异功散而愈。

一小儿口疮，右腮鼻赤。此肺脾经虚热。用四君、升麻及白术散而愈。

一小儿齿龈腐烂，头面生疮，体瘦发热。此脾疳所致。先用大芦荟丸，又用四味肥儿丸、大枫膏而愈。

一小儿齿龈蚀烂，年余不愈。用大芜荑汤治其疳邪，五味异功散健其脾气，寻愈。后复

作，兼项间结核，另服败毒药，口舌生疮，用四味肥儿丸而愈。

一小儿口疮，寒热嗜卧，作渴引饮。此脾疳，气虚发热而津液不足也。先用白术散以生胃气，再用四味肥儿丸以治疳症，两月余，又用异功散而安。

一小儿口疮，身热如炙，肚腹胀大。此脾肝内作。朝用五味异功散，夕用四味肥儿丸，稍愈，又以地黄、虾蟆二丸兼服，愈。

一小儿口疮，久不愈。诊其母，右关脉弦缓，乃木克土之症。先用六君、柴胡，又用加味逍遥散，治其母，子自愈。

江应宿治小儿口疮，以桑树汁涂之，得愈，吞咽亦无妨。以此治数儿及大人，俱效。

吃 泥

玉田隐者治一女，忽嗜食河中污泥，日食三碗许。以壁间败土调水饮之，愈。

丹溪曰：吃泥，胃气热也。用黄芩、白术、茯苓、陈皮、软石膏煎服。

薛立斋治一儿，嗜食泥土，困睡泄泻，遍身如疥。此脾经内外疳也。用六君子汤及四味肥儿丸而愈。

# 痘 疮

钱希承治徐氏子，痘而泄，众以为不治。钱视之，则加数，已乃止。居顷之又作，众以为必不可疗。钱曰：急矣！非附子不可。一投少间，再投而愈。

丹溪治从子，六七岁，痘疮发热，微渴自利。一医用木香散，每帖加丁香十粒。观其出迟，因自利而气弱，察其所下，皆臭滞陈积因肠胃热蒸而下也，恐非有寒而虚，遂急止之，已投一帖矣。乃以黄连解毒汤加白术，与十帖，以解丁香之热，利止，疮亦出。其后肌常有微热，而手足生痏疡，与凉剂调补月余，安。

一男子年十六七岁，发热而昏，目无视，耳无闻。两手脉皆豁大而略数，知其为劳伤矣。以人参、黄芪、当归、白术、陈皮大料浓煎，与十余帖，痘始出，又二十余帖则成浓泡，身无完肤。或谓合用陈氏全方。曰：此但虚耳，无寒也。只守前方，又数十帖而安。后询其因，谓先四五日劳力甚，出汗多。若用陈氏全方，误矣。

钱仲阳治一王子，疮疹，始用李医，又召视之，以抱龙三服，李又以药下之，其疮稠密。钱曰：若非转下，则为逆病。王曰：李已药下之。钱曰：疮疾始出，未有他症，不可下也。如疮三日不出，或出不快，则微发之，发之不出则加药，加药不出则大发。如大发身凉及脉平无症者，此疮本稀，不可更发也。大发之后，尚有大热，当以五苓散利小便，小热者当消毒散以解毒。若出快，勿药勿下，用抱龙丸治之。疮痂若起，能食者，大黄丸下之，泻二三行则止。今先下一日，痘疹未能出尽而稠密甚，则难治也。纵得安，其病有三：一者疥，二者痈，三者目赤。经三日黑陷。钱曰：幸不发寒，而病未困也。遂用百祥丸，以牛李膏为助，各一大服，至五日间疮复红活，七日而愈。

陈文中治一女，三岁，痘疮始出，泄泻。以木香散下豆蔻丸，一服泻止。至九日，闻其疮不肥满，根窠不红，咬牙喘渴，彼以热毒在痘疮不靥，欲与清凉饮。陈曰：若此则耗真气，必至喘渴而死，宜木香散加丁香四十枚，官桂一钱。二服，又与异功散一服，至十日，其疮苍蜡色，咬牙喘渴皆止。至十三日，疮痂不落，痒甚，足指冷，咬牙喘渴不已，以异功散加丁香半钱，桂一钱，连二服而愈。

一小儿七岁，痘疹七日，痒塌寒战，咬牙饮水。是脾胃肌肉虚也，如与水饮，则转渴不已而死，当用木香异功散急救表里。三日各三服，至半月愈。

一小儿三岁，痘疮八日，发热腹胀，足指冷，咬牙饮水，痒塌，搔之血出成坑。陈曰：发热腹胀，足指冷者，脾胃虚也；痒塌者，肌肉虚；咬牙饮水者，津液衰也。若热去则死矣。经云：阴虚则发热。宜木香散加丁香十粒，桂一钱，服之可也。彼曰：如何更加丁、桂？陈曰：丁香攻里，官桂发表，其表里俱实，则不致痒塌喘渴。木香散连二服，又异功散三服而愈。

一小儿三岁，痘疮七日，如粟壳状。问曰：如何细碎不长？陈曰：表虚，不壮热也，宜异功散。彼畏热药。陈曰：热则气血和畅，自然出快。以异功散加附子三片，桂五分，服之，愈。

一女九岁，痘疮十四日，不成痂，脓水不干，咬牙饮水。陈曰：气血衰则咬牙，内虚则烦渴，宜木香散加丁香十二枚，桂五分。日三服，愈。

一小儿痘疮十一日，误食柑子，因发热痒渴。陈曰：柑味酸，收敛津液，故发热痒渴。用人参麦冬汤，三服而安。

一进士十三岁，痘疹，身温喜水，疮细碎。陈曰：是肌肉虚，津液少也。以木香散加丁香二十枚，桂五分，日夜三服，疮出，根红快透。至十一日痂不落，又以木香散加木香五分，桂一钱，连二服，愈。

一小儿痘疮始出，自利二次，疮细碎不光泽，不起发。以木香散加丁香、官桂，二服泻止，疮出快透。至十三日不结痂，秕塌，脓水黏衣，身痒不眠。陈曰：痘始出而泻，今乃痒塌而靥，是内虚也。木香散加木香、官桂各五分，连二服，仍以败草敷之，愈。

一小儿二岁，发热，惊搐足冷，痘欲出不出。用异功散三服，共加丁香四十五枚，附子一钱，次日以木香散加丁香、附子、木香、官桂各五分，连二服，搐止足暖痘出，愈。

一女子笄年出痘，灰白色，身热身热为大，关目可见，灰白不得尽主虚寒之说，此即血郁白也。宜看建中老人之论喘嗽，渴。脉洪有力。与八物汤加翘、桔、犀屑、木通、半夏、紫草、石膏、杏、枳、连、芩、前胡、瓜蒌实服之，十帖后色红活，喘嗽少减，渐红活。但热未除，遂于前方减芪、杏、胡、枳、芩、连、蒌七味，服至三十余帖而安。安后发皆落，月余方起，虚之甚也。

一男子二十余，出痘，破者未破者灰白色，又杂间以黑陷倒靥者，发热寒战，身痛。脉洪，或时弦。亦与八物加木通、红花、紫草、陈皮、连翘服之，十余帖而安。

子和曰：予舟舣蔡河。舟师偶见败蒲一束，沿流而下，泊舟次，似啼声而微。舟师探而出，视之，惊见一儿，四五岁，疮疱周匝，密不容隙，两目皎然，饥而索食，因啖之粥。方料此儿沿蔡河来，其流缓，必不远。持儿一鞋，逆流而上，行二十里，至村落，舟师高唱曰：有儿年状如许，不知谁氏，疮疱病死，弃之河中，今复活矣。酒邸中有人出，曰：此吾儿也。奔走来视，惊见儿活，大恸流涕，拜谢舟师，喜抱儿归。此儿本死，得水而生，第未谂其疮疱之疾寒耶热耶？

丹溪治一妇，年二十岁，有孕七个月出痘，大渴，不甚出透，寒热交作。此虚也。以参、芪、归、术、陈皮各一钱，炙甘草二钱，姜二片，酒、水各半煎。

一子十九岁，出痘，有红斑，吐泄而渴。以白术三钱，陈皮二钱，黄芪、当归、茯苓、缩砂各钱半，苍术一钱，炙甘草三分，生姜二片。

一子十余岁出痘，热时出，根脚密，呕吐不食，腰背骨节痛，大渴，喉亦痛，全不食者半月余。脉浮弦洪而数。与参、芪、归、术、

炙草、陈皮、茯苓、黄芩煎服之。至五日色淡，又加桂少许，归、芪再用酒制。至七日痒甚，加丁香数粒，附子少许，痒止。至八九日，渴大作而腹泄泻，痒，至午寒战，以参、术为君，芪、归、陈、茯、炙草、芩为臣。至十一日不靥，或时评语，但守本方服之，后自吐痰多而安。

一婢痘后渴，肚急，小便少，发热。以炙甘草钱半，白术、白芍各五分，炙芪、川芎、陈皮各三分，木通二分。

一子五岁，痘后肚急。以白术一钱，陈皮、木通各五分，犀角、川芎、苏梗、白芷、炙草各三分。

一女十余岁，痘发不透，靥落后骨节痛，食少，夜间或热。此余毒在内，虚甚，难于疏导，须在补中有通。以归、术、陈皮各一钱，牛膝五分，通草、苏梗各三分，犀角、炙甘草各二分，姜三片。

一儿七岁，痘初出不透，毒气攻内，骨节作痛，两足不可直，瘢痕欠而利，小便赤少。以归、术各一钱，陈皮、木通、犀屑、人参、茯苓各五分，炙革少许，分二帖。

一女伤寒，但腹痛甚，日夜啼哭，手足厥冷，危殆。时痘灾大行，疑是痘症，遂取生猪血，急用脑、麝和灌，一服得睡，痘出乃安。

兖州一子，斑疮倒靥，已至危困。有为投独味麻黄汤，一服便出，其应如神。未至胃烂便血者，皆可治。方以麻黄三十寸，去节，蜜拌炒香，紫色为度，水一盏煎五六分。

钱仲阳治一子，病疮见皮肤下，不出，及出不快，紫黑干陷，甚危，下牛李膏而愈。

一子患痘疹，已出而稍迟。遂用正气散加白芍，又用胡荽酒、猴藜酒即山楂也，尚出迟。其家谓药太缓，夜自烧人齿五枚，酒调服之，一身疮疹尽出。钱闻，骇，再诊，其脉已微，观脑后并两足尽白色，是荣卫弱，毒气少，而药力太过，阳气少而无以应接，故无血色也，阳气尽出外则里寒，寒气成湿，湿必濡泻。急以二气丹为丸，服至半两，二日泻止。又服内补散治疮，痘成斑烂，遍体成片，将息月余，方愈。此因人齿散表过故也。

一童子痘疮摊塌，数日作泻。医用保和汤加茯肉果，不效，二服疮色变紫。后用四苓散加黄连，一服泻稍止，痘色亦转好。再一服，只饮正药，作二三次服，泻乃止。后痘半灌脓而顽蒸，毒有未尽，肩发痛，以寻常肿毒膏贴之，愈。

一童子痘色全好，但腹中一痛，疮色即变紫，痛止色复旧，脉洪大，时已十余日，灌脓将满，但不靥。乃以药下其虫积，疮遂转好，愈。

一人年近二十，痘疮初出，足冷过膝，用绵裹不暖。乃用参、芪、归、术，加附子二分，二帖足暖，除附子，再用四帖，痘稠密，根脚甚正，一月间疮痂落尽。因用参、芪补之太过，增其火，每日强进粥五六碗，至七月半边，大便或溏或泄，至二十日大作呕吐，粒米不入，但食水谷则如一物从脐下托起，吐出，肠鸣大作，危甚。乃用四物加黄连、犀角、白术之类，以解参、芪之滞，一服而火降，能食胜前，乃知此症下泻亦属于热。

【琇按】火热下迫而泻，其症甚多，古今医林知者极少。不知《伤寒论》协热下利，已明示标准。

诸逆冲上，皆属于火。肠鸣，水击其火也。大段血虚，有火而致。乃以补血降火之药，川归、白术各二钱，白芍钱半，茯苓、枸杞各一钱，黄柏八分，黄连姜汁炒、陈皮各七分，炙草六分，每日粥渐加，肌肉渐生，精神好，大便实，惟下唇红脾热，身虽瘦而无热，脉不数，左三部微细，善饥能睡。盖先时郁热在内，药欠解利，胃气不得舒畅以致然也。

一童子八岁，患痘八九日，将靥，因食肉丸子过多，作痰，痘反下陷。无措，问神，批曰：宜用麝香、五灵脂、雄黄各五分，为末，每服三分，酒调下。医云：不可服。复问前神，神怒曰：此名神功散，出《普济方》，可到方相达所借书看。既而服之，痘起而愈。

程仁甫治吴氏子，年二岁，痘疮靥后，仍有黑疔，遍身大小十五枚，在胸及右胫，大者二枚如人口样，内烂至骨，不能食，发热，大便泻，小便赤少。用保元汤加术、茯、归、芍、柴、翘、荆、通，六剂，外用芒硝猪胆膏涂之而愈。此乃余毒未尽之症，治当补养兼解毒。若纯用寒凉，即伤胃气矣。

千夫长近二十，忽瞑眩，热且咳。医曰：疹也。以火齐汤发之而疮出，愈。

江篁南治六弟，八岁患痘，根窠红润，但眼白睛红，不识人，谵语狂妄，手捏撮，寻衣摸床。以四君子汤加紫草、牛蒡子、麦冬、黄芪，糯一撮，二服而愈。

犹子五岁患痘，热时出，根脚密，白色，欲出不出，且腹痛渴甚，连泻三次，呕恶不食。初以保元汤加桂三分，丁香三分半，糯米六十粒，不应。继以保元汤合异功散，加丁香十粒，觉稍起。连进二服，加丁香二十枚，桂五分，遂尽出，身无完肤，半月愈。

江应宿治休宁吴氏子，八岁出痘，四日内两颊赤，肉痘不分。医认作虚寒，将投附子保元汤。予曰：此红纱扑面症，乃心火蕴热毒也，宜清凉解毒。犀角地黄加芩、连、紫草，二剂红退，痘疮起胀。七日上再与保元汤，人参渐加至七钱而愈。初为热毒所攻，仍损一目。

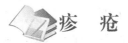

# 疹 疮

方荫山治程氏子，二岁出疹，因出迟没早，发喘大热，舌短不乳，昏沉，医皆不治。方以元参、茯苓、甘草、麦冬、天麻、陈皮、干葛、麻黄、兜铃、黄芩、知母、犀角、石膏，名曰犀角石膏汤，一服症减半，二服愈。

吴桥，以医名里中。有兄子始孩，累日发热蒸蒸，惊搐昏愦，众医不知所出。桥诊之，曰：疹也。寒邪外乘，闭而不出，是呱呱耳。饮药已数，中气乃伤，药不足恃也。当置沸汤一瓶，撤其盖，令保母抱子坐汤侧稍远，拥被围之，汤气自远熏蒸，少饮药内托，疹出而解。无何，丛睦汪氏子病如之，仍用向法，并效。

其穑类如此，故乡人称良焉。

江应宿治表侄女，九岁出疹，没早，发咳喘，大发热，肌瘦不饮食，唾呕痰沫甚多，延半月余。予往视之，曰：血虚病也。以四物汤加杏仁、阿胶、麦冬、五味、炮姜，一服热退身凉，痰咳俱止，再剂而愈。

一儿三岁患疹，出迟而投早，发热咳嗽，昏闷不食。予诊视，曰：疹出不透，出见风寒，

没早，宜急发之。以葱煮麻黄八分，四物换生地，加杏仁、天花粉、葱、姜，煎服，重复出一身，比前更多，三日没尽而愈。凡疹症出自六腑，宜养阴抑阳。刚剂决不可服，二陈谓之刚剂，四物谓之柔剂。犯之即发喘渴闷乱，失于收救，多致夭折。如参、芪、半夏、白术常品温燥之药，亦所当忌，只宜清热养血。如出迟者，少加升散之药，送之达表而已。

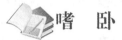 嗜 卧

吕沧洲治一幼女，病嗜卧，颊赤而身不热。诸医皆以为慢惊风，屡进攻风之剂，兼旬不愈。吕切其脉，右关独滑而数，他部大小等而和，因告之曰：女无病。关滑为宿食，意乳母致之。乳母必嗜酒，酒后辄乳，故令女醉，非风也。

【琇按】必诊时闻病人有酒气。

及诘其内子，内子曰：乳母近掌酒库钥，

窃饮必尽意。使人视之，卧内有数空罂，乃拘其钥，饮以枳柜子、葛花，日二三服而起如常。

薛已治杨永兴子，七岁，停食吐泻，后好睡，睡中兼惊，久治不愈。薛曰：好睡，是脾气虚困也；善惊，是心血虚怯也。盖心为母，脾为子也，此心火不能生脾土。用补中益气汤及六味丸加鹿茸治之而愈。

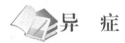 异 症

一人口鼻气出，盘旋不散，凝似黑盖，过十日渐渐至肩，与肉相连，坚如铁石，无由饮食。多因疟后得之。用泽兰水煎，日饮三盏，五日愈。

一儿初如鱼泡，又如水晶，碎则流水。用蜜陀僧罗极细，糁之。

一儿初生，遍身无皮，俱是赤肉。乃因母自怀胎十月楼居，不受地气故也。取儿泥地卧一宿。即长皮。又方：白早米粉干扑之，候生皮乃止。

一小儿七岁，闻雷则昏倒，不知人事。以人参、当归、麦冬，少入五味，熬膏，尽一斤后，闻雷自若。

张南轩晚得奇疾，虚阳不秘。每叹曰：养心莫善于寡欲。吾平生理会何事而心失所养乎？竟莫能治，逾年而卒。就殓，通身透明，腑脏

筋骨历历可数，莹彻如水晶。自昔医书不载。《坦斋笔衡》

参政孟庚夫人徐氏有奇疾，每发于见闻，即举身战栗，至于几绝，其见母与弟皆然，母至死不相见。又恶闻徐姓及打银打铁声。尝有一婢，使之十余年，甚得力，极喜之。一日偶问其家所为业，婢曰：打银。疾亦遂作，更不可见，逐去之。医祝无能施其术，盖前世所未尝闻也。《太平广记》

建炎戊申，镇江府民家儿生四岁，暴得腹胀疾，经四月脐裂，有儿从裂中生，眉目口鼻，人也，但头以下手足不分，莫辨男女，又出白汁斗余，三日二子俱死。

濮阳传见宣城县一人死，其背脊骨一直如绳，自颈至尻骨，左半边红紫，右白色，人无识者。

# 汤火金疮

建昌士人黄袭，字昭度。云有乡人为贾，泊舟浔阳，月下仿佛见二人对语，曰：昨夕金山修供甚盛，吾往赴之，饮食皆血腥不可近。吾怒庖人不谨，溃其手鼎中，皆已溃烂矣。其一曰：彼固有罪，子责之亦太过。曰：吾比悔之，顾无所及。其一曰：是不难治，但捣生大黄，以米醋调，敷疮上，非惟止痛，又且灭瘢。兹方甚良，第无由使闻之耳。贾人适欲之金山，闻其语，意冥冥之中假手以告，遂造寺中，询之，乃是夜有设水陆者，庖人挥刀误伤指，血落食中，恍惚之际，若有人掣其手入镬中，痛楚彻骨。贾人依神言疗之，二日愈。《夷坚志》

孙光宪家人作煎饼，一婢抱孩子拥炉，不觉落火炉上，遽以醋泥涂之，至晓不痛，亦无瘢痕。定知俗说，亦不厌多闻。《北梦琐言》

敛金疮口，止疼痛，用刘寄奴一味为末，糁金疮口里。宋高祖刘裕微时伐荻，见大蛇长数丈，射之，伤。明日复至，闻杵臼声，往觇之，见青衣童子数人，于棒中捣药。问其故，答曰：我王为刘寄奴所射，合药敷之。帝曰：神何不杀？答曰：寄奴，王者不死，不可杀。帝叱之，皆散，收药而返。每遇金疮，敷之，良验。寄奴，高祖小字也，此药因名刘寄奴。《本事方》

刘寄奴为末，先以糯米浆鸡翅扫伤着处，后糁药末在上，并不痛，亦无痕。大凡汤着，急以盐末糁之，护肉不坏，然后用药敷之，至妙。《本事方》

周崇班，缘捕海寇，被提刀所伤，血出不止，筋如断，骨如折。用花蕊石散掩之，血不止，痛不定。有军人李高言：某在军中，被人中伤欲死，见统领，与药一帖，名紫金散，掩之，血止痛定，明日疮靥如铁，遂安，又无瘢痕。后告统领求此方，只用紫藤香，瓷瓦镰刮下，石碾碾细，敷之，活人甚众。紫藤香，即降真香之最佳者。《名医录》

温州有匠人造屋，失足坠地，地上有铲头竖柱旁，脚疮被伤，血如涌出，仓卒无药。有僧道光于门扇上撮得墉尘，掩定，血止痛定，两日便靥坚。古人用门楗尘者即此也。

有妇人因冬月向火，两股生疮，其汁淋漓，人无识者。后一医云：此皆因火气入内生此，但用黄柏皮为末，糁之，立愈。果验。后再作，适无黄柏，用薄荷煎旧刻有汤字涂之，立愈。《医说》

一少年遇盗，被其叉中肩胛间，一股中臂，一股胁上。外科敷贴，即痂。但患人昼夜发热，坐喘不能偃息，疮口痛极，其疮痕如棋子大，常如牛鼻，湿润无窍。因用大南星一味为末，名曰寿星散，糁之，则脓血迸然而出，微微咳声，即便迸出，色如丹粉，与血片相杂。即用布袋盛米一石，枕其腰膝，颠倒于床，已可倒头矣。如是一日，次出白脓，又其次出浓黄水，数日其喘即平。遗热不已，遂服小柴胡汤，数日乃瘥。此因被透内，血倒流入膜外，一至于斯也。

江应宿在浙，见人相打殴，破头流血。金疮药敷之，不止。一道人见之，急取稻秆为末，扑上即止，包定，不半月愈。

犹子子亿，用银剪误夹断无名指，皮连骨折。予曾口授方进士七厘散，急进一服，痛定，敷以花蕊石散，兼旬平复如初。七厘散：取土鳖，新瓦上煅存性，为末，秤七厘，生酒服，以醉为度。

蜀儿奴逃走，刻断筋。取旋覆根绞取汁，以筋相对，以汁涂而封之，即相续如故，百不失一。《朝野佥载》

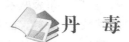

# 食　忌

方书言：食鳖不可食苋。温革郎中因并啖之，自此苦腹痛，每作时几不知人，疑鳖所致而未审，乃以二物令小苍头食之，遂得病，与革类而委顿尤剧，未几遽死。舁尸致马厩，未敛，忽小鳖无数自九窍中出厩中，唯遇马溺者即化为水。革闻，自临视，掊聚众鳖，以马溺灌之，皆即化为水。于是革饮马溺，遂瘥。或云：白马溺尤良。《琐碎录》

昌国人买得鳖十数枚，痛饮大嚼，且食红柿，至夜忽大吐，继之以血，昏不知人，病垂殆。同邸有知其故者，忧之。忽一道人云：唯木香可解，但深夜无此药，偶有木香饼子一帖，试用之。病人口已噤，遂调药灌，即渐苏，吐定而愈。《百一选方》

食黄颡鱼不可服荆芥。吴人魏几道在外家，啖黄鱼羹罢，采荆芥，和茶而饮，少焉足底奇痒，上彻心肺，跣足行沙中，驰宕如狂，足皮皆破欲裂。急求解毒药饵之，几两月乃止。溪涧中石斑小鱼亦与荆芥反。

韶州月华寺侧民家设僧供，新蜜方熟，群僧饱食之。有僧两人还至半道，过村墟卖鲊，买食尽半斤，是夕皆死。生葱与生蜜相反，犯之腹胀死。

木鳖子不可与猪肉食，反之立死。一富人生二子，恣其食啖，遂成痞疾。其父得一方，用木鳖子煮猪肉同食，二子皆死。

山塘吴氏年二十余，患便毒。清晨服木鳖子药，午后饱啖猪肉，须臾叫噪而死。

曾见乡人食荞麦饼服石膏而死者，人莫知其故。又一妇人欲自尽，市砒，市人疑，以石膏与之，归，以和荞麦面作饼食之，亦死。以此知石膏与荞麦反。南瓜不可与羊肉同食，犯之立死。

# 丹　毒

江焕言：冯悦御药服伏火药多，脑后生疮，热气蒸蒸而上，几不救矣。一道人教灸风市穴十数壮，虽愈，时时复作。又教冯以阴炼秋石，以大豆卷浓煎汤下，遂悉平。和其阴阳也。阴炼秋石法，余昔传之沈昒。大豆卷法：大豆于壬癸日浸井花水中，候豆生芽，取皮作汤使之。

王俣定观者，元符殿帅恩之子，有才学好与元祐故家游。政和末，为殿中监，眷遇甚渥，少年贵任，酒色自娱。一日，忽宣召入禁中，上云：朕近得一异人，能制丹砂，服之可以长生久视，炼冶经岁而成，色如紫金，卿为试之。定观欣然拜命，即取服之，才下咽，觉胸间躁烦之甚。俄顷烟从口中出，急扶归，已不救。既殓之后，但闻棺中剥啄之声，莫测所以。已而火出其内，顷刻之间，遂成烈焰，庐室尽焚，但得枯骨于余烬中。亦可怪也。

丁广明者，清里中老儒也，尝任保州教授。郡将武人，而通判者戚里子，多姬侍，以酒色沉纵。会有道人过郡，自言数百岁，能炼大丹，服之可以饱嗜欲而康强无疾，然后飞升度世。守二馆之，事以师礼，择日创丹灶，依其法炼之，七七日而成，神光烛天，置酒，大合乐相庆，然后尝之。广闻之，裁尽以献，乞取刀圭，以养病身。道人以其骨凡，不肯与。守二怜之，为请，谨得半粒，广欣然服之。不数日，郡将通判皆疽发于背，道人宵遁，守二相继告殂。广腰间亦生疖，甚重，亟饮地浆解之，得愈。明年考满改秩，居里中，疾复作，又用前法稍瘥。偶觉热燥，因澡身，水入疮口中，竟不起。金石之毒有如此者。因书以为世戒。

# 中　毒

一将官服仙茅遇毒，舌胀出口，渐大，与肩齐。善医环视，不能治。一医独曰：尚可救，少缓无及矣。取小刀劈其舌，随破随合，劈至百数，始有血一点许。医喜，曰：无害也。舌应时消缩小，即命煎大黄、朴硝数碗，连服之，以药末并糁舌上，遂愈。

盖谅朗中兄诜，因感疾，医卢生劝服附子酒，每生切大附二两，浸斗酒，且饮辄饮一杯，服之二十年。后再为陕西漕使。谅自太学归，过之南乐县，拉同行，中途晓寒，诜饮一杯竟，复令温半杯，比酒至，自觉微醉，乃与妻使饮。行数里，妻头肿如斗，唇裂血流，下驻路旁，呼随行李职医告之。李使黑、绿豆各数合生嚼之，且煎汤并饮，至晓肿始消。诜乃服之不辍，愚哉！到长安数月，失明。

**【琇按】** 真水枯矣。

遂致仕，时方四十余岁。

朱晦翁居山中，中乌喙毒，几殆。因思汉质帝得水可活之语，遂连饮水，大呕泄而解。

崇宁间，苏州天平山白云寺五僧行山间，得蕈一丛，甚大，摘而煮食之，至夜发吐，三人急采鸳鸯草生啖，遂愈。二人不肯啖，吐至死。此草藤蔓而生，对开黄白花，傍水处多有之，治痈疽肿毒有奇功，或服或敷或洗皆可，今人谓之金银花，又曰老翁须。

**【琇按】** 又名鹭鸶藤。

本草名忍冬。《巳志》

王舜求云：莴菜出呙国，有毒，百虫不敢近，蛇虺过其下，误触之，则目瞑不见物。人有中其毒者，唯生姜汁解之。

南海有石首鱼者，盖鱼枕也。取其石，治以为器，可载饮食。如遇蛊毒，器必爆裂，其效甚著。福唐人制作尤精，人但玩其色，鲜能识其用。

饮酒中毒，经日不醒者，用黑豆一升煮取汁，温服一小盏，不过三次，即愈。今人谓之中酒是也。

太子中允关杞，曾提举广南西路常平仓。

行部邕管，一吏人为虫所毒，举身溃烂。有一医言能治，使视之。曰：此为天蛇所螫，疾已深，不可为也。乃以药敷其疮，有肿起处，以钳拔之，凡取十余条而疾不起。又钱塘西溪尝有一田家急病癞，通身溃烂，号呼欲绝。西溪寺僧识之，曰：此天蛇毒尔，非癞也。取木皮煮饮一斗许，令其恣饮，初日疾减半，两三日顿愈。验其木，乃今之秦皮也。然不知天蛇何物，或云草间黄花蜘蛛是也，人遭其螫，仍为露水所濡，乃成此疾，露涉者戒之。

兴化人陈可大知肇府，肋下忽肿起，如生痈疖状，顷间其大如盆。识者云：此中桃生毒也。俟五更以绿豆嚼，试若香甜则是。已而果然。乃捣升麻为细末，取冷熟水调二大钱，连服之，遂洞下，泻出生葱数茎，根须皆具，肿即消缩。煎平胃散调补，且食白粥，后亦无他。

雷州民康财妻，为蛮巫林公荣用鸡肉桃生，值商人杨一者善疗，与药服之，才食顷，下积肉一块，剖开，筋膜中有生肉存，已成鸡形，头尾嘴翅特肖似。康诉于州，州捕林置狱，而呼杨生，令具疾证用药。其略云：凡吃鱼肉瓜果汤茶皆可，初中毒，觉胸腹稍痛，明日渐加搅刺，十日则物生能动，腾上则胸痛，沉下则腹痛，积以瘦悴，此其候也。在上膈则取之，其法：用热茶一瓯，投胆矾半钱，化尽，通口呷服，良久以鸡翎探喉中，即吐出毒物；在下膈即泻之，以米饮下郁金末二钱，毒即泻下。乃择人参、白术各半两，碾末，同无灰酒半升纳瓶内，慢火熬半日许，度酒熟，取温服之，日一盏，五日乃止，然后饮酒如故。《丁志》

江岭之间有飞蛊，其来也有声，不见形，如鸟鸣啾啾唧唧然，中人即为痢便血，医药多不瘥，旬日间不救。《朝野佥载》

陈斋郎，湖州安吉人。因步春，渴，掬涧水两勺饮之，数日觉心腹微痛，日久痛甚，药罔效。医诊之，云：心脾受毒，今心脉损甚。斋郎答曰：去年步春，渴，饮涧水得此。医云：斋郎饮却蛇交水，蛇在涧边遗下不净在涧水内，蛇已

成形，在斋郎腹中，啮其心而痛也。遂以水调雄黄服，果下赤蛇数条，能走矣。《名医录》

贞元间，崔员外从质云：目击有人被蜘蛛咬，一身生系，腹大如孕妇，其家弃之，乞食于道。有僧遇之，教饮羊乳，数日平。

南唐相冯延巳苦脑中痛，累日不减。太医令吴廷绍密诘厨人曰：相公平日嗜何物？对曰：多食山鸡、鹧鸪。廷绍于是投以甘草汤而愈。盖山鸡、鹧鸪多食乌头、半夏，故以此解其毒。《南唐书》甘草，《筠斋漫录》作甘豆。

一人误食石斑鱼子，中其毒，吐不止。或教取鱼尾草研汁，服少许，立愈。鱼尾草又名榧木根，形似黄荆，八月间开紫花成穗，叶似水杨，无大树，经冬不凋，渔人用以药鱼。

四明温、台间山谷多生菌，然种类不一，食之，间有中毒，往往至杀人者，盖蛇毒气所熏蒸也。有僧教掘地，以冷水搅之令浊，少顷取饮，皆得全活。此方见《本草》陶隐居注，谓之地浆。亦治枫树菌食之笑不止，俗言食笑菌者。居山间，不可不知此法。

一朝官与一高僧西游，道由归峡，程顿荒远，日过午，馁甚，抵小村舍，闻其家畜蛊而势必就食，去住未判。僧曰：吾有神咒，可无忧也。食至，僧闭目诵持，俄见小蜘蛛延缘碗吻，僧速杀之，于是竟食无所损。其咒曰：姑苏啄，摩耶啄，吾知虫毒生四角。父是穿窿穷，母是舍耶女，眷属百万千，吾今悉知汝。摩诃萨，摩诃萨。是时同行者竞传其本，所至无恙。别传解毒方：用豆豉七粒，巴豆二粒，入百草霜一处研细，滴水丸绿豆大，以茅香汤下七丸。

泉州一僧治金蚕毒，云：才觉中毒，先吮白矾味甘而不涩、黑豆不腥者是也。但取石榴根皮，煎汁饮之，即吐出蚕，无不立愈。李晦之云：以白矾、牙茶捣而为末，冷水服，凡一切毒皆可治。并载于此。《西溪丛语》

嘉祐中，范吏部为福州守，日揭一方于石，云：凡中蛊毒，无论年代远近。但煮一鸭卵，插银钗于内，并含之约一食顷，取视，钗卵俱黑，即中毒也。方用五倍子二两，硫黄末一钱，甘草三寸，一半炮出火毒，一半生，丁香、麝香各十文，轻粉三文，糯米二十粒，共八味，

瓶内水十分煎取七，候药面生皱皮为熟，绢滤去渣，通口服。病人平正仰卧，令头高，觉腹中有物冲心者三，即不得动，若出，以盆桶盛之，如鱼鳔之类，乃是恶物。吐罢，饮茶一盏，泻亦无妨，旋煮白粥补，忌生冷油腻鲊酱。十日后服解毒丸三两丸，经旬平复。丁、木、麝三香，嘉祐中价十文，今须数倍乃可。《类编》

王仲礼嗜酒，壮岁时疮皶发于鼻，延于额心，甚恶之，服药不效。僧法满使服何首乌丸，适坟仆识草药，乃掘得之。其法忌铁器，但入砂钵中，藉黑豆蒸熟，既成，香味可人。念所蒸水必能去风，澄以沫面，初觉极热，渐加不仁，至晓大肿，眉目耳鼻浑然无别。王之母高氏曰：凡人感风癞，非一日积，吾儿遇毒，何至于是？吾闻生姜汁、赤小豆能解毒，山豆根、黑蚌粉能消肿。亟命仆捣掞姜汁，以三味为末，调敷之，中夜肿退，到晓如初。盖先采何首乌，择而不精，为狼毒杂其中以致此。《类编》

名医言：虎中药箭，食青泥；野猪中药箭，�荞苊而食；雉被鹰伤，以地黄叶贴之。又矾石可以害鼠，张鷟曾试之，鼠中如醉，亦不识人，知取泥汁饮之，须臾平复。鸟兽虫类犹知解毒，况于人乎？被矢中者，蚕啮者，以甲虫末敷之；被马咬者，烧鞭梢灰涂之，取相服也。

处士刘易，隐居王屋山。尝于斋中见一大蜂粘于蛛网，蛛搏之，为蜂所螫，坠地，俄顷蛛鼓腹破裂，徐徐行入草，啮芋梗微破，以疮就啮处磨之，良久腹渐消，轻躁如故。自是人有为蜂螫者，授芋梗敷之，愈。蜘蛛啮者，雄黄末敷之。

一人因剥死牛，瞀闷。令看遍身俱紫泡，使急刺泡处，良久遂苏，更以败毒药而愈。

王彦伯，荆州人，为道士，善医，尤别脉，断人生死寿夭，百不失一。裴胄尚书子忽暴中病，王脉之良久，曰：中无鳃鲤鱼毒也。投药数味而愈。裴异之，诘其子，因食脍而得。乃脍鲤无鳃者，令左右食，其候悉同。

崔魏公暴亡，医梁新诊之，曰：中食毒。其仆曰：常好食竹鸡。梁曰：竹鸡多食半夏苗，盖其毒也。命搅生姜汁，拆齿灌之，遂复活。

浙人王夫人，忽日面上生黑癍数点，日久

满面俱黑。遍求医士，不效。一医云：夫人中食毒尔。治之一月，平复。后觉其方，止用生姜一味捣汁，将渣焙干，都用姜汁煮糊为丸。问其故，云：夫人日食斑鸠，盖此物常食半夏苗，是以中毒，故用生姜以解之。

姑苏一人游商在外，其妻畜鸡数只，以俟其归。凡数年而返，一日杀而食之殆尽。抵夜，其夫死，邻家疑其有外奸，首之官。妇人不禁拷打，遂自诬。太守姚公疑之，乃以情问妇，妇以食鸡对。太守觅老鸡，令囚遍食之，果杀二人，狱遂白。盖鸡食蜈蚣，久而蓄毒，故养生家不食此。

交州刺史杜燮中毒药而死，董奉以太乙散和水，沃燮口中，须臾乃苏。燮自谓初死时有一车直入一处，纳燮于土窟中，以土塞之，顷间闻太乙使至追杜，遂开土穴，燮得出。

中书舍人于邈中蛊毒，忽遇钉铰匠云，约来早勿食，请邈向明张口，执钤伺之，夹出小蛇二寸许，赤色如钗股，遽命火焚之，遂愈。

赵延禧云：遭恶蛇虺所螫处，贴上艾炷，当上灸之，立瘥。

池州进士邹阆，食贫有守。一日将之外邑，凌晨启户，见一小箬笼子在门外，无封锁，开视之，乃白金器数十事，约重百两。殆晓，寂无追捕者，遂挈归。谓其妻曰：此物无因而至，岂天赐我乎？语未绝，觉股上有物蠕蠕动，金色烂然，乃一蚕也，遂拨去之。未回手，复在旧处，以足践之，虽随足而碎，复在阆胸腹上矣。弃之水，投之火，刀伤斧碎，皆即如故。衾裯饮食之间，无所不在，阆甚恶之。友人有识者曰：吾子为人所卖矣，此所谓金蚕者是也。始自闽广，近至吾乡，物虽小而为祸甚大，能入人腹中，残啮肠胃，复完然而出。阆愈惧，

乃以箬笼事告之。其友曰：吾固知之矣。子能事之，即得所欲，日致他财以报耳。阆笑曰：吾岂为此也？友曰：固知子不为也，然则奈何？阆曰：复以此虫并物置笼中弃之，则无患矣。友曰：凡人畜此，久而致富，即以数倍之息并原物以送之，谓之嫁金蚕，乃去。直以此原物送之，必不可遣。今子贫居，岂有数倍之物乎？实为子忧之。阆乃叹曰：吾平生清白自处，不幸有此。辄取其虫吞之，竟无恙，以寿终。岂以至诚之感，妖孽不能为害乎？《幕府燕间录》

政和间，祐陵以仁经惠天下，诏取海内凡药之治病彰彰有声者，悉索其方书上之，于是成都守臣监司奉命得售解毒丸。验其方，则王氏《博济方》中保灵丹。尝救两人食葫蔓草毒，得不死。《铁围山丛谈》

金蚕毒始蜀中，近及湖广闽粤浸多。有人或舍去，则谓之嫁金蚕，率以黄金钗器锦缎置道左，俾他人得焉。郁林守为吾言，尝见福清县有讼遭金蚕毒者，县官求治，不得踪，或献谋，取两刺猬入捕，必获矣。盖金蚕畏猬，猬入其家，金蚕则不敢动，惟匿榻下墙罅，果为两猬擒出之。亦可骇也。《铁围山丛谈》

虞恒德治一妇人，因采桑，见桑有金虫如蚕者，被其毒，谓之金蚕毒，腹中疞痛欲死。虞曰：以樟木屑浓煎汤与之。大吐，出有金丝如乱发者一块，腹痛减十分之七八，又与甘草汤，连进二三盏而安。

夜藏饮食器中，覆之不密，鼠闻其气，欲盗不可，则环器而走，涎滴器中，食之得黄疾，通身如蜡，针药所不能疗。

江少微幼时，见佃仆值荒年采蕨食之，误采毛蕨，子女三人同食，觉麻，而弱者死。大父闻之，曰：毒麻。投以姜汤饮之，愈。

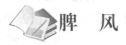 脾风

倪仲贤治淮南周万户子，始八岁，忽得昏懵疾，数日方苏，呆懵如木偶人，寒暑饥饱皆不知节适，率常食土炭，至口不得出音。老人视之，曰：此脾风也。脾，智意府也，而以风，其不知

人事也，宜投之疏风助脾之剂。数服而愈。

江连山自述其子始孩，患慢惊风，痰迷心窍，乳食不进，啼声不出。遇一道流，云：尚可治。探囊出药一分半，涂乳上，令儿吮。痰在膈

上者吐，下者利，即啼而苏。其方：僵蚕七条，全蝎三个，朱砂一分，轻粉一分，俱为细末。

任柏峰传昌化胡虚台益黄散，治慢脾风，泄泻青绿色，手足瘛疭，眼张直视。其方：人参、白术、茯苓、白扁豆姜汁炒、莲肉、白芷梢、全蝎、防风、直僵蚕炒、黄芪各一钱，南星炮制、天麻、冬瓜仁各三钱，俱为细末，煎冬瓜仁汤调下。

江应宿治萧氏儿，五岁，多汗恶风，怠惰嗜卧，色黄白，鼻额深黄，不欲食，不欲动。予曰：脾风也。投以胃风汤加藿香、砂仁，数服而愈。

按《保婴集》云：急惊屡发，屡用直泻，

则脾损阴消而变为慢脾风者。当补脾养血，佐以安心清肺制木之药，最为切当。薛己谓前症多因脾胃亏损，肝木所胜，但用五味异功散加当归，佐以钩藤饮子，以补脾土，平肝木，亦多得效。如不应，用六君子加炮姜、木香，温补脾土。更不应，急加附子以回阳。若用利惊逐风驱痰之药，反促其危也。愚见小儿脾胃素弱者，一病即成慢惊，不可泥为久病误药而后成也。经云脾风，言脾虚受病也。钱乙为小儿慢脾惊，因病后或吐泻，或药饵伤损脾胃，而肢体逆冷，口鼻气微，手足瘛疭，昏睡露睛，此脾虚生风，无阳之症也，温白丸主之。

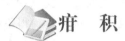 疳 积

陈孝廉自述，云其子痘疹后患疳积病，骨瘦如柴，大便不固。偶得市人传一方，用山楂一两，白酒曲一两，取多年瓦夜壶人中白最多者，将二物装内，炭火煅存性，研为细末，每服六分，滚水送下，药未完而病愈。

黄上舍瑶台乃郎患疳，肚大如箕，足细如管，眼生翳膜遮睛，几不可为。在苏州得异人传授一方，取鸡蛋七枚，轻去壳，勿损衣膜，以胡黄连一两，川黄连一两，童便浸，春秋五日，夏三日，冬七日，浸透煮熟，令儿服之，遂愈。后以治数儿，无不立效。

一儿疳积，肌肉消瘦，两目失明。方士以

片脑五厘，朱砂三分，为细末，用雄鸡脊血调和，无灰酒下。垂死者，一服可活。

江应宿见丁氏儿医治疳积，腹大脚小，翳膜遮睛者，用大虾蟆十数个打死，置小口缸内，取粪蛆不拘多少，粪清浸养，盛夏三日，春末秋后四五日，以食尽虾蟆为度，用粗麻布袋一方扎住缸口，倒置活水中，令吐出污秽净，再取新瓦烧红，置蛆于上烙干，令病儿食之，每服一二钱，后服参茯白术散而愈。若儿稍大见疑，用炒熟大麦面和少蜜作饼或丸，看儿大小壮弱，无不验者。

## 走马牙疳

濮阳传为上虞丞，好医方，传授小儿走马牙疳，灸颈后凹陷中七壮，再以樗树东南引根去粗黄，取白皮，同黑豆一升煮熟，去皮食豆，即愈。

一小儿患走马牙疳，用瓦垄子比蚶子差小未酱腌者，连肉煅存性，置冷地上，用盏盖覆，候冷取出，碾为末，干糁患处。

一儿用马蹄烧灰，入盐少许，糁患处。

一儿用马蹄壳三钱，先洗净，酒炙酥，鸡

肫皮三钱，不见水，拭净阴干，真珠七分，炒胡黄连一钱五分，雄黄五分，水飞白硼砂六分，黄柏去粗皮三钱，为细末，糁患处。

一小儿痘后患走马牙疳，用枣灰散，朱砂一分半，轻粉一分，麝香三厘，冰片五厘，胆矾二分，雄黄五分，黄丹三分，白芷五分，枯矾二分，儿茶一钱，北枣煅存性一钱五分，龙骨一分，为细末，先用荆芥汤洗，一日搽二三次，效。

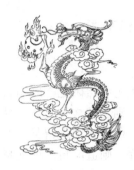

明·江瓘集

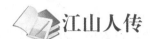

### 江山人传

注道昆

余观作者之污隆，一禀于风气。自汉下达，则缘世屡迁，譬之昃日，卒于不振。明兴，艺士奋起，依凭出日之光，轶挽近而称古人，斌斌然盛矣。然皆三河齐秦之产，而江淮秀异亦稍稍肩随之，其强弱有差，则疆域使然也。新安地重，其民深厚不浮，由古以来，文献足述。顾今之学士大夫，率高视一世，其言不轨于先民，善乎？山人之言曰：吾乡多泛驾之材，使闲舆卫，皆上乘也。山人在诸生中，辄有志述作。会有疾，谢学官去，遂一意修辞。尝读史，慕太史迁为人，作而叹曰：丈夫不能周游四方，友天下之士，徒抑首蓬户，享其敝帚，将为辽东豕邪？于是操舟东游，登禹穴，入浙观海潮，浮于五湖，问阖闾、春申故址，遂杖马箠之秣陵，朝故都焉，入郢，听歌郢中，望高唐，泛云梦而下，其游知交倾东南之美矣。比还郡，郡中诸儒宿学争愿交山人欢。山人挟一驼奴，箧书而出，过故人厚善者，辄胜箧发笑，喜人弹射其文，犹能推毂后生，务章人之善，士以此益附之。入舍，下帷读书，即家人治生业纷纠万端，不为乱，其精如此。山人故多病，乃学养生，为轩岐之言，必入其室，其一切从事，不遗余力，盖天性也。客见山人具稿若干卷，请曰：自民莹号郡中，而多士响应，愿揭旗鼓遍示之。山人谢曰：嗟乎！古人成一家之言，徒藏之名山，示知已者。世儒纷纷，务悬书以诧海内，何为哉？瓘，徒诵法古昔，自托于无能之辞，奈何得当诸君子？恶用暴己之短邪？客退，语人曰：江叔子犹务深藏，彼握燕石而冒玉名，徒豪举耳。汪道昆曰：山人善声诗，尤长于古体。夫诗书之教一也，其升降相依。今之论文者，或不与昌黎，及推尊杜陵，不啻日月，余窃疑之。或谓建安起靡丽之习，而陵迟于梁陈唐，自陈伯玉以下，起而一洗之，开元为盛。夫持汉之三尺，卑疵六朝，敢不受令？唐削雕为朴，而体益卑卑，犹之秦人闻新乐，端冕去之，乃拊缶呜呜为秦声，猥云可与道古，闻者有掩口而笑耳。举世方驰逐近体，无惑乎布侯于杜陵，及为古诗，且不能超乘而上，则任耳之过也。若山人之长言，大都取裁魏晋。行年五十，犹矗矗不衰，千载而下，吾郡有山人矣。山人质行较著，往往可书。顾余材薄，无能为役。山人方以论著显，故特书其大较云。

# 明处士江民莹墓志铭

汪道昆

当世以布衣称作者，无虑数十家，乃若质行雅驯，则余窃多江民莹。顷，民莹将捐馆舍，遗季公民璞书曰：平生知我者，唯季若汪中丞。愿季为状，中丞为铭，幸须臾无死，犹及见之，死且不朽。往，余为民莹立传，曾未得其十二三，乃今要我以平生之言，奈何负民莹地下？遂受季公状，摭其逸事志之。志曰：江处士瓘，歙人，世家篁南，字民莹，赠尚书郎终慕公第三子也。幼负奇气，顾犹跳梁。年十四，母郑安人以暴疾终，既含不瞑。民莹拊棺号哭曰：母其以二三子未树耶？所不夙夜以求无忝者，有如此木！遂瞑。自是折节为学，务以身先季公。乃从故太守吴先生受诗。吴先生间得李献吉赋诗若干篇，示民莹，民莹心独喜，终日诵之，尝窃效为诗，有近似者。初试县官，不利。父命之商，民莹辄商，孜孜务修业。会督学使者萧子雍行县，并举民莹、民璞补县诸生。又明年，应乡试，复不利。民莹惭，自愤不务稼而罪岁凶，何为乎？遂下帷读书，历寒暑，穷日夜，不遗余力。民璞请少息，毋已太劳。民莹愀然曰：季子游，困而归，由发愤起，纵自爱，而忘而母不瞑耶？顷之病作，一夕呕血数升，延医十余曹，不效。因涉猎医家指要，自药而瘳。此治本业如初，又复病，释业复瘳，递病递瘳，盖十年往矣。乃叹曰：显亲扬名，即男子所有事，彼亦偬然而来者耳。顾轻身以希必获，谓父母遗体何？遂谢学官，罢举子业，日键关，坐便坐，几上置《离骚》、《素问》诸书，卧起自如。不问梱外事，即家务左右梦起，终不入于心。由是就业益多，神益旺矣。甲辰，季公举进士。民莹沾沾喜曰：幸哉！有此，无伤母氏心。瞑可也！瞑可也！民莹属辞尔雅，藉藉称名家。当是时，邑人王仲房、海阳人陈达甫，亦皆负论著而薄诸生，相继引去。乡大夫游汝潜、汪正叔、方定之，则尤推毂民莹，郡中人士翕然附之。既而自托远游，将倾四海之士，则之越之吴之楚，足迹遍于东南。会民璞徙官留都，则之留都，习朝市之隐。及拜信州太守，则道信州，出闽越，谒武夷君。其后兵备饶州，则又道饶州，登匡庐，泛彭蠡而下。所至未尝通谒，而缙绅学士争愿从游。归，语人曰：入其境，其士可知也。顷余入会稽，探禹穴，其士多奇；余历吴门，泛五湖而东，其士放达；楚有七泽，泱泱乎大观，其士闳廓而多材；秣陵为高皇帝故都，衣冠文物盛矣，四方豪杰，分曹而仕，伏轼而游，盖士之渊薮也；大江以西，以匡庐胜，其士好修；闽越以武夷胜，其士倬诡。游方之内，此其大较也。吾将为方外游矣。既又赴会稽，视仲子应宿病。应宿愈，民莹乃负病西归，中道应宿刲股进之，幸少间。亟乘舟就舍，病益深，季子应乾、季子妇程氏刲股递进之，卒不起，盖乙丑八月二十六日也。距生宏治癸亥享年六十三。居常于于近人，一切无所失及其操，直言引当否，不取苟容。岁饥，浙有司下遏籴令，辄引《春秋》大义，上书部使者，请罢之。语在集中，不具载。某子甲，以赀爵万户。会有疾，侮诸医。民莹过万户家，让万户：公能以富贵骄人矣，亦能以生死下士乎？公之疾，得士则生，不得则死，富贵无为也。季公既贵，始立祖庙，属民莹定约法、修祠事以为常。即民莹以处士之义终，功用未试，其于国事则尤倦倦，尝著论言备边事，犁然可采藉。第令得志，其画策何可胜穷？乃今食不过上农，年不逮中寿，家人之产盖厘有存，惜也。配临溪吴氏，举子三，长曰应元，仲、季即刲股者。兹当大事，将卜所宜，为之铭以待。铭曰：相彼良玉，胡然而终藏？尔有文德，恶用乎珪璋？相彼梁木，胡然而先拨？尔有令名，恶用乎黄发？渐江东渐，厥有新阡，君子归止，是曰九原。

## 名医类案跋

　　先君子清修力学，不偶于时。抱疴攻医，数起人危疾，未尝以医名。家藏禁方及诸子列传，无虑百数十种。披阅适瘳，手录以备遗忘，积二十年所，遂成是书。分门析类，为卷十二，为条二百有奇。草创未就，遽尔见背。应宿不肖，髫龀多病，趋庭问难，颇契其旨。弱冠，奉方伯叔父之滇南，寻游吴越齐楚燕赵间，博采往哲奇验之迹，载还山中。惧先集未梓，久而散逸，因取遗稿，编次补遗，亦越岁十九，凡五易钞，更与伯兄参互考订，勒成全书。传之通都下邑，俾肄业之士，如遇阴阳显晦未易辨之证，水火征兆疑似之难明者，试观前人已验之成法，准古酌今，一证一方，一案一论，吻合相孚，其应如响。嗟乎！医贵权衡，譬之用兵，孙武论兵，无出虚实，兵识虚实，则无不胜矣。或者不师古人，亦自为法，唯司马穰苴能之，善之善者也，抑或孜孜学古，虽中律度，如赵括徒能读父书，不知合变，卒归于败耳，是则存其人焉尔矣。医何以异此？先君子以缝掖称作者，托于医以隐。孤不敏，弗克继志，姑述手泽之遗，间附见闻，以广其传。虽于时未必有济，然承先君子及物之仁，则亦不敢私也。谨志。

时万历辛卯闰三月朔旦之吉男应宿百拜撰述

续名医类案

# 提　要

　　臣等谨按《续名医类案》六十卷。

　　国朝魏之琇撰。之琇既校刊江瓘《名医类案》，病其尚有未备，因编撰此编，杂取近代医书及史传、地志、文集、说部之类，分门排纂。大抵明以来事为多，而古事为瓘书所遗者亦间有补苴，故纲罗繁富，细大不捐，如疫门神人教用香苏散二条，犹曰存其方也。至脚门载张文定患脚疾，道人与绿豆两粒而愈条，是断非常食之绿豆，岂可录以为案？又如金疮门载薛衣道人接已断之首，使人回生一条，无药无方，徒以语怪，更与医学无关。如斯之类，往往而是，殊不免芜杂。又虫兽伤门于薛立斋蚊虫入耳一条。注曰：此案耳门亦收之，非重出也。恐患此者不知是虫，便检阅耳云云。而腹疾门中载金台男子误服干姜理中丸，发狂入井一条，隔五、六页而重出，又是何意例乎？编次尤未免了草。然采摭既博，变证咸备，实足与江瓘之书互资参考，又所附案语尤多所发明，辨驳较诸空谈医理，固有实征虚揣之别焉。乾隆四十六年十二月恭校上。

总纂官　臣纪昀　臣陆锡熊　臣孙士毅

总校官　臣陆费墀

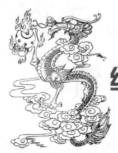

# 续名医类案卷之一

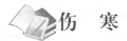 伤 寒

许叔微云：有病伤寒，身热头疼，余视之曰：邪在表，此表实症也。当汗之，以麻黄汤。或问曰：伤寒大抵因虚，故邪得以入之，今邪在表，何以云表实也？予曰：古人称邪之所凑，其气则虚，留而不去，其病则实。盖邪之入人也，始因虚入，邪居中反为实矣。大抵调治伤寒，先要明表里虚实，能明此四字，则仲景三百九十七法可立而定也。何以言之？有表实，有表虚，有里实，有里虚，有表里俱实，有表里俱虚。余于表里虚实歌中常编其事矣。仲景麻黄汤之类为表实而设也，桂枝汤之类为表虚而设也。里实则承气之类是也，里虚则四逆之类是也。表里俱实，所谓阳盛阴虚，下之则愈也。表里俱虚，所谓阳虚阴盛，汗之则愈也。常读《华佗传》，有府吏倪寻、李延，其症俱头痛身热，所苦正同，佗曰：寻当下之，延当发汗。或难其异，佗曰：寻外实，延内实，故治之异耳（外实内实，汗下倒施，疑有误。此可当伤寒总论）。

一人初得病，四肢逆冷，脐下筑痛，身疼如被杖，盖阴症也。急服金液、破阴、来复等丹，其脉遂沉而滑，沉者阴也，滑者阳，阳脉生，仍灸气海、丹田百壮，手足温温阳回，得汗而解。或问：滑沉之壮，如何便有生理？曰：仲景云：翕奄沉名曰滑。何谓也？沉为纯阴，翕为正阳，阴阳和合故名曰滑。古人论脉滑虽曰往来前却，流利旋转，替替然与数相似，仲景三语而足也。此三字极难晓，翕，合也，言张而复合也，故曰翕，为正阳；沉言忽降而下也，故曰沉为正阴。方翕而合，俄降而沉，奄

为忽忽间，仲景论滑脉真谛当矣。其言皆有法，故读者难晓，宜细思之（可作读《伤寒论》治阴症法指南）。

一人病伤寒，下利神昏多困，谵语不得眠，或者见下利，便以谵语为阴虚症。许曰：此亦小承气症。众骇曰：下利而服小承气，仲景之法乎？许曰：此仲景之法也。仲景曰：下利而谵语者，有燥粪也，属小承气汤而得解。予尝读《素问》云：微者逆之，甚者从之。逆者正治，从者反治。从多从少，视其事也。帝曰：何为反治？岐伯曰：塞因塞用，通因通用。王冰注云：大热内结，注泻不止，热宜寒疗，结复须除，以寒下之，结散利止，则通因通用也。正合于此，又何疑焉（引经证论治法了如指掌。治里症法）？

一人患伤寒五六日，头汗自出，自颈以下无汗，手足冷，心下痞闷，大便秘结，或者四肢冷，又汗出满闷，以为阴症。诊其脉沉而紧，为少阴症，多是自利，未有秘结也。此症半在表，半在里，投以小柴胡汤得愈。仲景谓四肢冷，脉沉紧，腹满，全似少阴，然大便硬，头汗出，不得为少阴。盖头者三阳同聚，若三阴止胸而还，有头汗出，自是阳虚，故曰汗出为阳微，是阴不得有汗也。若少阴头有汗则死矣。故仲景《平脉法》云：心者火也，明此阴，则无头汗者可治，有汗者死。心为手少阴，肾为足少阴，相与为上下，惟以意逆志者，斯可得之（治半表半里法）。

一人患伤寒，得汗数日，忽身热自汗，脉弦数，心不得宁，真劳复也。诊之曰：劳心之

所致，神之舍未复其初，而又劳伤其神，营卫所以失度也。当补其子，益其脾，解其劳，庶几得愈。授以补脾汤，佐以小柴胡汤，解之而愈。补脾汤，人参、白术、甘草、橘皮、青皮、干姜各等分。

侯国华病伤寒四五日，身微癍，渴欲饮，诊之沉弦欲厥，阴脉也。服温药数日不已，又以姜、附等药，觉阳微回脉生，因渴私饮水一杯，脉复退，又见头不举，目不开，问之则犯阳易症。只与烧裈散，连进二服，出大汗两昼夜而愈（阳易治法）。

衍义治伤寒汗不出搐脚法，用海蛤粉、乌头各二两，穿山甲三两，为末，酒糊为丸，大一寸许，捏匾置患人足心下，劈葱白盖药，以帛缠定，于暖室取热汤浸脚至膝下，久则水温，又添热水，候遍身汗出为度。凡一二日一次，浸脚以和为度（外治取汗法。以上俱《医学纲目》）。

张子和曰：予之常溪，雪中冒寒，入浴重感风寒，遂病不起，但使煎通圣散单服之，一二日不食，惟渴饮水，亦不多饮，时时使人槌其股，按其腹，凡三四日不食，日饮水一二十度，至六日有谵语妄见，以调胃承气汤下之，汗出而愈。常谓人曰：伤寒勿妄用药，惟饮水最为妙药，但不可使之伤，常令揉散，乃大佳耳。至六七日，见有下证，方可下之，岂有变异哉？奈何医者禁人饮水，至有渴死者。病人若不渴，强与水饮，亦不肯饮也。予初病时，鼻塞声重，头痛，小便如灰淋汁，及服调胃承气一两半，觉欲呕状，探而出之，汗出浆浆然，须臾下五六行，大汗一日乃瘳。当日饮冰水时，水下则痰出约一二碗，痰即是病也。痰去则病去矣。予时年六十一岁。

焦百善偶感风寒，壮热头痛，其巷人点蜜茶一碗使啜之，焦因热服之讫，偶思张语曰：凡苦味皆能涌，今兼头痛，是病在上，试以箸探之，吐毕其痛立解。

孙兆治俞伯道忽患微热，心下满，头有汗，不能解，众医以为湿病用表，有谓食在膈者，治之不愈。召孙至，用半夏茯苓汤愈。问其故，曰：头有汗，心下满，非湿症，乃水结胸也。

小便既去，其病乃愈。且如湿气心下满，自当遍身有汗，有食心下满，岂得汗？若言是表，身又不恶寒疼痛，表症何在？故凡水结胸胁，头必有汗（出《伤寒口诀》）。

窦材治一人患肺伤寒（名别），头痛发热，恶寒咳嗽，肢节疼，脉沉紧，服华盖散、黄芪建中汤，略解，至五日，昏睡谵语，四肢微厥，乃肾气虚也。灸关元百壮，服姜附汤始汗出愈（作虚治）。

一人伤寒，昏睡妄语，六脉弦大，窦曰：脉大而昏睡，定非实热，乃脉随气奔也。强为之治，用烈火灸关元穴，初灸病人觉痛，至七十壮遂昏睡不疼，灸至三鼓，病人开眼思饮食，令服姜附汤，至三日后方得元气来复，大汗而解。

一人患伤寒至八日，脉大而紧，发黄生紫斑，噫气，足指冷至脚面，此太阴症也，最重难治。为灸命门五十壮，关元二百壮，服金液丹、钟乳粉，四日汗出而愈。

一人患伤寒至六日，脉弦紧，身发黄，自汗，太阴症也。先服金液丹，点命关穴，病人不肯灸。伤寒惟太阴、少阴二症死人最速，若不早灸，虽服药无功。不信，至九日泻血而死。

一人病伤寒至六日，微发黄，一医与茵陈汤，次日更深黄色，遍身如栀子，此太阴症误服凉药而致肝木侮脾。为灸命关五十壮，服金液丹而愈。

一人患伤寒，初起即厥逆，脉一息八九至，诸医以为必死。窦曰：乃阴毒也（厥逆脉数，断为阴毒，必有爪青吐利倦卧等症）。与姜附汤一盏，至半夜汗出而愈。若以脉数为热，下凉药必死无疑。

张子和之仆，尝与邻人同病伤寒，俱至六七日，下之不通，邻人已死，仆发热极，投于井中，捞出以汲水贮之槛，使坐其中。适张游他方，家人偶记张治法曰：伤寒三下不通，不可再攻，便当涌之。试服瓜蒂散，良久吐胶三碗许，与宿食相杂在地，状如一帚，顿快，乃知世医杀人多矣。又一吏吐讫，使服太白散、甘露散，以调之（邪结阳明发为狂热，吐之犹是宿食，非若燥粪便硬，可下而愈也）。

张子充治南陵富人子伤寒不知人，气息仅属。张视之曰：此嗜卧症也（新别），后三日当苏，苏则欲饮，欲饮与此药必熟睡，觉当自汗也。已而果然（《新安志》）。

万密斋治县尹唐肖峰二月间患伤寒，医进九味羌活汤不效。又云内伤挟外感，进补中益气汤不效，又进柴苓汤去人参，病略减，四日复发热，头苦痛，医欲下之，未决。万脉之洪长而弦，曰：此元气素虚，因起早感寒得之。今病在阳明并及少阳，乍热乍凉者，少阳也，头苦痛者，阳明也，宜小柴胡（少阳）合葛根葱白汤（阳明）。唐曰：吾素多痰火病，勿用人参。万曰：元气不足，乃虚火也，实火宜泻，虚火宜补，幸勿疑。一剂而病愈。

胡晏年五十病伤寒，十六日不解，其症乍寒时，即以衣被厚覆蒙头而卧，不胜其寒；乍热时，即撤去衣被裸露其身，更用扇，不胜其热。如此一日夜十余次，医皆不识。万至，告以病状可怪，邀诊其脉，曰：不必诊，此易知耳。夫恶寒病在表也，何以无头痛症？恶热病在里也，何以无烦渴及便溺不利症？此病在半表半里，阴阳混乱也。阴气乘阳则恶寒，阳气乘阴则恶热，宜用小柴胡，以治其半表半里之邪。栀子、豆豉以治其阴阳错杂之邪。服之，寒热不再作而愈。

李养晦患伤寒，苦右胁痛，医用陶节庵法，以小柴胡加枳壳、桔梗服之，无效，已十七日。万脉之沉弦且急，曰：此畜水症也。经云：沉潜水支饮，脉弦急，必得之饮水过多。问曾服何方？以前药对，万曰：只用此方，再加牡蛎，以泄其畜水可耳。一服而痛止。

一门子病伤寒，医与发汗，七日后不愈，小腹满而痛，欲下之，未敢。万脉之沉弦而急，问曾渴饮水乎？答曰：甚渴，虽饮水渴不止。曰：此畜水似疝症，不可下也。乃用五苓散以利其水，加川楝子、小茴香以止小腹之痛。一服洞泄四五行，皆清水，次日再求诊，曰：不必再药，水尽泄自止矣。三日后果安。

沈天禄病伤寒，汗下后病不解，身无大热，不惺惺，医者但云谵语，以症论之，乃错语也（谵语、错语，极宜细辨）。若作知母麻黄汤症，非痉后昏沉也，乃汗下之后，元气未复，神识不清耳。与补中益气汤去升、柴，加麦冬、生地、熟附子，一服而愈。

孙文垣治张二官发热头痛，口渴，大便秘结，三日未行，脉洪大，曰：此阳明、少阳二经之病，用大柴胡汤。行三五次，所下皆黑粪，出臭汗。次日清爽，惟额上仍热（阳明部位），用白虎汤加葛根、天花粉，因食粥太早，复发热咳嗽，口渴殊甚，且恶心（食复），用小柴胡加枳实、山栀、麦芽，次日渴不可当（半夏、枳实、麦芽皆能耗阳明津液），改以白虎汤加麦冬、花粉，外与辰砂益元散，以井水调下五钱，热始退，渴始定。不虞夜睡失盖，复受寒邪，天明又大发热，不知人事（复感），急用小柴胡汤加升麻、葛根、前胡、薄荷，汗出热退，神思大瘁，四肢皆冷，语言懒倦，且咳嗽，以生脉散加石斛、百合、大枣、白芍，服后咳嗽寻止，精神日加，饮食进而愈。

缪仲醇治姚平之伤寒，头疼身热，舌上胎，胸膈饱闷，三四日热不解，奄奄气似不属者（邪热甚则正气馁，不可误认为虚），一医以其体素弱，病久虚甚，意欲投参少许。缪叱曰：一片入口死矣。亟以大黄二两，瓜蒌二枚连子切片，黄连、枳实下之（小陷胸加大黄）。主人惊疑，不得已减大黄之半，二剂便通，热立解，遂愈。

高存之一家人妇伤寒，来乞方，缪已疏与之矣，见其人少年，曰：若曾病此否？曰：然。曰：愈几日而妻病？曰：八九日。曰：曾有房欲否？曰：无之。缪故曰：若有房欲，此方能杀人也。其人即置方不取。遂以裈裆、雄鼠粪、麦冬、韭白、柴胡，二剂势定，更用竹皮汤二三剂全愈（观此则伤寒初愈，脏腑犹多热毒，时师不察，骤投参、芪、术、附温补，其遗患可胜言哉）。

一奴伤寒，热解后，复下血不止，主人以痢药投之，更甚。缪曰：此伤寒失汗之余症也。用地榆、麦冬、知母、竹叶，以代仲景诸血症药，遂愈。

翁具茨感冒壮热，舌生黑胎，烦渴（阳明症），势甚剧，诸昆仲环视挥涕，群医束手。

缪以大剂白虎汤加人参三钱，一剂立苏。或问缪治伤寒有秘方乎？缪曰：熟读仲景，即秘方也。

常熟吴见田在京邸时，有小青衣患伤寒，愈而复，复而愈，愈而再复，不知其几，谓缪曰：非兄不能救。诊之病人黄白面色（有胃色），六脉微弱（有胃气），大便不通，胸中不快，亦不思食。曰：为伤寒百合（无经络，百脉一宗，悉致病，谓之百合病），坏症（正气已虚，邪气留滞及过经不解，瘥后，虚羸少气，皆谓之坏病）之余，邪且退矣（以色脉断之）。胸中不快，虚而气壅，非实邪也。不大便者，久病津液枯，气弱不能送也。投以人参五钱，麦冬一两，枳壳炒八钱，尽剂立解而瘥。

梁溪一男子素虚，春中感冒头痛，肌痛发热，羌活二钱，麦冬三钱，炙甘草一钱，紫苏一钱五分，北细辛七分，前胡一钱五分，次日头痛止，热未退。缪用白芍、五味子。人曰：风未退，讵用酸敛何也？曰：因人而施尔。一杯即愈。麦冬三钱，甘草一钱，瓜蒌二钱，干葛一钱五分，桑皮三钱，桔梗一钱，白芍一钱，五味五分。

四明虞吉卿因三十外出疹，不忌猪肉，兼之好饮，作泄八载矣。忽患伤寒，头疼如裂，满面发赤（汗出不彻），舌生黑胎、烦躁口渴，时发谵语，两眼不合者七日（皆属阳明），洞泄如注，较前益无度（协热也），脉之洪大而数（实热），为疏竹叶石膏汤方。因其有腹泻之病，石膏止用一两，病初不减，此兄素不谨，一友疑其虚也，云：宜用肉桂、附子（凡诊病，浅见者反若深虑，多令病家无所适从）。或以其言来告，乃曰：诚有是理，但前者按脉似非此症，岂不数日脉顿变耶？复往视，仍洪数而大，曰：此时一投桂、附，即发狂登屋，必不救矣。一照前方，但加石膏至二两。或曰：得毋与泻有妨乎？曰：邪热作祟，此客病也，不治立殆。渠泄泻已八年，非暴病也。治病须先太甚，急进一剂。其病遂安，即省人事，再剂而前恶症顿去，数日霍然，但泻未止耳。为疏脾肾双补丸，而加黄连、干葛、升麻，以瘳痢法治之，不一月泻竟止，八载沉疴，一旦若失。

庄钦之一庄仆，因受寒热，头痛如裂（太阳），两目俱痛（阳明），浑身骨肉疼痛，下元尤甚（劳伤），状如刀割，不可忍（热甚伤阴），口渴甚，大便日解一次，胸膈饱胀，不得眠，已待毙矣。为疏一方，干葛三钱，石膏一两五钱，麦冬八钱，知母三钱五分，羌活二钱五分，大瓜蒌二个连子打碎，枳壳一钱，桔梗一钱，竹叶一百片，河水煎服，四剂而平，此太阳阳明病也。贫人素多作劳，故下体疼痛尤甚，以羌活去太阳之邪，石膏、竹叶、干葛、麦冬、知母解阳明之热，栝蒌、桔梗、枳壳疏利胸膈之留邪，故遂愈。

又庄一仆，因伤寒后劳复，发热头痛，腹内作泻，势甚危。为疏一方，山栀四钱，枳实二钱，豆豉一两，川黄连二钱，干葛三钱，调六一散五钱，服二剂热退泻止，头疼亦愈。但不思饮食，为去山栀、枳实、黄连，加鳖甲四钱，炙甘草二钱五分，麦冬五钱，不数剂而愈。

朱远斋治从祖近湖公少年因房劳食犬肉伤寒，诸医以其虚也，攻补兼施，至发狂登屋，奔走号呼（阳明府症实热），日夜令壮夫看守，几月余矣。急走使延朱，朱先命煎人参膏二斤以待，用润字号丸药数钱下之，去黑粪无算，热遂定，奄奄一息，邻于死矣，徐以参膏灌之，至一百二十日全瘥（右自缪仲淳至此，十一案俱见蔡焕然《伤寒约言》）。

龚子才治一人头疼发热，憎寒身痛，发渴谵语，日久不出汗，以大梨一枚、生姜一块同捣取汁，入童便一碗重汤煮，热服之，汗出如水即愈（制方甚佳，愈于甘露，且免地黄之忌）。

太守刘云亭患伤寒发热，面红唇赤，面壁侧身而卧，诸医以小柴胡汤、解毒汤之类，数剂弗效。诊之六脉浮大无力，此命门无火也（合脉与症，即是戴阳）。以人参、附子、沉香，一服立愈，三服全愈。

一妪年七旬，伤寒初起，头疼身痛，发热憎寒，医以发散数剂不效，淹延旬日，渐不饮食，昏沉口不能言，眼不能开，气微欲绝（纯见虚症，凡杂症见此，亦宜独参猛进，贫者以重剂杞、地，少入干姜）。与人参五钱煎汤，徐徐灌之，须臾稍省，欲饮水，煎渣服之，顿愈。又十年乃卒（当与疫症内苏韬光一案同参）。

李士材治一人伤寒，九日以来口不能言，目不能视，体不能动，四肢俱冷，咸谓阴症。诊之六脉皆无，以手按腹，两手护之（拒按是也），眉皱作楚（实邪），按其趺阳大而有力，乃知腹有燥矢也。欲与大承气汤，病家惶惧不敢进。李曰：吾郡能辨是症者，惟施笠泽耳（此等症，人便稀识，可为浩叹）。延诊之，若合符节，遂下之，得燥矢六七枚，口能言，体能动矣。故按手不及足者，何以救此垂绝之症耶？

一人伤寒，烦躁面赤，昏乱闷绝，时索冷水，手扬足掷，难以候脉，五六人制之方得就诊，洪大无伦，按之如丝。李曰：浮大沉小，阴症似阳也，与附子理中汤，当有生理。其弟骇曰：医者十辈至，不曰柴胡承气，则曰竹叶石膏，今反用热剂，乌乎敢？李曰：温剂犹生，凉剂立毙矣。卜之吉，遂用理中汤加人参四钱，附子一钱，煎成，入井水冷与饮，甫及一时，狂躁定矣。再剂而神爽，服参至五斤而安。

凡遇此等伤寒，能以全料六味减苓泻，加麦冬、杞子，用大砂罐浓煎，与之代茶，必数杯而后酣寝，汗出而愈。于时此法未开，惟倚仗人参之力取效，本阴竭之症，乃峻补其阳复生阴而愈，故用参每多至数斤。使在今时，非猗顿之家不可为矣。

一人伤寒至五日，下利不止，懊侬目胀，诸药不效，有以山药、茯苓与之，虑其泻脱也。李诊之六脉沉数，按其脐则痛，此协热自利，中有结粪，小承气倍大黄服之，果下结粪数枚，遂利止，懊侬亦痊。

一人伤寒，第二日头痛发热，正属太阳。李曰：方今正月，时令犹寒，必服麻黄两日愈矣。若服冲和汤，不惟不得汗，即使得汗必致传经。遂以麻黄汤热饮之，更以滚水入浴桶，置床下熏之，得汗如雨，密覆半日，易被神已爽矣。至晚索粥，家人不与，李曰：邪已解矣，必不传里，食粥何妨？明日果愈。不以麻黄汗

之，传变深重，非半月不安也。

吴光禄兼太阳头痛，腹胀身重，不能转侧，口内不和，语言谵妄。有云：表里俱有邪，宜以大柴胡下之。李曰：此三阳合病也，误下之决不可救。乃以白虎汤连进两服，诸症渐减，更加花粉、麦冬，二剂而安。

杨与师姜发热头疼，六日后忽见红疹，众皆以为发班，用升麻、犀角等汤，凡五日不效。李视之曰：此疹也，非班也。斑为阳明火毒，疹为太阴风热，一表一里，判如天渊。乃用防风二钱，黄芩一钱，甘草五分，薄荷、桔梗、蝉退各一钱，四剂霍然矣。

一人伤寒六日，谵语狂笑，头痛有汗，大便不通，小便自利，众议承气汤下之。脉之浮而大，因思仲景云：伤寒不大便六七日，头疼有热，小便清，知不在里，仍在表也。方今仲冬，宜与桂枝汤。众皆咋舌，掩口谤甚，力以谵狂为阳盛，桂枝入口必毙矣。李曰：汗多神昏，故发谵妄，虽不大便，腹无所苦，和其营卫，必自愈耳。遂违众用之，及夜笑语皆止，明日大便自通。故夫病变多端，不可胶执，向使狐疑，而用下药，其可活乎？

卢不远治来熙庵侄，身体壮，伤寒已二十八日，人事不省，不能言语，手足扬掷，腹胀如鼓，而热烙手，目赤气粗，齿槁舌黑，参、附、石膏、硝、黄、芩、连，无不服，诸医告退矣。诊之脉浊鼓指，用大黄一两，佐以血药（以血药佐下，稳妥微妙），一剂下黑血一二斗，少苏，四剂始清。盖此症寒邪入胃，畜血在中，其昏沉扬掷，是喜忘如狂之深者也。当时大黄未尝不用，而投非其时，品剂轻小不应则惑矣，宁望放胆哉（先时虽用大黄，仍是失下，合脉与症，复大下之，非高手不能）？

蜀孝廉阮太和病寓吴山下，召诊，披衣强坐，对语甚庄，神气则内索也，身无进退，舌苔黄而厚。盖自吴门受寒，以肉羹为补，而时啜之，遂缠绵匝月。卢用疏散轻剂，热退又复，强啖再热，不能起望。愈五日诊之，谵妄呼笑，不识人已三日，形骨立，汗雨下，而内热特甚，胸胁之热扪之烙手，第脉尚有神，乃用人参八钱，加四逆散中，一剂而谵妄定，三剂而热邪

清矣。自言其神魂穷天之上，极地之下，飞扬奇变，得太乙神符召之返，愈后问药状，曰：此寒伤心气，荏苒厥深，而凑于胸也。以不第南旋，病淹中道，骨肉辽远，药石弗周，则心已伤矣。又反覆再四，汗液多亡，内无主宰，热遂入胸，胸为心主之宫城，精神因而涣散，是以游魂为变也。用四逆使热外出，加人参俾神内凝，气复邪散，是以生耳。

吴孚先治一人伤寒，身寒逆冷，时或战栗，神气昏昏，大便秘，小便赤，六脉沉伏，或凭外象谓阴症，投热剂，或以脉沉伏亦作阴治。吴诊之脉沉伏，而重按之则滑数有力，愈按愈甚，视其舌则燥，探其足则暖。曰：此阴症似阳，设投热药，火上添油矣。乃用苦寒峻剂，煎成乘热顿饮而痊（寒因热用法）。

【按】内真寒而外假热，诸家尝论之矣。至内真热而外假寒，论及者罕，此案故宜熟玩。

一人病昏昏默默，如热无热，如寒无寒，欲卧不能卧，欲行不能行，虚烦不耐，若有神灵，莫可名状，此病名百合。虽在脉，实在心肺两经，以心合血脉，肺朝百脉故也。盖心藏神，肺藏魄，神魄失守，故见其症，良由伤寒邪热，失于汗下和解，致热伏血脉而成。用百合一两，生地汁半钟煎成，两次服，必俟大便如漆及瘥（论百合病，深得真谛）。

张景岳治王生，年出三旬，病阴虚伤寒，其舌芒刺干裂，焦黑如炭，身热便结，大渴喜冷，而脉则无力，神则昏沉，群谓阳症阴脉，必死无疑。察其形气未脱，遂以甘温壮水等药，大剂进之，以救其本，仍间用凉水以滋其标。盖水为天一之精，凉能解热，甘可助阴，非苦伤寒气之比。故于津液干燥，阴虚便结而热渴火盛之症，在所不忌。由是水药并进，前后凡用人参、熟地辈各一二斤，附子、肉进各数两，冷水亦一二斗，然后诸症渐退，饮食渐进，神气俱得矣。但察其舌则如故，心甚疑之，阅数日，忽舌上脱一黑壳，其内新肉灿然，始悟其肤腠焦枯死而复活，使非大为添补，安望再生？若此一症，特举其甚者，凡舌黑用补，得以保全者甚多。盖伤寒之舌，则固能黑，以火盛而焦也，虚亦能黑，以水亏而枯也。若以舌黄、舌黑，悉认为实热，则阴虚之症万无一生矣。

【按】是症既云阴虚燥渴用凉水是矣，而又杂与桂、附各数两，治法未能无疵，至舌苔成壳脱落，恐桂、附之投不能无过也。

一衰翁年过七旬，陡患伤寒，初起即用温补，调理至十日之外，正气将复，忽尔作战，自旦至辰不能汗，寒栗危甚，用六味回阳饮入人参一两，姜、附各三钱，煎服，下咽少顷，即大汗如浴，时将及午，而浸汗不收，身冷如脱，鼻息几无，令以前药复煎与之。曰：先服此药，已大汗不堪，今又服此，尚堪再汗乎？笑谓曰：此中有神，非尔所知也。急令再进，遂汗收神复，不旬日起矣。呜呼！发汗用此，而收汗复用此，无怪乎人之疑之也。不知汗之出与汗之收，皆元气为之枢机耳。

喻嘉言治黄长人犯房劳，病伤寒，守不服药之戒，身热渐退，十余日外，忽然昏沉，浑身战栗，手足如冰（乃热深厥亦深也）。亟请喻至，一医已合就姜、附之药矣。见而骇之，诊毕，再三辟其差谬。主人自疑阴症，言之不入，又不可以理服，乃与医者约曰：此一病，药入口中，火生人死，关系重大，吴与丈各立担承，倘用药误，责有所归。医者云：吾治伤寒三十余年，不知甚么担承。喻笑曰：有吾明眼在此，不忍见人活活就毙，吾亦不得已也，如不担承，待吾用药。主家方安心请治。与以调胃承气汤约重五钱，煎成热服半盏，少顷又热服半盏，其医见厥渐退，人渐苏，知药不误，辞去。乃与前药服至剂终，人事大清，忽然浑身壮热（厥止则阳回复，现热症），再与大柴胡一剂，热退身安。门人问曰：病者云系阴症见厥，先生确认为阳症，而用下药果应，其理安在？答曰：其理颇微，吾从悟入可得言也。凡伤寒病初起，发热煎熬津液，鼻干口渴便秘，渐至发厥者，不问知其为热也。若阳症忽变阴厥者，万中无一，从古至今无一也。盖阴厥得之阴症，一起便直中阴经，唇青面白，遍体冷汗，便利不渴，身倦多睡，醒则人事了了，与伤寒传经之热邪转入转深，人事昏惑者，万万不同。诸书类载阴阳二厥为一门，即明者犹为所混，况昧者乎？如此病先犯房劳，后成伤寒，世医无不为阴症之名所惑，往往投以四逆等汤，致阴竭莫救、促其暴亡，尚不知悟，总由传派不清耳。盖犯房劳而病感者，其势不过比常较重，如发热则热之极，恶寒则寒之极，头痛则痛之极。所以然者，以阴邪必轻，旬日渐发，尤非暴症，安得以阴厥之例为治耶？且仲景明言，如发热六日厥反，九日后复发热三日，与厥相应，则病旦暮愈。又云：厥五日，热亦五日，设六日当复厥，不厥者自愈。明明以热之日数，定厥之痉期也。又云：厥多热少则病进，热多厥少则病退。厥愈而热过久者，必便脓血发痈。厥应下而反汗之，必口伤烂赤。先厥后热，利必自止，见厥复利。利止反汗出咽痛者，其喉为痹；厥而能食，恐为除中；厥止思食，邪退欲愈。凡此之类，莫非热深发厥之因，原未论及于阴厥也。至于阳分之病，而妄汗妄吐妄下，以致热极，如汗亡阳吐利烦躁，四肢逆冷者，皆因用药差误所致，非以四逆、真武等汤挽之，则阳不能回，亦原不为阴症立方也。盖伤寒才发渴，定然阴分先亏，以其误治阳分，此阴分更亏，不得已从权用辛热，先救其阳，与纯阴无阳、阴盛隔阳之症相去天渊。后人不

窥制方之意，见有成法，转相效尤，不知治阴症以救阳为主，治伤寒以救阴为主（此一语为治传经症之秘旨）。伤寒纵有阳虚当治，必看其人血肉充盛。阴分可受阳药者，方可回阳。若面鼃舌黑，身如枯柴，一团邪火内燔者，则阴已先尽，何阳可回耶？故见厥除热，存津液元气于什一，已失之晚，况敢助阳劫阴乎？《证治方》云：若证未辨阴阳，且以四顺丸试之。《直指方》云：未辨疑似，且与理中丸试之。亦可见从前未透此关，纵有深心，无可奈何耳。因为子辈详辨，并以告后之业医者云。

成无己云：凡厥若始得之手足便厥而不温者，是阴经受邪，阳气不足，可用四逆汤温之。若手足自热而至温，从四逆而至厥者，传经之邪也，四逆散生之。必须识此，勿令误也。又当外症别之，予尝治一中年妇人，恶热身热而渴，脉数细弱，先厥后热，用温药反剧，后以四逆散兼参、术各半，服之厥愈，脉出洪大而痉。

【按】成所论阴经受邪及传经之邪二厥，一用四逆汤温治，一用四逆散凉治，已昭然若揭，喻或未之见耳，故列其案于此。

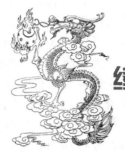

# 续名医类案卷之二

## 伤 寒

陆平叔文学，平素体虚气怯，面色痿黄，药宜温补，不宜寒凉，固其常也。秋月偶患三疟，孟冬复受外寒，虽有寒热一症，而未至大寒大热，医者以为疟后虚邪，不知其为新受实邪也（因旧病感新邪，最易误人）。投以参补剂，转致奄奄一息，迁延两旬，间有从外感起见者，用人参白虎汤，略无寸效，昏昏嘿嘿，漫无主持，已治木矣，喻诊之，察其脉大坏，腹未大满，小水尚利，谓可治，但筋脉牵掣不停，只恐手足痿废，仲景筋脉动惕者，久而成痿。今病已二十余日，血枯筋燥，从可知矣。今治则兼治，当于仲景之外，另施手眼，以仲景虽有大柴胡汤两解表里之法，而无治痿之法（治痿独取阳明，清阳明之热邪，则缘虚痿不治而愈，况此症原属暴伤，非损也）。变用防风通圣散陈方减白术，以方中防风、荆芥、薄荷、麻黄、桔梗为表药，大黄、芒硝、黄芩、连翘、栀子、石膏、滑石为里药，原与大柴胡制之法相仿，且内有当归、川芎、白芍，正可领诸药深入血分，而通经脉。减者白术，以前既用之贻误，不可再误耳。当晚连进二剂，一剂殊相安，二剂大便始通，少顷睡去，津津汗出，次早诊之，筋脉不为牵掣，但阳明胃散洪大反加，随用白虎汤石膏、知母每各两许，次加柴胡、花粉、芩、柏、连翘、栀子，一派苦寒，连进十余剂（要知前误温补之剂亦不少矣）。神识清，饮食进，半月起于床，一月步于地，略过咳即腹痛泄泻，俨似虚症，不之顾，但于行滞中加柴胡、桂枝、升麻散余邪，不使下溜变痢，然后改用葳蕤、二冬，略和胃气，

间用人参不过五分。前后治法，一一不违矩矱，始克起九死于一生也。

徐国桢伤寒六七日，身热目赤，索水复不饮，异常大躁，将门牖洞启，身卧地上，展转不快，更求入井。一医汹汹急以大承气与服。喻诊其脉大无伦，重按无力，谓曰：此用人参、附子、干姜之症，奈何认为下症耶？医曰：身热目赤，有余之邪，躁急若此，再与姜、附，逾垣上屋矣。喻曰：阳欲暴脱，外显假热，内有真寒，以姜、附投之尚恐不胜回阳之任，况敢以纯阴之药重劫其阳乎？观（热在阳明经者，亦漱水不欲咽）情已大露，岂水尚不欲咽，而反可咽大黄、芒硝乎？天气燠蒸，必有大雨，此症顷刻大汗，不可救矣。且既认大热为阳症，则下之必成结胸，更可虑也。惟用姜、附，所谓补中有发，并可散邪退热，一举两得，不必疑虑。以附子、干姜各五钱，人参三钱，甘草二钱，煎成冷服，服后寒战戞齿有声，以重棉和头覆之，缩手不肯与诊，阳微之状始著，再与前药一剂，微汗热退而安（一戴阳症耳，说得甚奇，然此症实不多见）。

张卿子治塘栖妇人伤寒，十日热不得汗，或欲以锦黄下之，主人惧，延卿子脉之，曰：脉强，舌黑而有芒，投锦黄为宜；今舌黑而润不渴，此附子症也。不汗者，气弱耳，非参、芪助之不可。一剂而汗（《仁和县志》）。

张路玉治范主事疾，先患寒伤营症，恶寒三日不止，曾用发散二剂，第七日躁扰不宁，六脉不至，手足厥逆。诊之独左寸厥厥动摇（心主汗故也），知是欲作战汗之候，勿令服药

（宜记省），但与热姜汤助其作汗，若误药必热不止。后数日枉驾谢别，询之果如所言，不药而愈（战汗治法）。

吴氏子年二十余，素有梦交之疾，十月间患伤寒，头疼足冷，重剂头面大汗，喘促愈甚。或以为邪热入里，或以为元气大虚，议用冬、地，争持未决。张诊之六脉瞀瞀，按之欲绝，正阳欲脱亡之兆。急须参、附，庶可望其回阳（此喻嘉言所谓误治致阳虚也）。遂疏回阳返本汤加童便，调理数日，频与稀糜而安。

一人途次患伤寒，经吴门泊舟求治。询之，自渡淮露卧受寒，恣饮烧酒，发热，在京口服药，行过两次，热势略减，而神昏不语，不时烦扰，见其唇舌赤肿燥裂，以开水与之则咽，不与则不思。察其两寸瞀瞀虚大，关寸小弱，按久六脉皆虚。曰：此热传手少阴心经也。与导赤泻心汤，一啜神识稍宁，泊舟一日，夜又进二帖，便溺自知，次早解维。再诊脉静神安，但与小剂五苓去桂，易门冬二贴，属其频与稀糜可收功。

吴介臣伤寒余热未尽，曲池壅肿，不溃不消，日发寒热，疡医禁止饮食，服消毒清火药，上气形脱，倚息不得卧，渴饮开水，一二日腹胀满急，大便燥结不通，两月中用蜜导四五次，所去甚艰，势大危。诊之其脉初按绷急，按之绝无。此中气逮尽之兆，岂能复胜药力耶？乃令续进稀糜，榻前以鸭煮之，香气透达，徐以汁啜之。是夕大便去结粪甚多，喘胀顿止，饮食渐进，数日后肿赤渐消，此际虽可进保元、独参之类，然力不能支，仅惟谷肉调理而安。近一人过饵消导，胃气告匮，闻谷气则欲呕，亦用上法，不药而痊。

高鼓峰治徐五宜长君，伤寒危甚，延往，顷之有人来言：病者晚来狂叫，晕去五六次，早起一晕竟绝，不必往也。问病来几日，云：九日矣。又问：胸尚热否？曰：胸但不冷耳。曰：可救也。急往视之，至则僵尸在床，口鼻无气，面色青黯，口噤目闭手撒，独唇色紫黑。高笑曰此人不死，阴虚症误服白虎所致耳。切其脉两尺尚在（脉在仍是厥耳），遂取人参一两，熟地二两，炮姜五钱，浓煎汤挖而灌之。

尽剂口开，面色转红，不及一时，大叫冷甚，连以热汤饮之，即发壮热，通身淋漓汗下而苏。比晚腹胀不便，曰：无忧也，大汗之后，虚不能出耳。再饮药一钟即得解，次日诸病悉除，但多妄言怒骂！如有鬼神驱之者。调治数日，至夜半诊其脉，曰：虚至此乎？复以大剂附子理中、建中投之，数日而愈。

杭友沈侨如甥病伤寒，诊其脉浮数有力，舌黑，胸脯痛胀，此得之劳倦后复伤饮食（战汗而解，不得单谓饮食劳倦），医以寒凉消导攻之，火受遏抑，无所归也。急以大剂参、术、归、芪、炮姜救之。戒其家人曰：夜半当发战，战则汗而解矣，如战时频频以粥与之。时高卧天长寺，四鼓时病家急叩门曰：服药后果寒甚索被，顷之大热，昏沉而死矣。先生尚有法救之否？曰：不足计也。汗来矣，但战时曾进粥否？曰：实未也。曰：吾语汝战时须与粥，要以助胃气，使汗来速，不至困乏耳。今亦无妨，第归，此时当得汗矣。果如言，鼾睡而安（与粥助汗，亦仿仲景桂枝治法）。

张隐庵治一少年伤寒三四日，头痛发热，胸痛不可安。病家曰：三日前因食面而致病。张曰：不然。面饭粮食，何日不食？盖因外感风寒，以致内停饮食，非因食面而为头痛发热也。故凡停食感寒，只宜解表，不可推食，如里气一松，外邪即陷入矣（为庸师说法）。且食停于内，在胸下胃脘间，按之痛，今胸上痛不可按，此必误下而成结胸。病家云：昨延某师，告以食面，故乃用消食之药，以致胸中大痛。因诊其外症尚在，仍用桂枝汤加减，一服而愈。

张令韶治一妇人患伤寒十余日，手足躁扰，口目眴动，面白身冷，谵语发狂，不知人事，势甚危笃。其家以为风缚其手足，或以为痰迷心窍，或以为虚，或以为寒，或辞不治。张诊之，切其脉全无，问其证不知，按其身不热，张曰：此非人参、附子证，即是大黄、芒硝证，出此入彼，死生立判。因坐视良久，聆其声重而且长（亦有中焦食而奄奄似不属者，亦下而愈。见缪仲淳治姚平之一案），曰：若是虚寒证，到脉脱之时，气沉沉将绝，那得有如许气力，大呼疾声，久而不绝？即作大承气汤，牙关紧闭，挖开去齿，药始下咽。黄昏即解黑粪半床，次早脉出身热，人事亦知，舌能伸出而黑，又服小陷胸汤，二剂而愈。

一妇人素有虚弱之症，后患伤寒。一医以为阴虚发热，用滋阴之药，命食鸡子火肉，而病更甚。所用皆玉竹、骨皮、丹皮、归、芍之类，十余日死症悉具。延张至，其人已死。张请视之，气虽绝而脉尚在，且滞滑，曰：此症不死，乃误服补药，邪不解，胃络不通，胃家实也。幸正气未败，可治。少顷果苏（亦以厥故）。用调胃承气汤一服，而结粪解，诸症愈。次日大汗如雨，此虚象也。用人参三钱，芪、术、枣仁各五钱而愈。

一男子新婚，吐蛔发热。医以为阴症，用理中汤而吐愈甚。张诊其脉缓而长，一日夜吐蛔十余条，以为风木生虫，湿热相凑，顿然而生，随生随吐，欲用黄连等清湿热之药。不信，复易一医，用归、芍、玉竹之类，吐益甚，虫愈多。复延张，张曰：必欲治，非黄连不可。遂用黄连、厚朴、枳实、广皮、半夏各等分，煎服，其吐稍乏，再服不吐神清，虫从大便而出，约数十余，大小不等，后加白术等以补之，即胀不安，共用黄连、枳实二十剂而愈。此乃千百中偶见之症，不可以为常有也。

据发热脉缓而长，则是阳明经症，案中但与治蛔，似多脱略，俟再考。

陆养愚治周两峰头痛身热，又舟行遇风几覆，比至家，胁大痛，耳聋烦渴谵语，医来诊，忽吐血盘许。医曰：两尺不应，寸关弦紧，烦渴谵语，是阳症也，弦乃阴脉，仲景曰：阳病见阴脉者死。况两尺乃人之根蒂，今不起根蒂已绝，孤阳上越，逼血妄行，据症脉不可为矣。辞去。陆至血已止，而喘定，脉之两寸关弦而微数，两尺果沉而不起。盖症属少阳，弦数宜矣。胁痛耳聋，亦少阳本症。两尺不起，亦自有故，经云：南政之岁，阳明燥金司天，少阴君火在泉，故不应耳。吐血者，因舟中惊恐，血菀而神慑，为热所搏也。谵语者，三阳表症已尽，将传三阴也。先以小柴胡和之，俟实坚而下之，旬日当愈也。因与二剂，明日胁痛减，

耳微闻，但谵语胸膈满，舌上黄胎，仍以小柴胡加枳、桔、黄连，日服一剂，二日胸膈少宽，而胎黑有刺，大便不行约七日矣。乃以润字丸三钱煎汤送下，至夜更衣身凉，诸症顿失。后去枳、桔，加归、芍，调理旬日而起。

王野溪病伤寒六七日，已发表矣。忽身热烦躁，口渴咽干，大小便利而不任风寒，或用凉膈散，反胸前见斑数十点，色微红，乃投消斑青黛饮。又发谵语，手足厥逆，谓热深故，拟用承气下之。陆脉之浮数六七至，按之而空，曰：此阴盛格阳症也，下之立毙。《内经·至真要大论》云：病有脉从而病反者，何也？岐伯曰：脉至而从，按之不散，诸阳皆然，今脉浮之而数，按之而空，乃阳虚为阴所拒，不能内入而与阴交，身热烦躁，口渴咽干，浮阳外越之故也。恶风畏寒，阳气不足也。发斑者，因寒药激之，致无根之火聚于胸中，上熏于肺，传之皮肤也。谵语者，神不守舍也。厥逆者，阳将竭也。若冷至肘膝则无及矣。此与东垣治冯内翰之侄目赤烦渴，王海藏之治侯辅之发斑谵语同例，一用真武，一用理中，此先哲之成验，后学不知取法耳。急用大料参、术、姜、附，峻补回阳，麦冬、五味、甘草、白芍，敛而和之，浓煎，俟冷徐徐服之，日夜令药不断，三日夜病势始减，旬日后稍加减之，月余而起。

吴子玉病发热头痛，腰疼烦躁，口渴无汗，有主麻黄汤者，有主羌活冲和汤者。脉之阳部浮数而不甚有力，阴部沉弱而涩，谓曰：此症此脉有两感之象，必重有所用力，兼之房劳而得者，不可轻汗，宜先投补剂托住其气血，待日期而汗之。或曰：太阳症而用补，仲景有此治法乎？曰：虽无此法，而未尝无此论，太阳症宜汗，假令尺中迟，不可发汗，何以知之？以荣气不足，血少故也。今寸脉浮数而无力，表症不甚急，尺脉沉弱而涩，则里虚可知。伤寒有失汗而传里者，亦有误汗而传里者，此症是矣。众不决，姑服羌活冲和汤，一日夜二剂，前症俱剧，仍不得汗，拟麻黄者以药轻病重，欲大汗之。陆曰：若服麻黄汤，亡阳谵语即见，毙可立俟也。乃用补气养荣汤，二剂病未减亦不剧，诊之寸关如故，两尺稍有神，再二剂，

又约一日夜，方以参苏饮微汗之，后诸症悉愈。

凌东阳患伤寒已经汗下，身体外不热，扪之则热极，不能食而饿不可忍，及强进稀粥即胀不可任，必用力揉之，一二时始下。甫下又饥不能支，大便五六日不行亦不硬满，医以汗下身凉，而用开胃养血顺气之剂，病日甚。诊之两寸关浮数，两尺沉数有力，曰：此畜血症也。因下之太早，浊垢虽去，邪热尚留，致血结成瘀。胃中饥甚者火也，食即胀者邪热不杀谷也。揉下仍饥者，肠中空涸，协热消谷也（语欠妥矣）。法宜清上焦之热，去下焦之瘀，而后议补。或曰：许学士谓血在上则喜忘，血在下则发狂，今云瘀而何以无此也？曰：成无己固深于伤寒者也，谓不大便六七日之际，无喜忘如狂之症，又无少腹硬满之候，何以知其有畜血？盖以脉浮数故也。浮则热客于气，数则热客于血。下后浮数俱去则病已；如数去而浮仍在，则邪热独留于卫，善饥而不杀谷，潮热反渴也；浮去而数仍在，则邪独留于荣，血热下行，血得泻必便浓血。若大便六七日不行，血不得泄，必在下焦而为瘀，须以抵当汤下之。此前贤之成案也。乃用淡盐汤送抵当丸三钱，取盐走血之意，以去荣中之结热；随浓煎人参汤者，病久数下，恐元气不能支也。如此两日，结血去，浮热解，饮食进，后以清气养荣汤调理旬日而愈。

汤二老病伤寒，已发汗矣，后忽下利身热，头痛昏愦。或谓合病下利，复用解肌发表药，反增剧自汗恶风；或谓阴虚，用理中合四物，遂不眠妄见，躁烦谵语；或云：此协热下利也，用白头翁汤二剂，病略可。数日诸症不减，四肢厥逆。脉之浮按散大而数，沉按细数而有力。曰：向云协热者是也，第宜调胃承气汤下之，不当止用白头翁汤耳。或云：下利厥逆，可复下乎？曰：《内经》云：塞因塞用，通因通用。王太仆云：大热内结，淫泻不止，热宜寒疗，结复须除，以寒药下之，结散利止，通因通用之法也。又仲景云：下利谵语，有燥屎也。厥逆者，热深厥亦深也，承气下之。第此症初见时，下之即愈，今日数已久，元气将脱，不得竟下，因用人参二钱，浓煎送润字丸五钱，半

日许出燥屎数十枚，利减半，手足稍温，第昏沉更甚，问之不语，左脉微浮略数，右脉少沉微数无力，再用人参五钱浓煎，送润字丸二钱，少时又去燥矢数枚，溏便少许，遂能语，索食稀粥，与之，次日身凉神爽，后用调养气血，少佐清热之品，旬日渐愈，而大便常结，用八物倍生地，月余而瘳。

陆肖愚治臧苕泉患伤寒发热，鼻燥口干，呕恶，胸胁痛满，小水短赤，大便泻利。或投柴苓汤，反增头痛如破，彻夜不寐已三日，脉之左弦右洪，寸关数，两尺稍和，以柴、葛解表为君，黄芩、石膏、知母清腑为臣，枳、桔宽中为佐，竹茹、甘草平逆为使，一日二剂，呕止痛减，余如故。因去知母、黄芩、竹茹，倍柴、葛，加生姜五片，亦一日二剂，热退安卧，泻亦止矣。口尚微渴，以花粉、麦冬、甘草、陈皮、黄连、桔梗、枳壳，四帖而安。后十日食复身热，谵语如见鬼状，舌黑有刺，大便三日不行，日轻夜重，脉沉有力，两尺带弦，用枳实、黄连、萎仁、桃仁、白芍、槟榔、元明粉，二剂诸症悉减，而大便未行，用桃仁十枚煎汤，下润字丸一钱五分，全愈。后以清气养荣汤调理之。

吴煦野子年二十三，精神素旺，清明自馆中归，有房事，五更小解忽脐下作痛，肠中雷鸣，大便泻水，小便不利，明日遂发寒热头痛。医来告以酒后犯远归之戒，医疑是阴症伤寒，以理中汤二剂，令一日夜服之，次日呕逆大作，烦躁口渴，饮食不进，昼夜不卧，诊之已三日矣。其脉左弦右洪，寸关有力，尺部尚和，面赤戴阳，乃与柴葛解肌二剂，因述远归阴虚投理中不减，咸拟倍加参、附。陆曰：脉症俱阳，纵有房事，阴未尝虚，若再投参、附，不可为矣。令今夜必服此二剂，庶不传里。病者心虚，止服一剂，明早诊之，症不增剧，脉仍洪大，并两尺亦大。曰：热邪已入腑矣，日晡必剧。以白虎汤二剂与之，病者犹豫，谓曰：今日怕石膏，明日大黄也怕不得。延挨未服，而烦渴躁热大作，且有谵语，遂连进二服，热略不减，再以前方二剂与之，至五更始得少睡。早间诊视，两尺沉实，舌胎已厚，改用小陷胸汤送润

字丸一钱，至晚又进一钱，夜半出燥矢数十枚，热减泻止。又服枳实黄连至数十剂，少用滋补即痞隔饮食不能进，调治二日，方得全愈。

陆祖愚治顾玉岩年六十患伤寒，服药头疼骨痛已除，身热烦躁，兼发赤斑而狂。诊之六脉沉数有力，目瞪直视，噤不出声，舌黑芒刺，四肢冰冷，询其大便二十日不行。谓年虽高，脉尚有神力，任无事。投以大承气汤，目闭昏沉。咸谓决死。一二时顷，腹中鸣响，去燥矢若干，诸症脱然，仅存一息。改用人参、麦冬、归、芍、芪、术，调理而安。

吴开之二月间患头痛身热，服药已愈旬日矣，忽耳后红肿作痛，大发寒热。或以为毒，用花粉、连翘解毒，数剂不效。或以为痰核，用南星、半夏，数剂反甚，胸胁满痛，饮食不进，气喘而粗，夜卧不安。脉之两关弦数，两尺和，此本伤寒少阳之邪不解，所以发颐，耳之前后上下乃少阳部分，寸关弦数亦少阳不和之脉，宜小柴胡汤和解之。用软柴胡七钱，干葛、黄芩各三钱，生甘草、桔梗、苏子、白芥子各一钱，姜枣煎服，二剂喘定，四剂肿痛全消而愈。

治陈湖一男子患伤寒，仰卧一月且耳聋，意其病尚在少阳，故胁痛不能转侧及耳聋也。与小柴胡汤加山栀一剂即能转侧，尾闾处内溃皆蛆，耳亦有闻。盖少阳属风木，而风木能生虫也，其在少阳明矣。

一人伤寒，大小便不通，予与五苓散而皆通。五苓固利小便矣，而大便亦通者，津液生故也。或小便通而大便尚不通，宜用蜜煎法导之（《资生经》、《医说续编》）。

施秘监尊人患伤寒咳甚，医告技穷，试捡灸经于结喉下灸三壮即瘥，盖天突穴也。神哉！神哉（同上）！

《华佗传》府吏儿寻李延二人俱头痛身热，所苦正同，佗曰：寻当下之，延当发汗。或难其异，佗曰：寻外实，延内实，故治之宜殊。即各与药，明旦并起（三国志）。

《范汪方》云：故督邮顾子献得病已瘥，诣华佗视脉曰：尚虚未复，复勿为劳事，御内即死，临死吐舌数寸。其妻闻其病除，从百余里来省之，止宿交接，中间三日发病如佗言。妇人伤寒虽瘥，未满百日，气血骨髓未牢实而合阴阳，快者当时，即未觉恶，经日则令百节解离，络缓弱，气血虚，骨髓空竭，恍恍吸吸，气力不足，着床不能动摇，起居仰人，食如故，是其症也。丈夫亦然（《病源论医说续编》）。

有士盖正者疾愈后六十日，已能射猎，一犯房室即吐涎而死。及热病房室，名为阴阳，皆难治。近者有一士大夫小得伤寒，瘥已十余日，能乘马行来，自谓平复，亦以房室即小腹急痛，手足拘挛而死（同上）。

妇人患病虽瘥未平复，血脉未和，尚有热毒，而与之交接得病者，名为阴阳易。医者张苗说有婢得病，瘥后数日，有六人奸之，皆得病（同上）。

林观子父因积寒腹痛，以痧症治而愈，数日后神思郁结胸腹，粥二三次，大便溏，日二三行，杂治二旬余渐剧。后一医诊之曰：伤寒之邪尚在，何误至此也。服小柴胡八剂，别下结粪十数枚而安。此亦脏结类，所谓饮食如故，时时下利也（观子注《伤寒折衷》）。

吴仁斋治一人伤寒十余日，脉沉细，手温而足冷，大便不通，面赤呕烦渴，药不能下，惟喜凉水一二口，或西瓜一块，食下良久吐出，此阴甚于内，逼其浮阳上冲咽嗌，故面赤烦呕。用瓜去皮去子切片，又以人参三钱，炮姜二钱，水煎，取浸冷水中，待冷服之而愈。

一人伤寒七八日，服凉药太过，遂变身凉，手足厥冷，通身黑斑，惟心头温暖，乃伏火也。六脉沉细，昏不知人，不能言语，状如尸厥，遂用人参三白汤加熟附半个，干姜二钱，服下一时许，斑渐红，手足渐暖苏矣。数日复有余热不清，此伏火后作，再用黄连解毒竹叶石膏汤调治而安。

马元仪治沈集发热七日，神昏谵语，中州结块，高突拒按作痛，诊之右脉虚微，左见弦涩，此正气夺而邪气盛也。症实脉虚，法在不治，不得已必先补后攻，庶几万一。与人参、桂枝、炮姜、半夏、枳实、厚朴、广皮，补正散结，脉稍起，再与附子加桂理中汤以恢复元气，二剂右脉已透，四剂两脉有神，而前症犹在，中痛转甚，时众议交沮。盖此症原有积滞可攻，两日用药专行温补者，全是顾虑元气，若早下之必先脱矣。今已补完胃气，即可施治实之法也。以人参三钱，大黄五钱，厚朴一钱，枳实一钱，桂枝五分，服未一时，大便连行三次，其块如失，诸症悉平，次与调理脾肾而愈。

卜晋公患伤寒数日，面赤躁烦，手足搐搦，起卧转侧不安，口燥渴，大便结，或用清火发散，俱不应。诊其脉虚涩兼结，夫涩则伤阴，结则气滞，得之忧思劳郁，肺胃受伤，津液亏而虚邪结也，散邪清火，适所以耗其阴而留其邪耳。治法必须大剂滋解乃可，用瓜蒌实一两，紫菀三钱，枳壳、桔梗各一钱，秦艽一钱，桔仁、苏子、半麹等，一剂便得大睡身安，调理数日而愈。

鲍坤厚病经半月，两寸独鼓，两关尺虚微，头痛如斧劈，汗出不止，谵语神昏，曰寸大尺小，本为上盛下虚之候，况头痛如破者虚阳上僭也，汗出不止者虚阳外散也，谵语神昏者孤阳气浮，神失其守也，非人参、附子无以追散失之元气，非童便、猪胆、葱白无以通僭逆之阳气，法当用白通汤以急救之。时夜半，特宰猪取胆，比药成，牙关紧急，不知人事，乃挖而灌之，黎明神气渐清，此阳气已渐归原，但欲其深根固蒂，非大剂温补不可，用人参四两，附子一两，肉桂五钱合附子理中汤法，连投数剂，痛定汗止，调理而安。

一人伤寒六日，两脉微弱不起，面垢遗尿，自汗谵语，身重不能转侧，此三阳合病，汗下两不可用。仲景云：腹满身重，口不仁，而面垢谵语，遗尿自汗者，白虎汤主之。盖三阳合邪，至遗尿谵语，其中州扰乱，真气与津液并伤可知。故仲景复云：发汗则谵语，下之则额上生汗，手足逆冷。以汗则偏于阳而津液益伤，下则偏于阴而真气复损，惟白虎一法，解热而不碍表里。但三阳病，其脉当浮大而反微弱不起者，以邪热郁遏，不得外达，非阳衰脉微之此，但清其壅热而脉自起矣。用大剂白虎一服便得大睡，再剂神清脉起，与补虚清热而痊。

张氏子伤寒四五日，两脉虚微，神气昏乱，躁烦不宁，时欲得水，复置不饮，弃衣而走，

勇力倍常，言语狂妄，不避亲疏，此阴盛格阳欲脱，外假热，内真寒也。欲与理中汤，咸谓火热有余之症，欲行寒下。曰：岂有大热症而不引水自救者？况两脉微弱，明属阴盛阳微，若不急与温补，大汗一至，不可为矣。前方加人参至四两，煎成冷服，一二时许，狂乱顿止，反见寒栗，欲覆重被，再与前药一剂，神清热退而安。

周禹九伤寒五日，发热中痛，呕逆，须三四人摇扇取凉不已，与药随吐，脉之寸空大，关尺虚小，曰：两寸空大，阳欲从上越也；关尺虚小，阴欲从下脱也。若大汗一至，阴阳两绝，不可为矣。以白通汤加人尿、猪胆，服后呕逆随已，寸脉平，关脉起，后见口燥中痛脉实，乃以承气汤下之，周身发癍疹，两颐发肿，转用黄连解毒汤而愈。

张氏仆病经五日，发热脉沉微，口燥烦躁不眠，曰：发热为阳，脉沉微为阴，少阴症似太阳也。口燥烦躁，乃邪气内扰，当用麻黄附子细辛汤以温少阴之经而驱内陷之邪，彼童子身安得阴症？乃用附子，外用瓜蒌滋解之法，症益甚。再脉之，沉微转为虚散，已犯条款，不得已，惟四逆汤一法或可挽回，遂连进二服，是夜得睡，明日热退脉起而安。

李季虬曰：赵和斋年六十患病，予以他事请见，延至中堂，云：偶因劳倦体疲，正欲求教。为诊视细按其六部并察其形神，谓云：翁病属外邪，非劳发也，须著意珍重。时葛存诚在坐，私谓云：此病是极重外感，邪气有内陷之兆，恐难挽回。别去三日，复邀看，则神气已脱，脉无伦次，问所服何药？云：石膏汤。曰：病症固重，服药又差，无汗发热，非阳明症，何得用石膏？此太阳症未经发汗，邪气传里，里虚水涸，不胜邪热，真气已脱，必不可救。时犹以予言为妄，不两日而毙矣（《广笔记》）。

张意田治一人春间伤寒，七日后烦躁咽痛，胸闷泄泻，皆作湿热治，不效。诊得脉来细急，乃少阴脉象也。夫少阴上火下水而主枢机，水火不交则脉急胸满而烦躁，火上咽痛，水下泄泻，此神机内郁，旋转不出，不得周遍于内外

之症也。与少阴下利咽痛，胸满心烦之论吻合，宜用猪肤汤。法用猪肤六两，刮取皮上白肤煎汁一大碗，去滓及浮油，加白蜜五钱，谷糵一两炒香研末，文火熬成半碗，温服之，症稍减，其脉细而短涩，此戊癸不合，以至阳明血液不生，经脉不通之候也。与炙甘草汤，宣通经脉，会合阳明，遂脉缓而愈。

薛立斋云：郑汝东妹婿患伤寒，得纯黑舌，医士鲁禧谓当用附子理中汤，人咸惊骇，遂止，迨困甚，治棺。鲁往视之，谓用前药犹有生理。其家既待以死拚从，数剂而愈。大抵舌黑之症，有火极似水者，即杜学士所谓薪为黑炭之意也，宜凉膈散之类以泻其阳；有水来克火者，即曾所疗之人是也，宜理中汤以消阴。医又须以老生姜切平，擦其舌，色稍退者可治，坚不退者不可治（一云以姜切平蘸蜜擦之）。

弘治辛酉金臺姜梦辉患伤寒，亦得纯黑舌，手足厥冷，气逆不止。众医犹作火治，几致危殆，判院吴仁斋用附子理中汤而愈。夫医之为道，有是病必用是药，附子疗寒，其效可数，奈何世皆以为必不可用之药，宁视人之死而不救，不亦哀哉。至于火极似水之症，用药得宜，效应不异，不可谓百无一治而弃之也（《伤寒折衷》）。

庚辰年少司马杨夫人伤寒，误服附子药一钟，即时咽喉赤肿，急邀薛治，薛谓仲景先生云：伤寒症，桂枝下咽，阳盛则毙。何况附子乎？辞不治，是日果死。

辛卯年一吏伤寒，误用附子药一钟，发躁奔走跌死。夫盛暑之际，附子、桂、姜三药并用，连进三四剂无事。严冬时候，三药单用一味，止进一剂者却死。可见罗谦甫先生舍时从症，权宜用药之功。

吴洋治汪伯至从嫂病，众医穷，洋始至，目家人曰：易治尔，第以寒水饮之。其党谓病者三日不食，奈何予水？洋曰：伤寒阳明热甚，恃药将不能即得所宜，弗药可也。乃督汲者陈榻，先以一杯饮之，病者爽然，遂尽斗，病良已。乃讲人参白虎汤而平（太涵集》）。

吴桥治表侄方辂自浙病伤寒，诸医不效，归浹日热不退，耳稍聋，体倦心烦，医率投以补剂，渐至昏瞀，绝食抹衣，已治木，且逆桥至，六脉弦紧而数，病由伤寒未解而复感寒，幸而年力方疆，非汗不愈。寻以麻黄石膏汤进，得汗而解（同上）。

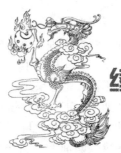

# 续名医类案卷之三

 疫

王宇泰曰：圣散子方因东坡先生作序，由是天下神之。宋末辛未年永嘉瘟疫，服此方被害者不可胜纪。余阅叶石林《避暑录》云：宣和间此药盛行于京师，太学生信之尤笃，杀人无数，医顿废之。昔坡翁谪居黄州，时其地濒江多卑湿，而黄之居人所感者或因中湿而病，或因雨水浸淫而得，所以服此药而多效，是以通行于世，遗祸于无穷也。弘治癸丑年吴中疫疠大作，吴邑令孙磐令医人修合圣散子。遍地街衢，并以其方刊行，病者服之，十无一生，率皆狂躁昏瞀而卒。噫！孙公之意，本以活人，殊不知圣散子方中有附子、良姜、吴茱萸、豆蔻、麻黄、藿香等剂，皆性味燥热，反助火邪，不死何待？若不辨阴阳，二症一概施治，杀人利于刀剑。有能广此说以告人，亦仁者之一端（《续医说》）。

张子和曰：元光春京师翰林应泰李屏山得瘟疫症，头痛身热口干，小便赤涩。渠素嗜饮，医者便与酒癥丸，犯巴豆，利十余行，次日头痛诸病仍存，医者不识，复以辛温之剂解之，加之卧于暖炕，强食葱醋汤，图获一汗，岂知种种客热叠发，并作赤黄癍，生潮热血泄，大喘大满，后虽有承气下之者已无及矣。至今议者纷纷，终不知热药之过，往往罪于承气汤。用承气汤者，不知其病已危，犹复用药，学经不明故也，良可罪也。然议者不归罪于酒癥丸亦可责。夫病症在表不可下，况巴豆之丸乎？巴豆不已，况复发以辛热之剂乎？彼随众毁誉者，皆妄议者也。

宋宝庆二年丙戌冬十一月，耶律文正公从

元太祖下灵武，诸将争掠子女玉帛，王独取书籍数部，大黄两驼而已。既而军中病疫，得大黄可愈，所活几万人（《辍耕录》）。

《职方外纪》云：哥阿岛曩国人尽患疫，内有名医名依卜加得不以药石，令城内外遍举大火烧一昼夜，火息而病亦愈矣。盖疫为邪气所侵，火气猛烈能荡涤诸邪，邪尽而疾愈，亦至理也（《樵书初编》此法惟徼外可施）。

邱汝诚因访友，闻邻家哭声，问何故？曰：邻某甲得时疾。邱令汲水置大桶中，以帘横其人于上遂愈（《挥尘新谭》）。

苏韬光侍郎云：予作清流县宰县倅申屠行父之子妇患时疫三十余日，已成坏症。予令服夺命散，又名复脉汤，人参一两，水二钟，紧火煎一钟，以井水浸冷服之，少顷鼻梁有汗出，脉复立瘥。凡伤寒时疫，不问阴阳老幼，误服药饵，困重垂危，脉沉伏，不省人事，七日以后皆可服之，百不失一（《本草纲目》）。

吴嗣昌治浙督赵清献公名臣也常遭危疫，吴独排众议，投冰水立苏之，公尊礼若神。曰：君其不朽矣（《仁和县志》）。

孙文垣治一老妓三日患头痛，身热口渴，水泻不止，身重不能反侧，目渐昏沉，耳聋眼合，谵语，诸医不效，又有主补中益气者，有主附子理中者，煎成未服。孙诊之六脉洪大，面色内红外黑，口唇干燥，舌心黑胎，不省人事。曰：此疫症也，法当清解，急以小白汤进之犹可生也，益气理中杀之耳，安可用？问小白何汤也？曰：小柴胡合白虎汤即是。泄泻如此，石膏可用乎？曰：此协热下利，当早服之。

既服至夜半，神气苏醒，惟小水不利，热渴未退。师仲景法，渴而身热，小水不利者，当利其小便。乃以辰砂六一散一两，灯心汤调服之，两帖而瘳。

张净守发热腹疼，泄泻口渴，呕吐不出，有认寒者，有认热者，有认伤寒者。孙诊之曰：此时疫泻也。以二陈汤倍白术，加青蒿、葛根、酒芩、白芍、猪苓、泽泻、滑石，一剂而安。

一仆病身如火烁，头痛如破，小水赤，口渴鼻干，不得眠，胸膈膨胀，饥不能食，六脉弦而数。孙与竹叶石膏汤加知母、枳壳、白芷、葛根，大加青蒿，一帖而热痛减半，胸膈亦宽。唯口渴，小水短涩，睡卧不安，又与化瘟丹三钱，井水化下，渴止，少得睡，头晕脚软，与四物汤加青蒿、酒芩、苡仁、木瓜，服之全愈。

一仆病与前相似，医与药乃大吐大泻，热益增，头痛不可当，烦躁口渴，鼻干呕吐，小水短涩，已十四日，甚危，孙询所服药，乃藿香正气散加砂仁、厚朴、山楂大耗元气之品，时五月火令当权之疫，当以甘寒之剂治之，何可以辛热香窜益其火而枯其津？急投人参白虎汤加竹茹、葛根、青蒿、升麻，一帖热除，再帖头痛止，诸症尽去，后连治数人皆如此。盖天行之疫，一方多有，先以甘寒清解之剂投之，热退即以四物汤养阴血，稍加清热之品，而青蒿之功居胜（治疫症尽此数语）。

吴某妇先感风邪，后伤饮食，发热头痛，腹胀，医与巴豆丸泻之，热如初。又以大黄重泻之，热亦如初，再后者谓泻而热不退者为虚，大用参、芪、术补之，四日神气昏沉，不省人事。孙诊之左脉弦数，右关尺沉数有力，舌尖沉香色，舌根焦黑芒刺，语言不清，盖不知饥馑之余，疫色为疠，妄下妄补，误成坏症，危且殆矣。姑以柴胡、知母各三钱，石膏六钱，枳实、花粉各五分，甘草、黄芩、麦冬各一钱，山栀、生地各七分，人参六分，竹叶三十片，姜三片，水煎饮，至中夜后，人事稍清，微有汗，舌柔和，次日前方去生地，加白芍，舌心焦黑尽退，大便五日未行，身尚痛，咳嗽，与七制化痰丸二帖，再以石膏二钱，麦冬、贝母各一钱，前胡、枳壳、黄芩、栀子各六分，甘

草三分，桑皮八分，全安。

程氏妇乃夫没于疫病，七日疫即至，大热头疼口渴，胸胁并痛，医与小柴胡汤，夜忽梦夫交泄，而觉冷汗淫淫，四肢如解，神昏谵语，面如土色，舌若焦煤，强邀孙诊之，六脉沉弦而数，大小便俱秘，此亦阴阳易类也。疫后有是，危已极矣。与生脉汤加柴胡、黄芩、桂枝、甘草，煎成将乃夫昔穿裤裆烧灰调下，两剂而神醒体温，汗敛舌柔焦退，前方加枣仁、竹茹，四肢能运动，乃进粥汤，子女妯娌仆凡六人，次第均以六神通散解汗而安。

一妇人发热头痛，医与九味羌活汤、十神汤不效，加口渴舌黑如煤，又医与如神白虎汤、竹叶石膏汤亦不效，加泄泻不止，人事昏沉，四肢厥冷，呼吸气微，米粒不进者十四日，具含敛矣。孙诊之脉细如蛛丝，曰：此疫症也。合生脉、理中二汤饮之，连进二帖，夜半神气稍苏，饮粥汤半盏，次早六脉渐见。喜曰：脉绝微续者，生可无虞矣。仍与前药，至晚泻之，口不渴，舌煤退，精神爽，再用人参、白术各五钱，炮姜、炙草各二钱，麦冬三钱，五味十五粒（仍是理中、生脉）不拘时服，数日全愈（此即坏症也。前医凉散过当，故以温补奏功）。

吴球泉内人痢疾后感寒，月水适至，壮热，头微疼，口渴，遍身疼，胸膈饱闷，烦躁耳聋，大便泻，舌上白胎，脉七八至，乱而无序（脉躁多凶，第此为热郁之极而然。躁极而静，郁极而通，后之伏而战汗势也，亦理也）。孙曰：此三阴合病，春瘟症也。且投三阳药服之，徐察徵应，再为区处。以柴胡三钱，天花粉八分，炙甘草、桂枝各五分，服后遍身如冰，面与四肢尤甚，六脉俱无（脉双伏或单伏，而四肢厥冷欲战汗也，宜熟记），举家及医者皆叹为物故矣。孙曰：非死候也。盖夜半阴阳生，势欲作汗，譬之天将雨，必六合晦冥。诸医咸匿笑，四鼓后，果战而汗出，衣被皆湿，肢体渐温，神思清爽，且索粥，唯耳尚聋，腹中大响，脉近六至。改以柴芩汤加乌梅，两帖而愈。

族孙醉后房事，事起而小溲，即脐下作痛，水泻肠鸣，一日十余度，发热头痛，医与理中

汤一帖，反加呕逆，烦躁口渴。孙诊之左脉弦大，右洪大，俱七至，不食不眠，面赤唇燥，舌胎黄厚，自云房劳失后，阴症伤寒，小腹痛且漏底。乃笑曰：春瘟症也。族人交口谓的属阴症，故呕吐水泻，不可因其面赤便认为阳，顾戴阳症与此近似，幸加察焉。咸拟理中汤再加附子、肉桂，庶可保全（房劳外感，即谓阴症，而与热药，杀人多矣。当与喻嘉言治黄长人一案同参。喻案见伤寒门）。孙曰：桂枝下咽，阳症即毙。阴阳寒热之间，辨之不真，死生反掌，兹当舍症从脉也（即症而论，发热头痛亦非阴症）。以温胆汤加姜汁、炒黄连、柴胡、干葛二帖，令当夜饮尽，俾不他传。因畏竹茹、黄连，只进一服，呕逆止，余症悉在，次日脉之洪大如前，与白虎汤加竹茹两帖，亦令服完，因畏石膏，只进一服，泻止小腹仍痛，又次日脉洪长坚硬，邪已入腑，非桃仁下不可，乃觌面煎服，连饮二剂，下黑燥矢五六枚，痛热俱减，再诊六脉皆缓弱，以四君子汤加白芍、黄连、香附，调养数日而愈。

程兄腮颊红肿，呕恶，恶寒发热，不食，下午烦躁，口苦不寐，此俗名鸬鹚瘟是也，乃少阳阳明二经之症，法当清解。以柴胡、贯仲各一钱，干葛、竹茹、半夏曲各一钱，黄连、枳壳各七分，甘草四分，一帖而减，二帖而安。

喻嘉言治钱仲昭患时气外感三五日，发热头疼，服表汗药，疼止热不清，口干唇裂，因而下之，遍身红斑，神昏谵语，食饮不入，大便复秘，小便热赤，脉见紧小而急。曰：此症前因误治，阳明胃经表里不清，邪热在内，如火燎原，津液尽干，以故神昏谵妄。若斑转紫黑，即刻死矣。目今本是难救，但其面色不枯，声音尚朗，乃平日保养肾水有余，如旱田之侧有下泉未竭，故神虽昏乱而水仍通，乃阴气未绝之徵，尚可治之，不用表里，单单只一和法，取七方中小方而气味甘寒者用之，惟如神白虎汤一方，足以疗此。盖中州元气已离，大剂急剂复剂俱不敢用，而虚热内炽，必甘寒气味方可和之耳。但方虽宜小而服则宜频，如饥人本欲得食，不得不渐渐与之，必一昼夜频进五七剂，为浸灌之法，庶几邪热以渐而解，元气以

渐而生也。若小其剂，复旷其日，纵用药得当亦无及矣。如法治之，更一昼夜，热退神清，脉和食进，其斑自化。

金鉴春日病瘟，误治二旬，酿成极重死症，壮热不退，谵语无伦，皮肤枯涩，胸膛板结，舌卷唇焦，身倦足冷，二便略通，半渴不渴，面上一团黑滞，前医所用之药不过汗下和温之法，绝无一效。喻曰：此症与两感伤寒无异，但彼日传二经，三日传经已尽即死，不死者又三日再传一周，定死矣。此春瘟症不传经，故虽邪气留连不退，亦必多延几日，待元气竭绝乃死。观其阴症阳症，两下混在一区，治阳则碍阴，治阴则碍阳。然法曰：发表攻里，本自不同。又谓活法在人，神而明之。未尝教人执定勿药也。吾有一法，即以仲景表里二方为治，虽未经试验，吾天机勃勃自动，若有生变化行鬼神之意，必可效也。于是以麻黄附子细辛汤两解其在表阴阳之邪，果然皮间透汗，而热全滑，再以附子泻心汤两解其在里阴阳之邪，果然胸前柔活，人事明了，诸症俱退。次日即思粥，以后竟不需药，只此二剂，而起一生于九死，快哉（此案后学宜反覆详玩之）！

卢不远治永嘉王龙友，望其色黯紫，舌本深红，知其次日当病。果发热，越三日，其叔培竹欲归，将发，诊其脉沉而散，卢极力挽留，谓龙友虽病而脉有神理，君虽未病而邪实深入，病中路，将奈何？至次晚，大吐，脉随脱，药以人参三钱，脉复，有以枣仁等剂投之者，其热转盛，十四日，脉八至，舌短神昏。卢谓今晚非用下，必然胃烂。因用芩、连、大黄一剂，次日遂愈。盖疫为疬气，人受之多从口鼻入，先由寒郁火，故其色紫，紫为水克火之色也。火病之发，应心之苗，故舌色深红。杜清碧谓之将瘟舌，而脉体须浮，浮脉象火，病发必顺，若沉则深入里。河间多用下法，如当下而失时，必胃烂而死。

吴又可治朱海畴年四十五岁患疫，得下症，四肢不举，身卧如塑，目闭口张，舌上胎刺，问其所苦不能答，因问其子，两三日所服何药？云：进承气汤三剂，每剂投大黄一钱许，不效，更无他策，惟待日而已。诊得脉尚有神，下症

悉具，药浅病深也。先投大黄一两五钱，目有时而稍动，再投舌刺无芒，口渐开能言，三剂舌胎稍去，神思稍爽，四日服柴胡清燥汤，五日复生芒刺，烦热又加，再下之，七日又投承气汤、养荣汤，肢体自能稍动，计半月共服大黄十二两而愈。又数日，始进糜粥调理，两月平复。凡治千人，所遇此等不过三四人而已。姑存案以备参酌耳。

施幼升卖卜颇行，年四旬，禀赋肥甚，六月患时疫，口燥舌干，胎刺如锋，不时太息，咽喉肿痛，心腹胀满，按之痛甚，渴思冰水，日晡益甚，小便赤涩，得涓滴则痛甚，此当急下之症也。缘通身肌表如冰，指甲青黑，六脉如丝，寻之则有，少按则无。医者不究里症热极，但引陶氏《全生集》以为阳症，但手足厥逆，若冷过乎肘膝，便是阴症，今已通身冰冷，比之冷过膝更甚，宜其谓阴症一也；且陶氏论阴阳二症，全在脉之有力无力中分，今已脉微欲绝，按之如无，比之无力更甚，宜其为阴症二也。阴症而得至阴之脉，又何说焉？遂投附子理中汤，末延吴至，以脉相参，表里正较，此阳症之最者，因内热之极，气道壅闭，下症悉具，但嫌下之晚耳。因内热之极，至周身冰冷，此体厥也，六脉如无者，群龙无首之象，症亦危矣。急投大承气汤，嘱其缓缓下之，脉至厥回便得生矣。其妻以一曰阴症，一曰阳症，天地悬绝，疑而不服。更一医，指言阴毒，须灸丹田。又三医续之，皆言阴症，妻乃惶惑。病者自言，何不卜之神明？遂卜，得从阴则吉，从阳则凶。更惑于医之议，阴症居多，乃进附子汤，下咽如火，烦躁之极。叹曰：吾已矣，药之误也。言未已，转剧，不逾时竟殒。

吴江沈氏妇少寡，多郁怒，而有吐血症，岁三四发，吐后即已，三日间小发热，头疼身痛，不恶寒而微渴，次日旧病大发，吐血逾常，更加眩晕，手振烦躁，饮食不进，且热加重。医但见吐血，以为旧病，不知其时疫也。以发热为阴虚，头疼身痛为血虚，不知吐血前一日已发热头痛，非吐血后所加也。众议用补，问吴可否，吴曰：失血补虚，权宜则可，今兼时疫，非昔比也。于是用人参二钱，茯苓、归、

芍佐之，两服后虚症咸退，热减六七，医者病者皆谓用参得效，欲速进。吴禁之不止，遂觉心胸烦满，腹中不和，求哕不得，遍体不舒，终夜不寐，盖虚邪得补而退，实邪得补而剧也。因少与承气微利之而愈。

【按】此病设不用利药，静养数日亦愈。以其人大便一二日一解，则知地气自通，邪气在内，日从胃气下趋，故自愈也。

严氏妇年三十，时疫后脉症俱平，饮食渐进，忽然肢体浮肿，别无所苦，此即气复也。盖大病后血未成，气暴复，血乃气之依归，气无所依，故为浮肿。嗣后饮食渐加，浮肿渐消，若投行气利水药则谬矣（据所云则养血之剂所宜投也）。

一人感疫，发热烦渴，思饮冰水，医者禁服生冷甚严，病者苦索不与，遂致两目火进，咽喉焦燥，昼夜不寐，目中见鬼，病人困剧，自谓得冷水一滴下咽，虽死无恨。于是乘隙，匍匐窃取井水一盆置之枕旁，饮一杯目顿清亮，二杯鬼物潜消，三杯咽喉声出，四杯筋骨舒畅，不觉熟睡，俄而大汗如雨，衣被湿透，脱然而愈。盖其人瘦而多火，素禀阳藏，医与升散，不能作汗，则病转剧，今得冷饮，表里和润，自然汗解。

张路玉治洪氏季初冬发热头痛，胸满不食，已服发散消导四剂，至六日周身痛楚，腹中疼，不时奔响，屡欲圊而不行，口鼻上唇忽起黑色成片，光亮如漆，与玳瑁无异，医骇辞去。张诊之，喘汗脉促，神气昏愦，虽症脉俱危，喜其黑色四围有红晕，鲜泽若痘疮之根脚，紧附如线，他处肉色不变，许以可治。先与葛根、黄芩、黄连加犀角、连翘、荆、防、紫荆、人中黄，解其肌表毒邪，俟其黑色发透，乃以凉膈散加人中黄、紫荆、乌犀，微下二次，又犀角地黄汤加人中黄之类，调理半月而安。此症书所不载，唯庞安常有玳瑁瘟之名，而治法未备，人罕能识。先是一人患此濒危，口目鼻孔皆流鲜血，亦不能救，大抵黑色枯焦不泽，四围无红晕而灰白色黯者，皆不可救。其黑必先从口鼻至额颊目胞两耳及手臂足胫，甚则胸腹俱黑，从未见于额上肩背阳位也。

陈瑞之七月间患时疫，初发独热无寒，或连热二三日，或暂可一日半日，热时烦渴无汗，热止则汗出如漉，自言房劳后乘凉所致，服过十味香薷、九味羌活、柴胡、枳、桔等余剂，烦渴壮热愈甚。张诊之六脉皆洪盛搏指，舌胎焦枯，唇口剥裂，大便五六日不通，虽云病起于阴，实则热邪亢极，胃府剥腐之象，急与凉膈加黄连、石膏、人中黄，得下三次，热势顿减，明晚复发热发渴，与白虎加人中黄、黄连，热渴俱止。两日后左颊发颐，一晬时即平，而气急神昏，此元气下陷之故，仍与白虎加人参、犀角、连翘、升、柴、甘、桔、牛蒡、马勃二服，右颐又发一毒，高肿赤亮，疡医调治四十日而安，同时患者颇多，良由时师不明此为湿土之邪，初起失于攻下，概用发散和解，引邪泛滥，而发颐毒，多有肿发绵延以及腨肘臂膊，如流注溃腐者，纵用攻下解毒，皆不可救，不可以发颐为小症而忽之。

一辽东人患时疫，寒热不止，舌胎黄润，用大柴胡下之，烦闷神昏，杂进人参、白虎、补中益气，热势转剧，频与芩、连、知母不应。张诊之左脉弦数而劲，右脉再倍于左，周身俱发红瘢，惟中脘瘢色皎白，诸医莫审白瘢之由，因喻之曰：良由过服苦寒之剂，中焦阳气失职故也，法当通达其瘢，兼通气化，无虑瘢色不转。遂用犀角、连翘、山栀、人中黄，昼夜连进二服，二便齐行，而瘢化热退，神清食进，起坐徐行矣。其昆季同时俱染其气，并进葱白、香豉、人中黄、连翘、薄荷之类，皆随手愈。

一人壮热十余日，神昏，语言难出，自利溏黑，舌胎黑躁，唇焦鼻煤，先误发散消导数剂，烦渴弥甚，恣饮不辍，此本伏气郁发，更过风，遂成风瘟，以热邪久伏，少阴从火化出太阳，即是两感，幸年壮质强，已愈三日六日之期，症之危殆，良由风药性升，鼓激周身元气皆化为火，伤耗真阴，少阴之脉不能内藏，所以反浮，古人原无治法，唯少阴例中则有救热存阴承气下之一症，可借此以迅扫久伏之邪。审其鼻息不齁，知水之上源未绝，无虑其直视失溲也（喻嘉言治钱钟昭亦以其肾水未竭，故伤寒多死下虚人，非虚语也）。酌用凉膈散加

人中黄、生地，急救垂绝之阴，服后下溏黑三次，舌胎未润，烦渴不减，更与大剂凉膈，大黄加至二两，兼黄连、犀角，三下方得热除，于是专以生津止渴大剂投之，舌胎方去，津回渴止而愈。

【按】喻嘉言治金鉴类两感，其论症与此略同，第金则舌卷足冷身倦，而便略通，此则舌黑甚焦鼻煤，而利溏黑，故金则以麻黄附子细辛及附子泻心，此则专用凉膈，其治法不同如此。

杨乘六治一人病疫，大热大渴，唇焦目赤，两额娇红，语言谬妄，神思昏沉，手冷过肘，足冷过膝，其舌黑滑而胖，其脉洪大而空。曰：此戴阳症也，外热内寒，虽身热如烙，不离覆盖，口渴引饮，不耐寒凉，面色虽红却娇嫩而游移不定，舌胎虽黑却浮胖而滋润不枯，症类白虎，然白虎症未有厥冷上过肘、下过膝者，遂以大剂八味饮加人参浓煎数碗，探冷与服，诸症与退。继以理中附子、六君归芍调理而愈。先是有白虎者幸未服之。

张学海业医，以疲于临症染时疫，微寒壮热，头痛昏沉，服发散药数剂，目直耳聋，病势增剧，口渴便秘，改用泻火清胃解毒等剂，热尤炽，油汗如珠，谵语撮空，恶候悉具。杨诊之，其脉洪大躁疾而空，其舌干燥焦黄而胖，座皆医也，金拟白虎承气汤，以养荣汤，用参附各三钱与之，曰：服此后当得睡，睡则诸脉俱静，诸病俱退，而舌变嫩红滑润矣。第无挠旁议，翌日复渗，果如所言。盖症有真假凭诸脉，脉有真假凭诸舌。如系实症则脉必洪大躁疾，而重按愈有力；如系实火则舌必干燥焦黄，而敛束且坚卓。岂有重按全无，满舌俱胖，尚得谓之实症也哉？仍用原方减去参附一半，守服数剂而愈。

陆养愚治费西村患时疾，头疼身热，口渴气喘，下午热潮更甚，或以藿香正气散投之，烦躁特甚，舌心焦黑，谵语发斑，又与柴芩汤，更加呕哕，且自汗不止。脉之浮数而微，曰：此少阳阳明合病之虚热也。用白虎汤加人参、黄芪、葛根、柴胡、灯心、竹叶，热减十分之七，汗亦稍止。后以人参、麦冬、五味、黄芩、

山栀、甘草，二剂斑亦渐退。

陈好古患两太阳痛，左胁作疼，口渴，大便泻水，小便短赤，面色如尘，陆脉之滑大而数，右关为甚。时春末夏初，曰：此疫症也。陈怒瘟病之名，辞去，或以胃苓汤投之，烦渴异常，语言错乱，再求诊脉，仍前症，似危急，然细参症候，不过热郁之极，故烦乱沉昏耳。其泻者，因表气不舒，故里气不固也。用白虎合解肌汤，二剂而神定，又二剂而起。

丁程川之宠患疫而死，半月后丁自病，头痛身热，口渴烦躁，或与小柴胡汤，忽夜梦与亡宠交接，惊觉而精已泄，汗出如雨，不能转侧，神昏谵语，亟陆诊之，其脉沉微如丝，面色如泥，四肢厥冷，幸未过肘膝，而阳事尚自翘然。令剪其亡宠旧裤裆烧灰，以附子理中汤调灌之，两剂神清，阳亦收敛。后以人参、麦冬、五味、白芍、黄连、枣仁、知母、黄柏，调理而安。

柴屿青治吴氏妇患病，家人谓因怒而致，医遂用沉香、乌药、代赭等药，兼用表剂，二十余日，胸膈胀闷，壮热不休，脉之左手稍平，右三部洪数，此疫症邪热入腑，表散徒伤卫气，病亦不解。乃连进瓜蒂散二剂，吐去涎痰，察其未衰，又与小承气二剂，下宿垢数行，而热渐退，调治二十余日，脉始平复。

缪仲淳治史鹤亭太史，丁亥春患瘟疫，头疼身热，口渴吐白沫（胃热），昼夜不休，医误谓太史初罢官归，妄投解郁行气药，不效，又与四物汤，益甚，诸医谢去，谓其必死。迎缪至，病二十余日矣，家人具以前方告缪，曰：误矣。瘟疫者四时不正伤寒之谓，发于春，故谓之瘟疫。不解又不下，使邪热弥留肠胃间，幸元气未尽，故不死，亟索淡豆豉约二合许炒香，麦冬一两许，知母数钱，石膏两许，一剂大汗而解，时大便尚未通，史问故，曰：昨汗如雨，邪尽矣。第久病津液未回，故大不通，此肠胃燥，非有邪也。今可食甘蔗三二株，兼多饮麦冬汤。不三日，去燥粪六十余块而愈。

张凤逵万历丁未三月间寓京师，吏部刘蒲亭病剧求治，已备后事，谵语抹衣，不寐者七八日矣。御医院吴思泉名医也，偕数医治之。

张诊脉只关脉洪大，其余皆伏，乃书方竹叶石膏汤，咸惊曰：吴等已煎附子理中汤，何冰炭如是？张诘之，吴曰：阳症阴脉，故用附子。张曰：两关洪大，此阳脉也；其余经为火所伏，阴脉也。一剂谵语抹衣即止，就寐片时，再脉之，洪者平而伏者起矣。又用辛凉药调理全愈。

元时江西泰和县瘟疫大作，有医者视病中夜而归，忽遇神人骑马导从而来，医知非人拜伏于地，神至前叱曰：汝何人也？答曰：某医人也。神曰：汝今医病用何药？答云：随病冷热轻重用药治之。神曰：不然。天一类用香苏散好。医如其言，试之皆效。香附炒去皮、紫苏各四两，陈皮、甘草各一钱，右为粗末，每服三钱，水一盏煎七分，去渣热服，不拘时，日三服，戒晕腥酒肉，无不应效。

又记云：昔城中大疫，有白发老人教一富家人合香苏散施城中，病者皆愈，其后疫鬼作人问其富人家，富人遂实告，鬼相顾曰：此老教三人矣。遂稽颡而退（同上，则皆万密斋《保命歌括》）。

医者乔姓奉吕仙甚谨，一夕梦吕告之曰：水上浮萍甚能愈疾，多贮之。乔乃收积至十车，是冬大疫，乔药中每加萍一撮，无不立愈，其门如市，遂获重赀，他医效之都不验（《云间杂志》无名氏）。

钱国宾治管船王元暴病，头疼身热，倦卧懒动，不恶寒，止畏热，舌红肌黄，二便不利，六脉浮洪，视其症脉瘟病也。用清凉发散之剂，八日罔效，再四审之，心胸腹胁俱无他症，口渴饮水，欲向外卧，令人移出，解其前后心间有黑点数十，如疙蚤斑，知为羊毛瘟也。用小针于黑处一挖，即出羊毛一茎，凡取数百茎，乃少安，日食西瓜十一个，数日乃愈。

吴桥治胡有濡壮年偶以讼系士师，归家数日而发热，医者以为痰火，治之旬日而病益危，桥诊六脉隐见不常，且举身紫斑发矣，耳聋口噤，目上视，抹衣摸床，昏瞀绝食比五日，语所亲曰：疫也。即以寒水下辰砂六一散，稍饮辄少安，寻授柴胡石膏犀角汤，一再服而病去其大半，七日愈（《太函集》）。

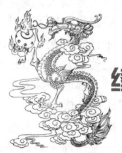

# 续名医类案卷之四

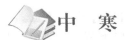

## 中 寒

万密斋治一妇人病至十三日，其家人来求药，告以病状，初苦头痛，到今十日，昏睡不醒，喉中痰响，手足俱冷，其身僵直。万思之，时辛酉二日朔后，平地雪尺余，此妇元气素弱，必因远行而得（三阴脉从腹下走足也），问之，果于初三日冒雪往亲戚家，归即病。曰：此寒邪中足少阴、厥阴二经也。默默喜睡者，足少阴肾病也；头苦痛厥逆僵直痰响者，足厥阴肝病也。乃以十全大补汤去地黄、白芍，加细辛、半夏、干姜，与三剂去，五日来谢曰：病安矣。

吴孚先治一人伤寒头痛，不发热，干呕吐沫，医用川芎、藁本不应，吴曰：此厥阴中寒之症，干呕吐沫，厥阴之寒上干于胃也；头痛者厥阴与督脉会于颠，寒气从经脉上攻也。用人参、大枣益脾以防木邪，吴茱萸、生姜入厥阴以散寒邪，且又止呕，呕止而头痛自除。设头痛，又属太阴，而非厥阴矣（设头痛句费解，且太阴无头痛。真中病但有少阴症反发热）。

一人患厥阴直中，四肢厥冷，脉细欲绝，爪甲青紫，但不吐利，与四逆汤，至三日四肢暖，甲红发热，脉转实数有力，此阴极阳生也。便与凉剂，病家疑一日寒温各异，不肯服，至九日热不退，热利下重，饮水不辍，再求诊，用白头翁、秦皮、黄连、黄柏各二钱，一帖减，二帖痊（真寒症断无饮水下痢之变）。

【按】肢冷脉伏，恐是阳厥。至爪甲青紫，则是欲战汗也。四逆汤之误，特隐而不彰耳。余有凌二官案可参。

吴孚先治汪掖苍母忽心腹奇痛异常，左右

脉弦紧，用二陈去甘草，加肉桂、干姜、木香，病不减，次日寒热交作，往来如疟，热已复寒，寒已复热，昼夜无度，脉转疾数。前方加人参五钱，附子二钱，不应，复增参至一两，附至五钱，脉反渐脱。吴谓：少阴中寒，当与参附，今不效，毕竟病深药浅故。时有医者四人，一欲用枳实贝母；一欲用全蝎、防风；一欲用八味丸；一欲用人参、黄芪各八分，肉桂四分，附子三分。吴曰：业已泄泻，反用枳实，虚极汗多，反用全蝎，此二人全不知病；八味丸系调理之药，尚在末著；参芪桂附，庶几合症，但杯水车薪，曷克有济？夫用药如用兵，冲坚捣厚，非猛士多多不可，李信之败可鉴也。用芪四两，煎汤代水，人参四两，附二两煎膏，时病人面色如妆，汗出如珠，六脉俱脱，呼吸全无，牙关紧闭，幸太溪脉尚在，乃以箸抉齿锹灌半钟，称时又进半钟，犹防脉之暴出也。既而重按两尺隐跃指端，乃曰：脉渐出，大有起色矣。复进半钟，自午至晚，方眼开语出，欲啜粥，已而反畏寒喉痛，频索冷水，或疑是火，曰：畏寒者真情，索冷者假象，少阴脉循喉咙，邪客其络，令人咽痛，今寒邪由脏出经，病将退耳。仍前方加桔梗、甘草，而痛止。自后每日参必一两，附必三钱，调理百日而愈。愈后遍体发疹，夹生疙瘩，奇痒异常，爬搔不辍，不寐汗多，用六君子，另将黄芪二两煎汤煮药，十日不应，汪检《准绳》风疹门与阅，俱系风药，并无补方，曰：神而明之，存乎其人，不可泥也。仍守前方，数剂霍然。

马元仪治陆济臣患症甚笃，诊之两脉虚微，

自汗厥逆、面青唇青，呃逆不止。曰：此少阴真阳素亏，寒邪直中之候也。阴寒横发，上干清道，旁逆四末，甚为危厉，兼以自汗不止，虚阳将脱，法当用桂附理中汤以消阴摄阳，阳既安位则群阴毕散矣。是夜连进二剂，脉渐起，汗渐收，五六剂症始霍然。

吴洋治结林潘氏子始强早起有事牖下，寻病作头痛恶寒，诸饮食自鼎沸中致之，不尽三之一，其一以为寒矣。即他人尝之，莫不糜烂，彼口舌自如，当暑重裘，犹以为薄，众医累治不效，乃迎洋，洋曰：病由内虚，致寒气深入，固结不散，法当不治，即幸而可治，不出三年。寻以温补剂愈之，参附辄倍他药，其后复病而卒，终三年（太函集）。

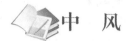

# 中　风

黄帝问岐伯曰：中风半身不遂如何灸？答曰：凡人未中风一两月前或三五月前，非时足胫上忽酸重顽痹，此将中风之候，急灸三里、绝骨四处三壮，后用薄荷、葱、桃柳叶煎汤淋洗，驱逐风气于疮口中出，灸疮春较秋灸，秋较春灸，常令两脚有疮为妙。凡人不信此法，饮食不节，酒色过度，忽中此风，言语謇涩，半身不遂，宜七处齐下火各三壮，风在左灸右，在右灸左，百会、耳前发际、肩井、风市、三里、绝骨、曲池，七穴神效，不能具录，依法灸之，无有不愈（《医说续编》）。

徐平中风不省，得桃源主簿为灸脐中百壮（即神阙穴，多灸良。凡灸先以盐实之），始苏，更数月，乃不起。郑纠云：有一亲表中风，医者为灸五百壮而苏，后年余八十，使徐平灸三五百壮，安知其不永年耶（同上）？

范子默自壬午五月间口眼喎邪，灸听会等三穴即正，右手足麻无力，灸百会发际等七穴愈，次年八月间气塞涎上，乃用金虎丹腻粉服至四丸半，气不通，涎不下，药从鼻中出，魂魄飞扬，如坠江湖中，顷欲绝，灸百会、风池等左右颊车共十二穴，气遂通吐，涎几一碗许，继又十余行，伏枕半月余，遂平尔。后又觉意思少异于常，心中愦乱，即便灸百会、风池等穴立效。《本事方》云：十二穴谓听会、颊车、地仓、百会、肩髃、曲池、风市、足三里、绝骨、发际、大椎、风池也，用之立效（同上）。

乡里有人忽觉心腹中热甚，急投药铺说其状，铺家以为此中风之候，与治风药而风不作。予心中藏之，至夷陵见一太守夏中忽患热甚，乃用水洒地，设簟卧其上，令人扇之，次日忽中风，数日而殂，人皆咎其卧水簟上而用扇也。暨到澧阳，见一老妇人夏中亦患热，夜出卧厅上，次日中风，偶其子预合得小续命汤服，更召医调理数日愈。始知人之中风，心腹中多大热而后作，小续命汤不可不服也（《资生经》）。

岳鄂郑中丞顷年至颍阳，因食一顿热肉，便中暴风，外甥卢氏为颍阳尉，有此方，当时便服，得汗随差，神效。其方用紧细牛蒡根，取时须避风，以竹刀或荆刀刮去土，用生布拭净，捣绞取汁一大升，和灼热好蜜四大合，温分为两服，每服相去五六里，初服得汗，汗出便差（《本草》）。

新武义唐丞季润名灌云：切记风中人不可便服风药，气中人不可便服气药，或觉有此症候，急用真好麝香肉三钱，乳钵研令极细，以真清麻油不拘多少，调令稀薄可饮为度，即令患人一服顿尽，须辨菜子油不可用，叶少即见效迟。如牙关紧撬开灌入，候少苏省，然后服紫汤。其方用川独活刷洗去沙土，薄片切，以豆淋酒煎浓汁服之，累服至一二斤无害，服此二药，永无手足偏废，语言謇涩之患。后见得是中风，只服小续命汤之类，见得是中气，只须服匀气散，自然无事也。渠作汉东教官，得之太守张少卫，云：屡试有验。季润亦以治数人矣。云：麻油、麝香煎五积散（《是斋方》）。

罗谦甫曰：按察书吏李仲宽年逾五旬，至元己巳春患风症，半身不遂，四肢麻痹，言语謇涩，精神昏愦，一友处一法，用大黄半斤、黑豆三升，水一斗同煮，豆熟去大黄，新汲水淘净黑豆，每日服二三合，则风热自去，服之过半，又一友云：通圣散、四物汤、黄连解毒汤相合服之，其效尤速。服月余，精神愈困，又增暗痖不能言，气冷手足寒，命予诊视，细询前由，尽得其说，诊之六脉如蛛丝细，谓之曰：夫病有表里虚实寒热不等，药有君臣佐使大小奇偶之制，君所服药无考凭，故病愈甚，今为不救，君自取耳。未几而死。有曹通甫外郎妻萧氏六旬有余，孤寒无依，春月忽患风疾，半身不遂，语言謇涩，精神昏愦，口眼㖞邪，与李仲宽症同，予刺十二经井穴，接其经络不通，又灸肩井、曲池，详病时月，处药服之减半。予曰：不须服药，病将自愈。明年春张子敬郎中家见其行步如故，予叹曰：夫人病得全者，不乱服药之力。由此论之，李仲宽乱服药终身不救，萧氏贫困恬澹自如获安。《内经》曰：用药无据，反为气贼，圣人戒之。一日姚雪斋举许先生鲁斋之言曰：富贵人有二事反不如贫贱人，有过恶不能匡救，有病不能医疗。噫！其李氏之谓欤。

陈自明治一妇人中风，牙关紧急，痰涎溢出，与神仙太乙丹一粒，服之而愈（方见虫门）。

宋时东京开河握得石碑，梵书大篆一诗，无能晓者。真人林灵素逐字辨绎，乃是治中风方，名去风丹也。诗云：天生灵草无根干，不在土间不在岸，始因飞絮逐东风，泛梗青青飘水面，神仙一味去沉疴，采时须在七月半，选甚瘫风与大风，些小微风都不算，豆淋酒化服三丸，铁镆头上也出汗。其法以紫色浮萍晒干为末细，炼蜜和丸弹子大，每服一粒，以豆淋酒化下，治左瘫右痪，三十六种风，偏正头风，口眼㖞邪，大风癞风，一切无名风及脚气，并打扑伤折及胎孕有伤，服过百粒，即为全人。此方后人易名紫萍一粒丹（此与豨莶草丸相类，亦惟实症可用，虚者未必宜也。《本草纲目》）。

许叔微云：范子默记崇宁中凡两中风，始则口眼㖞邪，次则涎潮闭塞，左右共灸十二穴，得气通。十二穴者，谓听会、颊车、地仓、百会、肩髃、曲池、风市、足三里、绝骨、发际、大椎、风池也。依而用之，无不效（《医学纲目》）。

高评事中风稍缓，张令涌之，后服铁弹丸，在普济加减方中。或问张曰：君常笑人中风服铁弹丸，今以用之，何也？张曰：此收后之药也。今人用之于大势方来之时，正犹蚍蜉撼大树，不识次第故也。

颍长吏病口眼㖞邪，张疗之，目之斜灸以承泣，口之㖞灸以地仓，俱效。苟不效者，当灸人迎，夫气虚风入而为偏，上不得出，下不得泻，真气为风邪所陷，故宜灸。《内经》曰：陷下则灸之。正谓此也。所以立愈。又东杞一夫亦患此，脉其两手急数弦之张，甚力而实，其人齿壮气克，与长吏不同，盖风火交胜，乃调承气汤六两，以水四升煎作三升，分四服，令稍热啜之，前后约泻四五十行，去一两盆。次以苦剂投之解毒数服，以升降水火，不旬日而愈。

王克明治庐守王安道中风，噤不语，他医望而去，克明曰：此非汤剂可及，烧地洒药，舁安道其上，须臾而苏（《江西通志》）。

李东垣治董监军寒月忽觉有风气暴仆，诊得六脉俱弦甚，按之洪实有力，其症手挛急，大便闭涩，面赤热，此风寒始至加于身也。四肢者脾也，风寒之邪伤之则筋挛；本人素嗜酒，内有实热，乘于肠胃之间，故大便闭涩而面赤热；内则手足阳明受邪，外则足太阴脾经受风寒之邪。用桂枝、甘草以却寒邪而缓其急搐，黄檗之苦寒以泻实而润燥，急救肾水，用升麻、葛根以升阳气，行手足阳明经，不令遏绝，更以桂枝辛热入手阳明经为引用润燥，复以芍药、甘草专补脾气，使不受风寒之邪而退木邪，专益肺金也，加人参以补元气，为之辅佐，加归身去里急而和血以润燥，名活血通经汤。惟桂、檗二钱，白芍五分，余皆一钱，水煎热服，令暖房中近火摩搓其手乃愈。

宋瑞州杨某医道盛行，招者相继，郡守得危疾，夜急招之，杨适醉归，不能升车，裹药授介，旦起盥面，不见澡豆，而所裹药在焉，方知其误，而郡守谢礼至矣。盖郡守得卒风证，澡豆中有皂角去风也（《墅谈》）。

荆和王妃刘氏年七十，病中风，不省人事，牙关紧闭，群医束手，李时珍尊人太医吏目月池翁诊视，药不能入，自午至子，不获已，打去一齿，浓煎藜芦汤灌之，少顷噫气一声，遂吐痰而苏，调理而愈（《本草纲目》）。

龚子才治桑环川、刘前溪，年俱近五旬，而桑多欲，刘嗜酒，其脉左手俱微，人迎盛右脉滑大，时常手足酸麻，肌肉蠕动，此气血虚而风痰盛也。谓三年内俱有瘫痪之患。因劝其服药谨慎，以防未然，桑然其言，每年制搜风顺气丸（此药亦未可常服），延龄固本丹各一料，后果无恙。刘不信，纵饮无忌，未及三年，果中风卒倒，瘫痪语涩，与养荣汤加减并健步虎潜丸，兼服年余始愈。

万密斋治萧敬吾庚戌冬得风疾，医治之未尽，辛亥春右肩膊抽掣，唇吻随动，诊之脉浮缓而涩，此风邪在太阴经也；右寸浮而涩，肩膊动者肺病也（手太阴）；右关脉缓，唇动者脾病也（足太阴）。以黄芪蜜炙，白芍酒炒，甘草炙，作大剂服之。问何以不用治痰之药？曰：此缓则治本也。盖风伤卫，肺者卫气之主也，黄芪之甘温以补肺，白芍味酸，曲直作酸，酸者甲也，甘草味甘，稼穑作甘，甘者己也，所以补脾。经曰：诸风振掉，皆属于肝。肝苦急，急食甘以缓之，用甘草；肝欲收，酸以收之，用白芍。乃守法调理，至初夏而安。

孙文垣治吴勉斋体丰腴，嗜炮炙，任性纵欲，年六十七，极躁急，一日跌伤齿，恬不为意，后连跌两次（将中而频眩晕也），次日晚左手足忽不能动，口眼㖞邪，诊之左洪大，右缓大，其色苍黑，神昏鼾呼，呼长而吸短，呼至口，气勃勃出不能回，终日僵卧如醉，人问曰：此非半身不遂乎？曰：症甚恶，不特此也。半身不遂者，中风已过之疾，其势仍缓，亦有十余年无恙者，今才病势便若此，乃中风，且不可测。与六君子加全蝎、天麻，两日无进退，间作吐，前药再加竹茹，两日神始苏，欲言舌不能掉，前药加石菖蒲、远志、红花，始能进粥数口，夜与正舌散同前药饮之，又三日能坐，粥亦颇加，言尚謇涩，以笔书我左手痛甚，大小便艰少。又用四君子加陈皮、竹茹、当归、白芍、红花、钩藤、天麻，服三日，神思大好，饮食日加，服弥月，手痛减，语言亦渐清，唯

大便十日一行，此血少故，补养久自当瘥。病人常自言吾疾乃痰在膈间，安得一吐为快（盖肝肾之气上浮，病者不知，误认为痰，不能用峻剂养阴，俾龙雷之火下归元海，医之过也）。孙曰：据脉乃大虚，非痰为害，不可轻吐。有医谓是病痰吐而后补，病可全瘥，不然必成痼疾。病人欲速效，决意吐之，家人不能阻，一吐而烦躁，犹曰吐不快耳，须大吐始可。再吐而神昏气促，汗出如雨，竟毙矣。

程晓山客湖州四十诞辰，徽妓行酒宴乐弥月，一日忽觉两小指无名指掉硬不舒，且不为用，口角一边常牵引，诊之六脉皆滑大而数，浮而不敛，其体肥，面色苍紫，据脉滑大为痰，数为热，浮为风，盖湿生痰，痰生热，热生风也。以善饮故多湿，近女故真阴竭，中风之症已兆，喜面色苍紫，神藏犹可治，宜戒酒色以自保爱。以二陈汤加滑石为君，芩连为臣，健脾消痰，撤热从小便出，加胆星天麻以定风，竹沥、姜汁拌晒，仍以竹沥姜汁打糊为丸，引诸药入经络化痰，又以天麻丸滋补筋骨，标本两治，服二料遂十年无恙。追五十妓饮如旧，酒色荒淫，忘其昔之致痰也。于是手指口角掉硬牵引尤甚，未几中风，右体瘫痪矣。归而召诊，脉皆洪大不敛，汗多不收，呼吸气短，盖肾虚不能纳气归原，故汗出如雨，喘而不休，虽和扁无能为矣。阅二十日而卒。

李士材治一商人，忽然昏仆，遗尿手撒，汗出如珠，咸谓绝症既见，决无生理。李曰：手撒脾绝，遗尿肾绝，法在不治，惟大进参附，或冀万一。遂以人参三两，熟附五钱，煎浓灌下，至晚而汗减，后煎人参二两，芪、术、附各五钱，是夜服尽，身体稍稍能动，再以参附膏加生姜、竹沥盏许，连进三日，神气渐爽，后以理中、补中等汤调养二百日而安。

唐太守多郁多思，又为府事劳神，昏冒痰壅，口㖞语涩，四肢不随，时欲悲泣，脉大而软，此脾肺气虚，风在经络，以补中益气去黄芪，加秦艽、防风、天麻、半夏，十剂症减二三，更加竹沥、姜汁，倍用人参，兼与八味，两月乃愈。

一人自远方归，忽然中风昏冒，牙关紧闭，

先以牙皂末取嚏，次以箸抉开灌苏合丸二丸，然后以防风散投之，连进三服，出汗如洗，此邪自外解矣。去麻黄、独活、羚羊角，加秦艽、半夏、胆星、钩藤、姜汁，十剂痰清神爽，服六君子加竹沥、姜汁、钩藤，两月而瘥。

姚太史中风昏愦，语言不出，面赤时笑（非肾绝而笑），是心脏中风也。时初秋，诊之六脉洪大，按之搏指，乃至虚反有盛候也。宜补中为主，佐以祛风化痰，方可回生，病家惶惧，两日不决，乃力任之，遂以大剂补中益气，加秦艽、钩藤、防风、竹沥，再剂而神爽，加减调治五十日始愈（李共五案）。

黄履素曰：余从弟履中年方强仕，以劳心忧郁，忽然昏愦，痰升遗溺，眼斜视，逾时不醒，竟类中风，灌以童便而苏。此等症候，皆火挟痰而作，又非三生饮可治者，并姜汤亦不相宜也（此当与江选薛立斋治王进士案同参）。

赵以德治陈学士敬初因醮事跪拜间就仆倒，汗注如雨，诊之脉大而空虚，年当五十，新娶少妇，今又拜跪致劳，故阳气暴散，急煎独参汤，连饮半日而汗止，神气稍定，手足俱疯，暗而无声，遂于独参汤中加竹沥，开上涌之痰，次早悲哭，一日不止，因以言慰之遂笑，复笑五七日无已时，此哭笑为阴（阴下疑有脱字），动其精神，魂魄之藏相并故耳。正《内经》所谓五精相并者，心火并于肺则喜，肺火并于肝则悲是也。稍加连、蘖之属泻其火，八日笑止手动，一月能走矣（出《医通》）。

陆养愚治吴少参年五十新得美宠，荣归祭祖，跪拜间就倒仆，汗注如雨，浑身壮热，人事不省，或欲灌以牛黄，脉之关尺浮数而空，两寸透入鱼际，此阴虚甚而阳亢极也，若灌牛黄即死矣。急用生地自然汁一升、人参一两，麦冬五钱，五味子百粒，浓煎灌之，二三服神气稍定，汗止，似睡非睡，至五更时作恐惧状，如人将捕之，至清晨又作盛怒状，骂詈不止，至午间又大笑一二时，至薄暮又悲泣，自此夜静日作，病家疑鬼祟。此即《内经》所谓五精相并也。并于肾则恐，并于肝则怒，并于心则喜，并于肺则悲。刘河间云：平时将息失宜，肾水不足，心火亢极，乃显此症。夜间阴盛邪

乃暂息，日中阳隆遂游行五脏而无宁时也。仍用前方减人参之半，旬日间或但悲笑，或但骂詈恐惧，人事时省时不省，饮食与之，尽食方止，不与不思索，大小便亦通，至半月后始定静，乃调养气血，百剂始愈。

长兴林中尊年逾五旬，初觉身体倦怠，头目眩晕，既而头振动摇，欲语不能，喉中喘逆，咸与牛黄苏合丸、大小续命汤，已旬日，病如故。脉之沈缓而弱，左关尺尤甚，此肝肾虚，精气暴夺之候也。询其由，乃因按院严厉，惟恐失错，烦劳之极，归而病作。《内经》云：诸风掉眩，皆属于肝。刘河间曰：此非外来风邪，由将息失宜，肾水不足，心火亢甚所致。又经云：诸逆冲上，皆属于火。今振动喘逆，职是故也。夫恐伤肾，今以矜持太过而气下，故声不出，且肝肾之脉俱挟舌本，故宜壮二经之气以治其标，滋二经之血以治其本。用枸杞为"君以补肾，天麻、川芎为臣以益肝，又用人参少加附子以为佐，二冬以为使，二剂约数两，服后诸症顿减，用八味丸间服，十剂全愈。

邹春元心泉年未五旬患中风，耳聋鼻塞，二便不通，四肢不随而厥，语言不出，或言皆说亡故之人，已灌牛黄钱许矣。或曰经云：脱阳者见鬼，脱阴者目盲。今口说亡人，目无所见，是见鬼与目盲也。又洁古云：中腑者著四肢，中脏者滞九窍。今手足不随，上下秘塞，是脏腑兼中也。且六脉弦数无伦，《脉诀》云：中风之脉迟浮吉，急实大数三魂孤。脉症俱危，恐无生理。立方人参五钱，熟地一两，桂、附各二钱半，未服，陆至脉之，浮按果极急数，中按稍觉和缓，此犹有胃气，第两尺重按觉空耳。乃曰：阴阳兼补，诚治本之法，第当上下秘塞之时，恐不能奏效。宜先通二便，使浊阴降，则清阳之气得以上升，然后议补。经谓病发而不足，本而标之，先治其标，后治其本。咸谓病势已危急，恐不可迁缓，遂将前药灌之，连进数剂，俱停胸中，揉之作声，而不下腹，再促诊脉仍前，即袖中出家制神佑丸数十粒，抉其口纳之，令灌以淡姜汤，药已下，即为灸百会穴，使阳气上升，又灸关元穴，不使阳气下，一二壮目即能开，眉频蹙，问痛能点头，

四肢亦少动，谓之曰：忍至七壮可生矣。亦点头，灸将毕，腹鸣欲便，既而前后俱通，去垢秽极多，少顷又泻一行，令急以前药倍人参煎候，及再便，有晕意，徐灌之自苏，此后人事渐省，第手足振掉，左半身不遂，于大补气血药中少佐却风顺气消痰之品，调治年余而愈。盖此症初起，气血不足为本，九窍闭塞为标，先通其闭者，急则治其标也。迨后见风症，亦不足为本，风症为标，而专补气血，少佐风药者，缓则治其本也。

范溪先生患口㖞不正，四肢拘急，自汗恶风，凡针灸涂贴，诸风药遍尝不效，已半年，脉之左手浮紧，右手洪缓，此风客阳明，留而不去，虽宜解散，然邪在一经，杂进诸经之药，诛伐太过，徒虚其表，而不能去邪，故反见恶风自汗，而无救于口之㖞也。经曰：胃足阳明之脉，挟口环唇，所生病者口㖞唇邪，是乃阳明一经之症。麻、桂、羌活岂所宜哉？以葛根五钱，升麻二钱，以逐阳明固结之邪，白芷二钱，僵蚕一钱五分，以达头面不正之气，黄芪一钱五分，桂枝五分，以固周身疏泄之表，桔梗一钱，甘草五分，载诸药上行，二剂便效，数剂全愈。后以养荣血，实腠理，少佐清热去痰之品调理之（此宜与许叔微一案合参）。

李思塘母年六旬，体肥盛，正月间忽中风卒倒，不省人事，口噤喉鸣，手足不随，服牛黄丸、小续命不效，脉之浮洪而滑，右手为甚，缘奉养极厚，形气盛而脉有余。经云：凡消瘅击仆，偏枯痿厥，气满发逆，肥贵人则膏粱之疾也。又云：土太过令人四肢不举。丹溪所谓湿生痰，痰生热，热生风也。当先用子和法涌泻之。乃以稀涎散，齑汁调灌之，去痰涎数碗，少顷又以三化汤灌之，至晚泻两三行，喉声顿息，口亦能言，但人事不甚省，知上下之障塞已通，中宫之积滞未去也。用二陈汤加枳实、黄连、莱菔子、木香、白豆仁，每日二服，数月人事渐爽，腹中知饥，令进稀粥。大便秘结，每日以润字丸五分，白汤点姜汁五分，犹时有拘挛燥结之患，知为血耗津衰，用四物加秦艽、黄芩、甘草数十帖，三日而愈。

陆祖愚治赵一阳年过五旬中风卒倒，牙关紧闭，戴眼上窜，手握而四肢振掉，或以稀涎散吹入鼻中，吐稠痰数碗，投小续命汤二剂，反口开手撒，眼合遗溺，四肢厥逆，人事昏沉，喉鸣发热，脉之洪滑而歇至，症已危甚，勉立方，用二陈加南星、枳实以导其痰，四物以养其血，佐以牙皂、姜汁、竹沥，二剂痰喘渐轻，六剂人事清爽，改用参、术、归、芍，大补气血而安。

李翠岩年近六旬，肥盛多劳，一日行至门外，视一人如两人，一路如两路，一门如两门，不知从何处入，遂卒然仆倒，扶归，懒于言语，尚能道其病状，咸以中风治之，投消痰搜风十余剂，遂冷汗如雨，惊惕振掉，昏不知人。脉左寸浮大，按之无神，余俱迟弱而空，已神识昏沉，不能言矣。此属虚脱，宜培补正气为主，用四君加芪、归、地、芍、天麻、杜仲、牛膝、枣仁，二剂汗止，五剂能言语识人，七八剂顿愈，每剂加人参三钱，二十余剂饮食步履如常。

马元仪治周某神昏不语，状如中风，已半月，脉之右虚微无力，乃阳虚之候也。胸中时满，或气立如呆，上焦之阳不用矣。足膝无力，转侧不能，下焦之阳不用矣。诸阳既微，阴乃用事，不行温补，阴日以长，阳日以消，一如气化有肃杀而无阳和，物其能久乎？遂与附桂理中汤大培阳气，半月而神始清，便乃行，一月而食渐进，足可履，兼进八味丸调理而安。

冯楚瞻治张铨部先年以焦劳，遂得怔忡耳鸣诸症，医以痰治，涌出痰涎斗许，复用滚痰丸，痰势虽清，精神内夺，初秋卒倒僵仆，痰涌齁鼾，目窜口开，手足强直，自汗如雨，危甚。脉之六部皆滑大无伦，其候欲脱，刻不容缓矣。乃用人参三两，白术二两，附子五钱，浓煎灌之，日三剂，按时而进服，后脉势渐敛，身热渐和，溃汗渐收，次日仍用前方，日二服，夜一服，至三日诸症渐减，僵仆不省如故，此工夫未到，故标症稍平而元神未复也。仍照前服，服后必灌浓米汁半钟，以保胃气助药力，或有劝入风药者，曰：保之不暇，敢散之乎？有劝加痰药者，曰：补之难实，敢消之乎？有劝入清火者，曰：此尤误矣。元阳欲脱，挽之尤恐不及，敢败之乎？今重用人参、附子者，既壮人参培元之功，而消痰去风息火之义已在其中，若稍涉标治，则虚症蜂起，势益难矣。违众勿用，三日所用人参计三十五两，附子六两，白术二十四两，至晚间忽能言语，稍省人事，进粥半碗而睡，其龂齘目窜诸症仍在，早间阳分，用大补心脾气血之药，如枣仁、当归、白术、白芍、茯神、远志、人参、桂圆、五味之类；下午阴分，用八味汤冲人参浓汁服之。六七日后诸症渐平，每日人参尚用四五两，后早间以生脉饮送八味丸之，加牛膝、杜仲、鹿茸、五味子者四五钱，日中加减归脾与八味汤，饮食倍进，一日而起。大凡治危笃症候，全在根本，调理得力，自然邪无容地。先哲云：识得标只取本，治千人无一损也。

谭掌科年六十余，卒然晕仆，痰涎涌盛，不省人事，顷之吐痰碗许，少苏，长班用力拥之舆中，挟其两腿而归。医与疏风清热豁痰旬余，痰涎不减，烦躁倍常，头痛腿疼更甚，脉之两寸甚洪大，两尺右关甚沉微，此孤阳独亢于上，弱阴不能敛纳，且中宫脾土亦虚，阳无退藏之舍，上浮颠顶为胀为疼，宜壮水以制之，培土以藏之，补火以导之，佐以滋肺清金，以成秋降之令，则收敛蛰藏。熟地八钱为君，乳炒白术五钱为臣，米炒麦冬三钱为佐，制附子一钱五分为使，煎成另用人参五钱熬汁冲服，头疼顿减，诸症渐痊，但腿痛如故，盖长班用力挟之而伤也。视之五指之痕在焉。此外因当外治，用猪肘生精肉捣烂，入肉桂细末、葱白、食盐和匀，厚敷患处而安。后因素患晨泻，饮食不甘，令早晨空心参汤送八味丸，午间食前以炒黄白术三十两，制附子三两共煎成膏，人参细末六两，收成细丸，白汤吞三钱，半月后脾胃顿强，精神倍长。

景氏妇年近五旬，中风已五六日，汗出不止，目直口噤，遗尿无度，咸以为坏症，脉之虽甚微，而重按尚不疾不徐，自然之势，此即胃气也。乃曰：遗尿本属当下脱症，故不治。若多日安得不尿，且坐视数日而不脱，断非绝症也。投以参附汤，二三剂渐苏，重服温补而愈。

金教谕夏月壮热，头痛咳嗽，医谓感冒，用羌、前、苏、橘、半、枳之类，未终剂头疼如破，舌强不清，溃汗黏手，左臂麻木，神气不堪，脉洪大而空，缓而无力，知为虚类中，误投发散，当此疏泄之时，几成脱症。与熟地一两二钱，麦冬三钱，炒白术四钱，牛膝二钱四分，五味子八分，制附子一钱五分，人参八钱，另煎冲服，日二剂，不五日全安。时有李庠生同日得病，症候无异，一剂发散，汗出彻夜，次日死矣。

张路玉治春榜赵明远，平时六脉微弱，患中风经岁不痊，诊之左手三部弦大而坚，知为肾脏阴伤，壮火食气之候，且人迎斜内向寸，又为三阳经满溢入阳维之脉，是不能无颠仆不仁之虞，右手三部浮缓，而气口以上微滑，乃痰涌于膈之象。以清阳之位而为痰气占据，未免浸渍心主，是以神识不清，语言错误也。或者以其兼口角微涎，目睛恒不易转为邪在经络，用祛风导痰之药，不知此本肾气不能上下通于心，虚热生风之症，良非风燥药所宜。或者以其小便清利倍常为肾虚，而用八味壮火之剂，不知此症虽虚而虚阳伏于肝脏，所以阳事易举，饮食易饥，又非益火消阴药所宜。或者以其向患休息久痢，大便后常有淡红溃沫而用补中益气，不知脾气陷入下焦者，可用升举之药，升动肝肾虚阳，鼓击膈上痰饮，能保其不为喘胀逆满之患乎？今与河间地黄饮子助其肾，通其心，一举而两得之，但不能薄滋味，远房室，则药虽中病，终无益于治疗也。惟智者以善调摄为第一义。

侍卫金汉光妾中风，四肢不能举动，喘鸣肩息，声如曳锯，不能著枕，寝食俱废，半月余，脉之右手寸关尺弦数，按之渐小，惟寸口数盛，或时昏眩烦乱，所服皆二陈、导痰，杂以秦艽、天麻之类，不应，又与牛黄丸，痰涎愈逆危殆益甚，因以六君子或加胆星、竹沥，或加黄连、当归，甫四剂喘顿除，再二剂饮食渐进，稍堪就枕，又四剂手足运动，十余剂后徐行矣。

汉川令顾我在夫人高年气虚痰盛，近以抑郁，忽然下体重坠，转增困惫，人事不省，头项肿胀，诊之六脉皆虚濡无力。医犹谓大便六七日不通。拟攻下。张曰：脉无实结，何可妄攻？且病人素有脾约，大便常五七日一行，乃令先试糜饮，以流动肠胃之枢机，日进六君子汤，每服用人参二钱，分二次服，四剂后大便自通，再四剂自能起坐，数日间可扶掖徐行，因戒其左右慎防步履，以病人气虚痰盛故也。

吕东庄治沈凝芝内人，时当就卧，忽作寒热，至夜半即不能言，喘急，或以为感伤，或以为寒热气逆痰结，用乌药顺气散不效，诊之声如曳锯，手撒遗尿，口开不能言，自汗如雨。曰：此类中风也，已伤脏，不可治矣。凝芝曰：即无救理，应用何药？曰：初发即当用易间附子散，今无及矣。乃自进之，喘声忽止，且稍发语。疑尚可救，曰：五脏俱绝，今得参附，气少苏耳，终无济也。果三日而殁。

韩贻丰治司空徐元正风气满面浮虚，口角流涎不已，语含糊不能出喉，两腿沉重，足趑趄不克逾户限，脉之曰：此症非针不可。遂呼燃烛，举手向顶门欲用针，徐公及其令孙皆大惶骇，云：此处安可用火攻？强之再三，终不允而罢。后闻韩之针颇神，复邀与针百会、神庭、肾门、命门、环跳、风市、三里、涌泉诸穴道，俱二十一针，方针之初下也，以为不知当作如何痛楚，及药热气行，氤氲不可名状，连声赞叹，以为美效，积久周身之病一时顿去（《神针心法》）。

柴屿青治考功吴景星太翁卒中昏愦，满面油光，两关弦紧，投以附子理中汤，次日心中明白，面上浮光即敛，调理数月而康。

苏州牧杨芊丙寅春五旬余，卒中肢废，口不能言，大小便难，中府而兼中脏也。初进通幽汤不应，加大黄麻仁二剂始通，舌稍转动，又用加减大秦艽汤，数剂始能言，但舌根尚硬，后用地黄饮子及参芪术等兼服，舌柔胃强，左手足尚不能举动，此由心境不堪，兼之参饵调治也。今庚午秋闻其在楚竟已全愈。

大司寇阿年已七旬，偶患胃痛延治，至则其势已减，诊其六脉平和，两尺神完气足，如此禀厚者，不可多见。乃以曾经口眼㖞邪，至今面部微有不正为患。曰：阳脏之脉，前因心火暴盛无制，遂流经络而然。今惟有壮水之主，

以镇阳光。常服丸剂，可保期颐。

薛立斋治靳阁老夫人，先胸胁胀痛，后四肢不收，自汗如雨，小便自遗，大便不实，口紧目瞤，饮食颇进十余日，或以为中脏甚忧，曰：非也。若风既中脏，真气将脱，恶症已见，祸在反掌，安能延至十日？乃候其色，面目俱赤而或青，诊其脉左三部洪数，惟肝尤甚，乃知胸乳胀痛，肝经血虚，肝气否塞也。四肢不收，肝经血虚不能养筋也；自汗不止，肝经血热津液妄泄也；小便自遗，肝经热甚阴挺失职也；大便不实，肝木炽盛克脾土也。遂用犀角散，四剂诸症顿愈，又用加味逍遥散调理而安。后因郁怒，前症复作，兼发热呕吐，饮食少思，月经不止，此木盛克土而脾不能摄血也。用加味归脾为主，佐以逍遥散而愈。后每过怒，或睡中手足搐搦，复用前药愈。

大参朱云溪母于九月内忽仆地，痰迷不省人事，唇口㖞邪，左目紧小，或用痰血之剂，其势稍缓，至次年四月初，其病复作，仍进前药，势亦渐缓，至六月终，病乃大作，小便自遗，或谓风中于脏，以为不治。诊之左关弦洪而数，此属肝火血燥也。遂用六味丸加五味、麦冬、芎、归，一剂而饮食顿进，小便顿调，随用补中益气加茯苓、山栀、钩藤、丹皮而安，至十月复以伤食，腹痛作泻，左目仍小，两关尺脉弦洪鼓指，以六君加木香、吴茱萸、升麻、柴胡，一剂而痛泻俱缓，复以六君加肉果、故纸，一剂诸脉顿平，痛泻俱止。夫左关弦洪，由肝火血燥，故左目紧小；右关弦洪，由肝邪乘脾，故唇口㖞邪，腹痛作泻，左目仍小。两关尺脉弦洪鼓指，以六君子加木香、吴茱萸、升麻、柴胡，一剂而痛泻俱缓，复以六君加肉果、故纸，一剂诸脉顿平，痛泻俱止。夫左关弦洪，由肝邪乘脾，故唇口㖞邪，腹痛作泻，二尺鼓指，由元气下陷。设以目紧口㖞，误作风中，投以风药；以腹痛泄泻，误作积滞，投以峻剂，复耗元气，为害甚矣。以阳虚恶寒，围火过热，致痰喘，误服寒剂而卒。

一妇人因怒仆地，语言謇涩，口眼㖞邪，四肢拘急，汗出遗溺，六脉洪大，肝脉尤甚，皆由肝火炽盛。盖肝主小便，因热甚而自遗也

（经云：肝虚者善溺）。用加味逍遥散加钩藤及六味丸寻愈（亦可入气厥）。

一妇经行，口眼歪斜，痰涎壅盛，此血虚而肝火动，用加味逍遥散加丹皮治之寻愈。后因饮食停滞，日吐痰涎，此脾气虚，不能摄涎归经也，用六君子二十余剂而安。

一妇人因怒，口眼㖞斜，痰涎上涌，口噤发搐，此脾肺气虚，而肝木旺，用六君子加木香、钩藤、柴胡，治之渐愈，又用加味归脾汤调理而安。

一妇人元气素虚，劳则体麻发热，痰气上攻，或用乌药顺气散、祛风化痰丸之类，肢体痿软，痰涎自出，面色痿黄，形体倦怠，而脾肺二脉虚甚，此气虚而类风，朝用补中益气汤，夕用十全大补汤，渐愈，又用加味归脾汤调理寻愈。

一妇人口眼歪斜，四肢拘急，痰涎不利，而恶风寒，其脉浮紧，此风寒客于手足阳明二经，先用省风汤二剂，后用秦艽升麻而愈。

王海藏云：某黄门卒中风，病发时服紫菀丸，泄出恶脓四升，赤黄水一升，一肉虫如乱发愈（方见《癞风门》）。

姚僧垣治大将军乐平公窦集暴感风疾，精神瞀乱，无所觉知，诸医先视者皆云：已不可救。僧垣后至曰：困则困矣，终当不死，若专以见付，相为治之。其家忻然请受方术，僧垣为合汤散，所患即瘳。大将军永世公叱伏列椿苦利积，时而不废朝谒。燕公尝问僧垣曰：乐平永世俱有痼疾，若永世差轻，对曰：夫患有浅深，时有克杀，乐平虽困，终当保全，永世虽轻，必不免死。谨曰：君言必死，当在何时？对曰：不出四月。果如其言，谨叹异之（周书）。

高祖亲戎东讨至河阴遇疾，口不能言，睑垂覆目，不复瞻视，一足短缩，又不得行。僧垣以为诸脏俱病，不可并治，军中之要，莫先于语，乃处方进药，帝遂得言，次又治目，目疾便愈，末乃治足，足疾亦瘳，比至华州，帝已痊复（同上）。

李季虬曰：予乙卯春正月三日忽患口角歪邪，右目及右耳根俱痛，右颊浮肿，仲淳曰：此内热生风及痰也，治痰先清火，清火先养阴，最忌燥剂。苏子、橘红、天冬、酒粉、鲜沙参、甘菊花各三钱，贝母、白芍各四钱，麦冬五钱，甘草七分，天麻一钱，连翘二钱，加竹沥、童便各一杯，霞天膏四五钱，日服二剂，初四至初九日加生地，初十加牛膝四钱，黄蘗二钱，十三日去连翘，加石斛三钱五分，五味子七分，扁豆二钱，干葛八分，十八日去天麻、干葛、扁豆，加莲肉四十粒，二十二日定方，天冬、甘菊、沙参各三钱，麦冬、生地、牛膝各五钱，炙草一钱，贝母、苏子、橘红、花粉各二钱，枣仁六钱，五味八分，莲肉四十粒，二月十二日定方，天冬、茯苓、贝母、沙参各三钱，麦冬、枣仁、牛膝各五钱，苏子、橘红、甘菊各二钱五分，黄蘗、甘草各一钱五分，花粉、元参各二钱，五味七分，生地、白芍各四钱，莲肉六十粒，十日后去花粉，后又去元参，加石斛，至五月尽，病始全愈（前方中曾加参二钱，服二剂反觉浮火上升，即去之）。

沈明先治潘子芬，躯干魁梧，素无恙，然室多姬妾，且纵饮，皆致疾之媒也。乙巳夏，忽患类中风，项强胸满，不良于行，才举足即觉首重而欲仆地，或知其嗜酒及内病由上盛下虚，即用参附峻补，治久转剧。诊之六部沉滑有力，殊非肾家不足之象，然病人旁人舍补而别商，则纷然辨难，弃不用矣。因语之曰：病本不足，更无可疑，但补虚而不去病，甚于攻克也。今当分涂治之，汤剂以补虚，吾立方而君自制服，丸剂以去病，则有家秘神方，未可明告，奉馈服之两旬，必奏殊功。潘以愈期迂，欣然见从。前方以六君理中加减，而不用附子，别制大剂消痰丸，服十日而项强若失，然更衣，陆续去痰积稠粘甚多，潘惟恐其虚，复生犹豫。乃谓之曰：大便虽行，神气日旺，况有参术以培养脾元，何虑之有？去痰莫如尽，此之谓也。勉其尽剂，果越两月而步履康复矣。

# 续名医类案卷之五

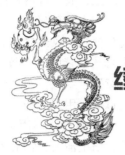

 厥

孙兆杜壬同诊仁宗最宠贵妃，一日食次，忽仆倒，遍身卒冷，急奏上，上乃急召孙杜，既至奏曰：不妨，此乃气厥尔。少顷吐即复苏也。御坐良久，果吐而苏。上问因何而得？二人并奏曰：此贵妃方食，因忧怨气上，遂与食相并，故如此者，吐即气透，故复苏也。上问妃有何事如此？妃对曰：陛下无嗣，臣妾不能为陛下生皇嗣，所以自怨，气忽上逆，至惊动圣驾。上曰：朕亦自责，乃劳汝致病耶。因嘉奖孙杜之能，良久曰：医道如此，岂非良医也耶（《医学纲目》）。

子敖青衣为崔侍御所得，忽暴死，梁革曰：此非死，乃尸厥也。刺心及脐下数处，衣以单衣，卧床上，缚其手足，置微火于床下，稍苏，以葱粥灌之，而青衣遂活（凡病尸厥，呼之不应徐应，秋脉伏者死，脉大反者死）。

窦材治一人因大恼悲伤得病，昼则安静，夜则烦闷，不进饮食，左手无脉，右手沉细，世医以死症论之。窦曰：此肾厥病也。因寒气客肝肾二经，灸中脘五十壮，关元五百壮，每日服液丹、四神丹，至七日左手脉生，少顷大便下青白脓数行，全安。此由真气大衰，非药能治，惟艾火灸之（原注此症非灸法不愈，非丹药不效。二者人多不能行，医人仅用泛常药以治，其何能生）。

一妇人产后发昏，二目带涩，面上发麻，牙关紧急，二手拘挛，窦曰：此胃气闭也（亦由肝气上逆胃之大络而成厥）。胃脉挟口环唇，出于齿缝，故见此症，令灸中脘五十壮，即日而愈（原注若产后血厥，仓公白微汤）。

一妇人时时死去，已二日矣。凡医作风治之不效，窦与灸中脘五十壮即愈（此即尸厥）。

张子和治一人痰厥不知人，牙关紧急，诸药不能下，候死而已，张见之，问侍病者曰：口中曾有涎否？曰：有。遂先以防风、藜芦煎汤，调瓜蒂末灌之，口中不能下，乃取长蛤甲磨去刃，以纸裹其尖，灌于右鼻窍中，咽然下咽有声，后灌其左窍亦然。曰：可治矣。良久涎不出，遂以砒石一钱又投之鼻中，忽偃然仰面，似觉有痛，斯须吐哕吐胶涎数升颇腥，砒石寻常勿用，以其病大，非如此莫能动。然无瓜蒂亦不可便用，宜消息之。大凡中风痰塞，往往止断为风，专求风药，灵宝至宝，误人多矣。故刘河间治风舍风不论，先论二火也。

常仲明之妻每遇冬寒，两手热痛，张曰：四肢者诸阳之本也，当夏时散越而不痛，及乎秋冬收敛，则痛以三花神佑丸大下之，热遂去（此热气厥也）。

张叟年六十余，病热厥头痛，以其用漏药时已一日间矣，加之以火其人先利，年高身困，出门见日而晕不知人，家人惊惶欲揉扑之，医曰：大不可扰，续与西瓜凉水蜜雪，少顷而苏，盖病者年高气泄痰涌，脉乱身厥，内有炎火，外有太阳，是以跌仆。若是扰之便不救矣。惟安神定思，以凉水投之以静，静便属水，自然无事，临症者当谙练也。

常仲明之子自四岁得风痰疾，至十五岁转甚，每月发一两次，发必头痛，痛则击数百拳，出黄绿涎一两盏方已，比年发益频，目见黑花，发则昏不知人（厥也），三四日方省，诸医皆

用南星、半夏化痰之药，终无一效，偶遇张于
漷水之南乡，以双解散发汗，次以苦剂吐痰，
病去八九，续以分剂平调，自春至秋，方获全
愈。

庄一生治金坛庠友张逢甫内人方食时触暴
怒，忽仆地，气遂绝，一医用皂角灰吹鼻中，
不嚏，用汤药灌之不受，延至午夜，谓必不治，
告去。急叩庄，过视之，六脉尚全而独气口沉
伏，细寻之滑甚。曰：此肝木之气逆冲入胃，
胃中素有痰，致痰夹食闭胃口，气不得行而暴
绝也。但历时久，汤药不入矣。急宜吐之可活，
所谓木郁则达之也。亟令覆其身，垂首向床下，
以鹅翎蘸桐油启齿探入喉中，展抄引吐，出痰
与食才一口，气便稍通，再探吐至两三口，便
觉油臭，以手推翎，但不能言。庄曰：无妨矣。
知其体怯不宜多吐，急煎枳橘推荡之药灌之，
尽剂而苏，后以平肝和胃药调理数剂复故。此
因暴怒，怒则气上逆，痰因气壅，故现斯症耳，
所谓尸厥也。治厥往往有误。予故表其症，以
示后来云（《广笔记》）。

季虬曰：太学朱方仲内人禀赋极弱，兼之
作劳善怒，内热怔忡，胆虚气怯，已三四年矣。
壬申夏，忽发厥冒，气痰上升，则两目上窜，
手足发搐，不省人事，初时一月一发，三四日
后则连发不止，日夜几百次，牛黄、竹沥遍尝
不效，予计已穷，意欲用参附峻补，因其时常
口渴，大便不通，不敢轻投，适一友至，极其
赞决，谓非附不可。强用附子二钱，人参六钱
作一剂投下，午后进药，黄昏发大热，烦躁渴
甚，不两日毙矣。此固非因附子而然，第症候
决不宜用。侥幸之念，不可试也（同上）。

张意田乙酉岁治一人忽患泄泻数次，僵仆
不醒，神昏目瞪，肉瞤口噤，状若中风，脉之
沉弦而缓，手足不冷，身强无汗，鼻色青，两
颐红，此肝郁之复也。用童便、慈葱，热服稍
醒，以羌活、防风、柴胡、钩藤、香附、栀子
之属，次用天麻白术汤加归、芍、丹、栀而愈。
或问肝郁之复故？曰：运气不和，体虚人得之，
本年阳明，燥金司天，金运临酉为不及，草木
反荣，因去冬晴暘无雪，冬不潜藏，初春乘其
未藏，而草木反得早荣矣。燥金主肃杀，木欲

达而金胜之，故进日梅未标而吐华，密霰凄风，
交乱其侧，木气郁极则必思复，经所谓偃木飞
沙，筋骨掉眩，风热之气，陡然上逆，是为清
厥。今其脉沉弦而缓，乃风木之象，因审量天
时，用童便、慈葱，使之速降浊阴，透转清阳，
则神气自清。用羌、防等以舒风木，香附、栀
子解肝而清郁火，再用天麻白术汤加归、芍、
丹、栀，培土清火，畅肝木以成春，虽不能斡
旋造化，亦庶几不背天时也已。

李东垣治中书脚膝尻腰皆冷，脉沉数有力，
用黄檗滋肾丸，再服而愈。

汪石山治一人卒厥，暴死不知人，先前因
微寒数发热，面色痿黄，六脉沉弦而细，知为
中气久郁所致，与人参七气汤一服，药未熟而
暴绝，汪令一人紧抱，以口接其气，徐以热姜
汤灌之，禁止喧闹，若少移动，则气绝不返矣。
有顷果苏，温养半月而安。不特此症为然，凡
中风、中气、中寒、暴厥，俱不得妄动，以断
其气。《内经》明言气复返则生。若不谙而扰
乱，其气不得复致，夭枉者多矣。

遇卒暴病者，病家医士皆宜知此。盖暴病
多火，扰之则正气散而死也。予女年十八，忽
暴厥，家人不知此，群集喧闹，又扶挟而徙之
他所，致苏而复绝，救无及矣。今录张、汪二
案，五内犹摧伤也。

盛用敬治一妇卒厥，昏昏若醉，手足筋牵，
盛诊之六脉俱脱，忽有麻衣者在侧，问其人则
病者之婿也，问其服妻之服也，问其妻子死仅
半月，死以产后症，忽悟曰：此病必忧郁所致，
以木香流气饮投之，一服而瘥（《吴江县志》）。

陆怡华亭人善医，汴人段氏客比邻，一夕
溘死，怡取马枥去底，置大釜上，舁死者内之，
蒸以葱药，及旦皮腐而气复（《江南通志》）。

孙文垣治丁耀川长姊，常患晕厥（诸风掉
眩，俱属于肝），吐痰碗许乃苏（痰因火动），
一月三五发，后又口渴，五更倒饱（二字新）
肠鸣腹疼泄泻，小水短涩，咳嗽（皆肝火为
患），脉之两寸濡弱，两关滑大，此中焦痰积
所致也（却是标症）。先与二陈汤加苍术、山
楂、麦芽，以健脾为臣，以白芍止痛为君，以
滑石、泽泻引湿从小便出为佐，黄芩为裨使，

服十帖二阴之痛俱止（前未叙明），改以六味加知、檗、牛膝而愈。

【按】此女之病，禀母气也。予常见父母有肝病者，其子女亦多有之，兹病厥亦肝病也，其母病甚在二阴。见郁症门。

白仰云令眷每触怒即晕厥，必闭门合目静坐，不令人在旁（可见此病不宜扰之），手足皆冷，汗出如雨，气息俱微，越一时许苏如常，原以项生瘰疬，多服女医班猫等毒药，致脾胃损，元气亏也。年三十八未尝生育，欲睡则腿必捶敲，既睡则心常惊跳，经将行，小腹先疼二日，色紫有块（以上无非肝病），惟肌肉饮食如常人（脾胃不病），诊之两寸短弱，左关大而有力，右关滑，左尺滑，右尺沉细，据脉肺气虚，肝木实，胃木实，胃中有痰之症也（木热则流脂，断无肝火盛而无痰者，不必责诸胃）。用六君子汤加丹参、酒连、青皮，外与珠母丸及独活汤调理而安（二方出《医学纲目》）。

龚子才治刘司寇患卒倒，不省人事，口眼相引，手足战掉，一医作风治，一医以痰火治，俱罔效。诊之六脉沉数，气口紧，此非风非痰，乃气夹食也。其家人始悟曰：适正食之际，被恼怒所触，遂致如此。用行气香苏散加木香、青皮、山楂即愈（《万病回春》）。

喻嘉言治吴添官生母时多暴怒，致经行复止，入秋以来，渐觉气逆上厥，如畏舟船之状，动则晕去，久久卧于床中，时若天翻地覆，不能强起，百治不效。因用人参三五分，略宁片刻，最后服至五钱一剂，日费数金，至家财尽费，病转凶危，大热引饮，脑间如刀劈，食少泻多，已治木矣。喻诊之，谓可救。盖怒甚则血菀于上，而气不返于下者，名曰厥。巅疾厥者逆也，巅者高也，气与血俱逆于高巅，故动辄眩晕也。又上盛下虚者，过在足少阳，肝胆之穴，皆络于脑，郁怒之火，上攻于脑，得补而炽，其痛如劈，同为厥巅之疾也。风火相煽，故振摇而蒸热，木土相陵，故艰食而多泻也。于是会《内经》铁落镇坠之意，以代赭石、龙胆草、芦荟、黄连之属降其上逆之气，以蜀漆、丹皮、赤芍之属行其上菀之血，以牡蛎、龙骨、五味之属敛其浮游之神。最要在每剂中生入猪胆汁二枚，盖以少阳热炽，胆汁必干，亟以同类之物济之。病者药入口，便若神返其舍，忘其苦口，连进十数剂，热退身凉，食进泻止，能起行数步，然尚觉身轻如叶，不能久支，因恐药味太苦，不宜多服，减去猪胆及芦荟等药，加入当归一钱，人参三钱，姜枣为引，平调数日全愈。

李士材治晏给谏夫人，先患胸腹痛，次日卒然晕倒，手足厥逆，时有医者以牛黄丸磨就将服矣。诊之六脉皆伏，惟气口稍动，此食满胸中，阴阳否隔，升降不通，故脉伏而气口独见也。取陈皮、砂仁各一两，姜八钱，盐三钱，煎汤，以指探吐，得宿食五六碗，六脉尽见矣。左关弦大，胸腹痛甚，知为大怒所伤也，以木香、青皮、橘红、白术、香附，煎服两剂痛止，更以六君子加木香、乌药，调整理十余日方瘳。

一人年五旬，荒于酒色，忽头痛发热，医以羌活汤散之，汗出不止，昏晕不省，李为灸关元十壮而醒，四君子加姜桂，日三剂，至三日少康，因劳怒复发厥，用好参一两，熟附三钱，煨姜十片，煎服稍醒，但一转侧即厥，一日之间计厥七次，服参三两，至明日以羊肉羹、糯米粥与之，尚厥二三次，至五日而厥定，乃泣而问之可再生否？曰：脉有根蒂，但元气虚极，非三载调摄，不能康也。幸其恪信坚守，两月之间服参四斤，三年之内煎剂六百帖，丸药七十斤，方得步履如初，亲友众多，议论杂出（此最病家大忌），若非病人信任之专，久而见疑，服药必忌，未有获生者也。

张路玉治顾允祥之内暴怒伤食，喘胀逆歪（怒则气上），医者误认风邪而与表药，遂昏愦目瞪不语，呼之不省（鼓动肝邪而盛厥），诊之其脉六部涩伏，知为痰因气闭所致，本当因势利导，探吐以通其窍，缘病家畏其吐剧，遂与导痰汤加菖蒲、远志，一啜便能语言，更与前药加槟榔、铁落，得下而安。

黄履素曰：凡人精神极壮实者，偶患痰厥，可服牛黄丸。友人屠伯尚忽然痰壅不能语，服牛黄丸立愈。余姊丈周公美一日忽神呆目怒，顷之痰涌，手扬足掷，有类中风，不服药，次日自愈，此等禀赋，百无一二。

杨太史夫人忽然晕倒，医以中风之药治之不效，李诊之，左关弦急，右关滑大而软，本因元气不足，又因怒后食停，先以理气消食药进之，下黑屎数枚，急以六君子加姜汁，服四剂而后晕止，更以人参五钱，芪、术、半夏各三钱，茯苓、归身各二钱，加减调理，两月而愈。

薛立斋治一妇人因怒发搐，呕吐痰涎；口禁昏愦，气口脉大于人迎，此气滞而食厥，用平胃散加茯苓、半夏、木香，治之而苏，更以六君子汤加木香渐愈，乃去木香，又二十余剂而痊。

陆养愚治许省南忽得暴疾，如中风，口不能言，目不识人，四肢不举，服苏合牛黄丸不效；或与小续命汤，反增喘急壮热，手足厥逆；或以六脉沉微，拟用附子理中汤。诊之两寸似有似无，两尺难以求索，此由气壅逆而然，非不足而欲脱也。按其胸即眉为之皱，按其腹即体为之举，询其由，因日间烦冗，无暇吃饭，至晚陪客毕即病发，曰：饥极过饱，此食中也。昏愦不语脉伏，皆饮食填塞清道所致，四肢不举，经谓土太过之病也。初时一吐即已，今已一二日，上、中、下俱受病，当吐下消导，以分杀其势。乃先以生姜淡盐汤探之，涌痰涎汤水数碗，少顷神思少清，诊之寸关逼逼而来，又以棱、莪、槟、枳、橘、曲、木香、白豆仁、莱菔子，煎送润字丸五钱，下三四行，势大减。再诊关尺俱见，且沉实有力，第胸腹按之犹痛，再以前方煎送润字丸二钱，四日后方与稠粥，改用二陈，少佐归、芍以养荣血，参、术以扶胃气，木香、豆仁以宽其未尽之痞，旬日而安。

陆肖愚治潘碧之痞，旬日而安，五旬因大怒后，忽然倒仆，牙关紧急，脉之两寸关滑大，两尺沉无，以稀涎散荠水调，撬牙灌之，吐痰盆许，少顷而苏，第人事尚未清爽，再诊寸关稍平，两尺已起，以二陈加贝母、黄连、香附，数剂而安。

陆祖愚治郁仲开劳心之后，复感怒气，清晨篦头未毕，忽然昏晕，四肢厥逆，口目不开，喉声如锯，二便不利，脉之左三部弦滑而数，右三部沉实有力，此痰厥也。先用牛黄一分，连灌四五丸，再用陈皮、贝母、花粉、胆星、黄芩、黄檗、枳实、瓜蒌、前胡、桔梗、皂荚、姜汁、竹沥，顿服，涌去稠痰二三碗，前方去皂荚、陈皮，加青皮，二剂行二次，其老痰俱从便出，症顿减，后用健脾养血，清火消痰之剂调理而安。

郑显夫年六十余，因大怒遂昏仆，四肢不用，余以怒则火起于肝，以致手足厥阴二经之气闭而不行，故神无知，怒甚则伤于筋，纵之若不容，故手足不用，急以连、檗泻其上逆之火，香附降其肝气，一二日神智渐回，后以调气血、壮筋骨之剂补之，一日安（《药要或问》、《医说续编》）。

朱丹溪治吕宗信有积块，足冷至膝，用大承气汤加减下之，其块厥皆愈（积块易知，足冷为实热之厥，人或未知《八厥门》）。

吴洋治里人病，归自浙，四肢厥冷，六脉若亡，尸寝旬余，水浆不入，众医以为死矣。洋至曰：此热厥也。乃就浴室贮盘水，水皆新汲，架板片，卧病者其上，则以青布幂四体，挹水沃之，即以水蘸病者唇，欲得水甚，遂尽其量而饮之乃瘥（《太函集》）。

吴桥过章祁，有人遮道告曰：汪一洋年五十所，溲血后发热，毕致诸医，或以为伤寒，剂以发散，或以为痢后虚损，剂以补中，久之谵语昏迷，四肢厥冷，盖不食者旬日矣，即其家绝望以待尽，愿一诊之。桥曰：此热厥也，吾能活之。则予石膏黄连汤，一服而苏，再而间五眼而愈（同上）。

鲍绿饮妹病厥，昏不知人，目闭鼻煽，年寿环口皆青，手足时时抽掣，自夜分至巳牌，汤水不入，脉之大小参伍无伦次，谓此肺金大虚，肝火上逆，火极似风之候，唯独参汤可愈，他药必不受也。参已煎，或沮之，遂不敢与。一医用菖蒲、远志以开心气，茯神、枣仁以安神，麦冬、贝母以清痰，辰砂、铁锈水以镇坠，奈药从左灌入即从右流出，绝不下咽，群视束手，时已过晡，再视之则面额间渐变黑色，令急灌参汤犹可活，乃以茶匙注之，至六七匙，喉间汩然有声，已下咽矣。察其牙关渐开，再以米饮一盏和参汤灌下，遂目开身动，面额青黑之气豁然消去，徐饮薄粥一瓯，起坐而愈。后尝复厥，但不甚，唯与地黄、沙参、麦冬、杞子即瘥。

顾氏女年十六，内臁有疮，三阴之病，其素也，以岁暮劳于女工，胁痛发咳嗽吐痰，一医与广、半、荆、防、香、砂、枳、桔等三四剂，觉中腕有物如拳上顶，食不能下，又一老医谓此痰也，其盛盈斗，必消去乃已，其方与前方增苍术、厚朴、竹沥、姜汁，服二剂病益剧，延治开岁之二日也，比至则曰：死矣，无庸诊也。询死几时？曰：天黎明，忽目闭口张，挺卧僵直，呼唤不应，汤水不入。询其胸腹如何？其母按之曰：犹暖。遂入诊，已无脉，面死白杀青，牙龈迸紫血，亦已凝沍，令曳其四肢尚软，谓本元虚劳役而病，误行燥散，伤其肺金，致肝木挟痰上逆，又加酷暴之品，遂令水涸木枯而厥冒，第痰食之厥，可一吐而苏，此阴亡阳越之厥，唯有魂升魄降而已。今生气未绝，姑以熟地二两，杞子一两，沙参、麦冬各五钱，急煎徐灌，但虑其不下咽耳。下咽即活。乃如言，次日延诊，告以初时药不能下，以簪撬灌，久之入咽有声，今起坐矣。前方减半入蒌仁二钱，八剂全愈。后数年出嫁，不得于姑，胁痛不能卧，一医令木香为末调服一钱许，服竟一厥而终。

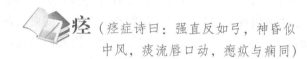

痉（痉症诗曰：强直反如弓，神昏似中风，痰流唇口动，瘛疭与痫同）

许叔微治一人项强筋急，不可转侧，自午后发，黄昏时定，此肝肾二脏受风也。谓此必先从足起，少阴之筋自足至项，筋者肝之合，今日中至黄昏，阳中之阴，肺也，自离至兑，阴旺阳弱之时，故《灵宝毕法》云：离至乾，肾气绝而肝气弱，肝肾二脏受邪，故发于此时。用宣州木瓜二个取盖去瓤，没药二两，乳香二钱半，二味入木瓜内缚定，饭上蒸三四次，烂研成膏，每用三钱，入生地黄汁半盏、无灰酒二盏，暖化温服，及都梁丸服之而愈。

易思兰治宗室毅斋年五十二，素乐酒色，九月初忽倒地，昏不知人事，若中风状，目闭气粗，手足厥冷，身体强硬，牙关紧闭。有以为中风者，有以为中气中痰者，用乌药顺气散等药俱不效；又有作阴治者，用附子理中汤，愈加痰响。五日后召易诊治，六脉沉细紧滑，愈按愈有力，问此何病？曰：寒湿相搏，痉症也。痉属膀胱，当用羌活胜湿汤主之。先用稀涎散一匕，吐痰一二碗，昏愦即醒，随进胜湿汤，六剂全愈，以八味丸调理一月，精神复常。

张路玉治吴江郭邑侯公子患柔痉，用桂枝汤及六味地黄汤，咸加蝎尾，服之而愈。

朱丹溪治王秀湿热大作，脚痛手筋拘挛，足乏力，生地、当归、川芎、白术各二钱，苍术一钱，甘草炙三分，木通五分，煎汤下，大补丸三十丸，大补丸须炒暖。

张子和治新寨马叟年五十九，因秋欠税，官杖六十，得惊气成风搐已三年矣，病大发则手足颤掉，不能持物，食则令人代哺，口目张眇，唇舌嚼烂，抖擞之状如线引傀儡，每发市人皆聚观，夜卧发热，衣被尽去，遍身燥痒，中热而反外寒，久欲自尽，倾产求医，至破其家，而病益坚。叟之子邑中旧小吏也，以讯张，张曰：此病甚易治，若隆暑时，不过一涌再涌，夺则愈矣。今以秋寒，可三之，如未更刺俞穴必愈。先以通圣散汗之，继服涌剂，出痰三四升，如鸡黄成块，状如汤热，叟以手颤不能自探，妻与代探，咽嗌肿伤，昏愦如醉，约一二时许稍稍醒，又下数行，立觉足轻颤减，热亦不作，足亦能走，手能巾栉，自持匙箸，未至三涌，病去如濯。病后但觉极寒，张曰：当以食补之，久则自退。盖大疾之去，卫气未复，故宜以散风导气之药，切不可以热剂温之，恐反成他病也。

【琇按】是症本因惊而得，尤不能无郁也。盖惊入心口受之，则为颠痫，今心不受而反传之肝，而为瘛疭，亦母救其子之义也。肝病则乘其所胜，于是生风生痰，怪症莫测，治以上涌下泄，乃发而兼夺之理，并行不悖，张案于此症尤为合法。

黄如村一叟两手搐搦，状如曳锯，冬月不能覆被，张之舞阳道经黄如，不及用药，针其手大指中中注穴上，曰：自肘以上皆无病，惟两手搐搦，左氏所谓风淫末疾者此也。或刺后溪手太阳穴也，屈小指握纹尽处是穴也。

完颜氏病搐，先右臂并右足，约搐六七十数，两目直视，昏愦不识人几月余，求治，先逐其寒痰三四升，次用导水禹功散，泄二十余行，次服通圣散辛凉之剂，不数月而瘥。

薛立斋治一妇人素有内热，月经不调，经行后四肢不能伸，卧床半载，或用风湿痰火之剂，不效，其脉浮缓，按之则涩，名曰疰症，属风寒所乘。用加味逍遥散加肉桂、防风，四剂顿愈，更以八珍汤调理两月余而瘥。

一妇人素经行后期，因劳怒四肢不能屈，名曰疰症。此血虚而风热所乘，先用八珍汤加钩藤、柴胡，渐愈，更佐以加味逍遥散，调理而瘥。

一妇人素有火，忽然昏愦，瘛疭抽搐，善伸数次，四肢筋挛，痰涎上升，此肺金燥甚，血液衰少而然也。用清燥汤、六味丸兼服寻愈。

一妇人因怒，经事淋沥，半月方竭，遇怒其经即至，甚则口噤筋挛，鼻衄头痛，痰痉搐搦，瞳子上视，此肝火炽甚，以小柴胡汤加熟地、山栀、钩藤治之，后不复发。

一妇人素阴虚，患遍身搔痒，误服祛风之药，口噤抽搐，肝脉洪数。薛曰：肝血为阴为水，肝气为阳为火，此乃肝经血虚火盛耳。宜助阴血，抑肝火，用四物、麦冬、五味、钩藤、炙甘，调理而瘥。

一妇人发瘛，遗溺自汗，面赤或时面青，饮食如故，肝脉弦紧，此肝经血燥风热，名瘛也。肝主小便，其色青，入心则赤，法当滋阴血，清肝火，遂用加味逍遥散，不数剂，诸症悉退而安。

许叔微云：同官歙丞张德操常言其内子昔患筋挛，脚不得屈伸逾年，动则令人抱持，求医于泗水杨吉老，云：此筋病，宜服下三方，一年而愈。春夏服养血地黄丸，熟地、蔓荆、

山萸、狗脊、地肤子、白术、干漆、蛴螬、天雄、车前、萆薢、山药、泽泻、牛膝；秋服羚羊汤，羚羊角、肉桂、附子、独活、白芍、防风、川芎；冬服乌头汤，大乌头、细辛、川椒、甘草、秦艽、附子、官桂、白芍、干姜、茯苓、防风、当归、独活。

马元仪治章氏妇患头身振摇，手足瘈疭，诸治不效。诊之两脉浮虚兼涩，浮为气虚，涩为血伤，得之忧思劳郁，阳明损甚也。盖阳明胃为气血海，主束骨而利机关。若气血不充，则筋脉失养，而动惕不宁。仲景云：发汗则动经，身为振振者，茯苓桂枝白术甘草汤主之。凡汗伤脉津液，犹足扰动经脉，况气血内涸乎？但彼有外邪搏饮，当涤饮散邪（苓桂），俾津液四布，以滋养气血筋脉；此属劳郁所伤，必峻补阳明，使气血内盛，以充灌周身，令服乳，两月而安。

立斋治一人感冒后发痉，不醒人事，磨伤臀肉三寸许一块，此膀胱经必有湿热，诊其脉果数，谓此死肉最毒，宜速去之，否则延溃良肉，多致不救。遂取之，果不知疼痛，因痉不止，疑为去肉所触。谓此风热未已。彼不听，另用乳末之剂，愈甚，复以祛风消毒药敷贴，查春田饮以祛风凉血降火化痰之剂而愈。金工部载刚伤寒后，亦患此甚危，亦取去死肉，以神效当归膏敷贴，以内疏黄连汤饮之，狂言愈盛，其脉愈大，更以凉膈散二剂，又以四物汤加苓连数剂而愈。凡患疮者，责效太迫，服一二剂未应，辄改服他药，反致有误，不思病有轻重，治有缓急，而概欲责效于一二剂之间，难矣。况疮疡一症，其所由来固深以久，又形症在肌肉溃损，较之感冒无形之疾不同，安可旦夕取效？患者审之。

吴桥治程嗣恩故肥白，药疡过当，腠理皆疏，始觉汗多，久而益甚，一发则下如雨，厥逆反张，口噤目瞪，痰喘并作，良久气反，小便不禁，瞑不能言，旬日益深，日十数作，诸医谢去。桥至而按诸则曰：经云：汗多亡阳，此柔痉也，诸君失之矣。乃重参、芪，次附、桂、芍药，次龙骨、牡蛎，饮之半剂而寝，复者将升屋而号。桥曰：药中病而行，得寝乃复，

非死也。亟为粥汤待之，顷之呻吟呼粥汤，少进，再剂而愈，三月而后初（《太函集》）。

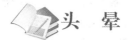

# 头　晕

窦材治一人头风发则旋晕，呕吐数日不食，为针风府穴，向左耳入三寸，去来留十三呼，病人头内觉麻热，方令吸气出针，服附子半夏汤，永不发。华佗针曹操头风，亦针此穴，立愈。但此穴入针，人即昏倒，其法向右耳横下针，则不伤大筋而无晕，乃千金妙法也（此针法奇妙，须与高手针家议之，方得无误）。

龚子才诊熊槐二官年六十余，身体胖大，其脉下手即得五至一止，乃惊曰：君休矣。渠曰：连日微觉头晕，别无恙也，何故出此，愿实教焉。龚曰：越十日用药。相哂而退。少顷闻中痰，求救于龚，知其必不可治，令以香油灌之即醒，逾十日果卒。

张路玉治董司业夫人，体虽不盛，而恒有眩晕之疾，诊其六脉皆带微弦，而气口尤甚。盖缘性多郁怒，怒则饮食不思，为眩晕矣。岂平常肥多湿之痰可比例乎？为疏六君子方，水泛为丸服之，以培中土，中土健运，当无敷化不及留结为痰而成眩晕之虑，所谓治病必求其本也。

朔客梁姓者邀诊，时当夏日，裸坐盘餐，倍于常人，形伟气壮，热汗淋漓于头项，问诊时不言所以，切其六脉沉实，不似有病之候，惟两寸略显微数之象，但切其左则以右掌抵额，切其右则以左掌抵额，知其肥盛多湿，而夏暑久在舟中，时火鼓激其痰而为眩晕也。询之果然，因与导痰汤加黄檗、泽泻、茅术、厚朴，二服而安。

吴友良年逾古稀，头目眩晕，乃弟周维素擅岐黄，与补中益气数服，始用人参一钱，加至三钱，遂痞满不食，坐不得卧三昼夜，喃喃不休（上盛下虚之症，服补中益气，其害如此）。诊时见其面赤进退不常，左颊聂聂瞤动，其六脉皆促，或七八至一歇，或三四至一歇，询其平昔起居，云：自五十即绝欲自保，饮啖且强。此壮火烁阴兼肝风上扰之兆，与生料六味除去萸肉，入钩藤，大剂煎服，是夜即得醋

寝，其后或加鳖甲，或加龙齿，或加枣仁，有时妄动怒火，达旦不宁，连宵不已，则以秋石汤送灵砂丹，应如桴鼓。盛夏酷暑，则以大剂生脉散代茶，后与六味全料调理，至秋而安。

陆养愚治陈巽源室向有头眩之症，不药亦止，八月中旬偶作劳烦闷，饮酒数杯，坐月下更余，方寝便觉微热不安，次早忽觉头晕旋，且微痛如在风云中，且比平时较剧。医谓脉得浮数，此热极生风也。用芩、连、山栀等以清之，二剂眩晕不减，而头痛如破，上身如火，而欲厚覆。又谓无痰不作晕。再以清火之品合二陈汤二剂，亦不效。脉之左手浮弦而紧，右手浮数而弱，且寸强尺微，右脉乃正气之虚，左脉乃邪气之实，尺微寸强，邪在上也。此必乘虚感邪，中于上焦所致。经曰：筋骨血气之精而与脉并为目系，上属于脑，后出于项中。故邪中于项，因逢其人之虚，其入深则随目系以入于脑，入于脑则脑转，脑转则引目系急，目系急则目眩以转矣。今作劳以致烦闷，非虚乎？月下坐至更余，头项之间能不为雾露之清邪所中乎？法当驱上焦之邪，补中焦之气，而徐议消痰清火，则自愈矣。因先用参苏饮加藁本二剂，头痛顿止，眩亦少差，再以补中益气佐以二陈、芩、连，数剂而安。

张路玉治缪封君偶因小愤遂眩晕痞闷，三日来服豁痰利气药不应，反觉疲倦，饮食日减，下元乏力。诊之六脉似觉有余，指下略无冲和之气，气口独滞不调，时大时小，两尺俱濡大少力，此素多痰湿，渐渍于水土二经，加似剥削之剂，屡犯中气，疲倦少食，迨所必至。法当先调中气，输运水谷之精微，然后徐图温补下元。为疏六君子汤，加当归调营血，庶无阳无以化之虞。

龚子才治大学士高中玄患头目眩晕，耳鸣眼黑如在风云中，目中溜火，或与清火化痰，或与滋补气血，俱罔效。诊之六脉洪数，此火动生痰，以酒蒸大黄三钱为末，茶下一服而愈。

盖火降则痰自清矣。

薛立斋治一妇人头晕吐痰，用化痰理气药，肢体酸麻，服祛风化痰药，肢体常麻，手足或冷或热，此脾土虚而不能生肺金，用补中益气加花苓、半夏、炮姜，二十余剂而愈。后因怒吐痰，自服清气化痰丸，饮食不进，吐痰甚多，胸胁胀满，教用六君子倍加参、术，少加木香，数剂而愈。

陶天爵妾滕素多，时患头晕痰甚，劳则肢体痿软，筋骨作痛，殊类风症，以为肾虚不能纳气归源，用加减八味丸而瘥。后因房劳气脑，头晕项强，耳下作痛，此肝火之症，仍用前药，滋肾水，生肝血，制风火而愈。

张飞畴治一妇胸满身热，六脉弦数无力，形色倦怠，渴不甚饮。云：自游虎丘晕船吐后，汗出发热头痛，服发散四剂，胸膈愈膨，闻谷气则呕眩，因热不退，医禁粥食已半月日，惟饮清茶三四瓯，今周身骨肉痛楚，转侧眩晕呕哕。曰：当风汗呕，外感有之，已经发散矣。吐则饮食已去，消克则更伤脾，脾虚故胀甚，脾绝谷气则呕，土受木克则晕，宜忌药，惟与米饮，继进粥食，使脾土有主，更议可也。守其言，竟不药而愈。

立斋云：上舍顾桐石会饮周上舍第，问余曰：向孟有涯、陈东谷俱为无嗣纳宠，已而得疾，皆头晕吐痰，并用苏合香丸，惟孟得生，何也？曰：二症因肾虚不能纳气而为头晕，不能制水而为痰涎。陈专服攻痰行气，孟专服益火补气故耳。后余他往，桐石房劳过度，亦患前症，或用清气化痰愈甚，顾曰：我病是虚气，不能纳气归源。治者不悟而殁，惜哉。

昌平守王天成头晕恶寒，形体倦怠，得食稍愈，劳而益甚，寸关脉浮大，此脾肺虚弱，用补中益气加蔓荆子而愈。后因劳役，发热恶寒，谵言不寐，得食稍安，用补中益气而瘥。

大尹祝支山因怒头晕，拗内筋挛，时或寒热，日晡热甚，此肝火筋挛，气虚头晕，用八珍汤加柴胡、山栀、丹皮，二十余剂而愈。

【琇按】肝火亦作头晕，不定属之气虚也。经云：诸风掉眩，皆属于肝。肝之脉上络巅顶。余尝以一疢汤加吴萸炒黄连，二三剂即愈。

朱丹溪治一男子年七十九岁，头目昏眩而重，手足无力，吐痰口口相续，左手脉散大而缓，右手缓而脉大不及于左，重按皆无力，饮食略减而微渴，大便三四日一行，众人皆与风药，至春深必死。曰：此皆大虚症，当以补药大剂服之。众怒而去，乃教用人参、黄芪、当归、白芍、白术、陈皮，浓煎作汤，使下连檗丸三十粒，如此者服一年半，而精力如少壮时。连檗丸冬加干姜少许，余三时皆依本法，连檗皆姜汁炒为细末，又以姜汁煮糊为丸。

【琇按】此症大补而佐以连檗，妙不可言矣。盖一眼注定肝肾二经，以连清肝火，檗清肾火也。既虑其寒，重以姜汁制之，可谓尽善。然不苦竟用地黄、杞子，如左归加减，尤为善中之善也。

陈自明治一妇人苦头风，作晕数年，服太乙丹一粒，吐痰碗许，遂不再发（方见《虫门》）。

冯楚瞻治金绍老夫人因岁事积劳，忽眩晕不省，妄有见闻，语言杂乱，诊其脉细数无伦，真阴真阳并亏已极，乘此初起，即为挽回，愈久愈虚，愈虚愈脱矣。用全真一疢汤，日进二剂，每剂人参八钱，不十日而全瘳。

钱国宾治陈叔明，幼年多读，饱学贫居，自甘清淡，有品士也。至三旬外，一见日光，即觉昏晕，渐至见光昏晕，遂坐于帐，凡有隙处，莫敢窥，如是二十年矣。诸药遍尝，亲友怜其品行，时以升斗周之，与诊乃阳虚阴极之症，须返本还元之药可治也。用首经人乳、脐带、胎发、秋石，炼蜜丸如芡实大，朱砂为衣，三更酒下一丸，月余而愈。适钞有此丸，因与之也。

# 麻 木

王损庵治大理卿韩珠泉遍身麻木，不能举动，以神效黄芪汤加减授之，用芪一两二钱，参、芍各六钱，他称是一服减半，彼欲速效，遂并二服为一服服之，旬日病如失。谕以元气未复，宜静养完固，而后可出，渠不能从，盛夏遽出，见朝谒客，劳顿累日，忽马上欲坠仆，从者扶归，邀诊视，辞不治。数日没。呜呼！行百里者半于九十，可不戒哉（治法汇）。

张路玉治沈步云，解组后以素禀多痰，恒有麻木之患，为疏六君子汤，服之颇验，而性不喜药，入秋以来渐觉肢体不遂，脉之得爽滑中有微之象，仍以前方出陈皮，加归、芪、巴戟，平调半月而安。然此症首重撙节，方可保全，毋徒恃药力为也。

巴慈明妇产后眩晕心悸，神魂离散，若失脏腑之状，开眼则遍体麻木，如在云雾之中，必紧闭其目，似觉少可，昼日烦躁，夜则安静，服四物等则呕逆不食，姜附等则躁扰不宁。其脉虚大而数，按之则散，举之应指，此心火浮散之象，因艰产受惊，痰饮乘虚袭入心包络中，留伏膈上，有入无出，致绵延不已。盖目开则诸窍皆开，痰火堵塞心窍，所以神识无主；目闭则诸窍皆闭，痰火潜伏不行，故得稍安。与东垣所云合眼则阳气不行迥别，况昼甚夜轻，明是上焦阳位之病。与理痰清火之剂，诸症渐宁。然或因惊恚，或因饮食，不时举发，此伏匿膈火之痰，无从搜涤也。乘发时用独参汤下紫雪，开通膈膜，仍与前药调补，半年而愈。

黄履素曰：余年四十七时，忽患小指麻软，时作时止，每夏愈而冬甚，素闻指麻当防中风，因讲求预防之法，有言宜祛风化痰者，其说大谬；有言宜顺气活血者，谓气行则痰自消，血活则风自减，其言近是。及读《薛氏医案》治蒋州判中满吐痰，头晕指麻，云中满者脾气亏损也，痰盛者脾气不能运也，头晕者脾气不能升也，指麻者脾气不能用也。遂以补中益气汤加茯苓、半夏，以补脾土，用八味地黄丸，以补土母而愈。后惑于乾坤生气方云：凡人手指

麻软，三年后有中风之疾，可服搜风、天麻二丸，以预防之。乃朝饵暮服，以致大便不禁，饮食不进而殁。夫预防之理，当养气血，节饮食，戒七情，远帷幕可也。若服前丸以预防，适所以招风取中也。读之快然，遂确守其法，盖于今十有三年矣。

陆养愚治丁慕云患麻木，左手足不能举，恶风，或时自汗，服小续命十一剂不效，或谓风症，宜大汗之，小续命以补养气血之品，故不效耳。因倍风药，减参、芍辈，二剂汗如雨，反觉一身尽痛，游走不定，并右手足不能举，昏沉厥逆，甚危。诊之阳脉弦细而数，阴脉迟涩而空。谓此虽似风，然昔人云：麻者气虚，木者血虚，手足不任者脾虚，凡此三虚，止宜调养气血，则风症自除，小续命正以风药过倍，血药殊少，何反倍风药而去参、芍，宜其剧矣。仲景云：大法夏宜汗，以阳气在外也。春月阳尚稚，初出地下，大汗之使卫气呕夺而失守，荣血不随，所以遍身走痛，昏沉厥逆，皆气血垂绝之象也。急用大料十全大补汤浓煎灌之，少苏，为灸风池、百会、肩井、曲池、间使、三里六穴各数壮，以防中脏之危。自此诸症渐减，饮食渐进，第大便常结，痞闷微热，此汗多津液不足，故下不去则上不舒，以润字丸五分，日二服，便行犹燥，以八物倍归加麦冬、知母，以润之，少佐槟榔、木香、豆仁，以调其气（可不必）。自后每燥结，服润字丸五分，甚则一钱，月余全愈。

张文叔传木香丸、续命丹二方，戊辰春中书左丞张仲谦患半身不遂，麻木，太医刘子益与服之，汗大出，一服而愈。故录之（宝鉴罗有治张案在江选）。

李东垣治杜意达患左手右腿麻木，右手大指次指亦常麻木至腕，已三四年矣，诸医不效，求治，曰：麻者气之虚也，真气弱不能流通，填塞经络，四肢俱虚，故生麻木不仁。与一药，决三日效。遂制人参益气汤，服二日便觉手心热，手指中间如气胀满，至三日后又觉两手指

中间手擦傍触之，曰：真气遍至矣。遂于两手指甲傍，各以三棱针一刺之，微见血如黍粘许，则痹自息矣。后再与调理而愈。

缪中淳治顾仲恭心肾不交，先因失意久郁，及平日劳心，致心血耗散，去岁十月晨起尚离床，忽左足五指麻冷，候已至膝，便不省人事，良久而苏，乍醒乍迷，一日夜十余次，医者咸云痰厥。缪云：纯是虚火。服丸药一剂。今春体觉稍健，至四月后丸药不继，而房事稍过，至六月初十偶出门，前症复发，扶归，良久方醒，是日止发一次，过六日天雨，稍感寒气，前症又发二次，见今两足无力，畏寒甚，自腹以上不畏寒。缪云：人之五脏，各有致病之由，谨而察之，自不爽也。夫志气不遂则心病，房劳不节则肾病，心肾交病则阴阳将离，离则大病必作，以二脏不交故也。法当清热补心，降气豁痰，以治其上，益精强肾，滋阴增志，以治其下，则病本必拔。以心藏神，肾藏精与志故也。平居应独处旷野，与道流韵士讨论离欲之道根，极性命之源，使心境清宁，暂离爱染，则情念不起，真精自固，阴阳互摄，而形神调适矣。汤方：贝母、茯苓、远志、枣仁、苏子、石斛、麦冬、甘草、木瓜、牛膝、石菖蒲，入牛黄末一分，天竺黄一分，竹沥一杯，后加人参五钱，枇杷叶三片，霞天膏五钱。丸方：远志、天冬、麦冬、茯神、茯苓、枣仁、生地、白芍、甘草、黄檗、牛膝、五味，蜜丸。空心及临卧服五六钱，石斛汤加竹沥送下。

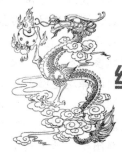

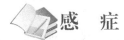

# 感 症

朱丹溪治一人因感寒倦怠不食，半月后发热恶寒，遍身痛，脉浮大，按之豁然，此极虚受寒，以人参为君，黄芪、归、芍为臣，苍术、陈皮、通草，为使，大剂服五剂，大汗而愈。

沈明先治丁惠书，秋得感寒停食之症，入夜辄寒热如疟，竟夕作呕，病数发，医亦数更，体弱不胜，昏沉垂殆矣。或谓昼静夜剧，属乎阴症；或谓胃寒而呕，当理中汤。沈独以为昼静夜剧，由于阳气陷入阴中；呕哕声长，明诸逆冲上属火。不惟不可温，直应用寒；不惟不可补，更宜攻伐。竟投三黄等味，一剂知，二剂减，三四剂其呕若失，神情如苏。但呕止而胸膈胀继作，或疑寒凉伤胃故，沈曰：食虽消而火未归原，犹黄连膈上。王太仆云：寒之不寒，责其无水，当求其属以衰之。乃改用纯甘壮水之剂，益以牛膝、车前，使热从水道发泄，果气顺胀消，膻中清廓而安。

聂久吾曰：予壬辰初春在京会试，天寒夜坐久感寒头痛，服苏散药，未经出汗，其头痛数日不止，却无他症。或谓感寒甚轻，已五六日，岂复有外邪？或劳神内虚，理宜补之。劝服补中益气汤二剂，不知外邪未散，补药助邪为害，遂至神气渐昏，饮少进，晚间呃逆不止，如是者数日，乃延医，用前胡、桔梗、贝母、麦冬、连翘、香附、广皮、甘草，数剂而愈。予生平少病，兹外感未清而轻用补，身受其害若此。因悟外感内伤，并外感兼内伤，与内伤挟外感，诸治盖原于此。因述之，以志折肱之意云。

陆养愚治邱全谷，年正方刚，九月间忽身微热，头微痛，心神恍惚，有时似梦非梦，自言自语，医谓此轻伤寒也，当发散之。用解表二剂，汗不出，热反甚，妄言见鬼。前医因无汗，欲再表。病家疑，又延一医，因妄言见鬼，谓热已传里，欲下之，而大便之去未久不能决。脉之轻按浮数而微，重按涩而弱。微数者，阳气不足也；涩弱者，阴血不足也。此阴阳俱虚之候，不可汗，尤不可下。主表者曰：汗既不出，何谓阳虚？曰：此症虽有外邪，因内损甚，气馁不能逼邪外出而作汗，法当补其正气，则汗自得，而邪自去矣。若再发之，徒竭其阳，而手足厥逆之症见矣。其主下者曰：仲景云身热谵语者有燥矢也。何不可下？曰：经谓谵语者气虚独言也。此症初止自言自语，因发散，重虚其阳，所以妄言见鬼，即《难经》所谓脱阳者见鬼也。王海藏曰：伤寒之脉，浮之损小，沉之损小，或时悲笑，或时太息，语言错乱失次，世疑作谵语狂言者非也，神不守舍耳。遂用补中益气汤加附子、姜枣煎服，一日二剂，至晚汗溅溅而来，清晨身竟凉，头不痛，第人事未甚醒，此阳气少复，阴气未至耳。仍用前汤，吞六味丸，旬日犹未精采，调理月余而愈。盖此人因房室之后而继以劳力也。

韦子经春初肄业于萧寺，其房屋新创，不甚谨密，天寒夜坐，至一二更，倦怠倚几而睡，自醒身觉寒甚，头微痛，天明自服参苏饮二剂，未得汗，他无所苦，但头痛数日不止。或谓其体弱必攻苦劳神，上气不足而痛也。令以补中益气汤倍人参服之，服后便觉神气昏闷，胸膈不舒，从早至夕，粒米不进，晚发呃逆，睡卧不安。医以脉带数是火也，用芪、贝、芩、连、竹茹辈投之，反遍身壮热，呃逆不止。亟诊之，面赤戴阳，郁冒呕呃，左脉沉数而弦，右脉尚和。乃曰：病轻药误耳。不汗而剧，得汗即解矣。乃以火郁汤倍麻黄，强覆大汗之，至晚诸症如失，明日索药，曰：昨见几上尚有补中益气汤一帖，服此足矣。

【瑞按】补中益气为东垣治内伤外感之第一方，后人读其书者鲜不奉为科律。然不知近代病人类多阴分不足，上盛下虚者十居九焉。即遇内伤外感之症，投之辄增剧，非此方之谬。要之时代禀赋各殊耳。陆丽京曰：阴虚人误服补中益气，往往暴脱，司命者其审诸。

朱晴川内先感风邪，后伤饮食，发热头痛，中脘痞闷，医以牛黄散下之，泻两三行，而热不减，痞亦不宽，再服复泻两三行，热不减，而痞更甚。又医曰：泻而热不减者，虚热也；通而胀不减者，虚痞也。乃用人参、白术、黄芪、甘草补之，初服无进退，至四剂神昏不醒人事，手足厥逆，舌有黑苔，脉之浮数而空，喜面不黑黯，犹可救。乃以枳实五钱，黄连三钱，人参七分，麦冬一钱，五味子十粒，灯心煎灌之，二剂人事稍清，六脉略有神，热亦减半，又二剂，热仍剧，大便五日不行，姑以润字丸一钱下之，通而热退。自此一日不服人参则自汗力不能支，三日不投润字丸则便闭而热发，直至人参服过一斤，润字丸数两而后愈。

陆肖愚治邹氏子年十八新婚感冒，症似伤寒，或以九味羌活汤，呕吐一二日，改用藿香正气散，吐少止而倦乏，食即饱闷，腹中漉漉有声，四肢微厥，小便短赤，大便或溏或秘，口渴而不喜饮，昼轻夜重，烦闷，有主调气者、清火者、滋阴者，皆不效，而滋阴尤为不宜。脉寸关沉缓而弱，尺脉颇和。曰：此得之烦劳伤气，非得之使内伤阴也。用四君子汤和枣仁、豆仁、木香、姜、枣，数剂如故，乃倍人参加熟附子五分，而胸膈宽，饮食进，二十剂全愈。

陆方伯年古稀，因仲冬天气有非时之热，患时气咳嗽，医以芎苏散汗之，汗出不止，咳嗽连绵不绝，饮食不进，昏愦经旬，脉之浮大无力，以五十动脉法按之，二三十动间觉常有

止意，曰：此高年劳倦，即有微邪，止宜扶正气以胜之，岂可妄汗？今虽昏愦喘急，尚可图安，第寿算恐不出三年外耳。用补中益气汤加枣仁以助参、术敛汗，又加枇杷叶、桑皮、苏子、石斛以降气定喘，二剂汗止，四剂嗽亦减矣，十剂而安。后报讣果不出三年。

陆祖愚治朱明宇子妇年二十未出痘疹，患痰症，类伤寒，脉之右手口洪滑而数，左三部沉实，蒸蒸内热，五六日不大便。腹满气喘，用黄连、枳实、山楂、厚朴、花粉、前胡、桔梗、瓜蒌、生姜，两服后通身发斑。或谓疹子，或云石痘，乃用炒黑麻黄、柴、葛、荆、防、甘草、牛蒡、蝉退、黄芩、薄荷等味，服后即痰声如锯，气不转舒，谵语发狂，不时昏晕。又用姜汁、竹沥、牛黄，通天散探嚏，吐浓痰数口方醒，仍灌药，又复昏晕，如是三日，细斑转而成片，呕血数碗，后闻已死，陆往唁之，身虽冷而脉未绝，以牛黄丸竹沥灌下，少顷手足微动，又灌一丸，有呻吟声，四肢微温，两额红色，脉大起反觉洪数而滑，用人参、瓜蒌、枳实、黄连、黄芩、大黄、元明粉，徐徐温服。用炒麸皮熨腹上，约两时腹痛异常，即下燥屎十余块，白痰稠积若干，再用独参汤灌下，以防其脱。六脉弱甚，四肢厥冷，口不能言，精神恍惚，用参、附、归、芍、芩、术之类，元气复，饮食进，调理月余而愈。五年后陆往闽中，其病复作，呕血数番，莫能救。

王敬溪年五十六，先富后贫心事多郁，七月间恣食羊肉酒面，当风而卧，内伤外感相兼，或与发散，头不痛，身微热，惟胸腹不快；或与疏利，便通溲利而痞满如故；或与温味，或与消导，月余其症依然。诊之左脉浮强而弱，右脉浮滑有力。或议下之，陆曰：此症内伤虽重于外感，然有痞满而无实坚，且舌无苔，口不渴，脉虽有力而浮，尚带表焉，可下耶？宜用小柴胡和之，俟实坚脉沉而下之，方为万全。自此半月，症犹未减，又半月，脉沉便结，乃以润字丸五钱，三次吞服，去垢秽若干，内有羊肉数枚，始知饥饿，改用健脾调理之剂，又月余而痊。

张意田治一人戊寅三月间发热，胸闷不食，

大便不通，小便不利，身重汗少，心悸而惊，发表消食不减，更加谵语喊叫。诊其脉弦缓，乃时行外感，值少阳司天之令，少阳症虽少，其机显然。脉弦寒热者，少阳枢象也；胸闷不食者，逆于少阳之枢分也；少阳三焦，内合心包，不解则烦而惊，甚则阳明胃气不和而谵语；少阳循身之侧，枢机不利，则身重而不能侧；三焦失职，则小便不利；津液不下，则大便不通。此症宜以伤寒八九日，下之胸满烦惊，小便不利，谵语，一身尽重，不可转侧者，柴胡加龙骨牡蛎汤主之。以法治之，服后果愈。

陆祖愚治鲁邑宰因隆寒出入劳顿，感冒身热，骨痛而体极倦怠，气难布息，脉之左强右缓，与疏气养荣汤二剂，彼见用归、芍，谓伤寒何处投滋补？曰：此家传治类伤寒之方，毫无差池，不必疑也。服后其病如失。

潘衷弦母六十余，劳倦感冒，次早仍然饮食，晡食遂发寒热，头痛骨痛，呕吐酸水，冷汗心痛，一医知其平日多郁多火，乃引经云：诸呕吐酸，皆属于热。投以清冷愈甚，吐蛔数条。脉之两关紧盛，两尺空虚，乃风寒饮食之故。用橘、半、枳、桔、楂、朴、藿、芷、桂枝、姜、砂，症少减，次日复伤饮食，症仍剧，夜不得卧，先用乌梅丸三钱以安蛔，随用槟榔、青皮、枳实、厚朴、山楂、陈皮、半夏、炮姜、藿香、黄连、姜、砂之类，宽其中，又用麸皮炒熨中脘，旬日后用小承气加元明粉，去燥屎二次，调理半月而愈。

汪敬泉子年十六，禀赋薄弱，病十余日，他医不效，诊之外症身如炙，昏倦，舌上黄黑苔，尚有津液，胸不可按，日泻黑水十余次，六脉细数，重按有神，而气口独有力（气口脉盛，伤于食也）。曰：此虽起于不足，而内伤甚重，宜先消后补，用小陷胸加减，症不减，夜间烦躁，再与前方，日进二服，四帖胸膈略舒，而虚怯烦渴，暂投麦冬、枣仁、山栀、豆豉之类稍安，而热与痛不减，泻已止，遂与润字丸一钱，少顷又催一钱，去燥屎三四枚，而虚烦之症又见，仍用安神滋补之剂略转，而舌苔未退，明知宿垢未清，元气弱甚，不敢急攻，乃消补间进。调理两月，胸腹始畅，又月余乃

安。

吴文学季鸿体弱多郁，偶患内伤外感，先则过汗，后则下早，竟成结胸（表症未罢而下之，乃成结胸。今云过汗，岂表症犹未尽耶）。诊之胸不可按，身热如火，肢冷如冰，不寐谵妄，恍惚如见鬼状，已二十余日矣。脉则两寸空虚，两尺微有根蒂，乃以培植元气中稍加消导之品疗之，十日后胸膈已柔，其热尽在，下焦绕脐硬痛，时转矢气，舌苔有刺，而尺脉渐觉有神，乃用润字丸三钱，以归尾、枳实、黄连、山楂、元明粉为煎药，送之去燥屎甚多，乃用四君、四物兼安神之剂，调理而瘳。

表兄费祖修，初夏劳倦怒气，复兼风寒饮食，诊之左手浮弦气口紧盛，谓两手脉俱挟邪，病方进也。不信，次日渐头痛身热，胸膈饱闷，项强骨痛，医与丸药数钱，服之遂泻不止，转加饱闷恶寒，再求诊，知其表症具在，而遽下之，竟成结胸矣。与五积散二剂，表症已除，减去芍、芷、麻、桂等，又二剂胸宽泻止，改用归芍六君子汤，十余剂，方用润字丸一钱，姜汤送下，连进三服，所去甚多，饮食渐进，调理四十余日始痊。

张靖山子年十五，禀赋薄弱，患内伤外感，医治半月矣。视其面赤唇焦，舌苔白燥，身热欲得近衣，手臂不敢袒露，反引手入被。诊之六脉鼓击而大，乃用人参、知母、五味、当归、白芍，一服甜睡半晌。一医再诊，谓阳经病，改用柴葛解肌，遂大剧。再求诊则面如土色，身冷自汗，四肢厥逆，六脉虾游，急以人参一两二钱，附子三钱，芪、术各二钱，入童便服之，得以挽回。

董蔚如弟饱食面食，树下纳凉，困倦熟寝，遂头痛身热，骨节烦疼，胸腹痞塞，医以丸药下之，表症未除，胸满兼痛，又行表汗，头痛减，胸痛更甚，或消导，或摧逐，其痛渐下，而未得舒畅几两月。诊得六脉涩数，面容白黄，舌苔灰黑而润，按其胸腹柔软，脐下坚硬，晡时微热，小水自利，大便不通，此畜血症也。乃用桃仁承气汤，服后满腹搅刺，烦躁欲死，其父母哭泣詈骂不可堪，至夜半下黑粪虾血若干，遂腹宽神爽，改用调理之剂而痊。

叶能甫七月患外感内伤之症，或用煎剂解表，丸药攻里，遂连泻数次，胸闷口干，潮热谵语，舌上黑苔，手足微冷，脉之左三部沉细而涩，右寸关沉滑，尺脉空虚，此阳症见阴脉也。若再一泻，必然不治。乃用陈皮、甘草、山楂、小柴胡、木通、泽泻、厚朴、炮姜，先温消其利，三剂后竟不泻矣。但两手俱沉实，改用黄连、枳实、山楂、黄芩、厚朴、瓜蒌，五六剂急转矢气，投润字丸二钱，少顷去燥屎二三次，前症悉除，遂投养血健脾之药，调理一月而安。

易思兰治王孙章湖壮年，七月间秋收忙迫饥食二鸡子，酒数杯，时因恼怒，至暮风雨大作，又当风沐浴，夜半身热寒战，腰背脊强，胸满腹痛，医用五积散发汗，身凉战止，惟头额肚腹大热。又服柴苓汤，半月不愈，大便虽去不去，每出些须，即时作痛。又用大黄下三五行，病仍不减，反加胃寒吐逆，饮食入口即吐，吐时头汗如雨，至颈而还，四肢或厥冷，或下大便一日二三次，小便如常，饮食不进者四十余日，亦不知饥，形瘦日甚。诊之左手三部俱平和无恙，惟大肠与脾胃脉俱沉紧，按之则大，时一结，坚牢有力，推之不动，按之不移。曰：此气裹食积也，下之则愈。先以紫霜丸二十一粒，温水送下，二时不动，又进七丸，约人行三五里腹始鸣，下如血饼者五六块，血水五七升，随腹饥索食，以清米饮姜汁炒盐一二杯与之，神气顿生。次早复诊，右寸关脉豁然如左，以平胃合二陈汤日服一剂，复用补中益气汤加麦冬、砂仁，侵晨服六味丸，调理一月全愈。

张令韶治孝廉项恂如秋患伤寒，用发散二剂愈甚，又二剂神昏不语，大热。诊之六脉已脱，急用人参、芪、术各两，附子三钱，姜、桂各二钱，午后脉渐出，更进六七剂，而病如故，更加舌肿唇烂，渴饮汤水不绝（如何犹不入熟地）。曰：病是此病，药是此药，服之反甚，得无误乎？细审不差，又数剂仍如故，十余日总不能言，其子终恳治曰：药已至矣，病终不转，追死症也。更用八味丸全料浓煎六碗，冰冷与之，一日夜服尽，舌肿即能言语识人，

每日用药一剂，粥食数碗，佐之以火肉白鲞虾鱼之类，大便不行听之，将一日腹始胀，食后更甚，乃以参、苓、芪、术、姜、桂、附，煎汁去渣，加大黄二钱，服后额上微汗出，手足燥扰不安，此正气虚极也。又与大料温补一剂，遂安卧，夜间下宿垢半桶，饮食如故，后用温补百余剂而愈。共用人参五斤余，附子三十余枚，后稍失调理便发热，脱落下颏，直至次年夏间始康健。

钱太庵同道也，五月间患伤寒，十余日热不退，泄泻一二次，或用炮姜、白术等，而泻乏，忽发癍，谵语，大渴，改用荆芥、防风、蝉退、红花、笋尖、连翘等，更加昏谵，欲饮冷水，脉之散大，癍色淡而隐隐不明，曰：此手少阴心之病也，由劳心过度，真火虚极，神气外浮，故现此假症，不可癍治，少顷必发狂。遂用人参、芪、术各三两，茯苓、附子各六钱，五味子三钱，分作三剂，煎未就，果发狂，人不能制，服一剂狂如故，再剂稍定，三剂遂睡。次日服进药如初，神清渴止，癍亦不见，连进二十余剂，每日晡尚有谵语数句，幸粥食进而大便不行，忽一日心中开亮，如开窗见日，然谵语遂已，乃曰：先生所云手少阴心病，果然也。或问何以不用姜、桂，而止用附子？曰：干姜入太阴，肉桂入厥阴，附子入少阴，今病乃少阴君火衰微，故宜用附子也。又少阴下水上火，而主神机出入，凡病足少阴肾水者，虽凶易愈；病手少阴心火者，治得其法，间有生者，否则十无一生。何也？心藏神，肾藏精，精者有形，神者无形，治有形易，无形难也。

陈缵先长媳上年患虚寒之症，张治之而愈。次年七月间又患发热恶寒之症，诊其脉虚，用桂枝、干姜、白术等一剂，次日更大发热，张曰：余亦意其大热也。脉之如初，乃曰：咽喉肿痛固属火，然亦有虚寒者，吾不虑其肿痛，而虑其大吐不止也。可多请高明，治之不愈，再来召我。彼见势危，即遍延诸公，皆曰此病虽不可太凉，然而热药岂可用乎？俱用甘、桔、山栀、麦冬、人参之类，随服随吐，药俱不受，病转剧，复召张，张曰：诸公之论极是，但此病却不然。初予所以辞者，一则再用热药恐

不信，二则必有识此病能用温补者，何必功自我出也。遂用人参三钱，桔梗一钱五分，甘草、柴胡、桂枝、干葛、附子、炮姜各一钱，下咽不吐，少顷大寒战，覆以重绵不解，更与二服，复大热，数刻，随大汗如雨，睡觉而痛肿俱消，后用姜、附、芪、参、术，二十余剂而愈。

吕东庄治蔡氏妇病感症，初服疏表降火清痰之剂，半月愈甚，胸胀痛，用温胆汤及花粉、瓜蒌，痰反急，用理中加肉桂、延胡、二陈、枳壳，痛结不可忍。医谓调补不应，技穷矣。吕曰：调补固如是耶。即理中汤入破气之药，已能益痛，至甘草一味，若蛔动者便非所宜。故仲景安蛔散去甘草，加椒梅也。病人果向多蛔症（凡病吐蛔便多由肝火煎，厥乃厥阴病，故名蛔厥，非结也），乃仍用理中汤去甘草，加白芍三钱，木香五分，痛减半。脉之细数甚口渴，欲饮水、不能咽，进汤辄吐，手足时热，面时热，面额娇红不定，体如燔炙，此邪火内沸，怒木乘土，五阳火随之上燔，下烁真阴，龙雷飞越，以药驱之，阳格于外，伏阴互结而致（辞毓而多庇病）。遂以大八味丸作饮与之，曰：得汗病已。黄昏服药即少睡，面红即退为白，顷乃索被，曰：俟之汗至矣。及三鼓，烦乱异常，至黎明诊之，脉紧数至八九至。曰：汗已汩矣，而虚不能发也。急煎人参一两，芪、术、归、芍、五味、甘草为佐，饮之汗大至。曰：未也，次日再服，汗又大至如雨，诸症顿愈。或曰：前之甘草不宜服，今两剂俱重用，何也？曰：初胃中气血攻竭空虚寒凝故蛔发而痛，得甘则蛔愈昂上，故不可。今得濡润之药，胃气冲和，蛔头下伏，虽浓煎与之无害也。法可执哉。

沈凝芝侧室病伤寒，壮热不止，疏散之愈甚，神情昏愦不寐，吕诊之曰：此感症也。然起于劳倦不当，重虚其虚。即投以参术等，得汗神情顿清，次用地黄饮子下黑屎，熟寐，惟热未尽退，前方加炙草一钱即安，继以滋肾养荣等药调理复初。

吕姊婿劳仲虎初夏劳倦，至感寒热，口苦，医用重药发散之，复用楂、朴、枳、半、花粉、瓜蒌，攻其中，热益甚，痰嗽喘急，语言无序，

诊知其误，急止余药。重用滋水清金之剂，一服痰喘渐退，神情稍清。次日脉之，浮洪而数，语急遽而收轻，手指时作微胀，曰：此皆虚象也。邪未尝入阳明而先攻之，伤其元气，邪反随而入阳明矣。重虚其虚，愈不能鼓邪外出，今虽稍定，夜必发谵语，当急以人参救之。适箧中所带不多，只用人参五钱，黄芪一两，次日家人言：夜来甚狂乱不安，似不可救。曰：无妨，参力不足故耳。时鼓峰在邑，拉之同往，曰：汗已至矣，何虑为？乃曰：无庸疑，吾辈在此坐一刻，待其汗至而别，何如？众在犹豫间，因出酒食，过午举杯未尽，内出报曰：汗大发矣。是夜热退，痰喘悉平，继用补中调土之剂而起。

林观子治一人头痛，身热体痛，伤寒症也。然舌干燥，好沉睡，诊之脉豁大无伦次，知其劳于房欲，复感邪也。与补中益气汤，入人参一钱五分，服之得汗热减，三日内进八剂，渐起食粥而安。初服彼甚疑，后见药入口，必小汗絷絷，周身和畅，始信而服之（《伤寒折衷》）。

刘云密曰：予于癸巳春，因老人气虚，而春每有暴寒，时或冒之，欲疏散而气益虚，遽投参芪而微寒更不去，将补益为疏散，而用又未能恰中，用荔枝肉肥厚者五枚，煮酒一钟，屡服之，颇效。又壬寅冬癸卯春，予时因微寒，胸膈稍滞，鼻塞不畅，用荔枝浸酒，每饮一杯，苏叶陈皮汤十分之二服之，及数杯，无不捷效，是则丹溪所谓能散无形质之滞气，诚不虚也。

吴孚先治魏司马夫人感冒发热，头痛项强，遍身拘急，脉浮紧，医用羌、防、芎、苏等发散，毫无汗意。曰：浮则紧矣。独不按其沉则涩乎？且左部尤甚，灼见阴虚血不足，不能作汗也。即以前方加当归、熟地血药，使云蒸而雨自降，一剂汗如雨，表症悉除。

冯楚瞻治常侍卫，据云：感冒得之，医以发散，继用凉解，已五六十剂，粒米不进，每日惟饮凉水而已，下身寒冷而木，渐致胸腹，皆冷而实，手足面目肌肉痛痒不知，语言无音，难以布息，按其脉沉细欲脱，令以人参一两，附子三钱，早晚一服，服后倘暂有烦躁，无虑

也。既而果然二三日间渐即相安，脉稍起，肢体之冷亦非若前之彻骨矣。乃以附子理中汤去甘草（以胸腹实满也），早晚各一剂，以温米汤压之，数日后冷减，神气少清，早晨仍服前方，午后以浓参汁冲服，去丹皮，加牛膝、杜仲之八味汤，又数日骨节疼痛不堪，曰：此阳回冰解之象也，无复虑矣。后以八味加鹿茸、虎胫、牛膝、杜仲为丸，加减十全大补汤送之，两月后言语始有声，三四月后始能步履，年余始能鞍马，常患腹痛，必服温暖之剂而愈。

杜中堂子年十九夏月病感，脉之时而洪弦尺弱，时而弦细尺紧，乍寒乍热（脉随寒热而变也），饮食即吐，静则吐少减，动则吐更甚。询其病由，因偶冰雹骇而见视，背上受寒，发散和解不效，继用清热之剂，内有黄芩、山栀，服后即发呕矣。盖暑天感寒，中表之气不固可知，况先天薄弱，膏粱娇养，只宜温中调理，寒邪自散，不出，此致寒郁火升，两耳之下渐肿及颊，又误为实火，济以寒凉，釜底之火既浮，中宫之阳复损，尚堪延纳饮食乎？今欲温中开胃，则耳颊之肿痛为碍，欲滋阴培本，则中脘之道路不通。初用八味加牛膝、麦冬、五味，大剂冲人参汁，服下即吐，改用人参、炮姜、附子为末，以焦白术熬膏，略入姜汁，和匀为丸，少少参汤吞服，幸不吐，顷之腹通大便，知其气下行，吐可止矣。次日仍以昨煎方作大剂人参汤饮之，日用参两余，出入加减渐愈，后以地黄、归脾二汤间服遂瘳。

李士材治一人，劳神之后，烦躁大热，头痛时作时止，医者禁其饮食，与之解表，见四日热不退，欲与攻里。诊之曰：脉不浮紧，安得表耶？又不沉实，安得里耶？惟心部大而涩，此劳心而虚烦，乃类伤寒，非真伤寒也。若禁饮食，即饿绝矣。便以粥与之，兼进归脾汤，五日而安。

张三锡治一人热而头身痛，七日不已，拟是下症。诊得左脉浮紧，且时恶寒，仍属表热，投大羌活汤加葱姜，遂汗出而愈。一人症同此，多烦躁，时值炎月，与六神通解散，亦大汗而解。

张路玉治陈太仓夫人素患虚羸，骨蒸经闭，少食，偶感风热咳嗽，误进滋阴清肺二剂，遂昏热痞闷异常（凡素患虚损人，忽有外感，宜细审之），诊之人迎虚数，气口濡细，寸口督督，两尺搏指，此肝血与胃气皆虚，复感风热之状，与加减葱白香豉汤，一服热除痞止，但咳则头面微汗，更与小剂保元汤而安。

王氏子四月患感冒，昏热喘胀，便秘，腹中雷鸣，服硝黄一钱应，脉之气口弦滑，按之则乳，其腹胀满，按之则濡，此痰湿挟瘀，浊阴锢闭之候，与黄龙汤去芒硝，易桂、苓、半夏、木香，下瘀垢甚多。因宿有五更咳嗽，更以小剂异功加细辛润之。大抵腹中奔响之症，虽有内实当下，必无燥结，所以不用芒硝而用木香、苓、半也。用人参者，借以助胃气，行其药力，则大黄辈得以振破敌之功，非谓虚而兼补也。当知黄龙汤中用参，则硝、黄之力愈锐，用者慎之。

钱慎所素有内伤，因劳力感寒，发热头痛，表散数剂，胸膈痞闷不安，以大黄下之，痞闷益甚。更一医用消克破气药，过伤胃气，遂厥逆昏愦，势渐危，脉六部萦萦如蛛丝，舌上焦黑，燥渴异常，此热伤阴血，不急下之，真阴立槁，救无及矣。因以生地黄连汤去苓、防风，加人中黄、麦冬、酒大黄，另以生地黄一两，酒浸捣汁和服，夜半下燥矢六七枚，天明复下一次，乃与生脉散二帖，以后竟不服药。日进糜粥调养，而大便数日不行，魄门逼迫如火，令用导法通之，更与异功散调理而安。

杨乘六治沈氏妇感症，身热口苦，胁痛头眩，或以表剂发散，身热益甚，舌黑唇焦，口渴烦躁，手足肿痛，大便艰涩，小便短赤，寝食俱废，脉之浮数无序，乃肝郁致感，因发散太过，血少阴虚，而火燥生风也。以滋水清肝饮倍熟地，一剂诸症悉退，次用归脾汤去木香，加白芍、丹皮，调理而愈。逾年产后，复因劳力致感，乃恐蹈前辙，不敢发散，一味养阴，渐致大便不实，饮食不进，气促如喘，昼夜不眠，合眼即见一白发老妪坐立面前，胸中战跳，恍惚不宁，仍邀诊，曰：脱阳者见鬼，非真有鬼也。盖阳气大亏，则神不守舍，其所见者，即其不守舍之元神也。所以男病必见男形，女病必见女形，且亏在某藏，则某色独见。脉之浮起如丝，沉则缓大无力，面色㿠白，眼光散大，舌胖而嫩，且白滑，此中虚挟感，逼以寒凉，致阳气益虚，而阴气乘之耳。乃与参附养荣汤倍枣仁、白芍、五味，服讫则老妪不见而熟睡矣。继用补中益气加白芍、五味，数剂全愈。

简某病感症，发热饱闷，神思昏沉，不更衣者八日矣。诸发表攻中不效，且益甚，脉之滑而有力，面壅热通红气粗，舌苔黄厚而燥，按其胸微痛，此感症兼食，俗名停食伤寒是也。乃用逍遥散加熟地二两，或曰：如许发热又兼饱胀，似不宜补。答曰：此剂用之以代麻桂硝黄者也（此法固妙，要当用于发表攻中之后）。第服此则汗至而便通，热自退胀自除矣。一剂淋漓汗下，二剂下黑矢十数枚，诸症悉愈。或问其旨，曰：此症初起，本一逍遥合小柴胡，养汗开肌，助脾消食则愈矣。乃风燥混表，肠胃干枯，宿物燥结，愈不能出，仍用逍遥散重加熟地养阴，使阴气外溢则汗自至，阴气下润则便自通也。继用六君归芍而愈。

吴某病感症，先微寒，继壮热，头眩恶心，吐沫不绝，胀闷懒言，气难布息，四肢麻木酸疼，腰痛如折，寝食俱废，大便秘结，医与清暑解表消食，益热益胀，不时晕绝，脉左手沉细，右手缓大，皆无力，面㿠白，舌胖嫩且白滑，知其多欲，阳虚致感也。与养荣汤加附子，或疑热甚兼胀而投温补，令但服此，诸症自退，若再用芩、连、枳、朴，则真误事矣。一剂即卧，醒则大叫冷甚，比及半时，汗出如雨，再剂胸宽食进，便通热退。又以两腿外臁向生疮肿，循皮烂臭，脓水淋漓，痛痒甚，一切膏丹洗贴不愈，已六七年，问治当何法？曰：病有内外，源无彼此，此因阳气素亏，不能下达，毒气时坠，不肯上升故也。第用前方作丸，久服则阳分充足，气血温和，而毒气自出，疮口自收矣。如言两月果愈。

潘某自京回南，劳顿感寒，发热时作微寒，发散数剂，热渐炽，改用清火养阴数剂，热转甚，比到家，舌苔已由白而黄，由黄而焦干燥裂，黑如炭色，神思昏沉，手足振掉，撮空自

汗，危症猬集矣。医见其热势，谓寒之不寒，是无水也。与六味饮不应。见其舌色，谓攻伐太过，胃阴干枯也，与左归饮又不应。脉之左寸关大而缓，舌浮胖，谓症乃阳虚火衰，非阴虚火旺也。盖阴虚火旺者，其舌必坚敛苍老，今虽焦黑干燥，而见胖嫩，且服六味左归而症反加（反加二字，毋乃太过），其为阳虚无疑矣。以养荣汤，用人参五钱，加附子三钱，一剂熟睡竟夜，次早舌上苔尽脱变为红润嫩矣。原方减人参二钱，附子一钱五分，四剂回阳作汗而愈。

戴氏子二十四，病感症寒热，或因发散，谵妄发狂，又以苦寒下之，危症蜂起。又有用二冬、二地、石斛、黄芩者五六剂，益狂悖不安。诊之面白无神，舌滑无苔，脉细紧无力，知其脏寒，真阳欲脱。以养荣汤，用人参五钱，附子三钱，又知其旁议所阻也，嘱其午后至申，察病人足冷至膝，则亥子之交不可言矣。已而果然，乃自戌至亥始尽剂，子时后，由腰至足渐温，五鼓进粥半瓯而熟睡矣。又十余剂，诸症悉愈。未半月，忽右足大指弯，筋缩而痛，外科与乳香末药，痛剧呼号，再诊之，乃因思虑伤脾，不能荣养本经筋脉，所以筋挛燥痛也。以归脾去木香，加白芍，数帖愈。

陆氏子病感症，发热咳嗽，发散转甚，气短如喘，痰涌如潮，甚至谵妄撮空。脉之轻按满指，重按则空，面色晃白，眼眶宽大，神水散漫，舌苔嫩黄，中间焦燥，两手振掉，症由气虚致感，误用峻表，致阴被劫而将亡，阳无附而欲脱，非救阴摄阳不能挽也。乃用左归去茯苓，加人参、五味，大剂浓煎，服讫即睡，六时许方寤，寤则身凉嗽止，喘定痰消，继以生金滋水，饮一剂养荣汤，四剂全瘳。又其母孀居，卧病不起二载矣。或作湿，或作痿，治之不效，并乞诊之，脉缓大无力，面色痿黄，舌胖而滑，询其饮食不思，略食即饱，梦中常见鬼神，醒则胸中战跳，否具如所言，此命门火衰，元阳虚惫，脾土不生，以致四肢无力，不能运动也。亦用养荣汤煎送八味丸，不一月而瘳。

沈某病感症，身热自汗，或乍寒，倦卧懒

言，手足心热，日轻夜甚，或与发散愈炽，口渴谵语，烦躁便秘，又杂进寒凉解毒等剂，势垂危，脉之洪大而数，按之不鼓，面色浅红，游移不定，舌黑而润，手足厥冷，此假热也。与八味饮加人参，诸医以火症悉具，力争参、桂、附不可服。曰：外虽似实热，内甚虚寒，初误发散，令津液伤，而口渴便秘，烦躁谵妄，复用寒凉，重阴下逼，致龙雷之火不安其宅，非人参、桂、附何以挽回？公等不信，但以附子作饼，热贴脐间，时许便觉稍安矣（外试法妙）。试之果然，乃进药，不及一时面红立退，谵妄烦渴悉除，次用生金滋水，补中益气调理而愈。未半月其父亦病感症危甚，杨验其舌黑而枯，满舌遍裂人字纹，曰：脉不必诊也。惊问故，曰：此肾气凑心，亦八味症也；误用芩、连，无救矣。盖昨一日夜果服芩连两许，问何以知之？曰：舌上明明现出耳。姑求一诊，以冀万一。曰：脉隐而难凭，不若舌之显而可据也，何必诊？逾日果殁。

诸某年五十四，冬杪因劳力受感，头痛发热，时作微寒，缘混表太过，口干便秘，壮热不退，复用苦寒泻火，头汗如油，下颌脱龂，口角流涎，鼾声如锯，语言错乱，甚至循衣摸床撮空，诸恶毕备。脉之洪大躁疾，重按全无，舌糙刺如沙皮，焦黄如烘糕，并舌底俱干燥敛束，如荔枝肉而满舌，却甚胖壮，日进稀糊碗许，大便半月未行。乃曰：若论外象，百无一治，幸脾气不泄，胃气不绝，尚有生理。第服药后，神得收敛而睡，脉得静细而沉乃佳。遂以大剂养荣汤，重加附子与之，服讫果睡，脉亦和，四剂舌转红润，恶症悉退，频进稀粥，惟交阴分，尚有微热。或疑阳药助火，欲去芪、术、附、桂。曰：劳伤脾肺，气虚发热，非甘温不能除。方嫌火力不及，不能蒸土回阳，推出邪阴耳。俟其力到，地气升而为云，则天气降而为雨，顷刻为清凉世界矣。守方十二剂，始战汗，汗后身冷如冰，问之不应，推之不理。或问其故？曰：此病既到今日，断乎不死，不过汗后亏其卫外之阳，故身倦懒言，无气以动，子刻自平复。已而果然。次日欲便，扶至圊，虚坐弩责数次，忽小水癃闭，点滴不能出，少

腹胀痛不可言，此因大便弥月不行，肠胃所积已多，今频加弩责，将宿物推并大肠，致壅塞膀胱，所以癃闭不出也。须以轻清之剂升举之，则小水自利，立煎补中益气与饮，顷刻即通，大便亦润，继以养荣作丸，补中煎送，两月而健。

马元仪治沈某发热恶寒，头身俱痛，燥渴谵语，脉之洪数而涩，此外感而危者，以五志过极，阴气素亏，邪复乘之，重伤其阴，而火热愈甚也。先与解肌一剂，恶寒已而热未除，谵语转增，神魂飞越，盖肝藏血而舍魂，心藏脉而舍神，木火太过，不独自伤，且贼真阴之气，以肝肾为母子，其气相通也。心本制于肾，而亦伤肾者，藏邪暴甚，反侮所不胜也。法当养肝之阴，使不诛求于肾，而水自充；抑心之阳，使不扰乱乎肾，而水以安。用生地、知母、甘草、茯神、丹参、贝母、花粉等，一剂知，三剂已，调理而安。

丁某病经二十余日，脉之左手弦数兼涩，右手涩结少神，发热神昏谵语，胸中满结，中痛拒按，舌苔黑刺，面色枯瘁，时有喘咳，日晡愈甚，此肝木内鼓，心火上炎，肺金失养，而胃土无滋也。用瓜蒌、枳壳、半曲、芦根汁、紫菀、杏仁、苏子等，服后倦卧片时，神气颇清，右脉亦透，但涩象不减，重按少神，舌上苔刺去而复生，此津液元气枯竭之甚。转用人参三钱，生首乌一两，知母、生地、川连、芦汁，两剂脉涩减，症渐安，但苔未尽去，中脘滞闷，前方加枳实、楂肉，一剂顿已。改用滋阴补虚之品，二剂诸症尽退，左脉向和，右脉转浮而数，微热发疹，此正气复，余邪尽从外达也。与荆炭、牛蒡、干葛、防风、杏仁、桔梗、苏子、薄荷清透之品，经云：因其衰而彰之之意也。二剂后，再与益元气滋阴燥，调理而痊。

一妇人四旬外，头痛发热，口干便闭，不眠已月余矣。此邪风外煽，实热内燔，表里邪结之候也。前所用药，仍是发表攻里，而不愈者，药不胜病耳。今上下分消，表里交治，而于攻发之中仍用温养，斯汗不伤，于过下不伤于峻也。用荆、防、薄荷、麻黄，轻阳发表，

使邪从汗而散于上；大黄、芒硝、栀子、滑石，通幽利水，使邪从便而泄之于下；黄芩、连翘清其上；白术、甘草和其中；桔梗、石膏开其肺；川芎、归、芍养其肝。一剂而减，三剂安。

安氏子年二十，初得恶寒发热，身疼症，诊得内伤之脉而显阳微之象，曰：此病枝叶，未害根本，先拨乃阳虚受邪症也。若误行表剂，则孤阳飞越，而危殆立至。当用参、术等大培元气，以摄虚阳，加桂枝透表，以散外邪。不信，越四日，发热不休，自汗不止，神气外扬。或且欲用柴胡疏表之剂，乃曰：此症似太阳，而得少阴之脉，当是平素下虚，故真阳上越耳。遂定参芪建中汤而别。或复谓外邪初入太阳，表散即愈，若陡进参芪，适助邪而滋患也。越三日，症变危笃，再诊脉几微欲绝，汗出如雨，昏沉欲脱，此非大剂温补，不能挽回。以人参六两合附桂理中汤，连进三剂，汗渐收，脉微续，然神气尚未安和也。复用人参三两，附子五钱，方得阳气内充，余邪尽从外达两颐透发，渐调而安。

【琇按】是症固属虚，而邪热原有，或与表散，未尝无功。至汗出脉复，第与大剂养阴，其病立已。乃恣用桂附，遂致发颐，尚得为善治乎哉！

杨氏子年二十许，四月初以啖面过饱，午睡觉即身热头痛，医与消散，至七日而愈。两日后，因食水团复病，仍与消运不应，乃以小承气下之，连去粪水数次，二皆无燥屎。更医与厚朴、山楂、陈皮、枳壳之类，谷芽用至两许，月余病不减，而股肉尽落，枯瘠如柴不食，日进糜汤数盏，寒热往来，小便亦少。最后一医教用胆箭导之，胆入而粪不出，又用蜡烛探之，烛化而粪亦不出，其胆汁与烛油凝注下部，楚不可堪，号呼之惨，四邻为动，时已四十余日，方治木，邀诊以决早晚。察其脉弦而迢迢，尚有神气，其声尚明亮，按其腹不拒，至脐下若有物筑筑然振手，解衣视之，状如百钱梗起。其父曰：此必宿食不下而然。曰：非也，粪秽在肠，岂能跳动？此缘误下误消，伤其本元，肝肾之气不藏，横亘奔突，经所谓动气是也。幸属少年，尚可治。熟地一两五钱，肉苁蓉五

钱，甘杞子一两，麦冬、当归各三钱，三剂下黑屎尺余者二，胆油俱去，号呼顿息，始得睡。再按之则若百钱者仍在，再与前剂不减，令办参数钱，勉措十金，仅得钱半，煎调前药，服下遂泯然，立能进食，唯寒热每日一作，知非本病。必卧室湫溢，天气暴暑，乘虚感疟也。且勿疑，仍与前方减半，数日后饭食大增，乃以常山二钱，火酒炒透，五更煎服，寒热亦瘳。

汤某年四十余，新秋病感冒，医屡发散，至七八日，无汗，脉弦数且长，身重头眩，尿少而赤，鼻干不眠，微热而渴。此邪渐入里，肾阴不足，肝脾血燥，表之则不能作汗，下之必成坏症，既非少阳，无庸和解。问欲饮水乎？曰：甚欲而不敢饮。命与一大盏，犹觉未足，再与一小盏，令且勿药。逾二十许，汗大至，身冷如凉。亟再诊，脉之虚细而弦，少腹旁跳跃振手，此动气也。缘多服表散，今汗出邪去，而虚症见矣。与生地、杞子等，峻养肝肾，一剂减，二剂平，三剂全愈。

陈士华兄武生也，值乡试伊迩，日与朋侪练习技勇，忽感冒，医治月余不效，脉之弦大而涩，外症已不发热，大便秘，小便少，两额深紫若胭脂，腰痛口干，不欲食，所服药类，皆燥散之品，此少阴不足，劳伤外感，治之失宜，热邪内陷，法当内托，令其汗出自愈。用熟地、生地、杞子各五钱，麦冬三钱，蒌仁二钱，黄芩一钱，石斛三钱，傍晚服下，黄昏胸膈胀闷欲绝，躁扰异常，其家大怼，以为误补必死矣。怒持药瓯，掷之门外，环视涕泣，一更后忽大汗如雨，衣被沾湿，汗止即索粥，连进两盏已而酣睡达旦，明晨延诊，脉已圆滑，颊赤亦退，第困乏无力耳。因问夜来胀闷汗出之故，曰：病由前药劫其津液，外邪乘虚内结，今以大剂甘润投之，即借其热结之力蒸郁勃发，乃一涌而汗出邪散，此所谓内托之法也。令前方再服四剂，病即起矣。如言而愈。

李韫玉母年逾四旬，素有胁痛肝火之病，深秋感冒，医与表散数剂，热犹未退，以不大便，投大黄、元明粉下之，遂胁痛大作，晕厥欲脱。更医用人参、附子、干姜、肉桂等，厥止复烦躁，汗时出，不眠，小便短涩。医恐虚

脱，日投参、术、姜、桂，每汗出则加五味、黄芪、龙骨以敛之；又时时欲利，则加补骨脂、肉豆蔻以固之。如是四十余日，已服参数两，病益进而食不进。诊之脉躁数时大时小，微有寒热，舌黑而强，鼻煤溢出，涂额颊唇口如墨，小便惟点滴，两手索刺如柴，第神气不昏，语音犹亮，此由表邪未清误下，邪陷入里，且伤其真阴，致肝急而厥；又误投辛热固涩，令热邪与热药郁结脏腑。今幸元气尚存，犹可活也。治法仍当汗下，否则邪何由复？或讶曰：是症宁可再用攻表乎？曰：不可，第可用不攻表之汗下耳。疏方以生地、杞子各五钱，麦冬二钱，沙参三钱，蒌仁钱半，黄芩一钱。或谓前医深恐泄泻，今所用药一派寒滑，服之必利下无疑，将弗服。又或曰：前医治经月余，且辞不治，曷进此以窥进退？服一剂果利数行，然病人殊不困，遂日进一剂，四日则利下频数日夜十余次，所下秽恶不堪，青红黑白，而黄者绝少，腹痛后重，唯饮食渐进，舌本渐柔，鼻煤渐退，小便渐长，仍前方加熟地五钱，黄连五分，夜乃汗出，其汗亦极臭秽，半月汗乃止，利渐减，乃加生熟地一两，减黄连，增白芍、甘草，凡五十余剂，病始瘥，计服蒌仁斤许。

姚氏妇年逾四旬，素有胃痛疾，盖肝火上逆也。夏月患感冒，发热头痛，眩晕不眠，善呕，初服发散未减，改以二陈汤等治呕，呕未愈，而腰连少腹痛不可忍，议为邪入厥阴，症将危殆，欲用四逆回阳之剂。诊之脉微而弦，手见红疹，面殊清白，舌两旁及尖皆紫色，中则微黄，口干，不甚喜饮，断为肝胆之火炽盛，遇暴寒折之，不得宣泄，乃上冲胃络作呕，故头痛偏甚于左，红疹见于四末者，木郁则乘脾也。其初与逍遥自愈，乃用燥散之剂，更扰其阳，而伤其阴，是以腰腹窘痛，症本厥阴，然传经亦非直中也。今标属阳明，宜用竹叶石膏汤入杞子一两，饮下呕止，腰腹之痛亦除，唯头痛仍在，改与逍遥汤加川芎、当归，时方霉

雨，至夜半忽霹雳一声，病人觉四肢酸胀异常，此少阳之郁，本诸外淫，因雷得发越也。已而头痛如失，次日诊之脉既和平，与四物去川芎，加女贞、石斛，平调而愈。余表甥尝病疫，因热深厥冷，一名医亦与四逆散，幸病人自知为热症，不之服，用小柴胡合白虎汤而愈。

宋复华兄俞氏姊初夏病感症，天癸适来，病随愈，盖热随血去也。越七日，遇端节，食鸡子五枚，酒二盏，又进饭半瓯，临窗少坐，少顷即头痛发热。次日前医询知病原，以山楂三钱，谷芽三钱，葛根三钱，其他消散大约称是，连进三剂，势忽大剧。亟余至，则前医已在与一邻医议处方，诊之已昏不知人，面色死青呆白，目闭口张，气出手撒，呼之不应，脉如沸羹，重按则无，症已败矣。幸未大汗，令人以手按其心下，亦不拒，知其病初愈，脏腑余热未清，食入肠胃，一时不能运化，又感微邪，遂如复症，使勿药则展转自愈。乃误以大剂消散投下，元虚血弱之人，鼓动其火，反致长热不退。犹以为药力未到，再进三进，至阴阳脱离如是。叩其今日将用何方？则云：总是鸡子五枚，硬饭半瓯为患，既消散不应，唯有承气一方下之而已。曰：承气固是，第真元已夺，恐宿食未下而遽脱，奈何？乃曰：正为此耳。曰：余有一方，且弗顾其病，但服之，令病人目开口闭，神气稍回，再为调治，何如？二医欣然齐诺。乃用熟地一两六钱，当归五钱，炮姜八分，属其急煎服，迟则不及，第得药下咽则活矣。抵暮来告，病者不知饮药，以匙抄灌数口，喉间汩汩有声，遂全盏倾与，少顷果目开口闭，能转侧，似大有生机。求再往诊，曰：无庸，但以前方再剉一剂，并前渣浓煎与服可也。明日视之，神气清明，脉亦圆稳，第称口燥舌干，小便短涩，夜卧不宁。就前方去炮姜，加沙参、麦冬，一服汗出遍身，能进粥矣。再以前方加减而愈。

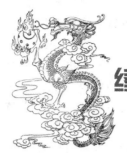

# 伤 寒

孙文垣治王祖泉乃春朝饭后，稍寒恶风发热（伤风恶风），遍身疼痛，汗大出不止（伤风则有汗），口中热，腹中不知饿，小水短（肺金而汗不利多也），六脉皆涩（营卫不和），投以白芍五钱，白术二钱，桂皮、黄芩各一钱，甘草八分，二帖汗止，寒热除，去白术，加当归，身痛亦愈。

费一吾六第妇遍身痛，发热汗大出，昏昏如醉，卧不能起，孙诊之两寸短弱，六脉皆数而无力，此劳倦之余，故大汗走也（身痛发热不属伤风）。黄耆三钱，白芍四钱，甘草一钱五分，桂皮八分，当归一钱，石斛二钱（与前药俱就建中加减，孙于杂症多用此方），一帖除热，痛汗皆止，惟倦不能起，前方加人参、陈皮，两帖而痊。

一妇人先伤风，发热咳嗽二日，乃分娩，热尚未退，食鸡汁肉等太早，嗽热愈盛，已八月矣。胸膈胀痛，头痛口渴，大便秘（肺气壅而血液燥也），咳出之痰色黑而臭，小水短少，胁下扯痛，气逆而喘，不得卧，右胁不能着席，汗出不止，症甚危。以瓜蒌五钱，苏子一钱，枳壳、酒芩各六分，前胡、桔梗各五分，甘草三分，姜三片（制方甚妙），服之胸膈减半，喘少定，再进前药。大便用蜜导下（不能大剂生地乃出此），热尽退，诸症寻愈。

胡镜阳尊堂年七十二，脾泄十五年不愈，近加吐红咳嗽痰多，痰不易出（肺金壅滞可知），申酉时潮热，胸膈壅塞，不能就枕，饮食大减，且恶风，终日坐幔中。诸医谓发热吐红，法当寒凉；脾泄多年，气虚老蓐，法当温补。二症矛盾，难于投剂。且身热大，血家所忌，束手无策，皆辞去。孙诊之两手脉皆浮洪而数，皆带滑，据脉洪数皆为热，滑为痰，浮为风，邪在表，以伤风故恶风，法当清解可无恙也。谓二病矛盾者，暗于先后者也。夫脾泄已久，未尝为害，新病热炽，宜当速去，所谓急则治标；俟邪去后，补脾未晚。且潮热为风邪所致之热，非阴虚火动之热；吐血乃当汗不汗之血，非阴虚火动之血。经云：夺血者无汗，夺汗者无血。当汗不汗，邪鼓血动，但得表解热退，血自止耳。胡曰：昔老母过钱塘遇风涛受惊，因发热咳嗽，血出痰多，今公言质之，诚由风邪起病也。用苏子、前胡、麻黄、薄荷解表为君，枳壳、桔梗、桑白皮、瓜蒌、紫菀、贝母消痰治咳为臣，酒芩、甘草为佐，二帖，五更微汗而热退，胸膈不塞，咳亦少减，血止大半，始进粥。次日减麻黄，加茯苓，夜服七制化痰丸，咳又减半，自是不恶风而去慢矣。前方减枳壳，加苡仁，调理而安。

黄履素曰：予弱冠患伤风，不床笫，每晨起即鼻重流涕，竟日痰不绝口，留连月余，遂见痰中缕血，遗害无穷。谚云：伤风不醒结成劳。盖金水二藏，情关子母，金伤则不能生水，子泻则其母愈虚，水不能制火，乘金而金益败，此劳咳之症所由成耳。信乎？伤见虽小病，最不可不慎者。故补脾保脾，乃养生家第一义，而肺病极宜断色欲，相关相应，捷于影响。

又曰：予临场虑不耐风寒，合玉屏风散服之，反自汗津津不止。盖防风、黄耆各等分之谬也。本草云：黄耆得防风，其功愈大。黄耆七分配防风三分，斯得之矣（几伤未经和解，此方断不可服，慎之）。

喻嘉言治石开晓伤风咳嗽，未尝发热，自觉急迫欲死，呼吸不能相续，诊之见其头面赤红，躁扰不歇，脉亦豁大而空，谓曰：此症颇奇，全似伤寒戴阳症，何以伤风小恙亦有之？急宜用人参、附子等药温补下元，收回阳气，不然子丑时一身大汗，脱阳而死矣。渠不以为然，及日落阳不用事，愈慌乱不能少支，忙服前药，服后稍宁片刻，又为床侧同寝一人，逼出其汗如雨，再用一剂，汗止身安，咳嗽俱不作。询其所由，云：连服麻黄药四剂，遂尔躁急欲死，然后知伤风亦有戴阳症，与伤寒无别，总因其人平素下虚，是以真阳易于上越耳（伤风而服麻黄至四剂，即壮实人亦不能无害，矧下虚者哉）。

卢不远治严忍公内人病发热无汗（伤风亦多无汗），呕吐不止，脉反沉弱（伤风脉当浮，今沉故曰反），人皆以为少阴症。卢脉之沉弱中独右关表弦而中滑，盖风邪挟胃中水饮停积所致。用干葛、半夏、吴萸、黄连，急煎缓服，呕吐遂止，而热转盛。复诊视势欲浮，命其进粥，皆不敢予，再三强之，呷浓米饭半杯，遂有汗而热平，再进薄粥，汗多而热退。乃问曰：风寒之邪，世俗大禁饮食，今啜粥而热退何也？曰：风之与寒，原自有别，盖涸之耳。仲景桂枝汤治风，服已啜粥，古人之精义也。盖风者木也，木克土，脾胃受之。仲景治法，妙在不治风木，直欲湿土气行，而风木之邪自散。今热转盛而脉势欲浮，是风邪欲散也，非谷气扬溢则胃力屡弱，汗从何来？是借桂枝之义，以除风邪之不能汗者。

【按】伤寒及感症，日久津液既枯，不能行汗，必得大剂三才一气汤，一服乃蒸变为汗而愈。若多服风药及香燥者，药入必大作胀一二时许，然后来苏，后贤以此为内托之奇。予谓仍是仲景啜粥法耳。后人安能越古人之范围哉（巳五九月二十四日注）？

吴浮先治卢敬庵暑月寒伤，服羌防发散，汗出已，愈后复感冒，又用发散，旋愈旋感，前药不应。吴曰：屡散不愈，肺已虚，徒攻表

而不救表，风邪乘虚而入，无已时矣。方用君黄耆五钱，实肝气以固卫，佐防风一钱，助耆力以祛邪（玉屏风散），如是则旧邪无所容，而新邪无所入也。二帖而痊。

愚谓伤风一症，殊为小恙，有寒燠不时，衣被失节而成者，此必鼻塞声重，咳嗽多痰，在元气平和之人即弗药自愈。肾水素亏，肝火自旺者，因一时风寒所束，遂作干咳喉痛，此外邪本轻，内伤实重。医者不察，纵与表散，致鼓其风木之火上炎，反令发热头痛，继又寒热往来，益与清解，不至十剂，肝肾与肺三藏已伤损无遗，久者周年，近者百日，溘然逝矣。而世俗谈者，咸以伤风不醒便成劳为言，噫！彼劳者岂真由伤风而成也耶？愚哉言也（巳五九月二十四日黄昏信笔书，当易之曰伤风误表必成劳耳）。

柴屿青曰：乙丑新正张妹婿家人之婿董四患伤风，来寓求诊，即决其不治。内人曰：彼少年粗人，伤风小病，何遽若此？柴曰：脉象已败，不可为也。后果（此必肝肾大伤之候也）。

张三锡治一人伤风，自汗发热不止，自以为虚，服补中益气汤，热转剧，诊之脉弦而长实有力，与升麻葛根汤倍白术，加桂枝少许，一剂汗止热浮（《治法汇》）。

一人泻而左脉浮急，自汗鼻塞，乃伤风作泻也。与五苓散加防风、白芷、升麻、葛根、姜葱，煎服（同上）。

陆肖愚治吴逊斋夫人年六旬外，素有脾泄之症，三月间患咳嗽吐血，痰多而咯之不易出，日潮热，胸膈支结，不能就枕，畏风畏寒。或以脉数吐红，身热咳嗽，皆血虚火盛也。与养血清凉，与六君子汤，泻未已而痰壅益加，遂一以吐血不宜身热脉数，一以泄泻不宜身热脉大，俱辞不治。脉之左寸关浮洪，右寸关滑数，两尺弱，此表邪不清也。盖脾泄乃宿痰，吐血乃素气之郁耳。询之果受风数日后而病作。用炒黑麻黄、苏叶、前胡解表为君，杏仁、苏子、陈皮利气为臣，桑皮、片芩、花粉、石膏清热为佐，甘草、桔梗散膈和中为使，二剂症微，汗症顿减，去麻黄、苏叶、石膏，加白芍、茯

苓，二剂症如失，与丸方治其脾泻，人参、白术、茯苓为君，白芍、霞天曲为臣，炙草、干姜、砂仁为佐，枣肉、神曲糊为丸以为使，服数旬而痊。

陆祖愚治陈理刑因劳顿后头疼鼻塞咳嗽，胸膈不利，咽干身热，行动即有微汗，有痰不能咯出，两寸浮弦而数，左关弦紧，右关弦滑，两寸平和，先用疏解利气二剂，继加入养血二剂，二三日间，诸症顿愈。

薛立斋治一妇人素清苦，勤于女工，因感风邪，自用表散之剂，反朝寒暮热，自汗盗汗，形气甚虚，其脉或浮洪或微细，其面或青白或痿黄，此邪去而气血愈虚也。用十全大补汤，三十余剂渐愈。又用加味逍遥散兼治半载而痊。

【琇按】伤风误表，多成劳损，观此可鉴。

林观子治一妇人浴后被风，遂自汗出身热，然无头痛体痛恶风诸症，旬日来杂治皆不效，其胸以上痞膈渐至，汤饮到喉而止，脉之关以上微浮，此瓜蒂散症也。其人素虚，与桔梗芦一两煎服，到咽一吐，悉涎浊酸秽之物，又与一服，再得吐始快然，热遂除，调理数日而安。

毛氏子伤风喘咳，复以饮食起居失调，迁延转剧。诊之面色枯白，梦泄不禁，饮食减少，喘嗽发热，两脉虚微，知其喘为真气上脱，热为阳气外散，不与阴气纯虚者同。面色枯白，脾肺气虚而不荣也；饮食减少，脾胃气弱而不化也；梦泄不禁，肾脏气衰而不固也。此皆本气为病。用人参二钱，黄耆三钱，肉桂五分，炙草五分，茯苓一钱，半曲一钱，橘红八分，服数剂，喘渐平，热渐退，随与大造膏调理，饮食进而神旺如初。

朱翰文偶患风寒小疾，或以麻黄大发其汗出不止，遂致语言短怯，神气不收，面色枯白，时有寒热，已濒危。诊其两脉微涩而虚，虚则气少，涩则阴伤，此元气津液两伤之候也。伤风小症，何遽至此？盖以麻黄辛甘气温为伤寒发热重剂，今不当用而用之，不特劫其津液外亡，并元气亦因之内脱矣。治法为阴阳两补，用人参、制首乌、茯苓、白术、丹皮、甘草、广皮、半曲等，三剂脉象有神，诸症渐已，渐加耆、术而安（与喻嘉言案合参）。

刘云密曰：丁酉腊，人病头痛恶风，鼻出清涕，兼以咳嗽痰甚，一时多患此，用冬时伤风之剂而愈者固然多，殊治者亦不少。盖是年君火在泉，终之气乃君火，客气为主气寒水所胜。经曰：主胜客者逆。夫火乃气之主，故虽不同于伤寒之邪入经，然寒气已逆而上行，反居火位，火气不得达矣。所以虽同于风，投以风剂如羌活辈，则反剧，盖耗气而火愈虚也。至如桂枝汤之有白芍，固不能当，即桂枝仅泄表实，而不能如麻黄能透水中之真阳以出也。故愚先治其标，用干姜理中汤佐五苓散，退寒痰寒水之上逆；乃治其本，用麻黄汤去杏仁，佐以干姜、人参、川芎、半夏，微微取汗。守此方，因病进退而稍加减之，皆未脱麻黄，但有补剂，不取汗矣。病者乃得霍然。

聂久吾曰：一友以医自负，禀性素热，惯服凉药，在京朝觐，因伤风久咳，求方于予。予曰：咳因风寒，必先除寒邪，而后可以清热，先用桑、杏、麻黄、防风等。彼自是已见，以为素不用燥药，单用栀、苓、花粉等凉剂，服多一日，声哑不出，复求治，乃戒之曰：公能任吾意用药，忽参已见则声可立出，若必自用，不敢与闻。彼不得已而听，予因与加味三拗汤，一剂未毕而声出矣。杏仁二钱五分，麻黄二钱，生甘草五分，羌活、桔梗各五分，防风一钱，生姜三钱，水煎，带热服。

孙敦夫女十岁许，冬月感冒微咳，专科与发散太过，反致热不退，更医投六君子加炮姜、五味，一剂热退矣，而咳嗽转甚，下利频，并里急后重，中有白脓。医以热退为药对症，再与之，则面赤口燥，恶食不眠。余适诊其大父，因求视，脉之虚而驶，曰：四剂可愈，然必少衄血。与生地、杞子各四钱，天麦冬、蒌仁各钱半，乃诧曰：今病已泄泻，又从而滑利之，宁不增剧乎？余笑曰：第服之，病自减。乃姑进半钟，觉咳利稍瘥，遂连进二剂，果愈四五，再以前方加酒芩、酒芍各一钱，二剂衄血小盏全安。或问故？曰：儿禀素弱，所病即俗名火伤风也，不治亦愈。乃以荆、防、广、半、芎、苏、前、桔诸燥，窜鼓动其三焦之火，至阳扰而热盛，后医谓虚是矣。宜以甘寒润泽与之，则症自平。乃用六君燥补，加以炮姜之辛温，五味之酸敛，藉人参之力而热退，其内燔之火尽入于肺，若伤寒传里然。肺热甚则下迫大肠而为利矣。其中白脓，乃燥金壅热所化，与痢疾正同。兹但养其荣气，润燥清热，病自愈也。

又问何以知其当衄？曰：初时下利则火从下泄，利止余热反走诸络而上溢，否则炮姜、五味之性何由消释？其衄也，亦犹伤寒阳明热邪得红汗而解耳。

 暑

许叔微治一人头痛身热，心烦躁渴，诊其脉大而虚，授以白虎汤数服愈。仲景云：脉虚身热，得之伤暑。又云：其脉弦细芤迟。何也？《素问》曰：寒伤形，热伤气。盖伤气不伤形，则气消而脉虚弱，所谓弦细芤迟者，皆虚脉也。仲景以弦为阴，朱、庞亦云中暑脉微细，则虚可知。

癸丑年故人王彦龙作毗陵仓官，季夏时病胸项多汗，两足逆冷谵语，医者不晓，杂进药已经旬日。诊之其脉关前濡，关后数。曰：当作湿温治之。盖先受暑，后受湿，暑湿相搏，是名湿温。先以白虎加人参汤，次白虎加苍术汤，头痛渐退，足渐温，汗渐止，三日愈。此名贼邪，误用药有死之理。有人难曰：何名贼邪？曰：《难经》云：五邪有实邪，有虚邪，正邪，微邪，贼邪。从后来者曰虚邪，从前来者曰实邪，从所不胜来者为贼邪，从所胜来者为微邪，自病者为正邪。假令心病，中暑为正邪，中湿得之为贼邪，五邪之中最逆也。《难经》曰：湿温之脉，阳濡而弱，阴小急。濡弱见于阳部，湿气搏暑也；小急见于阴部，暑气蒸湿也。故经曰：暑湿相搏，名曰湿温，是为贼邪也。不特此也，予素有停饮之疾，每至暑月，汗两足，黎黎未尝干，每服此药，二三盏即愈。

张子和治小郑，年十五，田中中暑，头痛困卧不起，张以双解散汗之，又以米醋汤投之，未解，薄晚又以三花神祐丸大下之，遂愈。

张奂年七十一，暑月田中，因饥困伤暑，食饮不进，时时呕吐，口中常流痰水，腹胁作痛，医者概用平胃散、理中丸、导气丸，不效，又加针灸，皆云胃冷。乃问张，张曰：痰属胃，胃热不收，故流痰水。以公年高，不敢上涌，

乃使一箸探之，不药而吐之痰涎一升。次用黄连清心散、导饮丸、玉露散以调之，饮食加进，惟大便秘，以生姜、大枣煎调胃承气汤一两，夺之遂愈。

万密斋治县丞李天泉六月中暑腹痛，渠有婢妾，医谓病寒，进理中汤一剂，痛止乃发热，一身骨节尽痛，又进十神汤发汗，热退身不痛矣。万候之，李称病愈。观其面色带赤，知病未解。请脉之，洪滑而数（色脉相对），经曰：大则病进。今汗后脉犹洪数，病方进也。而彼自称愈，万去，未食顷而病作矣。满腹急痛，状如奔豚，上下左右，众手按摩，亟万至曰：汝先诊脉，不言而去，知我病也，幸急救我。万曰：无伤。乃进建中汤，一服而痛定。次日有省祭官万朴来问疾，朴善医，诊之且骇且顾，李亦疑惧，万诊之谓朴曰：汝怪其脉之促止乎？盖心下怔忡，故脉如是耳。李即应曰：我心下跳乱不宁。即命取药，方用人参、麦冬、甘草、白芍、生地、五味，猡猪心煮汤煎，一服心跳止，脉不促矣。盖心恶热，用热治热，向服理中、十神皆犯禁，故病复作也。

李少华知医，六月得暑病，服九味羌活汤一剂，汗出不解，谓药剂小，发汗不透，复作大剂服之，汗大泄而热转甚，连进三剂，病益亟，如痴如狂，舌强言语塞涩，手足掣动，小便不利，茎中痛，以手捏之，才下一二滴，不食能，唯饮水。万脉之微弱而迟，或问病可治否？曰：坏病也，医之过耳。心恶热，壮火食气，方今盛夏火气正壮，而重发其汗，汗之过多则伤心，心藏神，如狂如痴者，神气乱也（非畜血）；舌内应乎心，汗多则血虚，不能荣舌，故强不能言也；手中掣动者，汗多筋惕肉瞤也（非中风）；渴饮水也，汗多津液涸（非

阳明发渴）；小便不利者，心移热于小肠，小肠称热于膀胱，津液少而气不化，故茎中痛。连服五剂而愈。

汪怀江中暑复伤食，一医用五积燥热之剂，阳气外散，阴津内竭，阳强阴弱，故皮肤燥而无汗。当先养其阴以制其阳，使汗出表和。遂以凉膈散去大黄、芒硝，加知母、石膏、淡豉、竹叶，一服微汗出而身润矣。方议下之，又一医至，称是阴虚火动，不可下也。用四物汤加炒干姜，触动阳明之火，齿缝出血，足冷成阳厥矣。乃服非凉膈散，服之利三行而病愈。

龚子才治一妇人暑月因厨房热极，遂出当风处脱衣乘凉，即头痛发热，恶寒身痛，医误为伤寒，用附子理中汤，一服下咽，立时不语，口中无气，唇口青紫，心头微温。诊之六脉洪大而数，此热症误用热药，令以烧酒喷其胸，将镜扑之，更以新汲水蜜，用鸡翎沃入其口数次，少顷患人即伸舌探水，以益元汤灌下即活。

李士材治张邑尊令郎，六月间未申时晕绝不知人，更余未苏，此得之生冷太过也。皂角末吹鼻中无涕，举家惊惶，教以皂角灰存性，新汲水灌之，更取沉檀焚之，俾香气满室，以达其窍，至子后方苏，服十味香薷饮而安。

吴孚先治一人奔驰烈日下，忽患头疼发热，或时烦躁，汗大出，大渴引饮，喘急乏气，服香薷饮尤甚，此暑症也。然受暑有阳有阴，道途劳役之人所受者炎热，名曰阳暑；亭馆安逸得之，为中暑也。香薷饮只宜于阴暑，若阳暑服之，反为害矣。与人参白虎汤而愈。

董仁仲当暑天纳凉饮冷，忽头疼发热，霍乱吐泻，烦躁口渴，舌苔白滑，此阴暑也。得之过于寒凉，致周身阳气为阴邪所遏，宜香薷之辛热发越阳气，散水和脾，四剂而愈。

一刍荛妇夏月贪凉饮冷，胸前如有一团之火，冷水凉茶入咽，觉从火团上分流而下，目则羞明畏火，口鼻间频出火气，诊之六脉俱阴，舌苔表紫而滑。吴曰：此寒格反见热化也。与干肉桂温散，少加黄连为向导，移时觉胸中之火顿化清凉而愈。

孙文垣治弟淑南额痛，遍身疼，口干舌苔黄厚，左脉浮大，六部俱数，时当仲秋初旬，

以小柴胡合白虎汤加羌活，热不退，下午用六神通解散，以葱汤调服三钱，热稍退，至半夜后又复热，额疼颠项尤甚，舌根黄且焦黑，小水赤痛，烦躁不睡，遍身又痛，此三阳合病，暑症也。次日以小柴胡大加石膏为君，藁本、白芷、竹叶、粳米、生姜、大枣，少顷汗出至足（必至足乃为正汗），热始尽退，犹烦躁不睡，仍以小柴胡汤加桂枝、山栀、竹茹、竹叶，饮下遂愈。

张玉路治内兄顾九玉大暑中患胸痞颅胀，胀得虚大而濡，气口独显滑象，此湿热泛滥于膈上也。与清暑益气，二剂颅胀止，而胸痞不除，与半夏泻心汤减炮姜去大枣，加枳实，一服而愈。

范文学孙振麟于大暑中患厥冷自利，六脉弦细芤迟，按之欲绝，舌色淡白，中心墨润无苔，口鼻气息微冷，阳缩入腹，精滑如冰。问其所起之由，因卧地昼寝受寒，是连走精二度，忽觉颅胀如山，坐起晕倒，四肢厥逆，腹痛自利，胸中兀兀欲吐，口中喃喃妄言，与湿温之症不殊。医者误为停食感冒，与发散、消导二剂，服后胸前头项汗出如流，背上愈加畏寒，下体如冰，一日昏愦数次，此阴寒挟暑，入手中足少阴之候，缘肾中真阳虚极，所以不能发热。遂拟四逆加人参汤，方用人参一两，熟附三钱，炮姜二钱，炙甘草二钱，昼夜兼进，三日中连进六剂，决定第四日寅刻回阳，是日悉屏姜、附，改用保元，方用人参五钱，黄耆三钱，炙甘草二钱，五味子一钱，清肃膈上虚阴，四剂食进，改用生料六味加麦冬、五味，每服用熟地八钱以救下焦将竭之水，使阴平阳秘，精神乃治。

申菽旆触热过梁溪归而眩晕麻瞀，发热便秘。服黄连香薷不应，用凉膈散便通，或时昏眩不省，或时四肢清冷，而晡时为甚。诊之脉弦细而芤，此暑伤心也。阳气郁伏，所以有似阴寒也。与生脉合保元，清理肺胃，则包络自宁矣。

柴屿青治陈忍之患病，医以温散之药投之，遂至彻夜不能合眼，时见鬼物，两脉沉伏，症属受暑。用加减清暑益气汤去人参，一剂势减，

六脉俱现洪大，再服六一散，数剂而病退，惟夜间尚不能熟睡，遂以滋补安神之剂调理而安。

壬戌夏五营缮朱载常早间入署，舆中呕吐，昏愦遗尿，医以中风治，开附子理中汤加僵蚕，后又以两脉鼓指，危笃已极，参附尚少，恐难挽回。柴曰：此暑风也，脉无死象，力保无事。伊同寓水部钱筑岩不信，急煎前药将进，幸禾中朱汝能进以六一散，一服神气稍定，钱虽不医，固知六一散之与理中冰炭，因停前药，次日遂以黄连香薷饮加羌活治之，调理数日而康。

陆祖愚治一人七月间因构讼事，食冷粥数碗，少顷即吐出，自此茶饮皆吐，头痛身热，咽喉不利，昏冒，口中常流痰涎，医知为中暑，用冷香薷饮投之，随吐，又井水调益元散投之，亦吐，昏沉益甚。脉之阳部洪数无伦，阴部沉微无力，此邪在上焦，在上者因而越之，此宜吐者也。盖饥饿之时，胃中空虚，暑热之气乘虚而入于胃，胃热极，而以寒冷之水饮投之，冷热相反，所以水入口吐，即口中流涎，亦胃热上涌之故也。因用沸汤入盐少许，韭汁数匙，乘热灌之，至二三碗不吐，至一时许方大吐，水饮与痰涎同出约盆许，即以生脉散投之，人事清爽，诸症顿减，又合四物调理而安。

张绍甫治一人暑月患头痛身热昏睡，大渴引饮，众以感冒治，不效。诊之脉大而虚，曰：此暑症也。即令撤幔开窗，前后左右各置凉水，顿觉清爽，仍令二童食以西瓜，取其便连饮四五钟即愈。

张为诸生时，万历戊子夏患暑症，势极气索，瞀然自愦，庸医以为内伤，或以为劳役，中折几不自持微，医汪韫玉适在旁，蹩然曰：心烦面垢，此暑症也，何多指？闻者皆骇其名。予于瞀中微解，依之服益元散，二剂而苏，仍调以香薷饮，数剂而愈（《伤寒全书》名凤达，天启年间刊）。

李无垢治朱竹垞夫人冯氏病热，七日不汗，后七日又不汗，逾二旬矣。诸医皆云：伤寒不可治，请办衾具。朱乃要李徒步登阁诊视，无垢笑曰：君夫人所居阁四面俱水围之，木生火，触暑脉伏耳，脏腑无他恙也。亟以甘瓜、井水投之，可不药愈。从其言，越宿而铺糜，再宿

主中馈如故（《曝书亭集》）。

文选姚海山中暑，头痛发热，气高而喘，肢体倦怠，两手麻木，胃热伤元气，用人参益气汤顿安，又用补中益气汤加麦冬、五味而痊。

昔有人暑月深藏不出，因客至而坐于窗下，忽以倦怠力疲，自作补汤，服之反剧，医问其由，连进香薷饮两服而安（万密斋《养生四要》）。

马元仪治陆太史，时值秋暑，偶发热头痛，诊得脉大而虚，谓中气大虚，非补不克。彼云：伤暑小恙，况饮食不甚减，起居不甚衰，何虚之有？但清暑调中去邪即已，何用补为？乃勉与清暑益气而别，明晨复诊，脉之大者变为虚微，发热如故，曰：今日不惟用补，更当用温，宜亟服之，迟则生变矣。遂用理中汤服下，少顷汗出如涌泉，午后复诊，两脉虚微特甚，汗如贯珠，乃连进人参四两，附子两许，两日夜约用人参十两，附子四两，汗止精藏，渐调而愈。

任邱裴在涧弃家逃禅，持戒茹素，遍游五岳，足迹几遍天下，偶客金陵，坛寓西禅寺僧舍，酷暑中坐卧小楼，日持准提咒三千，念佛号三万（未是俊物），忽患头痛如斧劈，身热发躁，口干，日饮冷水斗余，渴犹未解，自分必死。庄敛之怜其旅病，时过视疾，一日急走仓头，召敛之永诀，以所携书画玩器授敛之，泣而言曰（未尝得道）：兄其为我收藏，吾死后切勿用世俗礼葬我。惟以两缸盛吾尸其中，以三尺地葬之耳。敛之涕泗填胸，束手无策。余此时游梁溪阳羡间，敛之命余仆克勤相道，归视其脉，知系受暑，为疏竹叶石膏汤方，敛之如方制药，躬为煎服，不二剂热渴俱止，几十剂病始退，旋加健脾药，十余帖而安（铺排点缀，其实与医案无谓，姑仍其旧，以见后人之陋《广笔记》）。

来天培治蔡氏女病经六七日，时七月初旬，发热头疼，腹痛胸满，烦躁渴，目闭神昏，时有独语，脉浮细而数，按之模糊，问曾手足抽掣乎？曰：然。曰：此俗所谓暑风伤寒也。用香薷、青蒿、羌、防、枳、桔、秦艽、钩藤、菖蒲、夏曲、藿香、柴胡、黄连，一剂症减，

神渐清，脉略，前方去羌活、菖蒲、枳、桔、香薷，加广皮、厚朴、花粉、丹皮，一剂渐安，惟未热尽退，此津液不生之故耳。改用生地、麦冬、茯苓、花粉、黄芩、石斛、广皮、谷芽、夏曲，又二剂全痊。

沈明生治王明甫长夏神昏不语，伏枕信宿，午前往视曰：脉虚自热，此中暑耳，非风也。曷不用参？其长君曰：早间一友因用参而转增烦懑。问用几何？曰：五分。曰：宜其转甚也，当四倍之，乃克有济耳。乃愕眙不信，因晓之曰：凡参多用则壅滞，今病正合东垣避暑于深堂大厦得之者属阴，且古人用清暑益气、人参白虎、生脉散等方，皆中暑门中要剂，俱有人参，又何虑之有？乃殊不信，复理喻再三，乃终不信，欲辞去，而阻于暴雨，强留午餐，因再谓：曷不就此时如议进药，脱有不安，可用法立解也。于是勉从以进，犹惴惴焉，惟恐增胀，既而殊宁静，逾时神思少清，间吐一二语，始用参不疑，调治浃旬，竟得全愈。

陈子佩治一人八月间发热，谵语不食，又不大便，诸医皆以为伤寒，始而表，继而下，俱不应，延至五十余日，投以人参，热稍减，参少则又复热，于是益疑其虚也，峻补之，然不便不食如故。诊之六脉平和，绝无死状，谓伤寒无五十日余不便不食而不死之理。闻病者夏月治丧，往来奔走，必是中暑无疑，误以伤寒治之，又投以人参补剂，暑得补而愈不解，故至此耳。当与六一散，以凉水调服。病者欲之，虽多与不妨，服已即睡之，醒即便，便后思，数日愈。

吴桥治吴鸿胪妻，年三十形故肥，当暑而飧如常，诰朝不起，启视之，瞑目昏愦，口舌唇吻皆色深黑，痰如鼓鞴有声，勺饮不能下咽，即千金药无所用。逆桥至，六脉浮濡，谓鸿胪曰：是本风痰兼中暑故尔。即以厚香薷饮灌牛黄丸辄能下，痰声杀尔。更进少选黑色退而为黟，薄暮色如羊肝，结朝紫微尔，出入者方加补剂，五日始张目能言，逾日如故（太函集）。

章岩赐病挟口者再矣，始而发热，甚而发斑，太甚则循衣摸床，昏瞀，五日不食，诊之脉无异征，独故所进诸药杂进无序，则予黄连香薷石膏汤，一服而苏，再服而去者大半，三而全愈（《太函集》）。

 湿

薛立斋治一妇人，肥胖头目眩晕，肢体麻木，腿足痿软，自汗身重，其脉滑数，按之沉缓，此湿热乘虚也。用清燥、羌活二汤渐愈，更佐以加味逍遥散全安。

赵养葵治一人宦游京师，病腿肿发热，不能履地，众以为腿痛，延赵视之，扶掖而出，赵曰：非痛也。以补中益气汤加羌活、防风各一钱（此开鬼门例），一服如失，次日乘马来谢。

赵养葵自病，患阴丸一枚肿如鸭卵，以湿症治之，不效，细思之，数日前从定海小船回，有湿布风帆在坐下，比上岸始觉，以意逆之，此感寒湿在肾丸也。乃用六味地黄（此洁净府例），加柴胡、吴萸、肉桂各一钱，独活五分，一服热退，再服肿消。后有患偏坠者，此方多效（亦惟寒湿者宜之。若厥阴燥火郁结者不宜服）。

孙文垣治沈大官左膝肿痛，不能起止者半年，大便日泻三次，脉之弦紧，曰：此脾虚湿热凝于经络，流于下部也。肿属湿，痛属火，用苍术、黄柏、苡仁为君，泽泻、猪苓、五加皮为臣，炙甘草、防风、桂枝为佐，木通为使，四帖痛减肿消，泄泻亦止。改用苍耳子、五加皮、苡仁、当归、枸杞、杜仲、丹参、黄柏、乌药叶，酒糊为丸，调理月余，步履如故。

吴孚先治一人风湿，骨节掣痛，不能屈伸，遍身俱痛，医以麻黄汤发汗，汗大出而肿不退。吴曰：前方未尝谬也，但宜微汗之。今过汗风去而湿未除，故不愈也（说本仲景桂枝汤症）。与胃苓汤，二帖而瘳。

张子和治李文卿两膝膑屈伸有声剥剥然，或以为骨鸣，张曰：非也。骨不夏，焉能鸣？

此筋湿也，湿则筋急，有独缓者，缓者不鸣，急者鸣也。若用药，一涌一泻，上下去其水，则自无声矣。从其言，既而果愈。

丹溪治朱秀才久坐受湿，能饮酒下血，以苦涩药兜之，遂成肿疾，而肚足皆肿，口渴中满，无力少汗，脉涩而短，乃血为湿气所伤，法当行湿顺气，清热化积。用滑石一钱五分，白术五分，木通七分，厚朴五分，干葛五分，苍术三分，苏叶七片，水煎，次第下保和丸、与点丸、温中丸，各五十丸。

冯官人因内有湿积兼时令湿热，右腿少阳分发烂疮如掌大，痒甚，两手脉洪缓略数，面目手足俱虚肿，膈中午前痞闷，午后肿到两足则膈宽。茯苓、木通、苍术、犀角、枳壳炒各五分，陈皮、连翘、白术各一钱，甘草二分，加姜汁煎服。

朱恕八哥肚肿，因湿气起自五月，能饮酒，左胁有块，两足时肿，白术、三棱醋炒，木通、陈皮、赤茯苓、海金沙、厚朴各五分，甘草二分，肉桂三分，煎汤下保和丸三十，温中丸三十，柳青丸十丸。

张三锡治一人，体厚，自觉遍身沉重，难于转侧，两膝时肿痛，不红不硬，六脉濡弱，天阴更甚，因作温郁治，加减羌活胜湿汤，不十剂愈。

许叔微治王彦龙季夏时病胸胁多汗，两足逆冷，谵语，医者不晓，杂进药已旬日。诊之脉关前濡，关后数，曰：当作湿温治之。先以白虎加人参汤，次白虎加苍术汤，头痛渐退，足渐温，汗渐止，三日愈。此名贼邪，误用药有死之理。有人难曰：何名贼邪？曰：《难经》五邪，假令心病，中暑为正邪，中湿得之为贼邪。心先受暑，而湿邪乘之，水克火，从所不胜，斯谓之贼邪，五邪中之最逆也。又曰：湿温之脉，阳濡而弱，阴小而急。濡弱见于阳部，湿气博暑也；小急见于阴部，暑气蒸湿也。故曰：暑湿相搏，名曰湿温，是谓湿邪也（不特此，此予素有停饮之疾，每至暑月汗两足，浆浆未尝干，每服此药二三钱即愈，以此赤疑）。

立斋治张县丞年逾五十，两腿肿胀，或生痞癗，小便频而少，声如瓮出，服五皮等散

不应，掌医院银台李先生疑为疮毒，令请薛治。诊其脉右关沉缓，此脾气虚，湿气流注而然，非疮毒也。河间云：诸湿肿满，皆属于土；按之不起，皆属于湿。遂投以五苓散加木香、苍术，亦不应。意至阴之地，关节之间，湿气凝滞，且水性下流，脾气既虚，安能运散？若非辛温之药开通腠理，行经活血，则邪气不能发散。遂以五积散，二剂势退大半，更以六君子汤加木香、升麻、柴胡、苡仁，两月余而愈。设使前药不应，更投峻剂，虚弱之祸不免矣。

高兵部连日饮酒，阴挺并囊湿痒，服滋阴等药不应，谓前阴者肝经络脉也，阴气纵挺而出，素有湿，继以酒，为湿热合于下焦而然也。经云：下焦如渎。又云：在下者引而竭之。遂以龙胆泻肝汤及清震汤治之而愈。若服此药不应，且补肝汤或四生散治之。

赵大用两臂肿痛，服托里药日甚，谓肿属湿，痛属火，此湿热流注经络也。以人参败毒散加威灵仙、酒芩、南星，数剂渐愈。更以四物汤加苍术、黄柏，得便二十余剂而消。又一妇下体肿痛，亦与人参败毒散加威灵仙、黄柏、苍术，数服痛减，更以四物汤加黄柏、红花、防己、苍术、泽泻，三十余剂亦消。

叶巡检两腿作痛，每痛以即湿布拓之少愈，月愈痛甚，夜痛犹剧。丹溪云：血受热已自沸腾，或涉冷，或就湿取凉，热血得寒汗浊凝涩，所以作痛；夜痛甚，行于阴也。苟痛以冷折之，即前所谓取凉之症也。以五积散，二剂顿愈，更以四物汤加黄柏、苍术、牛膝、木瓜，三十余剂而消。夫湿痰浊血注于僻道，若非流湿推陈致新，不能瘳也。如药蒸罨，或用凉药敷贴，或用寒药降火，反成败症矣。

一男子腿痛筋挛，遍身酸软，一道人与痰药及托里药，期三日可痊，皆不应，此非疮毒，大筋软短，小筋宽长，此湿热为患也。以人参败毒散加苍术、黄柏、槟榔、木瓜，治之少愈，更以清燥汤二十帖而痊。夫内有湿热，外有风寒，当泄不当补，反之甘温之剂必不效矣。

张意田治一人，时症已二十余日，凉解不愈，大便自利，不欲饮食，舌赤燥硬，神清肌削，日晡寒热，为疟无汗，诊之六脉不浮不沉，

惟大而缓，胁肋边有痛处，按之在肝位。此湿温病不解，结于肝部，故寒热如疟；胃中津液耗涸，则舌燥而赤，是邪热留于心腹胃也。用玉女煎加犀角、苍术、木通，一服舌生津液，胁痛亦减，即于原方加柴胡，数服渐瘥，更以补阴全愈。

王宇泰曰：昔人治湿温，通身皆润，足冷至膝下，腹满，不省人事，六脉皆弱而急，问所服药，皆阴病等剂，此非受病重，药能重病耳。以五苓合白虎，十余剂少苏，更与清燥汤调理而安（未选入）。

端州太守吴淞岩病几四十日矣，延诊，告以初时恶心倦怠，食减便溏，既而夜不寐，躁而数起，起而复卧，凌晨必呕痰数升。以为暑，而用香薷六一；或以为湿，而用萆薢五苓；或以为瘴，而用平胃；或以为痰，而用二陈。遍尝无效，渐加烦渴，与肾气丸及生脉饮，服之转剧，脉濡而缓，右关为甚，据脉与症，湿热无疑，何诸治罔效？因病人素喜肥甘，又饮酒食面，其脾胃如土在雨中，沾渍既久，值炎令乃蒸郁而发，故非渗利分清可愈，亦非风行燥散可瘥，唯圣术煎，一味白术重两许，酒煎，从而治之，必应。令依法服之，再以兔丝子五钱煎饮代茶，服至一旬渐瘥，半月全愈。

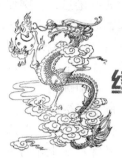

# 续名医类案卷之八

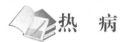

## 热 病

滕昙恭豫章南昌人也，年五岁，母患热病，思食寒瓜，土俗所不产，昙恭历访不得，俄遇一桑门，问其故。昙恭具以告，桑门曰：我有两瓜，分一相遗，还以与母，举室警异，寻访桑门，莫知所在（《南史》）。

唐武宗有心热疾，百医不效，青城山刑道人以紫花梨绞汁而进，帝疾遂愈，后复求之，苦无此梨，常山忽有一株，目缄实以进，帝多食之，解烦躁殊效（《医说续编》）。

张子和治常仲明之妻，每遇冬寒，两手热痛，曰：四肢者诸阳之本也。当夏时散越而不痛，及乎秋冬收敛则痛（要言不烦）。以三花神祐丸大下之，热遂去。

李东垣治节使赵君，年几七旬，病身体热麻，股膝无力，饮食有汗，妄喜笑，善饥，痰涎不利，舌强难言，声嘎不鸣。诊得左寸脉洪大而有力，是邪热客于经络之中也。盖手之三阳从手表上行于头面之间，阴伏于阴，阳并于阳，势甚炽焉。故邪热妄行，流散于周身，而为热麻。胃热则虫动，虫动则廉泉开，故涎下。热伤元气，而为痰，痰涎皆随食入胃，慓悍之气不循常度，故多汗。心火盛则妄喜笑。脾胃热则消谷善饥。肺金衰则声嘎不鸣。仲景云：微数之脉，慎不可灸。焦骨伤筋，血难复也。君奉养以膏粱之味，无故而加以火燉之毒，热伤经络而为此病明矣。《内经》云：热淫所胜，治以苦寒，佐以苦甘，以甘泻之，以酸收之。当以黄柏、知母之苦寒为君，以泻火邪，壮筋骨。肾欲坚，急食苦以坚之，黄耆、生甘草之甘寒泻热实表（据此耆草可云甘寒），五味子味酸止汗，补肺气之不足以为臣，炙甘草、当归之甘辛和血润燥，升麻、柴胡之苦平行少阳阳明二经自地升天，以苦发之者也，以为佐，咬咀同煎，清汁服之。更缪刺四股以泻诸阳之本，使十二经相接而泻火邪，不旬日良愈。遂名其方曰清神补气汤（《试效方》）。

张子和曰：余向日从军于江淮上，一舟子病，余诊之，乃五实也。余自幼读医经，尝记此五实之症，竟未之遇也。既见之人，窃私料之，此不可以常法治，乃大作剂而下之，殊不动摇，计竭智穷，无如之何，忽忆桃花萼丸，顿下七八十丸，连泻二百余行，与前药相兼下，其人昏困数日方已。盖大疾已去，自然卧憩，不如此则病气无由衰也。徐以调和胃气之药，馔粥日加，自尔平复也（五实者，脉盛、皮热、腹胀、前后不通、瞀闷也）。

蒋仲芳治萧氏妇，年二十余，素虚弱，患热病将一月，一夕忽沥生姜灯心汤，灌之下咽，少顷微动，细察之，腹痛甚，问其大便，云：二十日不食亦不行矣。以大黄一两、芒硝五钱，桃仁、当归各三钱，与之，众骇曰：素有弱症，且病久何能堪此？曰：更有法在。强与之，遂去黑物半桶，即用人参五钱，煎汤补之。盖因素弱，急下后不得不峻补也。调理月余而愈。今连生三子，此诸医因其虚而不治其实之误也。

枢密副使耶律斜轸妻有沉疴，易数医不能治，耶律敌鲁视之曰：心有蓄热，非药石所及，当以意疗。因其聩眊之使狂，用泄其毒则可。于是令大击钲鼓于前，翌日果狂叫呼怒骂，力瘁而止，遂愈（《辽史》见《说储》）。

上洋刘公远至洞庭山治病，病者已气绝，刘曰：无恐，当即活也。但某今夜必欲观剧，又所演必剧武者。从之，遂令以毡褥裹病人置场上，已而钲鼓喧沸，则病者欠伸复苏矣（《张氏卮言》观其治法，与前案颇同，则为病亦必仿佛）。

万密斋治胡应龙五月患热病，治半月未愈，脉弦数，鼻衄三四日一作，左胁痛，不能侧卧，先以炒山栀一个，妇人发同烧存性，吹入鼻中而衄止。再以当归龙荟丸方作汤，一剂而胁痛止。再诊其脉弦去而浮数，日当以汗解。盖卫气不共营气谐和者，当用桂枝汤以治其阳。今乃营气不共卫气谐和，则当用黄连解毒汤合白虎以治其阴，使营卫和则得汗而愈也。乃以二汤合煎饮之，先告之曰：当战汗，勿惊也。连进二剂，果汗而愈。

胡龙嘉六月病热，身壮热，自汗出，大渴，喜裸体，诊其脉弦大而虚，万为制一方，小柴胡内摘柴胡、人参；白虎汤内摘知母、甘草；栀子豉汤内摘淡豆豉，共五味，淡竹叶煎，名三合汤，一剂而愈。

缪仲淳治辛衡阳铨部热病，病在阳明，头痛壮热，渴甚且呕，鼻干燥，不能眠，诊其脉洪大而实，仲淳故问医师，曰：阳明症也。问投何药。曰：葛根汤。仲淳曰：非也。曰：葛根汤非阳明经药乎？曰：阳明之药，表剂有二：一为葛根，一为白虎。不呕吐而解表用葛根汤，今吐甚，是阳明之气逆升也，葛根升散，故用之不宜，宜白虎汤加麦冬、竹叶，名竹叶石膏汤。石膏辛能解肌镇坠，能下胃家痰热，肌解热散，则不呕，而烦躁壮热皆解矣。遂用大剂与之，且戒其仲君曰：房荆非六十万人不可，李信二十万则奔还矣。又嘱曰：子时投药五鼓瘥，天明投药朝餐瘥。已而果然。或谓呕甚不用半夏，何也？仲淳曰：半夏有三禁，渴家汗家血家是也。病人渴甚而呕，是阳明热邪炽盛，劫去津液故渴，邪火上升故呕，半夏辛苦温而燥，且有毒，定非所宜。又疑其不用甘草，口呕家忌甘，仲景法也。

龚子才治一妇人夏间病热，初用平调气血兼清热和解之剂，二三服不应，热愈甚，舌上焦黑，膈间有火，嗽水不咽。诊之两手皆虚微，而右手微甚，六七日内谵语撮空，循衣摸床，恶症俱见。后用四物汤加黄蓍、人参、白术、陈皮、麦冬、知母、熟附子，服之一二时汗出热退，次日复热，再有仍退，又次日复发，知其虚剧也，遂连进十服，皆加附子而安。

喻嘉言治王玉原昔年感症，治之不善，一身津液尽为邪热所铄，究竟十余年热未尽去，右耳之窍常闭，今夏复病感，缠绵五十多日，面足浮肿，卧寐不宁，耳间气往外触，盖新热与旧热相合，狼狈为患，是以难于去体。医者不察其情，治之茫不中窍，延至秋深金寒水冷，病方自退，然浅者可退，深者未由遽退也。喻曰：面足浮肿者，肺金之气为热所壅，失其清肃下行之权也（面肿可云，足肿则未确，终是阴虚血不配气耳）。卧寝不宁者，胃中之津液枯干，不能内荣其魂魄也（语殊牵强，亦由阴虚肝火浮入胞络也）。耳间大气撞出者，久闭之窍，气来不觉，今病体虚羸中无阻隔，气逆上冲，始知之也（总不外阴虚二字），外病虽愈，而饮食药饵之内调者尚居其半，特挈二事大意，为凡病感之邪热未退，于此而补虚则热不可除，于此而清热则虚不能任，即一半补一半热，终属模糊，不得要领。然舍补虚清外热，更无别法，当细审之。补虚有二法：一补脾，一补胃。如疟痢后，饮食不能运化，宜补其脾，如伤寒后，胃中津液久耗，新者未生，宜补其胃，如伤有霄壤之殊也。清热亦有二法，初病时之热为实热，宜用苦寒药清之；大病后也，热为虚热，宜用甘寒药清之（此说极透彻），二者亦霄壤之殊也。人身天真之气全在胃口，津液不足即是虚，生津液即是补虚，故以生津之药合甘寒泻热之药，而治感之虚热，如麦冬、生地、丹皮、人参、梨汁、竹沥之属，皆为合法，仲景每用天水散以清虚热，正取滑石、甘草，一甘一寒之义也。设误投参、蓍、苓、术补脾之药为补，宁不并邪热而补之乎？至于饮食之补，但取其气，不取其味，如五谷之气以养之，五菜之气以充之，每食之间便觉津津汗透，将身中蕴蓄之邪热，以渐运出于毛孔，何其快哉。人皆不知此理，急于用肥甘之味以补之，目下虽精采健旺可喜，不思油腻阻滞经络，邪热不能外出，久之充养完固愈无出期矣。前哲有鉴于止，宁食淡茹蔬，使体暂虚而热易出，乃为贵耳。前医药中以浮肿属脾，用苓、术为治；以不寐责心，用枣仁、茯神为治。致余热纠缠不已，总由补虚清热之旨未明，故详及之。

【琇按】《寓意草》中多有发前人所未发处，至于支离牵强处亦复不少。如此案谓感冒后，以甘寒清热最为肯綮，然以补脾补胃立论，便尔模糊，但当云气虚者宜补气，血者宜补血。凡疟痢后，饮食不运，多气虚，宜气分药，如参、芪、苓、术之类；凡感症后津液不充，多血虚，宜地、冬、梨、竹之属，以感症多余热未清也。何等明快。然犹未免于偏常，见痢以下多而亡阴，疟以汗多而耗液，饮食难运多由相火盛而真气衰，非大剂二冬二地投之，多见其缠绵不已也。至其论面足浮肿，卧寐不宁，尤属隔靴搔痒。

陆养愚治凌比部藻泉暑月荣归，烦劳过度，夜间头痛如破，内热如火，不寐汗多，小水短赤，舌上黄苔，右胁胀痛，有谓头痛身热宜散者，有谓烦劳之后宜补者。诊之，见其身热喘，语言间气乏不足以息，脉浮数，按之不甚有力，曰：此热伤元气也。乃以河间桂苓甘露饮加人参一钱服之，片时汗止热减，喘定能言，再与一剂，昏倦思睡，次早脉浮按已平，沉按弦而有力，此浮热已除，内热未尽，故胁腹尚微痛也，与当归龙荟丸一钱五分，空腹服之，而后进粥，至下午便通而色黑，痛即减，后以参麦散调理而安。

陆肖愚治史洞庭室，四月间患头痛发热，脉洪数见于气口，用清解药二剂，大约柴、葛、栀、苓之类。一医谓头痛身热乃太阳症，而遽用柴葛，不引邪入阳明少阳乎？汗未得而遽用栀苓寒凉之品，表邪何由而解，不将传里乎（以正《伤寒论》未尝不是）？用大青龙汤二剂，病家止服一剂，夜间遍身如煅，口渴咽干，已有谵语矣。明日又以非伤寒乃痛风也（观前说，其人亦颇阅书而临症则卤莽不堪，迨福薄而气浮软。抑识浅而意易移软），用羌独活、首乌、牛膝等，二剂乃登高而歌，弃衣而走，

骂詈不避亲疏。再求诊，乃令数妇人絷之，谓洞庭曰：此阳症也，扰之益剧，当以言宽谕之，果如言而止。因先用糖水法灌之，势便缓，随以白虎加元明粉、苓、连、蒌仁、犀角，数剂而骂詈止。时或妄言，知大便久不去也，以润字丸三钱投之，夜出燥屎约二十枚，然谵语犹未全止，仍进前汤，又以丸药二钱投之，出燥屎数枚，溏便少许，又三日方思粥饮，以清气养荣汤调理之。

吕东庄治吴华崖馆僮，夏月随役湖上感热症，下痢脓血，身如燔炭（因是热症，否则下痢身热为不治矣），曰：此阳明病也，不当作痢治。视其舌必黑而燥，夜必谵语，果如所言。诊之则脉已散乱，忽有忽无，状类虾游，不可治也。吴强之，不得已用熟地一两，生地、麦冬、当归、白芍、甘草、枸杞佐之，戒之曰：汗至乃活。夜来热不减，谵语益狂悖，血痢不下耳。服药后见微汗，少顷即止，诊之脉已接续分明，洪数鼓指。曰：今生矣。仍前方去生地，加枣仁、山药、丹皮、山萸（加减无甚），连服六帖，其家以昏热甚，每日求更方。令姑忍，定以活人还汝。再诊脉始敛而圆，乃曰：今当为汝去之。用四顺清凉饮加熟地一两，大黄五钱，下黑屎数十枚，诸症顿愈。越二日薄暮，忽复狂谵语发热，喘急口渴，此欲回阳作汗也。与白术一两，黄芪一两，干葛三钱，甘草一钱，归、芍各三钱。尽剂汗如注，酣卧至晓，病霍然已（后有发明，节去，以其说在语案多有也）。

【琇按】先补而下，再补而汗，治法固善。然此症在初时数剂，能与天水泻心并行，定不致如许决张。

杨乘六族弟患热症，六七日不解，口渴便秘。发狂逾墙上屋，赤身驰骤，谵妄骂詈，不避亲疏，覆盖尽去，不欲近衣，如是者五日矣。时杨以岁试，自苕上归，尚未抵岸，病人曰：救人星至矣。问是谁？曰：云峰大兄回来也。顷之，杨果至家，人咸以为奇。视之良久，见其面若无神，两目瞪视，其言动甚壮劲有力，意以胃中热甚，上乘于心，心为热冒，故神昏而狂妄耳。不然何口渴便秘，白虎、凉膈等症

悉具耶？及诊其脉豁大无伦，重按则空，验其舌黄上加黑，而滋润不燥，乃知其症由阴盛于内，逼阳于外，虽壮劲有力，乃外假热而内真寒也。其阳气大亏，神不守舍，元神飞越，故先遇人于未至之前。遂以养荣汤加附子，倍枣仁、五味、白芍，浓煎与之，一剂狂妄悉除，神疲力倦，熟睡周时方寤，渴止食进，而便通矣。继用补中益气加白芍、五味全痊。

**【琇按】**伤寒门张令韶治一妇，谵妄发狂，以声重且长，断为实热，下之而愈。此案亦壮劲有力，断为虚寒，补之而愈。第张案则脉伏全无，为热厥也；此则脉空豁无伦，为阳越也。故临症者犹不可执一端以为准的也。

朱湘波母病热症，痰盛喘急，烦躁口渴，喉中如烟火上攻，两唇焦裂，足心如烙，小便频数。董安于拟用十全大补煎送八味丸，朱以时方盛暑，又系火症，不敢服，招杨商之，切其脉洪大而数无伦，按之虚软，面色游红，舌上生刺，且敛束如荔枝，曰：此肾虚，火不归经，脉从而病反者也。当舍时舍症，从脉以治之。方用八味饮合生脉散，倍加参、地、附子，朱见方论与董合，乃出所拟方示杨，杨曰：天热症热，非有灼见，何敢用此？无庸疑也。乃浓煎探冷，与饮而愈。

李氏妇年六十余患热症，胸痛闷，神昏沉，气粗便秘，发散消导增甚，脉之滑数，重按有力，面色壅热通红，满舌黄苔，中间焦黑，此食滞中宫，贲门壅塞，太阴之气阻而不运，阳明之气抑而不伸，郁而为火也。以大剂疏肝益肾汤，倍熟地与之，当晚下黑屎数十块，诸症大减，次日再诊，脉见浮洪，舌上焦燥黄苔尽脱，而其色反黑如炭，问曰：症减而色反黑何也？曰：向者食滞便秘，上下窍不通，火闷不舒，其焰不能上达，今以纯阴之剂，便得通则壅塞之火随便泄去，而余火未尽者复炎而上行，所以舌反黑耳。前方加枣仁、当归、山栀，以滋水清肝，舌黑退。再以生金滋水及六君子加归、芍全愈。

朱氏媪热病痞闷，眼赤羞明，遍身疮肿，大便燥结，小水痛涩，闻声则惕然而惊，医与解毒清火导赤十余剂，火益甚，不食不眠，脉之浮分鼓指，沉则缓大，两关洪软而迟，知其外症悉假火也。与参附养荣汤，不敢服，杨曰：此症本为忧虑所伤，致三阴亏损，又为寒凉所迫，致虚火游行。冲于上则两目赤涩，流于下则二便艰难，乘于外则遍身疮肿，塞于中则胸膈痞闷。故其标则似实热，其本则甚虚寒也。若果系实热，何以闻响则惊，寒凉频进而反甚也？药下咽即卧，至五更大叫饿甚，自寅及巳连进粥三次，大便润而小水长，诸症悉退，原方去附子，十余剂全瘳。

张飞畴治一妇寡居，五月间忽壮热，多汗烦渴，耳聋胁痛，医用柴葛桂枝等剂，其热弥甚，汗出不止，胸满昏沉，时时噫气。诊之右脉数大，左脉少神，舌苔微黑，此伏气自少阳发出，故耳聋胁痛，法当用白虎清解，反行发表，升越其邪，是以热渴转甚。汗出多，故在左脉无神；胃液耗，故昏闷胸满；其噫气者，平素多郁之故。今元气已虚，伏邪未解，与凉膈去硝、黄，易瓜蒌根、丹皮、竹叶，一服热减得睡，但汗不止，倦难转侧，或时欲呕，此虚也，以生脉加枣仁、茯神、白芍，扶元敛阴，兼进饮粥以扶胃气。渴止汗敛，而脉转虚微欲绝，此正气得补而虚火渐息之真脉也，复与四君归地而痊。

柴屿青治陈勾山与人梁大发疹，身热谵语，口渴遗尿，服药增剧，求治，两脉沉伏，意其诊尚未透，拟用消毒饮子。不信，势已濒危，复求诊，脉尚如故，探其舌燥裂生刺，且面垢唇焦，始信为伏暑（即伏气也。发于阳明，故现以上诸症），实热之症，急投白虎汤二剂，病解而脉始洪矣。故临症者，脉既难凭，犹当察其舌也。

王节斋常治一仆人病热，口渴唇干，谵语，诊其脉细而迟，用四君子汤加黄芪、当归、白芍、熟附子，进一服热愈甚，狂言狂走。或曰：附子差矣。诊其脉如旧，仍增附子，进一大服，遂汗出而热退，脉还四至矣。

一妇人亦夏间病热，初用平调气血兼清热和解之剂，服二三服不应，热愈甚，舌以焦黑，膈间有火，嗽水不咽，诊其脉，两手皆虚微，而右手微甚，六七日内谵语撮空，循衣摸床，恶症俱见。后用四物汤加黄芪、人参、白术、陈皮、麦冬、知母、熟附子，服之一二时汗出而热退，次日复热，再服仍退，又次日复发，知其虚极也，遂连进十服，皆加附子而安。

陈三农治一人身大热，两目出火，口舌干燥，手足欲以水浸，不避亲疏，脉豁大，服黄连解毒汤益甚，此心之脾胃，而心气耗散故耳。遂用炒黑干姜一两，人参三钱，白术一钱，不用甘草者，恐生者泻心气，炙者缓中，致脾胃中火邪不得发散也。三味煎服，不逾时引被自盖，战汗出而愈。夫干姜微炒温中，炒黑凉肾止泻。

张玉路治童姓者伏气发于盛暑，诊时大发躁扰，脉皆洪盛而躁，其妇云：大渴索水二日，不敢与饮，故发狂乱。因令速与，连进二盏，稍宁，少顷复索，又与一大盏，放盏通身大汗，安睡热除，不烦汤药而愈。同时有西客二人亦患此症，皆与水而安。

薛立斋治一男子盛暑发热，胸背皆疼痛，饮汤自汗，用发表之药，惯谵语，大便不实，吐痰甚多，用十全大补一剂顿退，又用补中气加炮姜，二剂而愈。

王肯堂治余云衢太史形气充壮，饮啖兼人，辛卯夏六月患热病，肢体不甚热，而间扬手掷足，如躁扰状，昏愦不知人事，时发一二语，不了了而非谵语也。脉微细如欲绝，有谓是阴症宜温者，有谓当下者，时座师陆葵曰：先生与曾植斋、冯琢庵二太史皆取决于王，王谓是阳病见阴脉，法在不治。然素禀如此，又值酷暑外炽，酒炙肉炙，宜狂热如焚，不大便七日矣，姑以大柴胡汤下之。时用熟大黄二钱，而太医王雷庵力争以为太少，不若用大承气，王曰：如此脉症，岂宜峻下？待大柴胡不应而后用调胃承气，再不应后用小承气以及大承气未晚也。服药大便即行，脉已出，手足温矣。乃谓雷庵曰：设用大承气，宁免噬脐之悔哉？继以黄连解毒汤数剂而平。七月初遂与陆先生同典试南京，不复发矣。明年王请告归里，偶得刘河间《伤寒直格论》读之，中有云：蓄热内甚，脉须疾数，以其极热蓄甚而脉道不利，伏致脉沉细欲绝。俗未明造化之理，反谓传为寒

极阴毒者，或始得之阳热暴甚而便有此症候者，或两感热甚者，通宜解毒加大承气汤下之。下后热少退而未愈者，黄连解毒汤调之。或微热未除者，凉膈散调之。或失下热极以致身冷脉微而昏冒将死者，若急下之，则残阴暴绝而死。盖阳气后竭而然也。不下亦死，宜凉膈散或黄连解毒汤养阴退阳，积热渐以宣散，则心胸渐暖，脉渐以生。然后抚卷而叹曰：古人先得我心矣。余太史所患，正失下热极，以致身冷脉微而昏冒欲绝也。下与不下，大下与微下，死生在呼吸间不容发。呜呼！可不慎哉。宜表出之，以为世鉴。

马元仪治冯太史因客邸无聊，挟妓为乐，值内虚之际，又苦暑热，因而昼夜发热，烦渴引饮，焦躁不宁，脉之细数而急，尺带弦，神气不清，此房劳过度，真阴受亏，阳往乘之也。且烦渴身热，神昏，火邪内扰，外淫已极，当此盛夏火炎土燥，垂绝之阴其足以供燔灼者几何？若不急救其阴，大事去矣。用生首乌二两为君，以救肝肾之阴；佐以黄连、知母、柴胡、黄芩、枳壳、半曲、橘红、杏仁，清热化痰之品，一剂而神气清，再剂而大便解，热解大半，再以人参、制首乌、鳖甲、丹皮、白芍、甘草，调和阴阳之剂而退热，又以人参逍遥散而安。

张意田治角江焦姓人七月间患壮热，舌赤，少腹满闷，小便自利，目赤发狂，已三十余日，初服解散，继则攻下，俱得微石，而病终不解。诊之脉至沉微，重按疾急，夫表症仍在，脉反沉微者，邪陷入于阴也；重按急疾者，阴不胜其阳，则脉流薄疾并乃狂矣。此随经瘀血结于少阴也，宜服抵当汤。乃自为制虻虫、水蛭，加桃仁、大黄煎服，服后下血无算。随用熟地一味捣烂煎汁，时时饮之，以救阴液，候其通畅，即用人参、附子、炙草，渐渐服之，以固真元。共服熟地二斤，人参半斤，附子四两，渐得平复。

施笠泽治孝廉唐后坡长公病寒热面赤，头齿大痛，诊之脉洪而数，此热病也。当用白虎汤，每剂石膏一两，一剂而头及齿痛俱已，寒热亦除，但脉尚搏指，曰：须仍前再进一剂，不然两日后定发癍矣。乃疑而谋之专科，曰：

是何斗胆也，石膏岂堪重剂乎？置不服，半月后复求治，云：两日后果发癍，癍十日不解，解后身犹灼热。曰：曲突徙薪，其有功乎？投柴苓芍药汤一剂而热退，后用参术调理而痊。

友人章深之病心经热，口燥唇干，百药不效，有教以犀角磨服者，如其言，饮两碗许，症顿愈（《游宦纪闻》宋张世南）。

凌表侄年二十余，丙子患热症初愈，医即与四君、干姜、巴戟，诸气分温补药，久之益觉憔瘦，状若颠狂，当食而怒，则啮盏折筋，不可遏抑。所服丸药，则人参养荣也。沉绵年许，其母问予，予曰：此余热未清，遽投温补所致。与甘露饮方，令服十余剂遂痊。甲申夏复患热症，呕恶不眠，至七日，拟用白虎汤，以先日服犀角地黄而吐，疑为寒，不敢服，延一卢医至，诊其脉伏，按其腹痛，谓此疝症，

非外感也。脉已全无，危险甚矣。姑与回阳，得脉复乃佳。所用胡芦巴、吴茱萸、肉桂、干姜、木香、小茴香、丁香、青皮、橘核等，约重三两余，令急煎服，盖是日夜半当战汗，故脉伏而厥痛。彼不审，以为寒症也，乃用此方，黄昏服下，即躁扰烦渴，扬手掷足，谵语无伦，汗竟不出，盖阴液为躁热所劫夺，不能蒸发矣。侵晨再亟诊，脉已出且洪数，而目大眦及年寿间皆迸出血珠，鼻煤唇焦，舌渐黑，小便绝无。令以鲜地黄四两捣汁一茶杯，与之饮下，即熟睡，片时醒，仍躁扰，再与白虎汤加鲜地黄二两煎服，热渐退，神渐清，次日渐进粥，二白睛赤如鸠目，继而口鼻大发疮疡，改与大剂甘露饮，二十余日始便黑粪甚伙，犹时时烦扰，服前方至五十余日，忽大汗自顶至足，极臭，自是全瘳。

#  燥

张子和治阳夏胡家妇，手足风裂，其两目昏漫，张曰：厥阴所致至为躄。又曰：鸣紊启折，皆风之用，风属木，木郁者达之，达为吐也。先令涌之，继以调胃承气汤加当归洗之，立效。

喻嘉言治叶茂卿子出痘未大成浆，其壳甚薄，两月后尚有著肉不脱者，一夕腹痛，大叫而绝，令取梨汁入温汤，灌之少苏，顷复痛绝，灌之又苏，遂以黄芩二两煎汤和梨汁与服，痛止。令制膏子药顿服，不听，其后忽肚大无伦，一夕痛叫，小肠突出脐外五寸，交组各二寸半，如竹节壶顶状，茎物绞折长八九寸，明亮如灯笼，此实未经闻见。以阿胶、黄芩二味，日进十余剂，三日后始得小水，五日后水道清利，脐收肿缩而愈。门人骇问，答曰：夫人一身之气全关于肺，肺清则气行，肺浊则气壅，肺主皮毛，痘不成浆，肺热而津不行也。壳著于肉，名曰甲错，甲错者多生肺痈，痈者壅也，岂非肺气壅而然欤？腹痛叫绝者，壅之甚也，壅甚则并水道亦闭，是以其气横行于脐中，而小肠且为突出，至于外肾弛长，尤其剩事耳。用黄芩、阿胶清肺之热，润肺之燥，治其源也。气

行而壅自通，源清而流自清矣。缘病已极中之极，惟单多用，可以下行取效，故立方甚平而奏功甚捷耳。试以格物之学为子广之，凡禽畜之类，有肺者有尿，无肺者无尿，故水道不利而成肿满，以清肺为急（肺主通调水道，又水出高原，故谓之化源）。此义前人阐发不到，后之以五苓、五皮、八正等方治水者，总之未悟此旨。至于车水放塘，种种劫夺膀胱之剂，则杀人之事矣。可不审哉。

赵我完次子秋月肺气不能下行，两足肿溃，而小水全无（肺气败者，多此二症），脐中之痛，不可名状，以手揉左则攻于右，揉右则痛攻于左，当脐揉熨则满脐俱痛，叫喊不绝，利水之药，服数十剂不效。用敷脐法及单服琥珀末两，亦不效。诊时弥留已极，无可救药矣。伤哉！

吕东庄治徽人江仲连冒寒发热（火为寒邪所郁），两颔拥肿如升子大（状类雷头风，俗名猪头风），臂膊磊块无数，不食不便，狂燥发渴，诊其脉浮数无序，医作伤寒发毒治，吕曰：误矣，此燥逐风生也。用大剂疏肝益肾汤，熟地加至二两，五剂而肿退便解，十剂而热除

进食，再用补中益气汤加麦冬、五味而痊。

陆肖愚治李安吾侄年十三，大肠燥结，不时脱肛，鼻中结块，不时出血，平日喜读书，病由辛苦而得，每劳则发，久治不效。诊之骨瘦如柴，面红身热，其脉细数，曰：此天禀燥火之症，若破身后则成劳怯矣。急宜治之，戒厚味，节诵读，庶可疗也。用天麦冬各一斤，生地半斤，人参四两，即加减三才膏也，服一料其发甚稀，至三料将一年全愈。

万密斋治一女子年十四岁，病惊风后，右手大指次指屈而不能伸，或用羌活、防风、天麻、全蝎、僵蚕、蝉蜕诸风药治之，病益甚。曰：手足不随血虚也，伸而不能屈者筋弛长也，屈而不能伸者筋短缩也，皆血虚不能养筋之症也。手大指者，太阴肺经之所主也，次指者阳明大肠之所主，皆属燥金，此血燥之病也。一切风药，助风生燥，致血转虚而病转盛。用黄蓍、人参、天麦门冬、生熟地黄、当归各等分，官桂减半为引经横行手指之端，共为末，蜜丸芡实大，每一丸，食后汤化下。

马元仪治周君开病经一月，口燥咽干，胸满不能饮食，二便俱闭，诊其脉虚而且涩，此少阴客热，肾经虚燥也。肾开窍于二阴，肾阴既亏，窍不滑泽，所以二便俱闭。少阴之脉，循喉咙挟舌本，肾热则经络亦热，所以口燥咽干。肾者胃之关也，关门不利，胃气亦为之阻，所以胸满不能饮食。当用仲景猪肤汤治之。夫猪水畜也，其气充入肾，肤味甘寒，能解少阴客热，故以为君，加白蜜以润燥除烦，白粉以补虚益气，二剂热去燥除，便调食进而愈。

薛立斋治周上舍脾胃虚，服养胃汤、枳术

丸，初有效而久反虚，口舌生疮，劳则愈盛。服败毒药则呕吐，此中气虚寒也。以理中汤治之少愈，更以补中益气汤加半夏、茯苓，月余而平。夫养胃汤香燥之药也，若饮食停滞，或寒滞中州，服则燥开胃气，宿滞消化，少少为近理。使久服则津液愈燥，胃气愈虚，况胃气本虚而用之，岂不反甚其病哉？

一男子两掌每至秋皮厚皴裂起白屑，内热体倦，此肝脾血燥，故秋金用事之时而作。用加味逍遥散加川芎、熟地，三十余剂而愈。再用六味丸加五味、麦冬，服之半载后，手足指缝臂腿腕皮厚色白，搔之则木，久服前药方愈。

一妇人素晡热，月经不调，先手心赤痒，至秋两掌皮厚皴裂，时起白皮，此皆肝脾血燥，用加味逍遥散加荆芥、钩藤、钩川芎、熟地，五十余剂，又用归脾汤二十余剂，乃服六味丸而不再发。

蒋仲芳治表弟妇韩贞女幼年守节，勤孝清苦，茹素诵经，以故气血素少而色不荣。乙巳春，忽冒风寒，胸腹䐜胀，入夏则胸胁刺痛，背如负石，百治无效，至秋末冬初则觉肠细如线，粒米入胃，左盘右旋，其行如飞，窄涩异常，痛苦难伏，遇节气则病剧。诊之右脉疾，左脉涩，曰：疾者气燥，涩者血虚，血虚则津液干，而肠胃收小，宜其窄涩也。气燥则其行速，速则米粒不安，宜其如飞也。遂用当归五钱，酒炒白芍二钱，川芎一钱，以补血为君；惟其紧，宽以七分腹皮；惟其涩，利以一钱滑石；惟其干，润以二钱苏子；惟其疾，缓以二分甘草。四剂后诸病渐减，至五六十剂，荣气始通，膏子丸药调养年余，方有起色。

杨思兰治一妇人患浑身倦怠，呵欠口干饮冷，一月不食，强之数粒而已。有以血虚治之者，有以气弱治之者，有知为火而不知火之原者，用药杂乱，愈治愈病，自夏至冬觉微瘥，次年夏诸病复作，甚于前，肌消骨露，诊得三焦脉洪大侵上，脾肺二脉沉细，余皆和平，曰：此肺火病也。以栀子汤饮之，进二服即知饥而

喜食，旬日气体充实如常。后因久病不孕，众皆以为血虚，而用参蓍为君，大补之剂，胸膈饱胀，饮食顿减，至三月余经始通，下黑秽不堪，或行或止，不得通利，治以顺气养荣十数剂，一月内即有孕。夫火与元气不两立，倦怠者火耗其精神也，呵欠者火郁而不伸也，口干饮冷者火炽于土也，饮食不进者火格于中也，

肌消骨露者火气消烁也。至经水过期而多，其色红紫，肝脉有力，乃气滞血实也。非顺气调经清火气，血何由而平？妊娠何由而得哉？

孙文垣治从孙君锡头痛，胸背胀，饮食下膈即吐（诸逆冲上，皆属于火），咳嗽不住口，痰浊如脓，大便燥结，脉之右寸独洪大（皆金受火克之候），以二陈汤加竹茹、滑石、石膏、黄连、麦冬，连进四剂，夜与益元散兼服（益元能清六府之火，然不宜与大便燥结之人），咳嗽俱止，惟痰浊如脓色，且腥气触人，此将作肺痈，改用丹皮、麦冬、山栀、甘草、贝母、枳壳、桑白皮、紫菀、知母、当归、生地、桔梗，服四剂全愈。

杨思兰治一士人，素耽诗文，夜分忘寝，劳神过度，忽身热烦渴，自汗恶寒，四肢微冷，饮食少减，初以为外感，先发散，次和解，不应，又用补中益气汤加参二钱，逾月诸症仍前，一日午后发热，忽耳聋不知人，恍惚谵语，或谓少阳症也，宜小柴胡和之。易诊之，六脉皆洪大无力，曰：非少阳症，乃劳神过度，虚火症也。不信，遂以小柴胡去半夏，加花粉、知母，杨谓服此必热愈甚，当有如狂症作，已而胸如火炙刀刺，发狂欲走，饮冷水一盏始定。复求治，以人乳并人参汤与之，当日进四服，浓睡四五时，病减半，次日又进四服，六脉归经，沉细有力，终夜安寝，诸症悉除。或曰：是症人谓伤寒，今作虚火，何也？曰：伤寒自表达里，六日传遍经络，复传至二十一日，外虽有余症，亦从杂病论。今病已二月，岂可以伤寒论乎？况少阳之脉弦长有力，今浮洪满指而无力，岂少阳脉耶？盖平日劳神过分，心血久亏，肝脾亦损，阳气独盛，气即火也。经云：壮火食气。火与元气不两立，于是水涸火胜之病作矣。伤寒云乎哉。夫小柴胡乃治少阳实症，今阴虚病而以此泻之，则元气愈亏，阴火愈炽，故知其当发狂也。又补中益气汤，补阳者也，阴虚而补阳，阳愈盛而阴愈虚，所以不效。今用人乳者，以真血补真水，又以人参导引，散于诸经，以济其火，与他药不同，故见效犹速也。

龚子才治管藩相夫人，每至夜半不睡，口干烦渴，吐黏痰，必欲茶水嗽口，舌上赤黑皮厚，胸痞嘈杂，饮食少思，脉之两寸洪数，两尺空虚，右气口盛，此上盛下虚，血虚气郁而有火也。以四物汤加生地、黄连、麦冬、知母、贝母、花粉、元参、栀子、桔梗、枳实、青皮、甘草，数剂奏功。又以六味丸加生地、麦冬、知母、元参、花粉、贝母、五味、黄连，一料全安。

陈三农治一士人，素好滋补之剂，久之致口舌干燥，脑后作痛，神思不爽，饮食减少，食肉则泻，六脉实大，作实火治，以知、柏、连、栀、赤芍、甘草，一剂而胸次爽豁，痛泻俱止，再剂饮食倍加，精神顿长，诸症悉愈。书此以为无病好补之戒。

陆养愚治董龙山姜，每小腹气上冲则热壅头面，卧不能寐，身战栗，日中发热无常，至四鼓五鼓其热更甚，热时腹中有块升起，经期参前而淋漓数日，饮食过于平时而肌肉消瘦，或作阴虚发热治之，数月不效。脉之数而弦，左关尺为甚，曰：此肝胆病也。胆主决断，谋虑不决，则木气郁而成火，故于少阳初动之时，其热更甚也，因胆之气既郁而成火，则肝之血亦滞而成瘕，瘕非血不聚，非火不升，今块之上升，热之上壅，即经所谓诸逆冲上，皆属于火也。第初病止在无形之气，但调其气而火自息；今兼在有形之血，必先去瘀，令有形消，而无形可调也。适在经行之际，乃以女金丹连服，去瘀块甚多，后以达气养荣汤尽其旧，以生其新，数剂诸症渐愈，再用槟榔加人参数剂，而肌肉渐长矣。

张玉路治张太史虚火症，脉之右关气口独显弦象，右尺微数，余皆微细搏指，盖阴火内伏也。缘劳心太过，精气滑脱，加以怵惕恐惧，怔忡惊悸，医唆用人参、桂、附，初稍可，交春复剧如前，仍用参、附，导火归元，固敛精气之药转剧（凡阴虚病，初服桂、附、有小效，久服则阴竭而脱，余目击者百十人矣），稍用心，则心系牵引掣痛，痛连脊骨对心处，或时痛引膺胁，或时颠顶如掀，或时臂股爪甲皆隐隐作痛，怔忡之状如碓杵，如牵绳，如簸物，如绷绢，如以竹击空，控引头中，如失脑髓，梦寐不宁，达旦倦怠，睡去便欲失精，精去则神魂如飞越，观其气色鲜泽，言谈謇謇，总属真元下脱，虚阳上扰之候（其人本病三阴虚损，误以参附热浦，遂至变病蜂起），细推脉症，其初虽属阳气虚脱（著此一语，便于此道未彻），而过饵辛温之剂，致阳亢而反耗真阴，当此急宜转关以救垂绝之阴，庶可挽回前过。为疏二方，煎用保元合四君，丸用六味生脉（此时却宜二地、二冬、沙参、杞子，少加川连、蒌仁，养阴兼解郁之法，俟元气大复，然后议补，乃为合法，六味生脉留为后劲，若保元四君则鲁卫之政耳）服及两月，诸症稍平，但倦怠力微，因自检方书，得补中益气汤为夏月当用之剂，于中加入桂、附二味，一啜即喉痛声喑（用补中益气者宜著眼），复邀诊，见其面颜精彩，声音忽喑，莫解其故，询之知为升、柴、桂、附扰动虚阳所致，即以前方倍生脉，服之半月后声音渐向安，但衣被过暖，便咽干痰结，稍凉则背微恶寒，或热饮则大汗，时怔忡走精，此皆宿昔过用桂、附，内伏之热所致也。适石门董某谓其伏火未清，非芩、连不解散，自仲春至初夏纯服苦寒（亦大庸手），初甚觉爽朗，至是反觉精神散乱，气不收摄，后仍用六味合生脉经岁服之，以化桂附余毒云。

内翰孟端士之母虚火不时上升，自汗不止，心神恍惚，欲食不能食，欲卧不能卧，口苦小便难，溺则洒淅头晕，凡医每用一药，辄增一病，用白术则窒塞胀满，用橘皮则喘息怔忡，用远志则烦扰烘热，用木香则腹热咽干，用黄耆则迷闷不食，用枳壳则喘咳气乏，用门冬则小便不禁，用肉桂则颅胀咳逆，用补骨脂则后重燥结，用知柏则小腹枯瘪，用芩、栀则脐下筑筑，少腹愈觉收引，遂致畏药如蝎，惟日用人参钱许，入粥饮和服，聊藉支撑。交春虚火倍剧，火气一升则周身大汗，神气骏骏欲脱，惟倦极少寐，则汗不出，而神气稍宁，觉后少顷，火气复升，汗亦随至，较之盗汗迥殊。诊之其脉微数，而左尺与左寸倍于他部，气口按之似有似无，此本平时思虑伤脾，脾阴受困，而厥阳之火尽归于心，扰其百脉致病，病名百合。此症惟仲景《金匮》言之甚详，原云：诸

药不能治。所以每服一药，辄增一病，惟百合地黄汤为之专药。奈病久中气亏之，复经药误而成坏病，姑用生脉散加百合、伏神、龙齿以安其神，稍兼茱、连以折其势，数剂少安，即令勿药，以养胃气，但令日用鲜百合煮汤，服之，交秋天气下降，火气渐伏，可保无虞。迨至仲秋，果勿药而愈。

喻嘉言治吴添官因母久病初愈，自患腹痛，彻夜叫喊不绝，小水全无（知为大郁之痛），以茱、连加元胡索投之始安。又因伤食反覆，病至二十余日，肌肉瘦削，眼胞下陷，适遭家难，症变壮热，目红腮肿，全似外感有余之候，知其为激动其火上焚，令服六味加知柏，二十余剂，其火始退。后遍身疮痍黄肿（燥火反类湿热），腹中急欲得食，不能少耐片时，镇日哭烦（脏燥者多哭泣），慰之曰：旬日后，腹稍充，气稍固，即愈矣。服二冬膏而全瘳。

朱丹溪治一人小腹下常唧唧如蟹声，作阴火处治，用败龟板（用酥炙，盐酒炙亦得），侧柏（用酒九蒸九焙），黄柏、知母（俱酒炒）、川芎（酒制）、当归（酒浸），上各等分，酒糊丸，每服八十丸，淡盐汤送下。

陆祖愚治符卿夫人素有痰火症，再遇经行，一日觉涩滞，二日即汹涌，三日大下如崩，或昏晕几绝，尝喜怒发即咽喉干燥，气出如火，痰涌胸塞，不能转舒，其平日辛燥之品，如陈、枳、前、术及芎、归之类，稍用即晕眩气绝，不足以息，及寒凉稍过，即大便作泄。病作时，日进粥十余碗不觉饱，脉之左三部弦细而驶，右脉数而稍充。曰：此血虚甚，故狂火偏旺于此，而气原非有余也。此时养血，则血一时不能充，补气则浮火无由熄，莫若分上下为治。入人参于滋阴药中为丸，引阳入阴，以扶生气之原，所以治其本也。再用清凉以为煎剂，助阴抑阳，以制浮游之火，所以治其标也。煎丸间服而愈。丸方：人参、二地、二冬、知、柏、阿胶、杜仲。煎方花粉、元参、二母、芩、苓、地、芍、麦冬、甘草，随症加减。夫天地之间，阳常有余，阴常不足；人身之中，气常有余，血常不足；气有余便是火，血不足则阴虚。三十以前，精神气血日渐旺盛；三十以后，日渐

哀微。语曰：阴阳水火犹权衡也。一高则一下，一盛则一衰。又曰：火与元气不两立。故凡火盛之症，必先阴虚，而后元气亦弱也。

朱丹溪治一人夜间发热，早晨退，五心发热无休，六脉沉数，此郁火也。用升阳散火汤，热退，以四物加知、柏，佐以干姜，调理而安。

东垣治一人恶热目赤，烦渴引饮，脉七八至，按之则散，此无根之火也。用姜、附加人参，服之愈。

刘彦纯治一人不能食而热，自汗气短，不食而热，脾阴弱也；自汗气短，肺气虚也。以甘寒之剂，补气泻火而安。

**【琇按】** 治法只从壮火食气四字得之。

薛立斋治一妇人口苦胁胀，此肝火之症也。用小柴胡加山栀、黄连少愈，更以四君子加白芍、当归、柴胡，调补脾胃而痊。

一妇人每怒，口苦发热晡热，此肝火盛而血伤也。以小柴胡合四物汤二剂以清火而生血，更以四物加柴胡、白术、茯苓、丹皮，生血健脾而愈。

一妇人每怒则口苦兼辣，胸痛胁胀，乳内或时如刺，此肝肺之火也。用小柴胡加山栀、青皮、芎、归、桑皮而安。后又劳怒，口复苦，经水顿至，此属内火动，血得热而妄行，用四物加炒芩、炒栀、胆草，一剂而血止，更以加味逍遥散而愈。

张玉路治徐君玉，素禀阴虚多火，且有脾约便血症，十月间患冬温，发热咽痛，里医用麻、杏、橘、半、枳实之属，遂喘逆倚息不得卧，声飒如哑，头面赤热，手足逆冷，右手寸关虚大微数，此热伤手太阴气分也。与葽、蕤、甘草等药不应，为制猪肤汤一瓯，命隔汤顿热，不时挑服，三日声清，终剂病如失。

朱丹溪治施卜，年四十因炙火太多，病肠内下血粪肚痛，今痛自止，善呕清水，食不下，宜清胃口之热。黄芩、甘草、茯神各五分，陈皮、地黄各一钱，连翘、白术各一钱五分，生姜三片。

杨乘六治姚又会病感症（二字在此案却不必泥），外凉内热，肢冷口渴，痞闷昏沉，语言谵妄，不食不便（妇人产后血虚火盛者，尤

多此症，不必有所感也），医作肝经郁火治，用逍遥加生地、薄荷，两剂益烦躁不安，脉沉伏，按之至骨则细有力，面黑滞，舌黄燥，乃火遏阳明，胃阴不能充拓，所以脉与症皆内显阳徵，外呈阴象也。或问症既火遏，法宜疏散，乃服前剂转剧，何也？曰：逍遥中柴胡、薄荷，风药也，单走肝胆，若阳明病用之，则火得风而益炽矣。第用左归饮去茯苓以滋胃阴，加生地、当归以清胃火，症自平耳。如言症减，数剂而痊。后数年病复如前，医见身凉脉细，用左归饮加附子，则神乱昏愦，狂扰不宁，即前方去附子，加花粉，一剂而安，乃去花粉，数剂而愈。

龚子才治一人头痛发热，眩晕喘急，痰涎涌盛，小便频数，口干引饮，遍舌生刺，缩敛如荔枝，下唇焦裂，面目俱赤，烦躁不寐，或时喉间如烟火上冲，急饮凉茶少解，已濒于死，脉洪大而无伦且有力，扪其身烙手，此肾经虚火游行于外，投以十全大补加山萸、泽泻、丹皮、山药、麦冬、五味、附子，一钟（必须冷服），熟睡良久，脉症略减三四，再以八味丸服之，诸症悉退。后畏冷物而痊。

薛立斋治李阁老序庵，有门生馈坎离丸，喜而服之，曰：前丸乃黄柏、知母，恐非所宜服者。《内经》有云：壮火食气，少火生气。今公之肝肾二脉，数而无力，宜滋化源，不宜泻火伤气也。不信，服将二月，脾气渐弱，发热愈甚，小便涩滞，两拗肿痛，公以为疮毒，曰：此肝肾二经亏损，虚火所致耳。当滋补二经为善。遂朝用补中益气汤，夕用六味地黄丸，诸症悉愈。尝见脾胃虚弱，肝肾阴虚而发热者，悉服十味固本丸。与黄柏、知母之类，反泄真阳，令人无子，可不慎哉。

一男子口舌糜烂，津液短少，眼目赤，小便数，痰涎壅盛，脚膝无力，或冷或午后足热，劳而愈盛，数年不愈，服加减八味丸而痊。

一男子咳嗽喘急，发热烦躁，面赤咽痛，脉洪大，用黄连解毒汤，二剂少退，更以栀子汤，四剂而愈。

蒋仲芳治楚中一商性急而初嗜烟，阅三日五心发热，咳嗽大作，百药不愈。诊之六脉俱

洪，火症也，莫非烟毒乎？其人亦悟曰：吸烟则嗽愈甚。遂以麦冬、知母、山栀、花粉、黄芩、苏子、甘草、蒌仁、枇杷叶，煎成去渣，入砂糖一两和服，四剂而愈。

聂久吾曰：予禀素弱，神虽强而精甚弱，脾肾两虚，即节欲犹然。二十前后常服参、术等补脾，而仅免于病，至三十后脾胃稍可，颇觉上膈有热，时齿痛，口舌痛，每服清上药辄愈，亦不为大害也。至乙未春夏，自察脉，觉两尺弱而寸关亦不晤，疑下虚水不能制火，宜补下滋水以制之。若但清上，非治本也。商之饶姓老医，亦以为然。遂用人参、当归、熟地、茯苓、五味、石枣肉、巴戟、故纸、肉苁蓉、鹿胶、仙茅、远志、枣仁、天麦冬、枸杞、兔丝之类，以山药末酒糊为丸，服至两三月，上膈虚火尽余，口齿等病不复作。自后滋补丸药服无虚日，迄今二十余年无虚火者，滋水制火之功也（可与虚门黄履素按合参）。

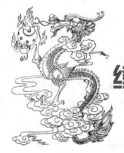

# 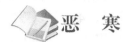 恶 寒

戴原礼治松江诸仲文，盛夏畏寒，常御重纩，饮食必令极热始下咽，微温即呕，他医投以胡椒，煮伏雌之法，日啖鸡者三，病更剧，戴曰：脉数而大且不弱，刘守真之火极似水，此之谓也。椒发三阴之火，鸡能助痰，只益其病耳。乃以大承气汤下之，昼夜行二十余度，顿减纩之半，后以黄连导痰汤加竹沥，饮之竟瘥（《两浙名贤录》）。

李士材治吴文邃眩晕三载，虽战栗恶寒，而不喜饮热汤，五月向火，数妾拥帷帐，屡服姜桂不效，脉浮之细小，沉之坚搏，是郁火内伏，不得宣越也。用金花汤加柴胡、甘草、生姜乘热饮之，移时而恶寒减，再剂而撤火炉，逾月而起，更以人参汤进六味丸，两月全安。

张玉路治谢某七月间病疟，因服苓知石膏辈，稍间数日后，因小便精大泄，遂脑痛如破，恶寒振振欲擗地，医用六味、六君子，三倍参、附而寒不除，继用大建中，每服人参三钱，熟附二钱，其寒益甚。至正月诊之，脉仅三至，弦小而两寸俱伏，但举指忽觉流利，其症虽五袭重裘，大畏隙风如箭，而不喜近火，或时重时轻，口鼻气息全冷，胸中时觉上冲，小腹坚满，块垒如石，大便坚硬，欲了不了，小便短数，时白时黄，阳道虽痿，而缓从不收，气色憔悴而不晦暗，此症本属阳虚，因用参、附过多，壮火不能化阴，遂郁伏土中，反致真阴耗竭，法当升发其阳。先与郁火汤六服，继进升阳散火，补中益气，肢体微汗，口鼻气温，脉复五至，后服六味丸、生脉散、异功散，调理全安。

张子和治一妇身冷脉微，食沸热粥饭，六月重衣，以狐帽蒙其首，犹觉寒，泄注不止，常服姜、附、硫黄、燥热之剂，仅得平和，稍用寒凉，其病转增，三年不愈。诊其两手脉皆如绝绳有力，一息六七至。《脉诀》曰：六数七极热生多。以凉布搭心，次以新汲水淋其病处，妇乃叫杀人，不由病者，令人持之，复以冷水淋其三四十桶，大战汗出，昏困一二日，而向之所恶皆除。此法华元化已曾用，惜无知者。

周贞字子固玉田隐者，治卫立礼得寒病，虽盛夏必袭重裘，拥火坐密室中，他医投以乌附转剧，曰：此热极似寒，非真寒也。用硝黄大寒之剂而愈（《医说续编》）。

抱一翁治一人泄泻恶寒，见风辄仆，日卧密室，坐火蒙毡，出语咿咿如婴气象，以沉寒痼冷，屡进姜附，益甚。诊之脉濡弱而微数，濡者湿也，数者脾伏火也，脾伏火邪，湿热下流，非寒也，法当升阳散火，以逐其湿热。治以柴胡、升麻、羌活、泽泻等剂，继以神芎丸（滑石、大黄、牵、苓、连、芎、薄）。四五剂而毡去，次日遂安。

薛立斋治一人，虽盛暑喜拥火，四肢常欲沸汤浸之，喜食辛辣热汤，面赤吐痰，一似实火，吐甚则宿食亦出。曰：入食反出，是脾胃虚寒也。用四君子加姜、附而愈。

一士人患恶寒，右尺独滑，尺滑者湿热下陷也；恶寒者因积劳伤脾，胃气下陷，谷气不得升发，无阳以护荣卫也。用补中益气汤加肉桂，二剂而愈。

龚子才治一妇人六月恶寒之极，虽穿绵袄，亦不觉热，此火极似水也。六脉洪数，小水赤少，以皮硝五钱温水化服而愈。

薛立斋治一妇人内热作渴，大便秘结，畏恶风寒，手足逆冷，此内真热而外假寒，先用黄连解毒汤，后用六味地黄丸而愈。

朱丹溪治晋云胡君锡，年三十一，形肥而大，色苍厚，家富而足，专嗜口味，两年前得消渴病，医与寒凉药得安，有人教以病后须用滋补，令其专用黄雌鸡，因此食至千余只，渐有膈满呕吐之病。医者意为胃寒，遂以附子、沉香之药，百余帖呕病除（此谓劫之而愈反致重，世不知此，以为治验。古今受其害者可胜数哉）。月余天气大热，忽恶风冷，足亦怕地气，遂堆糠尺许厚，上铺以簟，糊以重纸，方敢坐卧，而两手不能执笔，口鼻皆无气以呼吸，欲言无力，行十余步便困倦，脉皆浮大而虚，仅得四至，乃作内有湿痰，因服燥热药，遂成气耗血散，当此夏令，自合便死。因其色之苍厚，神气尚全，可以安谷，遂以人参、黄耆、白术熬膏，煎淡五味子汤，以竹沥调饮之，三日诸症皆愈，令其顿绝肉味，一月后康健如旧。又以鸡汤下饭，一月后胸腹膨满甚，自煎二陈汤加附子、豆蔻，饮之顿安。问调理药，教以勿药，并断肉饮自愈。

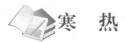

# 寒　热

汪石山治汪世昌形肥色紫，年逾三十，秋间病恶寒发热，头痛自汗，恶心，咯痰恶食，医以疟治。诊之脉浮濡而缓，右寸略弦，曰：非疟也，此必过劳伤酒所致。饮以清暑益气汤，四五服而愈。

易思兰治一春元下第归得寒热病，每日申酉二时，初微继作大热，而燥甚如狂，过此二时平复无恙，惟小便赤黄而涩，往时有一心事，夜即梦遗，每日空心用盐饮烧酒数杯，医皆以为病疟，用清脾饮、柴苓汤并截药俱不效。六脉惟右尺浮中沉取之皆洪数有力，余部皆平。曰：此潮热病也。以加减补中益气治之，日进一服，三日病渐退，复用六味地黄丸兼前药，调理一月而安。或问：寒热而不以疟治，何也？曰此非疟，乃潮热也。潮者如水之潮，依期而至，《八法流注》云：申酉二时属膀胱与肾。此病专属二经，二经水衰火旺，当申酉时火动于中，故发热而燥，燥属肾。若疟疾肝部必弦，今不然，惟左尺独现火象，此因平日斲丧太过，肾水亏损，阴火妄炽，加之盐饮烧酒，引入肾经，故小便赤黄而涩也。又曰：此莫非阴虚火动乎？曰：阴虚之热，自午至亥，发热不间，今惟申酉时热，热止便凉，与阴虚不同。又曰：或亦尝用补中益气而不效，何也？曰：加减之法或未同耳。予之去升、柴，加丹皮、泽泻、黄柏者，丹皮泻膀胱火，泽泻泻肾火，黄柏为君，以生肾水，水旺则火衰，而寒热退矣。用六味丸者，亦取有丹皮、泽泻耳。如不知此，仍用升、柴，乃以肝脾之药治肾，所以不效。

孙文垣治李坦渠子妇，十月寒热起，一日一发，咳嗽心痛，腰亦痛，次年正月望后始间日一发，肌肉大减，喉疼，出汗如注，白带如注，饮食减少，百治汗不止。脉之右手软弱，左手散乱，此汗多而脉不敛，病至此危矣。经云：火热似疟，此之谓欤。以黄耆二钱，白芍一钱五分，甘草、阿胶各一钱，鳖甲三钱，桂枝五分，乌梅一个，水煎服，其夜汗止。再诊脉已敛，神气亦回，前方加何首乌、石斛、牡蛎，寒热亦不发，饮食少加，骎骎然有幽谷回春之象。

喻嘉言治吴吉长内新秋病洒淅恶寒，寒已发热，渐生咳嗽，然病未甚也。服表散药不愈，体日尪羸，延至初冬，饮以参术补剂，转觉厌厌欲绝，食饮不思，有咳无声，泄利不止，危甚。医议以人参五钱，附子三钱，加入姜、桂、白术等，作一剂服，以止泻补虚，而收背水之捷。病家无措，延喻诊毕，未及交语，前医至，即令疏方，喻飘然而出，盖以渠见既讹，难以言耳。既去乃曰：是症总由误药所致，始先皮毛间洒淅恶寒发热，肺金为时令之燥所伤也。

用表散已为非法，至用参术补之，则肺气闭锢而咳嗽之声不扬，胸腹饱胀，不思饮食，肺中之热无处可宣，急奔大肠，食入不待运化而直出，食不入则肠中之垢汗亦随气奔而出，是以泻利无休也。今以润肺之药，兼润其肠，则源流俱清，寒热咳嗽泄泻一齐俱止矣。服四剂必安，不足虑也。方用黄芩、地骨皮、甘草、杏仁、阿胶，一剂泻即少止，四剂寒热俱除，再数剂咳嗽亦愈。设与若辈商之，彼方执参附为是，能相从乎？又乡中王氏妇，秋月亦病寒热，服参术后亦厌厌息，但无咳嗽，十余天不进粒米，亦无大便，时时晕去，不省人事，其夫来寓，详述其症，求发补剂，乃以大黄、芒硝、石膏、甘草，四味为粗末与之，彼不能辨，归而煎服，其妇云：此药甚咸。其夫喜曰：咸果药。遂将二剂连服，顷之腹中弩痛，下结粪数块，绝而复苏，进粥两盏，前病已如失矣。来悉乃悉之。凡此素有定见于中，始无炫惑，书之为临症者广其识焉。

高鼓峰治程氏子病疟，每日至辰大寒，午时大热，热即厥，两目直视，不能出声，颊脱涎水，从口角涌出，日流数升，至丑时始汗解，饮食不进，昏冒欲绝，诊之皆诛伐太过所致也。投以补脾之药，不即效，延他医，用柴胡、南星、半夏等，势转剧。复延诊，值医者在，询之曰：此何症也。而用前药？曰：子不识乎？此肝症也。肝疟令人色苍苍然太息，其状若死。高笑曰：据子述经言，当得通脉四逆矣。何用前药？某诚不识此何病，但知虚甚耳。请先救人，然后治病，何如？曰：子用何药？曰：大剂参附，庶可挽回。彼力争参附不便，乃漫应曰：谨奉教。始洋洋色喜而别。是夜，用人参一两，黄耆二两，炮姜三钱，比晓熟地、桂、附并进，次日辰时，病不复发矣。此缘劳役过度，寒热往来，医认为疟，且时当秋令，一味发散寒凉，重虚其虚，展转相因，肝脾大败，非竣补气血，何由得生？夫病由人生，人将死矣，而乃妄牵经义，强合病情，及至处方，又乖成法，自误误人，至死不觉。悲夫！

吕仲嘉内人在室十四岁时，病寒热往来，迨后适仲嘉，又十余年，寒热如故，或作疟治，或作虚治，尪羸枯削，几于骨立。高诊之曰：此非疟非虚，乃血风症耳。以五加皮散加熟地二两，每剂共药五六两许，水二升浓煎一升，每日尽一剂，如是者二十剂，而寒热顿愈。

冯楚瞻治徐山公患似疟非疟，医以柴胡汤连进数剂，渐至不省人事，口噤僵卧，咸谓无生理。曰：此阳虚作寒，阴虚作热，误当疟治，不死也。以重剂熟地、白术、五味、牛膝、麦冬、制附子，另煎人参一两冲服，三日而苏，后用温补而愈。

吴孚先治小姨病寒热如疟，言语谵妄，如见鬼状，有指为热入血室者，然证与长沙所论三条了不相合，诊得右寸浮滑，知为风痰胶固肺脏，故洒渐寒热，痰迷心窍，故语言谵妄，宜发表利气自愈。用二陈加苏、防、前、葛、枳、桔、桑、杏，数剂微汗而痊。

有一师妮乍寒乍热，面赤心烦，或时自汗，恶风体倦，大小柴胡杂进，其病益剧。诊视脉无寒邪，但厥阴脉弦长而出鱼际，治以抑阴地黄丸而愈。

薛立斋治一妇人，因夫久出经商，发寒热，月经旬日方止，服降火凉血药，内热益甚，自汗盗汗，月经频数，曰：内热自汗，乃脾气虚热也，非血不归脾也。用归脾汤、六味丸而愈。

一室女久患寒热，月经失期，以小柴胡汤加生地，治之少愈，更以生地黄丸而痊。柴胡、秦艽各半两，生地二两，酒湿杵膏，赤芍一两，为末蜜丸，每三十丸，乌梅汤下，日三服。

易思兰治一男子病寒热，众不疟治，年余不愈，又以为劳疟虚疟，用鳖甲散、补中益气汤俱不效，脉左右三部俱浮大无力，形瘦色黑，饮食不美，知为阴虚发热病也。早进六味丸，晚服补阴丸，七日后饮食渐美，寒热减半，又服一斤，未一月全愈。盖此似疟非疟，乃阴虚之候也。凡正疟则寒热参差而有准，今寒热往来，或一日一次二次，且寒而不厥，身热如火，热退人无汗，兼之形瘦色黑，怔忡不寐，口渴便燥，岂可谓疟乎？且疟脉当弦（诸症损脉亦多弦），发则弦而大，退则弦而小，今浮大无力，早晚相同，诚阴血不足，阳火有余，火发于外则为热，郁于中则为寒。形瘦者火之消烁也，色黑者火极似水也，怔忡不睡者心血亏损也（肝火浮入胞络者多），饮食不美，口渴便秘者，火炽于上下也。但生肾水，养血滋阴，阴血充则火自降，寒热退而病瘳矣。

立斋治一妇人，久患寒热，服清脾饮之类，胸膈饱胀，饮食少减，用调中益气加茯苓、半夏、炮姜各一钱，二剂而痊。

朱丹溪治赵孺人夜间发寒后便热，丑寅时退，起来口渴，食少无味，谷不化，腹痛而泄，倦怠，或遇事热燥，赤眼气壅，又不耐风寒，亦恶热，白术、归身二钱，白芍、陈皮一钱，人参、黄芩五分，炒柏、炙草、炒苓、丹皮、木通、缩砂三分，煎下保和丸、实肠丸各三十丸。

吕十四孺人怒气后，寒热咳嗽，食少淋泄，缩砂、甘草三分，人参五分，白术钱半，连翘、陈皮、茯苓一钱，姜二片，同煎。

一妇人年五十余，形实喜作劳，性急味厚，喜火食，夏却患热，恶寒发热，更无休时，衣被虽厚常凛然，两脉皆涩，朱作杂合邪治之，遂以四物汤加陈皮，以人参、白术为君，生甘草、黄柏为佐，多入姜汁，吞通神丸三十丸，回金、抑青各二十丸，阿魏十丸，煎三帖而得睡，第五帖而身和，第七帖通身微汗，诸症皆去。

《华佗传》有妇人长病经年，世谓寒热注病者，冬十一月中，佗令坐石槽中，平旦用寒水汲灌，云：当满百。始七八灌，会战欲死，灌者惧，欲止，佗令满数，将至八十灌，热气乃蒸出嚣嚣，高二三尺，满百灌，佗乃使然火温床，厚覆良久，汗始出，著粉汗燥便愈（《三国志》）。

马元仪治张某寒热数日，中痛呕逆，胸满身疼，左脉弦涩，关尺虚微，此中气虚寒，胸中之阳不化而为满，胃中之阳不布而为呕，卫外之阳不固而为痛，以四君子补脾胃之虚。炮姜、附子、肉桂补阳气而敌阴邪，少加黄连以为引导，一剂脉起，再剂痛处移动得睡，不数剂而霍然。

顾允谐热日作，胸满不舒，自汗不止，已数日，或用柴胡、黄芩两解之法，不愈。诊其

脉右三部虚微，左三部弦涩，望其色枯白不泽，脉微为阳微，弦为虚风，由正气不足，虚邪外袭而成寒热，始宜补益中气，即有胸满，亦是阳虚不布，非气实而然也。况自汗者阳虚不能卫外固也，面色不华者气血亏损无以上荣于面也，遂与理中汤理其中气，加桂枝以祛虚邪，后倍加参附，不数剂而愈。

唐氏子患寒热，弥月不瘳，胸中有块高突，按之则痛，时见厥逆，兼多自汗，诊其脉右三部虚微，按之如丝，此症实脉虚，邪实正衰之候也。攻之则碍虚，补之则助邪。然用补则正气旺，气旺而邪自去。若任攻则邪气去，而正独全者鲜矣。用人参二钱扶元养正为主，佐以炙甘草和中益气，以却虚邪，炮姜、黄连、半夏以开痞而散结，肉桂以固其本，桂枝以越其邪，二剂寒热减，两脉起，倍人参以助中焦运化，而痛渐平。再用桂附理中汤，调理而愈。

一妇人患寒热半月，两脉浮虚，按之则豁然空，两尺倍甚，曰：脉见空豁，寒热不时，面色不华者，血气不荣也。语言错乱者，神明失养也。与归脾汤加黄连、肉桂各七分，令其心肾内交。服后脉渐有神，改用人参三两，黄耆三两，归身一两，炙草二钱，生地五钱，远志二钱，枣仁三钱，杞子五钱，大剂补气养荣，数剂寒热止，神气清。令早服七味丸，下午进归脾大造膏，百日而愈。

李东垣治中书左丞姚公茂上热下寒，用既济解毒汤良愈（未选入）。

来天培治马振昌室年约五旬，夏间忽患寒热头痛，每未申时起至寅卯时退，头晕胸胃嘈杂，或作风暑治，益甚，不能饮食，无汗，气急懒言，诊之六脉沉细，两关微弦，此劳倦伤脾，中气不足，外感寒邪，内伤生冷，清阳不升，气虚不能外达也。与补中益气汤加炮姜、半夏，一剂汗出热短，嘈杂渐已，继以归脾汤加半夏、桂枝、白豆仁，寒热除，饮食进，调理而痊。

马氏妪年八旬，八月忽病寒热恶心，头疼身痛，心跳不眠，呕吐不食，展转呻吟，诊之两关弦而紧，余脉细小，以为脾气虚寒，肝气上逆，与姜附理中汤加白芍和肝，二剂渐瘳。

朱丹溪治一人，天明时发微寒，便热至晚（病盛于阳），两腋汗出，手足热甚（四肢为诸阳之本），则胸满拘急，大便实而能食（邪热可知），似劳怯病者（虚损之甚亦作寒热），脉不数但弦细而沉（此张子和谓为有积之后），询知因怒气而得，但用大柴胡汤，惟胸背拘急不除，后用二陈汤加羌活、防风、红花、黄芩（治法）。

汪石山治一人形短苍白，平素善饮，五月间忽发寒热，医作寒治，燥渴益甚、时常啖梨，呕吐痰多，每次或至碗许，饮食少进，头痛昏闷，大便不通，小便如常或赤，夜不安，或一日连发二次，或二日三日一发，或连发二日，平素两关脉亦浮洪。先令服独参汤二三贴，呕吐少止，寒热暂住。三日他医曰：渴甚脉洪，热之极矣。须用独参以助其热，非杀之而何？及往视，脉皆浮洪近数，曰：此非疟而亦非热也。脉洪者，阴虚阳无所附，孤阳将欲飞越，故脉见此，其病属虚，非属热也。渴甚者，胃虚津少，不上朝于口，亦非热也。盖年愈六十，血气已衰，加以疟药性皆燥烈，又当壮火食气之时，老人何以堪此？然则邪重剂轻，非参所能独治。遂以参、耆各七钱，归身、麦冬各一钱，陈皮七分，甘草五分，水煎，每次温服一酒怀，服至六七贴，痰止病除而食进，大便旬余不通，增之以蜜，仍令服三十余贴，以断病根，续后脉亦收敛而缓，非复向之鼓击而驶也。

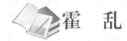

# 霍 乱

张子和曰：泰和间，余亲见陈下广济禅院其主僧病霍乱，一方士用附子一枚及两者，干姜一两，炮水一碗，同煎，放冷服之，服讫呕血而死。顷合流镇李彦直中夜忽作吐泻，自取理中丸服之，医者至，以为有食积，以巴豆下之，三五丸药亦不动，至明而死，可不哀哉。遂平李仲安携一仆一佃客至郾城，夜宿邵辅之书斋中，是夜仆逃，仲安觉其逸也，骑马与佃客往临颍急追之，时七月天大热，炎风如箭，埃尘漫天，至辰时而还，曾不及三时，往返百二十里，既不获其人，复宿于邵氏斋，忽夜间闻呻吟之声，但言救我，不知其谁也。执火寻之，仍仲安之佃客也。上吐下泻，目上视而不下，胸胁痛不可动摇，口欠而脱白，四肢厥冷，此正风、湿、暍三者俱合之症也。其婿曾闻余言，乃取六一散，以新汲水挫生姜调之，顿服半升，其人复吐，乃再调半斤，令徐服之，良久方息，至明又饮数服，遂能起，调养三日平服。

张甲侨居司徒蔡谟家，远出数宿，谟昼眠，梦甲云：暴病心腹疼，腹满不得吐而死。所病干霍乱，可治，而人莫知其药，故死耳。但以蜘蛛生断去脚，吞之则愈耳。谟觉，探之果死。其后干霍乱者，试用辄瘥（《客中间集》出《幽明录》）。

孙文垣治程氏子，先醉酒后御色，次早四肢冷，胃脘痛极，脉仅四至，或以郁火为治，投以寒凉，痛更甚，三日前所食西瓜吐出未化，乃翁以为阴症伤寒，欲用附子理中汤，不决。逆孙治之，视其面色青惨，叫痛而声不扬，坐卧烦乱，此霍乱兼蛔厥症也。先当止痛安蛔，后理霍乱，可免死也，迟则误事矣。急用五灵脂醋炒三钱，苍术一钱五分，乌梅三个，川椒、炮姜、桂心各五分，水煎，饮下痛减大半，下午以大腹皮、藿香、半夏、陈皮、山楂、五灵脂、茯苓，两贴全安。

沈继庵内人患发热头痛，遍身痛，干呕口渴，胸膈胀闷，坐卧不安，医与参苏饮，干呕愈甚，又加烦躁，孙诊之右手洪大倍于左，左浮数，曰：干霍乱也。以藿香正气散去白术、桔梗，加白扁豆、香薷、滑石各五钱，橘红、藿香、葛根各二钱，槟榔、木瓜各一钱，甘草五分，姜三片，一贴而愈。

柴屿青治沈阳少宗伯讳德福，夏月抽筋吐泻，用六和汤而愈。秋间过府署致谢，再诊其弦洪异常，谓宜合丸剂调养。彼谓病已可，不信，因谓京兆吴颖庵曰：德公脉气不佳，又不信。柴曰：不预行服药，脉已先时而见，明年春夏可虑。至期暴脱，急著人相邀，已无及矣（凡吐泻转筋者，其肝木必平素有病也）。

陈三农治一妇，暑月于饭后，即饮水而睡，睡中心腹痛极，肢冷上过肘膝，欲吐利而不得吐利，绞痛垂死，六脉俱伏，用五加煎汤吐之，一吐减半，再吐而安。

陆祖愚治陈敬桥母，四旬外身躯肥胖，暑月多啖生冷，半夜腹痛，上不得吐，下不得泻，或与藿香正气散，入口即吐，不得下咽，诊之左三部沉紧而细，右寸关沉实有力，面色紫胀，四肢厥冷，昏不知人，牙关紧闭，此寒气太重，中焦气滞，不得克化。先用乌梅擦牙，俟开即投抱一丸三厘，腹中鸣响去垢秽若干，四肢温暖，面色如常。然昏昏似醉，懒于言语，恐元气太削，遂用归、芍、川芎、茯苓、豆仁、木香、陈皮、木通等，四剂全愈。

王宇泰治一老人暑月霍乱，昏冒不知人，脉七八至，洪大无力，头热如火，足寒如冰，半身不遂，牙关紧急，此年高气弱，不任暑气，阳不维阴即泻，阴不维阳即吐，阴阳不相维则既吐且泻也。正值暑气极盛之时，非甘辛大寒之剂，不能泄其暑热，坠其阳焰，而安神明。遂以甘露饮，甘辛大寒泻热补气，加茯苓以分

阴阳，冰水调灌渐愈。

治一妇人患吐泻，十余日水粒不入，发热烦躁，欲去衣被，六脉浮洪，重按全无，用六君子加藿香、砂仁、附子，冷服诸症悉愈。

薛立斋治进士李通甫之内，冬间开衣箱，其内衣裳乃夏月所晒者，开时觉为暑气所侵，良久患霍乱，足指跟俱转筋甚恶，自分必死，用香薷饮一剂，急煎，下咽即愈。

仪部李北川仲夏患腹痛吐泻，两手足扪之则热，按之则冷，脉轻诊浮大，重诊则微细，此阴寒症也。急服附子理中汤，不应，仍服，至四剂而愈。

包瑞溪学宪传缪仲淳伤暑霍乱神方，丝瓜叶一片，白霜梅肉一枚，并核中仁同研极烂，新汲水调服入口立瘳（《广笔记》）。

马铭鞠传霍乱方，用粟米连壳捣碎，煎汤服，下口立愈，屡试神效。

梁溪顾圣符传治霍乱方，取扁豆叶捣汁一碗，饮之立愈（同上）。

缪仲淳治高存之家仆妇患霍乱，以砂仁一两炒研，盐一撮，沸汤调，冷服一剂愈。伤冷物者，加吴茱萸四钱。

## 瘴

陈三农治制府王姓感冒，瘴气寒热，胸膈饱闷，头疼眩晕，恶心，脉数而洪，用藿香正气散加厚朴、槟榔、羌活、防风、苏叶，一剂而寒热退，头不疼，减去羌、苏、防风，加草豆蔻、半夏、枳壳，恶心胀闷俱愈。

梧州方姓脉弦而数，头痛身痛，恶心饱闷，发热，用羌、防、芎、苏、藿、朴等合苍术、甘草、槟榔，二服而减。因饱胀未全退，加草豆蔻、草果方愈（此头疼恶心饱胀，所以异于感冒，乃湿气也）。

端州李别驾镶蓝旗人，年四十余，能骑射，暑雷州府时，善搏虎，不避风雨寒暑，涉溪陟岭，染瘴已深，其所感风寒暑湿，不一而足矣。且久客半载，甫归本署，未暇休息，遂往省谢谒上台，可谓劳于公事，忘于己躬，其如积邪

所感，猝然皆发，医者纷沓，据云：略为解散，已进补剂，而邪气大作，寒热神昏谵语，脉空数无根，神气散乱，补泻兼施，而议论纷然矣。招陈往视，而脉已如水上萍，刻刻欲脱，寒热间作，盖受病既深，精气两虚，邪气正炽，难以措手。拟用五积散加附子、人参、麻黄，而易羌活，已言明不治之症，不忍坐视，勉尽愚诚之意。疑立方有难色，不欲下药之语，遂置不用，越一宿复拉往视，脉症殆甚，因见案头昨药尚存，遂坚辞而出，后闻以阴疟阳虚而用金匮肾气汤加参者，有以为虚症似疟当用补中汤而加参附者，三剂而神昏气喘，虚汗如雨，足冷而脱矣。不知此症初实受瘴气，屡感深，今则乘虚而发。有云：伤寒偏死下虚人，况瘴气而风寒暑湿备感者乎？

正红旗孙兄，粤东转运使高公令亲也，高扎云：舍亲孙某患不起之症，非某不治，亦作善之一端。时因余创育婴局于广省，故云然也。往诊其脉空豁恍恍不定，重按无根，神昏谵语，寒热大作，加之咳嗽痰喘，转侧不能，昼夜惟伏几呻吟，且胸膈胀闷，足冷恶寒，询知夏秋积劳，寒暑旨受，一月以前初感头疼身痛，憎寒恶热，咳嗽，或用桔梗、杏仁、干葛、羌、苏，汗而不解，复用桑皮、前胡、苏子、半夏、贝母、知母、黄芩，亦不应，寒热更甚。又用小柴胡加山栀、玄参、薄荷，咳嗽更甚，不知此症夏秋暑湿风寒兼感而发，尚未得汗，何能解散？遂用五积散，二剂汗出如淋，咳嗽亦减，可伏枕矣。惟寒热未退，病久元气已亏，气上喘，小便如油短数，其火从下而上，上盛下虚，用金匮肾气，二服气平便顺。然潮热如故，时有呓语昏冒，午后用参附六君子汤，朝与肾气丸，经月汗止神清。凡用参附共斤许。又服还少丹加河车、桂、附、鹿胶及十全大补汤，五十余日元气始复，饮食如常，此与李别驾同一病形，脉虽少异，一以信药而生，一以不信药而殒。噫！

戊寅十一月高鹾使公子患似痢非痢，红多白少，恶寒微热，脉滑而数，询知自夏秋以来，由川北随任之粤，久积暑湿，感冒而发，用平胃加羌、防、苏、藿，一剂而寒热退，再剂加槟榔、木香而瘳。或问：痢忌燥药，今用苍术而愈，何也？曰：常人痢疾，因暑令火热之气而得，燥药乃天时之忌，是以不可擅用。今以积湿之病发于隆冬外感，乃得力要药也。所谓治病而搜其原者，一七可瘳，故医无执方，病无执药云。

梁溪棋师周西侯之弟开铜山于英德，其山下有水，人浣衣则垢腻皆去，相与为奇。以其近便，炊爨皆用之，未几人皆黄胖身软，腹胀而无力，饮食倍进，寒热间作，善啖鸡豕诸肉则胃腹少安。在厂同事，毙者不一，因来省求，治用平胃正气，治其病，后以益气六君补其受毒水克削之愆而安。此即粤西太平柳州南宁毒水瘴之一斑也。

一时开山同病还省数人，有似疟非疟，如驿官之厮陈某者，医以疟视，不及月余而疾笃，因势急方求诊，脉已细紧而数，饮食不进。陈曰：若欲治，何不在一月之前，病虽甚而元气犹在，今精神殆尽，虽有婆心，无药可施，奈之何哉。

阅一载驿官复有甥陈姓，亦以开山病归，仍犯毒水所得，似痢非痢，寒热间作，医以香、连、朴硝、大黄，行药消导，日益尪羸。易医曰：可以进补。用白术五分，陈皮二分，茯苓四分，病无进退。召陈诊，犹谓饮食尚可。料不致大变。脉之恍然不定，重按已绝，人将谢世，而饮食犹能，此所谓行尸之疾，邪火浮载，真精告竭矣。辞之阅二日而卒。

新安程圣林长子年十六，精血充足，饮食倍进，丁丑春从父到广年余，患似痢非痢，足肿便赤，此受暑湿瘴热之病，半年前曾视其脉数逾六至，每言于其父，此有积疾，非寿征也。即欲急治，已属难能。人皆以为谬，未几而发此疾。医用寒如大黄、黄柏、黄连、黄芩、朴硝；消导如枳实、槟榔、厚朴、山楂、草蔻，补如参、耆、八珍；热如桂、附、姜、茱，兼投备进。时陈奉制府之招留滞端州，两月归而往视，不可为矣。噫！

洞庭贺泽民按察云南时，分巡腾冲等处讨贼，因染瘴疠，腰股发热，有监生杀犬煮馈之，令空心恣食，饮酒数杯，即去溺溲，少候清利，其胀渐退，盖犬肉能治瘴也（《客坐新闻》）。

治瘴法宜温中固下，升降阴阳，及灸中脘、气海、三里，或灸大指及第五指，皆能止热。若用大柴胡汤及麻黄金沸草散、青龙汤，是胶柱鼓瑟也，鲜不败矣。又中瘴失语，俗为中草子，移时血凝立死。法当用针刺头额及上唇，仍以楮叶擦其舌，令血出，徐以药解其内热，立效（《居易录》出《赤雅》）。

瘴水界有一水号乌脚溪，涉者足皆如墨，数十里间，水不可饮，饮则病瘴，梅龙图仪尝沿厯至漳州，素多病预忧瘴疠为害，至乌脚溪，使数人肩荷之，以物蒙身，恐为毒水所沾，竟惕过甚，行至中流，忽堕水中，至于没顶，乃出之，举体黑如昆仑奴，自此宿病尽除，顿觉康健（《说颐》）。

江南间有溪毒，疾发时如重伤寒，识之者取小笔管内鼻中，以指弹之三五下，即出黑血，良久疾愈。不然即不效（《录异记》）。

行路时但见前后山间有气如虹或白，即是瘴气，急以身伏于地下，用口含土，候其气散乃起，则无伤。盖其气浮空而过，不著于地也。若以槟榔及蒜服之亦可（《漱石闲谈》）。

瘴疾吐下，皆不可治，治之法，惟灸中脘、气海、三里三处，并灸大指，再用针多刺额及上唇，令多出血，又以楮叶擦舌，亦令出血，然后用药解楮叶之毒，内热即除，瘴毒自消矣（《粤揭》）。

【琇按】此则本雅。

友人言粤西某县瘴殊甚，县令赴任即死，无逾三月者，一丞至任，历十余年，家口染疾死亡殆尽，此丞久无恙，然无他术，独嗜烧酒，终日沉醉而已（《粤揭》）。

周公谨云：香附四两去黑皮微炒，片子姜黄汤浸一宿，洗净二两，甘草一两炒，各细末，入盐点，辟岚瘴之气极妙（《志雅堂杂录》）。

王珍、张衡、马均冒重雾行，一人无恙，一人病，一人死。问其故，无恙人曰：我饮酒，病者食，死者空腹（《博物志》）。

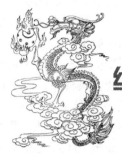

# 续名医类案卷之十

 呕

杜壬治安业坊有阎家老妇人患呕吐，请石秀才医，曰：胃冷而呕，下理中丸至百余丸，其病不愈。石疑之，召杜至，曰：药病两相投，何必多疑？石曰：何故药相投而病不愈？杜曰：药力未及，更进五十丸必愈。果如其言，石于是师法于杜（《医学纲目》）。

王普侍郎病呕，饮食皆不得进，召孙兆治数日，亦不愈。后复召杜，杜曰：治呕愈呕，此胃风也。遂用川乌一两，净洗去皮脐，不去尖，以浆一碗煮干，每个作两片，复用浆水一碗煮尽，更作四片，细嚼一片，以少温水下，少顷呕遂止，痛既少息。杜遂问曰：寻常好吃何物？曰：好吃甘甜之物。杜曰：是甘甜乃膏粱之物，积久成热，因而生风，非一朝一夕之故也。王服其说（同上）。

毛公弼有一女，尝苦呕吐，求庞安常医，与之药曰：呕吐疾易愈，但此女子能不嫁，则此病不作。若有娠而呕作，不可为矣。公弼既还家，以其女嫁归沙溪张氏，年余而孕，果以呕疾死（曾达臣《独醒杂志》）。

臧中立毗陵人，客鄞崇宁中，徽宗后病甚，中立应诏，以布衣麻履见，命之入诊，出问何症？中立对曰：脾脉极虚，殆呕泻之疾作楚。和药以进，且曰：服此得睡为效。至夜半果思粥食，不一月获安。赐归，诏出官帑，予地筑室南湖以居焉（《宁波府志》）。

许学士政和中治一宗人，病伤寒，得汗身凉，数日急呕吐，药食不下，用丁香、藿香、滑石等药，下咽即吐。许曰：此正汗后余热留胃脘，正宜竹茹汤，用之即愈。

薛立斋治府庠沈姬文母，患脾虚中满，痰嗽发热，又食湿面冷茶，吞酸呕吐，绝食，误服芩、连、青皮等药，益加寒热口干，流涎不收，闻食则呕数日矣。迎治曰：脾主涎，以脾虚不能约制也。欲用人参安胃散，惑于众论，以为胃经实火，宿食治之，病日增剧。忽思冬瓜，食如指甲一块，顿发呕吐，酸水不止，仍服前药愈剧，复邀视之，则神脱脉绝频死矣。惟目睛尚动，曰：寒淫于内，治以辛热，然药不能下矣。急用盐艾附子炒热，熨脐腹以散寒回阳，又以口气补接母口之气，又以附子作饼热贴脐间，时许神气少苏，以参、术、附子为末，仍以是药加陈皮，煎膏为丸如粟米大，入五七粒于口，随津液咽下即不呕。二日后加至十粒，诸病少退，甘涎不止，五日后渐服前剂一二匙，胃气少复，乃思粥饮，后投以参术等药，温补脾胃，五十余剂而愈（《明医杂妇人良方》）。

一人汤药入口即吐出，六脉洪大有力，此因地道不通，故气厥上行，而食物难入耳。不更衣已十日余，服承气等汤俱不纳。曰：秘结日久，涌逆势盛故也。止沸莫若抽薪，遂用蜜导去燥粪数升，呕吐即止，调以养血清火之剂而安。

周慎斋治一人饮食如常，每遇子时作吐，大便秘结，其人必苦虑忧思，脾气郁结，幽门不通，宜扶脾开窍为主。遂以参、苓、白术，以苍术拌炒炙甘草各一钱，煮附子、乌药三分，水煎服愈。

一士郁热呕吐，用竹茹、山栀各三钱，陈

皮、茯苓各二钱，甘草一钱，煎成加姜汁五匙，热服而愈（大还）。

陆养愚治李厅因饭后劳攘，下午饮酒数杯，遂觉脐下小腹作痛，升至胃脘即呕，呕讫痛止，少顷又从下痛上，复呕，讫痛缓，自后痛呕益频，自疑中毒，以淡盐汤、蕌汁探吐之，一无所出。医投藿香正气散不效，其脉浮按细数，稍重即伏，沉按甚坚。曰：此饮食过饱急遽所至。与润字丸百十颗，令淡姜汤服之，少顷连泻数行而愈。

龚子才治梁太守女患头晕呕吐，闻药即呕，诸医束手，令以伏龙肝为末，水丸塞两鼻孔，用保中汤，以长流水入胶泥搅沥煎，积冷顿服而安（《万病回春》）。

信陵府桂台殿下夫人，善怒，怒即呕吐，胸膈不利，烦躁不宁，腹痛便秘，食下即吐，已八日，心慌喘急危甚，诊之六脉虚微，此血虚胃弱，气郁痰火也。与二陈汤加姜连、酒芩、炒栀、当归、酒芍、香附、竹茹、白术，入姜汁、竹沥，二服而安。

张景岳治吴参军因食蘑菇致大吐大泻，医谓速宜解毒，以黄连、黑豆、桔梗、甘草、枳实之属连进，而病益甚，胸腹大胀气喘，水饮不入。延张诊，投以人参、白术、甘草、干姜、附子、、茯苓之类。彼疑曰：腹胀气急，口干如此，安敢服此耶？阅日愈剧，再求治，与药如前，且疑且畏，含泪吞之，一剂而呕少止，二剂而胀少衰，随大加熟地以兼救其泻亡之阴，前后凡二十余剂，复元如故。盖蘑菇之为物，必产于深坑枯井，或沉寒极阴之处，其得阴气最盛，故肥白且嫩也。今中其阴寒之毒，而复解以黄连之寒，其解毒之何？兹用姜、附以解其寒，人参、熟地以解其毒伤元气，此疾之所以愈也。

金氏少妇素任性，每多胸胁痛（肝火），及呕吐等症，随调随愈，后于秋尽时，前症复作而呕吐更甚，病及两日，甚至厥脱不省（肝火）；众谓汤饮不入，无策可施。一医云：唯用独参汤，庶几万一。张诊之，其脉乱数，且烦热躁扰，意非阳明之火，何以急剧若此。乃问其欲冷水否？彼即点头，遂与以半钟，惟此

不吐，且犹有不足之状，乃复与一钟，稍觉安静。因以太清饮投之，有谓此非伤寒，又值秋尽，能堪此乎？不与辩，及药下咽，即酣睡半日，不复呕矣。后以滋阴轻清等剂调理而愈。大都呕吐多属胃寒，而复有火症若此者（此病火症极多，张偏于温补，故有此说）。经曰：诸逆冲上，皆属于火。即此是也（多属胃寒，又是何说）。自后凡见呕吐，其有声势涌猛，脉见洪数，症多烦热者，皆以此法愈之（以多属胃寒及自后二字观之。张生平于此误亦不少矣。盖此症良由肝火上逆，故暴急如此，而曰阳明之火，其孟浪可知）。

张路玉治曾余弟妇患呕逆不食者月余，服宽膈理气二十余剂，几致绝粒，而痞胀异常。诊之脉得虚大而数，按仲景脉法云：大则为虚。此胃中阳气大虚，而浊阴填塞于膈上也。因取连理汤，方用人参三钱服之，四剂而痞止食进，后与异功散调理而康。

稽绍有胸中寒疾，每酒后苦唾，服姜蕤得愈。草似竹，取根花叶阴干，昔华佗入山见仙人所服，以告樊阿，服之寿百岁也（《本草》）。

陈良甫曰：胃热呕吐者，手足心热。政和中一宗人病伤寒，得汗身凉，数日忽呕吐，药与饮食俱不下，医者皆进丁香、藿香、滑石等药，下咽即吐。予曰：此症汗后余热留胃脘，孙兆竹茹汤正相当尔。亟治药与之，即时愈。

有妇人病吐逆，大小便不通，烦乱，四肢冷渐，无脉息，凡一日半，与大承气汤两剂，至夜半渐得大便通，脉渐生，翌日乃安。此关格之病，极难治，医者当详审也。经曰：关则吐逆，格则小便不通。如此亦有不得大便者（《衍义医说续编》）。

张子和治柏亭王论夫本因丧子忧抑，不思饮食，医者不察，以为胃冷，血寒之剂尽用，病变呕逆而瘦，求治于张，一剂涌泄而愈。归家忘其禁忌，病复作，大小便俱秘，脐腹撮痛，呕吐不食十日，大小便不通十三日，复问张，张曰：令先食葵羹、菠菱菜、猪羊血，以润燥开结；次与导饮丸二百余粒，大下结粪；又令恣意饮冰水数升；继搜风丸、桂苓白术散以调之；食后服导饮丸三十余粒。不数日，前后皆

通，痛止呕定。张临别又留润肠丸，以防复结；又留涤肠散，大便秘则用之。凡跟大黄、牵牛四十余日方瘳。论夫自叹曰：向使又服向日热药，已非今日人矣。一僧问张云：肠者畅也，不畅何以。此一句尽多。

【按】子和之医，大抵此法行之耳。丹溪云：凡病人欲吐者，切不可下之，逆故也。纵使二便复秘，可行疏通，亦中病而止，然后养其气血，润其肠胃，庶乎标本之治。乃羸瘵之人，服大黄、牵牛四十余日方瘳，岂理也哉，违圣人之法，以欺后世，恐非子和之笔也。孟子谓尽信书，则不如无书。学者详之（《医学续编》原评）。

薛立斋治一妇人少作呕，口吐涎痰，面黄腹痛，月经不调，手足逆冷，此内外俱寒之症，遂以六君加附子、木香，治之而愈。

一男子食少胸满，手足逆冷，饮食畏寒，发热吐痰，时欲作呕，自用清气化痰之剂，胸腹愈胀，呼吸不利，吐痰呕食，小便淋沥，又用五苓散之类，小便不利，诸症益甚，曰：此脾土虚寒无火之症，故食入不消而反出，非气膈所致。遂用八味丸、补中益气汤加半夏、茯苓、姜、桂，旬日乃愈。

一妇人因劳役，发热倦怠，唾痰欲呕，或以为火症，用清热化痰等药，反大便不实，无气以动，此寒凉复伤中气，形病俱虚，用参、耆、术、草、麦冬、五味、陈皮、附子，治之而痊。后复劳，经水数日不止，众以为附子之热所致，用四物、芩、连、槐花之类，凉而止之，前症愈甚，更加胸膈痞满，饮食日少，仍用前方去门冬，更加茯苓、半夏、炮姜，数剂渐愈，又用当归芍药汤而经止。但四肢逆冷，饮食难化，不时大热，此命门真火衰，脾土虚寒之假热也。用八味丸半载而痊，又服六味丸三载而生子。

宋理宗呕吐不止，召杨吉老治之，问用何方？曰：辛热药也。帝曰：服之不效。吉老奏曰：热药冷服，药成放井中良久，澄冷进服，一啜而吐止（万密斋《幼科发挥》）。

立斋治一病，恶心少食，服解毒药愈呕，此胃气虚也，以六君子汤加生姜治之而安。戴

氏云：（元礼）如恶心者，无声无物，欲吐不吐，欲呕不呕，虽曰恶心，非心经之病，皆在胃口上，宜用生姜，盖能开胃豁痰也。

施笠泽治邹翁患呕吐，遍身疼，不能转侧，医为疗其呕吐矣，然眠食犹未安也。诊之曰：风入于经，其脉乃凝，留结不散，寒痰中停，四末不掉，三焦不行，亟疏其风，亟调其经，气和血平，转侧自能。先用苏合丸以通其气，随用导痰汤加桂枝、沉香、白芍，一剂即熟睡，觉而展转自如，再用六君加沉香，数剂而安。

马元仪治袁某患小腹厥气上冲即吐，得饮则吐愈甚，诸治不效。诊之两脉虚涩，右尺独见弦急。曰：人身中清气本乎上，而反陷下，则为注为泄；浊气本乎下，而反逆上，则为呕为吐。今病正在下，而不在上也。下焦之浊气上腾，则胸中之阳气不布，故饮入于胃，有上壅而不下达耳。经云：云雾不清则上应白露不下。非地道不通，浊气何由而降，呕吐何由而止？以调胃承气汤，一剂下宿秽甚多，继培中气而愈。

张司马子妇患病胸中满结作痛，饮入则呕，涌出痰涎多成五色，已数月。或主攻克，或主补虚，卒无一效，至七月中，病转危迫。诊之两关尺虚微少神，体倦神烦，胸中结痛，按之愈甚，此正气内伤，阴邪内结，攻之则伤其正，补之则滞其邪，当以仲景脏结之法治之。用黄连汤加桂，甫一剂呕吐顿除，再剂胸中满痛亦释，次用理中加桂汤，数剂而安。

张景岳曰：沈姓者业医年及四旬，极劳碌，因癞疝下坠，欲提上升，用盐汤吐法，遂吐不止，汤水不受，如此一日夜，复大便下黑血一二碗、脉微如毛欲绝，此盖吐伤胃气，脾虚之极，兼以盐汤走血，脾不能摄，从便而下。令速用人参、姜、附等，以回垂绝之阳。忽一医至曰：诸逆冲上，皆属于火。大便下血，亦因火也。尚堪参附乎？宜速饮童便，则呕可愈，而血亦止矣。病者然之。及童便下咽，即呕极不堪而毙。

【琇按】疝下坠，本由肝木厥张，乃复激之上腾，致脾胃俱伤而下血，不死何俟？童便固非，即参、附亦未为是也。

冯楚瞻治蒋公子精神素弱，吐血阴亏，调理初愈，忽又梦遗，大吐不已，六脉沉微，曰：梦遗俗名走阳，阳更伤矣。大吐不已，又已阳矣。急以附子理中汤去甘草投之，到口即吐，又以白通之类，然拘不受，沉困数日，上不能入，下不能出。适有进西洋药酒一方，神治关格吐逆之症，内皆辛热纯阳之药，能破格阳之阴，又烧酒力猛辛烈，直透丹田，令照方修治，饮之即不吐矣。遂以参附峻补之药，陆续渐进，调理而痊。

【琇按】冯氏生平多尚温补，如此症吐血阴虚之后，梦遗而吐，多由飞雷之火下迫上奔，以辛热治其标则可，若守而不化，则后患不可测也。

孙奉职治赵仪女忽吐逆，大小便不通，烦乱，四肢渐冷，无脉凡一日半，大承气汤一剂，至夜半渐得大便通，脉渐和，翌日乃安。此关格之病，极为难治，垂死而活者，惟此一人。

卢复曰：生平闻铜腥臭即恶心，入口鲜不吐者，虽参汤与茶，久在铜铫中者亦然。常思铜青固发吐药，唯我何独畏之甚？久未晰此疑。辛亥夏，卧病闻铜臭而呕，恍自反为木形人，色常青畏金，故于铜臭为相忤，因思子和吐论中，发吐之药四十有六种，尝读而未能解也，遂将以五形五色定人而施之，若木形人畏金腥而吐，则火形人畏咸腐水类而吐矣。然畏者必恶，恶因其恶以激其怒，则用力少而成功多。余三形可以例见。噫！岂唯吐药为然，而下而汗，宁不可乎（沈抄）？

聂久吾曰：庚寅季春，别驾夏公至新兴寺放饥谷，予备酒饭款之，正饮间，忽然腹痛，其痛从脐下小腹起，痛至胃脘即呕，呕讫痛止，半时许又从下痛上，复呕，呕讫痛止，如是者数次，医作感寒治，用藿香、砂仁等药不效，至申刻，予觉是内热作痛，热气上冲而呕，必须利之。然煎剂不可服，恐反增呕，急制牵牛大黄丸，服至数钱。利数次而脱然愈矣。黑牵牛（四两，半炒半生，磨取头末一两二钱），三棱、莪术（醋炒，各六钱）为末，浓米汤为丸梧子大，服三钱，未利再服二钱，俟二三时见效。

鲍绿饮年二十余，以夏月肩舆返歙，途次受热，鼻衄盈盆，愈后偶啖梨，遂得吐症，盖肝火而胃寒也，百治无效。闻道吐字，则应声而呕，以故家人咸戒之，后至吴门就叶氏诊，以其脉沉细，令服附子理中汤，人参、姜、附俱用三钱，服后出门行及半里，觉头重目眩，急归寓，及门而仆，幸其尊人雅谙药性，谓必中附毒，亟煎甘草汤灌之，良久乃苏。后去附子，仍服三剂，吐转剧。再往诊，仍令服前方，遂不敢试，改就薛氏，告以故，薛用六君子汤，服四剂无验，再求诊，适薛他往，薛婿令照方加益智仁一钱，再服亦不应。又求诊于孙某，其方用甘草八钱，下咽即吐，因不复求治而返。偶以冬月送殡感寒增咳，缠绵至夏，余偶访之，则病剧，询知为向患吐，近复二便俱秘，已七八日不食，惟渴饮茶水，更医数人，或令以艾灸脐，俱不应。请诊之，见其面色青悴，脉弦伏而寸上溢，谓此缘脾阴大亏，木火炽甚，又因久嗽肺虚，肝无所畏，遂下乘脾而上侮胃，致成关格，幸脉不数，易已也。宜先平其肝，俾不上冲而吐止，斯肺得下降而便行。令以黄连、肉桂各五分，隔汤蒸服，饮下觉吐稍止，即能食糕数块，然二便胀不可支，令以大田螺一枚，独蒜一枚，捣烂罨于丹田，以物系定，不逾时二便俱行，所下皆青色，遂霍然而愈。时甲戌五月二十七日也。后与六味加减，入沙参、麦冬等，咳嗽亦止。向后常服养荣之剂，吐不作矣。

叶太史古渠在上江学幕中，患吐症，久不愈，凡学使按临之郡，必召其名医诊治，两年余更医十数，病日甚。岁暮旋里，或与二陈加左金，吴萸、川连俱用五六分，服下少顷，吐血碗许，脉之不数，第两寸俱上鱼际，左尺微，不应指，彼欲言病源及所服方药，余曰：悉知之矣。第服余方五十剂乃得痊。计熟地当用三斤许，乃讶然莫喻，问所患究何病？曰：彼上江名医，不过谓病痰饮耳。所用方不过四君、六君、香砂六君已耳。遂拍案笑曰：一皆如言。但非痰饮，何以多酸苦涩沫？今饮食日减何以反重用熟地？曰：此症由于肾虚，肝失其养，水燥生火，上逆胃络，肺金亦衰，饮食入胃不能散布通调，至津液停蓄脘中，遇火上冲则吐而出也。四君二陈香砂类，皆香燥之品，以之为治，犹抱薪救火，反助之然。必滋水生木，润肺养金，庶可获效。第阴药性缓，病既久，非多剂不瘳也。用熟地、杞子、沙参、麦冬、石斛等，出入加减，初服吐自若，十剂外吐递减，食渐增，果至五十剂而愈。

倪首善年未二十，禀赋甚弱，早婚得吐病，或与二陈五香等剂，转甚；有用桂附者，服一剂觉不安，乃止；有教单食猪油者，初颇效，后亦不应。脉之虚弦略数，与生熟地、沙参、麦冬、川连、蒌仁，四剂后去连，又三十余剂而愈。

高氏女七八岁时即病头痛而呕，或酸或苦，百治不效，其父询余，余曰：此肝火上逆耳。与生地、杞子、沙参、麦冬，二三剂即愈。后及笄，于春尽病复作，其父已殁，乃兄延数医治之，所用皆二陈、六郁、香砂、丁桂之类，经半年，面杀青，股无肉。其母泣令延予，仍前方，每剂内熟地一两，二十余剂乃愈。

金氏妇患吐症，盖十余年矣。所服香燥，不可胜计。后左胁渐有块，经水不行，脉涩数

善怒，延诊，辞不治，弦不已，勉与六味加减服之，颇有验，然一怒即发，越半年而卒。

福建罗二尹悔斋久病足痿，于去年春尝呕，而头汗大出，医疗无效，乃不药，数月渐可，随于夏间又患不眠，治亦无效，至秋后乃痊。今年春因公事寓杭，求针科治足疾，又为灸中脘、气海等穴十余壮，步稍良，而呕症大作，食入即吐，绝粒数日，又不眠，服姜、附、萸、桂、二术、二陈等，觉有烟辣之气上冲。诊之六脉大如筋头，两寸皆溢出鱼际，舌瘦小，伸之极尖且颤，中黄胎边红瘟，头色赭石，鼻色熏焦，小便清白，大便常五日一行，谓此营气大亏，肝肾之火上逆胃络则呕吐，浮入心胞则不眠。与养青汤加川连、牛膝、苡仁，嘱其验小便，黄则病退。一剂即不呕能食，小便果黄色，二剂得眠，舌胎淡，红瘟消，唯两胁如有物，动辄牵引，加山栀、川楝，二剂左胁之物即坠下，又加枇杷叶、熟地、蒌仁，去山栀、川楝、黄连、牛膝，二剂右胁之物亦坠下，脉亦稍敛，大便二日一行，以行期甚迫，嘱其照方服至舌不颤乃可。或足疾再甚，慎进风燥之剂。所以云者，知其针之得泻而暂愈耳。

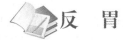

# 反　胃

常熟一富人病反胃，往京口甘露寺设水陆，泊舟岸下，梦一僧持汤一杯与之，饮罢便觉胸快，次早入寺，乃梦中所见僧常以此汤待宾，故易名曰甘露饮。用干饴糖六两，生姜四两，二味烂捣作饼，或焙或晒，入炙甘草末二两，盐少许，点汤服。予在临汀疗一小吏，旋愈，切勿忽之（继洪澹寮方，《本草纲目》）。

金山周禅师得正胃散方于异人，用白水牛喉一条，去两头节并筋膜脂肉，及如阿胶黑片收之，临时旋炙，用米醋一盏浸之，微火炙干，淬之，再炙再淬，醋尽为度，研末，厚纸包收，或遇阴湿时，微火烘之，再收，遇此疾，每服一钱，食前陈米饮调之，轻者一服立效。凡反胃吐食，药物不下，结肠三五日至七八日大便不通，如此者必死，用此方十瘥八九。君子收之，可济人命也（《晋济方》《本草纲目》）。

天顺间有周岐凤者，身兼百技，溺意方术，既死，友人偶召箕，周至运箕如飞，顷刻数百言，乃长诗也。后一段云：朗吟堂前夜欲阑，丹方写与期平安，菊壮老人此老病，翻胃病实由胃寒枇杷叶兮白豆蔻，紫苏子兮用莫谬，良姜官桂用些须，厚朴陈皮看功奏。半夏槟榔赤茯苓，沉香丁皮皆用轻，白芥藿香吐圣药，杵头糠兮寻至诚。三片生姜两枚枣，切切分明向君道，人参乃是佐使者，食前一服沉疴好。盖菊壮患此病，用示以方也。第菊壮未知何许人，余诗不录（《祝子志怪》）。

薛立斋治一妇人患反胃，胸胁胀闷，或小腹不利，或时作痛，小便涩滞，曰：此肝火血虚也，当清肝火，生肝血，养脾土，生肺金。以薛言为迂，别服利气化痰等剂，前症益剧，虚症蜂起。乃用加味逍遥散、加味归脾汤兼服

寻愈。

一妇人患反胃，吐痰甚多，手足常冷，饮食少思，曰：此肝脾郁怒兼命门火衰。不信，另服化痰利气之剂，胸腹愈胀，又服峻利疏导之剂。薛曰：非其治也，必变脾虚发肿之症，急服金匮加减肾气丸，庶有可救。仍不信，反服沉香化气等丸，果发肿而殁。

汪石山治李一之年近四十，病反食，与近邻二人脉病颇同，汪曰：二人者，皆急于名利，惟一之心宽可治。遂以八珍汤减地黄，加藿香为末，用蜜韭汁调服而愈。其二人逾年果殁。

张路玉治汤伯乾子年及三旬，患呕吐经年，每食后半日许吐出原物，全不秽腐，大便二三日一行，仍不燥结，渴不喜饮，小便时白时黄，屡用六君子、附子理中、六味丸，皆罔效，日频于危。诊之两尺弦细而沉，两寸皆涩而大，肾脏真阳大亏，不能温养脾土之故。遂以崔氏八味丸与之。或谓附子已服过二枚，六味亦曾服过，恐八味未能奏效也。张曰：不然。此症本属肾虚，反以姜、附、白术伐肾水，转耗真阴，至于六味，虽曰补肾，而阴药性滞无阳，则阴无以生，必于水中补火，斯为合法。服之不终剂而愈。

张三锡曰：治反胃，用新水一大碗，留半碗，将半碗水内细细浇香油，铺满水面，然后将益元散一贴，轻轻铺满香油面上，须臾自然沉水底，此即阴阳升降之道也。用匙搅匀服，却将所留水半碗，荡药碗嗽口令净。吐既止，却进末子凉膈散通其二便，未效，再进一贴益元及凉膈，即效也。此方极验。

王叔权曰：有人久患反胃，予与镇灵丹服，更令服七气汤，遂能立食。若加以灸艾尤佳。有老妇患反胃，饮食至晚即吐出，见其气绕脐而转，予为点水分、气海，并夹脐边两穴，他医只灸水分、气海，即愈神效（《资生经》）。

浙省平章南征闽越还，病反胃，医以为可治。朱先生诊其脉，告曰：公之病，不可言也。即出，独告其左右曰：此病得之惊后而使内，火木之邪相挟，气伤液亡，肠胃枯损，食虽入而不化，食既不化，五脏皆无所禀，去此十日死。果如言（《越游集》、《医说续编》）。

薛立斋治一妇人患反胃，胸腹痞闷，得去后或泄气稍宽，此属脾气郁结而虚弱也，当调补为善。不信、乃别用二陈、枳实、黄连之类，不应；又用香燥破气（时师类多出此），前症益甚，形气愈虚。用归脾汤调治半载而痊。

许学士治一妇人年四十余，久患翻胃，面目黄黑，历三十余年，医不能效，脾俞诸穴，烧灸交遍，其病愈甚，服此药顿然全愈，服至一月遂去其根，名附子散。用附子一枚极大者，生于砖上四面著火，渐渐逼熟，淬入生姜自然汁中，再用火逼，再淬，约尽生姜汁半碗，焙干，入丁香二钱，每服二钱，水一盏，粟米少许，同煎七分，不过三服瘥。

玉海云：赵待郎先食后吐，目无所见，耳无所闻，服紫菀丸五十日，泻出青蛇五七条四寸许，恶脓三升愈（方见《疠风门》）。

萧万与曰：崇祯戊寅岁，余客汴梁，为一郡王宫人产后发呃症，因言及先王壮龄时患疟痢反胃，遍治不瘥，自料无生理，一草医亦精于脉者，连投五剂，用大黄七两，始能食，再投十余剂，计服大黄斤许，前症渐愈。后日服痰药滚痰丸，两旬方得全痊。越年余，连生五子，寿至九十三岁而死。如此禀赋，亦所不概见者。

崔万安分务广陵，苦脾泻，家人祷于后土祠，是夕万安梦一妇人，珠珥珠履，衣五重皆编贝珠为之，谓万安曰：此痰可治，今以一方相与，可取青木香、肉豆蔻等分，枣肉为丸，米饮服下二十丸，此药太热，疾平即止。如其言愈（《稽神录》）。

宋高宗尝以泻疾召王继先，继先至则奏曰：臣渴甚，乞先宣赐瓜，而后静心诊。御上急召大官赐瓜，继先先食之既，上觉其食瓜甘美，则问继先，朕可食此乎？继先曰：臣死罪，索瓜固将以启陛下食此也。诏进瓜，上食之甚适，泻亦随止。左右惊，上亦疑，问继先曰：此何方也？继先曰：上所患伤暑，故泻，瓜亦能消暑耳（《四朝闻见录》，叶绍翁）。

王泾亦颇宗继先术，亦有奇验，然用药多孟浪，高宗居北宫，苦脾疾，泾误用泻药，竟至大渐，孝宗欲戮之市朝，宪圣以为恐自此医者不肯进药，止命天府杖其背，黔海山，泾先怀金箔以入，既杖则以傅疮，若未尝受杖，后放还居天街，犹揭于门曰：四朝御医王防御。有轻薄子以小楷帖其旁云：本家兼施泻药。王惭甚。同上。

窦材治一人患暴注，因忧思伤脾也，服金液丹、霹雳汤不效，盖伤之深耳。命灸二百壮，小便始长，服草神丹而愈。

一女人因泄泻，发狂言，六脉紧数，乃胃中积热也。窦询其丈夫，因吃胡椒、生姜太多，以致泄泻，五日后发狂言。令服黄芩知母汤而愈。

《衍义》治一人大肠寒清，小便精出，诸热药服及一斗二升未效，后教服赤石脂、干姜各一两，胡椒半钱，同为末，醋糊为丸如梧子大，空心及食前米饮下五七十丸，终四剂遂愈（《医学纲目》）。

张子和曰：昔闻山东杨先生治府主洞泄不止，杨初未对病人与众人谈日月星辰缠度，及风云雷雨之变，自辰至未，而病者听之忘其圊，杨尝曰：治洞泄不已之人，先问其所忧之事，好棋者与之棋，好乐者与之笙笛勿辍（脾主信，又主思虑，投其所好以移之，则病自愈）。

维扬府判赵显之病虚羸泄泻褐色，乃洞泄寒中症也。每闻大黄气味即注泄，张诊之两手脉沉而软，令灸水分穴一百余壮，次服桂苓甘露散、胃风汤、白术丸等药，不数月而愈。

赵明之米谷不消，腹作雷鸣，自五月至六月不愈，诸医以为脾受大寒，故并与圣散子、豆蔻丸，虽止，一二日药力尽而复作，诸医不知药之非，反责明之不忌口。张至而笑曰：春伤于风，夏必飧泄。飧泄者，米谷不化，而直过下出也。又曰：米谷不化，热气在下，久风入中，中者脾胃也。风属甲乙，脾胃属戊己。

甲乙能克戊己，肠中有风故鸣。经曰：风木太过，风气流行，脾土受邪，民病飧泄。诊其两手，脉皆浮数，为病在表也，可汗之。直断曰：风随汗出。以火二盆暗置床之下，不令病人见火，恐增其热，绍之入室，使服涌剂，以麻黄投之，乃闭其户，从外锁之，汗出如洗，待一时许，开户减火一半，须臾汗止泄亦止（喻嘉言治周信川用火之法迨祖此，见痢门）。

麻知几妻，当七月间病脏腑滑泄，以降火之药治之，少愈，后腹胀及乳痛，壮如吹乳，头重壮热，面如渥丹，寒热往来，嗌干呕逆，胸胁痛不能转侧，耳鸣食不可下，又复泻。麻欲泻其火，脏腑已滑数日矣，欲以温剂，又禁上焦已热实，不得其法，请张未至，因检剂河间方，惟益元散正对此症，能降火解表，止渴利小便，定利安神，以青黛、薄荷末调二升，置之枕右，使作数次服之，夜半遍身冷汗出如洗，元觉足冷如冰，至此足大暖，头顿轻，肌凉痛减，呕定利止。及张至，麻告之已解，张曰：益元固宜，此是少阳症也，能使人寒热偏剧，他经纵有寒热，亦不至甚。既热而有利，何不以黄连解毒汤服之？乃令诊脉，张曰：娘子病来心常欲痛哭为快否？妇曰：欲如此，予亦不知所谓。张曰：少阳相火，凌烁肺金，金受屈制，无所投告，肺主悲，便欲痛哭而为快也。麻曰：脉初洪数有力，服益元散后已平。又闻张之言，使以当归、白芍，以解毒汤味数服之，大瘥矣。

一僧病泄泻数年，丁香、豆蔻、干姜、附子、官桂、乌梅等燥药，燔针烧脐炳腕，疑脘。无有缺者，一日发昏不省，张诊两手脉沉而有力，《脉诀》云：下利微小者生，脉浮大者无瘥。以瓜蒂散涌之，出寒痰数升，又以无忧散泄其虚中之积及燥粪盈斗，次以白术调中汤、五苓散、益元散，调理数日而起。

刘德源病洞泄逾年，食不化，肌瘦力乏，行步倾欹，面色黧黑，凡治利之药，遍用无效。张乃出示《内经》洞泄之说以晓之，先以舟车丸、无忧散下十余行，殊不困，已频喜食，后以槟榔丸磨化其滞，待数日病已大减，又下五行，后数日更以苦剂越之，病渐愈，而足上患一疖，此里邪去而之外病痊之候，凡病皆如是也（予治余氏媪膈症将愈，亦指上生疖）。

刘仓使大便少而频，日七八十次，常于两股间悬半枚瓠芦，如此十余年，张见而笑曰：病既频，欲通而不得通也，何不大下之？此通因通用也。此一服药之力，乃与药大下之，三十余行顿止。

殷辅之父年六十余，暑月病泄泻，日五六十行，喜饮，而家人辈争之。张曰：夫暑月年老，津液衰少，岂可禁水？但劝之少饮，先令以绿豆、鸡卵十余枚同煮，卵熟取出，令豆软，下陈粳米，作稀粥，搅令寒，食鸡卵以下之，一二顿病减大半。盖粳米、鸡卵，皆能断利。然后制抑火流湿之药，与调顺而愈。

一男子病泄十余年，豆蔻、阿胶、诃子、龙骨、乌梅、枯矾，皆用之矣。中脘脐下三里，岁岁灸之，皮肉皱槁，神昏足肿，泄如泔水，日夜无度。张诊其两手脉沉微，曰：生也。病人忽曰：羊肝生可食乎？曰：羊肝止泄，尤宜食。病人悦，食一小盏许，以浆粥送之，几半升，续又食羊肝生一盏许，次日泄减七分，如此月余而安。夫胃为水谷之海，不可虚怯，虚怯则百邪皆入矣。或思荤茹，虽与病相反，亦令少食，图引浆粥，此权变之道也。若专以淡粥责之，则病人不悦而食减，久则病增损命，世俗误人甚矣。

孙文垣治张怀赤每早晨肠鸣泻一二次，晚间泻一次，年四十二且未有子，诊之尺寸短弱，右关滑大，曰：此盖中焦有湿痰，君相二火皆不足，故有此症。以六君子汤加破故纸、桂心、益智仁、肉豆蔻，煎服泻遂减半，前方加杜仲为丸，服之愈。次年生子。

何洗心每饮食稍冷，馋粥或稀，必作胀泻，理脾之剂，历试不瘳。孙诊之左三部皆濡弱，右寸亦然，关滑尺沉微，此下元虚寒所致，法当温补。以补骨脂、杜仲、兔丝各二钱，山萸肉、人参、山药各一钱，茯苓、泽泻各八分，肉果五分，数剂愈。

吴鹤洲母年八十六，素有痰火，大便日三四行，一夜两起，肠鸣脐腹膨胀，脉三四至一止，或七八至一止。医以苦寒，入平胃散投之，克伐太过，因致腹疼，且谓年高而脉歇至，是为凶兆，辞不治。孙诊之曰：脉缓而止曰结，数而止曰促，此乃结脉，非凶脉也。由寒湿之痰凝滞所致，法当补温下元，俾火得以生土，所谓虚则补其母是也。吴问寿算何如？曰：两尺迢迢有神，寿征也。以补骨脂、白术各三钱为君，杜仲二钱为臣，茯苓、泽泻、陈皮、甘草各一钱为佐，肉果、益智仁各五分为使，四贴大便实，惟肠鸣未止，减肉果，加炮姜五分而安，寿至九十有八。

薛立斋治侍御沈东江之内停食腹痛作泻，以六君加木香、炮姜而愈。后复作，传为肾泻，用四神丸而安。

侍御徐南湖子室泻属肾经，不信，薛言专主渗泄。后遂致不起。

一妇人年逾五十，不食夜饭，五更作泻，二十年矣。后患痢，午前用香连丸，午后用二神丸，各二服而痢止。又以二神丸数服，而食夜饭，不月而形体如故。

吴江史玄年母素有血疾，殆将二纪，平居泄泻，饮食少思，面黄中满，夏日尤甚，治血之药，无虑数百剂，未尝少减。薛以为脾肾虚损，用补中益气汤送二神丸，复用十全大补汤煎送前丸，食进便实，病势顿退。若泥中满忌参、术，痰痞忌熟地，便泄忌当归，皆致误事。

府博赵宜人患泄泻，诸药无效，诊之曰：此肝肾虚也。服木香散而愈。经曰：泄痢前后不止，肾虚也。又曰：诸厥固泄，皆属于下。下谓下焦肝肾之气也。门户束要，肝之气也，肝气厥而上行，故下焦不能禁固而泄痢。肾为胃关，门户不要，故仓廪不藏也。

薛立斋治沈太尹病泻，五更辄利，此肾泻也。用五味子散数服而愈。因起居不慎，泻复作，年余不瘳，此命门火虚，不能生土，法当补其母，火者土之母也。遂用八味丸，泻即止，食渐进。东垣云：脾胃之气，盛则能食而肥，虚则不能食而瘦，全赖命门火为生化之源，滋养之根也。故用八味丸屡效，只用六味亦可。

龚子才治一人食下腹即响，响即泻，至不敢食，诸药不效。以生红柿核，纸包水温，灰火烧熟食之，不三四个即止。

许州黄太守患泄泻，二三年不愈，每饮烧酒三钟，则止二三日，以为常，畏药不治。龚诊之六脉弦数，先服此药以解酒毒，后服理气健脾丸而愈。宜黄连一两，生姜四两，以慢火炒令姜干脆，去姜取连，捣末，每服二钱，空心腊茶汤下，甚者不过二服，专治久患脾泄。

陈三农治一士喜食瓜果，纵饮无度，忽患大泻，先用分利，不应，再用燥湿，反加沉困，诊其六脉浮，因思经曰春伤于风，夏生飧泄，非汗不解。以麻黄三钱，参、术各二钱，甘草、升麻各一钱，与之泄泻顿止，以四君子调治而愈。

一人脾胃素弱，少有所伤即泄泻，此肝气乘脾，且久泻湿热在肾故也。用白术八两，红枣去核四两，二物间衬煮至焦色，捣饼烘干，入松花七钱，白豆蔻五钱，新米糊为丸，午前服愈。

一人脚膝常麻，饮食多即泄泻，此脾虚湿热下流，用补中益气汤加防己、黄柏而愈。

一人食物入口，顷从大便出，其脉洪数，此火性急速也。用黄连、滑石、木通、泽泻、人参，徐徐服，二贴愈。

杨起云：余壮年患肚腹微微作痛，痛即泻，泻亦不多，日夜数行，两月瘦怯尤甚，用消食化气药俱不效，一僧授方，用荞麦面一味作饭，连食三四次即愈（《简便方》，《本草纲目》：李时珍谓气盛有湿热者宜之，虚寒人食则大脱元气，而落须眉也）。

李时珍治魏刺史子久泄，诸医不效，垂殆。李用骨碎补为末，入猪腰中煨熟，与食顿愈。盖肾主大小便，久泄属肾虚，不可专从脾胃也（《本草纲目》）。

一妇年七十余，病泻五年，百药不效，李以感应丸五十丸投之，大便二日不行，再以平胃散加椒红、茴香，枣肉为丸，与服遂瘳。每因怒食举发，服之即止（同上）。

一妇人年六十余，病溏泄已五年，肉食油物生冷犯之即作痛，服调脾、升提、止涩诸药，则转甚。诊之脉沉而滑，此乃脾胃久伤，冷积凝滞所致。王太仆所谓大寒凝内，久利溏泄，绵历藏年者，法当以热下之，则寒去利止。遂

用蜡匮巴豆丸五十粒与服，二日大便反不行，其泻遂愈。自是每用治泄痢积滞诸病，皆不泻而病愈者近百人。盖妙在配合得宜，药病相对耳。苟用所不当用则犯轻用损阴之戒矣（同上）。

有人患内寒暴泄如注，或令食煨栗二三十枚顿愈。肾主大便，栗能通肾，于此可验（同上）。

易思兰治瑞昌玉妃患泄泻，屡用脾胃门消耗诸药，四五年不能止。一医用补中益气汤加人参三钱，服一月不泄，忽一日胸胀满，腹响如雷，大泻若倾，昏不知人，口气手足俱冷，浑身汗出如雨，用人参五钱，煎汤灌苏，如是者三。病者服久，自觉口中寒逆，医者以为汗出过多，元气虚弱，于前汤内加人参三钱，枣仁、大附子、薄桂各一钱，昏厥尤甚，肌肤如冰，夏暑亦不知热，二年计服过人参二十五斤，桂、附各二斤，枣仁七十斤。至己巳冬，饮食入口即时泻出，腹中即饥，饥而食，食即泻，日十数次（邪火不杀谷，火性迫速，愈盛而愈迫也），身不知寒，目畏灯（火热明显），初诊之六脉全无，久按来疾去缓，有力如石，闻其声尚雄壮，此乃大郁火症也。以黄连四钱，入平胃散与之饮下，少顷熟睡二时，不索食，不泄泻，饮五日方知药味甘苦，即用通元二八丹与汤药煎服一月饮，调和其病遂愈。

吴浮先治俞用昭秋间水泻，腹痛异常，右脉弦数洪实，知肠胃湿热挟积，用枳壳、山楂、黄连、青皮、槟榔、木香，一剂而滞见，病人虑药克伐，意欲用补，曰：有是病服是药，邪气方张，非亟攻不退，邪退则正复，攻即是补也。前方再服二剂愈矣。设不早攻，必致痢疾，非一月不痊。

谢武功素患大便溏泄，兼病咳嗽，用凉药则咳减而泻增，用热药则泻减而咳剧，用补脾则咳泻俱甚。诊之右尺软如烂绵，两寸实数搏指，酌用附子、肉果以温下焦之寒，麦冬、川连以清心肺之火，茯苓、甘草一以降气，一以和中，甫四剂而症顿减，不加人参者，缘肺家有郁热耳。

喻嘉言治胡太夫人病，偶然肚腹不宁，泻

下数行，医以痢疾药治之，其利转多，更引通因通用之法，用九蒸大黄丸三钱下之，遂扰动胃气，胀痛，全不思食，状如噎口。诊之六脉皆沉而伏，应指模糊，曰：此非痢症，乃误治之症也。今但安其胃，不必治痢而痢自止，不必治胀痛，而胀痛自除。遂以四君子汤为主，少加姜、蔻暖胃之药，二剂痢果不作。但苦胃中胀痛不安，必欲加入行气之药，以冀胀消痛止，而速得进食。固争曰：宁可缓于食，不可急于药。盖前因药误引动胃气作楚，若再加行气则胀痛必无纪极，即用橘皮亦须炒而又炒，凡五日未得大便，亦听之，痛止胀消，食进便利，共七日全安。浑不见药之功，其实为无功之功也。

陆养愚治许默庵素有肠风症，常服寒凉之药，中年后肠风幸愈，致伤脾胃，因成泄泻之症。初时服胃苓汤一帖便愈，久之不效，近来四肢浮肿而厥，肚腹膨胀而鸣，面色萎黄而带青，身体若冷而带热。诊之左脉沉缓而迟，右脉沉弱而弦，曰：诸缓为湿，应泻而浮肿；诸迟为寒，应厥而苦冷；右弦为木乘土位，应腹胀而面青。沉者阳气不升也，弱者阴精不实也，脉色与症悉相应。用人参、白术、黄耆、炙甘草为君，以补其虚，炮姜、附子为臣，以温其寒；升麻、防风为佐，以升其阳；茯苓、泽泻为使，以胜其湿。十剂而诸症减，又合八味丸间服而愈（疑从薛案化出）。

沈少西女二十，自小脾胃受伤，不时作泄作呕，近则寒热不时，手足厥冷，胸膈不舒，胁胀嗳气，在眠则气不通畅，左胁胃脘时疼时止，渴而不欲饮，小便短，大便日二三行，腹中雷鸣，弹之如鼓，揉之如水，大约气上塞则胀而痛，气下坠则泄而痛。幸饮食不甚减，常服胃苓白术黄连及消导之药，或调气补血之品，不应，谓此症非参术不能取效，但今微有表邪，先与小柴胡加枳桔，二三帖寒热稍和（近时庸师专得此决），易以调中益气汤去黄柏，加青皮以伐肝，神曲以助脾，炮姜以温中，四帖胀痛俱减，大便稍实，改用加减归脾汤数剂，更以六君子料加枳实、黄连、神曲、木香、砂仁为丸，与煎剂间服，月余而安。

陆祖愚治潘古臣母患脾泄久，多啖水果，泻更甚，尝因经行腹痛服攻瘀去血之剂，致淋沥不止，肌肉枯槁，身体发热，不能转侧，不思饮食，气短口渴，夜卧不安，服麦冬、生地、枣仁等，而泻不止。脉之两寸关虚数，两尺隐隐若无，此下元不足，中气虚寒，虚火上炎之症。乃用人参、炮姜、白术、陈皮、山楂、木香、苡仁、木通、山药、甘草、豆仁，服之颇觉相宜，又用肉果、人参、白术、炮姜、枣肉为丸，日服两次，一月泻止，两月肌肉渐长，月事亦调。

黄履素曰：乙巳之夏，余患中脘痛，既而泄泻，偶过姑苏、一名医令诊之，惊曰：脾胃久伤，不治将滞下。予体素弱，惮服攻克之剂，因此医有盛名，一时惑之，遂服枳实、黄连、厚朴、山楂、木通等药数剂，又服枳术丸一月，以致脾胃大伤，是秋遂溏泄不止，渐觉饮食难化，痞闷倒饱，深自悔恨，服参耆等药及八味丸，十余年始得愈。然中气不如故，苦不耐饥，稍饥则中气大虚，惫不可状，凡山楂消导之物，入口即虚，脾胃乏不可妄攻如此。方书极言枳术丸之妙，孰知白术虽多，不能胜枳实之迅利。予友胡孝辕刺史亦误服枳术丸而大病，可见此丸断非健脾之药，或饮食停滞，偶一二服则可耳。

又曰：脾胃喜暖而恶寒，脾虚必宜温暖之药。患呕吐不止，服聂溯源五苓丹数丸，遂不复发。予近患脾不和，不时溏泄，服参术三日不效，服胡与辰金铅一丸，脾气顿佳，得两三月安妥。家庵中一比邱尼患脾疾甚殆，肛门不收，秽水任出，服金铅一丸，肛门顿敛，渐调而愈。其神效有如此者，故知脾病之宜于温暖也。

张路玉治陈总戎泄泻，腹胀作痛，服黄芩、白芍之类，胀急愈甚，其脉洪盛而数，按之则濡，气口大三倍于人迎，此湿热伤脾胃之气也。与厚朴生姜半夏人参汤，二剂痛止胀减，而泻利未已，与干姜黄连人参汤，二剂泻利止，而饮食不思，与半夏泻心汤，二剂而安。

柴屿青治学士于鹤泉痢后久泻，医以人参、川连为末，日服，遂至饮食不思，每欲小便，大便先出，求治。诊其两尺微细欲绝。经曰：肾主二便。又曰：肾司启闭。今肾气不固，是以大便不能自主，况年逾六旬，不必诊脉，已知其概，而脉又如此，更无疑义。遂用补中益气汤加熟附一钱，煨肉果二钱，送八味丸，二剂后颇思饮食，大便止泻，勃有生机。乃慕时医某以为一剂立效，二剂而殁。惜哉！

马次周令嗣于甲子场前身热脾泄，医以外感治之，屡药不效，诊其人迎左尺平弱，气口微缓，此属肝、肾、脾、胃不足，用六君子汤加柴胡，数剂身凉，去柴胡，再加归芍，调理而安。是科获隽。

张三锡治一人泻，口干舌燥，脉洪数，与六一散，一服知，二服已。又一人服不应，用芩连四苓散效。

一老妪久泻，服补剂不应，以参苓白术散加黄连、肉豆蔻少许，作丸服，未半斤永不发。

立斋治横金陈子复，面带赤色，吐痰口干，或时作泻，或用二陈、黄连、枳实之类，不应。脉之左关弦急，右关弦大，此乃肾水挟肝木之势而克胜脾土也。不信，后交夏，果患痢而亡。

《衍义》治一人大肠寒清，小便精出，诸热药服及一斗二升，未效，后教服赤石脂、干姜各一两，胡椒半钱，同为末，醋糊为丸如桐子大，空心及食前米饮下五七十丸，终四剂遂愈（此中寒而滑泄，故此温涩治之）。

楼全善治翁仲政久泄，早必泄一二行，泄后便轻快，脉滑而少弱，先与厚朴和中丸五十丸，大下之后，以白术为君，枳壳、茯苓、半夏为臣，厚朴、炙甘草、芩、连、川芎、滑石为佐，吴茱萸十余粒为使，生姜煎服十余帖而愈（作食积在脾治）。

罗谦甫曰：丁己予从军至开州，夏月有千户高国用谓予曰：父视七十有三，于去岁七月间因内伤饮食，又值霖雨，泻痢暴下数行，医以药止之，不数日又伤又泻，止而复伤，伤而复泻，至十月间肢体瘦弱，四肢倦怠，饮食减少，腹痛肠鸣，又以李医治之，处以养脏汤治之数日，泄止后添呕吐，又易以王医，用丁香、人参、藿香、橘红、甘草，同为细末，生姜煎，数服而呕吐止，延至今正月间，饮食不

进，扶而后起，又数日不见大便，问何以治之？医曰：老人年过七旬，血气俱衰弱，又况泻痢半载，脾胃久虚，津液耗少，以麻仁丸润之可也。或谓冯村牛山人见证不疑，有果决，遂请治之，诊其脉问其病，曰：此是风结也。以搜风丸百余丸服之，利数行而死，悔恨不已，敢以为问。予曰：人以水谷为本，今高年老人久泻，胃中津液耗少，又重泻之，神将何依？《灵枢经》曰：形气不足，病气不足，则阴阳俱竭，血气皆尽，五脏空虚，筋骨髓枯，老者绝减，少者不复矣。又曰：上工平气，中工乱脉，下工绝气危生。绝危生，其牛山人之谓欤。

【琇按】是症牛山人固莫可云。前李、王二君唯知呕治泻，不知下多亡阴，力进香燥，至脏腑枯竭，而上木纳，下不出，其视牛亦鲁卫之政也。盖当时此等症候，即罗公生平亦未解用峻剂养营，矧其他哉！予有治宋复华兄母夫人一案，可参阅。

缪仲淳治梁溪一女人，茹素患内热，每食肠鸣，清晨水泄，教服脾肾双补丸，立愈。人参、莲肉、兔丝、五味、萸肉、山药、车前、橘红、砂仁、巴戟天、补骨脂、白芍、扁豆，蜜丸绿豆大，每五钱，空饥食时各一服。如虚而有火，火盛肺热者，去人参、巴戟，添补骨脂。元有肉豆蔻，无白芍、扁豆（《广笔记》）。

开庆己未年七月间，裕斋马观文夫人费氏病气弱急，四肢厥冷，恶寒自汗，不进饮食，一医作伏暑治之，投暑药；一医作虚寒治之，投热药，无效。召仆诊之，六脉虽弱而关独甚，此中焦寒也。中焦者脾也，脾胃既寒，非特但有是证，必有腹痛吐泻之症，今四肢厥冷属脾，是脾胃虚冷，无可疑者。答云：未见有腹痛吐泻之症，今用何药治之？仆答云：宜用附子理中汤。未服药间，旋即腹痛而泻，莫不神之。即治此药，一投而差。良方。

陈良甫治赵府博与轺宜人病泄泻不止，如附子、木香、诃子、肉豆蔻、龙骨等药及诸丹，服之皆无效。诊之云：是肝肾脉虚弱，此肝肾虚也。府博云：其说见在何经？曰：诸方论泄泻，止是言脾胃病，不过谓风冷湿毒之所侵入，及饮食伤滞，遇肠虚则泄利，而不知肝肾气虚

亦能为泄利，古书所载甚明，不可不辨。经云：泄泻前后不止，肾虚也。又诸厥固泄，皆属于下。下谓下焦，肝肾之气分也。门户束要，肝之气也；守司于下，肾之气也。肝气厥而上行，不能禁固而泄利；肾为胃关，门户不要，仓廪不藏也。若病泄利，其源或出于此，而专以脾胃药治之，则谬固千里矣。遂服木香散，数服而愈。

旧传有人年老而颜如童子者，盖每岁以鼠粪灸脐中神阙穴一壮故也。予尝患久溏利，一夕灸三七壮，则次日不如厕，连数夕灸，则数日不如厕，足见经言主泄利不止之验也。又予年逾壮，觉左手足无力，偶灸此而愈。

薛立斋治金宪高如斋饮食难化，腹痛泄泻，用六君子加砂仁、木香，治之而瘥。后复作，完谷不化，腹痛头疼，体重困倦，以为脾虚受湿，用芍药防风汤而愈。

太仆杨举元先为饮食停滞，小腹重坠，用六君子加升麻、柴胡渐愈，后饮食难化，大便而瘥，后心腹作痛，饮食不甘，用和中丸倍加益智仁而寻愈。

光禄杨立之元气素弱，饮食难化，泄泻不已，小便短少，洒淅恶寒，体重节痛，以为脾肺虚，用升阳益胃汤而瘥。大凡泄泻，服分利调补等剂不应者，此肝木郁于脾土，必用升阳益胃之剂，庶能保生。

一儒者季夏患泄泻，腹中作痛，饮食无味，肢体倦怠，用补中益气汤、八味地黄丸，月余而瘥。后彼云：每秋间必患痢，今则无恙，何也？曰：此闭藏之月，不远帷幕，妄泄真阳而然。前药善能补真火，火能生土，脾气生旺而免患也。

宪副屠九峰先泻而口渴，尺脉数而无力，恪用解酒毒利小便之剂，不应。曰：此肾阴亏损，虚火炽盛，宜急壮水之主，不然必发疽而不能收敛也。不信，别服降火化痰之剂，果发疽而殁。

缪仲淳治无锡秦公安患中气虚，不能食，食亦难化，时作泄，胸膈不宽，一医误投枳壳、青皮等破气药，下利完谷不化，面色黧白，乃用人参四钱，白术二钱，橘红一钱，干姜七分，

甘草炙一钱，大枣、肉豆蔻，四五剂渐愈，后加参至两计，全愈。三年后病寒热，不思食，他医以前病因参得愈。仍投以参，病转剧。仲淳至，曰：此阴虚症也，不宜参。乃用麦冬、五味、牛膝、枸杞、白芍、茯苓、石斛、枣仁、鳖甲，十余剂而愈（《广笔记》）。

从妹患泄后，虚弱腹胀不食，季父延诸医疗之，予偶问疾，见其用二陈汤及枳壳、山楂等味，予曰：请一看病者。见其向内卧眠，两手置一处不复动。曰：元气虚甚矣。法宜理中汤，恐食积未尽。进以人参三钱，橘红二钱，加姜汁、竹沥数匙，夜半食粥，神思顿活，季父大喜，尽谢诸医，再以六君子汤加山楂、砂仁、麦冬调理之，数剂立起（同上）。

朱丹溪治一老人奉养太过，饮食伤脾，常常泄泻，亦是脾泄。白术二两，白芍、神曲、山楂、半夏各一两，黄芩五钱，右为末，荷叶包饭烧为丸（《平治会萃》）。

聂久吾治卢陵尹之岳，素以善医名，患伤感泄利，自治不效。脉之，知其原感风寒，未经发汗，久则入里，郁为温热。又内伤饮食，脾胃不和，是以作泄，乃先与清解，涤其入里之邪，前胡、甘草、麦冬、连翘、赤芍、赤苓、花粉、广皮、山楂、厚朴、黄芩、干葛、黄连、枳壳、生姜，次日再诊，知其热郁已去，脾胃虚滑，用补脾药，一剂而安。

宋复华兄尊堂年七十，体素肥长，夏病泄泻，诊之曰：此肝木乘脾也，宜养肝肾则愈，勿治脾。与数剂病已略减，会复华以事入都，家人另延医，投以苍白术、补骨脂、肉豆蔻、丁桂、香砂、建连、扁豆之属，服至百余日，肌肉枯削，动则忡惕眩晕，食入即呕，而下利益频，始谢去。但延余，但与重剂杞子、地黄、沙参、麦冬、苡仁、山药，初加黄连三分，四剂随减去，加人参一钱，四五剂亦减去，后加肉苁蓉四钱四剂，凡服药一月而安。类皆甘寒润滑之品，有泥景岳之说，谓吐泻皆属脾胃虚寒者，宜变通焉。

复华令正亦患脾泄，每五更黎明必行一二次，医亦以香燥辛热健脾之剂与之，治半年余，泄泻转加，月事数月不至，寒热无时，头晕心

忡，四肢厥冷，每下午则面赤口苦，舌燥，食则欲呕，寐则多惊，幸脉未数，亦与杞、地、沙参、麦冬，间入酒连，诸症递愈，经水亦行。再加山药、枣仁，食增泻止。

褚某年二十四五，新婚数月，忽病泄泻，日五六次，第食后即急欲如厕，腹胀甚，腰亦疼。脉之两手俱弦，与生地、杞子、沙参、麦冬、苡仁、川楝，稍减，旋复乃加杞子至一两，入酒连四分，二剂而愈。

项秋子尊堂年五十，久患泄泻，日常数行，凡饮食稍热即欲去，后食渐减，治数年无效，已听之。偶昏暮于空房见黑影，疑外孙也，抚之无有，因大恐失跌，遂作寒热，左胁如锥刺，彻夜不眠，口苦眩晕，或疑邪祟，或疑瘀滞，幸未服药。诊之脉弦数，与川连、楝肉、苡仁、沙参、麦冬、生地、杞子、蒌仁，才下咽，胁痛如失，再剂则累年之泄泻亦愈矣。或问故？曰：此肝经血燥，火旺脾虚之症。经曰：肝虚则目䀮䀮盲无所见。其见黑影者，乃眩晕时作，又因恐而失跌也。原夫向之泄泻，治罔验者，盖时师见症治症，所用必香砂、苓、术诸燥剂也。火生于木，祸发必克，此阴符经之秘旨也。医者能扩而充之，则世无难治之病矣。

# 续名医类案卷之十一

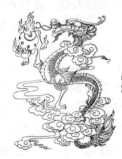

疟

窦材治一人病疟月余，发热未退，一医与白虎汤，热愈甚。窦曰：公病脾气大虚，而服寒凉，恐伤脾胃。病人曰：不服凉药，病何时得退？窦曰：《内经》云：疟之始发，其寒也，烈火不能止；其热也，冰水不能遏。当是时，良工不能措其手，且扶元气，待其自衰。公元气大虚，服凉药退火，吾恐热未去而元气脱矣。因为之灸命关，才五七壮，胁中有气下降，三十壮全愈。

张子和曰：有一书生疟间日一发，将秋试，及试之日，乃疟之期，书生忧甚，误以葱蜜合食，大吐涎数升，瘀血宿痰皆尽，同室惊畏，至来日入院，疟亦不发，亦偶得吐法耳。

子和治陈下一人病疟，三年不愈，止服温热之剂，渐至衰羸，求张治，张见其羸，亦不敢便投寒凉之剂（张公原自细心），乃取《内经·刺疟论》详之曰：诸疟不已，刺十指间出血。正当发时，令刺其十指出血，血止而寒热立止。咸骇其神。

故息城一男子病疟求治，诊之两手脉皆沉伏而有力，内有积也。此是肥气，病者曰：左胁下有肥气，肠中作痛，积亦痛，形如覆杯，间发止，今已三年，祈禳避匿，无所不至，终不能疗。张曰：此痎疟也。以三花神佑丸五七十丸，以冷水送过五六行，次以冷水止之，冷主收敛故也。湿水既尽，一二日煎白虎汤，作顿啜之，疟犹不愈，候五六日吐之，以常山散去冷痰涎水六七次，若翻浆，次柴胡汤和之，间用妙功丸磨之，疟悉除。

吴升内翰致和丁酉居全椒县，岁疟大作，遇寒多热少，饮食不思者，用高良姜麻油炒，干姜炮各一两，为末，每服五钱，用猪胆汁调成膏子，临发时热酒调服，以胆汁和丸，每服四十丸，酒下亦佳，凡救人以百计。张大亨病此甚，欲致仕，亦服之而愈。大抵寒发于胆，用猪引二姜入胆去寒，而燥脾胃，一寒一热，所以效也（《朱氏集验方》、《本草纲目》）。

野史云：卢绛中病痁疟疲瘵，忽梦白衣妇人曰：食蔗可愈。及旦买蔗数挺食之，翌日疾愈。

夔州潭远病疟半年，故人窦藏叟授方，用真阿魏、好丹砂各一两，研匀，米糊和丸皂子大，每空心人参汤化服一丸即愈。世人治疟，惟用常山、砒霜毒物，多有所损，此方平易，人所不知，草窗周密云：此方治疟以无根水下，治痢以黄连木香汤下，疟痢多起于积滞故耳。

顾宝光善画陆溉病风疟，久不疗，宝光尝诣溉，遂命笔图一狮子像于户外，云：旦夕当有验。至夜闻蟋蟀之声，明日视狮子口有血淋漓，溉病遂愈（《姑苏志》）。

张守淳冬月患三疟，骸骸一月，延王孝先诊，王摇首曰：更十日则不治矣，必用参附乃可小减。其父瞿然缩舌不敢应，王力持前说，服参附各一钱，乃至二钱，疟粗损六七，明年初夏始愈。

孙文垣族子应章三阴疟发于子午卯酉日（昔人谓少阴疟），已越四月矣，每发于夜，热多寒少，左脉微弦，右关滑大，以二陈汤加柴胡、黄柏、川芎、当归、黄连，两帖热少轻，饮食不进，四肢懒倦，脾气大虚，以白术、何首乌各三钱，鳖甲二钱，青皮七分，乌梅一个，一帖而截。

应章之弟十月发三阴疟，至次年仲春未止，每发于辰戌丑未日（昔人为太阴疟），午后寒多热少，夜有盗汗，左脉软弱，右关尺弦数有力，用白芍、当归各一钱，白术二钱，柴胡、川芎、甘草、砂仁、桂枝、酒芩各三钱，生姜三片，水煎服，再以首乌、鳖甲、白术各三钱，柴胡一钱，青皮、酒芩各五分，乌梅一个，生姜三片，临发五更服两帖而止，后半月下身大发疮疖（伏暑未尽，方中欠用黄连之故）。

江省吾暮秋患疟，三日一次，发于夜，次年仲春犹未止，遍身疼痛，背脊疼，灸之仅止一日，后仍发，面青肌瘦，此邪在足太阳经（以遍身及背脊疼也）。用麻黄一钱五分，人参、桂枝、白芍、甘草、知母各一钱，陈皮、贝母各七分，姜枣煎服，痛减半，疟未止。以首乌、白术各五钱，青蒿一钱，乌梅一个，陈皮二钱，姜三片，水煎，临发之日五更服。寻常以六君子加黄耆、五味、乌梅、草果，调理而愈。

伍孙二水年三十，体肥，夏月常浸溪中，卧松阴下，至八月大发寒热，自巳午至天明乃退，饮食不进，呕吐黄胆汁，胸膈胀闷，舌上干燥生芒刺，沉香色，强硬，以冷水频漱，乃能语言，惟啖西瓜、生藕，先发热之日，吐血一口，今则大便下血，且咳嗽，此温疟症也。由医未解散，遽用黄耆以闭邪气，致成大困，用柴胡、知母各三钱，石膏七钱，葛根三钱，橘红、竹茹各一钱五分，酒芩、枳实各二钱，甘草、贝母各五分，三帖吐止，改用二陈汤加柴胡、枳实、黄芩、黄连、花粉、鳖甲、白术、首乌，调理而愈。

喻嘉言治袁继明素有房劳内伤，偶因小感，自煎姜葱汤表汗，因而发热，三日变成疟疾，脉之豁大空虚，且寒不成寒，热不成热，气急神扬，知为元阳衰脱之候。因谓来日疟发，虑大汗不止，难于救药防危。不以为意，次日五鼓时病人精神更觉恍惚，扣门请救，及觅参至，疟已先发矣。又恐人参补住疟邪，虽急救无益也（此语未善。疟未发时，岂无邪耶。要之发

时不当药耳）。姑俟疟势稍退，方与服之，服时已汗出沾濡，顷之果大汗不止，昏不知人，口流白沫，灌药难入，直至日暮，白沫转从大孔遗出，乃喜曰：白沫下行，可无恐矣。但内虚肠滑，独参不能胜任。急以附子理中汤连进四小剂，人事方苏，能言，但对面谈事不清，门外有探病客至，渠忽先知，家人惊以为祟，曰：此正神魂之离舍耳。今以独参及附子理中，驱马之力追之，尚在半返未返之界，以故能知宅外之事。再与前二贴而安。

裕民坊民家淘井得一瓦枕，枕上有一符，符下有驱疟二篆字，相传为诸葛武侯所制，病疟者枕之即愈。彼此转相借用，遂为邻人所匿，因讼于官，亦不能得（《续金陵琐事》）。

陆养愚治崔盐院八月间患疟，日一发，治疗十日不愈。崔曰：此病或煎药一二剂，或丸药一服，未有不止者。今服药一二十剂，而病发转剧，何医之无良也？医者承风进诊间曰：前日内外之邪尚重，未敢即截，今邪已去，可以截矣。因进丸药一服，服之呕恶移时，明日果愈。但饮食无味，口每苦干，甫三日而复作。陆诊时正值寒战，床帷俱动面未戴阳（戴阳二字欠妥），汗泄不止，身热如火，其脉洪数无伦，沉按则驶（疟发时脉亦难凭）。曰：此热疟也，与三黄石膏汤。乃谓疟门不载，仍进前丸一服，呕吐不止。至巳午时疟发更甚，热竟日不退，再召诊，因思两番丸药，胃气重伤，且脉较前更弱，不可纯作实热治矣。以白虎汤合建中、生脉之半投之，一夜二剂，呕哕即止，明日疟不发矣。以清气养荣汤调理而安（按面戴阳而脉无伦，次则似理中症矣。乃作实热而与三黄石膏，其说不无可议）。

朱远斋医名藉甚，与陆莫逆交。归安令闻其名，屡召不赴，借事系之狱，欲毙之杖下，邑绅十余辈为请，竟不释，其妻奔号求救，陆亦无计可施。适按台巡湖患疟，医治无效，召陆诊，陆喜曰：机在是矣。视其脉两寸关浮数微弦，按之极弱，两尺沉按紧小，其症不发时亦倦怠，身常热有汗，饥而否闷，不敢食，小腹胀急，大便欲行不行者已七八日，发时战栗身极热，烦渴躁扰，且喘急甚，前医初与发表，

后以否闷，用二陈、青皮、草果，燥热之品，常山亦私用而不应。审其平日极喜厚味，病后禁绝，惟日啖干糕数枚，夫滋润不进，肠胃已干，重以风热燥削之剂，安得不否满燥结乎？因思此症乃肠实胃虚，若以丸剂通其下结，以煎剂补其中虚，可立已。然必徐为之，方可为远斋也。乃曰：病无大害，第势正猖獗，必数日方可衰其半，十日则全愈矣。促进药，曰：此时病将发，经云：无刺熇熇之热，无刺浑浑之脉，无刺漉漉之汗，为其病逆，未可治也。既定，以清气养荣汤进之，令以火肉进粥二碗，大便未行，以蜜导出燥屎数枚，次日疟减十之三，再进前汤二剂，已减十之六七。因乘问曰：症虽减而脉似未减，此余邪未尽，恐后时有变。某有师兄朱如玉，术高某百倍，若得此人商治，百无一失。奈渠得罪县尊，现在监禁，按台随令捕官著归安县请朱，朱得免，及进视，论病如见因，用润字丸三钱先服，随以前汤方加生脉散，是夜下宿垢极多，明日疟止矣。

陆肖愚治沈后庵年五十，七月间患疟，日一发或两发，服药不效，用丸药截之，呕吐竟日，次日疟不作矣。然饮食日减，倦怠嗜卧，至八月中复发寒热一二日，仍以丸药截之，遂呕泻数日不止，饮食不进，即汤水亦尽吐出，身热戴阳，语多谵妄，医尚拟二陈、五苓。及其诊脉，浮而微细如丝，乃谓曰：疾亟矣。兄药宽缓，恐无济，今当用附子理中，以冀万一耳。彼医心不然之，又病家见用附子，大骇，陆遂辞去。彼医疗治两日两殂。

陆祖愚治朱明宇，因暑月多饮水，又繁劳过度，饮食失节，常彻夜不眠，偶赴酌，归感寒，头疼身热，胸膈不快，自用葱姜表汗，转成疟疾，间日一发，医用槟榔、柴胡、草果、青皮、干葛、羌活之类，投之辄吐。及疟发，呻吟烦躁益甚，日久渐危。脉之气口沉实有力，脐之上下，手不可按，六七日不大便，口干燥渴，极欲西瓜冷水。曰：可立起也。因投其所喜，用嫩苏叶、嫩薄荷，捣汁和匀，井水中与饮，吐止而有微汗，甚觉爽利，随以顺下丸四钱投之，渴则以前水饮之，薄暮沉睡，至四鼓腹中响，微微作痛，下燥屎七八枚，后又连行

三次，去稠腻甚多，是日微发热懈怠，乃用归、芍、茯苓、知母、贝母、前胡、花粉、人参、甘草等味，调理数日而安。

吴抑之少年禀弱，多繁劳，患疟，间日一作，医峻以参、术大补，家人又以参粥食之，遂否闷发狂，烦躁不寐，脉之左三部弦细而数，右寸关浮弦，按之有力，右尺似有似无，其气血固虚，而风寒积滞则实也。用柴胡、干葛、黄芩、山楂、厚朴、青皮、陈皮、半夏，一剂胸膈略舒，数剂谵妄烦躁悉除，疟发于阳分矣。其鼻干唇裂不眠，腹中梗块作痛，皆阳明大腑未清也。改用枳实、熟地、山楂、甘草，加铁锈水，一服即下宿垢十余枚，诸症顿减，但真元衰弱，疟犹未已，以当归、人参、白术、茯苓、甘草、柴、芩、麦冬、二母，数剂而愈。

李士材治杨太史疟发间，脉见弦紧，两发后，苦不可支，且不能忌口，便求截之。曰：邪未尽，而强截之，未必获效。即使截住，必变他症，不若治法得所一二剂间，令其自止。升麻、柴胡各二钱，提阳气上升，使远于阴，而寒可止；黄芩、知母各一钱五分，引阴气下降，使远于阳，而热自已；以生姜三钱，却邪归正；甘草五分，和其阴阳，一剂而减半，再剂而竟止。

程武修患疟，每日一发，自巳午时起直至次日寅卯，而热退不逾一时，则又发矣。已及一月，困顿哀苦，求速愈，曰：头痛恶寒，脉浮而大，表症方张，此非失汗，必误截也。果服截疟丸而增剧。此邪未解而遽止之，邪不能伏。教以八剂，四日服尽，决效矣。石膏、黄芩各三钱，抑阳明之热，使其退就阳明，脾胃为夫妻，使之和合，则无阴阳舛乱之愆，半夏、槟榔各一钱五分，去胸中之痰；苏叶二钱，发越太阳之邪；葛根一钱，断入阳明之路。甫三剂而疟止，改用小柴胡倍人参，服四剂，补中益气汤服十剂而痊。

沈相国患疟吐蛔，闷不思食，六脉沉细，李曰：疟伤太阴，中寒蛔动也。用理中汤加乌梅三个，黄连五分，进四剂后胸中豁然，寒热亦减，蛔亦不吐。去黄连，加黄耆二钱，生姜五钱，五剂而疟止。盖病人素有寒中之痰，虽

盛暑寒冷不敢沾唇，故疟发而蛔动也。

陈眉公三日疟，浃岁未瘥，素畏药饵，尤不喜人参，其脉浮之则濡，沉之弱，营卫俱衰，故迁延不已。因固请曰：素不服参，天界之丰也。今不可缺者，病魔之久也。先服人参钱许，口有津生，腹无烦满，遂以人参一两，何首乌一两，煎成入姜汁钟许，一剂势减七八，再剂疟遂截（与景岳何人饮意同《医通》）。

一士人病疟久不愈，有道士来以枣一枚，按病人口上，咒曰：我从东方来，路逢一池水，水内一尊龙，九头十八尾，问他吃甚么，专吃疟疾鬼。太上老君急急如律令敕。连咒三遍，将枣纳病人口中，令嚼食之，遂愈（《二酉余谈》一日七遍，又凡他果皆可，不特枣也）。

冯楚瞻治徐六御患疟不已，热时恶心，胸胀倍甚，医用柴胡汤加草豆蔻，意其痰食为患耳。乃徐素有鼻衄之症，今当壮热之时，忽遇辛热之药，迫血妄行，溃涌数斗，昏晕不省，冷汗如珠，四肢皆冷，脉微欲绝。令以独参两余煎汁半钟，灌之始能吞咽，再煎再灌，次日稍苏。但呃逆不止，乃以温补之剂，重用人参冲服，诸症渐平，但人参略少，呃逆便甚，八味十全早晚服，两月全愈。

韩老夫人患疟甚重，壮热无汗，六脉洪大而空，冯曰：汗生于阴，肾主五液，今六脉有阳无阴，岂可更汗，以促其孤阳亡越乎（凡治伤寒感症，均宜达此，不惟疟疾为然，然必用于误表之后，斯为合法）？以八味加牛膝、五味子，每剂纳熟地二两煎碗余，浩饮之，滋水即所以发汗也。果大汗而愈。

赵某形甚肥壮，而中气甚虚，下元不足，夏月患疟，医以发散和解不愈，复以补中益气调之亦不应。发时寒热大作，喉如鼾鼾，脸红喘促，出多入少，脉之寸关豁大，两尺甚微，势甚危困。谚云：少不可弱，老不可疟。老年气血衰微，大寒大热，非所堪也。故常多出不意，一时暴绝。理宜大补真阳，真阳仍佐下归敛纳封藏之剂，如八味加五味、牛膝为稳；若补中益气，恐益令孤阳上浮，阳亡于上，阴绝于下，便有不测之患（观此则知补中益气不可漫用也）。况以阴亏阳损之躯，而犯阴竭阳浮

之病，复当阳浮阴耗之时，升浮之药，断非所宜。奈病家医者均以热天热病，畏投桂附，补中益气，先哲良方，必欲进之，果喘促愈加，夜半而逝（可以为戒）。

徐氏妇七十余患疟，上则咳嗽吐血，下则泄泻，粒米不进，人事不省，胸膈胀闷，脉则两寸细数，左关弦大，右关甚微，两尺重按不起，势甚危笃。知为阴虚内热外寒，肝无血养而强，脾无气充而弱，血无所统而吐，谷无所运而泻，气无所纳而胀，悉属本源为病。用重剂熟地、白术、麦冬、五味、牛膝、制附子，参汤冲服，疟止神清。既而病人自谓胸膈有停滞，不肯用补，乃诡以八味丸为消食丸，参汤送下，遂诸症悉痊。

谢登之年七十余，偶途中遇雨，疾趋而归，继发疟疾，甚危，每发辄大便，便必昏晕欲绝，医以疏散，势愈剧。冯曰：冒雨受寒，疏散宜矣。独不思经曰：惊而夺精，汗出于心；持重远行，汗出于肾；疾走恐惧，汗出于肝；摇体劳苦，汗出于脾，皆伤脏也。凡入者为实，出者为虚。大便出而昏晕，元气欲脱矣。尚可以既散之微寒为重，而垂绝之元气为轻耶？急以附子理中汤加五味，投之而愈。

黄履素曰：立斋云：大凡久疟，乃属元气虚寒。盖气虚则寒，血虚则热，胃虚则恶寒，脾虚则发热。阴火下流则寒热交作，或涎吐不食泄泻，手足厥冷，寒战如栗，若误投以清脾、截疟二饮，多致不起。按岚疟久不止者，多成坏症。想不遵此治法，而医药乱投之故。予表兄沈鸿生孝廉精神素王，自闽游归，患山疟几一载，元气都耗，后疟虽止，而面黑眼黄，见者惊异，如是又二载，卒以鼓胀亡。先生指久疟为元气虚寒，信为确论。余少时曾患此，虽不敢服清脾、截疟等药，而所进皆柴胡、黄芩之剂，十四五发方得止，亦甚狼狈矣。此病最忌生冷荤腥，使滋味泊，邪气自衰。予病时守戒甚严，疟止后茹素者半月，馋极乃荤，是以脾胃顿开，饮食较未病前倍增，精神始王。

黄之侄倩孙培之得胡与辰金铅丸，有一比邱患岚疟久不止，与一丸服之减半。盖岚疟属元气虚寒，金铅丸能助阳气，故两丸而竟愈也。

张路玉治张怡泉恒服参、附、鹿角胶等阳药，而真阴向耗，年七十五，七月病疟，误进常山截疟，一剂遂人事不省，六脉止歇，按之则二至一止，举之则三五至一止，惟在寒热之际。诊之则不止，热退则如前，此真气衰微，不能贯通于脉，及寒热时，邪气冲激，经脉反得开通，此虚中伏邪之象。为制方，用常山一钱酒拌，同人参五钱焙干，去常山，但用人参以助胸中大气，而祛逐之，因常山伤犯中气而变剧，故仍用之为向导耳。昼夜连进二服，遂得寝，但寒热不止，脉止如前，乃令日进人参一两，二次服，并与稀粥助其胃气，数日寒热止，脉微续而安。

顾玉书疟发即昏睡呓语，痞胀呕逆，切其气口，独见短滑，乃有宿滞之象。与凉膈散易人中黄，加草果仁，一剂而霍然。

金氏子八月间患疟，发于辰戌丑未至春子午卯酉，每增小寒热直至初夏。诊其六脉如丝，面青唇白，乃与六君子加桂附四服，不应，每服加人参至一两，桂附各三钱，而辰戌丑未之寒热顿止，子午卯酉之寒热更甚，此中土有权而邪并至阴也。仍与前药四服，面色荣，食进，寒热悉除，后与独参汤送八味丸，调理而安。

顾文学年逾八旬，初秋患瘅疟，昏热谵语，喘乏遗溺，或以为伤寒谵语，或以为中风遗溺，危疑莫定。张曰：无虑，此三阳合病，目不仁而面垢，仲景暑症原有是例。遂以白虎加人参，三啜而安。同时顾文学夫人朔客祈连山，皆患是症，一者兼风，用白虎加桂枝；一者兼湿，用白虎加苍术，俱随手而瘥。

张飞畴治沈子嘉平昔夏间脐一著扇风则腹痛，且不时作泻，六脉俱微数，此肾脏本寒，闭藏不密，易于招风也。下寒则虚火上僭，故脉数，与六味去泽泻，加肉桂、肉果、五味、白蒺藜，作丸服，由是脐不畏风，脾胃亦实。明秋患疟，医用白虎、竹叶石膏等，疟寒甚，而不甚热，面青足冷，六脉弦细而数，用八味丸三倍桂附作汤，更以四君合保元，早暮间进，二日疟退，调理而愈。

高鼓峰治曹献崀室人十一月病疟，发则头重腰痛，寒从背起，顷之壮热烙手，汗出不止。曰：此太阳经疟也，用大青龙汤。曹曰：病来五六日，委顿甚矣，且病者禀素怯弱，又他医言有汗要无汗，带补为主。今汗如此，而复用此药，恐不能当。高笑曰：第服此，其病自除。当晚汗犹未止，进一大剂即熟睡，次日不发，逾日以补中益气调理而痊（全在认症明白，故能谈笑）。

徐方虎病三阴疟已四年矣，幸所治皆武林名医，服药得法，不致溃败（刻薄而善占地步）。用人参几十余斤，然年久病深，至是遂不能支，形肉尽脱，饮食不进，每觉有气从左胁上冲，即烦乱欲脱，奄奄几殆。乃重用桂、附、白芍、地黄，加以养荣，逐医之药，冬至日，正发期，是日遂不至（予从侄藻明业医患此，治不效。偶端午大啖黄鱼竟愈，又数人患此，遇朔日亦瘥）。用何首乌五钱，陈皮二钱，青皮三钱，酒一碗，河水一碗煎至一碗，温服，治疟不论久近即愈。

张三锡治翁氏妇久疟，食少许，多用六君子加黄连、枳实，月余不应。因悟连枳之过，纯用补剂，又令粥多于药，而食进再加附子三分半，一服而痊。

张三锡云：《准绳》载一孺人夏患疟，用柴胡、升麻、葛根、羌活、防风之甘辛气清，以升阳气，使离于阴，而寒自已；以知母、石膏、黄芩之苦甘寒，引阴气下降，使离于阳，而热自已；以猪苓之淡渗，分利阴阳，使不得交并；以穿山甲引之，以甘草和之。一剂而止。

有人患久疟，诸药不效，或教之以灸脾俞，即愈。更一人亦久患疟，闻之亦灸此穴而愈。盖疟多因饮食得之，故灸脾俞即效。

陆祖愚治朱襟湖六旬外肩上忽生疖毒，因褪衣敷药，致感冒成疟（要知疖毒本由伏暑，又因遇寒，遂发疟耳），其脉浮虚，乃于补气血药中加疏表之味，数剂后脓溃而精神愈惫，遂加参耆两许，六七日后疟虽轻而未止。有人谓斩鬼丹之妙，不可胜言。次早水吞一服，少顷寒热愈炽，呕吐不止，昏晕异常，喘气不定，乃用甘草为君，黄连为臣，佐以金银花、藿香，开胃解毒，晕吐止。乃用大剂人参、何首乌数服疟止，再用养血补托收敛生肌，肿毒消而全愈。

陈雅初四月初过仙霞岭，陡遇狂风骤雨，雨具徒施，遍身俱湿，宿店又无火焙，兼长途劳顿，水土不服，饮食失宜，遂患疟。闽医用药，与浙迥殊，即柴胡一味，惟以前胡代之，名曰香柴胡，陈君之疗，发散为主，得汗而病转甚。陆适在闽，诊之面色槁而黑，自汗神昏，懒于言语，疲惫已极（此风去而湿存之候）其脉左手弦细而滑，气口缓弱，知其劳顿之后重加发散，乃与养血健脾宽中和解之剂，去病犹反掌云。

严力暗，予之至友也。以在闽病疟数月，归及两句而殁。因录是案，不觉惘然，天耶人耶？时己丑长至后一日。

薛立斋治大尹曹时用患疟寒热，用止截之剂，反发热恶寒，饮食少思，神思甚倦，其脉或浮洪，或微细，此阳气虚寒，用补中益气，内参、耆、归、术各加三钱，甘草一钱五分，加炮姜、附子各一钱，一剂而寒热止，数剂而元气复。又治东洞庭马志卿，与此同，但去附子加炮姜一钱。

一妇人劳役伤食，患疟，或用消导止截，饮食少思，体瘦腹胀，以补中益气，倍参、耆、术、草、当归，加茯苓、半夏各一钱五分，炮姜五分，一剂顿安，前药炮姜用一钱，不数剂全愈。

朱丹溪治浦江洪宅一妇人病疟，间两日而发，饮食绝少，经脉不行，已三月矣。诊其脉，两手并无，时正腊月极寒，议作虚寒治之。遂以四物汤加吴茱萸、附子、神曲为丸与之，朱自以处方未当，次早再求诊之，见其梳妆无异平时，言语行步并无倦怠，朱惊曰：前药误矣。经不行者，非无血也，为痰所碍而不行也。无脉者，非血衰少而脉绝实，乃积痰生热结伏而脉不见尔。当作实热治之，遂以三花神佑丸与之。旬日后食稍进，脉亦稍出，一日后六脉俱出，但带微弦，疟尚未愈。因谓胃气既全，春深经血自旺，便自可愈，不必服药。教以淡滋味节饮食之法，半月而疟愈，经亦行矣。

一男子患疟久而腹胀，脉不数而微弦，重取则来不滑利，轻又皆无力，遂与三和汤，令

于方中倍加白术，入姜汁服之，数服而小便利一二行，腹稍减，随又小便短少，作血气两虚，于前药中入人参、牛膝、当归身，作大剂服四十余贴而愈。

一人久疟，先间日，后一日一来，早晚不定，此肾不纳气故也。用人参、茯苓、半夏各一钱，丁香、五味各五分，益智、甘草各三分，姜水煎服。

王宇泰治蒋先生牝疟，众医因身疼寒甚，欲用桂附。曰：溽暑未衰，明系热邪，安可温也，经曰：阳并于阴，则阴实而阳虚；阳明虚，则寒栗鼓颔；巨阳虚，则腰背头项疼；三阳俱虚，则阴气胜，则骨寒而痛；寒生于内，则中外皆寒。此寒乃阴阳交争，非真寒也。遂以柴胡、羌活、防风、升麻、葛根，以升接三阳；以桃仁、红花，引入阴分，而取阳以出还于阳分；以猪苓分隔之，使不复下。一服而愈。

又治刘令尹患疟，而洞泄不止，以交加饮子一剂而愈。

一人患三日疟，久而不愈，饮食不贪，口不知味，热多寒少，用人参、黄耆、柴胡、半夏、茯苓、当归各一钱，黄芩七分，甘草、青皮各五分，姜枣煎服。

又治一老妪患疟，因年高惧其再发，欲截。曰：一剂而已亦甚易，焉用截为。遂以羌、防、柴、葛、升麻，升阳气便离于阴，知母、石膏、黄芩，引阴气下降使离于阳，以猪苓之淡渗，分利阴阳勿使交并，以山甲引之，甘草和之，一剂而愈（此与李士材治杨太史一案合辙，其方大同小异）。

治一老妇夜疟，疟作时大小便俱下血，饮食不进，危甚。邪热在于血分故夜发，血得热而妄行，故便血。以桂枝桃仁汤去血中之邪，一剂而愈。

薛立斋治一妇人因怒举发无期，久而不已，胸腹不利，饮食少思，吞酸吐痰，用六君子加柴胡、山栀，二十余剂寻愈。但晡热少食，又用四君子加柴胡、升麻为主，佐以逍遥散而痊。

冯楚瞻治张子芳年将六旬，无发热头疼等候，但饮食日少，大便甚细而难，小便甚赤而涩，凡间三日，则夜必气逆上壅欲死，通夕不

寐，形容枯槁，神气渐瘦，六脉洪数，惟右关尺稍缓无力，此阴道亏极，孤阳无根，但三日一甚，此兼脾主，而为病也。凡病之难名者，悉由本气，但从根本治之，自无可藏匿而外见矣（此千古不传之秘）。乃以熟地一两六钱，麦冬三钱，炒白术六钱，牛膝三钱，五味、附子各一钱，参汤冲服，数剂后每至期则寒热如三疟状，此邪外达也。照方再服十余剂，诸症全安。

立斋治洞庭马志卿母疟后形体骨立，发热恶寒，自汗盗汗，胸膈痞满，日饮米饮盏许，服参术药益胀，卧床半年矣。以为阳气虚寒，用大剂补中益气加附子一钱，二剂诸症渐退，饮食渐进，又二剂而愈。

一妇人久疟寒热，服清脾饮之类，胸膈饱胀，饮食减少，用补中益气汤加茯苓、半夏、炮姜各一钱而痊。

朱丹溪治义一侄妇疟疾初安，因冲风又发，腰痛白浊，已与参、术、槟榔、半夏补方治疟，又教以煅壮蛎一钱，木通五分，炒柏三分，治浊，入萆薢、杜仲、枸杞根（治腰痛），粗末同。

马元仪治宋初臣年四十患疟，寒则战栗，热则躁烦，脉之两关尺空大，按之豁然（若在热发时见此，未可便断为参附症也）。所服不过汗下温和之剂，曰：此症得之内虚所感，其受伤在少阴肾之一经也，与风暑痰热发疟者有天渊之别，法宜大振阳气，以敌虚邪。时一医极力排阻，言之不入，因思此症一误，不堪再误，乃谓所亲曰：病势甚危。今晚可蜜煎人参一两，附子三钱，与服庶可逆挽。如言服之，便得大睡，寒热顿止，再剂而安。一月后复见呕吐，彻夜不眠，两脉空大，询其故，有穿窬者至，因恐而得。夫恐则伤肾，火随上逆，况大病后，元气初复，虚阳易于上越。遂投以真武汤，一剂而安。

母舅沈青城自金陵归，途中忽染疟疾，三发困甚，诊之两脉浮弦滑实，得之风暑痰滞，表里俱实，阴阳俱病也。脉证有余，可任攻达。以柴胡三钱，以祛少阳之邪，黄芩二钱，以清少阳之热，干葛二钱，白芷一钱，以越阳明之表，知母二钱，石膏五钱，以清阳明之里，苏叶三钱，生姜五钱，以散太阳之寒，白豆蔻、厚朴、橘红、半夏、槟榔各二钱，以疏太阴之滞，二剂寒热大减，三日而安。

黄氏姑患三日疟发阴分，用何首乌一两，牛膝一两，当归五钱，鳖甲醋炙一两，橘红三钱，水三钟煎一钟，空心服立愈。虚极者加人参一两（《广笔记》）。

于中父病三日疟，初服人参一两，生姜五钱，水煎空心服，不服，仲淳坚持此方，加参至三两，生姜皮至一两五钱，二服即起。

缪仲淳年十七时为疟所苦，凡汤液丸饮巫祝靡不备尝，终无捄于病，遍检方书，乃知疟之为病，暑邪所致。经曰：夏伤于暑，秋必痎疟。遂从暑治，不旬日瘳。后数以意消息，散邪之外，专养胃气，痰多者消痰，气虚者补气，血虚者补血。又分藏府经络，各从其类，以施向导，即经年不愈者，竟霍然起矣（同上）。

沈少卿中丞请告时苦疟，仲淳往诊之，愈甚。曰：再一发死矣。先生何方立止之？仲淳曰：何言之易。疏三方，作五剂，一日夜饮尽，次早疟止。先二剂清暑，用大剂竹叶石膏汤加桂枝，以其渴而多汗也。次二剂健脾去积滞，用橘红、白豆蔻、白术、茯苓、谷蘖、乌梅、扁豆、山楂、麦芽。最后一剂人参一两，生姜皮一两，水煎露一宿，五更温服，尽剂而效（同上）。

顾伯钦患疟，仲淳之门人疏方，以白虎汤加人参一两。一庸工云：岂有用参至两数者乎？改用清脾饮，二十余剂而疟不止，体尫弱。仲淳至，笑曰：此虚甚，非参不可，吾徒不谬也。投以大剂参、蓍，一剂而瘳。人参一两，黄蓍蜜炙一两，知母蜜炙五钱，陈皮二钱，干葛二钱，甘草八分，石膏五钱（同上）。

庄敛之妾患疟，寒少热甚，汗少头痛，不嗜饮食，余为诊，脉洪数而实，用麦冬五钱，知母三钱五分，石膏一两五钱，竹叶六十片，粳米一撮，橘红二钱，牛膝一两，干葛、茯苓、扁豆各三钱，三剂不应。忽一日，凡寒热者再，昏迷沉困，不省人事，热甚危急。敛之过余云：恐是虚疟，前方石膏、知母、竹叶似近寒凉非其治也。余心亦疑，为去石膏等，而加人参二钱，已别矣，余追想前脉，的非属虚，急令人往视，令其将参煎好，勿轻与服，待按脉加斟酌焉。次早往视，其脉洪数如初，忽止人参勿服，惟仍用前方而加石膏至二两，何首乌五钱，令其日进二剂，疟遂止。

庄敛之妾前患疟，越一载忽头痛如裂，心内杂乱不清，喉作痛，失音舌破，咳嗽有痰，胸膈饱胀，恶心不思饮食，热后频后汗方解，平时有心口痛症并作，下元无力，如脚气状，敛之疑为伤食。余曰：此受暑之症，即前年所患疟而势加剧耳。法当先去其标。令以石膏二两，麦冬、牛膝各五钱，知母、贝母、花粉各三钱，橘红二钱半，鳖甲四钱，竹叶一百五十片，河水煎服，三四剂心内清，头疼喉痛、失音舌破、饱胀寒热俱愈。但恶心不思食如故。而心口痛，下元无力不减，为去石膏、知母、竹叶、鳖甲、贝母、花粉，而加延胡索、木瓜、竹茹各二钱，五灵脂七分，生蒲黄、黄芩钱半，苡仁八钱，石斛、扁豆、白芍各三钱，枇杷叶三片，炙草四分，几十剂而愈（同上）。

高存之甥女嫁后患胎疟，久不止，仲淳云：病在阴分。以人参五钱，牛膝一两，兼健脾清暑。一剂而止（同上）。

章衡阳子室患疟后失音，寒热愈甚，告急仲淳，仲淳云：此必疟时不遇明眼人，妄投半夏故也。投以大剂麦冬、茯苓、炙甘草、鳖甲、知母、贝母，数剂而瘳（同上）。

来天培治潘康侯季秋患疟，恶寒发热，头疼身痛，呕吐无汗，腰重腿酸，间日而发，脉之沉而弦，此寒邪闭伏募原，不能外解也。以柴葛解肌，羌、芎止头痛，藿香、广半止呕吐，枳、桔利肺气，白豆仁温胃，桂枝达募原，领邪外出，不使复入，茯苓淡渗利窍，加姜枣和营卫，一剂诸症已瘳。

沈明生治丁又铭食后动怒，复受风邪，恶寒发热，连日委顿，咸谓停食感冒耳。曰：寒以时而来，热得汗而解，脉弦且数。虽素未患疟，疟从此开。已而果然，与清脾饮加减，寒热渐轻，但茎卵日缩，有类阳痿，甚忧。曰：无虑也。此非伤寒厥阴危症，亦非阳衰者，比

乃阳明热极，不润宗筋，所谓诸痿生于肺热，热极反兼寒化也。若谓虚而补之。误矣。乃用芩、栀等剂，久而茎卵如故，疟亦止。惟便秘日久，然不胀不疼，此疟时多汗，汗多则津液燥而肠胃涸，俟饮食渐进，参术滋补，气血充而便自行，勿亟也。或诊之，谓邪气方实，安得用补？及今下之尚可为也。与承气汤服半日许，便不行而茎缩。再延诊，仍与调补，数日进参二两余。去宿垢甚多而全愈，得于是症得三益焉。于其初也，可验疟于受邪之始，于其中也。知痿不尽由阳事之疟（王节斋言之详矣）。其末也，知便秘有服参术乃通，不可遽然攻下。若下之不当，虽硝黄亦不能荡涤，徒令真元耗损，在经固有明训，而世但知坚者削之，未详塞因塞用之法耳。

钱国宾治大同右营把总张道患疟七年，奄奄一息，诊之六脉弦长，尚有胃气，乃足太阴脾经痰结腹右，名疟母也。且久病血凝经络，不攻痰血，病不愈也。《内经》曰：疟之间日作者，邪气深入薄于阴，阳气独发，阴邪内著，阴与阳争不得出，是以间日而作。先以四物汤加桃仁、红花、牛膝、人参、苍白术，服十余帖，经络方活，疟转阳分。又以八珍汤加黄耆一钱，何首乌一两，服十贴，补养正气，疟轻渐早；又以常山三钱酒炒七次，陈皮、甘草各一钱五分，葱三段，姜五片，煎露空心热服，疟止；又以鸡蛋上透一孔，用箸搅匀清黄，入番钱木鳖一个，真麝四厘，纸封头，饭上蒸熟，去壳，去木鳖不用，热酒吃鸡蛋，日日空心一个，月余疟母消尽。凡遇久疟，不如此法不起也。

施涣之予至交也。夏秋间自都至吴门就婚横塘，初冬以弥月亲戚会饮，饮散而病寒热头痛，自服芎苏饮，一剂不愈，即进理中汤，转甚。盖以新婚故，自疑为阴症也。自是所延医咸以温补进，日益困亟，使诣杭招予，此至已十余日矣。入门见煮药未进，诊之脉沉弦而数，且六七至，舌强苔黑而燥，自言服温补后寒热已退，唯大便不行，小便频数，夜间尤甚，几五六十次，膈间时有冷气上冲，日唯进粥瓯许，奄奄危殆，未尝何症。曰：此伏气为疟也。小

便频数者，内热下迫也。其出必点滴，其色必赤浊。验之果然，至冷气上冲，乃热郁中宫，犹火焰之上，必有冷气也。其大便不行，则内热而燥结不待言矣。夫邪伏既深，其发乃迟，何刘遽用温补？幸壮年脏阴未竭，急投凉解，得寒热再作乃可无虞。叩所煎药，则人参、白术、姜、附、桂、萸、枣仁、五味等，云：昨已服一剂，病势不减，今用参三钱，桂、附俱用钱半。及考前方，皆二陈、四君、丁、桂、姜、萸之属，曰：今日再进参、术、桂、附，则不可为矣。以小柴胡、小陷胸合白虎作一剂与之，其友婿惶惑无错，坚不肯从，盖洞庭医者主于其家，就中为难耳。曰：既不相信，请即原舟告辞。虽谊属至友，来为治病，非送殡也。涣之闻，乃恳留治。乃令以药具相付，亲

与调煎，服后小便遂不频数，次日粥加进，再与前方，则寒热大作，而舌黑渐退，神气渐爽，又去白虎，二剂寒热减，小便长，又二日大便去黑燥甚多，改用甘露饮加减，数剂而安。

许民怀年近三十患胎疟，适禾中名医寓杭，延视，见其舌胎如烂铁之剥蚀，有苔处淡黄，无苔处则深紫如猪腰，三四发即困惫不堪，杖而后起，饮食骤减，日啜薄粥两瓯，遂不敢与药。诊之脉虚数而弦，左寸鼓而上溢，右尺微弱，曰：此手足两少阴素虚，因受暑邪入包络，经云：暑伤心。舌乃心之窍，故见症如是。初与黄连香薷饮，一剂即思食，继与导赤散合益元，舌紫退，再与人参小柴胡，寒热愈。愈后乃告曰：其戚友同于是日发疟者共三人，又皆胎疟，其二人死矣，一叶姓一周也。

## 痢

陈良甫治一妇人病痢疾，越四十日，服诸药不愈，召诊之，六脉沉弱。大凡下痢之脉，宜沉宜弱，但服十全大补汤，姜枣煎成，加白蜜半匙，再煎数沸，服之愈（良方《医说续编》）。

一妇人泄泻不止，似痢非痢，似血非血，其色如浊酒。诊之则六脉沉绝，众医用热药及丹药，服之则发烦闷。乃先用败毒散加陈米煎，次用胃风汤加粟米煎，愈。

《泊宅编》云：姚祐自殿监迁八座母夫人病痢，诸药不效，令李昂箓轨草，有真人指灵草之语，一日登对，上讶其色瘁，具以实奏。诏赐一散子，数服而愈。仍喻只炒椿子熟，末之饮下。

薛立斋治司马王荆山患痢后重，服枳壳、槟榔之类，后重益甚，食少腹痛，此脾胃伤而虚寒也。用六君子加木香、炮姜而愈。

祠部李宜散患血痢，胸腹膨胀，大便欲去不去，肢体殊倦，以为脾气虚弱，不能摄血归源，用补中益气汤加茯苓、半夏，治之渐愈。后因怒，前症复作，左关脉弦浮，按之微弱，此肝气虚，不能藏血，用六味丸治之而愈。

朱丹溪治一老人年七十，面白脉弦数，独

胃脉沉滑，因饮白酒作痢，下血淡水脓，后腹痛小便不利，里急后重，参术为君，甘草、滑石、槟榔、木香，苍术最少，下保和丸二十五丸，次日前症俱减，独小便不利，以益元散服（《平治会萃》）。

宁皇患痢召曾医（不记名）入视，曾诊御毕，方奏病症，未有所处，慈明立御榻后，有旨呼曾防御，官家吃得感应丸否？曾连称吃得吃得。慈明又谕，须是多把与官家。曾承教旨，对以须二百丸遂止。曾时坐韩党被谴，止亦遂于元降秩上，更增三秩，后宁皇不豫久，谓左右曰：惟曾某知我性。急召入，诊讫，鸣咽不胜。上曰：想是脉儿不好也。曾出，自诊其脉，谓家人曰：我脉亦不好。先宁皇一夕而逝（《四朝闻见录》，叶绍翁）。

窦材治一人休息痢已半年，元气将脱，六脉将绝，十分危笃。为灸命关三百壮，关元三百壮，六脉已平，痢已止，两胁刺痛，再服草神丹、霹雳汤方愈，一月后，大便二日一次矣。

一人病休息痢，窦令灸命关二百壮，病愈二日，变注下，一时五七次，命服霹雳汤，二服立止。后四肢浮肿，乃脾虚欲成水胀也，又灸关元二百壮，服金液丹十两，一月而愈。

曾鲁公痢血百余日，国医不能疗，陈应之用盐水梅肉一枚，研烂，合蜡茶入，酸服之，一啜而安。大丞梁壮萧公亦痢血，应之，用乌梅、胡黄连、灶下土，等分为末，茶调服亦效。盖血得酸则敛，得寒则止，得苦则涩故也（《医说》、《本草纲目》）。

宋张叔潜知剑州时其阁下病血痢，一医用平胃散一两，入川断末二钱，水煎服，即愈。绍兴壬子会稽时行痢疾，叔潜之子以方传人，往往有验，小儿痢尤效（《本草纲目》）。

刘禹锡《传信方》云：予曾苦赤白下，诸药服遍，久不瘥（惟久痢故可用后方），转为白脓，令狐将军传方，用诃黎勒三枚，两炮一生，并取皮末之，以沸浆水一合服。若止水痢，加一钱匕甘草末（谓加甘草末一钱也），若微有脓血及血多，加三七（亦加甘草《本草》）。

胡大卿一仆患痢五色，已半年，遇杭州一道人，教用大熟瓜蒌一个，煅存性，出火毒，为末，作一服，温酒服之，遂愈（《本事方》同上）。

张子和曰：一男子病脓血恶痢，痛不可忍（有实热之毒），忽见水浸甜瓜，心酷喜之，连皮食数枚，脓血皆已。人言下痢无正治，是何言也。只知痢是虚冷，温之涩之截之，此外无术矣。岂知风、暑、火、湿、燥、寒，六者皆为痢，此水蜜甜瓜，所以效也。

潘埙曰：予蔓孙年十二，一日内外热如火，头眩，医以为外感，汗之不解，既而腹痛，小水不行；又以为内伤，下之不愈，后四五日变赤痢，昼夜无度，小水点滴，腹连膀胱胀闷。医乃专用痢药，而病益剧。心切忧之，询之家人，曾食何物，以曾饮冰水告予，曰：病坐此矣。医投四苓、六一不应。予曰：阴气结于上，阳气陷于下，膀胱有上口无下口，气不能化而出也。须用膀胱本经药，温以散之，升以举之，众医不敢。予用温六丸作散，主天水散加干姜、茴香、升、柴，煎服，一二帖小便行，三帖痢止而愈（《楮记室》）。

李时珍治华老年五十余病下痢，腹痛垂绝，已备棺木，用延胡索三钱为末，米饮服之，病即减

十之五，调理而安（《本草纲目》）。

薛立斋治一人利后呕哕，脉洪大，按之虚细，作渴引饮，诸药到口不纳，作脾胃虚寒，不能司纳，以参、术、炮姜等分饭丸，米饮不时送下，服至三两，闻药不呕，以六君子加炮姜调理而安。

王蟾如治一人痢如豆汁，日夜百余次，群医投以清凉下坠之药，愈危，六脉沉弱，此脾虚受湿也。以补中益气汤加羌、防、苍术，二三剂愈。

王又逸治一人，痢后脚软难行，曰：久痢伤气，下多亡阴，气血俱虚，不能荣养其筋骨也。用八珍汤加牛膝、杜仲、木瓜、薏仁而愈。

陈三农治一妇患痢，所服皆清凉克伐之药，至脾胃虚弱，血无所统，日下数升，遇有所触，其下益甚，欲补血恐脾愈寒，欲引归经，血去殆尽，遂用阳生阴长之义，以益气汤温养中气而渐安。

一士勤于举业，夏末患里急泄白脓，众以痢治，曰：非也，此积劳伤脾，脾气下陷，即东垣所谓饮食不节，起居不时，上升精华之气反下陷云也。用补中益气汤，二剂而安。

龚子才治刘司寇年近七十患痢脓血，腹痛，诸医弗效。诊之六脉微数，此肥甘太过，内有积热，当服酒蒸大黄一两清利之。刘曰：吾衰老，恐不胜，惟滋补平和乃可。因再四引喻，始勉从之，逾日而愈。

一人下痢，小腹急痛，大便欲去不去，以脾胃气虚而下陷也。用补中益气汤送八味丸，二剂而愈。此等症候，因利药致损元气，肢体肿胀而死者，不可枚举。

一人患痢后重，自知医，用黄芩芍药汤，后重益甚，饮食少思，腹寒肢冷。龚以为脾胃亏损，用六君子汤加木香、炮姜，二剂而愈。

赵养葵治四明徐阳泰体素丰，多火善渴，虽盛寒，床头必置茗碗，或一夕尽数瓯，又时苦喘急，质之赵，赵言：此属郁火症。常令服茱连丸，无恙也。丁己夏，徐避暑檀州，酷甚，朝夕坐冰盘间，或饮冷香薷汤，自负清暑良剂。孟秋痢大作，始三昼夜下百许次，红白相杂，绝无渣滓，腹胀闷，绞痛不可言。或谓宜下以

大黄，赵勿顾也，竟用参、术、姜、桂，渐愈，犹白积不止，服感应丸而痊。后少尝蟹，复泻下委顿，仍服八味汤及补中，重加姜、桂而愈。夫一人之身历一岁之间耳。黄连、苦茗不辍口，而今病以纯热瘥，向若投大黄下之，不知何状。又病室厚时喘逆不眠，用逍遥立安。又患便血不止，服补中黑姜，立断，不再剂。

喻嘉言治张仲仪，初得痢疾三五行，即诊之，行动如常，然得内伤之脉而挟少阴之邪，曰：此症宜一表一里，但表药中多用人参，里药中多用附子，方可无患。若用痢疾门诸药，必危之道也。张以平日深信经，取前药不疑，然病势尚未著也。及日西，忽发大势，身重如巨石，头在枕上，两人始能扶动，人事沉困，急服完表二剂，次早诊视，即能起身出房，再与参附二贴全愈。若不辨症，用药痢疾门中，几曾有此等治法乎？

周信川年七十三，平素体坚，秋月病痢，久而不愈，至冬月成休息痢，一日夜十余行，面目浮肿，肌肤晦黑，脉之沉数有力，谓曰：此阳邪陷入于阴也，吾以法治之可愈。以人参败毒散煎好，用厚被围褥上，殿定肛门，使内气不得下走（内气提掇在上，岂可以物塞定，其说未免荒谬），然后以前药滚热与服，良久又进前药，遂觉皮间有津津微汗，再溉以滚汤，教令努力忍便（此却有理），不得移身，如此约二时之久，皮间津润总未干，病者心躁畏热，忍不可忍，始令连被卧于床上，是晚止下痢二次，后用补中益气汤，一日夜止三次，不旬日全愈。盖内陷之邪，欲提之转从表出，不以急流挽舟之法施之，其趋下之势，何所底哉？闻王星宰患久痢，诸药不效，苏郡老医进以人参败毒散，其势差减，大有生机，但少此一段斡旋之法，竟无成功。故凡遇阳邪陷入阴分，如久疟久痢久热等症，皆当识此。意使其缓缓久久透出表外，方为合法。若急而速，则恐才出又入，徒伤其正耳。

【按】休息痢多缘误治而成，或兜涩太早，或有表症而骤下之，古人多以感应丸为治，法至良也。兹以人参败毒治，其理者，至以布蛋殿其肛，谓内气不下走，亦好奇之过耳。

朱孔阳年二十五，形体清瘦，素享安逸，夏月因构讼奔走日中，暑湿合内郁之火而成痢疾，日夜一二百次，不能起床，以粗纸铺茵上，频频易置，但饮水而不进食，其痛甚厉，肛门如火烙，扬手掷足，躁扰无奈，脉之弦劲紧急，不为指挠，曰：此症一团毒火蕴结肠胃，其势如焚，救焚须在倾刻，若二三日外，肠胃朽腐矣。乃用大黄四两，黄连、甘草各二两，入大砂锅内煎，随滚随服，服下人事少宁片时，少顷仍前躁扰，一日夜服至二十余碗，大黄俱已煎化，黄连、甘草俱至无汁，次脉势少和，知病可愈。但用急法，不用急药，改用生地、麦冬各四两，另研生汁，以花粉、丹皮、赤芍、甘草各一两，煎成和汁，大碗咽之，以其来势暴烈，一身津液从之奔竭，待利止生津，则枯槁难回矣。今脉既减，则火邪已退，不治痢而痢自止，岂可泥泥滞之药，而不急用乎？服之果痢止，但遗些少气沫。略进腐浆米汁，调养旬余，始能消谷，亦见胃气之存留一线者，不可少此焦头烂额之客也。

浦君艺病痢，初起有表邪未散，误用参术固表，使邪气深入，又误服黄连凉解，大黄推荡，治经月余，胃气不运，下痢日夜百余行，一夕呕出从前黄连药汁三五碗，呕至二三次后，胃与肠遂打成一家，内中幽门阑门洞开无阻，不但粥饮直出，即人参浓膏，才吞入喉，已汩汩从肠奔下。用大剂四君子汤煎，调赤石脂、禹余粮二末，连连与服，服后势少衰，但腹中痛不可忍。浦曰：前此痢虽多，然尚不痛，服此药而痛增，未可服矣。喻曰：此正所谓通则不痛，痛则不通之说也。不痛则危，痛则安，何药而不痛邪？仍以前药再进，俟势已大减，才用四君子倍茯苓，十余剂全安。

李士材治孙潇湘夫人下痢四十日，口干发热，饮食不进，腹中胀闷，完谷不化，尚有谓邪热不杀谷者，计服香莲、枳壳、豆蔻、厚朴等三十余剂，绝粒五日，命在须臾。诊之脉大而数，按之豁然，询得腹痛而喜手按，小便清利，此火衰不能生土，内真寒而外假热也。亟煎服附子理中汤，冰冷与服，一剂而痛止，六剂而热退食进，兼服八味丸二十余日，霍然起矣。

许郡侯女痢疾腹痛，脉微而软，李曰：此气虚不能运化精微，其窘迫后重者，乃下陷耳。用升阳散火汤二剂，继用补中益气汤十剂而愈。

一妇人痢疾一月，诸药无功，李诊之曰：气血两虚，但当大补，痢门药品，一切停废。以十全大补连投十剂，兼进补中益气加姜、桂二十余剂而安。

张兵尊秋间患痢，凡香、连、枳、朴等剂，用之两月而病不衰。李脉之滑而有力，失下故也。用香、连、归、芍、陈皮、枳壳，加大黄三钱，下秽物颇多。诊其脉尚有力，仍用前方，出积滞如鱼肠者约数碗，调理十余日而痊。

毛抚军痢如鱼脑，肠鸣切痛，闻食则呕，所服皆芩、连、木香、菖蒲、藿香、橘红、芍药而已。后有进四君子汤者，疑而未果，诊得脉虽洪大，按之无力，候至左尺倍觉濡软，此命门火衰，不能生土，亟须参、附，可以回阳。因问但用参术，可得愈否？李曰：若无桂、附，虽讲参、术，无益于病，且脾土大虚，虚则补母，非补火乎？遂用人参五钱，熟附一钱五分，炮姜一钱，白术三钱，连进三剂，吐止食粥，再以补中益气加姜、附，四剂后即能视事。

吴又可治张德甫年二十患噤口痢，昼夜无度，肢体仅有皮骨，痢虽减毫不进谷食，以人参二钱煎汤入口，不一时身忽浮肿，如吹气球，自后饮食渐进，浮肿渐消，肿间已生肌肉矣。

高鼓峰治朱殿臣病痢，日逾百余次，身发热，饮食不进，所用皆槟榔、大黄之属。高曰：此破气利血药也。治滞下当调气不当破气，当和血不当利血。以当归、白芍、生地、黄芩、木香等数大剂饮之，三日而愈。

冯楚瞻治王姓人久患重痢，延诊，时当六月，自腹至阴囊皆重绵厚裹，稍薄则痛甚，其两足心又觉热甚，必重扇始可，饮食不思，甚危困。脉之寸强，关尺并弱，曰：此中气久虚，气不升降，阴阳阻隔，似痢非痢，误用香连苦寒之剂，以致抑遏阳气于九地之下，而中宫藏纳气之所反已空虚，且久痢阴阳两亡，故足心之热，阴虚所致，腹中之寒，阳虚所由。中宫之阳宜温而补，下陷之阳宜清而升，理难并行，

今但先去其中寒之阻隔，则郁遏下极之火自能上升。大用附子理中汤加五味子以敛之，二三剂后腹寒足热俱减六七，乃以归脾汤加肉桂、五味煎汤，送八味丸而愈。

陈秀才患白痢甚密，诊之两寸略洪，两尺左关甚弱，舌有黑苔，此肝不能疏泄，肾不能闭藏，宜痢之重密矣。且真阴亏极于下，真津燥槁于上，水乘火位，故赤舌变黑也。若服黄连，适堪其害。乃果有以香连进者，服后痢更无度，复延冯，与八味汤大料，用人参冲服，渐得轻可，调理月余而安。

杨乘六治沈某病痢，里急后重，日夜百余次，发热口渴，体倦懒言，倦卧少食，小便不利，或用痢门清热消滞套药，数剂转甚，脉之缓大无力，面色嫩白，舌苔微黄，此挟虚感寒，不可以痢疾正治之也。乃用补中益气加白芍、炮姜，一剂而愈，急重渐缓，痛痢随减，再剂身凉食进，诸症悉愈。

蔡某病痢，脐腹绞痛，里急后重，日夜无度，自知医，所服皆培肾燥脾之剂（补涩太早遂成休息）幸不误事，但病根不断，每周时或五七次，迁延三载，形肉渐脱，力不能支。杨诊之，脉附骨而紧，左尺尤甚，面㿠白，舌淡嫩且胖且滑，此寒积在大肠底，诸药不能到，故经年累月痢无止息也。今脾肾大亏，须服养荣、八味各数十帖，待其气血充足，然后蜡丸巴豆一枚，大如龙眼，空服，以热水送之，则药到积所乃化，其积自除矣。如法治之，果不再发。

姚某痢疾，腹痛后重，脓血并见，日夜无度，或用利气凉血清火解毒，一切消克之剂，病不减，而解出断肠一段，长半尺许。延杨诊，述病情用药次第，并询断肠之故，思之良久曰：决无此事。夫肠者起自胃之下口，历幽门阑门，以至肛门大小相连，若中既断矣，何能自出肛门耶？且肠既出于昨日，则上下断绝已久，何至今日便中脓血仍相续不绝耳。盖肠中滑腻稠粘，如脂如膏，粘贴肠上之一层，其形外圆中空，有似乎肠而实非肠也。试拨之必腐矣。果然诊其脉细数而弦，按之勒指，舌如镜而面无神，此木气太甚，胃气将绝，无救矣。数日果

殁。

易思兰治省亭殿下七月病痢，始服清，次行和解，又次滋补，月余转甚，每日行数次，肚腹绞痛，但泄气而便不多，起则腰痛，屈曲难伸，胸膈胀满，若有物碍，嗳气连声，四肢厥逆，喘息不定，诊之两寸沉大，右寸更有力，右关沉紧，左关弦长而洪，喜两尺沉微，来去一样。曰：此神劳气滞之病也。以畅中汤进之，制香附八分，苍术一钱，神曲三钱五分，抚芎七分，黄芩八分，枳壳三分，苏梗五分，甘草三分，姜一片，枣二个，服后兀兀欲吐，冷气上升，嗳气数十口，即大便，去秽污颇多，胸次舒畅，腹中觉饥，自午至酉止去一次，四肢不厥，肩背轻快，六脉平复。但心肉怔忡，头目昏眩，饮食无味，用六君子汤加香附、砂仁，二剂胃气渐复，眩晕怔忡，乍止乍作，又以补中益气加蔓荆子、茯神、枣仁、黄柏，半月乃全愈。

张路玉治项鸣先尊堂下痢，血色如苋汁，服消克苦寒芩、连、大黄之类愈甚，不时发热痞闷，六脉瞥瞥虚大，右关独显弦象，按之则芤，此气虚不能统血之候，与补中益气加炮姜、肉桂，四帖而安。

郭然明之室患五色痢，日夜数十次，兼带下如崩，误服黄连、大黄十余，遂隔塞不通，口噤不食，半月余，至夜必大发热躁渴，六脉弦细而疾，此足三阴俱虚之候，与理中加桂、苓、木香、乌梅，以调其胃，次与加减八味汤，导其阴火而全安。

某刑部高年久痢，色如苋汁，服芩、连、白芍之类二十余剂，渐加呃逆，六脉弦细如丝，与理中加丁香、肉桂，疑不服，仍啜前药，数日病愈甚，而骤然索粥，诸医皆以能食为庆，张再诊，则脉至如循刀刃（真脏脉也），此中气告竭，求救于食，除中症也。与伤寒之例同，不可为矣。

褚某尊堂深秋久痢，口噤不食者半月余，但饮开水及瓜汁，啜后必呕胀肠鸣，绞痛不已，烦渴闷乱，至夜转剧，所下皆脓血，日夜百余次，小水涓滴不通，六脉皆弦细乏力，验其积沫皆瘀淡色晦，询其所服皆芩、连、槟、朴之

类，所见诸症俱逆，幸久痢脉弱，尚宜温补，用理中加桂、苓、紫菀调之，服后小便即通，得稍寐，数日糜粥渐进，痢亦渐减，更与理中倍参，伏龙肝汤泛丸，调理而瘥。

陈进士捷归抵家，即患河鱼腹疾，半月来攻克不效，噤口粒米不入，且因都门久食煤火，肩背发胀，不赤不疼，陷伏不起，发呃神昏，诊之六脉弦细欲绝，面有戴阳之色，所下瘀晦如烂鱼肠脑，症虽危，幸脉无旺气，气无喘促，体无躁扰，可进温补，但得补而痈肿焮发，便可无虞。遂疏保元汤，每服人参三钱，黄耆二钱，甘草、肉桂各一钱，伏龙肝汤代水煎服，一啜而稀糜稍进，两啜而后重稍轻，三啜而痈毒坟起，疡医敷治其外，嘱守前方，十余剂而安。

韩晋度春捷锦旋，患腹痛泄泻下血，或用香连丸，遂饮食艰进，少腹急结，虽小便癃闭，而不喜汤饮，面色痿黄，日夜去血五十余度，诊之气口沉细而紧，所下之血瘀晦如苋菜汁，与理中汤加肉桂二钱，一剂溺通，小腹即宽，再剂血减食进，四剂泄泻止三四次，去后微有白脓，与补中益气加炮姜，四剂而愈。

张飞畴治朱元臣子患五色痢二十余日，胸膈胀满，粥饮不进，服药罔效。另延两医，一用大黄，一用人参，不能决，求诊之。曰：用大黄者，因其胀满脉大也，用人参者，因其痢久不食也。痢久不食，大黄断断难施，膈满作胀，人参亦难遽投。拟伏龙肝为君，专温土脏，用以浓煎代水，煎焦术、茯苓、甘草、广藿、木香、炒乌梅，一剂利减食进，再剂而止，遂不药，调理而安。

柴屿青治解元周让谷在安抚张西铭京寓时，半年久痢不止，或用参、耆、赤苓、粟壳、肉果，不效，夜起六七次，日间不计其数，脓血杂下，已频于殆。始求治，以久痢亡阴，不宜再用赤苓利水，亦非兜涩之所能止，且久痢寒积在大肠底，现今两脉带紧，欲用蜡豆丸，众皆不敢，不得已勉用补中益气加茱萸、制川附，一剂而减，后兼用八味丸而愈。

张三锡治一人患痢发寒热头痛，左脉浮紧，而右脉滑大，乃内伤挟外感也，先用败毒散加

姜葱，一服表症悉除，但中脘作胀闷，后重不已，以平胃散加枳壳、木香、槟榔、山楂，二服胀闷移于小腹，投木香槟榔丸三钱，下粘硬之物而愈。

一妇病痢，自投承气汤，二服不应，诊之左脉浮而带弦，右三部俱沉，关脉略滑，必郁闷中食所致。病家云：素恼怒。遂以厚朴、苍术、香附、抚芎舒郁，山楂、槟榔、橘皮、木香理气，白芍调中，三服而愈。

一人痢初愈，遂饮烧酒，杂进肉面，胸口胀懑，发寒热，右脉弦滑倍常，知饮食酒毒为患也。病后中气未复，火邪尚存，多食自难传化，烧酒复助其毒，势在不救，今食填胸中，得吐乃有生意。经云：在上者因而越之是也。不信，自服巴豆丸，药下咽，去血升许而殂。

一人夏月远行饮酒致下痢，皆纯血，日夜无度，心下胀不食，脉三部俱弦滑而数，先与山楂、枳实、槟榔、橘红、香连以和其中，次与木香槟榔丸以导其滞，胀闷已除，下血愈甚，遂以四物用生地、条芩、茱连、丹皮，二剂血止一半，再加地榆，三服已。

一人痢胀痛，自服大黄丸，一时痛转甚，手足俱冷，脉沉伏，知寒凉用早也。投炮姜理中汤加厚朴、苍术、山楂一服，外用炒盐熨之，下膈周时即定。后用香连、白芍、厚朴、枳壳等，调理而痊。

一人患痢，二月不愈，秽污在床，六脉弦而弱，投补中益气，加酒炒白芍，八贴始止，二十贴而痊。

一人病痢，日久不止，四肢俱肿，而脉细小，尚可救，与参苓白术散加肉豆蔻少许，作汤服愈。

一妇病久痢，食时身热，左脉浮数，右脉滑数，询其饮食，虽病未减，至剧始不能食，与仓廪汤，先去其热，后以枳、术、人参、陈皮、楂、曲，又二服，腹中渐宽，后重不止，乃以调中益气汤下木香槟榔丸，二服下秽物碗许愈。

陆养愚治一人因路途感冒，头微痛，身微热，饮食如故，数日后患水泄，小便赤涩，自服胃苓汤二剂，泄不止，而反见积，又服芩、

连、白芍、木香、槟榔辈二剂，亦不效。诊之两手浮弦，沉按涩数，此因表气不舒，致令里气不顺，偶值脾胃不调而作泄也。乃以五积散微加白豆仁、木香，二剂大汗，而诸症悉愈。

董浮阳素有酒积，因而患痢，虽奉养丰而禀赋厚，而清凉消导过多，今痢已少瘥，而大便犹滞，小便短数黄赤，身时热，上壅头面，鼻塞耳聋，眼昏口燥，脉之浮大而数，按之而驶。或谓芩、连、滑石，但可清下焦之火，当以凉膈散清上焦以佐之。且谓脉尚洪盛，未可议补。陆曰：公平日脉顶指洪盛，以今日较之已弱极矣。凡九窍不利，由于阳气上盛而致，则当清泻，若由于肠胃之所生，则当补敛。今泻痢久，数用清凉消导之剂，肠胃有不虚乎？夫中焦气血不足，多致虚火上炎下迫，用人参、白术补气为君，当归、白芍、养血为佐，五味、麦冬、枣仁敛耗散之气以为臣，甘草、茯苓缓以渗之以为使，待上焦既清，而后提其下陷之阳，则便实溺清而通畅矣。二剂后，再以补中益气汤加减，服之全愈。

陆肖愚治吴南邱八月间醉饱后使内，明日患痢，昼夜百余次，赤白相间，状如烂肉，腹中温温作痛，四肢厥冷，脉之缓大无力，两尺尤弱，谓此症即宜补塞，先书人参、肉果二味，其子大骇，谓无积不成痢，岂有一二日即用补塞者。不得已始与调气养荣汤，无进退，更医投以芩、连、槟榔、木香等药，腹痛如剜，足厥如冰，冷汗气促，食入即从大便而出，色尚未变。再延诊，身体不能转侧，大便如流，幸脉与神气未绝。因用大料人参附子理中汤加肉桂、肉果，一剂痛减，数剂足温，泄少止。后用人参至二斤始起，须发尽落。

鞠二府九月间赤痢腹痛，里急后重，或用芩、连、槟、朴、白芍、滑石，一剂痛觉增，二剂痛更甚，乃谓医曰：通则不痛，汝为我用大黄下之。医唯唯，其公子力争不可。诊之面赤戴阳，唇若涂朱，舌白滑无苔，所下有泥血如豆大者数十枚，余淡黄而溏，其脉浮按微数而大，沉按迟而无力。曰：此痛乃寒也，当以温热解之。盖脉无热，大而无力者为虚寒；痢赤为热，色晦而便溏者为虚寒。用白芍五钱，

醇酒炒数次，姜灰二钱，炙甘草、桂、附各一钱，木香五分，枣二枚，一剂痛减，能即卧，二剂痛止。改加升麻、参、耆，数剂而后重泻痢并除矣。

朱丹溪治青田人下痢红紫血，下坠逼迫，不渴不热，用白术、白芍各一两，陈皮、枳壳、归身、滑石各半两，甘草炙二钱，桃仁三十六个，分八帖，下实肠丸三十粒。

许叔微曰：陈侍郎经中庚戌秋过仪徵，求诊，初不觉有疾，及诊视肝脉沉弦附骨，取则串，予曰：病在左胁，有血积，必发痛。陈曰：诚如是。前某守九江被召，冒暑泛长江，暨抵行朝血痢一块大如杯，旬日如碗大，痛发则不可忍，故急请公祠以归耳。奈何？予曰：积痢不强止，故积血结于脐胁下，非抵当丸不可。渠疑而不肯服，次年竟以此终。

郑奠一治江南臬司多公患噤口痢，粒米不进，令服牛乳，久之而瘥。

陆祖愚诊吴翔玄年近七旬，秋初患痢，起于醉饱房劳，诊之容颜黯滞，六脉弦紧，此形症不足，脉候有余，明是阳亢阴微，须用参附挽回，否则不出三日。满座哄然，医者从而和之，乃投以鼎串之药，烧菰草头令病人闻吸，以开胃气，次早痢果减六七，渐进薄粥，谈笑吟诗，大有起色。阅二日，而讣音至矣。

陈三农治一妇久痢不止，口干发热，饮食不进，犹服香连等药，完谷不化，尚谓邪热不杀谷，欲进芩、连，数日不食，热正危迫。诊之脉大而数，按之极微。询之小便仍利，腹痛喜手按，此火衰不能生土，内真寒而外假热也。小便利则不热可知，腹喜按则虚寒力辨。亟进附子理中汤，待冷与服，一剂而痛止，连服数剂而愈。

抚州铜客病痢甚危，悬五十金酬医，太学生倪士实授一方，用当归末，阿魏丸之，白汤送下，三服而愈（续金陵琐事）。

胡竹亭授一治痢方，采黄花地丁草，捣取自然汁一酒杯，加蜂蜜少许，服之神验。

薛立斋治崔司空年逾六旬患痢赤白，里急后重，此湿热壅滞，用芍药汤内加大黄二钱，一剂减半，又剂全愈。惟急重未止，此脾气下陷，用补中益气汤送香连丸而愈。

马仪元治一人年逾古稀，下利脓血，调治半年不愈，脉之左见弦涩，右关尺微濡，按之则几微欲绝，此脾肾俱劳之候也。脾主转输，肾主二阴，二脏不治，将何恃为健运蛰藏之本耶？病久年高，所喜发言清越，神气明爽，虽危可治。用人参三两，熟附三钱，服后三四时许，觉周身肌肉胀不可忍，疑药之过，急召诊，则右关尺俱透，按之有根。曰：脉透者气充于内也，肌胀者气达于表也。前方少减附子，连进五剂，利减半，粪微溏，再服症减七八，但小便少而微渴，与五苓散减桂加参，小便如泉，再以补中益气调理，两月而安。

凌伯尹患痢两月不止，百治益甚，诊之右关尺虚而结滞，胸中有块突起如拳，水浆不得下咽（是噤口矣），曰：此症屡经误治，邪未得除而胃气已伤，客邪乘虚结于心下，与痰饮相搏而成痞。水不得下咽者，土虚不能胜水，且以寒饮内格而不入也。与半夏泻心汤，二剂结块渐平，再剂而症减七八，渐进粥饮。盖外邪挟内饮相结，其留连胶固，有非一表一里所能尽者，攻之则正愈伤，补之则痞益甚，然舍此则治法何从而施？乃用人参、大枣以安胃气之虚，而加炮姜、半夏、黄芩、黄连以涤痰治邪，而成倾痞之用。正如良吏治民，威惠兼著而治功成矣。

包瑞溪学宪传治血痢痛甚方，白芍酒炒五钱（此一味仲淳加入者），枳壳、槐花同炒，去槐花五钱，升麻醋炒七分，真川连姜汁炒五钱，滑石末三钱，乳香、没药各七分半，山楂肉三钱，甘草五分，试之神效（《广笔记》）。

黄聚川年兄太夫人年八十余，偶患痢，胸膈胀，绝粒数日，予以升麻人参黄连莲肉方，投之参至一两，诸子骇甚，再问予，予曰：迟则不救矣。一剂啜粥，再剂腹中响，一泄痢即止。今年九十余尚健也（同上）。

陈赤石督学因校士遇劳感暑，遂滞下纯血，医皆难之，陈刺史曰：此非缪仲淳莫能疗也。使者旁午得之吴门，一日夜驰之武陵，诊之其所由，遂用人参五钱，升麻七分，炙甘草、红曲各钱半，乌梅二枚，川连三钱，白芍二钱，莲肉四十粒，煎调滑石末五钱，二剂而愈。督学曰：痢止矣，心摇摇不能阅卷，奈何？仲淳曰：此劳心太过，暑因客之故耳。加竹叶、干葛、枣仁，一剂遂平。

庚子秋华氏妹归宁忽痢，日夜几百行，身热发呕，一呕数十声不绝，吴医争欲下之，且曰：补即死矣。时仲淳以先王母病宿留湖滨，怜其促治后事甚亟，曰：既已知危，何不以药试之？服如金丸（一味黄连，姜汁和丸）。因思饮，予固守仲淳前方，以人参、炒白芍、扁豆、升麻、滑石、炙草、橘红，煎下如金丸，二剂势稍定，更数服愈。华水部至今感服（同上）。

一少年贵介暑月中出外，饮食失宜，兼以暑热，遂患滞下，途次无药，病偶自止，归家腹痛不已，遍尝诸医之药，药入口，痛愈甚，亦不思食。仲淳视之曰：此湿热耳。其父曰：医亦以湿热治之而转剧。问投何药？曰：苍术、黄连、厚朴、枳壳、陈皮等。仲淳曰：误也。术性温而燥，善闭气，故滞下家忌之。郎君阴虚人也，尤非所宜。更以滑石一两为细末，丹皮汁煮之，别以白芍酒炒五钱，炙草二钱，炒黑干姜五钱，水煎调服，右末服之，须庚小便如注，痛立止（同上）。

秦公藩病痢，医误投涩药，一剂痢止。湿热无自而出，遍攻肢体骨节间，以致项弦目亦，肩臂腕膝足胫俱发肿痛，甚不能转侧，仲淳疏方寄之，用白芍、石斛、牛膝、木瓜、黄柏、苡仁、炙草、车前、茯苓，痛虽止，尚不能转侧，更用蒺藜、菊花、首乌、胡麻、黄柏、炙草，复逾年愈。其始病时，一医稍投参、术，痛极欲死，此系本症阴虚有火，又加湿热，暑湿交攻，故现此症，名痢风。阴虚火多故不受补，又不宜燥，惟微寒清平之剂调之，久之自愈。

立斋治一老人患痢，骤用涩药，致大肠经分作痛，此湿毒流于隧道而然。以四物汤加桃仁、酒芩、红花、升麻、枳壳、陈皮、甘草，治渐愈，因年高胃弱，竟至不起。又一患者亦用涩药，环跳穴作痛，与前药去升麻、陈皮、甘草，加苍术、黄柏、柴胡、青皮、生姜，十余剂少可，更刺委中出黑血而愈。如手蘸热水，拍腿上有泡起去亦可，不若刺穴尤速效也（委中在膝腕中央横纹中动脉便是）。

韩户部左臂患一紫泡，根畔赤肿，脉大而芤，谓芤主失血，或积血。韩曰：血痢未瘳。以芍药汤二剂，更以人参败毒散二剂，疮痢并愈。

沈明生治吴君一媳患痢四十余日，食少倦怠，原医以日久困惫，当从补治，无复可疑。延诊，谓其染患以来，膏粱未尝一日去口，则旧积除，新积复起旋生，形虽虚而症固实也，日虽久而积固新也。治法应与初症同，先进导滞丸二服，嗣用补消兼进，仍嘱其清虚调养，后果全愈。由此观之，初、中、末三法，有难尽拘，而望、闻、切之外，不可废问。且吴俗有饱不死痢疾一语，恣啖肥甘，唯恐弗及，何异藉寇兵而资盗粮耶？蔓延日久，驯致证实形虚，欲补形则碍其证，欲攻实则虑其虚。始也求其多食，而终至于不能食，良可悯也。因志之以戒夫世之患痢而不慎口腹者。

章素文母秋间患滞下，脉与症本皆轻浅，乃过于慎重，泥高年不可寒凉之说，更医至，再亦惟将顺主人情，致令绵延不已。最后延诊，力矫前非，竟以黄连主治得瘳，时有童鸣佩章石交也，亦久痢，亟以沈荐，且言治此恙者莫过于沈，而之善用亦莫过于黄连一味耳。即诊即告曰：是症非附子弗瘳。章讶之，谓童利下之色与夫作痛溺涩日期近远颇与前症相类，何用药水火如是？曰：辨症不在多歧，但须一矢破的。童之滞下兼证皆似乎热，而询其每欲圊时必先腰痛，一语而得病根矣。夫腰为肾府，肾主二便，乃胃家北门锁钥之司也。虚则不能闭藏，是以每欲更衣，辄先作痛，非与腹部之痛随利减者可同日而语。向皆用寒凉荡涤主治，疾何由平？于是先以理中补中相合为剂，嗣以八味丸益火之原，果得奏绩。嗟夫！症同治异，孰谓可概施一法也哉。

吴有声云：壬寅秋予病痢而剧，郡治逾月，气息奄奄，色毁骨瘠，望者却走。明生先生至，诊视之则曰：是何中暑之深也。家人疑之，谓予安坐书斋，足不出户，奚暑之乘？先生决之于指，断之于心，遂投以凉剂，一服即有效，不数日间而乃全愈。盖予夏间曾制地黄，以酒渍之，每日必出诸酒而曝之烈日之中，至夕仍还，而渍之于酒，如是者几一月，予愚甚，以为地黄之精神尽在酒也。取而饮之，而不知炎威之毒渐畜于酒者，早已入余之肺肠，此家人所不知，即予亦未悟，迨病愈而推之始得，而先生独知其中暑之深，则其视病，可不谓神焉者哉。

聂久吾曰：痢为险恶之症，生死攸关。然古今治法，多罕十全。予以经验既多，病机渐悟，乃自制此方，所向辄效，遂刊布广施，全活甚众。第服者药须道地，尤不任意加减耳。

川黄连　条芩　生白芍　楂肉各五分　陈枳壳炒　槟榔　厚朴姜汁炒　青皮各八分　当归　甘草　地榆各五分　红花酒洗三分　南木香二分　桃仁泥一钱

水二碗煎一碗，空心温服，渣再煎。

此方或红或白，或红白相兼，里急后重，身热腹痛者，俱可服。其有便纯红，便扬尘水，大孔如竹筒等恶症，古谓不治者，急服此亦可救。但迟缓毒坏脏腑，为难救耳。其有噤口者，毒在胃口也，此药煎一剂，分五六次缓缓服之，令胃口毒气渐开，服完一剂，后不惟药可进，而饮食亦渐可进矣，不必另用他药也。单白无红者，去地榆、桃仁，加去白陈皮四分，木香用三分，滞涩甚者加酒炒大黄二钱，服一二剂仍除之，此方用之，于三五日神效，旬日内外亦效，惟半月外则当加减如后。

黄连　条芩　白芍三味生用，各四分，酒炒各六分　楂肉一钱　厚朴　陈皮　青皮　槟榔各四分　甘草生熟各二分半　地榆醋炒　当归各五分　桃仁泥六分　红花六分　木香二分

如延至月余，觉脾胃虚滑者，用酒炒芩、连、白芍各六分，陈皮、厚朴、木香各三分，醋炒地榆四分，红花二分，当归、人参、白术、熟甘草各五分，以上方法，用无不效，间有不

效者，必其初投参、术等补剂，太早补塞，邪热在内，久而正气已虚，邪气犹盛，欲补而涩之则助邪，欲清而疏之则愈滑，遂致不救。

予尝治一公子，一仕官，皆早投温补，不可挽回。故表而出之，以戒后。

张龙文年三十来，九月患痢，至十二月未瘥，已无腹痛后重，服补中益气，则不及至圊，且下转数，延予治，与熟地、杞子、白芍、枣仁、米仁等，初甚逆膈胀，而利且五色，幸彼能守药弗更，张再进而利递减矣。洎岁暮已向愈，脉之两关滑大，重按则弦，戒之曰：药未可停，恐立春后病再发。已而果然，其邻医就余方加补骨脂、砂仁、木香、广皮之类，与之了不应，且昏睡而多汗，至四月中，再求诊，则以前方加沙参、麦冬、蒌仁、黄芩，未二十剂而痊。后环跳穴及趾肿疼痛，流注无定所，状如痢后风，仍前方加知、柏、川连，数剂而安。

濮氏子住涌金门外，甚贫窭，患久痢脱肛，诸治不效，乃入城就予诊，虽相去二三里，途中必数登厕，肛既不收，行步殊苦，与补中益气汤加熟地一两，炮姜一钱，服二剂竟愈。

范秀才年近七旬，戊子二月患寒热，原有疝病至是胸胁少腹无不痛楚，下利红白，一名医治之有年，其邀余诊，盖乘便耳。其脉弦数，所喜者滑，询其小便短赤，此纯属肝火下迫，似痢而非痢也。必多服香薷，又值君火司天，少阳当令，于是乘其所胜，而侮其所不胜，所下皆太阴血津，阳明脂膏也。与生地、女贞、沙参、麦冬、川连、蒌仁，一剂已逾其半，而名医曰：七十之年可服黄连之苦寒，蒌仁之滑泄乎？今下利而不与调气健脾，而反用滋阴润肺，此何治耶？范乃拘儒复听之治，又一月将毙矣。再延诊，仍前方加杞子、白芍、甘草，数剂痢止痛除而愈。

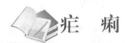

## 疟 痢

李易安《金石录》后序言其夫赵明诚因途中奔驰，冒暑至行在旅邸病痁，予闻信惊，怛念渠性

素急，病痁患热，必服寒凉药，疾可忧。遂解舟下，一日夜行三百里，比至，果大服柴胡、黄芩，疟且

痢,遂以不起(柴芩自是少阳药,用之不当,便能为患,然药不对病,虽甘草、茯苓,亦足以杀人也)。

万密斋治汪氏媳病疟且痢,用小柴胡合桂枝汤,加当归、陈皮,二十余剂疟愈。随以黄芩芍药汤加人参治痢,不效,再思之,悟曰:此病得之内伤,名为白蛊,乃用升阳胜湿防风汤,一剂而安。

陆肖愚治王笠云八月间患疟,服药已愈,后复饮食不调,大便泻而变痢,一日夜约一二十行,皆积滞无粪,腹疼后重,身热夜不安,医以芩、连、木香、槟榔等药投,益甚,脉之左手浮弦而弱,右手沉数而微,曰:此疟之余邪也。当先解经络中邪热,则大便自固。乃以机要防风芍药黄芩汤加柴胡,二剂身热腹痛顿止,后以调气养荣汤,数剂而精神如故。

孙文垣治董浔老家马厨七月初旬患病二十余日,势转剧,询其症,曰:大发寒热,寒至不惮入灶,热至不惮入井,痢兼红白,日夜八十余行,腹痛恶心,汗多,神气倦甚,问其脉,曰:脉不吉,下痢脉洪大者死,细微者生。今洪大逆也。孙曰:痢固忌洪大,寒热亦非细微所宜,其中必有故。往诊其脉,察其症,果如斯言。面色微红,汗淋淋下,究病所由起,谓客来众,厨间躁热,食瓜果菱藕过多,晚又过饮接内,寝于檐下,次日即寒热腹痛,因而下痢。与人参、白术、石膏、滑石各五钱,知母、炮姜各三钱,大附子、炙甘草各二钱,大剂煎之,饮讫即睡。或问曰:服后何状为佳?曰:倘得一睡,则阴阳和和,则汗可敛,寒热呕恶可止也。夜来痢减半,汗吐全无,脉亦敛矣。再用人参、石膏、白术、白芍、滑石各三钱,炮姜、肉桂、知母各二钱,炙甘草、附子各一钱,服后疟止,痢又减半,饮食渐进,神气渐复。改用酒芍五钱,人参、白术、滑石各二钱,甘草、陈皮、炮姜、肉桂各一钱,三剂痢全止而瘥。或问寒热均投此,何症?而剂何名也?笑曰:此滑公所谓混沌汤也,经云:夏伤于暑,秋必疟痢。白虎汤、益元散。又云:瓜果寒凉,伤其中气,酒后御内,损其下元,附子理中汤正所以温中补下者。经又云:实者邪气实也。

故以白虎、益元应之,虚者正气虚也,故以理中汤应之。若以寒热均用为疑,则仲景附子甘草泻心汤既用大黄、黄连,又用干姜、附子,此何说哉?盖假对假、真对真也。

减茗泉脉左弦数,右寸弱关大,重按则滑,右尺微,原以疟后复伤饮食,大便泻而变痢,一日夜只五六行,皆积滞无粪,腹疼后重难堪,午未后发热,天明始退,此夏伤于暑,秋成疟痢也。其热仍疟之余邪,当先解散,然后以补剂之,则利自愈矣。与神授香连丸,一服腹中肠鸣,须臾大便行,较前更多,且有粪下。改以白芍四钱,泽泻、黄连各一钱,滑石二钱,甘草、桂皮各四分,山楂七分,两日后与补中益气汤加木香、黄连、白芍调理半月而瘥。

张路玉治故友子触疫疟之气,染患月余不止,左右乏人失于调理,致愈而复发,加以五液注下,疟痢兼并,水谷不入者半月余,乃携归斋中,日与补中益气兼理中、六君、芪、桂之属,将养半月而愈。

李士材治一士冒暑劳苦,患血痢,危甚,用黄连、当归、乌梅、滑石各五钱,香薷三钱,甘草一钱而愈(症治大合医案)。

陆祖愚治姚可仪祖母,年七十精力过人,勤劳不倦,忽天夏月怒后感冒风凉兼之饮食,头疼骨痛,寒热大作,寒则重衾,热则冷饮,或以其年高病重,攻补兼施,遂腹痛,谵语烦躁,脉之洪弦而紧。谓高年而脉乃如是,病正进也,须双解表里之邪。遂用柴、葛、二陈、枳、桔、楂、朴、芩、苏加生姜,二剂表症稍减,腹仍痛,下利红白,里急后重,日夜去积三十余次,脉亦未减。乃用润字丸一钱,香连丸和服,日夜三服,两日后痢减半,惟脐之上下痞满,又用槟榔、青皮、木香、泽泻、木通、芩连、滑石之类,五六剂方得燥屎与积同去,病又减二三,仍用香连丸二钱,日进二服,数日积除痢止。改投大补气血之剂,调理月余而安。

韩延年长子初患咳嗽已久,至七月患疟复变痢,疟仍未止,或以尺脉短涩,投养阴清补之剂。诊之,拟加参、附,前医亦以为然。后更数医,仍不外温补止塞出入加减,服参及四斤，病虽减而元气犹未如故。

高丽医人治疾用药只一味两味，至三味则极多矣，未有至数味者，盖药性专则达，二则济，三则调，四则参与制，再多则相牵而不能凑功矣。偶传疟痢二方，甚简而验，今录于此。

治痢止二味，色白者患寒（其说未是），用生姜一两，细茶五钱，色赤者患热，用细茶一两，生姜五钱；赤白杂者，姜茶各五钱，青皮三钱，陈皮二钱，酒一碗，河水一碗煎至一碗，温服即愈（李日华《六研斋偶笔》）。

# 痢 后 风

孙文垣治程氏子年十五，夏月患痢，医治弥月，痢止而筋骨肿痛，痛处发热，昼轻夜重，肌肉消，饮食减。有作白虎历节治者，有作鹤膝鼓槌风治者，病愈甚。诊之脉皆细涩，曰：此痢后风也。盖由治痢不善，以致寒湿秽瘀滞经络，日久血气为痛所伤，此症虚虚实实，极难认，处方亦不易，欲补虚则肿愈剧，欲疏通则痛愈甚，唯局方大防风汤可用，防风、熟地、黄耆、人参、白芍、当归、杜仲各一钱，白术一剂五分，羌活、牛膝、甘草、茴香各五分，川芎七分，加姜三片，服三十贴而安。

陈三农治一士，痢后腰腿挛痛，不能俯仰，此肾虚风寒湿所乘也，用独活寄生汤，二剂愈。

汪绍兄室人年五十余，新秋患淋秘，小愈即勿药，初冬先自汗两日，遂寒热成胎疟，医略与消散，不效，将半月复增滞下，腹痛后重，日一二十行，因见其脉如蛛丝，声微气乏，疑属虚寒，乃用二陈汤、香砂、苍、朴温胃燥脾

之剂，十余日舌胎尽黑，多汗不眠，遂辞去。诊之脉果沉微，语殊轻怯，然小便热短，胸膈痞闷，疟则热多于寒，痢则红少于白，此伏气所发，陈菀郁积，大腑为病也。在《金匮》法宜下之。但其禀赋甚弱，三阴素亏，不可峻治，且前所服，类皆温燥，故令积滞不行，宜以润滑甘寒之品导之。用生地、杞子、麦冬、蒌仁、当归、木通、白芍、黄芩、枳壳、桔梗，数剂觉去宿垢甚多，又数剂而痢止。疟仍间日一作，加痰嗽甚频，此肠胃既通，余热挟虚火上窜也。前方去枳、桔、当归、木通，加沙参、熟地、地骨、首乌之属，十余剂黑胎始尽，而寒热除，又数剂痰嗽亦止。后因劳疟复作，用补中益气去人参，加熟地一两，一剂而愈，愈后左关尺仍细弱。向若峻下，必生变矣。当病甚时，一专科与木香、白术、炮姜、补骨脂等，亦幸而未服。

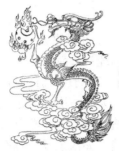

# 续名医类案卷之十二

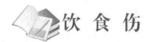

## 饮 食 伤

窦材治一人慵懒，饮食即卧，致宿食结于中焦，不能饮食，四肢倦怠，令灸中脘五十壮，服分气丸、丁香丸即愈。

一人脾气虚，好食冷物不消，常觉口中出败卵臭，服草神丹即愈。若服全真金液亦效（原注：脾胃既为食所伤，不可再施消克，唯治以温化则自健运矣）。

一人暑月饮食冷物，伤肺气，致咳嗽，胸膈不利，先服金液丹百粒，泄去一行，痛减三分，又服五膈散而安。但觉常发，后五年复大发，灸中府穴五百壮，方有极臭下，气难闻，自后永不再发（世医不审病目，动云暑月热气伤肺，一派寒凉，致水气不消，变成大病。原注）。

汪颖曰：一人好食烧鹅，炙煿日常不缺，人咸防其生痈疽，卒后不病，访知其人每夜必啜凉茶一碗，乃知茶能解炙煿之毒也。

龚子才治一人劳后吃红柿十数枚，又饮凉水数碗，少顷又食热面数碗，遂心腹大痛。诊之六脉沉微，气口稍盛，此寒热相搏所致。以附子、干姜、肉桂、枳实、山楂、神曲、莪术、香附，一服立止。后浑身发热，又以小柴胡一剂而安。

一人腊月赌吃羊肉数斤，被羊肉冷油凝结，堵塞胸膈不下，胀闷而死。诸医束手，诊之六脉俱有，乃用黄酒一大坛煮热，入大缸内，令患人坐其中，众手轻轻乱拍胸腹背心，令二人吹其耳，及将热烧酒灌之，次服万亿丸，遂得吐泻而愈。

陶节庵治一人患病，因食羊肉涉水，结于胸中，门人请曰：此病下之不能，吐之不出，当用何法？陶曰：宜食砒一钱。门人未之信也，乃以他药试之，百计不效，卒依陶语，一服而吐，遂愈。门人问曰：砒性杀人，何能治病？陶曰：羊血大能解砒毒，羊肉得砒而吐，而砒得羊肉则不能杀人，是以知其可愈（《杭州府志》）。

唐守元治一妇人食羊，闻呼未及吞而应，逾月病发，淹及两年。唐曰：此必胸有宿物。家人曰：两年不食矣。曰：试以我药投之。既而大吐痰块，中裹羊肉一脔，遂愈（《平湖县志》）。

王海藏治秦生好服三生茶及冷物成积而痼寒，脉非浮非沉，上下内外按举极有力，坚而不柔，触指突出肤表，往来不可以至数名，纵横不可以巨细状，此阴症鼓击脉也。一身流行之火萃于胸中，寒气逼之，故搏大有力，与真武、四逆、理中等汤丸，佐以白芍、茴香，使不僭上，每日服百丸，夜八十丸，至夜汗出而愈。

孙文垣治董浔阳年六十七有脾胃疾，以过啖瓜果，胸膈胀痛，诸医不愈，脉之寸关弦紧。曰：病伤瓜果而为寒湿淫胜。经云：寒淫所胜，治以辛温。然瓜果非麝香、肉桂不能消。以高良姜、香附各一两为君，肉桂五钱为臣，麝香一钱为佐，每服二钱，酒调下，药下咽，胸次便宽，再服知饿，三服而巾帻交接宾客如未病者。

马二尹迪庵年五十五，以过食鳗肉卷饼，心腹胀痛，医不知吐法，处以硝黄下之，大便不行，胀痛愈甚，又用木香槟榔丸，继又有下以大小承气者十余日，病益加，便既不行，食亦不进，小水仅点滴，又服白饼子五日，备急丸三日，胀痛遂不可当。又服甘遂、芫花、大戟、牵牛之属，三日并小便之点滴亦无矣。又灸中脘三十余壮，亦无验。孙至，视其色苍黑，神藏不露，声音亮，惟腹大如箕，不能反侧，脉之两手皆滑大，尺犹有力，曰：此病初时食在上膈，法当用吐。《素问》云：在上者因而越之是也。乃误下伤脾，失其健运，是以愈下愈胀。又以峻利益下之，致展转增剧。今先用六君子汤以醒其脾，木香、砂仁助其运动，再用吐法吐出前药，弗虑大便不行，独虑行之不止耳。计所服药，硝黄五斤，巴豆白饼五两，又加诸慓悍之剂，幸而药性未行，否则如瓶水底脱，倾泻无余矣。今伤在上中二焦，下元未损，故两尺尚有神，色苍气固，根本未动，尚可为也。服药后腹中大痛，知药力已至，改用人参芦，防风芦、升麻、桔梗各三钱，煎服，少顷用鹅翎探之，涌出前药约十余碗。病者曰：目前光矣。时已刻，谓酉时大便必行，宜备人参数斤以待，至午刻进至宝丹一贴，以温中气，未申间腹中浊气下注，觉少宽，至晚大便行一次，小水略通，即用参、术各五钱，炮姜三钱，茯苓二钱，木香、甘草各五分，陈皮一钱，煎服，四鼓又行一次，小水亦行，次日连泻十余次，以理中为丸，与煎剂兼服，胀全消，食渐进，凡泻七十二日，服参二斤。

吴九宜每早晨腹痛泄泻者半年，粪色青，腹膨胀，咸谓脾肾泻，为灸关元三十壮，服补脾肾之药，皆不效。自亦知医，谓尺寸俱无脉，惟两关沉滑大，以为忧，疑久泻六脉皆绝也。孙诊之曰：无恐，此中焦食积痰泻也。积胶于中，故尺寸隐伏不见，法当下，反用补，误矣。以丹溪保和丸二钱加备急丸三粒，五服之，更下稠积半桶，胀痛随愈，次日六脉齐见，再以东垣木香化滞汤调理而安。

汪氏妇腹大如箕，坚如石，时或作痛，杂治月余，转胀急，小水不通，或用温补下元之剂，则胀急欲裂，自经求尽。脉之两关洪滑鼓指，按之不下，乃有余之候也，症虽重可生。

其致病之由，母家常令女奴袖熟鸡、牛舌之类私授之，因数食冷物，积成胀满，误作虚治，宜增剧也。乃用积块丸三下之，而胀消积去，以保和丸调理一月而愈。

黄履素曰：予在临江时误服厚朴，伤中气之后。偶食犬肉一块，遂觉停滞，时中气正虚，不敢加山楂等药。考本草食犬肉不消，煮芦根汁饮之可消。如法煎饮，觉右胁微痛，次日大痛，殊不可解。自是日甚一日，坐卧皆妨，反侧痛如刀，右胁下按之有物如鸡子。方书言右胁痛属食积痰积，有谓须攻治者，有谓不宜攻，必须助正以消邪者，时有医主攻治，谓不治将成痞块。予以为不然，确守助正之说，当痛极时，不敢服药，静以守之，俟痛小定，气虽痞，即用六君子加木香等行气之药，以渐调之，竟得痊可。若误信攻伐，不知死所矣。

张景岳治一上舍，年及三旬，因午刻食水煮面角，将至初更，食及小腹，下至右角间，遂停积不行，而坚突如拳，大如鹅卵，其痛之剧莫可名状，察其明系面积，显而无疑，然计其已入大肠，此正通则不痛之症也。乃与木香槟榔丸，其痛如故。因疑药力之缓，犹未及病，及更投神授丸以泻之，又不效。因谓此药性皆寒，故滞而不行也。再投备急丸，虽连得大泻，而坚痛毫不为减。斯时也，张计穷矣，因潜思其由不过因面，岂无所以制之？今既逐之不及，使非借气以行之不可也。且计面滞，非大蒜不杀，气滞非木香不行，又其滞深道远，非精锐之向导不能达，乃用火酒磨木香，令其嚼生蒜一大瓣，而以香酒送之，一服后觉痛稍减，三四服后痛渐止，而食渐进，而小腹之块仍在，后至半年许始得消尽。由是知欲消食滞，即大黄、巴豆，犹有所不能及，而唯宜行气为先也。且知饮食下行之道，乃必由小腹下右角间，而后出于广肠，此自古无言及者。

【琇按】就此观之，景岳平生临症遗憾多矣。夫面角由胃入肠，已至少腹之角，岂能作痛如是，而又如拳如卵耶？必其人素有疝病，偶因面食之湿热发之，或兼当日之房劳，遂乃决张如是。故推荡之亦不应，得木香、大酒一瓢辛热香窜而痛止耳。至谓食由小腹下右角，而后出广肠，谓自古无言及者，更堪捧腹。经谓：大小肠皆盘屈十六曲，则左旋右转可知。岂如筒如袋而直下乎？嘻！

张路玉治叶某停食感冒，两寸关俱涩数模糊，两尺皆沉弦，按之益坚，虽其人尚能行走，而脉少冲和，此必向有陈气在少腹。询之果患寒疝数年，因婉辞不用药，是夜腹暴满而逝。或问：此人小恙，何以知其必死？曰：凡人胃满则肠虚，肠满则胃虚，更实更虚，其气乃居。今胸有瘕而腹有积，上下俱困，能保其不交攻为患乎？当知厥痛入腹，脚气冲心等疾，皆是阴邪搏结，郁既久则挟阴火之势而上升，若胸中元气有权则邪下伏，今既为宿食填塞，逆则上下俱满，正气无容身之地，往往有暴绝之虞，所以不便用药，实未知其即死也（《伤寒论》：病人素有痞积，乃病传入三阴则死，谓之脏结。盖新邪与旧邪合并也）。

幼科汪五符夏月伤食呕吐，发热颅胀，自利黄水，遍体肌肉扪之如刺，六脉模糊，指下似有如无，足胫不温，自认阴寒，服五积散，一剂热愈炽，昏卧不省，第三日利不止，时谵语，至夜尤甚。或以为伤暑，与香薷饮，遂头面汗出如蒸，喘促不宁，足冷下逆，或以为大寒而脉自模糊，按之殊不可得。以为阳脱之候，欲猛进参附，或以为阴症断无汗出如蒸之理，脉虽虚而症则大热，当用人参白虎，争持未决，张诊之曰：六脉如此，而心下按之大痛，舌上灰刺如芒，乃食填中宫，不能鼓运其脉，往往多此，当与凉膈散下之，下剂神思顿清，脉亦顿起，倘投参附，其能免乎？

癸卯元夕周徐二子过石顽斋头纵饮，次日皆病酒，不能起，欲得葛花汤解酲，张曰：此汤虽为伤酒专剂，然人禀赋各有不同，周子纵饮则面热多渴，此酒气行阳明肌肉之分，多渴知热伤胃气，岂可重令开泻以耗津液？与四君子汤去甘草，加藿香、木香、煨葛根、泽泻，下咽即愈。徐子久患精滑，饮则面色愈青，此素常肝胆用事，肾气亦伤，酒气皆行筋骨，所以不上潮于面，葛花胃药，用之何益？与五苓散加人参，倍肉桂，服后食顷，溲便如皂角汁而安。

柴屿青治中翰陈雯山壮热神昏，为时医所误者累日，势甚危笃。诊得人迎脉缓，自无外感，惟气口洪实，舌胎甚厚，重按其胸，皱眉呼痛，此胸中停食，屡进发表，相去径庭，无怪病增剧也。用小承气汤连下二次，即神清热退而安。

张飞畴治谢元海夏月常饮火酒，致善食易饥，半月后腹渐胀满，大便艰涩，食亦日减，医用刻削清火，俱不效。左脉细数，右脉涩滞，此始为火助胃强而善食，继为火灼胃液而艰运，艰运则食滞，食滞而胀满，胀满则食减。今宜断食辛热，乘元气未漓，祛其滞而回其液，日久则费调理也。用枳实导滞汤去黄连、白术，加葛根，一服大便通利而滞行，又用健脾理气，三日后以小剂生脉加葳蕤、煨葛根，半月而愈。

张三锡治一人发热头痛，七日不止，诊之左脉平和，右寸关俱弦急有力，乃内伤宿食为患也。以二陈加枳实、厚朴、楂炭、柴胡三剂，再加黄芩，头痛除，但热不净，投枳实导滞丸百粒，更衣而愈。

一妇每夜分即发热，天明渐止，自投四物汤，反加呕恶。诊得左关微急，而右寸关弦数有力，询之经后食梨，午后遂热起，正丹溪所谓胃虚过食冷物，抑遏阳气于脾土之中，此病皆因血虚而得者。遂以升阳散火汤，一服热已。后用四物去地黄，加枳、术、陈皮，健脾养血，调理而愈。

张三锡曰：余初识缪仲淳时，见袖中出弹丸咀嚼，问之，曰：此得之秘传，饥者服之即饱，饱者食之即饥。因疏其方名资生丸。余大喜之，而颇不信其消食之功。已于醉饱后，顿服二丸，径投枕卧，夙兴了无停滞，始信此方之神也。

许学士云：有人全不思食，补脾罔效，授二神丹服之，顿能进，此即补母法。黄鲁直用兔丝子淘净酒浸，日挑数匙，以酒下之，十日外饮啖，如汤沃雪，亦此理也（《治法汇》）。

张三锡治一人夏食羊肉太多，作渴躁烦。自谓受暑，用凉水调一元散，躁渴愈甚。诊之脉虽滑不鼓，随以盐汤吐之，得生肉碗许，乃以二陈加草果、肉桂、厚朴、山楂，调理而安。

若用凉药作暑治，立见其毙。

一人饮茶过度，且多愤懑，腹中常漉漉有声，秋来寒热似疟，以十枣汤、料黑豆煮晒干研末，枣肉和丸芥子大，以枣汤下之，初服五分不动，又服五分，无何腹痛甚，以大枣汤饮，大便五六行，时盖日晡也，夜半乃大下数斗积水而积平，当其下时，瞑眩特甚，手足厥冷，绝而复苏，举家号泣，咸咎药峻。嗟乎！药可轻用哉。

一人过食瓜果，时值夏月，大泻不止，中脘大痛，烦渴引饮，自服天水散及香薷饮，脉之右关寸俱沉伏，因作停冷治。香砂六君子汤加炮姜、厚朴，一服痛渴俱止，只以胃苓调理而安。

龚子才治徐通府因好烧酒及五香药酒过度，患吐血唾痰，六脉急数，此酒毒积热入于骨髓，不受滋补，以黄连解毒汤加知母、贝母、石膏、连翘、元参、花粉、葛根、瓜蒌、桔梗、酒蒸大黄，早晚服。至百日外，以六味丸加解毒汤在内，与前汤药并进，又百日始瘥。后归田，逾年仍为酒困而卒。

陵肖愚治吴武祖之母，少寡长斋，禀赋极薄，因正啖糯米粉食，人误报武祖不入泮，不觉惊而且闷，遂成内伤，或与消导过多，而中满更甚，脉之两手断续不匀，洞泻口开，头汗如洗，元气将脱，胸中仍不可按，脉不足而症有余。宜先补后攻。急用附子理中汤，二剂汗止泻减，脉稍有根，以枳实理中汤进之，其积渐觉移动，脉亦有神，后以润字丸每服五分，以煎剂送之，积去身和，调理而愈。

徐小园子新婚多痰，脾已受伤，又外感，遂往来寒热，项强背痛，头疼，表里俱在，或谓疟疾，遽用截药，因而口渴，多食生冷，变为吐泻，与柴苓汤不效。诊之，四肢厥逆，不省人事，面色青黄，脉左三部与右尺隐欲脱，右关滑而有力乃用参附理中加枳实、厚朴、山楂等，三剂脉起，而内伤之症才现，身大热，舌焦芒刺，脐上下手不可按，四肢漐然汗出，下症悉具，第用枳、朴、熟黄少许，加铁锈水导之，去燥屎三四块，势未减，又与枳、朴、楂、连，小柴胡加人参少许，间四五日进润字

丸五分，大便去一次，如是八十余日，里症去，六脉有神，尚晡时潮热，胃气不开，口干腹满，前方去参，四剂势又大减。或谓伤寒三七不解，谓之坏症。经云：安谷者昌，绝谷者亡。今将百日粒食不进，焉有生理？况身不热，舌无胎，纵晡时微热，亦是阴虚之故，急宜滋阴养血，开胃健脾自愈。遂服药一剂，又强饮粥汤半盏，及龙眼汤一杯，是夜仍身体大热，心口作痛，异常烦躁，舌上有胎，再诊右关尺沉实，仍用枳实、黄连、卷柏、麦芽、楂、朴，送润字丸一钱五分，去后极畅，诸症顿除，改用六君，方知饥饱，计百三十余日，头发落尽，年余未得出门户（参附理中，焉得舍罪）。

【琇按】如此治病，时医之说信哉。

陈孟昭新正赴馆，偶开别室，见一枢，心中怦然，是晚梦遗，次日勉强行文，薄暮啖肉面，遂头疼身热，右胁有块如碗，疼痛寒热，疑为肿毒。诊之谓内伤兼感。不信，疡医视之，外用敷药，内服解毒之剂，不效。或与投补，遂昏冒烦躁，谵语如狂。再延诊，脉洪数无伦，此误补故也。仍作内伤饮食治之。用青皮、陈皮、枳实、厚朴、山楂、黄连等，又以麸皮炒熨，稍苏，再用润字丸五分数服，宿垢去而痛减，改用参、术、归、芍、麦冬、陈皮、茯苓、甘草之类，调理月余而安。

沈振宇病愈未几，因食馒头、羊肉等物，遂胸腹胀满，否塞不通，服药旬余不效，口渴烦躁，晡时更甚，大便闭结，凡硝、黄、枳、朴、槟、楂、麻仁、青皮、红花、归、地、芩、连，遍服而大便不通。陆曰：大病须以大方治之。若拘拘一二钱，力量轻薄，安能奏捷？如玄明粉、槟榔必用五钱，枳实、生地、当归、黄芩必用一两，红花必用三钱，另以山楂四五两，煎汤代水，煎药临服必加铁锈水半酒杯，其垢自行矣。如言一剂果腹中运动，响声不绝，两时许下宿垢半桶，顿觉爽利，调理而痊。

昔有婆罗门僧东来，见食面者云：此大热何以食之？又见食中有莱菔，云：赖有此以解其性。自此相传食麦面必啖莱菔。又小说云：人有中麦面毒者，梦红裳娘子悲歌，有"一丸莱菔火吾宫"之句（《医说》、《续编本草》）。

扁鹊云：酒饮过腐肠烂胃，渍髓蒸筋，伤神损寿，有客访周颉，颉出美酒二石，颉饮石二，客饮八斗，次明颉无所苦，酒量惯也，客已死矣。观之客胁穿肠出，岂非量过而犯扁鹊之戒欤（同上）？

王海藏治秦生好服天生茶及冷物，积而痼寒，脉非沉非浮，上下内外举按极有力，坚而不柔，触指突出肤表，往来不可以至数名，纵横不可以巨细状，此阴证鼓击脉也。一身游行之火萃于胸中，寒气逼之，搏大有力，与真武、四逆、理中等汤丸，佐以白芍、茴香，酒糊丸，使不僭上，每百丸昼夜相接八九服，丸至半斤，作汗而愈，亦世罕有也（《阴症略例》，《医说续编》）。

薛立斋治一人食粽，烦闷热渴，大便欲去，用消导药不应，以白酒面炒为末，温酒调服二钱，俄顷腹鸣，粽下而安。一人食水晶团子过多，肚腹胀痛，亦治以此方而愈。

一人食鱼鲊，腹痛患痢，诸药不效，用陈皮、白术等分为末，陈米汤下数服而愈。一人每食蟹即腹痛，用紫苏浓煎汤，一服而安。

一妇人停食饱闷，或用人参养胃汤、木香槟榔丸而泄泻吐痰，腹中成块，又与二陈、黄连、厚朴，反加腹胀不食，此胃气虚不能消磨，用补中益气加茯苓、半夏五十余剂，脾胃健，而诸症痊。

窦材治一人因暑月食冷物，以致胸腹胀闷欲死，服金液丹百丸，少顷加全真丹百丸，即有气下降而愈。

一人每饭后饮酒，伤其肺气，致胸膈作胀，气促欲死，服钟乳粉五膈散而愈。若重者灸中府穴亦好，服凉药则成中满，难治矣。

一小儿食生杏致伤脾，胀闷欲死，灸左命关二十壮而愈，又服全真丹五十丸。

一人嗜茶成癖，一方士令以新鞋盛茶令满，任意食尽，再盛一鞋，如此三度，自不吃也。男用女鞋，女用男鞋，用之果愈（《集酒方》）。

立斋治一男夏月入房，食冰果腹痛，用附子理中汤而愈。有同患此者，不信，别用芩连、二陈之类而死（即上舍徐民则）。

林观子治一人房欲后远涉，饥渴，饮新汲泉水而归，病作，医以解表消中药与之，遂冷逾膝肘，外热躁扰不定，掀衣掷被，谩语无伦，脉寸如蛛丝，余无，急以人参、姜、附，入葱白、生姜，大剂浸冷灌之，得睡躁定。去葱白、生姜，服数帖得汗，脉亦渐和，加别药调理而安。

朱丹溪治一丈夫，因酒多下血，肚疼后重成痢，滑石半两，连翘、黄芩、木通、白芍、枳壳、白术各二钱，甘草五分，桃仁二十一枚，分四帖服。

有人因忧愁中伤食，结积在肠胃，欲发吐利，自冬至后，暑月积伤发，暴下数日不止。《玉函》云：下痢至隔年月日应期而发者，此为有积，宜下之，止用温脾汤尤佳。如难下，可佐以干姜丸（干姜、巴豆、大黄、人参）各等分，后服白术散（白术、木香、附子、人参）各等分，上细末，每二钱，水一盏，姜三片，枣一个，煎六分温服。

一丈夫酒多病泄，久不愈，又自进附、椒等，食不进，泄愈多，滑石、黄芩各半两，干姜、黄连、樗皮，粥为丸，每服百丸。

许学士治宗室赵彦材下血，面如蜡，不进食，盖酒病也。授紫金丹方，服之终剂血止，面鲜润，食亦倍常。新安一士人亦如是，与三百粒作一服，立愈。胆矾三钱，黄蜡二两，大枣五十枚，右以砂锅或银石器，内用好醋三升，先下矾枣，慢火熬半日，取出枣去皮核，次下蜡，再慢火熬一二时，令如膏，入蜡茶二两，同和丸如桐子大，每服二三十丸，茶酒任下。

孙兆治馆职学士张居易暑酒散涎，不为名利拘束，忽发热头疼，俾翰林医官治之，十日愈甚。诸学士共议召孙，孙至脉之曰：余人皆曰伤寒，然此症痰也。张学士好酒多痰，食所伤也。今痰非伤寒，而右手脉甚数。左手脉平和，此必伤酒食而作头痛，宜吃食药五七丸，俟之半日，进退决矣。孙遂用食药，经食久，膈渐宽，头痛遂减。再进利膈药，遂获安。大凡阳邪头疼经十日，岂得不变发热而狂乱？故知非伤寒，乃食病之过也。

朱丹溪治胡孺人因吃冷粉与肉，头痛自汗，膈痞小便赤，用白术二钱半，陈皮一钱半，木通、川芎、黄芩各半钱，姜水煎热，吞下草豆蔻丸，阿魏丸、保和丸各五十粒。

罗谦甫曰：丁巳冬，予从军回至汴梁，有伶人李人爱谓予曰：大儿自今岁七月间，因劳役渴饮凉茶及食冷饭，觉心下痞，医投药一服，下利两行，症遂减，不数日又伤冷物，心腹复痞满，呕吐恶心，饮食无味，且不饮食，四肢困倦，懒于言语。复请前医诊视曰：此病易为，一更利几行，即快矣。遂以无忧散对加牵牛末，白汤服。至夕腹中雷鸣而作阵痛，少焉，既吐又泻，烦渴不止，饮食无度，不复能禁，时发昏愦，再命前医视之，诊其脉，不能措手而退。顷之冷汗如洗，口鼻气渐冷而卒矣。小人悔恨无及。敢以为问。予曰：未尝亲见，不知所以然。既去，或曰：予亲见之，果药之罪软，而非软？予曰：此非药之罪，乃失其约量之过也。夫药之无据，反为气贼，《内经》云：约方犹约囊也。囊满勿约，则输泄方成，弗约则神气弗俱。故仲景以桂枝治外伤风邪，则曰：若一服汗出病瘥，停后服，不必尽剂。大承气汤下大实大满，则曰：得更衣，止后服，不必尽剂。其慎如此，此为大戒。盖得圣人约囊之旨也。治病必求其本，盖李人以杂剧为戏，劳神损气，而其中痛因时暑热渴饮凉茶，脾胃气弱，不能运化，而作痞满，以药下之，是重困也。加以不慎，又损其阳，虚而复伤，伤而复下，阴争于内，阳扰于外，魄汗未藏，四逆内起。仲景所谓一逆尚引日，再逆促命期。如是则非失约量之过而何故？《内经》戒云：上工平气，中工乱脉，下工绝气。不可不慎也。

张子和治一细侣好茶成癖，积在左胁，曰：此与肥气颇同，然痎疟不作，便非肥气。虽病十年，不劳一日，况两手沉细有积故然。吾治无针灸之苦，但用药即可，可享寿尽期。先以茶调散吐出宿茶水数升，再以木如意煎之，又涌数升，皆作茶色，次以三花神佑丸九十余粒，是夜泻二十余行，脓水相兼，燥粪瘀血集然而下，明日以除湿之剂使服，十余日诸苦悉蠲，神色清莹（抄自《医说续编》）。

浙东监宪全公每晨先饮阿剌吉十余杯，然后饮常酒，至六月大发热，张奕之治用冰摊心腹上，冰消复增，内饮以药，三日乃愈（《药要或问》）。

一富家子二十余岁，四月间病发热，求赵以德治之。脉浮沉无力，而虚热往来，潮作无时，脉闻有力洪数，随热进退。因知非感之热，必是饮酒晋毒在内，今因房劳气血之虚而病作。问之果在正月间每晨饮阿剌吉，吃狗肉一月。既得其情，遂用补气血药加葛根以散酒毒，一帖微汗，反懈怠，热如故，因知是气血皆虚，不禁葛根之散而然也，必得鸡距则方可解其毒。偶得干者少许，加于药中，其热即愈（同上）。

唐生者，病因饮酪水及食生物，下利紫黑血十余行，脾胃受寒湿毒，与六神平胃散半两加白术三钱，以利腰脐间血，一服而愈。

周子固治王经历患身轻飘飘，若行空虚中，易医凡七十人，皆以为风虚，与热剂，转加。周曰：此酒毒也。即以寒凉之剂驱之随愈（《九灵山房集》）。

张子和治一酒病人，头痛身热恶寒，状类伤寒，诊其脉两手俱洪大，三两日不圊，以防风通圣散约一两，水一中碗，生姜二十余片，葱二十茎，豆豉一大撮，同煎三沸，去渣稍热，分作二服，先服一服多半，须臾以钗股探引咽中，吐出宿酒，香味尚然，约一两，头上汗出如洗，次服少半，立愈。《内经》曰：火郁发之。发谓汗之，令其疏散也。

朱丹溪治一饮酒人，胸大满，发热夜谵语，类伤寒，右脉不如左大，与补中益气汤去黄耆、柴胡、升麻，加半夏，以黄耆补气；柴胡、升麻又升，故去之，服后病愈。因食凉物心痛，于前药中加草豆蔻数粒愈（治法）。

立斋治曹铨因饮汾酒，肛门肿痛，便秘，脉实，服荆防败毒散不应，用黄连内疏汤而愈。

张子和治苏郡丞秦水心初有中气虚寒之症，兼以案牍丛脞，应酬纷扰，遂致疲倦食少，肌表微热，不能治事。召诊，始而用温，继而用补，其后每剂加参至两许，附至三钱，然后饮食大进，精神焕发，复因汤液久而苦口，则更制丸剂常服，大抵不外扶阳抑阴之义。忽一日诸症复发，视前较甚，加之自汗头晕，懒于语言，亟延诊，首讯昔日大剂温补煎方，盖谓丸剂缓而无济也。诊毕曰：证即前日之症，药非前日之药，是殆劳神动怒之后，复为饮食所伤，致令当纳受者不纳受，当运化者不运化，实热滞于太阴、阳明两经，此王安道所谓饮食劳倦之中仍有有余不足，今非昔比，参附断不可沾唇者，惟宜清导消热耳。询之果然，遂如法治之而愈。所以知秦之病者，其脉左关独大而气口紧盛倍常，左关独大者，肝主劳与怒也；气口紧盛，非食而何藉？若胶柱前方，实实之咎，其何能免？

顾开一内人以伤食饱闷，求治。诊其脉，气口初非紧盛而反得虚微，察其症，虽若胸次有物而神气殊短，正符东垣饮食劳倦之说，宜补正以祛邪。即用六君子健脾，佐以姜桂等味助中焦熟腐水谷，一二剂后腹胀宽舒，忽以脾泻告治，曰：服补得泻，此元气胜而滞气消，君子进而小人退之机也。改用补中益气，数剂脾泻即止，饮食如常。

聂久吾曰：一侍婢停食腹痛，先用消导药略加发散，一剂其痛未减，因用炒盐汤服二碗吐之，其痛减半，又用发散为主，加消导一剂，其痛立止。因悟寒邪停食作痛，散其寒气，则食自消而痛自止，自后依此施治，无不神效。

张子和曰：初虞世言：凡渴疾未发疮疡，便用大黄寒药利其势，使大困虚自胜，如发疮疡，脓血流漓而消，此真格言也。故巴郡太守奏三黄丸能治消渴。余尝以隔数年不愈者，减去朴、硝，加黄连一斤，作两剂，以长流千里水煎五七沸，放冷，日呷之数百次，以桂苓甘露散、白虎汤、生藕节汁、淡竹沥、生地黄汁，相间服之，大作剂料以代饮水，不日而痊。故消渴一症，调之而不下，则小润小濡固不能杀炎上之势，下之而不调，亦旋饮旋消，终不能沃禹膜之干，下之调之而不减滋味，不戒嗜欲，病已而复作，能从此三者，消渴亦不足忧矣。

昔有消渴者，日饮数斗，刘完素以生姜自然汁一盆置之密室中，具罂杓于其间，使其人入室，从而镵其门，病人渴甚，不得已而饮，饮尽渴减，得《内经》辛以润之之旨。又《内经》治渴以兰除其陈气，亦辛平之剂也。刘完素之汤剂，虽用此一味，亦必有傍药助之也。

秦运副云：有人消渴引饮无度，或令食韭苗，其渴遂止。法要日吃三五两，或炒或作羹，无入盐，极效。但吃得十斤即佳，过明日勿吃，食酱无效（《本草》）。

苦楝根取新白皮一握，切焙，入射少许，水二碗煎至一碗，空心饮之，虽困倦不妨。自后下虫三四条，状如蛔虫，其色真红，而渴顿止。乃知消渴一症，有虫耗其津液者（《医说续编》）。

鄂渚辛祐之患消渴九年，服药止而复作。苏朴教以白芍、甘草，等分为末，每用一钱，水煎服，七日顿愈。古人处方，殆不可晓，不可以平易而忽之也（《经验方》陈日华诸家本草）。

朱丹溪治徐兄年四十岁，口干小便数，末得之，夏来求治。诊其两手，左涩右略数而不强，重取似大而稍有力，左稍沉略弱而不弦，然涩却多于右，喜两尺皆不甚起，此由饮食味厚生热，谓之痰热，禁其厚味，宜降火以清金抑肝以补脾，用三消丸十粒，左金、阿魏丸各五粒，以姜汤吞下，一日六次，又以四物汤加参、术、陈皮、生甘草、五味、麦冬煎服，一日三次，与丸药间服，一二日自觉清快，小便减三之二，口亦不干，止渴未除，头晕眼花，坐则腰疼，遂以摩腰膏治腰疼，仍以四物汤，用参、耆，减川芎，加牛膝、五味、炒柏、麦冬煎饮，调六一散服，及觉便多，遂去六一散，令仍服丸药而安。

薛立斋治一贵人病疽，疾未安而渴作，一日饮水数升，教服加减八味丸方，诸医大笑云：此药能止渴，我辈当不复业医矣。皆用木瓜、紫苏、乌梅、人参、茯苓、百药煎等生津液之药止之，数剂而渴愈甚，不得已用前方，服三剂渴止，因相信，久服不特渴疾不作，气血亦壮，饮食加倍，强健过于少壮之年。薛氏家藏丹方，屡用有验。

窦材治一人频饮水而渴不止，曰：君病是消渴也。乃脾肺气虚，非内热也。其人曰：前服凉药六剂，热虽退而渴不止，觉胸胁气痞而喘。宪曰：前症止伤脾肺，因凉药复损元气，故不能健运，而水停心下也。急灸关元、气海各三百壮，服四神丹六十日，津液复生，方书皆作三焦猛热，下以凉药，杀人甚于刀剑。慎之！

杨贲亨鄱阳人，博群书，精脉理，每心计造方。有患饥者，诸医以火症治，亨久思之未得，顷见堂上木凳自仆，乃为湿气所蒸致朽，忽悟水能消物，不独属火，此湿消耳。遂投热剂而愈（《江西通志》）。

孙文垣治一书办年过五十，沉缅酒色，忽患下消之症，一日夜小便二十余度，清白而长，味且甜，少顷凝结如脂，色有油光，治半年无效，腰膝以下软弱，载身不起，饮食减半，神色大瘁，脉之六部而无力。经云：脉至而促，按之不鼓，诸阳皆然，法当温补下焦。以熟地黄六两为君，鹿角霜、山茱萸肉各四两，桑螵蛸、鹿角胶、人参、白茯苓、枸杞子、远志、兔丝、出药各三两为臣，益智仁一两为佐，大附子、桂心各七钱为使，炼蜜为丸，梧桐子大，每早晚淡盐汤送下七八十丸，不终剂而愈。或曰：凡消者皆热症也。今以温补成功，何故？曰：病由下元不足，无气升腾于上，故渴而多饮，以饮多小便亦多也。今大补下元，使阳气充盛，熏蒸于上，口自不干，譬之釜，盖釜虽有水，必釜底有火，盖润而不干也。

一人消中，日夜溺七八升，鹿角烧令焦为末，以酒调服五分，日三服，渐加至方寸匕。

一人不时发热，日饮冰水数碗，寒药二剂，热渴益甚，形体日瘦，尺脉洪大而数，时或无

力，王太仆曰：热之不热，责其无火。又云：倏热往来，是无火也。时作时止，是无水也。法当补肾，用加减八味丸，不月而愈。

张路玉治赵云访消中善食，日进膏粱数次，不能敌其饥势，两夜必进二餐，食过即昏昏嗜卧，或时作酸作甜，或时梦交精泄，或时经日不饮，或时引饮不辍，自言省试劳心所致。前所服皆安神补心，滋阴清火之剂，不应。察其声音，浊而多滞，其形虽肥盛，色苍而肌肉绵软，其脉六部皆洪滑而数，惟关特甚，两尺亦洪滑，而按之少神，此肾气不充，痰湿挟阴火泛溢于中之象。遂与加味导痰加兰射数服，其势大减，次以六君子合左金，枳实汤泛丸，服后以六味丸去地黄，加鳔胶、蒺藜，平调两月而愈。

朔客白小楼中消善食，脾约便难，察其形瘦而质坚，诊其脉数而有力，时喜饮冷气酒，此酒之湿热内蕴为患，遂以调胃承气三下，破其蕴热，次与滋肾丸数服涤其余火，遂全安。

粤客李之藩上消引饮，时当三伏，触热到吴，初时自汗发热，烦渴引饮，渐至溲便频数，饮即气喘，饮过即渴，脉之右寸浮数动滑，知为热伤肺气之候，因以小剂白虎加人参、三服势顿减，次与生脉散，调理数日而痊。

薛廉夫子强中下消，饮一溲二，因新娶继室，真阴灼烁，虚阳用事，阳强不倒，恣肆益甚，乃至气息不续，精滑不收，背曲肩随，腰胯酸软，足膝痿弱，寸步艰难，糜粥到口即厌，惟喜膏粱方物，其脉或数大少力，或弦细数疾，此阴阳离决，中空不能主持，而随虚火辄内辄处也。与八味肾气，保元、独参，调补经年，更与六味地黄久服而痊。

邵某仲夏与婢通，因客至惊恐，精气大脱，即凛凛畏寒，翕翕发热。畏食畏饮，小便淋沥不禁。诊之六脉弦细如丝，责责如循刀刃，此肾中真阳大亏之候，令服生料六味加桂附，以通阳气。咸谓夏暑不宜桂附。另延医，峻用人参、附子，月余饮食大进，犹谓参附得力，恣饵不彻，遂至日食豚蹄、鸡鸭七八餐，至夜预治熟食，饱啖二次，如此两月余，形体丰满倍常，但苦时时嘈杂易饥，常见青衣群鬼围绕其

侧。再邀诊，其脉滑数有力，而右倍于左，察其形色多滞，且多言多笑，而语无伦次，此痰食壅塞于中，复加辛热助其淫火，始本阴虚，末传消中之患也。不急祛涤，必为狂痴之患。为制涌吐之剂，迟疑不进，未几忽大叫发狂妄见，始信言之非谬也。

许学士云：一卒病渴，日饮水斗许，不食者三月，心中烦闷，时已十月，予谓心经有伏热，与火府丹数服，越二日来谢云：当日三服渴止，又三服饮食如故。此本治淋，用以治渴，可谓通变也。生地、木通、黄芩（见《妇人良方》）。

陆祖愚治李悦吾年五十余患消渴症，茶饮不能辍口，小便多而数，殊不欲食，及食后即饥，病将一载，精神困惫，肌肤枯涩，自分必死。脉之沉濡而涩，曰：病尚可药。凡人身之津液，以火而燥，然必以气化而生。前医纯用清凉滋润之品，所以不效。洁古云：能食而渴者，白虎倍加人参，大作汤剂，多服之；不能食而渴者，钱氏白术散倍加干葛，亦大作剂服之。今不能食，及食即饥，当合二方加升脉，佐葛根以升清阳之气，少用桂枝以合从治之法。每味数两，大砂锅浓汁，禁汤饮，以此代之。此病仲景谓春夏剧，秋冬差。今当盛夏，病虽不减，亦不剧，若依法治之，兼绝厚味，戒嗔怒，闭关静养，秋冬自愈。幸其能守戒忌，交秋即瘥，秋末全愈。

陆养愚治两广制府陈公，年近古稀而多宠婢，且嗜酒，忽患口渴，茶饮不辍，而喜热恶凉，小便极多，夜尤甚，大便秘结，必用蜜导，日数次，或一块或一二块，下身软弱，食减肌削，所服不过生津液润燥清凉而已。脉之浮按数大而虚，沉按更无力。曰：症当温补，不当清凉。问消本热症，而用温补何也？曰：经谓脉至而促，按之不鼓，诸阳皆然。今脉数大无力，正所谓促而不鼓，无阳脉也。以症论之，口渴而喜热饮，便秘而热偏多，皆无阳症也。曰：将用理中参附乎？曰：某所欲温补在下焦而非上中二焦也。经曰：阳所从阴而亟起也。又曰：肾为生气之原。今恙由于肾水衰竭，绝其生化之原，阳不生则阴不长，津液无所蒸以

出，故上渴而多饮，下燥而不润，前无以约束而频多，下无以转输而艰秘，食减肌削，皆下元不足故也。曰：予未病时，阳已痿，病后从不近女色，肾未必衰竭。曰：肾竭于未病之前，痿是肾竭明验。既痿之后，虽欲竭而无从矣。彼虽不悦，而心折其言，遂委治之。乃以八味丸料加益智仁，煎人参膏糊丸，每服五钱，白汤送下，日进三服，数日尿少，十日尿竟如常，大便尚燥，每日一次，不用蜜导矣。第口渴不减，食尚无味，以升麻一钱，人参、黄耆各二钱，煎汤送丸药，数服口渴顿止，食亦有味，又十日诸症全安。

薛立斋曰：一男子作渴，日饮水数碗，冬月亦然，彼用加减八味丸去肉桂服之，不应。一男子患此，欲治以前丸，彼谓肉桂性热，乃服知柏等药，渴不止，背发疽而殁。一男子亦患此症，渐消瘦，与前丸数服，渴减半，一剂而痊，再剂形体复壮。夫肉桂肾经药也，前症乃肾经虚火炎上无制为患，用肉桂导引诸药以补之，乃引虚火归原，故效。

一男子脚面发疽，愈而作渴，以前丸治之而愈。一富商禀赋颇厚，素作渴，日饮水数碗，面发一毒，用消毒药溃而虽愈。尺脉尚数，渴亦不止，时孟秋，谓此火旺水涸之脉也。须服加减八味丸，以补肾水，制心火，庶免疽毒之患。彼不信。至夏果脚背发疽，脉数，按之则涩而无力，足竟黑腐而死。

一男子禀颇实乏嗣，服附子等药致作渴，左足大指患疽，色紫不痛，脉亦数而涩，亦死。大抵发背脑疽肿痛色亦赤，水衰火旺之色，尚可治；若黑若紫，火极似水之象也。乃肾水已竭，精气固涸，决不治。《外科精要》云：凡病疽疾之人，多有既安之后，忽发渴疾，而不救者十有八九。疽疾将安，而渴疾已作，宜服加减八味丸；既安之后，而渴疾未见，宜先服之以防其未然。

薛儿时闻其父云：一士夫病渴疾，诸医皆用渴药，累载不痊，有一名医教服加减八味丸，不半载而愈。

一老人冬月口舌生疮作渴，心脉大而实，尺脉大而虚，此下消症也，患在肾。须加减八

味丸补之，否则后发疽，难疗。不信，仍服三黄等药降火，次年夏果患疽而殂。东垣曰：膈消者，以白虎加人参汤治之。中消者，善食而瘦，自汗大便硬，小便数。《脉诀》云：口干饶饮水，多食亦饥，虚成消中者，调胃承气汤、三黄丸治之。下消者，烦躁引饮，耳轮焦干，小便如膏。又云：焦烦水易亏，此肾消也，六味地黄丸治之。《总录》所谓未传能食者，必发脑疽背疮；不能食者，必传中满鼓胀。皆谓不治之症。洁古老人分而治之，能食而渴者，白虎加人参汤；不能食而渴者，钱氏白术散倍加葛根治之。上中既平，不复传下消矣。前人用药，厥有旨哉。或曰，末传疮疽者何也？此火邪盛也。其疮痛甚而不溃，或赤水者是也。经云：有形而不痛，阳之类也，急攻其阳，无攻其阴，治在下焦。元气得强者生，失强者死。

一妇人面患毒㿗痛。发热作渴，脉数按之则实，以凉膈散二剂少愈，以消毒药数剂而平。

一男子肩患疽，作渴，脉数有力，以黄连解毒汤三剂而止，更以仙方活命饮四剂溃而愈。

一男子溃而烦渴，以圣愈汤二剂而宁，以人参、黄著、当归、地黄，四剂渴止，以八珍汤二十剂而愈。大抵溃后有此症，属气血不足，须用参、著以补气，归、地以养血。若用苦寒之剂，必致有误。

一男子患毒作渴，右关脉数，以竹叶黄著汤治之而愈。更以补中益气汤加黄芩而痊。

一男子溃后口干，遇劳益甚，以补中益气汤加五味、麦冬，治之而愈，更以黄著六一汤而敛（著六，草一）。

缪仲淳治湖州庠友张时泰正月间骤发齿痛，十余日而愈，四月间焦劳过多，齿痛大作，医用石膏、知母等药不效。用刀去齿间紫血，满口齿痛不可忍，齿俱摇动矣。至六七月间，饮食益多，小便如注状如膏，肌肉尽削，至十一月身不能起，冬末用黄著、地黄等药，稍能起立，然善食易饥如故，小便如膏亦如故，今年二三月愈甚，亦不服药，齿痛如故，当门二齿脱落，复加口渴，昼夜不止，此中下二消症也。为立方，未数剂而瘳。麦冬、芦根各五两，五味、黄连各三钱，黄著五钱，生地六钱，天冬一两，用缲丝汤十碗煎二碗，不拘时服。丸方于前药中加黄柏三两，牛膝五两，沙参六两，枸杞四两，五味六两，蜜丸常服，遂不复发。

张景岳治省中周公山左人也，年逾四旬，因案牍积劳致成羸疾，神困食减，时多恐惧，自冬徂夏，通夕不寐者半年有余，而上焦无渴，不嗜汤水，或有所饮，则沃而不行。然每夜必去溺二三升，莫知其所来，其半皆膏浊液，尪羸至极，自分必死。诊之脉犹带缓，肉亦未脱，知其胃气尚存，慰以无虑。乃用归脾汤去木香及大补元气煎之属，一以养阳，一以养阴，出入间用至三百余剂，计人参二十斤，乃得全愈。此神消于上，精消于下之症也。可见消有阴阳，不得尽言为火（自来选抄入）。

喻嘉言曰：友人病消渴后，渴少止，反加燥急，足膝痿弱，予主是丸（白茯苓丸）加犀角，有医曰：肾病而以黄连、犀角治心，毋乃倒乎？予曰：肾者胃之关也。胃热下传于肾，则关门大开，心之阳火以直降于肾，心火灼肾，躁不能濡。予用犀角、黄连对治其下降之阳光，宁为倒乎？服之果效。再服六味地黄丸加犀角，而肌泽病起矣（沈效兄抄本）。

胡天叙年五旬，素豪饮而多思虑，自弱冠后即善病，近则两足及臂常时痹痛，甚则肝肾之气上逆，或致晕厥，汗出不寐，齿痛龈露，夜卧阳事暴举，时时梦遗，面有油光，揩去复尔。脉之两手俱豁大，关前尤搏指，据症脉乃二阳之病发心脾，今已传为风消矣。询其小便，云：颇清白。令以器贮，逾时观之，果变稠浆，面结腐皮，遂恐甚。告以平昔洪饮纵欲劳神，数十年来所服桂附纯阳之药，不可胜计，未知尚能愈否？曰：幸未至息贲，但能断饮绝欲，多服养荣之剂，尚可为也。今病但有春夏而无秋冬，非兼清肃之治不可。乃与生熟地、杞子、麦冬、沙参、地骨、知母、黄柏、黄连、石膏。出入增减，十余剂诸症渐平，唯齿痛转甚，自制玉带膏贴之而愈。次年因诊其媳产病，告以前方出入常服，计用石膏不下四五斤矣。此则初为寒中，后为热中之变症也。然初之桂、附未为痈疽，岂非天幸乎哉？

# 黄 疸
黄疸之病，当以十八日为期，

治十日已上宜瘥，反剧为难治

窦材治一人遍身皆黄，小便赤色而涩，灸食窦穴五十壮，服姜附汤、全真丹而愈。

沈以潜、葛可久俱神医也。一日有老妪患黄疸，诣沈求治，曰：吾固未之能。荐于葛，葛延沈饮，以针针其左右乳下，而与沈饮者顷刻。时出启左针而左半身肉色莹然，启右针而右半身肉色如左（《漱石闲谈》）。

张子和治一男子作赘，偶病疸，善食而瘦，四肢不举，面黄无力，其妇翁欲弃之，其女子不肯，曰：我已生二子矣，更他适乎？翁本农者，召婿意欲作劳，见其病甚，每日辱诟。人教之饵胆矾丸、三棱丸，了不关涉，针灸祈禳，百无一济。张见之不诊而疗，使服涌剂，去积痰宿水一斗，又以泻水丸、通经散下四五十行不止，命以冰水一盂饮之，立止。服平胃散等，间服槟榔丸，五七日黄退力生。盖脾疸之症，湿热与宿谷相搏故也，俗谓之金劳黄。

周、黄、刘三家各有仆病黄疸，张曰：仆役之职，饮食寒热，风暑湿寒，寻常触冒，恐难调摄，虚费治功。其二家留仆于张所，从其饮饵。一仆不离主人执役，三人同服苦散以涌之，又服三花神佑丸下之，五日之间，果二仆愈，一仆不愈，如其言。

一女病黄，遍身浮肿，面如金色，困乏无力，不思饮饵，惟喜食生物泥煤之属。先以苦剂蒸饼为丸，涌痰一碗，又以舟车丸通经散下五七行，如墨汁，更以导饮丸、磨气散，数日肌肉如初。

赵君玉病遍身发黄，往问医者，医云：君乃阳明症。公等与麻知几皆受训于张戴人，是商议吃大黄者，难与论病。君玉不悦，归自揣无别病，乃取三花神祐丸八十粒服之不效，乃悟曰：予之湿热盛矣。此药尚不能动，以舟车丸、浚川散作剂大下一斗，粪多结者，一夕黄退，君玉由此益信戴人之言。

张仲文治一妇人，年六十岁，病振寒转栗，足太阳寒水也，呵欠喷嚏，足少阳胆也；口亡津液，足阳明不足也；心下急痛而疸，手少阴受寒，足少阴血滞也；身热又欲近火，热在皮肤，寒在骨髓也。脐下恶寒，丹田有寒，浑身黄及睛黄，皆寒湿也。余症验之，知其为寒，溺黄赤而黑，又频数，乃寒湿胜也。病来身重如山，便著床枕者，阴湿盛也。其脉右手关尺命门弦细，按之洪而弦，弦急为寒；加之细者，北方寒水；集以缓甚者，湿盛出黄色；脉洪大者，心火受制也。左手又按之至骨，举来实者，壬癸肾旺也。六脉按之但空虚者，下焦无阳也。用药法先宜以轻剂去其寒湿，兼退其洪大之脉，以理中加茯苓汤投之。

朱丹溪治一妇人，年二十八岁发黄，脉涩，经水自来不行，身体倦怠，未曾生子，用陈皮、白术、木通各一两，黄芩、归头、丹皮各半两，甘草一钱，分作十二贴，水煎食热服。

一人年二十岁，因劳又冒雨得疸症，脚酸心悸，口苦力弱，尿黄、脉浮而数，病在表，宜解外。黄耆三钱，白术、苍术各一钱，陈皮、苏叶、木通各五分，山栀炒二钱，甘草稍些，白水煎服，下保和十五丸，与黠抑青各十丸，温中二十丸而愈。

一妇人年三十，面黄，脚痿弱，口苦喜茶，月经不匀，且多倦怠，用黄耆、甘草各三钱，人参、当归、白芍各一钱，木通、陈皮各五分，白术一分，炒柏、秦艽各二分。

一妇年六十，面黄倦甚，足酸口苦，脉静而大，此湿伤气也。白术半两，陈皮四钱，苍术、木通、黄芩各三钱，人参、川芎各二钱，黄柏炒一钱，甘草炙五分，分六贴，水煎食前服。

王官人痞后面黄，脚酸弱，倦怠食饱，气急头旋。黄耆、甘草、木通各二分，白术一钱半，厚朴、陈皮、苍术各一钱，黄柏炒三分，水煎服。

成庚五官面黄，脚酸无力，食不化，脉虚而少弦，口苦肚胀，宜补之。人参、木通各三

分，白术一钱五分，当归、白芍、川芎、陈皮、苍术各五分，甘草二分，水煎，下保和丸四十丸

孙文垣治一人因冒雨劳力汗出，又以冷水澡浴，因发热口渴，心与背胀痛，小水长而赤，舌胎黄，不眠，目如金，皮肤尽黄，或谓年高，不敢与治。诊得左脉浮数（热），右濡弱（湿），皆七至（湿热相并），此湿热发黄症也，病虽重，年虽高，犹可为。以柴胡三钱（太重否），酒芩、葛根、青蒿、香薷、花粉各一钱，人参七分，甘草五分，连进二剂，得微汗，次早热退其半，舌稍淡润，身黄未退，胸膈余热作烦，以竹茹、青蒿、葛根各一钱，人参、麦冬、花粉、知母各八分，白芍六分，二帖热退食进，精神陡长，后与补中益气汤加青蒿、麦冬、花粉，十帖黄顿瘥。

一人患酒疸，遍身皆黄，尿如柏汁，目如金，汗出沾衣如染，胸膈痞闷，口不知味，四肢酸软，脉濡而数，以四苓散加厚补、陈皮、山楂、麦芽、葛根，倍青蒿，水煎，临服加萱草根自然汁一小杯，四帖顿愈。

一人病后，身面俱黄，吐血成盆（热郁阳明），诸药不效，用螺十个水漂去泥，捣烂，露一夜，五更取清，服二三次，血止黄愈（小山怪症方，《本草纲目》）。

《外台秘要》治三十六黄急救方，用鸡子一颗，连壳烧灰，研酢一合和之，温服，鼻中虫出为效。身体极黄者不过三枚，神效。

柴屿青治觉罗玛德夫人病疸，医投茵陈五苓散未效，又合末药服之，肌肤白眼皆如金色，转至不思饮食，右关缓弱特甚。柴曰：胃为水谷之海，脾为仓廪之官，府藏失职，湿热滋甚，今惟有调其土，使能健运，湿热自去，不必治疸，而疸自愈矣。用六君子汤加厚朴、炮姜以温中，神曲、麦芽以助戊己之化，不数剂而全愈。

东垣曰：戊申春一妇人六十岁，病振寒战栗（太阳寒水客也），呵欠嚏嚏（足少阳溢），口亡津液（足阳明不足也），心下急痛而痞（手足阴受寒也，故急痛足太阴血滞为痞），身热近火（热在皮肤，寒在骨髓，亦拒寒栗也），脐下恶寒（丹田有寒也），浑身黄而白睛黄（寒湿也，以余症推之知其寒也），溺黄赤而黑频数（寒湿盛也），自病来身重如山，便著床枕（至阴湿盛也），其脉诊得左右关并尺命门中得弦而急极细，杂之以洪而极缓（弦急为寒，加之以细，细者北方寒水，杂以缓甚者，湿胜出黄色也。又洪大者，心大受制也），左骨按之至骨，举止来实者（壬癸俱旺也），六脉按之俱空虚者（下焦无阳也），先以轻剂去其中焦寒湿，兼退其洪大脉，理中汤加茯苓是也，水煎冰之，令寒服之。谓之热因寒用，假寒以对足太阳之假热也，以干姜之辛热以泻真寒也，故曰真对真，假对假。若不愈，当以术附汤冰之令寒，以补下焦元气也（《试效方》、《医说续编》）。

陆祖愚治潘巨源食量颇高，恣肆大嚼，因劳役失饥伤饱，每患脾胃之症，或呕或泻，恬不介意，后成黄疸。用茵陈五苓散治之，而症仍前。饮食不节，疸症复作，人传一方，以苦药葫芦酒煮，服之即效。试之果然，仍力疾生理，后试之至再至三，周身熏黄，肝腹如鼓而卒。

薛立斋治大司徒李蒲汀南吏部少宰时患黄疸，当用淡渗之剂，公尚无嗣，犹豫不决，曰：有是病而用是药。以茵陈五苓散加芩、连、山栀，二剂而愈。至辛卯得子。

应天王治中遍身发黄，妄言如狂，苦于胸痛，手不可近，此中焦畜血为患。用桃仁承气汤一剂，下瘀血而愈。又太守朱阳山弟下部畜血发狂，用抵当汤而愈。

马元仪治沈王格患疸症，一身及面目悉黄，微见黑滞，烦渴腹满，脉之左弦数，右空大，此内伤发黄，为厥阴肝木、太阴脾土二藏交伤之候也。夫肝郁则生热，脾郁则生湿，湿热交争，而烦渴腹满、发黄之症生矣。至黑色兼见于面，则并伤其肾，汗之下之，非其治也。宜平肝之亢，扶土之虚，兼解郁热，以清气道，除湿蒸，而和中气。用人参三钱，白术二钱，白芍一钱，黄连、山栀七分，归身、丹皮、茵陈、秦艽各一钱，柴胡七分，炙草五分，半曲一钱，服三十剂而瘥。

顾奉常务远目黄脾气弱，仲淳疏方，用茵陈三钱，人参三钱，薏苡仁三钱，连肉三钱，木通八分，黄连酒炒一钱，山栀炒八分，白术土炒一钱，石斛酒蒸三钱，皆治疸之剂，以事冗未服。既而身目皆黄，小便亦赤，乃服仲淳先见，饮前药稍愈。一按摩者投以草汁药酒，脾败遂不起，临殁下瘀血数升，亦畜血症也，以其年迈不绝欲故尔，前方尚有茯苓二钱（《广笔记》）。

施灵修乃兄七年前曾患疸症，服草药愈后复发，坐多气多劳，故草药不效。服田螺发胀，一日夜大作寒热，因发渴小便如油，眼目黄且赤，手足黄紫。仲淳以瘀血发黄，服后药，大小便通，黄及渴俱减。橘红一钱五分，红曲炒研二钱，山楂五钱，郁金汁十五匙，薏苡六钱，木瓜二钱，牛膝五钱五分，麦冬五钱，车前二钱五分，赤苓三钱，通草五分，白芍酒炒四钱，竹茹二钱，河水二钟煎八分，饥时服，三日后加人参三钱（《广笔记》）。

徐环薇，年二十余，病疸，服山栀、茵陈、五苓、六一之剂，将两月不效。脉之弦细而驶，面目爪甲俱淡黄，语言迟倦，谓之曰：君以黄疸求治，此其余症耳。今病成劳损矣。乃竦然

曰：诚有之。近来夜卧不宁，晚即发热，黎明始退，咳嗽痰稀，腰膝疼痛，然治之当奈何？曰：病缘阴虚火盛，肝热久郁，移其所胜，故食少便溏，发为黄症，与酒谷诸疸为湿热熏蒸者不同，乃服苦寒渗利，重伤其阴，致成劳损，今宜峻养肝肾，俾嗽止热退，食进便调，而黄自消矣。与集灵膏加减，十余剂诸症渐瘳，黄亦愈矣。

金鲁瞻，年四十余，馆于时医汤静公宅，病疸，诸治不效，已历数医，最后一人与草头方，四味中有六月雪，余忘之矣。服之增剧，脉之软弱无神略数，外症目黄如橘，面额则黄而黑黯，腹大脐凸，便溏食少，动则气促，知为脾肾两亏，近乎女劳一症，乃疸中最难治者也。与熟地、山药各一两，杞子、枣仁、苡仁各五钱，彼疑太补，待以问汤，汤老医也，谓曰：方极是，第吾辈素不用，此姑试之。一剂减，二剂又减，再诊脉渐起，仍前方八剂全愈。

朱天一，年二十余，喜食糖及燥炙糕饼，忽病黄，面目如金，脉之两关数实有力，尺滑，大便六七日不行，小便黄涩，此敦阜太过，燥热所郁。如以素磁覆火，其色必黄，非湿症也。与小承气汤加当归、白芍一剂便行而瘳。

## 赤 丹 又名风瘅，又名赤游风，又名赤瘤

孙思邈曰：真观七年三月，予在内江县饮多，至夜觉四体骨肉痛，至晓头痛，额角有丹如弹丸，肿痛，至午通肿，目不能开，经日几毙。予思本草芸苔治风游丹肿，遂取叶捣敷，随手即消，其验如神。亦可捣汁服之（一云无叶，用子研代之）。

张子和治黄氏小儿面赤肿，两目不开，以铍针刺轻砭之，除两目尖外，乱刺数十针，出血乃愈。此法人多不肯从，必欲治病，不可不谨护。

朱丹溪治一中年男子，痛溃后发热干呕，背发丹熛，用诸般敷贴丹熛药，乃用刀于个个丹头出血，皆不退。后半、陈、生姜加补剂，治呕不效。遂纯用参半两，归、术各一钱五分，浓煎，一帖呕止，二三贴丹渐缓，热渐减，约

五十余贴热始除，神气始复。

鲍允中，年五十岁，风丹痒甚，腹微疼，咽不利，面身微肿，五六日不退，两寸脉滑大实，右浮大，左浮弦小，以炒芩、炒连、四物、桔、草、鼠粘、紫葳各一钱，防风、黄耆各半钱，凡五六贴而安。

黄师文治一妇人苦风丹，每酒沾唇，则风丹重迭而起，痒刺骨，殆不可活。令服五积散约数服，以杯酒试之，如其言饮酒已，丹不作。德昭一婢，亦苦风丹，亦以此闻其说，遂服五积散亦瘥。又师文用五积散治产泻有奇功（《北窗炙輠》）。

薛立斋治一妇人，素清苦，因郁怒患游风，晡热内热，自汗盗汗，月经不行，口干咽燥，此郁气伤脾，乃以归脾汤数剂，诸症稍退，后

兼逍遥散五十余剂而愈。

一妇人患此性躁，寒热口苦，胁痛耳鸣，腹胀溺涩，乃肝脾血虚火旺也。用六君加柴胡、山栀、龙胆数剂，更与逍遥散兼服渐愈，又与六味丸、逍遥散七十余剂，诸症悉退。

一妇人患前症，误服大麻风药，破而出水，烦渴头晕，诚类风症，六脉洪数，心脾为甚。曰：风自火出，此因怒火，脾胃受邪，血燥而作，非真风症也。与逍遥散、六味丸以清肝火、滋脾血、生肾水而愈。

一妇人患前症，久不愈，食少体倦，此肝脾亏损，阴虚发热也。先用补中益气汤加川芎、炒栀，元气渐复，更以逍遥散而疮渐愈。

一妇人患赤游风，晡热痒甚，用清肝养血之剂，不信，乃服大麻风药，臂痛筋挛，又服化痰顺气之剂，四肢痿弱。又一妇患前症，数用风药，煎汤泡洗，以致腹胀并殁。

一女子十五岁患瘰疬赤晕，形气倦怠，此肝火血虚所致，用加味逍遥散而赤晕愈，用益气汤、六味地黄丸而瘰疬消。

一妇人身如丹毒，搔破脓水淋漓，热渴头晕，日晡益甚，用加味逍遥散而愈。

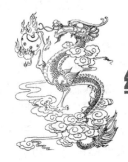

## 癥 瘕 附：疝癖

陈自明治昆陵一贵宦妻，患小便不通，脐腹胀痛不可忍，众医皆作淋治，如八正散之类，俱不得通。陈诊之曰：此血瘕也，非暝眩药不可去。与桃仁煎，更初服至日午，大痛不可忍，遂卧少顷，下血块如拳者数枚，小便如黑豆汁一二升，痛止得愈。此药治病的切，然猛烈太峻，气虚血弱者，宜斟酌之。桃仁、大黄、朴硝各一两，虻虫半两炒黑，共为末，醋炼丸梧桐子大，五更初温酒吞下五丸（原注：此方不可妄用）（《良方》）。

杜壬治尚书媳妇马氏，年三十二，腹中血块作疼，经五六年形消骨立，众皆曰不可为。奈其未死何？家甚贫，而大小愍之，一日召杜至，告杜曰：但以济物为怀则可，业已请召明医，非所言也。遂以少物帛赠杜，杜不受，曰：但服某药，必获安，无以是为疑。遂示方，用没药、牛膝、干漆、当归各半两，硇砂、木香、水蛭、炒红娘子、炒红花、丹皮、朱砂各一分，海马一个，斑蝥去翅足炒十四个，为末，酒醋各半升，熬为膏，每日天明用一皂子大，酒醋化下，一月病退，六十日渐安。

陈藏器曰：昔有患疝癖者，梦人教每日食大蒜三颗，初食遂致暝眩吐逆，下部如火，后有人教取数瓣，合皮截却两头吞之，名曰内炙，果获大效（《本草纲目》）。

张子和治汴梁曹大使女，年既笄，病血瘕数年，太医宜企贤以破血等药治之不愈。企贤曰：除得陈州张戴人方愈。一日戴人至汴京，曹乃邀问焉。戴人曰：小肠遗热于大肠，为伏瘕，故结硬如块，面黄不食。乃用涌泄之法，

数年之疾，不再旬而愈。

柴屿青乾隆己未寓沈阳，京兆署兵房吏王某患癥疾，教以蒸脐法治之，兼服加减五积散而愈。其妻母同患是症，王即照方遗之亦痊。

孙文垣治汪氏妇经水久不止，内有紫黑血块，胃脘胸腹皆痛，玉户且肿，手足皆冷，不知饥饿，腹下有一块坚如石，脉左数右沉涩，此血瘕症也。用糖球子五钱，元胡索、五灵脂、香附、麦芽、青皮各一钱，水煎服，痛减半，手足渐温，加当归、丹参、蒲黄、益母、川芎，四帖痛止，玉户亦消，又四帖而经水调。

张子和治一童子入门状如鞠躬而行，张曰：此疝气也。令解衣揣之，二道如臂，其家求疗，先刺其左，如刺重纸剥然有声而断，令按摩之，立软，其右亦然。观者嗟异，或问之，曰石关穴也。

永康应童婴腹疾，恒病偻行，久不伸，松阳周汉卿解裳视之，气冲起腹间者二，其大如臂。汉卿刺其一，魄然鸣，又刺其一，亦如之。稍按摩之，气血尽解，平趋无留行（《续文粹》）。

武叔卿曰：夫疝癖癥瘕，血气块硬，发歇刺痛，甚则欲死，究而言之，皆血之所为。

陈良甫尝治一妇人，血气刺痛，极不可忍，甚则欲死，一二日方省，医巫并治，数年不愈，仆以葱白散、乌鸡丸遂安。

陈良甫治一妇人，血气作楚，如一小盘样，走注刺痛，要一人扶定方少止，亦用此二药而愈。寻常小小血气，用此二药亦有奇效（《济阴纲目》）。

陈良甫治妇人病血气作楚，痛不可忍，服诸药无效。召诊之，两关脉弱沉，而肝脉沉差紧，此血气渐成痃癖也，只以前二方治之而愈。又四明马朝奉后院亦病此，用二方治之亦愈（同上）。

宋孝武路太后病，众医不识，徐文伯诊之曰：此石搏小肠耳。乃为水剂硝石汤，病即愈（《南史》）。

董含妾腹内生一瘕，始如弹丸，五六年后大类鹅卵，中似有一窟，往来移动，或痛或止，百药罔效，久之遍体发肿，内作水声，日夕呻吟，死而复苏者再。诸医束手无策，皆云：此名水鼓，病已成，不可复痊矣。章文学旭，字东生，名医也，善治奇疾，往邀之，曰：此非水症，乃积聚所致，不半日可愈。但所用药性猛利，转斗，而下，驱水甚疾，试问疾人愿服与否？病者曰：我已垂殆，苟一线可救，死无憾也。于是取红丸十粒如绿豆大，以槟榔、枳实等五六味煎汤下之，初觉喉中响声可畏，势将不支，顷之胸膈间如刀刃乱刺，哀号转掷，痛不可状，又顷之下水斗许，头面肿退，不逾时又下数升，腹背肿退。病人曰：我今觉胸背顿宽。遂熟睡片刻，时章君犹在坐也，曰：此番不独水去，瘕亦当渐散矣。留补剂二，曰：明后日可连服之。遂辞去。至晚又下水四五升，手足肿全退，不三日病全愈。既而忽瘕势摇动，下红黑痢三昼夜，瘕亦不见。众医惊服，往叩其故，章笑曰：此名肠覃，在《内经·水胀论》中，君辈自坐不读书耳。皆惭而退。按岐伯曰：寒气客于肠外，与胃气相搏，癖而内著，息肉乃生，始发如鸡卵，至其成，若怀子之状，按之则坚，退之则移，月事以时下，肠覃生于肠外故也。又有一种名石瘕，病状相同，月事不以时下，石瘕生于胞中故也。皆妇人之疾，因内有积聚，可导而下，似水胀而非水胀也（临症之工，大宜分别）。此疾若非章君，久作泉下之鬼矣（今人能感激如是者鲜矣。《三冈识略》）。

一男子肠鸣食少，脐下有块耕动，若得下气多乃已，已而复鸣，屡用疏气降火药，半年不愈。乃以理中汤为君，佐芩、连、枳实，一服肠鸣止。又每服吞厚朴红豆蔻丸，其气耕亦平矣。

薛立斋治一妇人月经不调，两拗肿胀，小便涩滞，腹中一块作痛，或上攻胁腹，或下攻小腹，发热晡热恶寒，肌肤消瘦，饮食无味，殊类瘵症，久而不愈，此肝脾血气亏损，用八珍汤、逍遥散、归脾汤，随症互服而愈。

一妇人性多郁怒，勤于女工，小腹内结一块，或作痛，或痞闷，月经不调，恪服伐肝之剂（今人受此害者尤多），内热寒热，胸膈不利，饮食不甘，形体日疲，牙龈蚀烂，此脾土不能生肺金，肺金不能生肾水，肾水不能生肝木，当滋化原，用补中益气、六味地黄，至仲春愈（必举仲春者，以肝木司令时也）。

松江太守何恭人性善怒，腹结一块年余，上腭蚀透，血气虚极，时季冬肝脉洪数，按之弦紧，余脉微弱，或用伐肝木清胃之药，薛曰：真气虚而邪气实也，恐伐肝木，至春不能发生耳。用八珍汤以生气血，用地黄丸以滋肾水，肝脉顿退。因大怒耳内出血，肝脉仍大，烦热作渴，此无根之火，仍以前药加肉桂，二剂脉敛热退，复因大怒，果卒于季冬辛巳日，乃金克木故也。

一妇人耳下肿赤，寒热口苦，月经不调，小腹内一块，此肝火气滞而血凝也。用小柴胡加山栀、川芎、丹皮治之，诸症悉退。

润州某公，补剂中多用败龟板，垂十年，颇健，晚患蛊膈，乃谒白飞霞，飞霞诊视良久，曰：此瘕也，公岂饵龟板药耶？今满腹皆龟，吾药能逐之。其骨节腠理者，非吾药所能也。乃与赤丸如粒服之，下龟如菽大者升余，得稍宽，不数月死。易箦时验小遗，悉有细虫，仿佛龟形，物得气而传如此，可不慎哉（《周栎园书影》）。

黄山毕公服温肭脐，初颇有验，久得沙淋疾，沙皆作犬形，头尾略具（同上）。

陈自明治一妇人腹内结块久而不消，与神仙追毒丸一粒即痊（方见《蛊门》）。

陈自明云：予族子妇病腹中有大块如杯，每发痛不可忍，时子妇已贵，京下善医者悉诊治，莫能愈。予应之，曰：此血瘕也。投黑神丸，尽三丸，块气尽消，终身不复作（《良方》、《医说续编》）。

孙俟居比部病腹中若有癥瘕，不食不眠，烦懑身热，仲淳投以人参、白芍、茯苓、麦冬、木通、枣仁、石斛，方甫具，史鹤亭太史至，见方中有大剂人参，骇曰：向因投参至剧，此得无谬乎？仲淳曰：病势先后不同，当时邪未退，滞未消，故不宜。今病久，饱胀烦懑者，气不归元也；不食者，脾元虚也；不收藏而烦者，内热津液少也。今宜亟用此药矣。四剂而瘳，后复病，仲淳诊之曰：此阴虚也，非前症矣。更以麦冬、白芍、枸杞、五味、生地、车前，而热遂退（《广笔记》）。

立斋治黄恭人腹内一块，不时作痛，痛则人事不知，良久方苏，诸药不应。诊其脉沉细，则非疮毒。河间云：失笑散（五灵脂、蒲黄，等分为末，醋汤调，每服二钱），治疝气及妇人血气，痛欲死，并效。与一服，痛去六七，再服而平。此药治产后心腹绞痛及儿枕痛尤妙。

钱国宾治陈小山妻，年三十二，久痞成形，状如鲫鱼，长五寸，阔寸许，头尾口牙悉具，渐渐游行，穿肠透膜，上近喉边，下近谷道，饮血咬肝，声呼痛楚，形神狼狈，其脉强牵，尚有胃气，可治。先以古方五味紫金锭磨服止痛，次以煅刀豆壳一两为君，以此豆能杀痞也，乳香、没药定痛活血，麝香通窍，木香顺气，调以砂糖作饵，痞受毒药，旬日内伏不动，月余而化，便出如蚬肉一堆，以四物加参、术、枸杞、香附，调理百日全安。

 痞

张文潜《药戒》云：张子病痞积于中者，伏而不能下，自外至者，捍而不能纳，从医而问之，曰：非下之不可。归而饮其药，既饮而暴下，不终日而向之伏者散而无余，向之捍者柔而不支。焦膈导达，呼吸开利，快然若未始疾者。不数日痞复作，投以故药，其快然也亦如初，自是逾日而痞五作五下，辄下每愈。然张子之气一语而三引，体不劳而汗，股不步而栗，肤革无所耗于外，而其中尔然，莫知其所来。闻楚之南有良医焉，往而问之，医叹曰：子无叹是尔然者也，天下之理，其甚快于余心者，其末必有伤，求无伤于终者，则初无望快于吾心。痞横于胸中，其累大矣，击而去之，不须臾而除甚大之类，和平之物，不能为也。必将击搏震挠而后可，其功未成，而和平已病，则子之痞，凡一快者，子之和一伤矣。不终日而快者五，则和平之气不既索乎？且将去子之痞，而无害于和乎？子归燕居三月，而后予药可为也。张子归三月而后请之，医曰：子之气少全矣。取药而授之曰：服之三日，两疾少平，又三日，而少康，终年而复常，且饮药不得亟进。张子归而行其说，其初使人懑然迟之，盖三投其药而三反之也。然日不见其所攻，久

较则月异而时不同，盖终岁而疾平（《容斋五笔》）。

张子和治息城司侯闻父死于贼，乃大悲，哭之罢，便觉心痛日增不已，月余成块，状若覆杯，大痛不住，药皆无功。议用燔针炷艾，病人恶之，乃求于张。张至，适巫者在其旁，乃学巫者，杂以狂言，以谑病者，至是大笑不忍，回面向壁，一二日心下结块皆散。张曰：《内经》言：忧则气结，喜则百脉舒和。又曰：喜胜悲，《内经》亦有此法治之，不知何用针灸哉，适足增其痛耳。

刘子平妻腹中有块如瓢，十八年矣。经水断绝，诸法无措，张令一月之内涌四次，下六次，所去痰约一二桶，其中不化之物，有如葵菜烂鱼肠之状，涌时以木如意揎之，觉病渐渐而平，及积之尽，块反洼如臼，略无少损，至是面有童色，经水既行，若当年少，可以有子。

张主簿妻病肥气，初如酒杯大，发寒热十五年余，后因性急悲感，病益甚，惟心下三指许无病，满腹如石片，不能坐卧，针灸匝矣，徒劳力耳。张曰：此肥气也，得之季夏戊己日，在左胁下，如覆杯，久不愈，令人发痎疟者寒热也。以瓜蒂散吐之，如鱼腥黄涎约一二缶，

至夜继用舟车丸、通经散投之，五更黄涎浓水相半五六行，凡有积处皆觉痛，后用白术散、当归散和血流经之药，如斯涌泄，凡三四次方愈。

山东颜先生有积二十年，目视物不真，细字不睹，当心如顽石，每发痛不可忍，食减肉消，黑黯满面，腰不能直，因遇张，令涌寒痰一大盆如片粉，夜以舟车丸、通经散下烂鱼肠葵菜汁七八行，病十去三四，以热浆粥投之，复去痰一盆，次日以舟车丸，通经散，前后约一百余行，略无少困，不五六日面红墨去，食进目明，心中空旷，遂失顽石所在，旬日外来谢。

杜弓匠子妇年三十，有孕已岁半矣，每发痛则召侍媪待之，以为将产也。一二日复故，凡数次，张诊其脉涩而小，断之曰：块病也，非孕也。《脉诀》所谓涩脉如刀刮竹形，主丈夫伤精，女人败血，治法有病当泻之。先以舟车丸百余粒，后以调胃承气汤加当归、桃仁，用河水煎，乘热投之，三二日又舟车丸、桃仁承气汤泻青黄脓血杂然而下，每更衣，以手向下推之揉之则出，后三二日又用舟车丸，以猪肾散佐之，一二日又以舟车丸、通经散如前数服，病去十九，俟晴明当末食时，以针泻三阴交穴，不再旬已消矣。

孙主簿季述之母患胸中痞急，不得喘息，按之则痛，脉数且涩，曰：胸痹也。因与仲景三物小陷胸汤，一剂和，三剂愈（《医学纲目》）。

龚子才治吴仰泉室，年五旬，患腹中积块如盘大，年余渐卧不倒，腹响如雷，嗳气不透，口干吐白沫，下气通则少宽，五心烦热，不思饮食，肌瘦如柴，屡治无效。诊之六脉涩数，气口紧盛，知为寒凉克伐之过，使真气不运，而瘀血不行，与八珍汤加半夏、陈皮、木香、厚朴、莱菔子、大腹皮、海金沙，三剂小便下血如鸡肝状，至十二剂下黑血块盆许，腹中仍有数块，仍以八珍汤加枳实、香附，五剂而痊。

一妇人年近三十，患腹左有一大块，坚硬如石，有时作痛，肝腹膨胀，经水不调，白带频下，夜热脉急数。以千金化铁丸一料，块消

即孕，生一女（此方疑龚杜撰，四物之外，一派破血行气而已）。

李河山患腹左一块，数年不愈，后食柿饼过多，腹胀满闷，诊之六脉洪数，气口紧盛，以藿香正气丸加山楂、神曲，二剂而愈。逾月又因饮食失节，腹胀如初，用煎药勿效，与行湿补气养血汤，二十余剂始安。因嘱曰：病虽愈，体未复完，务宜谨守，勿犯禁忌，后数月过龚曰：凡有病者，皆天与也，不在服药谨守。若颜子亚圣，岂不能保养，何短命死矣？我保养半年，未见何如，从可知也。龚不能对，遂复恣纵无忌，未旬日，忽患痢赤白，里急后重，痛不可忍，日夜无度，乃自置大黄一剂，数下无效，复求诊，六脉洪数，先与调中益气汤二剂，又以补中益气汤加白芍、黄连微效。彼欲速愈，易医不审其素有痞满之病，复下之，不愈，又易一医，再与下药，遂肛门下脱，痛如刀割，腹胀如鼓，此元气下陷也。当大补升提，而反泻之，不亡何待？

陆养愚治茅鹿门三夫人经期参前，腹中有块升动，有时作痛作胀，大便不实，脾胃不和，其脉人迎大于气口二倍（以此断血有余），茅问曰：此症屡服消导及养血之药，轻则枳实、枳壳、木香、豆仁，重则槟榔、棱莪，俱以养血佐之，药颇中和，而病反增剧，何也？曰：据脉左盛于右，气不足而血有余，今所服不惟诛伐无过，且损不足而益有余，欲其病之不剧得乎？用人参、白术、陈皮、干姜、大枣以益其气，用消痞丸以去其血之瘀，其方用香附醋炒四两，元胡索醋炒一两五钱，归尾二两，川芎、红花、桃仁、海石、瓦楞子火煅醋淬各一两，醋打面糊为丸，与煎剂相间服，未半料而块已失，大便结实，经水如期。

李士材治于郡守在白下时，每酒后腹痛，渐至坚硬，得食辄痛。得食反痛，实症无疑。脉之浮大而长，脾有大积矣。然两尺按之软，不可峻攻。令服四君子汤七日，投以自制攻积丸三钱，但微下，更以四钱服之，下积十余次，皆黑而韧者。察其形不倦，又进四钱，于是腹大痛而所下甚多，服四君子汤十日，又进丸药四钱，去积三次，又进二钱，而积下遂至六七

碗许，脉大而虚，按至关部豁如矣。乃以补中益气，调补一月全愈（攻补互施法）。

王工部郁结成痞，形坚而痛甚，攻下太多，遂泄泻不止，一昼夜计下二百余次，一日之间肌体骨立，神气昏乱，舌不能言，已治木待毙。李诊之曰：在症虽无活理，在脉犹有生机。以真脏脉不见也，大虚之后，法当大温大补。一面用枯矾、龙骨、栗壳、樗根之类以固其肠，一面用人参二两，熟附五钱以救其气，三日之间服参半斤，进附二两，泻遂减半，舌转能言，更以补中益气加生附子、干姜，并五贴为一剂，一日饮尽（就进药而论，则胃能纳受可知）。如是者一百日，精旺食进，泻减十九，然每日夜犹下四五行，两足痿废，用仙茅、巴戟、丁、附等为丸，参附汤并进，计一百四十日，而步履如常，痞泻悉愈。

姚氏妇久患痞积，两年之间，攻击之剂无遗用矣，而积未尽除，形体尪羸。李曰：积消其半，不可伐矣。但用补剂，元气一复，病自祛耳。遂作补丸，服毕而痞果全消。逾三年，调理失宜，胸腹痛甚，医以痛无补法，用理气化痰之剂，痛不减，脉之大而无力，此气虚也，投以归胃汤加人参二钱，其痛立止。

喻嘉言治袁聚东年二十岁生痞块，卧床数日，进化坚消痞之药，渐至毛瘁肉脱，面黧毛卷，殊无生理，其块自少腹脐旁分为三歧，皆硬如石，按之痛不可忍，脉只两尺洪盛，余俱微细，谓初时块必不坚，以峻猛之药攻，至真气内乱，转获邪气为害，其实全是空气聚成，非如女子月经凝而不行，即成血块之比，观两尺洪盛，明是肾气传于膀胱，误施攻击，其气不运，结为坚块，故按之则愈痛也。虚症亦有按之而愈痛者，姑用补中药一剂，以通中下之气，然后用大剂药内收肾气，外散膀胱之气，约三剂可全愈矣。先以理中汤加附子五分，一剂块减十之三，再用桂附一大剂，肠中气响甚喧，顷之三块一时顿没，再服一剂果全愈。更用补肾药加桂附，多用河车为丸，以善后。取其以胞补胞，而助膀胱之化源也。

冯楚瞻治戚氏妇腹中有块作痛，发则攻心欲死，上则不进饮食，下则泄泻无度，医药三

百余剂，不效。脉之六部沉细已极，右关尺似有似无，明系火衰土弱，肾家虚气上凌于心，脾土不能按纳奔豚之气，非温补不可。用炒干熟地八钱补水以滋土，炒黄白术六钱补土以固中，炮姜、熟附各二钱补火生土，更入五味子一钱以敛之，俾祖气有归，脏得其藏，而肾乃纳而不出也。数剂而安，一月全愈。

【琇按】冯公此案，前人所未发，字字如良玉精金，后贤宜三复之。

吴孚先治一人患痞，前医用攻药已去六七，适前医他往，吴与汤丸，俱系参、术补剂，病者云：去疾莫如尽，奈何而留之？吴曰：正所以尽去其疾也。经曰：大积大聚，衰其半而止。此前医之用攻也。又曰：补正则邪自除。此余之用补也。若必尽攻则痞去鼓胀成，是欲尽去其疾，而反益其疾矣。乃遵服，不间而痊。

张路玉曰：顾晋封室患痞在胁下，或令用膏药，如阿魏一分，麝半分贴之，五六日间遂下鲜血，血块甚多，二三日方止。是后每岁当贴膏时必发，近邻姬亦用阿魏膏贴痞，下血如前，世以阿魏、麝香为痞块必用之药，外用为患若此，况服食乎？为拈出以为虚人漫用攻击之戒。

韩贻丰治眷中翰如颖病数日，二旬不食矣，已治木，韩视之，气色如灰，声低喉涩，瞳神黯然无光。私语其子曰：此甚难治。病者觉之，乃哀恳曰：我今年六十七矣，即死不为夭，但遇神针而不一用而死，死且不瞑目。我生平好酒而不好色，幸为我下一针。于是乃勉为用针，令卧床坦腹，拊其脐下有一痞，周围径七寸，坚硬如石，乃以梅花针法重重针之，又针其三脘，又针其百劳、百会，皆二十一针，针毕令饮醇酒一杯，乃摇手曰：恶闻酒气以两月矣。强之，初攒眉，即而满引如初。

杨乘六治朱氏妇病胸膈痞闷，兼寒暑往来，口干作渴，饮食不进，服宽利清解药益甚。脉之右关弦数而沉，面色带红，舌干微黄，乃与益阴地黄汤。或曰：胸满不食累月矣，二陈、枳壳尚不能通，地黄、山药、五味、萸肉俱酸涩阴滞之物，其可投乎？曰：此症本因肝胆燥火闭伏胃中，其原则由于肾水之不足，盖肾者

胃之关也，水不足则火旺熏蒸，而胃阴亏，胃与肝胆相并且为其所胜，又肾既不足，则肝胆之木无水以养，而燥火独炽，于是乘其所胜之虚而入之。冲于上，则口干咽燥，流于下，则二便秘急；塞于中，则为胸浮弦而关更甚。右手沉细而关则带滑，此肝木有余，脾血不足之候也。与疏肝助脾，调气养血，则火降郁开，而痰自内消矣。用调气养荣汤加陈皮、前胡，佐茯苓消痰止漱，青皮、香附、豆仁、白芍疏肝宽肠。总之气得川流，则血自津润。数剂后用润字丸间服，每次五分，十日症递减。改用六君子养血调气药，盖邪之所凑，其气必虚，壮者气行则愈，弱者著而成病也。后以纯补，间用调气治嗽之品，五旬始痊。

陈三农治一少年体薄弱，且咳血，左边一块，不时上攻作痛，左金芦荟俱不应。诊其脉三部虽平，而细涩不流利，因作阴虚治，四物加知、柏、元参、丹皮、鳖甲，数剂顿愈。

卢绛中（去声）痞疾，忽梦一白衣妇人谓之曰：食蔗即愈。诘朝见鬻蔗，绛揣囊中且乏一镪，唯有唐山一册，遂请易之，曰：吾乃负贩者，将安用此？哀求之，遂贻数挺，绛喜而食之，至旦遂愈（《野史》）。

【琇按】《本草》蔗能治蛔，蛔能令人痞胀，卢病迨是蛔作楚耳，食之即愈。

张子和治显庆寺僧应公有沉积数年，虽不卧床枕，每于四更后心头闷硬，不能安卧，须起行寺中，习以为常，人莫知为何病，以药请于张，张令涌出涎胶一二升，如黑矾水，继出绿水，又下脓血数升。自尔胸中如失，便能饮饵无算，安眠至晓。

一妇人小腹中有块，其脉涩，服攻药后，脉见大，以四物汤倍白术、陈皮、甘草为佐，俟脉充实，间与硝石丸，两月消尽。

至正二十五年夏六月，里人周伯安病积气右胁下，喘且胀者五阅月，医来类补以温热之剂，病日剧，几殆矣。陆君祥往视之曰：是息贲也，法当大下。《内经》所谓留者攻之，土郁夺之者也。积气贲门，邪未去，其可补乎？从之，不终日而愈（《强斋集》）。

汪石山治一人年逾三十，形瘦苍白，病食

则胸膈痞闷，汗多，手肘汗出尤甚，四肢倦怠或麻，晚食若迟，来早必泄，初取其脉，浮软近驶，两脉洪乃略大，曰：此脾虚不足也。彼曰：尝服参术膏，胸膈亦觉闷，恐病不宜于参、耆。曰：膏则稠粘，难以行散故也。改用汤剂，痞或愈乎。用参、耆各二钱，白术钱半，归身八分，枳实甘草各五分，麦冬二钱，煎服一贴，上觉胸痞，下觉失气，彼疑参、耆使然。曰：非也，若参、耆使然，则当胸痞，不当失气，恐由脾胃过虚，莫当枳、朴之耗也。宜除枳、朴，加陈皮六分，再服一贴，顿觉胸痞宽，失气除，精神爽垲，脉皆软缓不大，亦不驶矣。可见脾胃虚者，枳朴须慎用为佐使，况有参、耆、归、术为之君，尚不能制。然则医之用药，可不慎哉？

张景岳治金孝廉以劳倦伤脾，别无他症，但痞满不食，遂用参、术、归、附、桂、姜、甘草之属，半月始愈。后因病后复不食，如此自分必死，仍用前药而安。

钱国宾治王元直父腹左一痞，形如镜大，视之乃镜痞也，生于皮内肉上，可治。以三品膏、巴豆、篦麻子肉各四两，杏仁一两，黄丹八两，香油一斤二两熬膏药贴二十日，一日一换，出脓一二碗，内服参耆托里，月余收口而愈。

蒋仲芳治陈氏妇年廿六，生癖块已十年，在脐上，月事先期，夜则五心发热，火嘈膨闷，忽一日癖作声上行至心下，则闷痛欲绝，为针上脘，癖下而痛定，然脐旁动气不息，复针天枢穴，动气少止。遂用当归五钱，白芍、白术、延胡、丹皮、川芎、条芩各一钱，枳实、官桂、槟榔、木香各三分，醋炙鳖甲二钱，水煎，空心服。至二十剂而愈。

聂久吾治刘氏妹禀气怯弱，性情沉郁，年三十病晚间发热，天明复止，饮食少进，烦躁不安，肉削骨露，医药不效。诊其脉歇至，因其烦躁发热，颇用芩、连、知、柏等凉剂，虽无效，亦不觉寒凉，第恐多服伤胃，则无生机矣。因细问其热从何处起，曰：自右胁一围先热，遂致遍身。乃悟此必气郁痰结而成痞块，胸膈壅滞，遂躁热气结，而脉亦结，此脉与症合，不足忧也。当先攻痞，以除其根，则诸症自愈。因用磨痞丸，每日服三次，服至三四次而块消其半，热渐退。至七八两，块热尽除，不数月全安矣。当其痰凝气滞，痞结右胁，不惟医者不知，而病者亦不觉也。非察其病根而拔去之，何能取效也。三棱、莪术皆醋炒、花粉、大黄酒炒、制香附各八钱，槟榔、黄连姜汁炒、黄芩酒炒、枳实炒贝母、连翘各六钱，山栀、前胡、青皮醋炒、延胡索各五钱，广皮四钱，南木香二钱，郁金三钱，为末，先用竹沥洒润，次用粘米粉搅硬糊丸绿豆大，每服百丸。

【按】此案与痰门陆养愚治董浔阳夫人脉症俱同，而方异，大约陆案乃剽袭耳。今此案入痞门者，俾知痞症有痰结一端也。

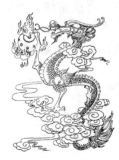

# 续名医类案卷之十四

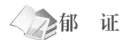

## 郁 证

窦材治一人年十五，因大忧大恼，却转脾虚，庸医用五苓散及青皮枳壳等药，遂致饮食不进，胸中作闷，乃命灸命关二百壮，灸关元五百壮，服姜附汤一二剂，金液丹二斤方愈。方书混于劳损，用温平小药，误人不少。悲夫！

一人功名不遂，神思不乐，饮食渐少，日夜昏默，已半年矣。诸治不效，此药不能治，令灸巨阙百壮，关元二百壮，病减半，令服醇酒，一日三度，一月全安（原注：失志不遂之病，非排遣性情不可，以灸法操其要，醉酒陶其情，此法妙极）。

张子和治项关令之妻，病饥不欲食，常好叫呼怒骂，欲杀左右，恶言不辍，众医半载无效。张视之曰：此难以药治。乃使二媪，各涂丹粉，作伶人状，其妇大笑，次日又令作角抵，又大笑，其旁常令两个能食之妇，夸其食美，其妇亦索其食而为一尝之，不数日，怒减食增，不药而瘥。后得一子。夫医贵有才，无才何得应变无穷？

罗太监治一病僧，黄瘦倦怠，询其病，曰：乃蜀人，出家时其母在堂，及游浙右经七年，忽一日念母之心不可遏，欲归无腰缠，徒尔朝夕西望而泣，以是得病。时僧二十五岁，罗令其隔壁泊宿，每以牛肉猪肚甘肥等煮糜烂与之（太监替和尚开荤），凡经半月余，且时慰谕之，又曰：我与钞十锭作路费，我不望报，但欲救汝之死命耳。察其形稍苏，与桃仁承气汤，一日三贴下之，皆是血块，疾积方止，次日与熟干菜、稀粥将息，又半月其人遂如故，又半月与钞十锭遂行（《格致余论》）。

孙文垣治丁耀川母，年四十，常患胃脘痛（肝木侮胃），孀居十五年，日茹蔬素，七月因怒吐血碗许，不数日平矣。九月又怒，吐血如前，加腹痛（肝木乘脾），次年二月（木旺之时），忽里急后重，肛门大疼（肝火后追），小便短涩惟点滴，痛不可言（肝火前迫），腰与少腹热如汤泡（三阴火炽），日惟仰卧不能侧，侧则左胯并腿作痛，两胯原痛，二阴之痛前甚则后减，后甚则前减（诸痛属火），至不能坐，遇惊恐则下愈坠疼（惊则火动，火动水伤），经不行者两月，向经行腰腹必痛，下紫黑血块甚多，今又白带如注，口渴不寐，不思饮食，面与手足虚浮，喉中梗梗有痰，肌肉消半。诊之脉仅四至，两寸软弱，右关滑，左关弦，两尺涩，据脉上焦气血不足，中焦有痰，下焦气凝血滞，郁而为火。盖下焦肝肾所摄，腰胯肝之所经，二便肾之所主也。据症面与手足虚浮，则脾气甚弱；饮食不思，则胃气不充；不寐由过于忧愁思虑，而心血不足，总为七情所伤故尔。经曰：二阳之病发心脾，女子得之不月。此病近之，所幸脉不数，声音清亮，当先为开郁清热，调达肝气，保过夏令（欠通），后再峻补阴血，必戒恼怒，使血得循经，乃可愈。初投当归龙荟丸以撤下焦之热，腰与少腹之热渐退，后以香薷、石羔、龙胆、桃仁、滑石、杜牛膝、甘草梢、软柴胡煎，吞滋肾丸，二阴全减。

韩约斋子妇每怒动则夜卧不安，如见鬼魅，小水淋沥，今又大便秘结，腹中疼痛，腰胯胀坠，如生产状，坐卧不安，因痛而脉多不应指。

孙曰：此肝经郁火所致，法当通利。以杏仁、桃仁各三钱，柏树根皮、山栀、青皮各一钱，槟榔五分，枳壳八分，水煎服之，少顷大便通，痛胀遂减。

【琇按】此亦治标耳，非滋水生肝，病何能已？

一妇人因夫荒于酒色，不事生产，多忧多郁，左胯及环跳穴疼痛过膝（肝火下郁于经隧），大小便频数（肝火下迫于二阴），脐腹胀疼，口干，脉之右手弱，左手数，近又发热恶寒，汗因痛出，时刻不宁，此食积痰饮瘀血流于下部足厥阴经，挟郁火而痛，恐成肠痈，与神效瓜蒌散，一贴痛减半，汗止，数脉稍退，小腹坚如石，按之且痛。再与前药，小腹稍软，余无进退，再进之，每贴大瓜蒌二枚，加丹皮、莪术、五灵脂、金银花，诸症悉平。

亮卿内人头痛遍身痛（挟暑），前后心乳皆胀，玉户撮急，肛门逼迫（皆肝火为患），大便三日未行，口干，因大拂意事而起，下午发热似疟，恶心烦躁不宁，而时当盛暑，乃怒气伤肝挟暑热而然。以石膏二钱，青皮、柴胡、枳壳各一钱，半夏曲、黄芩各八分，甘草、桔梗各五分，夜与当归龙荟丸下之，大小便皆利，热退诸症悉减，惟略恶心，与青皮饮，两帖全安。

程湘内人鼻衄后眩晕嘈杂，呕吐清水，夜卧不安，腹中饥，而食不下膈，孙谓由脾虚，肝胆有郁火也。以人参、黄连、白术、扁豆、甘草、陈皮、半夏、竹茹、茯苓、石膏，水煎调理而平。

黄履素曰：予少年患郁火之症，面时赤而热，手足不温，复觉咽干口燥，体中微黄，夜更甚。就医吴门，粗工投以黄连、黄芩、黄柏等药，服方二剂，忽觉手足甚冷，渐渐过腕过膝，鼻间突出冷气，神魂如从高桥坠下深溪，阴阴不能自止，几登鬼录。延名医张涟水治之，张云：症虽误服寒药，又不可骤以热药激之，但服八珍汤加姜及天麻，久当自愈。如法调之，虽渐安，而元气则大减矣。后检方书有云：郁症不可折以寒剂，误治致死。然则予之不死，幸也。夫记之以为鉴戒。

潘埙曰：予禀气素偏于火，晚年多难，怀抱郁郁，因而肝气不平，上冲心肺，水火不能既济，殊无应病之药，乃自制一方，名曰兼制丸，以柴胡、龙胆、青皮各五钱平肝，归身一两养肝，生地一两，生甘草五钱泻南方，黄柏一两，知母五钱补北方，苍术八钱燥湿，芩、连各六钱清心肺，桂心二钱引经，加白术，防己、陈皮、茯苓，蜜丸，每服八十丸，常服有效（《楮记室》）。

【琇按】合黄、潘二说观之，皆郁火症也。一则服苦寒几毙，一则服苦寒有效。要之，人禀赋各殊，阴阳亦异，临症者不执著也。

龚子才治何进士夫人患经行胃口作痛，憎寒发热，一医以四物汤加官桂、香附，服之即吐血，而痛愈甚。诊之六脉洪数，乃郁火也。以山栀二两，姜汁炒黑色，一服立愈。

冯楚瞻治一壮年作宦失意，退居抑郁成疾，即经所谓常贵后贱，名曰脱营；常富后贫，名曰失精。其候气血日消，神不外扬，六脉弦细而涩，饮食入胃，尽化为痰，必咳吐尽出乃能卧，津液内耗，肌表外疏，所以恶寒而瘦削，以东垣麻黄桂枝汤加白术、姜枣，二三剂脉气渐充有神，痰涎咳吐俱愈，继以十补丸及归脾养荣加减全瘳。

吕东庄治吴弃玉偶患寒热，旋至热不退，胸中作恶。诊之曰：此肝郁而致感也。用加减小柴胡汤，一剂减半，次进柴胡地黄饮子，吕适他往，后日用六君子汤加黄芩，且戒之曰：明日若尚有微热在内，则后日须再用地黄饮子一贴，而后用六君子，此后皆有次第，不可乱也。因服地黄饮子，觉热已退尽，遂竟用补中益气汤一贴，是夜即烦热不安，乃知次第果不可紊，仍用地黄饮子即安，然后依次服至第三日，再用补中益气汤，泰然得力矣。第觉病后烦怒易动，时体虚劣，自改用归脾汤。吕归诊之曰：今脉已无病，但夜寐不著耳。曰：正若此，奈何？曰：当加味归脾汤。曰：今已服此方而未效。曰：君试我归脾自愈矣。一剂而鼾睡达旦（必去远志、木香而入地黄、麦冬、白芍）。

【琇按】此等病，予惟以地黄饮子令服五七剂，永无他患。今必用六君、补中、归脾，以至纷纷，此何故耶？未免呆守立斋成法之过。

沈氏妇夏月发寒热，医以为疟也。时月事适下，遂淋漓不断，又以为热入血室，用药数贴，寒热益厉，月事益下，色紫黑或如败酱，医且云：服此药，势当更甚，乃得微愈耳。乃疑其说，请吕诊之，委顿不能起坐，脉细数甚，按之欲绝，问其寒热，则必起未申而终于子亥。曰：郁火虚症耳。检前药则小柴胡汤，彼意以治寒热往来，兼治热入血室也。又加香薷一大握，则又疑暑毒作疟也。乃笑曰：所谓热入血室者，乃经水方至，遇热而不行，故用清凉以解之。今下且不止，少腹疼痛，与此症何与，而进黄芩等药乎？即知灼热入血室矣，当加逐瘀通经之味，香薷一握，又何为者？乃用肉桂二钱，白术四钱，炮姜二钱，当归、白芍各三钱，人参三钱，陈皮、甘草各四分，一服而痛止经断，寒热不至，五服而能起，惟足心时作痛，此去血过多，肝肾伤也。投都气饮子加肉桂、牛膝各一钱而全愈。使卒进寒凉，重阴下逼，天僵地折，生气不内，水泉冰溃，不七日死矣。乃云更甚方愈，夫谁欺哉？庸妄之巧于卸脱，而悍于诛伐如是夫。

朱绮厓多愤郁，又以内病忧劳百感致疾，初发寒（少阳之症也），渐进不解，时方隆冬，医进九味羌活汤不效，易医大进发表消中之药，凡狠悍之味悉备，杂乱不成方，三剂势剧，又进大黄利下等物，下黑水数升，遂大热发狂，昏愦晕绝，汤水入口即吐，其家无措，试以参汤与之，遂受垂绝更苏，次日吕至，尚愦乱不省人事，承灵（在头顶通天穴两旁）、正营（在承灵穴两旁）、及长强（在尾骨上，腰俞穴下）俱发肿毒，时时躁乱，诊其脉数而大，曰：幸不内陷，可生也。遂重用参、耆、归、术，加熟地一两许，村医在座，欲进连翘、角刺等败毒药，且力言熟地不可用，其家从吕言进药，是夜得卧，次早神情顿清，谓曰：吾前竟不解何故卧此，今知病如梦始觉也。又次日，脉数渐退，烦躁亦平。但胃口未开，肿毒碍事，旬日未便，令守服此，诸症悉治。因晋方及加减法，且嘱之曰：毋用破气药以开胃，苦寒药以降火，通利药以启后，败毒药以消肿，有一

于此，不可为也。出邑遇友人，问其病状？曰：七情内伤，而外感乘之，伤厥阴而感少阳，从其类也。乃不问经络而混表之，三阳俱撤矣，然邪犹未入府也。转用枳实、厚朴、山楂、瓜蒌之属，而邪入二阳矣，然阴犹未受病也。用大黄、玄明粉，而伤及三阴矣。究竟原感分野之邪，不得外泄，展转内逼，中寒拒逆，幸得参扶胃气，鼓邪出外，其发于承灵、正营者，乃本经未达郁怫之火也。其发于腰俞、长强者，乃下伤至阴凝沍而成也。盖毒得发者，参之功也。今毒之麻木平塌，将来正费调理者，前药之害也。其家如言守防，服之而愈。

张路玉治江礼科次媳春初患发热，头疼腹痛，咳逆无痰，十指皆紫黑而痛，或用发表顺气，不效。诊之脉来弦数而细，左大于右，曰：此怀抱不舒，肝火郁于脾土而发热，热蒸于肺故咳，因肺本燥，故无痰，脾受木克故腹痛，阳气不得发越故头疼；四肢为诸阳之本，阳气不行，气凝血滞，故十指疼紫；其脉弦者肝也，数者火也，细者火郁于血分也。遂以加味逍遥散加桂枝，于土中达木，为三剂而诸症霍然，十指亦不疼紫矣。

徐孝廉室不得寐，不能食，心神恍惚，四肢微寒，手心热汗，至晚则喉间热结有痰，两耳时塞，屡治不效。诊之六脉萦萦如蛛丝，略兼弦数，此中气久郁不舒，虚火上炎之候也。本应用归脾汤以补心脾之虚，奈素有虚痰阴火，不胜耆圆之滞，木香之燥（用归脾之法），遂以五味异功散略加归、芍、肉桂，以和其阴，导其火，不数服而食进寝宁，诸症释然矣。

张飞畴治一妇，平昔虚火易于上升，因有怒气不得越，致中满食减，作酸暖气，头面手足时冷时热，少腹不时酸痛，经不行者半载余，其脉模糊，驶而无力，服诸破气降气行血药不愈，此蕴怒伤肝，肝火乘虚而克脾土，脾受克则胸中之大气不布，随肝火散漫肢体，当知气从血腾，湿由火燥。惟太阳当空则阴霾自散，真火行令则郁蒸之气自伏。又釜底得火则能腐熟水谷，水谷运则脾胃有权，大气得归，而诸症可愈矣。用生料八味倍桂附，十日而头面手足之冷热除，间用异功而中宽食进，调理两月，

经行而愈。

柴屿青治潼川守讳八十三在沈阳礼部时，闻伊母在京病甚，忽身热吐痰，妄言昏愦，众医俱主发表，病势日增，始求治，悲泪哀号，自分必死。诊其右关沉涩微滑，曰：此思虑伤脾，更兼郁结，痰涎壅盛，脾不能运也。身热昏愦，清阳不升，脾气伤也。先用二陈瓜蒌治其标，继以归脾加神曲、半夏、升柴，调治数日而痊。向使误服表剂，岂不蹈昔人虚虚之戒耶？

山阴林素臣偶患时气，为医所误，身热呕吐绿水，转侧不宁。柴以为肝郁所致，用逍遥散加吴茱萸、川黄连各五分，一服吐止身凉，二服全愈。又服调理药数剂而安。

陆养愚治沈立川内人胸膈不舒，咽嗌不利，中脘少腹常疼，大便溏，经水淋沥，腰膝无力，倦怠头眩，得食少可，食后则异常不快，半年间顺气清热，开郁化痰，消食之药服将百剂，脉之左手沉数而细，右手沉弦而微，此肝脾燥热，忿郁积久而致，始属有余，今为不足，宜用补剂。沈曰：前用人参五分，且有开气之药，极痞满，恐补不能投。曰：参少而兼开气，所以痞满也。乃用八物汤，人参一钱，服之大胀，乃加参二钱，胀即减，加至三钱，竟不胀矣。又合六味丸空心服之，调理二月而痊。

一妇郁怒忧思，胸腹胀痛，痛甚则四肢厥冷，口噤冷汗，用二陈汤加芎、归、乌药、青皮、枳壳、香附、厚朴、苏叶，一剂痛胀即愈，后去苏叶加姜炒黄连，再服一剂而安。

一妇郁怒不发，久之噫声甚高，言谈不知终始，嘈杂易饥。经曰：心病为噫。此因忧郁于心胸也。用桃仁承气汤（大黄、桃仁、桂枝、芒硝、甘草），下畜血数升而安。经曰：血畜在上则喜忘，在中则喜狂也。

一中年人因郁悒，心下作痛，一块不移，日渐羸瘦，与桃仁承气汤，一服下黑物并痰碗许，永不再发。

薛立斋治一妇人身振颤，口妄言，诸药不效，薛以为郁怒所致。询其故，盖为素嫌其夫而含怒久也。投以小柴胡，稍可；又用加味归脾汤而愈。

一妇人年六十有四，久郁怒，头痛寒热，春间乳内时痛，服流气饮之类益甚，不时有血如经行，又因大惊恐，饮食不进，夜寐不宁，此因高年去血过多，至春无以生发肝木，血虚火燥，所以至晚阴旺则发赤。经云：肝藏魂，魂无附，故不能寐，先以消遥散加酒炒黑龙胆草一钱，山栀一钱五分，二剂肿痛顿退，又二剂而全消。再用归脾汤加炒栀、贝母，诸症悉愈。

一妇人因丧子怀抱不舒，腹胀少寐，饮食素少，痰涎上涌，月经频来。曰：脾统血而主涎，此郁闷伤脾，不能摄血，制涎归源。用补中益气、济生归脾二汤而愈。又用八珍汤调理而痊。

秀才杨君爵年将五十，胸痞少食，吐痰体倦，肌肉消瘦，所服方药皆耗血破气，化痰降火，曰：此气郁所伤，阳气未能升越，属脾经血虚之症，当用归胃汤解郁结，生脾血，用补中益气壮脾气，生发诸经，否则必为中满气膈之患。不信，仍用前药，后果患前症而殁。

罗谦甫曰：《疏过五论》云：常贵后贱，虽不中邪，病从内生，名曰脱营。镇阳一士人躯干魁梧，而意气豪雄，喜交游而有四方之志，年逾三旬，已入仕，至五品，出入骑从塞途，姬侍满前，饮食起居，无不如意。不三年，以事罢去，心思郁结，忧虑不已，以致饮食无味，精神日减，肌胃渐致瘦弱，无如之何，遂耽嗜于酒。久而中满，始求医。医不审得病之情，辄以丸药五粒温水送，下二十余行，时值初秋，暑热犹盛，因而烦渴，饮冷过多，遂成肠鸣腹痛，而为痢疾，有如鱼脑，以致困笃。命予治之，诊其脉乍大乍小，其症反覆闷乱，兀兀欲吐，叹息不绝。予料曰：此病难治。启元子曰：神屈故也，以其贵之尊荣，贱之屈辱，心怀慕恋，志结忧惶，虽不中邪，病从内生，血脉虚减，名曰脱营。或曰：原闻其理。《黄帝针经》有曰：宗气之道，内谷为主，谷入于胃，乃传入于脉流溢于中，布散于外，精专者行于经隧，周而复始，常营无已，是为天地之纪。故气始从手太阴起，注于阳明，传流而终于足厥阴，循腹理入缺盆，下注肺中，于是复注手太阴，此营气之所行也。故昼夜气行五十营，漏水下百刻，一万三千五百息，所谓交通者，并行一数也。故五十营备，得尽天地之寿矣。今病者始乐后苦，皆伤精气，精气竭绝，形体毁阻，暴喜伤阳，暴怒伤阴，喜怒不能自节，盖心为君主，神明出焉，肺为辅相，主行营卫，制节由之。主贪人欲，天理不明，则十二官相使各失所司，使道闭塞而不通，由是则经营之气脱去，不能灌溉周身百脉，失其天度，形乃大伤，以此养生则殃，何疑之有？

马元仪治洪声远恶寒发热，倦怠懒言，神气怯弱，两脉弦虚，此甲木内郁，生气不荣，而阳明受病也。盖甲木乃少阳初生之气，勾萌始坼，其体柔脆，一有拂郁，即萎软抑遏而不上升，反下克脾土而为病矣。由是枢机不利，虚邪入之，而与阴争则寒；顷之既去而与阳争则热，倦怠者，胃病而约束之机关不利也；神怯者，木藏伤而心藏之神明失养也，是皆木郁土衰之故。木气既郁，惟和风可以达之，阴雨可以滋之。柴胡风剂之平者，能入少阳，升发清阳，而行春气；当归、白芍味辛而润，辛以疏其气，润以养其阴；白术、茯苓、陈皮、炙草以和中气而益脾土。两剂脉象有神，四剂寒热已，再以补中益气升发生阳之令而康。

朱氏子场屋不利，郁郁而归，遂神识不清，胸满谵语，上不得入，下不得出，已半月，诊之两脉虚涩兼结，此因郁所伤，肺金清肃之气不能下行，而反上壅，由是木寡于畏，水绝其源，邪火内扰，而津液干枯。胸中满结者，气不得下也；神昏谵语者，火乱于上也；上不得入，下不得出者，气化不清而现晦塞之象也。但通其肺气，诸症自已。用紫菀五钱，宣太阴以清气化；干葛二钱，透阳明以散火郁；枳、桔各一钱，散胸中之结；杏仁、苏子各二钱，导肺中之痰。一剂而脉转神清，再剂而诸症悉退，改用归脾汤，调理而痊。

顾霖苍妇寒热如疟，便血不已，左胁有块，攻逆作楚，神气昏愦。诊之两脉弦数兼涩，弦则为风，数则为热，涩则气结。此肝脾之气悒郁不宣，胸中阳气郁而成火，故神明不清；肝之应为风，肝气动则风从之，故表见寒热也，

人身左半肝肾主之，肝气逆，故左胁攻楚有块也。肝为藏血之地，肝伤则血不守，风热益胜，为亡血之由也。用生首乌一两，滋燥而兼搜风，黄连一钱，治火兼以解郁，柴胡以疏其表，黄芩、知母以清其里，枳实、厚朴以和其中，一剂脉起神清，再剂便行热解而安。

缪仲淳曰：甲申夏旧妇因郁火痰喘身热，手拳目张，半月不眠食，按其胃口不痛，诸医疑其虚也。或云中暑，百药试之，痰喘滋急，以皂角末嚏鼻通窍，痰上逆如沸，延杨石林诊之，请呕吐之。先大夫曰：病久矣，虚甚可奈何？石林曰：经云：上部无脉，下部有脉，其人当吐，不吐则死。即以盐汤吞之，去白痰数碗，喘定。先大夫曰：何以药之？石林曰：吐即药也。待其熟寝，勿服药以养胃气。夜半啜粥二碗，诘旦投六君子汤数剂而起。石林者，里中博雅士，不行术而精医者也。

姑苏人张涟水治纪华山，雅自负，数奇，更无子，邑邑不快，渐至痞胀，四年肌肉削尽，自分死矣。张诊而戏之曰：公那须药，一第便当霍然。以当归六钱，韭菜子一两，香附童子便炒八钱，下之，纪有难色，不得已减其半，张曰：作二剂耶。一服夜梦遗，举家恸哭，张拍案曰：吾正欲其通耳。仍以前半剂进，胸膈间若勇士猛力一拥，解黑粪数升，啜粥二碗，再明日巾栉起见客矣。逾年生一子，即表弟汝占也（《广笔记》）。

张意田治柯姓人病剧，诊之得脉浮大而空，左关沉候有微弦之象，左尺沉候有一丝之根，面目皆红，鼻青耳聋，眼瞪神昏，自语不休，舌燥赤大，唇紫齿燥（只此数端，便非戴阳症明矣）。初病发热咳嗽已七八日，所服乃伤风散解之药，昨日早间连大便三四次，即卧床不省人事，今日忽然发昏，或谓戴阳症，用熟地、附子等，未服，张思外症虽类戴阳，然症起无因，察其所言，皆平日之事，则似少阴之独语，至鼻现青色，时在秋令，则肺气绝矣。然面有光亮，为表气不和，唇色深紫，宜有郁火，且左尺有根，脉非无治，左关微强，则别有致病之故。询之乃昨早失手，自碎粥罐，因怒不止，即大便昏迷。知为郁怒所伤，肝火上逆，而诸

症蜂起，经所谓怒则气上是也。与戴阳症相去远矣。用逍遥散去白术，加地黄、丹皮、炒栀之属而愈。病多隐微，医不审察，误斯众矣。

一宦素谨言，一日会堂属，官筵中有萝葡颇大，客羡之，主曰：尚有大如人者，客皆笑，以为无。主则悔恨自咎曰：人不见如此大者，而吾以是语之，宜以吾言为妄且笑也。因而致病，药不应。其子读书达事，思其父素不轻言，因愧报成病，必须实所言，庶可解释，遂遣人至家，取萝葡如人大者至官所，复会堂属，强父扶病而陪，陪至数巡，以车载萝葡至席前，客皆惊讶，其父大喜，厥旦疾愈（《石山医案》）。

一女与母相爱，既嫁母丧，女因思母成疾，精神短少，倦怠嗜卧，胸膈烦闷，日常恹恹，药不应，予视之曰：此病自思，非药可愈。彼俗酷信女巫，巫托降神言祸福，谓之卜童，因令其夫假托贿嘱之托母言：女与我前世有冤，汝故托生于我，一以害我，是以汝之生命克我，我死皆汝之故。今在阴司欲报汝仇，汝病恹恹，实我所为，生则为母子，死则为寇仇。夫乃语其妇曰：汝病若此，我他往可请巫妇卜之，何如？妇诺之。遂请卜，一如夫所言，女闻大怒，诟曰：我因母病，母反害我，我何思之。遂不思，病果愈，此以怒胜思也。

萧万舆治一妇年四旬，怀抱郁结，呕痰少食，胸腹胀疼，虽盛暑犹着绵衣，六脉浮结，或烦渴不寐，此命门火衰，元气虚寒也。以六君子加姜桂及八味丸，不两月而痊。

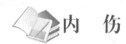

## 内　伤

万密斋治董氏子，年十七，病请治，诊其脉浮大无力，问其症无恶寒头痛，但身热口渴，四肢倦怠，曰：似白虎症而脉虚，乃饥渴劳力得之。黄耆炙、当归酒洗各一两，作汤服之而愈。

陈正夫，万之母舅也，病三日后，胸中痞胀，小便少，大便不通，万闻往问疾，时近城一医欲以大柴胡汤下之，察脉症不可下，乃内伤中气不运，故上窍闭而下气不通也。丹溪云：二陈汤加苍术、白术、升麻、柴胡，则大便润而小便长。与之，一服而安。

龚子才治刘太府因劳役太过，发热憎寒，头疼身痛，口干发渴，呕恶心烦，或以羌活汤，或与藿香正气散，愈甚，手足无处著落，心慌神乱，坐卧不安，汤水下入，闻药亦吐（皆由风燥之剂鼓动其火而然）。诊之六脉洪数，气口紧盛，此内伤元气也，以补中益气汤加远志、枣仁、竹茹、麦冬，一剂即熟睡，再进一服全安。

陈三农治一老人患头痛恶寒，骨节疼，无汗谵语，自服参苏饮取汗，脉洪数而左甚，此胃虚作劳，阳明虽受寒气，不可攻击，当大补其虚，俟胃气充足，必自汗而解。以参、归、术、陈皮、炙草，加熟附子，四五剂诸症虽减，但口干热未退，遂去附子，加白芍，渐思食，汗出而安。

陆养愚治丛邑宰烦劳忿怒，饮食不思，已数月矣。初春患左胁痛，不能向左眠，又感冒，遂咳嗽喘促，汗出恶风，呕恶饮冷，胸脘痞塞，烦躁泄泻，耳鸣，手指肉瞤，振摇不已，脉之两寸微浮而涩，关尺微虚不固，曰：凡靠左不得眠者肝胀，靠右不得眠者肺胀，及咳嗽自汗，喘促下泄，俱难治。况涩脉见于春时，金来克木，亦可畏，幸神气尚未乏，两寸带浮，尚有微阳，小便稠黄而犹长，面色焦黑而微有黄气，犹可疗也。仲景云：脉虚微弱下无阳。又云：微虚相搏乃为短气。又云：微浮伤客热。东垣云：阴先亡，阳欲得去，乃见热壅口鼻，谓之假热之症，此盖得之七情伤阴，烦劳伤阳，风寒乘虚入客，胸膈痞塞，因邪在半表半里，又为冷水停凝，症似支结，合之诸症，俱属正气已伤，宜调养气血，使邪自散，用顺气养荣汤加桂枝、甘草，二剂诸症顿减，易以补中益气，少佐小青龙汤，二剂自汗喘呕已除，更以六君子倍半夏、陈皮、豆仁、木香，胸痞胁痛亦止。又与四神丸实脾，肾气丸固本，调治月余而痊。

朱少湖仲冬夜间忽头项微强，身体微痛，疑是伤寒，连夜用紫苏二大把，生姜十片，浓煎热服，厚覆大汗之，身体觉轻，自谓已愈矣。至明日之夜，复觉拘急，反增沉重，复如前服汗不解，身体如石，烦躁口干，睡卧不安。天明延一医诊视，谓脉极浮，冬月伤寒，非麻桂不解。姜苏轻剂，岂能疗此大病乎？拟用大青龙汤，病家疑而卜之，不吉。复延陆同议，诊之脉浮数而微细如蛛丝，按之欲绝，曰：此阳虚症也。原不宜汗，况经谓冬三月闭藏之令，无扰乎阳，无泄皮肤，使气亟夺。一之为甚，其可再乎？彼医曰：仲景云阴盛阳虚，汗之即愈。既曰阳虚，何为不可汗？况麻桂青龙正为冬时虚寒而设，如拘闭藏之令不宜汗，则仲景此等汤剂，必待春夏伤寒而后用乎？陆不能辨，但徐曰：议论甚高，第恐此脉不相应耳。病家问当用何药？曰：惟建中生脉酌而用之。彼医谓邪在表而补敛之，不死何待？陆曰：汗之而愈则补误，补之而愈则汗误，原不两是也。病家不能决，卜之。谓补吉汗凶。乃以建中生脉合投之，烦躁仍剧，噫气不绝，足胫逆冷，身不能转侧。彼医谓毙可立而俟也。陆曰：误汗者再，药轻病重，故未效耳。仍前方倍人参，加附子，浓煎冷服，少顷烦躁顿定，数剂诸症悉除，月余时出虚汗，愈不能起，用人参数两方获安。

喻嘉言治刘筠之七旬御女不辍，此先天素厚也。然以房中之术数扰其阳，又值夏月阳气在外，阴气在内，偶不快，饮食起居如常，医者以壮年伤暑之药，香薷、黄柏、石膏、知母、滑石、车前、木通投之，即刻不支，诊时则身僵颈硬，舌强喉哑，无生理矣。曰：此虽危，然因误药所致，甫隔一晚，尚可以药速追。急以大附子、干姜、人参、白术各五钱，甘草三钱，大剂煎服，可解此厄。众议不决，姑以前方四分之一服之，安贴再煎未迟。灌下寸香之久，大呕一声，醒而能言，呼诸子乳名云：适才见州官回，询其所由，开目视之不语，转问医者何人，曰江西喻，遂抬手一拱，又云门缝有风来塞之。喻促煎所存之药续进，而姻族杂进，商以肩舆送其回寓，另进他药，哑瞆如前，

越二日而逝。

李士材治程幼安食少腹闷，食粥者久之，偶食蒸饼，遂发热作渴，头痛呕逆，或以伤寒治之，或以化食破气之药投之，俱不效，势甚危。诊之曰：脉无停滞之象，按之软且涩，是脾土大虚之症，法当以参术理之。众皆不然。李曰：病势已亟，岂容再误？遂以四君子汤加沉香、炮姜与之，数剂而减，一月而安。

倪文学累劳积郁，胸膈饱闷，不能饮食，服消食理气，行痰开郁清火，凡百余剂，不效，病势日增。李诊之，脉大而软，喟然叹曰：明是火衰不能生土，反以伐气寒凉投之，何异井而又下石乎？遂以六君子汤加干姜、肉桂、益智仁各一钱，十剂少愈，然食甚少也，遂加附子一钱，兼用八味丸，调补百余日而痊。

卢不远治戴养吾夫人体常困倦，眩晕不食，胸膈痞满，脉之寸关不透，以为肝脾之气不伸，用八珍加升麻、柴胡而愈。后每病，用前方即安。若稍为加减，便不获效，凡十五年皆倚恃焉。盖夫人性静体厚，起居安适，是以气血不振而消沮，故于补气血药中加开提之剂，得其性情，故可久服。

何介甫病脾数年，饮食少而精神悴，就诊两关软弱不透寸，用参、苓、归、芍、陈皮、防风、甘草数十剂，遂善啖肥浓，数年之疾脱然。问曰：予疾有年，补脾补肾，法非不详，而未之效，君何从平治得之？曰：君疾在肝，非脾肾病也。凡诊病者，当穷其源，无为症惑。如饮食少，虽关脾胃，其所致胃病者何故？此当审者，今君两关脉弱不透于寸，右固脾虚明矣，左则何谓？此脾体不足而脾用不行也。盖脾之用肝也，星家取克我者为用神，脾体无肝木者为之用，则气血便不条畅，运化迟钝，而脾胃转困矣。且秋来金肃，肝更不伸，乃为补助肝木之气，使之扬溢，则脾土伸舒，精神油然外发，虽不治脾，实所治也，安用奇特之法哉？

冯楚瞻治王慎瞻，平日过劳，偶远行，途中食冷面羊肉，及归胸中疼胀不堪，医所用无非楂、菔、壳、朴之类，服之益甚，渐至心如压扁，昏晕闷绝，少减则苏，曰：食乃有形之

物，惟入肠胃，滞则为胀为疼，著而不移，岂能升降于胸次乎？盖胸为心肺之部，止受无形之气，不能藏有形之物也。且六脉弦细而数，身不热，语言无力，皆非伤食之候，乃积劳所伤，无根之气上逆于心，以致胀痛不堪耳。当用塞因塞用之法，乃以枣仁、朱砂、乳香为细末，剖猪心血为丸，用人参五六钱，煎浓汤送服，少顷以莲子煮白米粥压之，令忍胀强吞半碗，如是数日，疼胀渐减，继而胸膈自觉甚空，虽多食不饱，而大便出者无几，盖劳役太过，脏腑脂膏耗竭，状如中消，食物入腹，销铄无余，故多入少出也。

谈铨部病热数日，医以为伤寒，投以发散，禁其饮食，日渐危笃；脉之弦缓无力，乃劳伤发热也。先以浓粥汤半碗进之，觉香美甚甘，饮后目顿清亮，遂与归脾汤，令以薄粥继之，三四日后，神气顿复而愈。

徐主政夫人年逾七十，江行惊恐，早晚积劳，到家未几，壮热头疼，医作伤寒，发散数剂，渐至面赤烦躁，神昏不语，头与手足移动，日夜无宁刻，脉之细数无伦，重取无力，此劳极发热，热者乃元阳浮越于表也，更发散之，阴阳将竭矣。非重剂挽之无及。熟地一两六钱，炒麦冬、炒白术各三钱，牛膝二钱，五味子八分，制附子一钱二分，另用人参六钱，浓炙冲服二三剂，后食减神清，后用八味、归脾二汤加减全愈。

洪氏子因劳伤发热，头疼咳嗽，胁痛，医谓伤寒，大用发散，一剂汗大出，热更甚，神昏见鬼，躁渴舌黑，身重足冷，彻夜不寐，困顿欲绝，脉细数无伦，胃脉微极，此劳伤中气发热，东垣补中益气汤为此等病而设，令阴阳气和，自能汗出而解。今更虚其虚，阳气发泄殆尽，所以身愈热而神愈昏；阴阳既脱，自尔目盲见鬼；津液既亡，所以舌黑足冷。至于身重异常，此尤足少阴极虚之症。盖肾主骨，有气以举则轻，否则重也。与熟地二两，麦冬四钱，乳炒白术五钱，牛膝三钱，五味子一钱，附子二钱，浓煎人参一两，煎汁冲服，口渴另用熟地二两，麦冬五钱，人参八钱，浓煎代茶，三四剂后，汗收热退，舌润神清，嗽止食进。

后用生脉饮送十补丸四五钱，再以归脾加减煎膏成丸弹子大，圆眼汤化服全愈。

刘君乡试入都，长途冒暑，气已伤矣，复日夜课诵，未几壮热头疼，咳嗽干哕，不寐神疲，脉之两寸俱洪，两尺俱弱，右关沉取则无，此犯无胃气之症矣，非温补脾肾无济也。而以暑天热病，坚不肯服，乃坐视数日，热益甚，复延诊，其脉转躁涩无力，此久热阴阳愈伤也。与大剂熟地、人参、白术、麦冬、五味子、牛膝，二剂诸症渐愈，惟哕声间作，胃脉不起，犹不喜食，乃早以生脉饮送八味丸，去丹皮、泽泻，加鹿茸、五味子、牛膝；晚以归脾汤去木香、甘草，加五味、肉桂，一补先天，一补后天，全愈。同时彭公子亦患是病，身热两月，服补中益气加减，已数十剂，不知此方乃为虚人发散而设，不宜久服，且时当夏月，阳气上浮，致令阴阳离决，精气乃绝，面青浮肿，肚腹胀硬，心下痞膈，咳嗽咽痛，口多酽涎，壮热畏寒，五心躁热，口干不渴，足胫常冷，脉则两寸乍洪乍数，两关无力，两尺更微，上盛下虚已极。以前方重剂，另煎人参一两冲服，旬余渐愈。复惑旁言，再用发散消痰及补中六君加减，遂不起。

太亲家高年且患足疾初愈，偶途中遇雨，疾趋而回，遂身热自汗，头疼咳嗽，继而吐血，饮食不思，精神狼狈，脉之两寸皆洪大而数，右关两尺甚弱，此劳伤中气，脾不统血也。咳嗽者，火烁于肺也；身热者，元阳浮越也；自汗者，气虚不能摄液也；头疼者，血虚火冒也。与熟地一两，麦冬四钱，炒白术六钱，牛膝三钱，五味子一钱，制附子一钱二分，另煎人参汤冲服，数剂咳嗽吐血俱止，早晨生脉饮送加减肾气丸，午复加减归脾汤，服之全愈。

高鼓峰治吕用晦病热症，造榻与语，察其神气内伤症也，询其致病之由，曰：偶夜半从卧室出庭外与人语，移时就枕，次日便不爽快，渐次发热，饮食俱废，不更衣者数日矣，服药无效。曰：粗工皆以为风露所伤，故重用辛散，不进饮食，便曰停食，妄用消导，孰知邪之所凑，其气必虚。若投以补中益气汤，则汗至便通，热自退矣。用晦欣然，辄命取药立煎饮之。

旁观者皆以热甚又兼饱闷，遽投补药，必致祸。慰之曰：无庸惊扰，既便矣。顷之下燥矢数十块，觉胸膈通泰，旁观者始贺。是晚熟寐，至五鼓热退，进粥，连服前方而愈。

范中行感冒风寒，又过于房劳，发热昏闷，医以为伤寒也，羌活、柴胡投之不应；又以为阴症也，肉桂、木香投之又不应。热且愈甚，饮食俱废，舌黑如灰，八日不便，医正议下。诊之脉细数而沉，曰：阴亏甚矣，胃气将绝矣，非温和甘润之剂，弗能救也。急以左归及滋水清肝等药，重加参者服之，他医以为不大便，奈何！议补？高曰：子以为承气症也，误矣。第服药自得便，至第四日果下黑矢升许，热退，舌亦红润，但尚未进食。病家犹以用补为嫌，慰之曰：本内伤症，一补中益气疗之足矣。无奈粗工杂投，胃气转伤，不能即复，今以药补之，以稀粥调之，不过数日自然知味。不信，另延一医，重用承气汤，服至二剂，不得便（必反为前药补住），病转剧，无颜再延高，往禾中延薛楚玉，楚玉至，闻述病情及用药次第，曰：既用熟地而便，效可知矣。奈何举将收之功而弃之耶？今无能为矣。病家目楚玉为党，究不之信，嗟乎！举天下学问之人，而尽目之为党，为彼之医，不亦难乎？

吕东庄治友人董雨舟，夏月捣膏劳力致感，头痛发热，解表之药不效，其长君方白来问，吕曰：子不观东垣《脾胃论》乎？服补中益气加五味、麦冬自愈矣。如言服之顿安。复起作劳，仍发热头痛，别用清解药增甚，因同叶御生往诊之，四肢微冷，胸腹热甚，烦闷腰坠下，少腹胀痛，不能小便。时旁观者为重感风邪所致，力主发散，吕曰：虚邪内郁，正以劳倦伤中，真气不足，不能托之使尽去，又遇清凉，其火下逼膀胱，责及本脏故然，安可攻也？请以滋肾饮子合生脉散与之何如？御生论与吕合，竟投之得睡，醒热解，小便通矣。留方补之而别，翌日方白至，曰：内热时作，烦闷头痛亦间发不尽，曰：余火未散，移热于上也。用软柴胡、人参、白术、黄连、丹皮、甘草、茯神等而愈。

杨乘六治徐氏妾劳倦发热，时作微寒，倦怠嗜卧，下午更甚，医用发散，两剂咳嗽不绝，胁痛如锥。更用清金泻火，泄利不止，不食不寐者旬日，脉之浮分细软，沉则缓大，面色㿠白，眼光散大，舌胖嫩淡白而滑，两手厥冷而振。此劳伤脾，气虚发热，初时若用补中益气一二剂即愈，乃误药致咳嗽痛利，胃阴被劫却于前，中气重伤于后，乃拟人参、熟地、白术各一两，附子、炮姜各三钱，赤石脂、禹余粮、炙甘草各五钱，浓煎大碗，徐服至一碗即睡去，已刻至戌分始寤，咳利俱除，胁痛如失，能进粥饮，服讫前药，胃气渐开，用调中益气生金滋水而愈。

简某病感，症壮热时微寒，嗜卧懒言，日轻夜重，或与羌防发散，躁渴谵妄，不食，脉浮数无序，重按虚大无力，舌胎嫩黄，中间焦燥，此内伤似外感症，误表以劫胃阴，津枯液涸，火无所畏而变生燥症也。与左归饮加生地、当归、白芍，两剂便解热退。再诊浮数俱除，虚大仍在，继起之病已退，初时之病未减。盖初因中气素虚而来，后病因胃阴暴伤而致，若不先救其阴，而即补其气，是为无制之阳邪树帜，而将垂绝之真阴下石矣。今阳火既退，阴津渐充，则初起之症可立除也。遂以补中益气汤合生脉，四剂而愈。

薛立斋云：余性爱坐观书，久则倦怠，必服补中益气加麦冬、五味酒炒、黑黄柏少许，方觉精神清妥，否则夜间少寐，足内酸热，若再良久不寐，腿内亦然，且兼腿内筋自有抽缩意，致两退左右频移，展转不安，必至倦极方寐，此劳伤元气，阴火乘虚下注。丁酉五十一岁，齿缝中有如物塞，作胀不安，甚则口舌如有疮，然日晡益甚，若睡良久，或服前药始安。至辛丑时五十有五，昼间齿缝中作胀，服补中益气一剂，夜间得寐。至壬寅内艰之变，日间虽服前剂，夜间齿缝亦胀，每至午前，诸齿并肢体方得稍健，午后仍胀，观此可知气血日衰，治法不同。

【琇按】立斋生平善用补中益气，据此病先下盛，服之宜矣。后既上盛，而犹服之，岂不惑哉？

柴屿青治沈阳司寇觉罗讳吴祥，延诊曰：

数日前因感冒风寒，至今未愈，其脉或两至一歇，三至一歇，迟而见代，并非外感，乃虚寒凝结气血耳。用人参养荣汤。吴曰：无力用参，以玉竹代之，此十月廿一日也。至次日告云：昨服药后腰发板，转动必以人，必需人参，购觅可也。遂用参一钱，廿三早诊之脉气稍转，仍用原方，午后因膝强硬，自令人以热面熨之，忽至发迷，再促诊，而医者数人，但云风寒，方用大表散，并欲下大黄。及诸人去后，吴云：伊等如何信？仍服公药，但再为斟酌之。乃于方内加参一钱，迨服至冬至，方断煎剂。即以原方配合为丸，调理而康。向使吴公信任不笃，必致难保。

夏大儿年友苏中陈雍嗜身热谵语，不甚辨人，太守苕溪陆祝三因赴补在京，邀柴诊视，其脉大而无力，此阳虚发热，拟用人参，陆惊而咋舌，以为断不可用。乃力任方从，一剂后身和，三剂热全退，调理月余而瘳。

少司马讳雅尔圆随御驾打围至德州，抱病给假回京，医投小陷胸汤一剂，顿即仰卧，神昏不语，又一医进参三钱，神气稍苏，言语恍惚，恶食不寐，延诊，雅云：素有肝病。遂述前方，按左关脉和平，惟心部空大，此心家之疾，与肝无涉，用酸枣仁汤而愈。

周太守家人发热不食，晚间怕鬼，因途中冒雨食冷粽而起。柴曰：脉无停滞，见虚大，经所谓形寒饮冷则伤肺，饥饱劳役则伤脾，此内伤所致。拟用人参，以价贵为难。遂用扁党六君子加炮姜、大枣，数剂而愈。

太史张希用丁卯场前劳倦外感，身热委顿，两足无力，欲用发表之剂，未决，求治，右脉软弱，人迎不紧，外感轻而内伤重，以补中益气汤治之，后用异功散，数剂病瘥，遂联捷。

观察沈椒园在侍郎时，家人某新从山左回京，身热不食，沈以熟地等滋阴大剂进，遂呕吐增剧，求治于柴。柴曰：此伤胃气所致，非阴药所宜。用香砂六君子汤治之而瘥。

主政蔡修持令郎发热口渴，胸闷舌纯，黑胎谵语，延医无效，已二十余日矣。诊之脉气平弱，并无外邪，投以滋阴之药，二剂不应，改用六君子加炮姜，一服尚未效。后戴廷傅加制附一钱，吴茱萸五分，一剂汗出胸快，再剂汗出胸中豁然，调理而愈。病固有如此之类者，毋粗忽也。

陆养愚治朱少湖病已半年，先因房劳汗出，又伤食，用消导药后，乃梦遗头晕，自服人参少安，遂每日五钱或一两，服至数斤，其病自汗身热，咳血痰逆，胸膈不舒，心口如物窒碍，手足时厥，头常眩晕，眼或昏暗不见人，大便已六日不行，每头晕时，服参汤则稍止。脉之气口及关似滑而有力，左寸关浮强似虚，尺濡弱，此由肝有悒郁，重以思虑房劳致虚。参虽中病，单服多服，益阳太过，化为热火，与积痰胶固脾胃，遂致热结幽门，火逆上行而血动。向以恶寒汗泄，重帏厚褥，帕裹绵装，至是悉令撤去，以润字丸三钱服之，外用蜜导法，去宿垢盆许，再用人参七分，归身、远志各一钱，枣仁一钱，山栀、茯神、白芍各一钱三分，香附二钱，生甘草三分，入竹沥一钟，一帖即胸次豁然得寐，每日以前方及润字丸数十粒，便润汗止，咳嗽痰血渐减十分而安。

陆祖愚治潘洪宇以过劳伤脾，脾虚而肺脏亦损，咳嗽痰喘，微寒微热，或与清凉滋补，建脾消导，月余饮食顿减，精神愈衰，仅奄奄一息耳。诊之遍身疮癣，六脉如丝，言语轻微，夜苦无寐，大便则向来艰涩，乃用人参、白术、贝母、枣仁、麦冬、生地，另以人参、麦冬、五味为丸，五更吞下，每日服参约四五钱，数日渐瘳，再以归、芍、生地、连翘、地榆煎汤，揉洗肚腹，大便通润，调理百余日而安。

陆祖愚治本府添设曾向缘中气不足，宜服参、耆，一日午饭未几，啖杨梅过多，便胸中不快，身热头眩，吐痰口渴；不思饮食，三日不更衣。或用楂、枳、芩、连、厚朴、二陈之类，三四剂大便一次，去燥矢数枚，而症如故，又用归、芍、知、麦、楂、芩，而腹满作呕。脉之左三部浮微而弱，右三部浮大虚数。曰脾胃虚弱，气不能运，故胸膈不舒，非有积滞也。况素不能服苦寒，岂可用芩连之类？经云：但治其虚，安问其余？乃用六君子汤加白豆仁、煨姜、大枣，二剂症顿减，再与补中益气汤，数剂遂霍然。

一人忧思不已，饮食失节，伤脾，面色黧黑环口尤甚，心悬如饥，又不欲食，呼吸短促，曰：此脾气受伤也。忧思不已，则脾气结而不行，饮食失节则脾气耗而不足，阴气上入阳中也。经曰：阳明症衰，面始焦。故知阳明之气不足也。遂以参、耆、白芍、升麻、葛根、白芷、苍术、甘草、姜枣，助阳明生发之气而愈。

朱丹溪治一人因劳倦发热，医以小柴胡汤、黄连解毒汤（芩、连、栀、柏）、白虎汤等剂，反加痰气上涌，狂言，目不识人，目赤上视，身如烈火，六脉洪数七八至，按之豁然，左略弦而芤。此因中气不足，内伤寒凉之物，致内发热，又与苦寒药太多，为阴盛格阳之症，与补中益气汤加姜、附、大枣，二剂而愈。

陈三农治一友饮食不均，远行劳倦，发热烦闷，症类伤寒，医禁食不与。诊之言语轻微，手背不热，六脉数而软，此真气不足，非有外邪也。力勉其进粥，乃与温甘大补之剂，恪胀数日，热退而安。

陈三农治夏夫人年已八旬，忧思不已，偶因暑浴，遂患发热头痛，医者以为伤寒，禁其食而肆行解散，越三日，气高而喘，汗出如洗，昏愦发厥。诊其脉大而无力，乃为之辨曰：外感发热，手背为甚，内伤发热，手心为甚，外感头痛，常痛不休，内伤头痛，时作时止（辨内伤外感要诀宜熟玩）。今头痛时休而手背不热，是为虚也。遂用参、耆各五钱，白术、半夏各二钱，橘红一钱，甘草六钱，一剂减半，后倍参、术而痊。

一人年近四旬，发潮热，口干喜饮冷水，或以凉药投之，罔效。四五日浑身沉重，不能动止，四肢强直，耳聋，谵言妄语，眼开不省人事，六脉浮大无力，此气血亏损之极，以十全大补汤去白芍、地黄加熟附子，一服鼾睡痰响。咸谓服参、耆、肉桂、附子误。曰：此药病交攻，不必忧疑。又进一服，过一时许，即能转身动止，次日连进数剂，则诸病潜瘳矣。此从脉不从症之治也。

李时珍治一人素饮酒，因寒月哭母受冷，遂病寒中，食无姜蒜，不能一啜，至夏酷暑又多饮水，兼怀怫郁，因病右腰一点胀痛，牵引右胁，上至胸口，则必欲卧，发则大便里急后重，频欲登圊，小便长而数，或吞酸，或吐水，或作泻，或阳痿，或厥逆，或得酒少止，或得热少止，但受寒食寒，或劳役，或入房，或怒或饥，即时举发，一止则诸证泯然，如无病人，甚则热发数次，服温脾胜湿、滋补消导诸药，皆微止随发，此乃饥饱劳逸，内伤元气，清阳陷遏，不能上升所致也。遂用升麻葛根汤合四君子汤加柴胡、苍术、黄耆煎服，后仍饮酒一二杯助之。其药入腹，则觉清气上行，胸膈爽快，手足和暖，头目精明，神采迅发，诸症如扫，每发一服即止，神验无比，若减升麻、葛根，或不饮酒，则效便迟。大抵降多升少，禀受弱，而有前诸症者，并宜此药活法治之（《本草纲目》）。

薛立斋治府庠王以道元气素弱，丙午丁未二年以科场岁考，积劳致疾，至十二月间其病盛作大热，泪出随凝，目赤面黯，扬手露胸，气息沉沉几绝，脉洪大鼓指，按之如无，舌干扪之如刺，此内真寒而外假热也。遂先服十全大补汤，曰：即服此汤，其脉当收敛为善。少顷熟睡，觉而恶寒增衣，脉顿微细如丝，此虚寒之真象也。以人参一两，加熟附三钱，水煎，顿服而安。夜间脉后脱，以人参二两，熟附五分，乃愈，后以大剂参、术、归身、炙草等药调理而安。

一男子发热烦渴，头痛，误行发汗，喘急腹痛，自汗谵语，用十全大补加附子治之，熟睡，唤而不醒，及觉，诸症顿退，再剂而痊。

黄武选饮食劳倦，发热恶寒，误用解表，神思昏愦，胸发赤斑，脉洪数而无力，此内伤元气，非外邪也。急用温补之剂，彼不从，后果殁。

王肯堂治外兄虞文华病发热，一医审无身痛等症，知非外感，用平胃散加人参五分，投之热愈甚（用平胃亦无谓）。又一医至，诊之曰：此人参之过也。呕汗之。汗而不解。又一医至，诊之曰：邪入里矣，宜凉膈散下之。煎成欲服，王适至，急止之。诊得六脉皆洪大搏指，举按有力，笑曰：此医之所以误也。用茯苓补心汤，加人参六钱，麦冬三钱，枣仁一钱五分，时不卧九日矣，服药即鼾睡，良久而苏，病已退。诊之脉顿微弱，为治方，每剂用人参四钱，枣仁、茯神、归、术、耆、麦冬、川芎之类，令其多服不辍遂别去。数日以小便不利来扣，令服导赤散，明日热复作，舌黑如墨，复延诊，脉复洪大，因连日所服药皆减参二分之一，而导赤散中又加花粉、山栀、黄芩等药，故病复作。亟令用人参六钱合前诸药，大剂投之，舌色始淡，热始除，小便亦清利，倘进凉膈之剂，必不治，药可妄投哉？

马元仪治邱德初素积劳郁，近复失恃过哀，因而发热恶寒，呃逆烦渴，面赤如妆。诊其两脉沉微无力，知非实火内燔，乃虚阳上越，得之悲哀劳倦内伤也。悲哀则伤肺，劳倦则伤脾，脾虚无以生肺，肺虚无以生肾，所以封藏不固，致虚阳上越，升降失常，致浊气上行，由是气逆于胃则为呃逆，火游于上则为烦渴也。治宜温补之剂，从其性而归之于下，则诸症自平矣。与人参加桂理中汤，五剂霍然。

吴洪先病经七日，寒热似疟，手足麻木，汗出如注，心悸恍惚，诊得寸脉空大，关尺虚涩。曰：此症人多谓风寒外感，不知为劳倦内伤也。寸大关尺涩，乃脾肺之气受亏，心肾之阴亦涸。气虚不能升达，阴往乘之则寒；阴虚不能内养，阳复乘之则热。心悸恍惚者，阴不主事而阳内扰也。汗出如注者，阳不主事而阴外亡也。手足麻木者，阴阳两亏，气血俱不得荣也。以当归补血汤为主，加人参二钱，以补脾肺之阳；肉桂、黄连各七分，俾坎离内交；广皮、炙草，以补胃而和中，一剂便得鼾睡，再剂汗止，再以补中益气汤升发阳气，加穿山甲以祛内邪，寒热遂止，脉亦和，但重按少力，微见呃逆，用大剂桂附理中加丁香、半夏，数剂而痊。

王亦林患劳倦发热，神昏倦怠，已半月，皆作外感治，不愈。诊得两脉浮虚，右脉倍甚，此饮食失节，劳役过度，脾虚则胃气亦虚，气不上行于阳，反下陷于阴而发热也。夫内伤脾胃之症，与外感风寒者不同，东垣言之详矣。外感风寒乃伤其形，为有余之症；内伤脾胃乃伤其气，为不足之症。有余当泻，汗之、吐之、

下之、克之是也；不足当补，温之、和之、调之、补之是也。经云：劳者温之，损者补之。又上气不足者，推之扬之；脾不足者，以甘补之。当以辛甘温之剂补其中，而升其阳，则愈矣。乃用补中益气汤，服后得微汗。然非发汗也，乃阴阳气和而汗自出也。一剂热退，再剂神清，不数剂而康复倍常矣。

朱丹溪治一人本内伤汗下，后谵语，初能认人，后三日，语便妄言，此神不守舍，慎勿攻伐。脉多细数，不得睡，足冷气促，面褐青色，鼻干燥，用补中益气汤加人参半两，竹叶三十片，煎服效。

缪仲淳治一人年三十三岁，因努力即发心腹饱满，疼痛直至脐下皆板，两胁空松不可言，腹寒即欲就火，火至稍睡痛止，大便不通，小便短缩似宿茶，日夜不卧，至五周时，饮食渐加，时常举发，大约性嗜酒，善怒劳碌所致。方用当归五钱，牛膝四钱，麦冬五钱，酒芍五钱，炙草七分，五味一钱，橘红二钱，茅根一钱五分，生地三钱，宜多食韭菜、童便、胡桃肉（《广笔记》）。

于仲父患目珠痛如欲堕，此肝火上冲也。胸胁及背如槌碎状，此怒而血瘀也。昼夜咳嗽，此悲伤肺也。眠食俱废，自分不起。缪令进童便三大碗，七日下黑血无数，痛除咳热如故，再以二冬、贝母、苏子、橘红、白芍、鳖甲、青蒿、桑皮、五味、百部、枇杷叶、竹沥、童便，久之未痊。病家疑其虚，促用参、耆，缪不可，乃阴以黄耆二钱入前药，尝之竟夕闷热，目不交睫，始信不谬。固守前方，兼服嚼化丸勿辍，逾月平。盖仲父病起于哀伤过甚，更触恼怒所致，非虚也。肺热而实，肝火上冲，故不宜参、耆耳。

立斋治一人因劳倦耳下焮肿，恶寒发热，头疼作渴，右手脉大而软，此不足症也。当服补中益气汤，彼反用发表药，遂致呕吐。始悟，以六君子汤治之，更服补中益气汤而愈。大抵内伤者，荣卫失守，皮肤间无气以养，则不能任风寒。胃气下陷则阴火上冲，气喘发热，头痛发渴而脉大，此乃不足之症也。大抵饮食失节，劳役过度，则多成伤不足之症。若误以为

外感表实，而反泻之，岂不致虚虚之祸哉？东垣曰：凡内伤为饮食劳役所伤，则右手脉大于左手；外感风寒，则左手脉大于右手，当以此辨之。

倪仲贤治林仲因劳发热，热随日出入为进退，食饮渐减，倪切之曰：此得之内伤，故阳气不伸，阴火渐炽，温则进，凉则退，是其徵也。投以治内伤之剂，其疾如失（《原机启徵》）。

张意田治钟姓人，因举重用力，略有胁痛，数日后发热身疼，甚至胸胁痞硬，服大小陷胸更剧。诊之左脉强硬而数，右脉寸尺浮而关沉滞，胸胁拒按，四肢厥逆，症似结胸。然服陷胸不应，必有他故。察其臂上筋肉微黄，咳出痰色如橘，合症与脉，知为用力太过，胁肋受伤，瘀血为患，欲发黄也，所谓瘀血类伤寒者此耳。治宜桃仁承气汤下之，但瘀滞日久，杂用攻散，阴气大损，当兼重养血为是。用生地二两，当归八钱，丹参四钱，桃仁三钱，大黄三钱，枳实二钱，芒硝二钱，甘草八分，服后下瘀血紫块二次，热退胸平，惟神气欠清，脉气弦软，此伤阴络而神虚故也，服补阴舒络之剂而愈。

沈明生治徐来一有下帏之劳，内忘衽席之戒，偶于夏月纵啖生冷，致患胀满不食，腹中漉漉有声，且复喜呕，水道秘涩，凡疏解清凉之剂遍尝罔效。诊之即主温补，而座间竟持他说，乃索笔书云：积滞虽令中满，独不思中气不足则腹为之善胀，肠为之善鸣乎？诸逆冲上，虽多属火，独不思胃寒不化亦令人吐乎？小便黄赤，虽为内热之徵，独不思气不施化，溺因色变乎？拐揦之症在疑似，惟凭切脉。今脉来沉弱，右关更微，兼之喜暖畏凉，其为虚寒症明矣。遂先用六君子，益以炮姜、智仁之属，继投八味丸，出入于参、耆、桂、附之间，旬日良已。嗣后依方调理，不特精神倍常，抑且连征熊梦。

吴桥治陈龙年八十而病溺浊不禁，则隐几而日夜坐，不复近衾褥，诊之六脉沉沉垂绝矣。叟乃命孙扶起曲踣告曰：老夫春秋高，子孙仅立门户，死其时也。吾从侄继鸾年四十，病瘵且危，家极贫，举室五口嗷嗷待哺，愿公肉其骨，即龙死，贤于生。就而诊之，卧无完席，室中仅二缶作炊，然左脉平，右脉虚大而数，曰：此忧思伤脾故尔。治宜补脾抑肝（凡《金匮》法也）。叟闻瘵者可生，则大喜过望，其病一再剂而愈。逾月瘵者无恙，间夫妇帅诸幼子罗拜谢之（《太函集》）。

王某膏粱子也，年弱冠，好角力，因举石井阑致劳伤，久而晡热，咳嗽胁痛，面青白，目下胞青紫，诸治不效。诊之脉弦略数，左尺弱兼涩，曰：肾为作强之官，因劳而伤，肺为肾母，因子病而耗及母气，肝为肾子，母病而子失其养。乃金不生水，水不滋木，木燥则生火，上侮金而下来土，故目胞青紫咳嗽诸症作也。与生熟地、杞子、沙参、麦冬、地骨皮、女贞等，四剂忽盗汗如雨，疑药之误。曰：此佳兆也。夫火燥为患，津液久亏，得纯阴之剂以濡之，犹釜中有水，熏蒸而益润也，由是郁热除而血脉复矣。问可敛乎？曰：不可。若敛之则火仍内伏，第再养金水，使阴平阳秘，则汗自止而病自瘳矣。如言而愈。

江氏姊年五十余，因子病伤寒二十余日，焦劳过甚，及子愈而己病，作寒热头疼，面赤，满口舌发疱，目不交睫者数日夜。一老医谓少阳阳明热症，与小柴胡合竹叶石膏汤。脉之豁大无伦，乃力断为劳伤，虚火上浮，戴阳假热之症，若误药立见危殆。乃与熟地一两，肉桂一钱，炙甘草一钱，麦冬二钱，归身三钱，一剂即熟睡，比觉口舌之疱尽消，遂霍然矣。当是时，余初临症，由今思之，则但与养青汤为至当也。后六旬外，复患虚症，误服黄耆煮枣单方，月余忽遍身浮肿，动即气急，服熟地数斤乃愈。

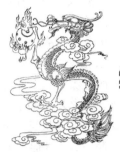

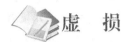

# 虚　损

张子和治束茂之病，虚劳寝汗，有青黄色，自膝以下冷痛无汗，腹中躁热，医以姜、附补之，五晦朔不令饮也；又禁梳头，作寒治之。张曰：子之病不难愈，难于将护，恐愈后阴道转茂，子必不慎。束曰：不敢。乃先以舟车丸、浚川散下五七行，心火下降，觉渴与冰水饮之，又令澡浴，数日间面红而泽，后以河水煮粥，温养脾胃。又以活血当归丸、人参柴胡散、五苓散、木香白术散调之，病大瘥，汗止足暖，食进。张曰：此本肺脾之病，当以凉剂调之。盖水之一物，在目为泪，在皮为汗，在下为小溲，若禁饮水则渴，而躁热生焉。人若不渴，与水亦不肯饮之矣。束既愈，果忘其戒，病复作，张已去，乃殂。

窦材治一妇人伤寒瘥后，转成虚劳，乃前医下冷药，损其元气故也。病人发热咳嗽，吐血少食，为灸关元二百壮，服金液、保命、四神、钟乳粉，一月全愈。

弘治乙丑岁姑苏儒学闻教谕恭遭羸疾，吴医治之，率用三白汤，无奇效。一日谒张养正求治，亦用三白汤，家人曰：前医用之多矣。养正正色曰：子勿哓哓，吾用汤使不同。遂投熟附二三片煎，俾服即瘥（《续医说》）。

王时勉治常熟徐氏中气不足，脉曰：此症宜补，剂当参芪。譬如筑室造基，不可时日计其成绪，须药百裹乃可望愈。一至于十，病不少减。更谋一医，病势增剧，复请于王，王脉之曰：尔信道不笃，又更别药，以致增剧。徐莫讳乃曰：曾服利气之剂。王曰：必如吾言则生，否则非吾所能也。从之，果及期而愈。肯堂尝见《格致余论》载浦江郑君仲夏患痢，丹溪煎人参膏与服至五斤而剂止，十斤而病安。今人轻身重财，不顾体之强弱，病之浅深，亟于求效。况谋利嗜贿之徒，动辄便施刚峻劫剂，至于轻病变重，重病至危，往往有之。古人有言曰：不死于病而死于医（同上）。

窦材治一人身长五尺，因酒色伤，渐觉肥肉消瘦，令灸关元三百壮，服保元丹一斤，自后大便滑，小便长，饮食渐加，肌肉渐生，半年如故（此案附骨缩病后，故念庵谓有缺文）。

孙文垣治吴肖峰室董浔阳次女，而龙山之妹也，患咳嗽体倦多汗，腹痛呻吟不绝口者半月，诸治愈加。脉之左手三五不调，右手沉弦，面色青，息甚微，腹中漉漉有声。问上年夏日曾病否？曰：曾头痛体倦多汗，但不咳嗽，不腹痛，今五月初，病如上年。医谓伤风，用参苏引表之，始咳嗽，与治嗽，则加腹痛；又谓通则不痛，以沉香滚痰丸下之，遂惫不可支。曰：此乃注夏病。仲景谓春夏剧，秋冬瘥者是也。问注夏何以咳嗽？曰：汗多用参苏，重发其汗，肺金受伤，故燥而咳。何以腹痛？曰：因治嗽，寒其中气故也。况又服滚痰丸之剂，以重伤之。盖五月六阳之气加散于外，汗而又汗，汗多则亡阳；夏至一阴将萌，腹中尚虚，虚而复下，下多则亡阴。阴阳俱亡，不愈何待？乃用酒炒白芍五钱，甘草、黄芪各三钱，桂枝二钱，大枣二枚，水煎，临服加饴糖一合，饮讫而睡，自己至申不醒。咸谓夏不用桂，伐天和也；诸痛不补，助邪气也，不可为矣。龙山以其言告，曰：所以睡者，睡则阴气生，汗可敛，痛可止也。问所投剂何名？曰：此仲景小建中汤也。夫腹痛如缚带，脉急缩也，面青脉弦，肝木盛而脾土受克也。故以白芍和之，桂枝伐之，甘草缓之，黄芪、大枣、饴糖以补之，自虚回汗敛而痛止矣。语未竟，病者醒而索粥，粥后又睡，至天明腹全不痛，惟稍咳嗽，加五味子、麦冬，兼治注夏而全瘳矣。临别语龙山曰：令妹之症，克木太过，今虽愈而脉弦不退（不用湿水生木，弦安得遂退？所谓知其一未知其二也），犹为可虑，宜戒恼怒，节饮食，谢去人事，恬淡颐养（安可责之妇人），庶可永年，否则有害，至阴极阳生，不能保无患也。后至期与良人龃龉，怒而绝药，果以凶闻。

薛立斋治沈察年二十六，所禀虚弱，兼之劳心，癸巳春发热吐痰，甲午冬为甚，其热时起于小腹，吐痰无定时。或谓脾经湿痰郁火，用芩、连、枳实、二陈；或专主心火，用三黄丸之类。至乙未冬，其热多起足心，亦无定时，吐痰不绝，或遍身如芒刺，或又以为阴火生痰，用四物、二陈、知柏之类，俱无验。丙申夏，痰热甚，盗汗作渴，曰：此乃肾经虚损，火不归经，当壮水之主以镇阳光。其脉尺洪大，余却虚浮，遂用补中益气及六味地黄而愈。后不守禁，其脉复作，谓火令可忧，当慎调摄，会试且缓。但彼忽略，至戊戌夏，果殁于京。

龚子才治周侍御患虚损，目不敢闭，闭则神魂飘散，无所知觉，且不敢言，言即气不接，昏沉懒食。诊之六脉虚微，此元气衰弱，心神虚愈也。先与朱砂安神丸，一服少安，后以补中益气汤倍参芪，加远志、茯神、枣仁、白芍、生地、麦冬，连进数剂渐瘳。

刘氏子年十八患虚劳，热咳痰喘，面赤自汗，旬余不能就枕，势危剧。诊之六脉微数，乃阴虚火动也。令五更时以壮盛妇人乳一钟重汤煮温，作三四十口呷之，天明煎河东地黄丸一服，少顷将大小米入山药、莲肉、红枣、胡桃仁数个，煮稀粥食之。半晌又煎清离滋坎汤二剂，加竹沥、童便、姜汁少许，频频服之，至午又进粥小许，加白雪糕食之。过半晌又进前药二剂，夜间睡则药止，醒则即服，如此三昼夜，药不住口，火乃渐息，方能枕席，后减

药之半，半月病减六七，服汤剂调理而愈。此症若寻常之法施治，日进一二剂，则是一杯之水，岂能救车薪之火哉？

张文垣治张文学子心，二尹可泉长君也，弱冠病，医作劳瘵治，久不效，自分必死，督家人治含敛。脉之左寸短弱，右关略弦，余皆洪大，咳嗽，下午热从足心起渐至头面，夜半乃退，面色青，形羸气促，多梦遗，卧床奄奄，已绝粒断药二日，谓可治。可泉曰：医金谓火起九泉者死，大肉尽削者死，咳嗽加汗者死，脉不为汗衰者死（此感症则然）。又当火令之时，恐肺金将绝，乃谓可治，何也？曰：症虽危，两颧不赤，心火未焚也。声音不哑，肺金未痿也。耳轮不焦，肾水未涸也。夫面青者，忧疑不决；左寸短者，心神不足；关略弦者，谋为不遂。症与色脉皆非瘵也。良由志愿不遂，殆心病非肾病也，故谓可治。盖病人因星士许发解，既而落第，故怏快寝疾也。为立方，名调肝益神汤，以人参、枣仁、龙骨为君，丹参、石斛、贝母、麦冬、五味为臣，山栀、香附为佐，服二十剂而病减。丸方则熟地、龟板、枸杞、人参、麦冬、五味、茯苓，蜜丸，服三月全安。

陆祖愚治金伯远妇年未四旬，生育已多，且数小产致病怯弱，不时眩晕恶心，胸膈痞满，饮食不进，头四肢浮肿，晡时潮热，大便时泻时燥，夜间恍惚不眠。诊得左寸浮涩，右寸浮滑，两关俱弦细，两尺初取觉洪大，重按则少神，知其心、脾、肾三经受病，而前医纯以清凉为之，非也。以陈皮、贝母、前胡、苏子、木通、苡仁、当归、白芍、天麻为煎剂，巳午未三时服；黎明用熟地、人参、制附子、杜仲、麦冬、山药、知母、白术，同为丸，淡盐汤送下；黄昏服安神丸。如此分为三治，初服便觉有头绪，调理两月，诸症如失。

一人于春末患伤寒，医与汗下，症已愈矣。然精神常觉恍惚，肌肉未能充实，至秋时发热微渴咳，食减肌削，且精滑便溏，医谓阴虚，服六味加减，几百剂，至冬甚，恶寒不能出户。诊其脉浮之损小，其色㿠白不泽，曰：此阳虚症也，非参不可。凡阴虚之热，蒸蒸内出，骨

甚于肉，肉甚于皮，阴分必剧，重打则热不甚，明乎外热内不热也。且热发无常，是阳气有时甚亏也（语未妥）。阴虚火旺之嗽，口口相续，口渴咽干，痰涎稠浊（此近伤风症矣），今微咳无痰，明乎阴气之不能上升也（亦未妥）。即精滑者，亦因阳气不足，故阴精不固也。至大便不实与畏寒，其为阳虚，又显然矣。总由伤寒汗下之后，元气复，而强力作劳，以致损愈。用加减八味丸，五更淡盐汤下，四君子汤加减作煎剂，间用补中益气汤，两月而愈。

黄履素曰：予少患下元虚，不能多言，稍不戒，所得病不可状，丹田若无物者，其则夜半阴极之时，阳气欲脱，手足厥冷，汗大泄，一交子丑，气乃渐复，此系肾阳衰弱之候，常服温肾之药，于滋阴料中多用兔丝子、枸杞子、肉苁蓉、五味子、鹿茸、紫河车之属，遂得渐愈。前症因目病误服黄连丸顿剧，要知阳衰之症，寒所最忌，如知母、黄柏之属，最伤胃中生发之气，即平人亦不宜多服。又《本草》云：升麻、川芎，下虚人忌服。予服四物汤，川芎稍多，服补中益气汤，失加人参，皆顿觉下虚，前症陡发，药之响应如此。

李士材治何邑宰之子虚损，遗精盗汗，瘦骨柴立，已濒于危。检其所服，以四物、知柏为主，芩连、二冬为加减。诊其脉大而数，按重极软（犹有胃气，故可治），曰：中气大寒，反为药苦矣。乃以归脾汤入肉桂一钱，人参五钱，当晚得熟睡，居十日而汗止精藏，更以还少丹兼进，补中益气间服，一月而愈。

顾宗伯患发热困倦，目昏耳鸣，脚软不能行，大便燥结，手足麻痹，腰胯疼痛，李诊之曰：肾虚不能上交，心虚不能下济。用八味丸，十全大补汤加龙眼肉三十枚，五十余日，精神渐旺，肌肉渐充。一日多饮虎骨酒，大便仍结，医者皆云八味丸非久服之药，十全大补宜去肉桂，反用知母、玄参佐之。服之数月，遂致不起。

【琇按】是症八味、十全、玄参、知母，其失正均，惟集灵膏一方，真圣剂也。

李翰林劳而无度，醉而御内，汗出多痰，服宽膈化痰之药，转觉滞闷。诊其脉沉而涩，两尺犹甚，曰：痰得涩脉难愈，况尺中涩甚，精伤之象也，在法不治。乞投剂，勉用补中益气加半夏、茯苓，两帖有小效，众皆喜。李曰：涩象不减，脉至无根，死期近矣。果十余日而殁（据脉症药亦大左）。

卢不远治吴叔显三月间生疮，服药疮已合而喘急甚，十日不能就枕，往诊之，先用发疮开肺，次用降气补肾，断其次日当疮发，五日当足肿，六日当出水，十日可喘定就睡，嗣后足生二毒，三月完复，次年七月偶以伤风微热，左三部脉唯隐隐见，以大剂人参、归、地、甘草十贴方起，二十贴如常。十月再感，左脉更不如秋，但微热，起居如故，三日就枕，七日头痛如破。因告其兄以秋病之危，今若昏沉，决无生理。彼尚疑其言，九日果微昏错语，十二日不识人，再七日死。或问曰：某昨岁垂危，君言变症，历历如响，幸全生焉。今冬微恙君言不起，果应，其因为一为两？曰：其人气骨夭弱，肾精不全，其疮亦从肾发也。不知而用发散，元气转耗，疮毒内逆于肺而喘。因用四逆汤，使太阴气开，疮遂外出，用六味料使少阴纳气，息遂内均，清升浊降，足肿生痡，病俱外去，是以生也。今秋左脉不起，是元气内索，不堪左旋矣。此起而再戕贼之，病发于骨，所以脑痛，因之遂昏，是内关之症，气独内绝，是以死也。其病皆根本于肾，是一非两，不在症之轻重为异同也。

冯楚瞻治余侍讲数年参药久服，或时气逆上攻，或时气坠下迫，二阴皆重，失气甚频，大便溏而不畅，脉则细数无力。向服补中益气，殊不知愈升则气愈降，况兼陈皮辛散，反泄元气，岂未闻塞因塞用之说乎？乃以八味加鹿茸、补骨脂、五味子为丸，参汤吞服于空心，以嫩防风三两，酒煮取汁，拌炒黄芪一斤，炒黄白术半斤，熟附子四两，三味煎汁去渣熬膏，以人参六两为末，收成细丸，日中食远白汤吞服四钱。芪能升托，术能固中，参能补气，附能回阳，四味共剂收功，何虑虚陷者不为振作发生也。遂愈。

胡春坊将六旬，病九月余，寒热，攻补杂进，症随药变，虚虚实实之间，几莫能辨。诊之六脉洪大有力，非阳虚也，乃时当暑月，汗出恶风，痰嗽鼻塞，饮食如故，却精神实疲，此阴亏不能敛阳，以致阳浮阴散，清浊不分，邪火消谷，生痰不生血也。但为养阴，则阳有依，投以六味加盐水煮橘红、麦冬、五味子，不三剂而愈。

赵宦病赤如妆，不省人事，口多谵语，手足躁动，六脉洪大搏指，所服乃柴、广、半之类，以其剂小，不能为害，不知真阴失守，虚阳上浮，神气欲脱，补救尚虞不及，敢以清利速其死耶？以人参八钱，熟地、麦冬、丹参、白芍、茯神、远志、牛膝、姜炭，每日二剂，不数日愈。

高鼓峰治吴弁玉发热多汗，便秘数日不行，医曰：此停食伤寒也，不宜与食，待热退始可以稀粥饮之，病势转甚，延治，问曰：肚中饥否？曰：饥。索其日所用药，则芩、连、枳壳、花粉、厚朴之属。笑曰：但吃饮，病即除矣，无庸此等药也。病者喜甚，曰：吾本无食，医言有食，故耐此数日饿耳。然便秘云何？曰：致新即推陈矣。胃中久无谷气，故前物积而不下，且子之发热多汗，一味虚症，遂用参术调而痊。

立斋治州同刘禹功，素不慎起居七情，以致饮食不甘，胸膈不利，用消导顺气，肚腹痞闷，吐痰气逆；用化痰降火，食少泄泻，小腹作胀；用分利降火，小便涩滞，气喘痰涌；服清气化痰丸，小便愈滞，大便愈泻，肚腹胀大，肚脐突出，不能寝卧，六脉微细，左寸甚虚，右寸短促，此命门火衰，脾肾虚寒之危症也。先用金匮加减肾气丸，料内桂、附各一钱二分，二剂下瘀秽甚多，又以补中益气送二神丸，二剂诸症悉退五六，又用前药数剂，并附子之类贴腰脐及涌泉穴，寸脉渐复而安。后因怒腹闷，惑于人言，服沉香化气丸，大便下血，诸症悉至。曰：此阴络伤也。辞不治，果殁。

吴厚先治薛氏子吐血止后，忽患心跳振衣，或时惊恐，用熟地一两，山药五钱，女贞、山萸、枸杞各三钱，服二十余贴，本方加元武胶为丸，症顿减，闲药一日即跳动。偶一医用二陈、六君子加补心镇心之品，症复增。吴曰：

此非心跳，乃虚里之动。经曰：胃之大络，名虚里，贯膈络肺，出于左乳下，其动应衣，宗气泄也。凡患肾虚劳怯者，多见此症。肾属水而肺主气，气为水母，肾虚不纳，故宗气上泄，而肾水愈竭于下，欲纳气归元，惟补阴配阳为是耳。

【琇按】凡治小儿，不论诸症，宜先揣此穴，若跳动甚者，不可攻伐，以其先天不足故也。幼科能遵吾言，造福无涯矣。此千古未泄之秘也。珍之贵之。

高鼓峰诊杨在公六脉动甚，因语之曰：脉紧而弦，不出一月危病至矣。定方而别，斯时无甚病，至十月中忽患咳嗽，医作风寒治，数以羌活发散与之，十余日，遂大吼喘，痰涌如潮，作鮋鮚声，不得卧，坐一人于床，以额俯靠其背，稍抬头即喘急欲死。走人邀诊：以前脉推之，病根固深，然不宜困败如此之速也。此殆攻伐之药逼成之耳，无救矣。病家只哀求定喘，曰：定喘不难，无如脉色皆去，纵喘定之后，仍虚脱而死矣。遂朝用参、芪、归、芍，暮用加减八味，三日而卧，饮食倍进，其家甚喜，以为得生。高曰：出入废则神机化灭，升降息则气立孤危。今出入升降俱废息矣，纵挽回何施，兹不过暂留命门一丝未断之气，逾十日必死矣。已而果然。向使病未见之先，予行补救，可以消患于未萌。即已见之后，医能以大剂填补峻补之药投之，即不能如旧，尚可稍延岁月，不至若是之促。此可为妄肆攻伐之戒。

徐次镠病咳嗽，高细诊其脉，六部皆动，因问徐嗜酒乎？曰：然。服天麦冬、知、贝母、生地等类乎？曰：服逾斤许矣。高曰：君病与此药相反，可禁勿服。写归脾汤、六味丸两方与之。高归语友人曰：次镠病即《素问》所谓二阳病发心脾也。其人必劳心过度又嗜酒多欲，急救三阴乃为良法，医以阴寒逼之，火无所泄，遂成燎原之势，今六脉纯是阴火，有出无入，不逾年死矣。或谓次镠无恙，不过患伤风耳，何遽至是？曰：脉法当如是耳。八月中，高适寓孤山，徐邀游，天竺曰：闻子善太素脉，乞为我诊，辛丑可得第否？高曰：太素两字出在三坟，后人窃之以欺天下之耳目，且造为歌诀妄言祸福，轩岐无是也。但《素问》自有一种荣枯寿夭，贫富贵贱，得失成败之说，要不出乎吉凶悔吝，善恶逆从之理，其道微，然我能约略言之。诊毕语之曰：辛丑固好，然不若甲辰更得当也（云云者固知其将死，欲阻其北上耳）。次问寿，曰：子年甫三十外，不必问寿，察其意惟以科名为急耳，不及病情，难直言。因与其尊人厚，急返石门告曰：令郎脉气不佳，如北上其不返乎？曷不阻之？曰：予固阻之，弗能也。因为制大料参膏，令戒酒绝色，服之庶可冀其还家，如或似火而用寒凉，则殆矣。到京果闽人有以前说进者，信之，用发散寒凉，不十剂吐血而绝。

张路玉治颜氏女虚羸寒热，腹痛里急，自汗喘嗽，三月余，屡更医不愈，忽然吐血数口，脉曰：气口虚涩不调，左皆弦微而尺微犹甚。令与黄芪建中加当归、细辛。或曰：虚劳失血，曷不用滋阴降火，反行辛燥乎？曰：不然。虚劳之成未必皆本虚也，多由误药所致，今乘其根蒂未固，急以辛温之药提出阳分，庶几挽回前失，若仍用阴药，则阴愈亢（亢字未妥），而血愈逆上矣。从古治劳，莫若《金匮》诸法，如虚劳里急，诸不足，用黄芪建中，即腹痛悸衄亦不出此。加当归以和营血，细辛以利肺气，毋虑辛燥伤血也。遂与数贴血止，次以桂枝人参汤数服，腹痛寒热顿除，后用六味丸，以枣仁易萸肉，或时间进保元、异功、当归补血之类，随症调理而安。

胡念安治王在庭之室病虚劳十余载，喘促吐沫，呕血不食，形体骨立，诸医束手。诊之，见其平日之方皆滋阴润肺温平之剂，曰：以如是之病，用如是之药，自然日趋鬼道矣，焉望生机？仲景云：咳者则剧数吐痰沫，以脾虚也。又昔贤云：肾家生阳不能上交于肺则喘。又云：脾虚而失生化之原则喘。今脾肾败脱，用药如此，安望其生？乃重投参、芪、姜、附等，二剂而喘定。缘泄泻更甚，再加萸、蔻，十余剂而病减十七，又灸关元，因畏痛只灸五十壮，迄今十余年体大健（《医林指月》）。

一董姓者雍正三年初冬来求诊脉，其脉或二动一止，或七动一止，或十二动，或十七动一止，此心绝脉也。仲冬水旺，其何能生？姑定参、芪、茸、附、河车、脐带、桂心、枣仁等方与之，服十剂，脉之歇止参差不似前之有定数也，又十剂而歇止少矣，又十剂六脉如常矣。噫！不可谓之无功也。且知治早，虽不用丹艾，亦有可生全者（同上）。

昔蜀中一道人，童颜漆发，眉宇疏秀，自歌曰：尾闾不禁沧海竭，九转神丹都漫说，惟有班龙顶上珠，能补玉堂关下穴。

【按】班龙珠乃鹿茸，鹿之精血结而为角，性温大补精血元阳，相火虚者宜之。或加于六味地黄丸中亦妙（《治法汇张三锡》）。

张三锡治一人咳嗽，已成劳极，用四物知柏不愈。乃以秦艽鳖甲散加二母、二冬，十数剂顿愈。

陆祖愚诊傅小泉室高年患湿痰症，暑月或与香燥过多，反增头晕口渴，眼花不寐，饮食少进，骨节酸疼。诊得左寸洪数，关尺细涩，右寸浮滑，关尺沉细，且九至一止。曰：此血虚痰火也。论症尚有治法，独是右关尺歇止有常数，便不可为矣。凡血虚症，即是肺病，大都庚日笃而辛日死，况立秋在迩乎？或闻而非之，乃与养血清火消痰顺气之剂，果觉有验，十剂后竟可步至中堂，料理家务，每日约进粥十余碗，人皆谓能起死为生矣。忽一日，少腹作痛，冷汗不止，至夜半不知人事，次日酉时死矣。小泉不忘前言，检历视之，果是辛日也。

陈三农弟昏倦发热，头痛恶风，因中气太虚，元气下陷，阳气不充而头痛，形气衰少而内热，用调中益气汤加葛根，一剂而安。更制脾肾丸，服逾月而愈。

治一贵妇咳嗽泄泻，咳嗽甚则泄泻愈，泄泻甚则咳嗽略止，午前微寒，午后微热，此皆脾胃虚弱，痰涎随虚火上潮，则咳甚而泻止；痰涎随虚火下注，则泄甚而咳止。不必治其诸症，但补养脾胃自愈。用保元汤加炒松花、干姜、五味、破故纸，八剂而咳嗽寒热皆除，又八剂而泄止（《文选》）。

薛立斋治一妇人发热晡热，盗汗自汗，殊畏风寒，饮食少思，或腹痛吞酸，或大便不实，此脾胃不足，诸经亏损，朝用补中益气，夕用八珍汤，倍用参苓白术，各二十余剂，诸症渐愈。因丧母哀伤，患盗汗便血，用加味归脾汤数剂而止，乃用前二药，又五十余剂寻愈。月经两月而至，适因怒去血过多，发热作渴，肢体酸倦，头目晕痛，用逍遥散加味归脾汤二药调补痊。

一妇人饮食少思，胸膈不利，或胸中作痛，或大便作泻，或小便不利，用逍遥散加山栀、茯神、远志、木香而愈。后因怒，寒热往来，倦怠烦热，以前药加炒黑黄连三分，顿愈，用八珍汤调理。后因怒吐血躁渴，用人参五钱，苓、术、当归各三钱，陈皮、甘草各一钱，治之而愈。

一妇人内热口干，头晕吐痰，带下体倦，饮食少思，此脾气虚弱而不能生肺金，用补中益气汤加茯苓、半夏，脾气渐复，饮食渐进，诸症渐退，再用加味逍遥散治之寻愈。

一妇人日晡热甚，月水不调，饮食少思，大便不实，胸膈痞满，头目不清，肢体倦怠，发热烦躁，此七情肝脾亏损之症，用济生归脾汤、加味逍遥散、补中益气汤调治，元气渐复而愈。

一妇人胸胁膨满，小腹闷坠，内热晡热，饮食不甘，体倦面黄，日晡则赤，洒淅恶寒，此脾肺气虚，先用六君加川芎、当归，诸症渐愈，又用补中益气加茯苓、半夏，诸症全愈。后饮食失节，劳怒，恶寒发热，不食，用加味小柴胡二剂而热退，用逍遥散、归脾汤调理而康。

一妇人月经不调，饮食少思，日晡热甚，此肝脾气血俱虚，用十全大补加山茱、山药、丹皮、麦冬、五味而愈，次年秋寒热如疟，仍用前药而愈。

沈大方室赵氏初患痰喘热渴，或以降火散气治之，肌日削而气日索，延至甲辰，木旺痰盛，身热口腐，腹胀神昏绝食，此乃虚热无火。薛投壮水生土之剂，随愈。至戊申夏初，坐则头坠，不能起视，卧则背冷透体，烦热晕眩，咳呕痰涌，手足麻冷，势危殆。薛曰：此内真寒外假热也。遂与大补姜附之剂，三四服，势

渐安，仍以前药加减而愈（此沈自述之案）。

胡念庵治一中年妇夜热咳嗽，本小疾耳，为张、李二医合用滋阴退热药（应是苦寒之剂），月余致面青脉急，喘促吐血，呕沫日数升，饮食不进，二医束手，覆而不治。胡为重用参、附，十余剂而安。此非其本原受亏，乃药误所致，故易收功也（《医林指月》）。

立斋治一儒者，每春夏口干发热，劳则头痛，服清凉化痰药，泻喘烦躁，用香薷饮，神思昏愦，脉大而虚，此因闭藏之际（冬月），不怖嗛为患，名曰注夏（儿禀赋薄弱，即小儿亦多此病）。用补中益气汤去升麻、柴胡，加五味、麦冬、炮姜，一剂脉益甚，仍用前药加肉桂五分，服之即苏，更用六味丸而痊。

司空何燕泉小便赤短，体倦食少，缺盆作痛，此脾肺虚弱，不能生肾水，当滋化源，用补中益气、六味丸加五味而安。

庶吉士黄伯邻发热吐痰，口干体倦，自服补中益气汤不应，薛谓此金水俱虚之症，兼服地黄丸而愈。后背患一疖，烦痛寒热，彼尝偕视郭主政背疽，郭不经意，决其殒于金旺之日，果然。已而郭氏妻孥感其毒，皆患恶疮。黄所患与郭同，心甚恐，曰：此小疮也，憎寒等症皆阴虚旧症，果是疮毒，亦当补气血。乃以地黄丸料煎，与服之即睡良久，各症顿退。自后常有头面耳目口舌作痛，或吐痰眩晕之类，服前药即愈。

少司空何潇川足热口干，吐痰头晕，服四物、黄连、黄柏，饮食即减，痰热益甚。用十全大补加麦冬、五味、山药、山茱萸而愈。

薛甥凌云霄年十五，壬寅夏见其面赤唇燥，形体消瘦，曰：子病将进矣。癸卯冬复见之曰：子病愈深矣。至甲辰夏，胃经部分有青色，此木乘土也。始求治，先以六君加柴胡、白芍、山栀、芜荑、炒黑连数剂，及四味肥儿、六味地黄二丸，及参、苓、白术、归、芍、山栀、麦冬、五味、炙草，三十余剂，肝火渐退，更加胆草、柴胡，三十余剂，乃去芍加肉桂，三十余剂，乃加减八味丸，元气渐复而愈。

一儒者因屡婚，脚腿软痛，面黑食减，恶寒足肿，小腹胀痛，上气痰喘，此少阴亏损，

阳气虚寒之症，用八味丸料煎服，诸症顿除，又服丸剂半载，元气渐充，形体如故。

一男子年逾二十，早于斫丧，梦遗精滑，睡中盗汗，唾痰见血，足热痿软，服黄柏、知母之类，曰：此阳虚而阴弱也，当滋其化源。不信，恪服之，前症益甚，其头渐大，囟门渐开，视物皆大，吐痰喊叫。乃如法调补，诸症渐退，头囟渐敛而安。

一儒者口干发热，小便频浊，大便秘结，盗汗梦遗，遂致废寝。用当归六黄汤，二剂盗汗顿止，用六味地黄丸，二便调和，十全大补汤及前剂兼服月余，诸症悉愈。

朱丹溪治王廿四丈发热胁痛，咳嗽红痰，口渴大便秘，倦怠，脉稍数而虚。询之发热曾饮水一碗，病因食不节成积，病发又饮冷水，伤胃成虚，伤肺成痰，白术一钱半，人参、陈皮、川芎各一钱，白芍、茯苓、桔梗、炙甘草各五分，作二贴，煎取八分，入竹沥二分，再煎沸，热饮下龙荟丸廿丸，如嗽三十丸。

立斋治一妇人素勤苦，冬初患咳嗽发热，久而吐血盗汗，经水两三月一至，遍身作痛，或用化痰降火，口禁筋挛，此血虚而药损耳。遂用加减八味丸，及补中益气加麦冬、五味、山药，治之年余而痊。

柳玄度言：吾养生无他术，但以元气佐喜怒，使气海常温耳。今人既不能以元气佐喜怒矣，若能时灸气海使温，亦其次也。予旧多病，常苦气短，医者教灸气海，遂不促。自是每岁须一二次灸之，以气怯也（《资生经》）。

罗谦甫云：丙辰秋楚邱县贾君次子二十七岁，病四肢困倦，躁热自汗，气短，饮食减少，咳嗽痰涎，胸膈不利，大便闭，形容羸削，一岁间更数医，不愈。或曰：明医不如福医，某处某医虽不精言方书，不明脉候，看症极多，治无不效，人因之曰福医。谚曰：饶你读得王叔和，不如我见过病症多。颇有可信，试令治之。医至，诊其脉曰：此病予饱谙矣，治之必效。于肺俞各灸三十壮，以蠲饮枳实丸消痰导滞，不数服，大便溏泄无度，加腹痛食不进，愈添困笃。其子谓父曰：病久瘦弱，不任其药。病剧遂卒。冬予从军回，其父以告予，予曰：

《内经》云：形气不足，病气不足，此阴阳俱不足，泻之则重不足，此阴阳俱竭，血气皆尽，五藏空虚，筋骨髓枯，老者绝灭，壮者不复矣，故曰不足，此其理也。令嗣久病羸瘦，乃形不足；气短促，乃气不足；病潮作，时嗜卧，四肢困倦，懒言语，乃气血皆不足也。补之惟恐不及，反以小毒之剂泻之，虚之愈虚，损之又损，不死何待？贾君叹息而去。予感其事，略陈其理。夫高医愈疾，先审岁时太过不及之运，察人血食布衣勇怯之殊，病有浅深在经在藏之别，药有君臣佐使、大小、奇偶之剂，治有缓急因用引用返正之则。孙真人云：凡为太医，必须谙《甲乙》、《素问》、《黄帝针经》、《明堂流注》，十二经三部九候，五藏六府，表里孔穴，《本草》、《药对》，仲景、叔和，诸部经方，又须妙解五行阴阳，精熟周易，如此方可谓太医。不尔，则如无目夜游，动至颠殒。正五音者，必取师旷之律吕，而后五音得以正；为方圆者，必取公输之规矩，而后方圆得以成。五音方圆，特末技耳。尚取精于其事者，况医者人之司命，列于四科，非五音方圆之比，不精不医，不通不脉，不观诸《经》、《本草》，幸以运通命达而号为福医，病家遂委命于庸人之手，岂不痛哉！噫！医者之福，福非渠者也，渠之福，安能消病者之患焉？世人不明此理，而委命于福医，至于伤生丧命，终不能悟，此惑之甚者也。悲夫！

薛立斋云：辛丑年余在嘉兴屠渐山第有林二守，不时昏愦，请治之，谵语不绝，按之如无，此阳虚之症也，当用参附汤治之。有原医者，阳喜而迎曰：先得我心之同然。遂服之，即静睡，觉而进食，午后再剂，神思如故，其脉顿敛。余返后，又诈云：用附子多矣，吾以黄连解之，阴仍用参附汤。窃观仲景先生治伤寒云：桂枝下咽，阳甚即毙，硝黄入胃，阴甚乃亡。不辨而自明矣。吾恐前言致误患者，故表而出之。

薛甥居宏年十四而娶，至三十形体丰厚，发热作渴，面赤作胀，或外而衄血，内用降火，肢体倦怠，痰涎愈多，脉洪数鼓指，用六味丸及大补汤加麦冬、五味而痊。

马元仪治汪周拔子患弱症经年，诸治不效，诊其脉两寸浮大而虚，关尺虚小，咳嗽梦泄，面色枯白，不任风寒。曰：两寸浮虚，卫外之真阳不固；两尺虚涩，肾中之真阳亦弱。较阴虚咳嗽之症，不啻天渊，拟玉屏风散多加人参，以益真气而充腠理。不数剂咳嗽渐已，稍可当风，兼令早进七味丸，以养肾气而主蛰藏，兼服大造归脾丸，此补心脾而充血气，如是调补，两月而安。

何继武患寒热躁烦，足冷如冰，汗出如注，两脉虚微，形气病气俱属不足。诊之脾肾亏损，虚寒内伏，虽见寒热，有似表邪，而躁烦自汗足冷，已兆虚阳欲脱之机，况两脉虚微，尤非表邪可散之比。若行表散，是速其阳之亡也。法当大温大补，和养中州，生发阳气，方可图愈。因与附子理中汤二大剂，汗止足温，寒热渐已，数剂霍然。

沈氏仆恶寒发热，时躁烦，两脉空大，自觉气从耳鼻冲出，洞然若无关闸，此脾肺亏损，阴火内动也。凡人受天之气，必先入肺，乃行于下，其别气走于耳。宗气出于鼻，亦从胸中注于肺，以行于上，是肺实居气之要路，以行治节。肺藏亏损，则气之出入皆失其常，法当补脾敛肺，而气自治矣。黄芪、白术各五钱，炙草、防风各一钱，二剂脉稍敛，热稍减，四剂而躁已，耳鼻间气治如常。再以七味地黄，补养水藏而痊。

王维春年三十，携妓纵恣月余，内虚之下，不耐烦暑，当夜露坐，明日遂寒热躁烦，自汗不止，面赤如妆，两脉虚微，此阴阳暴绝也。非夏月伤暑，脉虚身热自汗之比。若行表散，气浮不返矣。用人参一两，附子二钱，回阳返本，服后汗止神清，躁烦俱息。明日诊之，两脉转为洪数，但重按少力，此脉症无可虑矣。但阴虚之极，恐阳气无偶，终亦散亡。治法不可救阳而贼阴，但当养以恋阳，使得其平而已。用生首乌、人参、甘草、橘红、黄芩、知母等，四剂寒热平而愈。

张子和曰：尝过鸣鹿邸中，闻有人呻吟声息，瘦削痿然无力，余视之乃五虚症也。余急以圣散子二服作一服，此症非三钱二钱可塞也。续以胃风汤、五苓散等，各作大剂，使顿服，注泻方止，而浆粥入胃，不数日而其人起矣。故五虚之人，不加峻塞，不可得实也。彼庸工治症，草草补泻，如一杯水救一车薪之火，竟无成功也。反曰虚者不可补，实者不可泻，此何语也。吁！不虚者强补，不实者强攻，自是庸工不识虚实之罪，岂有虚者不可补，实者不可泻哉（五虚者，脉细、皮寒、少气、泄利前后、饮食不入也）？

缪仲淳治陆作先乃正咳嗽，饱胀痰喘，水火不通，眠食俱废，人参（君），白芍（臣），苏子炒研极细（佐），枇杷叶三大片，茯苓（佐），二服得眠，大小便通，啖粥（《广笔记》）。

湖广张仲虎客邸耽于青楼，且多拂意之事，至冬底发大寒热咳嗽，吴中医者，皆以外感治之，发表和解，无不遍试。适毛子晋拉缪视之，见其神色少耗，脉气虚数中时复一结，咳嗽有血，卧不贴席。缪谓子晋曰：此阴虚内伤症也。阴精亏竭，故脉见虚数；内有瘀血，故结脉时见，肺肝叶损，所以卧不能下。此不治之症，况误认外感，多服发散，复蹈虚虚之戒耶？不数日而殁。

太学许韬美形体卑弱，神气短少，且素耽酒色，时常齿衄，辛未春偶患左乳傍及肩背作痛异常，手不可近，扪之如火，日夜不眠，医以内伤治之，服桃仁、红花、乳没、延胡、灵脂等药，二十余剂不效。诊之六脉虚数，肝脉为甚，断为阴虚火旺之症，当滋阴养血，扶持脾胃，俾阴血渐生，虚火降下，则痛不求止而止矣。如必以和伤治痛为急，则徒败胃气，克削真元，非所宜也。用生地、丹皮、白芍、牛膝、枸杞、续断、石斛、甘草、桑枝、麦冬、苏子，嘱其服十剂方有效，以阴无骤补之法也。八剂后，复诊其脉气渐和，精神渐旺，虽痛未尽除，而生机跃然矣。惜其欲速太过，惑于群小，复以前药杂进，一月后胃气果败，呕逆阴血愈耗，潮热腹胀，再半月而死。

顾季昭患阴虚内热，仲淳曰：法当用甘寒，不当用苦寒，然非百余剂不可。慎忽更吾方，欲加减，使吾徒略加增损可也。果百剂而安。

天麦冬、桑皮、贝母、枇杷叶、白芍、苏子、车前各二钱，地骨皮、鳖甲各三钱，五味子一钱。

姚公远内子病，延仲淳入诊，其继母乘便亦求诊，仲淳与伯道曰：妇病不足虑，嫂不救矣。闻者骇甚，曰：吾方新婚，亡大恙，何至是耶？予私叩之，仲淳曰：脉弦数真弱症也。不半岁，夜热咳嗽，势渐剧，仓皇延仲淳至，疏方与之曰：此尽吾心耳，病不起矣。逾年医家百药杂试，竟夭（《广笔记》）。

瞿元立夫人素清癯，不耐烦劳，一日谓仲淳曰：弟妇未生子而弱，烦兄为诊其故。次日仲淳往，诊得其脉弦细无神。赵文肃公问曰：兄从元立许来，诊其嫂得何脉？曰：今虽无恙，必不久矣。文肃顿足曰：有是哉，天胡厄善人甚耶？此丙戌四月事也，至秋夫人殁（同上）。

祝氏妇年五十余，患中满腹胀，兼崩漏下虚，清上则下虚弥甚，实下则上胀弥甚。仲淳为立二方，以苏子、石斛、陈皮、贝母、玄参、人参、白芍，治其上；以地榆、阿胶、木瓜、牛膝、杜仲、茜根、椿皮治其下。各为丸，分食前后服之，渐愈（同上）。

来天培治周殿先室年近古稀，每病胸中痞塞背寒，或时气逆呕吐，有块在胁下，饮食不思，数日稍痊。或用山栀、黄连、木香、香附、吴萸等药，勿效。诊之六脉浮细而软，曰：此肝肾气虚上逆之症，宜滋肝益肾，养血扶脾，引火归源之剂。用牛膝、泽泻、归、芍、枸杞、茯苓、山药、萸肉、沉香、肉桂，二剂诸症霍然，后复作，服此即痊。

有士人观书忘食，有紫衣人立前曰：公不可久思，思则我死矣。问其何人，曰：我谷神也。于是绝思而食如故（《医说续编》）。

吴桥治方生年二十五内而早起，枵腹而服劳，无何而发热头痛，医以为内热，乃剂清凉三日，汗流昏愦欲绝，桥诊六脉皆不应指，甚则微若蛛丝。语其父曰：郎君甚危，此虚脱也。急宜重剂温补，即稍缓无及矣。父惟唯唯，一剂而愈，近月乃安（《太函集》）。

方勉孝丁年病屡面生赤，食与肌递减矣，即内即遗，皆不害，或病作，日三四溺亦如常，第多一行，则自项领以上，凡在头颅面目发肤，忽若崩颓，昏眩不支，嗒焉欲丧，递进补剂，久而无功。逆桥诊之，心肾微数无力，曰：病得之既内而临小溲，忽受惊恐，法当分治。病者俯首唯唯，于是早剂补肾，晚剂补心，旬月而愈（同上）。

# 劳瘵

江阴万融病劳，四体如焚，寒热烦躁，一夜梦一人，腹拥一月光明，使人心骨皆寒，及寐而孙元规使人遗药，服之遂平。叩之则明月丹也，乃悟所梦。方用兔矢四十九粒，硇砂如兔矢大四十九粒，为末，生蜜丸梧子大，月望前以水浸甘草一夜，五更初取汁送下七丸，有虫下，急钳入油锅内煎杀，不下再服（沈存中良方，《本草纲目》）。

一贵妇病瘵，得神传膏方，乃剪草一味，每用一斤净洗晒干为末，入生蜜二斤，和为膏，以器盛之，忌铁，一日一蒸，九蒸曝乃止。病人五更起而东坐，不得言语，以匙抄药四匙服之，良久以稀粟米饮下之，药只冷服，米饮亦勿大热，或吐或否不妨。如久病肺损咯血，只一服愈。寻常嗽血妄行，每服一匙可也。既而九日，药成前一夕，病者梦人戒令翌日勿乱服药。次日将服药，屋上土坠器中，不可用，合成将服，为藉覆器，又不得食，再合未就，而人卒矣。此药之异有如此。若小小血妄行，只一啜而愈也。此药绝妙，而世失传，惜哉（同上）！

阿魏散治骨蒸传尸劳，寒热羸弱，喘嗽，方亦载《续夷坚志》。阿魏三钱研，青蒿一握细切，向东桃枝一握细剉，甘草如病人中指许大，男左女右，童便二升半，先以童便隔夜浸药，明早煎一大升，空心温服，服时分为三次，次服调槟榔末三钱，如人行十里许时，再一服。丈夫病用妇人煎，妇人病丈夫煎，合药时忌孝子、孕妇、病人及腥秽之物，勿令鸡犬见，服药后忌油腻湿面诸冷硬物。服一二剂，即吐出虫，或泄泻，更不须服余药。若未吐利，即当尽服之。或吐或利出虫，皆如人发马尾之状，病即瘥。吐利后虚羸，魂魄不安，以茯苓汤补之。茯苓、茯神各一钱，人参三钱，远志去心三钱，龙骨二钱，防风二钱，甘草三钱，麦冬去心四钱，犀角五钱，剉为末，生干地黄四钱，大枣七枚，水二大升煎八分，分三服，温下，如人行五里许时，更一服，谨避风寒，若未安，隔一日再作一剂，以上二方须连服之（《居易录》）。

水邱先生歌诀：水邱道人年一百，炼得龙精并虎魄，流传此法在人间，聊向三天助阴德。扶危起困莫蹉跎，此药于人有效多，不问阴阳与冷热，先将脾胃与安和。脾经虚冷易生寒，最是难将冷药攻，闭却大便并上气，为多厚朴与苁蓉。此法精关两道方，病人入口便知良，但须仔细看形候，莫向阴中错用阳。涕唾稠粘小便赤，干枯四体无筋力，乌龙膏子二十圆，便是焦枯得甘滴。遗精梦泄腹膨高，咳嗽阴热为患劳，此病是阴须识认，便当急下玉龙膏。嗽里痰涎仰卧难，阴阳交并候多端，却须兼服诃黎散，治取根源病自安（《准绳》）。

薛立斋治一妇人素勤苦，因丧子饮食少思，忽吐血甚多而自止，此后每劳则吐数口，瘵症已具，形体甚倦，午前以补中益气，午后以归脾汤送地黄丸而愈。

一女子患前症，反其唇，视有白点，此虫蚀肺也。薛云：急寻獭肝治之。不信，果咳脓而殁。后闻其弟兄三人皆夭于此症。大凡久嗽，当视其两唇，若上唇有点虫蚀上部，下唇有点虫蚀下部。

陈自明云：昔人一女久病劳瘵，为尸虫所噬，磨服神仙追毒丸一粒，吐下小虫甚多，更服苏合丸遂愈（方见《虫症门》）。

陈又云：一家患传尸劳，兄弟五人已死者三人，有方士令服神仙太乙丹（同上），遂各进一锭，一下恶物如脓状，一下死虫如蛾形，俱获生。其人遂以此药广济尸症，无不验者。余常用治一切杂病及疮疽等，毒未成脓甚效，

其已成脓者，亦能杀其大势。考其药品，虽不言补，今羸瘦之人服之并效，诚神剂也。然以价计之，用银三钱，药有七十锭，可救七十人，有力之家，当合以济人。近人制此，往往加以朱砂、雄黄，考之诸书并无此说，杂入恐反乱其真也。识者当自知之（方见《蛊门》）。

孙文垣治程道吾妇，夜为梦魇所惊，时常晕厥，精神恍惚，一日三五发，咳嗽面色青，不思谷食，日唯啖牛肉脯数块，屡治无效。或谓寒痰作厥，与附子、肉桂，厥益甚。诊之左脉弦，右脉滑，两寸稍短。道吾先娶二妻，皆卒于瘵，知其为传尸瘵症也，不易治。乃权以壮人补养之剂，消息调理，俟胃气转，始可用正治之法。人参、茯苓、柏子仁、石菖蒲、远志、丹参、当归、石斛，以补养神气；陈皮、贝母、甘草、紫菀，化痰治嗽。服半月，无进退，乃为制太上浑元丹，用紫河车一具，辰砂、鳖甲、犀角各一两，鹿角胶、紫石英、石斛各八钱，沉香、乳香、安息香、茯苓、紫菀、牛膝、麝、人参各五钱，麝香五分，炼蜜为丸赤豆大，每早晚盐汤或酒送下三十六丸。又制霹雳出猎丹，用牛黄、狗宝、阿魏、安息各一钱，虎头骨五钱，啄木鸟一双，獭爪一枚，败鼓心破皮三钱，麝香五分，天灵盖一个，炼蜜为丸，雄黄三钱为衣，每五更空心葱白汤送下五分，三五日服一次，与太上浑元丹相兼服，才半月，精神顿异，不似前时恍惚矣。但小腹有边一点疼，前煎药中加白芍一钱，服一月精神大好，晕厥不作矣。次年生一女。

张路玉曰：胡又曾患虚劳吐血，一夕吐出守宫状者一条，头足宛然，色如樱桃，不崇朝而毙。

柴屿青治宗室某子十五岁，咳嗽吐谈，两脉细数，阴亏已极，辞不治，强开一方，后屡邀请，以为服药渐愈，饮食加增，不得已再往，而脉气如故，决其必不能起。后果然劳损病已不可为，服药得法往往得骤验，乃虚阳暂伏也，数服后症皆仍旧矣。临症者不可不知。张三锡曰：常见气弱者，往往生子多羸，或母病阴虚，禀来已弱，加以过劳，及凿窍太早，斫丧天真，遂成阴虚咳嗽，吐血骨蒸，非染也。曾见一家

五人，悉病此，已殒其三，家中竟觅尸虫药。予以丹溪法大补气血，使阳旺生阴，继以大造丸，二人俱无恙。

贵公在蜀作宣抚，甚秘室此法，以膏肓之痰，药不能及，熏之即效。此方治咳嗽发热，骨蒸不已。好雄黄三钱，茜草二钱，款冬花二钱，玄参三钱，百部三钱，艾叶一钱，雌黄半钱，雷丸、厚朴，作末，以香炉有盖者封固，止留一小孔出烟，患人以纸塞鼻，以口吸其烟，久则饮少清米饮，日三次，虫死嗽愈。一方加百部、芜荑仁、苏木，熔黄蜡和摊纸上（锭方《医说续编》）。

叶余庆字元善，平江人，自云常病瘵疾，其居对桥而行不能度。有僧为之灸膏肓穴得百壮，后二日即能行数里，登降皆不倦，自是康强。其取穴法，但并足垂手，正身直立，勿令俯仰，取第七椎下两旁同身寸各三寸，灸时以软物枕头，覆面卧，垂手附身，或临时置身，取安便而已。叶转为人灸，亦用此法云（《针灸四书》）。

有人传尸劳瘵，寒热交攻，久嗽咯血，日见羸瘦，先以三拗汤、莲心散煎，万不失一（治法同上）。

昔人尝与劳病妇人交，妇人死，遂得疾。遇人云：劳气已入藏，急令服神授散二斤，其病当去。如其言，服之几尽，大便出一虫状如蛇，遂安。续有人服之获安，济者多矣。其法用川椒二斤，择去子并合口者，炒出汗，右为末，每服三钱，空心米汤调下，须晕闷少顷，如不能禁，即以酒糊为丸如梧桐子大，空心服三五十丸（《危氏方》）。

李士材诊许氏女吐血痰嗽六月，诊之两尺如烂绵，两寸大而数，曰：金以火为仇，肺不浮涩反得洪大，贼脉见矣。秋令可忧。八月五日复诊之，肺之洪者变为细数，肾之软者变为疾劲，曰：岁在戊午，少阴司天，两尺不应，今尺当不应而反大，寸当浮而反沉细，尺寸反者死，肺至悬绝十二日死。计其期，当死于十六日，然能食者过期，况十六、十七二日皆金未遽绝也。十八日交寒露，又值火食，经曰：太阴气绝，丙日笃，丁日死，言火日也。寅时

乃气血注肺之时，不能注则绝，必死于十八日寅时矣。病家以其能食，犹不肯信，果至十八日未晓而终。

徐书记有室女病似劳，医僧发靖诊曰：二寸脉微伏，是忧思隔气而劳。请示病实，庶治之无误。徐曰：女子梦吞蛇，渐成此病。发靖谓蛇在腹。用药转下小蛇，其疾遂愈。靖密言非蛇病也，因梦蛇忧过感疾，当治意而不治病，其蛇亦非藏腑中出，吾亦与转药也（《名医录》，《医说续编》）。

傅青主医甚神，有苦劳瘵者，教之运气，不三日而可（刘绍攽《九畹古文》）。

晋平有病求医于秦，秦伯使医和视之，曰：疾不可为。是谓近女室，疾如蛊，非鬼非食，或以丧志，良臣将死，天命不佑。公曰：女不可近乎？对曰：节之。淫生六疾六气，曰阴阳风雨晦明也。分为四时，序为五节，过则为灾。阴淫寒疾，阳淫热痰，风淫末疾，雨淫腹疾，晦淫惑疾，明淫心疾。女阴物而晦时，淫则生内热惑蛊之疾，今君不节不时，能无及此乎？

蔡仍子因之妻，九院王家女也。忽患瘵疾，沉绵数年，既死已就小敛，时上皇宫中闻之，惜其不早以陷冰丹赐之，今虽已死，试令救之。因命中使驰赐一粒，时气息已绝，乃强灌之，须臾遂活，数日后而安。但齿皆焦落，后十五年方死（张邦基《墨庄漫录》）。

吴洋治汪伯玉父妾病瘵，汗淫而渴，骨蒸蒸而内烁其肌肤，洋以人参白虎汤饮之，病减半，曰：此胃燥也，急治其标，自今宜主补中，毋以悍剂，岁至乃可刈其根尔。越二载，中气复出，驱虫下蛲，蛲黝而殷，长尺有咫（《太函集》）。

吴桥治吴氏妇瘵三年，邻家有事庖厨，相去百步，必先言食品，乃求食，其母怜之，日馈一鸡饲之。桥曰：传尸虫，下之便。家人曰：凡死于是者七人矣，愿除之。饮药三日，腹痛甚，下二蛲，尺有咫，大如箸，赤首黝背颊腹，状如玳瑁然。七日乃下七蛲，其后者差小尔。蛲既下，妇不复求食，母饲之鸡，则以饲诸御人，其母叱御人，攘吾女而自啖也。卒强之食，遂作泻而终。然其家故病传尸，迄今无患矣

（《太函集》）。

方大激故病瘵且成，赖桥而治，既病食痹几殆，亦复赖桥。会桥出疆，其人戒而病，作虚火中痞，日恃粥而啜二三碗，阴火上腾，自涌泉起，喉喑咳血，盗汗梦遗，举身潮热而羸，泄泻不止。桥归复诊之，六脉沉数而弦，虫内蚀尔。下之得群蛲，皆异状，并去癥瘕，寻愈（《太函集》）。

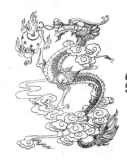

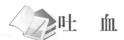

# 吐　血

孙文垣治程雨峰，与乃侄有芥蒂，偶饮侄家，归觉腹中胀满，呕哕不宁，次日面目皆黄，恶寒发热。医作疟治，五心加热，下午潮热烦躁，且鼻衄腹痛，大便黑如墨，吐黑血如烂猪肺者碗许，状如中蛊。心疑乃侄毒之，再召医，率见其目珠如金，面若熏橘，腹大有块，如楪坚硬，两足浮肿，四肢冷，小水赤，饮食不思，皆辞不药。举家号泣，欲争哄。诊之其脉左涩右滑，滑主痰饮，涩主瘀血，所吐下皆瘀之验，非蛊也。彼谓平生颇谨疾，瘀自何致？曰：怒则伤肝，甚则呕血。不呕则瘀于经隧，满而溢也。彼乃悟。用当归尾三钱，赤芍、丹皮、川芎各一钱五分，元胡索、五灵脂、桃仁各一钱，滑石、茜根各二钱，煎饮，下黑物甚多，腹仍痛，块未软。前方加青皮、山楂、酒蒸大黄，服之大便三次，所去皆痰与瘀。自此腹减块消黄退，足尚肿，改用六君子加炮姜、茜根、滑石、青蒿而愈。

萧万舆表侄媳，脾胃素热，因冒风邪，目涩鼻干。自用姜汤，连三晨咯血数口；又恣饮藕汤，益增烦胀。夫所谓外感者，从外而入，必令从外而出。姜汤独力既难奏效，藕汤凉涩复闭外邪。用解表剂，入芩、连、花粉，一剂而愈。

姜子社少妇潮热喘咳，经水涩少，每郁则膈胀拒食。偶啖辛热，咯血口干，脉弦滑微数，盖甫竿阴血未竟，五火易动，因循不治，亦能成瘵。以六味加黄芩、炙草、知母、麦冬、阿胶为丸，服至月余，诸症如失。

孙文垣治汪希明年弱冠，性躁，素有痰火，旧曾吐红。医用收涩之剂太早，致痰瘀留滞经络，且为灸肺俞、膏肓，咳不能睡。又误作风邪，投发散之剂，不思火盛得风，其势愈炽，血从口鼻喷出，势如泉涌。诊之六脉洪数，身热而烦，又时当三伏，内外之火夹攻，非釜底抽薪之法，难夺其上涌之势。乃以三制大黄三钱，石膏五钱，黄连、茜根、滑石各二钱，丹皮一钱，急煎饮之，大便微行二次，血来少缓。即用石膏、滑石、冬青子各三钱，旱莲草、茜根各二钱，黄连、山栀、贝母各一钱，茅根五钱，煎服，血乃止。后遇大便燥结，进当归龙荟丸，咳嗽，则与二冬、二母、瓜蒌、白芍、黄芩、黄连、茅根、茜草之类，全瘳。夫病有六不灸，火盛者不灸，此由误灸几殒，书之以为好灸者戒。

臧六老上吐血，下泻血，胸膈背心皆胀，原因恼怒，又伤犬肉，故发热而渴。医者皆作阴虚火动，为滋阴降火，病愈甚。诊之两关俱洪滑有力，曰：此肝脾二经有余症也。经曰：怒伤肝，甚则呕血并下泄。胸背胀痛，瘀血使然。脾为犬肉所伤，故不能统血。今误用滋阴苦寒之剂，是以脾益伤而上焦瘀血愈滞下，惟调气健脾兼之消导，则万全矣。六老曰：人皆谓劳怯，故发热吐红。血上吐阳络伤也，血下行阴络伤也。阴阳俱伤，法当不治。今谓非阴虚，何也？曰：脉数无力者为阴虚，今洪滑有力。凡阴虚之热发于申酉间，夜半而退，如潮汛然，谓之潮热。今热不分昼夜，安得谓之阴虚？乃与山楂、香附、枳实，调气消导为君；丹参、丹皮、桃仁、滑石、茅根，化瘀为臣；

黄连、芦根，解犬肉之热为佐。四贴胸背宽，血吐止，惟腹中不舒，仍以前药同丹溪保和丸与之，四贴下黑秽半桶而愈。

陆养愚治少司马陆北川，原有痰火，因感冒后复触大怒，夜热咳嗽见红。先服童便数钟，血止，咳亦不甚。清晨复吐血甚多，而嗽亦频。医谓年高浓于房事，投滋阴降火，犀角地黄汤及六味加知柏之类。已五日，喘急倚息不眠，畏寒特甚，脉之两寸关浮洪而滑，两尺稍沉数，曰：此感冒未经解散，今将入里。盖初以童便阴凉遏之，致外感内郁二火皆无所泄，逆而冲上也。然脉实症实，终属有余之邪。今尚畏寒，表症犹在，而喘急冲逆，阳明之热尤甚。因用干葛、石膏为君；桑皮、前胡、杏仁、苏子为臣；薄荷、黄芩为佐；甘草、木通为使。二剂减十之七，寸关已平，尺尚洪数，乃以前剂加元明粉三钱，一剂出稠秽甚多，诸症全愈矣。

陆肖愚治妻兄费光宇七月间薄暮归家，饮酒数杯，心口便觉不快，随吐出，吐后出痰沫盆许，继之以血碗余。头旋眼黑，遍身汗出如雨，渐热，但可静卧，稍动即吐，吐即有血。口极渴而汤饮不敢进，或与药亦吐，而血随涌出。脉之数大无伦，按之则虚，面如烟尘。曰：此劳心而兼伤暑热也。血由吐出，吐因动发。令无动，以井水调辰砂益元散徐饮之，约水一罐，药八九钱，遂睡，半日方醒，人事清爽，热退吐止，但倦甚，以生脉散调理数日而愈。

钟鸣宇苦志萤窗，忽吐血碗许，医以芩、连、栀、柏、生地、白芍辈投之，一贴而止。后数日喉中复有血腥，似有汹涌之意，又投前剂，亦一贴而止。渐发热，咳嗽痰红，又以吐血咳嗽为阴虚火旺，故以滋阴清火疗之。逾两月不减，而大便不实，面黄带青，喘促声哑，不能倒卧，胸膈痛应于背。脉之两寸不起，两关尺沉迟，曰：寸脉不起，上焦有瘀也；关尺沉迟，中下有寒也。用元胡索、红花、苏木、茅根、丹皮、紫菀、桑皮、贝母、枇杷叶，大料浓煎，徐徐服之。又以白术、干姜、茯苓、泽泻、陈米为丸，日三服。煎药仅二剂而喘痛减，又二剂而声稍清，丸药约二两而泻止，十日俱瘳。以补气养荣汤调理之。

闵巽峰性烦急，素有痰火，三月间患吐血，医以涩药止之，血止而喉间常有腥气。至六月，医令乘伏天灸之，自永不发矣。灸后半月，忽一日血从口鼻喷出，势如泉涌，脉之六部洪数，身热烦渴。乃用芩、连、石膏、丹皮、红花、犀角等药，连进二剂，不甚减。以润字料合桃仁泥丸之，顿服五钱，少顷又进三钱，连数行，出稠痰瘀血罐许，身凉血止，得稍睡。以前汤加生地数剂，又去犀角、红花，加天麦冬、花粉，便结则用前丸，调理五十日，血全止，半年始复故。

潘碧泉女年十八，经行有拂意事，致悲极，一月后患吐血，每吐碗许，日晡潮热，饮食不思。医以犀角地黄汤投之，心下痞塞，呕吐或痰或血，或酸水，胸胁亦时时胀痛。脉之洪大而强，此有瘀血也。旧者凝滞则新者渐积，故溢而妄行，法当通其瘀，则血自归经矣。以润字丸配桃仁、红花，合丸之，日进三服，另以调气养荣汤间投之，去瘀垢甚多，热退经行，而吐血即止。

陆祖愚治俞姓人，素性急躁善怒，一日忽吐血七八碗，身热气喘，腹胀满，终夜不寐，饮食不进。自用滋阴止血药而愈甚。脉之六部俱如弹石，将及七至，右关更劲。腹上一捺血即喷出，此有余之症也。乃与小陷胸汤二剂，加铁锈水。明日症减半。第大便七八日不行，必下之方愈，以润字丸加桃仁，合丸之，书其帖曰："止血丸。"服之夜下瘀血宿垢半桶，而吐血顿止矣。

吴以实子年十六患吐血，面色痿黄，形容憔悴，泄泻肢肿。向有梦遗，近来更甚，六脉虚数。或与清凉之剂，红减而发热作呕，肿泻更甚。诚所谓以寒凉治之，百无一生也。乃与开胃温中，健脾养血之剂，月余便实肿消，热退食进。后用六味丸加知、柏、杜仲、枸杞、牡蛎、麦冬，五更吞服。又与煎药五十余剂，诸症脱然。

滁洲赵使君云：其族姐为尼住新淦一寺，忽苦暴吐血，发寒热，欲作劳气而未成，医者不肯治。偶一士大夫说用童子便调下花蕊石散，不数日而愈。此后亦多有人服得效（《是斋方》、《医说续编》。花蕊石一斤，黄色硫黄四两，右和匀，先用纸泥封固，瓦罐一个入二药，仍封固阴干，如急用，以焙笼内炙干，用炭煅赤去火，次日取水细研。每服一钱，童便热酒下。并治胎衣不下及瘀血内积致大小便不通，如神（《良方》）。

喻嘉言治黄湛侯素有失血症。一日晨起至书房，陡爆一口，倾血一盆，喉间气涌，神思飘荡，壮热如蒸，颈筋粗劲。诊其脉尺中甚乱，曰：此昨晚大犯房劳，自不用命也。因出验血，见色如太阳之红。其仆云：此血如宰猪后半之血，其来远甚。不谓痴人，有此确喻（君以仆为痴，不知君更痴于仆也。或曰：喻不痴而何以为医）。再至寝室，谓曰：少阴之脉萦舌本，少阴者肾也，今肾中之血汹涌而出，舌本已硬，无法可以救急。因谛思良久，曰：只有一法，不得已用丸药一服，坠安元气，若得气转丹田，尚可缓图。因煎人参浓汤，下黑铅丹三十粒，喉间渐渐有声，渐下入腹，少倾舌柔能言，但声不出。亟用润下之剂，以继前药。遂以阿胶一味，重两许，溶化分三次热服，漱以热汤，半日服尽，身热渐退，颈筋渐消，进粥与补肾药，连服五日，声出喉清，人事尚安。但每日尚出深红之血盏许，因时令大热，遵《内经》热淫血溢，治以咸寒之旨，多加秋石，服之遂愈。

刘筠枝长男病失血，岁二三发，其后所出渐多，咳嗽发热，食减肌消，寒热如疟，每夜达曙，得微汗始解，后更下利。服参术胸膈迷闷，喉音窒塞。服茯苓、山药、收制红铅末，下黑血块数升，胸喉顿舒，面容亦转。乃翁神之，以为得竹破竹补之法也。即用桂、附二剂，于是下利，昼夜十数行，饮食难入，神识不清。诊之脾脉大而空，肾脉小而乱，肺脉沉而伏，命疏方，并问何症，曰：此症患在亡阴，乃用峻热之剂，行期在立冬后三日，以今计之，不过信宿，无以方为也。经云：暴病非阳，久病非阴。则数年失血，其为阳盛阴虚无疑。况食减而血不生，渐至肌削而血日槁，虚者益虚，而盛者益盛。热必阴火大炽，上炎而伤肺金，咳嗽生痰，清肃下行之令尽失，由是肾水无母

气以生，无以荫养，百骸柴栅瘦损，每申酉时洒淅恶寒，转而热，至天明微汗始退。政如夏日炎蒸，非雨不解，身中之象，明明有春夏无秋冬，治宜亟使金寒水冷，以杀其势。乃因下利而用参术，不知肺热已极，止有从皮毛透出一路，今补而不宣，势必移于大肠，传为肠癖矣。至服红铅下黑血者，盖阳分之血，随清气行者，久已呕出，其阴分之血，随浊气行至胸中，为膜原所蔽，久瘀膈间者，得经水阴分下出之血，引之而走下窍，声应气求之妙也。久积暂宽，面色稍转，言笑稍适者，得其下之之力，非得其补之之力也。乃平日预畜此药，必为方士所惑，见为真阳大药，遂放胆加用桂附，致尽劫其阴，惜此时未得止之。今则两尺脉乱，火燔而泉竭，脾胃脉浮，下多阴亡，阳无所附，肺脉沉伏，金气缩敛不行，神识不清，魄已先丧矣。宁可挽回哉？

张景岳治倪孝兼年逾四旬，素以思虑伤脾，时有呕吐之症，过劳即发，服理阴煎、温胃饮之属，即愈。近于暑末时，因连日交际，致劳心脾，遂上为吐血，下为泻血，俱大如手片，或紫或红，其多可畏。医谓因劳而火起心脾，兼之暑令，二火相剂，所以致此。乃与犀角、地黄、童便、知母之属，两剂其吐愈甚，脉益紧数，困惫垂危。乃云：脉症俱逆，不可为也。诊之则形势俱剧，用人参、熟地、干姜、甘草，四味大剂与之，初服如旧，次服觉呕恶稍止，脉亦略有生意，再加炮姜、附子各二钱，人参、熟地各一两，白术四钱，炙甘草一钱，茯苓二钱，黄昏与服，大睡，觉而血呕皆止，遂以温补调理旬日，复健如故。此症由劳倦伤脾，而气虚不能摄血，时当火令，而症非火也，误用寒凉脾败而死矣。后有史姓等数人，皆同此症，悉以六味回阳饮活之。

李士材治张鸣之吐血两年，面色痿黄，潮热咳嗽，膈有微痛，脉数而沉，且搏痛不可按，而甚于夜分，是坚血畜积，非大下之不可。又以久病未敢峻攻，用郁金、降香、归、地、山甲、蓬术、人参，下血如漆者数次而痛减。月余复病，此病重而药轻也。乃以大黄、干漆、蓬术、郁金、山甲、肉桂、归尾、桃仁、虻虫

为丸，每日服参芪之剂，午后服丸药钱许，十日血积大下数次而安（此案出《医通》）。

章氏子吐血发热，遗精盗汗，形肉衰削，先有医戒之勿服人参，若误服无药可救，治勿效。延李诊曰：此脾肺气虚之候，非大剂参、芪不可。病家曰：前医戒之甚严，而君用之甚多，何相悬也。李曰：此医能任决效否。曰：不能也。李曰：请易参五斤，毋制其肘，期于三月，可以报绩。彼信而从之，遂用六君间补中益气及七味丸疗之，日轻一日，果如所约。

须尚宝林下多郁，且有暴怒，吐血甚多，倦怠异常，李以六君子纳参一两，干姜一钱，木香八分，四日而血止。后因怒气，血复大作，李先与平肝，继当大补，然夏得秋脉，所谓早见非时之脉，当其时不能再见矣。果如期而殒。

董元宰少妾吐血蒸嗽，先用清火，继用补中，俱不效。李脉之两尺沉实，因曰：少腹按之必痛。果然，此怒后蓄血，经年不行，乃为蒸热，热甚而吐血，阴伤之甚也。乃与四物汤加郁金、桃仁、穿山甲、大黄少许，下黑血升余，少腹痛仍在，更以前药加大黄三钱，煎服，又下黑血块及如桃胶蚬肉者三四升，腹痛乃止。虚倦异常，无与参汤饮之三日，而热减六七，服十全大补汤，百余日而痊。

唐主政劳心太过，因食河鲜，吐血有痰，嗽间如哽，日晡烦热，喜其六脉不数，惟左寸涩而细，右关大而软，思虑伤心脾也。以归脾汤大料加丹参、麦冬、生地，二十剂症减六七，兼服六味丸三月，遂不复发。

冯氏女发热咳嗽已半年，十月间吐鲜血甚多，一日之内不过食粥一盏，大肉消陷，大便溏泄，沉困卧床，脉来七至，李曰：法在不救，人所共知，若能惟余是听，不为旁挠，可救十中之一。每帖用人参五钱，桂、附各一钱，芪、术三钱，归、芍二钱，陈皮一钱，日投三帖，进七八帖及壮水丸三斤而后起，又三日饮食如常。

卢不远云：《千金方》用药动辄数斤习见，吾剂不过两许，令人不敢动手。看立斋案，又进一步。庚子孙孝廉吐血，十日夜危坐，不敢交睫，不敢倾侧，否则血奔射出，以六味丸全

料加安魂药，煎服而愈。此火象也，以润下剂平之，病热炽烈，岂杯水可救？倘有识见，放胆用药，多多益善矣（《芷园臆草》）。

卢不远腊月十七围炉坐大半夜，次日爪甲尽折。先自十月间暴怒，顿足叫呼，气喘食顷。兹复火为寒郁，渐觉神思昏瞀。至二十七夜，因房后恶寒泄泻，平旦且止，至暮复作，明日又止，至开正五日。意为肾泻，服四神丸一大剂，泻痛竟止。初肛左有核，其疼渐近尾间，不可反侧，以熊胆水化涂之，立觉凉气直上肺左，疼渐缓（火毒悉内窜矣）。中夜吐痰，痰内见血一二点，辰时痔出白脓，竟可起坐，十一日方话顷，血从咳至，作意忍定，煎六味丸料服。夜半睡觉，血即上涌如潮，喘声如锯，进童便及六味煎药，气稍定，才闻姜汤，气血即涌，平旦始缓，夜再发如前。寐则背心蒸热，醒即血来，咽喉如截断。至十三早，议下，莫敢应。至晚势急，似无生理。乃用泻心配血药，下之不应。时方寒沍，用水调大黄末服，转欲去衣被，啜芩、连苦寒如甘旨。至五更，强进清米饮，药力忽转，解黑粪瘀秽不可近，凡三次，血来少平。十五寅时立春，以建连浓煎呷之甚美，少间足心汗出，次及手心背心，暮又吐鲜数口。以赤小豆、连翘合泻心方法服之，觉上身气即开，后大便如青泥，次下如铁弹者二三枚，血方净尽。溯病之由，以火郁误认肾虚，服四神丸致祸几死，良医自病犹尔，矧其他耶（此正谚云卢医不自医）。

冯楚瞻治杨某吐血之后，大渴不止，两寸脉洪，关尺甚弱，此阴血暴亡，脏腑失养，津液槁燥，阴火上炎，名为血竭也。以熟地三两，麦冬五钱，五味子一钱，附子二钱，浓煎二碗，代茶饮之，日三剂，渴止而寸脉和平。若作胃火，妄用石膏、栀子、芩、连，反激阴火上炎，益增烦渴躁喘之患矣。喻嘉言曰：津液结则病，津液竭则死。故治病而不知救津液者，真庸工也。

吴孚先治何氏女患吐血咳嗽，食减便溏，六脉兼数，左部尤甚，医用四物汤加黄芩、知母。吴曰：归、芎辛窜，吐血在所不宜；芩、母苦寒伤脾，在所禁用。乃与苡仁、玉竹、白

芍、枸杞、麦冬、沙参、川断、建连、百合二十剂脉稍缓，五十剂渐瘳。

林西仲春间吐血，医用苦寒过剂，胃口不开，大便不实，脉之左关沉弦，右关弦弱。得之劳神伤脾，而后郁怒也。宜归脾汤合逍遥散，加莲实为丸，补脾开郁乃愈。

王监司妾吐血既久，犹进苦寒，脉芤带数，不思饮食，大便微溏，此凉剂太过，阴阳两损也。用人参、莲肉、山药、麦冬、五味、白芍，兼左归丸而愈。

汪氏妇饮食触怒，呕血数口，胸膈胀痛，两胁尤甚，左右二关弦紧倍常。用芎、归、枳、朴、青皮、山栀、丹皮、藕节、降香、红曲、山楂、香附，兼服左金丸而愈。

张卿子治月塘沈文学咯血，为处一方，退谓其友曰：当小愈，再发则不可治矣。易他医，果愈，阅数月死。友骇之，请其故？曰：一日咯血，遂床褥卧，此不独心肺伤，五脏皆损矣。得稍延者，年壮参力胜也（《仁和县志》）。

张路玉治汤刑部年八十二痰中见血，服诸宁嗽止血药不应，脉得气口芤大，两尺微紧，面色槁白，屡咳痰不得出，咳甚方有黄色粘痰，此精、气、神三者并亏，兼伤于热耗其津液，因咳动肺胃之血也。其平时多火，不受温补，遂以六味丸合生脉散，加葳蕤煎膏服之，取金水相生，源流俱泽，不必用痰血药，而咳血自除也。

钱曙昭久患咳吐血，四五日不止，不时哄热面赤，或时成盆成碗，或时吐粉红色痰，夜热自汗，一夕吐出一团，与鱼肠无异，杂于鲜血中，薄暮骤涌不已，神昏欲脱，灌童便亦不止。因思瘀结之物即去，正宜峻补，遂进独参汤，稍定。缘脉数疾无力，略加肉桂、炮姜、童便少许，以势利导，以敛虚阳之逆。一夜尽参二两，明晨势稍定，血亦不来，糜粥渐进，脉息渐和，改用六味丸作汤，调补真阴，半月而愈。

张飞畴治苏氏子新婚后暴吐血数升，命煎人参五钱，入童便与服。明日医谓人参补截瘀血，难以轻用。议进生地、山栀、牛膝等味。张曰：六脉虚微而数，无瘀可知。血脱益气，先圣成法。若谓人参补瘀，独不思血得寒则凝，反无后患耶？今神魂莫主，转侧昏晕，非峻用人参，何以固其元气之脱乎？遂进参一两，二服顿安，次与四君、保元、六味间服，后以乌鸡丸，调理而痊。

杨乘六治汪文远病血症，午后发热，倦怠嗜卧，四肢酸软，五心烦热。或用凉血清火之剂，两月余益剧。更医曰：弱症已成，不可为矣。诊之，察其面黄而瘦，舌黄而滑，右寸关大而缓，左寸关细而紧，两尺俱洪而旺。据症合色与脉，乃脾肺气虚下陷，不能摄血归经也。其胸中必恶心漾漾，其血色必鲜红而散。询之，曰：然。遂以补中益气倍参、芪、术、草，加白芍、五味、炮姜与之。曰：第服此，血自止，身自凉，诸症自退矣。服至四剂，果如所言。继用养荣加附子作丸，早晚两次，每服五钱，两月而健。

孙丙章患吐血，咳嗽发热，饮食不思，怔忡不寐，健忘惊悸，肌肉渐减，肚脐右侧有块作痛。或用消瘀理血，滋阴清肺等剂，俱不应，病转剧，其家疑成怯症。脉之左寸芤大，右关结滞，两尺洪盛，面色白中泛红，舌色淡黄，不燥不滑。症乃思郁伤脾，不能统血归经，致血虚发热，血燥作痛。其块必不阔而长，不横而竖，形若镰刀，非瘀亦非痞，乃脾也，而居胃旁者也。血盈则润而软，血少则燥而痛。凡郁怒甚与思虑重者类，多患此。《内经》所谓"二阳之病发心脾，男子则隐曲不利，女子则月事不来"。正此病也。其传为风消，为息贲者，不治。今肌肉虽减，气犹未急，亟救三阴，病尚可痊。用归脾汤去木香，加白芍、五味，送都气丸，两月而愈。

柴屿青治甘州太守高棠溪在沈阳工部时，忽吐血，医教用凉血止血之药。及诊，其两脉安静，曰：君教读心劳，偶动相火，血随而升。若服止血药，则遗患不浅。力劝其勿药。次日口吐淡血，三日即止。然后调理数剂，永不复发。

丁酉春韦法海少女患痰嗽，四十余日不能卧，卧即两腔发胀，惟背拥枕褥趺坐而已，且吐血成碗。医与消痰止血药，不效。诊之两脉浮滑，曰："此肺胀也。弗止血，当活血。"遂用四物汤加桃仁、诃子、青皮、竹沥。因沈阳无竹，改用瓜蒌。服下即血止安睡，调理数月而痊。

户部正郎李紫垣咳嗽身热，吐血不止，屡治增剧。检其方均止血补血重剂。脉之两手尚和缓，惟右寸关洪大。乃脾胃风热为药所瘀，以致发热卧床。逐用清理肺胃之剂，数日后身凉势减，调养一月而安。大凡诸见血症，脉贵沉细。设见洪大后，必难治。前症洪大乃因补药壅瘀而然，原非本脉，故得收功。总之血症初起，别无外邪者，先应消血，佐以润下之剂，使败血下行。后用止血药以杜其根，服补血药以复其元，庶无后患。倘因内伤暴吐不止，或劳力过度，其血妄行，出如泉涌，口鼻皆流，须臾不救则死，是又不拘前例。急用人参一二两，为细末，入飞罗面一钱，新汲水调如稀糊，不拘时啜服。或独参汤亦可。盖有形之血，不能速生，无形之气，所当亟固。若真阴失守，虚阳泛上，亦大吐血，须用八味、六味汤固其真阴，则又不可早用人参也。尝见患此症者甚多，若不辨别六经脉症，任意混治，贻害不浅。故不惮琐琐言之。

吕东庄治从子园丁忽咯血，求诊。视其血鲜红，中间有紫小块，脉之濡涩，色白。问胸中作恶否？曰：然。时颇作痛，直牵至背。曰：知之矣。用桃仁泥三钱，红花三钱，合理中汤加桂一钱，戒之曰：频服之，必有黑血大至，待黑尽而鲜者来，乃再来告。丁如言，吐痰积数升，胸痛即平。复来求诊，则脉圆实矣。与以理胃养荣之剂，复用填补命门丸子，一料全愈。

立斋治一男子鳏居数年，素苦劳则吐血，发热烦躁。服犀角地黄汤，气高而喘，前病益甚，更遗精白浊，形体倦怠，饮食少思，脉洪大，举按有力。服十全大补加麦冬、五味、山茱萸、山药而愈。

儒者杨启元素勤苦，吐血发痉，不知人事，此脾胃虚损。用十全大补汤及加减八味丸而痉愈，再用归脾汤而血止。

一男子咳嗽吐血，热渴痰盛，盗汗遗精，用地黄丸料加麦冬、五味，治之而愈。后因劳怒，忽吐紫血块，先用花蕊石散，又用独参汤，渐愈。后劳则咳嗽，吐血一二口，肺肾三部皆洪数，用补中益气，六味地黄全愈。

辛丑夏，薛在嘉兴屠内翰第，遇星士张东谷谈命。时出中庭，吐血一二口，云：久有此症，遇劳即作。余意此劳伤脾气，其血必散。视之果然。与补中益气加麦冬、五味、山药、熟地、茯神、远志，服之而愈。翌早请见，云：每服四物、黄连、山栀之类，血益多而倦益甚。得公一匕，血顿止，神思如故。何也？曰：脾统血，肺主气。此劳伤脾肺，致血妄行，故用前药健脾肺之气，而虚血归源耳（此案《医贯》采，为论）。

一妇人素勤苦，冬初咳嗽，吐痰发热，久而吐血盗汗，经水两月或三月一至，遍身作痛。或用清热化痰等药，口噤筋挛。乃用加减八味丸及补中益气，加门冬、五味、山药，治之年余而痊。

李东垣治郑仲本年二十三岁，因心痛服丹附等药，得上气病膈，两胁急迫，胀触不快，便时嗽咯出血，病形渐瘦，大便燥而难，脉弦数，夜间略热，食稍减。因与灯笼草和节麻黄，细末，以白术、桔梗、木通、甘草汤调下。十余服病减半。又与通圣散去石膏为丸，以桃仁汤下之。

朱丹溪治一妇人年五十六，盛夏吐红痰，有一二声嗽。人参、陈皮、茯苓各一钱，白术钱半，防风、桔梗各五分，干姜三分，甘草一分。煎二之一，入藕汁二大蛤，再煎，带热下三黄丸。

吴丞相冲卿忽吐血，孙兆用水澄蚌粉研细，入辰砂少许，米饮调下二钱，日三服，遂安。兆秘此方，吴以术得之。韩子功方：用朱砂一钱，真蚌粉半钱（《医说续编》）。

张子和治岳八郎常日嗜酒，偶大饮醉吐血，近一年身黄如橘，昏愦发作，数日不醒，浆粥不下，强直如厥，两手脉皆沉细。张曰：脉沉细者，病在里也，中有积聚。用舟车丸百余粒，浚川散五六钱，大下十余行，状如葵菜汁，中燥粪气秽异常。忽开两目伸挽，问左右曰：我缘何至此？左右曰：你吐血后，数日不醒，张治之乃醒。自是五六日必泻，凡四五次，其血方止。但时咳一二声，潮热未退。以凉膈散加桔梗、当归，各秤二两，水一大盂，加老竹叶，入蜜少许，同煎去滓，时时呷之，间与人参白虎汤，不一月复故。

李民范初病嗽血，以调胃汤一两加当归，使服之。不动，再以舟车丸五六十粒，过三四行，又呕血一碗。若庸工则必疑不再用，又与舟车丸百余粒，通经散三四钱，大下之，过十余行，已愈过半。仍以黄连解毒汤加当归煎服之，次以草茎鼻中，出血半升，临晚又以益肾散，数行乃愈。

何伯庸治邵某者，吐血数斗而仆，气已绝矣。何见其血色，曰：未死也。以独参汤灌之而愈（《云南通志》）。

朱丹溪治一男子家贫而多劳，十一月得寒病，时吐三两口血，六脉紧涩。一日食减中痞，医投温胆汤、枳桔汤，三日后发微热，口干不渴，口中有痰，此感寒也。询之云：因十日前，霜中曾三四次渡溪水，心下有悲泣事，腹亦饥。遂以小建中汤去白芍，加桔梗、陈皮、半夏，四帖而安。

秀州进士陆宁忽得疾，吐血不止，气促惊颤，狂躁跳跃，双目直视，至深夜欲拔户而出，如是两夜。诸医遍用古方，极治不瘳，举家哀诉所奉观音，梦授一方，当除根本。用益智一两，生硃二钱，青皮半两，调服。陆觉，取笔记之，明日疗治病愈（《辛志》）。

薛立斋治一妇人素性急，患肝风之症，常服搜风顺气丸、秦艽汤之类。后大怒吐血，唇口牵紧，小便频数，或时自遗。此肝火旺而血妄行，遂用小柴胡汤加山栀、丹皮渐愈。五年之后，又大怒吐血，误服降火祛风化痰之剂，大便频数，胸满少食；用清气化痰之剂，呕而不食，头晕口干，不时吐痰；用导痰降火之类，痰出如涌，四肢常冷。薛曰：呕而不食，胃气虚弱也；头晕口干，中气不能上升也；痰出如涌，脾气不能摄涎也；四肢逆冷，脾气不能运行也。用补中益气加茯苓、半夏治之，诸症渐愈。又用加味归脾汤兼服而安。

一老妇每吐血，先饮食不进，或胸膈不利，或中脘作痛，或大便作泻，或小便不利，此肝脾之症，用逍遥散加山栀、茯神、远志、木香而愈。后郁结吐紫血，每作先倦怠烦热，以前药加炒黑黄连三分，吴茱萸二分，顿愈。复因怒，吐赤血甚多，燥渴垂死。此血脱也，法当补气。乃用人参一两，茯苓、当归各三钱，陈皮、炮黑干姜各二钱，炙甘草、木香各一钱，一剂顿止。又用加味归脾汤，调理而痊。

一女子怀抱素郁，胸满食少，吐血面赤，用六味丸及归脾加山栀、贝母、白芍而愈。

一妇人为哭母，吐血咳嗽，发热盗汗，经水不行。此悲伤肺，思伤脾。朝服补中益气加桔梗、贝母、知母，夕用归脾汤送六味丸而愈。

陈良甫治一妇人月经不利，忽妄行呕血，察其形脉如常，用四物丸即安（生荷叶、生艾叶、生柏叶、生地黄）。一男子饱食负重而吐血，用前汤及青饼子而愈。世治吐血，并用竹茹、地黄、藕汁，亦不可拘泥。如阳乘于阴，血得热则流散，经水沸溢，理宜凉解，大黄、犀角之类；如阴乘于阳，所谓天寒地冻，水凝成冰，须当温散，干姜、肉桂之类。

陈日华云：先公绍兴初常游福青灵石寺，主僧留饭，食将竟，侍者赴堂斋罢，来侍立，见桌子上不稳，急磬折极之，举首即呕血，盖食饱拗破肺也。明年再到寺，问去年呕血者无恙否？主僧言：服得四生丸遂愈。自得此方，屡救人有效。薛意前症乃内热暴患，用之有效。若人病久本元不足，须补脾以滋化源，否则虚火上炎，金反受克，获生鲜矣。

仆常治一人吐血，诊其脉肝部强，气口濡，此因怒极而得之。遂用苏合香丸和鸡苏丸服，即效（同上）。

易思兰治吴大司马甲戌季春卧病两月，发热咳嗽，痰喘气急，胸膈痞满，手足面目俱浮肿。众惟清金宁嗽，又以脾胃久虚发肿，用利水兼补剂，其病益甚。诊其脉左寸浮而无力，左关弦长推之于外，内见洪大而芤，侵过寸部一分，左尺沉弱无力，右寸沉而带芤，气口脉按之紧而且牢，时或一驶，右关中和无力，右尺隐隐不动。夫心乃一身之主，肾为性命之原，二脉不病，虽危不妨。唯以右寸并气口断之，寸口沉而芤，非痰乃血也。书云：弦驶而紧，沉细而牢，六部见之，旨为积聚。今气口紧而驶，此血在肺胃间，壅滞其气，气滞则血凝，乃积血症也。时值季春，地气上升，因用越法治之。进以畅胃豁痰汤，苏梗、桔梗、苍术各四分，香附、贝母各五分，连翘三分，前胡、抚芎、赤芍各六分，辰时服药，至午未时气急，小便全无，将暮吐紫黑血二三升，臭不可闻，症顿减八九，六脉豁然。曰：半夜时当有汗，可预防之，无令太过，至期果然。次日脉气和平，惟咳嗽常有二三声，以枳桔、二陈汤加香附、归尾、茜草、茅根、童便，调治三日，上部之疾全愈。但脾肾之脉无力，饮食少味，四肢倦怠，再用六味丸，早晚百丸，午以补中益气汤加麦冬、酒连，调其中，半月后气体充实而瘥。凡血在肝脾，当用血药；血在肺胃，宜用气药，开提其气，解散其郁。以引经药导之，血随气升，自然越出而安矣。次年冬，总漕河因阅新堤，步行数十里，劳神过度，汗透重裘，衣湿身凉。饮姜汁、热酒十余杯，当即头眩目昏，胸满燥渴，大吐鲜血四五日。一老医以却药止之。三日后胸膈气满，左胁闷痛，饮食渐少，午后燥热，咳嗽连声。半月后面目手足肿胀，有进滋阴降火之药者，有进补脾消食之剂者，左胁益痛，难以转侧。此盖前病复作也。但昔之积在肺胃，今之积在左胁。昔病在春，地气上升，当用吐法；今乃寒冬，天气收藏，岂敢轻伐天和？须先以疏导之剂，通其经络。后以荡涤之药，逐血下行，徐徐调和营卫可也。面目浮肿，非水肿也，乃血病气无所附，气浮于外耳。只去其血积，则气自归经，而肿即消矣。不信，乃日服去水消肿之剂，泄去真阴，小便全无，虚烦作躁，气喘痰塞，不月而殁。殁时口中涌出紫血数升，众始谓所言不诬。

瑞昌王孙镇国将军久患腹痛，诸药不效，饮烧酒数杯顿止。时孟夏，诊其脉左寸沉大有力，左关弦大而坚，时或一驶。左尺沉弱无力，此积血症也。不信，至仲冬，其疾大作，面红目碧，眼胞浮肿，神乱气促，腹痛，饮烧酒亦不止。其脉与初诊无异，惟人迎气口洪滑浸上，

知其有欲吐之意。投以盐汤一盏，遂大吐，吐出血饼大如杯者、如枣栗者各数十，兼有白饭清水不杂如笔管者二三条。吐讫，胸中宽快，仍不服药。次日黎明，口鼻气塞，四肢厥冷，昏不知人，心胸间微热而已。复诊，幸两尺犹存，根本尚在，急以灯火暴曲池、虎口、中脘、气海。病者略知痛，即令人挟坐，勿令睡倒。随进独参汤二服，手足微温，继用人参五钱，附子二钱，作理中汤，日与饮之，六脉微见，过七日方开眼识人，小便始通。即以补中益气汤、六味地黄丸兼服，半月而瘥。是症盖血有余，气不足，不能运血而成积，故宜人参助气，白术健脾，附子助阳，干姜缓血，甘草和中，开通经络，流行血气也。

陆晦庵曰：昔余患吐血，暴痛如潮，七八日不止，诸医莫救。有云间沈四雅寓吴中，延治，慨然担当，方用人参三两，附子一两，肉桂一钱。举家惊惶，未敢轻用。越二日，其血益甚，更请诊视，求其改用稍缓之方。彼云：病势较前更剧，前方正宜改定，始克有济。更加人参至五两，附子至二两，家人愈惊。彼曰：喘呕脱血，数日不止，且头面哄热，下体厥冷，正阳欲脱之兆，命在呼吸。若今日不进，来日不可为矣。家人恳裁参、附，坚执不允，谕：放胆煎服，当坐候成功。家人见其如此，料可无虞，遂依方求服。彼欣出熟附二十余块，授咀面秤二两，同参五两煎成，入童便、地黄汁一大碗，调肉桂末，冷服。少顷下体至足微汗，便得熟睡。睡觉，血止喘定，周身柔和，渐可转侧。因馈十二金求其收功，不受，加至二十金始受。一医见其一剂收功，心甚疑骇。病人居恒常服参两许，今虽五两，止煎数沸，犹可当之。至血症用附子二两，从古未闻，因密问其制药者，云：惯用附子汁收入甘草，其附已经煎过十余次，虽用二两，不抵未煎者二三钱，始知方士之术如此（出《张氏医通》）。

马元仪治表侄妇胸满不舒。盖得之恚郁伤阴，而清阳不化也。医者不察，遽投大剂辛香开痞之药，遂致吐血盈盆，三日不止，已濒危。或与凉血滋阴之品，连进无功。脉之右关尺搏击碍指，此症非受病魔，乃受药魔也。夫积郁

之体，津液素伤，又药热与胃热相合为虐，血得热则妄行。此时但图凉血滋阴，其何能济？经云：热行于内，治以苦寒。苦能胜辛，寒能胜热。所谓不重医病而重医药者是也。令急煎九制大黄与之，诸症顿平，调理而愈。

戴叔能曰：予之得血病，服药者经年。朱碧山视之曰：此阴虚证也。徐补之则愈，急止则大害。从之，用其法，不二月而愈（《九灵山房集》）。

立斋治一妇人性急躁，瘰疬后吐血发热，两胁胀痛，日晡为甚。以为怒气伤肝，气血俱虚。遂朝用逍遥散倍加炒黑山栀、黄柏、贝母、桔梗、麦冬、五味，夕以归脾汤送地黄丸，诸症并愈。

缪仲淳治王司丞逊之患吐血。诊之，云：多服童便自愈。别去，贻书门人张选卿，曰：逊之旋已，勿药矣。但相公年尊，右手脉弱甚，此非细故，可致意。逊之预为计。时文肃公尚无恙，不两月而逊之疾瘳，文肃一病不起。

萧万舆治陈克辉英年气盛，连宵痛饮，后啖炙煿数日，胃口嘈杂，呕血碗许，六脉洪缓有神，无别症。投以犀角地黄汤入芩、连、花粉三剂，乃令恣饮藕汤而愈。

冯思才内年五旬，偶因外事忤意，怒火激血上越，日吐数盆，脉洪缓。投以逍遥散去术，加黄连、山栀、丹皮，四剂即愈。

连螯天素屡弱，攻苦便赤梦遗，灯宵竟逐，触事忤意，遂患吐血，痰嗽甚多。初服降火清金之剂，不瘳。至二十一日，诊之两寸洪大虚阔，关尺浮缓无力，曰：血症本非难治，但元气虚脱上浮，肝肾皆得克。脉幸不数，须久服参、芪之剂，方得平复。若用苦寒，必致不起。用加减八珍汤。彼疑参难疗血。及二十四日增剧，投以前剂，四贴血止，经旬潮热亦退。惟脉未复，每多言，痰嗽不止，少劳梦遗频作。此心脾不交，阴阳虚极，计服丸剂七斤余，汤药八十余剂而愈。

陈子珍亦患前症，治数月不瘳。诊之与螯天病源同，议投参、术、熟地。彼谓血无补法，熟地性温，参术助火。仍服苦寒清金之剂，经年渐笃。至次夏忽呕血不止，又用止塞之剂，

致肠结胀痛。逾旬延疡医，令其刀刺肛门，溃脓数盂而殁。

沈明生治孙子南媳赋质瘦薄，脉息迟微，春末患吐红。以为脾虚不能摄血，投归脾数剂而止。虑复作，索丸方调理，仍以归脾料合大造丸中数味与之。服四五日后，偶直一知医者，谈及乃骇，曰：诸见血为热，恶可用参、芪、河车温补耶？血虽止，不日当复来矣。延诊，因呕令停服，进以花粉、知母之属。五六剂后，血忽大来，势甚危笃。此友遂敛手不治，以为热毒已凉，噬脐无及。子南晨诣，愠形于色，咎以轻用河车，而盛称此友先识。初不言曾服凉药，且欲责效于师，必愈乃已。沈自讼曰：既系热症，何前之温补如鼓应桴？今只增河车一味，岂遂为厉如是。且斤许药中，干河车仅用五钱，其中地黄、龟板滋阴之品，反居大半，才服四五朝，每朝三钱，积而计之，河车不过钱许耳。遂不复置辨，往诊。其脉较前转微，乃笑曰：无伤也，仍当大补耳。其家咸以为怪，然以为系铃解铃始听之。因以归脾料倍用参芪，一剂而熟寐，再剂而红止，于是始悟血之复来，由于寒凉促之也。因叹曰：医道日难矣。某固不敢自居识者，然舍症从脉，得之先哲格言。血脱益气，亦非妄逞臆见。今人胸中每持一胜算，见前人用凉辄曰：此寒症也，宜用热；见前人用热，则曰：此火症也，应用凉。因攻之不灵，从而投补；因补者不效，随复用攻。立意翻新，初无定见，安得主人病人一一精医察理，而不为簧鼓动摇哉。在前人蒙谤之害甚微，在病家受误之害甚巨，此张景岳不失人情论之所由作也。

顾德生令郎患吐红，咸以其髫龄秀质，昵于帷房，阴虚火动而致，日进二冬、二地之属。时沈初寓吴门，与顾有倾盖之欢，虽心识其非，然投分日浅，且制于一齐众楚之势，难以口舌争也。乃贻书曰：经云：阴虚生内热。热逼血而错经妄行。丹溪云：血随气上，是阳盛阴虚，有升无降，涌出上窍，法当补阴抑阳。又云：精神困倦，大吐不止，是气虚不能摄血。东垣云：甘温能除大热，热除而血自归经。又云：血脱补气，阳生阴长之理。细究前言，或言清

润，或言温补，均系先贤成法。以愚管见，当以法合病，不当以病合法。如或血症初得，所吐不多，口燥唇干，未投凉药，宜从火治，补阴抑阳之法也。若失血有日，所去过多，气短神衰，已投凉剂，宜从虚治，血脱益气之法也。今病逾两旬，不为暴矣；去血盈斗，不为少矣；倦怠软弱，不为不虚矣。栀、芩、知、柏，服及数剂，亦云抑矣，而红尚未止者何也？良由失血既多，阳虚无依，如浪子迷途不知返驾，若再从事清理，则虚火愈炽，血何从而归经？亟须补养心脾，方可无虑。勿以参为火，而坐失机宜也。其后惑于他歧，终致不起。

聂久吾曰：一友春间考试，多饮烧酒，咳嗽吐痰，每晨去痰血一二十口。求诊，已定方，虽用清凉，而皆制炒，又兼滋补。适一医至，见其火盛，用桃仁承气汤下之，又用凉药二剂，乃生芩、连、栀、柏之属。彼求速效，欲用其方。有疑之者持问予，予曰：骤下之若误，恐不可为。无已姑用其凉剂试之，彼竟以二剂一日服之。至夜分，咳吐不止，吐红满地。于是用予方四十余剂，又每日用雪梨汁一瓯，顿温服，逾两旬而咳与红悉愈矣。夫清凉一也，或服之转剧，或服之而渐瘳，何也？盖火性急疾，亟攻之则其势愈炎，缓治之则其邪渐息，此理之常，而庸庸者不审也。其方：二冬、二母、栀、柏、芩、连、丹皮、生地、花粉、元参、前胡、桔梗、香附、枳实、侧柏叶、生甘草、生姜一片，水一碗煎八分，温服（诸药炒制，亦与众同）。

关太孺人年七十七，久患胁痛，左半不能卧，食少不眠，如是者几及十月。忽吐血数瓯，数进童便不应，或与小剂生地、山栀、茅根、茜草之类，亦不应。或谓有瘀，用方与前相仿。

诊之右关弦略数，左右寸俱鼓指，曰：凡吐血属瘀者，多杂紫黑成块，今所去皆散漫不凝，盖由肝木失养，燥而生火。值亥月木生之时，不能藏蛰反腾而上，冲激胃络，致阳明之血泛溢而出也。虽在寒月，必少加黄连于养营之剂，以抑之，使其下降潜伏，自无痛沸之患矣。用生熟地、沙参、麦冬、山药、杞子，入连三分，酒炒焦，数服血止食进，又十剂全愈。第此症属在年高病久，非大剂两仪膏，真元不易竟复也。

徐宇治年未三十，先患舌疮，数年不愈。仲秋忽呕血，每日或一碗，或一杯，或十数口，脉之两手皆豁大，状如慈葱，重按则涩而略数。此木性久横，遇金旺之时，抑不得遂，故季胁痛而有块。其少腹之气上冲，而作咳嗽咽痛者，龙挟雷火以仇金也。其手足常冷者，土受木侮而作厥也。究其源，良由水不足，而又遇燥令。非生金滋水，何以驯而扰之？生地、杞子、沙参、麦冬、元参、蒌仁，七八剂脉渐敛，症渐瘳。又加熟地一两，数剂并舌疮亦愈矣。

濮某年未四十，虬然一胡，素有血症，立夏前忽呕数盆，面色青惨，寒热往来，夜热尤甚，咳嗽连声，而抬肩倚息，颠顶左半有筋抽制，痛不可忍，此厥阴怒火上冲胃络也。胃为多气多血之府，且其人多须，则血尤盛，故暴去如许，而脉不躁大也。与生地、杞子各一两，沙参五钱，麦冬三钱，瓜蒌仁二钱，数帖诸症悉愈。愈后面青不减，谓肝木久伤，宜多服前剂以滋养之，否则根荄枯悴，无以发生也。不听，后至亥月木生之候，病果作，反谓前者服重补，将病补住故复发。更医数人，至次年雨水而殁。

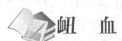 衄 血

窦材治一人患脑衄，日夜有数升，诸药不效。窦为针关元穴，入二寸，留二十呼。问病人曰：针下觉热否？曰：热矣。乃令吸气，出针，其血立止。

一法：治鼻衄与脑衄神方。用赤金打成一戒指，带左手无名指上，如发作时，将戒指捏紧箍住，则衄止矣（《医林指月》）。

赵汝隆治一官病齿衄，日流血数升，诸医束手。隆摘苦蒿令细嚼，立愈（《云南通志》）。

李嗣立治赵学修赴龙泉知县单骑速行，时

值盛暑，未几患鼻衄，日出血升许。李教服藕汁生地黄膏方，赵云：某往年因赴铨曹听选省前急走数回，心绪不宁，感热骤得鼻衄之症，寻扣临安一名医，服药遂痊，谢以五万钱。临别时医再三嘱云：恐后时疾作，万勿轻信医者服生地黄藕汁之药，冰冷脾胃，无复可生。半月易医无效，李乃就此方隐其药味，俾服之，三日疾愈。赵问云：药如是灵验，得非与临安医者之药相同乎？李笑曰：即前所献之方也。赵叹曰：前医设为诡谋，几误性命。微君调治，吾其鬼矣（《续医说》）。

龚子才治一人年近五旬，素禀怯弱，患衄血，长流五昼夜，百药不止，脉洪数无力。此去血过多，虚损之极。以八物汤加熟附子等分，又加真茜草五钱，水煎频服，连进二剂，其血遂止。又依前方去茜草，调理十数剂而痊。

李时珍治一妇人衄血，一昼夜不止，诸治不效，令捣蒜傅足心，即时遂愈。

汪石山治陈锐面黑形瘦，年二十余，患鼻衄，发热恶寒，消谷善饥，疲倦，或自汗呕吐。汪诊之脉细且数，约有六至，曰：丹溪论瘦黑者，鼻衄者，脉数者，参芪皆所当禁固也，然不可执为定论。《脉经》云：数脉所主，其邪为热，其症为虚，宜人参三钱，黄芪二钱，生甘草、陈皮、黄柏、白术、归身、生地、山栀、生白芍，遁为佐使，服之果安。

张路玉治朱圣卿鼻衄如崩，三日不止，较往时所发最剧，服犀角、地黄、知、柏、石膏、山栀之属，转盛。第四日邀诊，脉弦急如循刀刃。此阴火上乘，载血于上，得寒凉之药，转伤胃中清阳之气，所以脉变弦紧。与生料六味加五味子作汤，另用肉桂三钱，飞罗面糊分三丸，用煎药调下。甫入咽，其血顿止，少顷口鼻去血块数枚而愈。自此数年之患，绝不再发。

杨乘六治施鸣玉鼻衄如注，三日半不止，凡止衄方法并无一应。气息欲绝，脉之虚大而缓，面色痿黄，舌嫩黄而胖，知其四肢酸软，浑身倦怠，懒于语言，动辄嗜卧者，匪朝伊夕也。询之果然，而衄起之故，缘自钟溪归家，一路逆风，操舟尽力，不及达岸即衄，至今第四日矣。曰：病人中气大亏，本不足以摄血，

复因劳力太甚。重伤胃络。胃络阳络也，阳络伤则血出上窍，胃脉络鼻，所以血出鼻孔也。乃用补中益气汤加炒黑干姜，一剂而衄止。去干姜加白芍、五味子，数剂而从前，诸症渐除。

吕东庄治一长信者，好学深思士也。年十八，冬杪得齿衄，及手足心热，恍惚不宁，合目愈甚，盗汗胸前出如油，间或梦遗，或不梦而遗。伊叔录脉症求方，吕曰：脉不敢凭，据所示症，乃三焦胞络火游行也。试用后方治之。连翘、黄芩、麦冬、生地、丹皮、丹参、茯苓、石斛、滑石、辰砂、甘草、白豆蔻等之剂而愈。及明年用功急迫，至夏其症复作。或云：皆不足症。用温补肾经及涩精等剂，服之日剧。又进温补肾经丸料斤许，愈剧，至不能立，立则足腕下刺痛，咸谓为弱症矣。乃求诊，吕曰：体虽尪羸，而面色憔悴之中精神犹在。问所服药，出示方，曰：成药铺矣！何得不凶？且少年朴实人，何必用温补？曰：手足心热奈何？曰：劳人大抵如是。曰：梦泄奈何？曰：梦泄人人各殊，此乃心肾不交所致，与夫盗汗恍惚等症，皆三焦包络之火游行而然，药宜清凉。遂仍前去滑石、豆仁、辰砂，加升麻、五味、灯草，十余剂，又用麦冬、生地、滑石、石斛、茯苓、白芍、丹参、神曲、辰砂作丸，守服而愈。

王执中母氏忽患鼻衄，急取药服，凡平昔与人服有效者皆不效。因阅《集效方》云：口鼻出血不止，名脑衄，灸上星五十壮。尚疑头上不宜多灸，只灸七壮而止。次日复作，再灸十四壮而愈。有人鼻常出脓血，执中教灸囟会，亦愈。则知总会、上星皆治鼻衄云（《资生经》）。

薛立斋治一妇人经素不调，因怒衄血，此肝火炽盛，用加味小柴胡加红花，二剂血止。又用加味逍遥散、八珍汤兼服三十余剂，经行如期。

一妇人郁结而患前症，用加味归脾汤，其血渐止，饮食渐进。用加味逍遥散，元气渐复，寒热渐止。后因怒仍衄，寒热往来，用小柴胡汤加芎、归、丹皮而愈。

一妇人因劳衄血，服凉血之剂，更致便血，

或以血下为顺，仍用治血。薛曰：此因脾气下陷，而血从之，当升补脾气，庶使血归其经。不信，果血益甚。乃朝用补中益气汤，夕用加味归脾汤而愈。此症用寒凉止血，不补脾肺而死者多矣。

马元仪治陆太史母患衄血，及便血不已，两脉浮大而数，重按无神，面赤烦躁，口渴发热，心悸恍惚。群作阳明火热，阴虚内动之症治，旬日转甚。此因忧思恺郁，致伤阳气。阳气既伤，阴血无主，上逆则衄，下夺则便，当作中虚挟寒治。用附子理中汤内益人参至三两。众沮之。明日复诊，脉象散失，较之数象更为天渊。乃谓众曰：症既非实，则以补养为主。然气血俱要而补气在补血之先，阴阳并需而养阳在滋阴之上，是非助火而益水。不如是，不得其平也。令进前方，不得已减去人参二两，服至第九日，衄血便血俱止，后以归脾汤调理而愈。

谯知阁熙载壬子年病衄血，用灯盏数枚，以百沸汤煮，逐枚漉出，乘热安顶上，冷即易之，果愈（《百乙妙方》）。

苏韬光云：其母令人常衄血盈盆，百药不效，用好麻油纸捻纤鼻中，顷之打嚏即愈。此方甚奇（同上）。

扬子县吏陈某，当腊月鼻衄，至正月凡十三日始定，其脉实而数，治当下导，与桃仁承气汤去积瘀，次服既济汤而愈。盖此人过食煎炙，饮醇酒，皆积热所致也（《白云集》）。

《医旨绪余》曰：有侄女十岁，因毁齿动摇，以苧麻摘之，血出不止，一日夜积十一盆，用末药止之，少顷复从口出。诊其脉皆洪大有力，以三制大黄末二钱，积壳汤少加童便调下，去黑粪数枚，其血顿止（未选入）。

一男子齿根出血盈盆，一月一发，百药不效，知其饮酒，投前药一服而安。是知此疾多阳明热甚所致。缘冲任二脉皆附阳明，而阳明一经气血俱多，故一发如潮涌。急则治其标也，投以釜底抽薪之法，应手而愈。

窦汉卿曰：一人齿龈边津津血不止，苦竹茹四两，醋煮，含漱吐之而愈。

一人舌上忽出血，有穴如簪孔大，赤小豆

一升杵碎，水三碗和捣取汁，每服一盏，不拘时服，用槐花末糁上而愈（《良方》但用槐花末糁，名曰舌衄）。

沈明生治给谏姜如农长君勉中患衄不已，去血盈斗。一月后衄止，复患囊痈，六脉如丝，精神困惫，始犹健饭，渐至饘粥不入。后先医友但云虚而当补，莫测病根所在。于是参芪不效，桂附随之，愈补而形愈虚，愈温而气愈冷，最后沈至，时届冬至矣。据脉与症，亦谓大虚无疑，独念桂附大热，姑用补中益气尝之，毫无进退。忽猛省曰：吾亦蹈其误矣。食虽不入而大便秘结，证类虚寒而口渴喜饮。盖衄血之来，本因邪火上炽，乃遂用血脱益气之法，衄虽止而热移于下，发为囊痈。痈既溃，疡科又泥寒药不能收口之诫，亦务温补。周旋左右者，目击病人尪羸，又闻众口称虚，强令进食。以久卧床褥之体，恣啖肥甘，不为运动，是以药食并壅，内热外寒，此病中之病，初非衄与痈所致，宜其愈补而愈不灵也。先哲云：脉伏者谷不化。又云：大实有羸状。误补益疾其斯之谓欤。遂力主清润疏解，以硝黄为前矛，而大便立通；以苓芍为后劲，而饮食渐进。如丝之脉，一线添长；久冷之躯，一阳来复。不惟衄血不作，且令疮口易收。孰谓从脉可以舍症，不思而得病情哉？向非翻然易辙，转败为功，人惟知补之不效而已，又安知效之不在补也？此事难知如此。

吴桥治文学子学易举孝廉病衄，其衄泔泔然七昼夜不绝，甚则急如涌泉。众医剂以寒凉不效，急以大承气汤下之，亦不行。桥曰：孝廉故以酒豪，积热在胃。投以石膏半剂愈之。众医请曰：积热宜寒，则吾侪寒之者至矣。公何独得之石膏？桥曰：治病必分经合，是经乃宜是药，石膏则阳明胃经药也，安能以杂施取效哉（《太函集》）。

聂久吾治叶氏子年十五患衄，诸治不效，询其症，自九岁起，其初每年不过五七次，每次流数茶匙。至十一岁则每月一次，每次流半酒盏。十二岁则两月三次，每次流一酒杯。十三岁则每月两次，流半茶钟。十四岁则每月或二次，流大半碗。今十五岁，则八九日一次，每次流盈碗矣。瘦削骨立，夜间身热，危困极矣。诸医所用皆清热凉血之剂，或发灰、藕节、韭汁等止血而已。盖久患渐深，虽儿童其血已虚，安可单凉单止？惟制清润兼补之剂，十剂衄减一二，二十剂减四五，三十剂减七八，四十剂则两月一次，每次不过数点，五十剂全安，而肌肉丰矣。后或有时少作，以前方一剂立愈。地、芍、芎、归、二冬、知、柏、芩、连、首乌、花粉、丹皮、香附、甘草、龙眼肉，水煎，调好发灰五分，食远服（聂方极轻，每品不过五七分）。

## 鼻　衄

杨氏子年二十余，病鼻衄如涌，有令以黑山栀末吹者，有令以湿草纸熨脑门者，有令以热酒浸脚者，憧憧扰扰，一日夜不得止。令觅有乳妇人，以乳对鼻孔，挤乳射入，必止。止后俟鼻血干燥，宜挖去之如法立愈。

郭氏儿七岁，病咳嗽夜热，时时鼻衄，衄之盛，常在半夜。儿医专与疏散凉解，食减则又与香燥消运，日益就惫。延诊，见其面目略肿，年寿环口隐起青气，按其乳旁期门虚理之间突突跳筑。谓此禀赋薄弱，顽耍过劳，伤其肝肾，木上侮金，故其衄多出于左鼻孔。乃内伤，非外感也。与养青汤数帖少减，再加熟地、地骨皮、瓜蒌仁，四帖全愈。

## 下　血

张子和曰：栾彦刚病下血，医者以药下之，默默而死。其子企见张而问之曰：吾父之死，竟无人知是何症。张曰：病剉其心也。心主行血，故被剉则血不禁。若血温身热者死，火数七，死必七日。治不当下，下之不满数。企曰：四日死，何谓病剉心？张曰：智不足而强谋，力不足而强与，心安得不剉也。栾初与邢争屋，不胜，遂得此病。企由是大服，拜而学医。

王砺恒治张大复肠血下注不可忍，胸腹滞闷痛极，血濡缕著裈袜间喋喋有声。曰：此脱也，然色鲜当不害。亟取贝母一两，令细研为末，分作十剂，酒少许咽下三舐，而注者减。色昏黑，又三舐之息矣。后作寒热，十日而愈。后数年复发，血止则左胁肿痛，有声汩汩然达于腹，又数日汩汩声稍上达于背，乃用沉香酒磨饮之，不三日减（《笔谈》）。

《汪龙溪手札》云：去年得下血疾，半年有余。今春误食胡桃，能下血，则知胡桃当忌也（《珊瑚纲》）

龚子才治一人血痢及下血不止，以六味丸加地榆、阿胶、炒黄连、黄芩、生地而愈。

孙文垣治董龙山夫人年三十五病便血，日二三下，腹不疼，诸医治三年不效。诊之左脉沉涩，右脉漏出关外，诊不应病。谓血既久下，且当益其气而升提之，以探其病。乃用补中益气加阿胶、地榆、侧柏叶，服八剂，血不下者半月。偶因劳，血复下，再索前药，乃谓之曰：夫人之病，必有瘀血积于经络，前药因脉难凭，故以升提兼补兼涩者以探虚实耳。今得病情，法当下，以除其根。董曰：便血三年，虽二三下，而月汛不爽，且至五日，如此尚有停蓄耶？曰：以此而知其必有瘀也。经曰：不塞不流，不行不止。今之瘀实由塞之行也，不可再塞。古人治痢必先下之，亦此意也。用桃仁承气汤加丹参、五灵脂、荷叶蒂，水煎夜服之，五更下黑瘀半桶。复索末药，曰：姑以理脾药养之，病根已动，俟五日再下未晚。至期复用下剂，又去黑瘀如前者半，继以补中益气汤，参苓白术散，调理全愈。

吴孚先治赖思诚大便下血，已十有六月，诸医无功。诊得右寸实数，大便如常，是实热在肺，传于大肠。与黄芩、花粉、山栀、麦冬、桔梗，清其肺热，不数服其病如失。前治不效者，俱就肠中消息故耳。

李士材治学宪黄贞父下血甚多，面色痿黄，发热倦怠，盗汗遗精。诊之曰：脾虚不能统血，肾虚不能闭藏，法当以补中益气。五帖并一而进之，十日汗止，二十日血止，再以六味间服，一月而安。

卢不远曰：戊申秋，坐分水王元极家堂上有人从外来，望其色黄而内深青。问元极，乃族兄也。问何病？云唯便血。余谓：春来病必甚，春分法当死。至己酉二月果殁。或问曰：君未尝诊候，何望之而遂断云死，且在半年之先乎？予曰：脉者形之机，色者气之兆。常读仓公舍人奴案，故心识其为脾伤之色，至春土不胜木，法当死。然舍人怒以四月死者尚肥，而王之体已瘦耳。又曰：半年之前，岂无方可治乎？曰：君不闻扁鹊之言乎？越人非能生死人也。当生者，越人能使之起耳。且疾之所在有四：曰络，曰经，曰府，曰藏。《内经》以府病尚属半死，而藏病则绝不可活。况其人藏色已外显，又乌能治哉？

陆养愚治姚天池室素有肠红症，服山栀、丹皮、芩、连凉血之剂即止。近因恼怒饮食，遂患痞满，按之急痛，大便不行。医以丸药下之，大便已通，按之不痛，而胸膈仍不舒，饮食不进。再以行气投之，痞胀不减，而便血大作，三四日不止。又以凉血投之，血不止而反增呕恶，身体微热，旬日间肌肉削其半，脉之人迎沉而涩，气口弦而急。夫沉涩者血失也，弦急者肝盛也。肝盛则脾虚，而痞满下血之症并作矣。用参、术、归、芍、芪、草、枯姜、阿胶，数剂血止胀宽，饮食渐进。去枯姜加熟地，调理月余而痊。

吕东庄治孙子川久患下血，夏末忽滞下，口渴不饮食，继而体热，脉洪数。曰：若论滞下，则诸症皆死候也。今在下血之后，则不可尽责之滞下，当变法治之。先用白术、茯苓、山药、神曲、苡仁、陈皮、甘草等药强其中以统血，次用黄连、泽泻、黄芩、丹皮等药以解郁积之热，后用熟地、归、芍等药以复其阴。次第进之乃痊。

薛立斋治一妇人下血不已，面色痿黄，四肢长冷，此中气下陷，用补中益气汤送四神丸，数服而愈。

光禄张淑人下血，烦躁作渴，大便重坠，后去稍缓。用三黄汤，加大黄至四两方应。后又用三黄汤二十余剂而愈。此等元气，百中一二。

韩地官之内，脾肾素弱，因饮食停滞，服克伐之剂，自汗身冷，气短喘急，腹痛便血，或用诸补剂皆不应。乃用人参、炮附子各五钱，二剂稍应。却用六君子，每剂加炮附子三钱，四剂渐安。又用前汤，每加附子一钱，数剂乃痊。

一妇人因怒胸痞，饮食少思，服消导利气之药，痰喘胸满，大便下血。用补中益气加茯苓、半夏、炮姜，四剂诸证顿愈。又用八珍加柴胡、炒栀全愈。

通府薛允頫下血，服犀角地黄汤等药，其血愈多，形体消瘦，发热食少，里急后重。此脾气下陷，用补中益气加炮姜，一剂而愈。

一男子便血，过劳益甚，饮食无味。以六君子汤加黄芪、地黄、地榆，治之而愈。

一男子便血，每春间尤甚，且兼腹满，以除湿和血汤治之而愈。

一男子素有温热便血，以槐花散治之而愈。

一妇人粪后下血，面色痿黄，耳鸣嗜卧，饮食不甘，服凉血药愈甚。诊之右关脉浮而弱，以加味四君子汤加升麻、柴胡，数剂脾气已醒，兼进黄连丸数剂而愈。大凡下血，服凉血药不应，必因中气虚不能摄血，非补中升阳之药不能愈。切忌寒凉之剂。亦有伤湿热之食，成肠癖而下脓血者，宜苦寒之剂以内疏之。脉弦绝涩者难治，滑大柔和者易治也。

一男子粪后下血，诸药久不愈，甚危，诊之乃湿热，用黄连丸，二服顿止，数服而痊。

一男子粪后下血，久而不愈，中气不足，以补中益气汤数剂，更以黄连丸，数服血止，又服前汤月余，不再作。

马元仪治汪氏妇患便血症，时适澡浴，忽下血不已。遂汗出躁烦，心悸恍惚，转侧不安。诊得两脉虚涩。虚为气虚，涩为阴伤。人身阳根于阴，阴附于阳，两相维倚者也。今阴血暴亡，虚阳无偶，势必外越。阳越则阴愈无主，其能内固乎？当急固其气，气充则不治血而血自守矣。先以参附理中汤，继以归脾汤及大造丸，平补血气而安。

蒋氏妇便血久不愈，脉右虚微，左弦搏，此郁结伤肝，肝病传脾。二脏营血不守。以人参逍遥散和肝益脾，二剂右脉稍透，症减一二。欲速愈，请用苦寒。曰：肝脾两经为相胜之藏，木旺则土虚。苦寒之剂则重损其脾，惟此方益土之元，可以柔木，养肝之阴，可以安土。遂守前方，三十余剂而痊。

陆氏《续集验方治》下血不止，量脐心与脊骨平，于脊骨上灸七壮即止。如再发，即再灸七壮，永除其根。目睹数人有效。余常用此灸人肠风，皆除根，神效无比。然亦须按其骨突处酸疼方灸之，不疼则不灸也。但便血本因肠风，肠风即肠痔，不可分为三。或分三而治之，非也（《医说续编》）。

卢州郭医云：赵俊臣帅合肥日，其胥司马机宜患酒毒下血，多至升斗，服四物汤，每料加炒焦槐花二两，如常法煎服而愈（同上）。

王嗣康为蔡昭先以厚朴煎治积年下血。韩县尉云：乃尊左藏服之颇效。右用厚朴五两（用生姜五两同捣开，于银石器内炒令紫色），白术一两，大麦芽、神曲（二味各一两，同炒紫色），右为细末，白水面糊为丸如梧桐子大。疾作，空心米饮下一百丸；平时三五十丸。嗣康云：肠胃本无血，缘气虚肠薄，自营卫渗入。今用厚朴厚肠胃，神曲、麦芽消酒食，白术导水，血自不作也（《医说续编》）。

立斋治张刑部德和便血数年，舌下筋紫，午后唇下赤，胃肺脉洪。谓大肠之脉散舌下，大肠有热，故舌下筋紫，又便血。盖胃脉环口绕承浆，唇下即承浆，又午后阴火旺，故承浆发赤。盖胃为本，肺为标，乃标本有热也。遂以防风通圣散为丸，治之而愈。后每睡忽惊跳而起，不自知其故，如是者岁余。脑发一毒焮痛，左尺脉数。此膀胱积热而然，以黄连消毒散，数剂少愈。次以金银花、瓜蒌、甘草节、当归，服月余而平。

南昌邓思济传便红，或因酒毒发者，先用川连去须切片，酒炒细末，一服三钱，空心白酒调下，忌荤腥。一日连服末后，必腹痛去血愈多。复用白芍一两，白术五钱，甘草三钱，同炒拣开。先用白芍煎汤服，腹痛自止。后以白术、甘草同煎服，遂愈。又一法以粳米三分，糯米七分煮粥，空腹服，遂愈。此无他，补胃气则阳明调，所以便红自除也（《广笔记》）。

萧万舆治陈克元年二十，元气虚寒，面青白，肢体频冷，呕痰饱胀，小便清利，患大便下血，数月不痊，脉沉伏如无，重按著骨方见蠕动。曰：脉症相符，此藏气虚寒血脱也。以十全大补汤，去川芎、白芍，加熟附子、炮姜，少佐升麻，四剂便血顿止。若以此属热，妄投寒剂，必无幸矣。

朱孝廉明祉面色青黄，初为感寒，过饮姜汤，患内热脱血，服芩连寒剂即愈。后因荣复发，再服不纳，惟静养两旬方瘳。近因惊仍作，倦怠增剧，脉之六部皆沉缓濡弱。曰：始受辛热，投以苦寒，宜乎即愈。但热气既消，而广肠血窍尚未敛合，故遇劳即发。夫劳则伤脾，脾伤则不能统血，致下陷循故窍而出，此因于劳，非由于热也。今屡发而元气愈虚，惟至静固中之剂庶可耳。以熟地为君，参、芪、归、术为臣，丹皮、炙甘草、知母、茯苓、阿胶为佐，引用升、柴。为丸与服，仍兼饮加减归脾汤，逾月诸症如失。

彭予白病脱血，久不痊，因积劳所致。万以为劳伤脾肺，即肾家伎巧亦为之竭矣。问曰：得无遇事过时而火热升燎首面乎？曰：政苦此耳。屡服芩、连清火之剂，漫不应。脉之六部沉缓，与六味加肉桂、人参、五味，丸服，不数月沉疴顿痊。

乙丑岁萧寓楚中时，适有仆妇每患便血，投以脏连丸，随服随愈。

刘友善属文病便血，服香连丸，经岁不痊，饮食如常。抵冬娶妇，辍药却愈。次夏患痢，且能健啖，起居不倦。投香连丸四剂，至夜发厥而死（此症全属肝大，于此可见）。大都此症服寒凉，寒气渐伤。及娶亲后，精血日耗，元气不支，故遇厥即仆，理可知也。祸非旦夕，有由来矣。

钱国宾治戴思云妻，得病年余，大便下血

如腐，或紫或黑，身体昏晕，久病虚且损矣。其脉沉伏滑滞，脾部更甚。细思血脉病久，当见芤虚数涩，此痰脉也。以导痰汤加九制大黄，二三服愈。

蒋仲芳治徐万寿，年二十余，七月中下血不止，遍医不效。至十月初，屡次昏晕，事急矣。诊之右寸独得洪数，是必实热在肺，传于大肠也。用麦冬、花粉、桔梗、元参、黄芩、山栀、五味、沙参，服数剂而愈。

近见一症，寒热微渴，胸满微烦，小便利，大便稀而少，状如鸡粪，其色黑。蒋谓大便黑者血之瘀，稀者中之寒。血瘀间寒，积在下焦，不得不下。遂用当归活血汤加熟大黄，温而行之，下尽黑物而愈。盖瘀血在下，兼热者多，兼寒者少。故古人未有陈案，此又出古法之外也。

吴桥治婺源令君，入城府乃病溲，昼夜凡百行，溲皆纯血，咳逆绝食且昏沉。医者以为新痢也，请宣之。姚令君曰：毋然，公止中道宿，就近召吴医乃可。桥暮至，六脉沉微，乃曰：明府下元极虚，误下且不救。甲夜进温补一剂，熟寐至夜分，觉乃啜粥汤，病去十七八。惊自语曰：何速也。试再诊之曰：明府毋忧，

脉归矣。再剂而起，三剂乃归（《太函集》）。

程氏兄弟并溲血，兄瘥弟剧，则以弟逆。桥入中庭，必由兄室。见兄在室烦乱，其言支离。户外徐视之，死气黯黯。弟妇速桥未入，则弟自卧内号咷。桥坐而叹曰：异哉，两君子俱死矣。然瘥者顾急，则予望而知之；剧者顾缓，则予闻而知之。长君色有死微，次君声有余响故也。既而诊之，兄脉将绝，病得之内，重以误下正阴，家人以为然。病者始病而内重，以故里急后重乘之。族医遁为之下，急重乃通。今绝水浆，四肢逆冷。法曰：下痢烦躁者死，语言错乱者死，四肢厥冷者死，水浆不入者死，四端皆在不治中。夜兄死。诊其弟，病视乃兄为轻，或当小愈。第多嗜多怒，亦必不终。旬日溲血平，寻以过饱淫怒伤脾，未几卒（《太函集》）。

聂久吾表侄年三十，初咳红，服滋养清凉而愈。忽大便下血，曰：血在下为顺，勿遽止之。半月后，用新制脏连丸服之愈。川连为末，酒拌入猪大肠，韭菜盖蒸烂，捣匀晒干，仍为末，每连一两，入侧柏叶炒当归末各二钱，和匀，米糊为丸梧桐子大，空心温酒或白汤下二钱五分。

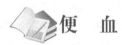

## 便 血

赵正为室人年近四旬便血，面黄肢肿。凡补气补血及气血两补，升提固涩，凉血温中之剂莫不备尝，而所服则归脾为多，均罕验。方书为粪前血其来近，粪后血其来远，今则二者皆有。脉之关前盛，关后衰，且弦且数，曰：此非脾不能统血也。乃肝木挟火上乘于胃，血因之上逆。以病人肺气强，不为呕血，反倒益

入于大肠而为便血。故有时血先注，渣滓后注，则便前有血；有时渣滓先注，血后注，则便后有血；有时渣滓前后血俱注，则便前后俱有血。盖阳明为多气多血之府，血去虽多而不甚困也。第峻养其肝，使不挟火上逆，血自止矣。与生熟地、熟地炭、白芍、枣仁、杞子各五钱，炙甘草、酒黄芩各五分，川楝肉一钱，八剂全安。

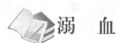

## 溺 血

薛立斋治一妇人小便出血，服四物、蒲黄之类，更加发热吐痰；加芩连之类，又饮食少思，虚症蜂起。肝脉弦而数，脾脉弦而缓。此因肝气风热，为沉阴之剂脾伤，不能统摄其血，发生诸脏然也。用补中益气汤、六味地黄丸而

痊。

陆养愚治费右塘室性执多怒，初夏忽患小水不利，阴中肿痛，且又溺血发热。时疫症盛行，医与解肌发表不效。脉之左关沉弦而数，右寸浮数而短。曰：此由心火过旺，时又火令，

肺金受伤，失降下之权，故小水不利。足厥阴肝脉合篡间，绕篡后，阴气为肝经所络之地，木气有余，而寡于畏，故壅肿而痛。用人参、麦冬、知母、五味，滋肺经而还其输布之职；黄连、柴胡、白芍、滑石、青皮、丹皮、青黛，泻肝火而决其壅滞之气。数剂而诸症痊。

张路玉治徐中翰夫人溺血，两月不止。平时劳心善怒，有时恼怒则膈塞气壅，诸治罔效。又进香薷饮一服。诊之两手关尺皆弦细少力，两寸稍大而虚。遂疏异功散方，令其久服，可保无虞。若有恼怒，间进沉香降气散，一切凉血滋阴，咸宜远之。别后更医，究不出参、术收功耳。

一徽商夏月过饮烧酒，溺血。或用辰砂益元散不效，服六味汤亦不效。张用导赤散，三啜而愈。有文学宋孝先年七十余，溺血，点滴涩痛，诸药不效，服生料六味亦不应。云：是壮岁鳏居，绝欲太早之故。或令以绿豆浸湿，捣绞取汁，微温日服一碗。煮热即不应也。

内弟顾元叔溺血，溺孔不时酸疼，溺则周身麻木，头旋眼黑，而手足心经脉绌急，酸麻尤甚，脉来弦细而数，两尺搏坚。与生料六味，或加牛膝，或加门冬，服之辄效。但不时举发，以六味合生脉，用河车熬膏代蜜，丸服而痊。

薛立斋治一妇人因怒尿血，内热作渴，寒热往来，胸乳间作胀，饮食少思，肝脉弦弱。此肝经血虚而热也。用加味逍遥散、六味地黄丸，兼服渐愈。又用八珍汤加柴胡、丹皮、山栀而痊。

马元仪治顾逊昭患溺血已三月，或屡与升补不应。诊其右脉虚涩无神，右关独弦，茎中作痛，下多血块，形色憔悴，又多嗳气。此肝脾积热之候也。肝热则阴火不宁，而阴血自动，以血为肝藏所藏。而三焦之火又寄养于肝也，故溺血，茎中作痛等症作矣。脾热则湿气内壅，而生气不伸，以脾为湿土之化。而三焦之气又运行于脾也，故时时嗳气，形色憔悴之候生矣。法当益肝之阴，则火自息；利脾之湿，则气自和。用生地、白芍、熟黄、萆薢、丹皮、甘草、车前，清热利湿之剂。左关渐平，改用人参逍遥散佐萆薢、车前，调理半载，痛定浊止而安。

陈总领云：余顷在章贡时，年二十六，忽小便后出血数点，不胜惊骇，旋却不疼，如是一月。若不饮酒则血少，终不能止。偶有乡兵告以市医张康者常疗此疾，遂呼之来。供一器药，云：是草药添少蜜解以水，面服而愈。既厚酬之，遂询其药名，乃镜面草，一名螺压草，其色青翠所在石阶缝中有之（《良方》）。

王执中云：人有患小便出血者，教酒与水煎苦荬菜根，服即愈。

立斋治一男子尿血，阴茎作痛，服清心莲子饮不应，服八正散愈盛。以发灰醋汤调服少愈，更以斑龙丸而平。

钱国宾治广灵王初右足拐，外患毒，长八寸，横四寸。溺血如妇人之经，二月一来，自长流至点滴约两铜盆，日夜方止。昏迷卧床，姜汤灌醒，半月始坐，病已二载，历治罔效。每临溺期，府中怖甚。脉沉细无力，右手少强。经云：男子久病，右手脉盛者可治。因立法，内服升提药，盖营行脉中，卫行脉外。气引血行，自归经络而止。外用雄黄、儿茶、乳香、没药、血蝎各三钱，麝香五分，朱砂二钱，百草霜一钱五分，共末，以真蕲艾做条，安绵纸上，散药一钱，搓成捻子，长八寸，以麻油蘸透，在无风处侧卧，患处朝上，燃捻离疮尺二许，觉热远些，如冷近些。日熏二次，一捻作三次用，内外分治，溺血竟止，其疮四月亦痊。

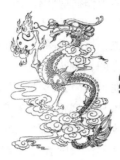

# 续名医类案卷之十七

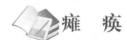

## 瘫 痪

窦材治一人病半身不遂。先灸关元五百壮，一日二服八仙丹，五日一服换骨丹。觉患处汗出，来日病减四分，一月全愈。再服延寿丹半斤，保元丹一斤，五十年病不作。《千金》等方不灸关元，不服丹药，惟以寻常药治之，虽愈难久。

一人患左半身不遂，六脉沉细无力。窦曰：此必服峻利之药，损其真气，故脉细沉。病者云：前月服捉虎丹，吐涎二升，此后稍轻，但未全愈耳。窦叹曰：中风本因元气虚损，今服吐剂，反伤元气。目下虽减，不数日再作，不复救矣。不十日，果大反复。求治，虽服丹药，竟不能起。

余尝行衡州道中，遇醴陵尉自卫阳方回，以病归。问其得疾之由，曰：某食猪肉。入山既深，无肉可以食。偶从者食穿山甲肉，因尝数脔，旧有风疾，至是复作，今左手足废矣。因以匣中风药遗之，后半月闻其人顿愈。及至永州，观《图经》曰：穿山甲不可杀于堤岸，血一入土，则堤岸不可复塞，盖能透地脉也。如此尉因误食致病，而旬日瘰疾尽愈，亦可怪也。今人用以通妇人脉甚验（《医说》）。

万镃家贫，拆字度日，得末疾，以帛络臂于项，左手执杖而行，服药不效。一日遇吕纯阳，谓曰：汝少饶今涩，怒盛于肝，以致生火，其如雷击风旋，二气不合，是以火不生土而土焦，土不生金而金铄。金不克火，火反克之。子孙拂意，方致汝蹶，血气停滞于脉络，乃致如此。因以手扪腰臂曰：酸乎？曰：不。又再扪至膝。曰：酸矣。曰：此乃环跳穴所在。汝既知酸，他日将弃此杖矣。又见镃手有悬帛，又将手向衣内上下扪者三，曰：幸瘦不害，汝五脏俱火，不必饵药，惟武彝茶能解之。茶以东南枝者佳，采得烹以涧泉，则茶竖立，若以井水则横。还居数日，忽不知手举足步矣（《续金陵琐事》）。

李时珍治一人偏风，手足不举，用草麻油同羊脂、麝香、鲮鲤甲（即穿山甲）等药，煎作摩膏，日摩数次，一月余渐复。兼服搜风化痰养血之剂，三月而愈。又一人病手臂一块肿痛，亦用草麻捣膏贴之，一夜而愈（《本草纲目》）。

薛立斋治一妇人性善怒，常自汗，月经先期，以为肝火血热。不信，乃泛用降火之剂，反致月经过期。复因劳怒，口噤呻吟，肢体不遂，六脉洪大，面目赤色。用八珍、麦冬、五味、山栀、丹皮，数剂渐愈，兼用逍遥散、六味丸，各三十余剂全愈。

一妇人因怒患痰厥而苏，左手臂不能伸，手指麻木，口喝眼斜，痰气上攻，两腿骨热，或骨中酸痛。服乌药顺气散之类，诸症益甚，不时昏愦，更加内热晡热。此肝经血虚，内热生风。前药复耗肝血，虚火炽盛而益甚也。先以柴胡栀子散调养肝经气血，数日后用八珍汤加钩藤钩散，诸症稍愈。又用加减八味丸料，少加酒炒黄柏，知母黑色者，数剂诸症顿退。乃服八珍柴胡栀子散，半载而痊。后劳役即有复作之意，服柴胡栀子散遂安。

至正十二年某月，括苍叶仲刚氏居天台郡为府史，且二岁。一日病肢体不随，众医皆以为洞风，谓风洞彻四肢也。疗之不能愈，请于施敬仲，敬仲诊其脉曰：病积于身有日矣。为大剂饮之，不询日遂愈。人咸神异其故，敬仲曰：某所以知仲刚病者，切其脉大而来徐，是积热盘郁于内，久不得发，卒与风遇，其病当作，吾以脉治之而愈，何神异焉（《白云集》、《医说续编》）？

王肯堂治一人右手足偏废，不起床二年矣，久服顺气行痰之药不效，至夜神志辄昏，度不可支。服十全大补即觉清明，数日能扶策而起。无何，能舍策而步矣。经云：邪之所凑，其气必虚。但治其虚，不理其邪，而邪自去也。

李东垣治陕帅郭巨济病偏枯，二指著足底不能伸。以长针刺委中，深至骨而不知痛，出血一二升，其色如黑。又且缪刺之，如是者六七次，服药三月，病良愈（《试效方》）。

冯楚瞻治于某患偏枯症，右臂浮肿，或麻或痛，艰于步履，或者谓痰、谓火、谓风，多与清凉消克发散之剂。一日忽昏迷不省，痰喘溃汗，脉之六部沉微。此中气久虚，不为峻补，反肆克伐，非重剂无以挽回。乃用人参六两，炒黄白术四两，生附子一枚，去皮姜汁炒，水煎一碗，灌之。汗渐收，脉渐起，痰喘定而神清，调补一月而愈。

吴孚先治王季衡患左半身不遂，或作痛风，与发散。或作痰治，与滚痰丸，下数行，精神困惫，左部沉细而弱。此非湿痰死血，乃血虚也。左属血，然非气以通之则不流，法当从阳引阴。上午用四君子汤加黄芪、桂枝、首乌、制附，下午用四物汤加秦艽、续断、炮姜，并加新缨少许。取丝有绵绵不绝之形，绛有入心化赤之义也。治左半身不遂尤宜用之，四十贴手能运动，倍之足能步履如初（近时吴门专此法，欣动愚昧）。

韩贻丰治孔学使尚先患半身不遂，步履艰难，语言謇涩，音含糊，气断续。为针环跳、风市、三里各二十一针，即下床自走，不烦扶掖。筋舒血活，无复病楚意。惟语言声音如旧，翌日又为针天突、膻中十四针，遂吐音措词琅然条贯矣。

穆大司农和伦，先是左手患木风，指不能伸屈，此半身不遂之兆也。召韩治，为用七针，指即伸缩无恙。逾两月，复患腿疾，必持杖而行，因力辞乞休。已而，韩为针环跳、风市、三里，针数次而疾顿瘳，遂视事如故。

喻嘉言治季蘅翁将七旬，半身不遂，已二载，病发左半口往右喎，昏厥遗尿，初服参、芪颇当。惑于左半属血，不宜补气之说，几至大坏。云间施立泽以参疗之，稍安。然概从温补，未尽病情也。脉之软滑中时带劲疾，盖痰与风杂合之症，痰为主，风为标也。又热与寒杂合之症，热为主，寒为标也。平时手冷如冰，故痰动易厥，厥已复苏，呕去痰，眠食自若，冬月颇能耐寒，可知寒为外显之假寒，热为内蕴之真热。热蒸为痰，阻塞窍隧，故卫气不周，外风易入。加以房帏不节，精气内虚，与风相召，是以杂合而成是症耳。今欲大理右半脾胃之气，以运出左半之热痰虚风，非温补一端所能尽也。夫治杂合之病，必须用杂合之药，而随时令，以尽无穷之变，如冬月严寒，身内之热为寒所束，不得从皮肤外泄，势必寒入筋骨为害矣，故用姜附以暂彻外寒，而内势仄得宣泄。若时令之热与内蕴之热相合，复助以姜附，三热交煽，有灼筋腐肉而已。凡治一偏之病，法宜从阴引阳，从阳引阴，从左引右，从右引左。以参、术为君臣，以附子、干姜为佐使，寒月可恃无恐。以参术为君臣，以羚羊、柴胡、知母、石膏为佐使，而春、夏、秋三时可无热病之累。然宜刺手足四末，以泄荣血而通气，恐热痰虚风久而成痼也。

朱丹溪治一肥人，忧思气郁，右手瘫，口喎，与补中益气汤加半夏、竹沥、姜汁煎服。

程云来曰：里中一老医，右手足废，不能起于床者二年矣。忽遇诸涂，询之曰：吾之病几危，始服顺气行痰之剂，了无应，薄暮则神志辄昏。度不可支，令家人煎进十全大补汤，即觉清明。遂日服之，浃数日能杖而起。无何，则又能舍杖而步矣。经云：邪之所凑，其气必虚。吾治其虚，不理其邪，而邪自去，吾所以获全也。余曰：有是哉，使进顺气疏风之剂不辍者，墓木拱矣。然此犹拘于成方，不能因病变通，随时消息，故奏功稍迟。使吾为之，当

不止是也（程云来《医暇卮言》

据程说，只用大剂人参，有痰者宜竹沥，少加姜汁佐之，其用四物、二陈、胆星、天麻者大谬。

## 痿

米南宫五世孙巨秀亦善医，尝诊史相，脉未发，史谓之曰：可服红丸子否？米对以正欲用此，亦即愈。史病手足不能举，朝谒遂废。枢中要务，运之帷榻。米谓必得天地丹而后可。丹头偶失去历年，莫可访寻。史病甚，召米于常州，至北关，登舟买饭，偶见有售拳石于肆者，颇异，米即而玩之，即天地丹头也（史当未死，鬼神犹相之）。问售者，尔自何致此？曰：去年有人家一奶子以售，米因问厥值，售者漫索钱万。米以三千酬值，持归调剂，以供史。史未敢尝，有阍者亦疾痿，试服即能坐起，又能起步。史始信而饵之，身即轻，及史疾再，殆天地丹已尽，遂薨死于赐第（叶绍翁《四朝闻见录》）。

张子和治武弁宋子玉，因驻军息城，五六月间暴得痿病，腰胯两足皆不任用。躄而不行，求治于张。张察其脉俱滑之而有力。张凭《内经》"火淫于内，治以咸寒"。以水越其膈间寒热宿痰。新者为热，旧者为寒，或宿食宿饮在上脘者，皆可涌之。宿痰既尽，因而下之。节次数十行，觉神志日清，饮食日美，两足渐举，脚膝渐伸，心降肾升。便继以黄连解毒汤加当归等药，又泻心汤、凉膈散、柴胡饮子，大作剂煎，时时呷之而愈。直断曰：痿病无寒，多发五六七月，若误作痹与脚气治之，用乌、附、乳、没、自然铜、威灵仙之类，燔针艾火，汤煮袋蒸，痿弱转加，如此而死者岂亦天乎？李成章治一人病痿，李察诸方，于治法合而不效。疑之，忽悟曰：药有新陈，则效有迟速，此病在表而深，非小剂能愈。乃熬药二锅，倾缸内，稍冷，令病者坐其中，以药浇之。逾时汗大出，立愈（《明史》）。

龚子才治一人两足痿弱，不能动，止以鹿茸、人参各五钱，又剉一剂，水煎，空心温服，连进数服而愈。

孙文垣治徐氏子年弱冠，肌肉瘦削，尻膝肿大，手肘肩髃皆肿，肿处痛热。或作风与湿痰及鹤膝、鼓槌风治，病转甚。诊之六部皆弦。其色青而白，饮食少，时当长至，曰：此筋痿也。诸痿皆不可作风治，病转甚者，以前药皆风剂耳。风能伤血，血枯则筋愈失养。况弦脉乃肝木所主，搀前而至，是肝有余而脾土受克。脾伤则饮食少，而肌肉削也。经曰：治独取阳明。阳明者肠与胃也，法当滋补肠胃。俾饮食日加，脏腑有所禀受，营卫流行，气煦血濡，调养至春，君火主事之时，宗筋润而机关可利也。以五加皮、苡仁、甘草、苍耳子、枸杞，回阳，人参、杜仲、黄柏、黄芪、防风，服二十剂而精神壮，腰膂健，饮食加。惟间梦遗，去杜仲加远志、当归，三十贴全愈。

易思兰治一妇人年十九，禀赋怯弱。庚辰春因患痿疾，卧榻年余，首不能举，形瘦如柴，发结若毡，起便皆赖人扶，一粒不尝者五月，惟日啖甘蔗汁而已。服滋阴降火药，百贴不效，有用人参一二钱者，辄喘胀不安。其脉六部俱软弱无力，知其脾困久矣。以补中益气汤加减治之，而人参更加倍焉。服二剂，遂进粥二盏，鸡蛋二枚，后以强筋健体之药，调理数月，饮食步履如常，全愈。

陆养愚治王庚阳中年后患手足拘挛，屈伸不利，以风湿治不效。脉之左手细数，重按则驶，右手稍加重按亦弱。告曰：始偶不谨而冒寒，便发寒热口苦，筋骨疼痛，服发散药。寒热除而口苦疼痛不减，至月余，先左足拘挛，难以屈伸，渐至右足亦然，又渐至两手亦然，手更振掉不息。医数十人，不外疏风顺气及行气行血而已，数月前少能移动，而振动疼痛不可忍。今虽不能移动，幸不振掉疼痛。曰：若不疼痛，大事去矣。曰：不移动则不痛，若移动极其酸痛。曰：幸尚可药。此筋痿症也。必少年房帷间，曾有所思慕，而不得遂否？曰：早年一婢，其色颇妍，因昵之。拙荆觉而私点他方，后极想念。半年间欲事反纵，尝患遗精白浊，今阳事久不起矣。曰：《内经·痿论》；肝气热则胆泄口苦筋膜干，筋膜干则筋急而挛，发为筋痿。由思想无穷，所愿不得，意淫于外，入房太甚，宗筋弛纵，发为筋痿及为白淫。又曰：筋痿者生于疾使内也。盖思愿不遂，遇阴必恣，风寒乘虚袭之，不觉。中年后血气既衰，寒变为热，风变为火，消精烁髓而病作。医又以风热之药治之，重耗其血，筋无养不能束骨而利机关，而病转剧。所幸饮食未减，大便犹实。盖痿症独取阳明，阳明盛则能生气生血。用当归、地黄、参芪、白术、丹皮、黄柏、青蒿、山萸、枸杞、牛膝，少加蒺苈、桂枝、羌活、独活，煎服，又以紫河车、鹿角、龟板、虎胫骨熬膏，酒服两许，调治一月而起。

李士材治朱太学八年痿废，屡治无功。诊之六脉有力，饮食如常，此实热内蒸，心阳独亢，症名脉痿。用承气汤下六七行，左足便能伸缩；再用大承气，又下十余行，手中可以持物；更用黄连、黄芩各一斤，酒蒸大黄八两，蜜丸，日服四钱，以人参汤送，一月之内去积滞不可胜数，四肢皆能展舒，曰：今积滞尽矣。煎三才膏十斤与之，服毕而痊。

倪文学四年不能起于床，李治之。简其平日所服，寒凉者十六，补肝肾者十三。诊其脉大而无力，此营卫交虚。以十全大补加秦艽、熟附各一钱，朝服之，夕用八味丸加牛膝、杜仲、远志、萆薢、虎骨、龟板、黄柏，温酒送下七钱。凡三月而机关利。

高兵尊患两足酸软，神气不足，向服安神壮骨之药，不效。改服滋肾、牛膝、苡仁、二妙散之属，又不效。纯用血药，脾胃不实。诊之脉皆冲和，按之亦不甚虚，惟脾部重取之涩而无力。此上虚下陷，不能制水，则湿气坠于下焦，故膝胫为患耳。进补中益气，倍用升麻，数日即愈。夫脾虚下陷之症，若误用牛膝等下行之剂，下愈陷，此前药之所以无功也。

喻嘉言治徐岳生躯盛体充。昔年食指因伤见血，冷水灌之，血凝不散，肿溃出脓数升，小筋脱出三节，指废不伸。后两足至秋畏冷，重绵蔽之，外扪仍热，内揣觉寒，近从踝至膝后筋痛，不便远行。医令服八味丸，深中其意。及诊，自云平素脉难摸索，乃肝肺二部反见洪大，大为病进，时在冬月，木落金寒，犹为不宜，八味丸之桂附未可轻服。盖筋者肝之合也，附金之血，既经食指外伤，不能荣养筋脉。加以忿怒数动，肝火传热于筋，足跗之大筋得热而短，是以牵强，不便于行也。然肝木所畏者肺金，故必肺气先清，周身气乃下行。今肺脉大，则为心主所伤，而壅窒，是以气不下达而足寒也。所患虽微，已犯三逆。平素脉细而今大，一逆也；肝脉大而热下传，二逆也；肺脉大而气上壅，三逆也。设以桂附治之，壅热愈甚，即成痿痹矣。故治此患，先以清金为第一义，清金又以清胃为第一义。胃不清，则饮酒之热气，厚味之浊气，咸输于肺矣，药力几何能胜清金之任哉？金不清，如大敌在前，主将懦弱，已不能望其成功，况舍清金而更加以助火烁金，倒行逆施，以为治耶。必不得之数矣（原注：后徐仍服八味一月余，竟成痿痹，卧床一载，闻最后阳道尽缩，小水全无，乃肺经之气先绝于上，所以致此）。

钱叔翁形体清瘦，平素多火少痰，迩年内蕴之热蒸湿为痰，夏秋间湿热交胜时，忽患右足麻木，冷如冰石，盖热极似寒。误以牛膝、木瓜、防己，加皮、羌、独之属温之，甚且认为下元虚惫，误用桂、附、河车之属补之。以火济火，以热益热，由是肿溃出脓水，浸淫数月，足背趾踵废而不用（实为痿之变症），总为误治使然。若果寒痰下坠，不过坚凝不散止耳。甚者不过痿痹不仁止耳，何至肿而且溃，黄水淋漓，腐肉穿筋耶？盖此与伤寒坏症，热邪深入经络而生流注同也。所用参膏，但可专理元气，而无清解湿热之药以佐之，是以元老之官而理烦繁剧也。若与竹沥同事，人参固其经，竹沥通其络，则甘寒气味相得益彰矣。徐某服人参以治虚风，误以附子佐之，迄今经脉短缩，不便行持，亦由不识甘寒可通经络也。今用参膏后，脾亦大旺，乃日食而外加以夜食，是以所生之脾气，不用之运痰运热，只用之运食，诚可惜也。近者食亦不易运以助长，而反得衰，乃至痰饮胶结胸中，为饱为闷，为频咳，而痰不应（予常见肺热之人，虽产妇服参，亦多此症）。总为脾失其健，不为胃行津液，而饮食反以生痰，渐渍充满肺窍，咳不易出（皆由内热之故，与脾却无与）。虽以治痰为急，然治痰之药，大率耗气动虚，恐痰未出而风先入也。惟是确以甘寒之药，杜风消热，润燥补虚豁痰，乃为合法。至于辛热之药，断断不可再误矣。医者明明见此，辄用桂附无算，想必因脓血易干，认为辛热之功，而极力以催之结局耳。可胜诛哉。

【按】此症实为肝经燥火郁于脾土而成，世罕知者。即喻君亦以脓水浸淫，认为湿热。予有治黄澹翁案附后。

卢不远治织造刘监病痿一年，欲求速效，人亦以旦暮效药应之。二月诊之，六脉细弱，血气大虚，而其性则忌言虚，以已为内家也，然多畜夫近侍之美者（此即《内经》所谓思想无穷，所愿不得，意淫于外，入房太甚，发为筋痿及为白淫是也）。乃直谓之曰：尊体极虚，非服人参百剂，不复能愈。若所云旦暮效者，是欺也，不敢附和。遂用十全大补汤。四剂后，乃阳为不用参，而阴用之，至四月参且及斤，药将百贴，而能起矣。次年七月疾作，再欲用前法加参，不信，因断其冬仍痿，立春必死。果然。

冯楚瞻治李主政足病，疼痛不堪，步履少废。医用脚气祛风燥湿之剂，久服不效，饮食不甘，精神益惫。脉之两寸洪大而数，两关便弱，而尺更微。据脉乃上热、中虚、下寒也。再用祛风燥湿，则气血更受伤矣。夫治痿独取阳明，而脾主四肢，筋主肝，肾主骨，则足三阴宜并重焉（羽翼轩岐，诚在此等。余子纷纷，不足数也）。乃与重剂熟地、麦冬、牛膝、五味、制附子、炒黄白术，加杜仲，另煎参汤冲服。十余剂渐愈，再用生脉饮送八味丸，加牛膝杜仲鹿茸丸及归脾汤全廖。

孙文垣治一文学两足不酸不痛，每行动或狃于左，而又坠于右；或狃于右而又坠于左，之字而行，不能正步。此由筋软不能束骨所致。夫筋者肝之所主，肝属木。木纵不收，宜益金以制之。用人参、黄芪、白芍以补肺金，苡仁、

虎骨、龟板、杜仲以壮筋骨，以铁华粉专制肝木，蜜丸早晚服之，竟愈（然则此亦筋痿病也）。

邱太守侄丁年患两手筋挛，指掉不能伸屈，臂内肉削，体瘠面白，寝食大减。脉之六部俱弦，重按稍驶。自去冬偶发寒热，筋骨疼痛，至仲春，寒热退而筋骨之疼不减。药无虚日，甚则日三四进。金谓是风，而治不效。孙谓此筋痿症也。乃少年多欲，且受风湿，邪气乘虚而入。医者不察天时，不分经络，概行汗之。仲景治风湿之法，但使津津微汗，则风湿尽去。若汗大出，则风去而湿存，由是气血俱虚。经云：阳气者，精则养神，柔则养筋。虚则筋无所养，渐成痿弱，乃不足之病。古人皆谓诸痿不可作风治，误则成痼疾。曰：服风药已二百剂矣，顾今奈何？曰：幸青年，犹可图也。法当大补气血。经云：气主拘之，血主濡之。血气旺则筋柔软，筋柔软则可以束骨而利机关。又何挛掉之有？以五加皮、苡仁、红花、人参、鹿角胶、龟板、虎骨、当归、丹参、地黄、骨碎补、苍耳子之类。服两月，肌肉渐生，饮食大进，两手挛掉亦瘳。

黄履素曰：余己酉夏应试南都，与姊丈吴公甫联社课艺。见公甫步履微有不便，云：苦腿痛，精神固无恙也。听庸医之言，以为风湿，专服祛风燥湿之剂，形容日槁。八月间见咯血之症，肌肉尽削，至冬而殁。即此验之，则腿足酸痛，不可概作风治也，益明矣。腿足皆是三阴部位，多系肝肾阴虚，法宜滋补。顾反服风药以耗之，宁不速其死。

张三锡治一苍瘦人，每坐辄不能起，左脉微弱，右关寸独弦急无力，因酒色太过所致。用丹溪加味四物汤，不二十剂愈。后服鹿角胶调理。

一人体厚，二足行履不便，时作眩晕，以大剂二陈加南星、二木、黄柏、黄芩，入竹沥、姜汁，数剂顿愈（作痰治）。

一人自觉两足热如火灸，自足踝上下冲腿膝，且痿弱软痛，脉濡而数，乃湿热挟虚也。以苍术、黄柏为君，四两，牛膝二两，龟板、虎胫骨、汉防己各一两，当归二两，人参二两，

山药糊丸桐子大，每服一百丸，空心盐汤下，古方加附子。

一老人瘘厥，用虎潜丸不应。后于虎潜丸加附子，遂愈。盖附反佐之功也。

一人两足沉重，不能举，六脉沉数，询之平居痛饮，遂作湿热治，乃以四苓、二妙加牛膝、木通、防己，数服渐减。用健步丸调理而安。

薛立斋治举人于尚之素肾虚积劳，足痿不能步履，后舌瘖不能言，面色黧黑。谓此肾气虚寒，不能运及所发。用地黄饮子治之而愈。后不慎调摄而复作，或用牛黄清心丸之类，小便秘涩，口舌干燥。仍用前饮及加减八味丸渐愈，又用补中益气汤而痊。

冢宰刘紫岩因劳下体软痛，发热痰甚，用清燥汤入竹沥，姜汁，服之热痛减半，再剂而全愈。

张路玉治劳俊卿年高挛废，或用木瓜、独活、防己、威灵仙、豨莶之类，半年余，致跬步不能移动。或令服八味丸亦不应。脉之尺中微浮而细，时当九夏，自膝至足皆寒冷如从水中出。知为肾虚，风雨所犯，而成是疾。遂与安肾丸方，终剂能步履，连服二料，绝无痿弱之患矣。

陆养愚治施凤冈母年及五旬，患四肢削而微肿，腕膝指节间肿更甚，筋外露而青，向来月事后必烦躁一二日，因而吐血，或便血一二日，服凉血药，丹皮、生地、芩、连之类，三剂方止。若不服药，则去血必多。近来天癸既绝，血症亦减，而肢节之症作矣。史国公药酒服之无效，数年间苍术、乌、附、羌、防、豨莶及活络诸汤，驱寒胜湿之剂皆遍服。且今饮食便溺，动辄须人，挛痛犹不可忍。脉之六部微涩，两尺缓溺犹甚。曰：始因过用寒凉，损其肝气。继则多用风燥，耗其肝血。肝主筋，今气血俱虚，筋失其养，故肿露而持行俱废也。用人参、当归、川芎、首乌，少佐肉桂、秦艽，为煎剂，以虎潜丸料倍鹿角胶为丸，服月余而减，三月而行持如故，半年全瘳。

朱丹溪治郑安人年六十，虚而有痰，脉缓足弱，与半夏天麻白术汤下酒芩丸愈。

一士夫因脚弱求诊，两手俱浮洪稍鼓，饮食如常，惟言问不答，肌上起白屑如麸片。时在冬月，作极虚处治。询其弟乃知半年前曾于背臂腿三处，自夏至秋冬节次生疽，率用五香连翘汤、十宣散与之，今结痂久矣。为作参芪白术当归膏，以二陈汤化饮之。二日后尽药一斤，白屑没者大半，病者自喜呼吸有力。补药应效以渐，而病家反怨药不速应，自作风病论治，炼青蒙石二钱半，以青州白丸作料煎饮子顿服之。阻之不听，因致不救，书以为警云（痿症作风治多死）。

薛立斋治一妇人患血痔，兼腿酸痛似痹，此阴血虚不能养于筋而然也。宜先养血为主，遂以加味四斤丸治之愈。

一老人筋挛骨痛，两腿无力，不能步履，以局方换腿丸，治之而愈。

一妇人筋牵痹纵，两腿无力，不能步履，以三因胜骏丸治之而瘳。河间云：脚气由肾虚而生。然妇人亦有病脚气者，乃因血海虚，而七情所感，遂成斯疾。今妇人病此亦众，则知妇人以血海虚而得之，与男子肾虚类也。男女用药固无异，更当兼治七情，无不效也（因虚而成故以入痿）。

姚僧垣治金州刺史伊娄穆自腰至脐，似有三缚，两脚缓纵，不复自持。僧垣为诊脉，处汤三剂。穆初服一剂，上缚即解，次服一剂，中缚复解，又服一剂，三缚悉除。而两脚疼痹，犹自挛弱，更为合散一剂，稍得屈伸。僧垣曰：终待霜降，此患当愈。及至九月，遂能起行（《周书》）。

【琇按】此即春夏剧，秋冬差之痿症也。

张子和曰：宛丘军校三人皆病痿，积年不瘥，腰以下肿痛不举，遍身疮疥，两目昏暗，唇干舌燥，求治于张。张欲投泻剂，二人不从，为他医温补之药所惑，皆死。其同病有宋子玉者，俄省曰：彼以热死，我其改之。竟从治之而愈。张曰：诸痿独取阳明。阳明者胃与大肠也，此言不止谓针也，针与药同也。

王执中曰：《列子》载偃师造偈云：废其臂则足不能行。人患此，盖肾有病也。当灸肾俞。或一再灸而不效，宜灸环跳、风市、犊鼻、膝关、阳陵泉、阴陵泉、三里、绝骨等穴。但按略酸痛处即是受病处，灸火无不效也（《资生经》）。

施灵修有一里人喜酒，卧床褥者三年。灵修怜而索方于仲淳。仲淳亲诊之，知其酒病也。夫酒湿热之物，多饮者湿热之邪贯于阳明，湿热胜则下客于肾，而为骨痿。昔人治痿病取阳明，以五味子为君，黄连为臣，麦冬、干葛、扁豆为佐，服之愈（《广笔记》）。

立斋治一人年逾五十，筋骨软痿，卧床五年，遍身瘙痒，午后犹甚。以生血药治之，痒渐愈，痿少可。更以加味四斤丸治之，调理谨守年余而痊。河间云：热淫于内而用温补药，何也？盖阴血衰弱，不能养筋，筋缓不能自持，阳燥热淫于内。宜养阳滋阴，阴实则水升火降矣。

钱国宾治龙泉沈士彦，平生无病，肝气不平。过五八腿无故而软，由软至瘫，由瘫至挛，卧床不起矣。遍写病状与知识求医，答之曰：能直不能屈者，其病在骨；能屈不能直者，其病在筋，筋舒则无病矣。《内经》云：心生血，肝藏血。公平生肝薄多怒，血不能养筋，筋不能束骨耳，久则冷痹而挛。彼闻此论，遣使求方。用脐带、紫河车为君，人乳、枸杞、何首乌为臣，芎、归、地、芍、牛膝、红花为佐使。血旺则养筋，筋和则束骨，此药作丸服矣。外取童便数升，盛大钵内，以腿放钵上，钵放腿下。另置炭火一炉，用新瓦三四片，每片打二三块，烧红淬童便内，更易不论次数，以取热气熏筋。灼一时止之，次日再如此，半月筋舒，一月能步，二月能走矣。童便味咸寒。咸能软坚，又能走血消瘀。经云：血不足者，补之以气，谓阴生于阳也。又经火气热散筋骨冷痹，藉瓦引导筋骨之分，治法深奥，得窍者知之。

张玉书子年近三十，忽寒热头痛。时师谓伤寒也，蛮治月余。后竟不知为何病，唯昼夜喊叫痛极。延诊，问何迟？曰：人皆谓先生专用补，渠系伤寒，故不敢请。额之入视，见病人尸卧在床，发长覆额，面垢鼻煤，皮枯肉腊，状如奇鬼。脉之弦而坚，左关尺殊涩数。询其痛处，起自臀侧，下连趾踵，肩背头脑，亦时抽痛，僵直莫能动，动则欲死。乃谓其父曰：此筋骨兼痿之候也。若早补，何至此极？此由少年不慎，接内之后，即远行劳役，三阴受伤。今痛自环跳穴下连大敦、隐白、涌泉，盖三穴为肝、脾、肾所主。至连肩背头脑皆制痛，督脉亦伤矣。其母私问之，果以内后，因事疾走江干，归而病发。其父曰：洵如是，已误治许时，今奈何？曰：幸少年血气易复，第需服药百剂，否则虽愈，必跛也。与肉苁蓉、生熟地、杞子、米仁、当归、牛膝、红花、丹皮、蒌仁、麦冬之属。十剂能起坐，又十剂可杖而行。其父素悭吝，见病已起，遂勿药。后果一足筋短一二寸，至今行路倾敧。

吴太宜人年六旬外，病经络抽掣，上连颠顶肩项，下至腰腹肠胁，莫不牵痛，背胀头昏，口燥心忡，便数食减，两手极热，常欲冷水浸之。诊得脉弦急而疾，曰：症即多端，均由肝火盛而血液亏，筋燥失养，久之则成痿矣。但濡以润之，可立愈也。与养青汤加米仁、蒌仁、当归、女贞等，十剂而痊。

# 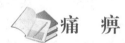 痛 痹

方勺云：一人遍体作痛，殆不可忍。都下医或云中风，或云中湿，或云脚气，药悉不效。周言亨言：是血气凝结所致。用元胡索、当归、桂心，等分为末，温酒服三四钱，随量频进，以止为度，遂痛止。盖元胡索能活血化气，第一品药也。其后赵待制霈因导引失节，肢体俱挛，亦用此，数服而愈（泊宅编，《本草纲目》）。

钱乙本有羸疾，每自以意治之，而后甚。叹曰：此周痹也，入脏者死，吾其已夫。既曰：吾能移之，使在末。因自制药，日夜饮之。左手或挛不能动，喜曰：可矣。遂亲登东山，得茯苓大逾斗，以法啖之尽。由是虽偏废，而风骨得坚如全人。

张子和治一衲子，因阴雨卧湿地，一年手足皆不随。若遇阴雨，其病转加。诸医皆作中风偏枯治之，用当归、白术、乳香、没药之类。久反大便涩，风燥生，经岁不已。张以舟车丸下之三十余行，去青黄沫水五升。次以淡剂渗泄之，数日手足皆举。张曰：夫风、湿、寒之气合而成痹，水痹得寒而浮，畜于皮腠之间，久而不去，内舍六府，曰用去水之药可也。水湿者，人身中之寒物也，寒去则血行，血行则气和，气和则愈矣。

边校白公以隆暑时饮酒，觉极热，于凉水池中渍足，使其冷也，为湿所中，股脐沉痛。又因醉卧湿地，其痛转加。意欲以酒解痛，遂连朝而饮，反成赤痛，发间止，且六七年。往往断其寒湿脚气，以辛热治之不效。或使服神芎丸，数服痛微减，他日复饮，疾作如前。睾囊痒湿肿硬，脐下似有物难于行。张曰：予亦断为寒湿。但寒则阳火不行，故为痛。湿则经坠有滞，故肿。先以苦剂涌之，次以舟车丸百余粒，浚川散四五钱，微一两行。张曰：如激剂尚不能攻，况与热药补之乎？异日又用神佑丸百二十丸，通经散三四钱。又来日以神佑八十丸投之，续见一二行。又次日服益肾散四钱，舟车百余粒，约下七八行，已觉膝睾寒者暖，硬者软，重者轻也。肿者赤退，饮食加进，又以涌之，其病全瘳。以疏风丸方与之，此不肯妄服辛热，故可治也。

梁孺人年六十余，忽晓起梳发，觉左指麻，斯须半臂麻，又一臂麻，斯须头一半麻。比及梳毕，从胁至足皆麻，大便二三日不通。医皆云风也，或药或针，皆不效。左手三步脉皆伏，比右手小三倍，此枯涩痹也，不可纯归之风，亦有火燥相兼。乃命一涌一泄一汗，其麻立已。后以辛凉剂调之，润燥之剂濡之，惟小指次指尚麻。张曰：病根已去，此余烈也。方可针豁谷。豁谷者骨空也。一日清和往针之，用《灵枢》中鸡足法，向上卧针三进三引讫，复卓针起，向下卧针送入指间皆然，手热如火，其麻全去。刘河间作《原病式》常以麻与涩同归燥门中，真知病机者也。

【瑞按】燥为六气之一，其为病至多而烈，

然皆病成而变者为多，故皆散入诸症，不能专立一门。

一贫人病湿痰肿痛，经年不能行，遇乞食道人授一方，用豨莶草、水红花、萝卜缨、白金凤花、水龙骨、花椒、槐条、甘草、苍术、金银花，共十味，煎水蒸患处，水稍温即洗之。此方已医好数人（《续金陵琐事》）。

周汉卿治诸暨黄生，背曲须杖行，他医皆以风治之，汉卿曰：血涩也。刺两足昆仑穴，顷之投杖去（《明史》）。

朱丹溪治何县长年四十余，形瘦性急，因作劳，背痛臂疼骨节疼，足心发热。可与四物汤带热下大补丸、保和丸，共六十粒，食前服。

许知可在歙川有一贵家妇人，遍身走注疼痛，至夜则发如虫啮其肌，多作鬼邪治。许曰：此正历节症也。以麝香丸三服愈。此药专治白虎历节风，疼痛游走无定状，如虫行，昼静夜居（《本事方》、《医说续编》）。

陈良甫治一妇人先自两足踝骨痛不可忍，次日流上于膝，一二日流于髀骨，甚至流于肩，肩流于肘，肘流于后溪，或如锤锻，或如虫啮，痛不可忍，昼静夜剧，服诸药无效。召仆诊之，六脉紧，曰：此真历节症也，非解散之药不能愈。但用小续命汤一剂而效。邓安人夏月亦病历节，痛不可忍，诸药不效。良甫诊之，人迎与心脉虚，此因中暑而得之。合先服酒蒸黄连丸，众医莫不笑。用此药一服即愈，自后与人良验（《良方》）。

宋青龙中司徒颜奋女苦风疾，一髀偏痛，有人令穿地作坑，取鸡矢、荆叶然之，安胫入坑中熏之，有长虫出，遂愈也（《范注方》、《本草纲目》）。

龚子才治张太仆每天阴即遍身痛如锤刺，已经数年，左脉微数，右脉洪数。乃虚血有湿热也。以当归拈痛汤加生地、白芍、黄柏，去人参，数剂而瘳。

张子和治麻先生妻病食指痛不可忍。酒调通经散一钱，半夜大吐，吐毕而痛减。因叹曰：尚见陈五曾病此，医以为小虫伤，或以草上有毒物，因触之。迁延数月脓尽方已。今日观之，可以大笑。

孙真人云：予以贞观五年七月十五日夜，以左手中指背傍著庭木，至晓痛不可忍，经十日痛日深，疮日高大，色如熟小豆色。常闻长者之论有此方，遂依治之。手下即愈，痛亦除，疮亦即瘥，未十日而平复。杨炎南行方著其效云：其方取蒲公草捣敷肿上（《千金方》序）。

【琇按】上二症即世俗所谓木蛇咬也，张说似不然之。

虞天民治一男子四十岁因感风湿得白虎历节风症，遍身抽掣疼痛，足不能履地者三年。百方不效。身体羸瘦骨立，自分必死。一日梦与木通汤服愈。遂以四物汤加木通，服不效。后以木通二两挫细，长流水煎汁顿服。服后一时许遍身痒甚，上体发红丹如小豆大粒，举家惊惶，随手没去，出汗至腰而止，上体不痛矣。次日又如前煎服，下体又发红丹，方出汗至足底，汗干后通身舒畅而无痛矣。一月后，人壮气复，步履如初。后以此法治数人皆验。

潘埙曰：予少时读书郡学，夏月洗足，风湿搏于右足，外踝注痛十余年，足跟不仁。宦游北方少愈，归老又发，前后几四十年，沉痼之疾也。嘉靖丁未，右臂亦遭此患，牵连上下，手腕及指将成偏痹。用药宣通驱逐，敷贴攻熨，百不效。盖风邪入于骨，药力莫能达也。予思骨必有窍，喘息呼吸，百骸相通，邪气因乘虚而入，亦可引之而出。又思手居上体，出路颇近，先从手臂试之。乃澄心静虑，每夜侧卧，右臂向上，伸手平舒，以意从肩井骨窍中步步存想而下，直至指尖。复徐徐引气而上，过两腕直至肩井旁分一路，穿颈入喉出口，细细吐之。每夜如是行者往复十余遍，倦则止。行之二三夜，意熟路通。又四五夜，觉骨窍中有一线气随意想上行，微微牵痛。至十数夜，觉肩井红肿生小疮，而腹亦微痛。盖恶气上冲肩井旁一路，由喉下坠入腹，不能尽从口中吐出也。乃用拔毒膏贴肩井，疮溃而成脓，腹自利二三遍，痛止而右臂豁然通矣。因思足外踝岁虽久而病根发，道路虽远而骨窍相通。亦如前法侧卧伸足，以意存想，以渐引气过膝，穿腿入腹，则恶气注腹而大痛，口不及引之而出也。忽一日大泻四五遍，臭味极恶，而足病亦瘳。此殆

神启愚衷，独得灵异之诀，至妙至妙者欤！而昔人未之有行也（《楮记室》）。

【琇按】此与景岳之父导痰饮之法颇同，宜参阅张案，在饮门。

孙文垣治姚书老夫人，年几七十，右手痛不能上头。医者皆以中风治，不效，益加口渴烦躁。诊之右脉浮数，左平。曰：此湿痰生热，热生风也。治宜化痰清热，兼流动经络乃瘳也。二陈汤倍加威灵仙、酒芩、白僵蚕、秦艽，四剂痛去。

吴少溪有酒积，常患胃脘痛，近又腰眼足根肢节皆痛。孙曰：此由湿热伤筋，脾肺痰火所致。法宜清肃中宫，消痰去湿。俾经络流通，筋骨自不疼矣。切不可作风痛，而用风剂。以二陈汤加威灵仙、苍术、黄柏、五加皮、枳实、葛根、山栀进之。肢节痛减，改用清气化痰丸加瓦楞子、苍术、枳实、姜黄、竹沥、神曲，打糊为丸，调理而安。

李妪体素肥，患痛风，自二月起至仲冬，诸治不效，六脉大而无力，手足肢节肿痛，两胻亦痛，不能起止，肌肉消半，日仅进粥二碗，月汛两月一行。曰：此行痹也。以人参、白术、苡仁各三钱，当归、枸杞、杜仲、龟版、苍耳子各二钱，晚蚕沙、秦艽、防风各一钱，附子、甘草、桂枝、黄柏各五分。五贴痛止肿消，改用归芍六君子加苡仁、丹参、红花、石斛、紫荆皮，三十贴全愈（案中孙胡为，友人泥此妪无力赎之，孙乃力肩治愈，设法卒归其人为良家妇，兹以文繁节之）。

崔百原年余四十，为南勋部郎，患右胁痛，右手足筋骨俱痛，艰于举动者三月。医作偏风治之，不效。孙视其色苍神固，性多躁急，脉左弦数，右滑数。时当仲秋，曰：此湿痰风热为痹也。脉之滑为痰，弦为风，数为热，盖湿生痰，痰生热，热壅经络，伤其营卫，变为风也。非假岁月，不能愈。与二陈汤加钩藤、苍耳子、苡仁、红花、五加皮、秦艽、威灵仙、黄芩、竹沥、姜汁。饮之数日，手足之痛渐减，胁痛如旧，再加郁金、川芎、白芥子，痛俱稍安。嘱其慎怒内观，以需药力。遂假归，调养半年而愈。

夏益吾肢节肿痛，手足挛，肿痛犹甚，不能动止。凡肿处甚红热，先起于左手右足，五月后又传于左足右手，此行痹症也。且喘咳气涌不能睡，脉之左浮数，中按弦，右滑数。乃湿热风痰壅遏经络而然。以苍术、姜黄、苡仁、威灵仙、秦艽、知母、桑皮、黄柏、酒芩、麻黄。服下，右手肿消痛减，夜服七制代痰丸。而嗽止得睡，再剂两足消半。左手经渠、列缺穴边肿痛殊甚，用苡仁、苍术、秦艽、甘草、花粉、五加皮、石斛、前胡、枳壳、威灵仙、当归，旋服旋愈。

一妇人年五十余，向来小水短少，今则右背盐匙骨边一点痛，夜犹甚，已半月。治不效，且右边手肢节皆胀痛，筋皆暴起，肌肉上生红点子，脉两手皆滑数，右足软弱。乃湿热伤筋而成痛痹，以东垣舒筋汤为主，两帖而愈。

族孙壮年患遍身筋骨疼痛，肢节肿痛，痛处如虎啮，如火燎，非三五人不能起居，呻吟不食。医投疏风之剂不应，又以乳香、没药活血止痛，亦不应。诊之六脉浮紧而数，曰：此周痹也，俗名白虎历节风，乃湿热所致。丹溪云：肿属湿，痛属火，火性速，故痛暴而猛。以生地、红花、酒芩、酒连、酒柏、秦艽、防风、羌活、独活、海桐皮、威灵仙、甘草，四贴痛减大半，再加赤芍、当归、苍耳、苡仁，去独活、秦艽，又八剂全愈。

陆养愚治孙盐司体肥畏热，平时澡浴，每以扇代拭。后因丧子悲哀，不思粥饭，惟恣饮自解，忽脊背似胀，渐及肘膝酸痛，医谓脉气涩弱，骨节酸疼，乃血虚火郁也。用四物汤加丹皮、山栀、香附等，十剂不效。改用牛膝、首乌、枸杞辈，又十剂亦不效。再用鹿胶、虎骨、河车，病如故。举止甚艰，时时令人热手拊摩，初则轻按如刺，良久虽重亦不痛矣。脉极浮极滑，诊毕，以饮症对，问出何书，曰：仲景《要略》云：饮水流行，归于四肢，当汗出而不汗出，名曰溢饮。今闻澡浴不拭，是外之水湿浸于皮肤矣。又悲忧饮酒，《内经》谓：悲哀伤肺。肺伤则分布之令失，且又过饮，则内之水湿能不溢于经络乎？其特甚于阳分部位者，外湿不拭，阴处热而易干，阳处冷而难干。

又酒性属阳，故其湿亦并溢于阳分也。治法，溢饮者当发其汗。时天气颇寒，令构一密室，四围生火，热汤置浴桶中，令乘腹饱时浴之良久。投药一剂，用防风五钱，苍术三钱，麻黄、苏叶、羌活、独活、威灵仙、甘草各一钱，煎一二沸，热服一满碗。频添热汤，浴至汗透方止，愈时便觉身体宽畅，夜间甚安，间三日又为之，如是五次，遍体轻快，病全去矣。

邵南桥子壮年患遍身筋骨疼痛，肢节肿胀，病处热如火煅，食饮不进，呻吟不已，其脉浮之而数，沉之而涩。曰：此似白虎历节症。而其因总不出于血虚有火，若误以为风气，投表散燥热之药，病必增剧。用生地、当归、白芍、红花、酒芩、秦艽、花粉、连翘。数剂减半，十剂全瘳。

李士材治陆文学两足麻木，自服活血之剂不效。改服攻痰之剂，又不效。半载后，手亦麻，左胁下有尺许不知痛痒。曰：此经所谓著痹也。六脉大而无力，气血皆损，用神效黄芪汤加茯苓、白术、当归、地黄，十剂后有小效。便用十全大补，五十余剂始安。

王孝廉久患流火，糜药勿尝，病势日迫。李曰：经年之病，痛伤元气，非大补气血不可。彼曰：数日前曾服参少许，痛大作，故不敢用。李曰：病有新久之不同。今大虚矣，而日从事于散风清火，清火则痹必败，散风则肺必伤。言之甚力，竟不能决，遂不起。

一人遍体疼痛，尻髀皆肿，足膝挛急。李曰：此寒伤荣血，筋脉为之引急。《内经》所谓痹也。用乌药顺气散，七剂而减。更加白术、桂枝，一月而愈。

冯楚瞻治李相国讳之芳，当耿逆之变，勤劳军旅，左臂强硬作痛，上不能至头，下不能抚背。医与驱风活络不效，且大便圆如弹子。以书有粪如羊矢者不治，深以为忧。诊之六脉大而迟缓无神，知为中气久虚，荣卫不能遍及支末，乃有偏枯之象。至其大便，亦由中气不足，命门火衰，以致运行不健，转输迟滞，糟粕不能连接直下，犹蜣蜋之转丸，故圆而且大。非若关格之病，津液燥槁，肠胃窄细，致黑小如羊粪者然。宜空心服八味加牛膝、杜仲，以培其本。食远以加减归脾加甜薄桂以壮其标。元阳得旺，则运行健，而大便自调；气血既充，则肢节和，而臂强自愈矣。如法而痊，精神更倍。

卢不远治张二如病脊臀痛，艰于起拜，形伛偻楚甚。脉之以为精虚，须龟鹿四仙膏一大剂，服三月方可愈也。彼不信，越三年，再求治，用四仙膏一料，佐以透冰丹二十粒全愈。或问故，曰：此房后风入髓中，骨气不精，故屈伸不利也。透冰以祛肾风，用四仙以填骨髓，病去精满，百体从令矣。顾渠三年之中，未尝不服补精血、祛风邪之药，不知药不可佻侗而用，必使之填髓入骨中，透风自骨出，斯为合法耳。

孙文垣治程参军年六十四，尚以子嗣，服下元药太多，冬月单袴立溪边督工受寒，致筋骨疼痛，肩井缺盆，脚膝跟踝及骨节动处皆红肿而痛，卧床三年。或认为虚为寒，为风为湿，百治不效。腿间大肉尽消，惟骨节合处痛大而痛，脉之弦涩有力，知为湿热痰火被寒气凝滞，固涩经络也。所喜目中精神尚在，胃气未全损，其小便在器，少顷则澄结为砂，色红而浊，两膝下脚指皆生大疮，疮靥如靴钉状，皆由向服春方所致。为先逐经络凝滞，然后健脾消痰。俾新痰不生，血气日长。后以补剂收功，斯得矣。以新取威灵仙一斤，装新竹筒中，入烧酒二斤，塞筒口，刮去青皮，重汤煮三炷官香为度，取出晒干，为末，用竹沥打糊为丸桐子大。早晚酒送一钱，日服二次，五日后大便去稠粘痰积半桶，肿痛减大半。改以人参、石斛、苍术、黄柏、苡仁、苍耳子、牛膝、乌药叶、龟板、红花、犀角、木通，煎服二十贴。又用前末药服三日，又下痰积如前之半，仍以前药服半月，又服末药三日，腹中痰渐少。乃以虎骨、晚蚕沙、苍术、黄柏、丹参、杜牛膝茎叶、苡仁、红花、五加皮、苍耳子、龟板，酒打糊为丸梧子大。每空心服七八十丸，外以丹溪保和丸食后服，半年全愈。

孙质庵患痛风，两手自肩髃（巨骨下，臂臑上）及曲池（肘弯处三里上），两足自膝及跟尻肿痛更甚，痛处热（火流注也），饮食少，

伏蓐者三年，脉之皆弦细而数，面青（肝色）肌瘦（火多），大小腿肉皆瘦削（三阴虚损）。曰：此得之禀气弱，下虚多内，以伤其阴也。治当养血舒筋，使经络通畅，待痛止即以大补阴血之剂实其下元。先与五加皮、苍术、黄柏、苍耳子、当归、红花、苡仁、羌活、防风、秦艽、紫荆皮。二十剂筋渐舒，肿渐消，痛减大半。更以生地、龟版、牛膝、苍术、黄柏、晚蚕沙、苍耳子、苡仁、海桐皮、当归、秦艽，三十剂肿消全减。戒之曰：难足而易败者，阴也。须痛绝酒色，以固根本，斯刀圭可恃。乃用仙茅为君，杞子、牛膝、鹿胶、虎骨、人参为臣，熟地、黄柏、晚蚕沙、茯苓、苍耳子为佐，桂心、秦艽、泽泻为使，蜜丸。服百日，腿肉长完，精神复旧。

薛立斋治一男子，先腿痛，后四肢皆痛，游走不定，至夜益甚，服除湿败毒之剂不应。诊其脉滑而涩，此湿痰浊血为患。以二陈汤加苍术、羌活、桃仁、红花、牛膝、草乌，治之而愈。凡湿痰湿热，或死血流注关节，非辛温之剂开发腠理，流通隧道，使气行血和，焉能得愈？

一男子肢节肿痛，脉迟而数。此湿热之症。以荆防败毒散加麻黄，二剂痛减半。以槟榔败毒散，四剂肿亦消。更以四物汤加二术、牛膝、木瓜，数剂而愈。

一妇人两腿作痛，时或走痛，气短自汗，诸药不应。诊之尺脉弦缓，此寒湿流注于肾经也。以附子六物汤治之而愈。但人谓附子有毒，多不肯服。若用童便炮制，何毒之有？况不常服，何足为虑？薛中气不足，以补中益气汤加附子，服之三年，何见其毒也。经云：有是病，用是药。

冯楚瞻治唐某患左足左手骨节疼痛，势如刀割，旦夕呼号，既而移至右手右足皆遍矣，或用祛风活络之剂不效。见其口燥咽干，误作风火，投以凉剂，幸而吐出。神气疲困，六脉洪弦，此气血久虚，筋骨失养，将成瘫痪之候。惟宜大用熟地、当归、白芍养血为君。银花、秦艽少借风势，以达药力于筋骨为臣；牛膝、续断、杜仲以调筋骨为佐；更用桂枝、松节以

鼓舞药性，横行于两臂为引，再加参术以固中倍元。调理半月渐瘥。后以生脉饮送八味丸之加牛膝、杜仲、鹿茸、五味子者四五钱，日中仍服前剂，始能步履。更以大补气血强筋壮骨之药以收全功。未几其室人因日夜忧劳，亦患是症，六脉沉微，右手足疼痛，既而不流于左，而竟攻于里之胸脘，痞闷恶心，疼痛欲绝。知为内伤日久，寒邪不为外达，直中阴分，宜急温之。以人参、白术各五钱，肉桂、附子各二钱，浓煎徐徐温服。次日脉少起，胸中痛闷大减，身有微热，左亦略疼。此阳气还表，寒邪欲外散之机也。照方再服，内症渐平。惟手足之痛尚在，然亦不甚。以参、术补中为君，归、芍养血为臣，杜仲、牛膝、续断、秦艽、桂枝舒筋活络为佐，全愈。夫痛风止有五痹，皮痹、脉痹、肌痹、骨痹、筋痹，未闻有脏腑之痹也。然经曰：寒气胜者为痛痹。又曰：其留连筋骨间者疼久，其留皮肤间者易已，其入脏者死。可不慎欤。

薛立斋治一妇人肢节作痛，不能转侧，恶见风寒，自汗盗汗，小便短少，虽夏亦不去衣，其脉浮紧。此风寒客于太阳经，用甘草附子汤，一剂而瘥。

一妇人月经不调，且素有痛风，遇劳必作，用众手重按稍止。此气血俱虚，用十全大补加独活以痛瘥，用六味丸逍遥散而经调。

一妇人肢体作痛，面色痿黄，时或赤白，发热恶寒，吐泻食少，腹痛胁胀，月经不时，或如崩漏，或痰盛喘咳，头目眩痛，或五心烦热，口渴饮汤，或健忘惊悸，盗汗无寐等症，卧床年许。悉属肝脾亏损，气血不足所致。用十全大补、加味归脾，兼服月余，诸症悉瘥。

张仲景治妇人六十二种风及腹中血气刺痛，以红蓝花酒主之。红花一味，以酒一大碗，煎减半，顿服一半，顷之再服。

喻嘉言治张令施弟伤寒坏症，两腰偻废，彻夜痛叫，百治不效。脉亦平顺无患，其痛则比前大减。曰：病非死症，但恐成废人矣。此症之可以转移处，全在痛如刀刺，尚有邪正互争之象。若全不痛，则邪正混为一家，相安于无事矣。今痛觉大减，实有可虑。病者曰：此身既废，命安从活，不如速死。欲为救全而无治法，谛思良久，谓热邪深入两腰，血脉久闭，不能复出，止有攻散一法。而邪入既久，正气全虚，攻之必不应。乃以桃仁承气汤多加肉桂、附子二大剂与服，服后即能强起。再仿前意为丸，服至旬余全安。此非昔人之已试，乃一时之权宜也。然有自来矣，仲景于结胸症，有附子泻心汤一法，原是附子与大黄同用。但在上之症气多，故以此法泻心。然在下之症多血，独不可仿其意，而合桃仁、肉桂以散腰间之血结乎？后江古生乃弟伤寒，两腰偻废，痛楚，不劳思索，径用此法，二剂而愈。

陈洪章治沈沃田年七十余，左臂及指拘挛不能伸舒，食减神惫。或谓老人虚弱，用补剂以致日甚。陈诊之曰：此由风湿邪郁胸脾，波及四肢。用二陈汤加芒硝、砂仁，以薏苡仁三两煎汁，煎药连服四剂，病去大半。去硝仍用二陈，又服六剂而全愈（《沃田手札》）。

立斋治一妇人肢节肿痛，胫足犹甚，时或自汗，或头痛。此太阳经湿热所致，用麻黄左经汤，二剂而愈。

昔有人患足痹者趁舟，见舟中一袋，以足倚之，比及登岸，足已善步矣。询袋中何物，乃木瓜也（《本草备要》）。

王执中云：有贵人手中指挛，已而无名指亦挛，医为灸肩髃、曲池、支沟而愈。支沟在腕后三寸，或灸风疾，多有不灸支沟，只灸合谷云。

李景渠中丞传筋骨疼甚，如挟板状，痛不可忍者，将骡子修下蹄爪烧灰存性，研末，或酒白汤调服立愈（《广笔记》）。

马元仪治陈氏妇患痛痹，手足瘈疭，周身尽痛，不能转侧，口干烦躁，脉之弦数兼涩。此阳明津液不足，则生热，热胜则生风。手足瘈疭者，风淫末疾也；口干烦躁者，火邪内炽也。惟专滋阳明，不治风而风自息，不治痛而痛自除矣。用生首乌一两，生地五钱，黄连、黄芩、秦艽、半曲、枳壳、桔梗各一钱，四剂症减六七，又数剂而瘥。

张氏子周身掣痛，头不可转，手不能握，足不能运，如是者半月矣。诊之两脉浮虚。浮虽风象，而内虚者脉亦浮而无力。以脉参症，当是劳倦伤中，阳明不治之候也。阳明者，五脏六腑之海，主束筋骨而利机关。不治则气血不荣，十二经脉无所禀受而不用矣。卫中空虚，营行不利，故相搏而痛也。法当大补阳明气血，不与风、寒、湿成痹者同。用人参二钱，黄芪、当归各三钱，炙草、桂枝、红花各五分，秦艽一钱，两剂脉和能转侧，去桂枝加白术、肉桂、杞子、熟地等，调理半月而安。夫病有虚实不同，治法因之而异。风、寒、湿所致者，气滞于内而为痹，邪踞于表而为痛，病之实者也；阳明中虚所致者，血不养筋而为痛，气虚于内而不运，病之虚者也。其实者，急在邪气，去之不速，留则生变也；其虚者，急在正气，补之不早，愈久愈剧也。凡病皆然，不独此也。书之以为见病治病者鉴。

袁某患痛痹，身及手足掣痛，彻夜不得安卧，发热口燥，胸满中痛，两脉弦，右关独大。此胃热壅闭，为阳明内实症也。阳明之气不能充灌周身，十二经脉不得流利，故肢体不能自如。以调胃承气加黄连、秦艽，一剂大便得通，再剂症减六七。改用清胃和中之剂，调理而愈。

吴汉章痛风，发热神昏，妄言见鬼，手足瘛疭，大便不行。此肾水伤，而肝木生火，内炽则便闭神昏，外攻则发热身痛也。法当滋其内，则火自息，风自除，痛自止矣。用生首乌、蒌仁、黄连、知母、枳壳、桔梗、桂枝、秦艽，一剂渐减。但心神不安，如在舟车云雾中，不能自主。改用人参、炙草、生地、麦冬、远志、枣仁、茯神、贝母、橘红、羚羊角三剂。再与归脾汤，调理数日而安。

杜汉飞患周身流走作肿，手不能握，足不能履，已三月。脉之浮大而数，发热口干。此阴虚生内热，热胜则生风。风惟善行，伤于筋脉，则纵缓不收。逆于肉理，则攻肿为楚也。用生地五钱，酒炒芩、连各一钱，羌活一钱，红花五分，盖苦以胜热，辛以散风也。二剂得酣睡，数剂而诸苦若失。

治臂腿之间忽一两点痛，著骨不可忍。芫花根研为细末，米醋调，随大小傅之立效。医云：此陶成一医者方，曾以治一妇人产后得此

疾者，良验。但敷贴不住，须以纸花覆其上，用绢帛札定也（《百乙方》）。

立斋治徐工部宜人，先两膝后至遍身骨节皆痛，脉迟缓。投羌活胜湿汤及荆防败毒散，加渗湿药不应。次以附子八物汤，一剂悉退，再剂而愈。若脉洪数而痛者，宜服人参败毒散。

张子和治一税官病风、寒、湿痹，腰脚沉重浮肿，夜则痛甚而恶寒。经五六月间，犹绵胫靴足，腰膝皮肤少有跣露，则冷风袭之，流入经络，其痛转剧，走注上下，往来无定。其痛极处便臃急而肿起，肉色不变，腠理间如虫行。每遇风冷，病必转增，饮食转减，肢体瘦乏，须人失掖，犹能行立。所服者乌、附、姜、桂，种种燥热。燔针著灸，莫知其数。前后三十年不愈。一日命张脉之，其两手皆沉滑有力。先以导水丸、通经散各一服。是夜泻二十余行，痛减过半。渐服赤茯苓汤、川芎汤、防风汤。此三方在《宣明论》中，治痹方是也。日三服，煎七八钱，漐漐然汗出。又作玲珑灶法熏蒸，若血热病反剧。诸汗法古方亦多有之，惟以吐发汗者，世罕知之。故尝曰：吐法无汗，良以此矣。

常仲明病湿痹五七年矣。张令上涌之后，可泻五七次。其药则舟车、浚川、通经神佑益肾自春及秋，必十余次，方能愈。公之疾不必针灸，与令嗣皆宜涌。但腊月非其时也，欲俟春时。恐余东迈，今姑屏病之大势。至春和时，人气在上，可再涌之，以去其根。卒如所论而愈。

缪仲淳治高存之长郎两年腹痛，愈后又患臂痛，每发一处，辄于手臂指屈伸之间肿痛不可忍，三四日方愈，痛时在手，即不能动。曰：此即前病之余，虚火移走为害也。立丸方，凡四五更定服至此方全愈。生地、丹皮、萸肉、茯苓、山药、泽泻、天冬、麦冬、五味、牛膝、黄柏、枸杞、砂仁、甘菊花、何首乌、虎前胫骨、蒺藜、兔丝、蜜丸，每服五钱，空心白汤下。

一妇人臂痛，筋挛不能伸屈，遇寒则剧，脉紧细。正陈良甫所谓肝气虚，为风寒流于血脉经络，搏于筋。筋不荣则干急而为痛。先以

舒筋汤，更以四物汤加丹皮、泽兰、白术，治之而痊。亦有臂痛不能举，或转左右作痛。由中脘伏痰，脾气滞而不行。宜茯苓丸，或控涎丹治之。

胡县丞遍身走痛，两月后左脚面结肿，未几腿股又患一块。脉轻诊则浮，重诊迟缓。此气血不足，腠理不密，寒邪袭虚而然。以加减小续命汤四剂，及独活寄生汤数剂，疼痛顿去。更以托里药倍加参、芪、归、术，百贴而愈。

施沛然治许户部赞忽患痛痹，不能步履者，浃旬矣，遍治无效。诊之曰：病得之暮不收拒，数见风露，立而使内，扰其筋骨。许曰：然。然未有语其因者，畴昔之夏，祝融肆虐，竹筐几床，如楚如炙。移榻露处，凉飚拂拂。越女挥扇，齐姬荐席。行立坐卧，匪朝伊夕。岂以斯故，乃婴厥疾。曰：无难也，当为起之。乃饮以丹参虎骨酒、草薢蠲痹汤。不一月而病若失，步履如常矣。

蒋仲芳治张莳官年十九，春末遍身筋骨疼痛，渐生小骨，久药不效。视其身累累如龙眼，盖筋而非骨也。因邪气入筋缩结而然，譬之颈疬结核而硬，岂真骨乎？遂针委中、大杼以治其后，内关、三里治其前。内服当归、生地、白术、秦艽、桂枝、桑枝、灵仙、羌活、米仁、牛膝、生姜，入酒三分以助药力。数日其骨渐小，一月尽消。

刘云密治一女子，年三十外，病冬月祛寒，并头痛背重坠而痛，下引腰腿，及腿肚痛甚，右臂痛不能举。医以五积散为主，加羌活、乌药以散凝寒而行滞，似亦近之。然但除怯寒与腰痛，而头腿腿肚及右臂之痛只小愈耳，至背之重坠而痛毫未减。盖止知散寒，而不知达阳；止知行胃肾之气，而不知达胸中之阳也。夫阳受气于胸中，而背固胸之府也。因简方书，有以姜黄为君，而羌活、白术、甘草四之一，乃知入附子三分。服头饮则诸痛去其三，再如前剂，用其三之一与前渣同煎，服竟而诸症霍然。此以姜黄达上焦之阳，为其能不混于治血，且不等于治气之味也。

# 续名医类案卷之十八

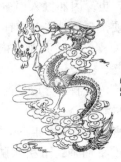

肿

窦材尝因路过衢州野店，见一妇人遍身浮肿，露地而坐。窦曰：何不在门内坐？妇人曰：昨日蒙土地告我，明日有扁鹊过此，可求治病。我故于此候之。窦曰：汝若能听我，我当救汝。妇曰：汝非医人，安能治病？窦曰：我虽非医，然得扁鹊真传，有奇方，故神预告汝。遂与保命延寿丹十粒服之。夜间小便约去二升，五更觉饥。二次又服十五粒，点左右命关穴，灸二百壮，大便下白脓五七块，半月全安。妇人曰：真扁鹊再生也。

【琇按】材为绍兴间人，著有《扁鹊新书》，曾进呈，且有达天青词，谓其书得真传，可以济人，而非妄也。此案在书中为首则，故表其为扁鹊之名如此。材曾为巡检官。

一病人四肢皆肿，气促，食则胀闷，止吃稀粥。令日服金液丹百粒。至四日觉大便滑，再二日乃令吃面食亦不妨，盖治之早也。

一妇人病面脚皆肿，饮食减少。世医皆作血虚治之，不效。窦曰：非血病，乃脾胃虚也。令日服延寿丹十粒，全真丹五十粒。至十日觉大便滑，病愈。

张子和治张小一初病疥爬搔，变而成肿，喘不能食。张断为风水。水得风而暴肿，故遍身皆肿。先令浴之，乘腠理开豁，就燠室中用酸苦之剂，加全蝎一枚吐之，节次用药末至三钱许，出痰约数升，汗随涌出，肿去八九分。隔一日临卧，向一更来，又下神佑丸七十余粒，三次咽之，至夜半动一行，又续下水。煮桃红丸六十丸，以麝香汤下，又利三四行，后二三日再以舟车丸，通经散及白术散以调之愈。

张子明之母极肥，偶得水肿，四肢不举。张令上涌汗而下泄之，去水三四斗。初下药时，以草贮布囊高支两足而卧。其药之行，自腰以上水觉下行，自足以上水觉上行。水行之状如蛇走坠，如线牵四肢，森然凉寒，会于脐下而出。不旬日间病大减。余邪未尽，张更欲用药，竟不能从其言。

张承应年几五十，腹如孕妇，面黄食减，欲作水气。或令服黄芪建中汤及温补之剂，小溲涸闭。张曰：建中汤攻表之药也，古方用之攻里已误矣，今更以此取积，两重误也。先以涌剂吐之，置火于其旁大汗之。次与猪肾散四钱，以舟车丸引之，下六罐殊不困。续下两次，约三十余行，腹中软，健啖如昔。常仲明曰：向闻人言泻五六罐，人岂能任？及问张承应，渠云：诚然。乃知养生与攻疴本自不同，今人以补剂疗病，宜乎不效（此与葛某之论同，又常说丹溪大不然之，因谓子和书非其手撰，乃出自麻知几等）。

元时名医宋会之治水虫法：用老丝瓜一枚去皮及子，剪碎与巴豆二七粒同炒，视巴豆褐色为度，去巴豆存丝瓜，又用黄米如丝瓜之数同炒，视米褐色去丝瓜，存米研末，清水和为丸梧桐子大。每服百丸，白汤下。虫水尽从大便中出而疾除矣。其言曰：巴豆逐水者也，而患其迅蓦。丝瓜取其气，丝瓜有筋象人身脉络，得引巴豆之气达诸脉络，而仍用米者，投其胃气也。仍去丝瓜者，畏其受巴豆之气太甚也。鲜于枢为之记如此（闻揥记逐水良法）。

峨眉僧治一人肚腹四肢肿胀，用干鸡矢一

升炒黄，以酒醋三碗，煮一碗滤汁饮之，名牵牛酒。少顷腹中气大转动，利下即脚下皮皱消也。未尽，隔日再作，仍以田蠃二枚滚酒沦，食白粥调理而愈。其人牵牛来谢，故以名方（《本草纲目》）。

魏秀才妻病腹大如臌，四肢骨立，不能贴席，惟衣被悬卧，谷食不下者数日矣。忽思鹐食，如法进之，遂运剧，少顷雨汗，莫能言。但有更衣状，扶至圊，小便突出，白液凝如鹅脂。如此数次，下尽遂起。盖中焦湿热积久所致也（董炳《集验方》同上）。

李时珍治一人妻，自腰以下肤肿，面目亦肿，喘急欲死，不能伏枕，大便溏泄，小便短少，服药罔效。其脉沉而大，沉主水，大主虚，乃病后冒风所致，是名风水也。用千金神秘汤加麻黄，一服喘定十之五。再以胃苓汤吞深师蒿术丸二日，小便长，肿消十之七，调理数日全安（《本草纲目》）。

邱汝诚友人朱升患酒积，举身黄肿，无能治者。邱视之曰可救也。出囊中赤药七丸，以酒下之，须臾下黄水满器，腹即消其半，再下五丸遂愈（《挥尘新谭》）。

陈三农治一人患腹胀满，服补中、六君，其胀减十之七八。误服行积丸，遂致食减，腹胀甚，脉细数。以补中汤加干姜、肉桂各五分，附子七分，吴茱萸一分，姜水煎饮愈。

一人腹胀时吐，小便利则大便不通，大便利则小便不通。用炒干姜三钱，升麻一钱五分，吴茱萸微炒五分，煎服愈（原注此寒邪痞塞于膀胱也。时吐者，寒迫火上也）。

一人患单腹胀将愈，因恼怒复胀而痛，口干身热，食减，胆中近右作痛，按之则止。用人参、干姜炒、半夏各七分，白术、茯苓、苍术各二钱，陈皮、神曲各五分，甘草、肉桂各二分，吴茱萸七厘，服愈。

一人头面四肢浮肿带黄色，行动脚软。此脾胃虚弱，只宜健脾固中气为主。用人参、白术、茯苓、陈皮、甘草，渐愈。

孙文垣治陈光禄松峦，常五更胸胁胀疼，遍治无效。诊之右寸软弱，左平，两尺亦弱，曰：此肺肾二经之不足也，补而敛之可无恙矣。

以补骨脂、黄肉、人参各三两，鹿角胶、鹿角霜各五两，杜仲、巴戟、白茯苓、车前子各一两五钱，山药二两，鹿角胶酒化为丸，空心淡盐汤送下。又以御米谷去筋膜蜜水炒三两，诃子面煨去核一两，陈皮一两半，炼蜜为丸，五更枕上白汤送下一钱，服一月病愈。

溧水令吴涌澜夫人每五更倒饱，必泻一次，腹常作胀，间亦痛，脉之两手寸关洪滑，两尺沉伏。曰此肠胃中有食积痰饮也。乃与总管丸三钱，生姜汤送下。大便虽行，不甚快利，又以神授香连丸和之，外用滑石、甘草、木香、枳壳、山楂、陈皮、白芍、酒连。调理而安。

熊成八官江右南昌人，早起行路，忽见邪火二团，滚滚而来，大惊骇。次日腹中膨漶，渐成胀满，面白皮薄，两手瘦削，两足皆有浮气，按之消然不起湿也，行动气促，形神俱弱。医谓神弱气促，胸腹青筋缕缕如贯索，小水清长，形症如此，脾虚所致。以参苓白术散投之十日，堵然如鼓，中有一块，累然突出坚若铁石，脐已平满，匀粒不入。医与决曰：若疾法在不治，盍早归，毋作异乡鬼也。孙脉之沉弦有力，曰：非气虚中满候，前补太骤，适助长耳。顾今霉雨途遥（湿热病值湿热时），即归未能时刻可到，且治非良手，则大事去矣。予有一药，尚可冀生也。以琥珀调中丸日二进之，一进甚甘，再进称快，十日腹渐宽，块渐溶，半月尽消去，青筋俱敛。改以平胃散加萝卜子、姜黄、苡仁、砂仁、木香，调养一月，饮食大加，两足之浮亦愈（利水消积法）。

喻嘉言治刘泰来年三十二岁，面白体丰，夏月用冷水灌汗，坐卧当风，新秋病疟，三五发。后用药截住，遂觉胸腹胀满，不旬日外腹大，胸高，上气喘息，二便全无，食饮不入，能坐不能卧，能俯不能仰。势颇危急，医以二便不通，下之不应，商用大黄二两作一剂。喻骇曰：此名何病，而敢放胆杀人耶？医曰：伤寒肠结，下而不通，唯有大下一法，何谓放胆？喻曰：世有不发热之伤寒乎？伤寒因发热，故津液枯槁，肠胃燥结。可用下药，以开其结。然有不转矢气者，不可攻之戒，正恐误治太阴经之腹胀也。此病因腹中之气散乱不收，故水液随气横溢成胀，全是太阴脾气不能统摄所致。一散一结，相去天渊，再用大黄猛剂，若不能死，定须腹破矣。医唯唯辞去，病家仍欲服之。喻乃掷去其药，另与理中汤。畏不敢服，欲俟来日。喻曰：腹中真气渐散，今夜子丑二时，阴阳交剥之界，必大汗眩晕难为力矣。不得已令煎就以待，既而果发晕，即服下，得睡片时。次日略觉减可，遂以三剂作一服，加人参至三钱，服后又进一大剂，少加黄连，胀已大减。谓大便未通，不敢进食，但饮米汤。喻曰：腹中原是大黄推荡之泄粪，以膀胱胀大撑住大肠不得出耳。于是以五苓散与之，药才下咽即觉圊，小便先出，大便随之，泄下半桶而愈。一月后小患伤风，取药四剂与荤酒杂进，及伤风未止，并谓治胀亦属偶然（温补法）。

吴圣符单腹胀，腹大如箕，坚硬如石，胃中时生酸水，吞吐皆然，经年罔效。盖由医辈不察病之所起，与病成而变之理耳。唯肾气丸一方，犹是前人成法。但此病用之譬适，燕而南其指也。夫肾气丸为肿胀之圣药者，以能收摄肾气，使水不泛溢耳。今小水昼夜六七行，水无泛溢之虞也。且谓益火之原以消阴翳耳。今酸味皆从火化，尚可更益其火乎？人有指腹胀为食积，用局方峻攻不足论矣。原是疾起于脾气不宣，郁而成火，使初时用火郁发之之法，病霍然矣。迨至郁久愈湮，渐为胀满，则身中之气一如天地不交而成痞塞，病成而变矣。犹进槟榔、厚朴、莱菔之类，以耗气助火，于是病转入胃。胃中之热有如曲柏，俟谷饮一入，顷刻酿成酢味，夫新谷芳甘胃所喜也，旧谷酸腐胃所恶也，故有时新入而旧出矣。人身天真之气全在胃口（似是而非之语，节之不尽），土曰稼穑作甘者也，木曰曲直作酸者也，甘反作酸木来侮土（喻君但知肿胀为脾气不宣，来知此病原由木郁也）。至春木旺则难治矣，今欲反酸为甘，但有用刚药一法，以气味俱雄，能变胃而不受胃变也。虑其过刚则可用刚中兼柔，若八味不中与，惟连理汤丸刚有柔济，可收去酸之绩矣。酸去而后治胀，破竹之势乃成（原注：善后多年，间用黄柏、知母之属，始得全愈更奇，何奇之有）。

李士材治何太学夏月好饮水，一日候文宗发放，自晨抵幕为炎威所逼，饮水计十余碗，归寓便胀闷不能食，越旬日腹如抱瓮，气高而喘。诊之皮薄而光，水停不化也。且六脉坚实，其病暴成，法当利之。遂以舟车丸，每服三钱，香薷汤送。再剂，二便涌决如泉，复进一钱五分，腹减如故，用六君子十贴而愈（洁净府法）。

方太和大怒后复大醉，至明日目下如卧蚕（脾受水湿），居七日肢体皆肿，不能转侧，二便不通，烦闷欲绝。诊之脉沉且坚。当逐其水，用疏凿饮子。一服二便快，再服四肢宽，更五皮饮，三日随愈。

钱赏之酒色无度，秋初腹胀，冬杪遍体肿急，脐背平。在法不治，乃与大剂肾气丸料煎服，兼进理中汤。服五日无效，李欲辞归，彼自知必死，坚求再治，即不起无怨也。勉用人参一两，生附子三钱，牛膝、茯苓各五钱。二日之间去小便约四十余碗，腹有皱纹。计服人参四斤，附子、姜、桂各一斤，半载而痊（极唐大补法）。

李都宪积劳多郁，肢体胀满。以自知医，辄用胃苓汤加枳壳。三月以来转加痞闷，脉之沉涩而软，视其色黄白而枯。此虚症也，宜大温大补。始犹不信，争之甚力，仅用参二钱。稍觉宽舒，欲加桂附，执不肯从。李曰：症坐虚寒，喜行攻伐。已见既执，良言不纳。虽有扁仓，岂能救耶？两月果殁。

徐锦衣禀异素壮，病余肥甘过度，腹胀气粗。诊之脉盛而滑，按之不甚虚。宜以利气之剂，少佐参术。惑于旁议，且暮更医。李复诊曰：即畏参不用，攻击之剂决不可投也。后与他医商之，仍用理脾疏气之剂而安（消补兼行法）。

吴孚先治一人患肿胀，腹皮绷急。脉之系脾肾虚，用二陈去甘草，加人参、干姜、肉桂、木香、茯苓、大腹皮、姜皮、车前。十贴腹有皱纹，复与金匮肾气丸一料全愈（先理脾后补肾法）。

张路玉治王庸若水肿呕逆，溲便涓滴不通，或用五苓、八正不应，六脉沉细如丝。因与金液丹十五丸，溺如泉涌而势顿平。后以济生肾气培养而安（与张抱赤症治同）。

顾文学鼓胀喘满，昼夜不得寝食者二旬，医用大黄三下不除。更医先与发散，次用引导二十余剂，少腹至心下遂坚满如石，腰胁与胠中皆疼痛如折。诊之脉弦大而革，按之渐小，举指复大。大便八九日不通，小便虽少，清白如常。此因削克太过，中气受伤，浊气上逆。与生料六味地黄丸加肉桂三钱，沉香三分，下黑锡丹二钱，导其浊阴。是夜即胀减六七，胸中觉饥进粥，但腰胯疼软，如失两肾之状。再剂胸腹全宽，少腹反觉微硬，不时攻动。此大势欲行，津液耗竭不能即去故也。诊其脉仅存一丝，改用独参汤加当归、枳壳。大便略去结块，痛稍可，少腹遂和。又与六味地黄，仍加肉桂、沉香，调理而安（收残救败法）。

卢不远治瞿妇娄、周妇马，皆少年水肿，肢体洪盛，胪腹膨胀，水道不通，饮食绝口。有以为疸者，为鼓者，为气者。诊之以药不克济，乃针足上出水皆石余。次日胀小减，三日大减，足尚肿，又针之，服以八味丸温肾，期年皆孕。娄调护善，子母两全。马失调护，子母俱毙。此盖肾中阳气不足，阴气有余，遂聚水而病作。饮食汤药用水而不能导之，转辗助长，乃致于此。非针去水则菀陈之瘀何从而泄？水去肾衰，非温补之则浊凝之阴必致复聚。肾中之火大复，然周身之阳气有蒂，天癸自行，生育可必。如流离之后，所宜爱养则生聚，否则待毙耳。

杨乘六治汪司农，年近六旬，春仲病腹胀兼作痛，饮食不进，群医不应且增甚。诊之六脉洪大滑盛，重按益加有力，如年壮气实人。面色则晄白而带痿黄，舌色则青黄而兼胖滑。简阅前方则皆香附、乌药、厚朴、木香、山楂、神曲、半夏、陈皮、藿香、元胡、枳壳、桔梗、莱菔子、大腹皮等一派消导宽快之属。曰：若但据脉症则诸方殊得当也。第面色白上加黄，且晄而痿，舌色黄里见青，且胖而滑，则症之胀痛与脉之洪盛皆非实候矣。此由心境不舒，思虑郁怒，亏损肝脾，致两经虚而脏寒生满且作痛耳。乃拟养荣汤倍人参，加附子与之，

彼以切中病情，立煎饮之，一剂减，再剂瘥。

胡念庵治俞翰林母七旬余，平日患嗽喘痰红，常服滋阴凉润之剂。秋月忽患水肿，喘急难卧，日渐肿胀，饮食少进，进则气急欲死，诸治无效。诊之六脉弦大而急，按之益劲而空，曰：此三焦火气虚惫，不能归根而浮于外，水随气奔，致充郭郭而溢皮腠。必须重温以化，否则不救。彼云：吾素内热，不服温补。片姜入口，痰即带红，今所论固是，第恐热药不相宜也。曰：有是病服是药，成见难执。且六脉紧大，阳已无根，无根即脱矣。此皆平日久服寒凉所致，若再舍温补不用，恐无生理。乃以桂附姜黄十味，人参三钱。不三剂腹有皱纹，八剂全消，饮食如故。又二剂全愈，痰喘吐红竟不发矣。

一妇因子远出，饔飧不给，忧愁成病。变为水肿喘急，粥饮不入者月余矣。诊之六脉欲绝，脐突腰圆，喘难著席，脾肾之败不可为矣。因处十味方，令服四剂。喘微定而肿渐消，觉思饮食。复诊其脉，略有起色，又四剂肿消食进。

壬子秋余应试北雍，有孝廉张抱赤久荒于色，腹满如斗。以参汤吞金匮丸，小便差利，满亦差减。阅旬日而满复如故，肢体厥逆，仍投前药，竟无裨也。举家哀乱，惟治终事。抱赤泣告曰：若可救我，当终身父事之。余曰：能饵金液丹数十粒，虽不敢谓万全，或有生理。乃连服百粒，小便遄行，满消食进。更以补中、八味并用，遂护全安（《本草通元》，又见《扁鹊心书》）。

陈以揆子壮年渔色，一日腹膨如鼓，喘不能卧，或与消导温补，五苓八味，了无微效。以揆令吞生硫黄，每服三分以腐皮裹咽，日数服，不三日其胀如失，此予所目击者。

柴屿青治侍御葛述斋夫人，单腹胀兼脾泻下血，食后愈胀，必槌腹少安。众医咸主攻伐。诊之知肝木乘脾，脾家受伤不能统血。力排众议之非，并持薛案及《医统正脉》中论说与看，彼尚疑信参半。先服加减逍遥汤二剂，血止，即继以异功加腹皮一钱，厚朴八分，连进十余剂，其势渐杀。后重用参术调理而愈（肝

脾调治法）。

沈涛祖母年七十余，自上年患腹胀满。医以鼓胀治之，服沉香、郁金、香附等药数十剂，病转剧，脾泄腿肿，食减。诊之两关弦洪，右关弦软，此肝木乘脾之象也。先用逍遥散加川连、吴茱萸，连进三剂，胀减泄止，饭食顿加。复用归芍六味调理而瘥（肝肾调治法。《脉症治法》语有此病）。

太史汪舒怀令弟腹大胀满，医以鼓胀治，屡不效。诊其右关空大而带濡，余脉如常。此乃脾胃不和，兼有水气，故不思食，而食且不化。与胃苓汤数剂顿安。若果系鼓胀，亦理应补脾，次养肺金，以制肝木，使脾无贼邪之患。更滋肾水以治火，使肺得清化。却厚味，远房帏，无有不安。倘喜行快利，不审元气，而概用峻剂攻之，暂时得宽，其复转甚。病邪既盛，真气愈伤，遂不可救，司命者其慎旃（脾湿治法）。

张子和曰：一男子目下肿如卧蚕状。曰：目之下阴也，水亦阴也。肾以为水之主，其肿至于目下故也。此由房屋交接之时，劳汗遇风。风入皮腠，得寒则闭，风不能出，与水俱行，故病如是。不禁房室则死。

凡腹胀经久，忽泻数升，昼夜不止，服药不验，乃为气脱。用益智子煎浓汤服，立愈（危氏方）。

喻嘉言治郭台尹年来似有劳怯意，胸腹不舒，治之罔效，茫不识病之所存也。闻喻治病先议后药，姑请治焉。见其精神言动俱如平人，但面色痿黄，有蟹爪纹（似伤食矣），而得五虚脉应之。因告之曰：多怒乎？善忌乎？口燥乎？便秘乎？胸紧乎？胁胀乎？腹疼乎？答曰：种种皆然，此何症也？曰：外症未显，内形已具，将来血蛊之候也。曰：何以知之？曰：合色与脉而知之也。夫血之充周于身也，荣华先见于面。今色黯不华，既无旧恙又匪新疴，其所以憔悴不荣者何在？且壮盛之年，而见脉细损宜，一损皮毛，二损肌肉，三损筋骨，不起于床矣。乃皮毛肌肉，步履如故，其所以微弱不健者，又何居用？是断为血蛊。腹虽未大而如瓜瓠，然其日趋于长也。易耳曰：血蛊乃妇

人之疾，男子亦有之乎？曰：男子病此者甚多，而东方沿海一带比他处犹多。医者漫用治水、治气之法尝试，夭枉无算，总缘不究病情耳。所以然者，东海擅鱼盐之饶。鱼者甘美之味，多食使人热中；盐者咸苦之味，其性偏于走血。血为阴象（象字不妥），初与热合不觉其病，日久月增，中焦冲和之气亦积，渐而化为热矣。气热则结而始不流矣。于是气居血中，血裹气外语多欠妥。一似妇人受孕者，然至弥月时腹如抱瓮矣。但孕系胞中，如果熟自落；蛊蟠腹内，如附赘难疗，又不可同语也。究而论之，岂但东方之水土致然？凡五方之因膏粱厚味，椒姜桂醯成热中者，除痈疽消渴等症不常见外，至胀满一症，人人无不有之。但微则旋胀旋消，甚则胀大不消而成蛊耳。要知人之有身执中央，以运四旁者也。今反竭四旁以奉其锢，尚有菁华发现于色脉间乎？此所以脉细皮寒，少食多汗，尪羸之状不一而足也。言当不谬，请自揆之。竟不能用，半载而逝。

**【琇按】**是症多由醉饱入房，大伤真阴，绝其带脉。水亏木燥，乘其所不胜之脾，致成胀耳。鱼盐之论恐未必然。

一人血蛊，服药百日后，大腹全消，左胁始露病根一条，如小枕状。以法激之，呕出黑污血斗许，余从大便泄去，始消。每思蛊胀，不谈气血水痰，总必自开一宇，如寇盗蟠据，必依山傍险，方可久聚。《内经》论五藏之积皆有定所，何独于六府之积久为患，如鼓胀之类者。遂谓漫无根底区界乎？（《张氏医通》载此，谓是喻嘉言案，泛论一番，至此积果在何府，却又说不出）。

杨乘六治孙氏女，年十九病鼓症，先自头面肿起，渐次手足浮肿，又次肚腹胀，小水不利。医杂用枳壳、厚朴、苍术、陈皮、三棱、莪术、半夏、黄芩等，并利水药，肿胀益甚，更加痰喘。询其起病之由，知为寒水侮土。因治不如法，致水势冲中，而土崩防溃也。以大剂补中益气加木瓜、干姜，送金匮肾气丸，月余而愈（与立斋治素性急妇人同法）。

三原民苟氏妇者病蛊胀，诸医束手，气已绝矣。逾二鼓忽苏，家人惊喜。问之，曰：适

已出门，若将远行者。途遇一老人云：吾已延孙思邈真人医汝，速反也。及入门见真人已先在，年可三十许。以连环针针心窍上，久之遂醒，不知身之已死也。视之果有上下二孔，七日始合。又十一年而终。三原医士王文之说（《池北偶谈》）。

王损庵治嘉定沈氏子，年十八患胸腹身面俱胀，医治半月不效。诊其脉六部皆不出也。于是用紫苏、桔梗之类煎服一盏，胸有微汗，再服则身尽汗，其六部和平之脉皆出，一二日其症悉平（又见《医说续编》，谓出《赵氏或问》）。

一男子三十余，胸腹胀大，发烦躁渴，面赤不得卧而足冷。王以其人素饮酒，必酒后入内，夺于所用。精气溢下，邪气因从之上逆。逆则阴气在上，故为膜胀，其上焦之阳因下逆之邪所迫，壅塞于上，故发烦躁。此因邪从下而上，盛于上者也。于是用吴茱萸、附子、人参辈以退阴逆。冰冷饮之，以解上焦之浮热。入咽觉胸中顿爽，少时腹中气转如牛吼，泄气五七次，明日其症愈矣（治法汇同上）。

张隐庵在苕溪治一水肿者，腹大肤肿，久服八正散、五子、五皮之类，小便仍淋漓痛苦。曰：此虽虚症，然水不行则肿不消，正气焉能平复？时夏月欲用麻黄，恐阳脱而汗漏，而止以苏叶、防风、杏仁三味各等分，令煎汤温服，覆取微汗，而水即利矣。次日至病者之室，若翻水数盆，床帏被褥无不湿透。告以服药后不待取汗，即小水如注，不及圊，就床上坐溺。天明不意小水复来，不及下床，是以沾濡若此。今腹胀痛楚悉除矣。曰：未也，此急则治其标耳。病由火土伤败，以致水泛，乃久虚之症，必待脾元复乃保万全。与六君子去甘草，加苍、朴、姜、附，令每日温服。后即以此方为方，半载后来谢，已全愈矣。张曰：如此症水虽行而正气不复，后仍肿胀而死者多矣。至不知发干行水之法，徒事渗利久之，正气日消，邪气日甚，而死者亦多矣，可不慎哉。

陆养愚治吴体原妇，患腹胀，每于鸡鸣时发，至午即宽，或与调气治之不效。后于半夜即发，至两日渐于薄暮即发矣，夜不能卧，饮食亦减，肌体日瘦。脉之沉微而迟，曰：若论症日宽夜急，血不足也，当养血；论脉沉弱而迟，气不足也，当补气。乃以补中益气汤，倍当归，加枣仁、木香，数剂而愈。

陆肖愚治陆南洋妾患痞，或以为食积痰饮，服消导二陈之类，痞满益甚。或以为气虚中满，与补中益气汤亦不效。寒热消补约一年，饮食大减，肌肉渐消，大便时泻时结。诊其脉浮之弦大，沉之涩小。曰：此非百剂不能全愈。用调气养荣汤加参术各一钱五分，木香、豆仁各三分，二剂反微甚。因减参术，增木香、豆仁，仍不应。乃增木香、豆仁至一钱；减参术至七分，而胀满稍愈。后增木香、豆仁至钱半，而饮食渐加，胀满始宽大半。自后渐加参术至二三钱，减香豆至一二分，约六十剂全瘳。

朱丹溪治一人患脚跌肿，渐上膝足，不可践地，大水头面，遍身肿胀满。用苦瓠瓤实稳如豆大，以面裹煮一沸，空心服七枚。至午当出水一斗，三日水自出不止，大瘦乃瘥，须慎口味（苦瓠须择无厣，医细理紫净者，不尔有毒。与徐文江妻用葫芦治法略同）。

万密斋治万邦瑞之女，年十四病肿，寅至午上半身肿，午至戌下半身肿，亥子丑三时上下肿尽消，惟阴肿，溺不得出，诸医莫识其病。万曰：此肝肾病也。肾者水脏也，亥子丑水旺之时也。肝属木肾之子也，木生于亥。子丑二时肝胆气行之时也。肝经之脉环阴器，当其气行之时，故阴肿而溺不得出。水在人身，随气上下，午时以前气行于上，故上半身肿。午时以后气行于下，故下半身肿，此病源也。五苓散泻水之剂也，经曰：诸湿肿满，皆属脾土。平胃散燥湿之剂也，以二方为主，名胃苓汤，加生姜皮之辛热，助桂枝、陈皮以散肝经之邪，茯苓皮之甘淡助猪苓、泽泻以渗肾经之邪，防己之通行十二经以散流肿上下之邪也，十余剂而愈。

张子和曰：涿郡周敬之自京师归鹿邑道中，渴饮水过多，渐成肿满。或用三花神佑丸，惮其太峻。或用五苓散分利水道，又太缓。淹延数月，终无一效。盖粗工之技，止于此耳。后手足与肾皆肿，大小便皆秘，托常仲明求治于张。张令仲明付药。比至，已殁矣。张曰：病水之人其势如长川泛溢，欲以杯杓取之，难矣。必以神禹决水之法斯愈矣（合陈三农案观之，则洁净府一法当用宜速用也）。

薛立斋治一妇人，面目浮肿，月经不通。此水分也，朝用葶苈丸，夕用归脾汤，渐愈。更用人参丸兼服而全愈（泻补兼行法）。

一妇人素性急，先因饮食难化，月水不调，或用理气化痰药，反肚腹膨胀，大便泄泻。又加乌药、蓬术，肚腹肿胀，小便不利。加猪苓、泽泻，痰喘气急，手足厥冷，头面肢体肿胀，指按成窟。脉沉细，右寸犹甚。此脾肺虚冷，不能通调水道，下输膀胱。渗泄之令不行，生化之气不运。东垣云：水饮留积，若土在雨中则为泥矣。得和气暖日，水湿去而阳化自然，万物生长，喜脉相应。遂与金匮加减肾气丸料服之，小便即通。数剂肿胀消半，四肢渐温，自能转侧。又与六君加木香、肉桂、炮姜，治之全愈。后不戒七情，不调饮食，顿作泄泻，仍用前药，加附子五分而安（误消用补法）。

孙兆治一女子心腹胀痛，色不变。经曰：三焦胀者，气满皮肤硁硁然石坚。遂以仲景厚朴生姜半夏人参甘草汤下保和丸，渐愈。

丹溪治一妇气血俱虚，患单腹胀，因气馁不能运化，濒死。但手足面目俱肿，气尚行阳分，犹可治。遂以参、术、芎、归、白芍以敛胀，滑石、腹皮以敛气，苏桔、葡子、陈皮以泄满，海金沙、木通利水，木香运气，而愈（补泻兼行法）。

一妇人胸膈不利，饮食不思，腹胀吞酸。或用疏利之剂，反致中满不食。此脾土虚而肝木胜。用补中益气汤加砂仁、香附、煨姜，又以六君子加芎、归、桔梗而愈。

吴江史元年母久病之后，遇事拂意，忽胸腹胀满，面目微肿，两腿重滞，气逆上升，言语喘促。所服皆清气之剂，不效。薛曰：此脾肺虚寒也。先用六君子汤一剂，病势顿减。后用补中益气加茯苓、半夏、干姜二剂，形体顿安。后以七情失调，夜间腹胀，乃以十全大补加木香而痊。

太仓陆中舍以肾虚不能摄水，肚腹胀大。

用黑丸子（又名碑记丸），未数服而殁于京。今之专门治蛊者，即此方也。用之无不速亡，病家不可不知此。

机房蔡一素不慎起居，患症同前。更加手足逆冷，恶寒饮食。用补中益气汤加附子一钱，先回其阳，至数剂诸症渐愈。薛因他往，或用峻利之剂，下鲜血甚多，亦致不起。

绍兴术士朱衮衣名甫，苦水蛊腹胀。医者只令服嘉禾散，久之不效。葛丞相授以此法即安，右取嘉禾散、四柱散细末，各等分合和令匀，依法煎服（《百乙方》）。

王尚之《提刑传》云：武义县方治数人甚妙，用黄颡鱼一个，绿豆一合许，右煮淡羹顿食。绍兴张医升之云：以商陆根煮绿豆令熟，去商陆取绿豆，任意食之，亦妙。王氏《博济方》第二卷逐气散，与此药大同小异（同上）。

有病蛊者，梦一道人示颂云：似犬非犬，似猫非猫，烹而食之，其病自消。偶有狐入其室，杀而烂烹，食之，腹自消（《夷坚志》）。

【按】白氏六贴云：青邱狐食之，令人不蛊。又本草孟诜云：狐补虚，又主五脏邪气，蛊毒发寒热（原注）。

丹溪治一妇，夜间发热，面先肿，次及肚足，渴思冷水。用麻黄、葛根、川芎、苍白术、木通、腹皮、栀子、甘草，愈（此开鬼门法）。

一人秋冬患肿，午前上甚，年后下甚，口渴乏力，脉涩弱食减。此气怯，汗不能自出，郁而为痰。遂灸肺俞、大权、合谷、分水。用葛根、苏叶、白术、木通、海金砂、大腹皮、茯苓皮、厚朴、陈皮、黄芩、甘草，渐愈（同上散利兼行法）。

陈三农治一人，年甫三旬，怒后发肿，饮水过多，旦日肢体俱肿，腹胀异常。年方壮而病发于骤，脉方实而药不厌攻。若不急于疏通，久必成大患。以胃苓散加牛膝、车前，三进不为少动，是病深药浅也。更以舟车神佑丹，进而小便泉涌，肢体渐收。仍与胃苓汤加白术椒仁，十五日而愈。

喻嘉言治顾鸣仲有腹疾近三十年，朝宽暮急，每大发腹胀十余日方减。食湿面及房劳其应如响，腹左隐隐微高鼓，呼吸触之汩汩有声。

以痞治之，内攻外贴无效。诊之曰：人身五积六聚之症，心、肝、脾、肺、肾之邪结于腹之上下，左右及脐之当中，皆高如覆盂者也。胆、胃、大小肠、膀胱、命门之邪，各积于本位，不甚形见者也。此症乃肾脏之阴气聚于膀胱之阳经，有似痞块耳。盖肾有两窍，左肾之窍，从前通膀胱。右肾之窍，从后通命门。邪结于左畔，即左肾与膀胱为之主也。六府惟胆无输泄，其五府受五脏浊气，传入不能久留，即为输泄者也。今肾邪传于膀胱，膀胱溺其输泄之职，旧邪未行，新邪肿至（邪字大分晓），势必以渐透入膜原（膜原在膈间，去膀胱甚远，如何透入），如革囊裹物者然。经曰：膀胱者，州都之官，津液藏焉，气化则能出矣。然则肾气久聚不出，岂非膀胱之失其运化乎？夫人一团之腹，大小肠、膀胱俱居其中（岂独此耶），而胞又居膀胱之中（膀胱即胂也，昔人曾有辨之者）。惟其久留，输泄是以宽乎？若有余地，今肾之气不自收摄，悉输膀胱。膀胱之气畜而不泄，有同胆腑之清净无为（据云则是其人竟无小便耶），其能理乎？宜其胀也。经曰：肾病者，善胀，尻以代踵，脊以代头。倘膀胱能司其输泄，何致若此之剧耶？又曰：巨阳引精者三日。太阳膀胱经吸引精气者，其胀止于三日。此之为胀且数十年之久，其吸引之权安在哉？治法补肾水而致充足，则精气深藏而膀胱之胀自消（只此数句是此症肯綮）。补膀胱而令气旺，则肾邪不畜，而输化之机自裕。所以然者，以肾不补不能藏，膀胱不补不能泻也。然补肾易而补膀胱则难，以《本草》诸药多泻少补也。经于膀胱之甚不足者，断以死期，后人莫解其故。吾试揣之，岂非以膀胱愈不足，则愈胀，胀极势必逆传于肾。肾胀极势必逆传于小肠，小肠胀极势必逆传于脾。乃至通身之气散漫而无统耶。医者于未传之先，早见而预图之，能事殚矣。

【瑇按】是症专属肾肝二经，与膀胱毫无干涉，乃舍肝而强入膀胱，便觉支离满纸。

万密斋治万邦瑞女，二十七岁，病肿甚异，寅后午前上半身肿，午后丑前下半身肿，上下尽消，惟牝户肿小便难。诸医不能治。经云：身半以上，天之阳也，宜发其汗，使清阳出上窍也；身半以下，地之阴也，宜利小便，使浊阴出下窍也。正上下分消以去湿之法，惟夜半阴户肿，不得小便，此又当从肝经求之。盖厥阴肝经之脉，丑时起于足上，环阴器，又肝病者，则大小便难。用胃苓五皮汤，发汗利小便也。内有茯苓所以伐肾肝之邪，木得桂而枯，又以辛散其肝经之水，以温肾之真寒湿也，连服十一剂，而肿尽消。

朱丹溪治赤岸冯令八官，素饮食不知饱，但食肉必泄。忽遍身发肿，头面加多，致目亦不可开，膈满如筑，两足麻至膝而止，浑身不可见风，阴气挺长。其脉左沉而重，取不应，右三部虽短小，却有和滑气象。遂令单煮白术汤饮，早辰空心探而去之。食后白术二钱，麻黄五分，川芎半钱，防风三分，作汤下保和丸五十丸。如此者二日，因吐中得汗，通体上截为多，遂得肿宽而眼开，气顺而食进。却于前方中麻黄、防风加白术一钱，木通、通草各半钱，下保和丸五十丸，如此者五日而安（此即开鬼门之法也）。

罗谦甫治许鲁斋仲平，年五十有八，于至元戊寅五月间积雨霖淫，面目肢体浮肿，大便溏多，腹胀肠鸣时痛，饮食减少，脉得弦细而缓。自云年壮时多服牵牛、大黄药，面目四肢时有浮肿。今因阴雨，故大发。曰：营运之气，出自中焦者，胃也。胃气弱，不能布散水谷之气，荣养脏腑、经络、皮毛，故气行而涩，为浮肿。大便溏多而腹胀肠鸣，皆湿气胜也。四时五脏皆以胃气为本，有胃气则和平而身安。若胃气虚弱，不能运动滋养，则五脏脉不和平。本脏之气盛者，其脉独见（此盛字当活看），轻则病过，甚则必死。故经曰：真脏之脉，弦无胃气则死（此亦木乘土也，故虚损病宜着意滋养肝木）。今疾幸而未至于甚，尚可调补。人知服牵牛、大黄为一时之快，不知其为终身之害也。遂以平胃散加白术、茯苓、草豆蔻仁，数服诸症皆愈。饮食进，惟四肢犹肿，以导滞通经汤主之，良愈。

马元仪治华氏子患腹胀已三月，形色憔悴，两脉沉微。治者但谓邪气盛，不知其正气虚。

《灵枢》曰：脉之应于寸口，其大坚以涩者，胀也。《素问》曰：征其脉与色俱夺者，此久病也。今两脉微弱无神，面色不华，肢体倦怠，其初亦邪正相搏而成。治者但责其实而忘其虚，攻伐过多，始则邪气当之，继乃转阳，元气运化失职，升降不利。热者变为寒，实者变为虚，而病机迁矣。经曰：足太阴之别公孙虚则鼓胀。又胃中寒则满胀。可见中藏虚寒亦能成胀，不独实病为然也。治法但用温补之剂，健脾胃补三焦，然须积久成功，不可欲速。所谓新病可急治，久病宜缓调也。遂恪服加桂理中汤三十余剂，胀渐消，脉渐转，两月后全安。

庄季裕云：予自许昌遭金人之难，忧劳艰危，冲冒寒暑，避地东方。丁未八月抵泗滨，感痎疟。既至琴川，为医妄治，荣卫衰耗。明年春末尚苦肤肿，腹胀气促，不能食而便利，身重足痿，杖而后起。得陈了翁家专为灸膏肓俞，自丁亥至癸巳，积三百壮。灸之次日即胸中气平，肿胀俱损，利止而食进。甲午已能肩舆出谒，后再报之，仍得百壮，自是疾症顿减。以至康宁，时亲旧间见此殊功。后灸者数人，宿疴皆除。孙真人谓若能用心，方便求得其穴而灸之，无疾不愈。信不虚也（《针灸四书》）。

王执中曰：有里医为李生治水肿，以药饮之不效，以受其延待之勤一日，忽为灸水分与气海穴，翌早观其面如削矣。信乎水分之能治水肿也。《明堂》故云：若是水病，灸大良。盖以此穴能分水，不使妄行之耳。但不知又云：针四分者，岂治其他病？当针四分者耶。

水肿惟得针水沟，若针余穴，水尽即死，此《明堂铜人》所戒也。庸医多为人针水分，杀人多矣。若其他穴亦有针得瘥者，特幸焉耳，不可为法也。或用药则以余粮丸为第一，予屡见人服验，故书于此。然灸水分则最为要穴也（《资生经》）。

姚僧垣治大将军襄乐公贺兰隆，先有气疾，加水肿喘息奔急，坐卧不安。或有劝其服决命大散者，其家疑未能决，乃问僧垣。僧垣曰：意谓此患不与大散相当，若欲自服不烦赐问。因而委去。其子殷勤拜请，曰：多时抑屈，今日始来，竟不可治，意实未尽。僧垣知其可差，

即为处方，劝使急服，便即气通。更服一剂，诸患悉愈（《周书》）。

黄司寇葵峰中年病蛊，得异方，乃真茅山苍术末也。每清晨米饮调三钱，服不数月，强健如故，终身止服术，七十余终，少停疾作矣（同上）。

徐文江夫人病蛊胀，张涟水治之，不药不效，张曰：计穷矣。记昔年西山有一妪患此，意其必死，后复过见之，云：遇一方上人得生。徐如言访妪，果在也。问其方，以陈葫芦一枚去顶入酒，以竹筋松其子，仍用顶封固。重汤煮数沸，去子饮酒尽，一吐几死，吐后腹渐宽，调理渐愈。盖元气有余而有痰饮者也，若肾虚脾弱者，宜用金匮肾气丸，十全大补汤去当归，加车前子、肉桂（《广笔记》）。

通血香一钱，取小葫芦一个，不去子膜，入香在内，再入煮酒，仍以所开之盖，合缝封之。以酒入锅，悬葫芦酒中，挨定不可倾侧，盖锅密煮，以三炷线香为率。煮时其香透达墙屋外，煮完取葫芦内子膜并药，烘干共为细末。每服一钱，空心酒送下，间五日服一钱，服尽葫芦内药，约有五六钱之数，病已释然矣。通血香，陕西羊绒客人带来，苏杭有（同上）。

沈孝通观察中年无子，患中满蛊胀，势孔束静养郭外小园中，修然独坐独宿，食淡者五年。归脾汤、六味地黄丸，朝暮间服不辍，连举二子（同上）。

汪石山治一妇五十七岁，五月间因劳夜卧，天热开窗，醒来遍身胀痛。疑是沙症，刮背起紫疙瘩，因而胸膈胀痛。磨木香服之，致小腹作痛，咳嗽气壅不能伏枕，吐痰腥臭，每次一二碗，亦或作泻，肛门胀急，自汗不止，身表浮肿。医作伤寒而用发散，或作肺痈而用寒凉，绵延一月，医皆辞去。其子来召汪，汪曰：第未知得何脉耳？告曰：医谓脉洪数也。曰：年逾五十，血气已衰，又加小劳，当酷热之时，又不免壮火食气且弱，乃热伤元气而然，非热脉也。所可虑者，脉不为汗衰，为泄减耳。彼曰：用生脉散汤，人参一钱，麦冬二钱，五味二钱，病似觉甚。曰：邪重剂轻，宜黄蓍五钱固表，人参五钱养内，白术三钱，茯苓钱半渗

湿散肿，陈皮七分，吴茱萸四分消痰下气，再加甘草五分以和之，麦冬一钱以救肺，依法煎服十余贴，后虽稍安，脉与病相反，终不救。

【琇按】是症终挟热邪，初时或宜凉膈，白虎为是。

萧万舆曰：曾氏妇年四旬，素郁怒，婺居十载，神思为病。忽一日因行经暴怒，血上溢，兼致膨胀。或投散气药，不效，且渐笃。曰：此脏病。得之数年，今始显发，丹溪鼓胀论可鉴也。脉已洪短，与病相符。峻补脾元，不半载而愈。议用六君加姜、桂，倍人参、白术。彼惧不敢服，因改投金匮肾气丸，服一月血逆已止，胀虽如故，未见增剧。为药力未到，须宁耐耳。不信，另延一医，恃有神丹，谓旦夕可愈。果投一剂，下咽半晌而即胀消便泄，进食静睡，精神爽快，举家钦似神愿，掷百金酬谢，而犹咎余之迂缓也。及察前方乃阿魏、姜黄、甘遂、甲片、葶苈、牵牛、元胡之属。越数日症仍作，投前药亦随手而应，独气困怠耳。不三日，朝夕喘满不堪，再投不应，日甚一日，不及旬而殁。

萧从舅曾六海长子，亦因素郁患前症。曰：此病始本称难治。但广费珍药，又非舌耕清儒，所能办当，奈何？未几有进草药者，彼悦捷法，信服之。饭许，大号数声而毙。呜呼！病从何生？药从何治？如此盲妄矜功，顷刻杀人，转盼谁之咎哉？

吴桥治王英妻，年三十所病胀满。剂以补中气，利小水者，皆无功。久之喘急而汗沾衣，呕逆不能下，昏乱殊死。桥切之，浮取弦数，沉取涩滞，则以为畜血，下之宜。或以亡多亡阳，亟下则速之毙，桥曰：痞病丝血滞，故气壅，壅则腾腾上蒸而汗出焉。遂进桃仁承气汤，薄暮始进，呕者半之，中夜下败血三升，喘即定，乃酣寝，诘朝腹胀平（《太函集》）。

聂久吾治司理毛具次夫人，病两月余，初时每至五鼓，胸腹胀气，上冲不能卧，起坐方安。已而渐至四鼓，又渐至三鼓即胀。今则二鼓起，而终夜不能卧矣。初以为气血不调，与调气二剂，不应。因思其病作于夜间，而日间不胀，必血虚故。改用四物等补血数剂，病减半，因延诊之，其脉弱，不惟血虚，气亦虚也。改用八物汤加二陈十余剂全安。

膈

张子和治遂平李官人妻，咽中如物塞，食不下，中满。他医治之不效。诊其脉曰：此痰膈也。《内经》曰：三阳结为膈。王启元又曰：格阳云阳盛之极，故食格拒而不入。先以通经散越其一半，后以舟车丸下之。凡三次，食已下。又以瓜蒂散再越之，健啖如昔日矣。

王思中治盐院某行部至常州，病膈症不起，诸太医丽集皆技穷。王致曰：此是关而非膈，可治也。乃以半夏曲一两为君，制剂与服，不半月动履如常（《吴江县志》）。

章良玉老年得闷格症，医药不效，殊无起色。偶道人过门索食，其子食之，顷曰：汝家何事奔皇乃尔？语之故。且延视之，道人曰：勿虑，而翁今日可不死矣，令人从我去。其子即偕至三山门外小茅庵中，道人出囊中药草一束，悉以付之。曰：此通肠接骨草也，四月发芽，百日枯。多生于观音山，早向阳晚受阴，状似益母，梗方而凹，缘叶如芸。采得汁一盏，便活一人。此则去年所收干日，可将若干放砂罐内，用一大盂水煎。归如法治，以进父。服三碗，果神效，及走谢已行矣。此草尚有半，又转以活上河一徐姓者。考《本草》无所谓通肠接骨草也（《续金陵琐事》）。

一贫叟病噎膈，食入即吐，胸中刺痛。或令取韭汁，入盐梅卤汁少许，细呷，得入渐加，忽吐稠涎数升而愈。此亦仲景治胸痹用薤白，皆取其辛温能散胃脘痰饮恶血之义也（《本草纲目》）。

薛立斋治一妇人患膈症，胸膈痞闷。以此属脾经血虚。遂用四君芎归调补脾气，寻愈。又因怒兼两胁痞闷，头目不清，月经旬余未竭，用加味逍遥散加钩藤治之，复瘥。

一妇人患膈病，胸膈作痛，面青目札，小便频数，或时寒热。此肝气滞而血凝。先用失笑散，二服痛止。又用加味逍遥散而愈。

陈三农治一老人患膈气，饮食不下，大便干燥，六脉浮大而硬。用乌药四分，小茴香一钱研末，肉汤调下二钱，饮食即进。三服后用乌药三分，陈皮、苏梗、杏仁各五分，苡仁钱半，煎服而愈。

一中年妇患梅核气，用二陈加芎、归、栀、连、枳实、乌药、瓜蒌、旋覆花、香附、桔梗，十数剂而愈。

山氏患咽喉噎塞如梅核，时时嗳气，足冷如冰，用散结化痰汤，十数剂罔效。细思之，此阴火也。三阴至顶而还，阴虚火炎，故嗳气咽塞，足冷耳。用滋阴清膈饮数剂，诸症悉愈。

一士膈噎呕吐，或与清火，或与疏通，或与化痰散郁之药，半载愈甚。陈曰：气口无力，两尺迟难，脾肾交虚之论也。脾虚则升降失职，而痰起中焦。肾虚则真久衰微，食难运化。与白术五钱炒焦色，半夏二钱，炮姜二钱，沉香一钱，二剂而痊。

孙文垣治张溪亭乃眷，喉中梗梗有肉如炙脔，吞之不下，吐之不出，鼻塞头运，耳常啾啾不安，汗出如雨，心惊胆怯，不敢出声，稍见寒则遍身疼（火盛而郁者，多畏风畏寒），小腹时痛，小水淋涩而疼（皆肝火为患），脉两寸皆短，两关滑大，右关犹搏指。孙曰：此梅核气症也。以半夏四钱，厚朴一钱，苏叶一钱五分，茯苓一钱三分，姜三片，水煎食。后复每用此汤调理多效。

【按】梅核症乃郁怒忧思，七情大伤，乃成此病。案中所叙，无非木燥火炎之候，乃以燥克之剂成功，合前陈三农案大同小异，或当时病人质厚故耳。

臧少庚年五十，每饮食胸膈不顺利，觉喉中哽哽，宛转难下，大便燥结，内热，肌肉渐瘦。医与五香连翘汤，五膈丁香散，不效。孙脉之，其色苍黑，两目炯炯不眊（可治），惟气促骨立，其脉左弦大，右滑大。曰：据脉乃谋而不决，气郁成火，脾志不舒，致成痰涎。因而血少便燥，内热肌消。张鸡峰有言，膈乃

神思间病，即是推之，当减思虑，断色欲，薄滋味，绝妄想，俾神思清净，然后服药有功。以桂府滑石六两，甘草一两，真北白芥子、萝卜子、射干、连翘各一两半，辰砂五钱，以竹茹四两，煎汤打馒头，糊为丸绿豆大，每食后及夜用灯心汤送下一钱半，日三服，终剂而愈。

易思兰治一人患膈满，其症胸膈胃脘饱闷，脐下空虚，如饥不可忍，腰腿酸痛，坐立战摇，大便燥急，每日虽进清粥一二钟，食下呕酸，吐水醋，心口作膈，治二年不效。诊得左右寸关俱沉大有力，两尺自浮至沉，三候俱紧，按之无力，摇摆之状。此气膈病也。须开导其上，滋补其下，兼而行之可也。遂以畅胃舒中汤授之，制香附、苍术、贝母各八分，苏梗、连翘各五分，抚芎六分，神曲、沙参各一钱，桔梗四分，南木香半分。大剂煎，徐徐呷之，每日空心服八味丸百粒。服二日嗳气连声，后亦出浊气。五日可以坐立，啖饭二碗，服至二七，动履如常。

喻嘉言治倪庆云病膈气十四日，粒米不入，始吐清水，次吐绿水，次吐黑水，次吐臭水，呼吸将绝，医已歇手。喻适诊之，许以可救。渠家不信，曰：尽今一昼夜先服理中汤六剂，不令其绝。来早转方一剂，全安。渠家曰：今已滴水不食，安能服药六剂乎？曰：但得此等甘温入口，必喜而再服也。渠诸子或痒或弁颇识理，金曰：既有妙方，何不即投？必先与理中，此何意也？曰：《金匮》云：病人意气不除者，旋覆代赭石汤主之。吾于此病分别用之者，有二道：一者以黑水为胃底之水，臭水为肠中之水，此水且去，则胃中之津液久已不存，不敢用半夏以燥其胃也；一者以将绝之气，止存一丝，以代赭坠之，恐其立断。必先以理中分理阴阳，俾气易于降下，然后代赭得以建奇奏，续一时之深心，即同千古之已试也。乃简仲景方，见方中只用煨姜而不用干姜，又谓干姜比半夏更燥，而不敢用。曰：今所噫者，下焦之气也；所呕者，肠中之水也。阴乘阳位加以日久不食，诸多蛔虫必上居膈间，非干姜之辣则蛔不下转，而上气亦必不下，转妙处正在此，君曷可泥哉？服之，果再索药，三剂后能

言，云：内气稍接。但恐大急，俟天明再服，后旦转方为妥。次早旁议交沮，后三剂不肯服矣，乃持前药一盏勉令服之，曰：立也转方，顷刻见效。何如乃用旋覆花一味，煎汤调代赭石末二匙，与之才入口，病者曰：好药，吾气已转入丹田矣。因触冷气复呕，与前药立止，思粥令食半盏，饥甚竟食二盏，少顷已食六盏复呕，与前药立止。又因动怒以物击婢，复呕，与前药立止。以后不复呕但困倦极，服补药二十剂，丸药一斤，将息二月，始能出门，方悔从前少服理中二剂耳。

李士材治张邑宰妇，忧怒之余，得食辄噎，胸中隐隐痛，诊之脉紧且滑。曰：痰在上脘，用二陈加姜汁、竹沥。或曰：半夏燥乎？曰：湿痰中满，非此不治。遂用四剂，病尚不减，改大半夏汤服四帖，胸痛乃止。又四帖而噎亦减，服二十剂而安。若泥半夏为燥，而以他药代之，岂能愈乎？惟痰不盛，形不肥者，不宜与服也（凡用半夏者，宜审之）。

方春和年近五旬，多欲善怒，患噎三月，日进粉饮一钟，腐浆半钟，且吐其半，六脉细软。此虚寒之候也。用理中汤加人乳、姜汁、白蜜、半夏，一剂便减，十剂而进糜粥。更以十全大补加竹沥、姜汁，四十帖，诸症皆愈。

一人膈噎不通，渣质之物不能下咽，惟用人乳醇酒数杯，吐沫不已。李曰：口吐白沫，法在不治。脉犹未败，始冀万一。用人参、黄芪、当归、白术、陈皮、桃仁、牛乳、白蜜、姜汁，连进十剂，白沫渐少。倍用参术，三月全安。

一人二十五岁，以鼓盆之戚，悲哀过度，不能食饭。又十余日，粥亦不能食，随食随吐，二便闭塞，自谓必死。诊之，脉按有力，非死症也。以酒蒸大黄加桃仁、当归、砂仁、陈皮、蜜丸与服。凡五胀，下燥矢干血甚多，病若失矣。数日之间，能食倍常。

张孟端夫人忧愤交乘，食下辄噎，胸中隐隐痛，阳脉滑而阴脉搏，痰血互凝之象。以二陈汤加归尾、桃仁、郁金、五灵脂，四剂未效。因思人参与五灵脂同用，善于浚血，即以前剂入人参三钱，倍用五灵脂，再剂血从大便而出，

十剂噎止，弥月而愈（人参与五灵脂并用，非明于奇变者不可）。

金元之之内患噎膈，胸腹奇痛，经阻。医认瘀血。察其脉细为气衰，沉为寒痼，况自下及上，处处皆痛，明非血矣。用参、芪、白术、木香、姜、桂，煎成，和醇酒进之，甫入口便快，服理中汤半月而瘥（以上二案《医通》抄入）。

张路玉治朱彦真酒膈，呕逆不食，每日惟痛饮热酒一二觥，少顷即作酸呕出，膈间大痛，杂治经年不效。良由平昔好饮热酒所致，即丹溪所谓好饮热酒，死血留胃口之候。授以人参散，方用人参一两，煎成加麝香半分，冰片三厘，三剂便能进食，盖片麝善散胃口之痰与瘀血耳，十剂后改服柏子仁汤，半月而安。二方出自云岐，人多未知，每以予为尚异，何可为之辨耶？

沈锡蕃平昔大便燥结，近患噎膈，不能安谷者月余。虽素禀丰腴，近来面色皎白，大非往昔。时方谷雨，正此症危殆之际。诊得六脉沉涩，按久则衰，幸举指则应。为疏六君子汤，下一味狗宝作散，调服甫十剂，呕止食进。再十剂谷肉渐安，更十剂起居如故。惟大便尚艰，以六味丸去泽泻，加归、芍、首乌作汤，月余便溺自如，秋深更服八味丸而康。大抵噎膈之人，体肥痰逆者可治，枯瘠津衰者不可治。同道王公峻患此病，其禀气与沈相类，误信方士，专力委之，致不起。顾人月亦患此，自谓胀急不当用参，日服仙人对坐草而毙。瘦人亦闻有可疗者，秦伯源患此，形神枯槁，神志抑郁，且汤药无资。予门人邹恒友令其用啄木鸟入麝熬膏，时嗅其气以通结，内服逍遥散加香砂以散郁。不数剂顿瘥。后陈君亦用此法而愈。又一农人噎膈不食，时呕清涎如赤豆沙水。此属血瘀可知，误用消克破气药，致绝粒不食。用桂苓饮加当归、桃仁、丹皮、牛膝，用熬枯黑糖和䗪虫浆调服，下溏黑如污泥者甚多。

张路玉曰：王御九仲君因惊恐受病，时方晚膳，即兀兀欲吐，而不得出，遂绝粒不食，而起居自如，向后醇酒膏粱略无阻碍，惟谷气毫不可犯，犯之辄吐。医不知为何病，补泻杂

陈，牛黄狗宝，虎肚猫胞总无一验。数月来湿面亦得相安。延及八月，偶遇一人，谓言此病非药可除，合用生鹅血乘热饮之，一服便安。此虽未见方书（生鹅血能化坚癖，见江案心脾痛门），揆之于理，谅无妨碍。一阳之夜遂宰一鹅，取血热饮，下咽汩汩有声，忍之再三，少顷呕出瘀血升许，中有血块数枚，是夜小试稀糜，竟不吐，其后渐能用饭，从少至多，不藉汤药而安（此即血膈症）。

马元仪治王客六旬，外患关格，上不得食，下不得便，口燥胸满已一月。诊其两脉俱虚而涩，此因肺胃之气郁而不宣，郁久成火，消烁津液，升降失常，上下不交，而成痞塞。治法宜宣通肺郁，则清气下行，而燥火可除。滋养胃源，则精液四布，而升降自如矣。用紫菀五分，蒌仁五钱，枳壳、桔梗、杏仁、苏子、半曲、郁金，二剂两脉起，四剂胸满释。后去郁金，加生首乌五钱，四剂大便通脉和，惟进饮不纳。盖肺金郁结之气乍舒，而胃土冲和之气未复也。令服人参仓廪汤一月而食进，再服加味归脾膏，二月全愈。

朱丹溪治一人，饮热酒食物，梗塞胸痛。盖有死血而然。白术、贝母、麦芽、香附一两，瓜蒌仁、杏仁、丹皮、生甘草、干葛、山栀、黄芩、红花、荸荠，右或丸或散，任意服之。

黄濡，富倾郡，年逾艾，病胸膈不宽裕。医或以降火而剂寒凉，病滋甚。又或以过伤而剂辛热，病益深，而形神如故（膈病皆如是）。桥曰：脉两寸并涩，余皆弦数而躁，两尺特甚，病由阴火炎上，盛怒伤肝，此血膈也，法当不治。黄不怿乃谢桥，逾月即呕血如桥言。医属治无效，后吐败血如腐肝，乃卒（同上）。

蒋銮年六十，体故厚，饮食起居如常，惟胸膈稍稍不宽，直自以为痰火耳，久治无效。桥诊之曰：寸口脉涩，非痰火也，此为血膈。顷之必有死血出焉。勿谓无伤，法当不治。闻者大骇，然疑半之。又曰：公病之来且速，亟问良医，如稍迟将咎桥发之晚也。其后呕紫血块如指大者数十百枚，呕后竟胸膈颇宽。桥曰：不然，此伤肝而不藏血，血随气逆行，宿血去而新血继之汲也。缓治则缓死，速攻则速死。

后更数医，月余死。

陈二尹溶上家吴门年近五旬，平日准颊微赤，体略肥，日喜火酒数杯，昔在都与余甚相得，近授卢陵丞，乘便过访。因答候见服膏子药，问何恙？曰：近颇眩晕，由痰饮所致耳。请脉之，乃笑曰：君近亦能医乎？曰：第略晓。诊得两寸搏指，左关弦尺弱，六部略数，此阴不足阳有余，症属燥火，非痰饮也。语之故，但唯唯索其方，则二陈、白术、香附、远志、益智、菖蒲，诸辛燥芳香之品。告以药非对症，久服恐生他变，亦唯唯别去。以五月抵任，至九月忽归，寓湖上，则以病也。延往，告以才到官即头汗出，眩晕益甚，食渐减，每饭入，停膈中难下，良久仍吐出。后只进粥，粥又不受，乃进面，面亦不受。两月来唯日啖馒头一枚，必自晨细咽至暮，略急则呕矣。大便八九日始一行，坚黑如弹丸。更医数人，服药数十剂，用参亦数两。欲检方相示，曰：无庸知所用，必皆前膏子方中诸品耳，乃果然。此病由燥火，又误服香燥之药，劫其津液，致两阳明枯槁，今已成关格。幸大便未如羊矢，则下焦之阴犹未告竭，急饮润剂犹可为也。遂与生熟地、天麦冬、肉苁蓉，北沙参、当归、牛膝等，四帖大便略润，可饮粥一瓯矣。又四帖粥渐加，乃用麻油拌饭，进一瓯无碍。再四帖大便调，饮食如旧，则以前方加减，令服百帖。及还苏，只服其半，后三年病复作，急至杭求诊，就前方加减，令服五十贴，遂至今无恙。

余孝廉香圃母夫人年七十七，膈间不调已二年矣。春尽食愈减，至仲秋渐呕不能食。或作脾胃虚寒，与二陈二术，补骨脂、吴茱萸、姜桂、诸辛香燥热，几数十剂。遂致汤饮不下，勉进一盏则呕，必倍之所出，皆黄涎而挟腥气，已绝意医药。勉召诊，两手俱无脉，足冷渐过膝，手亦冷过肘，舌白苔而地则紫。惟神气颇清，起居尚能自主。断为老年亡阴血少，相火上逆之症。四肢冷者，误药而热盛作厥也。两手无脉者，营气衰不能戴卫上朝寸口也，舌苔白而地紫者，肝火上乘肺金不下降也。与生地、杞子、沙参、麦冬、蒌仁、牛膝、米仁、川楝。或问众作寒治而君谓火，何以验之？曰：第询病人小便可也。既而曰：点滴而已。又问：昔人谓下有热则为关，上有寒则为格。君但主热，得无偏乎？曰：若然则前方姜桂何以不效？乃进药，遂不呕，数剂后忽掌心手背绽出青筋累累，盖肝主筋，木得养而骤舒也。入川连三分，四肢渐暖，小便渐长，青筋亦隐，再加熟地五七钱，十余剂全愈。后指端生一疖，问故？曰：其辛香燥热之所酿乎，然得此无后患矣。

吾宗德吾翁年七十五，多郁而喜饮，夏间时呕随愈。初秋感寒复作，服辛燥少愈。季秋复盛寒，遂大作，凡食即呕，日呕涎沫数盆，汤饮不下者几十日。前医一以二陈姜桂，转服转剧，计所呕不下担石矣。脉之洪大搏指，面额作赭石色。经曰：诸逆冲上，皆属于火。又火性急速，故食入即呕也。与重剂杞、地、沙参、麦冬、米仁入川连三四分，一剂知二剂减。问荸荠可食否？曰：可。顿食斤许，又减，遂不服药。半月后复作，尚轻，令前方重加熟地而痊。或问老人阳气衰微，君常与黄连，得毋过乎？曰：老人阳虚，出自何说？乃默然。

胡氏妇年五十来，常患胁痛有块，时当心而痛，甚则呕。其子医以二陈加左金、郁金、香附。初稍愈，后不应。一老医与丁香、肉桂、延胡索、小茴香之类，初亦应，再发再与，则呕增剧。延诊则已七日不食，将成膈矣，幸大便不秘且溏，小便则短涩口苦而燥，脉左关尺弦小而数，两寸鼓。与生地、杞子、沙参、麦冬、酒连，数剂而愈。

方天壶翁年近七十，患心胁痛，一老医与二陈加人参、姜、附。经年累月，遂致食不入，满口似糜非糜，昼夜不眠，唯闻鼓吹讴歌之声，则稍寐。延诊六脉已无胃气。曰：此血膈也。始于肝火燥急，致多暴怒，血随气上逆于脘中。会阳刚之药劫其津液，令大络枯涩，血遂凝而不下。胃中热而有瘀，故不纳食而喜闻歌吹也，今真阴已竭，阳气独留。不可为矣。勉索方，与熟地一两，杞子五钱，沙参三钱，麦冬二钱，每饮一剂则恬睡二三时，与闻吹唱同，于膈病则无与也，其后呕出死血数瓯而殁。

许君广川，年四十六，性乐洪饮，膏粱炙煿。左胁痛痞，时侵胃络，肝肾已伤，宜滋水木。南京医者，其识颇俗，二陈、五香、六君、六郁、香砂、左金、逍遥、越鞠，出入加减，惟此数方，治之半载，不见其良。予与令坦，相得始彰，语以是症，血膈须防。既而秋仲，饮食渐妨，因念余说，厥理孔长，相延诊视，与药勿尝，岁忽云暮，呕血如瓢，再延诊之，症犹可救，养阴之剂，金以为谬，及春诣苏，求治于缪。缪与之方，芝麻、黑豆、绛绡、桑叶，希延其寿，岂知膏肓，其续莫奏，关格遂成，汤饮不受，长此告终，芒种时候。

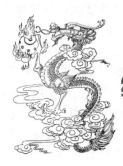

# 续名医类案卷之十九

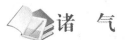 诸　气

邓安人年五十，忽然气痛，投神保丸愈。不一二日再痛，再服神保丸六七十粒，大腑不通，其痰转甚，亦有要用沉香、木香、姜、桂等药，而未敢投。痛甚则筑心筑背筑走两胁，似有两柴十字插定心胁，叫声彻天，召良甫诊之，六脉沉伏，乍来乍去，众问膈脉吉凶何如？答曰：凡久痛之脉，不可准也，但以症辨用药。观其人质肥伟，问其脉数日不通，曰实痛也，其腹必胀，但以人按之痛甚，手不可向近，此大实也。经曰：大满大实者，可下之。用替针丸五六百粒，是夜即愈（俱《医说续编》）。

罗谦甫治赵运使夫人年五十八岁，于至元甲戌三月中病脐腹冷疼，相引胁下，痛不可忍，反复闷乱，不得安卧，以当归四逆汤主之，灸中庭穴（同上）。

朱丹溪治一妇，气自小腹丹田冲上，遂吐清水，火气上逆，由丹田虚寒故也。用白术二两，白豆蔻五钱为末，早饭后以白汤送下，白术补脾，豆蔻温肺，此药服之则金水相生，其病自愈。若在男子，纯阴无阳，则为不治之症矣。

陈三农治一人怒气感寒，小腹有块，气送上行，喘息不安，众用散气降气药，益甚。曰：此因汗下过多，伤其胃气，胃虚为冲脉所逆，并胁下少阳脉二道而反行，病多厥逆，以调中益气汤加炒黄柏、炒青皮，一剂而愈。

一老人大怒，气自脐下上攻，两胁作痛，喘息不卧，此动厥阳之火也。两胁肝胆部分，怒气伤肝，而动龙雷之火，故逆上作痛耳。用伏龙汤下左金丸愈。

一贵人患气从小腹上攻，胸胁头项遍身急胀而痛，诸治罔效。曰：此督脉为病也。经曰：督脉为病，令人逆气而里急。以四物加炒黑黄柏、醋炒青皮，一剂而愈。

朱丹溪治郑仲游年二十三，膈有一点相引痛，吸气皮觉急，滑石、枳壳炒各一两，桃仁、黄连炒各半两，炙甘草二钱为末，每一钱半以萝卜自然汁研，煎熟饮之，一日三五次（作瘀血治）。

郑仲本年二十七，因吃热补药，又妄自学吐纳，以致气乱血热，嗽血消瘦，遂与行倒仓法，今嗽血消瘦已除。因吃炒豆米，膈间有一点气梗痛，似有一条丝垂映在腰与小腹，亦痛，大率偏在左边，此肝部有恶血行未尽也。滑石、枳壳一两，柴胡、黄连五分，桃仁二两，黄丹三钱，生甘草二钱，红花一钱，服法同前。

缪仲淳治高存之婿浦生气上逆，每饭下一二口，辄嗳气数十口，再饭再嗳，食顷三四作。曰：此气不归元，中焦不运也，每剂须人参二钱。不信，服快气药愈甚。逾二三月，曰：今须参四钱矣。不信。又逾二三月，曰：今须六钱矣。不信。又逾月，饮食不下，每呕冷气，如团而出，上下气不属，分必死，存之坐其家，迫令缪药服，首不动，再煎不动？然亦不如汤，药辄呕也，服三剂忽心口下如爆一声，上则嗳气，下则小遗无算，上下洞然，即索粥，顿食三四碗，不上逆矣。服五六剂，减参二钱，嗳逆复作，仍用六钱而安。一月后方减参二钱，服半年全愈。人参六钱，麦冬三钱，五味二钱，橘红一钱，砂仁一钱，白芍二钱，沉香五分，益智仁一钱五分，萸肉三钱，苏子二钱，枇杷叶三大片，水煎，临服加沉香汁十五匙，逆水芦根汁一大盏，又十倍为末，山药糊为丸，空心白汤吞（《广笔记》）。

梁溪一妇人，喉间如一物上下作梗，前后

板痛，服仲淳方二十剂愈。降香、通草、苏子、橘红、枇杷叶、人参、炙草、石菖蒲、麦冬、甘菊、白芍、远志、白豆仁、木瓜、石斛，加芦根汁一钟，同煎八分，入姜汁二匙（同上）。

 哮

丹溪治一人哮，十日一发，此病在上焦，不得汗泄，正当十月，遂以麻黄、黄芩各二钱，入姜汁煎服，临卧进小胃丹二十粒而安。

圣济治一人饮醋呛喉，喘哮不止，用粉甘草二两，去皮破开，以猪胆六七枚，取汁浸三日，炙干为末，蜜丸，清茶下三四十丸，渐愈。

王宇泰治一人盐哮，用白面二钱，沙糖搜和，以糖饼灰汁捏作饼子，放在炉内煨干划出，切作四块，以轻粉四钱另炒，掺在饼内食之，吐痰而愈（以上俱大还）。

龚子才治一人哮喘十数年，发则上气喘促，咳嗽吐痰、自汗，四肢厥冷，六脉沉细，此气虚脾弱，与六君子加黄芪、五味、二冬、杏仁、姜、枣，煎服而愈。

一人自幼患哮喘之症，每遇寒即发，发则喘急咳喘，痰涎上涌，久不瘥，已成痼疾，与甘、桔、芩、连、瓜蒌、贝母、二冬清肺，合六味补肾为方，名清上补下丸，服一料全愈。

孙文垣治查少川凤有哮喘疾，每发则遍身如燎，上气短促，喉中痰声，响若汤沸，每经七昼夜，汗出渐愈（七日来复之义）。居恒嗜饮纵欲，不避风寒，有教以石膏、麻黄、杏仁、枳壳、细茶各一两，作大剂饮之，名曰五虎汤，喘至即以此御之，随饮而止，屡发屡进，应若桴鼓，凡三年饮五虎无算。因而腹大如覆箕，两腿光肿如柱，内外臁疮，清水不竭，腥气逼人，不能伏枕者五阅月，诊时长至后一日也。气高而喘，身热而烦，覆以棉被，足纳火箱，环列火盆，绒帽貂套，束之以帕，鼻亦绒套笼之，坐重幔中，犹凛凛畏寒，今已十日，其脉浮大无力，其色白中隐青。盖旧病由于气虚中满，新病由寒在表而然，合先散之，以紫苏、马蹄、辛、甘草、防风、白豆仁、苍术、陈皮、

人参、羌活、生姜，一贴得微汗，畏寒之状已去，独鼻尚寒，用防风、黄芪二两，煎汤，令熏其鼻，饭顷而止，日凡三熏，次日亦愈。呕恶不止，用人参温脾汤加丁香，进之一贴旋已。因欲利水，自食鲤鱼数斤，夜胀极以平胃散入橄榄肉一两（能解鱼毒），两剂而定。独腹胀，小水不利，不能伏枕为苦，以附子理中汤加砂仁、补骨脂、赤小豆、桂心，连进四剂，小水略长，继以尊重丸，日三服之，每服五丸，五日后小水通利，可以卧矣，守此调理，胀消而平。

李士材治顾文学十年哮喘，百药无功。诊其两寸数而涩，曰：涩者，痰火风寒久久盘据，根深蒂固矣，须补养月余，行吐下之法，半年之间，凡吐下十次，服补剂百余，遂愈。更以补益气为丸加鸡子、秋石服年许，永不再发。

施沛然治阮二华室患哮喘，过用凉剂，痰上壅，面目浮黄而肿，每昏晕则形静若死，苏则鼽齁之声闻于外庭，医者望而却走。诊其六脉沉滑而弱兼紧，病得之冬伤于寒。经云：形寒饮冷则伤肺。古人治此病必用麻黄，轻清辛散之剂，若投以寒凉，则邪气蔽痼而不得泄，痰日胶结，上焦之气壅而不宣，乃用通关散涌其痰涎，凡三涌而痰气始清，喘息始定，后以三拗汤兼导痰汤出入，调理月余而安。

钱国宾治金陵青衿赵滟涵，年六旬得痰症，昼夜吼锯，呕痰数碗，初尚能行，后渐不起，幸胃不病，饮食如常，多医罔效。脉之六部浮滑，右寸关更甚，浮主肺气虚弱，滑主脾经积痰，乃痰吼症也。用导痰加杏仁、麻黄，二十剂病势不减，辞去又更二医，反重复求治，曰：吾技尽矣，容思之。忽悟吼痰属太阴肺经之症，肺乃清虚之藏，六叶两耳，四垂如盖，今胶痰

固于肺缝中呼吸而作吼锯之声，且胃主纳受，脾主运化，今胃纳而脾不运，停饮作痰涌出，非劫剂不可也。以三白丸方示彼，用白砒三分煅黄，贝母、桔梗各三分，捣饭为丸黍米大，以冷茶睡下七丸，七服痰止吼定，服理脾清肺

药痊。大抵病危至此，不用客劫之味，弗知此七方十剂之意者也。古人学力深，今人学力浅，再思能用狼虎劫夺之剂，学力方到，若迎夺劫伏神兵，奇正当并用也。奚王道可以尽岐黄之伎哉，如果见真劫剂，亦不妨暂用也。

 喘

金陵一铺治哮喘，白果定喘汤，服之无不效者，其人以此起家，方用白果二十一个炒黄，麻黄三钱，苏子二钱，款冬花，法制半夏，桑白皮蜜炙各二钱，杏仁去皮尖，黄芩微炒各一钱半，甘草一钱，水三钟，煎二钟，随时分作二服，不用姜（《摄生方》、《本草纲目》）。

【瑇按】此方惟风寒外感者宜用，若上盛下虚，气不归元者，服之立毙。如不问虚实，尽行与之，虽起家而杀人多矣。然今之时师，执方遇病，谬为知脉，其人亦未必不起家，而其罪则加等矣。

泸东治一人九月间病发热，恶寒喘急，脉洪大而似实，众作伤寒治，勿效。此火甚之脉，非真实也，止视其短气不足以息，即当作虚治，以补中益气汤加麦冬、五味子、熟附子三分，六剂愈。亦有痰食阻滞，而声微脉促者，与虚症相似，不可不审也。

陈三农治一人，每劳或怒即喘急，吐痰不卧，众以降火化痰，理气清肺之剂，不效。脉浮数而虚涩，此阴虚火动其痰也，用补阴平肺饮，下咽喘即定而愈（同上）。

薛立斋治一妇人，伤风寒作喘，或用表散，愈而复患，仍用前药，其症益甚，饮食少思，胸腹不利，此因脾肺气虚也。先用六君子汤加桔梗，渐愈。又用补中益气汤全愈。

侍御谭希鲁喘咳吐痰，或手足时冷，此中气虚寒，用补中益气炮姜而愈。

一妇人患前症，属命门火虚，不能生脾土，用补中益气汤，八味丸而痊。后复患，其喘益甚，用前药不应，遂用黑锡丹，二服喘止，仍用前二药而诸症痊。凡属邪气有余者，其症易识，治效亦速。其属元气不足者，变症不一，效非可以旦夕期也。

定西侯蒋公患上气喘急，其脉寸口洪滑，此痰滞胸膈也。令先服稀涎散二钱，更以热水频频饮之（用代探法，殊妙），则溢而吐其痰如胶，内有一长条，裹韭叶一根，遂愈。

一路姓者年近五十，身体肥大，饮食倍常，病月余，每行动即喘，诊之六脉微涩，曰：此死症也。众谓妄，后逾月果卒。

孙文垣治程菊泉暑月患喘嗽，咳咳连声浓痰滚滚，行动则喘促不宁，夜分口渴胸膈胀闷，脉两寸滑而数，两关弦，此肺有宿痰，胆有郁火。经云：火郁发之，又风寒外束者，可发，用苏子、半夏曲、杏各一钱，石膏二钱，款冬花、桑皮各八分，桔梗、枳壳各五分，麻黄三分，病不减，改以杏仁、陈皮、人参、贝母、款冬花、麦冬各七分，苡仁一钱五分，桔梗、知母各五分，五味子十粒，桑皮一钱，陈皮六分，痰减半，胸膈未舒，口干脚热，前方减去款冬、五味，加枳壳、葶苈，两帖全愈。

陆祖愚治唐鸣和平时有火症，因试事成火咳嗽，日夜吐黄痰二三碗，气逆喘急，饮食不进，服枳梗二陈尤甚，改服参术几危，脉之两寸俱洪滑而数，乃用茯苓、桑皮、贝母、芩、连、花粉、元参、枳壳，加牛黄、竹沥，二三剂胸宽气缓，七八剂痰乃白色，去牛黄，三十余剂而安。

黄履素曰予家有庖丁王姓，生平多欲，年四十患脚痛，往针，予谓此足三阴虚，针无益也。数年后患痰喘，胸中痛，昼夜不眠。予谓此肾虚气不归元，峻补其下则气自降，适名医陈月坡来诊，其持论与予略同，奈病者服陈药嫌其作闷，别寻粗工治之，大服降气宽中之剂，服后宽宽，后复发病者，尚以暂宽为效，信服之，以至于死，良可叹也。大凡此等病，服药

初觉闷，久当渐宽、渐愈。愚者嫌闷而别求宽药，死者比比而是（医者病家两宜，熟悉）。如脾虚者，亦然。初服术必作闷久则自宽。破气、消导之药服之觉宽，久乃愈闷，以至不救，病者不可不知。

李士材治一人，发热干咳，呼吸喘急，始用苏子降气，不应，乃服八味丸，喘益急，诊之见其两颧俱赤六脉数大，此肺肝蕴热也。以逍遥散用牡丹皮一两，苡仁五钱，兰叶三钱，连进两剂，喘吸顿止。以地黄丸料用麦冬、五味煎膏及龟胶为丸，至十日而康。

朱太学喘急多痰，可以坐不可以卧，可以府不可以仰，惶急求治。李曰：两尺独大而软，为上盛下虚，遂以地黄丸一两，用桔梗三钱枳壳二钱，甘草一钱，半夏一钱，煎汤送下，不数剂而安。

黄给谏中气大虚，发热，自汗，喘急，诊之脉大而数，按之如无，此内有真寒，外见假热，当以理中汤冷饮，举家无主，不能信徒，惟用清热化痰之剂，遂致不起。

叶方伯夫人喘急痞闷，肌肤如灼，汗出如洗，目不得瞑，诊之六脉皆空，所谓汗出如油，喘而不休，绝症见矣，辞不治，三日而殁。

宋氏女中气素虚，食少神倦，春初忽然喘急，闷绝不知人，手足俱冷，咸谓毙矣。李曰：气虚极，而不清肃不能下行，非大剂温补，决无生理。遂以人参一两，干姜三钱，熟附子三钱，白术五钱，药服而苏，后服人参七斤余，姜、附各二斤，遂全愈。

孙氏女久嗽而喘，凡顺气化痰，清金降火之剂，几于遍尝，绝不见效。一日喘甚烦躁，李视其目则胀出，鼻则鼓扇，脉则浮而且大，肺胀无疑矣。遂以越婢加半夏汤，投之一剂而减，再剂而愈。曰：今虽愈，未可恃也，尝以参术补之，助养金气，使清肃下行。竟因循月许终不补，再发遂不救药矣。

冯楚瞻治司文选素患痰喘，发则饮食不进，且夕不寐，调数月不效。脉之两寸少洪，余皆沉弱，其右关尺微细更甚，乃命门之火，衰极无根，虚阳上浮，且服克削，脾元亏损，致痰涎益甚、虚气愈逆，以炒黄白术八钱，固中气

为君，炒燥麦冬三钱，清肺引气降下为臣，炮姜二钱温中导火，牛膝二钱下趋接引，五味子一钱敛纳收藏，并以为佐，制附子一钱五分，承上药力直达丹田为使。如是数剂，痰退喘止，食进神强，久服八味丸，不再发。

吴孚先治赵太学患水气，咳嗽而喘，误作伤风，概投风药，面目尽肿，喘逆愈甚。曰：风起则水涌，药之误也。以真武汤温中镇水，诸症悉平。

李成槐之室蓦地气喘，呼吸促急，提不能升，咽不能降，气道噎塞，势甚危，或作痰逆气滞，欲用牛黄、苏合二丸，不敢遽服，脉之两尺微细无神，此肝肾亏虚、子午不交，气脱症也。用人参一两，熟地二两，当归五钱，甘草二钱，一帖稍定，二帖喘平。凡气短似喘，人谓其病在上，不知元海无根，病实在下也，误治立危（予遇此等症重投熟地无力之家不能备参者，以枣仁一两枸杞子一两代之，亦应如桴鼓）。

张飞畴治韩顺溪内子患喘症月余，服破气宽胸，豁痰清火等药不效，发表利水亦不应，其痰转急，稍动则喘，难以休息。诊之六脉细数，而面赤戴阳，用大剂六味地黄丸作汤，加青铅两许，一服而缓，三服而安。

柴屿青治程别驾尊人高年忽患痰喘，不进饮食，诊其脉有根，决无意外事，用四磨汤内加人参一两，一服而愈。

王观察在太史时方酷暑，令媳面红唇燥，发喘不止，足冷至胯，危甚，两脉鼓指，按之微细，必过服苦寒所致，询之果然。曰：此戴阳症也。内真寒而外假实，急以人参三钱，熟附子一钱五分，投之喘定。又加肉桂一钱五分，半夜尚发躁烦，足冷未愈，遂以六味汤内加桂附各一钱五分，六剂并煎，冰冷频频饮之而愈。

少宗伯邹小山春月患喘咳，吐痰甚剧，延诊视，按其诸脉和平，惟肺部沉洪，明有伏邪，此小疾也。缘医谓风寒凝结，用桂温散，彻夜不寐，愈甚不支，遂用清理药剂而愈。

张三锡云：《纲目》载一男子五十余病伤寒，咳嗽喉中声如鼾，与独柴汤一服，而鼾声除，至二三帖，咳嗽亦渐退。服二三斤病始痊。

不佞亦屡用有验，但可与知者道耳。今人因右寸脉大，不知分别有力无力，遽认为实，枳、桔、桑、杏、芩、栀、妄投，死亦不悔者多矣。

薛立斋治一儒者体肥，仲夏患痰喘，用二陈、芩、连、桔梗，痰喘益甚，加桑皮、杏仁、瓜蒌，盗汗气促，加贝母、枳壳，不时发热，饮食渐减，脉大而无力，以为脾肺虚寒，用八味地黄丸，以补土母，用补中益气汤，以接中气而愈。

一妇人早间吐痰甚多，夜间喘急不寐。夫早间多痰，乃脾虚饮食所化，夜间喘急，乃肺虚阴火上冲。用补中益气加麦冬、五味而愈。

王叔权治一贵人久患喘，夜卧不得而起行，夏月亦衣夹背心，知是膏肓病也。令灸膏肓而愈。亦有暴喘者，知是痰为梗，令细锉厚朴七八钱，重以姜七片，水二碗，煎七分服，滓再煎服，不过数服愈。若有因痰而喘者，尝灸肺俞。凡有喘与哮者，为按肺俞，无不痠疼，皆为缪刺肺俞，又令灸而愈。亦有只缪刺不灸而愈者。此病有浅深也。

舍弟登山为雨所搏，一夕气闷，几不救，见昆季必泣，有欲别之意。疑其心悲，为刺百会不效。按其肺俞，云疼如锥刺，以火针微刺之，即愈。因此与人治哮喘，只谬刺肺俞，不刺他穴，按肺俞痠疼者，然后点其他穴非是（并《资生经》）。

滁阳高司法名申之，每苦寒喘，痰发甚时，非此药不能治，方名五味子汤，用橘皮（三两去白）、甘草（一两半炙）、麻黄（四两去根节）、五味子（二两）、杏仁（二两麸炒，去皮尖）、右为粗末，水一盏半，药末二大钱，煎至七分，去渣，通口服，不拘时候，如喘甚加药末，入马兜铃、桑白皮同煎，夏月减麻黄一两（《医方集成医说编》）。

陈三农治一人极言痰气作楚，喘急而不能食，遍体作痛，服清气化痰药，无异服水何也。曰：岂止无益，反受害矣。肥人气居于表，中气必虚，脾弱不能胜湿，气虚不能健运，是以多痰而喘，以四君子加南星、半夏，佐以姜汁，数剂而愈。

刘点生治汪去尘脾虚水逆，伤肺喘嗽，不食，小水不通，脉虚不胜补泻，用茯苓五钱，泽泻、橘红各一钱五分，防风、肉桂、熟附各五分，二服水去后加人参，调理而安（《张氏医通》）。

薛立斋治职方王用之喘嗽作渴，面赤鼻干，为脾胃有痰，用二陈加芩、连、山栀、桔梗、麦冬而愈。

一武职体魁梧，素不围炉，不喜热食，行则喘促，自谓气实老痰，服碑记丸攻伐之（人名黑丸子），诊其脉洪数，重按全无，谓命门火衰，脾肺虚寒，与八味丸，一服痰喘稍止，数服全止，遂能亲火，喜热饮食。盖碑记丸出自西域，况方外人所制者。经云：西域水土刚强，其民不衣而褐荐，其民华色而脂肥，故邪不能伤其形体，其病生于内，其治宜毒药。由此观恐不可概用也。

太守钱东圩先患肩疽，属足三阴虚火不归元，用壮水之主以制阳光而愈。曰：疮疾虽愈，当屏去侍女，恐相火一动，其精暗流，金水复竭，必致变症。后果咳嗽，痰出如涌，面目赤色，小便淋涩。又误认为外感风寒，用麻黄汤表散，汗出不止，迎视其脉，已脱，惟太冲未绝。曰：此脾虚不能摄涎，肾虚不能生水，肺虚不能摄气，水泛为痰，虚极之症也，辞为难治，勉以益火之源以消阴翳而愈。继又劳伤神思，外邪乘之，仍汗出亡阳，以致不起。

朱丹溪治七三婶喘，遇冬则发，此寒包热也。解表则热自除，枳壳三钱，炒麻黄、防风、黄芩、桔梗各二钱，木通一钱半（通利九窍治肺壅甚当），紫苏五叶，分四帖，煎取小半盏饮之。

薛立斋治一男咳嗽，脉紧数，以小青龙一剂，表症已解，更以亭苈大枣汤，喘止，乃以桔梗汤，愈。

马元仪治朱千秋患喘嗽，自夏及秋，群治不愈，自谓已成阴虚。曰：阴虚者，宜补阴以制火；阳虚者，宜补气散邪。今两脉浮濡，浮为虚风，濡为气弱，病在阳而补阴，故邪留而不愈也。不信，又一月食减喘增，寒热自汗，身重不能转侧，复求治，其脉空大急疾，此中气大亏，虚阳不外固。治法先固卫外之阳，次补内守之阴，则真气内振，而虚风可熄矣。遂与大剂玉屏风散加贝母、杏仁、苏子、桔梗，一剂而脉症渐和，再加人参三钱，二剂诸症渐平，惟咳嗽未已，以六味汤加人参调理，一月全安。

顾芝岩夫人喘嗽半载，卧不著枕，舌燥无津，屡治不应。诊之右关尺虚涩无神，此标在肺，而本在肾也。肺为出气之路，肾为纳气之府，今肾气亏乏，吸不归根，三焦之气出多入少，所以气聚于上，而为喘嗽口干，不得安卧。《中藏经》云：阴病不能吸者，此也，法当清气于上，纳气于下，使肺得其清肃，肾复其蛰藏，则气自纳，而喘嗽平矣。用苏子降气汤，加人参五钱，肉桂一钱，连进三剂，症渐平。改用金匮肾气汤，加人参五钱，二十余剂，可以安枕。后因补护失宜，前症复作，乃委之庸手，纯用破气镇逆之剂，极诋人参为不可用。病者自觉不支，求少参，不与，遂气败而死，伤哉。

邱友痰喘发热，口渴胸满，身如被杖，时恶寒，或与呕风化痰，不效。诊之弦数且涩，此情志郁结，而肺燥也。今之医者但知散风清热治痰，风剂则辛，寒剂则苦，痰剂则燥，辛能耗液，苦能伤气，燥能动火，是适助长而已。今欲治痰，必先清风，清气必先滋燥，使气得清肃下行，又何痰喘之有哉。用蒌仁、半曲、枳壳、秦艽、杏仁、苏子，少加柴胡、桂枝，二剂症减半，再加生首乌，以滋阴燥，大便通而全愈。

缪仲淳治藏仪部静涵患气喘自汗，昼夜不眠食，诸医以外感治之缪。诊之曰：此肾虚气不归元，故火上浮，喘汗交作；脾虚故不思食。亟以麦冬、五味、枸杞滋阴敛肺，以苏子、橘红降气消痰，以白芍、枣仁、茯苓补脾敛汗，不数剂而愈。

叶都督患痰喘，诸医作胃虚，治之不愈。后以导水丸利五六次而安（《平治会萃薛氏书》）。

蒋仲芳曰：周忠介夫人年六十余，患痰喘五六年，医药无效。士材先生诊之曰：右寸浮洪，肺有实邪，须用麻黄、石膏、半夏、防风、细茶、生姜等件，药虽峻而病当之无畏也。投之果愈。但麻黄只可用二三分，服后兼须避风耳。

吴桥治程参军汶年近耆故病痰喘，秋冬遽作，春夏浸平，顷归自留都，痰喘如昔。一医以为热也，剂以石膏，再服而痰喘不除，加以泄。一医以为攻损而虚也，则以人参峻补，一服而痰喘大作，喉壅塞不能言，瞑而愍愍。桥至诊之，寸口浮大，弦数搏指，然不任按，病得之郁怒，而伤肝气，法当缓治。而二医以燥急乘之，故甚。脉虽九死，犹可觊一生，乃以导痰汤为剂，加芩、连、麦冬，一服而唾结痰，有间稍寤，未尽二服，结痰越出喉吻间，不能唾，则簪入口而衡引之，累累连绵，去如败絮者盈二缶，喘乃少定，瞑而愍愍如前，偃卧如尸，七日乃寤，寤则呻吟出息，目微开，始进勺饮，间日一剂，逾月而安。或以参军方赵简子云（《太函集》）。

刘清江曰：先君尝施喘药，盖用麻黄三两不去根节，汤浴过诃子二两去核，用肉二味为尘末，每服三大匙，水二盏，煎减一半，入腊茶一钱，再煎作八分，热服，无不验者。后于彭子寿侍郎传一方，用新罗参一两作细末，以生鸡子清和为丸，如梧子大，阴干，每服百粒，温腊茶清下，一服立止。尝见知临江叶守端向言其祖石林病此，专服大黄而愈。其尊人亦苦此疾，乃纯用附子。至某，则非麻黄不可。然则又观其所禀如何，且自谓其女幼年已喘，传至四世。而用药皆不同（刘昌诗字与伯号清江《芦浦笔记》）。

朱武章年三十八，客姚江，仲冬左额患疔，七八日微喘，疔溃后大喘，疔愈喘甚，坐不能卧，医与降气清金不效，已二旬。归而渡江，比到岸，两脚赤肿如灯笼，不能极履矣，异负至家，一月间更七医。其宽胸者，重投厚朴，泻肺者，峻用葶苈。有谓表邪未清者，有谓脚气上攻者，有谓水肿入腹者，有谓疔毒入肺者。杂治肿渐及囊，一医谓虚也，与八味反增谵语。诊之两关模糊，左尺不应，余部微数而洪，面有红光，倚息不寐，小便浓浊，掌心热炙，臂起映疮，以久坐也，其舌左边赤紫，四沿凸凹，而左为甚，鼻孔干燥，能俛不能仰。曰：此肝肾大伤之候，初时之疗，亦肝火炽甚而作，治得其宜数剂可愈。朴苓既非桂附，亦误，今兼治，药必三十剂乃可。与生熟地、天麦冬、炒参、枸杞子、蒌仁、米仁，四剂肿渐消，谵亦止，十剂便清肿退，可卧矣。唯仰卧及侧向右，则喘嗽。丁宁又十剂，已能应酬宾客，但卧仍宜向左，乃加熟地至一两，入五味三分，蛤蚧一具，一剂而安，四剂全愈。

吴性全幼即病喘，儿医与枳、桔、橘、半、桑、杏、前、苏之属，伤其肺气，遂成痼疾，每发必沉绵床第，淹旬浃月，年十七余诊之，令服重剂肝肾药，加沙参、蒌仁、麦冬之类，自是发渐轻，或数月一次，仍以前方加减，不过数剂，即霍然，近则终年亦罕作。余治喘多矣，多以此法取效。盖虚喘者，十之九，实喘者，十之一也。

金太孺人四旬之外病喘，以攻伐之过，坐致痼疾，已近七旬，忽一医与三子汤加葶苈服下，胁痛厥逆欲脱，余以大剂杞子地黄，入川楝一枚，得瘳。兰亭其四君也，亦病喘，面色㿠白，发必数日卧床，与以滋水生肝养金之剂，后发渐少而轻，自言得狗宝，服之而愈。此症凡遇面夭白皮，急痰腥秽，而小便点滴者，不可治。盖症非肺痈，而肺叶坏也。肺为水源，既败则小便必少耳。

张司阍年六十余，嗜饮病喘，吐痰无算，动则躬船，抬肩倚息，或与杏仁、枳壳、苏子、前胡之类，十余剂喘益甚，枯瘠如鬼，辞不治矣。余与二地、二冬、米仁、蒌仁、沙参、杞子、枳椇子、女贞子等，八剂全愈。戒其勿饮。初稍节，久仍纵恣，年余复作，左脉如按琴瑟弦，此真脏见也，不与药，月余而殁。

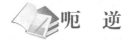 # 呃　逆

朱丹溪治绍、越陈氏二十余岁，因饱后奔走数里，遂患哕病，但食物连哕百余声，半日不止，饮酒与汤则不作，至晚发热，如此者二月，脉涩数，以血入气中，治之用桃仁承气汤，加红花煎服，下污血数次，即减，再用木香和中丸加丁香服之，十日而愈。

一人病后呃逆不止，声闻邻家，或令取刀豆子烧存性，白汤调服二钱，即瘥。盖取其下气归元，而逆自止也（《本草纲目》）。

遂严治一人伤寒阳明内实，地道不通，发呃，其脉长而实，以大承气汤下之，而愈。

一人伤寒七日，热退而呃声不绝，六脉沉细无力，倦甚，以补中益气汤加附子，日进三服而安。

一人酒色过伤，医作外感治，发汗过多，绝食日久，致气血两虚，相火冲上，呃逆五六日不止，治以半夏、黄连以泻逆气，归、芍、生地、知母以养阴，炒柏以泻冲火，二三剂而愈。

陈三农治一人患温热病十余日，身热面红，舌燥黑，咳逆日夜不止者三日，众医以脉迟无力，欲用丁附回阳热剂，陈以手按其胸腹，痛不可近，曰：脉微迟，非元气虚，由邪热内实壅滞其脉而然也，用解毒承气汤入甘遂末三分，下咽而躁热片时，去黑粪三四升，热退呃止而安。

一人患温热病，大便不通，用下药，粪去而呃大作，众尤下药之过，曰：此燥粪在肠胃，遏气于下，粪去而郁气暴升，故奔迫而作呃耳，以枳壳饮之而安。

一人呃逆连声，脉来有力，因相争，肝木受邪，自思金能克木，用铁二斤，烧红水淬，饮之即愈。

一妇患时疫，饮水过多，心下坚痞，咳逆倚息，短气不卧，汤药不下，诸药无效，作停饮治之，进以五苓散，一剂而安（以上皆《大还》）。

卢不远治陈孟抒室人，因怒发呃三日夜，召诊以来迟，意其不怿，脉之曰：固来迟，然效极速。果一剂而愈。此盖肝郁盛怒弗畅，气将入胃而不能，故发呃，今不治呃，用柴胡等条达木郁，郁解即止。暴病气全，故易愈也。

吴孚先治袁氏女陡发呃症，有用丁香柿蒂者，有补之泻之者，有灸之者，俱不效。乃与柴胡、桔梗等味，开提之，不三剂而愈。良由郁怒肝木不舒，上乘于胃，故作呃。经曰：木郁则达之。此之谓也。

喻嘉言治王岵翁素有脾约症，得润剂即解。冬尽偶饱食当风而吐，胃气大伤，微发热，左关脉甚大，自云中脘不舒，气觉攻左，初饮梨汁不投，今服蔗汁稍定。喻曰：此虚风之候也。以胃中空虚，若谷风自内生，左投肝木，而从其类，是以气攻左，而左脉即为之大且劲。经云：风淫于内，治以甘寒。梨蔗皆甘寒，而一效，一不效者，乃胃中气虚极，不奈梨性之达下，而喜蔗性之和中也。遂以甘寒定方，人参、竹沥、麦冬、生地之属，众议除参不用，服后腹内呱呱有声，呕出黄痰少许，胸中遂快，次早大便亦通，症以平安。然本胃经受病，而胃脉反和，惟心、肾、肝、肺之脉不安，其故口中味淡，汤饮不肯下行，此中央气弱，不能四迄转达也，宜急用四君子汤，理胃气，不信。别召二医，一谓中风，一谓伤寒，微用表剂，即汗出沾濡，气高神荡，呃逆不休矣。再投黄连一剂，则脉乱如沸羹，频转频歇，神昏身强，年寿黑，滞气出顺，而入必哕，昼夜万三千五百息，即哕亦如之，二医卸祸，谓喻前议四君子汤，今始可用。喻曰：气已出而不入，再加参术之腻阻，立断矣。惟仲景旋覆代赭一方，可收神功于百一，进一剂而哕势稍减，二剂加代赭至五钱，哕遂大减，连连进粥，神清色亮，脉复体轻，再用参、苓、麦冬、木瓜、甘草，平调二日，康复如初。

张三锡治一老人内伤饮食，消导未减，或误与润肠丸，二服下清水，胀痛转甚，或复投巴豆丸，二服致呃逆不止，用大剂六君子汤，二帖至五帖，全止。补养而愈。

一老人深秋患痢，发呃逆呕吐，黄柏炒燥研末，陈米饭为丸，小菀豆大，每服三十丸，人参、白术、茯苓，三味浓煎汤下，连服三剂即愈。切不可下丁香等热药。

陈良甫治一人痢疾，呃逆不止，六脉沉弱，诸医药灼艾皆无效，乃投退阴散两服愈。又尝

治许主簿痢疾，咳逆不止，诸药无效，灸期门穴，不三壮而愈（《良方》）。

王叔权治一男子忽气出不绝声，病数日矣，以手按其膻中而应微，以冷针频频刺之而愈。初不灸，何其神也（《资生经》）。

陈霞山治一人咳逆上气，体重气短，胀满，坐不得卧，常作水鸡声，用白前汤，白前二两，紫菀、半夏各三两，大戟一两，水一斗，煮三升分三服（水肿大实之治）。

薛立斋治一妇人痢后呕哕（即呃逆也），服降火化痰等剂，愈甚。脉洪大，按之虚细，作渴饮汤，诸药到口即呕，此脾胃虚寒，不能司纳，以参、术、炮姜末各一钱，以饭作丸。米饮不时送三五粒，至三两许，闻药不呕，乃以六君加炮姜，三十余剂而安。

一妇人患症同前，饮食少思，胸腹膨胀，大便不实，所见之症，悉属虚寒假实，遂朝用补中益气汤加炮姜、木香，夕用六君子汤送四神丸，渐愈。又用八味丸料煎送四神丸而痊。

一妇人因怒呕哕，时或昏愦口噤，或时举体内动，其面色或青或赤，此肝火炽甚，脾土受侮，用小柴胡汤加山栀、钩藤，治之渐愈。又用加味归脾、逍遥二药，调理而痊。

缪仲淳治高存之邻人卖腐者，伤寒微哕，两日夜不省人事，其子乞方，问之曰：汝父当时曾头身热乎？曰：然。曰：曾服汗药乎？曰：未也。曾吐下乎？曰：未也。因索伤寒书捡之其方类，用干姜、柿蒂、丁香及附子等温热之药（捡方云云者盖示人以病系阳明热呕，以上诸药均不可用，非临阵者兵书也）。末条仅载白虎汤一方，缪思之曰：伤寒头痛，口渴身热，本属阳明热邪传里，故身凉发哕（传里身凉，亦是金针），未经汗吐下，邪何从而出？但其人年老多作劳，故于白虎汤中加人参三钱，二剂立起。

马元仪治葛怀年六旬外，下痢呃逆，两足彻冷，或以痢治之，转剧。诊之两脉虚微，此中气挟寒下痢，当大剂温补，以恢复元气，时有言下痢多由湿热在胃，不行清理，而反温补，恐未合。曰：湿热伤者，其脉必实，其腹结痛，且无呃逆足冷之症，此由年高气弱，火衰于下，

气虚于中，因之升降失常，而输泄无度，温补非治痢也，阳回则痢自止耳。若必俟痢止而后补之，晚矣。遂与人参四两，合附桂理中汤，连投四大剂而瘳。

陆圣修年逾六旬，呃逆泄泻，面赤如赭，足冷如水，两脉沉微，曰：人身之中赖元气以充养，今因泄泻而气衰于下，复因呃逆而气伤于上，上下交征，年高气弱，何以当此？所幸者，犹未喘与汗，尚可挽也。与附子理中汤大培火土，加丁香以暖胃止呃。盖一法而升降之道备焉。降者，以肾中阳旺，则气不上僭，而下收崇土之功；升者，以脾中阳旺，则气不下陷，而中守其运行之职。则饮食自然变化精液，而泄泻安有不愈者乎？

朱氏子未第时，患腹胀食少，倦怠自汗，呃逆口干，脉之左得弦急，右见虚微。此中虚肝盛，得之烦劳且怒也。烦劳则阳气分驰，而脾胃损，郁怒则肝木横肆，而脾胃伤，由是汗出不止，脾虚而腠理不固也。口中干燥者，脾虚而精液不升也。腹胀者，气虚而传化失常也。食少者，胃阳不化，健运失职也。呃逆者，五阳不布，阴气用事也。当用附桂理中汤大培中土，土旺则不受制于木，且能生肺以制木也。服四剂脉渐起，胀渐平，因停药数日，胀如故。与大剂桂附理中汤，少加沉香以和胃气，而行肝气，调理一月而安（病本多项，因呃逆为病之最，故入）。

老仆王忠妇呕逆呃气，几无宁刻，脉之右寸独大，余脉虚微，此中州土败，水气不行，五阳不布，浊阴上逆也。与五苓散一剂，服后一时许，吐逆顿止。再与附桂理中汤连服之，明日两脉向和，呃逆亦止，微觉倦怠，与加桂理中汤，四五剂而安。

张意田治董友之母，年将七旬，病已八日，脉之软缓而迟滞，发热日晡益甚，舌胎黄厚，大便不行（便知非丁香柿蒂症），畏寒呃逆，阅诸方，咸以老年正气用丁香柿蒂与补阴之剂。夫脉来迟滞，畏寒，阳邪入里也；舌胎黄厚，日晡热盛，阳明实也。此乃表症未解而陷里之势，急致气机逆窒而发呃，法当下之，毋以年高为虑也。与小承气，服后大便转矢气，兼有心烦大不宁之状，再与一剂，临晚下黑尿数枚，二更战栗壮热，四更大汗，天明又便黑矢，然后呃止，神清而睡。此实症之呃也，宜审之。

朱丹溪治一中年妇人病哕，以四物汤，加和白陈皮、留尖桃仁、生甘草、酒红花，浓煎，入驴尿饮，以防其或生虫也。与数十帖，而呃逆除矣。

娄全善治其兄九月得滞下，每夜五十余行，呕逆食不下，五六日后加呃逆，与丁香一粒，噙之立止。但少时又至，遂用黄连泻心汤，加竹沥引之，呃虽少止，滞下未安，若此者十余日（痢久故可用涩），遂空心用御米壳些少，涩其滑，日间用参、术、陈皮之类，补其虚。自服御米壳之后，呃声渐轻，滞下亦收而安。

沈明生治唐玉如，夏间患血淋数日，淋止发呃，举体振动，声大且长，或与开胃消痰，益剧，勺粒不入，已两日。夕又欲进丁香柿蒂，且加姜、佳、参、芪，诊之乃阴衰火炎症也。盖劳役而兼房帏时际炎歊，水不制火，血少而气上冲，是以胀满不食，呃逆不已，今六部脉洪数，颜如煤焰，大便六七日不行，小水滴沥不快。经云：诸逆冲上，皆属于火。先哲云：呃满须看前后部，肾虚不能纳气归元，故呃声长大，从丹田出。丁香柿蒂可妄投耶？乃先用胆导，得垢数枚，觉两足微暖，此逆气下达也。即以六味汤料稍减山药、萸肉，入黄连、栀子、车前、牛膝，薄暮煎服，不夜分呃全愈矣。明晨进粥，滞色渐清，夫呃症有寒热之分，呃声有上下之别，今以劳剧之体，血淋后见之，是不由胃而由于肾也。六脉洪数，大小便不利，是不由于寒，而由于热也，真水耗于平日，火症萃于一时，虚则肝肾不能纳气，自下焦上逆为声，非中焦热邪之比，其腰疼颜黑俱属可虞，幸得而足温，得补而哕止，乃壮水制阳明之明验，亦坎离既济之佳征也。依方调理半月全瘳。

娄东吴夫令梅顿先生弟也。丁未夏归自燕台，炎风烈日不无感受，崔苻出没不无惊恐，舟中兼有当夕者，至中途疲惫殊甚，疾棹抵吴门。或谓憔悴之体，竟应投补，沈见脉数未平，气口独盛，以为虚中有实热，初用薷芩等剂，溯其源也，继用疏利等剂，导其流也。宿垢既除，旋培元气，元气渐复，行且勿药矣。因设酬劳之宴劳备甚。其夕神昏肢倦，俄而发呃，沈曰：劳复发呃，当施温补，无疑第虚气上逆，其势方张，恐汤药未能即降，须艾炳佐之为妙。一友于期门穴，一壮即缓，三壮全除。调补而瘥。

祖姓人年近七旬，素有胃痛病，于二月间忽发呃，昼夜不绝声者十余日，胃亦痛，食入即呕，或与二陈汤加丁香、藿香等，病转剧。脉之两手皆洪数，两寸溢而鼓，时见歇至，乃厥阴之火上冲而然，与杞子、米仁各一两，沙参五钱，麦冬三钱，酒连四分，二剂而愈。后半年病复作，以贫乏无力，再药而死。此贫亦为不治之一也，哀哉。

## 汗

窦材治一人额上时时汗出，乃肾气虚也，不治则成劳瘵，先灸脐下百壮，服金液丹而愈。

一人夜多虚汗，亦肾气虚也，服全真丹、黄芪建中汤而愈。

一人每日四五遍出汗，灸关元穴亦不止。乃房事后饮冷，伤脾气，复灸右命门百壮而愈。

常东轩挺晚苦阴汗，有教之用牡蛎粉扑之者，始虽少减，久之至溃腐，见其睾丸焉，岂非别杀以药乎（《志雅堂杂抄》）？

【琇按】阴汗必由下部湿热而成，以牡蛎收涩之，故郁瘀而溃烂也。

宋怀州知州李治与一武臣同官，怪其年七十而轻健，面如渥丹，能饮食，叩其术，则服首乌丸也，乃传其方。后治得病盛暑中半体无汗，已二年，窃自忧之，造丸服至年余，汗遂浃体，其治血治风之功，大有补益。方用赤白何首乌各半斤，米泔浸三夜，竹刀刮去皮，切焙石白为末，炼蜜丸梧子大，每空心温酒下五十丸，亦可末服（《本草纲目》）。

滑伯人治一人暑月病身冷自汗，口干烦躁，坐卧欲于泥水中，脉浮而数，按之豁然空散，曰：脉至而从，按之不鼓，诸阳皆然，此为阴甚格阳，得之饮食生冷，坐卧当风所致，以真武汤（附、术、茯、芍）冷饮，一进汗止，再进燥去，三饮而安。

【琇按】江案暑门，滑治一人汗出如雨，身热烦躁，医误用术附，乃以黄连、人参、白虎，三进愈之，宜参看。

薛立斋治一妇盗汗不止，遂致废寝，神思疲甚，口干引饮，作血虚有热，用当归补血汤代茶，炙芪一两，当归三钱，又以六黄汤加人参、五味子，二剂而愈。

陈三农治一人感寒，用麻黄发汗，汗遂不止，用建中汤，汗出愈多，痰喘有声。此伤寒损血，兼用药之过，阴虚而阳无所附。遂用川芎三分，白芍、生地各二钱，当归一钱，元胡索、香附各三分，再服而愈（四物是矣，加香附、元胡，是所不解）。

一少年人汗出三年不愈，用棉子炒黑，入汤一滚，服四五日，脚腿能立，后以归脾、补中等汤而安。

杨乘六治朱氏子年二十外，劳倦发热，上半身自汗如雨，三昼夜不止，一切敛汗方法无效。脉之浮细沉洪，软弱无力，面白无神，舌胖而软且白滑。意此必肺气大虚而腠理不固也。以黄芪汤加五味、附子各二钱，自子至卯，连进三剂，其汗如故。思之良久，乃用蜜炙黄芪二两，人参五钱，白术一两，蜜升麻、柴胡、陈皮各一钱，归身、炙草、炒黑干姜各二钱，白芍、五味、附子各三钱，大枣五枚，一剂而敛。此症本以劳力伤其脾肺，中藏之阳陷而不升，卫外之阳虚而不固，以致阴气不肯下降，乘虚外溢。故特用升麻，以升提下陷之气，用黑姜以收固卫外之阳，使在外而为阴之卫，在内而为阳之守也。后用清金滋水等剂而愈。

薛立斋治一妇人，盗汗自汗，遍身酸疼，五心发热，夜间益其，或咳嗽咽干，月经两三月一至，用加味逍遥散、六味地黄丸兼服，临卧又服陈术丸（陈皮、白术），三月余诸症悉愈。其经乃两月一至，又服两月而全瘳。

一妇人患前症，食少倦怠，肌肉消瘦，日晡发热，至夜益甚，月水过期，渐至不通（犹夺汗者无血也），时发渴燥（汗多而津液涸），误用通经之剂，热倦愈重，饮食愈少，乃用八珍加升麻、丹皮、山栀、柴胡治之，热渐退，又用八珍、丹皮、软柴胡，调而愈。

罗谦父曰：齐大兄因感寒邪，头项强，身体痛，自用酒服灵砂丹四五粒，遂大汗出，汗后身轻，至夜前病复发，以前药复汗，其病不愈，复以通圣散发汗，病添身体沉重，足胫冷而恶寒。是日方命医。医者不究前治，又以五积散汗之，翌日身重如石，不能反侧，足胕如水，冷及腰背，头汗如贯珠，出而不流，心胸躁热，烦乱不安，喜饮西瓜、梨、柿、冰水之物，常置左右，病至于此，命诊之，六脉如蛛丝，微微欲绝，乃以死决。主家曰：得汗多矣，焉能为害？曰：夫寒邪中人者，阳气不足之所致也，而感之有轻重，治之岂可失其宜哉？仲景云：阴盛阳虚，汗之则愈。汗者助阳退阴之意也？且寒邪不能自汗，必待阳气泄，乃能出也。今以时月论之，大法夏月宜汗，然亦以太过为戒，况冬三月闭藏之时，无扰乎阳，无泄皮肤，使气亟夺，为养藏之道也。逆之则少阴不藏，此冬气之应也。凡有触冒宜微汗之，以平为期，邪退乃已，急当衣暖衣，居密室，服实表补卫气之剂，虽有寒邪，勿能为害，此从权之治也。今非其时而发其汗，乃谓之逆，仲景有云：一逆尚引日，再逆促命期，今本伤而并汗，汗而复伤，伤而复汗，汗出数四，使气亟夺，卫气无守，阳泄于外，阴乘于内，故经云：独阳不生，独阴不长。不死何待，虽卢扁亦不能活也。是日至夜将半，项强身体不仁，手足搐急，爪甲青而死矣。《金匮要略》云：不当汗而妄汗之，夺其津液，枯槁而死。今当汗之，一过中亦绝其命，况不当汗而强汗者乎？

《华佗传》县吏尹世苦四肢烦，口中干，不欲闻人声，小便不利，佗曰：试作热食，得汗则愈，不汗后三日死。即作热食而不汗出，佗曰：藏气已绝于内，当啼泣而绝，果如佗言（此亦藏气伤燥之病。《三国志》）。

马元仪治沈康生夫人，病经一月，两脉浮虚，自汗恶风，此卫虚而阳弱也。与黄芪建中汤，一剂汗遂止。夫人身之表，卫气主之，凡

所以温分肉，肥腠理，司开阖者，皆此卫气之用。故《内经》曰：阳者卫外而为固也。今卫气一虚，则分肉不温，腠理不密，周身毛窍有开无阖，由是风之外入，汗之内出，其孰从而拒之？故用黄芪建中汤以建中气，而温卫实表也。越一日，病者叉手自冒心间，脉之虚濡特甚，此汗出过多而心阳受伤也。仲景云：发汗过多，病人叉手自冒心，心下悸者，桂枝甘草汤主之。与一剂，良已。

丁庠生头汗火升，食少心悸，恍惚不宁，或议用滋阴，脉之两寸独鼓，两关尺虚，微少神，此脾肾交亏，真阳欲脱之候也，与人参、桂附理中汤，大培火土，以复虚阳，彼以生平不任热剂为辞，曰：若谓头汗火升为火邪上炽耶，不知此乃真气上越也。且谓心悸恍惚为阴气内亏耶，不知此乃真元无主也。遂与人参四两，白术五钱，附子、肉桂各三钱，干姜二钱，炙草一钱，连进四剂，脉始和，症始退，再温养元气，一月而安。

罗谦甫治刑部侍郎王立甫之婿年二十五，钟冬因劳役忧思烦恼，饮食失节，而病时发躁热，肢体困倦，盗汗湿透其衾，不思饮食，气不足以息，面色青黄不泽，诊其脉浮数而短涩，两寸极小，曰：此危症也，治虽粗安，春至必死，当令亲家知之。夫人不以为然，遂易医，至正月躁热而卒。他日王谓罗曰：吾婿果如君言，愿闻其理。曰：此非难知也。《内经》曰：主胜逆，客胜从，天之道也。盖时令为客，人身为主，冬三月人皆惧寒，独渠躁热盗汗，是令不固其阳，时不胜其热，天地时令尚不能制，药何能为？冬乃闭藏之月阳气当伏于九泉之下，至春发为雷，动为风，鼓坼万物，此春生之道也。如冬藏不固，春生不茂，又疫疬之灾。且人身阳气亦当潜伏于内，不敢妄扰，无泄皮肤，使气亟夺，此冬藏之应也。令婿汗出于闭藏之月，肾水已涸，至春何以生木，阳气内绝，无所滋荣，不死何待？乃叹息而去。

施笠泽治一人服参芪数日，后每将昏反发热，至夜得盗汗而解，曰：此阴虚不能胜其阳也，参芪虽能补阳助阴，而阴血未易骤生，乃用六味丸料加参、归、陈皮，一剂而热退汗止。

后以六味丸、参苓白术散，全愈。

庠友张君牙患寒热，咸作疟治，服解表之剂，乃盗汗潮热，肢节颈项强痛，夜卧则汗出如沐，湿透重衾，二旬余目不交睫。诊得左寸微细欲绝，右尺浮大无力，此汗多亡阳症也。与加味归脾汤不效。自加麦冬，更服二剂，胸膈满闷，饮食不进。遂疑参术不可服。一僧欲进大剂苦参汤，施曰：诊法阴盛阳衰者，不可以柔药，柔药助阴，阳气衰弱，阴气益著，实实虚虚之祸，其能免乎？今君相二火俱亏，非急进归脾汤加桂心、五味不可，岂前药有陈腐，或炮制失宜耶？令取药一剂，是夜即安，汗亦渐止，间进八味丸，一月而愈。

庠生施尔祁病，脉之曰：阴虚火动也。病使人发热盗汗，肢节作楚，正合丹溪滋阴降火之剂，服三日后，服虎潜丸，病全愈。所以知尔。祁之病者，切其脉虚而数。经云：血虚脉虚，肾水之真阴不足，而虚火妄动也。先是一医谓是历节风，饮以风剂，即支节浮肿，痿弱不能行，汗出如沐。经云：足受血而能步。又云：夺血者无汗，夺汗者无血。盖风能生火，又能生血，血虚则内热益甚，支热则肿，肺则痿矣。

钱国宾治荆州李山人年四旬余，凡饮食头上汗多，气如烟雾，必频抹乃止，寸关浮洪，两尺沉实，胃脉倍盛而数，此胃热蒸笼头也。饮食入胃，遇热上薰心肺，心主汗液，火性上腾，肺主皮毛。腠理不密，故头汗出若蒸笼之气，因煎迫而如烟雾也。以三黄石膏汤数剂，清胃热，愈。

詹渭风母年六旬外，素有肝病，因患疟自五月至九月疟愈，而他症风起。自汗如洗，彻夜不眠，食少便溏，胁痛齿痛，口淡恶心，恶风畏寒，头顶皮帽，身袭皮衣，重帏夹幔，犹懔栗不胜。诊时先以止汗为属，脉之弦小急疾，知为阴虚火盛，疟邪未清，误作阳虚，多与补气敛汗之剂而然，叩之果服归脾、五味子、麻黄节、浮麦、龙骨甚多，乃与生地、杞子、地骨、钗斛、首乌、鳖甲、黄连、蒌仁，渭风曰：诸医咸谓头为诸阳之首，恶寒若此，又自汗而喜热饮，明属阳虚，今方中唯与养阴，又口淡

便溏，恶心，皆属脾胃虚寒，黄连、蒌仁安可用？至疟疾已愈，何必用首乌，鳖甲？再所重在汗多，而又全不治，汗其故何也？曰：此症乃火郁之极，内真热而外假寒也。疟本胆腑之邪，因肝虚而腑传脏，故寒热止而变为诸症。故以生地、枸子、地骨、钗斛养肝治其本，黄连清伏暑，蒌仁散郁热以治标，首乌、鳖甲入肝而去疟邪。盖肝火炽盛，逆入胃络，上蒸则为汗，下迫则为泻，若见汗则收敛，见泻则固涩，一药肆人足矣，医云乎哉！如方服之，数剂而愈。

何某年七旬矣，偶于冬间苦盗汗，乃水衰肝炎内炽，当闭藏之候，反蒸郁而为汗也。或教以黄芪煮黑枣服之，四五日汗果止，而嗽作。或以为伤风，与前胡、桔梗、杏仁、苏子、秦艽、防风之类。或以为痰火，与二陈、姜汁、竹沥。或以为血气，与四物知母、黄柏。咸不效，已半年。诊其脉则弦数而促，其症则痰多食少，天柱已倾，双足浮肿，投以生地、麦冬、杞子、地骨、沙参、女贞，四剂无进退，已召画工传真矣。告曰：某本籍越中，今病已膏肓，量不可起治，任欲归第，乞疏一方，俾方服多剂者，以希万一耳。仍前方加熟地、蒌仁与之，后二年偶遇之，客坐彼前，致谢甚殷，余茫然，叩其故，曰某何姓，昔患咳嗽几死，蒙惠方渡江后服廿余剂，竟获全愈。此再造之德也。视其容貌充腴，迥非畴曩，其病之瘥殊意外矣。书此以为轻信单方，并见汗治汗之戒。

杨元植年四旬外，早衰须发尽白，素患肝肾病，客吴门病疟，疟愈而汗出不止，凡生脉饮、六黄汤、牡蛎、龙骨、五味、黑豆，一切敛汗之剂，莫不尝之。吴医伎穷，乃遄归就予诊。脉但虚数，与熟地一两，杞子五钱，枣仁五钱，麦冬二钱，蒌仁一钱，胡黄连四分，地骨皮三钱，一服减，二服瘥。

赵坤维令正病自首至胸汗出如沐，动则尤甚，颇能食，然食入则满，面漓淋，衣领尽透。医与玉屏风散、当归六黄汤，如不服。延诊右关寸数大，问面浮及齿痛否？曰：然。此少厥二阴之火上逆胃络也，与重剂玉女煎入杞子五钱，川连少许，二帖而瘥。

杨兆成年十许病疟，疟愈大汗如雨，一日夜约斗许，医尽力与固表收涩，反较麻黄、羌活为甚。延诊脉洪数有力，日啖粥十数瓯，犹觉饥。盖疟时多服半夏、豆蔻、苍术、厚朴、藿香、橘皮，诸燥烈之剂，扰动胃火而然，若与六黄汤则汗止而疟必更作，乃用生地一两，石膏五钱，黄连八分，麦冬三钱，蒌仁一钱半，一服减，二服瘥，疟亦不作。

张玉书年近六旬，素患阴虚火甚，两手脉常溢入掌心，夏月偶不快，就混堂澡浴，以图汗解，归而寒热大作，头痛两耳后焮肿，上连承灵，下至天牖，急余视，余适他出，别延外科，谓当成耳枕痈，势甚危。投以搜风败毒之剂，脑后肩甲筋络益抽掣急绊，燥渴燥闷，小便淋沥如火。迨余至，困惫不支矣。脉之洪数异常，知其中热邪在阳明少阳，以阴虚过汗，火骤升，土又为风药所鼓而然，不可与柴胡，乃君以黄芩、石膏，臣以鲜干两地黄，佐以滑石、生甘草，使以连翘、木通，大剂饮之，次日肿痛减，肿处尚赤色，前方入绿豆一合，肿痛全消。再与导赤散合六一散而愈。

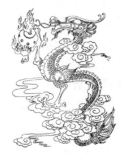

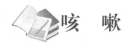

## 咳　嗽

徽宗宠妃苦痰嗽，终夕不寐，浮如盘，诏内医李防御用药令供伏，三日不效当诛，李忧挠技穷，与妻对泣，忽闻外间叫云：咳嗽药，一文一帖，吃了今夜得睡。李使人市药十帖，其色浅碧，用淡齑水，滴麻油数点调服，李疑草药性犷，或使脏腑成滑泄，并三为一自试之，既而无他，于是取三帖合为一，携入禁庭，授妃请分两服以饵。是夕嗽止，比晓面肿亦消。上喜，赐金帛直万缗。李念病即安，倘索方无以为对，令仆俟前卖药人过，邀饮以百金赂其方，乃蚌粉一物，新瓦炒令通红，拌青黛少许耳。叩其从来，曰：壮而从军，老而停汰，顷见主帅有此，故剽得之，以其易办，姑藉以度余生，无他长也。李给之终身（《槎庵小乘》）。

潘埙曰予夏秋之交，火嗽月余，昼夜不辍声，不能伏枕，几殆。群医皆主故常曰：西方金司令，肺气盛耳，当泻。或曰久嗽肺虚，当补。或曰敛之愈。予曰：金初司令，稚金也。火尚未伏，壮火也。壮火能烁稚金，泻肺，金愈弱火愈炽，此嗽所以不能止也。经曰：无违时无伐化。又曰：无伐生生之气。今气初生而泻之，伐化也，殆于不可，况五火相煽，肺失清化之令，补之恐反助火，敛之恐不能散火，请更思之。医不听，各主所见，馈药不敢尝，日饮解毒凉膈散去硝黄，加白术以助胃气，晨服童便，不时服梨汁、瓜浆各十数杯，医乃暗投人参、五味，煎以饮予、而予不知也。饮之则愈嗽加喘，乃专主己见，饮前药数日，火退嗽止，而病瘳矣（《楮记室》）。

汉阳库兵王六病痰嗽并喘，百药不效，于岳阳遇一道人，教用五味子、白矾等分为末，每服三钱，以生猪肺炙熟，蘸末细嚼，白汤下。两服病遂不发（《本草纲目》久病乃可服此）。

张子和治东门高三郎病嗽一年半，耳鸣三月矣，嗽脓血，面多黑点，身表俱热，喉中不能发声，曰：嗽之源心火之盛也。秋伤于湿，冬生咳嗽。冬水既旺，水湿相接，隔绝于心火，火不下降，反而炎上，肺金被烁，发而为嗽，金煅既久，声反不发，医补肺肾皆非也。令先备西瓜冰雪等物，其次用涌泄之法，又服去湿之药，病日已矣。

刘氏一男子年二十余，病劳嗽咯血，吐唾粘臭不可闻，秋冬少缓，春夏则甚，寒热往来，日晡发作，状如痎疟，寝汗如水，累服麻黄根、败蒲扇止汗，汗自若也。又服宁神散、宁肺散止嗽，嗽自若也。张先以独圣散吐其痰，状如鸡黄，汗随涌出，昏愦三日不省，时时饮以凉水，精神稍开，饮食加进。又与人参半夏丸、桂苓甘露散服之，不数日乃愈。

赵君玉妻病嗽，时已十月矣。张处方用陈皮、归身、甘草、白术、枳壳、桔梗，赵以其不类嗽药，张笑曰：君怪无乌梅、瞿粟囊乎？夫冬嗽乃秋之湿也，湿上逆而为嗽，此方皆散气除湿，解结和经，三服而愈。

窦材治一人病咳嗽，盗汗发热，困倦减食，四肢逆冷，六脉弦急，乃肾气虚也。先灸关元五百壮，保命延寿丹二十丸，钟乳粉二钱间日服，金丹百丸，一月全安。

一人病咳嗽，脉症与上条同，但病人怕灸，止服延寿丹五十粒，金液丹百粒，钟乳粉二两，五日减可，十日脉沉缓，乃真气复也。仍服前药一月全安。盖此病早，不灸亦可。迟必加灸，否则难治。

凌汉章治里人病嗽，绝食五日，众投以补剂益盛。凌曰：此寒湿积也，穴在顶，针之必晕绝，逾时始苏。命四人分牵其发，使勿倾侧，乃针。果晕绝，家人皆哭，凌言笑自如，顷之气渐苏复，加补始出针，呕积痰斗许，病即除（《明史》）。

一中年妇人干咳，寸脉滑动似豆状，余皆散大不浮，左大于右，每五更心躁热有汗，但怒气则甚。与桔梗不开，诸药不效，遂以石膏、香附为君，芩、连、青黛、门冬、瓜蒌仁、陈皮、炒柏、归、梗为臣，五味、砂仁、川芎、紫菀为佐，凡二十余帖而安（《医学纲目》）。

崔某疗久嗽熏法。每旦取款冬花如鸡子大，少许蜜拌花使润，纳一升铁器锅中，又用一瓦碗钻一孔，内安小竹筒，或笔管亦得，其筒少长，置碗锅相合及插筒处，皆面糊涂之，勿令泄气。锅下著炭火，少时款冬烟自竹管出，以口含筒，吸取咽之如胸中，稍闷须举头，即将指头捻竹筒头，勿令漏烟出气，及烟尽止。凡如是五日一为之，至六日则饱食羊肉馄饨一顿，永瘥（一法不用锅碗，用有嘴瓦瓶烧药，盖住瓶口，却以口于瓶嘴吸烟，咽之尤捷）。

侍御谭希鲁咳嗽吐痰，手足时冷，以为脾肺虚寒，用补中益气，加炮姜而愈（宾材以肢冷为肾气虚）。

一妇人患咳嗽，胁痛发热，日晡益甚，用加味逍遥散，熟地，治之而愈。年余因怒气劳役，前症仍作，又太阳痛或寒热往来，或咳嗽遗尿，此肺气虚，肝火盛，而尿脬失制也。用前散及地黄丸，月余而瘥。

表弟妇咳嗽发热，呕吐痰涎，日夜约五六碗，喘咳不宁，胸痞燥渴，饮食不进，崩血如涌，此命门火衰，脾土虚寒，用八味丸及附子理中汤加减，治之而愈。

一妇人久咳嗽，面色痿黄，或时㿠白，肢体倦怠，饮食少思，稍多则泻，此脾土虚而不能生肺金，朝用补中益气汤，夕用六君子汤为主，间佐以八珍汤，三月余渐愈。后感寒邪喘嗽，胸腹作胀，饮食不入，四肢逆冷，此中气尚虚，不能充皮毛腠理，司开阖之所致也。遂用六君加生姜及桔梗而愈。

一妇人患劳嗽，晡热内热，寒热往来，作渴盗汗，小便频数，其经两三月一行。此肝脾气血虚损，用八珍汤、六味丸，六十余剂，诸症渐愈。其经两月一行，仍用前二药，间以加味逍遥散，各三十余剂。后患怒适经行，去血过多，诸症悉至，饮食少思，腹胀气促，用十全大补汤数剂，渐愈。仍用前药调补，复因丧子，胸腹不利，食少，内热盗汗，便血无痕，用加味归脾汤兼前药而愈。

锦衣李大用素不慎起居，吐痰自汗，咳嗽发热，服二陈、芩、连、枳壳、山栀之类，前症不减，饮食少思，用四物、二陈、芩、连、元参、知、柏之类，前症愈甚，更加胸腹不利，饮食亦少，内热晡热。加桑皮、紫苏、杏仁、紫菀、桔梗之类，胸膈膨胀，小便短少。用猪苓、泽泻、白术、茯苓、枳壳、青皮、半夏、黄连、苏子，胸膈痞满，胁肋膨胀，小便不通。加茵陈、葶苈，喘促不卧，饮食不进。诊之六脉洪数，肺肾二部尤甚，曰：脾土既不能生金，而心火又乘之，此肺痈之作也。当滋化源，缓则不救。不信，后唾脓痰，复求治。胸膈痞满，脾土败也；喘促不卧，肺金败也；小便不通，肾水败也；胁肋膨胀，肝木败也；饮食不化，心火败也。此化源既绝，五脏已败，药当能生已？而果然。

丝客姚荃者素郁怒，年近六十，脾胃不健，服香燥行气，饮食少思，两胁胀闷，服行气破血，饮食不入，右胁胀痛，喜用手按。彼疑为膈气痰饮内伤，曰：肝木克脾土，而脾土不能生肺金也，若内有瘀血，虽单衣亦不敢著肉，用滋化源之药四剂，诸症顿退，彼以为愈。曰：火令在迩，当补脾土，以保肺金。彼不信，后复作，另用痰火之剂益甚，求治。左关右寸滑数。此肺内溃矣。仍不信，服前药，果吐秽脓而殁。

嘉与周上舍每至夏患咳嗽，服降火化痰之剂，咳嗽益甚，脾肺肾脉皆浮而洪，按之微细，此脾土虚不能生肺金，肺金不能生肾水，而虚火上炎也。朝用补中益气汤，夕用六味地黄丸而痊。后至夏遂不再发。

一妇人不得于姑，患咳嗽，胸膈不利，饮食无味，此脾肺俱伤，痰郁于中。先用归脾汤加山栀、川芎、贝母、桔梗，诸症渐愈，后以六君加川芎、桔梗，间服全愈。

一妇人咳嗽胁痛，或用清气化痰降火等剂，久不愈，更加内热晡热，若两胁或小腹内热，其嗽益甚，小便自遗，此属肝经血虚火动，用六味丸加五味子，滋肾水以生肝血、用补中益气，生脾土以滋肺金而寻愈。

上舍陈道复长子亏损肾经，久患咳嗽，午后益甚，薛曰：当补脾土，滋化源，使金水自能相生。时孟春不信，乃服黄柏、知母之类，至夏吐痰引饮，小便频数，面目如绯。薛以白术、当归、茯苓、陈皮、麦冬、五味、丹皮、泽泻四剂，乃以参、芪、熟地、山茱为丸，俾服之，诸症顿退，复请视，以为信，遂用前药如常，与之仍泥不服，卒致不起。

陆养愚治吴氏妾寡居夜热，以烦劳感冒，干咳无疾，医与疏风药，反增呕恶，更以二陈症不减，而夜不能寐，若失神志，烦乱不安，脉之沉弦而数。曰：干咳乃火郁之甚，最为难治。况寡居多年，其郁可知，虽有风寒，但于调理养血，开郁清热，微加疏散，若竟发其表，升动阴火，则病反甚。重以二陈之燥，宜其烦乱不寐，神志若失也。用清养荣汤加黄芩、前胡、薄荷、杏仁、苏叶，二剂，咳嗽烦闷俱减，第睡未安，脉微浮而数。去苏叶、前胡、杏仁，加贝母、知母、山栀、枣仁、竹茹、大枣，二剂，诸症俱愈，但四肢懈怠，气乏不足以息，脉浮数而弱，此虚火已平，真气衰乏之候。仍用前汤加贝母、枣仁，更入人参一钱五分，数剂而愈。陈曙仓室咳嗽，或时纯血，或时纯痰，或时痰血相半，夜热头眩，胸膈不舒，脚膝无力，服滋阴降火药已半年矣。饮食渐少，精神渐羸。脉之两寸关沉数无力，两尽涩弱微浮，此上盛下虚之症也。上盛者心肺间有留饮瘀血，下虚者肝肾之气不足。用人参固本丸，令空腹服之，日中用贝母、苏子、山楂、丹皮、桃仁、红花、小蓟，以茅根煎汁，入药同煎，十剂痰

清血止，后以清气养荣汤与固本丸间服三日，后病痊而孕。

陆肖愚治吴逊齐患咳嗽，身热胁痛，日轻夜重，寝食俱废，咸以年高病重为虑，脉之左手浮弦，右手弦滑，曰：此病极轻，何必忧疑？特内有食积痰饮，外感风邪所致也。少为消导疏散即愈矣。用苏叶、柴胡以解其表，青皮、白芥以治其胁，桑皮、前胡、杏仁以治其肺嗽，陈皮、半夏以清其痰，山楂、枳实以消其食，二剂而减，四剂脱然。

陆祖愚治费表母，生平酒饮多，而谷食少，酿成痰火，每至五更则疾作，喘嗽频并，气逆息粗，不能伏枕，由来久矣。年近七旬，其疾大作，日夜昏晕数次，四肢厥冷，自汗如洗，形容瘦削，六脉如丝，或与清火清痰，毫不应。乃用附子理中料，千杵蜜丸，淡盐汤服，以助下元。另以知母、贝母、桑皮辈煎汤，徐徐含咽，清其上膈，数剂嗽稀喘止，肢温汗敛，再用十全大补汤料丸服，数十年痼疾，从此遂瘳。

陈三农之室遇夜嗽甚多痰，作阴虚火动，以四物换生地，加知母、贝母、蒌仁、杏仁、麦冬、五味，二剂而愈。

孙文垣侄妇喉中燃痒，咳嗽红痰，两寸关洪大，内热生疮、山栀、小蓟、生地、丹皮、滑石、青皮、麦冬、甘草、黄连、蒌仁，水煎服，血止嗽除。后遇劳心即咳嗽，喉中血腥，总由上焦热甚而然，以枇杷叶、山栀、生地、白芍、甘草、丹皮、地动蜂、天花粉、滑紫菀，常服三五剂，两月而安。

温天衢冬月病目，医与发太过，至春间吐血碗余，及夏下午潮热，咳嗽胸膈胀疼，早晨冷汗淋漓，大便溏一日两行，饮食少，肌肉消十之七，脉数，孙曰：据症脉，法在不治。众恳不能辞，乃用泻白散加五味、白芍、贝母、马兜铃，服下其夜帖然而卧，不嗽，唯大便溏，前药加扁豆、山药、茯苓、汗亦渐止，复与泻白散加石斛、马兜铃、贝母、陈皮、苡仁、白芍、山药、五味、桔梗、调理三月而痊。

【琇按】此与孙治吴肖峰内人注，夏误服参苏饮成咳嗽，同为发散所伤，世俗谓伤风不醒，变成劳者是也。不知此等，皆为市医不知

虚实，恣用疏散，轻病变重，而病者至死，犹曰伤风不醒，哀哉（吴案见痿门）！

李士材治一人咳而上气，凡清火、润肺、化痰、理气之剂，几无遗用，而病不少衰。诊其肾脉大而软，此气虚火不归元，用人参三钱，煎汤送八味丸五钱，一服而减。后用补中益气汤加桂一钱，附子八分，凡五十剂及八味丸二斤而痊。

一人经年咳嗽，更医数十人，不绝口，而病反增剧，自谓必成虚劳。李曰：不然。脉不数不虚，惟右寸浮大而滑，必多服酸收，故久而弥甚。用麻黄、杏仁、半夏、前胡、桔梗、甘草、橘红、苏子，五剂止，十剂已。

冯楚瞻治李孝廉患咳嗽甚频，视其身长肥白，颊色常红，知为表有余，而里不足，上假热而下真寒，病必当剧，劝以重服药饵。时有通谱新贵，甚精医药，乃托其治，所用乃山栀、黄芩、花粉、橘红、贝母、苏子、杏仁之类，止之勿听。数剂后嗽转甚，烦躁喜冷倍常，益信寒凉为对症，倍用之，转剧再进，烦躁更甚，粒不下咽，饮水无度。更以为实热，以三黄丸下之，利行不多，渐喘促，再剂夜半喘大作，有出无入，遍身麻木，溃汗如雨，神昏目直，口噤不言，委顿极矣。亟邀冯诊，两寸左关仅存，时当六月，欲与四逆理中，主人畏惧，改以人参一两，麦冬二钱，五味六分，肉桂钱许，始允。急煎服之，喘减片刻，奈病大药小，顷复大作，乃不咎寒凉之误，反以参桂为罪矣。因思尽吾之力，方可以活，若徇彼之见，必死而已。乃坚定一方，勒令服之，用炒白术三两，人参二两，炮姜三钱，五味子一钱五分，制附子三钱，煎浓汁灌之。下咽后，病人张口大声云心中如火烙，欲死（此不与冷服故）。旁观疑怨交起，不为动，顷之又大声曰：脐间更疼更热，欲死矣。乃窃喜其阳能下达未之绝也。果少焉喘定汗收，手足温而神思清，语言反甚无力，此方术多参少者，因中宫久困寒冷，不先为理中，则阳气难下达也。

吕东庄治徐鸳和内，病咳嗽，医以伤风，治之益甚。邀诊则中虚脉也，曰：鼻塞垂涕痰急，皆伤风实症，何得云虚？曰：此虚实真假

所辨在脉，庸医昧此，误人多矣。彼不知脉，请即以症辨之，其人必晡时潮热，至夜半渐清，至晨稍安，然乎？曰：然。然则中虚何疑乎？所可喜者，正此鼻塞垂涕耳。乃投以人参、白术、当归、黄芪、白芍各三钱，软柴胡、升麻各一钱，陈皮、甘草、五味各六分，三剂而咳嗽立止，再诊谓之曰上症已去，唯带下殊甚，近崩中耳。惊应曰：然。即前方重用人参，加补骨脂、阿胶各二钱，数剂，兼服六味丸而愈。

柴屿青治陈氏甥女，咳嗽吐痰，夜间发热，众医以为必成劳症，诊其脉，虽稍洪尚有根柢，并非细数，何至不治，纯用滋阴之药，调养半年而愈。

同学蔡为章患痰嗽，夜难就寝，身不胜衣，卧床不能转侧，诊其六脉微弱，气血两亏，拟用参芪补剂，蔡以痰嗽不宜用补为疑，乃力任之，先用六君子汤加炮姜、桂附，数帖而嗽减，继用养荣汤十数剂，始能下床行动，调理月余而康。

张惕中咳嗽吐痰，医误认风寒，服药十数剂病增剧，身热喘嗽，夜不能卧，胸膈痞塞，困于床第，小便短缩。诊得人迎脉缓，绝非外感，气口空大，左寸弱甚，两尺沉微，此心肾不足，的系内伤之症，其小便不利者，三焦之气化不能运于州都也。从东垣治内伤条，师其意而变通之，旬日而痊。

左中丞夫人年六十余，形体瘦弱，痰喘息粗，夜不能寐，医频与消痰理肺，愈委顿。诊其脉甚微细，此气虚也。仲景云气虚有痰肾气丸补而逐之。遂用六味汤加麦冬五味，治之而愈，惟夜间尚未熟睡，再用养荣汤加茯神、枣仁，十数剂即加餐安睡，渐得复元。

丙寅新正同乡讳伊喇齐长郎贺节至寓，云咳嗽求方，诊其两脉细数，右寸郁结，断其难以收功。勉用麻黄汤，伊断断不可？曰：我患阴亏，他医熟地、人参，服过数两，柴曰阴亏诚然，但风邪闭塞肺气，补剂又从而壅遏之，非此不能去邪。力争不信，早决其不起，果然。

【琇按】凡损症脉见右寸厥厥然如豆，按之梗指，其病原属不起，以肺金败也。今以右寸郁结，断为风邪闭塞。然必见鼻塞声重，或

头痛痰浓，或咳嗽连续，方是其候。

王肯堂治一妇人咳嗽不已，服诸药不效，渐成劳瘵，诊之六脉濡弱，此血弱，又因忧戚太过，而成斯疾，合用当归等药，治之必愈。遂先《古今录验》橘皮汤，空心服苏子降气汤，徐用金钗煎熟地黄丸、当归丸，调理而安（未入选）。

张路玉治吴江郭邑侯喘嗽逆气，诊之两尺左关弦数，两寸右关涩数。弦者，肾之虚，涩者，肺之燥。夏暑内伏肺络，遇秋燥收之，令发为咳嗽也。自言每岁交秋连发四载，屡咳，痰不得出则喘，至夜不能卧，咳剧则大便枯燥有血。曾服越脾汤，嗽即稍可。张曰：公肾气数强，因水亏火旺，阴火上烁肺金，肺燥不能生水，咳甚则便燥有血者，肺移热于大肠也（赖有此耳）。合用千金麦门冬方，除去半夏、生姜之辛燥，易以葳蕤、白蜜之甘润，藉麻黄以鼓舞麦冬、生地之力，与越脾汤中麻黄、石膏分解互结之燥热，同一义也。郭曰：诸医咸诋麻黄为发汗重剂，不可轻试，仅用杏仁、苏子、甘、梗、前等药，服之咳转甚，何也？曰：麻黄虽云主表，今在麦门冬汤中，不过借以开发肺气，原非发汗之谓，麻黄在大青龙汤、麻黄汤、麻杏甘石汤方，其力便峻，以其中皆有杏仁也。杏仁虽举世视为治嗽通药，虚实混然，辛温走肺，最不纯良，耗气动血，莫此为甚，熬黑入大陷胸丸，佐甘遂等搜逐结垢，性味可知。遂用前方连进二剂，是夜便安睡，脉弦虽未退，按之稍软，气口则虚濡乏力。与六味生脉加葳蕤、白蜜作汤，四服嗽顿减，即以此方制丸，恒服至秋，无复嗽之虞。

何督学媳素常咳嗽不已，痰中间有血点，恒服童真丸不彻，以父殁哀痛迫切，咳逆倍常，痰中杂见鲜血，因与瑞金丹四服，仍以童真丸、乌骨鸡丸调补而安。

劳太夫人年五十余，素禀气虚多痰，数日来患风热咳逆，咳甚则厄厄欲吐，且宿有崩淋，近幸向安。法当治其咳。以桔梗汤加葳蕤、白微、丹皮、橘红、蜜煎生姜，四剂撤其标症，次与六君子加葳蕤以安胃气，继进乌骨鸡丸方，疗其固疾。以久不莘莘，不忍伤残物，命改用大温经汤加鹿茸、角腮乍丸药，虽异而功则一也。

陈三农治一妇咳嗽，痰喘饱胀，水火不通，眠食俱废，以人参、白芍为君，苏子炒研细为佐，枇杷叶三大片，白茯苓佐之，二服得眠，大小便通。

东坡《盖公堂》记云：始吾居乡，有病寒而咳者，问诸医，医以为蛊，不治，且杀人。取其百金而治之，饮以蛊药，攻伐其肾肠，烧灼其体肤，禁切其饮食之美者，期月而百病作，内热恶寒而咳不已，累然真蛊者也。又求于医，医以为热，授之以寒药，旦夕吐之，暮夜下之，于是始不能食，惧而反之，则钟乳，乌喙杂然并进，而漂疽、痈疥、眩瞀之状，无所不至，三易医而病愈甚。里老父教之曰：是医之罪，药之过也，子何疾之有？人之生也，以气为主，食为辅，今子终日药不释口，臭味乱于外，而百毒战于内，劳其主，隔其辅，是以病也，子退而休之，谢医却药。而进所嗜，气全而食美矣，可以一饮而效。从之期月而病良已（《容齐五笔》后文节）。

薛立斋治甥范九迪咳嗽痰盛，胸腹不利，饮食少思，肢体倦怠，脉浮大，按之微弱，服二陈、枳壳等药愈盛，脾肺肾虚也，用补中益气汤，六味丸而愈。

万密斋治监生胡笃庵咳久不止，汗之不可，下之不可，因表里之邪俱甚也。为制方用苏叶、薄荷叶、桑白皮、杏仁霜、瓜蒌霜、桔梗、甘草，等分为末。虚者阿胶蜜丸，白汤下，或口中噙化，五日而安。后以治人多效。

立斋治一病妇咳而无痰，日晡发热，脉浮数，先以甘车汤少愈，后以地骨皮散而热退，更以肾气丸及八珍汤加柴胡、地骨皮、丹皮而愈。丹溪云：咳而无痰者，此系火郁之症，及痰郁火邪，在中用苦梗开之，下用补阴降火剂，不已，则成劳嗽，此症不得志者多有之。又《原病式》曰：人瘦者，腠理疏通而多汗，血液衰少而为燥，故为劳嗽之疾也。

一男子咳嗽气急，胸膈胀满，睡卧不安，以葶苈散二服少愈，更以桔梗汤而瘥。

一男子咳嗽，项强气促，脉浮而紧，以参

苏饮二剂少愈，更以桔梗汤四剂而痊。

马元仪治杨咸时咳嗽多痰，气逆作喘，自汗不食，已两月。脉之虚微无神，此劳倦致伤脾肺也。经云：劳则气耗，气与阴火势不两立，气衰则火自胜，土虚既不能生金，阴火又从而克之，故喘嗽自汗作矣。若行疏泄以定喘止嗽，是重耗其气也。用人参二钱，黄芪五钱，炙草五分，贝母一钱，杏仁、苏子各二钱，紫菀、桔梗、防风以佐之，兼进七味丸以培土母，归脾大造膏以实脾肺而愈。

来天培治一妇年六旬余，季夏酷热，患咳嗽，头疼发热，胸膈不舒，或以苏、杏、前、贝、生地、黄芩治之转甚。视其面色浮肿，懒言气怯，咳嗽声微，胸膈胀满，饮食不下，六脉微弱，此风寒内伏，里虚致感也。始宜以参苏饮倍姜枣，一二剂可已。今增虚矣，非姜附不能瘳也。以补中益气汤去升、柴，加川芎、炮姜、附子各一剂，汗出遍身、肿胀渐消，再剂热退，改用八珍加桂附，二剂而咳嗽除。终以归脾加熟地、炮姜，四剂声高食进矣。彼云旧有风症，两手不能举，今服药乃能举于头矣。此治病必求其本之谓欤。

沈明生治金斐文夏患咳嗽，清痰续续不绝，时风热嗽甚多，金谓所投之剂非疏风化痰，即清金涤热。及诊曰：是非温补不痊。金骇愕问故，曰：君以外感盛行之际，必无内因者耶？初得之症，必无属虚者耶？是则时有一定之方，症有一定之药，人皆可以为医矣。夫嗽属外因，必肺气胀满，咳喘相属，或兼头疼鼻塞，涕唾稠浓，声壮气壅，脉浮数有力，或人迎脉大，此为外因。今脉不浮而沉，非风也；不数而缓，非热也；按之不鼓，非有余也。嗽虽频而气短不续，痰虽多而清薄不浓，若疏解则徒耗肺家之金，清凉则转瘠中州之土，是欲去病而反重病也。宜用补中益气与六君子参合服。方藉参、苓、术以补肺之母，使痰无由生；藉橘、半、升、柴以升清降浊，则嗽可不作。一二剂嗽微减，再服浃旬而愈。

吴桥治鄱阳王令领邑甫及期病咳嗽，唾痰稠粘而臭，且杂以血，久之潮热失声，食少肉消，闭户逾月，将乞骸骨归。幸桥至诊之，桥独任其无害，令为欣然，且问桥，桥曰：此肝气凌脾，治者谬以为阴虚火动，剂凉则脾益滞，津液不通，肝愈炽，而无所制矣。法当扶脾抑肝，三剂如脱，七剂而出视事（《太函集》）。

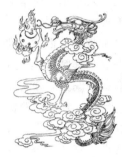

#  痰

洞虚子曰痰之为病成偏头风，成雷头风，成太阳头痛，眩晕如坐舟车，精神恍惚。或口眼㖞动，或眉棱耳轮俱痒，或颔腮四肢游风肿硬，似疼非疼，或浑身燥痒，搔之则阴疹，随生皮毛烘热色如锦斑，或齿颊似痒似痛，而疼无定所，满口牙浮，痛痒不一。或嗳气吞酸，鼻闻焦臭，喉间豆腥气，心烦鼻塞，咽嗌不利，咯之不出，咽之不下。或因喷嚏而出，或因举动而吐，其痰如墨，又如破絮，或如桃胶，或如蚬肉，或心下如停冰铁，闭滞妨闷，嗳嚏连声，状如隔气。或寝梦刑戮刀兵剑戟，或梦入人家，四壁围绕，暂得一窦，百计得出，则不知何所。或梦在烧人地上，四面烟火，枯骨焦气扑鼻，无路可出。或因触发忿怒，悲啼两泪而寤。或时郊行，忽见天边两月交辉，或见金光数道，回头无有。或足膝酸软，或骨节腰肾疼痛，呼吸难任。或四肢肌骨间痛如击戮，乍起乍止，并无常所。或不时手臂麻疼，状如风湿，或卧如芒刺，小安或如毛虫所螫。或四肢不举，或手足重滞。或眼如姜蜇，胶粘痒涩，开阖甚难。或阴晴交变之时，胸痞气结，闭而不发，则齿痒咽痛，口糜舌烂，及其奋然而发，则喷嚏连声，初则涕唾稠粘，次则清水如注。或眼前黑暗，脑后风声，耳内蝉鸣，眼㖞肉惕。治之者，或曰腠理不密，风府受邪。或曰上盛下虚。或曰虚，或曰寒，或曰发邪。惟洞虚子备此疾苦，乃能治疗。病势之来，则胸腹间如有二气交纽，噎塞烦郁。有如烟火上冲，头面烘热，眼花耳鸣。痰涎涕泪并从肺胃间涌起，凛然毛竖，喷嚏千百，然后遍身烦躁，则去衣冻体，稍止片时。或春秋乍凉之时，多加衣衾，亦得暂缓。或顿饮冰水而定，或痛饮一醉而宁，终不能逐去病根。乃得神秘沉香丸，屡获大效，愈人数万，但不欲轻传匪人。故以隐括之诗曰：甑里翻（缺）甲带金，于今头戴草堂深，相逢二八求斤正，硝煅青礞倍若沉，十七两中沉半两，水丸梧子意须斟，驱除怪病安心志，水泻双身却不任。大黄蒸八两，黄芩八两，青礞石一两，硝煨如金色、沉香半两。

孙兆治彩帛铺刘员外患伤寒六七日，昼夜不得眠，方眠即起，方起即倒，未尝少息，看得厌倦，召孙。孙曰：若言是气必作，今无此症。非气也。时复身上冷出汗，尺寸脉皆沉，关中亦沉，重诊之鼓击于指上，此痰积寒聚于胸中也。遂用陈皮、半夏、干姜三物各一两为饮，姜半两槌碎，以水两碗煎七分，去渣，分二服。服药经时遂睡，经一昼夜不苏，既觉下痰一块，如鸡子大，其病遂愈。凡痰皆有冷汗，其症明矣。

张子和治一妇人，心脐上结硬如斗，按之如石，人皆作病胎，针灸、毒药、祷祈无数，如捕风然。一日张见之，曰：此寒痰。诊其两手，寸关皆沉，非寒痰而何？以瓜蒂散吐之，连吐六七升，其块立消过半俟。数日后再吐之，其涎沫类鸡黄，腥臭特殊，约二三升，凡如此者三。后以人参调中汤，五苓散调服，已平矣。

朱丹溪治白云许先生，始因饮食作痰成脾疼，后累因触冒风雪，腿骨作疼，众皆以脾疼骨疼，以为寒，杂进黄牙等药杂治。十余年间，艾灸数万计，或似有效，及至病再作，反觉加重。至五十一岁时，又冒雪乘船，而病愈加。至坐则不能起，扶起亦不能行，两胯骨不能开合，若脾疼作时，则两胯骨痛处似觉稍轻，若饮食甘美，脾疼不作，则胯骨重疼增。诸老袖手，计无所出。朱谓此初因中脘有食积，痰杂以胃，寒湿抑遏经络，血气津液不行，痰饮注入骨节，往来如潮，其涌而上则为脾疼，降而下则为胯痛。非涌泄之法，不足以治之。时七月二十四日，遂以甘遂末一钱，入猪腰子内煨以食之，连泻七行，至次日两足便能行步。至八月初三日呕吐大作，不能起床，颗粒不食，但时烦躁，气弱不能言语。诸老皆归罪于七月之泻，而又知累年之热补误，皆不敢用药。朱尝记《金匮》云：病人无寒热，而短气不足以息者，此实也。其病多年郁结，一旦以刀圭之剂泄之，徒动猖狂之势，他未有制御之药，所以如此。仍以吐剂达其上焦、以次第治及其中下二焦。于初三日用瓜蒂吐，不透。初六日用栀子又吐，不透。初九日用附子尖三枚，和浆水与之，始得大吐，其呕哕终止。前后所吐，共得膏痰沫液一大水桶。初十日遂以朴硝、滑石、黄芩、石膏、连翘等凉药，哎咀一斤，蒸煎浓汁，放井水中极冷，饮之。十一日、十二日、十三日、十四日每日食上件药一斤，十五日腹微满，大小便皆秘闷。朱欲用大承气汤下之，诸老皆以为不可，十六日六脉皆歇至。朱诊其脉，独歇至卯酉二时，其余时刻平匀如旧，朱曰卯酉为手足阴阳之应，此大肠与胃有积滞不行所致，当速泻之，争论不已。至十八日遂作紫雪半斤，十九日早紫雪成，每用一匙头，以新汲井水化下，至二十日天未明，已服紫雪五两，神思少安，腹满亦减，遂收起紫雪不与。二十一日大为小便闭作痛所苦，遂饮以萝卜汁半茶钟，随手痛止，小便立通。二十二日小腹满痛，不可扪摸，神思不佳，遂以大黄、牵牛作丸，服至三百丸。至二十三日巳时，小大便并通，如烂鱼肠三碗许，臭恶可畏，是日神思少安，诊其脉不歇至矣。二十四日腹大绞痛，殆不能胜者，约一时许，腰胯沉重且坠，两时不出声，不能言，泻下秽物如柏油条者一尺余，腹中如烧，片时方定。至二十五日，神思渐安，夜间得睡。二十六日渐出声言语，自初二日至此，并颗粒不曾入口，语言并不出声。至二十七日方啜半盏稀粥者，四次，似有生意。至次月初四日方平安。其脉自呕吐至病安日皆平常弦大之脉，唯有中间数日歇至、少异耳。至次年四月复行倒仓法，方步履如初。

徐东皋治匡掌科夫人三十余，病胃脘连胸胁痛，日轻夜重，两寸关脉弦滑有力，诸医积滞凝寒，用发散及攻下药，继用铁刷散、四磨饮等方，俱不效。后用汤水皆吐而不纳，经月不食，痛且日甚。徐谓其为痰郁明矣。但痛久弱甚，不敢行吐法，奈何？偶一医谓五灵脂未药素用有效，众皆哂之曰：此药用之多矣。徐谓再用亦无妨，何哂之？有俾用酒调，病者到口便吐，随吐绿痰两碗许，痛即止，遂纳饮食。此盖痰在膈上，攻下之亦不去，必得吐法，而后愈。经曰：有故无殒，此之谓欤（《全书》）。

孟望湖淮安人耳中闻人声，悉是祖考，谈其家事，扰扰不休，邀刘春齐医治，诊之曰：暴病之谓火，怪病之谓痰。用滚痰丸下之而痊（续金陵琐事》）。

一男子吐痰，胸膈不利，饮食少思，服海石瓜蒌之类，不应。曰：此脾气虚弱，不能消导而为痰，当健脾为主。彼不信，又服驱遂之剂，其痰如涌，四肢浮肿，小腹肿胀，小便涩滞。曰：此复损脾肾所致也。先用金匮加减肾气丸、补中益气汤治之，诸症渐减，又用八味丸兼前汤而愈。

一男子素吐痰，遇怒其痰益甚，胸膈痞满，此肝木制脾土也。用六君子汤加木香治之而愈。

一妇人吐痰头晕，带下青黄，用四七汤送白丸子，小柴胡加白术、茯苓、治之而安。

旧僚钱可久素善饮，面赤痰盛，大便不实，薛以为胃痰壅滞。用二陈、芩、连、山栀、枳实、干姜、泽泻、升麻，一剂吐痰甚多，大便始实。此后日以黄连三钱，泡汤饮之而安。

一妇咳嗽，其痰上壅，日去五六碗，作气虚水泛为痰，用六味丸料，及四君子各一剂而愈。

陈三农治一人痰出盈盆不止，脉豁大无力，此内伤不足之症，用人参、附子各五钱，干姜、荜拨、槟榔、枳壳，一剂而愈。

一人满口痰珠，至舌尖则成大泡，绵绵不绝，此火热在胃，大寒在肺也。用参附汤保定肺气，后以砂仁益元散泻胃火而安。

一人痰涎壅盛，汗出不止，此脾虚不能摄痰，而肺失所养，切不可作痰治，只补脾胃为主，用参、术、煨姜各二钱，半夏一钱煎服愈。

陆养愚治董浔阳夫人禀气怯弱，性情沉郁，年三十余得一病，晚间发热，天明始止，饮食渐减，烦躁不安，初服补血养阴，年余转羸瘦，又参芪补气，不效。医谓脉已歇至，恐不能久。诊之右手果然，左手但微弱而数，询其月事，则先期而少。曰：先期是血热，应左脉之数，少是血虚，应左脉之微，脉症相应，右手歇至，此必郁痰伏在气分，故脉结不至，非死脉也。第发热必有所起之处，令询之，则曰：右胁一团热起，渐延遍身，再问热起处必成形者。按之果有柔块如碗状。曰：不足忧也，攻去其块，诸症自愈矣。为制一方，香附一斤，醋制与巴豆一两，同炒至巴豆黑色去之，醋打面糊为丸，梧子大，米饮下五十丸，日三服。又用四物汤加山栀、贝母、豆仁、木香、姜、枣，煎，日一帖，半月块消，肌肉渐长，一月精神爽健矣。

陆肖愚治李安吾正室不育，及纳妾则俱孕。生子出痘正者死，而妾者生。悲愁弥月，遂胸胁胀痛，每卧必令人背上槌之，良久方得就枕片时，卧不能仰，仰则气涌而喘，食减肌消，月事数月不行，脉之寸沉而数，关沉而滑，尺沉而弱，脉与病应，此郁火成痰之症也，用调理养荣汤加白芥子，倍霞天曲，数剂胸胁少宽，可仰卧矣。第大便五日不行，小腹胀急，与滚痰丸二钱，又虑元气不足，改用补气养荣汤，二剂大便去燥矢数枚，后出皆痰积，胀痛减，后与补药间服，月余而安。

吴逊斋体肥，素有酒积，胃脘作疼，近又肢节痛，而下体更甚，或以为风，用史国公药酒疗之，时作时止。改用虎潜、河车等丸，则痛处且肿，脉之六部皆缓滑，而关稍带弦，此湿痰流注关节而痛，非风亦非虚也。治法宜先用丸剂清中宫之积痰，继用煎剂疏筋络之壅滞，则肢节之痛除，而胃脘之疼亦愈矣。依法服之，果然。丸方：霞天曲、山楂、橘红、白术、茯苓、枳实、神曲、竹沥，打糊为丸，食还白汤下。煎方：苍术、苡仁、半夏、南星、白芥子、葳灵仙、秦艽、炙甘草、青木香，煎成入酒一小杯，半饱时服。

潘元石怒后纵饮，遂患吐逆，饮食半留半出，是呕物如褐色，胸胁胀痛彻背，或以翻胃治之，反潮热烦躁。又以肺痈治之，饮食减而呕胀益甚。或见吐之物谓肺烂矣。诊之见其肌肉未消，声音不改，两寸滑数，左关弦，右关滑，两尺平。曰：此非肺坏也，第为郁怒所致耳。怒则血菀于上，与痰胶结，浊阴不降，而䐜胀生焉。法当涌之，用常山五钱，红花五钱，酒一碗，煎一碗令通口服之，一涌而出，初见褐色痰块，后多紫黑，约有盆许，胸膈顿宽，背亦不痛，不作呕矣。再以清气养荣汤调理。

陆祖愚治沈振宇妾患郁痰郁火症，医咸谓不起矣。诊之形容枯槁，咳咯涎沫，六脉沉滞，隐隐似有似无，重按至骨，或有力，或无根，或迟，或数。已饮食不进，似胃气将绝者，但自能起坐，声音响亮，知为痰涎壅隔，血气凝塞，故脉亦不流通耳。用二陈加豆仁、苏子、黄连、白芥子、贝母、石菖蒲等味，一剂未效。再诊闻病人喜闻爆竹硝黄之气，遂于前方加姜汁、竹沥，每剂入牛黄半分调服，症脉渐起，再与加减，五六日后进苏合丸一丸，能糊粥，再与六君子加减，调理月余而安。

李江州因下第归，饮食不思，精神倦困。医谓还归久旷，投以补剂，胸膈痞塞，大便艰难，不寐。又与养血安神，烦躁而小腹胀满，诊之见其面容昏滞，六脉沉滑，乃以枳实、黄连、瓜蒌、陈皮、贝母、槟榔、元明粉，兼服润字丸三钱，半日未应，又以前丸二钱催之，良久腹中鸣转，下矢气，去稠粘臭秽，五色错杂约半桶，顿快。继以前汤丸少少与之，两三日间粪微黄，改用参、术、归、芍健脾养血，调理而安。

费表嫂患胁之下脐之上温温作痛，可揉可按，凡温中、消导、清火，历试不效。诊之六脉沉弦而滑，以痰治之，数剂而痛止，精神未复而劳于女工，且患血崩，食入不化，迁延数日，胸腹胀满，其热如火，汤药杂投，致呻吟不绝，人事不省。脉之寸关沉伏不见，而尺尚沉滑有神。曰：此沉痰之为祟也，元气虽弱，痰结不得不通，用滚痰丸徐徐投之，至半夜，胸前隐隐有声，五更下稠痰盆许，补气顿苏，胸膈少利，再以养荣合二陈调理，半月而愈。

张宇清少时体羸多病，专主温补，病愈而火症时发，乃滋水制火，其疾如失，六味之力也。迨壮年肥盛，湿痰酝酿于中，仍滋阴不彻，六旬外痰症陡发，复六味加二母、归、芍、麦冬，服后痰涎壅塞，四肢厥冷，口开眼合，人事昏沉。诊之六脉洪滑而数，遂用加味导痰汤，继之苏合丸，两剂才觉神清。问用何药，以前方告，乃怒曰：我生平最忌燥剂，岂可服此？今后断不可用，乃郎心知父言之非，每日以地黄汤一剂与验过，暗煎导痰之药以进。病愈后洞悉前情，不胜欷歔。

孙文垣治李古愚每食后即大便，腹皮稍胀急，胸膈饱闷，服参术则痞闷愈甚，小水清长，脉之左寸涩，右寸滑，按之如黄豆大且鼓指，关尺皆弦小，左尺迢迢有神。据按乃积痰郁于肺莫能出，以致大便之气不固也，当效丹溪治乃叔，用吐法去上焦痰积，大便自实矣。先用苦梗、萝卜子各三钱，白豆仁、橘红、山栀各一钱，以川芎五分，生姜三片，葱三根，水煎服之取吐。服半时许，吐出清痰，恶心未已，乃痰积胶固不易出也。又萝卜一合，捣浆水加蜂蜜与半碗，饮之始吐胶痰二碗余。平日每小水则大便并行，吐后小水始能单去，连三四次，胸腹宽舒，初亦以吐为惧，至是豁然称快，大便五日一行，再以二陈加白术、旋覆花、麦芽，调理全愈。

李士材治章给谏暑月心中大痛，医与香薷饮痛转增，而寸口弦急，痰食交结也。服香砂二陈二帖，痛虽略减，困苦烦闷，更以胃苓汤加半夏二钱，大黄三钱，下黑矢数枚，痛减三四，仍以前汤用大黄四钱，下胶痰十余碗，始安。

徐主政劳且怒，后神气昏倦，汗出如浴，语言错乱，危困之极，脉之大而滑且软，此气虚有痰也。用补中益气汤料，并四帖为一剂，

用参至一两加熟附子一钱，熟半夏三钱，四日稍苏，更以六君加姜汁一钟，服数日兼进八味丸，两月而安。

王郡侯患痰嗽辄服清气化痰丸，渐至气促不能食。李曰：高年脾土不足，故有是症，若服前丸则脾土益弱矣。投以六君子汤，加煨姜三钱，益智仁一钱五分，十剂而痰清，更以前方炼蜜为丸，约服一斤，饮食乃进。

朱文学遍体如虫螯，口舌糜烂，朝起必见二鬼，执盘食以献，向李泣曰：某年未三十，高堂有垂白之亲，二鬼旦暮相侵，必无生理，诊其寸脉乍大乍小，意其为鬼祟，细察两关，弦滑且大，遂断以痰。投滚痰丸三钱，虽微有所下，而病患如旧。更以小胃丹二钱与之，复下痰积及水十余碗，遍体之痛减半，至明早鬼亦不见矣。更以人参三钱，白术二钱煎汤，服小胃丹三钱，大泻十余行，约二十碗许，病若失矣。乃以六君子为丸，服四斤而愈。

张路玉治一燕人体肥痰盛，善肉善饮，患痰鸣喘嗽数年，食伤恒发，发则六脉迟滑，时见歇至，声如拽锯，遍地皆痰，每岁或一二发，或三五发，深秋初冬尤甚。遂用倒仓法，自言肢体皆轻，症遂愈。二年后因不禁牛肉复发，然其势较前不过十一，是亦不慎口腹所致耳。

郭邑侯夫人素有败痰失道，左右两胁俱有结块，大如覆杯，发则咳嗽喘逆，腹胁掣痛，六脉止促，按之少力。用六君子汤加胆星、枳实、香附、沉香，二剂，服之大吐稠痰结垢一二升，因呕势太甚，促往诊之，至则呕止嗽宁，脉息调匀，不必更药矣。

黄履素曰：立斋治痰，每言肾虚水泛为痰，法当补肾。予壬申秋咳嗽多痰，自知因于色，遵先生法，恪服六味丸，更不治痰嗽，月余竟愈。时师治痰，最忌熟地，以为腻膈，是乌知个中妙理哉。

龚子才治周藩海阳王患痰嗽喘热，左足肿痛，日轻夜重，每年发一二次，已三十年，遍治勿效。诊之左微数，右弦数，此血虚有湿痰也。以四物汤加苍术、黄柏、木瓜、槟榔、木通、泽泻，空心服，以治下元。茯苓补心汤，卧时服，以治上焦。各三服而愈。后又神仙飞

步丸空心服，清气化痰丸临卧服，各一料全瘳。

张三锡治一中年妇，每夜发热，天明方止，症兼恶心，不食肢倦，且云体素肥，今渐消瘦。因忆古人有言，昔肥而今瘦者，痰也。痰滞中宫，阻碍升降，宜乎不食，且作恶心痞闷，血无所滋，因而不足，故夜热。乃以二陈治痰，参术补中气，枳实、麦芽宽中，香附、炒栀子清火，柴胡退热，凡二十剂，间服橘半枳术丸，一月愈。后进人参汤，体渐复旧。

一人素肥盛，半年渐瘦，两膝与背互痛，内尺沉滑，古人有言昔肥而今瘦者，痰也。遂以加减豁痰汤，连进数服。一日后或作恶心，乃以瓜蒂散一钱投之，吐稠痰半升而愈。

朱丹溪治一人项强痛不可忍，不可以回雇，作痰客太阳经之法治之，用二陈汤加酒芩、羌活、红花，服后二日而愈（《治法汇》）。

张路玉治吴别驾夫人患痞眩呕逆，向因下体畏寒，肢体麻木，久服八味、参、附不彻，六脉弦滑，按之则濡，此中焦数蕴痰湿，阳气不能周于四末之象，得桂附辛热之力，有时虽可暂用，究非真阳之虚，且有地黄之滞，所以痞晕漫无止期。遂与局方七气汤加沉香，一服豁然，再剂神爽，食进而安。

薛立斋治一儒者，脾肾素虚而有痰，或用导痰之法，痰甚作渴，头晕烦热，谓中气虚弱而变症，用补中益气汤而愈。后劳役发热，此气虚不能上升也，用前汤加蔓荆子而愈。后又劳神，畏见风寒，四肢逆冷，口沃痰涎，此脾气虚寒真病。以六君子加炮姜、肉桂而愈。

一男子素肾气虚而咳痰，亦用导痰之法，虚症悉具，痰涎之涌，小便频数，谓足三阴虚而复损也。朝用补养脾气汤，培养脾肺之虚气，夕用六味丸加五味子，收敛耗散之精而愈。

大尹陈克明导痰后痰益多，大便不实，喜极热饮食，手足逆冷，谓命门火衰，而脾肺虚寒，不能摄涎归源，用八味丸而愈。

进士张禹功饮食停滞，胸满吐痰，或用药导之，痰涎上涌，眩晕热渴，大便秘结，喜冷饮食，手足发热，谓肾水虚弱，津液难降，败液为痰，用六味丸而愈。

儒者杨文魁素唾痰，诸药不应，服牛黄清心丸，吐痰甚多，或头晕，或热从胁起，左脉洪大有力，右脉浮大而无力。薛曰：此三阴亏损，火不能归源，用补中益气加麦冬、五味，及加减八味丸补其化源而愈。

秋官张碧崖面赤作渴，痰甚头晕，此肾虚水泛为痰，用地黄丸而愈。

仪制贺朝卿吞酸胸满，痰盛作泻，饮食少思，用清气化痰等药，前症益甚，两膝渐肿，寒热往来，谓脾胃虚，湿热下注，用补中益气倍参、术，加茯苓、半夏、炮姜而愈。

考功杨朴庵呕吐痰涎，胸腹胀肿，饮食少思，左关脉弦长，按之微弱，此木克土，用六君子加柴胡、山栀、木香而愈。

二守陈子忠饮食少思，吐痰口干，常服二陈、枳实、黄连之类，脾胃受伤，乃问于薛，薛述东垣先生云：脾胃之症，实则枳实、黄连泻之，虚则白术、陈皮补之。彼遂以二味等分，为丸常服。由是多食而不伤，过时而不饥。

赵以德云：予近治一男子，肩井后肿痛，身热且嗽，其肿按之不坚，此乃酒痰流结者，遂用南星、半夏、瓜蒌、葛根、芩、连、竹沥作煎饮，烧葱根胁肿处，另用芥子、白矾作小丸，就煎药吞二十丸，须臾痰随嗽出，半日约去三四碗，病即愈（同上）。

罗成之既得丹溪之学，归隐崇明三沙，张太尉士诚患痰气怔忡，诸名医治疗不效。迎成之诊之，主以倒仓法，张卒用其方，诸病悉除，赐劳甚厚（《医史》同上）。

陆祖愚治孙景阳室年近五旬，向患痰火，发则头空眩晕，饮食减少，旋发旋愈，盖有年矣。近发转甚，将及月余，诊之六脉洪滑而数，按之有力，肢冷面赤，肌肉黄瘦，不时眩晕，甚则昏不知人，水谷不进。其症似不可攻，然其脉来有神，当弃症凭脉，乃用枳实、瓜蒌、胆星、贝母、芩、连、橘红、牙皂，入姜汁、竹沥服之，吐痰数碗，四肢渐温，再用川牛黄五分，配以蜡丸，顿服三丸，徐徐频饮竹沥催之，腹鸣响，后服润字丸三钱，便垢秽若干，病顿减。后以清火清痰，健脾养血，调而安。

吴淑止室躯体壮盛，自来有痰，初出口时，稀白澄清，唾地良久，反极稠腻，遇劳即晕眩昏冒。近则两三日一发，始则叫号，既而昏愦，角弓反张，食顷乃苏，四肢厥冷，胸腹满硬，六脉如线，细而且涩，以为寒痰凝滞中焦，用二陈、导痰汤、半夏，与四五钱，服后一夜不安，痰壅愈甚，口舌燥渴，因想脉症不同，此当弃脉从症，改用贝母、芩、连、桔梗、花粉、前胡、胆星、瓜蒌、竹沥、姜汁，煎汤吞润字丸五分，数服后胸膈柔软，昏晕已除。大便数日不行，用滚痰丸三钱不应，又以润字丸三四钱催之，始得更衣，症减半。两旬后遂晡热、唇红面赤，干咳无痰，胸膈不畅，竟似弱症，乃清晨服丸药，生地、麦冬、银柴胡、黄连、知母、鳖甲、秋石、归、芍、杜仲，食后服煎药，贝母、黄连、楂、橘、枳、术、前胡、花粉、豆仁，如是出入增损，养血顺气，清火消痰，两月全愈。

薛立斋治一男子，素厚味，胸满痰盛，此膏粱之人，内多积热，与法制清气化痰丸而愈。彼为有验，修合馈送脾胃虚者，无不受害。

一妇人元气素弱，痰气时作，或咽间不利，或胸痞等症，以为郁结伤脾，加味归脾汤治之而愈。后遇恚怒，前症仍作，惑于众言，以为痰饮，妄用祛痰之剂，吐泻数次，变诸异症，口噤不省，以为脾胃复伤，日用六君子一剂，米饮浓煎，常服匙许，至四日渐进粥食，乃服前药，间以归脾，喜其胃调养，两月余诸症悉愈。

傅青主治一老人患痰涌喉间，气不得出入其间，具棺待殓。先生诊之曰：不死。令捣蒜汁灌之，吐痰数升而苏（刘绍攽九畴古文）。

王肯堂曰：余初喜唾痰，愈唾愈多，已而戒之，喉间梗梗不可耐，辄呷白矾汤数口，略入口中，用舌搅研令碎，因而漱之百余，津液满口，即从鼻中吸气咽下，以意送至丹田，默存少顷，咽间清泰，如未清再漱再咽，以化尽为度，方略出时，其味甚咸，漱久则甘。世人乃谓痰浊之物，无澄而复清之理，何其廖哉。吾尝渡河见舟人掬浊流而入之瓮，掺入矾末，数分即时澄清，此可悟治痰之法也。

丹阳贺鲁庵年七十余，膈间有不快，饮食少思，初无大害，就医京口，投以越鞠丸，清

气化痰丸，胸次少宽，日日吞之，遂不辍口。年余困顿不堪，俄舟来访，问脉于王，则大肉已脱，两手脉如游丝，太溪绝不至矣。见王有难色，因曰：吾亦自问必死，但膈满太甚，大便秘结不通，殊以为苦，但得少宽，即瞑目无憾也。因强王疏方，以至亲难辞，教用人参、白术之类，大剂进之，少顷如厕，下积痰升许，胸膈少宽，更数日而殁。盖二丸乃时师常用之物，本欲舒郁，适增其痞，本欲清痰，适速其毙。岂可悖哉！

薛立斋治一人胃弱痰盛，口舌生疮，彼食滚痰丸愈盛，反泻不止，恶食倦怠，此胃气被伤也。以香砂六君子汤，数剂少可。再以补中益气汤，加茯苓、半夏，二十余剂而愈。夫胃气不足，饮食不化，亦能为痰，补中益气乃治痰之法也。苟虚症而用峻利之剂，鲜不危矣。

施浩然治莫进士公谟患痰嗽，日吐痰数盂，形体瘦削，金曰：火症。纯用柔剂。诊之曰：此肝木乘脾也，脉浮而关弦，面黄而鼻清，补之则瘳，泻之则剧，用六君子加炒芍、姜汁、制连二剂。不信，仍用山栀、黄柏之类，更教以神首神首佐饔飧。施曰：三日后大泻，绝粒奈何？经云：阴剂柔胜积凝冰，为洞泄寒中之属，则真火微而卫散。至三日果大泻脉脱，鼻息如冰，口不能言。彼医曰：脉脱矣，大势其在今日乎？急投附子或可救也。曰：无庸昨栀柏，而今乌附，何冰炭反掌耶？寒凉过剂，脾气大伤，食复滞之，按之则楚。先取山楂，作液少服，旋进独参汤，病虽剧无虑也。用异功散出入，调理而痊。

沈明生治玉峰李瑕侯苦志士也，病萌于己亥夏，风鹤之惊，至九月间，夜读忽觉神思昏沉，中心若坠，嗣后怔忡不已。一友见其素禀清弱，勤于铅椠，虚症昭然，劝令服参越两月，困惫转加，眩晕特甚，则以为参少力薄，故益至五钱一剂，约三四两后，见病日深，辍参勿服，历叩医。或以为阴火亢盛，当成劳瘵者，或谓其冬得春脉，当春不能再见者，或断之终至癫痫者，医更药杂，岁将暮延诊，曰：从前所议皆不误也。所以不即愈者，未治痰也，今当专事豁痰，徐议其虚耳。遂用二陈汤加钩

藤、菖蒲等味，渐进煎剂。书一案云思虑伤神，痰乘包络，以致虚灵之宰不获自持，时觉心绕千丝，时觉腹空无物，独处则万虑纷纭，临事则五色眩瞀，痰上逆也。痰为火扰，夜卧难宁，痰助阳明，多食不饱，流于精道，则梦失。见之脉候，则滑弦。治宜先标后本，驱其壅闭，俾神明之官仍安厥位，继以补血养心，庶滋润之品不致泥隔，而余疴不治自瘳矣。归致宁神至宝丹一料送服，入春全愈。

钱国宾治无锡刘元女咳嗽吐痰，气短经闭，骨瘦如柴，但不夜热，以新婚不相顾，病益剧。刘延诊以决死生，六脉结滞，或五七至中一止，十余至中一止，两关更实。凡劳症脉当芤细弦牢短促，今见痰脉，非劳脉也。以导痰汤、枳实、半夏、胆星、苍术、茯苓、陈皮、白芥子各一钱，甘草三分，加熟大黄二钱，二三帖下

痰少许，身体困极，以参汤调理渐安，令服八珍汤而别。

刘云密曰：愚于戊戌岁冬深终之气，主气寒水，既与司天相合，而客气湿土，又与在泉相合，更加于主气寒水之上，其病于阳气甚矣。气乃肺主之故，肺易受寒，邪既病于主气之肺，则阳气益不得施化，而水中之阳化更微，致湿淫滋患，故湿痰生聚于胃而不行，是湿痰愈覆其阳，则肺之郁热遂口舌为燥，而肺所治之上焦，亦俱不爽，且移于所合之大肠，而化风矣。治之者，宜麻黄、杏仁辈以散寒，炒干姜、制白术以除湿。第所郁之热，骤以姜术投之，适盖其势耳，乃散寒以麻杏而除湿，暂用二陈加南星，乃入蛤粉于中，以归阴僭而散阳郁，其痰渐化而热亦行，徐以干姜、白术、枳实辈，理中乃得全愈。

 饮

孙兆治俞伯道忽患微热，心下满，头有汗，不能解，众医以为湿病，用表药，有谓食在膈者，治之皆不效。召孙至，曰：用半夏茯苓汤遂瘥。众问故，曰：头有汗，心下满，非湿症，乃水结胸膈也。水既去其病乃愈。且如湿气心下满，自当遍身汗。若有食，心满头岂得有汗？若言是表，心又不疼，不恶寒，表症何在？故凡水结胸胁，头必有汗耳。

张子和曰有一妇人年三十余，病滑泄经年，皆云虚中有积，以无忧散，五七日一服，至二十服不效。又服缠积丹、软金丸，诸药皆不效。其人服药愈速，病势愈甚，饮食日减。人或谓曰：此休息痢也。宜灸中脘及左右穴，脐下气海及膀胱穴，以三里引之，每年当冬至日夏至日灸之。前后计万余壮，忽门外或者曰：此病我屡识，盖伤饮之故。即日桃花正开，俟其落时，以长棘针刺之得数十蕚，勿犯人手，以白面和作饼子，文武火烧令熟，嚼烂以米引汤下之。病人如言服之，不一二时泻如倾，前后六七日，数百行，昏困无所知觉，惟索冷水，徐徐而饮，至六七日少省，尔后食日进，神日昌，气血日和，不数年生二子。

子和治郭敬之留饮四日，浮肿不能食，脚肿连肾囊痛。先以苦剂涌之，后以舟车丸，浚川散泻之，病去如拾遗。又一田嫂姓杨，其病呕酸水十余年，本留饮，诸医皆以燥剂燥之，中脘胕以火艾燔针刺之，疮未尝合。张以苦剂越之，其涎如胶，乃出二三升，谈笑而愈。

李七老病涌水症，面黄而喘，两足皆肿，按之陷而复起，行则濯濯有声，常欲饮水，不能睡卧。张令上涌去痰而汗之，次以舟车丸、浚川散下之，以益肾散复下之，以分阴阳利水道之剂下之，水尽瘥。

一妇从少年时，因大哭罢饮冰水困卧，水停心下，渐发痛闷，咸以为冷积，治以温热剂，及禁食冷物，一闻气辄内作，如此数年，燎灸烧艾，疮孔数千。十余年后小便赤黄，大便秘闷，两目加昏，积水转甚，流于两胁，世谓水癖，或谓支饮。硇漆棱茂，攻磨之药，竟施之矣。食日衰，积日茂，上至鸠尾，旁至两胁，及脐下。但发之时按之如水声，心腹结硬，手不可近者，月发五次，甚则欲死，已二十余年。张诊其脉。寸口独沉而迟，此胸中有痰，先以瓜蒂散涌痰五七升，不数日再越痰水及斗，数

日上涌数升，凡三涌三下，汗如水者，亦三。其积皆去，以流湿饮调之，月余大瘥。

中丞常子正苦痰饮，每食饱，或阴晴节变，率同十日一发，头痛背寒，呕吐酸汁，即数日伏枕不食，服药罔效。宣和初为顺昌司录，于太守蔡达道席上得吴仙丹方，服之遂不再作，每饮食过多，腹满，服五七十丸便已，少顷小便作茱萸气，酒饮皆随小水而去，前后痰药甚众，无及此者。用吴茱萸汤泡七次，茯苓等分为末，炼蜜丸梧子大，每熟水下五十丸（朱氏《集验方》、《本草纲目》）。

陆养愚治施南石二十九岁，患晡热，至天明方解，夜热尤甚，咳嗽无痰，咳则痛引胸胁，热甚则咳亦甚，咳甚则痛亦甚。初服芎苏散，喘急殊甚，易以前胡、杏仁、桑皮、苏子辈。亦不效。后以阴虚治之，二冬、二母服数月，饮食渐减，肌肉羸瘦，咸谓劳瘵已成，不可疗矣。最后一医诊得脉弦数，左关尤甚，此肝火也，用柴胡、青皮、黄连、赤芍、山栀、白芥子数剂，亦无验。于日苦于药饵，不延医已二月。诊之六脉沉数而滑，右关尺更有力，其胁痛，若从右而应乎左。因思仲景云：饮左胁下，咳则引痛，谓之悬饮。今咳则痛，明是其症。第十枣汤非常用之方，且病人狼狈已极，亦必不肯服，乃以润字丸料加入甘遂，和丸令一二分一服，日二服，每日加一分加至五分。一服便出稠痰碗许，中有一块，半软半硬，如鸡子大，胁痛如失，热嗽减十之六七。又用人参、白术、归、芍、茯苓、贝母、甘草，作煎剂，与丸药间服。丸药仍日减一分，直待便中无痰，始止丸药。用前煎剂日一帖，调月余全安。

陈三农治一妇患眩晕腰痛，过寅卯二时，则日夜昏迷，不省人事，身如浮云中，脉细数弦滑。细为湿，数为热，弦为饮，湿热痰饮留滞胸膈，随气升降上涌，则为眩晕，下坠则腰痛，沃心包致窍不通，故昏不省人事，至巳午时心火助其湿热，鼓击痰涎，故昏痴益甚也。此必痛饮所致，叩之果然。遂以稀涎散，涌酸臭痰数升，仍以舟车丸，泄如屋漏水者五六次，诸症顿愈。继以解酲汤，数服而愈。

一贵妇患溢饮，遍身虚肿，用金沸草散一剂，汗出肿减，继以泽泻汤加枳实、旋覆花、前胡，四剂安。

一妇时疫，饮水过多，胸膈坚痞，咳逆倚息，短气不卧，汤饮入而吐出，诸药罔效。作停饮治，以五苓散一剂愈。

一妇患霍乱，饮阴阳水，左腹坚硬痛极，作留饮治。以半夏、旋覆花各三钱，泽泻、枳实、青皮、白术、干姜各一钱，吴茱萸二分，一剂愈。

李士材治秦景明素有痰饮，每岁必四五发，发即呕吐不能食，此病久结成窠囊，非大涌之弗愈也。须先进补中益气，十日后以瓜蒂散频投，涌如赤豆沙者数升，已而复得水晶色者升许，如是者七补之，七涌之，百日而窠囊始尽。专服六君子、八味丸，经年不辍。

吴孚先治西商王某气体甚厚，病留饮，得利反快，心下续坚满，鼻色鲜明，脉沉，此留饮欲去，而不能尽去也。用甘遂、甘草、半夏、白芍，加白蜜五匙顿服，前症悉痊。或问甘遂与甘草，其性相反，用之无害，而反奏效，何也？曰：正取其性之相反，使自相攻击，以成疏瀹决排之功（西人赋性厚，尤当用此）

张景岳尊人早年善饮，后及四旬，遂得痰饮之疾，呕酸胀满，饮食日减，眩晕不支，惊惕恍惚，痰疟等症相继迭出，百方治痰无效。因慕张子和吐法之妙，遵而用之，初用独圣散、茶调散，及齑汁之类，一吐稍效，再吐再效，自此屡用不止。虽诸症渐退，而元气勿复也。如此年余，渐觉纯熟，忽悟其理，遂全不用药，但于五鼓睡醒时，仰卧用嗳提气，气有不充，则咽气为嗳，随咽随提，痰涎必随气至，虽最深之痰，无不可取，其最后出者，形色臭味，紫气酸恶，不堪言状，每吐后或至唇咽肿痛，但以凉水一二口漱咽解之，吐毕早膳悉屏五味，用薄粥一二碗，以养胃气。自四旬后，绝不用酒，行吐法四十余年。自六旬外，则一月或半月，必行一次，凡吐后神气必倍王，阳道必勃然，一切内伤外感无不尽却。盖道家用督，此则用任，所用不同，所归一也。不惟却病，而且延年。后至八旬外，犹能登山及灯下抄录古书，无病而卒。

张三锡治一人肩背与膝相引而痛，寸脉弦，知痰饮为患也。投小胃丹，一服吐痰半升，间日再进一服，泻痰水有如胶者一升许，病良已。

张子和治一人病留饮者，数十年不愈。诊之左手脉三部皆微而小，右手脉三部皆滑而大，微小为寒，滑大为燥，以瓜蒂散涌其寒痰数升，汗出如沃，次以导水禹功去肠中燥垢亦数升，其人半愈，然后以痰剂流其余蕴，以降火之剂开其胃口，不逾月而痊。

朱丹溪治一人素耽于酒，患遍身关节肿痛，此愈彼剧，胸膈不宽，此酒湿痰饮在胃，流注经络，即流饮症也。用二陈汤加酒芩、苍术、羌活、威灵仙、泽泻，倍葛根而愈。

许叔微自患饮澼三十年，始因少年夜坐写文，左向伏几，是以饮食多坠左边，中夜必饮酒数杯，又向左卧，壮时不觉，三五年后，觉酒从左下有声，胁痛食减嘈杂，饮酒半盏即止，十数日必呕酸水数升，暑月止右边有汗，左边绝无，遍访名医及海上方，间或中病，止得月余复作，其补如天雄、附子、矾石，利如牵牛、甘遂、大戟，备尝之矣。自揣必有游囊，女之有科曰，不盈科不行，但清者可行，而浊者停滞，无路以决之故，积至五七日，必呕而去，脾土恶湿而水则流湿，莫若燥脾以去湿，崇土以填科曰，乃制苍术丸，服三月而疾除。苍术一斤去皮切末之，用白芝麻半两，水盏研滤取汁，大枣十五枚烂煮去皮核，以麻汁匀研成稀膏，搜和入白，熟杵丸如桐子大，干之，每日空服温汤吞下五十丸，加至百丸，忌桃、李、雀、鸽。初服时必膈微燥，且以茅术制之，觉燥甚，再进山栀散一服，久之不燥也。山栀散用山栀一味，干之为末，沸汤点服。

马元仪治沈表侄因悲哀劳役，面色枯白，形体憔悴，右胁有块，凝结作痛，痛甚则呕，手足厥逆，饮食不思，大便时溏时结，吐出痰饮，动辄盈盆。或一日一发，或间日一发，苦楚万状。诊其脉，左三部弦而劲急，右三部虚微无力，方用桂枝理中加桂汤，稍安。越三日又发，与前方不应。乃倍加附子，甚安。后复发，前方又不应。因思仲景伤寒治法，有用真武汤一法者，原以真阳飞越，水气上逆，故用此以复阳收阴，坐镇少阴北方之位，究其功用，全在行水醒脾之妙，今因劳郁所伤，中气损盛，由是所胜之木乘脾，所不胜之水侮之而上逆，木横则痞结作呕，水逆则痰饮泛滥，若非真武何以摄元阳而镇阴邪耶？遂用此方倍加分两，多用人参，连进三十余剂，呕渐已，痰渐少，令早服八味丸，晚服附桂理中丸调理，诸症悉平，惟结块不除，则以久积阴寒难解，恐成痼疾也。

缪仲淳治丹阳葛文学宇十内人，因作家劳郁患饮症，每发吐呕不已，肠如欲出，所吐俱清水，动以盆桶计，日夜不止，不思饮食，就医金坛，诸医以健脾行气，理郁清痰药，投之愈剧，困顿待毙，计无复之矣。缪视脉审病，知为饮无疑。乃用半夏、广皮、茯苓、猪苓、泽泻、旋覆花、厚朴、白术、枳实、川连、木香，加人参三钱，一剂吐止，再剂霍然，随啖粥糜，脾气渐复，至今每病作，检方服之即平。

云门康孟修患寒热不食，久之势甚危，以治寒热剂投不应，遍检方书，与王宇泰议，投五饮丸立瘥。盖饮症原有作寒热之条，故治饮病自去矣（《广笔记》同上）。

吴桥治汪镇始壮辄患呕逆；胸膈痛，诸医悉以膈治，骨立而羸，久之随绝，而汗如流水，浆不能入口。诊其脉即浮濡不任，按无他端，曰：此停饮尔，误以膈治。病者心悸则气涩于胸中，血以气行，气阻则血亦阻矣，此二缶钟惑也，第先屏二缶，而后治之，瘀血当下，病者怃然为间曰：敬如公言。遂修行气一剂饮之，饮未毕而痛止，徐下黑粪瘀血，毕行乃平（《太函集》）。

程氏有少妇病小腹痛，吐痰，多呕清水，发热泄泻，肌削而屏饔飧，乃逆桥，六脉沉细弦数，曰：此积饮也，法当发其积而病可除。第病久而孱，毋伐太过，剂以补中去湿，小腹大痛而悸，既则呕盈盘，沉沉皆绿水，众异曰：何为有此？桥曰：吾固以为湿热也，地下湿则生苔，其绿同，寻无恙（同上）。

罗链年近壮病中脘病，痛连背胁及心间，吐清水，久之痛甚如割刃，再信惛惛，族医技穷，谓六脉绝矣。桥后至，则曰：此停饮也，痛甚故脉伏，非绝也。遂以温补之剂投之，一服而脉见，再服而愈（《太函集》）。

潘埙曰：余昔年脾胃受病，每日申未时饭，至二鼓食消方寝，夜半睡醒，嗳气吞酸，糟粕乘气浮上，起坐摩娑，久之复寝。漫服枳术平胃散，或分消或疏导，久不效。自思年六旬外，恐脾胃弱不能运化，却去晚餐，凡粘硬果物，及湿热酒面，一切不入口，不知何以致此。因读东垣《脾胃论》，乃知阳气下陷，阴火上冲，脾胃不实故耳。得一方曰：补脾胃泻阴火升阳汤，药品主佐在本方，并服药时日，所宜所忌，

切中病情。又读至调理脾胃治验，谓不可淡渗之剂，抑遏阳气，反惹阴邪必加升阳风药，以羌独活、升麻、防风、炙甘草根，皆入前药，水煎服，乃依方服之，片时后阳气渐升而上，不数日阴火渐伏，脾胃实而愈。

高鼓峰治杭人沈孟嘉妻，患吞酸膈痛屡年矣，肌肉枯削，几于绝粒，诊之六脉细数，此木乘脾土也。先投六君子汤加炮姜，十余剂觉吞酸减半，继用补中益气汤加半夏、炮姜，十八剂而吞酸尽去，膈痛亦除，次用归脾汤倍木香，加炮姜，吞八味丸而愈。

## 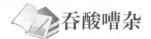 吞酸嘈杂

薛立斋治一妇人，饮食后或腹胀，或吞酸，自服枳术丸，饮食日少，胸膈痞满，腿肉疼痛，畏见风寒，或用养胃汤，腿痛浮肿益甚，月经不行。此郁结所伤，脾虚湿热下注，清晨用四君子汤，芎归二陈，午后以前汤送越鞠丸，诸症渐愈。又用归脾、八珍二汤兼服，两月余而经行。

一妇人胸满少食，或腹胀吞酸，或经候不调，此中气虚不能施化也。用补中益气加砂仁、香附、炮姜，而饮食进，更以六君、芎、归、贝母、桔梗，而经自调。

一妇人饮食少思，胸中嘈杂，头晕吐痰，此中气虚而有热。用六君子汤，加黑山栀、桔梗而愈。后因劳碌头晕，发热吐痰，不食，用补中益气，加半夏、茯苓、天麻而瘥。

一妇人中脘嘈杂，口中辛辣，咳嗽吐痰发喘，面色或白或赤，此脾气虚，而肺中伏火也。用六君子加山栀、桔梗、柴胡及炒黑片芩，治之寻愈。

一妇人嘈杂吞酸，饮食少思，大便不实，此脾气虚寒而下陷。用补中益气汤，加茯苓、半夏、炮姜，渐愈。又常服人参理中丸则安。

一妇人饮食后嘈杂吞酸，此热郁为痰。用六君子汤送越鞠丸渐愈。又用加味归脾汤而瘥。后因怒两胁胀痛，中脘作酸，用四君子汤送左金丸渐安，仍用六君子汤送越鞠丸而瘥。

朱丹溪治一人因湿热，病呕吐酸水如醋，用二陈汤加姜炒芩、连、苍术、白术、栀子、藿香、香附、砂仁而愈。

陈三农治一妇，每食止碗许，稍加非大便泄泻。即噎腐吞酸。腹胀痞闷，此脾虚寒不能化也。用六君子加茱、连、藿香、香附、砂仁、神曲、煨姜而愈。

薛立斋治一妇人，饮食每碗许，稍加非大便不实，必吞酸嗳腐，或以为胃火，用二陈、黄连、枳实，加内热作呕，曰：水传寒中，故嗳气吞酸，胀满痞闷，不信，仍作火治，虚症并至，月经不止，始信。以六君子加炮姜、木香，数剂元气渐复，饮食渐进，又以补中益气加炮姜、木香、茯苓、半夏，数剂全愈。后因饮食劳倦，兼之怒气，饮食顿少，元气顿怯，用前药更加发热，诚似实火，脉洪大，按之而虚，两尺如无，此命门火衰。用补中益气加姜桂及八味丸，兼服两月余，诸症悉愈。此症若因中气虚弱者，用人参理中汤，或六君子加木香、炮姜，不应用左金丸，或越鞠丸。虚寒者加附子，或附子理中汤，无有不愈。

一男子虚弱，恶寒食，虽热食亦少，作胀吞酸，日消瘦，服参苓等药，及灸脾俞等穴，不应。用八味丸治之而愈，此真气不足，不能生土，虚火上炎之症也。

一妇人年二十余，饮食后，每因怒气吞酸嗳腐，或兼腿根焮，服越鞠丸等药不应，此脾气虚，湿气下注而然。以六君子汤，香附、砂

仁、藿香、炮姜，数剂少愈，更以六君汤数剂而愈。

一男子瘰疬已愈，患吞酸，服参术药不应，彼谓余毒，薛治以附子理中丸而愈。

张景岳曰：予向在都中，治一缙绅病吞酸，告以为寒，彼执为热，坚持造酒之说，以相问难，莫能与辨，竟为芩连之属所毙。此见理不真而固执，以致酿成大害者（未选入）。

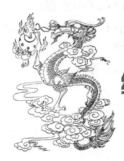

# 续名医类案卷之二十二

头

有人三代不寿，问彭祖，祖观其寝处，果有一穴当其脑户，令塞之，遂得寿。盖隙风入耳，吹脑则阳气散，头者诸阳所聚，以主生也（《延寿书》）。

窦材治一人起居如常，但时发头痛，此宿食在胃脘也。服丁香丸十粒而愈（阳明食积头痛）。

张子和治南乡陈君将赴秋试，头顶遍肿连一目，状若半壶，其脉洪大，张出视《内经》面肿者风，此风乘阳明经也，阳明气血俱多，风肿宜汗，乃与通圣散入生姜、葱根、豆豉，同煎一大盏，服之微汗，次日以草茎塞鼻中，大出血立消（阳明风热头痛）。

王定国病风头痛，至都梁求明医杨介治之，连进三丸，即时病失，恳求其方，则用香白芷一味，洗晒为末，炼蜜丸弹子大，每嚼一丸，以茶清或荆芥汤化下，遂名都梁丸。其药治头风眩晕，女人胎前产后伤风头痛，血风头痛，皆效（《百一选方》阳明风热。按此方惟阳明风热宜之，余不可服）。

张大复曰：偏头风之苦，病者莫能自言，方亦多歧而罕效。戊申予忽病此，正闷郁时，周叔明以饼法见寄，未服也。五月五日雇民服贻二饼，贴太阳上一夕良。一法用南星、半夏、白芷，三味等末烂捣，生姜、葱头为饼，不服不吹不熏，视诸方更简便也（《笔谈》。风痰用之有验）。

姚应凤治严州施盛宇，三载患头痛不可忍，姚曰：法当取首中骨，今八月时收敛，难猝治。期以明岁春乃割额，探去其骨，出瘀血数升，

顿愈（《钱唐县志》与脑中石蟹略同）。

龚子才治杜侍御患头痛如刀劈，不敢移动，惧风怕语言，耳鸣目中溜火，六脉紧数有力，与酒九蒸九晒大黄，为末三钱，茶调服，一剂而愈（此亦阳明畜热为病，病在至高之地，故大黄必用如是制法）。

孙文垣治蔡药川内人患头痛，痛如破，发根少动则痛连满头，晕倒不省人事，逾半时乃苏，遍身亦作疼，胸膈饱闷，饱汤水停膈间不下，先一日因怒吐水数次，蛔虫三条，今或恶风，或恶热，口或渴，或不渴，大便秘，脉则六部皆滑大有力，此痰厥头痛也。先以藿香正气散止其吐，继以牛黄黑虎丹清其人事，头仍痛甚。又以天麻、藁本各三钱，半夏二钱，陈皮、白芷、薄荷、麻黄、生姜、葱白，煎服，得少汗而头痛少止，至晚再服之，五更痛止大半，人事未全清，此盖中州痰盛，非下不可，乃用半夏五钱，巴霜一分，面糊为丸，每服三十丸，生姜汤送下，下午大便行三次，皆稠粘痰积也，饮食少进，余症差。可惟遍身疼未尽去，改用二陈汤加前胡、石膏、藁本、薄荷、枳壳、黄芩、石菖蒲，调理而安（木盛土衰）。

朱丹溪治一人因浴冷水，发热头痛，脉紧，此有寒湿也，宜温药汗之。苍术、麻黄、干姜、甘草、陈皮、川芎，二贴得汗，后知病退。又与下补药，白芍、陈皮、半夏、白术、苍术、人参、木通、甘草，四帖，姜水煎服（湿热）。

一妇人头痛发热而渴，白术、陈皮、川芎、干葛、木通、甘草，水煎温服（阳明病）。

楼全善治一老妇人头痛，岁久不已，因视

其手足有血络，皆紫黑，遂用三针尽刺出其血，如墨汁者数盏，后视其受病之经，灸刺之而得全愈。即经所谓大痹为恶，及头痛久痹不去身，视其血络，尽出其血是也（三阳风热）。

李时珍治一人病气郁，偏头痛，用蓖麻子同乳香，食盐捣熷（熷字无考），一夜痛止（治标妙法）。

李士材治蒋少宰头痛如破，昏重不宁，风药、血药、痰药久治无功，脉之尺微寸滑，肾虚水泛为痰也。地黄四钱，山药、丹皮、泽泻各一钱，茯苓三钱，沉香八分，日服四帖，两日辄减六七，更以七味丸，人参汤送五日，其痛若失（近时上盛之病最多，观此可悟一切乃少阴病）。

吴孚先治一人患头痛，痛不可禁，脉短而涩，吴曰：头为诸阳之首，若外邪所乘，脉当浮紧而弦，今反短涩，短则阳脱于上，涩则阴衰于下，更加手足厥冷，名为真头痛，与真心痛无异，法在不治，惟猛进参附，或冀挽回万一，如法治之，果愈。

李成章官六安卫千户善针灸，或病头痛不可忍，虽震雷不闻，李诊之曰：此虫唼脑也，合杀虫诸药为末，吹鼻中，二三日虫悉徒眼、耳、口、鼻出，即愈（《明史》）。

一人素病黄，忽苦头痛不已，发散降火历试无效，诊得脉大而缓，且一身尽痛，又兼鼻塞，乃湿家头痛也。投瓜蒂散一匕，内鼻中，黄水去大杯而愈（大退湿热）。

张三锡屡见苦头痛，百法不应，询之曾生过杨梅疮，用土茯苓四两，白鲜皮、苦参、金银花各三钱，黄柏一钱，皂角子三十粒，苡仁、木通、防风各二钱，气虚加参、芪，血虚加四物，大获其验，身痛亦效（《治法汇》湿毒）。

一人头痛，脉滑而数，乃痰火上攻也。二陈、荆芥、羌活、酒芩不应。加石膏，二剂稍可，终未尽除，前方加熟大黄三钱，食远煎服，病去如脱（同上，阳明痰火）。

一人苦头痛，众作外感治，诊得右手寸口脉大，四倍于左，两尺洪盛，乃内伤气虚头痛也，外兼自汗倦怠，以补中益气汤加炒黄柏，一剂知，二剂已（气虚）。

一人头痛而面色黎黑，身体羸瘦，左寸关俱不应指，两尺独洪盛，因作阴虚治，用滋阴四物，加黄柏、知母、元参，二服减半，十日痊（血虚）。

一妇苦头痛，误为外感治，发散，三黄、白虎、硝黄，愈投愈甚，诊之气口急大而数，按之即濡，左脉亦虚大，询之先不热，服药后始热。曰：风寒必先发热，在一二日间岂有先不热而后热者？此气虚头痛也。观其气短不足以息，余皆可知，今发散过度，复耗其气，又复下之，复损其血，气血两伤，宜乎虚火独炽而身反热也，非大补讵能挽回。遂以补中益气汤大剂，加熟附子一片为响导，服下即熟睡觉而痛止，第人事不清，复加筋惕肉瞤，振振不宁，彼归咎于补剂，曰：虚极所致，复更一医，用柴胡表药，致一身之火游行于外，变为斑烂，彼信为伤寒矣，化斑承气日进，遂不救（同上）。

一人头痛身形拘急，恶寒便秘，恶心。作食郁治不应，诊得气口脉和平，独尺数而细，且行步艰难，乃脚气欲动也，徒脚气治而愈（同上）。

一人头痛，作外感治不应，左脉平和，气口独盛，症兼饱闷恶心，乃食郁也，消导而愈（同上，阳明病）。

一人牙与头角互痛，乃少阳阳明二经火盛之故，清胃散对小柴胡，去半夏、人参，加薄荷、石膏，二剂瘳（同上）。

一老妪头痛连额，发散降火，备用不效，面上皆出小红泡，有微水不甚溃，一月后痛悉移于右左眼，胞上红肿，且懒于言动，饮食不甜，用辛凉愈甚，六脉濡弱如蛛丝，初接少弦，因作气虚治，六君倍黄芪，加蔓荆子，三服后渐安，心跳不眠，愈急，乃以调中益气汤加茯神、元参、枣仁、柏子仁，连进数服顿愈（同上）。

东垣常病头痛，发时两颊青黄，眩晕目不欲开，懒言，身体沉重，兀兀欲吐，洁古曰：此厥阴太阴合病，名曰风痰，以局方玉壶丸治之，灸侠溪即愈。是知方者体也，法者用也，徒执体而不知用者弊，体用不失可谓上工矣

（秘藏《肾说续编》）。

湖南押衙颜思退治头风掣痛，用蜡二斤，盐半斤相和，于锡锣中熔令相入，捏作一兜鍪，势可合脑，量大小搭头至额，头痛立止（《经验方》同上）。

王叔权云：予年逾壮，寒夜观书，每觉脑冷，饮酒过量，脑亦疼甚，后因灸囟会穴而愈。有兵士患鼻衄不已，予教令灸此穴即愈。有人久患头风，亦令灸此穴即愈。但《铜人明堂经》只云主鼻塞不闻香臭等疾而已。故予书此，以补其治疗之缺。然以脑户不宜针观之，囟会亦不宜针，《针经》只云八针以下不宜针，恐未尽也。

叔权母氏随叔权赴任，为江风所吹身体，头动摇如在舟车上，如是半年，乃大吐痰，遍服痰药，并灸头风诸穴，方愈。

有士人患脑热疼甚，则自床投下，以脑拄地，或得冷水，粗得减而疼终不已，服诸药不效。人教灸囟会而愈。热疼且可灸，况冷疼乎。凡脑痛躯泻，先宜灸囟会，而强间等穴，盖其次也（以上并同上《资生经》）。

薛立斋治一儒者酒色过度，头脑两胁作痛，以为胃虚而肝病，用六味地黄料加柴胡、当归，一剂顿安。

商仪部劳则头痛，作阳虚不能上升，以补中益气汤加蔓荆子而瘥。

王肯堂治一人寒月往返燕京，感受风寒，遂得头痛，数月不愈，一切头风药，无所不服，厥阴愈甚，肢体瘦削，因思此症明是外邪，缘何不解？语云：治风先治血，血行风自灭。本因血虚而风寒入之，今又疏泄不已，乌能愈哉。又云：痛则不通，通则不痛。乃用当归生血活血，木通利关窍血脉，其人能酒，用酒一斗，入二药其中，浸三昼夜，重汤煮热，乘热饮之，致醉则去枕而卧矣。然有火郁于上而痛者，宜酒芩、石膏类治之。又方用芎、归、熟地、连翘各二钱，以薄荷二钱放碗内，将滚药冲下，鼻吸其气，候温即服，服之立愈。然亦为血虚者设耳。

马元仪治一友患头痛，经年不愈，早则人事明了，自午至亥，神气昏愦不宁，作风火治

无效。诊之两脉俱沉且滑，此太阴阳明痰厥头痛也。用礞石滚痰丸，间服导痰汤，以汤涤之，次以六君子少加秦艽、全蝎，调理而安。

张树滋妹患头痛累月，诊之阳脉大，阴脉涩，曰：此阴衰于下，阳亢于上，上盛下虚之候也。法宜六味地黄汤，加青铅五钱，俾清浊定位，斯不治痛而痛自止矣，所以然者，以阳气居上，体本虚也，而浊气干之则实；阴气居下，体本实也，而气反上逆则虚。头为清阳之位，而受浊阴之邪，阴阳混乱，天地否塞而成病矣，治之者不察其脉，概以头痛为风火，专行透解之剂，有不益虚其虚者乎？

朱某患头痛累月，苦不可忍，咸用散风清火之剂，诊其脉浮虚不鼓，语方懒怯，肢体恶寒，此劳倦中伤，清阳之气不升，浊阴之气不降也，故汗之反虚其表，清之益伤其中，其恶寒乃气虚，不能上荣而外固也。况脉象浮虚，体倦语怯，尤为中虚气弱之验。与补中益气汤升清降浊，加蔓荆为使，令至高巅，一剂知，二剂已。

一人头风畏冷，首裹重绵，三十年不愈，以荞麦粉二升，水调作二饼，更互合头上，微汗即愈（李楼怪症奇方，王带存曰：此方先庄溪伯曾治族祖，经验）。

缪仲淳治梁溪一女子头痛作呕，米饮不能下，曰：因于血热血虚，火上炎也。麦冬五钱，橘红、木瓜、茯苓各二钱，白芍三钱，枇杷叶三大片，苏子钱半，甘菊钱半，乌梅二个，竹沥一杯，芦根汁半碗，二剂呕止。头尚痛，加天麦冬二钱，头痛少止，加土茯苓二两，小黑豆一撮，全愈（《广笔记》）。

沈观颐中丞传自一道人头风神方，予仆妇患此痛甚，欲自缢，服二剂，数年不发。土茯苓四两（忌铁），金银花三钱，蔓荆子、防风、明天麻各一钱，元参八分，辛夷、川芎各五分，黑豆四十九粒，灯心二十茎，芽茶五钱，河水、井水各钟半，煎一钟服（《广笔记》）。

《广笔记》治半边头痛，属火症者用之，大黄末三分，黄芩末一钱，二味和生白酒一碗，顿热调匀，服之即愈。

立斋治一妇人脑左肿痛，左鼻出脓，年余

不愈。时或掉眩如坐舟车，正许叔微所谓肝虚风邪袭之而然也。以川芎一两，当归三钱，羌活、旋覆花、细辛、蔓荆子、防风、石膏、藁本、荆芥穗、半夏曲、干地黄、甘草各半两，乃制一料，每服一两，姜水煎服，而愈。

刘云密曰：一妇季冬寒甚，至仲春巅顶并左后脑痛，是原病于足太阳寒水，寒久化热，郁热上行，以病于手太阳，因风升之化不达，而病亦在足厥阴也。经谓：过在巨阳厥阴者，诚然。诊者云：手太阳热甚于风，足厥阴热胜于湿，更谓脾肺亦有郁热，心有微热，余止治手太阳而微兼肺，以上焦合而营，诸阳归于手太阳之气化在肺，主气者也，并治足厥阴以风升之化达，而手太阳之气化乃畅，更微利小肠，以通血脉而和其气，并心经之热亦去，故不必多治他经也，按此亦治巅顶之一因。见寒者温，治之未尽耳（酒片芩二分半，酒枯芩分半，蔓荆子二分半，防风分半，黄连二分半，柴胡三分，藁本三分，升麻二分，川芎二分，酒黄柏三分，当归三分，木通四分，牛膝三分，水煎一剂愈）。

嘉祐初仁宗寝疾药未验，间召草泽医，始用针，自脑后刺入，针方出开眼，曰：好惺惺。翌日圣体良已。自尔以穴目为惺惺穴，针经初无此名，或曰即风府也（《画墁录》宋，张舜民）。

吴桥治方简妻病五年，恃馈不尽一器，至夜则头岑岑遽绝遽苏，达旦乃定。桥至曰：食少久卧，肌宜腴今且腴，而脉不数，奚病为或妇当娠，大损血于头，审是治二年，可受胎复产男而起矣。盖妇尝妊哭姑，发根有疣如豆大，出血数升，匿勿令人知寻，寻兔男弗育也，治不补气专补血，果二年而举子，命之曰：去病。遂如常（《太函集》）。

## 📖 眉　发

李林甫婿郑平为省郎林甫，见其鬓发斑白，因曰：上明日当赐甘露羹，郑郎食之能乌发。翌日食之，一夕两鬓如鬐（《琅琊代醉编》）。

李乡换白发，方云：刮生老姜皮一大升，于铛中以文武火煎之，不得令过沸，其铛惟得多油腻者尤佳，更不须洗刮，便以姜皮置铛中，密封固济，勿令过气，令一精细人守之，地色未分时（黎明也），便须煎之，缓缓不得令火急，如其人稍疲，即换人看火，一伏时即成，置于磁钵中研极细。李方虽云一伏时，若火候匀，至日西即成药也，使时以簪脚蘸取如麻子大，先于白发下点药讫，然后拨之再点，以手指热捻之。令入肉，第四日当有黑者生，神效。

梅师治少发白，拔去白者，以白蜜涂毛孔中，即生黑发。不生，取桐子捣汁涂上，必生黑者。

《千金》疗发黄，熊脂涂发梳之，散头入床底，伏地一食顷即出，便尽黑，不一升脂验。

薛立斋治一男子因大怒发热，眉发顿落。盖发属肾而眉属肝，此肝肾素虚为怒，阴火愈盛，销铄精血而然也。用六味丸料加柴胡、山栀、黄柏，数剂渐生，又二十余剂而完。

一男子染时疮，服换肌散之类，眉毛顿脱，遍身作痒，或时赤晕，乃燥药损其阴血，阳气偏旺而然。朝用四物汤，倍熟地加茯苓、白术、丹皮、山栀、甘草，夕用六味丸料加当归、黄芪，治之疮症既愈，眉毛亦生。

一男子素不慎房劳，其发忽落，或发热恶寒，或吐痰头晕，或口干作渴，或小便如淋，两足发热，或冷至胫，属足三阴亏损，而阴火内炽。朝用十全大补，夕用六味丸料，加炒黑黄柏、枸杞，治之诸症悉退，而发渐生。

一男子遍身瘙痒，服祛风辛燥之剂，眉发脱落，此前药复伤肝肾，精血虚而火内炽所致。朝用八珍汤加麦冬五味，夕用六味丸料，加当归、黄芪，治之风热退而眉发生矣。

一儒者遍身作痒搔破，脓水淋漓，眉毛脱落，如疠风症，久服祛风等药，致元气亏损，用补中益气汤加茯苓而愈。后失调理，日晡热甚，用八珍汤加五味，麦冬，五十余剂而痊。

面

孙兆治樊楼店家刘三，一日满面皆黑色，有相者断云：不过月余死。既逾月，且安适。孙入店与客饮酒，遂拜孙述说其病状，孙诊之曰：非病也，乃为臭气所熏，秽气蓄于面部不散，故有此色。问刘：汝一月前闻甚一阵非常臭气，不能避耶？刘曰：一日登溷，其厕臭气不可闻，隐忍良久，下厕，明日遂有此疾。孙曰：去至臭无过，至香我家有南人将至售香，可用沉檀二香各一两，碎擘焚于炉中，安帐内以熏，绢被盖定，勿令香气散，可端坐香边，瞑目静坐，候香气散，方可出帐，明日引鉴照之。刘依其言，面色渐变，旬日如故。

楼全善曰：肾臭腐属水，脾臭香属土，厕臭者腐臭也，故闻之则入肾而面黑，沉香者香臭也，故熏之则脾土胜肾水，而色还也。

苏子由面有疮，高安丐者赵生谓子由曰：君好道而不得要，阳不降阴不升，故肉多而浮，面赤而疮，吾将教君，碗水以灌溉子骸，经旬诸疾可去。子由用其说，信然。惟怠不能久，故不能极其妙（《龙川志略》）。

治面部生疮，或鼻脸赤风粉刺，用尽药不效者，惟有此药可治，神妙不可言。每以少许，临卧时洗面令净，如面油用之近眼处勿涂，数日间疮疮处自平，赤亦消，如风刺粉刺一夕见效，闵提点方用生硫黄半钱，香白芷半钱，芫青七个，去翅足，全蝎一个洗炒，瓜蒌半钱，腻粉半钱，蝉退五个洗去泥，右为细末，麻油黄蜡约度，如合面油多少熬熔，取下离火，入诸药在内，每用少许，涂面上（《医说续编》）。

赵君猷抚干所传云：有贰乡赵再可知湖州时，与一诗僧相厚，而僧患酒齇鼻，端生赤赘数枚，大者如橘，小者如梅李，下垂过口，饮食言语皆所妨废，良自厌苦之。郡有一小兵事刀镊，人但闻善取黡痣，不知其能治酒齇也。一旦自言于僧，请医此疾，即以药传之，凡半月余，每日取恶物如脓血，自皮肤出者甚多，其赘后悉成痂落去，鼻面莹然，遂以十千为谢。

且语贰乡俾直齐阁而求得其方，以传秀邦治人良验。用黄丹五文，饼药五十文著大罐子盛，硇砂三十文研极细用，巴豆十个去壳膜纸裹压去其油，右件同入饼药罐子中，慢火熬三两沸，取下续入研细生矿灰三钱，酒齇鼻用鹅毛扫在红处，一日一次，上药以追出毒物，病退即止。雀子斑用小竹棒儿挑药点患处，才觉微肿即便洗去，恐力太猛（并《集成》同上）。

陈三农治邻妇面上一热，即通身躁热而汗随之，日夜六七次，百治不愈。细思之，经曰：面热者，足阳明病。此脾阴不足而胃火有余也，以山药为君，归、芍、地黄为臣，以补脾阴之不足，用石膏、生甘草以泻胃火，黄芪、麦冬、五味以固腠理，加竹叶以去烦热，二剂愈。

朱丹溪治一妇人面颊两腮热肿，此膈壅之病也。干葛、桔梗各钱半，升麻一钱，苏叶钱半，薄荷一钱，炙甘草七分，姜一片，水煎食后服。

王莽遗孔休玉，休不受，莽曰：君面有疵，美玉可以灭瘢。休犹不受，莽曰：君嫌其价重乎？遂槌碎进休，休方受之。

薛立斋治吴黄门瞻之腮亦肿痛，此胃经风热上攻所致，以犀角升麻汤，二剂而平。又姜大理患此，前汤为人所惑，谓汤内白附子性温而不服，另用荆防败毒散愈甚，后虽用此汤，尚去白附子，亦不应。后用前方三剂而愈。《本草》云：白附子味甘辛，气温无毒，主面上百病及一切风疮，乃风热之主药。《内经》曰：有是病用是药。苟不用主病之药，病焉得而愈哉。

吴进士面患疮已溃作渴，自服托里药及降火药，不应。诊其脉浮而弱，丹溪云：溃疡作渴属气血俱虚。况脉浮弱，投以参、芪各三钱，归、术、熟地各二钱，数服渴止。又以八珍汤加黄芪数剂，脉敛而愈。

韩氏子年十四早丧天真，面红肿如风状，不时举作，或误用疏风药，内虚发热，口燥烦渴，此内伤不足，阴火上炎之类赤游风症也，药宜滋其阴则火自退（缺）。

加参芪，四十剂，又用此作丸服斤许，不两月而痊（《疮疡机要》）。

许学士治王检正患鼻额间痛，或麻痹不仁，如是数年。忽一日连口唇、颊车、发际皆痛，不开口，难言语，饮食亦妨，在额与颊上常如糊，手触之则痛作，足阳明经络受风毒传入，血凝滞而不行，故有此症，或者以排风小续命、透髓丹之类与之，皆不效。乃制犀角升麻汤，赠之数日而愈。犀角、升麻、防风、羌活、川芎、白附、白芷、黄芩、甘草，右粗末，每服四大钱，水煎，日三四服（阳明经络环唇挟舌，起于鼻合颊中，循颊车上耳前过客主人，循发际至额颅，今所患皆一经络也）。

老母年七十余，累患颊车痛，每多言伤气，不寝伤神则大发，上连头，下至喉内及牙龈，皆如针刺火炙，手不可犯，乃至口不得开，言语饮食并废，自觉火光如闪电，导常涎唾稠黏，如丝不断，每劳与饥则甚，得卧与食则稍安，知其虚也。始以清胃散、犀角地黄汤、人参白虎汤、羌活胜湿汤，加黄芩、甘桔皆不效，后改用参、芪、术、草、芎、归、升、柴、桔梗之类，稍佐黄芩、山栀、牛蒡、连翘，空腹进之，而食远则服加减甘露饮，始渐安然。老人性多躁而不耐间劳，与多言时有之，不能除去病根，然发亦稀少，即发亦不如往岁之剧矣。

从子语因丧子郁结，复多饵鹿角胶，诸种子药，或于食后临卧辄进之，以至成积于胃，遂患面痛如老母之症，服清胃散、甘露饮，重加石膏太过，而见虚症，又服参芪等补药，而复见火症，门人施生以越鞠丸加山栀、连翘、贝母、橘红之属、开其郁结，而始安然如旧日矣（连上一条，俱自米选抄入，不知谁案）。

孙兆治国婆婆患眼冷泪，眼科医科医官治二三年不效，上召孙，孙至曰：臣非眼科，但有药耳，容进。方用石决明一两，赤小豆一两半，半夏五钱，生斑猫二十一粒炒，去头足，木贼五钱，为末，姜汁丸如桐子大，每服二十丸，姜汤下。方进圣旨下，眼科详定，奏曰：此方与眼科甚不相涉，斑猫有毒，恐伤脏腑不敢用，合再取圣旨，国婆婆闻之曰：眼科医官不惟不能，亦不愿使我治也，但合此药，总伤无怨，上闻之，孙自进药，服经十余日，愈八分，二十日全愈。时眼科并降两官，孙赏钱三十万。

窦材治家中女婢忽二目失明，视之又无晕翳，细思此女年少，精气未衰，何缘得此症？良由性急多怒，有伤肝脏，故经脉不调耳。遂与密蒙花散一料，如旧光明矣。

张子和治女僮目忽暴盲，不见物，此相火也，太阳阳明血气俱盛，乃刺其鼻中攒竹穴，与项前五穴，大出血，目立明。

李民范目常赤，至戊子年火运，君火司天，其年病目者往往暴盲，运火炎烈故也。李是年目大发，张以瓜蒂散涌之，赤立消。不数日又大发，其病之来也，先以左目内眦赤发牵睛，状如铺麻，左之右次锐眦发，亦左之右赤贯瞳子，再涌之，又退。凡五次交亦五次皆涌之，又刺其手中出血，及头上鼻中皆出血，上下中外皆夺，方能战退，然不敢观书及见日。张云：当候秋凉再攻则愈。火方旺而在皮肤，虽攻其里无益也，秋凉则热渐入里，方可擒也。惟宜暗处闭目，以养其神水，暗与静属水，明与动属火，所以不宜见日也，盖李因初愈后，曾冒暑出门，故痛连发不愈，如此涌泄之后，不可常攻，使服鼠黏子以退翳。方在别集中。

赵君玉目暴赤肿，点洗不退，偶思张语曰：凡病在上者皆宜吐。乃以茶调散涌之，一涌赤肿消散，君玉叹曰：法之妙其迅如此，乃知法不远人，人自远法耳。

王之一子十余岁，目赤多泪，众工无效，张曰：此儿病目，还当得之母腹中被惊。其父曰：妊娠时在临清被围。乃令服瓜蒂散加郁金，上涌而下泄，各去涎沫数升，人皆笑之，其母亦曰：儿腹中无病，何吐泻如此？至明日其目耀然爽明，其日又与头上出血，及眉上鼻中皆出血，吐时次用通经散二钱，舟车丸七十粒，自吐却少半，又以通经散一钱投之，明日又以舟车丸三十粒投之，下十八行，病更不作。

士人赵仲温赴试，病两目赤肿，睛瞖不能识路，大痛不任，欲自寻死，一日与同侪释闷，坐于茗肆中，忽钩窗脱钩，其下正中温额上，发际裂长三四寸，紫血流数升，血止目快，能通路而归来，日能辨屋脊，次见瓦沟，不数日复故。此不药不针，误出血而愈。夫出血者，乃发汗之一端也，亦偶合出血法耳。

一小儿名德孙，眼发赤，其母买铜绿欲洗儿目，煎成家人误与儿饮之，须臾大吐，吐讫立开。

楼全善男目珠至夜疼连眉棱骨，乃头半边肿痛，用黄连膏点之反甚，诸药不效，灸厥阴少阳，疼随止半日，又作月余，以夏枯草二两，香附二两，甘草四钱为末，每服一钱半，清茶调下，咽疼减半，四五服良愈。

一男子所患与前症皆同，但黑睛有白瞖二点，诸药不效，亦以此药与东垣选奇汤，加四物及黄连煎，间服并灸厥阴少阳而安。

王海藏妻侄女形肥，笄年时得目疾，每月或二月一发，发则红肿难开，如此三年，服除风散热等剂，左目反有顽瞖从锐眦遮瞳人，右目亦有瞖从下而上，经云：从内走外者少阳病，徒下上者阳明病。此少阳阳明二经有积滞也，脉短滑而实鼓，晨则似短涩，洁古云：短为积滞遏抑脏腑，宜下之。遂服温白丸减以川芎、附子之二多，加龙胆草、黄连，如东垣五积法，从二丸加起，每日加一丸，如至大利，然后减丸。又从二丸加起，忽一日于利中下黑血块若干，如黑豆大而坚硬，从此渐痊而瞖尽去（以上三则皆《医学纲目》）。

庐州知录彭大辨在临安，暴得眼赤，后生瞖。一僧用兰香子（本名罗勒，又名香菜，又名瞖子草）洗晒，每纳一粒入眦内，闭目少顷，连膜而出也。一方为末点之。李时珍尝取子试之水中，亦胀大。盖此子得湿即胀，故能染惹眵泪浮膜耳。然目中不可著一尘，此子可纳三五颗，亦不防碍，亦一异也（《本草纲目》）。

目》）。

张大复云：予目初眇，有教服三花五子丸者，或云：缓甚宁益于用乎？遂止。扬州张斗岳谓予：淮僧某者久眇皙然，问之则服三花五子丸也。此古本所载耳，而修合之法稍异，则效应焉。北归请以相与，予病久且老，无事于方，然愿得之以济同病者。张信士通剑术，其言多不妄（《笔谈》）。

张三丰真人治目疾碧云膏，腊月取羖羊胆十余枚，以蜜装满，纸套笼住悬檐下，待霜出归下，点之神效（即二百味花草膏，另一制法）。

兖州朱秀才忽不见物，朝夕拜天，因梦神传方，用好焰硝一两，铜器熔化，入飞过黄丹二分，片脑二分，铜匙急抄入罐内收之，每点少许，即愈（张三丰仙方，《本草纲目》）。

宋丞相言黄典史病外障瞖，梦神传一方，用太阴玄精石、阴阳火煅石决明各一两，蕤仁、黄连各二两，羊子肝七个，竹刀切晒，为末，粟米饭丸梧子大，每卧时茶服二十丸，服至七日，烙顶心以助药力，一月而愈（朱氏《集验方》）。

魏全家富母忽然失明，王子贞卜之曰：明年三月一日，有从东来衣青者，疗之必愈。至时候见一人著青绸襦，遂邀，为重设饮食，其人曰：仆不解医，但解作犁耳。为主人作之。乃持釜就舍求犁，辕见桑曲枝临井上，遂斫下，其母两眼焕然见物，此曲枝叶盖井之所致也（《朝野佥载》）。

王玺集要诗云：赤眼之余瞖，忽生草中，鹅不食为名，塞于鼻内，频频换，三日之间复旧明。又倪惟德《原机启微》方用鹅不食草（本名石胡荽）晒干二钱，青黛、川芎各一钱，为细末，噙水一口，每以米许嗐入鼻内，泪出为度。一方去青黛（《本草纲目》）。

《经验方》治目障瞖，以熊胆少许，净水略调开，尽去筋膜尘土，入冰片一二片，或泪痒则加生姜汁，此少时以铜筋点之，绝奇，赤眼可用。余家二老婢俱以此效。熊胆善辟尘，试之法，净一器，尘其上，投胆一粒许，则凝尘豁然而开（同上）。

朱丹溪治飞丝入目，红肿如眯，痛涩不开，鼻流清涕，用京墨浓磨，以新笔涂入目中，闭目少时，以手张开，其丝自成一块，看在眼白上，却用绵轻轻拭出，即愈。如未尽再治。又飞丝入目，用头垢点入目中即出，神效。又眯目，盐与豉置水中浸之，视水，其渣立出（《本草纲目》）。

龚子才治一人两眼角出烟雾，此肝火也，以柴胡、黄连等分，大剂水煎，临卧频服之，数剂乃瘥（仍宜入血药为妥）。

周汉卿治乡人蒋仲良左目为马所踢，睛突出如桃，他医谓系已损，不可治。汉卿封以神膏，越三日复故（《明史》）。

华州陈明远瞽十年，汉卿视之曰：可针也。为翻睛刮翳，欻然辨五色（《明史》）。

福建按察使沈文敏其母随养时双目失明，延一医疗之，云障翳已重，药不能效。乃先药之，使不知痛，寻以物拨转眼睛向内一面，向外封闭三日，而开视物，无一不见。云眼睛惟两角有筋保之，故可拨转，然非削鼻圣手不能也（《菽园杂记》）。

京师法云寺僧律师失明数年，梦中有人授一方，治内外障，但神水在者，皆可疗焉。二两（二两上脱一味，疑为乌，抄本但字下空一字。又马字似乌字之讹），蔓荆子、枸杞、蒺藜、甘菊、荆芥穗各一两，当归、地黄、川芎、赤芍、防风各一两半，十一味末之，水面糊丸桐子大，空腹食前，温水下三二十丸，僧服之目复明，因目曰：梦灵丸（元遗山《续夷圣志》）。

白彦良壮岁常赤目，道人曰：但能不赤头，则不病此。彦良记之，七十余更无眼疾（《延寿书》）。

有人年八十余眸子瞭然，夜读蝇头字，云别无服药，但自小不食畜兽肝，人以本草羊肝明目，疑之余曰：羊肝明目性也（以食百草故），他肝不然，畜兽临宰之时，忿气聚于肝，肝主血，不宜于目明矣（《延寿书》）。

陈坡次女痘后余毒上攻，遂成内障，遍试诸药，半月不验，后得老医一方，用蛇脱一具，净洗焙燥，又天花粉等分细末之，以羊子肝破开，入药在内，麻皮缚定，用泔水煮热，切食之，凡旬余而愈。其后程甥亦用此取效（《槎庵小乘》此案已从居易录录入痘门，今以其详细再录之）。

万密斋治孙抚军淮海患目疾，因宦学政时多阅卷而得，今每阅文案则眼珠胀痛，用八珍汤为主，人参、茯苓、炙甘草、酒洗当归、酒炒白芍、酒炒生地、去白术（以其燥也），川芎（以其窜也），加麦冬、五味子、柏子仁、枣仁，黄连减半，共十一味，孙曰：何不用菊花、蔓荆子？曰：凡目疾有外因内因，由风热得之为外因，宜发散，所谓火郁则发之也，由外视伤血得之为内因，宜以养血为主，所谓目得血而能视也。服十数剂全愈。

孙文垣治吴小峰与弟小川俱病目，专科治之益甚，其目始红肿，次加太阳痛，继以星翳叠出，脉之小峰濡缓而大，两目血缕，直贯瞳人，薄暮则痛（虚）。小川则洪大鼓指，黑珠有浮翳瘼，隐涩难开，大小便皆不利（实）。故于小峰用补，先以清肝散与之，夏枯草五钱，香附四钱，甘草一钱五分，细茶五分，以撤其痛（治标），药两进而痛止（方法与前楼全善案同），继用人参、茯苓、熟地、杞子、桂心、牛膝、破故纸、白蒺藜、丹皮（治本）（桂纸蒺藜当酌用）。于小川用泻内，用泽肝汤及当归龙荟丸，外用象牙、冰片末点之（凡点眼药研须极细），七日全愈。经云：实者正治，虚者从治。小川之症唯厥阴肝火炽盛，肝常有余者泻之，正治也。小峰则下虚又为怒所激，怒则火起于肝，肝为藏血之地，故血丝贯瞳人而薄暮作痛，故先用清肝散以去其痛，再用甘温补下元之虚，俾火得归原，此从治也。若用苦寒降火之剂，恐血凝而痛加，且火激而愈炽矣。

佴孙眼红肿胀，或以苦寒治时疾之剂与之，眼愈肿，且增两太阳痛，再加石膏，病不减，且遍身胀闷，寝食俱废，脉之弦大无力。乃用蔓荆子、桑白皮、柴胡、香附、夏枯草、甘草、芽茶，一帖痛定，两帖肿消，四帖全愈。

一女孩右目红肿，腹中饱乃能开，饥则不能开，此疳积虚寒症也。以夏枯草二钱，甘草、谷精各一钱，香附一钱五分，煎服四帖而安。

孙氏妇年过四旬，眼赤肿，太阳痛，大便三日不行，经水四日未止，诸治不效。右目内眦突生一白泡，垂与鼻齐，大二寸余，专科见而却走，以为奇疾。时眩晕不能少动，动则呕吐益剧。孙脉之，两寸关俱滑大有力，两尺沉微，此中焦有痰，肝胆有火，为怒所触而然。经云：诸风掉眩，皆属于肝。诸逆冲上，皆属于火。盖无痰不作晕也（却未然）。其白泡乃火性急速，怒气加之，气乘于络，上而不下，故暴胀垂下也。古壮士一怒目眦裂，与此理同。治当抑肝木镇痰火，先用姜汁益元丸，以压火止吐，再以二陈汤加酒连、酒芩、天麻、滑石、吴萸、竹茹、枳实，一帖吐止，稍能运动，仍以二陈汤加芩连之类，赤肿消，白泡敛，经止而愈。

吕东庄治吴绮崖弟，患左目痛连脑，医以头风治之不解，初时发寒热，后遂壮热不止，吕诊之曰：火伏于内，风燥泉涸，木乃折矣，非得汗不解也。或曰：汗须用发表药，独非风燥乎？且发汗药须拥被闷卧乃得，身热甚苦，此奈何（难得妙）？吕曰：庸医发汗，皆属强逼，故须拥被闷卧，然而汗不可得也（说破此辈伎俩，正是救人苦心）。今药非此类，虽薄衾舒体，时雨自至，岂能消遏哉（语欠圆活）。乃用龙脑白术饮子（必逍遥无疑），夜分大汗淋漓，次日头目爽然矣（龙脑白术饮子无从考，核有谓即赵氏加减逍遥散，未知是否。原注）。

吴孚先治一人目痛。取竹叶一片，刺鼻之迎香穴，出血而痊。鼻内迎香穴，乃手足阳明交经也（治法本张子和）。

王宗苍目珠红赤，惊悸肠鸣，色夭不泽，左手浮空，右关尺重按无力，吴曰：此肝肾交虚，不能制游行之火，非肺家实火也。朝服加味归脾汤，夕服八味丸，不一月白珠红退，脉渐冲和矣。

杨贲亨治一贵人患内障，性暴躁，时时持镜自照，计日责效，数医不愈。召杨诊，曰：公目疾自愈，第服药过多，毒已流入左股，且夕间当发毒，窃为公忧之。既去。贵人日夕视左股，抚摩，惟恐其毒发也。久之目渐愈而毒不作，贵人以杨言不验，召诘之，对曰：医者意也，公性躁欲速，每持镜自照，心之所属，无时不在于目，则火上炎目，何由愈？故诡言令公凝神于足，则火自降，目自愈矣。兵行诡道，惟医亦然。贵人曰：良医也。厚礼而遣之（《筠斋漫录》，《江西通志》载此大略）。

范武子尝患目痛，就张处求方，处度因嘲之曰：古方宋阳里子少得其术，以授鲁东门伯，鲁东门伯以授左丘明，及汉杜子夏，郑康成、魏高堂、隆晋左太冲，凡此诸贤并有目疾，相传此方，云：用损读书一，减思虑二，专内视三，简外观四，且晚起五，夜早眠六。凡六物熬以神火下，以气筛蕴于胸中，然后纳诸方寸，修之一时，近能数其目睫，远视尺棰之余，长服不已，洞见墙壁之外，非但明目，乃亦延年（同上）。

黄履素曰：予少时神气不足，患目，每用目少过，辄酸涩无光者累日，博考方书，多云六味地黄丸可治目。予连服二三料，目疾转甚，改用别方，补肾气血之药，始得少愈。后读《医学钩元》有目病不宜服六味丸，辨谓泽泻、茯苓渗水，山茱萸不宜于目（山萸味酸，肝开窍于目，经云：肝病者，母多食酸）（凡肝肾病皆不宜此三味，不惟目也），言之甚详，以予验之，此论良是。然从今思之，目病有属血虚，亦有属气虚者，予血固不足，气则尤虚。薛立斋治两目紧涩，不能瞻视，以为元气下陷，用补中益气汤，倍加参芪而愈。予悔往时不多服前汤，而专事于补肾养血，致久不痊。迨四十后，以指麻多服前汤，原无意于治目，而目光渐充，始信往时之误。予幻时患风弦烂眼，甚受其累，百药罔效。遇一陈姓医士于长安邸，授予白末药，令敷于眼眦患处，随敷随愈，取效如神，不肯传方。予略访之，云：有吐蛔在内。吐蛔者，小儿口中吐出蛔虫，收干候用。其中想更有制就炉甘石配之者，真奇方也。

张三锡治一人病目，久不能视，凉药尽试不应。诊之两手微弱，命服八珍加麦冬，一月如旧。乃知饮食不运，肠胃枯涩，发落皮皱，噎膈淋闭等症，目昏耳聋，悉由气液血脉荣卫衰少，不能升降出入，虚火阻滞而然。故元府闭小浊火炎上，则视昏花，隔帘视物之象也。丹溪、东垣治目昏，用参芪补养气血，久靡不获效，以气血旺则元府得利，升降清明。乃服。

一人目赤，黑珠傍暗赤成疮，耳中痒，作肾脏风治，用四生散，每作三二服即愈。时称为圣散（《圣惠方》）。

一人拳毛倒睫，用木鳖子一个，去壳为末，绵裹塞鼻中，左塞右，右塞左，一二夜其睫自分（《治法汇》）。

陆肖愚治孙宪副夫人，因怒气患两目赤痛，两太阳亦痛，治及半月，赤痛益剧，且肿大如桃，经行数日不止，大便数日不行，饮食不进，头眩吐逆，脉之左弦右滑，上下俱有，阳分有余。曰：相火寄位于肝胆，怒气触之，其发如龙雷不可逆折，病虽上剧而下缓，然实因下而逆于上也。用醋炒柴胡、青皮、吴茱萸、炒黄连、盐水炒黄柏、酒炒黄芩、白芍、青黛、竹茹，为煎剂，以抑青丸合龙荟丸，一日夜煎丸各三服，遂减大半，第大便未行，经血未止。煎剂仍前，以抑青丸合润字丸投之，便行极涩，进粥安睡，明日诸症俱愈，后以清气养荣汤调理之。

一老人年八十四，夜能细书，询之云：得一奇方，每年九月二十三日，桑叶洗目一次，永绝昏暗（宜五月五日、六月六日、立冬日采者佳）。

倪新溪母陶氏哭子丧失明，已十一年，忽一人踵门曰：吾能疗瞽。时其孙上成均宗党会针具在，其人曰：诸君但少留此，视之发囊出针，针其目两眦，顿能见物，抚其孙顶，曰：吾久不睹汝，今成人矣。新溪得之手，百金谢其人，不受而去，众以为神（《云间杂志》）。

九江有夫殴其妇，致双睛突出，适有兵过其门，令勿动，取手中水湿，盛睛旋转，使其系不乱，然后纳入，即以湿巾裹住，令三日勿开，其妇性急，闭二日遂解巾，眼好如故，但过风寒常发痛。云：解早之故也。吴诚有谈（奇疾方，王带存稍辑）。

晋雍含养嫂失明，尝药视膳，不冠不食。嫂耳疾须用蚺蛇胆，含计尽不得，有一童子以一合授含，开乃蚺蛇胆也，童子出门，化为青鸟而去，嫂目遂差（《晋书》）。

王叔权云（即执中也）：予游学会稽，绝早观书，晨牌方食，久之患目涩，倦游而归，同舍遗以盐精，数次揩目而疾除。盐精且尔，则青盐之治目固也。古方用青盐揩牙，因掬在手洗目，而目明。盐精乃盐仓地下之精英（《资生经》）。

唐丞相李恭公扈从蜀中日患眼或涩，或生翳膜，或即疼痛；或见黑花如豆大，累累数十不断，或见如飞虫翅羽。百方治之不效。僧智深云：相公此病缘受风毒，夫五脏实则泻其子，虚则补其母，母能令子实，子能令母虚，肾是肝之母，今肾受风毒，故令肝虚，则目中恍惚，五脏亦然。脚气、消中、消渴、诸风等，皆由肾虚也（此僧深得经旨，虽未能畅发所以，终是唐人高手。诸说纷纷，徒乱人意耳），地黄丸悉主之。用生地黄、熟地黄各一斤，石防风皆去芦、枳壳面炒去瓤，牛膝酒浸、杏仁去皮尖，各四两，上为细末，不犯铁器，炼蜜丸如桐子大，空心以豆淋酒下五十丸。豆淋酒法，黑豆半升，净拣簸，炒令烟出，以酒三升浸之。不用黑豆，用此酒煮独活，即是紫汤也（《百一方》）。

陆景渊之子患烂弦风眼，两眦皆痛，泪渍两颊，皆即成疮，百药不效，因理故书得此方，试点之，须臾药泪俱下，循疮中流出，其间有小虫，自此遂愈，甚妙。黄连一两，柏树皮干用一两半，湿用二两，上三味㕮咀，以水二升煎至五合，稍冷，用滴目两眦，及洗烂处，日三四用（同上）。

咒偷针眼已结，赤肿未成脓者，神验。取患人衣衫角，以手紧捻定，于所患眼大眦上搵之，每一搵即念一声移甚底移撅眼，如此一气念七遍，搵七遍讫，即随身就手捻令紧，打一结，结定自然便退，直候眼安方解。切在志诚，不须令病人知咒语，或欲自咒自移亦甚可（同上）。

朱丹溪治一人病眼，至春夏便发，当作郁治，用黄芩（酒浸）、南星（姜制）、香附、苍术（俱童便浸）、连翘（各二两）、山栀（炒一两）、川芎（童便浸一两半）、陈皮（酒浸）、草龙胆（酒蒸）、萝卜子、青黛（各半两）、柴胡（三钱）为末，神曲糊丸服之，旬月而愈（治法）。

华川陈明远患瞽十龄，百药屡尝，而不见效，自分为残人。松杨周汉卿视之，曰：是翳虽在内，尚可治。用针从眦入睛背，卷其翳下之，目欻然辨五色，陈以为神（《续文粹》）。

赵良仁云：丹溪先生尝用参膏治一老人目暴不明，昏暗如夜，正乃《灵枢》谓气脱者，目不明是也。余亦曾治一士人患头风，连左目壅痛，从戴人法，于百会、上星出血，皆不效，遂在头偏左之足太阳所过第二行，与上星对平，按之痛甚处，出血立愈。由是而言，针之与药，必切中病所，药与邪对，然后可愈。盖前人之方，不过立规矩耳（《药要或问》）。

缪仲淳从父病后眼花，服此立愈，盖肝肾二经虚也。真甘枸杞（一斤，去蒂）、真怀生地黄（一斤极肥大者，酒洗净），河水砂锅内熬膏，以无味为度，去渣重汤煮，滴水成珠，便成膏也。每膏一斤，入炼蜜六两，空心白汤化下（《广笔记》）。

黄学谕潜白患风泪眼，每出则流泪盈颊，缪仲淳疏一方寄之，谷精草为君，蒺藜和枸杞之属佐之，羊肝为丸，不终剂愈（同上）。

薛立斋治一男子眼赤痒痛，时或羞明下泪，耳内作痒，服诸药不应，气血日虚，饮食日减而痒愈盛，此肝肾风热上攻也。以四生散（白附子、黄芪、独活、沙苑蒺藜），酒调四服而愈。又一人头目昏眩，皮肤瘙痒，搔破成疮，以八风散治之亦愈。

立斋曰：世传眼眦初生小疱，视其背上，即有细红点如疱，以针刺破眼时即瘥。故名偷针，实解太阳经结热也，人每试之有验。

张子颜少卿晚年常目光闪闪，然中有白衣人如佛相者，子颜信之弥谨，乃不食肉，不饮酒，然体瘠而多病矣。一日从汪寿卿求诊，卿一见大惊，不复言，但投以大丸数十，小丸千余粒，嘱曰：此十日内服之当尽，却以示报，既如期视所见白衣人变黄，而光无所见矣。乃欲得肉食，又思饮酒，又明日黄亦不见，觉气象异他日矣。乃诣寿卿以告卿，曰：吾固知矣，

公脾初受病，为肺所乘。心脾之母也。公既多凝，心气不固，自然有所睹，吾以大丸实其脾，小丸补其心，肺为脾之子，既不能胜其母，而病自愈矣（《道山清话》未选入）。

沈存中云：予为河北察访使时，病目赤四十余日，黑睛傍黯赤成疮，昼夜作楚，百治不效。郎官邱草相见，问予病目如此，曾耳中痒否？若耳中痒，即是肾家风，有四生散疗肾风，每作二三服，即瘥。闾里号为圣散子。予传其方，合服之，午时一服，临卧一服，目反大痛，至二更乃能眠，及觉目赤稍散，不复痛矣，更进三四服，遂平安如旧。是时孙和甫学士帅镇阳闻予说大喜，曰：吾固知所以治目矣，向久病目，尝见吕吉甫参政曰：顷目病久不差，服透冰丹乃瘥。如其修合一剂试服，了二三十服，目遂愈，乃知透冰丹亦疗肾风耳（未选入）。

龚子才治一人两目作痛，服降火祛风之药，两目如绯，热倦殊甚，用十全大补汤数剂，诸症悉退，后服补中益气汤兼六味丸而愈。复因劳役，午后目涩体倦，仍服十全大补而瘥。

一人目赤不明，服祛风散热药，反畏明重听，脉大而虚，此因劳心过度，饮食失节，以补中益气汤加茯神、枣仁、山药、五味顿愈。又劳役复甚，服十全大补兼前药而瘥。

前日与欧阳叔弼晁无咎张文潜同在戒坛，予病目昏，将以热水洗之，文潜曰：目忌点洗，目有病当存之，齿有病当劳之，不可同也。又记鲁直语云：治目当如治民，治齿当如治军，治民当如曹参之治齐，治军当如商鞅之治秦。颇有理，故追录之（《东坡志林》）。

相国崔公慎由廉察浙西，左目眦生赘如息肉，欲蔽瞳人，视物极碍，诸医方无验。谭简见曰：此立可去，但能安神不挠，独断于中，则必效矣。崔公曰：如约。虽妻子必不使知。谭又曰：须用九日晴明亭午，于静处疗之。若其日要能遂心，无忧矣。是时月初也，至六七日间忽阴雨甚，谭生极有忧色，至八九大开霁，问崔公饮酒多少？崔曰：户虽至小，亦可引满，谭大喜，是日于使宅北楼，请饮酒数杯，端坐无思，俄而谭以手微扪所患，曰：殊小事耳，初觉似拔之，虽痛亦忍，又闻动剪刀声，乃自

崔曰：此地稍暗，请移往中庭，坐既定，闻栯然有声。先是谭请好绵数两梁缝，至是以绛绵拭病处，兼傅以药，遂不甚痛，请开眼看所赘肉，大如小指，坚如干筋，遂命投之江中，后数日诏微入秉钩因话录唐赵璘

金封翁年近七旬，病晕厥，即类风也。小愈后眼花不良于步，或教以一味白蒺藜，水法为丸，每早晚服四钱，既可祛风，又能明目，且价廉而工省。才服数日，觉口咽苦燥，再服遂陡然失明，重以郁怒，晕厥复作，目闭不语，汗出如珠。延诊脉已散乱，姑以熟地二两，杞子一两煎服，一时医至，不敢主方，欲就中加附子一钱，谓重剂纯阴，宜少入阳药。余曰：此症外间多用参附汤，有致筋枯皮黑，人未死而半身先死者，以衰微之阴被劫也。今症属三阴亏竭，五志之火上炎，故卒然晕厥，且病人以误服白蒺藜之燥，失明而病作，宁可再服附子耶？乃默然去二味，服下神气渐苏，乃减半入沙参、麦冬、沙苑蒺藜而愈。今常服之，两年许能辨磁器花色矣。后复更医，不知何病而卒。

卢玉川年六旬外，久病胁痛，凡一切香窜古方莫不遍尝。后一医与丸方，以胡芦巴为君，余多伐肝之品，服之胁痛果暂愈，既而一目失明，犹不谓药之误也。再服则两目俱损，近胁痛转甚。延诊以大剂生熟地、杞子、女贞、沙参、麦冬、蒌仁，与之一服即愈。始悟向药之非，然目中黑水神光枯竭已久，不能复矣。

一人年二十左右，求诊无他病，唯日入则两目无所见，此即谚语所谓雀盲是也。其脉唯左关大，左尺极微。语之曰：君得母新婚乎？曰：然。与生地、杞子、牛膝、甘菊、沙参、麦冬、女贞，四剂而愈。因戒其房帏樽节，否则再发，成废人矣。

方懋（缺）内人患瘠，荆防二味，为时师治瘠所不可缺者，服四剂，不虑其芳香燥烈，竟能致两目赤肿，眵泪成障也。已逾月渐次失明。诊之两寸上溢且弦数，令以前方加当归、白芍，数服而愈。其侄亦同此患，时已瞳人迸出，不及药矣。

## 耳

许叔微治一男子年二十岁，因疮毒后肾经热，右耳听事不真，每心中拂意，则转觉重虚鸣疼痛。地黄汤：生地、枳壳、羌活、桑白皮、磁石、甘草、防风、黄芩、木通，右为粗末，每服四钱，水煎，日二三服，不拘时候（《纲目》）。

朱丹溪治冯官人左耳鸣，此劳得之，法当补阴而镇坠之。黄芪、人参、当归、陈皮、茯苓、升麻、酒柏、防风、甘草、白芍，食前热服，饮了去眠一觉（《纲目》其方则似补气而升举之，非补阴镇坠也）。

薛立斋治一人耳内不时作痛，痛时欲死，痛止如故，六脉皆安，非疮也，话间忽作，度其有虫，令急取猫尿滴耳，果出一臭虫，遂不复痛。或用麻油滴之，则虫死难出。或用炒芝麻枕之，虫亦出，但不及猫尿之速也（取猫尿法，用生姜擦猫鼻，其尿自出）。

赵养葵治一小儿患耳脓，医以药治之，经年累月无效。殊不知此肾疳也，用六味丸加桑螵蛸，服之而愈。

吴孚先治张司马素有火症，两耳肿痛，系少阳风热，劝延针灸科，刺听会、合谷、临泣，寻愈。

柴屿青治汪谨堂夫人两耳蝉鸣，昕夕不歇，服过人参、熟地数两，无少效。柴曰：肾开窍于耳，心亦寄窍于耳，治耳必责之肾固矣。但诊得两尺尚属有神，决非肾虚，左寸亦平缓无疴，惟右寸关洪大，此肺胃两部风热所壅而至，遂不治病而治脉，用清解之剂不数服而右耳已愈。再服数剂，两耳全愈。因思耳目口鼻虽于五脏各有分属，而内实相通，治病惟以切脉为凭，夫固有治在此，而效在彼者，全在一心之圆机活法也。

李元淳尚书在河阳日蚰蜒入耳，无计可为，脑闷有声，至以头击门柱，奏状危困，因御医疗之不验，忽有人献方，用胡麻油作饼枕卧，

须臾自出乃愈（《图经本草纲目》）。

江湖纪闻云：有人壁风入耳，头痛不可忍，百药不效，用稻秆灰煎汁，灌入即死而出也。又莴苣捣汁滴入，亦能出百虫入耳（《本草纲目》）。

薛立斋治一妇人耳内或耳后项侧作痛，寒热口苦，月经不调，此肝胆经火兼伤脾胃，用四君加柴胡、升麻、黄芪、白芍而愈，后因劳役怒气，呕吐胁胀，用六君子汤加山栀、柴胡而安。

一妇人耳内外肿痛，胸胁不利，寒热往来，小便不调，此肝火伤血，先用龙胆泻肝汤四剂，诸症顿退，又用加味逍遥散而愈。又因怒复作，用小柴胡汤而痊。

一妇人经行后，因劳怒发寒热，耳作痛，以经行为血虚，用八珍汤加柴胡，怒气为肝火用加味逍遥散，劳役为气伤，用补中益气汤加山栀而愈。

一妇人素郁怒，耳内作痛，肿煅寒热，面色青黄，经行则变赤，用加味归脾汤、加味逍遥散而愈。

一妇人怀抱素郁，因怒耳作肿痛，经行不止，寒热发热，面色青赤，肝脉弦数，此外郁伤脾，暴怒伤肝，先用加味小柴胡汤，随用加味逍遥散而痊。

一妇人因怒发热，每经行两耳出脓，两太阳作痛，胸胁乳房胀痛，或寒热往来，或小便频数，或小腹胀闷，皆属肝火血虚，先用栀子清肝散二剂，又用加味逍遥散数剂，诸症悉退，乃以补中益气而痊。

一妇人耳内肿痛出水，寒热口苦，煅连颈项，饮食少思，此肝火甚也，用小柴胡汤加山栀、丹皮稍愈，用加味逍遥散渐愈。用八珍汤加柴胡、丹皮、山栀，调补肝脾全愈。

一女人耳内肿痛，胸胁不利，寒热往来，小便不调，此肝经湿热也，用龙胆泻肝汤四剂，诸症顿退。用加味逍用散而全愈。又因怒复作，用柴胡清肝散而痊。

一妇人耳内不时胀痛，内热口干，劳则头晕，吐痰下带，此肝脾气虚也，朝用补中益气，夕用加味逍遥散而痊。

一寡妇耳内外作痛，不时寒热，脉上鱼际，此血盛之症，用小柴胡加生地，以抑其血而愈。又项间结核贯珠，寒热晡热，用加味归脾汤、加味逍遥散调补肝脾而愈。

一女人耳内外或作痛，或赤肿，或寒热，月经旬日而止，潮热内热，自汗盗汗，此肝脾气血俱虚而有热，用归脾汤六味丸而愈。

一妇人性急，或耳内作痛，或耳外赤肿，发热胁胀，日晡益甚，此怒气伤肝，气血俱虚，朝用加味逍遥散加黄柏、桔梗，夕用归脾汤送地黄丸而愈。

一孀妇耳内外作痛，或项侧结核，内热晡热，月经不调，吐痰少食，胸膈不利，此郁怒伤肝，朝用归脾汤以解脾郁、生脾气，夕用加味逍遥散以清肝火、生肝血而愈。

一女子耳下肿赤，寒热口苦，月经不调，小腹内结一块，此肝火气滞而血凝也。先用小柴胡加山栀、川芎、丹皮，又用柴胡清肝散而痊。

一妇人耳下肿痛，发寒热，与荆防败毒散四剂，表症悉退，以散肿溃坚汤数剂，肿消大半，再以神效瓜蒌散四剂而平。

一男子肝经风热，耳下肿痛，发热脉浮数，以薄荷丹治之而愈。薄荷、皂角、连翘、三棱、首乌、蔓荆、豆豉、荆芥。

一男子每怒，耳下肿或胁作痛，以小柴胡汤加青皮、木香、红花、桃仁，四剂而愈。

一妇人耳鸣内热，经行不调，肢体倦怠，饮食无味，以为肝脾虚热，用四君加柴胡、山栀、丹皮、甘草而愈。

一男子耳内出脓，或痛或痒，服聪耳益气汤不应，服防风通圣散愈甚，以补肾丸治之而愈。

朱余二女中表姐妹也，年十六七，朱则耳痛，常发瘾疹，因感冒痛暴甚，耳门连项皆肿，与养青汤加黄芩、羚羊、蒌仁，二剂而愈。余则耳痛常流脓水，因患痞，医与荆防发之，遂出血不止，膈间嘈辣，前方去羚羊，加知母、赤芍，二剂血止，数剂脓水干，二人皆关弦寸鼓，乃肾与肝胆之火也。

余早失怙恃，困苦颠连，年十四就西溪吴

氏质库食力，值冬月查盘提唱劳剧，忽右耳暴痛不可忍，如刺如锥，约一日夜，内起一疱，迸出黄水，涓滴不绝，数日乃干。第水出则痛减，水干则病除。自后过劳即发，其痛至欲求死。如是年必数次。偶问一医，彼见少年得此，谓由暴怒伤肝，瘀血为患，教服抵当丸。不知此属劳伤肝肾，龙雷之火上攻而然。幸合药时肆中无虻虫、水蛭，竟因循不服。后年二十余，右耳渐聋，痛遂不作。盖此中经络枯绝，火亦不能透达也。

# 鼻

张子和治常仲明尝于炎暑时，风快处披露肌肤，为风所贼，三日鼻窒，虽坐于暖处少通，终不大解，使服通圣散，入生姜、葱根、豆豉同煎，三两服大发汗，鼻立通矣（此由伤风而得）。

有人患鼻中有息肉，垂出鼻外，不闻香臭，用瓜蒂、细辛等分，为细末，以绵包如豆许塞鼻中，须臾鼻即通，息肉化为黄水，点滴至尽，三四日愈。又圣惠方用陈瓜蒂，以羊脂和傅上，日三次效（《医学纲目》）。

薛立斋治一男子，面白鼻流青涕，不闻香臭三年矣（此肺气虚也）。用补中益气汤加山栀、麦冬而愈。

陈都宪夫人患鼻疳烂，通鼻孔用鹿角一两，白矾一两，瓦上煅过，人头发五钱，灯火上烧过为末，用花椒汤洗净，糁药疳上，三四次即愈。如不收口，瓦松烧灰存性研末，干糁之即收。

一人酒齇鼻红赤，用金花丸晚服（芩、连、栀、柏、大黄、桔梗、白葛粉，井水为丸）。用六味叶黄丸全料，加当归二两，苦参四两，空心服，不两月而愈。

孙文垣治吴仪制尚卿弱冠时，病鼻塞，不能喷者四年，且衄，寒月更甚，口渴咽喉边有痰核，脉之右寸关洪滑，此肺经痰火症也。与前胡、秦艽、葛根、薄荷、石膏、天花粉、元参、贝母、山栀、甘草、白药子、桔梗、丹皮，四帖而衄止。夜与牛黄三清丸数粒嚼之，鼻气即通利能嗅，嚼未旬日全愈。

一妇人方妙龄，表虚易感风寒，致成鼻渊，流清涕不止，便觉头晕，两太阳常痛，且多喷嚏，脉之两寸洪大，用秦艽、酒芩、桑白皮、马兜铃各八分，白芍一钱，滑石、石膏各二钱、枳壳、蔓荆子各五分，甘草三分，四帖而愈。

病鼻赤者，乃阳明胃经火上炎，一方只食盐一味研细，每晨起撮少许擦齿，噙水荡漱旋吐，掌中掬以洗面，行之月余而鼻色复旧，且有益于齿（苏谈）。

吴孚先治一人患鼻渊十载，乃脾肺气虚下陷，须用补中益气汤，百剂方愈，不信，用白芷、防风、辛夷、川芎等味，病转甚，复求治，与前方百帖而痊。

丹溪治一中年人，右鼻管流浊且臭，脉弦小，右寸滑，左寸涩，灸上星、三里、合谷，次以酒芩二两，苍术、半夏各一两，辛夷、川芎、白芷、石膏、人参、葛根各半两，分七帖服之，全愈。乃痰郁火热之症也（《大远》）。

一人鼻中流臭黄水，脑亦痛，名控脑沙，有虫食脑中，用丝瓜藤近根三五尺许，烧存性为细末，酒调服即愈。又灸法，囟会（在鼻心直上入发际二寸，再容豆是穴），通天（在囟会上一寸，两旁各一寸）灸七壮，随臭左右灸，尝见灸后去臭肉一块，从鼻中出，臭不可言而愈。

有人卒食物从鼻中缩入脑中，介介痛不得出，以牛脂或羊脂如指头大，内鼻吸入，须臾脂消，物逐脂出也（《治法汇》）。

孙文垣治从侄中叔以暑月赴南雍，一日假出索茶，饮之趣，从左鼻逆流而出，入腹者十之三，治几一月，即粥饭亦多鼻出矣，再药渐加恶心，头晕肌削，四肢无力，诊毕，询医作何症？投何剂？曰：金谓此疾书所不载，治法无稽。或云胃火，或云诸逆上冲皆属于火。所用非黄连解毒，即三黄石膏，及诸苦寒之剂，自以多饮火酒，因动理或为然，然竟无效。曰：治病贵辨经络之贯通，与脏腑之出纳，岂拘拘徒守方书而已哉？经云：咽喉者，水谷之道路，气之所以上下者也。吭颡者分气之所泄也。人之涕出不收者，吭嗓不开也。此症亦类是耳。吭嗓不开，故气上而不下，会厌弱而不能掩其气喉。夫鼻与气喉相通，惟不掩，故饮食逆从鼻窍而出，不见常人偶气逆，则饮食从喷嚏出乎？今右脉缓弱无力，气虚明矣。经云：形寒饮冷，则伤肺。脾胃喜温而恶寒，因多服寒凉，所以恶心，头晕肌消也。盖肺属金而主气，金气旺则收敛下降，气下降则饮食自不逆矣。以六君子汤加辛夷、桑白皮、苡仁、沉香，一进而势缓，三进而止大半，七剂全安。

王执中母氏久病鼻干有冷气，问诸医者，医者亦不晓，但云病去自愈。既而病去亦不愈也。后因灸绝骨而渐愈。执中亦常患此，偶绝骨微疼而著艾，鼻干亦失。去初不知是灸绝骨之力，后阅《千金方》有此症，始知鼻干之去因绝骨也。若鼻涕多，宜灸囟会、前顶，大人小儿之病，初无异焉。

许知可自停饮，食已必嚏，服枣膏丸而愈（《本事方》）。

孙氏姑鼻不闻香臭有年矣，后因他病，友人缪仲淳为处方，每服用桑皮至七八钱，服久而鼻塞忽然通矣（未选入）。

## 鼻 渊

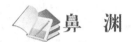

沈晋培年三十年许，患鼻渊黄浊如脓，时医以为风热上淫于脑，与薄荷、辛夷、川芎、苍耳、白芷、蔓荆，古方治之不效，反增左边头痛，所下涕亦唯左鼻孔多。就诊曰：此肝火上炎为病耳，与生熟地、杞子、沙参、麦冬，十余剂而愈。是症由伤风用力，去涕而得者易愈。若因火盛而成，必由水亏而致。盖肝脉上络颠顶，与督脉会。脑为髓海，为龙火，郁蒸故浓浊腥秽源源而下，有若洞然，久之督脉之髓亦随输泄，致成劳损者有之。医学自立齐以前，宋元明初，诸公未详肝肾之治，至我国朝诸老亦渐讲明，然多杂芪、术、桂、附，惟集灵膏一方，最善治法汇载之，但云吴中一医用之，所向神效。是亦知其然而未知其所以然也。故守兔园一册者，其覆餗多矣。

一瞽者徐姓，年三十来鼻渊年余，医亦与辛散服之，觉反甚，遂坚守不药之戒，此瞽人心静，自能消息，病情故不为庸手所误。后遇予，教服集灵膏，十余帖而愈。

一费氏子年二十余，亦患此，时师与辛夷、苍耳、芎、芷、荆、薄之属，至百二十剂，后就诊于予，两手脉神气索然，告以不可治矣。果月余而殁。

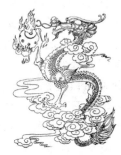

 口

张子和治相台监酒岳成之病症，滑泄日夜不止，肠鸣而口疮，俗呼为心劳口疮，三年不愈。令以长流水同姜枣煎五苓散五七钱，空心使服之，以治其下，以宣黄连与白茯苓去皮，二味各等分为末，以白面糊为丸，食后温水下三五十丸，以治其上，百日而愈（作湿火治）。

一男子病口疮数年，上至口，中至咽嗌，下至胃脘，皆痛不敢食热物，一涌、一泄、一汗，去其九次，服黄连解毒汤，不旬日皆释（作实火治）。

一男子年二十余，病口中气出，臭如发厕，虽亲戚肯与对语。张曰肺金本主腥，为金为火所炼，火主焦臭，故如是也，久则成腐，腐者肾也，此极热则反兼水化也，病在上宜涌之，先以茶调散涌之，去其七分，夜用舟车丸、浚川散，下五七行，比旦臭断。呜呼！人有病口臭而终其老者，世说以为肺系偏，而与胃相通故臭。妄论也。

立斋治廷评曲汝为口内如无皮状，或咽喉作痛，喜热饮食，此中气真寒而外嘘热也。用加减八味丸而愈（虚寒）。

一人胃弱痰盛，口舌生疮，彼服滚痰丸愈甚，反泻不止，恶食倦怠，此胃气被伤也，与香砂六君子汤，数剂少可，再以补中益气汤加半夏、茯苓而愈。

立斋治一男子口臭，牙龈赤烂，腿膝痿软，或用黄柏等药益甚，时或口咸，此肾经虚热，以六味丸悉愈（虚热）。

孙文垣治汪东之手谈过劳，口中生疮，凡进大苦大寒之剂十余日，疮益甚，延及于喉，药食难进，脉之六部俱豁大无力，有专科欲敷口疳药，令以荆芥汤洗而引之，搅出稠涎一二碗，倾于地，偶二鸡争啄之，立毙。其毒如此，亦症之奇者，乃嘱其用药，只可吹入喉中，必俟喉全好，然后敷舌，舌好再敷口唇，毋得概敷，令毒无出路，反攻入喉，则误事矣。谓其父曰：此虚阳口疮也，非附子理中汤不可救。曰：疮乃热症，况上身已热，又天时酷暑，大热之剂其敢进乎？曰此阴盛格阳之症，误服寒凉激之，试探两足必冷。按之果然。遂与人参、白术各三钱，大附子、炮姜、炙甘草各一钱，水煎冷服，服后即酣睡，达旦次早能食粥半盏，足膝渐暖，药仍如旧。适散步午归，见举家号恸，曰：本热病误服热药，今舌肿大塞满口中，不能言语，不可为矣。骇具骤变，再脉之则六脉敛而有神，面色亦和，独舌胀大，心知为寒凉敷药所致也。乃诘之曰：今日可用敷药否？曰已二次矣。令急取官桂研末五钱，以生姜自然汁调涂舌上，涂讫则涕泪流出，口内涎垂，舌顿消去。即令取粥与食使压之，庶虚火不再升。盖舌胀满者，乃敷药寒凉闭其毒气，毒无从出故耳，以桂调姜汁涂之，辛散之义也。

黄师文父病口疮，师文治之不愈，心讶之，乃密访诸婢，果其父尝昼同一婢子寝，明日疮作。师文即详其时节，明日即用其父所寝时，令其父净濯足，以某药帖脚心瘥（不外吴茱萸、生附子等药，北窗炙脶）。

卢不远治李某口舌生疮，几三年矣。脉浮细急数，按之空虚而尺尤甚，用立斋虚火不归经法，以加减八味丸料，二剂即愈。

柴屿青治吴颖庵少廷尉甥闵，年三十口舌生疮，下部泄泻，脉尺弱而无力，寸关豁大，此阴盛于下，逼阳于上者，用凉药清火则有碍于脾，用燥药治脾则有碍于舌，惟有引火归源之法，竟用附子理中汤冷饮，送八味丸三钱，两服顿愈。

光禄卿李瀛少夫人患口疮，医屡投清火寒凉之剂无效，更兼泄泻，饮食少思，始求治。按其右关微弱，知系胃虚谷少，复为寒凉损伤，致脾胃虚衰之火被逼上炎，则为口疮，元藏虚寒则为泄泻也。惟补其火散其寒，则火得所助，接引而退舍矣。方用人参、白术、附子、炮姜、炙甘草，李君畏不敢与服，逡巡数日势益困，勉用前方，连进数剂即安。盖口疮非止一端，有上焦实热，中焦虚寒，下焦阴火，各经传变所致，必须分别治之，不可执也。

陆养愚治姚明水天禀素弱，脾肾两虚，幸能节养，兼服温补之剂，中年颇健啖，因无子置妾，遂患口舌齿痛，初以凉膈散数钱，服之即愈。自后常发常服，至半年许满口腐烂，饮食不进，脉之两寸浮数而微，关尺沉溺而涩，谓形虽有余，精仍不足，当严守禁忌，服滋补药，凉剂不可再投矣。用八物汤倍地黄，以峻补肾水，加桂附各一分，引火归原。经谓：折之不去，求其属以衰之是也。煎就凉服十剂，其患如失。

薛立斋治儒者刘允功形体魁伟，冬日饮水，自喜壮实，薛曰：此阴虚也。不信，一日口舌生疮，或用寒凉之剂，肢体倦怠，发热恶寒，乃与六味地黄，补中益气而愈。

王肯堂治常熟严养翁相公春秋高，而求助于厚味补药，以致胃火久而益炽，服清胃散不效，加山栀、芩、连而益甚，以为凉之非也。疑其当补，闻王善用人参，因延诊而决之，才及门，则口中秽气达于四室，向之欲哕，此正清胃散症也。独其热甚，当用从治，而既失之，今且欲从而不可矣。当求其属而衰之，用天冬、麦冬、生地、熟地、石斛、升麻、犀角、蓝香之类，大剂投之，数日而臭已止矣。经云：诸病寒之而热者，取之阴。所谓求其属也。火衰于戌，故峻补其阴而热自已。后因不屏肉食，

胃火复作，大便不利，目瞆耳鸣，不能自忍，杂进寒凉，时或利之，遂致不起。嗟乎！苟知其热，凉之而已，则涂之人皆可以为卢扁，何事医乎（《郁纲斋笔尘》）。

邑侯许少微患口糜，王谓非干姜不能愈，许犹疑之，后竟从王言而愈。从子懋镕亦患此甚危急，热甚，惟欲饮冷水，王用人参、白术、干姜各二钱，茯苓、甘草一钱，煎成冷服，日数服乃已。噫！此岂可与拘方者道也。

口疮无论新旧，遇夜卧时，将自己两睾丸以手握紧，左右以手揉之三五十遍，每夜睡觉辄行之，愈于服药（苏谈）。

立斋治一男子口舌生疮，服凉药愈甚，治以理中汤而愈。又一男子口舌生疮，饮食不甘，劳而愈甚，亦与前汤顿愈。

一男子口舌糜烂，服凉药愈甚，脉数而无力，以四物加酒炒知柏、元参，一剂顿退，四剂而痊。

一男子口舌生疮，脉浮而缓，饮补中益气汤加炮姜，更以桂末含之，即愈。一男子患之，劳而愈盛，以前药加附子三片，二剂即愈。丹溪云：口疮服凉药不愈者，此中焦气不足，虚火泛上无制，用理中汤，甚则加附子。

一妇人常口舌糜烂，颊赤唇干，眼涩作渴，脉数，按之则涩，此心肺壅热，伤于气血为患，名热劳症也。当多服滋阴养血药，彼欲速效，用败毒寒剂攻，后变瘵症而殁。《妇人良方》云：妇人热劳者，由心肺壅热，伤于气血，气血不调，脏腑壅滞，热毒内积，不得宣通之所致也。其候心神烦躁，颊赤头痛，眼涩唇干，四肢壮热，烦渴不止，口舌生疮，神思沉昏，嗜卧少寐，饮食无味，举体酸疼，或时心忪，或时盗汗，肌肤日渐消瘦，故名热劳也。

焦秀才病口苦，罗谦父制龙胆泻肝汤，治之得效。《内经》云：有病口苦，名曰胆瘅。乃肝主谋虑，胆主决断，盛汁三合，为清净之府，肝取决于胆，胆或不决为之悉怒，怒则气逆，胆汁上溢，故口苦，或热盛使然也（《宝鉴》）。

罗谦甫治梁济民膏粱多饮，因劳心过度，肺金有伤，以致气出腥臭，涕唾稠粘，咽嗌不

利，口舌干燥，以加减泻白散主之。《难经》云：心主五臭，入肺为腥臭，此其一也，因大饮大热之气所伤，从心火刑于肺金，以桑皮、地骨皮，苦微寒，降肺中伏火而补气为君。以黄芩、知母，苦寒治气腥臭，清利肺气为臣。

肺欲收，急食酸以收之，五味子酸温，以收肺气，麦冬甘寒，治涕唾稠粘，口苦干燥为佐。桔梗辛温，体经浮治痰逆，利咽膈为使。服数剂而愈。

李大富而极鄙吝，唇生肉须一尺长，痛不可忍，或云用刀，或云用药，邻有金先生者曰：我能治须，讲定谢金方医，众亲友讲以十两为谢，金用末药一匕，炉中烧烟熏之，即落去一寸，袖手索谢，李先付一两，五日已好，及请完前约，乃坚不与矣。金笑曰：逆知其然也，明年必发，即百金不用药，后果发遂死焉（扁鹊谓重财者，为六不治之一。《金陵琐事》）。

晋魏咏之生而兔缺，有善相者，谓之曰：卿当富贵。年十八闻荆州刺史殷仲堪帐下有名医能疗之，贫无行装，谓家人曰：残丑如此，用活何为？遂卖数斛米，西上以投仲堪，既至造门，自通仲堪与语，嘉其盛意，召医视之，医曰：可割而补之，但须百日进粥，不得笑语，咏之曰：半生不语，而有半生亦当疗之，况百日耶，仲堪于是处之别室，令医善疗之。遂闭口不语，惟食薄粥，百日而瘥（《槎庵小乘》）。

薛立斋治一妇人怀抱久郁，患茧唇，杂治消痰降火，虚症悉具，盗汗如雨，此气血虚而有热也。用当归六黄汤，内黄连、芩、柏俱炒黑，二剂而盗汗顿止，仍用归脾汤、八珍散兼服，元气渐复，更以逍遥散加归脾汤，间服百余剂，唇亦瘥。

一妇人唇裂内热二年矣。每作服寒凉之剂，时出血水，益增他症，此胃炎伤血，而药伤元气也，用加味清胃散而愈。后因怒唇口肿胀，寒热作呕，此属肝木乘脾土，用小柴胡加山栀、茯苓、桔梗，诸症顿愈，复以加味逍遥散，调补元气而愈。

一妇人生育多胎，月经不调，两足发热，至年余而身亦热劳，则足腿酸疼，又年余唇肿裂痛，又半年唇裂出血，形体瘦倦，饮食无味，

月水不通，唇下肿如黑枣，此肝脾血虚，火症也。彼不信，用通经药而殁。

一妇人忿怒而唇肿，或用消毒之药，唇肿出血年余矣。此肝木克脾土而血伤也，须养脾胃，滋化源为主，彼执用前药反进蚀，状如翻花瘤而殁。

一妇人怀抱久郁，或时胃口嘈辣，胸膈不利，月水不调，晡热食少，体倦唇肿，已年余矣，此脾经郁火伤血。用归脾汤加姜汁、炒黄连、山栀，少佐吴茱萸，嘈辣顿去，饮食稍进，乃去黄连，加贝母、远志，胸膈通利，饮食如常。又用加味逍遥散、归脾汤间服，百余剂月水调，而唇肿愈。

州守刘克新患茧唇，时出血水，内热口干，吐痰体瘦，肾虚之症悉具，用济阴地黄丸，年许而愈。

一儒者因劳役感暑，唇生疮，或用四物汤加知柏之类而愈。后复作，彼仍用药益甚，腹中阴冷，乃用补中益气汤加茯苓、半夏，治之而愈。

一男子素善怒，唇肿胀，服清胃等药，时出血水，形体骨立，用补中益气汤加半夏、茯苓、桔梗，月余唇肿渐消，元气渐复，又以四物加柴胡、炒栀、丹皮、升麻、甘草，数剂乃去栀，加参、术而痊。

一男子内热作渴，咳唾痰涎，大便干涩，自喜壮实，此脾肾阴亏阳旺之症，当壮水之主，不信，自服二陈、芩连之类，次年下唇渐肿，小便赤涩，执守前药，唇出血水，大便黑块，小便淋沥，再求治，曰：大便结黑，小便淋沥、肝肾败也，唇口肿白，脾气败也。辞不赴，竟殁。

齿

元亨在天圣中结道友，登岳顶至明星馆故址，得断碑数行，仿佛有古文，洗涤之得歌一首，曰：猪牙皂角及生姜、犀角、升麻、蜀地黄、木律、旱连、槐角子、细辛、荷叶，要相当青盐等分，同烧煅研细，将来使最良，楷齿固牙，髭鬓黑，谁知世上有仙方。荷叶下注云：剪荷叶心子也。因录以归，朝之名卿巨公皆依之修用，其效响应（《皇朝类苑》）。

朱端章云：余被檄任淮西幕府时，牙疼大作，一刀镊人以草药一捻，汤泡少时，以手蘸汤挹痛处即定，因求其方，用之治人多效，乃皱面地菘草也。俗人讹为地葱，沈存中《笔谈》专辨地菘，其子名鹤风，正此物也。钱季诚方用鹤风一枚，擢置齿中，高监方以鹤风煎米醋漱口，或用防风煎水噙漱，及研草塞痛处，皆有效（《本草纲目》）。

周密志《雅堂杂抄》治齿痛肿，云：用黑豆以酒煮汁，漱之立愈。王修竹云：某阁中尝用验。

仙人郑思远常骑虎，故人许隐齿痛，求治，郑曰：虎须及热插齿间，即愈。扳数痉与之（《医说》）。

泽州李继之忽病牙痛，皱眉不语，栾景先见之，曰：何不药也？曰：牙痛。栾曰：曾记戴人云：阳明经热有余也，宜大下之，乃付舟车丸七十粒服毕。遇数知交留饮，强饮热酒数杯，药为热酒所发，尽吐之，吐毕而痛止。李大笑曰：戴人神仙也。不三五日又痛，再服前药百余粒，大下数行乃愈（《儒门事亲》）。

姚应凤视一人唇有红痣，无他病苦，谓之曰：此齿尽也，三年必死。其人怒不应。三年齿溃，诣求救。谢曰：君天遣也，不能过期矣，果殁（《钱唐县志》）。

龚子才治一人齿浮作痛，耳面黧色，口干作渴，日晡则剧，此脾虚弱也。用补中益气汤，加减八味丸而痊。

一男子每足发热，牙即浮肿，此足三阴虚火，用加减八味丸，而不复作。

李小园患满口牙齿疼痛，溃烂动摇，饮食不下，乃牙疳也，诸医不效。忽遇道人，传一方，用川椒炒一钱五分，铜青一钱，硼砂一钱，三味为末，每少许擦患处，流涎立瘥。

易思兰治一人患齿病，每有房劳，齿即俱长，痛不可忍，凉汤凉水俱不得入，凡有恼怒痛亦如之，十年前尚轻，十年后殊甚，每发三五日，呻吟极楚竟绝欲，服补肾丸、清胃饮俱不效。一日疾作，七日不饮食，诊其脉上二部，俱得本体，惟二尺洪数有力，此肾经火邪太盛也。以滋肾饮饵之，且漱且咽下，二盏随觉丹田热气升上，自咽而出，复进二盏，其痛顿止，齿即可叩，永不再作。其方黄柏三钱，青盐一钱，升麻一钱，水五碗，煎汤频频漱之，咽下。

吕东庄治许开壅病齿上龈从耳根痛起，便苦楚不可耐，医用平胃降火药，日增剧，诊之关滞而尺衰，授方以熟地为君，杜仲、枸杞、女贞、甘草、黄柏、山药、山萸为佐，其尊人青臣举以问医，曰：此方何如？医云：大谬，不可服。问其谬状，曰：齿病为阳明之火，与肾何干？而俱用补肾药耶？青臣曰：果尔，则吾知此方之妙矣。乃更邀往视，吕曰：病见于上，而治当从下起，此有步骤不可贵速效也。仍用前药数剂，继用人参、白术、茯神、甘草、白芍、枣仁、远志、当归、黄芪、丹皮，数剂痛已，减而未去也。诊其两尺已应，右关以上皆平和，惟左关尚郁塞，曰：今当为君，立除之，遂用补中益气加龙胆草，即愈。后小发，复加减前方愈之。因嘱之曰：此虽小疾而其根在下，当谨调摄，毋使频发也。

孙文垣治昆池内人患牙痛，一晚晕厥三次，次日两腮红肿，痛不可支，且洒淅恶寒，寝食以废，与清胃汤加石膏为君，白芷为臣，连翘为佐，北细辛为使，服之痛如失。外以明矾为末，大五倍子一枚，入矾满之，炭火炙矾红枯为末，不时擦牙痛处，立止。此方多效。

孙蟆斋因食鸡，嚼骨迸碎其齿，出血至晕，

自后遇鸡鸣时辄痛不可忍，余时则否，凡燕会遇鸡汤羹则痛发，即不染指痛亦然，如是数年，其家禁不畜鸡，亲旧欲招之者，必先戒厨人弗用也。后有人教食黄鼠狼，家人乃设法捕得一头，烹而进之，孙以其物异，心恶之，强饮汤数呷。尔后遇鸡辄啖如常，了无所苦矣（新案）。

文潞公方治牙齿风热上攻肿痛，独活、地黄各三两为末，每服三钱，水一盏煎，和滓温服，卧时再用（《本草》）。

薛立斋治毛宗伯齿痛，胃脉无力，用补中益气加生地、丹皮，治之而愈。

杨考功齿动作渴，属脾胃虚弱，阴火炽甚，用补中益气加炒黑黄柏四剂，又服加减八味丸，诸症顿愈。

王侍御齿摇龈露，喜冷饮食，此胃经湿热，先用承气汤以退其火，又用清胃散以调理而齿固，继用六味丸以补肾而痊。

一男子晡热内热，牙痛龈溃，常取小虫，此足三阴虚火，足阳明经湿热，先用桃仁承气汤二剂，又用六味丸而愈。

茯苓、石膏、龙骨各一两，寒水石二两半，白芷半两，石燕子大者一枚，小者一双，末之，早晚揩牙。繁峙王文汉卿得此方于麟抚折守，折守得于国初洛阳帅李成折，年逾九十，牙齿都不疏豁，亦无风虫，王公今亦九十，食肉尚能齿决之，信此方之神也（《续夷坚志》）。

薛立斋治一妇人因怒齿痛，寒热作呕，用清胃等药益甚，此肝火伤胃，寒药复伤故也。用六君子加白芍、柴胡、山栀而愈。

一妇人发热齿痛，日晡益甚，月水不调，此脾经血虚，用逍遥散加升麻寻愈，后因怒复痛，仍以前药加川芎而痊。

一妇人胃中嘈辣，甚则热痛，后患齿疼，此胃中痰火也。用二陈加芩连，下越鞠丸而瘥。

一妇人因怒牙疼寒热，此肝火侮脾土，用小柴胡加芎、归、苓、术、山栀，而疼痛止，用加味逍散，而寒热退。

一妇人每产后齿龈皆痛，逾日乃止，此气血虚而火动也。后复怀妊临月，与十全大补汤二剂，令产后煎服，其齿不动如故。

廷尉张中梁齿动摇，用安肾丸考功。杨仲玉齿动，用补中益气汤。侍御王济川齿摇龈露，用承气汤。文选郑伯与齿脑痛，用羌活附子汤。颜金宪齿痛，用凉膈散。郭职方过，饮用清胃散。党吏部风热，用犀角升麻汤。朱工部血气虚，用十全大补汤。沈大尹头脑齿痛，头重手足厥冷，此风寒入脑，用麻黄附子细辛汤并愈。

一男子齿痛，脉数实而便秘，用防风通圣散，即愈。

一男子齿痛，胃脉数而有力，以清胃散加石膏、荆、防，二剂而痊。

一男子齿痛甚，胃脉数实，以承气汤，一剂即止。

一男子齿痛，脉浮无力，以补中益气汤加黄连、生地、石膏，治之不复作。

一老人齿痛，午后即发，至晚尤甚，胃脉而实，以凉膈散加荆、防、石膏，一剂而瘳。

王教授云：有老妇人旧患牙疼，人教将两手掌交叉，以中指头尽处为穴，灸七壮，永不疼，恐是外关穴也。穴本手少阳，去腕后二寸陷中。泉州一梢子妻旧亦苦牙疼，人为灸手外踝穴，近前些子遂永不疼，但不知《千金》所谓足外踝耶？手外踝耶？职者当辨之（《百一方》）。

辛帅旧患伤寒方愈，食青梅既而牙疼甚，有道人为之灸，屈手大指本节后陷中，灸三壮，初灸觉病牙痒，再灸觉牙有声，三壮疼止，今二十年矣。恐伤溪穴也。铜人云：此穴治齿痛。手阳明脉入齿缝中，左疼灸右，右疼灸左，效（同上）。

昔有为药清主簿者，蛀牙疼不可忍，号呼之声彻于四邻，有药不效，用丐者献一方，用之即安。以汉椒为末，及巴豆一粒，同研成膏，饭为丸如绿豆大，以绵裹安在蛀牙孔处，立效（同上）。

马敏叔说一村媪，苦牙痛，百药不效，用丝瓜儿，俗呼为磨萝，烧灰存性为细末，擦痛处，立止（同上）。

香白芷（太平州道地者不以多少）、朱砂（十分白芷，并另研），上为细末，入朱砂拌匀，炼蜜如樱桃大，每用一丸，擦痛立止。庐州郭医传云：渠亲曾累，取效尽胜他药。此药乃濠梁一村妇人，以医治帅母夫人者，仓卒不用朱砂及蜜亦可，其功只在香白芷耳。赵从简府判所用只白芷、细辛二味等分，亦每作效（同上）。

李莫安抚女子退齿，逾年不生，甚以为挠，因过平江会李亮卿语之，李云：予有一方，已经试验，用之一月齿遂生。用雌乌鸡、雄乌鸡粪（以二鸡各畜之），旧鞋底（麻底，尤佳）右三物等分，烧灰存性研细，入麝香少许同研，

传于齿龈（同上）。

立斋治党吏部颊腮肿㾒至牙龈，右关脉数，此胃经风热上攻也，以犀升麻汤，治之而消。

郭职方齿肿㾒至颊腮，素善饮，治以清胃散，数剂而愈甚，一男子患齿痛，服清胃散不应，服凉膈散而愈甚，予用补肾丸，治之而愈。

来天培治一妇年五旬，患齿痛连脑，两颊赤肿，恶寒发热，脉细而涩，此肝脾郁热为患，治以逍遥散加熟地、石膏、荆穗、杞子，一剂而肿痛减，再剂而诸症释然。

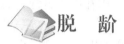

## 脱 龂

罗太无治一人伸欠颊车蹉，但开不能合，以酒饮之令大醉，睡中吹皂角末搐其鼻，嚏透即自正矣（《医学纲目》）。

龚子才治一人因怒气大叫，下颊脱落，任掇不上，众莫措手，令以乌梅槌饼，塞于两腮

至牙尽头控处，张口流涎，须臾随手掇上。

张三锡治一妇常错下颌，古谓脱金钩，两手脉弱，用八珍汤加升、柴遂全愈。先用手法拿上，正骨科当知。

## 舌

张子和南邻朱老翁年六十余岁，身热数日不已，舌根肿起和舌尖亦肿，肿至满口，比原舌大二倍，一外科以燔针刺其舌两旁下廉泉穴，病势转凶，将至颠巇，张曰：血实者宜决之，以铍针磨令锋极尖，轻砭之，日砭八九次，血出约一二盏，如此者三次，渐而血少痛减肿消。夫舌者心之外候也，心主血，故血出则愈。又曰：诸痛痒疮疡，皆属心。火燔针艾，火是何义也？

元顺帝之长公主之附马刚哈剌咱庆王，因坠马得一奇疾，两眼黑睛俱无，而舌出至胸，诸医罔知所措，广惠司卿聂只儿乃也里可温人也，尝识此症，遂剪去之，顷间复生一舌，亦剪之，又于真舌两边各去一指许，都却涂以药而愈（《辍耕录》）。

宋度宗欲赏花，一夜忽舌肿满口，蔡御医用蒲黄、干姜末等分，干搽而愈。盖舌乃心之外候，而手厥阴相火乃心之臣使，蒲黄活血凉血，得干姜是阴阳相济也（芝隐方《本草纲目》）。

《仙传外科》云：有人偶含刀在口，割舌已垂未断，一人用鸡子白皮袋之，糁止血药于舌根，以蜡化蜜调冲和膏敷鸡子皮上，三日接住，乃去皮，只用蜜蜡勤敷七日全安。若无速效，以金创药参治之，用鸡子白皮，但取其柔软而薄，护舌而透药也（《本草纲目》）。

凌汉章治一男子病后舌吐，凌兄亦知医，谓曰：此病后近女色太早也。舌者心之苗，肾水竭不能制心火，病在阴虚，其穴在左股太阳，是当以阳攻阴。凌曰：然。如其穴针之，舌吐如故。凌曰：此知泻而不知补也。补数剂舌渐复故（《明史》）。

何百庸治前锋赖将军舌本肿，出不能缩。何曰：心气亟热也，久则饮食不下，死矣。炙银器灼之肿消，再投以汤剂立愈（《云南通志》）。

龚子才治一人舌肿舒出口外，舌者心之苗，又脾之经络连舌本散舌下，其热当责诸心脾二经。经所谓热胜则肿也。用草麻子去壳，纸裹槌出油透纸，作捻烧烟熏之，内服清利心脾之

剂而愈（不外益元合导赤）。

一人舌青黑有刺，乃热剧也，欲以舌帖土壁上稍可，良由思虑过度，怒气所得。为制一方，名清心散，服之即效。赤茯苓、枣仁、麦冬、胡麻仁、黄连各一钱，远志五分，木通、连翘各八分，甘草三分，清水煎。

一膏粱之人患舌肿，敷服皆消肿之药，舌肿势急，与刺舌尖及两旁，出紫血杯许，肿消一二，更服犀角地黄汤二剂，翌早复肿胀，仍刺去紫血杯许，亦消一二，仍服前汤。良久舌大肿，又刺出黑血二杯许，肿渐消，忽寒热作呕，头痛作晕，脉浮洪而数，此邪虽去而真气愈伤，与补中益气倍参、芪、术，四剂而安，又数剂而愈。

郑秋官过饮，舌本强肿，语言不清，此脾虚湿热，用补中益气加神曲、麦芽、干葛、泽泻而愈。

柴屿青治满少司农（讳）兆惠内阁侍读时同在军机处值宿，患重舌肿痛，问曰：曾服通圣散泻火，而病不除，何也？答曰：火有诸经，岂可混治？诛伐无过，幸汝少年，未至大害，诊其右关洪实，胃火特甚，时已薄暮，用清胃散，一服而次早霍然。

薛立斋治一妇人善怒，舌痛烦热，或用降火化痰药，前症益甚，两胁作胀，又服流气饮，肚腹亦胀，经行不止，此肝虚不能藏血，脾虚不能摄血，而前药复伤也。用加味归脾汤加五味子，而愈。

学士吴北川过饮痰壅，舌本强硬，服降火化痰药，痰气益甚，肢体不遂，薛作脾虚湿热，治之而愈。

二守韩宗器不慎起居，舌胀如菌，痰涌便秘，服苓、连、二陈之类，脉浮而数，欲针出血，薛谓此足三阴亏损之症，且有形而不痛者，阳之类也。法当峻补其阴，毋损其血，况虚浮之脉乎？遂朝补脾肺，夕滋肾肝而愈。后因大劳，面目俱赤，遍身搔痒，时已仲冬，曰：大热而甚，寒之不寒，是无水也，乃用制火壮水之剂而愈。

摇城金允文舌胀吐痰，反服降火化痰，针刺出血，便秘痰甚。诊之左尺关洪数，右寸关弦数，用滋肾水生肝血益脾胃之剂，诸症少愈，因近火顿，面赤身痒，六脉弦数，薛谓此水竭火升之象，难免于春二月张。于次年清明日果卒。

大尹王汝邻两足发热，吐痰如涌，左尺数而无力，此足三阴虚，彼反服四物、二陈、知、柏之类，喉舌作痛，又服清热败毒之剂，其舌如赤桃，脉洪数而无力，此脾肺复伤，肾经亏甚，虚火上炎，水泛而为痰也，当滋化源以生肾水。遂用补中益气汤、六味地黄丸而愈。

李莫安抚内子夜半忽不能言，烛之乃舌下生一舌，上急取《外台》检得一方，用新真蒲黄罗细末敷之，如此五七次即愈，须吐去再敷（《百一方》）。

有人自行被撮，穿断舌心，血出不止，以米醋用鸡翎刷所断处，其血即止，仍用真蒲黄、杏仁（去皮尖）鹏砂少许，研为细末，炼蜜调药，稀稠得所，噙化而安（《得效方》）。

冯楚瞻治李工部一日忽发热，牙床肿烂，舌起大泡，白胎甚厚，疼痛难忍，或用清解之药，口舌肿烂益甚，数夜不寐，精神恍惚，狼狈不堪，其脉两关尺甚微，惟两寸稍洪耳。曰：龙雷之火，亦能焚焦草木，岂必实热方使口舌生疮乎？盖脾元中气衰弱，不能按纳，下焦阴火得以上乘，奔溃肿烂，若一清，胃中气愈衰，阴火愈炽，急为温中下二焦，使火有所接引而退舍矣。乃用白术八钱，炮姜三钱温中为君，炒麦冬三钱清上为臣，牛膝三钱，五味一钱，下降敛纳为佐，附子一钱五分直暖丹田为使。如是数剂，精神渐复，肿者消而溃者愈矣（未选入）。

一人无故舌缩不能言，用芥菜子研末，醋调敷颈项下即能言，服清脾降火等汤，再用紫雪冰片散吹之而安。

钱国宾治板桥李氏仆刘二，与租房之妇私，年余不收其租，一日主人算账无抵，刘二坐逼，妇恨戏将刘舌咬下二寸，延视舌根肿满，汤水不下，制金疮药，用败龟板烧银带黑包一两，血竭一钱，冰片三分，共末糁上，血痛俱止，肿尚未消，其人昏昏不省，梦关帝示以半红半白鸡豆大药一粒，用无根水吞，汝即生矣。惊觉难言，讨笔书出，众人方知。自是其肿渐消，可灌饮汤至于薄粥，其舌长完，比前短小，日服参芪归术汤愈。

蒋仲芳治一同学年二十余，患腮肿，医以清凉散火之剂不效。一夜舌忽肿塞口，命在须臾，叩门求救，诊其脉微细而数，大便四五日不行矣。微数虽属虚火，而便结又已属实，乃用百草霜吹舌上，内用酒蒸大黄五钱，肉桂一钱，引火下行一剂而愈。

# 喉

李王公主患喉痈数日，肿痛饮食不下，才召到医官，言须针刀开，方得溃破，公主闻用针刀，哭不肯治，痛逼水谷不入，忽有一草泽医曰：某不使刀针，只用笔头蘸药痈上，霎时便溃。公主喜，遂令召之，方两次上药，遂溃出浓血一盏余，便觉两日疮无事，令传其方，医云：乃以针系笔心中，轻轻画破，乃溃散耳（《名医录》此与旧案范九思法同。凡喉病当用针者，此法甚妙，故首录之）。

元祐五年自春至秋祁黄二郡人患急喉痹，十死八九，速者半日一日而死。黄州推官潘昌言得黑龙膏方，救活数千人，其方治九动喉痹，用大皂角四十梃切，水三斗，浸一夜，煎至一斗半，入人参末半两，甘草末一两，煎至五升，去渣，入无灰酒一升，釜煤二匕，煎如饧，入瓶封埋地中一夜，每用酒化下匙，或扫入喉内，取恶涎尽为度，后噙甘草数片（《本草纲目》）。

孙兆治文潞公一日喉肿，翰林因喉科治之，经三日愈甚，上召孙治之，孙曰：病得相公书判笔一管，去笔头水沾笔管，点药入喉更愈。孙随手便刺相公，昏仆不省人事，左右皆惊愕流汗，孙曰：非我不救相公，须臾呕出脓升余，旬乃平复如故，见上，上喜曰：孙兆良医，甚有手段（即前草泽医针法）。

孙押班治都知潘元从喉闭，孙以药半钱吹入喉中，少顷吐出脓血立愈。潘诣孙谢曰：大急之患非公不能救，救人之急，非药不能疗，赠金百两，愿求方以济非常之急。孙曰：用猪牙皂角、白矾、黄连各等分，置新瓦上，焙干为末，即授以方，不受所赠（《万病回春》其方已见旧案）。

一窦材治一人患喉痹，痰气上攻，咽喉壅塞，灸天突穴五十壮，即可进粥，服姜附汤一剂即愈，此治肺也。

一人患喉痹，颐颔粗肿，粥药不下，四肢逆冷，六脉沉细，急灸关元穴二百壮，四肢渐暖，六脉渐生，但咽喉尚肿，仍令服黄药子散，吐出稠痰一合乃愈。此治肾也。

一人患喉痹，六脉细，为灸关元二百壮，六脉渐生，一医曰：此乃热症，复以火攻，是抱薪救火也，遂进凉药一剂，六脉复沉，咽中更肿，医计穷，用尖刀于肿处刺之，出血一升而愈。盖此症忌用凉药，痰见寒则凝，故用刀出其肺血，而肿亦随消也。

张子和治一妇人病咽喉肿塞，浆粥不下，数日肿不退，药既难下，针亦无效。以当归、荆芥、甘草，煎使热漱之，以冷水沃其两手，不及五六日痛减肿消，饮食如故，咽喉之病甚急，不可妄下针药。

楼全善治一男子喉痹，于大溪（疑即太溪）穴刺出黑血半盏而愈。由是言之，喉痹以恶血不散故也，凡治此疾暴者，必先发散，发散不愈，次取痰，取痰不愈，次取污血也。

薛立斋治一妇人咽间作痛，旬余突肿如赤杨梅状，两月后始溃而不敛，遍身筋骨亦痛，诸药不应（此时行杨梅疮也）。先以土草薢汤数剂而敛，更以四物汤倍加土茯苓、黄芪，二十余剂，诸症悉愈。

薛立斋治莆田史侍卫患喉闭，以防风通圣投之，肿不能咽，此症须针乃可，奈牙关已闭，遂刺少商穴，出血口即开，更以胆矾吹患处，吐痰一二碗许，仍投前药而愈。尝见患此病者，畏针不刺，多毙（此笔头藏针之法，为至妙也）。少商穴在手大指内侧，去爪甲角韭叶许。

薛立斋治于县尹喉痹，肿痛寒热，此少阴心火，少阳相火二经为病，其症最恶，惟刺患处，出血为上，因彼畏针，先以凉膈散服之，药从鼻出，急乃愿刺，则牙关已紧不可针，遂刺少商二穴，以手勒去黑血出，口即开，乃刺喉间，治以前药，及金锁匙吹之，顿退。又以人参败毒散加芩、连、元参、牛蒡，四剂而平。经曰：火郁发之。谓发汗出血，乃发汗之一端也。

廷评张汝翰患喉痛，日晡益甚，此气血虚而有热，用八珍汤而愈。后每入房发热头痛，用补中益气汤加麦冬、五味，及六味丸常服，后不复作。

一儒者三场毕，忽咽喉肿闭，不省人事，喘促痰涌，汗出如水，肢体痿软，脉浮大而数，此饮食劳役，无根虚火上炎，用补中益气、肉桂，一剂顿苏（上盛下虚者，此方未可轻用）。

李通判咽喉肿痛，口舌生疮，此上焦风热，先用荆防败毒散，二剂喉渐愈，又以元参升麻汤，口舌遂愈。

孙文垣治侄妇下午喉痛，近来痰多，晕厥一日二三发，头痛面赤，素未生育，左脉弦大，右寸关滑大有力，以荆芥、薄荷、甘草、桔梗、元参、僵蚕、柴胡、枳壳、竹茹、贝母，水煎连进二剂，其夜得睡，惟背胀怔忡，痰犹不清，面多热，用黄芩、枳壳、甘草、桑白皮、地骨皮、天花粉、元参、前胡、半夏曲、橘红、山栀，调养而安。

张景岳治王蓬雀年出三旬，患喉痹十余日，头面浮大，喉颈粗极，气急声哑，咽肿口疮，痛楚甚，一婢倚背坐而不卧者，累日矣。察其脉则细数微弱之甚，问其言则声微，似不能振者，所服皆芩、连、栀、柏之类，此盖伤阴而起，复为寒凉所逼，致寒甚于下，格阳于上，水引难入而尤畏烦热，乃曰：危哉！少迟半日必不救矣，遂与镇阴煎，以凉水顿冷，徐徐使咽之，一服头颈肿痛尽消，继用五福饮之类，数剂而起。

宅妇年近三旬，因患虚损兼喉痛疼痛，多医罔效，脉数而无力，大便溏泻，所服皆清火退热之剂，而喉愈痛，知其本非实火，多用寒凉致肚腹不实，亦隔阳之类也，以理阴煎及大补元煎之类，出入间用，不半月而喉痛减，不

半年而病全愈。

景岳在燕都尝见一女子年及笄，于仲秋时无病而喉窍紧涩，息难出入，不半日紧涩愈甚，诊其脉无火也，问其喉无肿无痛也，面青目瞪不能语，其声之细如针，息之窘如线，伸颈挣命，不堪之状盛可怜也（据症候绝非外症，能以左归合生脉投之，尚可生）。心疑之不得其解，意谓风邪闭塞喉窍，非辛温不能解散，遂以二陈汤加生姜（此下愚之俗工也），意用独参汤以救其肺，然见其势危，若此恐滋谤怨，终亦未敢下手，他医见之，亦束手而已（此辈宁可效耶），竟一日夜而殁。后又一人亦如此而殁。若此二人者，至今若莫识，其所以病此，终身之疑窦殊自愧也，然意其必肺气竭绝而然，倘再值此，恐非独参汤决不能救，笔之以俟后之君子。

【按】丹溪云咽喉肿痛，有阴虚阳气飞越，痰结在上者，脉必浮大，重取必涩，去死为近，宜人参一味，浓煎细细饮之，如作实症治之，祸如反掌。观此丹溪之学，何可薄哉，传忠录之言九原有知，宜滋愧矣。

杨乘六治房氏子年近三十，病咳嗽，午后稍安，医作伤风，连进芎苏、十神等剂，咽喉肿痛、痰涎上涌。更医则以为喉痹也，猛用芩连苦寒之剂，热益甚，喉益闭，气喘如锯，不寐不食，危症悉具，脉之轻按满指，两尺更觉有力，面游红，其舌枯黑，其唇焦燥生皮，其气自脐下冲上，此肾水不足，六味症也，乃不壮水之主以制阳光，反用风燥以劫其阴，煽其火，致痰涌咽闭，复用苦寒以伤之，病剧而危，又何怪乎？遂与都气饮，一剂喘息定而熟睡，醒则肿痛已减，痰涎悉退，饮食渐加，继用六味合生脉、归脾，加白芍，间服月余，咳嗽亦愈。

吴氏妇两目赤肿，上连太阳，下及肩胛，杂用荆、防、辛、芷之属，赤障如膜，目痛转甚，口燥唇干，喉中如烟火上冲，窒塞不通利，重以苦寒之剂，生冷之物，遂至咽喉肿闭，点水难吞，热危急，脉之两尺沉而软，两寸洪而旺，两关紧而细，舌见紫色，上加微黄而胖，诊间闻一妪云：昨日尚吃火柿数枚，今水不能

下咽，纵有仙丹，奈喉咙作坝，何得此？数语益悉肿闭之故，为想一进药之法，即令老妪取砖一块，投火煅热，夹布数层熨于气海（妙法可师），顷之觉满腹温和，试以米汤可咽矣。遂与附子养荣汤，服后即睡，至晚肿闭如失。盖此本由肝脾虚火上冲，妄用发散，火得风而愈炽，重以苦寒生冷，致下焦益寒，火不敢下归，壅逼于上，而为肿闭，故以温补一剂而愈。

冯楚瞻治何太学咽喉口舌腐烂而不疼，胸膈胀闷，不寐不食，脉之左寸关弦洪搏指，右寸关沉微欲脱，乃平时劳心恼怒，以致内伤身热，医误发散，乃见红点，认为麻疹，更用疏解清托，遂困倦益甚，颊内肿硬，疑为疹毒，更用清凉解毒，于是胀闷不堪，疼痛欲绝。盖劳伤发热，原系中气不足，误发散而荣气逆行，乃为斑点，复误清解，致阴火上浮，齿颊为肿。又谓疹毒，脾胃愈虚，元气愈损，于是咽嗌腐溃成穴而不疼，如物失天日照临，易为腐坏，故名阴烂，非若阳火冲击，为肿为痛也。以熟地一两二钱，炒白术、麦冬二钱，五味八分，制附子一钱五分，二剂胀减睡安，改用人参三钱，枣仁二钱，熟地四钱，当归一钱五分，牛膝、麦冬各二钱，五味六分，肉桂八分，姜枣煎，二剂神爽思食，咽喉知痛，此阳和已转，如冻解而水活，故知疼也，外用铜青三钱，煅人中白二钱，牛黄一分，冰片二分，麝香一分，研极细，少许吹之，涎痰涌出，再吹再流，不日而愈。

吴孚先治柯子宁患咽喉齿痛，脉沉细足冷，大便泄泻、此肾虚龙火飞腾，欲用金匮肾气，彼疑火症，恐桂附不合，或以石膏、连翘苦寒进，其病尤盛，复求治，用前方，一剂减，二剂痊。

凡咽喉初觉壅塞，一时无药，以纸绞探鼻中，或嗅皂角末，喷嚏数次，可散热毒。仍以李树近根皮，磨水涂喉外，良愈（《菽园杂记》）。

金陵黄泥巷杨马军治咽喉拿法，以中指蘸药少许，于喉中用力一捻，肿处出血并痰涎，随即能下汤水，绝妙，即前用针刺之，意药恐伪也（《治法汇》）。

陆祖愚曰：郁仲开室人壬子年忽患咽喉阻塞，汤水不止，六脉平和，身无寒热，但气逆喘满，昼夜不眠。予与诸君俱作痰治，药到即吐，强咽一口，面色紫胀，气窒睛突，躁乱靡宁，状如发狂，呕尽药汗则略可。投牛黄丸亦不纳。疑受暑，与新汲水亦如之。又与淡姜汤、苏合丸，重捺内关，俱无一效。经七八日，或云：脉不病而症如是，乃关格也，今药不下咽，虽灵亦无如之何矣。两日后蓦然鼻闻虾香，遂作汤与之，甫吞半盏，呕出紫血数块，胸膈顿宽，即饮米饮，渐进稀粥，守之数日，不药而愈。可谓奇症，书之以俟教。

薛立斋治一妇人产后喉痛，服清热等剂益甚，此膀胱经血虚也，盖膀胱之内脉上行至喉而还，用八珍汤加丹皮、柴胡、酒炒黑黄柏，二剂而愈。

孙真人曰：咽中帖帖如有炙肉，吐之不出，吞之不下，嚼生姜片五十日愈，以意逆之，当是寒伤经络，气血不和，浮于咽中，妇人血分受寒，多积冷气，故有此症。予用破棺丹嚼化频咽之，曾治数人多效。盖喉者侯也，喉出天气。咽者咽也，咽出地气。故喉为呼吸之门，咽乃水谷之路，其或忧思内结，风冷外侵，痰气隔塞，逆于喉咙，妨得饮食，久之而成翻胃噎膈者，有之矣（《叶杏林女科》）。

楼全善曰：洪武戊辰春乡村病喉痹者甚众，盖前年终之气，及当年初之气，二火之邪也。予累月甘桔汤加黄连、半夏、僵蚕、牛蒡等剂发之，挟虚者加参、芪、归辈，水浆不入者，先用解毒雄黄丸，醋磨化之，灌喉痰出，更用姜汁灌之，却用上项药，无不神效，若用胆矾等酸寒点过者，皆不治，盖邪郁不出故也。

陈自名治一男子喉痹，水浆难下，又一男子缠喉风、痰涎涌盛，与神仙追毒丸一粒，并痊（方见《蛊门》）。

薛立斋治一男子咽痛而脉数，以荆防败毒散加芩连二剂少愈，乃去芩连，二剂而愈。

一男子咽喉肿闭，牙关紧急，针不能入，先刺少商二穴出黑血，口即开，更针患处，饮清咽利膈散，一剂而愈。大抵吐痰，针刺皆有发散之意，故效。此不用针刺，多致不救。

一妇人咽喉肿痛，大小便秘，以防风通圣散一剂，诸症悉退。又荆防败毒散，三剂而安。此症轻则荆防败毒散、吹喉散，重则金钥匙，及刺患处出血最效，否则不救。针少商二穴亦可，不若刺患处之神速耳。

一男子咽喉肿痛，脉数而实，以凉膈散一剂而痛止，以荆防败毒散加牛蒡子，二剂而肿退，以荆防败毒散二剂，又以甘、桔、荆、防、元参、牛蒡，四剂而平。

一男子咽喉肿闭，痰涎涌甚，以胆矾吹咽中，吐痰碗许，更以清咽利膈饮，四剂而安。

一男子咽喉肿痛，药不能下，针患处出紫血少愈，以破棺丹噙之，更以清咽消毒散服之而愈。

一男子咽喉干燥而痛，以四物汤加知柏、元参，四剂少愈，更以人参固本丸一剂，不再服。

一男子咽痛午后益甚，脉数无力，以四物汤加柏、荆、防，四剂而愈。仍以前药去荆、防，加元参、甘、桔数剂全安。

一弱人咽痛，服凉药或过遇劳愈盛，此中气虚热，以补中益气汤加芩、连，四剂而愈，乃去芩、连，又数剂，不再发。常治午后痛，去芩、连，加知母、黄柏、元参，亦效。

一男子乳蛾肿痛，脉浮数，尚未成脓，针去恶血，饮荆防败毒散，二剂而消。

一男子乳蛾肿痛，饮食不入，疮色白，其脓已成，针之脓出而安。

一男子嗌痛喉痛，脉浮数更沉实，饮防风通圣散一剂，泻一次势顿退，又荆防败毒散，二剂而消。

一男子咽喉肿痛，欲针之以泄其毒，彼畏针止服药，然药既熟已不能下矣。始急针患处出毒血，更饮清咽消毒药而愈。一患者其气已绝，心头尚温，急针患处出黑血即苏。如鲍符卿乔侍卫素有此症，每患皆以针去血即愈，大抵皆因火为患，其害甚速，须分缓急，以脓成否，若肿闭及壅塞者，死在反掌之间。宜用金钥匙吹患处，吐出痰涎，气得通即苏。若吐后仍闭，乃是恶血或脓毒为患，须急针患处，否则不治。前人云：治喉闭之火与救火同，不容

少待。又云：走马看喉闭。信夫治喉之方，固多，惟用针有回生之功。

一男子咽喉作痛，痰涎上壅，欲治以荆防败毒散加连翘、山栀、元胡、牛蒡，彼自服甘寒降火之药，反加发热，咽愈肿痛，急刺少商二穴，仍以前药加麻黄汗之；诸症并退。唯咽间一紫处仍痛，此欲作脓，以前药去麻黄，一剂脓溃而愈。凡喉痛之疾，治之早或势轻者，宜用荆防败毒散之，迟或势重者须刺少商穴，瘀血已结，必刺患处，亦有刺少商，虽利而未全消者，必成脓也，然脓去即安。若有大便秘结，虽经针刺去血，必当以防风通圣散攻之，甘寒之剂，非虚不宜用。

一疠妇咽间如一核所鲠，咽吐不出，倦怠发热，先以四七汤治之而咽利，更以逍遥散。又一妇所患同前，兼胸膈不利，肚腹膨胀，饮食少思，睡卧不安，用分心气饮并愈。

秋官叶素阴虚，因怒忽喉肿寒热，头痛项强，目直小便自出，此皆肝火之症，肝主筋膜，火主肿胀，火旺则血涸筋挛，目系紧急，颈项如扳，阴挺痿痹，则小便自遗，遂刺患处出毒血，用四物、柴胡、山栀、元参、甘草而苏，再用六味丸料以生肝血滋肾水，诸首悉愈。

太守叶咽喉肿痛，痰涎不利，手足发热，喜冷饮食，用清咽利膈汤，二剂不应。刺少商穴，喉少宽，痰从鼻出如胶，患处出紫血稍宽，至七日咳出秽脓而愈。

义士顾克明咽喉作痛，至夜发热，此肝肾阴虚之热，用四物加酒炒黑黄柏、知母、麦冬、五味，治之而愈。后因劳咽喉肿闭，刺患处出血，用桔梗汤吐痰而消，至仲夏干咳声嘶，作渴发热，日晡作热，用滋肾丸加减八味丸间服三月余，喜其年富，谨疾得愈。

通府李朝用咽喉肿痛，口舌生疮，此上进风热，先用荆防败毒散，二剂喉痛渐愈，又以元参升麻汤，口舌遂愈。

地官黄北盘喉痛，作渴饮冷，大便不通，此上下表里实热，用防风通圣散，治之顿愈。

地官胡诚甫咽喉燥痛，此肾经膀胱虚热，四物加知、柏、元参，四剂少愈，更以人参固本丸，一剂不复发。

职方卢抑斋咽喉肿痛，两目朦昧，小便赤色，此膀胱湿热，用四苓散加知、柏、黄连、茵陈、防己，治之顿愈。又用六味地黄丸而痊。

儒者王文远咽喉肿痛，口舌生疮，劳则愈盛，此脾肺气虚，膀胱有热，以补中益气加元参、酒炒知柏，稍愈。乃去知、柏，加山药、山萸乃痊。

一儒者，脚发热则咽喉作痛，内热口干，痰涎上涌，此肾经亏损，火不归经，用补中益气加麦冬、五味，及加减八味丸而全愈。

一老人咽喉痛，小便数而赤，日晡尤甚，此膀胱阴虚，当滋化源，以补中益气加酒炒黑知柏，四剂咽痛稍可，乃去知柏，加山萸、山药、麦冬、五味，顿愈。

一男子素善饮，咽喉作痛，内热作渴，小便不利，饮食如常，此膀胱积热，用四苓散加茵陈、大黄，四剂诸症渐退，又用清心莲子饮而安。

一星士劳而入房，喉痛渐闭，痰涎上涌，四肢乍热，此阴虚阳气飞扬，用补中益气加附子，煎灌而愈。

宪副姜时川癸卯冬就诊，右寸浮数有力，口中有疮，曰：此火传于肺也，当薄滋味慎起居，甲辰秋复就诊，尺脉数而无力，曰：此肺金不能肾水，宜静养以滋化源，彼云：今耳内及喉间不时燥痛，肢体不时发热，若无根之火，必殒无疑矣。谓刘古峡云：立斋谓我之病可疑至乙巳孟春。古峡谓薛曰：姜公之病已如尊料，遂同往视，喉果肿溃，脉愈洪大，或用泻火之药，反速其殁。

云间吴上舍年逾五十，咽喉肿痛，或针出血，神思虽清，尺脉洪数而无伦次，按之微细如无，曰：有形而无痛，阳之类也，当峻补其阴，今反伤阴血，必死。已而果殁。盖此症乃肾气亏损，无根之火炎上为患，惟加减八味丸料煎服，使火归源，庶几可救。

马元仪治任采之咽痛三年不愈，诊其脉虚中兼涩，此因劳郁伤中，气偏虚者火偏盛也，火性上炎必伤于肺，肺既不受，脾中生化之气反为壮火所熏灼，其津液亏损，不能下灌灵根可知，则下焦阴火不能蛰藏并可知矣。壮火虚

火两合为虐，故延久不愈，治法当先解郁热于上，次纳浮火于下，病虽久可愈矣。用紫菀、干葛、杏仁、苏子、前胡、桔梗、甘草，两剂而脉已透，再用人参、石斛、炙草、半曲、橘红、黄连、肉桂等，四剂而咽痛顿除，再以人参七味丸，治之全愈。

沈氏妇体丰而多劳郁，时觉喉痒如虫行皮中，经五六载不愈，两脉浮虚而沉涩，此阳明气血不荣，火动生风之候也。阳明之脉起于鼻交頞中，下循鼻外，挟口环唇，循颊车上耳前，其支者从大迎前下人迎，循喉咙入缺盆。今者血虚风炽，是诸脉不为血养，而为风所淫矣，风胜则干，风行则动，然治法不当治风而当治血，盖血足而风自息也。用生地黄、制首乌、天冬为君，以滋阳明之血；秦艽、白蒺藜、甘菊为臣，以清阳明之风；佐以芦根汁、蔗浆、甘草，甘寒气味以滋燥养阴。调理三月而愈。

周子固治赵鹤皋妻病咽干，水浆不能下，众医尽愕，周叩以平生所最嗜，独鹨鹕，即命烹饪进之，授以匕箸，入口无所苦，已而食进，病如失（《九灵山房集》）。

李袭与称武德中出镇潞州，许人甄权以新撰《明堂》示予，时有刺史成君绰忽腮颔肿大如升，喉中闭塞，水粒不下三日矣。予屈权救之，针其右手次指之端，如食顷气息即通，明日饮啖如故（《千金翼》）。按《铜人》云：少商穴在手大指端内侧，去爪甲如韭叶。今成君绰腮颔肿大如升，甄权针之立愈，病状少异，功效实同。李云刺指端，《铜人》云大指端。未知孰是？果针少商，当在大指端也。姑两存之，以俟识者（《资生经》）。

郑帷康主簿尝苦喉闭，虽水亦不能下咽，灸三里穴而愈（《医说续编》）。

吴内翰《备急方》云：余常苦咽喉肿痛，用白僵蚕直者，不拘多少，炒为末，以生姜自然汁调服一钱匕，盛效。葛彦恢提举闽中曾患喉痹，五八主簿用此方，治之即安。一方调下二钱未通，半时许再服立通，吐出顽痰，别将大黄一块，慢火炮热，打扑尽灰，如一米厚切片，以两指大一片口内含，汁咽之，一食顷再换一片，或患人语不得，及自咽不下，即扶起

靠斜仰坐，令人呷药在口，以笔管注入鼻中，男左女右，注药讫，随即扶令正坐，须臾吐痰涎，不即扶起，恐吐自鼻中出也。吐了含咽大黄如前（《百一方》）。

治急喉闭，口开不得者，右以黄蜡纸裹巴豆一个，如患人鼻孔大小，中切破，急以塞鼻，气冲入喉中自破，已觉通利，即除去。濠守王亚夫方，巴豆去壳拍碎，以绵裹随左右纳鼻中，即吐出恶物，后有鼻中生小疮，亦无害（同上）。

治喉痛至危困，以手用力拨顶心发亦通，无发者撮顶心皮。刘大夫得此方未试。忽一卒苦喉痛不能言，亟去其巾，乃患酒秃，即以意令人用力撮顶心皮，遂安（《是斋方》）。

缪仲淳治缠喉风（即喉痹也）试通有验方，明矾三钱，巴豆去壳七粒，溶矾入巴豆，烧至矾枯，去巴豆研细，吹入喉中，流出热涎开（《广笔记》）。

马铭鞠治倪仲昭患喉癣，遍法治，渐渐腐，去饮食，用粉面之烂者，必仰口而咽，每咽泣数行下，曰：此非风火毒也，若少年曾患微疮乎？曰：未也。父母曾患微疮乎？曰：然。愈三年而得我。乃谓此必误服升药之故，凡患此疮者，中寒凉轻粉之毒，毒发于愈后所生子女，毒深者且延及于孙，若甥倘不以治结毒之法，治之必死，以甘桔汤为君，少入山豆根、龙胆草、射干，每剂用土茯苓半斤浓煎，送下牛黄二分，半月而痊。竟不用吹药，既而云：父母病时果服丸而痊。痊后曾口碎，非升药而何？今医家恬然用之，不晓其中毒之深，故特明其说（《广笔记》）。

薛立斋治杜举人咽喉肿痛，口舌生疮，先以清咽消毒散二服，更以元参升麻汤而愈。

一男子年三十余，口舌常破如无皮状，咽喉作痛，服清咽利膈散愈甚，以理中汤用之而愈。

一妇人肥甚，暑热咽痛肿甚，痰涎上壅，语声不出，甚危，先用针刺毒血，次以金锁匙吐去稠痰五六碗，以清咽利膈汤，一服肿痛少减，去硝黄，又服而安（《外科正宗》）。

萧万舆治王氏妇喜啖辛辣，季夏病胃咽痛，脉洪滑微数，以甘梧汤加芩、连、瓜蒌、元参，两剂即痊。

都阃连擎天之内，季秋患肺经风热咽痛，脉浮洪有力，以金沸草汤加牛蒡，倍甘草，一剂而痊。

庠友郑能仁孟冬患风痰上壅咽痛，初治数剂增剧，察其六脉浮弦无力，以补中益气汤加胆星、肉桂，两剂而愈，痰壅如失。

王氏少妇李春患肝经郁火上升咽痛，治不瘥，以逍遥散加牛蒡、桔梗、黄芩、香附，二剂而痊。

王洪绪治壮年新婚百日，妻妇宁匝月方回，值酷暑房后多扇取凉，五鼓时喉痛气逆，寒热交作，问之则曰：三日前喉间略有微痛，今则胀痛肿甚，视其小舌肿如胖人拇指，知为心肾虚火，并欲后经风，风火两闭之候。若用发表，虚上加虚；若投寒凉，风火被遏。乃以前胡、苏子、连翘、元参、赤芍、浙贝、甘桔，煎服立愈（同上）。

无锡村民妇年可三旬，五月望日下午腹饥，正取面食，将举筯，忽喉痛难咽。一医以射干、赤芍、翘、芩、花粉、牛蒡等，煎服即痰涌声鼾，询知骤起，因服凉药增剧，此阴寒无疑也。但痰塞满口，难以进药，即鹅翎蘸桐油厘许，入喉一卷，随出痰升许，以肉桂、炮姜、生甘草五分，入碗内以滚水冲浸，仍炖汤中，以匙抄咽一口，病者即云好了，连呷三四口，即起说饥，问饭可吃否？曰：食粥最宜（同上）。

蒋仲芳治一友，始而牙痛，既而咽肿，医投凉药痛转甚。诊其脉沉细，大便一日二三次，曰：浮火上升也，其足必冷，察之果然。以金匮肾气料，作汤与之，服完即睡，觉来病如失。

刘云密治一女子年五旬，素因血虚生热，血热化风，患遍身疱瘩，经年未痊，久之少阳相火并于阳明，而患痰痹，其势暴盛，喉中陡似搔痒作嗽，气上而呛，血泡累累，上腭一泡大如鸡卵，口塞不能合，气壅上更急，少顷泡尽破，血射如注，其泡皮尽脱落，喉皆溃烂，红肿异常，痛不可忍，且满口痰涎如羹如糊。盖热壅于上而大伤寒气也，用养阴退阳、活血祛风，兼以止痛之剂，绿汤药难吞，为末或吹或点，诸症渐退，然溃处肌未生，痛未止，因皮破致时时作嗽，而血随出，乃于吹口药中入白芨，磨浆合丸如芡实大，日夜噙化之，遂全愈。

盛用敬诊道士顾本初病失音，医皆以厥阴伤寒治之，盛至曰：内伤外感无可为者，某日当汗，某日死。既而果然，人问其故，曰：肺属金主声，肺散则失音，且面黎黑，肾气竭也。某日属火，火乘金位，真阳既夺，不死何待（《吴江县志》）。

孙文垣治徐检庵以正月内食新蒜炒肉，又冒风寒，因咳嗽喉疼声哑，此原有痰火，又为外邪所束，不得发越所至。当润肺化痰，调气以祛其本，兼散邪解表以治其标，庶痛可除而声可复矣。先与瓜蒌仁、橘红、桔梗、薄荷、贝母、桑皮、地骨皮、葛根、前胡、甘草，四帖，复以滚痰丸同七制化痰丸两帖夜服，诸症除而声音亮矣。此釜底抽薪法也。

张路玉治一西客触寒来苏，忽然喘逆声喑，咽喉肿痛，察其形体丰盛，饮啖如常，切其脉象浮，要按之益劲，此必寒包热，邪伤犯肺络也。遂以麻杏甘石汤加半夏、细辛，大剂葳蕤二服，喘止声出，但呼吸尚有微喑，更与二陈加枳、桔、葳蕤之类，调理而安。

王惟一数年前虽有血症而年壮力强，四月间忽患咳嗽，服发散药后痰中见血数口，继服滋阴药过多，遂声飒而哑，时觉胸中气塞，迁延月余，诊之脉虽沉涩，按之益力，举之应指，且体肥色润，绝非阴虚之候。盖此之声哑是金实不鸣，非金破不鸣之，比因与导痰汤加人中黄、泽泻汤，专一涤痰为务。四剂后痰中见紫血数块，其声渐出而飒未除，更以秋石兼人中黄枣肉丸服经月而音清朗。始终未尝用清理肺气，调养荣血也。

张飞畴治郭代工午日少食角黍，倦怠作泻，曾用消克不效，因圊跌仆，即昏迷不省，数日后邀诊之，六脉虚微欲脱，右臂不能转动，声喑无闻，时有用大黄之剂者，急止之曰：此脾肺虚惫，安能任此？惟粥饮参汤，庶为合宜，所谓浆粥入胃，则虚者活。依言调之，泻止神

宁，声音渐而苏能食，后亦惟独参汤调理，不药而愈。

殳珪字廷肃治一妇娠八月，卧不语，众医敛手。珪曰：此《内经》所谓喑也。十月当不药自愈（《嘉善县志》）。

万历时京口名医何继充世业也，方成童犹在家塾，适镇江道有幼子忽噤口不能言，召其父诊视，值父远出，召者不及，待令继充往，遂诊曰：公子无病勿药也，但多令妇人以气呵入口中耳。遂更迭呵之，半响后果能言，人问故，曰：顷衙内多妇人而公子貌盛美，诸妇人爱其美也，提抱之时必多吸其口，令少阳之气乍夺，第令呵以还之耳，其匪夷所思，类若此（《张氏卮言》）。

陆肖愚治范肖麓令郎厚味奉养，而酒量极高，性尤偏嗜沉酣多怒。初患吐血，服犀角地黄等汤，月余不愈，更增溺咳嗽，一日忽声哑，然肌肉如故，饮食不减，群作瘵治一无一效。脉之左关洪大而弦，右关滑大而数，乃有余之火症，非不足之瘵症也。因厚味生痰，醇酒助火，火炎痰涌瘀于肺中，所以声哑。其血上下行者，怒则伤肝，肝脉挟舌本而络阴器，龙雷之火一动，血随之而上逆下泄矣。法宜清热降气化痰，导血归原，十日可愈。若认为瘵而以地黄、二冬投之，则左矣。用真霞天曲、山楂理胃家湿痰为君；杏仁、橘红利肺窍，桃仁、郁金行肝滞为臣；山栀、生甘草清上焦为佐；滑石、车前清下焦为使。又用茅根煎汤煎药，数剂而血止声清，不十日诸症如失。

薛立斋治一膏粱之人，素不慎起居，忽失音不语，神思昏愦，痰涎上涌，此肾经虚寒，气厥不能上接清阳之气故也。须用地黄饮子，否则后必啮舌，经曰：少阴气至则啮舌，少阳气至则啮颊。不信，仍用风药，后果啮舌，急用前汤而安。

一妇人忽然不语半年矣，诸药不应，两尺

浮数，先用六味丸料加肉桂，数剂稍愈，乃以地黄饮子，三十余剂而痊。男子多此症，亦用此方治之。

一妇人因怒仆地，痰涌不语，灌牛黄清心丸稍苏，用神仙解语汤加山栀、柴胡、桔梗渐愈，又用六君、柴胡、山栀、枳壳而痊（神仙解语丹：白附子、石菖蒲、远志、天麻、全蝎、羌活、南星、木香，惟木香半两，余皆一两）。

贵溪湖山夏公明道贰郡行县，访虞靖公（伯生）于山中，道临川章伯明之医云，其子常忽不能言，而无他苦，群医环视，莫究其端，难于用药，伯明视之，曰：此热症也，徐解之则愈。又其仆人得寒热，一医以常用之药，伯明神之曰：法当死。今夕夏公使人舁还其家，果及，夕而毙（《归田稿》、《医说续编》）。

严铁桥天姿英迈人也，豪于诗酒，自首夏忽患失音，咳嗽时作，守不药之戒，至八月初余偶过齐头，谈次有小青衣持药瓶至，余曰：君谓不药，今乃药乎？第医作何治？所用何药？出方验之，乃前胡、桔梗、杏仁、苏子等伤寒剂也。曰：君病岂宜服此？世安有伤风至百日者乎？肝肾久病，相火刑金，惟集灵、左归、六味为对症耳，幸勿误。闻言即起泛之，再就二人诊，则皆劝服六味，后服至三四十剂，忽发肛痔而音复。盖肺脏之病传大肠腑也，是为佳兆，唯痔痛甚剧，宛转床第月余，亦以服药太迟，且六味不宜依古方也。病愈数年，豪饮如故，后登乙酉贤书，明年远馆于闽，患疟疾，既数月始得归，已成损症，遂不起，自失音至是凡十年，年三十七，惜哉！

宋耀章翁年六十余，素有豪饮，咳嗽失音，医作伤风，治转剧，余与生熟地、麦冬、沙参、瓜蒌仁、杞子，服二十余剂，亦发肛痔，而咳嗽失音皆愈。后数年以事入都，于山左遇大水，上没至腹，行水中数里，初病愈。其痔遇劳则发，否亦时有浓水，至是痔忽顿愈，而咳嗽失音复作，抵都治疗不瘳，归而延诊，其脉弦涩而数，语之曰：初病以发痔而愈，藏传府也；为顺；今痔愈而病发，则府传藏矣，为逆。逾数月而终。

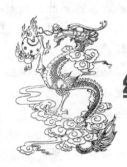

# 续名医类案卷之二十四

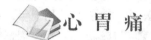

## 心 胃 痛

张子和治一将军病心痛不可忍，张曰：此非心痛也，乃胃脘当心痛也（二语为此症点睛，然予更有一转语曰：非胃脘痛也，乃肝木上乘于胃也）。《内经》曰：岁木太过，风气流行，民病胃脘当心而痛（风木为病，非肝而何）。乃与神佑丸一百余粒，病不减。或问曰：此胃脘有寒也，宜温补。将军数知张明了，复求药，乃复与神佑丸二百余粒，作一服，大下六七行，立愈矣（治法则非今人所宜）。

一妇病心痛数年不愈，一医用人言半分，茶末一分，白汤调下，吐瘀血一块而愈（李楼奇方，若非神手，未许轻用）。

王执中久患心脾疼，服醒脾药反胀，用耆域所载蓬莪，面裹煨熟研末，以水与酒煎立愈。盖此药能破气中之血也（《本草纲目》、王执中《资生经》）。

一妇人年三十，病心气痛，用小红花为末，热酒服二钱立效。又法，男用酒水各半煎，女用醋水各半煎（摘元方《本草纲目》）。

李时珍治荆穆王妃胡氏因食荞麦面著怒逆，病胃脘当心痛不可忍。医用吐下行气化滞诸药，皆入口即吐，不能奏功，大便三日不通。因思《雷公炮炙论》云：心痛欲死，速觅延胡。乃以延胡索末三钱，温酒调下即纳食，少顷大便行而痛遂止。

友人言：于武昌见一老僧，患胃脘痛，痛发濒死，其徒亦患之。师死遗命：必剖视吾心，务去其疾。果于心间得细骨一条，长七八寸，形如簪，其徒以插瓶中，供师前已数年矣。有贵客来，遇庵中偶杀鹅喉未断，其童取瓶中骨挑鹅喉，凡染鹅血处即化矣。徒因悟此理，饮鹅血数日，胃疾竟除。

薛立斋治一妇人，久患心痛，饮食少思，诸药到口即吐。薛以为脾土虚弱，用白术一味同黄土炒，去土，每服一两，以米泔煎浓，徐服少许，数日后自能大饮，用三斤余而安。

上舍陈履学长子室，素怯弱，产后患疔疮，年余不愈。因执丧旬月每欲眩仆，一日感气，忽患心脾高肿作疼，手不可按而呕吐不止，六脉微细。或见其形实，误认诸痛不可补气，乃用青皮、木香、五味、吴茱萸等药。愈后复患疟且堕胎，又投理气行血之药。病虽去，元气转脱（病家无识，举世皆然），再投参芪补剂不应矣。六脉如丝欲绝，迎薛至。诊之，曰：形虽实而虚极，反用理气之剂损其真气故也。连投参、芪、归、芍、术、附子、姜、桂二剂，间用八味丸，五日寝食渐甘，六脉全复。此症若心脾疼痛时，即服此等药，疟亦不作矣。

龚子才治一人心胃刺痛，手足稍冷，出汗，指甲青，百药不效。以当归三钱煎汤，用水磨沉香、乌药、枳壳调服，乃立止。

一教谕年五十一，因酒食过饱，胃脘作痛，每食后其气自两肩下及胸，次至胃口，痛不可忍，令人将手重按痛处，移时忽响动一声，痛遂止，如是八年，肌瘦如柴。诊之六脉微数，气口稍大有力，以神佑丸一服。下之，其痛如失，后以参苓白术散，调理复元。

程沙随在泰兴时有一乳娘，因食冷肉心脾胀痛不可忍，钱授之以陈茱萸五六十丸，水一盏，煎取汁去渣，入官局平胃散三钱，再煎热服，一服痛止，再服无他。云：高宗常以此赐近臣，愈疾甚多，真奇方也（《槎庵小乘》）。

孙文垣治张二尹近川，始以内伤外感过服发散消导之剂，致胃脘当心而痛，诊之六脉皆弦而弱，法当补而敛之。白芍五钱，炙甘草三钱，桂枝一钱五分，香附一钱，大枣三枚，饴糖一合（小建中加香附），煎服一剂而瘳。

族弟应章胃脘当心而痛，手不可近，疑有瘀血使然。延胡索、五灵脂、丹皮、滑石、川芎、当归、甘草、桃仁、桔梗、香附，临服加韭菜汁一小酒杯。其夜痛止则睡，饮食亦进，惟大便下坠，逼迫不安，此瘀血已动，欲下行也，前剂去韭汁，一帖全安。

吴鹤洲如夫人病胃脘痛。医有认为虫者，认为火者，又有认为痰、为气、为食、为虚、为血、为寒者，百治不效。孙诊之，两手大而无力，皆六至。曰：肝脾相胜之症耳（胃脘何以云脾）。以白芍为君，恶热而痛加黄柏效。此法则万全矣。白芍四钱，一半生、一半炒，伐肝补脾为君；甘草二钱，一半炙、一半生，缓肝养脾为臣；山楂为佐；黑山栀、五灵脂各一钱，止痛为使。三帖而愈。

吴仰元患胃脘痛，痛则彻于背，以手重按之少止，痛时冷汗如雨，脉涩。孙曰：此气虚而痛也（脉涩乃血虚，此独言气虚）。以小建中汤加御米壳而愈（仍是肝病）。

李士材治宋敬夫心腹大痛，伛偻不能仰，自服行气和血药罔效，其脉左滑而急，其气不能以息，偶一咳攒眉欲绝，为心症无疑。以生姜饮粥，取小茴香、川楝子、青木香、广木香、吴茱萸、木通、延胡索、归身、青皮，一服而痛减，五日而安（《医通》）。

李长蘅吴门舟次，忽发胃脘痛，用顺气化食之药勿效。李诊之曰：脉沉而迟，客寒犯胃也。以参苏饮加草豆蔻三钱，煎就，加生姜自然汁半碗，一服而减，二服而痊。

一人将应试，八月初五心口痛甚，至不能饮食。李诊之寸口涩而软，与大剂归脾汤加人参三钱，官桂一钱。彼云痛而骤补，实所不敢，得毋与场期碍乎？李曰：第能信而服之，可以无碍。若投破气之药，其碍也必矣。遂服之，

不逾时而痛减，更进一剂，连饮独参汤，场事获竣。

喻嘉言治一人病后胃中隐隐作痛，有时得食则已，有时得食转加，大便甚难，小便不畅。盖因肺中津液为火所烁，津液未充，火势内蕴，易于上燎，所以得食以压其火而安。若饮食稍过，则气不能转运，其食而痛亦增。盖火不除则气不复，气不复则胃中清浊混淆，不肯下行而痛终不免也（论症洞如观火）。为订降火生津，下气止痛，方为常用之药。务先收摄肾气，不使外出，然后浊气之源清，而膀胱得吸引上中二焦之气以下行矣（喻君实有发前人所未发之本领，唯欠峻养肝肾一著，然此案未行已骎骎乎得之矣。《医通》）。

高鼓峰治一妇人胃痛，勺水不入，寒热往来。或从火治，用芩、连、栀、柏；或从寒治，用姜、桂、茱萸。辗转月余，形体羸瘦，六脉弦数，几于毙矣。高曰：此肝痛也，非胃脘也。其病起于郁结生火，阴血受伤，肝肾枯干，燥迫成痛（色欲之人，尤多此病）。医复投以苦寒辛热之剂，胃脘重伤，其能瘳乎？急以滋肾生肝饮与之，一昼夜尽三大剂，五鼓熟寐，次日痛定。再用加味归脾汤加麦冬、五味，十余剂而愈。

【按】此病外间多用四磨、五香、六郁、逍遥，新病亦效，久服则杀人。又，用肉桂亦效，以木得桂而枯也。屡发屡服则肝血燥竭，少壮者多成劳，衰弱者多发厥而死。不可不知。

吕东庄治吴维师内患胃脘痛，叫号几绝，体中忽然忽止，觉有气逆左肋上，呕吐酸水，饮食俱出。或疑停滞，或疑感邪，或疑寒凝，或疑痰积。脉之弦数，重按则濡。盖火郁肝血燥耳，与以当归、白芍、地黄、柴胡、枣仁、山药、山萸、丹皮、山栀、茯苓、泽泻，顿安。唯胃口犹觉劣劣，用加味归脾及滋肝补肾丸而愈。

高吕二案，持论略同，而俱用滋水生肝饮。予早年亦常用此，却不甚应，乃自创一方，名一贯煎，用北沙参、麦冬、地黄、当归、杞子、川楝，六味出入加减，投之应如桴鼓。口苦燥者加酒连尤捷，可统治肋痛、吞酸、吐酸、疝

痕，一切肝病。

薛立斋治一妇人心腹作痛，久而不愈，此肝火伤脾气也。用炒山栀一两，生姜五片，煎服而痛止。更以二陈加山栀、桔梗，乃不发。

孙文垣治周芦汀乃眷患脘痛，呕吐不食者，四日昼夜号呼不绝，脉则两手俱滑数（故作实治），曰：当以清热指为先。乃先与末子药二钱，令服之，不一饭顷，痛止而睡。家人色喜。曰：未也，此火暂息也。其中痰积甚固，不乘时下之，势必再作。因与总管丸三钱，服下腹中微痛，再服二钱，又睡至天明乃寤，腹痛亦止，大便下痰积甚多。次日以陈汤加枳实、姜黄、香附、山栀、黄连，与之服后，胃痛全止，惟小腹略胀，盖痰积未尽也。再与总管丸三钱，天明又行一次，痰之下如前，胃脘之痛遂不发。

薛立斋治陈湖陆小村母，久患心腹疼痛，每作必胸满呕吐，手足俱冷，面赤唇麻，咽干舌燥，寒热不时，月余竟夕不安，其脉洪大。众以痰火治之，屡止屡作。迨乙己春，发频而甚，仍用前药反剧。此寒凉损真之故，内真寒而外假热也，且脉息洪弦而有怪状，乃脾气亏损，肝木乘之而然，当温补胃气。遂用补中益气汤加半夏、茯苓、吴萸、木香，一服熟寐彻晓，洪脉顿敛，怪脉顿除，诸症释然。

陆养愚治陆前川素患肠风便燥，冬天喜食盆柿，致胃脘当心而痛。医以温中下气药疗其心痛，痛未减而肠红如注。以寒凉润燥之剂其血，便未通而心痛如刺。脉之上部沉弱而迟，下部洪滑而数，此胃中冷而肠中热也。大肠属金，原喜清而恶热，喜润而恶燥，况素有肠风燥急之症。因心痛而投以辛温香燥之剂，能不剧乎？脾胃原喜温而恶寒，温润之品能不甚乎？今大便不行已数日矣，乃用润字丸三钱，以沉香三分衣其外，浓煎姜汤送下二钱，半日许又送一钱，至夜半大便行，极坚而不甚痛，血减平日十六七。少顷又便一次，微痛而血亦少。清晨又便溏一次，微见血而竟不痛矣。惟心痛未舒，与脏连丸，亦用沉香为衣，姜汤送之，以清下焦热而润其燥。又以附子理中料为散，饴糖拌吞之，使恋膈而速下，不终剂而两症并痊矣。

王肯堂治韩敬堂患胸膈痛，脉洪大而涩，用山栀、赤曲、通草、麦芽、香附、归、芎，煎加姜汁、竹沥、韭汁、童便之类，饮之而止。一日劳倦忍饥，痛大发，亟邀王至火房，问曰：晨起痛甚不能待公，服家兄药下咽如刀割，其痛不可忍，此何意也？曰：得非二陈、平胃、紫苏之属乎？曰：然。曰：是则何怪乎其增病也？夫劳饿而发，饱逸则止，知其虚也。饮以十全大补汤，一剂而胸痛止。

张三锡治一妇苦胃脘痛，每发辄大吐，多方不应，以盐汤探吐，出积痰碗许，痛良愈。后常作恶心，知胃中有痰也。以橘半枳术加木香、川芎、白螺壳、南星、海粉、神曲，打糊为丸，白汤下钱半。未及一半，病去如脱。

一老妪姓急，胃痛已六日，诸辛药历试无验。诊得左关弦急而右寸更甚，其痛一来即不可当，少选稍定，口干面时赤，知肝气有余成火也。乃以越鞠加吴茱萸、炒黄连、姜汁、栀子，二剂顿愈。

一妇胃脘痛几一月，右关寸俱弦而滑，乃饮食不节所致。投滚痰丸，一服下痰及宿食三碗许，节食数日，调养而愈。

一妪胃痛久，诸药不应，六脉微小，按之痛稍定，知中气虚而火郁为患也，投理中汤，一服随愈。

一中年人因郁悒，心下作痛，一块不移，日渐羸瘦，与桃仁承气汤，一服下黑物并痰碗许，永不再发。

一人中脘大痛，脉弦而滑，右为甚，乃食郁也。二陈、平胃加山楂、草豆蔻、木香、砂仁，一服顿愈。

一人中脘至小腹痛不可忍已十三日，香燥历试，且不得卧，卧则痛拄上，每痛急则脉不见。询之，因入房后过食肉食而致。遂以为阴，而投姜附。因思其欲食自倍，中气损矣，况在房室之后宜宿物之不能运化，又加燥剂太多，消耗津液，致成燥矢，郁滞不通，所以不得卧而痛也。古云：胃不和则卧不安。遂以枳实导滞丸三钱，去黑矢碗许，小腹痛减矣。又与黄连、枳实、瓜蒌、麦芽、厚朴、山楂、莱菔子，二服痛复移于小腹，乃更与润肠丸，二服更衣痛除，第软倦不支，投补中益气汤调理，而半月愈。

王叔权曰：荆妇旧侍疾累日不食，因得心脾痛，发则攻心腹，后心痛亦应之，至不可忍，则与儿女别。以药饮之，疼反甚。若灸则遍身不胜。灸矣不免，令儿女各以火针微刺之，不拘心腹，须臾痛定，即欲起矣。神哉！

叔权旧患心脾，发则疼不可忍，急用瓦片置炭火中烧令通红，取出投米醋中，漉出以纸二三重裹之，置疼处稍止，冷即再易，耆旧所传。后阅《千金方》，有云凡心腹冷痛，熬盐一升熨，或熬蚕沙、烧砖石，蒸熨取其裹温暖止，或蒸土亦大佳。始知予家所用盖出《千金方》也。他日心疼甚急，灸中脘数壮觉小腹两边有冷气自下而上，至灸处即散，此灸之功也。《本事方》载王思和论心松非心松也。胃之大络名曰建里，络胸膈及两乳间，虚而有痰则动，更须臾发一阵，是其症也。审若是又当灸建里矣。但不若中脘为要穴云。

《左传》巫臣以夏姬之故怨子反曰：余必使汝疲于奔命以死。于是子反一岁七奔命，遂遇心疾而卒。则又因用心而成疾矣。然则如之何？平居当养其心，使之和平，疾自不作。其次则当服镇心丹之类，以补养之可也。若疾将作而针灸，抑亦可以为次矣（《资生经》）。

一妇人患胸中痞急，不得喘息，按之则痛，脉数且涩。此胸脾痹也，因与小陷胸，二剂而愈。

一人年二十三岁，膈有一点相引痛，吸气皮觉急，此有瘀血也。滑石一两、桃仁五钱、黄连五钱、枳壳炒一两、甘草炙二钱，为末，每一钱半，以萝卜自然汁煎熟饮之，一日五六服。

缪仲淳治高存之夫人患心口痛，一日忽大发，胸中有一物上升冲心，三妇人用力捺之不下，叫号欲绝。存之曾预救求缪，立此方，是日忽煎服之，冲上者立堕下，腹中作痛不升矣。

再服腹中痛亦消。二日后以病起洗浴，又忽作呕，头痛如劈。存之曰：此即前症也，煎前药服之立安。白芍、炙草、吴茱萸、茯苓、延胡索、苏子、橘红，后加半夏、旋覆花、木通、竹茹（《广笔记》）。

李季虬曰：予妇今春忽患心痛连下腹，如有物上下撞，痛不可忍，急以手重按之，痛稍定，按者稍松即叫号。仲淳曰：此必血虚也。脉之果然。急投以白芍五钱，炙草七分，橘红三钱，砂仁三钱，炒盐五分，二剂稍定矣。又以牛黄苏合丸疏其气，嗳气数次，痛徐解。予问故。仲淳曰：白芍、甘草，治血气虚之圣药也。因久郁气逆，故减甘草之半，仲景申己化土之论详矣，诸医不解耳。炒盐者何？心虚以炒盐补之，即水火既济之意也。予惧俗师概以食积痰火疗心腹之痛，故疏其详如左（同上）。

昔年予过曲河，适王宇泰夫人病心口痛甚，日夜不眠，手摸之如火，予问用何药？曰：以大剂参归补之稍定，今尚未除也。曰：得无有火或气乎？宇泰曰：下陈皮及凉药少许，即胀闷欲死。非主人精医，未有不误者。予又存此公案，以告世之不识虚实而轻执方者（同上）。

刘云密治一女子，值暑月夜间甚凉患心痛，从右肋下起至心前歧骨陷处，并两乳下俱痛，复连背痛，腰及两膊俱骨缝胀疼，唯右肋并心疼独甚，时作恶心且呕。疑夜眠受凉，寒邪郁遏，气不流畅所致。用散寒行气药不效。又疑寒滞中有郁火，加散郁之品亦不效。服加味煮黄丸乃顿愈。姜黄三钱五分，雄黄三分，乳香三分，去油净巴霜八分，共为细末，醋糊为丸如黍米大。虚者七丸，实者十一丸，姜汤送下。经邪气甚则实，此妇体素虚弱而受寒，邪甚则为实，唯此辛热之剂可以导之。前所用药，虽亦散而不能及病也。其用姜黄、乳香，亦有深意，盖寒伤血故耳，此时珍所谓配合得宜，则罔不奏功也。

# 胁 痛

窦材治一人脾气虚，致积气留于胁下，两肋常如流水，多服草神丹而愈（原批：脾虚至积，当用温行，水流胁下，当行温化）。

王海藏治一妇人，先病恶寒手足冷，全不发热，脉八至，两胁微痛。治者便以少阳治之，阳在内伏于骨髓，阴在外致使发寒，治当不从内外，从乎中治也。宜以小柴胡调之，倍加姜枣。

许学士云：沈存中良方顷在建阳，医者王琪言诸气唯膀胱胁下痛最难治，谓保丸能治之。熙宁中病项筋骨痛，诸医皆作风，治之数月不瘥。乃流入于背膂，又臂牵痛，甚苦。忆琪语有证，乃合服之，一服而瘥。再发，又一服立效。方用木香、胡椒各二钱五分，巴豆十枚去皮心膜研干，蝎七枚。右四味共为末，汤浸，蒸饼为丸如麻子大，用朱砂为衣，每服五丸。视诸经痛，用引送下。心膈痛，柿蒂灯心汤下；腹痛，柿蒂煨姜汤下；血痛，炒姜醋汤下；肾气胁下痛，茴香酒下；大便不通，蜜汤调槟榔末一钱下；气噎，木香下；宿食不消，茶酒任下。

朱丹溪治一妇人脾疼带胁痛，口微干，问已多年。时尚秋，用二陈汤加川芎、干葛、青皮、木通，下芦荟丸二十粒。

张宅张郎气通自右胁时作时止，脉沉而弦，小便时有赤色，吞酸喜呕出食，此湿痰在脾肺间，而为肝所乘。小柴胡汤去黄芩，加川芎、白术、木通、白芍、滑石、生姜，煎汤下保和丸三十五粒。

一妇人气晕，两胁胸背皆痛，口干，用青皮、半夏各五钱，白术、黄芩、川芎各三钱，木通二钱五分，陈皮、桔梗各二钱，甘草炙半钱，右分六帖，煎热服。又胁下有食积一条扛起，加吴茱萸、炒黄连。

孙文垣治徐三泉子每午发热，直至天明，夜热更甚，右胁胀痛，咳嗽则吊疼，坐卧俱疼。医以疟治罔效，已二十余日。后医谓虚，投以参术，痛益增。诊之左弦大右滑大搏指。经云：左右者，阴阳之道路也。据脉肝胆之火为痰所凝，必勉强作文，过思不决，木火之性不得通达，郁而为痛。夜甚者，肝邪实也。初当通调肝气，一剂可瘥。误以为疟，燥动其火，补以参术，闭塞其气。语云：体若燔火，汗出而散。

今汗不出，舌胎已沉香色，热郁极矣，不急救立见凶危。以仲景小陷胸汤为主，大瓜蒌一两，黄连三钱，半夏曲二钱，前胡、青皮各一钱，水煎服。夜服当归龙荟丸微下之。医犹争曰：病久食不进，精神狼狈，若此宁可下乎？曰：病属有余，有余者泻之。已误于补，岂容再误哉！服后夜半痛止热退，两帖全安。

虚山内人胸胁胀痛，五更嘈杂则痛更甚，左寸关脉洪滑。孙谓：此肝胆有郁火，胃中有胶痰，乃有余之病。经云：木郁则达之；又云：通则不痛。与以当归龙荟丸一钱五分，大便行一次，痛随止。惟声不开（却是何故），以陈皮、柴胡、贝母、茯苓、甘草、白芍、酒芩、香附、杏仁、桔梗，调之而安。

学士徐检老体丰厚善饮，致有肠风，计下血不下数桶，因而委顿。已卯仲冬右胁极疼痛，上至耳后，夜分尤甚，左右不能转动，动则痛甚。饮食减，面色青，汗出如雨，湿透衣被，故不敢合睫而睡。族医皆投以香附、青皮及辛散之剂，痛愈甚，汗愈多，面愈青。逆予诊之，两寸短弱，左关弦而搏指，右关沉滑，六脉皆近七至。予曰：据病在少阳经，必始于怒，木火之性上而不下，故上冲耳后而皆痛也。夜痛甚者，盖夜属肝气用事。《内经》云：司疏泄者肝也。邪在肝胆，故合目汗即大出，中焦原有湿痰（此语凡案必当入，而前后并不照应）。法当调肝清热解毒为主（毒字鹘突之至，盖有心注后），兼利小便（语亦无因）。不可遽止汗，使邪无出路，逆其木火之性，不惟痛加且将发肿毒，而害非浅矣。《内经》云：膏粱之变，足生大疔。当预防之（亦非此症真谛）。公曰：何为敛剂而谓不宜？予曰：当归六黄汤，内有地黄、当归、黄芪，皆滞痰闭气之味，桔梗亦非所宜。经曰：下虚者及怒气上升者，皆不可用。故当慎也（且将发肿以下皆有心穿插）。因以柴胡、黄连为君，白芍、甘草、天花粉为臣，红花、连翘为佐，龙胆草为使。服后虽仍旧，痛即减三之一，不妨睡矣。仍用前药，病又减半。第三日又服，左右转动如常，饮食亦加。予未至，公以先迎姑苏盛氏。盛，公幼时窗友也，家世授医。公初不急，予日引领，期盛到，可刈枯铲朽也。盛至诊毕，遂诘曾用何剂？公出予发剂示盛，盛大叫称谬，谓当隆重冬之候，汗多如此，阳气大泄，何以柴胡为君？喉中痰既未清，又何不用桔梗、当归、六黄汤？前贤已试之药，置而不用，是舍纪律而务野战也。即以六黄汤加桔梗以进（据此孙君直是神仙）。公雅信盛，仍倾心以从，速煎服之，未逾时而旧病随作，色色加恶（四字忮甚），左右复不能转动，自戌至子丑苦不能支持者，语之曰：服孙君药虽未全可，亦已去泰去甚，彼曾言二药不可用，何为轻犯而受此苦？宜即取孙君药煎饮，饮下即伏枕鼾鼾，达旦始瘳（抑或未必）。命使速予至而扣予曰：人言隆重冬汗出不当用柴胡，而公用为君，何旨？予曰：胆与肝为表里，肝胆之火郁而不发，故痛。痛极而汗，汗出而痛减者，是火从汗出，盖汗乃邪出之门也。予故曰汗不可敛，《本草》云：柴胡泻肝胆火，而以黄连佐之，《内经》云：木郁则达，火郁则发。言当顺其性而利导之，势则易充。古人治火之法，轻则正治，重则从其性而升之者以此。盖肾贵变通，如阴虚火动而汗出者，内无有余邪，故以六黄汤，敛而降之，常治法也。今内尚有余邪未出，遂敛降之，邪无从出，热必成毒，故变常而从治者，使邪有出路，木火之性不逆，则毒不成而痛可减也。公曰：善哉！孙君之剂奇正相生，不下孙武子兵法，何轻以无纪律议之，愿投剂而奏凯也。予曰：公数日后疮疡大发，两块且有兴块作痛，此毒出之征，公于时无恐。改用柴胡、白芍、甘草、丹参、苦参、茯苓、瞿麦、车前、黄柏、连翘、金银花，服三日而痛全减，汗全收，左右不难转动矣。逾日，公谓肌肤痒甚，蘦蘦然似瘾疹，岂疮出欤？欲以药治之，予曰：可。再三日两胯果然发兴块，如棋子大者数枚，且痛。予业已制蜡矾丸以待，至是授服之，疮果遍身大发，两腿为甚，一月余而瘳。公始信予防毒之言不谬。披慷交欢，且作序识胜（何胜云有），期与终身不替云（未必）。

【是按】孙君生平得意笔也，然治法非奇，行文颇谬，盈篇猥语满纸，忮心本不入选，顾集中收彼案微多，悉加节略，独于此仍其原本，以见一斑，第亦偶然，非有心吹索前人之短也。

刘默生治诸葛子立胁痛，连腰脊，不能转侧，服六味加杜仲、续断不效。或者以为不能转侧，必因闪挫，与推气散，转剧。刘诊之，曰：脉得弦细乏力，虚寒可知，与生料八味丸加茴香，四剂而安（《医通》）。

李士材治一人受暑，胁痛皮黄发泡，清肝破气之剂俱不效。用大瓜蒌一个，捣烂加粉炒红花少许，药入而痛止（《病机沙笔篆》）。

薛立斋治一妇人性急，吐血发热，两胁胀痛，日晡益甚，怒气伤肝，气血俱虚也。朝用逍遥散，倍加炒黑山栀、黄柏、贝母、桔梗、麦冬，夕以归脾汤、地黄丸而愈。

龚子才治一妇人口苦胁胀。此肝火也，用小柴胡加黄连、栀子少愈。以四君子汤加当归、白芍、柴胡，调理脾胃而瘥。

吴孚先治蒋氏妇善怒，两胁作痛，历有年所，医用补脾伐肝不应。脉之左关细涩，右脉无疴，此肝胜则克脾，败则自困，补尚嫌缓，何伐为？乃与四物汤加阿胶、玉竹、枣仁、枸杞，令服三十剂，胀减七八，又服全瘥。

柴屿青治侍卫范（讳）弘宾太夫人吐痰胁痛，饮食无味，告以肝病一二十年矣。率服平肝之药，凡香附、郁金等各服过数斤（此二味为治肝病要药，然用之气病则可矣，用之血病则与干将莫邪无异也，慎之），今为我理肝气可也。柴曰：肝脉已虚，理无再用伐肝，况肾肝同治，乙癸同源，自应滋肾养肝为主，先服加味逍遥散二剂，即以八仙长寿方进。太夫人曰：熟地腻膈，恐勿堪用。柴曰：此方熟地直走肾家，断无腻膈，且风以散之，必需雨以润之。服后果验，调理数月而康。

【按】二地腻膈之说，不知始自何人，致令数百年来，人皆畏之如虎。俾举世阴虚火盛之病，之死而不敢一尝。迨以濒危始进三数钱许，已无及矣。窃料其人此时必犹在阿鼻地狱也。

朱丹溪治杨淳三哥旧有肾气上引乳边，及右胁痛，多痰，有时膈上痞塞，大腑必秘，平时少汗，脉弦甚。与保和温中各二十丸，研桃仁、郁李仁吞之而愈（《纲目》）。

陈三农治一人右胁痛引背，口干舌燥，上身发热，腰以下俱冷，右关尺不起。此血虚气无所附，宜用温药行动其气，使气有所归，水升火自降矣。用干姜、肉桂各五分，当归一钱，吴茱萸半分，盐水煮煎服，上身热退，下体温暖，阳气渐回。但食难消化，此元气未复耳，理脾胃为主，养血次之，胃气一转，诸病自愈。用参、苓、归、术各一钱，姜、桂各五分，神曲六分，陈皮四分，炙甘草三分，渐愈。

一人遇劳与饥则胁痛，用八珍加牛膝、木瓜、山药、石斛、苡仁、枣仁、柏子仁、桃仁，数服顿愈。一人同此，医投平肝药，痛甚而殒。谨录之，以为世戒。

一人痛引腰胁，脉弦数有力，知肝火郁结也。投龙荟丸五十粒，顿愈（《大选》）。

立斋治一男子脾胃不和，服香燥行气之剂，饮食少思，两胁胀闷。服行气破血之剂，致饮食不入，右肋胀痛，喜手按之（虚症可知）。曰乃肝木克脾土，而脾土不能生肺金也。用滋化源之药四剂，诸症顿退。又曰：火令在迩，当再补脾土以养肺金。不信，后复作吐脓而殁。

王肯堂治云中秦文山掌教平湖，因劳患两胁满痛，清晨并饥时尤甚，书来求方。知其肝虚，当母子兼补，令用黄芪、白术、当归、熟地、川芎、山萸、山药、柏子仁之类，佐以防风、细辛各少许，姜枣煎服，不数剂而愈。王客长安时，闻魏崑溟吏部之变，因投谒忍饥，归而胁痛，无他苦也。而粗工以青皮、枳壳之类杂投之，遂致纠缠不痊，可不监哉。

朱丹溪治寿四郎右胁痛，小便赤少，脉少弦不数，此内有陈久积痰饮，因外感风寒所遏，不能宣散，所以作痛。与龙荟丸三十五粒，细嚼姜片，以热汤下，服后胁痛以安，小便尚赤少，再与白术三钱，陈皮、白芍各二钱，木通一钱半，条芩一钱，甘草五分，姜三片，煎热饮之。

方提领年五十六，因饮酒后受怒气，于左胁下与脐平作痛，自此以后渐成小块，或起或不起，起则痛，痛止则伏，面黄口干，无力食少，吃此物便暖此味，转恶风寒，脉之左大于右，弦涩而长，大率左甚，重取则全弦。此得

热散太多，以致胃气大伤，阴血下衰。且与和胃汤以补胃气，滋养阴血，并下保和丸助其化粗。伺胃实阴血稍充，却用消块和胃，方：人参三钱，白术钱半，陈皮一钱，白芍、归身各五分，干葛三分，红花豆大，炙草二钱，作一帖，下保和丸二十五，龙荟十五。

**【琇按】**此症全属肝伤木，反克土，其块隐现不常，乃虚气也。时师多以香燥辛热治之，促人年寿。余治此不下数十人，悉用一气汤加川楝、米仁、萎仁等，不过三五剂，其病如失。若立斋多用加味逍遥散，鼓峰云：峰辈多用滋水生肝饮，皆不及余法之善。

薛立斋治昆庠马进伯母左胛连胁作痛，遣人索治，意此郁怒肝脾，用六君加桔梗、枳壳、柴胡、升麻，彼别用疮药益甚，始请治。其脉右关弦长，按之软弱，左关弦洪，按之涩滞。乃脾土不及，肝木太过，因饮食之毒，七情之火也。遂用前药数剂，脉症悉退。再加芎归全愈。此等症误用败毒行气，破血导痰，以致不起者多矣。

一男子因怒，胁下作痛，以小柴胡汤对四物加青皮、桔梗、枳壳，治之而愈。

内翰李蒲汀太夫人左胁内作痛，牵引胸前，此肝气不和，尚未成疮。用小柴胡汤加青皮、枳壳，四剂少可，再加芎、归，治之愈。

张景岳治一娴家年力正壮，素饮酒，常失饥伤饱，偶饭后胁肋大痛，自服行气化滞等药，复用吐法，尽出饮食，吐后逆气上升，胁痛虽止，而上壅胸膈，胀痛更甚，且加呕吐。张用行气滞破气等（愚哉），呕痛渐止而左乳胸肋之下结聚一块，胀实拒按，脐腹膈闭，不能下达，每戌亥子丑之时，胀不可当，因呕吐既已，可用下（愚哉），凡大黄、芒硝、棱、莪、巴豆等，及萝卜子、朴硝，及大蒜罨等法，毫不应，愈攻愈胀（势所必然）。因疑其脾气受伤，用补尤觉不便（庸极）。汤水不入者二十余日，无计可施，只得用手揉按其处，觉胁下一点，按着痛连胸腹，细为揣摩，正在章门穴。章门为脾之幕，为脏之会，且乳下肋间正属虚里大络，乃胃气所出大路，而气实通于章门。因悟其日轻夜生，本非有形之积，而按此连彼，则

病在气分无疑（犹属盲猜）。乃用神香散，令日服三四次，兼用艾火灸章门十四壮，以逐散其结滞之胃气（到底未知为肝病），不三日胀果渐平，食乃渐进，始得保全（幸矣）。此其症治俱奇，诚所难测哉。

【琇按】张君生平于薛氏诸书，似未曾寓目，至胁痛由于肝脉为病，至死未知，良可哀也。此症之愈，全在一灸，与呃逆病诸治一效，灸虚里立止，正同（未入选）。

黄古潭治一人六月途行受热过劳，性且燥暴，忽左胁痛，皮肤上一片红如碗大，发水泡疮三五点，脉七至而弦，夜重于昼。医作肝经郁火，治以黄连、青皮、香附、川芎、柴胡之类，进一服，其夜痛极且增热。次早视之，皮肤上红大如盘，水泡疮又加至三十余粒，医教以水调白矾末敷，仍以前药加青黛、龙胆草进之，夜痛更甚，胁中如钩摘之状。次早视之、红已半身，水泡增至百数，乃载以询黄。为订一方，以大瓜蒌一枚重一二两者，连皮捣烂，加粉甘草二钱，红花五分。进药少顷即得睡，比觉已不痛矣。盖病势已急，而时医执寻常泻汗正治之剂，又多苦寒，盖资其燥，故病转增剧。水泡疮于外者，肝郁既久不得发越，仍侮所不胜，故皮肤为之溃也。瓜蒌味甘寒，经云：泄其肝者，缓其中。且其为物柔而滑润，于郁不逆，甘缓润下，又如油之洗物，未尝不洁，此其所以奏功之捷也欤（同上）。

阐发瓜蒌之功，此案为是，然犹未尽其蕴。吴桥治陈泉中年两胁极痛楚，冷汗淋漓，伏枕惺惺，呕逆绝勺饮者六日矣。乃延桥诊之，曰：无伤，此畜血尔。家人曰：固也，昔者呕血数升，即有畜且尽矣。曰：畜未尽尔，尽则当瘥，日暮乃投补中行血一剂，饮之，仅内其半，中夜尸寝，家人升屋而号。桥曰：子之半阳当回，故寝以需来复，复则败血行矣。第具人参汤待之，鸡鸣而苏，大汗大吐大下，下则垂垂满器，如腐肝败膂，乃进参汤，大汗渐止。又七日乃复初。或问畜血而腹不鼓，何也？且昔呕血数升，其后何畜之多也？曰：病得之怒而伤肝，或以蹶而畜血，伤肝则血不纳，畜血则道不通，犹之沟浍塞流，则新故皆壅矣，故多也（《太函集》）。

汪云程年近七旬，患胸胁痛，转侧滋甚，寒热交作，喘咳烦躁，再信不能伏枕，医下之，病益深。桥诊之，六脉浮滑大而搏指，曰：病得之过饮且下，故火上炎，以清凉一服而愈（《太函集》）。

范康侯年弱冠患胁痛已六七年，更医既屡，转益羸瘠，食少而气馁，言懒而神疲，稍远行则心下怦怦然，遇劳则膈间如裂，就予诊。告以初时但腹胁痛，医与逍遥散暂愈，再发再服，不应矣。更医投四磨饮，亦暂愈，再发再投，亦不应矣。又更医，用五香散、越鞠丸，则愈而即发，自是腹中忽有块。再更医，以为痞积，进青皮、厚朴、五灵脂、延胡索之类，块益多，时隐时现，上下左右约五七枚，如拳如掌，往来牵痛。近有老医谓为虚也，用当归、白芍、香附、郁金之类，服了了无进退。予曰：似君之疾遍宇内矣，误治而毙者，可胜道哉。盖古来方书于此症殊无肯綮，无异乎世之梦也，原其误人之始，只肝补法四字，遂使千万生灵含冤泉壤。或以疏散成劳，香燥成膈，或以攻伐成鼓，或以辛热成痛。其于变症，必难尽述。幸子青年禀赋厚而未婚，仅若此，否则不可言矣。今据脉已细数弦涩，脏气亏，幸不数，且无咳嗽夜热，犹可为。第服吾剂，只可希远效，而不可求近功耳。与生熟地、沙参、麦冬、杞子、枣仁等剂，略安，至数十剂块渐减，遂以方为丸，服数年益就痊。可今已娶，第能搏节，庶无后患也。盖此症唯两仪膏最妙，然有力者始能用之。

方某年三十余，因析筋阅墙胁痛，左肋下有块如盘，按之坚硬，食下则胀痛甚，不能侧卧，百治莫应，枯瘁如柴矣。偶于药肆，遇人谓之曰：此病唯淳佑桥魏某能治，因就诊。脉之弦且急，曰：肝举症。肝叶左三右四，血足则润而下垂。今怒火伤阴，其叶燥硬，故举而不下也。经曰：肝病则迫胃逆咽。故左叶张则支腋，而不可侧卧，右叶张则侵脘，而不能容食。昧者不知，投以香散，则如火上添油耳。与生熟地、沙参、麦冬、蒌仁、米仁、杞子、川楝，十余剂，其病如失。

詹渭丰母年六十余，九月间疟后自汗，余已愈之。至十一月胁痛大作，医以加味黑逍遥散治之，未为误也，服一剂至夜分忽晕厥欲脱。盖柴胡、白术，皆非阴虚火盛之人所宜进也。黎明急于治，脉之两关俱伏，两尺极微，足冷过膝，面如纸灰。云：初起左胁痛，服药后忽移于右，遂发厥。厥虽止而痛剧，不可转侧，痛处不可按，察其舌燥硬如干荔，已危矣。姑与生熟地、杞子各五钱，沙参、麦冬各三钱，服下痛略减。前方加倍，再入米仁五钱，蒌仁二钱，其痛乃复归左胁，能转动矣。仍服前方数剂而愈。余常治数贫人，感症后不能起坐，不能进食，宛如百合病，脉之或弦或涩，按其胁或左或右，或有块无块，皆曰痛甚。检其方诸燥药外有服柴胡至二三两者，一二两者；察其舌或中倍，或枯燥，或紫赤，是皆诛伐太过，伤其肝肾之害也。悉以前方，相其伤之轻重，为剂之大小，数服而愈。又赵氏子年十六，金

氏女年十七，其家皆素封病胁痛，服逍遥散皆五十余剂，病益困，以前方去熟地与之，皆不服。乃更从香燥而没。盖地黄、杞子，举世咸畏之如虎。缘《本草》谓地黄腻而杞子实也。其杀人亦多矣，言医药者，可不慎哉。

陈理堂终六旬外，久病胁痛，每发必伏枕经旬。医所与皆香附、郁金、青皮、木香、小茴、延胡索、五灵、龙胆草之类，或配六郁或皆左金而已。近发则腰背胀痛，呕逆便秘，口燥不眠，脉则寸搏指，两关弦而乏韵，此将成关格之候。投以滋水养肺金之剂，或入川楝，或入川连，只一二剂即愈。戒以多服，以杜其渐，然性甚畏药，愈即止矣。关格之患，其将来乎。

此与膈症门胡氏妇病同。

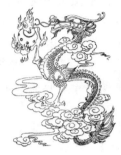

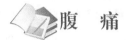 腹 痛

周汉卿治永康人腹疾伛偻行，卿解衣视之，气冲起腹间者二，其大如臂。刺其一砉然鸣，又刺其一亦如之，加以按摩，疾遂愈（《明史》）。

薛立斋治一妇人小腹胀痛，小水不利，或胸乳作痛，或胁肋作胀，或气逆心吻。薛以为肝火而血伤脾，用四物柴胡、青皮、元胡索、木香而愈。

一妇人久患腹痛，去瘀血方，止而复大痛，诸药不纳。薛以脾胃之气虚寒，用参术炮姜丸如黍，每用数粒，津咽下，后以二味浓煎，渐呷而愈。

通府张孟威云其妹小腹痛，服附子理中汤，附子服过八十余枚，此乃沈寒痼冷之甚，不多有者。

壬午仲冬金台一男子患腹痛，误服干姜理中丸，即时口鼻出血，烦躁发狂，入井而死（二余条见薛案）。

龚子才治一妇人脐腹疼痛，不省人事，只一剂立止。人不知者云，是心气痛，误矣。方用白芍、五灵脂、木通去皮，三味等分，每服五钱，水醋各半，煎至七分，去渣温服（此瘀痛也）。

李北川仲夏患腹痛吐泻，两手足扪之则热，按之则冷（外假热内真寒之证），其脉轻诊则浮大，重诊则微细（外假热内真寒之脉），此阴寒之症也，急服附子理中汤，不应，仍服至四剂而愈。

汪石山治大坑方细形瘦，年三十余，忽病腹痛，磊块起落如波浪，然昼轻夜重（病在血分可知），医用木香磨用，及服六君子汤，皆不验。诊其脉浮缓弦小，重按似涩，曰：此血病也。前药作气治谬矣，彼谓血则有形，发时虽有磊块，痛减则消而无迹，非气而何（此难亦不可少）？盖不知有形者血积也，无形者血滞也，滞视积略轻耳，安得作气论耶？若然，则前药胡为不验？遂用四物汤加三棱、蓬术、乳香、没药，服之其痛遂脱然（《本传》）。

孙文垣治严印老长媳腹痛，有小块累累然。腹觉冷甚，两寸关皆滑数，两尺沉微。此脾气弱而饮食不消，又当秋令湿淫之候，不痢亦泻，宜预防。与白术、苍术、茯苓、甘草、白豆仁、木香、半夏、陈皮、泽泻，煎服。其夜果泻一度，次早又泻一度，小腹仍疼，且里急后重。盖其禀赋素虚，当补中兼消兼利，白芍三钱，桂心一钱，甘草、人参、茯苓、泽泻、陈皮、白术各八分，升麻、葛根各六分。服后脉皆软弱不滑，累块亦消，改以人参、黄芪、白术、白芍各二钱，炙甘草、陈皮、泽泻、葛根、柴胡、茯苓各一钱，调理而安。

张道南内人以饮食忤于气，因腹痛不饮食五日矣，两寸关弦尺滑。孙曰：此上焦气虚，下有郁滞也。以姜黄、青皮为君，山楂、槟榔、当归、杏仁、乌药、枳壳为臣，柴胡、木香为佐，吴茱萸为使，服后气稍顺。然后用葱二斤，煎汤浴洗腰腹，即将熟葱擦摩，使气通透（郁滞外治法），洗毕即安卧少顷，其夜大便通，先下皆黑硬结块，后皆清水，此积滞行而正气虚也。以建中汤加山楂、茯苓、泽泻、柴胡、香附、姜、连，调理而痊。

李士材治一人郁怒之余，胸腹胀痛，先服消痰疏气化食之剂，不效。更以人参补之，亦不效。诊之六脉弦而数，此内有郁热，为寒凉饮食壅之而痛。用黄连三钱，栀子一钱五分，橘红、白豆蔻各二钱，钩藤、木香各八分，官桂二钱，加姜汁半盅，二剂痛止，四剂后加干姜、人参，而霍然。

焦太史当脐切痛，作气食，疗之无功。李诊之曰：当脐者，少阴肾之部位也。况脉沉而弱，与气食何干？非徒无益，反害真元，以八味丸料煎饮，不十日而痊。

胡京卿少腹作痛，连于两胁，服疏肝之剂，一月以来日甚一日。李诊之左关尺俱沉迟，治以理中汤加吴茱萸，一剂知，十剂起矣。

柴屿青治广抚讳苏昌，将赴沈阳京兆任时，伊嫂腹痛吐酸，日夜转侧呼号。已治木，求一诊以决之。其脉微紧，受寒所致，并非危症，何用惊惶若此。苏云：昨服药后稍定，以方就政，并属定方。柴见前方系附子理中汤，颇合是症，遂不另立。

王海藏治姬提领因疾服凉剂，数日遂病脐腹下大痛，几至于死。与姜附等剂，虽稍苏，痛不已，随本方内倍白芍服之愈（《纲目》）。

陆肖愚治尤少溪年近六十，性急多怒，因食冷粽四枚，遂患腹痛并胁亦痛。医用平胃散加枳实、黄连不效。彼亦知某家润字丸方，以五钱分三服，令一日内服之。大便已泻而痛仍未止。谓通则不痛，今通而仍痛，药力浅而积未尽也。再以五钱，令一日服之，大便数十行，皆清水而痛反增剧，号叫不已，饮食不进，面色青胀，势极危。陆脉之弦细沉弱，右关弦而有力，曰：虚中有实，消则元气即脱，补则腹痛尚剧。因用理中汤料五钱，配枳实五钱，一日二剂，始下坚积罐许，是夜痛大减。明日减枳实之半，又二剂而腹痛全愈。第胁间尚微痛，去枳实，加青皮、吴茱萸，数剂而痊。后以调气养荣汤理之。

张三锡治一妇人腹痛而泻，口干面时赤，乃食积也。与木香槟榔丸，一服去硬物愈。

一酒客每日腹痛，泻黄沫，知积热也。投苓、连、厚朴、炒栀子、木通、泽泻、赤苓，二剂少可。复以酒蒸大黄为丸，酒下二钱，凡三服，遂不发。

一妇人小腹块痛，医作阴治，投热剂不应。又作燥矢治者，硝黄润肠丸等药，屡用不减。询之七日前作寒起，遂腹痛，左三部皆绝小无力，右寸关俱弦滑，必起于外感内伤挟气，早故食滞不下，每痛则下黄水，止作无时。下伤津液，故作渴。遂以炒白芍、茯苓保脾，木香、青皮疏气，炒山栀清块中之火，当归润燥，陈皮、甘草和中，小水不利加泽泻、升麻、车前，二剂。黄水虽少，痛块不减。随用葱豉熨法，复投二剂，二便大去而安。

陈良甫治家提干内人病心腹胀痛，众投木香、槟榔、大腹、白芍、姜、桂之类，病益甚。诊之六脉弦紧而和，不似病脉，但诊时两手如火，以此知其热也。众问治法，曰：大凡心腹刺痛，不可便作虚冷治之。或曰：非冷而何热？即生风冷生气是也。曰：不然。《难经》云：虚则痒，实则痛。又仲景曰：腹痛者桂枝加芍药汤，痛甚者桂枝加大黄汤。家云荆布素来质弱，曰有可辨处？遇痛时使一婢按之，若痛止是虚寒症也。若按之转甚，手不可近，叫唤异常，此是实热，无可疑者。当用大柴胡汤治之，众皆不许，乃与责状而投之八服愈（《良方》）。

朱丹溪治一妇人上腹大痛，连及两胁，以香附末，汤调而安。

罗谦甫治副使覃郎中年四十九岁，至正丙寅春病脐腹冷疼，完谷不化，足胻寒而逆，皮肤不仁，精神困弱，诊其脉沉细而微，遂投以大热甘辛之剂，及灸气海百壮，三里二穴各三七壮，阳辅各二七壮，三日后以葱熨，灸疮皆不发。复灸前穴，依前壮数，亦不发十日。后疮亦更不作。脓疮口皆干。癸丑岁予随朝承应，冬屯于瓜忽都地面，学针于窦子声先生。因询穴腧。曰：凡用针者，气不至而不效，灸之亦不发，大抵本气空虚不能作脓，失其所养故也。更加不慎，邪气加之，病必不退。异日因语针科，忽教授亦以为然。戊辰春副使除益州府判到任，未几时风疾半身麻木，自汗恶风，妄喜笑，又多健忘，语言微涩。医以续命汤，复发其汗，津液重竭，其症愈甚。因求医还家，日久神气昏愦，形容羸瘦，饮食无味，便溺遗失，扶而后起，屡易医药，皆不能效。因思《内经》云：阳气者，若天与日，失其所则折寿而不彰。今因此病而知子声先生之言矣。或曰：副使肥甘足于口，轻暖足于体，便令足于前，所言无不如意。君失其所养何也？予曰：汝言所养者，正务快于心，精神耗散，血气空虚，因致此疾。《灵枢》云：人年十岁，五藏始定，血气已通，其气在下，故好走。二十岁血气始盛，肌肉方长，故好趋。三十岁五藏大定，肌肉坚，血气盛满，故好步。四十岁五藏六府、十二经脉皆大盛以平定，腠理始疏，华容颓落，发颇斑白，平盛不摇，故好坐。五十岁肝气始衰，肝叶始薄，胆汁始减，目始不明。六十岁心气始衰，善忧悲，血气懈惰，故好卧。七十岁脾气始衰，皮肤已枯。八十岁肺气衰，魂魄散离，故言善误。九十岁肾气焦，藏枯经脉空虚。百岁五藏皆虚，神气皆去，形骸独居而终矣。盖精神有限，嗜欲无穷，轻丧性命，一失难复，其覃氏之谓欤。

朱丹溪治一人痛当脐，绵绵不已，脉弦伏无力，因作挟阴治，理中汤加肉桂八分，附子三分，煎冷服，随愈。

薛立斋治罗给事小腹急痛，大便欲去不去，此脾肾气虚而下陷也。用补中益气送八味丸，二剂而愈。此等症候因利药致损元气，肢体肿胀而死者，不可枚举。

副郎李孟卿常患腹痛，每治以补中益气汤，加山栀即愈。一日因怒腹痛，脉弦紧，以前汤吞左金丸三十粒，而愈。

一妇人心腹痛，诸药不应，用炒黑山栀、桔梗，治之而愈。

傅青主治一妇，妒恶夫有所昵，忽患腹痛，辗转地上不可忍，其夫求先生，令持敝瓶釜置妇床前，捣干杵，服之立止（刘绍文《九畹古文》）。

有一妇人少腹痛，百药不效。一医用杉木节，童便煎服，下血而愈（《医学纲目》）。

汪䎣庵尝病腹中啾唧经两月，有友人见招，饮以芦稷烧酒，一醉而积痾畅然（芦稷最能和中，煎汤温服，治霍乱如神）。

《华佗传》有人病腹中半切痛，十余日中须眉堕落。佗曰：是脾半腐，可剖腹养治，使饮药令卧（或即麻沸散也），破腹就视脾，果半腐坏，以刀断之，刮去恶肉，以膏傅疮，饮之以药，百日平复（《三国志》）。

薛立斋云：壬午仲冬金台一男子腹痛，服干姜理中丸，即时口鼻出血，烦躁发狂，入井而死（《外科心法》）。

赵从先治保义郎顿公苦冷疾，时方盛暑，俾就屋开三天窗，于日光下射处，使顿仰卧，揉艾遍铺腹上约数斤，移时日光透脐腹不可忍，俄而腹中雷鸣下泻，口鼻间皆浓艾，乃止。明日复为之，如是一月，疾良已。乃令满百二十日，宿痾如洗，壮健如少年时。赵曰：此系真人秘诀也。世人但知灼艾而不知点穴，又不审虚实，徒受痛楚，损耗气力。日者太阳真火，艾既遍腹，徐徐照射，入腹之功极大，五六七月。若秋冬间，当以厚艾铺腹，蒙以绵衣，熨斗盛灰火慢熨之，以闻浓艾气为度，亦其次也。

缪仲淳治高存之长郎患腹痛，问曰：按之痛更甚否？曰：按之则痛缓。曰：此虚症也。即以人参等药，用之数剂不愈。但药入口则痛止，其痛每以卯时发，得药渐安，至午痛复发，又进再煎而安。近晚再发，又进三剂而安。睡则不复痛矣，如是者月余。存之疑之，更他医药则痛愈甚，药入痛不止矣。以是服缪方不疑，一年后渐愈。服药六百剂，全瘳。人参、白芍、甘草、麦冬、当归、橘红、木瓜、萸肉、黄柏、鳖甲，或去当归、黄柏，加牛膝、秦艽、枣仁、石斛、延胡索（《广笔记》）。

包海亭夫人患腹痛，连少腹上支心，日夜靡间，百药不效。诊其脉两寸关俱伏，独两尺实大，按之愈甚。询知其起于暴怒，风木郁于地中。投以芎䓖（上）、柴胡（中）、升麻（下）。下咽嗳气数十声，痛立已。已而作喘，曰：是升之太骤也，以四磨汤与之，遂平（同上）。

蒋仲芳治吴氏母年六十余，患腹痛，日泻四五行，已三四年矣，遍治不效。诊之二尺沉紧，曰：内有沉积也。用熟大黄三钱，入本病药中，煎服一剂，而病如失（《沈抄本》）。

示吉曰：毛方来忽患真寒症，腹痛自汗，四肢厥冷绝，诸医束手。予用回阳急救而痊。吴石虹曰：此症暂愈，后必下脓血，则危矣。

数日后果下痢如鱼脑，全无臭气，投参附不应，忽思三物桃花汤，仲景法也。为丸与之，三四服愈（《沈效兄抄本》）。

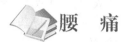 腰　痛

陶弘景曰：相传有人患腰脚弱，往栗下食数升，便能起行。此是补肾之义，然应生嚼，若服饵则宜蒸曝之。按苏子由诗曰：老去自添腰脚病，山翁服栗旧传方，客来为说晨与晚，三咽徐收白玉浆。此得食栗之诀也（《本草纲目》）。

窦材治一老人腰脚痛不能行步，令灸关元三百壮，更服金液丹，强健如前。

张仲文传神仙灸法，疗腰重痛不可转侧，起坐艰难及冷痹，脚筋牵急不可屈伸，灸曲䐐两文头，左右脚四处，各三壮，每灸一脚，二火齐下，艾炷才烧至肉，初觉疼，便用二人两边齐吹至火灭。午时著灸至人定，以来脏腑自动一二行，或转动如雷声，其疾立愈。此法神效，卒不可量也（《纲目》）。

张子和治赵进道病腰痛，岁余不除，诊其两手脉沉实有力，以通经散下五七行，次以杜仲去粗皮细切，炒断丝为细末，每服三钱，猪腰子一枚，薄批五七片，先以椒姜淹去腥水，糁药在内，裹以荷叶，外以湿纸数重封，以文武火烧熟。临卧细嚼，温酒送下；每旦以无比山药丸一服，遂数日而愈。

戴子和女僮冬间自途来面赤如火，至濊阳病腰胯大痛，里急后重，痛则鬼神。张曰：此少阳经也，在身侧为相火，使服舟车丸、通经散，泻至数盆，病犹未瘥。人皆怪之，以为有祟。张大怒曰：驴鬼也。复令调胃承气汤二两，加牵牛头末一两同煎。服之大便数十行，约一二缶，方舍其杖策，但发渴，恣其饮水、西瓜、梨、柿等。张曰：凡治火莫如冰水，天地之至阴也。约饮水一二桶，犹觉微痛，乃刺其阳陵穴，以伸其滞，足少阳胆经之穴也。自是方宁。女僮自言此病每一岁须泻五七次，今年不曾泻，故如是也。常仲明悟其言，以身有湿热病，故一岁亦泻十余行，病始已。此可与智者言，难

与愚者论也（凡泄泻，火症极多）。

一人六十余，病腰尻脊胯俱痛，数载不愈，昼静夜躁，大痛往来，痛作必令人以手槌击，至五更鸡鸣则渐减，向曙则痛止。左右及病者皆作鬼神阴谴，百方祷祝，无验。淹延岁月，肉瘦皮枯，饮食减少，暴怒日增，惟候一死。张诊其两手，脉皆沉滞坚劲，力如张绲。谓之曰：病虽瘦苦于食，然腰尻脊胯皆痛者，必大便坚燥。其左右曰：有五七日或八九日见燥粪一两块，如弹丸结硬不可言，曾令人剜取之，僵下一两块，浑身燥痒，皮肤皱揭，枯涩如麸片。既得病之虚实，随用大承气汤，以姜枣煎之，加牵牛头末二钱。不敢言是泻剂，盖病者闻暖则悦，闻寒则惧，说补则从，说泻则逆。此弊非一日也，而况一斋人传，众楚人咻之乎。及煎成使稍热咽之，从少至多，累至三日，天且晚脏腑下泄四五行，约半盆，以灯视之，皆燥粪痹块及瘀血，杂脏秽不可近。须臾痛减九分，昏睡如常人。至明日，日将夕始觉饥而索粥，温凉与之，又困睡一二日，其痛尽去。次令饮食调养，日服导饮丸、甘露散，滑利便溺之药四十余日，乃复。盖虚结与闭虽久，犹可解而决去。腰脊胯痛者，足太阳胆经之所过也。《难经》曰：诸痛为实。又痛随利减，不利则痛何由去？故凡燥症皆三阳病也，病者既痊，寿乃八十岁。

卫德新因之析津，冬月饮寒则冷病，腰常直不能屈伸，两足沉重，难于行步，途中以床舁。程程问医，皆云肾虚，用苁蓉、巴戟、附子、鹿茸，大便反秘，潮热上周，将经岁矣。乃乞拯张，张曰：此十日之效耳。卫曰：一月亦非迟。张曰：足太阳经血多，病则腰似折，腘如结，腨如裂，太阳所致为屈伸不利。况腰者肾之腑也，身中之大关节，今既强直而不利，宜咸以软之，顿服则和柔矣。《难经》曰：强

力入房，则肾伤而髓枯，枯则高骨乃坏而不用。与此用（疑讹）同。今君之症，太阳为寒所遏，血坠下滞腰间也（原缺五字）。必有积血，非肾也。节次以药下，可数百行，去血一二斗。次以九曲玲珑笼蒸之，汗出三五次而愈。初蒸时至五日，问曰：腹中鸣否？曰：未也。至六日觉鸣，七日而起，已能揖人。张曰：病有热者勿蒸，蒸则损人目也。

饶之城中某病肾虚腰痛，沙随先生以其尊人所传宋谊叔方，用杜仲酒浸透，炙干捣罗为末，无灰酒调下，如方制之，三服而愈（《槎庵小乘》）。

薛立斋治一妇人腰痛三年矣，每痛必青，头晕目紧，薛以为肝脾气虚，用补肝散而愈。三年后因劳役患头痛兼恶心，用补中益气汤加茯苓、半夏、蔓荆子而愈。

一妇人苦腰痛，数年不愈。薛用白术一味，大剂服，不三月而痊。乃胃气虚闭之症，故用白术也。

一妇人先腰胯作痛，后两腿亦痛，薛以为足三阴虚寒，外邪所伤，用小续命汤及独活寄生汤，或作或止。所用饮食极热，腹中方快。薛曰：邪气去而元气虚寒也。诊其脉果沉细，用养肾散渐愈，又用十补丸而痊。

一妇人所患同前，但发热作渴，喜冷饮食，脉洪数，按之迟涩。薛以为血虚有热，用羚羊角散去槟榔，加白术、茯苓数剂，更用加味逍遥散而痊。

一妇人患前症，时或腿膝作痛，脉浮数，按之迟缓，此元气虚而风湿所乘，用独活寄生汤顿愈。又用八珍汤而安。

一妇人因怒患前症，寒热往来，口苦不食，晡热内热，薛以为肝火血虚，先用小柴胡山栀顿愈。又用加味逍遥而瘳。

一妇人患前症，寒热头痛，殊类伤寒，此寒邪之症，用槟苏败毒而安。又用补中益气，调补而愈。

龚子材治一人跌后腰痛，用定痛等药不效，气血日衰，面耳黎色。龚曰：腰为肾之腑，虽曰闪伤，实肾经虚弱所致也。前用杜仲、补骨脂、五味子、山萸、苁蓉、山药，空心服。又

以六君，当归、白术、神曲各二钱，食远服，不月而瘳。

张路玉治沈云步媳常有腰疼带下之疾，或时劳动则日晡便有微热，诊其两尺皆弦，而右寸关虚濡少力，此手足太阴气衰，敷化之令不及也。合用异功散加当归、丹皮，调补胃中营气，兼杜仲以壮关节，泽泻以利州都，则腰疼带下受其益矣。

江苏总藩张公严冬腰腹疼重，甲夜延诊，候脉得沉滑而驶，遂与导痰兼五苓之制，一剂而腹痛止，三啜而腰胯驰纵自如，未尝用腰腹痛之药（沉为在里，滑为痰，驶为热，故消导分利而愈）。

卢不远治陈孟抒父六月中受寒，尚淹淹未甚也，至次年二月，忽小腹与腰急痛，即令人紧挽外肾，稍松便欲死，与羌活、黄柏、茯苓、肉桂等剂，令刮委中，痛止而足软。至五月天热，身发紫斑，有汗至足乃愈，此小肠腑病也。经曰：小肠病者，腰脊控睾而痛。以羌活入太阳小肠，故痛随愈。其足软未瘳者，原以寒邪郁火，故需夏时则火力全，而血脉之邪始去，所以斑出足汗，百骸畅美，寒净而火遂融通也。

吴孚先治尹瑞之腰痛异常，从目内眦进药而愈。或问之，曰：是乃精明穴也，在目内眦红肉中，上行足太阳经于腰背，下应足少阴通于心腹。腰背之痛，从精明进药良有奇验。古来神圣有从耳进药者病愈，而耳聋针之则愈矣。

苏颂治一女子忽得小腹中痛，月经初来，便觉腰间切痛连脊，间如刀刺、锥所刺，不可忍。众医不别，谓是鬼疰，妄服诸药，终无所益，其疾转增。审察前状相当，即用积雪草，其药夏五月正放花时即采，曝干捣节为糁，每服二方寸匕，和好醋二小合，平旦空腹顿服之，每旦一服，以知为度（《天宝单行方》《本草纲目》）。

张三锡治一人瘦弱性复嗜酒，致腰及两胫痛不可忍，作肾虚治不应。诊之左脉濡细而数，乃血虚受热也，遂以四物汤、生地，加知、柏、牛、杜、肉桂少许，二剂知，十剂已。

一人因太劳又过饮酒，致湿热乘入客于经，腰痛夜更甚，不得俯仰，脉濡而弱，先与拈痛

去参术，二帖稍愈，遂改用四物加杜仲、牛膝、独活、肉桂，顿瘳。

一人脉症同上，服拈痛渐减，一人改用桂附，遂攻出一痈出脓，大补消。

一人肥盛而肢节痛，腰更甚，脉沉濡而滑，知湿痰也。与二陈加南星、二术、二活、秦艽、防风，十剂愈。

一人因坠马后腰痛不止，日轻夜重，瘀血谛矣。与四物去地，加肉桂、桃仁泥、苏木，四服，大便下黑而痓。

王叔权曰：舍弟腰疼，出入甚艰，余用火针微微频刺肾俞，则行履如故。初不灸也，屡有人腰背伛偻，来觅点灸，予意其是筋病使然，为点阳陵泉令归，灸即愈。筋会阳陵泉也，然则腰疼又不可专泥肾俞，不灸其他穴也。

陈三农治一士精神倦怠，腰膝异痛不可忍，咸谓肾主腰膝，用桂附之剂，延两月觉四肢痿软，腰膝寒冷，遂恣服热药，了无疑惧。诊之脉伏于下，重按之振指有力，此阳盛格阴，乃火热过极，反见胜已之化。以黄柏三钱，胆草二钱，芩、连、栀子各一钱五分，加生姜七片为之向导，乘热顿饮，移时便觉腰间畅快，三剂而痛若失。

立斋治一妇人患腰痛，脚弱弛长，不能动履，以人参败毒散加苍术、黄柏、泽泻而愈。

一人体厚腰间常冷，与肾著汤加星、半、苍术，三服全愈。

朱鹤山老年久患腰痛，用茯苓三钱，枸杞一两，生地二钱，麦冬五钱，人参三钱，陈皮三钱，白术三钱，河水二盏，煎八分，日服一剂，强健再生子，八十未艾（《广笔记》）。

缪仲淳治钱晋吾文学腰痛甚，诊之气郁兼有伤，瘀血停滞，投以牛膝五钱，当归二钱五分，炙甘草一钱，苏梗一钱，五加皮三钱，橘红二钱，制香附二钱，续断二钱，水二盏，煎八分，饥时童便一大杯，服二剂愈（同上）。

缪之外祖李思塘少年患腰痛，至不能坐立，诸医以补肾药疗之不效。朱远斋者，湖明医也。用润字号丸药下之，去黑粪数升，盖湿痰乘虚流入肾中作苦，痰去方以补药滋肾，不逾月起。惜其方传者不真（同上）。

李学虬曰：先安人因亡女忽患腰痛，转侧艰苦，至不能张口受食，投以鹿角胶不愈，以湿痰疗之亦不效。遍走使延仲淳，曰：此非肾虚也，如肾虚不能延至今日矣。用白芍、制香附各三钱，橘红、白芷、肉桂各二钱，炙草一钱，乳香、没药各七分半，灯心同研细，临服下之，一剂腰脱然，觉偏体疼。仲淳曰：愈矣。再煎滓服立起。予骇问故，仲淳曰：此在《素问》木郁则达之，顾诸君不识耳（《广笔记》）。

薛治一男子年四十余患腰痛，服流气饮、寄生汤不应，以热手熨之少可。盖脉沉弦，肾虚所致，以补肾丸愈之。

张景岳治董翁年六旬，资禀素壮，因嗜火酒，致湿热聚于太阳膀胱。忽病腰痛不可忍，至求自尽。诊之六脉甚洪滑且小，水不通而膀胱胀急。遂以大分清饮倍加黄柏、龙胆草，一剂，小便顿行，腰痛如失。

刘宏璧曰：一友病腰痛，医以杜仲、补骨脂等，治之不效。诊其脉浮细缓，止知为风寒血脉耳，与当归四逆汤，剂尽痛深。次日前医来，深诋此汤之谬。复进杜仲等药，腰痛如故，怪而问之，曰：子或又用他药耶？友以实对，令其再用四逆汤，一帖即已。

钱国宾治榆林张参戎，体厚力大，素善骑射，壮时纵欲，水败火亏，腰胯如折，其脉寸关浮大，两尺若有若无，不可以揣，非人扶不起，已三年，筋骨皆冷。以六味丸加河车膏、龟、鹿、胶、参、归、桂、附，补其真元肾命，年余方能步，又五年卒。

陆茂才父年七十，素有肝疾，偶于春分日育王山顶烧香。育王之高为湖上众山之最，晨而往，晡而归，足力可云健矣。至夜忽腰大痛，不可转侧，或以为劳伤兼感冒，宜先表散，与羌活、秦艽等，一剂痛益剧。脉之弦硬，参五不调，二便俱秘，面黯囊缩，日夜不得眠。曰：此肝肾大伤，疏泄已废，症濒危矣，岂可再投风药？以养青汤加牛膝、当归，痛略减，二便仍秘，且呕恶发呃。此地气不得下行而反上攻也。前方重用熟地，外以田螺、独蒜捣烂系脐下，二便既行，呕呃随止，痛忽移入少腹，控引睪丸，前方杞子至一两，再入白芍、甘草，数剂渐瘥。乃素性畏药，停数日觉复甚，又与 数剂而安。

# 前 阴

朱丹溪治吴江王氏子年三十岁，忽阴挺长肿而痛，脉数而实，用朴硝荆芥汤浸洗，又用三一承气汤大下之愈（《本草纲目》）。

姚蒙字以正，巡抚邹来学尝使视脉。蒙既叙病源因，曰：公根器别有一窍出汗水。来学大惊，曰：此隐疾，何由知？蒙曰：以脉得之左关滑而缓，肝第四叶有漏洞下相通。来学改容谢（《江南通志》）。

薛立斋治一妇人阴中肿闷，小便涩滞，两胁作痛，内热晡热，月经不调，时或寒热。此因肝脾郁怒，元气下陷，湿热壅滞。朝用归脾汤加柴胡、升麻，解郁结，补脾气，升元气；夕用加味逍遥散，清肝火，生肝血，除湿热。备数剂，诸症悉愈。又用四君、芎、归、丹皮，调补肝脾而经水如期。

一妇人阴中寒冷，小便黄涩，内热寒势，口苦胁胀。此因肝经湿热，用龙胆汤祛利湿热，用加味逍遥散调补血气而安矣。

一妇人所患同前，更寒热呕吐，两股肿痛，先用小柴胡加山栀。一剂寒热呕吐顿止。次用龙胆泻肝汤，一剂肿痛顿消。

一妇人阴中寒冷，小便澄清，腹中亦冷，饮食少思，大便不实，下元虚寒，治以八味丸，月余饮食渐加，大便渐实，又月余诸症悉愈。

一妇人阴肿下坠，闷痛出水，胸腹不利，小便频数，内热晡热，口苦耳鸣。此肝脾火症，用小柴胡、车前、胆草、苓、术、升麻，二剂少愈。又用加味逍遥加升麻，数剂渐愈。乃以加味归脾加升麻、柴胡，并补中益气加山栀，数剂顿愈。仍用加味逍遥加味归脾二药，调理全愈。

一妇人患前症热痛，或用寒凉败毒药，饮食不入，时欲作呕，小腹重坠。此脾胃复损，元气下陷，先用补中益气加炮姜，二剂重坠顿愈。又加茯苓、半夏，二十余剂而愈。乃以归脾汤少加柴胡、升麻，并六味地黄丸而康。

孙文垣治一妇，当暑月小便不利而痛，玉户肿，又便血发热，左脉弦数，右寸短弱，此肺气不足，肝火太炽。盖肝为血海，又主疏泄，二便玉户为肝经所络之地。治当疏决肝经壅滞，俾气畅则新血得以归经，热解则小水可自利，而肿亦可消矣。以滑石三钱，桃仁、当归、白芍各一钱，柴胡、黄连、人参各八分，川芎六分，甘草、桂枝、白芷各三分，四剂而瘥。

马风林内子有隐疾，每月汛行，子户旁辄生一肿毒，胀而不痛，过三日以银簪烧红针破，出白脓盏许而消，不必膏药，亦无疤痕。初用针刺，近则以指掐之，脓即出。但汛行即发，上下左右无定所，第不离子户，于今八年。内外科历治不效，且致不孕。孙曰：此中焦湿痰随经水下流，壅于子户也，经去而痰凝则化为脓，本来非毒，故不痛（怪病之谓痰）。用白螺蛳壳火煅存性为君，南星、半夏为臣，柴胡、甘草为佐，曲糊为丸，令早晚服之，未终剂而汛行不肿，次年生女。

一妇有隐疾，其夫三造门而不言，继至欲言而面赭。孙开喻之，乃俯首曰：言之无任主臣，先生长者谅无哂。山妻子户中突生一物，初长可三寸，今则五寸许矣，状如坚筋，色赤，大可拱把，胀而且痛，不便起止，憎寒壮热，寝食俱减。赧于言，欲求自尽，逡巡百日矣。孙曰：乃阴挺症也。厥阴肝经之脉，女子下系庭孔，湿热则阴挺，犹木有湿热而生蕈也（毕竟热则挺纵不收为是）。与以龙胆泻肝汤及猬皮散、当归、黄芩、牡蛎、猬皮、赤芍为末，每用二钱，空心米饮汤调下。去后数月来报，云前症果瘥。兹为汛期一月不至，敢问曰：此有身也？彼疑疾甫愈，未必能孕。谓曰：前恙乃肝经有余之症。肝为血海，女子血盛则怀胎。据血盛当先期，今汛逾期，实孕耳，非病也。后果足月生子。

尚某言昔在粤东与都司李某交善，后李没。其妻售濠畔街宅与尚，仍分院而居，两家往来如亲串然。一日李妻私语尚夫人，有女及笄而病，病且甚异，欲求尚诊而难于言。夫人告尚，曰：与李君凤交好，言之何伤？李妻乃言女初患腹痛，久之溲溺甚艰，溲内有物能游泳，或二或三，似有鳞鬣者，取视之，乃比耳目鱼半体也，身微黑，止具一目，其背白，置水中果如所云。试诊之，肝气久郁所致，投以疏肝之剂而愈。李河南人（《居易录》）。

有寡妇患阴中痒不可告人，渐至委顿，此妇平日处奉大士，忽有尼僧来，与药一包，曰：以此洗之，数洗而愈。其药乃蛇床子、吴茱萸、苦参也（《采兰杂志》）。

何首乌本名交藤，因何首乌服而得名。何首乌者，顺州南河县人，祖能嗣，本名田儿，生而阉弱，年五十八无妻子。醉卧野中，见田中藤两本异生，苗蔓相交，久而解，解合三四，田儿心异之，掘根持问乡人，无能识者。遂曝干捣末，酒服。七日而思人道，百日而旧病皆愈，十年而生数男，后改名能嗣。又与子庭服，皆寿一百六十，首乌服药亦百三十岁。唐元和七年，曾文象遇茅山老人，遂传其事，李翱因著方录云（《甘泉蕞残录》）。

富家子唐靖疮发于阴至烂，道人周守真曰：病得之欲泄而不可泄也（治法宜内服龙胆泻肝汤，外以甘草末糁之）（《延寿书》）。

有人阴冷，渐渐入阴囊，肿满，昼夜疼闷不已。用上好川椒为末，帛包裹囊，如不觉热，烘热更妙，内煎大苏汤汁服妙。阴冷两丸如冰，出汗，两脚痿弱，宜补肝汤（《千金方》）。

王节斋曰：男子阴痿不起，古方多云命门火衰，祖气虚固有之矣。然亦有郁火盛而至痿者。经云：壮火食气。譬如人在夏暑而倦怠，遇冬寒而坚强。予常亲见肾经郁火而有此症，令服黄柏、知母，清火坚肾之药而效。故须审察，不可偏认为火衰症也。

薛立斋治一妇人吐痰热，遍身作痛，小便频数，阴中作痒，日晡热甚。曰：此肝脾血虚，气滞而兼湿热也。用加味逍遥散加车前子而愈。

马元仪治尤悔俺患阴茎作痛，痛甚而愤，遂昏迷不醒，几阅月。诊其两脉浮虚而涩，浮为气虚，涩为精伤。阴阳两虚之候，得之忧思劳郁而伤中也。经云：阳明主润宗筋。又：阳

气者，精则养神，柔则养筋。今悒郁劳倦，气血两伤，故令作痛，以当归补血汤加人参、炙草，荣养气血。桂心、秦艽、红花，宣通血脉。一剂而痛止，复诊两脉沉微，连进大剂参附，诸症已平。惟彻夜不寐，用归脾汤调理而安。

有人阴肿，医以赤土涂之，令服八味丸而愈。一儿阴肿，医亦以赤土涂之愈。若久病阴肿，病已不可救，宜速灸水分穴，盖水分能分水谷。水谷不分，故阴肿。不特阴肿，他处亦肿也。尤宜急服禹余粮丸云（《既效方》）。

陈良甫家婢患阴蚀，就疮家疗不差，蚀处作两疮，深半寸，良甫于《涓子方》中捡得甘草汤方，仍以自处蚰蛇胆散，不经七日，疮乃平复，甚效。凡救十八人，手下即活。遇斯疾者，请流布而传之。

葛氏云：比见人患茎头肿，攻下疮欲断者，以猪肉汤渍洗之，并用黄连、黄柏末涂之。又方蜜煎甘草末涂之（《千金方》）。

立斋治一妇人阴内脓水淋漓，或痒或痛，状似虫行，诊之少阴脉滑。此阴中有疮也，名曰蚀。由心神烦郁，胃气虚弱，气血凝滞所致。与升麻、白芷、黄连、木通、当归、川芎、白术、茯苓、柴胡，煎服，用揭肿汤熏洗，更搽薄黄、水银，两月余而愈。或有胞络虚，风邪乘阴，血气相搏，令气否塞，致阴肿痛当。以菖蒲散治之，更以枳实炒热，帛裹熨之，冷则再炒。或有子脏虚冷，气下冲致阴脱出，谓之下脱。或因产努力而脱者，以当归散治之。久不愈者，以补中益气汤倍加升麻、柴胡，升举之。

靳阁老子阴茎肿痛，服五苓散等药不应，诊其脉左关弦数。此肝经积热而成。以小柴胡汤送芦荟丸，一服势去三四，再服顿愈。

一妇人阴器肿痛，小水涩滞，遇晚寒热交作，此肝经湿热为患。以龙胆泻肝汤二服，小水通利。又以四物汤兼小柴胡加花粉、木通、山栀，服之而愈（《外科正宗》以下共六案来选入）。

一妇人无故发热月余，忽阴中突出一物，如鸡冠一片，此肝郁脾虚所致，以补中益气汤加青皮、栀、苓、柴胡、甘草，外以白芷、苍

术、紫苏煎汤，每日熏洗。十余日，其患渐小，仍用前汤倍参术，月余而安。

一妇人阴中作痒，遇夜五心烦热，作渴不寐，此思虑太过致心肾不交。以四物汤加龙胆草、山栀、知母、黄连。以银杏散约入阴中二日，其痒渐止。又朝以八味丸，午用归脾汤加银柴胡、茵陈，月余而愈。

一妇人阴器半边肿痛，身发寒热，口干便秘，脉实有力。以内疏黄连汤一剂，大便通利，口干乃止，惟肿痛尤甚。此湿毒结聚，欲为脓也。以四物加角针、泽泻，二剂脓熟胀痛。又透脓散一服，出臭脓盅许，痛止。以八珍汤加丹皮、泽泻，十余剂而安。

一妇人肝经风湿，下流阴器，浮肿痒甚，至抓出血不痛。以消风散加苦参、胆草、泽泻、木通、山栀，外以蛇床子汤熏洗，搽擦银杏散，十余日痒止肿消而愈。

一妇人嫠居十余载，阴器作痒出虫，含忍不言。后阴器蚀烂，已蚀内脏，尪羸发热，作渴，脉洪而数。询其痒痛日久，阴器黑腐，小水不禁，内脏已坏，不可用药。彼苦求治。痒者虫也，痛者损也，先用鲫鱼数枚，以香米糁炙鱼熟，以丝绵薄裹纳入阴中，夹之良久，取出红虫长者一寸，短者五六分，细如丝线，约二十余条，置温汤中摇摆片时方死。彼家惟悦，以为可治。曰：再取再有，生化无穷。强投养血清肝药，终竟不应而死。

钱国宾曰：浙湖戴氏女年五岁，胎生双阴，溺从上出，下户亦流。因母病延诊，以私语言及余，曰：此女天生双阴也，不闻《楞严经》云：五种不男之人，即此类也。长大经行生子如常，以上窍为正，从此勿疑，抚养待配。

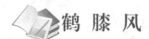

## 鹤 膝 风

朱丹溪治一丈人年七十岁，患脚膝疼稍肿，此血虚而挟湿热也，用生地、归头、白芍、苍术、炒柏、川芎、桂、木通，水煎，食前热服。

一男子年近三十，滋味素厚，性多焦怒，秋间髀枢左右一点发痛，延及膝骭，昼静夜剧，痛处恶寒，或渴或不渴，或痞或不痞。医多用风药兼补血。次年春其膝渐肿痛愈甚，食减形羸，至春末膝肿如桃，不可屈伸。诊其脉左弦大颇实，寸涩甚大，率皆数，知其小便必数而短。遂作饮食痰积在太阴阳明治之。炒柏一两，生甘草梢、犀角屑、苍术盐炒各三钱，川芎二钱，陈皮、牛膝、木通、白芍各五钱，遇暄热加条芩三钱，为细末，每三钱。重与生姜自然汁同研细，多少以水荡起煎令沸，带热食前饮之，一昼夜四次。与至半月后，数脉渐减渐轻。去犀角，加牛膝、败龟板半两，当归半两，如前服，又与半月，肿渐减，食渐进，不恶寒，唯脚膝酸软，未能久立久行，去苍术、黄芩。时当夏热，加炒柏至一两半，依本方内加牛膝，春夏用茎叶，冬用根，杵取汁用之效尤速。须断酒肉、湿面、胡椒，当仲夏加生地半两，冬加茱萸、桂枝。

镇江外科史姓者曾治一人鹤膝风，以虾暮用碗锋略破腹有缝，不可穿缚，置患处待动胁移时，受毒辄死，如前再易一枚，不过二三枚愈（《戒庵漫笔》李诩）。

孙文垣治程绍溪中年患鹤膝风，两腿及腿肚内外臁肉尽削，两膝肿大。乃酒后纵欲所致，且四肢脓疥淫湿腌臜。自分必死，宜人以病久，医药破家，不复求治矣。孙以邻人之亲往诊，左寸关浮数，右寸短弱，两尺沉微。曰：此气虚血热之候。法当大补，壮其筋骨，犹可冀生，第非百日不见功。盖补血无速效，必渐而濡之，关节通利。骨正筋柔，腿肉自生。初以龟版、苡仁各三钱，苍耳子、五加皮、头二蚕沙、节节香各一钱，当归、人参、黄芪、苍术、杜仲、黄柏各八分，红花八分。十剂而疮疥渐稀，精神稍长。再以苡仁、五加皮、龟版各二钱，节节香、苍耳子、地黄、丹参、苍术、黄柏、首乌各一钱，人参、当归各八分，红花、木通各五分，三十帖可倚杖而行，腿肉渐生，疮疥尽愈，膝肿消去其六。后以虎潜丸加鹿角胶、首乌、狗脊、节节香、牛膝，用龟胶为丸，服三月腿肉复完，而愈。

薛立斋尝治韩廷仪先患风症，用疏风化痰养血之药而痊。其腿膝骨内发热作痛，服十味固本丸、天麻丸益甚。两尺脉数而无力，谓此肾水虚不能生肝木，虚火内动而作，非风邪所致也。不信，又服羌活愈风丹之类，四肢痿软，遍身麻木，痰涎上涌，神思不清。曰：此皆脾气亏损，不能荣养周身，又不能摄涎归源，先用六君子加芎、归、木香数剂，以助五脏生化之气，以荣养周身，而诸症渐愈。乃朝以补中益气汤培养脾肺，夕以六味丸滋补肝肾，如此三月则安。

一妇人久郁怒膝肿，胸胁不利，内热寒势，经候不调，遍身酸痛，此胃气亏损。先用补中益气汤加半夏、茯苓，二十余剂，胃气渐醒。又用大防风汤与归脾汤，膝肿渐消，用加味逍遥散，大防风汤全消。又用八珍汤加丹皮，调理而安。

一妇人患前症，肿痛寒热，先用大防风汤一剂，又用加味逍遥四剂，月余肿痛渐退。惑于速效，另服祛风败毒，虚症蜂起。仍用大防风为主，佐以十全大补而消，又服大补汤，两月余而愈。

一妇人患前症，两拗中腿股筋牵作痛，内热寒势，此肝火气滞之症，先用加味小柴胡汤四剂，后以加味逍遥散为主，佐以大防风汤而消。又患痢后，两膝肿痛，寒热往来，用十全大补汤为主，佐以大防风汤而仍消。

一妇人患之，虽溃而肿不消，朝寒暮热，饮食不思，经水三四月一至，此肝脾气血俱虚也。用补中益气，加味归脾二汤，各三十余剂，肿渐消而寒热止。又佐以大防风，月余而能步履，再月余经行如期，又服六味丸、八珍汤，三月而疮敛。

一男子腿筋驰长，月余两膝肿痛，此阴虚湿热所乘也。用六味丸为主，佐以八珍汤，加牛膝、杜仲，间以补中益气汤，三月余而消。

通府刘国威先筋挛骨痛，右膝漫肿。用化痰消毒之剂，肿痛益甚，食少体倦，加祛风消毒等药，寒热作呕，大便不实。用二陈除湿之类，肿起色赤，内痛如锥。诊其脉滑而无力，此脓已成，元气虚而不能溃也。用十全大补汤

四剂，佐以大防风汤一剂而溃，又百余剂而痊。

一男子腿痛膝肿，脉浮按之弦紧，此肝肾虚弱也。用大防风汤，二剂已退。彼惑于附子有毒，乃服治疮之药，日渐消瘦，虚症渐至，复求治。曰：倦怠消瘦，脾胃衰而不能营运也。小便不禁，膀胱虚而不能约制也。燥热虚痞，胃气弱而不能化也。恍惚健忘，精失而愦乱也。恶症蜂集，辞之。后果殁。

一男子患腿痛，膝微肿，轻诊则浮，按之弦紧，此鹤膝风也。与大防风汤二剂，已退二三。彼谓附子有毒，乃服败毒药，日渐消瘦，复求治。薛谓：今饮食不为肌肤，水谷不能运化精微、灌溉脏腑周身百脉，神将何依？夫气短而促，真气损也。怠惰嗜卧，脾气衰也。小便不禁，膀胱不藏也。时有躁热，心下虚痞，胃气不能上荣也。恍惚健忘，神明乱也。不治。后果然。此症多患于不足之人，故以加减小续命、大防风二汤有效。若用攻毒药，必误。

一妇人膝肿痛，遇寒痛益甚，月余不愈，诸药不应，脉弦紧，此寒邪深伏于内也。用大防风汤及火龙膏治之而消。大抵此症虽云肿有浅深，感有轻重，其所受皆因真气虚弱，邪气得以深袭。若真气壮实，邪气焉能为患耶？故附骨痈疽及鹤膝风症，虚者多患之。前人用附子者，以补温肾气，而又能行药势散寒邪也。亦有体虚之人，秋夏露卧，为冷气所袭，寒热伏结，多成此症。不能转动，乍寒乍热而无汗，按之痛应骨者是也。若经久不消，极阴生阳，寒化而溃也。若被贼风所伤，患处不甚热，而洒淅恶寒，不时汗出，熨之痛止，须大防风汤及火龙膏治之。若失治，为弯曲偏枯。有坚硬如石，谓之石疽。若热缓积日不溃，肉色赤紫，皮肉俱烂，名缓疽。其始末皆宜服前汤，欲其驱散寒邪，以补虚托里也。

一人患鹤膝风五年，敷药三日即愈。王心涵传乳香、没药各一钱五分，地骨皮三钱，无名异五钱，麝香一分，各为末，车前草捣汁入，老酒少许，调敷患处（《广笔记》）。

立斋治一男子左膝肿大，三月不溃。谓体虚之人，风邪袭于骨节，使气滞而不行，故膝愈大而腿愈细，名曰鹤膝风。遂以大防风汤，

三十余剂而消。张上舍亦患此，伏枕半载，流脓三月。彼云：初服大防风汤去附子一钱，服二十余剂少愈。乃去附子五钱，服至三十余剂将愈。乃去附子，更以三十余剂而痊。盖桂附当用而不用，则无功也。

王汝道膝腿肿，筋骨痛，服十宣散不应，脉沉细，以五积散二剂而痛止。更以十宣散去桔梗，加牛膝杜仲，三十余剂脓溃而愈。此寒热之肿，八风之变也。

 脚

苏颂曰：水气、脚气最为急症。有人患此，以袋盛赤小豆，朝夕践踏展转之，久久遂愈（《本草纲目》）（今人多误为相思子，其实即食豆，赤黯而紧小者耳。其红大者不入药）。

窦材治一人患脚气，两胻骨连腰日夜痛不可忍，为灸涌泉穴五十壮，服金液丹，五日全愈。

一女人患脚气，忽手足遍身拘挛疼痛，六脉沉大，乃胃气盛也。服宣风丸三十粒，泄去而愈。

张文定尝苦脚疾，无药可疗。一日游相国寺，有卖药者，得绿豆两粒，用之遂愈（《琅琊代醉编》）。

刘敬叔云：荥阳郑鲜之字道子，为尚书左仆射女，脚患挛癖，就王仆医。仆阳请水浇之，余浇庭中枯树，树既生，女脚瘥（《樵书初编》）。

鄱阳周顺治一士人脚弱病，方书罗列，积药如山，而疾益甚。令屏去，但用杉木为桶濯足，及令排樟脑两股间，以脚褙紧定，月余而安，健如故。南方多此疾，不可不知（《避斋间览》）。

六七叔婆血少气多，大便后脚痛而麻，用当归、白芍、白术、青皮、地黄、川芎、甘草、桃仁，煎服。

薛立斋治一妇人两臁赤痛，寒热口苦，呕吐懒食，面色青黄。此肝木乘脾土，用小柴胡汤加山栀、升麻、茯苓，二剂顿愈。又用六君子汤加柴胡、山栀，全愈。

一妇人饮食劳役，两臁兼腿疼痛，或时寒热，薛以为脾虚湿热下陷，用补中益气汤加山栀、茯苓、半夏，治之而痊。后复作，六君子汤加柴胡、山栀，全愈。

一妇人经行后寒热晡热，两腿作痛，此肝经血虚也。用加味逍遥散加山栀，治之而愈。后因劳日晡内热，或用四物、黄柏、知母之类，前症益甚，更加食少作泻。薛以为元气下陷，前药复伤，先用六君子汤加补骨脂二剂，调补脾胃而泻止食进。又用补中益气汤升举元气而痊。

一妇人年三十有七，早孀居，两腿骨作痛。晡热体倦，月经不调，或发寒热数年矣。一日头项两侧结核，两胁胀痛，此系肝经郁火而成也。先用小柴胡汤合四物数剂，肝症顿愈。又用加味逍遥散加泽兰、乳香、没药，三十剂血症渐痊。再用加味归脾等药，年余而安。

一孀妇两腿作痛，或用除湿化痰等药，遍身作痛而无定处。薛曰：此血症也。不信，仍服流气饮之类而殁。

一放出宫人，年四十余，臀腿内股作痛，晡热口干，月经不调，此系肝经血少，不能养经络而然也。宜用加味逍遥散加泽兰叶，五十余剂，诸症稍缓，又以归脾汤兼服，二百余剂而痊。

一放出宫人臀腿肿痛，内热晡热，恶寒体倦，咳嗽胸痞，月经过期而少，彼以为气毒流注，服清热理气之剂益甚。薛曰：此乃肝经瘀血停留所致。盖肝经上贯膈，布胁肋，循喉咙，下循胭内臁，绕阴器，抵少腹。主治之法，但当补其所不胜，而制其所胜。补者脾也，制者肝也。经曰：虚则补之，实则泻之。此定法也。彼不信，仍服前药，遂致不起。

薛立斋治一儒者，两足发热，脚跟作痛，用六味丸及四物汤加麦冬、五味、元参，治之而愈。后因劳投，发热恶寒，作渴烦躁，用当归补血而安。

一女人下体肿痛，用人参败毒散加苍术、黄柏、威灵仙，痛减。又以四物汤加苍术、黄柏、防己、红花、泽泻而安。

一人足热口干，吐痰头晕，服四物汤加黄连、黄柏，饮食即减，痰热益甚。用十全大补汤加麦冬、五味、山药、山萸而愈。

吴孚先治褚仁甫病足肿虚软无力，颇能食，医与二妙散加米仁、木瓜、牛膝、防风之属，愈服愈惫。此脾虚湿热下陷，法当补脾升举，误用下行之剂，故愈陷下也。凡诊是症，须审右寸不数，并能食否？如数又不能食，则是痿症，宜清肺热，不可不知。即痿不可作痹治是也。

张路玉治褚廷嘉患脚气痼疾，恒服肾气丸不彻，六七年来宿患。恳除之，乃汇取术附、桂附、参附等法，兼采八风散中菊花，鳖甲汤中鳖甲、贝齿、羚羊、犀角，风引汤中独活、防己，竹沥汤中姜汁、竹沥为丸，共襄祛风逐湿之功，服后必蒸蒸汗出，不终剂而数年之症顿愈。

沈汝檝子夏月两膝胫至脚痛极，僵挺不能屈者十余日，或用敷治之法不效。其脉软大而数，令拭去敷药，与当归拈痛汤二剂，汗出而愈。

陆养愚治邵完吾左臀尖肿痛，引至膝腘，行动不便，眠卧亦艰，治疗半年无效，肌肉尽削。诊之沉弱似缓，按之迟迟，两足沉数，曰：此由元气虚弱，寒湿乘之，胃气不升，阴火伏匿于下。法当扶元升阳，导湿清热，则痛自止。用补中益气汤加苍术、黄柏、猪苓、泽泻、桂附少许，十剂其痛顿释，后去桂附、五苓，倍人参、归身，月余肌肉渐生。

张三锡治一人素有脚气，每发则引腰痛不可俯仰。其人雄饮，明是湿热，脉濡而数，投拈痛汤八剂渐减，遂以拟虚丹，酒下二丸，空心凡三服，腿腕出黑汗，永不再发。

陈三农治一人热从脚起入腹，视其形体实，作湿郁热成，热之候治之，以潜行散加牛膝、防己丸，服之而愈。

一妇积劳，病两足如火烧，即恶寒壮热，头疼眩晕，齿痛齿浮，安卧片时少减，日二三发。此气血俱虚，虚火妄动所致。以十全大补汤加五味，四剂而愈。

朱丹溪治一妇人脚疼怕冷，夜剧日轻，用生地、白芍、归尾各五钱，炒黄柏、黄芩、白术，右分四帖，水煎带热服。

一妇人脚叉骨痛，用苍术、白术、陈皮、白芍各三钱，木通二钱，甘草五分，分二服，送大补丸五十粒。

儒者章立之左股作痛，用清热渗湿之药，色赤肿胀，痛连腰胁，腿足无力。此足三阴虚，用补中益气、六味地黄，两月余元气渐复，诸症渐退。喜其慎疾，年许而痊。

府庠钟之英两腿生疮，色黯如钱似癣者三四，痒痛相循，脓淋漓，晡热内热，口干面黧，此肾虚之症，用加味六味丸，数日而愈。此等症候，用祛风败毒之剂，以致误人多矣。

一男子素遗精，脚跟作痛，口干作渴，大便干燥，午后热甚，用补中益气加白芍、元参，及六味丸而愈。

周都宪两腿作痛，形体清瘦，肝脉弦数，却属有余之症，用龙胆泻肝汤治之愈。

一妇人两腿作痛，不能伸展，脉弦紧按之则涩，先以五积散二剂，痛少止。又一剂而止。更以神应养真，而能屈伸。

一男子腿痛，每痛则痰盛，或作嘈杂，脉滑而数，以二陈汤加升麻、二术、泽泻、羌活、南星，治之而安。

一男子素有脚气，胁下作痛，发热头晕，呕吐，腿痹不仁，服消毒护心等药不应。左关脉紧右关脉弦，此亦脚气也，以半夏杜经汤治之而愈。

一男子脚软肿痛，发热饮冷，大小便秘，右关脉数。乃足阳明经湿热流注也，以大黄左经汤，治之而愈。

一男子臁胫兼踝脚皆焮痛，治以加味败毒而愈。

一男子两腿肿痛，脉滑而缓，此湿痰所致也。先以五苓散加苍术、黄柏，二剂少愈。更以二陈、二术、槟榔、紫苏、羌活、独活、牛膝、黄柏而瘥。夫湿痰之症，必先以行气利湿健中为主，若中气和则痰自消，而湿亦无所容矣。

一妇人两腿痛，脉涩而数，此血虚兼湿热，先以苍术、黄柏、知母、龙胆草、茯苓、防风、防己、羌活，数剂肿痛渐愈。又以四物汤加二术、黄柏、牛膝、木瓜，月余而愈。

一女人脚胫肿痛，发寒热，脉浮数。此三阳经湿热下注为患，尚在表，用加味败毒散治之不应，乃瘀血凝结，药不能及也。于患处砭去瘀血，乃用前药，二剂顿退。以当归拈痛汤四剂而愈。杨大受云：脚气是为壅疾，治法宜宣通之，使气不能成壅也。壅既成而甚者，砭去恶血，而去其重势。经云：畜则肿热。砭射之后，以药治之。

一女人两腿痛，遇寒则筋挛，脉弦而紧，此寒邪之症。以五积散对四物汤，数剂痛止。更以四物汤加木瓜、牛膝、枳壳，月余而愈。

一男子腿肿筋挛，不能动履，以交加散二剂而愈。

一妇人患腿痛不能伸屈，遇风寒痛益甚，诸药不应，甚苦。先以活络丹一丸顿退，又服而瘳。次年复痛，仍服一丸，亦退大半。更以独活寄生汤，四剂而愈。

一男子素有脚气，又患附骨疽作痛，服活络丹一丸，二症并瘳。上舍俞鲁用素有疝不能愈，因患腿痛，亦用一丸，不惟腿患有效，而疝亦得愈矣。夫病深伏在内，非此药不能通达，但近代始云此药引风入骨，如油入面之说，故后人多不肯服。大抵有是病，宜用是药，岂可泥于此，以致难瘳。

一男子素有腿痛，饮酒过伤痛益甚，倦怠脉弱，以六君子汤加山楂、神曲、苍术、芎、归、升、柴而愈。

一老人素善饮，腿常肿痛，脉洪而缓，先以当归拈痛汤，候湿热少退，后用六君子汤加苍术、黄柏、泽泻，治之而痊。

一男子每饮食少，过胸膈痞闷，或吞酸，两腿作痛，用导引丸，二服顿愈。更以六君子汤加神曲、麦芽、苍术，二十余剂，遂不复作。河间云：若饮食自倍，脾胃乃伤，则胃气不能施行，脾气不能四布，故下流乘其肝肾之虚以致足肿。加之房事不节，阳虚阴盛，遂成脚气。

亦有内伤饮食，脾胃之气有亏不能上升，则下注为脚气者。宜用东垣开结导引丸，开导引水，运化脚气。如脾虚湿气壅遏不通，致面目发肿，或痛者，宜用导滞通经汤，以疏导之。

一妇人患腿痛，兼足胫挛痛，用发散药愈甚，脉弦紧，此肝肾虚弱，风湿内侵也。以独活寄生汤，治之痛止。更以神应养真丹而弗挛矣。以独活寄生丹、熟四物，加羌活、天麻、兔丝、木瓜。

王执中旧有脚气疾，遇春则足稍肿，夏中尤甚，至冬肿渐消，偶夏间依《素问》尔所说三里穴之所在，以温针微刺之，翌日肿消。其神效有如此者，缪刺且况于灸乎？有此疾者不可不知（《千金》脚气宜针、灸、药，三者并用。史载之谓不其灸。《指速方》云若觉闷热，不得灸）。

凡灸脚气，三里、绝骨为要，而以爱护为第一。王旧有此疾，不履湿则数岁不作，若履湿则频作。自后尝忌履湿，凡有水湿不敢著鞋践之，或立润地亦不敢久，须频移足而后无患，此亦爱护之第二义也。有达官久患脚气，多服八味丸愈。亦以脚气冲心，惟此药能治。

有人旧患脚弱且瘦削，后灸三里、绝骨而脚如故，益知黄君《针灸图》所谓绝骨治脚疾神效，信然也。同官以脚肿灸承山一穴，疮即干。一穴数月不愈，不晓所谓，岂亦将摄失宜耶？是未可知也。

执中母氏常久病夏中脚忽肿，旧传夏不理足，不敢著艾，漫以针置火中令热，于三里穴刺之微见血，凡数次，其肿如失去。执中素患脚肿，见此奇效，亦以火针刺之，翌日肿亦消。后常灸之，凡治此，当先三里而后阳跷等穴也。

王执中患脚气指缝烂，每以茶末糁之愈。他日复肿而烂，用茶末不效。渐肿至脚背上，以为脚气使然，窃忧之，策杖而后敢行，偶卖药僧者见之，云：可取床席下尘糁之，如其言而愈。此物不值一钱，而能愈可忧之疾，其可忽哉。

一人筋动于足大指，渐渐上来至大腿，近腰结了。奉养且厚，因酒食作此，是热伤血，四物汤加酒黄芩、红花、苍术、南星，愈（宜是丹溪）。

忠州太守陈逢原传云：渠前知坊州，因暑中取食凉瓜，至秋忽然右腰腿间疼痛，连股膝胫，曲折不能，经月右脚艰于举动。凡治腰脚药，服之无效。儿子云安刑曹偶在商熙助教处得养胃散方，服之。才一服，移刻举身麻痹，不数刻间脚遂屈伸，再一服即康宁。又坊州监酒某年几四十，虚损两脚不能行步，试与此药，初进二钱，大腿麻木遂能起立。再服二钱，大小指拇指皆麻，迤逦可行。三服驰走如旧。太室居士得此方，乾道己丑岁在鄂州，都幕府日宋判院审言久病脚膝缓弱，不能行步，试与此药，初进二钱，大腿麻木遂能起立，再服二钱，大小拇指皆麻，迤逦可行，三服驰走如旧。数日来谢，此疾经年，无药不服，得方次日即合二服见效，五服良愈，今有力能拜起矣。后数日又云：因浴遍身去薄皮如糊，肌骨遂莹，其效如神，其方用全蝎半两，天麻三钱，苍术一两去黑皮，草乌头二钱去皮脚，生用，黑附子二钱炮，去皮脐，右为细末拌匀。如肾气，豆淋酒调一大钱。豆用黑大豆，能除去腰脚筋骨疼痛，其效如神，药气所至，麻痹少时，须臾疾随药气顿愈。

金山长老于张显学甘露寺斋会上说此方，渠旧患脚气，曾于天台一僧处传方，用木瓜、蒸艾，服之渐安。后来住金山日日登陟，脚复酸重，又一堂众处得此方，合服颇觉轻健，胜前日方。云破故纸炒、舶上茴香酒浸一宿炒、

葫芦巴炒、牛膝酒浸一宿、肉苁蓉酒浸一宿、川续断拣净、生用、杜仲去粗皮姜汁制一昼夜，炒令丝断黄色用，各四两，同为细末，右用艾四两去枝梗，秤以大木瓜四个，切作合子去尽瓤，以艾实之，用麻线扎定，蒸三次烂研和药，为丸如梧桐子大，每服五七十丸，温酒盐汤，食后服。

申屠府判传脚气流注，四肢手指肿痛，不可屈伸，四物汤去地黄，加附子，入姜煎服如常法，遇疾作时服之，必愈。

是斋云：脚气上攻，流注四肢，结成肿核不散，赤热焮痛，及治一切肿毒，用甘遂为细末，以水调敷肿处。又浓煎甘草一味服之，其肿即散。二物本相反，须两人买，各处安顿，切不可相和。清流听子韩咏苦此，一服病去七八，再服而愈。云得之牛马牙人，医者意正取其相反，故以甘遂敷其外，而以甘草引于内，所以作效，如磁石引针之义也（并《集成》）。

立斋治余举人弟及二十，腿膝肿痛，不能伸屈，服托里药反甚，以人参败毒散加槟榔、木瓜、柴胡、紫苏、苍术、黄柏而愈。

施沛然治张恫初足胫痛三年矣，诊之两尺沉细而涩，此下焦元气不足，不能荣养筋骨，宜用补舒筋之剂，不数服，病少间。会劳，病复作且甚，再诊则脉兼浮数，元气愈耗矣。为制人参膏，及河车天乙丸间服，元气渐壮，独两胫作楚。

## 足跟疮肿

薛立斋治一妇人素血虚，因大劳两足发热，晡热，月经过期。或用四物芩连，饮食少思，胸痞吐痰。用二陈、枳实、黄连，大便不实，吐痰无度，足跟作痛。曰：足热晡热，月经过期，肝脾血虚也。胸痞吐痰，饮食少思，脾胃气虚也。盖胃为五脏之根本，胃气一虚，诸病悉至。先用补中益气加茯苓、半夏，脾胃渐健。乃佐以六味丸补脾肾，不两月而痊。

一妇人经候不调，发热晡热，胸膈不利，饮食少思，服清热觉中消导之剂，前症益甚，更兼肢体酸痛。服除湿化痰等药，经候两三月一至。服通经降火之剂，足跟足趾作痛，其热如灸。此足三阴亏损，用补中益气、六味地黄，两月诸症渐退。又用前汤并八珍汤，两月而康。

一妇人劳则足跟热痛，作阴血虚，用八珍而痊。后遍身瘙痒，服风药发热抽搐，肝脉洪数。此肝家血虚，火盛生风，以天竺、胆星为丸，用四物、麦冬、五味、芩、连、炙草、山栀、柴胡，煎送而愈。

一妇人两足发热，足跟作痛，日晡热甚，

此肾肝血虚，用逍遥散、六味丸，五十余剂，诸症悉愈。

朱丹溪治一人足跟痛疾，有血热，用四物汤加黄柏、知母、牛膝之类（治法）。

治脚汗用杨花著鞋中，或如绵絮入在袜内佳（《百方一》）。不能除，为制万灵膏去樟冰，加韶粉、苏合油、麝香，以软帛系两胫，仍令饮甘草汤，不顷刻而痛若失。先是两股傍亦伤痛，用膏后并愈。其方载《本草纲目》，以意增损之后，用黄芪建中汤加归、参，滋养全瘳。

吴桥治周千户孙，幼得软脚疾，治者以为痹也，百治亡功。桥诊之六脉沉滑有力，曰：病由多服燥药而伤脾气，脾气不运，故积湿痰，气下陷而痰从之，故足重而软耳。剂以补中去湿，加草薢、木瓜、寄生、半夏，二剂减半，四剂复初（《太函集》）。

聂久吾甥年十九，初患吐血，用滋养清凉之剂而愈。后因体虚，两足感冒风寒，偏身发热，初以为内热也，仍服清火化痰药，而未经发汗散，数日后遂成脚气。两足胫及脚背肿痛，又二日则两膝痛甚不能屈伸，因而遍身作热，绝似伤感，且小便黄而大便涩，予知其脚气初发也。用酒大黄二钱五分，赤苓、黄芩、防己、茵陈各一钱，干葛一钱二分，枳壳炒、制苍术、木瓜各七分，厚朴、前胡、羌活、防风、牛膝各六分，甘草二分，水煎空心或饥时服。

## 足跟疮

薛立斋治通府黄廷用，饮食起居失宜，两足发热，口干吐痰，自用二陈、四物益甚，两尺数而无力，此肾虚之症也。不信，仍服前药，足跟热痒，以为疮毒。又服导湿之剂，赤肿大热，外用敷药，破而出水，久而不愈。及用追毒丹，疮实如桃，始信薛言。滋其化源，半载得瘳。

一男子素不慎起居，内热引饮作渴，体倦，两足发热，后足跟作痛，或用清热除湿之剂，更加发肿，又服败毒之药，嫩赤痛甚，却用祛毒清热，溃裂翻张，状如赤榴，热痛如锥，内热晡热，此因足三阴亏损，朝用十全大补，夕用加减八味丸，外敷当归膏，两月余而愈。其服消毒等药而殁者，不能枚举。

一膏粱之人两脚发热作渴，左尺脉数而无力，谓此足三阴亏损，防患疽。不信，反服清热化痰之药，更加晡热头晕，又服四物知柏，日晡热甚，饮食渐少而发疽。乃用补中益气、六味地黄，百余而愈。其不信以致不起者多矣。

治远行脚肿痛方，用之可行千里，轻便甚妙。防风、细辛、草乌等，各为细末糁药。一法以蚯蚓涂肿处，高阁起脚，一夕即愈（《医说续编》）。

立斋治杨锦衣脚跟生疮如豆许，痛甚，状似伤寒，谓猎人被兔咬脚跟成疮，淫蚀为终身之疾。若人脚跟患疮亦终不愈，因名兔啮也。遂以还少丹、内塞散治之少可。次因纳宠作痛，反服攻毒药，致血气愈弱，腿膝痿软而死。盖足跟乃二跷发源之处，肾经所由之地，若疮口不合，则跷气不能发生，肾气由此而泄，故为终身之疾。况彼疮先得于虚，复不知戒，虽大补气血犹恐不及，况服攻毒暴悍药以戕贼之乎。

王大国治南昌司理胡慎三左足患痈，直穿脚底，医已数易，日甚一日，痛楚几绝。国至，命急去敷药，止服汤剂。司理曰：汤剂岂能生肌耶？国曰：愿限半月全愈。服至三四日，疮口渐合，司理大喜，才二十日肌肉已满（《江西通志》）。

柴屿青治陈学士向山长男孝廉，忽患两足涌泉穴中俱有隐隐一青圈，旋即破口出水，疼痛异常，延医治之，俱不识其症，诊之两尺极微弱，症属少阴不足所致。遂定十全大补汤，乃以年少畏服，力劝之，服二十余剂而愈。

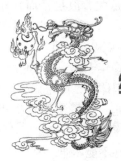

# 续名医类案卷之二十六

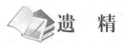 遗 精

孙文垣治人色欲过度，梦遗精滑，先服清相火之剂，不效。继用固涩之剂，亦无功。求孙治，与以玉华白丹，浓煎人参汤送二钱，两服后稍固，兼进六味地黄丸加莲须芡实、远志、五味子，凡一月而愈。玉华白丹：钟乳粉、白石脂、阳起、左顾牡蛎。

李妓两寸短涩，两尺洪滑，关弦。孙诊之问：经可行否？曰：仅行一日，亦点滴耳。曰：此脉在户家主梦遗，若不宜有也。曰：良然。即御客时亦或遗，遗则冷汗淫淫，体倦不能支。不与药。或问故，曰：金木相胜，心神无主，法在不治。或谓人尚无恙，何便至此？曰：弦为春令，当金之时，犹然猖獗。设在卯月木旺火相，则肺金枯痿，水之上源竭矣。且肾脉洪滑，妓以欲胜，阴血既亏，淫火愈炽。阴虚则病，阴绝则死。今已咳嗽，其兆见矣，乌可治乎？次年二月果死。

薛立斋治朱工部劳则遗精，齿牙即痛，用补中益气加半夏、茯苓、白芍，并六味地黄丸，更以十全大补加麦冬、五味子而瘥。

一男子白浊梦遗，兼脚跟作痛，口干作渴，大便闭涩，午后热甚，用补中益气汤加白芍、元参，并加减八味丸而愈。

龚子才治陈桂林秀才患夜梦精，每月一二次，或三五次，遗后神思昏沉，身体困倦，诊之六脉微涩无力，此阴虚火动之症。以辰砂既济丸加紫河车、龙骨，服之数月奏效。奈数患不能谨守，因口占里语一章以戒之，曰：培养精神贵节房，更祛尘虑慎寒凉，食惟半饱宜清淡，酒止三分勿过伤。药饵随时应勉进，功名

有分不须忙，几行里语君能味，便是长生不老方。

黄履素曰：余年三十外，曾患遗精，龟头时有精微微流出，昼夜常然。初时惊惧特甚，人身中几许精血，而堪此涓涓不绝乎？医之高明者，谓为无害，但毋服涩药，缘病以服附子得之，知是火症。但凉补而勿热补，用六味丸加沙苑蒺藜、兔丝子，及炒黄柏少许等药，将此病付之度外，莫真诸怀。如常将理几两年，如全愈。龙骨、牡蛎等药，从未入口。盖人身中惟气血周流斯快畅，岂可涩之？使滞虽得暂效，为害实深，患者审之。予初有惧心，及两年间应酬如常，绝无倦态，岂此精与交媾之元精不同，故无大害耶？

张路玉治韩慕庐季子素禀清癯，宿有精滑不禁之恙，诊之脉微弦而数，尺中略有不续之状，此不但肾气不充，抑且气秘不调，致不能司封藏之令。与六味丸去泽泻，加鳔胶、五味，略兼沉香，于补中寓宣法。虽如此，但久滑窍疏，难期速效耳。

李士材治一人考试劳神，患精滑，小便后及梦寐间俱有遗失，自服金樱膏，经月不验。李诊之曰：气虚而神动，非远志丸不可，服十日减半，一月全愈。

王叔权曰：有士人年少觅灸梦遗，为点腧酸疼，令其灸而愈。不拘老少，皆肾虚也。古人云：百病皆生于心。又曰：百病皆生于肾。心劳生百病，人皆知之。肾虚亦生百病，人未知也。盖天一生水，地二生火。肾水不上升则心火不下降，兹病所由生也。人不可不养心，

不爱护肾也（《资生经》）。

平江谭医云：夫遗泄，寻常只治心肾，未有别治。以《素问》、仲景考之，当治脾，服之药屡效。用厚朴二两姜汁制，羊胫一两炭火煅过通红取出，熏杀别研细如粉，右二味白水面糊为丸如梧桐子大，每服百丸至三百，丸米汤下（《集成》同上）。

陆祖愚治一人因作文夜深倚几而卧，卧即梦遗，明早吐血数口，数日后复遗复吐。自此或间日或连日，或吐血或梦遗。或与六味地黄汤几百帖，即加减亦不出滋阴清火而已，数月不愈。口干微咳，恶风恶寒，懒于动作，大便溏，小便短赤，脉之豁大无力，沉按则驶。曰：此症非得之房室，乃思虑太过损其心血。心血虚则无以养其神，而心神飞越，因有梦交之事。神不守舍则志亦不固，而肾精为之下遗。肾虚则火益无制，逼血妄行而吐，上刑肺金而咳。其畏风寒而懒动作者，火为元气之贼，火旺则元气自虚也。其肌肉消而大便溏者，思虑损其心血，即是伤其脾阴也。与归脾汤二十剂，遗吐遂减半，又二十剂诸症俱痊，百剂而精神加倍矣。

缪仲淳治娄东王官寿患遗精，闻妇人声即泄，瘠甚欲死。医告术穷。缪之门人以远志为君，莲须、石莲子为臣，龙齿、茯神、沙苑蒺藜、牡蛎为佐使，九服稍止，然终不断。缪于前方加鳔胶一味，不终剂即愈。

赵景之太史未第时因肄业，劳心太过，患梦遗症已三四年矣，不数日一发，发过则虚火上炎，头面烘热，手足逆冷，终夜不寐，补心肾及涩精药无不用过。壬申春偶因感冒，来邀诊视，谈及前症之苦，为疏丸方。以黄柏为君，佐以地黄、枸杞、莲须、鳔胶、萸肉、五味、车前及麦冬之类，不终剂而瘳。初，景之疑黄柏太寒，不欲用。谓：尊恙之所以久而不愈者，正未用此药耳。五脏苦欲补泻云：肾欲坚，急食苦坚之，黄柏是也。肾得坚，则心经虽有火而精自固，何梦遗之有哉？向徒用补益收涩而未及此，故难取效。

立斋治王上舍遗精，劳苦愈甚，坳中结核，服清心莲子饮、连翘消毒散不应。以八珍汤加山药、萸肉、远志，十余剂渐愈，更以茯苓丸治之，遂不复作。叶巡检患此，云诸药不应。卢丹谷与八味丸，治之而愈。

# 白　浊

沈朗仲治王雨泉壮年气弱，溺后精水淋漓不断，服六味丸不应，易八味丸反加涩痛，两尺脉数而气口虚大，此土虚不能堤水也，与补中益气加麦冬、五味，十剂而痊（《张氏医通》）。

薛立斋治一妇人善怒，或小腹痞闷，或寒热往来，或小便频数，时下白淫，药久不愈，面青口苦。薛以此积愤而不能发散所致，用龙胆泻肝汤而愈。用加味逍遥散、八珍汤间服而安。

龚治一男子茎中痛，出白津，小便闭，时作痒，用小柴胡加山栀、泽泻、木通、炒连、胆草、茯苓，二剂顿愈。又兼六味地黄而痊。

司厅陈石镜久患白浊，发热体倦，用补中益气加炮姜四剂，白浊稍止。再用六味地黄丸兼服，诸症悉愈。

少宰汪涵斋患头晕白浊，用补中益气汤加茯苓、半夏。愈而复患腰痛，用山药、山萸、五味、萆薢、远志，顿愈。又因劳心，盗汗白浊，以归脾汤加五味而愈。后不时眩晕，用八味丸全愈。

孙文垣治一人禀质素强，纵饮无度，忽小便毕有白精数点，自以为有余之疾，不宜医治。经三月以来虽不小便时有精出，觉头目眩晕（此上病多由下之证，验也），医者以固精涩脱之剂，治之两月略不见功。诊之六脉滑大，此因酒味湿热，下注精藏。遂以白术、茯苓、橘红、甘草、干葛、白豆蔻，加黄柏少许，两剂即效。不十日全安。

潘见所患白浊精淫淫下，治三年不效。孙诊之，两寸短弱，两关滑，两尺洪滑，曰：疾易愈。第待来年春仲，一剂可瘳。问故，曰：

《素问》云：必先岁气，毋伐天和。今所患为湿痰下流症也。而脉洪大见于尺部，为阳乘于阴，法当从阴引阳。今冬令为闭藏之候，冬之闭藏实为来春发生根本。天人一理，若强升提之，是逆天时而泄元气也。后医者接踵竟无效。至春分逆孙，以白螺蛳壳火煅四两（消痰）为君，牡蛎二两（固涩）为臣，半夏（消痰）、葛根（升阳明之清气）、柴胡（升少阳之消气）、苦参（燥湿）各一两为佐，黄柏（坚肾）一两为使，面糊为丸，名端本丸，令早晚服之，不终剂而愈。

李士材治李郡侯白浊，服五苓散数剂无功。诊之两尺大而涩，是龙火虚炎，精瘕窍道，用牛膝、茯苓、黄柏、麦冬、山药、远志、细生甘草，十剂而安。

吴光禄闭精行房，患白浊，茎中痛如刀割，自服泻火疏利之剂不效。改服补肾之剂又不效。李诊之，曰：精久畜已足为害，况劳心之余，水火不交，坎离频用也（有语病）。用萆解分清饮加茯神、远志、肉桂、黄连，四剂即效。兼服补中益气，一二剂而愈。

陆祖愚治韩舜臣年近三旬，夏月远归，连宵多事，卧当风凉，致成疟疾，间一日发，自以为虚，而投参附丸。用参二三钱及五钱者数十剂。一医用参一两，附三钱，又八剂。服参约及二斤，其病寒轻而热重。偶于静坐时觉阳道微湿，以拭视视，如浆糊一点，白而光亮，讶为滑精渗漏，若此无怪大剂补养无效，决死无疑。及诊视正当悲哀之后，面赤如妆，六脉洪滑而数。曰：脉候无事，不必张皇，令将溺器涤净，次早诊之脉略和而仍滑大，令倾溺器中，有白腻稠粘约半碗许，乃曰：当此短夜去已如许之多，则从朝至暮，自当加倍。此是白浊，非滑精也。试思少壮之时，每交感输泄之精，能有几何？病者始大悟，乃用萆薢分清饮，川萆薢、石菖蒲、益智、乌药、茯苓、甘草，四剂其症减半，又以二陈汤加升麻、柴胡、苍术、白术，二余剂浊净而疟亦止。夫奇经之脉，督行于背脊，任行于腹外，冲行于腹中。溺出于前，自膀胱而来，精出于后，自侠脊肾藏而来。男浊女带，自胃家傍冲而下。盖冲为血海，

其脉起于胂中，丹溪曰：胃中浊液下流，渗入膀胱。上句极为有理，下句恐未必然。曾询患浊者，小水或清或浑，其浊或随溲溺而下，或不时淋沥可见，与膀胱竟不相干。又见患此症者，经年累月，饮食照常，起居如故，非胃家湿热而何此？君加之以劳顿醉饱，阴虚贪凉而得，故得补益甚。丹溪曰：二陈汤加升麻，能使大便润而小便长，前后二方昔贤所验，第后人未知用耳。

【按】精与溺原分二道，所云良是。至谓浊不由膀胱，而出自胃，傍冲而下。然则汤饮入胃，独不可傍冲而下乎？不知带浊之病，多由肝火炽盛，上蒸胃而乘肺。肺主气，气弱不能散布为津液，反因火性迫速而下输膀胱之州都，本从气化又肝主疏泄，反禀其令而行，遂至淫淫不绝。使惟胃家湿热，无肝火为难，则上为痰而下为泻耳。《古今医案》于带浊二门独罕存，亦以未达其旨，而施治无验也。至单由湿热而成，一味凉燥，虽药肆工人亦能辨此。其父肖愚一案，治吴南邱之子，亦疟且浊，以二妙散取效。

立斋治光禄柴辅庵因劳，赤白浊如注，用归脾汤而愈。司听张检斋小腹不时作痛，茎出白淫，用小柴胡加山栀、龙胆草、山茱、芎、归而愈。

马元仪治陈晋臣患浊症，累月不止，后因房劳痛益甚，浊愈频。有语以煎苏叶汤澡洗者，从之，遂至精滑倾盆，躁扰不宁，发热烦渴，两手脉沉而微，尺脉不应。曰：此阴精大伤，真阳无偶将脱，不乘此时阴气尚存一线，以急救其阳而通其阴，直至阴尽而欲回阳，罕克有济矣。或曰：既有阳无阴，补阴犹恐不及，尚堪纯阳之药重竭其阴乎？曰：真阳以水为宅，水足则凝然不动，水竭则不安其位，甚而飞扬屑越，孰能把握之哉。此时阴未回而阳已绝矣，宜急摄虚阳，先归窟宅，然后补阴以配阳，此必然之次序也。乃煎大剂白通汤与服，便得浓睡，诸症渐已。次服人参七味汤，使阴阳两平而愈。

萧万兴治一健卒年甫三旬，素善饮喜啖辛香，病浊窍痛，以二陈汤加芩、连、胆草、赤

芍、车前，二剂即止。如实症本不难治，若既施补，必变生他症。

漳庠林震伯素善饮，因修途劳顿，饮饱失时，复冒暍病白浊，经年不瘳。察前治非辛热即凉泻，或滋补壅塞，遂至小腹胀闷，或气喘拒食，六脉滑数无力。此中宫虚热，津液下陷，膀胱气化不能分泌。以归脾汤去木香，加炒山栀、半夏、车前、黄连，七剂而浊止便清，神思清爽矣。

施笠泽治公谟病小便黄，医欲用淡渗之剂，施曰：《灵枢》不云乎中气不足，溲便为之变。但当服异功散加黄柏一二分，可也。医曰：黄柏一二分，遂足清利小便耶？曰：子不观之漉酒者乎？浊醪数壶，以黄柏少许旋澄清彻底，岂一溲不当之？众皆大噱，用之果验。

蒋仲芳治梁敬州年六十余，病浊三年矣，淡渗寒凉温补俱不效。诊之六脉俱微，惟左寸带数，此因心火不降，致脾胃之气不升，浊物因而下渗，法当养心，升补若用，本病药无益也。用丹参、茯神、远志、枣仁、山萸、山药、黄芪、白术、升麻、柴胡、甘草、陈皮、姜枣煎服，三剂其浊倍至。询其体健否？曰：如故。曰：若使所出尽为津液，其体必愈甚。今浊增而体健，知浊物积于其中，为药所迫而出耳。清者既升，浊者自降。再服二剂而病如失矣。投之果然。使无定见，再易一方，宁能愈乎。

张子和治酒监房善良之年十三，病沙石淋已九年矣。初因疮疹，余毒不出作便血，或告之令服太白散稍止。后又因积热未退，变成淋泌，每发则见鬼神，号则惊邻。张曰：诸医作肾与小肠病者，非也。《灵枢》言足厥阴肝之经，病遗溺闭癃。闭谓小便不行，癃谓淋沥也。此乙木之病也。木为所抑，火来乘之，故热在脬中，下焦为之约结成沙石。如汤瓶煎炼日久，熬成汤碱。今夫羊豕之脬，吹气令满，常不能透，岂真有沙石而能漏者邪？以此知前人所说服五石散而致者，恐未尽然。经曰：木郁则达之。先以瓜蒂散越之，次以八正散加汤碱等分，顿啜之，其沙石自化而下。

张氏儿年十四，病约一年半矣，得之麦秋，发则易大痛，至握其峻跳跃旋转，号呼不已，

小溲数日不能下，下则成沙石，大便秘涩，肛门脱出一二寸，诸医莫能治。张曰：今日治今日效，时日在辰巳间矣。以调胃承气仅一两，加牵牛末三钱，汲河水煎之，令作三五度咽之。又服苦末丸如芥子许六十粒，日加晡上涌下泻，一时齐出，有脓有血。既定，令饮新汲水一大盏，小溲已利一二次矣。是夜凡饮新水二三十遍，病去九分，止哭一次，明日困卧如醉，自后顿失所苦。继与太白散、八正散等调一月，大瘳。此下焦药也，不吐不下焦何以开？不令饮水则小溲何以利？大抵源清则流清者是也。又刘氏子年六岁，病沙石淋，张以苦剂三涌之，以益肾散三下之，立愈。

一人年二十三岁，病膏淋三年矣，医不能效，多作虚损，补以湿燥，灼以针艾，无少减。张曰：惑蛊之疾也。亦曰白淫，实由少腹郁热，非虚也。可以涌，可以泄，其人以时暑惮，其法峻，不决者三日。浮屠一僧曰：予以有暑病，近觉头痛。张曰：亦可涌，原与君同之，毋畏也。于是涌痰三升，色如黑矾汁，内有死血并黄绿水，又泻积秽数行，寻觉病去。方其来时，面无人色，及治毕，次日面如醉，虑其暑月路远，又处数方，使归以自备云。

一男子病淋，张令顿食咸鱼，少顷大渴，又令恣意饮水，然后以药治淋，立通。淋者无水，故涩也。

一妇人患淋久，诸药不效，其夫夜告予，予按既效方治诸淋，用剪金花十余叶煎汤，遂令服。明早来云：病减八分矣。再服而愈。剪金花一名禁宫花，一名金盏银台，一名王不留行（王执中《资生经》，《本草纲目》）。

叶朝议瘸人患血淋，流下小便在盆内，凝如筍蒻，久而有变如鼠形，但无足耳，百治不效。一村医用牛膝根煎汁，日饮五服，名地髓汤，虽未即愈，而血色渐淡，久乃复旧。后十年病沙石胀痛，用川牛膝一两，水二盏温服。一妇患此十年，服之得效。土牛膝亦可。入麝香、乳香，尤良（《本草纲目》）。

薛立斋治一妇人患小便淋沥，内热体倦，以为肝火血少，脾气虚弱，用八珍、逍遥、二陈，兼服月余，而小便利。又用八珍汤而气血

复。

一妇人素善小便淋沥不利，月经不调，半载矣。或两胁胀闷，或小腹作痛，或寒热往来，或胸乳作痛，或咽喉噎塞，或两脚筋牵，或肢节节结，面色青黄不泽，形气日瘦，左关弦洪，右关弦数。此郁怒伤肝，脾血虚，气滞为患。朝用加味归脾汤，以补脾气，解脾郁，祛肝火。夕用滋肾丸、生肝散，滋肾水以生肝血，抑肝火，舒筋膜。兼服月余而愈。

一妇人小便淋涩，小腹胀闷，胸满喘急，诸药不应。以为转筋之症，用八味丸一服，小便如涌而安。

孙文垣治杭芝冈酒后近内，每行三峰采战，对景忌情之法，致成血淋。自仲夏至岁杪未愈。便下或红或紫，中有块如筋膜状，或如苏木汁，间有小黑子，三五日一发，或劳心力，或久坐立亦发，百治不瘥。诊之其色白而青，肌肉削甚，脉左寸沉弱，关尺弦细；右寸略滑。此必肺经有浊痰，肝经有瘀血。良由酒后竭力纵欲，淫火交煽，精欲出而强忍之，致凝滞经络，流于溺道，新血阻塞而成此症也。三五日一至者，盈科满溢故耳。先与丹参加茅根浓煎服，其小便在器中少顷即成金色黄沙。乃用肾气丸加琥珀、海金沙、黄柏，以杜牛膝连叶捣汁，熬膏为丸调理。外以川芎三钱，当归七钱，杜膝煎服。临发时以滑石、甘草梢、桃仁、海金沙、麝香为末，以韭菜汁调服。去其凝精败血，则新血始得归源，而病根可除矣。三月全愈。

族侄善饮好内，病血淋。与滑石、甘草梢、海金沙、琥珀、山栀、青蒿，茅根煎膏为丸，梧子大。每空心及食前，灯心汤送三钱，不终剂而愈。后数年服补下元药过多，血淋又作，小便痛极，立不能出，必蹲便乃得，所出皆血块，每行必一二碗许，已半月，诸通利清热之剂不应，脉洪数。以五灵脂、蒲黄、甘草梢各二钱，水煎，空心服。二帖，痛减半，改用瞿麦、山栀、甘草各二钱，茅根、杜牛膝连叶、车前草各三钱，生地、柴胡、木通、黄柏各一钱，四帖痛全减，血止，惟小便了而不了。以人参、葛根、青蒿、白术、茯苓、甘草、白芍、升麻、黄柏、知母而瘥。

康侯云治暑气在内，小便血淋，用白虎汤加麦冬煎，屡取其效，此亦有理（《志雅堂杂抄周密》）。

李时珍治一男子病血淋，痛胀祈死，李以藕汁、发灰，每服二钱，服三日而血止痛除（《本草纲目》）。

深师疗淋，用葛上亭长折断腹，腹中有白子如小米三二分，安白版上阴二三日收之，若有人患十年淋，服三枚。八九年以还服二枚。服时以水如枣许，著小杯中，用瓜研之当扁，扁置于水中，仰面吞之，令近牙齿间，药虽微下喉，自觉至下焦淋所，有顷药作大烦，急不可堪，饮干麦饭汁则药热止也。若无干麦饭，但立亦可耳。老小服三分之一。当下淋疾如脓血连连耳，去者或如指头，或青或黄，不拘男女皆愈。若药不快，淋不下，以意节度，更增服之。此虫五六月为亭长，头赤身黑，七月为斑蝥，九月为地胆，随时变耳（同上）。

李士材治严邑宰患淋经年，痛如刀锥，凡清火疏利之剂，计三百帖，病势日甚，脉之两尺数而无力，是虚火也。缘泥痛无补法，愈疏通则愈虚，愈虚则虚火愈炽。遂以八味地黄料加车前、沉香、人参。服八剂痛减一二，而频数犹故。前医复云：淋症作痛，定是实火。若多温补，恐数日后必将闷绝，不可救矣。彼疑而问李，李曰：若不宜温补，服药后病势必增。今既减矣，复何疑乎？朝服补中益气汤，晚服八味丸。逾月痰去其九，更倍用参芪，十四日霍然矣。

杜司寇夫人淋沥两载，靡药不尝，卒无少效。诊之两尺沉数，谓有瘀血停留，法当攻下。因年高不敢轻投，但于补养气血之中加琥珀、牛膝，此等缓剂，须以数十剂收功。而夫人躁急求效，辄欲更端，遂致痼疾。

冯楚瞻治李参领年将六旬，患淋两载，有时频利且速，有时点滴难通，急痛如割，肥液如脂如膏，或成条，紫血日夜不堪，时欲自尽。询所服，有医主通（此辈伎俩原只如此），乃服通利，则频数无度矣。服止涩，则结滞难通矣。按其脉两寸甚洪，余皆无力，独肝肾更甚。曰：肝主疏泄，肾主闭藏。今肝肾俱病，各废乃职。利则益虚其虚，涩则愈增其滞，惟调补肝肾自愈。用八味加麦冬二钱，升麻八分，红花四分，重用人参，煎服。使清者升，浊者降，瘀者化。中气既足，肝肾既调，开关阖自然得所矣。后以生脉饮送八味丸，于空心以归脾加减服于午后，全安。

一少年劳心色欲过度，患小便淋沥胀疼，且二便牵痛，其脉两寸沉微，左关甚弱，右关弦滑，两尺弦涩。乃心肺之气不足下陷，肝肾之气又不足，不能疏泄闭藏。清阳不升，中宫郁滞，渗入膀胱，乃似淋非淋，二便牵痛如大瘕泄也。今早服六味丸加黄柏、制附子，使寒热互为向导，以去湿热。食远用补中益气汤去陈皮、柴胡，加茯苓、防风，酒炒其渣，临晚煎服，遂愈。

张路玉治内阁文湛持夏月热淋，医用香薷饮、益元散，五日不应，淋涩转甚，反加心烦不寐。诊之见其唇赤齿燥，多汗喘促，不时引饮，脉见左手虚数。知为热伤元气之候，与生脉散频进代茶，至夜稍安。明日复苦溲便涩数，然其脉已和，仍用前方不时煎服，调理五日而瘥。

太史沈韩倬患膏淋，小便频数，昼夜百余，昼则滴沥不通，时如欲解，夜虽频进而所解倍常，溲中如脂如涕者甚多。服清热利小便半月余，其势转剧，面色痿黄，饮食兼退，脉得弦细而数，两尺按之益坚而右关涩大少力。此肾水素弱，加以劳心思虑，肝木乘脾所致。法当先实中土，使能堤水则阴火不致下溜，清阳得以上升，气化通而疼涩瘳矣。或曰：邪火亢极，用参芪补之得毋助长之患乎？抑知阴火药虚下陷，非开提清阳不应。譬之水注塞其上孔，倾之涓滴不出。所谓病在下取之上，若清热利水，气愈陷，精愈脱，而溺愈不通矣。遂与补中益气汤，用人参三钱。服二剂痛虽少减，而病者求速效，或进四苓散加知母、门冬、沙参、花粉，甫一剂彻夜痛楚。于是专服前方兼六味丸，用紫河车熬膏代蜜调理，服至五十剂，参尽斤余而安。

陕客亢仁轩年壮色苍，体丰善啖，患胞痹十余年，泊吴求治。其脉软大而涩涩不调，不时蹲踞于地，以手揉其茎囊，则溲从谷道点滴而渗，必以热汤沃之，始得稍通。寐则有时而遗，其最苦者中有结快如橘核，外裹红丝内包黄水，杂于脂腻之中。此因恣饮不禁酒，湿乘虚入髓窍而为患。因令坚戒烟草、火酒、湿面、椒蒜、糟醋、鸡豚、炙煿等味，与半夏、茯苓、猪苓、泽泻、萆薢、犀角、竹茹，作汤。四剂不应，则以不遵禁忌，故乃令坚守勿犯，方与调治。仍用前药四剂减二三，次与肾沥汤加萆薢，数服水道遂通，溲亦不痛，但食不甘美，后以补中益气加车前、木通，调之而安（肥盛多湿，故先与清胃豁痰，而后理肾调胶）。

侍卫金汉光年逾花甲，初夏误饮新酒致病。前则淋沥涩痛，后则四痔肿突，此阴虚热陷膀胱也。先与导赤散，次进补中益气，势渐向安，惟孔中涩痛未除。或令进益元散三服，遂致遗溺不能自主，授剂不应。直至新秋，脉渐软弱，因采肾沥之义，以羖羊肾制补骨脂，羊脬制菟丝子，浓煎桑根皮汁制螵蛸，连进三日，得终夜安寝，涓滴靡遗矣。

闵少江年高体丰，患胞痹十三年，历治罔效。凡过劳心嗔恚，或饮食失宜，则小便频数，滴沥涩痛不已。夜略交睫即渗漉而遗，觉则阻滞如前。服人参、鹿茸、紫河车无算，然皆无碍。独犯丹皮、白术，即胀痛不禁（香燥之药误投杀人，世罕知也）。张诊之曰：病名胞痹（俗名尿哽病），惟见于《内经》。由膏粱积热于上，作强伤精于下，湿热乘虚聚于膀胱。《素问》云：胞痹者，小腹膀胱按之内痛，若沃以汤，涩于小便，上为清涕。详其文则知膀胱虚滞，不能上吸肺气，肺气不清，不能下通水道，所以涩滞不利。得汤热之助，则小便涩涩微通，其气循经蒸发，肺气暂开则清涕得以上泄也。因与肾沥汤方服之，其效颇捷。原其寝则遗溺，知肝虚火扰，疏泄失宜，所以服丹皮疏肝之药则胀，不胜气之窜以击动阴火也，服白术亦胀者，不胜其味之浊以壅滞湿热也。服人参、鹿茸、河车无碍者，虚能受热，但补而不切于治也。更拟加减桑螵蛸散，用羊肾汤泛丸，庶有合于病情。然八秩之年，犹恃体丰，不远房室，药虽中窾，难保其不复也（与前陕客案症治略同）。

黄元吉年六十余，因丧明畜妄，患小便淋涩，春间颠仆昏愦遗溺，后遂时遗，或发或止，至一阳后其症大剂，昼则苦于不通，夜则苦于不禁，其脉或时虚大，或时细数，而左关独弦。此肾气大亏，而为下脱之兆也。乃与地黄饮子，数服溺涩少，可遗亦少，间后与八味丸去丹皮、泽泻，加鹿茸、五味、巴戟、远志，调理而安。

新安富室有男子淋溺不止者，渐痿黄，诸医束手。孙卓三治之亦弗效。偶隐几坐，以手戏弄水灌后孔塞，则前窍止，开则通。为脑后一穴，炙火三炷，立愈（《江西通志》）。

王肯堂治外兄贺晋卿因有不如意事，又当劳役之后，忽小腹急痛欲溺，溺中有白物如脓，并血而下，茎中忽痛不可忍，正如滞下后重之状，日夜十数行，更数医不效。乃作瘀血治，令以牛膝四两，酒浸一宿，长流水十碗，煎至八碗，再入桃仁一两，去皮炒红花二钱五分，当归一两五钱，木通一两，生甘草二钱五分，苧麻根二茎，同煎至二碗，去渣，入琥珀末二钱，麝香少许，分作四服，一日夜饮尽，热减大半。按《素问·奇病论》云：病有癃者，一日数十溲，此不足也。今瘀血难散，宜用地黄丸加兔丝、杜仲、益智、牛膝之属，补阴之不足，能杜复至。因循未修治，遂不得全愈，或闭或通，一夜数十起，溺讫痛甚。竟服前丸及以补肾之药入煎剂，调理而安。

从兄尔祝得淋疾，日数十溲，略带黄，服五苓散稍愈。因腹中未快，多服利药，三五日后忽见血星，医以八正散治之不应。询其便后时有物如脓，小劳即发，诊得六脉俱沉细，右尤甚。此中气不足也，便后脓血，精内败也。经云：中气不足，则溲便为之变。宜补中益气

汤加顺气之药以滋其阳，六味地黄丸疏内败之精以补其阴，更加五味子敛耗散，牛膝通脉络，数剂而安。

萧万兴治郑友患淋经年，屡治罔效。曰：淋症有虚实寒热之殊。今君年未三旬，无气克实，因修途劳役饮食不调，复喜火酒，脾受湿气。时当炎令，丁火司权，丙火协应，故心移热小肠，五火因而内灼，上肺燥口渴，下肾燥淋结。前服八正、五淋，只专治淋，而未知清水上源，滋益肺金，故不效。以二陈、小柴胡，加龙胆草、知母、木通、麦冬，一剂减，数剂全瘳。

朱司马六间年五旬，艰嗣，不慎酒色，饮食起居失宜，面目青黑，怒则晕，大便秘塞脱血，小便淋血如割。屡服清火通淋之剂，反增剧，脉沉迟两尺兼涩。此肾枯竭不能滋生肝血，遂致虚火上炎，移热二肠，迫血下行。因而隧道沥枯，妨碍升降，故每欲便疼塞难堪。须用甘温之品，滋益化源，补养肝水，便阴血盛则津液克，而淋秘自解矣。以补中益气汤去柴胡，倍人参，加牛膝，少加肉桂，及加减八味丸入人参、苁蓉、远志，服月余渐愈。

张云汀年近四十，因暑月往来，道途多饮火酒，遂成癃闭。广陵医者已多与清热渗利之剂，黄连服至三两，不能愈。旋里后诊之，右尺洪大，左尺不应指，口燥渴。知其三阴已伤，与六味地黄汤殊未效。更医，仍用车前、赤苓、琥珀、木通、瞿麦、扁蓄、五苓、六一之类，遂致一夜必便百余次，溺惟点滴，少腹急痛而胀，窘迫楚甚，面渐黧黑。此复伤少厥二阴，致疏泄秘密俱失其职，而太阴太阳之升降气化亦紊也。今朝服补中益气，暮服六味地黄，每方各三十剂乃痊。

疝

杜壬治三十七太尉，忽患小肠气痛，诸医不效，每一发几死。上召杜至，进药不数服无验。太尉曰：我命不久，致良医不能治。上召杜问所以，杜对：臣用古方皆不获愈，今日送一方容进。上遂合药以进，一服十愈八九，再

服全愈。因名方曰救命通心散。川乌头一两，用青盐一钱，酒一盏浸一宿，去皮尖焙干；川楝子一两，用巴豆二十一粒同炒，候黑色去巴豆，茴香半两，石燕一对，土狗五枚，芥子一钱六分，为末，每服三钱，入羊石子内湿纸煨

香熟，夜半时用好酒半升，入盐细嚼石子，以酒咽下，不得作声，其病遂去（曹五家，今《纲目》秘此方）。

辛稼轩初自北方还朝，官建康，忽得疝疾，重坠大如杯，有道人教以取叶珠（即薏苡仁），用东方壁土炒黄色，然后小煮燥入砂盆内，研成膏，每用无灰酒调下二钱即消。程沙随病此，稼轩授之亦效（《官游纪闻》）。

张子和治疹寇镇一夫，病瘆疟发渴，痛饮蜜浆，剧伤冰水。医者莫知，泻去其湿，反杂进姜附，湿为燥热所壅，三焦闭溢，水道不兴，阴道不兴，阴囊肿坠，大于升斗。张先以导水百余丸，少顷以猪肾散投之，是夜泻青赤水一斗，遂失痛之所在。又颍尾一夫，病卒疝赤肿大痛，数日不止，诸药如水投石。张以导水一百五十丸，令三次咽之，次以通经散三钱，空腹淡酒调下，五更下脏腑壅积之物数行，痛肿皆去，不三日平复如故。

李审言因劳役饮水坐湿地，乃湿气下行流入胕，囊大肿痛不可忍，以金铃、川楝子等药不效。求治于张，曰：可服泄水丸。审言惑之。又数日痛不可堪，竟从张。先以舟车丸，浚川散，下青绿沫十余行痛止，次服茴香丸、五苓，以调之，三日而肿退。至老更不作。夫疝者乃肝经也，下沫者肝之色也。

王敏之病寒疝，胁下结聚如黄瓜，每发绕胁急痛不能忍，以舟车丸、猪肾散下四五行，觉药绕病三五次而下，其泻皆水也。猪肾、甘遂皆苦寒，经言：以寒万举万全，但下后忌饮冷水及寒物，宜食干物。以寒疝本是水故也。即日病减八分，食进一倍，又数日以舟车丸百余粒，通经散四五钱，服之利下，候三四日又服舟车丸七八十粒，猪肾散三钱，乃健走如常矣。

一僧病疝，发作冷气上贯齿，下贯肾，紧若绳挽，两睾时肿而冷，两手脉细而弱。断之曰：秋脉也。此因金气在下，下伐肝木，木畏金，抑而不伸，故病如是。肝气磅礴不能下荣于睾丸，故其寒实非寒也。木受金制，传之胃土。胃为阳明，故上贯齿，病非齿之病。肝木者心火之母也，母既不伸，子亦屈伏，故下冷而水化乘之。经曰：木郁则达之，郁则泄之。令涌泄四次，果觉气和，睾丸痒而暖，此气已入睾中也。以茴香、术茂之药，使常服之，一月而愈。

霍秀才之子年十二，睾丸一旁肿腿，张见之曰：此因惊恐得之。惊之为病，上行则为呕血，下则肾伤而为水肿。以琥珀通经散，一泻而消散。

朱丹溪治郑子敬因吃酒后饮水与水果，偏肾。大时作蛙声，或作痛。炒枳实一两，茴香盐炒、炒栀子各三钱，研煎下保和丸。

昌世官膀胱气下，坠如蛙声。臭橘子核炒十枚，桃仁二十枚，萝卜自然汁，研下保和丸七十丸。

湜兄年三十，左肾核肿痛。此饮食中湿，坠下成热。以橘核（即臭橘）五枚，桃仁七枚细研，顺流水一盏煎沸，热下保和丸。

龚子才治一船家小肠疝气，肿痛不可忍，又病两眼肿痛，眵泪隐涩，两寸脉洪数，两尺脉微，此上盛下虚之症。用凉药治眼则疝痛愈增，用热药治疝则眼痛愈盛，百治不效。与木香金铃丸空心服，以治下焦之虚寒。以退血散卧时服，以治上焦之热。各三服均愈。

赵雪山因房劳后五更起早感寒，疝气痛不可忍，增寒战栗，六脉微而无力，以五积散加吴茱萸、小茴香，又与蟠葱散俱不效。后以艾灸之，将患人两脚掌相对，以带子绑住，两中指合缝处，以艾炷麦粒大，灸七壮完，痛止神效。

子才亲家周少峰患疝气偏坠，肿痛不可忍，遇秀才传一方，用黄土水和作干泥，拍作大饼，于火上烘热，熨痛处，冷则再易，立愈。

万密斋治朱氏子病卵肿，逾年不消，成癞疝矣。问万，万曰：足厥阴肝经之脉环阴气，肝之病为怒，小儿性急多哭者，常有此症。一名气卵。常见人病此者，不废生育，与寿无干。曰：有治法否？曰：有，勿求速效可也。用川楝肉、小茴香、青皮、山萸肉、木香、当归、川芎、海藻。三棱、莪术二味，用黑牵牛同炒，去牵牛不用。共为末，神曲为丸，温酒下，更灸脐旁穴，而肿消矣。

喻嘉言治胡翁常苦脾气不旺，逐年少腹有疝，形如鹊卵。数发后其形渐大而长，从少腹坠入睾囊其易，返位甚难，下体稍受寒即发，发时必俟块中冷气渐转暖热，如得缩入。不然则胀于隘口，不能入也。近来益大，如卧酒瓶于胯上，半在少腹，半在睾囊，坚紧如石。其势进入，前后腰脐各道筋中同时俱胀，上攻入胃则大吐，上攻颠顶则战栗畏寒。喻诊之，知为地气上攻，亟以大剂参、附、姜、桂投之，一剂而愈。以后但发，悉用桂附连效。若服十全大补则不应。以半阳半阴之药，勿克胜病也。凡阴邪为害，不发则已，其发必暴。试观天气下降则清明，地气上升则晦塞。医遇直中阴经之病，尚不知所措手，况杂症乎？第姜桂性热，屡服则虑其借上，旧病未除，新病必起。乃先以姜、桂、附子为小丸，曝令干透，然后以参术厚为外廓，俾喉胃间知有参术，不知有姜、桂、附子，及达积块之所，猛烈始露，于是病乃渐瘥。

孙文垣侄患偏坠，脐腹腰俞俱胀痛，左关脉弦大鼓指，小茴香、甘草、苍术、益智仁、防风各五分，荔核、橘核、山楂、柴胡各一钱，山栀、青皮各七分。服后其痛如旧，脉且转数。恐作囊痈，急为解毒。瓜蒌五钱，当归、甘草节、金银花各一钱，连翘、柴胡、青皮各七分，煎服；痛定肿消。因食鸡鱼，脐腹胀痛，发热不眠，脉复弦，以山楂、瓜蒌各二钱，金银花、连翘各八分，甘草节、黄连、当归各五分，青皮七分，二帖愈。

李士材治尹文辉嗜火酒，能饮五斤，五月间入闽中，溪水骤涨，涉水至七里，觉腹痛甚，半月后右丸肿大渐如斗。闽中医者皆与肝经之剂，及温热之品，半载无功。归就诊，李曰：嗜火酒则湿热满中，涉大水则湿热外束。今病在右，正是脾肺之湿下注睾丸，以胃苓汤加栀子、枳壳、黄柏、茴香，十剂略减。即以为丸，服至十八斤全安。

骆元宾十年患疝，形容枯槁。李视之左胁有形，其大如箕，以热手按之，沥沥有声，甚至上攻于心，闷绝良久。以热醋熏灸方醒。李曰：此经之所谓厥也。用当归四逆汤，一月积

形衰小。更以八味丸间服半载余，积块尽消，不复患矣。

卢不远治汤某长病腹痛，痛则绕脐有形，甚则欲死，皆谓生气独绝于内，虑不起。诊之关脉近尺有滑，附之久痛气羸，颇乏精彩。因用枸杞为君，白芍、茯苓、肉桂、吴萸佐之，六剂痛止。服瑞竹堂方四制枸杞丸一料，竟愈。夫脐疝，疝当引阴，原无斯症。盖疝者有形之痛，而有所止之处，故字从山，不必定引阴也。疝本厥阴肝疾，其状若死，亦厥阴症。故用温补肝肾药而瘥。

冯楚瞻治王刑部疝痛甚危，脉之左三部弦洪而数，乃阴甚不足也；右关尺洪大，重按有力，此膏粱酒湿太过。房劳真水消亡，木失所养，筋无所荣，湿热内攻，阴寒外遏，为疼为胀不可忍。以熟地二两，山萸、山药各二钱，滋其肝肾；丹皮三钱，茯苓二钱五分，渗其湿热；橘核三钱，疏其木郁；制附一钱五分，盐酒炒黄柏一钱二分，使寒热互为向导。由是外寒散，内热除，真水生，雷火息而瘥。

张建东秘传治一切疝气神方，于洗浴毕湿身坐门槛上，两囊著木，印一湿印。即于湿印患左灸左，患右灸右，俱患则左右俱灸，须避四眼。又一法午月午日午时灸，尤妙。或小儿不须洗浴，但用灰布门槛上，令儿坐之，亦就所印灸即愈（《沈序皇尊闻录》）。

王叔权曰：舍弟少戏举重得偏坠之疾，有客人为当关元两旁，相去各三十青脉上灸七壮，即愈。王彦宾患小肠气，灸之亦愈（《资生经》、《医说续编》）。

项关一男子病卒疝，暴痛不任，倒于街衢，人莫能动，呼张救之。张引经证之，邪气客于足厥阴之络，令人卒疝，故病阴丸痛也。急泻大敦二穴，其痛立已。夫大敦穴者，乃足厥阴之二穴也。

郑亨老病疝，灸之得效。其法以净草一条，茅及麦秆尤妙，度病人两口角为一则折断，如此三则，则折成角如△字样，以一角安脐中心，两角在脐之下，两傍尖尽处是穴，若患在左即灸右，在右则灸左，两边俱患即两穴皆灸，艾炷如麦粒大，灸十四壮，或二十一壮，即安也

（《医说续编》）。

夺命丹治远年近日小肠疝气，偏坠搐疼，脐下撮痛，以致闷乱，及外肾肿硬，日渐滋长，阴间湿痒抓成疮，悉治之。吴茱萸一斤（去枝梗四两，酒浸四两，醋浸四两，汤浸四两，童便浸各一宿，向焙干），泽泻二两（去灰土），右为细末，酒煮面糊为丸如梧桐子大，每服五十丸，空心食前盐汤或酒下，神妙不可具述。冯仲柔云顷年某仓使家传，因令局中合卖，绍熙壬子冬予亲曾得效，时苦奔豚，寒气攻冲，小腹引痛四日，只一服脏腑微动，痛若失去，遂安。一方名星头丸，汤浸者用盐水浸，泽泻用四两，切作粗片，酒浸一宿（《是斋方》同上）。

一人病后饮水，患左丸痛甚，灸大敦，适摩腰膏。内用乌、附、丁、麝香，将以摩其囊上，抵横骨端，灸后温帛覆之，痛即止，一宿肿亦消矣（《药要或问》同上）。

薛立斋治一妇人小腹痞闷，小便不利，内热体倦，懒食。用八珍汤加柴胡、山栀、龙胆草，治之而安（《良方》附疝瘕门）。

王肯堂曰：张仲景治寒疝腹中痛，及胁痛里急者，当归生姜羊肉汤主之。《本草衍义》称其无不应验，岂非补肝之效乎？余每治病甚，气上冲心危急者，以八味丸投之立应。又补肾之明验也。

罗谦甫治漆匠韩提控疝气，每发痛不可忍，则于榻两末各置一枕，往来伏之，以受如是，三年不已。与丁香练石丸，三剂良愈。盖男子七疝，痛不可忍者，妇人瘕聚带下，皆任脉所主阴经也。乃肝肾受病，治法同归于一。当归、附子、川楝子、茴香各一两，右锉碎，以好酒三升煮尽为度，焙干作细末。每药末一两，入丁香、木香各五分，全蝎十三个，元胡索五钱，同为细末，拌匀酒糊为丸桐子大，每服三十丸至百丸，温酒空心送下。凡疝气带下，皆属于风，全蝎治风之圣药也。川楝、茴香，皆入小腹经，当归、元胡索，和血止痛。疝以寒邪积于小肠之间，故以附子佐之，丁香、木香为引导也。

王海藏云杨驸马时时患风气冲心（风气即疝气也。罗谦甫云：疝气带下皆属于风），饮食吐逆，遍身枯瘦，日服紫菀丸至二十日，泻出肉块如虾蟆五六枚，白脓二升愈（方见《瘀风门》）。

李灵患肥气病（肝积谓之肥气，与疝同类），日服前丸五丸，经一年泻出肉鳖二枚愈。

马元仪治陈子芳患痰喘发热，胸满身痛，左边睾丸不时逆上，痛不可忍。诊之肝脉弦急，肺脉独大，关尺虚小，此肝肺受邪之候也。肝为木脏，其化风，其生火。风火合邪于本位则为热为痛，乘于肺金则为痰为喘。以柴胡疏肝散治之，表症稍安。欲速愈，别用沙参二两煎服，始若相安，断转增剧。再急诊寸脉鼓数，关脉急疾，左丸引右丸痛甚，曰：关脉急疾，木火自旺也。寸脉鼓数，火刑肺金也。肺为娇藏，体燥气肃，火邪入之则气化失常，金益困而水益张也。法宜滋达肺金兼疏肝木。以瓜蒌实五钱润燥，紫菀三钱宣通，半曲、贝母清痰，枳壳、桔梗开郁，杏仁、苏子定喘，柴胡以达之，秦艽以舒之。一剂减，再剂安，调补而愈。

【琇按】用沙参原无大谬，第单用且重至二两，又无甘润之佐，则清降之力薄而速，反致木厥张云耳。

立斋治一男子年逾四年，阴囊肿痛，以热手熨之少缓，服五苓等散不应。尺脉迟软，此下虚寒邪所袭而然，名曰寒疝，非疮毒也。以蟠葱散治之少可，更以葫芦巴丸，用之而平。

杜举人名京，年逾三年，阴囊湿痒，茎出白物如脓，举则急痛，此肝疝也。用龙胆泻肝汤而愈。有阴茎肿或缩或挺，或痒，亦以此药治之。

施笠泽治钱元一患疝气冲痛，盖有年矣。每抑郁则大作，呕吐痰涎，不进饮食，已未春病且浃旬。诊得左关弦急而鼓，右关尺俱浮大而无力，此命门火衰，不能生土，肝木乘旺复来侮脾。用葫芦、元胡索等疏肝之剂，以治其标。随用八味丸益火之原以消阴翳，间进参术补脾之药，以治其本。渐服渐安，数载沉疴，不三月而愈（朱氏选）。

钱国宾云：黄州客陈思云负货行至德州赁馆，其人素有疝气，忽然阴子渐大如斗，半月卧床不起，偶有道人化斋，彼其嗔怪。道人曰：尔病尚得我医，如何发怒？遂请进见，坐问根由，与芡实大红药丸，用无根凉水送下，拱之而去。约三日后再来看汝。陈服药腹中微响，若周身气行之状，至三日消已大半。道人又至，仍与前药二丸。三日一次，服尽阴子如故。谢银一两不受，讨紫花布道袍一件而去。陈求丸方，此药汝不能合，用紫金锭亦可以消斗大之阴子。余与同寓亲见其治九日，而消斗大之阴子，真仙丹也。

蒋仲芳一日治二疝，一人升上作痛，一人坠下作痛，俱闷痛欲绝。升上者与故纸三两，炒黑豆一两，生硫黄七钱，俱为末，盐酒打糊面为丸，盐酒送下。坠下者与补中益气汤加杜仲、故纸、肉桂、炮姜、香附、川芎。二人骇曰：疝气同也，何方之不同若是？曰：姑试之。至明日而皆愈。

潘惟秋间患疝气症，服肉桂、小茴香、荔核之类，不应。自用生姜泡炒糖汤，服一二日稍愈，遂止饮沙糖汤而愈（《沈初兄抄本》）。

吴桥治胡有濡父旦递，以疝作逆桥，桥以其人习饮醇，第以凉剂而清湿热，遂愈。一日疝作，适桥他出，乃逆方生，家人出桥旧方示之，生按方而治不效，顷之则小溲浸短，小腹浸坚，复逆文说先生至，注黄金二镒内文学箧中，文学力任之，治再信而病益进，短者枯，坚者石矣。既而桥至则病甚，递出错言，桥心异之，此神乱也，既诊曰：殆矣。有濡曰：家大人疝递作，赖公一再剂而瘳。乃今两君子亦

仿故方，何卒不效？桥曰：此刻舟也，今病得之内当在阴，两君复以阴药投之，嫌于无阳也，既以阴剂，阴阳失其健而不能运，则壅阏矣。家人侦其故，则故女竖私焉。桥辞归。旦中夜死，文学胅篚归金而去（《太函集》）。

汪氏甥素有疝症，发则囊如盛二升粟，增寒壮热，或与小茴香、青皮、木香、胡芦巴等，服之囊赤而痛甚，势将成痈。次仍与前药，诊之脉数大无伦，面赤暗，亟用熟地二两，杞子一两，川楝一枚，一剂而愈。后与人哄，颠顶著棒，闷绝而苏，次日阴囊肿大，如疝发时，于是颠痛甚则囊痛减，囊痛甚则颠痛减，寒热往来，专科递治无效。盖厥阴肝脉下络篡，上行颠，故上下相连而其痛则互为消长也。与前方数剂，上下皆愈。几疝治之失宜，过服香辛燥烈之剂，遂成劳损者多矣。

鲍二官六七岁时，忽腹痛发热，夜则痛热尤甚，或谓风寒，发散之不效。又谓生冷，消导之不效。诊之面洁白微有青气，按其虚里则筑筑然跳动，问其痛云在少腹，验其囊则两睾丸无有。曰：此疝痛也。与生地、甘、杞、沙参、麦冬、川楝、米仁，二剂全愈。凡疝症，虽有寒湿痰气之殊，余所愈多以此方，捷如桴鼓。盖症虽不一，而病属厥阴，则一也。要之肝木为病，大抵燥火多而寒湿绝少也。余铖儿十岁时忽掷地，以拳柱其腹，宛转不能语，察其面青，知疝发也。亟以杞子一两，川楝一枚煎服，下咽立愈。

# 小 便 秘

朱丹溪治因服分利之药太过，遂致秘塞，点滴不出。谓其胃气陷于下焦，用补中益气汤，一服而通。因前多用利药损其肾，遂致通后遗溺，一夜不止，急补其肾，然后已。凡医之治是症者，未有不用泄利之剂，谁能顾其肾气之虚哉（《医贯》药要成，或问出《医说续编》）。

盛用敬治文学姚汝明内伤新愈，又病食伤，他医皆用下药，病益甚，小便闭，中满腹坚如

石（三阴受伤所致）。盛诊之曰：此不可分理药也（理当作利）。宜以参芪运其气，升柴提其气，气升则水自下矣。加以益肾之剂，数服霍然（《吴江志》）。

钟大延治徐大理病小便秘，肿胀面赤发喘，众医皆从热症治，愈甚。大延诊之，曰：是无火也，急煮附子汤，一服而愈（《宁波府志》）。

钱塘有人小便肠秘，百方通之不效。有一道人钱宗元视之，反下缩小便药，俄而遂通。

人皆怪之，以问，宗元曰：以其秘，故医者骤通之，则小便大至，水道愈溢，而小便愈不得通矣。今吾缩之，使水道稍宽，此所以得流也。此一治殊为特见（《北窗炙輠》）。

黄氏小便不通，陈雁麓用芒硝一钱研细，龙眼肉包之，细嚼，咽下立愈（《续金陵琐事》）。

竹镇有人病溺不下，求于乩仙判，云：牛膝、车前子，三钱共五钱，同锉为粗末，将来白水煎，空心服之，果愈（《居易录》）。

龚子才治一人小便不通，服凉药过多，胀满几死，以附子理中汤加琥珀末，调服立通。

一人小便不通已经七八日，遍身手足肿满，诸医罔效。以紫苏煎汤入大盆内，令病人坐上熏蒸，冷则添滚汤，外用盐炒热熨剂上遍身肿处，良久便通，肿消而愈。

李士材治王郡守痰火喘盛，咳正甚时，忽然小便不通，自服车前、木通、茯苓、泽泻等药，小腹胀闷，点滴不出。李曰：右寸数大，是金燥不能生水之故，惟用紫菀五钱，麦冬三钱，五味十粒，人参二钱，一剂而小便涌出如泉，若淡渗之药愈多，则反致燥急之苦，不可不察也。

先兄念山以谪官郁怒之余，又当盛夏，小便不通，气高而喘。以自知医，服胃苓汤四帖不效。李曰：六脉见结，此气滞也，但用枳壳八钱，生姜五片，急火煎服，一剂稍通，四剂霍然矣。

俞孝廉修府志劳神，忽然如丧神守，小便不通，李诊之曰：寸微而尺鼓，是水涸而神伤也。用地黄、知母各二钱，人参、丹参各二钱，茯苓一钱五分，黄柏一钱，二剂减，十剂乃全安。

冯楚瞻治王氏女年十三，小便不痛甚危，初二三岁时乳母恐其溺床，切戒之。由是癙瘰刻刻在心（二三岁时事安能记忆），数年以来日中七八次，夜中七八次，习以为常，渐有淋状，近来益甚。或以导赤利水之剂投之，初服稍应，久则增剧，点滴不通。脉之六部洪数，久按无神，知为过于矜持，勉强小便，心肾久虚。又服利水之剂，真阴益槁，脏涸津枯，气

何能化？以八味汤加五味、麦冬，取秋降白露生之意也，每剂纳熟地二两，连进两服。使重浊以滋之，为小便张本。再以其渣探吐之，上窍既开，下气兼清，下焦湿热斯得矣。今气虚下陷已久，一两剂未能收功，安得伏枕而卧？且此不寐非心血不足，乃因著意防闭小便故也。暂以物衬席上，任其流出，免取溺器致扰其神，自然熟睡矣。以补中益气汤提补上中二焦元气，加黄柏、知母祛下焦湿热。使清阳升则浊阴自降，脬无湿热则不下坠，窍可对而病可瘳矣。如法治之，果嗒然而觉。早视衬布亦不甚湿，以久不阖目，得此恬寝，神气顿回，如未病者，调进四日而安。

张隐庵治一书吏患癃闭，诸治无效，以补中益气投之，一剂而愈。或问曰：此症人皆利治之不效。今以升提治而效，其故何也？曰：君不见夫水注子乎？闭其上而倒悬之，点滴不能下矣。去其上之闭而水自通流，非其验耶。

薛立斋治一妇人患小便淋沥不通，面青胁胀，诸药不应。此肝经气滞而血伤，用山栀、川芎，煎服而愈。

一妇人小便不利，小腹并水道秘闷，或时腹胁胀痛，此肝火。用加味逍遥散加龙胆草，四剂稍愈。乃去胆草，佐以八珍散加炒黑山栀，兼服而愈。

郑奠一曰：木瓜乃酸涩之品，世用治水肿腹胀误矣。有大寮舟过金陵，爱其芬馥，购数百颗置之舟中，举舟人皆病溺不得出，医用通利药罔效。迎余视之，闻四面皆木瓜香，笑谓诸人曰：撤去此物，溺即出矣。不必用药也。于是尽投江中，顷之溺皆如旧（《本草备要》）。

汪讱庵曰：家母舅童时病溺塞，服通淋药罔效。老医黄五聚视之，曰：此乃外皮窍小，故溺时艰难，非淋症也。以牛骨作楔塞于皮端，窍渐渐展开，乐而愈。使重服通利药，得不更变他症乎？乃知医理非一端也（同上）。

一人燥热伤下焦，致小便不利，当养阴。当归、地黄、知母、黄柏、牛膝、茯苓、生甘草、白术、陈皮之类（治法）。

绍兴刘驻泊汝翼云：魏效知明州时，宅库之妻，患腹胀小便不通，垂殆。随行御医某人，

治此药令服遂愈。瓜蒌不拘多，少焙干碾为细末，每服三钱重，热酒调下。不能饮者，米饮调下，频进数服，以通为度（《是斋方》）。

## 小便不禁（附：频类遗沥）

孙文垣治倪二南内人小水不禁，一日二十余，脉之右寸洪而有力，左寸虚，右尺沉微，此心肾不交也。以当归、远志与之，五日而安。后凡遇辛苦则发，以此服之立效。

薛立斋治一妇人小便自遗有时不利，日晡益甚，此肝热阴挺不能约制。用六味丸料加白术、酒炒黑黄柏七分，知母五分，数剂诸症悉愈。若误用分利之剂，愈损真阴，必致不起矣。

一老妇患前症，恶寒体倦，四肢逆冷，薛以为阳气虚寒，用补中益气加附子，三剂不应，遂以参附汤。四剂稍应，仍以前药而安。附子计用四枚，人参三斤许。

李士材治张方伯夫人患饮食不进，小便不禁。李曰：六脉沉迟，水泉不藏，是无火也。投以八味丸料兼进六君子加益智仁、肉桂，二剂减，数剂瘳。

俞文学忧愤经旬。忽然小便不禁，医皆以固脬补肾之剂投之，几一月，转甚。李诊之曰：六脉举之则软，按之则坚，此肝肾之阴有伏热也。用丹皮、茯苓各二钱，甘草梢六分，黄连一钱，煎成调黄鸡肠与服，六剂而安矣。适有吴门医者，曰：此既愈当大补之，数日后仍复不禁。再来求治，李曰：肝家素有郁热，得湿补而转炽，遂以龙胆泻肝汤加黄鸡肠服之，四剂即止。更以四君子加黄连、山栀，一月而痊。

张三锡治一人病风狂，服甘遂等利药太过，小水不禁，服桑螵蛸散未终一料而安。真桑螵同桑皮炒，远志、菖蒲、龙骨、人参、茯苓、当归、龟板醋炙，以上各一两为末，以参汤调下二钱。

薛立斋治一妇人患小便频数，日晡热甚，此肝脾血虚气滞，而兼湿热也。用加味逍遥散加车前子而愈。

一妇人久患前症，泥属于火，杂用寒凉之剂，虚症悉具。曰：此脾胃亏损，而诸经病也。当补中气为主，遂以六君补中二阳，兼服两月余而愈。

刘大参年逾六旬，形气瘦弱，小便不禁或频数，内热口干，或咳痰喘晕，此肺肾气虚，用六味丸，益气汤以滋化源。彼不信，反服补阴降火，涩精之剂，阴囊作痛，或小便不利，仍服前药，不两月而愈。

王执中壮年寓学，忽有遗沥之患，因阅方书，见有用五倍子末酒调服者，服之而愈。药若相投，岂在多品，而亦无事于灸也（《资生经》）。

## 大便不通

安康郡太守苦风秘，陈为处二仁丸。杏仁去皮尖麸炒黄，麻仁另研，枳壳去瓤夫炒为末，诃子炒去核为末，右用炼蜜为丸桐子大，每服二三十丸，温水下，未利，增之乃愈。

薛立斋治一老妇，大便欲去而难去，又不坚实，腹内或如故或作胀，两关尺脉浮大。薛以为肠胃气虚血弱，每服十全大补汤加肉苁蓉，去后始快，若间二三日不服，腹内仍胀，大便仍难。

一妇人大便秘涩，诸药不应，苦不可言，令饮人乳而安。

张子和曰：顷有老人年八十岁，脏腑涩滞，数日不便。每临便时，头目昏眩，鼻塞腰痛，积渐食减，纵得食便结燥如弹。一日友人命食血脏葵羹，油溙菠菜，遂顿食之，日日不乏，前后皆利，食进神清，年九十岁无疾而终。《图经》云：菠薐寒利肠胃，芝麻油炒而食之利大便，葵宽肠利小便。年老之人，大小便不利，最为急功，此亦偶得泻法耳。

子和表兄病大便燥滞，无他症。常不敢饱

食，饱则大便极难，结实如铁石。或三五日一如圊，目前星飞，鼻中血出，肛门连广肠痛，痛极则发昏，服药则病转剧。巴豆、芫花、甘遂之类皆用之，过多则困泻，止则复燥，如此数年。遂畏药性暴急不服，但卧病待尽，两手脉息俱滑实有力，以大承气汤下之，继服神功丸、麻仁丸等药，使食菠菱菜及猪羊血作羹，百余日充肥，亲知骇之。粗工不知燥分四种，燥于外则皮肤皱揭，燥于中则精血枯涸，燥于上则咽鼻焦干，燥于下则便溺结秘。夫燥之为病，是阳明化也，水夜寒少故如此。然可下之，当择之。巴豆可以下寒，甘遂、芫花可以下湿，大黄、朴硝可以下燥。《内经》曰：辛以润之，咸以软之。《周礼》曰：以滑养窍。

龚子才治一男子年六十七，因怒左边上、中、下三块时动而胀痛，揉之则散去，心痞作嘈，食胃中觉涩，夜卧不宁，小便涩，大便八日不通。一医以大承气汤，一医以化滞丸，一用猪胆导法，一用蜜导，俱不效。诊之六脉弦数有力，此血不足气有余，积滞壅实。大黄末三钱，皮硝五钱，热烧酒调服。下黑粪如石数十枚，如前再进，下粪弹盆许，遂安。后以四物汤加桃仁、红花，酒蒸大黄、黄连、栀子、三棱、莪术、枳壳、青皮、木通、甘草，十数剂而愈。

李时珍治一宗室年几六十，平生苦肠结病，旬日一行。甚于生产，服养血润燥药则泥隔不快，服硝黄通利药则若罔知，如此三十余年矣。诊其人体肥，膏粱而多忧郁，日吐酸痰碗余乃宽，又多火病。此乃三焦之气壅滞，有升无降，津液皆化为痰饮，不能下滋肠腑，非血燥比也。润剂留滞，硝黄徒入血分，不能通气，俱为痰阻，故无效也。乃用牵牛末、皂角膏丸与服，即便利。自是但觉肠结，一服就顺，亦不妨食，且复精爽。盖牵牛能走气分，通三焦，气顺则痰饮消，上下通快矣（《本草纲目》）。

外甥柳乔素多酒色，病下极胀痛，二便不通，不能坐卧，立哭呻吟者昼夜。医用通利药不效，遣人叩李。李思此乃湿热之邪在精道，壅胀隧路，病在二阴之间，故前阻小便后阻大便，病不在大肠膀胱也。乃用楝实、茴香、穿

山甲诸药，入牵牛加倍，水煎服，一服而减，三服而平（同上）。

张景岳治一壮年素好火酒，适夏月醉则露卧，不畏风寒，此其食性脏气皆有大过人者。因致热结三焦，二便俱闭，先以大承气汤。用大黄五钱，如石投水。又用神祐丸及导法，俱不能通，且前后俱闭，危益甚。遂仍以大承气汤加生黄二两，芒硝三钱，又加牙皂二钱煎服，黄昏进药，四鼓始通，大便通而后小便渐。此所谓盘根错节，有非斧斤不可者，若忧柔不断，鲜不害矣。

朱翰林太夫人年近七旬，偶因一跌即致寒热，医与滋阴清火，势转甚。诊之六脉无力，虽头面上身有热而口不渴，且足冷过股，曰：此阴虚受邪，非跌之为，实阴症也。遂以理阴煎加人参、柴胡，二剂而热退，日进粥二三碗。已而大便半月不通，腹且渐胀，咸以燥结为火。欲复用凉剂，张不可，谓若再用清火，其原必败，不可为矣。经曰：肾恶燥，急食辛以润之。正此谓也。乃以前药更加姜附，倍用人参、当归，数剂而便通，腹即退，日就瘥（此实风秘之类，未可归功姜附）。

【按】此症乃阴虚阳越，亦类中之轻者，一跌而病良有以也。不知阴症二字，何以插入？其生平见解大可知矣。

李士材治蒋少宰服五加皮酒，遂患大便秘结，四日以来腹中胀闷。服大黄一钱，通后复结。李曰：肾气衰少，津液不充，误行疏利（疏字不安），是助其火矣。以六味丸料煎成，加人乳一盅，白蜜五钱，二剂后即通，十日而愈。

顾文学素有风痰，大便秘。治风须治血，乃大法也。用十全大补汤加秦艽、麻仁、杏仁、防风、煨皂角仁，半月而效。三月以后永不再发（此亦风秘之候）。

冯楚瞻治崔姓人六脉沉微，身热，四肢厥冷，发狂谵语，连夜不寐，口渴浩饮，二便俱秘（绝似阳明热症而断为阴伏逼阳，乃舍症从脉之治）。此阴伏于内，逼阳于外，因津液不行，故小便秘而口干渴，非实热也。因谷食久虚，故大便虚秘不通，非燥结也，若不急为敛纳，则真阴真阳并竭

矣。乃用熟地、麦冬以壮金水，炒白术以托住中气，牛膝、五味以下趋藏敛，制附子以引火归源，另重煎人参冲服。不三剂，狂定神清，思食而愈。

【按】此亦阴虚阳越之病，甚则为类中，其治法亦大醇而小疵耳。至云阴伏于内，逼阳于外，亦与景岳案中谓为阴症同一模糊也。此二案不入类中门者，以世俗惟以二便为急，且风秘一条，人不讲也。

胡念庵治陈盐商年七十六矣，春时患中风脱症，重剂参附二百余帖获痊。至十月大便秘不行，日登厕数十次，冷汗大出，面青肢厥，医用滋补剂入生大黄三钱。胡深以为不可，戒之曰：老年脱后，幸参附救全，不能安养，过于思虑，以致津液枯竭，传送失宜，何事性急以速其变。若一投大黄，往而不返，恐难收功矣。姑忍二三日，势当自解。病者怪其迟缓，口出怨咨之辞，次日不得已用人参二两，苁蓉一两，当归五钱，松柏仁各五钱，附子三钱，升麻四钱，煎服。外用绿矾一斤入围桶、以滚水冲入，扶坐其上，一刻而通（《医林总目》）。

【按】伤寒疟利之后，患秘结者，皆由攻下散表失宜所致，究其由则皆血燥为病。至若风秘一条，其病本由燥火生风，医者昧于风字，动用风药，死者已矣，其存者亦必贻后患，然此尚其轻也。

张路玉治杨松龄夏月感冒，服发散十余剂，二便俱闭，一医用硝黄下之，少腹左畔遂胀起如墩，不赤不热，有时哗哗作声，疡医以敷药治其外，以解毒利水药治其内，药未进而躁扰不宁。诊之六脉紧细而駃，此过汗津液大伤，又与苦寒攻里，致阴邪内结，膀胱不化，溺积不通，法在不救。幸胃气有权，形神未槁，尚能少进粥糜，姑许以治。因与济生肾气大剂煎成，入有嘴壶，托起其项，徐徐仰灌升许，频令转侧，以鹅翎探吐，即时溲便如注，少腹顿平，更与十全大补，调理而安。此症前后患者四五人，或小淋沥或遗溺不止，或形羸气脱，皆力辞不治。

【按】此由感症混表混攻而成秘结，收入此门以备参酌。

孙文垣治温南溪内人，居常大便秘结，面赤不思饮食，头时眩晕，诊之右关尺滑大有力，此痰火症也。用瓜蒌四钱为君，滑石三钱，枳实二钱，半夏一钱半为臣，萝卜子、姜黄各一钱为佐，两帖愈矣。又教以或遇大便秘结，每服当归龙荟丸，加牛胆南星一钱，立愈。

一人大小便秘，数日不通，用商陆捣烂敷脐上，立通（《本草纲目》）。

一人大便秘，久用乌桕木方停一寸劈破，以水煎取半盏，服之立愈。

陆养愚治关望亭年近古稀，常患胁痛，用行气药及当归龙荟丸即愈。后患便秘，服润肠丸，便虽通而饮食减，胸膈不舒，有时温温作痛，若数日不服，又秘结矣。或以高年血不足所致，投以四物汤数剂，并小便亦不通三日，胀急殊甚，密导熨剂，百计不解。脉之沉迟而弱，询其平日大便有欲解不解之状，及解又润而不燥，曰：此非血秘，乃气虚不能传送所致也。用补中益气汤少以木香、白豆蔻佐之，二剂而便俱通，此后常服一剂，不惟无秘结之患，且饮食倍增，胁痛亦不作矣。

陆祖愚治邱念招禀赋薄弱，常有梦遗症，爱食燥炒饭，大便二三日一度，忽受风寒仍吃燥饭，且日进四餐，旬日间饮食如旧，而大便竟不行。后复寒热头痛，发黄发斑，黄退而斑色纯红，仍以凉解之剂煎送润字丸二钱五分，良久去燥矢七八块。斑消身微凉。然胸口尚不可按，再服凉解六剂，便不行而小腹微满，或谓病已月余，可以议下。弗之听，仍用润字丸二钱五分，姜汤服，少顷去大便七八块，而胸中如故。令以前方日服一剂，间三日投润字丸二钱，病至七十余日，服润字丸计五两，胸膈犹未清。然病久肌肉削尽，况常有遗症，不宜再行消导矣。枳实二钱，山楂二钱，人参六分，附子四分，连进三剂，遂大便日行一次，人参渐加，枳实渐减，数剂后食进病起，服参至半斤始得复元。

丹溪沼一妇人脾疼后患二便不通，此是痰隔中焦，气聚上焦，二陈加木通先服后吐，渣再煎烧皂角灰为末，粥清调下。

一尼体厚病吐逆，忽小便不利，头汗出，立毙。

薛立斋治儒者王录之素痰甚，导吐之后大

便燥结，头晕眼花等症，尺脉浮大，按之则涩，此肾气虚而兼血虚也。四物送六味四剂，诸症悉退，仍用前丸，月余而康。

金宪高如斋素睡痰，服下痰药，痰去甚多，大便秘结，小便频数，头晕眼花，尺脉浮大，按之如无，谓肾家不能纳气归源，前药复耗金水而甚，用加减八味丸料，煎服而愈。

陈三农治中州王太学素多酒食，病下极胀痛，二便不通，坐卧不能，沉吟七日矣，百般通利不应。此湿热之邪遏塞二阴，壅胀隧路，故前后不通，病不在大肠膀胱也。乃用韭菜子、穿山甲、茴香、楝实各一钱五分，入牵牛头末三钱，水煎一服即减，三服即愈。乃知牵牛能达右肾命门走精隧，故东垣用天真丹以牵牛盐水炒黑入，佐沉香、官桂、杜仲、破故纸，治下焦阳虚也。

陈良甫曰：一男子病风淫末疾，或用快药利之，患肺痿咯脓血，至大便水通而死。惜哉！

易思兰治一儒者患便秘症，初因小便时秘服五苓散、八正散、益元散，俱不效。一医诊得二尺俱无，作阴虚水涸，用八味丸日一服。三日大便亦秘，口渴咽干，烦满不睡，用脾约丸、润肠丸，小便日数十次，惟点滴而已。大便连秘十日，腹满难禁，众议窍自利，果愈。继以调养失宜，一月后其症复发。梁以前方二剂，服之亦令揉吐，不唯不效，初止少腹胀闷，吐后胸膈亦胀闷难堪矣。六脉洪大而空。冯曰：前者神气未衰，今则汗多心跳，精力甚疲，必补中气乃能升降运行，仍令服前方二剂，闷益甚。则以人参一两，附子三钱，浓煎温服，少顷自胸次以至小腹漉漉有声，小便连行而愈。信乎药不执方也。

吴浮先治曹庶常患小便不通，多服分利之药，遗尿一夜不止，既而仍复秘塞，点滴不行，此利药太过，肾气亏极，急用补中益气汤送肾气丸，遂痊。

黄履素曰：予家有仆妇，患小便不通之症，时师药以九节汤，腹渐满而终不通，几殆矣。有草泽医人以白萝葡子炒香，白汤吞下数钱，小便立通。此予亲见之者。

孙文垣治衷洪溪以冲暑往来，经略政事，致发热燥渴，因过食冰浸瓜果，遂成泄泻，小水短少，医与胃苓汤加利药。泻止而大便燥结不堪，乃用润肠丸，复泻不止。又进前药，泻止而小水失其常度，脐下胀急，立溺则点滴不出，卧则渗不竭，以频取夜壶，致通宵不寐。治半月精神削，寝食废。诊之两寸短弱，关缓大，两尺洪大，此余暑未清，素善饮，湿热流于下部也。以益元散三钱煎香薷汤服之，略无进退，脉亦如昨，再思之，此盖尿窍不对也。膀胱者脬之室也，脬中湿热下坠，立便则窍不对，小水因不得出，卧则脬下坠而渗出，膀胱犹以窍不对，涓涓流溢不能畅达，故了而不了也。治惟提补上中二焦元，急用三一承气汤下之，服后微利，随秘又加，小腹绕脐满痛，复用舟车丸、遇仙丹，每空心一服，日利三五次，里急后重，下皆赤白，如此半月，日夜呻吟，惟进米饮及茶盅许。诊得两寸沉伏有力，两关洪缓无力，两尺不见。曰：关尺无恙，病在膈上，此思虑劳神，气秘病也，以越鞠汤投之，服一盅，暖气连出，再一盅大小便若倾，所下皆沉积之物，浑身稠汗，因进姜汤一盅熟睡，睡觉粥进二盏，复诊脉平，调理气血而愈。

立斋诊职方陈我斋年逾六旬，先因大便不通，服内疏等剂，后饮食少思，胸腹作胀，两胁作痛，形体倦怠，两尺浮大，左关短涩，右关弦涩。时五月，此乃命门火衰不能生脾土，而肺金克肝木，决其金旺之际，不起。后果然。

万密斋治汪玉虹大便不通，服通幽汤、润肠丸俱不效。诊其言微气弱，乃内伤症也。气口脉浮大而软，此气不运而血不润，气血两虚故也，宜亟补之。曰：其如腹胀何？曰：无虑，但服补中益气汤，倍加当归，五日而愈。

许学士治一人母年八十四，忽尔腹痛头疼，恶心不食，召医数十，议皆用补脾，进食治风清利头目等药，数日难愈。全不入食，其家忧惶。许辨说前药皆误矣。此症正是老人风秘，脏腑壅滞，聚于胸中，则腹胀恶心，不思饮食，又上至于巅则头痛，神不清也。若脏腑流畅，诸疾悉去矣。乃用紫苏子、大麻子各半合，洗净研细，取汁一盏，分二次煮粥。两啜而气滞先下结粪如胡椒者十余枚，后渐得通利，不用药而愈矣。

文潞公在北门日盛夏间苦大腑不调，公随行医官李琬，本衢州市户，公不独终始涵容之，又教以医事，公病泄利，琬以盲动摇之，又求速效，即以赤石脂龙骨、干姜等药馈公，公服之累日不大便，其势甚苦。初虞世共城来见，公未坐定，语及此事，公又不喜服大黄药，虞世告曰：此燥粪在直肠，药所不及，请以蜜箭导之，公以为然，时七月中苦热，虞世冒汗为公作蜜箭，是夕三用，下结粪四五十枚，大如胡桃，色黑如橡栗，公二三日间饮食已如故（《良方》）。

攒宫有一老人患风秘，八九日不通，有木匠授以此方，只一服见效。用不蛀皂角当中取一寸许，去黑皮以沸汤半盏泡，上用盏盖定，候通口服之，先便少粥，通后即食（《是斋方》）。

缪仲淳治唐震山年七十余，便燥结，胸中作闷，曰：此血液枯槁之候。用大肉苁蓉三两（白酒浸洗去鳞甲切片），白汤三碗煎一碗，顿饮。饮竟大便通，胸中快然。偶一医问疾，曰：此劫药也。当调补脾胃为主，易以白术、厚朴、茯苓、陈皮，病如故。唐翁曰：误矣。仍饮前药立解。高存之闻而叩其故。缪曰：肉苁蓉峻补精血，骤用之反动大便。药性载甚明也（《广笔记》）。

张选卿治大便不通屡验方：朱砂（研如飞面五钱）、真芦荟（研细七钱），滴好酒少许，和丸每服一钱二分，好酒吞下，朝服暮通，暮服朝通，须天晴时修合为妙（同上）。

刘云密治一老人因冒雨感寒，未经发汗。至春初内热烦躁，胸膈紧满，十日不大便，用清解二剂，入口即吐其半。加熟大黄利下，之咽即吐殆尽。盖因痰热凝结胸膈，以治血分者，反拒而不受也。因用牵牛、大黄丸缓缓服之，而大便通。后乃服清热化痰药，十余剂而渐安，则较濒湖所说老妇肠结症，又进一剂解矣。

吴桥治张邦达谢邑归年逾艾矣，其貌壮硕，如厕率易行，偶以信宿梦遗，早呼旨酒，进人膏二七，既而大便稍实，无他端。张所善者巴深以为误饮而酿内热，不急下，且虞有他，既饮大黄汤不为动，犹以为热甚，至于再三，腹胀膨脖，骎骎石矣。旬日尸寝如死，昏瞑不食不言。桥诊之脉隐隐将绝，桥曰：司启闭主二溲，脾居中制之，必关脾而后转运，长者故中枵而下涩，误以悍剂伐之，脉有死征不可为矣。众曰：否。即中气乏，遇下且如建瓴，何不为动？桥曰：公等信知脾虚不任寒凉，不知脾毙则寒凉无所用矣。诸子跽曰：诚得一剂藉手，庶母恝于人子之心？曰：第进独参汤当下，其下亦薄，于治无裨。即得剂则肠鸣而溲，腹胀者亏三之一。张乃张目问状，人人以为更生。诸子问曰：大黄不行而人参行，何说？桥曰：否。中权废矣，即前茅安所受命哉。补中而建招摇，摧坚者始为之，用此亦人参用大黄尔。非自用而能下之，顾病少间而脉不归，终于不治。深且复至，将攘为己功，大诟诸子曰：尔曹以不治治家丈，人无人子礼，兹更一下而起，复何待乎？桥故避深度复争之无益，适诸子问可否？乃徐应曰：等死尔，下则死疾，不下则死迟，公等自裁。桥何敢与。深诟愈急卒，复下之，不旋踵死矣（《太函集》）。

王生病发热头痛，腹胀甚，医为之解散，热退而痛如故，且不得前后溲。又以大黄通之，大溲稍行，小溲赤涩，胀痛特甚，仍以为热结，将复下之。桥诊曰：病得之三，劳倦且内复食冷尔，内则损肾劳倦，食冷则损脾。肾主大小溲，肾损则不能转输，故作湿热而为胀满，藉令亟下，则将亡阴，胀满有加矣，危之道也。王俯道叩枕曰：诚如公言，三者皆如见。遂投人参五苓散，一服得前溲，再乃大通，痛亦寻减。病者求通后溲急，桥曰：公六脉沉微，必假信宿脾气始回，脾得主则湿热将自行，毋欲速，明日大溲自下。调理月余而愈（同上）。

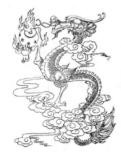

#  惊

张子和治卫得新之妻旅中宿于楼上，夜值盗劫人烧舍，惊堕床下，自后每闻有响，则惊倒不知人，家人辈蹑足而行，莫敢冒触有声，岁余不痊。诸医作心病治之，人参、珍珠，及定志丸，皆无效。张见而断之曰：惊者谓阳从外入也，恐者阴从内出也。惊者谓自不知故也，恐者自知也。足少阳胆经属肝木，胆者敢也，惊怕则胆伤矣。乃命二侍女执其两手按高椅之上，当面前置一小几。张曰：娘子当视此。一木猛击之，其妇大惊。张曰：我以木击几，何以惊乎？伺少定。击之惊，又缓又斯须，连击三五次。又以杖击门，又遣人画背后之窗，徐徐惊定而笑曰：是何治法？张曰：《内经》云：惊者平之，平者常也。平常见之必无惊。是夜使人击门窗自夕达曙。夫惊者神上越，上从下击几，使其下视，所以收以收神也。一二日虽闻雷亦不惊。德新素不喜，至是终身厌服，如有人言张不知医者，执戈以逐之。

张谓卜曰：汝妻亦当病。卜曰：太医未见吾妻，何以知之？曰：尔感此惊几年矣？卜曰：当被火时，我正在草堂中熟寐，人惊唤我，睡中惊不能言，火已塞门，我父拽出我火中，今五年矣。张曰：汝胆伏火惊，甲木乘脾土，是少阳相火乘脾，脾中有热，故能食而杀谷。热虽能化谷，其精气不完，汝必无子。盖败经反损妇人。汝妻必手足热，四肢无力，经血不时。卜曰：吾妻实如此，亦已五年矣。他日门人因观《内经》言"先泻所以胜，次泻所胜"之论，"其法何如"？以问张。张曰：且如胆木乘脾土，此土不胜木也。不胜之气寻救于子，已

土能生庚金，庚为大肠，味辛者为金。故大加生姜以伐木，然不开脾土无由行也。遂用舟车丸先通其闭塞之路，是先泻其所不胜。后用姜汁调渊浚川散大下之，次泻其所胜也。大抵阳干克阳干，腑克腑，脏克脏。

卜氏子年二十八岁，病身弱四肢无力，面色苍黄，左胁下身侧上下如肾状，每发则痛无时，食亦减，大便如常，小便微黄，已二三载矣。诸医穷救，张治之，视其部分，乃足厥阴肝经兼足少阳胆经也。曰：甲胆乙肝故青，其黄者脾也。诊胆脉小，此因惊也。惊则胆受邪，腹中当有惊涎绿水。病人曰：昔曾屯军被火，自是而疾作，乃夜以舟车一百五十丸，浚川散四五钱，加生姜自然汁。平旦果下绿水四五行。或问大加生姜何也？曰：辛能克木也。下后觉微痛，令再下之，比前药减三之一，又下绿水三四行，痛止思食反有力。

张路玉治吴昭如室年壮体丰，而素有呕血腹胀，脾约便难之恙。两遭回禄，忧患频仍，近于失血之后，忽然神气愦乱，口禁目瞪。诊其气口数甚而促，弦大而芤，形神不能自主，似有撮空之状。或谓症犯条，疑不出五日当毙。张谓：不然，若是撮空，必然手热散漫。今拈著衣被，尽力扑摘，定为夹惊怒无疑。爪者筋之余，非惊怒而何？况脉来见促，当是气中结，殊非代脉之比。询其病因惊怒俱有，遂用钩藤一两，煎成入竹沥半盏，姜汁五匙，连夜制服。服后即得安寐，六脉亦稍平，但促未退。仍用前方减半，牛黄一分。其夕大解，三度去结屎五六十枚，腹胀顿减，脉静人安，数日平复如

常。

老僧悟庵心悸善恐，遍服补心养血之药不应，天王补心丹服过数斤，惊悸转增，面目四肢微有浮肿之状，求张治。察其形肥白不坚，诊其脉濡弱而滑，此气虚痰饮浸积于膈上也。以导痰汤稍加参桂通其阳气，数服而悸恐悉除。更以六君子加桂，水泛作丸，调补中气而安。

吴孚先治王兵宪患惊悸，时或烦躁，夜更靡宁，右关虚弱，左寸尤甚。与加味归脾，二十剂全愈。

龚子才治一童子因用心过度，少寐惊悸，怔忡恶寒。先用补中益气汤、茯苓、枣仁、远志，恶寒渐止。又用加味归脾汤，惊悸稍安，再用养心汤而安。

杜某治林学士子居常喜食海蛤，饮食之顷未尝不设。至十八年，忽面色顿青，形体瘦削，夜多惊悸，皆谓劳瘵之疾，百疗不瘳。杜脉之曰：非病。何以知之？虽瘦削面青，精神不减。问学士子秀才好食甚物？曰：多食南海中味。杜曰：但多服生津液药，病当自愈。如是经两月，面色渐有红润意，夜亦无惊悸。林问所以然，杜曰：王冰《素问》云：盐发渴，乃胜血之症。海味加盐物，既多食使心血渐衰，则夜惊悸。今既去咸，用生津液之药，人且少壮，血津易生，故疾去乃安矣。

薛立斋治一妇人劳则心跳怔忡，寒热往来，用归脾汤为主，佐以八珍汤，诸症悉愈。又用加味逍遥散、宁志丸。而后复作，服归脾宁志药即愈。

一妇人患惊悸怔忡，日晡发热，月经过期，饮食少思。用八珍汤加远志、山药、枣仁，三十余剂渐愈，佐以归脾汤全愈。后因劳发热，食少体倦，用补中益气汤。又因怒适月经，去血不止，前症复作。先以加味逍遥散，热退经止。又用养心汤，治之而痊。

一女人惊悸怔忡，自汗盗汗，饮食不甘，怠惰嗜卧，用归脾汤而愈。至年余，怀郁结患前症，兼衄便血，仍用前汤而愈。

许绅者京师人，嘉靖初供事御药房，受知于世宗，累迁太医院使，历加工部尚书领院事二十年。宫婢杨金英等谋逆，以帛缢帝，气已

绝，绅急调峻药下之，辰时下药，未时忽作声，去紫血数升，遂能言，又数剂而愈。帝德绅加太子太保礼部尚书，赐赍甚厚，未几绅得疾。曰：吾不起矣。曩者宫变，吾自分不效必杀身。因此惊悸，非药石所能疗也。已而果卒。赐谥恭僖官，其一子恤典有加。明太医者官最显止绅一人（《明史》。《金陵琐事》亦载此则，其药乃大黄、桃仁、红花等）。

马元仪治一人患心悸症，肢体倦怠，或以阴虚治之不效。诊其脉浮虚无力，盖得焦劳，思虑伤心也。《内经》云：心痹者脉不通。烦则心下鼓。又《原病式》云：水衰火旺，心胸躁动（据此则是阴虚矣，且后于二句又无发明，又何必勉强栏入）。其言脉不通者，正以焦劳太过，心脏之脉郁而不通也。郁则伤血而动君火，故悸动不宁也。心之下脾位，脾受心病，郁而生涎，精液不生，清阳不布，故四肢无气以动而倦怠也。法宜大补心脾，乃与归脾汤二十剂，即以此方作丸，服之全愈。

章氏妇因失恃于归，劳心悒郁，形志倍伤，遂心悸恍惚，身体如在舟车云雾中，或与降气理痰之剂，不应。诊之两脉虚微，尺脉倍弱，曰：夏劳过度则脾损，脾虚必盗母气以自救，故心虚而悸。心藏神，为十二官之主，虚则无所听命，而恍惚不安也。宜大培土气，则脾自复，不仰结于心而心亦安，神亦守矣。与人参附子理中汤，一剂而安，四剂神气大复，脉和而愈。

仲氏女因惊恐即发热，神昏语言错妄，脉之右结涩，左浮弦。此虽惊恐而得，实先因悒郁所伤也。凡郁则肺金必亏，肝脉因之寡畏而妄行，肾水因之失养而不足，加以惊恐则肾益伤，而肝愈扰。其发热者风木内甚也，神昏者火热上腾也。宜舒通肺气以制肝生肾。用瓜仁、紫菀、枳壳、桔梗、杏仁、苏子、秦艽、胆星，二剂右脉透，神气清。加生首乌、黄连，二剂热亦退。再以生地三钱，首乌五钱，远志一钱，牛膝、知母、胆星一钱，贝母、橘红、茯神各一钱，甘草五分而愈。盖金气治则木受制，而水得所养，一举而三善备矣。若泥惊恐所致，而用金石脑麝之品，不几延寇入室乎？

高逢辰表侄尝游惠山，暮归遇一巨人醉卧寺门，惊悸不解，自是便溺日五六十次。李氏云：心小肠受盛腑也，因惊而心火散，心虚肾冷而然，其伤心之验欤（《医说续编》）。

【按】经云：惊则心无所倚，恐则伤肾。是为水火不交，二脏俱病。脏既受病，脏欲专为，其可得乎？此受盛职废，运化无权而渗泄不禁矣（原注）。

长山徐妪遭惊痰初发，手足颤掉，褫去衣裳，羸而奔，或歌、或哭、或牵曳如舞木偶。粗工见之，吐舌走，以为鬼魅所惑。周汉卿独刺其十指端，出血已而安（《续文粹》同上）。

缪仲淳治顾太学叔夏内人，舟中为火所惊，身热羸弱，几成劳瘵症。医误投参芪，势危甚，以清肌安神之剂与之，戒以勿求速效。凡十数剂而安。麦冬、青蒿子、银柴胡、桑皮、枇杷叶各二钱，炙鳖甲、苡仁各三钱，五味、白芍、生地各一钱。

旋沛然治吕孝廉沈仆患惊悸三月，闻响则甚，遇夜则恐，恐其则上屋逾垣，旋食旋饥，日啖饭无算。成谓心偏失神，用补心汤益甚。脉之右关洪数无伦，两尺浮大，按之极濡，病得于酒，且内肾水枯渴，客热犯胃。经云：肾主恐。又曰：胃热亦令人恐。又曰：消谷则令人饥。又曰：足阳明病，闻木音则惕然惊，甚则逾垣上屋。此病在胃与肾脾，合胃心属火，是脾之母。补心则胃益实，火盛则水益涸，故药之而病反甚也。但病本在肾，而标在胃也。先治其标，用泻黄散。后治其本，用肾气丸。一病而寒热并用，补泻兼施。第服泻黄散三日，当不饥矣，服肾气丸十日，当不恐矣。已而果然。

一儒者苦学久困场屋得疾，吐衄盈盆，尪羸骨立，夜卧交睫即梦斗败争负，恐怖之状不可形容，如是十载，每劳则发。用正心安神不效。一日读《藏气法时论》，乃知人魂藏于肝，肝又藏血。作文既苦，衄血又伤，则魂失养，故交睫若此，知非峻补不奏功。乃以酒溶鹿角胶空腹饮之，五日而睡卧安，半月而肌肉生，一月而神气复，始能出户（朱氏选）。

张景岳治一强壮少年，遭酷吏之恐，病似胀非胀，似热非胀，似热非热，绝食而困。众谓痰火，宜清中焦。诊之曰：此恐惧内伤，少阳气索而病，及心肾大亏之症也。遂加温补兼治心脾，一月而起。愈后虽气健如初，而阳寂不举。告之曰：根蒂若斯，肾伤已极，非少壮所宜之兆。速宜培养心肾，庶免他虞。彼反以恐吓为疑，全不之信，未及半载，竟复病而殁。惜哉（未入选）！

# 颠 狂

孙兆治相国寺僧充患癫疾经半年，遍服名医药，不效。僧俗兄潘氏家富，召孙疗之。孙曰：今夜睡着，明后日便愈也。潘曰：且告投药，报恩不忘。孙曰：有咸物但师吃，待渴却来道。至夜僧果渴，孙至，遂求温酒一角，调药一服与之。有顷再索酒，与之半角，其僧遂睡两昼夜乃觉，人事如故。潘谢孙，问治法，曰：众人能安神矣，而不能使神昏得睡，此乃灵苑方中朱砂枣仁乳香散也，人不能用耳。辰砂一两光明有墙壁者，枣仁半两微炒，乳香半两光莹者，右量所患人饮酒几何，先令恣饮沉醉，但勿令吐，至静室中以前药都作一服，温酒调下，作一盏调之，令顿饮。如饮酒素少人，但以随取醉服药讫，便安置床枕令卧，病浅者半日至一日，病深者三两日，令家人潜伺之，鼻息匀调，但勿唤觉，亦不可惊触，使觉待其自醒，即神魂定。万一惊悟，不可复治。正肃吴公少时心病，服此一剂五日方寤，遂瘥（《医药纲目》）。

浙江一妇人颠狂不止，医以瓜蒂半两为末，每一钱重，井花水调满一盏投之，随得大吐，吐后熟睡，勿令惊动，自此无恙（同上）。

窦材治一人得风狂已五年，时发时止，百法不效。窦为灌睡圣散三钱，先灸巨阙三十壮，醒时再服，又灸心俞五十壮，服镇心丹一料。窦曰：病患已久，须大发一回方愈。后果大发，一日全好。又一妇人产后得此症，亦如前灸，服姜附汤而愈。

张子和治一叟年六十，值徭役烦扰而暴发狂，口鼻觉如虫行，两手爬搔，数年不已，两手脉皆洪大如絙绳。断之曰：口为飞门，胃为贲门。口者胃之上源也，鼻者足阳明经起于鼻交頞之中，旁纳太阳，下循鼻柱交人中，环唇下承浆。故其病如是。夫徭役烦扰，便属火化，火乘阳明经，故经言：阳明之病，登高而歌，弃衣而走，骂言不避亲疏。又况肝主谋，胆主决，徭役迫遽则财不能支，则肝屡谋而胆不能决，屈无所伸，怒无所泄，心火磅礴，遂成阳明金。然胃本属土而肝属木，胆属相火，火随木气而入胃，故暴发狂。乃命置燠室中涌而汗出，如此三次。《内经》曰：木郁则达之，火郁则发之。良谓此也。又以调胃承气汤半斤，用水五升煎半沸，分作三服，大下二十行，血水与瘀血相杂而下数升，乃康。以通圣散调其后。大下则是，土郁夺之也。

一男子落马发狂，起则目瞪，狂言不识亲疏，弃衣而走，骂言涌出，气力加倍，三人不能执缚。烧符作醮，问鬼跳巫，殊不知顾。丹砂、牛黄、犀珠、脑射，资财散去，室中萧然。张在车轮埋之地中，约高二丈许，上安中等车轮，其辋上一穴，如作足盆之状，缚病人于其上，使之伏卧，以软褥衬之。令一人于上坐机一枚，以棒搅之转千百遭，病人吐出青黄痰沫一二斗许，绕车轮数匝，其病人曰：我不堪，可解我下。从其言而解之，索凉水与之，冰水饮数升，狂乃罢矣。

范纯佑女丧夫发狂，闭之室中，夜断窗棂，登桃树上食桃花几尽，及旦，家人接下，自是遂愈。按此亦惊恐伤肝，痰挟败血，遂致发狂。偶得桃花利痰饮散滞血之功，与张仲景治积热发狂用承气汤，畜血发狂用桃仁承气汤之意相同（苏鹗杜阳编《本草纲目》）。

一女人颠狂十年，至人授以真郁金七两，明矾三两，为末，薄糊为丸梧子大，每服五十丸，白汤下。初服心胸间有物脱去，神气洒然，再服而苏。此惊忧痰血络聚心窍所致。郁金入心去恶血，明矾化顽痰故也（《本草纲目》）。

龚子才治一人颠狂，乱打走叫上屋，用瓜蒂散吐出其痰数升，又以承气汤下之而愈。

一人患心风，即是痰迷心窍发狂，用真花蕊石煅黄酒淬一次，为细末，每服一钱，黄酒下。

一妇人发狂，弃衣而走，逾屋上垣，不识亲疏，狂言妄语，人拿不住，诸医束手。龚令家人将凉水乱泼，不计其数，须臾倒仆，脉之各部俱弦数有力，此热极生风也。用防风通圣散加生地、黄连、桃仁、红花、丹皮，三剂而安。后服祛风至宝丹全愈。

凌汉章治金华富家妇，少寡得狂疾，至裸形野立。凌视曰：是谓丧心。吾针其心，心正必知耻。蔽之帐中，慰以好言，释其愧可不发，乃令二人坚持，用凉喷而针之，果愈（《明史》）。

孙文垣治吴某以绩学劳心，有星士决其发解，适以疟作不能终场。遂抑郁而成颠狂，或悲或歌，或鼓掌或顿足，甚则骂詈不避亲疏。诊之面白而青，两寸短涩，左关弦右关滑，两尺平。此心肺之神不足，志愿高而不遂，郁结不舒，津液生痰而不生血，又攻痰克伐太过，心神不得养，故昏乱无所摄持。经云：主不明则十二经危。按此则宜补养收敛精神，兼之清痰可万全也。用枣仁、人参、茯仁、甘草、丹参、当归以补心安神，黄连、竹茹以清肝胆之火，元参佐之，外以龙齿、珍珠、羚羊角、牛黄、胆星、天麻、青黛、辰砂、全蝎、冰片、黄连、甘草膏为丸，金箔为衣，调理而愈。

张路玉治黄文学谵妄颠仆，数月来或六七日一发，或一日二三发，发则大吐涎水血沫，或一日半日而苏（状同痫症），昼夜恒见亡婢仆妇，二鬼缠绵，或时昏愦不省，或时妄言妄见，精神气不时下脱，不能收摄。服二冬、二地、连、柏、金樱、石莲之属，反作泻不食。诊之寸盛尺微，前大后小，按之忽有，举之忽有，知为神气浮散之候。因与六君子加龙齿、菖蒲、远志，送养正丹，间续而进。前后共六七服，是后谵妄颠仆绝不复发，邪祟亦不复见。惟梦泄而为平时痼疾，更与平补镇心丹，两月而愈。

此与前孙案症治大同。

一妇人狂言叫骂，歌笑不常，似祟凭依，一边眼与口角吊起，或作狂治，或作心风，治皆不效。乃是旧有头风之病，风痰使然。用芎辛散加防风，服之顿愈。

妇科郑青山因治病不顺，沉思彻夜，兼受他医讽言，心甚怀愤。天明病者霍然，愤喜交集，病家设酌酬之，而讽者已遁，愤无从泄，忽然大叫发狂（即是观之，从医者亦可怜哉。有志之士，慎勿为此。彼云不可不知医者，非圣人之言也），同道治之罔效。一日王道来往候，索已服未服等方，视之一并毁弃，曰：此神不守舍之虚症，岂豁痰理气清火药所克效哉？遂令觅上好人参二两，一味煎汤，服之顿安。三啜而病如失，更与归脾汤，调理而愈（《医通》）。

李士材治张少椿女以丧子悲伤，忽当雷雨交作，大恐苦无所避，旦日或泣笑，或自语或骂詈，如见鬼祟。诊其心脉浮滑，余皆沉细。此气血两亏，忧恐伤心，心伤则热，热积生风也。以滚痰丸用桔梗、延胡索、陈皮、杏仁，煎汤送下，出痰积甚多而愈（《医通》）。

龚子才治一女子年二十岁未婚，患每见男子咬住不放，后昏倒，阴户流出冷精，顷间即醒。其厥阴肝脉弦出寸口，乃阴盛思男子，不可得也。令其父母用棍痛责，使之思痛而失欲也。后服抑青丸而愈。

韩贻丰治永和一少年患风狂，百治不效。其父兄缚送求治，为针百会二十针。升堂公坐，呼少年前来，命去其缚，予杖者十杖毕而醒。问以前事，茫然不知也（《神针心法》）。

一妇因夫病垂危心患之，乃夫病愈，妇即病风狂，昼夜不思眠食，白日裸身狂走，或登高阜或上窑房，莫能禁也。乞韩治。将至其家，其妇正在祖褐狂跳中，忽自觅衣覆体，敛容屏息，若有所俟者。邻媪讶之，初不解其何意，俄而韩至，令之跪则跪，因跪而受针（时韩为本邑宰）。为针其百会一穴，鬼眼二穴，各二十一针。针毕即叩头谢曰：吾今不敢为祟矣，愿乞饶命，吾去矣。言毕而醒。

柴屿青治少京兆傅嘉言夫人忽患颠症，诊

知胸有郁结，投以逍遥散加郁金、香附，两剂而痴象顿愈，惟神气尚呆不语，即用前方为散，服三两，用灵菀方服之而瘥（《灵菀方》见孙兆案）。

薛立斋治一妇人素清苦，因惊而颠，或用风痰等药愈甚。薛用参、芪、归、术浓煎，佐以姜汁，竹沥三斤余，方愈。

王海藏治许氏阳厥狂怒，骂詈亲疏，或哭或歌，六脉举按无力，身表如冰石，发则叫呼声高。洁古云：夺其食即已。因不与之食，乃以大承气汤下，得脏腑积秽数升，狂稍宁数日，复发复下，如此五七次，行大便数斗，疾缓身温，脉生良愈。此易老夺食之法也（《大还》，《纲目》亦收）。

一人病颠脉喘且搏，承气汤数下而安（《病机沙篆》）。

陈良甫治一女人眼见鬼物，言语失常，循衣直视，众医多用心药，治之无效。乃投养正丹二贴，煎乳香汤送下，以三生饮佐之，立愈。又一男子亦常病此症，亦用此药收效。养正丹与《百一方》抱胆丸无异，抱胆丸内无硫黄，有乳香也。自合方见效（《良方》）。

王执中治一士狂妄异常，且欲打人，病数日矣。意其自心疾，为灸百会，百会治疾故也。又疑是鬼邪，用秦承祖灸鬼邪法，并两手大拇指，用软帛绳急缚定，当肉甲相接处灸七壮，四处皆著火而后愈。更有二贵人子亦有此患，有医生为灸此穴而愈。

张子和治一狂人，阴不胜其阳，则脉流薄厥，阳并乃狂。《难经》曰：阳极则狂，阴极则颠。阳为腑，阴为脏。非阳热而阴寒也，热并于阳则狂，狂则生寒；并于阴则颠，颠则死。《内经》曰：足阳明有实则狂。故登高弃衣而走，无所不为，是热之极也。以调胃承气大作汤，下数十行，三五日复上涌一二升，三五日又复下之，凡五六十日，下百余行，吐亦七八度，如吐时暖室置火以助其热，两汗少解，数汗方平（《医说续编》）。

《广笔记》风颠病神方，好犀角四两锉末，每服一两加清水十碗，入砂锅内熬至一碗，滤净再加水十碗，熬至二酒杯，加淡竹叶四两，水六碗煎二碗，渣去，加犀角汁同服，尽四剂即愈。

汪石山治一人，县差拿犯人，以铁索顶所犯，行至中途投河而死。犯家告所差人索骗威逼致死，所差脱罪未免，费财忧愤成病，如醉如痴，谬言妄语，无复知识。诊之曰：此以费财而忧，必得喜乃愈，药岂能治哉？令其熔锡作银数锭置其侧，病者见之果喜，握视不置，后病遂愈。此以喜胜忧也。

刘宏璧治一富室女正梳洗间，忽见二妇相拘，方奔逸复挤至，遂大叫，叫后乃大哭，哭已即发狂。寒热相继，目眩不眠，以为鬼祟，召巫符咒呪而病益困。诊之肺脉直上鱼际，肝亦双弦，知所见者，即本身之魂魄也。盖肺藏魂，肝藏魄。因此小柴胡汤去甘草，而外加羚羊角、龙骨、牡蛎，清肺肝，镇惊怯，一服而安。

窦材治一人病痫三年余，灸中脘五十壮即愈。又一妇病痫已十年，灸中脘五十壮愈。凡人有此疾，惟灸法取效最速，药不及也。

张子和云：一妇病风痫，自六七岁因惊风得之，后每三二年间一二作，至五七年五七作，逮三十岁至四十岁则日作，甚至一日十余作。遂昏痫健忘，求死而已。值岁大饥，采百草而食，于水滨见草若葱状，采归蒸熟食之，至五更忽觉心中不安，吐痰如胶，连日不止，约一二斗，汗出如洗，甚昏困，三日后遂轻健，病去食进，百脉皆和。以所食葱访之，乃憨葱苗也，即本草藜芦是也。

龚子才治王大参子年二八患痫，每发即仆地吐涎，不省人事，少顷复苏，或一月一发，或两月发四五次，已七年，遍医不效。诊之六脉滑数，人迎紧盛，此气血虚而有寒痰壅并也。以追风祛痰丸加人参、当归、黄连各一两，安神丸二药兼服，未及半年而痊。后有数人俱如此而愈。

冯楚瞻治金氏子年十四患痫病，群医不效，针灸继之，消痰镇坠，其发更甚且频。诊脉洪弦有力，惟两尺俱弱，此阴亏之极，孤阳敛火性上炎，僵仆诸候乃发，理所然也。消痰镇坠不更耗阴分乎？乃令空心淡盐汤，吞加味八味丸四五钱，以使真阳藏纳。然阳无阴敛，何能久藏，火无水制难免浮越。随以重浊大料壮水之剂继之，以助其封蛰之势，则水火得其所矣。下午乃服调补气血，养心清肺和肝之膏滋一丸，如是调理两月，精神补长，痫症不治而愈。

杨乘六治翁姓病痫症，每日至子时必僵仆，手足劲硬，两目直视，不能出声，其状若死，必至午后方苏。苏则言动依然，饮食如故，别无他病。如是者三年，略无虚日，偏治不痊。杨视其气色晦滞，口眼呆瞪，面若失神，上下眼胞黑晕，舌状如无皮，脉则右关虚大而滑，右寸若有散意，曰：此非痫症也，乃痰厥也，必因惊而得。盖为君主，惊则心胞气散，君火受伤，致脾土不生，中州亏损不能摄水，因而生痰。夫痰随气升降者也，天地之气升于子而降于午，人身亦然。当子时一阳生；其气上升，痰亦与之俱升，逢虚则入迷于包络之中，故不省人事，僵仆若死也。至午时一阴生，其气下降，痰亦随之同降，包络得清虚，而天君泰然，百体从令矣。询之数年前果受惊几死，今因惊致损，因损致痰，然镇惊消痰皆益也。惟有补其君火，箍其包络，俾其气不散，则痰不能侵扰而为害。且君火渐旺则能生土以摄水，其痰不消而自消矣。养荣汤去远志，倍枣仁、五味、白芍一剂，是晚即不发，五日连服十剂，皆贴然安卧，至晚留一方而别。

薛立斋诊鸿胪王之室人，素有痫症，遇劳役怒气则发，良久自醒。一日因饮食劳役失宜，发而半日方醒，不能言语，或以为风中于脏，用祛风化痰顺气之剂，及牛黄清心丸，病益甚，六脉浮大，两寸虚而不及本部，且进饮食。曰：此脾胃之气伤也。若风中于脏，祸在反掌，彼不信，仍用风药，后果卒。

刘宏璧治一女年方及笄，忽染怪病，医莫

能识，邀视。牙关紧闭，手足抽搐，目睛上瞪，昼夜两发（非痫而何），苏后腹内搅，欲吐不得，冷汗淋漓（皆肝木为祟）。察其邪不在表里在上下，上部有热，下部有寒，胸胃互异，寒热交战。投以黄连汤势渐杀，再数剂辄颂更生。盖连以治热，姜以治寒，桂枝、半夏祛风化痰，参、枣、甘草辅心和中，使正气建立，邪气分散而心应手矣。

**【琇按】** 痫症多由肝病兼挟痰火，方中姜夏以豁痰，连桂以平肝，甘草缓肝而和脾，参枣补脾而壮肺，肺盛则木亦自平。刘用此获愈，当矣。然目之为怪疾，而曰上热下寒，迫知其然而未知其所以然者也。

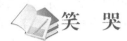

# 笑 哭

张子和次子自出妻之后，日瘦，语如瓮中，此病在中也。常捻第三指，失笑，此心火也。约半载，日饮冰雪，更服凉剂。张曰：恶雪则愈矣。其母惧其太寒。张骂曰：吾用药如鼓之应桴，尚恶寒凉药，宜乎世俗之谤我也。至七日厌水不饮，病日解矣。

邱汝诚一女子恒笑不止，求诊。问生平所爱何衣，令著之。母与对饮，故滴酒沾其裙，女大怒，病遂瘥。

先达李其姓归德府鹿邑人也，世为农家，癸卯获售于乡，伊父以喜故，失声大笑。及春举进士，其笑弥甚。历十年擢谏垣，遂成痼疾。初犹间发，后宵旦不能休，大谏甚忧之，从容与太医院某。因得所授，命家人给乃父云：大谏已殁。乃父恸绝几殒，如是者十日，病渐瘥。佯为邮语云：大谏治，赵大夫绝而复苏。李因不悲，而笑症永不发矣。盖医者意也，喜则伤心，济以悲而乃和，技进乎道矣（《簪云楼杂记》见《说铃》）。

戴原礼治姑苏朱子明之妇，病长号数十声，暂止复如前，人以为厉，所凭莫能疗。戴曰：此郁病也。痰闭于上，火郁于下，故长号则气少舒。经云：火郁发之。是已遂用重剂涌之，吐痰如胶者数升，乃愈（《两浙名贤录》）。

吴孚先治宋小泉发热自汗，肢体摇振，或时自利，呕哕间作，倏尔喜笑，倏尔悲哭，语言错乱，六脉沉涩微弱，此阴盛阳虚，四君子加炮姜、茯苓，一剂知，二剂已。

管先生治一妇妊娠四五个月，脏燥悲伤，遇画则惨切泪下数次，象若神灵，如有所凭，医与巫皆无益。与仲景大枣汤，一投而愈

（《医学纲目》）。

孙文垣表嫂孀居二十年矣，右瘫不能举动，不出户者三年。今则神情恍惚，口乱言常悲泣，诘之，答曰：自亦不知为何故也。两寸脉短涩，以石菖蒲、远志、当归、茯苓、人参、黄芪、白术、附子、晚蚕沙、陈皮、甘草，服四帖稍愈。但悲泣如旧，夜更泣，因思仲景大枣大麦汤，正与此对，与两帖而瘥。方用大枣十二枚、小麦一合，大甘草炙三寸，水煎饮。此忧伤肺，肺脏寒，故多泣也（忧伤肺二语本经文，第参、芪、术、附实温肺药，服之更泣，大枣、小麦、甘草实心脾药，服之而瘥，何也？喻嘉言谓为肺脏燥而然。似较肺脏寒有理）（钱仲阳治小儿哭叫，又谓金木相击，亦有见解）。

马元仪治吴氏妇两寸浮数，余脉虚涩，时悲哀不能自禁，喉间窒塞火升痰喘，此悒郁过多，肺金受病也。金病则火动痰生，火痰相搏，气凑于上，故喘促不宁而气道不利也。法当舒通肺郁，则火降痰清，而悲哀喘促诸症自已。用紫菀、干葛、枳壳、桔梗、半曲、橘红、杏仁、苏子，一剂而神气清，再剂而悲哀息。继以人参、白术、炙草补其心气；远志、茯神宁其神志；半曲、广皮导其痰涩；肉桂、黄连以交心肾。数剂而神复脉和，再以归脾汤调理全愈。

王执中母久病忽泣涕不可禁，知是心病也。灸百会穴而愈。执中几遇忧愁凄怆，亦必灸此。有疾者，不可不知信也。

吴桥治胡有濡母中年亲酒而疏谷，忽心乱恍惚，日夜啼泣如不欲生。桥始诊之，曰：脉无他，但此病非岁月可已。假令用药，即积寒

凉而他病生。但勿药，听其自愈。顾语不入，遍谒诸医，治逾年病益深。逆桥复诊，桥曰：脉稍损于前，然不为害。第勿药而听其自愈耳。

母敬诺，每月桥视之，桥持议如初，勿药逾年而愈（《太函集》）。

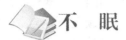

# 不 眠

张子和治一富家妇人伤思虑，过其二年不寐，无药可疗。其夫求张治之。张曰：两手脉俱缓，此脾受之，脾主思故也。乃与其夫以怒激之，多取其财饮酒，数日不处一法而去。其妇大怒出汗，是夜困眠。如此者八九日不寤，自是食进脉平。

王思中治周氏患发热咳嗽，以阴虚内伤治，愈剧，经月不得眠。王诊之曰：此谓悬饮，乃郁气所致，气不升降则液停积，渐成饮囊。法当开郁行气，每剂用荷叶蒂七枚，一服而鼾睡，数日平复（《吴江县志》）。

张涟水名康忠，尝治董尚书浔阳不眠，用百部一两，半夏一两，董即得美睡，酬之百金。董即睡梦为役夫，牵船行赤日中，甚疲劳，忽见凉树美荫，甚乐大叫而寤。人谓张君二味药即得百金，董公百金乃得役夫一息（《识小录》徐树丕）。

孙文垣治潘景宇内人后半夜不眠（肝火浮入包络），两太阳及眉棱骨痛（肝火上逆支络），面黄肌瘦，大便溏，稍劳则体热四肢无力（皆肝阳盛而阴虚），其脉左寸洪滑（肝脉上溢），自春至秋皆然。此由脾虚，肝心二经火盛然也（当云肝盛脾虚）。先用四君子加酒连、柴胡、扁豆、泽泻、滑石调理，夜与钱仲阳安神丸，灯心汤下。服八日，得睡，两太阳亦不痛（黄连之功居多）。继用六君子加黄芪、秦艽、柴胡、泽泻、当归、白芍、黄柏，全安。

卢不远治闻子将母，冬月心忽然如散而沉下，便不得睡，几三月矣。脉之独左关弱不能应指，以为肝虚须补其母，当立春始安。用熟地为君，茯苓、枣仁、当归、人参、防风、远志佐之（防风、远志宜酌），服二十帖至期愈。子将问：散不寐似属心经，何反以肝肾药效，而立春日应；曰：此得之脉也。经曰：肝不足则恐，恐则气下。故先其令而疾作，补水生木，

待时而元气复也。其沉下若散，乃肝气不得肾养。认为心病者，误矣。

李士材治张侗初善怒善郁，服酬应繁剧，痛膈中痛甚，夜不成寐，医用菖蒲、枳、朴、木香、豆蔻。殊不知此症属虚，虚则浊阴不降，神气失守，故痛且寤也。遂以归脾汤倍用人参、当归，不十剂而胸次快然，安寝（《医通》）。

张玉路治一少年因恐虑，两月不卧，服神补心药无算。与以温胆汤倍半夏、柴胡，一剂顿卧，两昼夜竟尔霍然。

一人遗精，烦扰不得卧，与六味丸料加枣仁，数服而安，寝如常。

一人溃疡久不收敛，而不得卧，疡医不能疗，令与大剂十全大补而安。

陆养愚治沈翰撰虹台年近五旬，体肥善酒而厚味，常露卧。秋末冬初，忽酒后烦躁不得寐，或以安神养血不效，惟服清火清痰稍应。后每易一方，间瘥数日，即复如故。惟大醉后得吐，始熟寐一二时，然日间则倦不能起，且饮食无味。延至仲夏，偶烦躁身痒，以热汤澡浴，是夜睡至天明，由是临卧必浴，即不能长睡，而或一二更安寝。若间日浴，即不寐。至立秋浴亦不应。八月间竟全不睡矣。诊之六脉沉涩，两寸尤甚。自言平日天气稍暖，即畏热多汗。自病后但烦闷而畏热，暑月竟无汗。因思《内经》每有论无方，独不寐一条兼有其方何？今人不知用，及用亦无效也。经言：不寐之因则曰：卫气行于阳，不得入于阴。行于阳则阳气盛，不得入于阴则阴虚，故目不瞑。又曰：阳明逆不得从其道，故不得卧。又曰：胃不和则卧不安。其言治疗之法，调其虚实以通其道，而去其邪。又曰：决渎壅塞，经络大通，阴阳和。得其方，以千里水扬之万遍，炊以苇薪，用秫米半夏煎饮其汁。病新发者覆杯则卧，汗出则已。久者三饮而已。今得吐则睡，是内

雍塞，须决也。澡浴则睡，是外之经络须通也。因用子和法以独圣散，三日约涌其涎饮盆许，是夜身虽困倦，然已得睡。禁其厚味酒醴，惟进稀粥，五日后令密室中置沸汤数锅，使热气熏蒸，中设一桶，深汤澡浴之，拭干就寝。用麻黄、苏叶、干葛、防风、威灵仙、半夏各一两，照《内经》煎法热服，后覆之汗微微而来。是夜睡始沉。又将息二日，再以此法大汗之，自此睡卧如常，身体轻快，精神清爽，六脉皆起且流利，而病去矣。

一人烦躁发热，肌体骨立，目不得瞑，已三年矣。医与清热养阴，化痰安神之药，及千剂勿效。一刻不得安卧，诊之肝脉独沉而数，此怒火久伏而木郁，宜达。用柴胡四钱、白芍二钱，丹皮、栀子各二钱五分，甘草五分，桂枝四分，药进熟寐，至一昼夜后，逍遥散加人参丸，服而愈（《大还》）。

李季虹庶母因儿痘惊，苦积劳，虚烦不得卧，心胆虚怯，触事惊悸，百药不效。家弟长文，偶于友人所闻兴化陈丹崖疗一女人甚奇，其症与母类，叩其方，乃温胆汤也。试之，数剂而效。半夏七钱，竹茹、枳实各三钱，陈皮四钱半，茯苓、甘草各二钱二分半，分二剂，姜枣煎服，外加枣仁五钱，后因虚极加人参二钱。质之仲淳，曰：此必有痰而善饭者也，果

然（《广笔记》）。

顾太学叔夏内人患阴虚火症，彻夜不眠者两月，饮食俱废，形体日削，中外疑其必无救矣。李为之诊视，决其必无大害，第要多需时日耳。用大剂人参、枣仁、茯神、远志、生地、当归、五味、麦冬，因虚甚气怯，佐以琥珀、辰砂、金银器之类，约百余剂而瘳。后友人询其故，李谓此病虽属虚，幸脏腑无损，心经虽有火，幸不至烁肺。多服补阴收敛之剂，则水火自然升降，所云壮水制阳光，正此谓耳。至于久病脉调，身不发热，岂有他虞哉。

钱国宾治陕西俞少川久以开毯店居杭，体厚刚健，偏嗜炙煿，性燥多动肝气，年逾五旬，终夜不寐者六年，用痰火气血之药多矣。早晨诊候寸关洪浮有力若坚实之筋，惟两尺脉大。熟思之，以脉论，肥人当沉，今六脉洪浮有力。以症论，上身怕热，足反畏冷；以药论，清补俱已尽服。《难经》曰：人之安睡，神归心，魄归肺，魂归肝，意归脾，志藏肾，五脏各安其位而寝。且夜属阴主静，日属阳主动。阴阳和平，安然寤寐。此六年不睡，乃阳亢症也。当大泄其阳，使阴气渐复则寐矣。用大承气汤加大黄二两，泄十余行，其人昏倦，睡一日方醒，进以粥食愈。

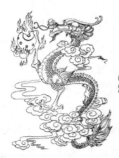

# 续名医类案卷之二十八

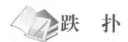

## 跌 扑

陆养愚治沈华南原有湿热痰积，五旬时因乘马坠地，伤其左胁，痛不可忍。外科以膏散敷，治之而愈。然每疾走胁间一点微痛，少息半日痛即止矣。周甲偶患滞下，小腹痛引左胁，手不可按，里急后重。或与香连、槟榔，利止而痛不止，发热，便时后重尤剧，饮食全不思，脉之沉有力，左关尤甚。曰：痛者积瘀也。治法云：瘀血秽腐下焦，令人不食。则饮食不思者，亦瘀也。当急下之，痛随利减矣。用润字丸加桃仁，泥合丸之，红花汤送下二钱，出稠痰碗许，而腹胁抽痛更甚，此瘀积动而未出故也。再投二钱，半日许又出稠痰碗许，内有黑色如泥者一二块，痛仍不减，脉尚沉弦而坚。又投三钱，半日许出泥色块并稠痰数碗，而痛顿减，腹胁即可按，渐思饮食，其脉亦和。后以达气养荣汤加人参，数剂而安。

陆肖愚治甯见源年近古稀，偶登舟失足堕水，足大股挫气作痛，右胁亦引痛，服药已愈三月矣。忽左股内髀枢作痛，或谓此乃肝经所络之地，高年肝血不足，虚而作痛；或谓湿痰流注；或谓肝经久郁；或谓昆仑气逆。遍治：疼肿日甚，憎寒作热，脉之六部洪数而左关尺带弦，因询其曾所伤否？乃述前堕水之由。曰：此必瘀血未尽，留而成毒也。视痛处已有脓在内，令延外科，教以针破之，出脓血数碗，服大料参芪托里散，数十剂而痊。

一人因坠马腰痛不止，日轻夜重，瘀血缔矣。与四物去地，加肉桂、桃仁泥、红花、苏木，四服大便下黑而痊。

湖广有胡氏子五六岁，时因升高为戏坠地，拗其头骨，稍长竟不能伸。朱守真者同里也，一日相见戏掔其头，有声戛然，置地溘然死矣。朱惧而逃，胡氏子顷许复苏，头项复直归家，家人惊喜，谋寻朱谢之（《说项》）。

张子和治张仲温因登露台高四尺许，下台胻一足，外踝肿起，热痛如火，一医欲以铓针刺肿出血，张急止之曰：胻已痛张，更加针二痛俱作，何以忍也？乃与神祐丸八九十丸，下二十余行，禁食热物，夜半肿处发痒痛止，行步如常。张曰：吾之此法十治十愈，不诳后人。

一小儿七八岁，膝被胻行，行则痛，数月矣。张曰：小病耳。以舟车丸、通经散，温酒调而下之，夜半涌泄齐行，上吐一碗，下泄半罐，既上床，其小儿谓母曰：膝膑痒不可任。来日使服乌金丸，壮其筋骨，一月疾愈而走矣。

德宗时有朝士坠马伤足，国医为针腿，去针有气如烟出，朝士困惫将至不救，国医惶惧，有道士诣门云：某合治得。视针处，责国医曰：公何容易？生死之穴，乃在分毫。人血脉相通如江河，针灸在思其要津，公亦好手，但误中孔穴。乃令异床就前，于左腿气满处下针。曰：此针下彼针跳出，当至檐板。言讫遂针入寸余，旧穴之针沸然跃出，果至檐板，气出之处泯然而合。疾者当时平愈。朝士与国医拜谢，以金帛赠贻，道士不受，啜茶一瓯而去（《逸史》）。

石城尉戴尧臣试马损大指，血出淋漓，用葱新折者，塘火煨热，剥皮其间有涕，使将淹损处，仍多煨葱，续易热者，或捣烂敷之，而痛止。翌日洗面不见痕迹。宋推官鲍县尹皆得此方，每有杀伤气未绝者，亟令用此，活人甚众（《本草纲目》）。

龚子才治一男子坠马，腹有瘀血，服药下之，遂发热盗汗，自汗，脉浮涩，此重剂过伤气血所致也。投以十全大补汤益甚，时或谵语。此药力未及而然，以前药加炮附子五钱，服之即睡，觉来顿安，再剂而愈。

张三锡云：曾见一人因踢门用力，遂小腹痛不止，汤药乱投，临死小腹肿青，方悟往日受病之因也。

孙文垣治一人梅疮后，偶遭一跌，环跳脱出，不能复入科曰，疼痛殊甚，两足长短不齐。此盖瘀血流入科曰，占满故窍，致骨不得复入也。今但消去瘀血，以行气活血之药主之，佐以下行向导之剂，庶可复元。用陈年窖中砖瓦，洗净煅过四两，生地、杜仲、牛膝、骨碎补、丹参、赤芍各一两五钱，自然铜三两，蒲黄、车前子、苏木各一两，鹿角二两，元明粉五钱，各为末，以茅草根一斤，红花四两煎膏，拌晒前药，炼蜜为丸梧子大，每空心及食前酒送下八九十丸，初足长出二寸，余服药后只差半寸。设再制久服必能全愈。惜素畏药，中道而止。

李克斋家一鹤飞来，驯熟不去，以为祥瑞。未几鹤折其胫，私心殊不喜，因问有能接其胫骨者乎？一人对曰：家藏接骨秘方，想人禽一理，或可接也。急命修制之，方用土龟新瓦焙干半两钱，醋淬七次，自然铜、乳香、没药、菜瓜子仁各等分为细末，每服一分半，酒调灌之，鹤胫如故。但人上体伤，食后服之；下体伤，空心服之。李公乃以其方传于人稔（《续金陵琐事》）。

张三锡云：南京下浮桥梁回回丹药，每用二三厘，瓜仁捣泡酒下，极验。远近患损伤者竟觅之。要皆不外土龟，自然铜，第制法精耳。

四川提督总兵官吴英说昔得秘方，治扑打跌损伤极效，虽重伤濒死，但一丝未绝，灌下立苏。往在福建为副将时，军中有二弁相斗皆重伤，其一则死矣。吴闻驰往视之，惟心头气尚微暖，亟命以药灌入，觉胸间喀喀有声，不移时张目索食，翌日遂能起行。自后屡著神效。一云其方以十一月采野菊花，连枝叶阴干，用时每野菊花一两，加童便、无灰酒各一碗，同煎热服。又一方未退胎毛小鸡一双，和骨生捣如泥作饼，入五加皮敷伤处，接骨如神（《居易录》）。

冯楚瞻于五十岁由栾城回都，适有乡人伐一大树，时风沙蔽目，骑至树扑，人骑俱为压倒，正在腰脊间，脊骨脱缝，瘀如腰斩，胸骨扇动，腰肤青紫，下体俱冷，头汗如雨。因忆跌扑伤损门中，有一丝血入心即死之语，以酒冲童便服之，顿觉脐下极冷，气逆上奔，乃思急固阳气为主，以人参一两，炒白术六钱，制附子三钱煎服，日二剂。有外科老医劝用破血行瘀之药，冯曰：伤在上者，宜消瘀滞；伤在下者，宜补气血。此正法也。遂早晚用八味丸之加牛膝、杜仲、五味者各五钱，随进参术附汤各一剂。缘右肾连脊受伤，肾经祖气无根，故不能寐，并不能言，一言一寐即逆气上奔欲绝。凭仗药力之猛得以接纳，药后必进干饼以压之，肠中如火，干饼多进亦易消化，八日始便并无点瘀。外以猪油熬化头发，入十全大补加减煎膏，以乳末收之，遍帖伤处。七日后气逆少缓，半日后渐可寐言，月余始能凭几而坐，两月余始能扶立。而脊骨突起半寸，终成痼疾。自是精力大衰，膝踝筋脉之间时有痠痛。然幸知破格为治，得以全生。

李南公知长沙县有斗者，甲强乙弱，各有青赤，南公召使自以指捏之，乙真甲伪也。诘之果服盖方，有榉柳以叶涂肤，则青赤如殴伤者，剥其皮横置肤上以熨之，则如倍伤者，以水洗不落。南公曰：殴伤者血聚而硬，阅伪者不然。故知之（《司马涑水纪闻》）。

叶南严刺蒲时有群哄者诉于州，一人流血被面，经重创脑几裂，命悬旦夕，公见之恻然，时家有刀疮药，公即起入内，自捣药令舁至幕厅，委一谨厚厅子及幕官曰：宜善视之，勿令伤风，此人死，汝辈责也。其家人不令前，乃略加审核呈状，收其仇家于狱，余皆释之。友人问其故，凡人争斗无好气，此人不救死矣，则偿命者一人。寡人之妻，孤人之子者几人，干证连系者几人，破家者几人？此人愈，特一斗殴罪耳。且人情欲讼胜，虽于骨肉亦甘心焉，无所恤忿憷故也。未几伤者果平复，而二家之讼遂息。刀疮药方，端午取韭菜捣汁，和石灰杵熟为饼阴干，用以治诸伤，敷创处即止。虽骨破亦合，有奇效。

韩贻丰摄永宁，篆有部民被殴死，已愈夕，即单骑往验，则遍身重伤，僵挺无生气矣。因念死者父母年老贫病，惟此子，死则二老必不能生。不得已因取针，针其百会，亦冀万一，非谓其必活也。时天气甚寒，令村人各解衣轮熨尸身，又熬水令极热，探汤揉尸手足。无伺，尸得人气体顿柔，针至十四针，忽喉中作响，口鼻微有气。诊其脉，脉忽动，乃喜曰：有救矣。针至二十一针，则喉间大出声痛哭，手足能屈伸，口称遍体痛不可忍，则皆其被殴处也。乃呼酒来，以药饮之，伤处糁之。以药痛处以针针之，责令凶首保辜调养。如限内死，仍抵偿，后伤者全愈求和息，乃杖凶首而遣之。

薛立斋治一男子坠马伤头并臂，令葱捣烂炒热，淹患处，以热手熨之，服末药降圣丹而愈。《本草》云葱大治伤损。

# 小　儿

张子和治一小儿约五六岁，同队小儿以蜀黍秸相击，逆芒倒刺于咽中，数日不下粥药，肿大发，其家告张，张命取水，依道经咒法，以左手屈中指及无名指作三山印，坐水盏于其上，右手掐印文，是金枪印，脚踏字立，望太阳或灯火取气一口，次在净水盏中，咒曰：吾取老君东流顺，老君奉敕，摄去毒水，五托大帝尊，所到称吾者，各各现帝身，急急如律令，摄七遍吹在盏中，虚搅卓三次为定。其儿咽水下咽，曰：我可也。三五日肿散，乃知法亦有不可侮者。

《夷坚志》云：小儿误吞稻芒，著咽喉中不能出者，名曰谷贼。惟以鹅涎灌之即愈，盖鹅涎化谷，相制耳。

一儿误吞一钱，在咽中不下，诸医不能取，亦不能下。戴人熟思之，忽得一策，以净白表纸，令卷实如箸，以刀纵横乱割其端作髯髻之状，又别取一箸缚针钩于其端，令不可脱，先下咽中轻提轻抑，一探之觉钩入钱窍，然后以纸卷纳之咽中，与钩尖相抵，觉钩尖入纸卷之端，不碍肌肉，提之而出。

方雪瓢偶在鲍绿饮处，谈及《名医类案》中以南硼砂治误吞金，及羊胫骨灰治法，皆神验。座客有言面筋灰治误吞铜钱甚异者，方默识之。归适邻家小儿误吞铜钱哽喉间，不能上下，危急之际，方即以法教之，才下咽，钱自口中出，其巧值如斯，殆有鬼神使之耶？因附记之，其法以面筋置新瓦上，烧作炭研末，用滚汤调温服，钱未下咽者即从口出，已下咽者必从便出。近又传以生大蒜塞鼻中，其钱立出。尤为简便，第未之试耳。

张子和曰：昔过株林，见一童子，误吞铜铁之物成疾而羸，足不胜身，会六七月，淫雨不止，无薪作食，过饥数日。一旦，邻牛死，闻作葵羹粳饭，病人乘饥顿食之，良久注泻不倾，觉肠中痛，遂下所吞之物。余因悟《内经》中肝苦急，急食甘以缓之。牛肉、大枣、葵菜，皆甘物也，故能宽缓肠胃，且肠中久空，又遇甘滑之物，此铜铁所以下也。

近有稚子戏以线锤，置口中误吞之，有胡僧唊以饧糖半斤，即于谷道中随秽而下。僧云：凡误吞五金者，皆可唊也（近峰闻略《续医说》）。旧案有倍用饧糖出眼中箭头甚捷。

张景岳治王氏子甫周岁，其母以一铁钉与之玩弄，吞入喉间，往视之，见其母倒提儿足，以冀其出，口鼻皆血。因晓之曰：此岂倒悬可出者乎？速令抱正，遂闻啼声。盖针已下咽不在喉矣。因阅本草铁畏朴硝，遂得一法，用磁石一钱，朴硝二钱，并研为末，令以熬熟猪油加蜜，和调药末与服，下午吞之，至三鼓时，解下一物莹如韮菜，润滑无棱，药护其外，拨视之则钉在其中矣。乃京中钉鞋所用蘑菇钉也。立方之意，以硝非磁石则不能使药附钉，磁石非硝则不能逐钉速出，非油则无以润，非蜜则未必滑。吞合是四者，则著者著，逐者逐，润者润，同功合力，裹护而出矣。

【尝按】《物理小识》亦载小儿误吞铁针，以乳香、荔枝、朴硝为末，以犬豕脂入盐和之，吞下自愈。若碎铁则用皂荚、硇砂。雷敩曰：铁遇神砂，如泥似粉。神砂，应即硇砂也。

一吏部无子，妻极妒妾，方坐蓐乃盘肠生，妻暗将针刺于肠上，妾后觉肠有时刺痛难忍，稳婆私告于妾，妾与吏部言之，诸医束手。一全真曰：我能治之。用磁石大块从痛处引之，引至于脐，针从脐出，妾竟无恙。黄蛰南公谈（《续金陵琐事》）。

刘浴德，号壶隐，知医，洞庭叶雅南之细君，五七日前偶因事不顺意，意欲自毙，遂吞布针十余根。因请箕仙降笔云：吾乃碧云仙使。始问曾吞针否？又曰：果则果矣，事则无事。仙方不书，凡方可治。复问明书凡方，良久乃书。问壶隐子，因造刘问方，刘教以栎炭末三钱，用井水调服可下，如未下可再服之。乃曰：愚意欲饵磁石，未审何如？刘曰：叵叵（叵叵犹言可不可也），宜取磁石一大块，置肛门外，或庶几焉。如法治之，针果出也（《续金陵琐事》）。

《百一选方》以净器盛新汲水一盏，捧之面东，默念云：谨请太上东流顺水，急急如南方，大帝律令救一气。念七遍，即吹一口气入水中，如此七吹，以水饮患人立下，或用此咒水，可以食针并竹刺（较子和案中咒颇简易）。

诸骨哽喉，用清水一碗，以手指向水面虚写"天上金鸡叫，地下草鸡啼，两鸡并一鸡，九龙下海，喉咙化如沧海"二十五字，口诵七七遍，饮之立愈。又一法以清水一碗，用手指向水而虚写"鸟飞龙下鱼化舟邱"八字，饮之立效（并《酉阳杂俎》）。

刘浣邻人以马湘生儿数月，偶遗金网巾圈子案上，儿误吞之，哀泣不已，湘求救于医。医适出，湘伺于门坐立不定，或询其子何疾，惊惶如是？湘以前事告。或教以急买韭数茎，熟而不断，与蚕豆同咽之，不过二次，从大便出矣。此法书所不载，故表之（《北墅纪言》）。

李奎治一人误吞指爪，喉哽几殆，奎令剪人指爪，煅服之立愈。疑其古方，奎曰：不然，此《内经》所谓"衰之以属"者也。闻者叹服。

（《宁波府志》）。

张子克治当涂郭祥正子患咳嗽，肌骨如削，医多以为劳。张曰：是不足忧。就坐饮以药，忽大吐，使视涎沫中，当有物也，视之得鱼骨，宿疾皆愈（《新安志》）。

一富家子被鸡骨哽，百方莫治，家人惊惶。忽一叟至，自云：我有巧术，但行手法，取之不劳药饵也。许以千缗厚谢。叟乃以丝绵裹白糖如梅大，令其咽下，入喉间留一半于外，时时以手牵击，俾喉中作痒，忽然痰涎涌出，其骨黏绵上。遂如约酬之（《续医说》）。

孙文垣治查良本内人怒后偶食鱼头，骨哽于喉中，即以馒头粽肉等压之，骨虽下随觉胸膈不快。又服销骨药二帖，已七日矣。胸膈胀痛殊甚，饮食悉从背下，恶寒发热，脉之两手弦数。盖骨哽之后用哽物压之，伤其胃脘，必有瘀血停畜膈间，将食管逼向后，故饮食觉从背下也。但销去瘀血，使食管复原，胸膈之痛可瘳矣。以五灵脂为君，山楂、延胡索、桃仁、枳壳为臣，赤芍、丹皮、香附、山栀为佐，柴胡、石菖蒲为使，临服入韭汁一酒杯。服后胸膈宽快，大便泻一次，痛减大半，饮食乃从右下，右边胸膈略痛，吞物甚艰，吐出痰皆血腥气。改以山栀、赤芍、归尾、桃仁、刘寄奴、五灵脂、丹皮、穿山甲，入韭汁服之，二帖全瘳。

张景岳曰：凡诸物哽于喉中，或刺或骨，必有锋芒之逆，所以棘而不下。凡下而逆者，反而上之顺矣。故治此者，当借饮食之势，涌而吐之，使之上出，则如拔刺之捷也。若芒刺既深，必欲推下，非唯理势不能，必且迟延，或饮食既消无可推送，以致渐肿而害非细矣。又曰：凡诸骨哽，或以饧糖一大块，满口吞而咽之。或用韭菜煮略熟勿切，吞下一束，即裹而下亦妙。

高坡《纂异》载洪洞韩肃，即忠定公父也，三岁时误吞一钉，家人皆惊哭殆尽，其祖以神医名，视之曰：无恙，必待三年钉乃得出。人莫之信。遂定时日书壁间以俟，但每作腹痛必绝而复苏。久渐黄瘦骨立，及期谓家人曰：儿将瘳，势必大作，虽绝勿惧，宜先煮粥饮以俟之。既而腹果大痛，一叫而绝，良久吐出钉锐尽无，又复绝，逾时始苏，岁余获安。寿七十一卒。

金陵秣陵乡中一人姓李，号守泉，符水绝妙，远近求无不立效。其法命哽者坐自己佛堂中，佛前放一盂净水，令亲属往求烧符，用法讫，徐以小笺卜之，云：已愈矣。其人归，看净水中，所哽之物在内，随愈。乃亲见者（《治法汇》）。

景德镇湖田市张婆女名婆儿，因吃糍糕被噎而死，气尚未绝，须明日方敛，守尸悲哭，忽闻击户声，问为谁？曰：我是河里住人陈曾二也。张曰：何故夜深相过？曰：知道婆儿不幸。但扶策起坐，将笤扫拍打背三下，糍便落腹，可活矣。张启门称谢，了无所见，试用其法，不食顷女腹如雷鸣，即时安好。迨晓寻陈曾二，盖七年前溺河而死者。鬼未受生，犹怀恻隐，存心如是，张乃命僧为荐拨之（《夷坚志》）。

# 续名医类案卷之二十九

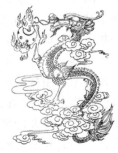

 蛊

有人行蛊毒，毒以病人，若欲知其姓名者，以败鼓皮烧作末，饮服方寸匕，须臾自呼蛊家姓名，可语之令呼唤，将去则愈，治之亦有方（《医学纲目》）。

干宝外姐夫蒋士先得疾下血，言中蛊。家人密以蘘荷置其席下，士先忽大笑曰：蛊我者，张小也。乃收小，小走并令解之，士先获瘥。世以此物为治蛊之良方（蘘音禳，蘘荷，草名。《本草》所收也。《通志略》出闽樆）。

《梅师方》云：凡中蛊毒，或下血如鹅肝，或吐血，或心腹切痛如有物咬，不即治之，食人五脏即死。欲知是蛊，但令病人吐水，沉者是，浮者非也。用败鼓皮烧灰，服方寸匕，须臾自呼蛊主姓名（《本草纲目》）。

夷方有蛊毒之害，须袖中常带当归，遇饮食讫，即咀嚼少许，若有毒则即时呕吐，无不安然矣（《漱石闻谈》）。

生甘草五钱，煎汁半温饮之，入咽即吐，初中蛊毒，入腹未久，其虫未生，得吐即出矣。如恐未尽，再煎五钱服之，加麻油半盏更妙。

食不辍醋，蛊不入肚。又《肘后方》云：马兜铃藤能逐蛊从小便出，用至十两，水一斗，酒二升，煮三升，分三服。不瘥更服。土人呼为三百两银药。

大蜘蛛一个研烂，生蜂蜜半盏和服。蛊畏蜘蛛，故用蜘蛛治蛊。而蜘蛛有毒，又用蜂蜜制之。此方独治金蚕蛊。

蛊毒在上则服升麻吐之；在腹则服郁金下之，或合升麻郁金服之，不吐即下。李侍郎泰初为雷郡推官鞫狱得此方（《范石湖集》。《升庵外集》有活人甚多句）。

新州郡境有药，人呼为吉财，解诸毒及蛊，神用无比。昔人有尝至雷州，途中遇毒而貌颇异，自谓即毙。得吉财数寸饮之，一吐而愈。俗云昔有遇毒者，其奴吉财得是药，因以奴名名之。实草根也，类芍药。凡人遇毒夜中潜取二三寸，或锉或磨，少加甘草，诘旦煎饮之，得吐即愈。俗傅将服是药，不欲显言，故云潜取。或云昔有里媪病蛊，其方为小胥邑宰，命以吉财饮之，暮乃具药，及旦。其母谓曰：吾梦人告我，若饮是，且死，亟去之，即仆于地。其子又告县尹，县尹固令饮之，果愈。岂中蛊者，亦有神若二竖哉（《投荒杂录》）。

吉利草，类石斛根，类芍药。吴黄武中李俣以罪从合浦入境，遇蛊，其奴吉利取此草解之，遂以为名（即前之吉财也）。

常抚军安己酉岁，秉钺西臬谳案有为蛊命者，狱已定。因捡卷阅之，缘养蛊妇女觇富室贸易远归，知其必携财物，倩邻媪诣其家，初作问候状，后乘机藏蛊于指，弹之立毙。事主疑而执之，送诸官，究得其实。据供，妇女初嫁时已随附十九蛊，嫁后与伊夫又害六人，复增至二十五蛊矣。其所害六人，旋察出确证者三，挖土得尸骸者二。其一即犯事之家。予怪之而未信，次日提妇女，复亲鞫之，历历不讳。因令呈所养益虫视之，初出一竹筒，空然无所有。女禀：法堂听政之所，邪祟不敢入，必咒祭司户而后可。如之则果现，乃蠕蠕赤虫耳。遂令以足践踏之如泥水。吏曰：却未灭。令妇女呼之，蛊仍在筒中，依然如前数。于是访所以绝之之法，用石函入蛊虫，封以印纸，投于江，蛊乃灭。盖蛊之为害甚毒，有谓刺猬能捕蛊虫。使无遗匿。殊不知蛊之为类不一，其最毒者，虽刀断石碎，火焚土埋，而蛊依然不灭。多依附妇女，中人立死。死后财物为蛊搬运，以利养蛊者。每害一人，则增一蛊。或云其人被害，魄即附而为蛊（《宦游笔记》）。

陈自明云：两广山谷间有草曰胡蔓，又曰断肠，亦有感蛇毒致生恶菌，名为定年药。有淫妇与北人交好者，别时阴以药置，饮食中仍戒之曰：子必某时来，若依期而至，彼复以药解之，若过期不往必死。故谓之定年药。如服神仙追毒丸一粒，其病即瘥。五倍子三两，山茨菰二两，麝香三钱，千金子去油一两，红牙大戟一两半，各为末，用糯米煮浓饮为丸，分为四十粒，每服一粒，服井花水或薄荷汤磨服，利一二次，服粥止之。此丸能解一切毒，一名太乙丹、紫金丹，一名神仙太乙丹，一名玉枢丹，又名神仙解毒万病丹，宜于端午重阳七夕合之，须洁净之所，尤忌一切冲犯。

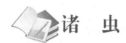# 诸　虫

《贾谊新书》云：楚惠王食寒菹得蛭，恐监食当死，遂吞之腹，有疾而不能食。令尹曰：天道无亲，唯德是辅。王有仁德，病不为伤。王病果愈。王充《论衡》云：蛭乃食血之虫，楚王殆有积血之病，故食蛭而病愈也。陶弘景曰：楚王食寒菹，见蛭吞之，果能去结积，虽曰阴祐，亦是物性兼然（《本草纲目》）。

唐时京盛医人吴元祯治一妇人，从夫南中还，曾误食一虫，常疑之，由是致疾，频治不减。请吴医之，吴揣知所患，乃择主人姨奶中谨蜜一人，预戒之曰：今以药探吐，以盆盂盛之，当吐时但言有一小虾蟆走去，然切不可令病人知之是诳给也。奶仆如约，此疾顿除（《北梦琐言》）。

元载不饮酒，人强之，辞以鼻闻酒气即醉，人谓可治。取针挑载鼻尖，出一小青虫，曰：此酒魔也。闻酒即畏之，去此无患。是日载饮一斗，五日倍之（《清赏录》）。

孙兆治向大王宫中有一宫人，七太尉所宠也，忽患一疾，凡恶心则吐虫数条，后乃频作。七太尉甚愍之，累治不瘥。每服杀虫药则吐虫愈多。召孙诊之，孙曰：六脉皆细，非虫脉也。今虽吐出，乃脏寒而虫不安，失居上膈，因而吐出。复用杀虫药，虫为药所苦，不能自安，所以吐虫愈多也。孙遂用药，不三五服，皆一色丸子，虫遂不吐。明日再召孙至，六脉渐大，进前药其病不作。后求方，乃硫黄、附子各一两，并末，糯米糊为丸，每三十丸料饮下

（《纲目》）。

窦材治一妇人病腹胀，诸药不效，令解腹视之，其皮黄色，光如镜面，乃蛲瘕也。先炙牛肉一斤，令食后用生麻油调轻粉五分服之，取下蛲虫一合，如线如须状，后服安虫散而愈。

张子和曰：汴梁诸匠氏，有木匠赵作头，铁匠杜作头，行次失路迷，至大宅乞宿，主人不纳，曰：家中有人重病，不敢纳君。杜作头绐曰：此赵公乃汴梁太医之家，今蒙上司见召，迷路至此。盖病者当愈，而遇此公也。主人默而入，良久复出，将邀二人入室，与之食已，主人起请曰：烦太医看病，何如？赵见而笑曰：一药可愈。二人窃议曰：来时所携熟药寄他车上，此中实无，奈何？杜曰：此甚易耳，潜出门得牛粪一块，作三十粒，下以温水。少顷病人竟胃中如虫行，一涌而出，状若小蛣螂一二升，以手探之，又约一升，顿觉病去。明日主人出谢曰：百岁老人未尝见此神效之药也。礼饯二人遂归。呜呼！此二子小人也，欲苟一时之宿，遂以秽物治人，亦偶得吐法耳。

周汉卿治武城人病胃痛，奋掷乞死。汉卿纳药于鼻，俄喷赤虫寸许，口眼悉具，痛旋止（《明史》）。

钟大延治一僧嗜盐，每食斤许，众医虽知为虫，然服药辄痛闷欲绝。大延曰：是虫不受药也。当有以饵之，以盐笋干用药煮，仍加以盐，令服。越数日，果呕虫数升许而愈（《宁波府志》）。

李明甫，东阳人，善医，尤妙针法。义乌令心痛垂死，明甫视之，曰：有虫在肺下，药所不及，惟砭乃可，然非易也。谬谓于背上点穴，密取水以噗之，令方惊而成针已入。曰：虫已死矣。既而腹大痛，下黑水数升，虫亦去，遂愈（《两浙名贤录》）。

尹蓬头者，传称骑铁鹤仙去，盖异人也。一贵人闺女弱病，形容俱变，医人束手，无药可愈。母钟爱不能舍，偶邀视之，曰：有痨虫，尚可医。请用何药？曰：药力不能治，只消与我同宿一夜，便好也。母信其仙术，决无戏言。白之于父，父大怒，云：胡说，岂有公侯家女，与一风道士同宿之理？后见女殊无生意，母又涕泣言之，恳切不已，从之。尹令纸糊一小室，不许留孔，设一榻，不用障，令女去其裈衣，用手摩足心极热如火，抵女阴户，东西而睡。戒女云：喉中有虫出，右急叫我。女不能合眼，而尹鼻息如雷。天将明，女报虫从口中飞出，尹四顾觅之不见，曰：从何处钻去，不能除根，定要害一人也。盖乳母不放心，因开一孔窥之，虫出女口，已入乳母之腹也。天明父母视之，女之颜色已变，尹大笑而去。后数月女方择婿，而乳母死矣（续金陵琐事》）。

冯益斋给谏每发言，腹中辄有声应之，此应声虫病也。遂告病卜居南京，杨守极用小蓝煎饮之，即吐出其虫（《续金陵琐事》）。

郭茂倩嫂金华君产，七日不食，始言头痛。头痛已，又心痛作，已而目睛痛，如割如刺，更作更止，相去无瞬息间。每头痛甚，欲取大石压，良久渐定。心痛作则以十指抓壁，血流满掌痛定。目复痛又以两手自剜，取之如是，十日不已，众医无计。进黑龙丹半粒，疾少间，中夜再服下，瞑目寝如平昔，至平旦下一行，约三升许，如蝗虫子，三疾减半。已刻又行如前，则顿愈矣（《本草纲目》）。

孙文垣治一妇人心痛唇红，痛则大发热头痛，少顷出汗，脉大小不一（虫脉），曰：此虫痛之症，痛吐白沫可征也（凡心腹痛而唇红吐白沫者，多属虫症）。槟榔、川椒各二钱，杏仁一钱五分，石菖蒲一钱，乌梅七个（太多），炮姜、草豆仁、陈皮各五分，山栀一钱，

一帖痛减半，再服痛全愈。

闵屦楼乃政，体肥性躁，患痛风，手不能栉沐，足不能步履，痛处略肿，呻吟喊叫（此风木生虫也），凡治七越月不减。孙诊之曰：湿痰凝滞经络作痛（犹猜错也），医作血虚，投以补剂，宜其不愈。乃用二陈汤加乌药叶、苍术、僵蚕、海桐皮、南星。服至六帖，遂不肯药。强之，曰：医以疗痛，今反加痛，吾何药焉？时已申刻，知其骄蹇性成，亦不再强。改以芫花醋炒过三分，海金沙一钱为末，白汤调下（仿更衣丸意），至晚泻一次，下稠痰半盏，足痛减大半，稍能动止。初更后腹中大痛，促进诊，行至后堂，家人出曰：病者卒矣。曰：此必痛厥，非竟死也（临症者不可不知）。且视之，至则冷汗淋漓，兀坐溺器，面青息断，诊之手冷如冰，六脉俱在，但沉伏耳。知为痛极使然，用姜汤灌之，乃苏。徐语侍女：适来腹中痛甚，火气进出，肛门如焚，大响一声，不知泻下何物。视之乃血鳅一条，长六寸阔半寸，余鳞目悉具，尚能游动。众问如何？曰：此尤物也，得下幸耳。但下剂实为行痰，初不知其有虫如是。盖芫花乃杀虫之品，故偶中，亦病人之福也。次日手足皆能动。仍以二陈汤加苡仁、红花、五加皮，四帖脱然。

叶润斋年近四十，心膈嘈杂，好啖肉。尤好鸡，一日不可缺，缺即心浮力倦，神魂无措，必急得乃已。大嚼入腹，腹又大痛，痛极则吐酸水稠涎，然后稍定。少顷又思啖矣。其痛苦之态，喊叫之声，闻见酸鼻，而彼则甘心焉。或劝其勿啖肉，谓久病脾虚，肉入难化，故作楚也。曰：吾岂不知？盖痛虽苦，尚能熬。若嘈杂则遍身淫淫苏苏，左右无可奈何，手足无所把捉，顷刻不能自存，有逾于死也。孙诊之，六脉大小不等，观其色唇红面黄，曰：据色脉乃虫病也。先与雄黄丸一服，改以腻粉五分，史君子末一钱，用鸡子打饼，五更空心饲之（方可录）。辰刻下长蛲十余条，内有二大者，长尺有咫，自首贯尾皆红，下午又下小虫百余，自此不嗜肉，而嘈杂良愈。

龚子才治一妇年四旬，心胃刺痛，时痛时止（虫痛）。不思饮食，食即吐，手足厥冷，

胸中痞闷，口干作渴。曰：此胃中有虫也。以二陈汤加槟榔、枳实、乌梅、花椒、黑姜、苦楝根皮、生姜，煎一服，下虫一大碗而愈。

孙一奎在吴下时，有吴生讳震者，博雅士也。一日偶谈及鼓胀，吴乃诘予曰：鼓有虫否乎？予卒不敢应，俯思久之，对曰：或有之，《本草方》云：脐腹四肢悉肿者，为水。只腹胀而四肢不肿者，为蛊。注曰：蛊即鼓胀也。由是参之，古人曾以鼓蛊同名矣。且蛊以三虫为首，岂无旨哉？盖鼓胀，即今云气虚中满是也。以其外坚中空，有似于鼓，故以名之。彼蛊症者，中实有物，积聚既久，理或有之。吴曰：子诚敏也，子堂嫂病鼓三载，腹大如箕，时或胀痛，四肢瘦削，三吴名剂历尝不瘳。吴俗死者多用火葬。烧至痛忽响声如炮，人皆骇然，乃见蛊从腹中爆出，高二三丈许，烧所之天为昏，俄而坠地。细视之皆蛔也，不下千万数，大者长尺余，虫腹中复生小虫，多者十五六条。虫在人腹中蕃息如此，曷不令人胀而死哉？惜诸书未有言及者。予后至淮阴，有王乡官者，其子年十六，新娶后腹胀大，按之有块，形如稍瓜，发热昼夜不退，已年半矣。医惟以发热消胀之剂投之，其胀愈甚，喉中两耳俱疮。诊其脉滑数，望其唇则红，其腹则痛，又多嗜肥甘（腹痛而唇红，好啖者皆属虫）。因思凡腹痛者，唇色必淡，不嗜饮食。今其若此，得非虫乎？遂与阿魏积气丸服之，下虫数十，大者数条，小者亦三四条。虫下则热渐减，胀渐消，三下而愈。益信前闻之不虚也（《景岳全书》）。

李士材治侯给谏腹中嘈痛，按其左胁，手不可近，凡饮食到口，喉间若有一物接之者。然曰：脉大而数，腹痛呕涎，面色痿黄。此虚而有湿，湿热相兼，虫乃生焉。当兼人参汤送槟黄丸，以下虫积。虫若不去，虽服补汤竟何益乎？病家畏谨之甚，不敢轻投，终莫能起（何不改用平善杀虫之剂）。

张远公碱三年久嗽，服药无功，委命待尽。姑乞诊之，问曰：饥时胸中痛否？曰：大痛。视其上唇白点如糊者十余处，此虫啮其肺也。用百部膏一味，加乌梅、槟榔与服，不十日而

痛若失，咳顿止。令其家人从净桶中觅之，有寸白虫四十余条，自此永不复发（立斋案云上唇白点虫蚀上部，下唇白点虫蚀下部）。

王海藏云：有杨时者，因患风气冲心，饮食吐逆，遍身枯瘦，日服万病紫菀丸，至二十日泻出肉块虾蟆五六枚，白脓二升，愈。又，赵侍郎先食后吐，目无所见，耳无所闻，亦服万病紫菀丸，泻出青蛇五七条，下恶脓三升方愈。紫菀丸即厚朴丸加羌活、独活、防风是也。厚朴丸：厚朴、蜀椒、川乌头、紫菀、吴茱萸、菖蒲、柴胡、桔梗、茯苓、官桂、皂角、干姜、人参、黄连、巴豆霜。

益昌伶人刘清啸一娼，名曰花翠，年逾笄，病好食生米，否则终日不乐，至憔悴萎黄，不思饮食。惠民局监赵尹用苍术，米泔水浸一夜，锉焙为末，蒸饼丸梧子大，每服五十丸，食前米饮下，日三服，两旬而愈。盖生米留滞肠胃，受湿则谷不磨，至生虫。苍术能去湿温胃消谷也（《杨氏家藏经验方》，《本草纲目》）。

戴元礼奉太祖命往治燕王患瘕，见他医用药良是，念何以不效？乃问：王何嗜？曰：嗜生芹。元礼曰：得之矣。投一剂，夜暴下，皆细蝗也（《明史》）。

葛可久治一患腹痛，脉之，谓其家曰：腹有肉龟。视熟寐，吾针之，忽令患者知，知则龟藏矣。患者问故，家人诳曰：医云寒气凝结，多饮醇酒自散矣。患者喜，引觞剧饮，沉酣而卧。家人亟报，葛以针刺其患处，病者惊寤，俾以药饵，须臾有物下，俨如龟形，厥首有穴，盖针所中也，病遂愈（《黄日升蓬总类记》）。

杭州府通判王某，河间人，病腹胀服药不效。梦人语，云鬼蒺藜可治。王寻取煎液饮之，痛不可忍，俄顷洞泄，迸出一虫，长丈余，寻愈（《览余漫抄》）。

山野人好吃虱，在腹生者为虱癥，用败梳败筐各一枚，各破作两分，以一分烧研，以一分用水五升，煮取一升调服，即下出。

张路玉曰：近有女子咳逆腹痛，后忽喜呼叫，初是呀呷连声，渐至呷唔不已，变易不常。或如母鸡声，或如水蛙鸣，或如舟人打号，每作数十声，日发十余次。忍之则胸中闷闷不安。

此为叫虫，即应声虫之类也。复有一人忽发热痞满，后常兀兀欲吐，吐中必有虫数枚，状如虾形，跳跃不已，诸治不应，或令服铜绿涌之，不过二三度遂绝，不复见矣。

黄履素曰：人阴毛中生虱，名八角子，贴伏毛根，最痒恼人。相传此虱不医，延及头发及眉毛，其人当死。治法以生银杏捣烂，敷合毛上，隔宿其虱尽死。予少年曾患，此法神效。有友为予言：生此虱者，运会将否之兆。予患此之后，抱病十余年，备尝苦楚，其言果验。

虫之类能入耳者，不独蚰蜒，凡虫皆然。有人患脑痛，为虫所食，或教桃叶作枕，一夕虫自鼻出，形如瓮嘴，人莫能识其名（《遁齐闲览》）。

有人患脚疮，冬月顿然无事，夏月臭烂，痛不可言。遇一道人云：尔因行草上，惹蛇交遗沥，疮中有蛇儿冬伏夏出故也。以生虾蟆捣敷之，日三换，凡三日一小蛇自疮中出，以针钳取之，其病遂愈（《摭青杂说》，《医说》）。

至顺辛未上埠一妇人，就山林中采笋归，觉手粘如饴，一时不暇洗盥，既剥笋壳，又以齿啮之，由是成癥，产蛇而死。盖受蛇遗之毒也（《静齐至正直记》孔行素）。

张子和治酒官杨仲臣病心气痛，此人常好饮酒，初饮三二杯，必奔走跛懒两足三五十次，其酒稍散，方能复席，饮至前量，一醉必五七次。至明呕青黄水，数日后变鱼腥臭，六七日始安。张曰：宜涌。乃吐虫一条，赤黄色，长六七寸，口目鼻皆全。两目膜瞒，状如蛇类。以盐腌干示人。

张子和曰：予昔过夏邑西，有妇人病胀如鼓，饮食乍进乍退，寒热更作，而时呕吐，且三年矣。师巫觋符咒无所不至，惟俟一死。会十月农隙田夫聚猎，一犬役死，砾于大树根盘，遗腥在其上，病妇偶至树根，顿觉昏愦眩瞀不知人，枕于根侧，口中虫出，其状如蛇，口眼皆具。以舌舐其遗腥，其人惊见长虫，两袖裹其手按虫头，极力出之，且二尺许，重几斤，剖而视之，以示诸人，其妇遂愈。虫亦无名，此正与华元化治法同。盖偶得吐法耳。

小校毕联元偃师人，得奇疾，左股痛不可忍，呻吟累月。有僧诣门丐食，问其所苦，曰：此肉鳗也，早治可活。今病深矣。因刺其膝出小蛇十余条，僧持之去。逾数日蛇复涌出，竟死焉（《三冈识略》）。

陆肖愚治陈曙光患饥，必食肉方解，否则遍腹淫走，身体如在空中，每食肉初一裔必满，心如箭拈作痛，至数裔方定。少则频饥，多则不能克化而作泻。医治半年，肌削骨立。脉之六部皆弱，而浮沉大小迟数不等，面黄而带青纹，曰：此患虫耳，可立拯之。令购史君子肉半斤，猪精肉半斤，同煮俟肉极热，去史君子，入腻粉一钱，令连汁顿食之。初食亦如箭拈，食后半日不饥，至五更下盆许，皆虫。有全者，有半烂者，间有活动者，宿疾顿除。乃以参苓白术等调理，禁其一年勿食肉，遂全安。

浦南一人少时每向溪边拾蚌，三旬外患肠痛，痛时几不欲生，发必三四日。偶一僧过其门，闻其叫号，出药七丸，大如菜子，用白汤送下，少顷下虫二三十，作红白色，其形如蚌，旋愈。后二年死（《云间杂志》无名氏）。

薛立斋治一男子患腹痛，热则痛甚，诸药不应，半年后腹加肿胀，面色痿黄。诊其脉不洪滑，非痈也。询之，云：始于渴甚，俯饮涧水。意其误吞水蛭而然。令取河泥为丸，空心用水送下百丸，果下水蛭而愈。又一子因跌沟中，腹作痛，服积惊等药不应。亦依前症疗之而愈。

一妇人于壁上取鸡翎卷耳，适蜈蚣生子在翎上，带入耳中，生小蜈蚣穿脑内，且痛且痒，百药莫效。梦神人传一方，令炒鸡肉热，置一器内，留一小孔盖上，令病者以耳受之，鸡气熏入，蜈蚣悉拈鸡肉上，其病立愈（《广笔记》）。

钱国宾治周氏子业儒，年二十，脚掌常肿，生黄泡数十，水出即愈，及昏厥之症不时常发。偶家宴忽然仆地。延诊，按诸经脉动，独肾濡数，或乱或静，因思濡生湿也，数主热也，乱主虫动也，静主虫伏也，脚掌生疮属肾也。是肾经湿热生虫，虫气上攻昏厥。以雄黄丸，巴霜、郁金、大黄各五分，炼蜜为丸，绿豆大，雄黄为衣，姜汤送十五丸，以姜汤再催，虫化如胶，黑汁解于露地数堆。后用冷米汤补之，恐防再举，又食榧子一二升，遂不复发。

济宁店主女，年十八，劳病三载。体瘦神昏、疾日重矣。视其形神憔悴，眼露光芒，六脉杂乱。细问起居，女曰：腹中常隐隐痛，喜食糖果。及看面生白点，方知是虫也，非劳也。与雄黄丸十九粒，槟榔汤下。至午不动，又催五丸，腹中大响，下虫百余，形如土龟，上有鱼鳞，下有黑嘴，四足能动。此女昏晕，半日方醒，饮以薄粥，用人参、当归、槟榔、紫苏、赤茯各一钱，丁香五个，乌梅一个，数服，除虫之根，又与调理方而别（钱案）。

茗中唐国学子年十八，骨立修长而乏肌肉，面白筋青，小腹近胁微痛，已经多医，莫知其症。乍长乍短，虫之候也。而白青暴露，肝之病也。近胁微痛，肝之地也。遂知肝内湿热生虫，薄蚀久矣。而以煅存性肥皂子一两，芦荟一钱，共末，每日糖汤调下一钱。饵虫受药，便于露地，日日一堆，虫化胶厚青苔，二十五日虫尽。服参芪归术收功。两月身体大壮（同上）。

蒋仲芳曰：姚轶指归年二十余，骨蒸潮热，干咳口干，百治无效。遇一方士曰：肺中有虫，今当盛夏，正可引出。即用童子鸡一只，去毛杂煮熟，贮漆盘中，以盘盖半开半闭，俟病睡著以半开处，置病人鼻边，觉来即将盘盖盖紧，侵晨用水一大桶，置盘水底，揭开视其鸡上，小虫有翅无翅者二三百，即倾在长流水中。第二夜用鸡引之，又去虫七八十，虫尽而病愈。至今无恙。予意鸡喜食虫，故虫亦喜食鸡，正如蜈蚣与鸡相仇之意。煮热者取其香，盛夏则虫四散。睡著不动，则虫闻香易出。付之长流水者，欲其去而永不来也。后试他人亦验。然其要处不可令病人先知，恐虫亦知而避去耳。

王宇泰曰：汪仲嘉谓余曰：公知王节斋所以死乎？曰：不知也。汪曰：节斋为四川参政，时得心腪痛疾，医疗之，百方不效，日甚一日。闻峨眉有道者善医，然不可致也。节斋亲至山，屏舆从，徒步诣之，道者望见即惊曰：病深矣。既坐，问：公于服饵，有生用气血之物，焙制未彻者乎？曰：有之，常服补阴丸数十年矣。中用龟甲酒炙而入之。曰：是矣，宜亟归，屈其指曰：犹可将及家也。节斋遽投檄归，至吴闻辄大下赤色小龟无数，是夕卒于舟中。王曰：《本草》称龟甲所立，大率破癥瘕，已疟痔阴蚀，漏下赤白，不言补心肾。自丹邱《纲目》内私意立说，而后世煎胶制丸，服之无纤毫之益，且有害若是，可不戒乎（《医暇邱信》程云来）。

# 蛔　症

孙文垣治马迪庵内人，原以饮食过伤，又为风寒外袭，或以内伤外感治之，致五更发热（盛于阳分）唇燥，胸中冲跳不已，手足皆冷（热厥），脉两寸俱滑数（寸盛是火上冲），曰：此奇痰症也（杜撰）。以小陷胸汤加白芍、萝卜子、前胡、酒芩二帖。次早大便行，下蛔虫八条（都不见有奇痰），胸中即不冲跳，但觉力怯。再诊之两寸减半，尺脉稍起，以二陈汤加白术、白芍、酒芩调理，后四帖加当归，全愈。

【琇按】此由发散迥别，扰动其火，上冲胸跳，蛔亦不安而欲出。以小陷胸汤投之，则黄连之苦寒能降火，蒌仁之甘寒能清火，枳实之峻削能攻下，病去厥止。蛔亦从而下行。其力怯，良由攻之猛耳，非真有奇疾为病也。孙君平生专以疾揣病，其不经处类多如此。

张景岳治王氏少妇年未二旬，素喜瓜果生冷，常病心腹痛，每发必数日不食，后数年必吐蛔。初吐尚少，既而日多，每吐必一二十条，每发必旬日不食。医者但只知攻虫，旋去旋有，百药不瘳。察其脉症，因知其伤于生冷，致脾胃虚寒，阴湿气聚，故为是症。使不温胃养脾，以杜寒湿生化之源，虫去复生，终无济也。乃制温脏丸与之，药未完而病愈。后仍耽生果，旧病复作，与前药而安（原注：凡治虫之法，但察其别，无疳热等症者悉以温补脾胃为主）。

# 中　毒

唐崔铉镇渚宫，有富商船居，中夜暴亡，待晓气犹未绝。邻房有武陵医工梁新闻之，乃与诊视，曰：此乃食毒也。三两日非外食耶？仆夫曰：主翁少出舫，亦不食于他人。梁曰：寻常嗜食何物？仆夫曰：好食竹鸡。曰：竹鸡吃半夏，必半夏毒也。命捣姜揾汁，折齿而灌，由是而苏。崔闻而异之，召至安慰称慰，资以仆马钱帛，入京致书于朝士，声名大振，仁至尚药奉御。有一朝士诣之，梁曰：何不早见示，风疾已深矣，请速归处置家事，委顺而已。朝士闻而惶，遂告退，策马而归。时有郑州马医赵鄂者，新到京都，于通衢自榜姓名，云：名医寓此。朝士下马告之，赵亦言疾危，与梁生之说同。谓曰：即有一法，请官人专吃消梨，不限多少，咀吃不及，捩而汁饮，或希万一。此朝士又策马而归，以书简质消梨，马上旋吃，行到家旬日，惟吃消梨，顿觉爽朗，其恙不作。却访赵生感谢。又访梁奉御，且言得赵生所教。梁惊异且曰：大国必有一人相继者。遂召赵生，资以仆马钱帛，广延誉，官至太仆卿（《北萝琐言》，见《筠斋漫录》）。

绍兴十九年三月，有客船自番禺至，舟中士人携一仆，仆病脚弱不能行。舟师悯之曰：吾有一药，治此病如神，饵之而差者，不可胜计，当以相与。既赛庙华饮胙颇醉，乃入山求得药，渍酒授病者，令天未明服之。如其言，药入口即呻吟，云肠胃极痛，如刀割截，迟明而死。士人以咎舟师，舟师恚曰：何有此，即取昨夕所余药自渍酒服之，不逾时亦死。盖山多断肠草，人食之辄死，而舟师所取药为根蔓所缠结，醉不暇择，径投酒中，是以及于祸。则知草药不可妄服也（《洗冤录》、《出甲志》见《医说》）。

黄启东治分巡检事，戚公过县，晨兴欲发，忽疾作不语，呼黄视之，黄曰：脉与症不应，乃询其左右，云夜食烹鸡。黄曰：此必食后就寐，有蜈蚣过其口鼻，中毒耳。为处剂投之立苏。戚犹未信，乃更烹鸡置寝处，果有蜈蚣

三枚，自榻顶下（《湖广通志》）。

盛启东明初为御医，晨值御药房，忽昏眩欲死，募人疗之，莫能应。一草泽医人应之，一服而愈。帝问状，其人曰：盛空心入药房，猝中药毒，能和解诸药者，甘草也。帝问盛，果空腹入，乃厚赐草泽医人（《明史》）。

凌汉章，归安人。为诸生弃，去北游泰山，古庙前遇病人气垂绝凌，嗟叹久之，一道人忽曰：汝欲生之乎？曰：然。道人针其左股立苏。曰：此人毒气内攻，非死也，毒散自生耳。因授凌针术，治疾无不效（《明史》）。

张郑西言：某巡按过山中，见木下有大木耳一丛，甚嫩好，以为天花菜也，取归煮食之，尽一盘，即入卧房，明日已牌尚未起，书吏倒门而入，止见骨头一副，其肉尽化为水，流满床下。迹至山中木耳处，掘之得一蛇大如桶，杀之（《戒庵漫笔》李诩）。

陆放翁《老学庵笔记》云：族子子相，少服兔丝子，十数年所服至多，饮食倍常，血气克盛，觉背肿赤嫩，乃大疽也。适四五月金银花开，乃取花，依《良方》所载法服之。计已数斤，背肿尽消。以是非独金石之药，不可妄服，即兔丝，亦能致疾也。

【按】是人或过于酒色，或伤于郁怒，遂致此症，未必由服兔丝也。然药物久服，亦多致偏胜之患。

辛未冬德兴西南磨石窑，居民避兵其中，兵人来攻，窑中五百人悉为烟火熏死。内一李师迷闷中摸索得一冻芦菔，嚼之汁，一咽而苏。更与其兄，兄亦活。五百人者因此皆得命。芦菔细物，治人之功乃如此。中流失船，一壶千金，真不虚语。河中人赵才卿又言：炭烟熏人，往往致死。临卧削芦菔一片，著火中，即烟气不能毒人。如无芦菔时，预暴干为末，佣急用亦可（《续夷坚志》）。

嘉靖四十兰年，陕西游僧武如香挟妖术至昌黎县民张柱家，见其妻美，设饭间，呼其全家同坐，将红散入饭内，食之少顷，举家昏迷，

任其奸污。复将魇法吹入柱耳中，柱发狂，惑见举家皆是妖鬼，尽行杀死，凡一十六人，并无血迹。官司执柱囚之，十余日柱吐痰二碗许，问其故，乃知所杀者皆是父母兄嫂妻子姊侄也。柱与如香皆论死，世宗命榜示天下。观此妖药，亦是莨菪之流耳。唐安禄山诱奚丹，饮以莨菪，酒醉而坑之（《本草纲目》）。

王思中治海盐彭氏巨室也，其媳方婚而病烦闷欲绝，诸医莫知所为。思中诊视，令尽去帷慢窗棂，并房中什器，蜜糊蟹脐炙脆，研入药中，服之顿痊（《吴江县》志此中漆毒也）。

姚福庚已编云：太仓民家得三足鳖，命妇烹，食毕入卧，少顷形化为血水，止存发耳。邻人疑其妇谋害，讼之官。时知县黄迁宣鞫问不央，乃别取三足鳖，令妇如前烹治，取死囚食之，入狱亦化，如前人，遂辨其狱。按《尔雅》鳖三足名能。又《山海经》云：从水多三足鳖，食之无益。近亦有人误食而无恙者，何哉？（《本草纲目》）。

吉安朱氏有为子腹痛，人教以取楝树东南根煎汤者。其子初不肯服，其父挞之。既入口少顷而绝。盖出土面之根能杀人，朱氏不考古之误也。令医家用桑白皮。《本草》云：出土者，亦能杀人。可不慎哉（《静齐至正直记》。孔行素）？

邱杰年十四遭母丧，以熟菜有味，不尝于口岁余，忽梦母曰：汝啖生菜遇虾暮毒，灵床前有三丸药，可取服之。杰惊起，果得瓯中药眼之，下科斗子数升（《驶栗暇笔》）。

姚应凤治一人患身痛，左臂似有系之者。应凤曰：君食肉，中鼠毒，右臂生鼠，用刀决之，有鼠坠地而逃（《钱塘县志》）。

龚子才治一男子，倏然低头往暗处藏身，不言，问亦不答，饮食俱背人窃啖，人见之则食不下。诸人以为中邪，用三牲祭之。其物经宿，乃妻食之，病亦如是，诸医莫识。龚知必中鼠涎，有大毒也。以吴茱萸塞入猫口，猫涎自出，将茱萸令夫妇服之，悉愈。

一药室家人正剉药，忽仆地不省人事，诸人以为中风痰厥。龚曰：此非病也，以药气熏蒸，中于药毒，令以甘草煎汤灌之，立醒（与盛启东症治同）。

一妇人以烧酒贮锡壶内，经旬取服，止饮一小盅，即醉闷不省人事。众莫能识其症。龚曰：此中铅毒也。令以陈土搅水澄清，入甘草煎汤灌之，即醒。

吴孚先治一人，长夏无故四肢厥冷，神昏不语，或作阴症，或作热厥，或作中风，或作痰治，俱不效。吴诊之消息，再四问前者曾食何物。其家人曰：前日晚间曾食猪肺。乃恍然，令以忍冬花二两，煎汤灌之，旋瘥。盖所食乃瘟猪肺也。

有人好食豆腐，中毒不能治，延医至中途，遇作腐人家相争，因妻误将莱菔汤置锅中，腐便不成。医得其说，以莱菔汤下药而愈（《医说续编》）。

唐李宝臣为妓人置堇音靳，即乌头也于液，宝臣饮之即瘖，三日死。又唐武后置堇于食，贺兰氏服之暴死（同上）。

刘立之治一妇人，病腰痛已历年，诸药不效。刘诊之云：病虽危殆，然一夕可安。主人讶焉。乃请其药，答曰：不须药，但用铅粉二三十两，壮士五人，大铃五七枚足矣。于是主家悉备，刘命撤床帐幔，移置屋中，以米饮和粉置病妇腰周回，令其舒卧，壮士一人负绕床急走，使其声不绝，人倦即易之，至夜半后其妇稍能自起立，既而腰痛顿释。举家拜云：师神医也。愿闻其意。刘云：此病因服水银所致，然水银客腰窈间不能出，故疼不已。今用铅粉，粉乃水银所化，为金之母。取金音以母呼子，母子合德，出投粉中，则病愈矣（《医史》、《医说续编》）。

明太祖制曰：医人王允坚卖药为生，锦衣卫监犯厨子王宗，自知罪不可逃，虑恐刀加于颈，令家人买毒药，王允坚即时卖与。隐饭中入外监门，力士杨受财放入内监门，力士郭观念保验出，外监者慌忙，反说内监者易其药。朕鞫之郭观保，曰：彼往卖药王允坚家买者。朕令王允坚拿至，乃黑药一丸，因授与王允坚自吞服之，久毒不作，朕知易药矣。谓允坚曰：前卖此药何颜色？允坚曰：红丸。曰：几枚？对曰：三枚。噫！毒本三丸色赤，今止一丸，色且黑，何也？于是急遣人取至，果赤色，随令王允坚吞服。本人持药在手，颜色为之变，其态忧惊犹豫未吞，督之乃服。既服后随谓之曰：此药以何料成？曰：砒霜、巴豆、饭粘为丸，朱砂为衣。曰：服后何时人丧？曰：半昼。语既久，坚泪坠。朕谓曰：尔所以凄凉者，畏死如此乎？曰：一子见军，一子在外，故悲焉。呜呼！其王兄坚初卖毒药毒人，及其自服也，药方入腹，眷恋之情，畏死之状，一时发见。呜呼！愚哉至此，而若此亦何济哉？然终不以此药致本人之死，何故？若督令服此药而死，是药之也。解而后刑之，法也。随问允坚：此毒还可解乎？曰：可。何物可？曰：凉水、生豆汁、熟豆汤可。朕谓曰：此解不速，余何速解？曰：粪清插凉水。粪清用多少？曰：一鸡子。于是遣人取至，候毒作，方与解之。少顷允坚身不自宁，手搔上下，摩腹四顾张皇。朕谓曰：毒患发乎？曰：五脏不宁，心热气升；曰：此毒身死伤何经络？允坚对曰：五脏先坏，命绝矣，身墨黑。谓曰：几时可解，何时不解？曰：三时候不解。朕见毒作，令人与之解，本人痛利数番，其毒洁然，人复如初。明日枭首以正其罪。呜呼！昔者古人制药，惟积阴隲以生人，今货药者，惟务生理，不施阴隲，少有逆其意者，沽名恐诈者有之，即时毒害者有之，图利而卖与人伤生者有之。噫！如此不才者，犯法遭刑而杀身亡家者，非止一人而已。京市货药者，往往不戒，蹈袭前非，将奈之何？此诰一出，所在货药之人，听朕言者，推己以及人，永为多福。不然，此刑此犯，有不可逃者（三编）。

周栎园曰：癸未冬，亲串有从余游都门者，其人谨愿，生平绝迹北里，突生天疱，不解所自。予忽悟其故，解之曰：君质弱常服紫河车，京师四方杂集，患天疱疮者甚多，所服药中安知无天疱衣胞。此疮能延子孙，气味所冲，尚能中人，生子多无皮肤。衣胞尤为毒气所归，君之患必缘于此，众皆以为然。夫忍于殇人之子，以自裨益，仁者尚不为，况未必有功，而适以滋害如此，可不知所戒哉（原注：江南皆以胞衣为人所食者，儿多不育，惟京师不甚论。

《书影》）。

陈自明治二男子剥自死牛，即日遍身患紫疱，不计其数，已而俱愦，各灌神仙追毒丸一钱，吐泻而苏，一药不下者而死（方见蛊门）。

吴内翰《备急方》云：全椒医高照一子无赖，父笞之，遂服砒霜自毒，大渴利，腹胀欲裂。余教令服此药，以水调随所欲饮，与之不数碗，即利而安。其方用白扁豆晒干为细末，新汲水调下二三钱匕。

凡中毒及附子、乌头、河豚之类，一切药毒皆可治。用多年壁土热汤泡，搅之令浊，少顷乘热去脚取饮，不省人事者灌之，甚妙。

《北梦琐言》：有人为野菌所毒而笑者，煎鱼椹汁，服之即愈。或云枫树菌之，令人多笑。

来安县李主簿纮元度云：白塔寨丁未春，有二卒一候兵同食河豚既醉，烧子并食之，遂皆中毒，人急以告巡检，二卒已困殆，仓卒无药，用或人之说，独以麻油灌假兵者，油既多大吐，毒物尽出，腹间顿觉，以此竟无恙（《集成》）。

朱丹溪解中毒药方：用五倍子二两重研细，用无灰酒温调服，毒在上即吐，在下即泻（《医说续编》）。

一人吃水银僵死，微有喘息，肢体如冰，闻葛可久治奇疾，往候之，可久视之，曰：得白金二百两可治。病家谢，以贫故，不能重酬。可久笑曰：欲得白金煮汤治耳。已而扣富者，乃得之，且嘱之曰：热浴体时，如手足动，当来告我。有顷手足引动，往告之，复谓曰：眼动及能起坐，悉来告我。一如其言，乃取川椒二斤，置溲桶中，坐病人其上，久之病脱，出其水银已入椒矣。盖银汤能动水银而不滞，川椒能来水银而聚之。吁！人谓可久之术良，惜乎不多传也。《酉阳杂俎》云：椒可以来水银，于此可徵矣（《医说续编》。可与刘某治案同参）。

缪仲淳曰：庄钦之平日素壮实善啖，丁巳四月忽患泄泻，凡药粥蔬菜，入喉觉如针刺，下咽即辣，因而满腹绞辣，随觉腹中有气，先从左升，次即右升，氲氲遍腹，即欲如厕，弹响大泄，粪门恍如火灼，一阵甫毕，一阵继之，更番逾时，方得离厕。谛视所下皆清水盈器，白脂上浮，所饮食俱不化而出。甚至梦中大遗，了不收摄。诸医或云停滞，或云受暑，或云中寒，百药杂投，竟如沃石。约月余大肉尽脱，束手待毙。余仲夏末偶过金坛，诊其脉洪大而数，知为火热所生病，为疏一方。用川连三钱，白芍五钱，橘红二钱，车前、扁豆、茯苓、石斛各三钱，炙甘草一钱，祝其煎成，将井水澄冷，加童便一杯始服。临别嘱其此方勿以示人，恐时师见之大笑不已也。若为躯命计，须坚信服之耳。彼却众医恪服，药方入喉，恍如饮薄荷汁，隐隐沁入心脾，腹中似别成一清凉世界。甫一剂，夜卧达旦，洞泻顿止，连服三剂大便已实。前泄时，凡饮食温者，下咽遂觉气升，即欲大解，一切俱以冷进为快。至是觉恶心畏冷，得温乃安。曰：此火退之征也，前方加人参二钱半，莲肉四十粒，红曲一钱五分，黄芪三钱，升麻五分，黄连减半。五六剂后去升麻，又三十余剂。泻久止而脾气困顿，不知饥饱，且少饮茶汤，觉肠满急胀如欲寸裂。曰：此大泻之后，下多亡阴也。法宜用补，倘用香燥取快暂时，元气受伤，必成鼓胀，不可为矣。为

疏丸方：用人参五两，白芍六两，炙甘草一两，五味六两，黄芪五两，萸肉五两，山药五两，熟地八两，牛膝六两，紫河车二具，蜜丸，空心饥时各一服，并日进前汤方，或时去黄连。几三年始知饥而嗜食，体亦渐丰矣。其病初平，劝其绝欲。因出妾得尽发家人秘谋，乃知向之暴泄，固中巴豆毒。《本草》：中巴豆毒者，黄连冷水解之。余用大剂黄连冷服，正为对治，时师即信为火，用连不过七八分，至钱许止矣。况一月之泻，敢用连至三钱乎？此余所以祝其勿出以示人之故也（《广笔记》）。

余治钦之泄止后，恐其元气下陷，急宣升举，用升麻以提之。初不知其为中毒也。乃因用升麻太早，至浊气混于上焦，胸中时觉似辣非辣，似嘈非嘈，迷闷不可名状。有时滴酒入腥，或啖一切辛温者，更冤苦不胜庄。一生知其故，曰：此病在上焦。汤液入口即下注，恐未易奏功，宜以嚼化丸治之。用贝母五钱，苦参一两，真龙脑、薄荷叶二钱，沉香四钱，人参五钱，为极细末，蜜丸弹子大，午食后临卧时服，各嚼化一丸。甫四丸，胸中恍如有物推下，三年所苦一朝若失（同上）。

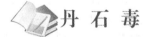

# 丹 石 毒

刘表在荆州与五粲登障山，见一冈不生百草。粲曰：此必古冢，其人在世服生矾石，热蒸出外，故草木焦灭，鉴看果茔，矾石满墓（《容斋随笔》）。

按仲宣元识若此，何仲景预告以眉发脱落，而不之信耶？事见旧案，第文太略。

洪容斋云：予仲兄文安公镇金陵，因秋暑减食，当涂医汤三益教以服矾石丸，已而饮啖日进，遂加意服之。越十月而毒作，鼻衄血斗余，自是数数不止，竟至津液皆竭，迫于捐馆，偶见前语，使人追痛。因书之，以戒来者（同上）。

【按】阴虚火盛之人，初服桂、附、姜、萸等燥热刚药，始则甚得其力，所谓劫治也。昧不知止，久而决裂，莫可挽回。余目击其毙者数十人矣。此亦与初服矾石丸，而饮啖日进同也。

毛公弼守泗州，病泄痢久不愈，及罢官归，遂谒庞安常求治。安常诊之曰：此丹石毒作，非痢也。乃煮葵菜一釜，令公弼食之。且云当有所下。明日安常视之，曰：毒未去。问食几何？才进两盂。安常曰：某煮此药，铢两升合自有制度，不尽不可。于是再煮，强令进之，已乃洞泄斑斓五色，安常视之，曰：此丹毒也，疾去矣。但年高人久痢？又乍去丹毒，脚当弱，不可复饵他药。困赠牛膝酒两瓶，饮尽遂强如初（《独醒杂志》曾达臣）。

虞都巡者，曾达臣先人同僚也，自言常服石燕。其法取雄者十枚，煅以火，透红则出，而渍酒中，候冷复煅，即煅复渍，如是者无算。度干酒一升，乃取屑之，每早作以二钱匕擦齿上，嗽咽以酒。虞时年五十，服此药二年，肤

发甚泽，才如三十许人，自谓服药之功。一日忽觉热气贯两目，睛突出痛不堪忍而死。因思人服金石药，鲜有不为其所毒者（同上）。

临川周推官平生孱弱，多服丹砂、乌、附药，晚年发背疽，医悉归罪丹石，服解毒药不效。疡医老祝脉之曰：此乃极症。正当多服伏火丹砂，及三建汤。乃用小剂试之，复作大剂，三日后用膏敷贴，半月而疮平。凡服三建汤一百五十服（《齐东野语》。见《本草纲目》，意其人必披阴之体，故耐大热之剂）。

张路玉治孙古修误服伏火丹砂中毒，察其本元素亏，近因虚火上炎，舌下肿胀延及两颐。医用苦寒清热太过，神思不宁，药中每服加丹砂五钱。甫进一剂，觉胸中有物触者数次。请政于医，复出丹砂视之，色黑而晦。医令易砂更服四剂，日夜烦躁不宁，背时洒淅恶寒，头面烘热大汗，胫膝逆冷如水，忽忽气逆欲绝。张诊之，六脉涩数模糊，次验唇舌，俱色如淤泥而肿厚湿滑。若系热极似阴，必无湿滑之理；若系寒犯三阴，必无久厚之理。惟酒食内蕴，徽黟色现有之。审其二便调适，胸腹柔和，决无食停胃腑之理，以脉合症，洞为阴受热郁，最急者恐其喘吁欲脱，乃以生脉六味合剂以救肺肾，一服神稍敛，汗稍敛，再进人事稍知，稀糜稍进。犹未言及伏火砂也。见其舌沿稍转微红而气微，足冷如故，前方入桂心五分，五味数粒，服后足稍温和，气稍接续，语稍有次，方详述伏火砂之误。前方减去地黄、桂心、五味，入枣仁、秋石、人中黄，专解丹砂之毒。三服舌转微红。虽未鲜洁而伏毒渐解，缘两尺弦细，乃去人中黄，仍用地黄以填补下元而愈。

罗谦甫曰：僧闾仲章服火炼丹砂二粒，项出小疮，肿痛不任，牙痒不能嚼物，服凉膈散半斤始缓，后饮酒辄发，药以寒凉之剂则缓，终身不愈。

何横泾好色，平居进热剂，偶与方灵谷对弈，呼小童取一厘散来，童误听为七厘也。何时扣子布算，不及观，遂服之，是夕卒于书斋。后十余年，孙理庵倩居其室，偶至书斋，见一人仰卧榻上，问之，答曰：我何横泾也。孙大骇疾走，不十日卒（《云间杂志》无名氏）。

秀州张生本郡中虞侯，其妻遇神人自称皮场大王，授以痈疽异方一册，且诲以手法，遂用医著，俗呼张小娘子。又转以教厥夫。吴人章县丞祖母章子厚妾也。年七十疽发于背，邀治之。张先溃其疮，以盏贮所泄脓秽，澄滓视之，其凝处红如丹砂。谓丞曰：此服丹药毒所致也。丞怒曰：老人平生尚不服一暖药，况于丹乎？何妄言若是？病人闻之，亟呼曰：其说是也。我少在汝家时，每相公饵服大丹，必使我辈伴服一粒，积久数多，故贮蓄毒根，今不可悔矣。张谢去。母竟以是终（李日华《六研斋笔记》）。

陈良甫治一富室男子鼻血不止，六脉洪数。究竟，云：服丹药太过。遂用黄连、黄芩、大黄为末，水煎服愈。调服亦可（《良方》）。

无锡华氏年六十患背疮溃发，大如旋盘而色赤，想是平日多服金石药，毒发所致，问之果然。因令侵晨饮羊血三五升。始用退热解毒生气血之剂，协以生肌膏，半月后肌生脓少，予因归。令服此药百余贴，方可全安。一月后复来招往视其疮，皮肉已坚厚如常，但食少无力。因问前日之药服几何？曰：疮将平，遂止不服。脉之沉微甚，因知其气血只可供给疮平而已，于真气则已竭。不可治。即古人所谓死于疮结痂之后，果不出半月而死。此脓出后之虚，若因虚而发痈疽者亦然（《药要或问》）。

张忠定公安道居南都，炼丹一炉，养火数十年，丹成不敢服。时张刍圣民守南都，羸瘠殊甚，闻有此丹，坚求饵之。安道云：不敢吝也，但此丹服火之久，不有大功，必有大毒，不可遽服。圣民求之甚力，乃以一粒如粟大以与之，且戒宜韬藏，慎勿轻饵。胜民得之即吞焉，不数日便血不止，五脏皆糜溃而下，竟死云（张邦基《墨庄漫录》）。

士大夫服丹砂死者，前此固不一。余所目击林彦振平日充实，饮啖兼人，居吴下，每以强自夸。有医周公辅言得宋道方炼丹砂秘术，可延年而后无害。道方，拱州良医也。彦振信之，服三年疽发于脑，始见发际如粟，越两日项颔与胸背略平，十日死。方疾亟时，医使人以帛渍所溃脓血，濯之水中澄其下，略有丹砂。盖积于中与毒俱出也。谢任伯平日闻人畜伏火丹砂，不问其方，必求之服，唯恐尽。去岁亦发脑疽，有人与之语，见其疾将作，俄顷觉形神顿异，而任伯犹未之觉，既觉如风雨，经夕死。十年间亲见此两人，可以为戒矣（《避暑录》。叶梦得少蕴）。

吴兴吴景渊刑部，服硫黄，人罕有知者。其后二十年，子橐为华亭市易官，发背而卒。乃知，流毒传气尚及其子，可不戒哉（《泊宅编》）。

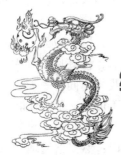

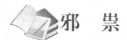

# 邪 祟

舒氏子为素衣女子所凭，掩捕不得，意绪恍惚如痴，家人具状请符于朱彦诚法师，朱读状大骇，曰：必鳞介之精，邪毒入脾肝里，病深矣，非符水可疗，当躬往治之。乃假巨镬，煎油二十斤，焚符檄拘之，乃大白鳖也。镬油正沸，自投其中，糜烂而死。朱戒其家，俟油冷以斧破鳖，剖骨弃肉曝日中，须极干，入人参、茯苓、龙骨末成丸，托为补药，命病者晨夕饵之，勿使知之。如其言，丸尽病愈（《艳异编》）。

宋人王纂精针术，元嘉中县人张方女，日暮宿广陵庙门下，夜有物假作其婿来，女因被魅惑而病。纂为治之，下一针，有獭从女被内走出，病因而愈（刘颖叔《异苑》）。

顾欢隐于会稽，素有道风。有病邪者，以问欢。欢曰：君家有书乎？曰：唯有《孝经》而已。欢曰：可取仲尼居置病人枕边，恭敬之，当自差。如言果愈。问其故，曰：善禳恶，正胜邪，此病者所以差也（吴均斋《春秋》、《北史》）。

黄帝灸法，疗神邪鬼魅，及癫狂病，语不择尊卑。灸上唇里面，中央肉弦上一壮，如小麦大，又用钢刀将唇里面弦上割，令其断，更佳也。

秦承祖灸狐鬼神邪及癫狂，诸般医治不瘥者，以并手两大拇指，用软丝绳急缚之，灸三壮，其炷著四处，半在甲上半在肉上，四处尽一处不烧，其病不能得愈。神效不可量，小儿胎痫奶痫一依此法，灸一壮炷如小麦大（《东垣十书》）。

李士材治章氏女在阁时，昏晕不知人，苏合丸灌醒后，狂言妄语，喃喃不休，左脉七至，大而无伦，右脉三至，微而难见，两手如出两人，此祟凭之脉也。线带系定二大拇指，以艾炷灸两甲界（鬼哭穴）。至七壮，鬼即哀词求去，服调气平胃散，加桃奴，数日而祟绝。

喻嘉言治杨季登次女，病多汗食减肌削，诊时手间筋挈肉颤，身倦气怯。曰：此大惊大虚之候，宜从温补。于补剂中多加茯神、枣仁，十余剂全不应。因思症非外感也，内伤也，杂症也。虚汗振掉不宁，能受补药而病无增减，且闺中处子，素无家难，其神情浑似丧败之余，此何故也？忽悟曰：此必邪祟之病，而其父何不言？往诊，问其面色，曰：时赤时黄。因谓此症必有邪祟，吾有神药可以驱之。季登才曰：此女每夕睡去，口流白沫，战慄而绝，以姜汤灌至良久方苏，挑灯侍寝防之，亦不能止。因见用安神药甚当，兼恐婿家传闻，故不敢明告也。曰：何不早言？吾一剂可愈。乃以犀角、羚羊角、龙齿、虎威骨、牡蛎粉、鹿角霜、人参、黄芪等药合末，令以羊肉半斤，煎取浓汁三盏，尽调其末，一次服之。果得安寝，竟不再发，相传以为神异。盖以祟附于身，与人之神气交持，亦逼处不安，无隙可出，故用诸多灵物之遗形，引以羊肉之膻，俾邪祟转附骨角，移从大便而出。仿上古《遗精变气》祝由，遗事而充其义耳。又熊去疾髫龄患一奇症，食饮如常，但脉细神呆，气奇色夭。乃翁曰：此何病也？喻曰：病名殗殜。《左传》所谓近女室晦，即是此病。彼因近女又遭室晦，故不可为。

令郎受室晦，而未近女，是可为也。即前方少加牛黄丸服，旬日而安。今壬午去疾，已举孝廉矣。

狐之迷人，先用口向女子阴户一展，其人即昏迷不省。或男子，则向阳物一展，亦令昏迷。方用真桐油抹于阴户、阳物上，其狐即大呕而去，妙不可言，秘之（《本草纲目》）。

朱丹溪治一妇人如痫，或作或辍，恍惚不省人事，一日略苏醒，诊视忽闻床上有香气，继又无所知识。朱曰：气因血虚亦从而虚，邪因虚入里，或有之。遂以秦承祖灸鬼法灸治，病者哀告曰：我自去，我自去。即愈。

徐秋夫疗鬼穴，凡有病著鬼邪，须针鬼穴，鬼去病除，其应如神。

一针名鬼宫（人中是也，针入三分），二针名鬼信（少商是也，针入三分），三针名鬼节（隐白是也，针入三分），四针名鬼心（太陵是也，针入三分），五针名鬼路（行间是也，针入三分），六针名鬼枕（风府是也，针入三分），七针名鬼关（颊车是也，针入三分），八针名鬼门（承浆是也，针入三分），九针名鬼臂（间使是也，针入五分），十针名鬼额（正发际是也，针入二分），十一针名鬼会（正乳是也，针入一分），十二针名鬼腿（阳陵是也，针入三分），十三针名鬼身（异名舌缝是也，针入舌缝中间一分，出紫血，治身肿难言，心经邪热微出血便效）。

陈自明治一女子为邪所交，腹作痞，与太乙丹一锭，服之随下恶物，其邪仍至。又服半锭，每夜更熱二三锭，使烟气盈屋，遂不再至（方见虫门）。

金剑峰之子患妖症，吐舌数寸许，每以足居上，首居下，颠倒而行，剑峰偶送一道士出门，复入中堂，目见一妇人在户内走入屏风中，乃碎屏风，火之，魅不复见，而其子亦瘥（《云间杂志》）。

蔡石户抱病三年，耳中日闻鬼啸，凡有所往，鬼必相随，初甚怖，久之习闻，殊不为怪，病愈鬼啸亦息（同上）。

临海章安镇有蔡木匠者，一夕手持斧斤，自外道游东山。东山众所殡葬之处，蔡沉醉中将谓抵家，扪其棺曰：是我榻也。寐其上，夜半酒醒，天且昏黑不可前，未免坐以待旦。忽闻一人高叫，棺中应云：唤我何事？彼云：某家女病损症，盖其后园葛大哥淫之耳，却请法归捉鬼，我与你同行一看，如何？棺中云：我有客至，不可去。蔡明日诣主人曰：娘子之疾，我能愈之。主人惊喜，许以厚谢。因问屋后曾种葛否？曰：然。蔡遍地翻掘，内一根甚巨且有血，煮啖女子，病即瘥（《辍耕录》）。

唐同州刺史孟诜云：妇人梦与鬼交者，鹿角末三指一撮，和清酒服，即出鬼精。又《古今录验》疗妖魅猫鬼病人不骨言鬼方，鹿角屑挫散，以水服方寸七，即言实也（《本草》）。

王教授云：有妇人患赤白带淋，得予针灸经，初为灸气海穴未效，次日为灸带脉穴。有鬼附患身，云：昨日灸亦好，只灸我未著。今灸著我，我今去矣，可为酒食祭我。其家如其言祭之，其病如失。此实事也。予初怪其事，因思晋景公膏肓之病，盖有二鬼焉，以其虚劳甚矣，鬼得乘虚而居之。今此妇人之疾亦有鬼者，岂其用心而虚损，故有此疾，鬼亦乘虚而居之欤？灸既著穴，其鬼不得不去，虽不祭之可也。自此有觅灸者，必为按此穴，莫不应手酸痛。予知是正穴也，令归灸之，无有不愈。其穴在两胁季肋之下一寸八分。有此疾者，速宜灸之。妇人患此此疾而丧生者甚多，切不可忽若，更灸百会尤佳。此疾多因用心使然故也（《资生经》）。

何百庸诊西山道者，素无疾病，寝不能兴，曰：六脉纯阴，为鬼所盗，当午刻死。竟如其言。又尝为刘某诊，曰：尺脉有怪徵，后嗣其有厄乎？是夕其孙果溺水死（《云南志》）。

钱国宾治土桥张林巡，司书役也。其妻劳怯已三年，服药无效，卧床不起矣。脉沉大至骨数十，至中一鼓，或隐或现，形色苍脱，所居暗室。曰：此非劳怯，乃阴邪之症，但不知名，非药可治，先当移房，再禳解之。更语其母，以好言相问，见何恶祟？妇只不答。及移室，褥上有毛数茎，长寸半许，迹露狐交。即延道士及挂天师符印禳退至夜，多人围绕，邪来反更频烦。因迫问妇，曰：但觉冷风吹面，身即寒禁，胸如石压，则昏不知人矣。因再求救，为思久之，猛悟人交阳交也，狐交舌交也。密语其夫少制毒药，无闻六耳，涂阴户四围，狐来果中毒而死。乃元狐，间生白毛，肥壮多肉。林乃剥其皮而剁之，其妇服药经年乃可。

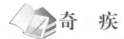
# 奇 疾

穆吏部深者，山东济南人，壬辰进士，罢官里居。忽患异疾，耳中闻车马之声则疾大作。一日闻耳内议曰：今日且邀游郊垌，即有装驮驴马鳞次而出，其恙顿除。至晚复闻游者回，驮马尽返耳中，则所苦如故。屡治不痊，一日忽洒然若失（《敝帚轩剩语》）。

一人卧于床，四肢不能动，只进得食，好大言说吃物，谓之"失说物望"病。治法如说食猪肉时，便云尔吃猪肉一顿，病者闻之即喜，遂置肉令病人见，临要却不与吃，此乃失他物望也，当自睡涎出便愈（《万病回春》）。

有富家子年十七八，病遍体肌肉折裂，召黄子厚治。子厚偕门生四五辈往诊，视各以所见，陈论皆未当。子厚乃屏人诘病者曰：童幼时曾近女色，犯天真乎？曰：当十三四曾近之。已子厚曰：得其说矣。褚澄云：精未通而御女，则四体有不满之处，后日有难状之疾，在法为不可疗。后果恶汗淋漓，痛楚而死（其论抑或未然）。

江南逆旅中一老妇啖物不知饱，余德占以炊饼啖之，尽一竹簏，犹称饥不已，日饭一石米（郁沧浪吴撰）。

醴泉主簿蔡绳，予友也，亦得饥疾。食稍迟则顿仆闷绝。绳有美行，博学有文，为时闻人，竟以饥死，无能知其疾者，每为哀伤（同上）。

【琇按】此恐即中消病也。

予尝至候潮门外观潮，见一人丐食者，一手掌倍大五指，各长尺余，但伸而不能屈，叹其赋形之奇。其人曰：予病也。曩业织缣足以糊口，客夏病伤寒，当发汗时，此手在被外，独不汗。病愈，而此手痛不已，渐痛渐长，以至于此，今手不能作，故乞食耳（同上）。

邱汝诚治一女子，欠伸臂不下。邱命其母裸女上身，以单裙著之，曰：俟吾揭帘即去下裳。母如命，邱扬声而入，女羞缩臂，即复故（《挥尘新谭》）。

陆道光治一儿染奇症，四肢坚不屈。光曰：此非药可疗，举伞复之，绕床焚安息、沉、檀，儿即平复。少间又发，屑沉香饮之，遂瘳（《平湖县志》）。

高阳民家子方十余岁，忽臂上生宿瘤，痛痒不可忍，医皆不辨何症。一日忽自溃，中有圆卵出，寻化为石。剂工部霖以一金售之，治膈症如神（《池北偶谈》）。

江宁有萧生者，食香薷则死。又有王生者，饮茶则死，必二三日始苏。医无能识其故者。志于此，俟明医或知之（《居易录》）。

桐城友人姚文燮字经三，顺治己亥进士，诗画皆有名，年六十余忽病不识字，即其姓名亦不自知，医不知为何症也。竟以是终。按《梦溪笔谈》记松滋令姜愚者，忽不识字者数年，后稍稍复旧，信奇疾也（同上）。

刘进士祖向言颍州一少年，为邪所侵，疾入膏肓，家人谓不可活，置之路傍。忽一道士过之，自言善医，命取铁锤重数十斤，锤病者头面，父母泣谓：病已至此，铁锤下，首立碎矣。道干笑曰：无伤也。锤下病者若无所知，辄有一美妇人长二寸诸，自口中跃出而灭。凡百锤，口出百妇人大小形状如一，少年立愈。道士亦不复见（《池北偶谈》）。

宋元嘉末有长广人病，瘥即能食，却不得卧，每饭辄觉其身增长，数日头遂出屋。时贾究为刺史，令人度之，已长三丈，后复渐缩，如旧乃死（《异苑》）。

医书言瘦人骤肥，肥人骤瘦，皆不久。同年薛为学登进士时，体甚肥，及为御史忽尔瘦削，未几公干郧阳，一夕而殁。闻殁时身躯缩小，如十余岁小儿，此尤可异也（《览余漫抄》）。

陶九成云：都下一儿，患头痛不可忍，有回回医官用刀割开，割上取一小蟹，坚硬如石，尚能活动，顷焉方死，痛亦遄止。当求得蟹，至今藏之（《辍耕录》）。

宋史载吕夏卿举进士，历知制诰典滁州。年五十二得奇疾，身体缩小，卒时才如小儿（《菽团杂记》）。载御史薛惟（《觉余谩抄作为》）学身体甚肥，忽尔瘦削，一疾而殁。殁时缩小如十余岁儿（《自得语》）。

广陵有田妇患泄泻，下恶如油，邻童以纸捻蘸然，与油无异，医不能疗。孙滋九先生闻而往视，令买补中益气汤十剂，天王补心丸四两，以煎剂下丸，服讫而愈。众医问之，曰：人惊恐则气下，大肠胀损所致。此妇必受惊后得此疾也。问之，果力作于场，见幼子匍匐赴火，惊而急救得免，遂得此疾，此方书所未载（《奇疾方》）。

钱国宾治镇江钱青黎中年无病，一日足跟偶响，听之有声，自觉怪异。数月渐响至头，竟如雷声，医者症名不一，七年怀生死之忧矣。钱过京口甘露寺，寻苍耳草治毒，会于凉亭，偶言此症，以"骨雷"告之。邀至家，候其脉五部皆和，独肾芤大，举之始见，按之似无，乃肾败也。自下响者，足少阴肾经之脉起于小指之下，斜走足心，出然谷之下，循内踝后别入跟中，以上腨内出腘内廉，上股入后廉贯脊。且肾主骨，肾虚则髓空，髓空则鸣，所以骨响自脚至头，即雷从地起响于天上也。以六味丸加紫河车膏、虎骨膏、猪髓、枸杞、杜仲，方示之彼，谢曰：公论破七年之迷，良方起终身之病矣。长揖而别。至次年冬，钱复之京口，问已全愈。

癸亥冬山海天行时疫，病者头痛发热，恶心口渴，神昏欲寐，四肢不举，其肉推之则一堆，平之则如故。医有作伤寒者，有作时气者，投以发散药无不加重，死者数百。时督师阁部孙及赞画各伤一仆，至乙丑春钱之关门，谒太

师。谈次问及，曰：此症天行时疫，名肉行也。人肉属土，土燥则崩，土湿则流，其邪感于血脉肌肉，不比伤寒同治也。古今医集不载，止于官邸，便方见此异症一款。因人血枯而感天时不正之气，当大补血。用首乌、枸杞、归、地、等味，少加羌活风药，足以应病矣。若经发散，立死无疑。

湖州邬阿二，织丝人也。偶名两膊红十数条，其红条头粗尾尖腹大，长尺许，阔寸许，此青蛇气异毒也。急治之，不然蛇形入腹而死。或生大小腿，如头向上攻入腹者亦死。以针挑破头尾，使其不走，流出恶血。又研明雄黄，唾调搽患处，内服清凉败毒散，防风、荆芥、白芷、羌活、黄连、黄芩、连翘、金银花、槐子、甘草、当归、生地各一钱，二三帖愈。

吴桥治吕廷克年二十五得奇疾，作则众窍气坌出，瞑而垂绝。家人为之闭口鼻，塞两耳，握小溲抵大溲，乃稍回气，蒸蒸出毛孔中，良久始定。逆桥治，桥曰：病得之内而受惊，阴阳两脱。桥不能往，第以大温补剂投之，持方药归，三月而愈（《太函集》）。

金节年如廷克，始病潮热梦遗，面赤而咳血，医而少间，已复愈。奇疾作，作则如束薪热涌泉，由胫及股，直达如贯梨，倾耳而聪，辘辘有声。至则坚强不仁，肤革一如木石，喷嚏不通，水浆不内，良久忽发一叹，身柔缓如常，以日计之，凡六七作。诸医敛手。桥视之脉数而浮不任按。病得之荒淫不节，以故阴虚火炎，此其甚也。为之正治，则以一杯，而熄舆薪无已，则从治之，主以甘温，佐以清凉可也。日一剂，皆有验，迄于旬日而新疾平。其父以故疾未除，则挟一方士自九华至，乃悉屏前药，日烹一鸭饷之，菹以人参，和以大枣。无何，火症后作，中膈膨胀，乃复逆桥，诊之则六脉浮取加弦，弦为木旺，盖以啖鸭而伤脾气，故肝木乘虚而克之，将变而为中满矣。急以温补为剂治之，两月乃安（同上）。

 尸 即鬼疰

薛立斋治锦衣杨永兴举家避暑，有仆沉醉失避者，既而神思昏昧，遍身青伤，令煎金银

汤，灌之即愈。

一妇人忽昏愦发谵语，自云：为前谋赖某人银两，某神责我：将你起解到城隍理问。两脚踝膝臀处皆青肿，痛不可忍，口称苦楚。次日方苏，痛尚不止，用金银藤两许，水煎服即愈。

一妇人入古墓患前症，以紫金锭灌之即苏。通政余子华，太常汪用之，皆因往吊而卒死，丧家想即是症。

谢士泰《删繁方》治尸疰，或闻哭声者，取死人席斩棺内余弃路上者，一虎口，长三寸，水三升煮一升，服立效。按此即用死人枕之遗意也（《本草纲目》）。

庚申，予家一妇人，梦中见二苍头一前一后，手中持一物，前者云：到也未？后应云：到也。击下爆然有声，遂魇觉，后心一点痛不可忍，昏闷一时许。予忽忆神精丹有此一症，取三粒令服之，少顷已无病矣。云：服药觉痛止神醒，令如常矣。日后相识稍有邪气，与一二服，无不应验。方在《千金》中，治中风之要药，但近世少，会青磁石为难合耳（《医药纲目》）。

窦材治一妇人，因心气不足，夜夜有少年人附著其体。诊之六脉皆无病，令灸上脘穴五十壮，至夜鬼来离床五尺，不能近，服姜附汤、镇心丹，五日而愈。

一贵人妻为鬼所著，百法不效，有一法师书天医符奏玉帝，亦不效。窦令服睡圣散三钱，灸巨阙穴五十壮，又灸石门穴三百壮。至二百壮，病人开眼如故，服姜附汤、镇心丹而愈。

一妇人病虚劳，真气将脱，为鬼所著。窦用大艾火灸关元，彼难忍痛，乃令服睡圣散三钱，复灸至一百五十壮而醒。又服又灸至三百壮，鬼邪去，劳病亦瘥。

越民高十二歉岁无食，挈妻儿至德清，雇妻于秀州仓官季深家为乳媪，高得钱还，越而死。李仆许八随直在秀，以干归德清。及再来之日，媪患恍惚谵语，作厥夫声责骂故妻，不为资荐。李问何以得至此？曰：我随许仆船便，是以得来。李命巫逐，未至漫烧苍术烟熏燎，鬼遽云：我怕烟气，不敢更留。遂无语，媪病亦瘥。今人冲恶者，必爇木盖，邪鬼所畏也（《类编》出《医说》）。

李行简外甥女适葛氏而寡，次嫁朱训。忽得疾如中风状，山人曹居白视之曰：此邪疾也。乃出钱刺其足踵上二寸许，至一茶久，妇人醒曰：疾平矣。始言每疾在时，萝故夫引行山林中，今早梦如前。而故夫为棘刺，刺足胫间不可脱，惶惧宛转，乘间乃得归。曹笑曰：适所刺者，八邪穴也（《脞说》）。

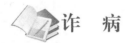 诈 病

张景岳向寓榆关客邸，一友忽黄昏叩户张皇甚，问之则所狎之妓，忽得急症，势在垂危，倘遭其厄，祸不可解，因求救。随往视之，见其口吐白沫，僵仆于地，口鼻四肢俱冷，气息如绝状，殊骇人。及诊之，则气口和平，与症不应。沉思久之，复诊脉如故，始悟其诈也。乃以仲景法试之，遂大声言曰：此病危矣。使非火攻必不可活，非用如枣如栗之艾亦不可活，又非灸人中、眉心、小腹数处亦不可活。吾寓有艾，可速取来。然火灸尚迟，姑先与一药。倘能咽后稍有生息则生意已复，即不灸亦可。若口不咽或咽后无声，速灸可也。即与一药，嘱其服后即来报我。彼闻言已惊，惟恐大艾著

体，药到即咽，少顷即哼声出，而徐动徐起矣。次日问其由，乃知为吃醋而然也，曲中奸狡有如此者。

景岳在都时，有金吾畜二妾，其一则燕姬也，有母随之。一日二妾相竞，燕姬理屈，若母助其跳踉，遂致气厥若死。乃令一婢抱持而坐，自暮达晨，绝无苏意。延治，初入室，见其肉厚色黑，面青目瞑，手撒息微。诊其脉则伏渺若脱，亦意其真危也。而治法难施，温补则虑其气逆未散，开导则虑其脉绝难胜。踌躇间乃请复诊，则以十指交叉抱腹，仰坦婢怀。因疑其前已撒手，今能叉手，岂他人之所为乎？及诊之似有嫌拒意，拽之不能动，乃出其不意

猛拽之，则顿脱有声，力强且劲。真非欲脱真病明矣。因思其脉若此，或以肉厚气滞，此北人禀赋多有之也。或以两腋紧夹，此奸人狡诈亦有之也。若其面青色微，则怒气使然，自不足怪。识见既定，因声言其危，使闻灸法。遂先投一剂，下咽即活。金吾因询其病，真耶假耶？若假何以竟夕如是，且形症毕肖？若真何以药下即瘳，抑果药之元秘乎？曰：元秘乃在言耳。不过借药为名，但使彼惧，病即去矣。经曰：忧可胜怒，正此谓也。然其狡诈一至于此，使非再诊，亦几为所诳，可不审哉。

一士子为宦家所殴，遂卧病旬日，吐血盈盆，因喧传人命，连及多人。延医数辈，见其危剧之状，皆束手远避，防为所累也。最后张视之，察其色则绝无苍苦之况，诊其脉则皆和缓如常。始而疑，继而悟，乃潜语之曰：他可欺也，余亦可欺耶？此尔之血，抑家禽之血也？其人愕然，娓予勿言，遂与调和，衔感而罢。

一邻妇以妒妾诟谇，与夫反目，因而病剧，咬牙瞪眼，僵厥不苏，若命在呼吸间者。其夫惊惶无措，其妾几遭不堪，求张救之。则脉非其病，遂用前法治之。愈后，其夫感谢而不知为其所愚也。若此二人，则由又人事中之常态，使不有以鉴别，则此中变幻，有以假病而延成真病者，有以小忿延成大祸者。故并记之，以资闻见。

## 九针形

镵针（平半寸，长一寸六分，其头大末锐。其病热在头身，宜此）。

员针（其身员，锋如卵形，长一寸六分。肉分气满宜此）。

鍉针（锋如黍粟之锐，长三寸五分。脉气虚少，宜此）。

锋针（两三隅，长一寸六分。泻热出血，发泄痼病，宜此）。

铍针（一名铍针，末如剑锋，广二寸半，长四寸。破痈肿出脓血）。

圆利针（尖如毫，且圆且利，中身微大，长一寸四分。调阴阳，去暴痹）。

毫针（法象毫，尖如蚊芒，长三寸六分。调经络，去疾病）。

长针（锋如刺，长七寸。痹深居骨，解腰脊节膝之间者，宜此）。

燔针（一名淬针，长四寸。风虚合于骨，解皮肤之间者，宜此）。

### 禁 刺

病与相逆者，皆不可刺。

大渴、大饱、大饥、新内、大怒、大劳、大醉、大惊、大风、大雨、大寒、大热、大虚、大困、大竭、浓云、色脉不顺、大患危疾、漉漉之汗、熇熇之热、浑浑之脉、身热甚、阴阳交争、五行刑制（如心病遇癸日，余仿此）。望不补、晦不泻、弦不夺、朔不济。

### 禁 针 穴

脑户、总会、神庭、络却、玉枕、角孙、颅颥、承泣、承灵、神阙、灵台、膻中、水分、神阙、会阴、横骨、气街、箕门、承筋、青灵、三阳络、手五里（凡二十二穴）、合谷、三阴交（二穴孕妇不宜针）、石门（女子忌之，如针之令无子）、云门、鸠尾、缺盆、客主人（四穴不宜针深）、肩井（此穴针深，令人闷倒，三里补之）。

### 禁 灸 穴

承光、瘖门、风府、天柱、素髎、临泣、睛明、攒竹、迎香、禾髎、颧髎、丝竹空、白环俞、头维、下关、脊中、肩贞、心俞、天牖、人迎、乳中、周荣、天府、中冲、阳关、阳池、隐白、漏谷、地五会、阴陵泉、条口鑤、阴市、伏兔、髀关、委中、殷门、申脉、承扶（凡四十五穴）。

### 伤寒灸之可否

《内经》云：脉之所见，邪之所在。脉沉者，邪气在内；脉浮者，邪气在表。世医只知脉之说，不知病症之禁忌。若表见寒症，身汗出，身常清，数慄而寒，不渴，欲覆厚衣，常恶寒，手足厥，皮肤干枯，其脉必沉细而迟。但有一二症，皆宜灸之。阳气下陷故也。若身热恶热，时见躁作，或面赤面黄，咽干嗌干，口干舌上黄赤，时渴咽溢痛，皆热在外也。但有一二症皆不宜灸。其脉必浮数，或但数亦不可灸，灸之灾害立生。若有鼻不闻香臭，臭流清涕，眼睑时痒，或欠或嚏，恶寒，其脉必沉，是脉症相应也。或轻手得弦紧者，是阴伏其阳也，虽面赤宜灸之。不可拘于面色赤而禁之也（刘纯）。

### 辨伤寒五十九刺

五十九刺者，为头上五行，以克越诸阳之热也。

大杼、膺俞、缺盆、背俞（此八者，以泻胸中之热也）。

气冲、三里、巨虚、上下廉（此八者，以泻胃中之热也）。

云门、髃骨、委中、髓空（此八者，以泻四肢之热也）。

# 针　灸

## 用针八法

用针八法者，迎随一也；转针二也；手指三也；转针头四也；虚实五也；阴阳六也；提按七也；呼吸八也。补泻损益虚实，在此八法。

## 针用五门分主客

针用五门者，井、荥、俞、经、合也。春刺井，夏刺荥，秋刺经，冬刺合，季月刺俞。以有五门一月亦同一日，亦有五门同年。宾客为邪气，主人乃正气，知者刺之，无不效也。

## 定刺象木

针刺可曲、可斜、可直、可正。故定刺以象木性之曲直也。

## 口藏比火

凡用针，先以针含口内令温，调补荣卫，

以火性炎上，即升降旋转左右而下也。

常山阎氏曰：口温针暖，不惟滑利而少，亦借己之和气与患人荣卫，无寒温之争，便得相从。若不先温针暖，与血气相逆，寒温交争，而成疮者多矣。

## 灸刺分午前卯后离左酉南

午前卯后者，乃卯辰巳三时也，阳中之老阳，可灸刺万病之虚寒。离左酉南者，乃午未申三时也，阳中之少阴，可灸刺万病之烦躁，熏蒸之劳热而泻之灸以吹之，灸时丈夫用室女，妇人用童男，吹之呵之，反作清凉之气也。呵吹者，灸之泻法也。

## 接气通经法

凡欲取偏枯久患荣卫诸疾，多是愈而复作者，由气不接而其经不通流。虽有暂时之快，客气胜真，病当未愈也。当此乃令上接而下引，呼吸多少，经脉长短，各有定数。立法手三阳接而九呼，过经四寸。手三阴接而七呼，过经五寸。足之三阳接而一十四呼过，经四寸。足之三阴接而一十二呼过，经五寸。重者倍之，吸亦同数。此接气通经，呼吸长短之法也（阎广明）。

## 灸分阴阳上下多少

凡灸当先阳后阴，言从头向左而渐下，次后从头向右而渐下，先上后下。《明堂》云：先灸于上，后灸于下；先灸于少，后灸于多；皆宜审之（王执中医料，即叔权）。

## 针灸须药

《千金》云：病有须针者，即针刺以补泻之。不宜针者，直尔灸之。然灸之大法，其孔穴与针无忌，即下白针或温针讫，乃灸之，此为良医。其脚气一病，最宜针灸并施。若针而不灸，灸而不针，非良医也。针灸而药，药而不针灸，亦非良医也。但恨下里间，知针者鲜尔，所以学者须解用针。燸针、白针皆须妙解，知针知药固是良医。此言针灸与药之相须也。今人或但知针而不灸，知灸而不针，或惟用药而不知针灸者，皆犯孙真人所戒也。今世所谓医者，则但知有药而已，针灸则未尝过而问焉。人或告之，则曰是外科也，业贵精不贵杂也。否则曰富贵之家，未必肯针灸也。皆自文其过耳。吾故详著《千金》之说，以示人云。

## 避人神说

《千金》云：欲行针灸，先知行年宜忌，及人神所在，不与禁忌，相应即可。故男忌除，女忌破；男忌戌，女忌己。有日神忌，有每月忌，有十二时忌，有四季人神，有十二部人神，又有所谓血支血忌之类。凡医者不能知此避忌。若逢病人厄，会男女气怯，下手至困，通神达士，岂拘此哉。若遇急卒暴患，不拘此法。许希亦云：若病卒暴，宜急灸疗，亦不拘此。一日之间，止忌一时是也。又云：痈疽疔肿，喉痹客忤，尤为急，凡作汤药，不可避凶日，觉病须臾，即宜便治。又云：凡人卒暴得风，或中时气，凡百所苦，须急灸疗，渐久后皆难愈。此论甚当。夫急难之际，命在须臾，若必待吉日后治，已沦于鬼录矣。此所以不可拘避忌也。惟平居治病于未形，选天德月德等日，服药针灸可也。

## 论 灸

有补泻不可轻议，大率沉结寒冷之度，施之为宜。盖阴寒湿气凝留血脉，汤剂熨引不能独治，方是时唯火艾足以烁其势。岂非火能运行阳气，驱逐阴邪，其效有速于药石者耶。老壮不同，强弱异禀，灼治之法夫岂一端？故多有逾于数百壮，少或于三五七九之数，要皆详审而行之。若夫阳病灸之，则为大逆。是以论伤寒者谓微数之脉，既汗之后，脉浮势甚，三者悉不可灸。惟少阴背恶寒，吐利脉不足，与夫脉从手足厥之类，三者为可灸焉。通明乎此，触类以往，又安有灸燔之妄也？故曰：不须灸而强与之灸者，令人火邪入腹，干错五脏，重其烦躁；须灸而不与之灸者，使冷结重凝，久而弥固，气上冲心，无地消散。可不鉴哉。

## 论 刺

其症挛痹，其治宜微针。形乐志苦，病生于脉，治以灸刺。明九针之用，经络补泻之法也。故荣卫异刺，以分血气之虚实；井荣异刺，以分五行之子母；募俞异刺，以分背腹之阴阳；春夏异刺，以分人气之浅深。大抵虚补实泻，无过不及之伤，以辅其平者，刺法之大要也。然有病势未深，可刺而即愈者。所谓病之始起，可刺而已，或痹不仁肿痛，可灸刺而去之是也。有病传诸经，必上下俱刺者。所谓刺热刺疟，病甚为五十九刺是也。然刺之为言，同于击刺，以为利也，害在其中。黄帝谓：徐人安静，手巧而心审谛者。可使行针艾。张机谓：针能杀生人，不能起死人。凡以用之，不可不慎也。况九针异体，取病有殊；十二节异法，用有轻重。必明日月星辰、四时八正之在天；寒暑燥湿、经水盈虚之在地；肥瘦壮弱、虚实盛衰之在人。然后呼吸补泻、出入迎随，惟意之从。岂特知募俞、部分、皮肉、筋骸、饥饱、劳逸而已哉。故曰：见微得过，用之不殆。

## 论 砭 石

上古针法垂布于天下，制砭石有小大者，乃随病所宜，用石代针。一曰针石，二曰砭石，三曰镵石，其实一也。破坚决肉、砭射肿热者，则决之以砭石。良由邪气暴戾，则微针不能及。况又病有气血盛实逆于肉里，畜结痈肿之类，非砭石则不能射之，此所谓血实宜决之。又形乐志乐病生于内者，治之以砭石。东方之民多病痈疡，其治宜砭石。砭石之来，始自于此。扁鹊有云：病在血脉者，治之砭石。是故一切肿疾，悉宜镰割足小指下横纹间。肿在左则割左，在右则割右，血少出则差。以至疔肿痈疡、丹毒瘰疬、伐指瘑病、气痛流肿之类，皆须出血者，急以砭石砭之。大抵砭石之用，其法必泻。若在冬时，人气闭塞，则用药而少针石。所谓少针石者，非痈疽之谓也。痈疽不得倾时，倘苟缓于针石，则毒气内攻，腐坏筋骨，穿通腑脏矣。治石疗疮则忌瓦砾砖石之类，刀镰疗疮则忌针铁刃伤割，若是者可以药治也。《素问》又曰：人病颈痛，或石治之，或针灸治之而皆已，此盖同病异治也。夫痈疽之气息者，宜针开除去之；气盛血聚者，宜石而泻之。若然则砭石九针之用，各有所利，善治血脉之变。痈肿之病者，当审轻重而制之（并《圣济总录》自王执中下）。

## 色　诊

洛阳孙伯英因诬狱，妻子被系，逃于故人，是夜觉胃胁痛，托故人求药。故人曰：有名医张戴人在焉，当与公同往。时戴人酒未醒，强呼之，故人曰：吾有一亲人病欲求诊。戴人隔窗望见伯英，曰：此公伏大惊恐。故人曰：何以知之？戴人曰：面青脱色，胆受怖也。后会赦乃出，方告戴人（《儒门事亲》）。

《华佗传》盐渎严昕与数人共候佗。适至，佗谓昕曰：君身中佳否？昕曰：自如常？佗曰：君有急病见于面，莫多饮酒。坐毕归行数里，昕卒头眩堕车，人扶将还，载归家中一宿死（《三国志》）。

有士人病颜面青而光，其气哽哽，钱乙曰：肝乘肺，此逆候也。若秋得之可治，今春不可治。其家祈哀，强之与药，明日曰：吾药再泻汗而不少却，三补肺而益虚，又加唇白，法当三日死。然安谷者过期，不安谷者不及期。今尚能粥，五日而绝（《宋史》亦仿《仓公传》）。

汪石山曰：伏经脉最难求，如积热之久，脉反沉细，而外症又寒，苟非兼望、闻、问、切，何可得也？世俗讳言试医，医复讳情妄臆，而豪贵妇女往往不得望闻，岂不大错。

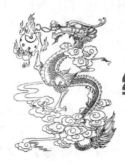

# 续名医类案卷之三十一

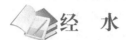

## 经 水

王氏云一妇人有女年十五，请诊，言女年十四时经水自下，乃忽断，其母甚恐怖，师曰：此女为是夫人亲女非也？若亲女者，当相为说之。妇人因答言是自女尔。师曰：所以问者无他，夫人年十四时亦以经水下，所以女至此而断，是为避年，勿怪，后当自下（《东垣十书》）。

张子和曰：一妇人年二十余岁，病经闭不行，寒热往来，咳嗽潮热，庸医禁切，无物可食。一日当暑出门，忽见卖凉粉者，以冰水和饮，大为一食，顷觉神清骨健，数月经水自下。

滑伯仁治龙君泽室人，暑月中病经事沉滞，寒热自汗，咳嗽有痰，体瘦瘁，脐腹刺痛，脉弦数，六至有余，曰：此二阳病也，尝考《素问》云：二阳之病发心脾，女子得之则不月。二阳，阳明也。阳明为金为燥化，今其所以不月者，因期所遭也。阳明本为燥金，适遭于暑，暑火也，以火药金则愈燥矣。血者水类，金为化源，宜月事沉滞不来也。他医方制归茸桂附丸，以温经而未进。滑曰：夫血得寒则止，得温则行，热则搏，搏则燥，复加燥药，血益干则病必甚，亟令却之，更以当归、柴胡饮之，为清泻火流湿润燥，三五进而经事通，余病悉除。龙君曰：微生几为人所误也。

薛立斋诊一室女年十七，病久不愈，天癸未通，发热咳嗽，饮食少思，欲用通经丸，薛曰：此盖因禀气不足，阴血未充故耳。但养气血，益津液，其经自行。彼惑于速效，仍用之。薛曰：非其治也，此乃慓悍之剂，大助阳火，阴血得之则妄行，脾胃得之则愈虚，后果经血妄行，饮食愈少，遂致不救。

一妇人素有胃火，或用凉胃散而安。后因劳役，躁渴内热，肌肉消瘦，月经不行。薛谓此胃火消铄阴血，用逍遥散加丹皮、炒栀以清胃热，用八珍汤加茯苓、远志以养脾血，而经自行矣。

一病妇少寐，经水两月余一至，误服通经丸，展转无寐，午前恶寒，午后发热，薛以为思虑亏损脾血，用归脾汤作丸，午前以六君送下，午后以逍遥散送下，两月余得寐，半载经行如期，年余而疮愈。

龚子才治魏宪副妻串逆经，吐血不止，六脉微涩有力，此血虚火盛也。以四物去熟地，用生地共一两，加酒蒸大黄一钱（钱刻本作两，疑误）同煎，入童便服之，服后血止而经通。

徐宪副妾患经闭，人皆拟有孕，七八月来渐觉黄瘦，腹中左右块如鼓，发热面赤，不思饮食，诊之六脉微涩，此血枯气郁也。以四物汤加香附、丹皮、白术之类（白术何以加入）十数服。又加桃仁、红花，数服下血块多许，乃愈。

孙文垣治吴北海内人，每月经期之前，四肢累累发块，红紫胀痛，不思饮食，胃脘亦常痛（肝火上逆），经水多不及期而至（肝火下迫），脉之两手皆驶，以症参观肝脾二经郁火也。盖肝主怒，脾主思，多思多怒，隐而不发，郁滞于中，故临经累累发红，肿于四肢也（脾主四肢）。以青皮、香附、柴胡、川芎、乌药、白芍、丹参、元胡索、郁金、酒炒黄连、栀子，治之而愈（青皮、乌药宜酌用）。

潘氏媳因经水不行，医投安胎之剂，越七月经忽暴至，内有血块筋膜，如手大者一二桶，昏冒困惫，其脉右关洪滑，左寸洪数，两尺皆洪大，夜分咬牙乱语（状如热入血室）。手心热，口噤，时手足皆冷，心胸胀闷不快，面色青。孙曰：此浊痰流滞血海，以误服安胎之剂，益加其滞，由血去多，故神魂无依，痰迷心窍，故神昏乱语。急为调气开痰，安神养血可生也。即以温胆汤加石菖蒲、酒芩、天麻、枣仁、丹参与服，其夜子丑时咬牙乱语皆减半，仍与前药，每帖加竹茹五钱，临睡又与黑虎丹数粒，诸症悉愈。或问病每盛于夜半，何也？曰：此心包络与胆经有痰热故也。专治此两经，痰既消，神魂自安矣。

程好吾子妇腹中微疼，红行不畅，喉痛，四肢麻木作战，不知饥饿。孙诊之，右脉洪大如豌豆，以川芎、香附、麦芽、山楂、乌梅、甘草、桔梗、酒芩、防风、荆芥、白术、茯苓，四剂而安。次月经水大行，十日不止，以黄芪、阿胶、蒲黄各一钱，白芍二钱，甘草三分，一帖而安。此后但觉浊气下坠，屁从子户中出（即阴吹病），以补中益气汤用酒炒黄连，调养而平。

胡氏女及笄后患吐血，每吐碗余，下午倦怠，夜分潮热，呕恶不食，便秘，时师谓阴虚火动，投滋阴之剂，反加饱闷，背心胀痛。脉之两寸洪大，两尺弱，知其有瘀血凝滞，致新血不得归经，故满而倒溢也。先以龙荟丸通之，更以石膏三钱，橘红、半夏曲、黄连、茜根、竹茹、枳壳各一钱，茯苓八分，甘草三分，服后大便行三次，吐止食进。后用二陈汤加滑石、丹参、丹皮、茜根、白芍、香附，二十帖经调而愈（此吐血亦经逆也，当与龚子才治魏宪副妾案参阅）。

喻嘉言治杨季登长女及笄，经闭年余，发热食少，肌削多汗，而成劳怯，医见汗多误谓虚也，投以参术愈锢。喻诊时见汗出如蒸笼气水，谓曰：此症可疗处全在有汗，盖经血内闭，止有从皮毛透出，一路以汗亦血也，设无汗而血不流，则皮毛干槁而死矣。宜用极苦之药，

以引其血入内，俾下通于冲脉，则热退经行而汗自止，非补药所能效也。以龙荟丸日进三次，月余经至，汗热稍轻，前丸日进一次，又月大至，淋漓五日，诸症全瘳矣。

王肯堂治一妇寡居，郁结成疾，经事不行，体热如炙，忽吐血若泉涌，或用止血药不效。令以茆花根捣汁，浓磨沉香，服至五钱许，日以酽醋贮瓶内，火上炙热气熏两鼻孔，血始得降下，吐血不复作，经事乃行（此亦逆经症《续医说》）。

吕东庄治曹远思内人，月水不至四月矣。腹痛不止，饮食少进，医作胎火治，吕曰：此郁血也，然气禀怯弱，当补而行之。用八珍汤三大剂，果下血块升许，腹痛犹未除也，以大剂养荣等调理，而痛除食进（与立斋一案略同）。

黄履素曰：予妇申氏多郁怒，忽患不月，腹渐大，疑有妊。医者视之亦以为妊也。十余月弗产，诸症渐见，乃始疑之。医者亦以为畜血之症，时有欲下之者，众议以为体弱不能胜，止可暗消。于是久用行血调血之剂，而不敢用下血之药，竟勿效。厥后医药杂投，遂致不起。一日偶阅《震泽纪闻》载盛启东治东宫妃一案，大为悔悼（案载江篁南《名医类案》产门）。

南山妇人年三十八，于九月廿三日月经行，比前过后十日，得草药以败血海，为下胎之谋，有数滴血下，因此腹痛在小腹，下有块如碗大，不可按，汤熨则痛稍定，大小便抽痛，小便涩，大便略下少赤积垢，食不进，口略渴，发热，此胃气为草药所败，加以受伤之血妄行，而不得泄，所以为病。砂仁、甘草、川芎、黄芩各三分，滑石一钱五分，牛膝二钱，桃仁七粒，水酒煎服。

黄师文治子才婢子得面热病，每一面热至赤且痒，闷绝，曰：此经候来时，尝为火所逼也。问之曰：无之。已而思曰：昨者经候来，适为孺人黏衣服，伛偻曝日中，其昏如烈火炙，以孺人趋其物不敢已，由是面遂热。黄曰：是也，以四物汤加防风，获差。

孙文垣治一妇经不行者三月，大便泻，腹

胀，嘈杂吐酸水，时下白带，常恶心，自谓有孕。脉之曰：此脾经有湿热也，心经有瘀血也，与二陈汤加白术、泽泻、猪苓、酒连、茱萸、滑石、麦芽、山楂，泻止服宽经行，腰腹作痛，以川芎三钱，当归五钱，香附、丹参、桃仁各一钱服之，口中吐黑血甚多，且有如脓者，改用四物汤加丹皮、丹参、桃仁、红花、滑石，调理而痊。

从孙妇程氏年甫三旬，产五次，今则经闭不行者八年，肥肉则丰肥于昔，饮食又倍于昔，精采则艳美于昔，腹柔不坚，略无所谓病者。或用四物汤、元胡、丹皮之剂千余服矣。至三棱、莪术、干姜、桃仁、苏木之类，遍尝不应。诊之六脉缓大有力，曰：此脾湿生痰，脂满子宫，徒行血活血破血无益。以平胃散加矾石、桃仁、黄连、姜黄、丹参、南星、半夏作丸，服之半年而经行，次年生子，后又连生一子一女。

薛立斋治一妇人性善怒，发热，经水非过期则不及，肢体倦怠，饮食少思，而颤振，此脾气不足，肝经血少而火盛也。午前以调中益气汤加茯苓、贝母送六味丸，午后以逍遥散送六味丸，两月余而愈。

一妇人年五十，内热晡热，经水两三月一至，此血虚有热，用逍遥散加山茱萸，治之而愈。后有痰作渴，或小便不调，或头晕白带，用六味而安。

**【琇按】** 五十之年，经宜止矣。此不当在经水血虚之门，或五字乃四字之讹耳。

一妇人月经不调，晡热内热，饮食少思，肌体消瘦，小便频数，或用清热生血之药，月经不行，四肢浮肿，小便淋沥，朝用金匮加减肾气丸，夕用归脾汤渐愈。又用八珍汤两月全愈。

陆养愚治董龙山夫人胸膈不舒，大便不实，或时去血，或时去积，经期或先或后，或多或少，参差作痛，养血健脾俱不效。饮食既少，肌肉亦瘦，晚不能食，食则饱胀不能安卧，脉之沉弦而滑，右关尤甚，曰：沉为气滞，弦与滑为痰凝，经之不调，便之不实，腹之胀痛，皆痰积为之也。乃合清气化痰丸，二陈送下数

剂，大便去痰积若干，遂不胀不痛，改用六君子汤数剂而大便坚，后以调气养荣汤，间服经调而孕。

施凤冈室人素嗜五辛，三孕皆不育，年三十即月事不行，将及二载，胸腹作痛，行走无定，或数日一发，或一日二三发，服养血行血之药，身体时热，肌肤渐瘦，或谓补血不补气，无阳则独阴不生，用参、芪、白术、肉桂、芎、归数剂，痰中见血，便燥兼血，脉之两手举按皆数，左关数而弦，右关数而实，两尺数而沉涩，曰：此血虚不待言，然脉症皆火象也。惟清其热则血得所养而经自行矣。或谓寒则凝，热则行，今以清火疗血闭，何也？曰：寒凝热行者，盖谓无大病者言之也，不云乎二阳之病发心脾，有不得隐曲，女子不月，其传为风消，传为息贲者死。王太仆曰：二阳胃与大肠也，二经有热，心脾受之，以致消肌烁肉，上气喘逆，今病者素嗜辛辣，岂非肠胃有热乎？今已移之心脾，月久不行，肌肉消削，是传为风消，幸不喘咳，未至息贲耳。复投温热是抱薪救火，经所谓赞其复，翼其胜也。法当先清肠胃积热，使心气下降，续以养血滋阴济之，则水泉通而流不绝也。用三黄汤加山栀、丹皮、生地、白芍十剂，痰红便血俱减，更以前方加芎归十剂，而月事通矣。后以六味丸料加知、柏、紫河车一具，服之即孕。

陆祖愚治吴君采室，平日血虚有火，生一女已七岁，不再孕，忽经候两月不行，以为孕也。偶胸腹不快，投安胎养血之剂，反小肚作痛，经行如崩，去血多而痛不止，足膝逆冷，气短奄奄，或以为小产，用芎、归、元胡、姜、桂等，血不止而痛愈甚，咽喉燥痛，吞吐有妨，脉之沉细而实，按之有力，用炒连、白芍、丹皮、花粉、当归、炒栀、楂肉、阿胶，煎冷徐徐吞下，次早喉腹之痛俱愈，足膝反温暖，后用归、芍、参、苓、地黄、丹皮、木香，以行其滞而渐愈。

一妇经后凝血成块在左，泄泻不止，完谷不化，血块暴下如注，臭秽难堪，经候不调，脾胃因而下损，且经漏不止，前阴之气血已脱，泄泻不止，后阴之气血下陷，总是热症，而下

焦久脱亦化于寒矣。泻寒以热，泻湿以燥，宜大升大举，以助肝木生发升长，遂以柴胡、升麻各五分，炙草、陈皮、归身、黄蓍各一钱，人参、神曲各钱半，白术二钱，黄芩少许，每正午水煎，热服而愈。

一妇经水不调，未来先痛，行后又痛，用人参、炙草、川芎、肉桂、丹皮酒洗各五钱，白术、茯苓各一两半，当归酒洗、白芍酒炒、益母草酒洗蜜拌各一两，白芷、木香各三钱，糊丸。

一妇经前作痛且有白带，用十全大补汤加元胡索、益母草、木香而安。

张路玉治薛氏妇，每经行必先作泻二三日，其脉左关尺弦细如丝，右关上小驶而滑，服姜、桂、萸、附则大渴，泄泻转剧，服苓、泽、车前则目暗如盲，此肝血虚寒，而脾胃有伏火也。俟经将行作泻时，朝用理中加黄连作汤，服五六剂，暮与加减八味丸加紫石英作丸，常服。不终剂而数年之疾顿除。

立斋治一妇人晡热，肢体瘦倦，食少无味，月经不行，或鼻衄或血崩，半载矣。或用顺气清热止血等剂不应。更加寒热，且时欲作呕，此为郁怒亏损脾胃虚火，错经妄行而然耳。遂朝用补中益气汤，夕用六味地黄丸各数剂，半载而痊。

一妇人素沉静，晡热内热，月经不调，后每一二月或齿缝、或舌下、或咽间出血碗许，如此年余，服清热凉血调理之药，益甚。此肝脾气郁，血热上行，先用加味归脾汤，后用加味逍遥散，摄血归源而经自调，前症顿愈。

陈自明治一妇人月经过期不至，腹内作痛，服破血行气之剂不效，与神仙追毒丸一粒，服之而痊（方见蛊门）。

立斋治一妇人因经水多，服涩药止之，致腹作痛，以失笑散二服而瘳。五灵、蒲黄俱炒等分，每服二三钱，醋一合熬成膏，入水一盏，煎七分，食前热服，又用加味逍遥散数剂而经调。

一妇人经水不调，两月一至，或三月一至，四肢微肿，饮食少思，日晡发热，此脾土气血皆虚也。须先用壮脾胃养气血之剂，饮食进则

浮肿自消，气血充则经自调矣。彼以为缓，乃用峻，先通月经，果腹疼泻不止，致遍身浮肿，饮食愈少，殁于木旺之月。褚氏云：月水不通，久则血结于内，生块变为血瘕，亦作血症，血水相并，壅塞不通，脾胃虚弱，变为水肿。所以然者，脾候身之肌肉，象于土，土主克于水，水血既并，脾气衰弱，不能克消，致水气流溢，浸渍肌肉，故肿满也。观此岂宜用克伐之剂。

有女人月事退出，皆作禽兽之形，欲来伤人，先将绵塞阴户，乃顿服没药末一两，白汤调下即愈（《奇疾方》）。

朱丹溪治一妇人积痰伤经不行，夜则谵妄，以瓜蒌子一钱，黄连半钱，吴茱萸十粒，桃仁五个，红曲末些少，砂仁三钱，山楂一钱，上末之，以生姜研，炊饼丸（治法）。

一妇人阴虚，经脉久不通，小便短涩，身体疼痛，以四物汤加苍术、牛膝、陈皮、生甘草，又用苍莎丸加苍耳、酒芍为丸，煎前汤送下（同上）。

一妇人两月经不行，腹痛发热，但行血凉血，经行自愈。用四物汤加黄芩、红花、桃仁、香附、元胡索之类（同上）。

一妇人寡居，经事久不行，腹满少食，小腹时痛，形弱身热，当归酒浸、熟地姜炒、香附各一钱，白芍、川芎、陈皮各七分半，黄柏炒、知母炒、厚朴姜制、元胡索半钱，白术二钱，生甘草、大腹皮各三钱，红花豆酒大浸、桃仁九个，上用清水煎（同上）。

陈良甫治罗女人，每遇经行时，则脐与小腹下痛不可忍，服药无效。以桂枝桃仁汤愈。自后再发，一投而差。桂枝、白芍、生地黄各二钱，桃仁七枚去皮尖，甘草一钱，姜水煎（《大全良方》）。

立斋治一妇人，性沉多虑，月经不行，胸满少食，或作胀，或吞酸，以为中气虚寒，用补中益气汤。砂仁、香附、煨姜，二剂胸膈和而饮食进。更以六君加芎、归、贝母、桔梗、生姜、大枣，数剂脾胃健经自调矣。

一妇人因怒伤，不思饮食，发热倦怠，骨肉酸，羸瘦面黄，经水积渐不通、颈间结核，以逍遥散、八珍汤治之少可。彼自误服水蛭等药，血

气愈虚，遂致不起。良甫云：忧愁思虑则伤心，心伤则血逆竭，血逆竭则神色先散而月水闭，火既受病，不能荣养其子，故不嗜食，子虚则金气亏，故发咳，咳既作，水气绝，故四肢干，木气不充。又云：经候微少，渐渐不通，手足骨肉烦痛，日渐羸瘦潮热，其脉微数，此由气虚血弱，阳往乘之，少水不能灭盛火，故火逼水涸亡津液，当养血益阴。用柏子丸、泽兰汤为主，勿遽通之。

钱国宾曰：吴江黄启元妻刘氏生平洁净，自十七行经，每年一度，生二子一女。又武林陈氏媳每季行经一次，七年方受一胎，生二子二女，皆尝诊治之。妇此禀赋之异，非按月而行之。

徐孟阳母叶氏八九经仍不断，体厚无病，然甚忧之，以问钱。钱曰：经云：阴生于阳，阳之数七。故妇人七七经断无子，汝母禀厚之极，经出理之外矣。后寿至九九而终。

钱国宾云：余游兰溪时逢端阳友人宴于花园，谈及邑中篦匠孙二之妻，年三十，生四子一女，自来无经。余以戏言未信，适妇货篮至，客皆笑曰：此妇是也。余即问之，妇云不知经为何物。夫妇人经候，经者，常也。候者，候一月之阴阳也。若潮候应乎时，天真气与流通，所以女子二七天癸至，月水如期。凡女人受孕经止者，平日所生气血以养体，积而为经，血热则经早，血少则经迟，血盛则七七仍经，血衰则五七外经止。受孕所生气血以养胎，胎生血上为乳，乳止血下为经，《元门采真》返经为乳，两说则经乳一耳。经本于肾旺于冲任二脉，冲为血海，任为胞胎，此妇无经者，乃冲脉海与人禀赋不同，肾脉与人禀赋不同，任脉与人同，故乳子生子则一样。《素问》曰：人之心偏则作事不定，人之下眼眶窄则胆小，五脏各有禀赋，外候以此理推，明矣。

蒋仲芳治姚生妇年二十五，其月事或半年或三月方得一至，温经补益调治二载，转剧。诊之脉来微涩，外症口干唇燥，手足心热，曰：后期古法主寒，然其兼症热也。因热耗血，血少故后期耳。遂用大剂生地、当归为主，佐以条芩、山栀、白芍、川芎、丹皮、泽兰、知母、鳖甲，六剂后则经准，一月后而孕矣。

徐德滋女年近二十，素有胁痛，肝病常时，月事先期而至，近忽逾数日，脉之两关躁疾，两寸上溢，察其面有如疹者数十点，其色或青或紫，询其身亦有，至舌上亦有数点，绝类阳实热症，然并无头痛寒热，且能进饭二瓯，良由肝火内炽，上乘肺胃而然。与生地、杞子、麦冬、丹皮、山栀、当归、生芍、甘草、元参，令服一剂，次日晡后始至，见其偃卧，上半俯著床沿，呕血盆许，询之则自已脾血出如涌，既而心下若有一块上攻，故必偃伏以床沿抵住稍可，否则上顶闷绝，脉之若有若无，意其经水过期，乘肝火上逆而出，即俗名倒经是也。然其急暴如此，兼之地气上攻，其症危矣。非大剂纯阴，何以挽回？与熟地二两，杞子一两，令连进二服，服下即能仰卧，血止脉回，次日忽咳，咳无痰，此肺金燥而肝火未平也。前方减半，加麦冬、沙参、蒌仁、生地，八剂而愈。愈后面上之疹乃消，舌上之疹褪下，如痘靥云。又顾卜周内人失血，奄奄垂毙，亦以前药数剂而愈。

范氏女年及笄矣，忽病夜卧小便自遗，晨起昏瞀如醉，神气与人了不相当，晡后渐清爽，皮肤瘾疹，胸膈迷闷，食亦少，初起觉咽痛头晕，已十余日矣。诊之脉弦小而数，此属血虚火盛，询其天癸云何？则自前月大行，去血最多，至七日乃已。谓为肝木过盛，克脾侮胃，乘肺而然。克脾则脾不摄血，故经水去多；侮胃则胃之络溢，故胀闷食减；乘肺则肺热，故瘾疹咽痛。又肝藏魂，肺藏魄，二脏不和，是以小便自遗而神气昏昧也。与生地、杞子、羚羊角、黑山栀、麦冬、蒌仁、黄连、丹皮、沙参、牛蒡之属，出入加减，六帖而安。后经水数月不行，则以前者去血过多也。仍用生地、杞子、当归、白芍、丹皮、麦冬，少加红花，八剂而月事下。

# 热入血室

孙文垣治李氏妇胸胁大腹作痛，谵语如狂，寅、卯、辰三时稍轻，午后及夜痛甚（病在血分）。原有痰火头痛，牙痛之疾，又因经行三日后头痛，发寒热，医以疟治，因大恶热，三四人交扇之，以两手浸冷水中，口含水而不咽，鼻有微衄（热在经络）。又常自悲自哭（如狂），痛时欲奔窜，剧则咬人（蛔厥），小水直下不固（肝热），喉哽哽吞药不下，脉之左弦数，右关洪滑。曰：此热入血室也，误服治疟刚燥之剂，扰动痰火，以致标本交作。其胸胁痛者，病属少阳也，剧则咬人者，虫行求食而不得，故喉中哽哽然也。以小柴胡汤加桃仁、丹皮，而谵狂减，次日与安蛔汤，痛止，饮食进而愈矣。

元素侄妇春温后经水适止，余热不退，口中甚渴，胸胁痛而耳重（少阳），脉左弦数，右滑大而数，小柴胡加石膏、知母、桔梗、桔壳、葛根、瓜蒌、半夏曲，服下热渴如旧。改用柴胡二钱、人参、甘草、天花粉、黄芩（小柴胡汤去半夏，加天花粉，以血家忌半夏也）、白芍、红花、当归、丹皮、知母各八分，调理而瘳（此症无谵妄发狂，然以凉解不应，必用诸血药乃应，则仍是热入血室矣）。

缪仲淳治张璇浦内人患热入血室，发狂欲杀人，医以伤寒治之，煎药未服，邀缪往。缪曰：误矣。复其药，投一剂而安。先与童便（心主血，热邪从血分上乘于心，故发狂，先与童便引热下行，最为元解），继与凉血行血，安心神药，遂定。

朱氏妇经行一月不止，每黄昏先寒后热，遍身疼痛，胸膈胀闷，必得大喊叫斯，用手探吐痰涎乃宽，且渴甚，此痰饮疟疾。今饮食不进，夜如见鬼者，乃热入血室也。用小柴胡加生地、丹皮、桃仁，两帖后以白术三钱，首乌二钱，陈皮、麦芽各一钱，乌梅一个，姜三片，水煎服之，寒热止，诸症皆安。

陆养愚治臧尧山夫人向有头风症，八月间患腹痛，日轻夜重，痛作昏愦，语言不伦，唇口燥裂而不欲汤饮，已十日。或投香燥行气益甚，身热如火，饥不能食，脉之沉数而弦，询之适经行时感冒，身发寒热，头大痛，平日服川芎茶调散，今服之头痛稍止，而身热更甚。遂变为腹痛，再问经行如常否？谓比平素觉住快。曰：此必热入血室也。或谓此伤寒症乎？曰：岂必伤寒而后热入血室哉。凡病未有无客热者，况初得之感冒，因头痛而以茶调散遏之，热无从泄，遇经行血室空虚，热乘虚而入，因以成瘀血瘀下焦。饮食不进而作痛，亦势使然也。用小柴胡以清其热，丹皮、红花、桃仁以去瘀，人参、麦冬生津止渴，二剂神清痛减能食，日服二剂，两日后送化字丸一钱，大便去硬血块数枚，痛全愈。减桃仁、红花，加归、芍，调理而安。

薛立斋治一妇人多怒，手背患疮出血，至夜发热妄语，服清心凉血药不应，乃热入血室而然也。遂以加味小柴胡汤，二剂血止，而热亦清矣。

# 续名医类案卷之三十二

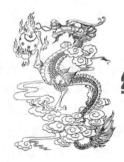

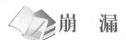 崩 漏

薛立斋治一妇人性急每怒，非太阳、耳、项、喉、齿、胸、乳作痛，则胸满吞酸，吐泻少食，经行不止，此皆肝火之症。肝自病则外症见，土受克则内症作。先以四物加白术、茯苓、柴胡、炒栀、炒龙胆，清肺养血，次用四君加柴胡、白芍、神曲、吴茱萸、炒黄连，以培土制肝，渐愈。惟月经不止，是血分有热，脾气尚虚，以逍遥散倍用白术、茯苓、陈皮，又以补中益气加酒芍，兼服而安。

一妇人怀抱不舒，腹胀少寐，饮食素少，痰涎上涌，月经频数。薛曰：脾统血而主涎，此郁闷伤脾，不能摄血归源耳。用补中益气、济生归脾而愈。

一妇人血崩兼心痛三年矣，诸药不应。每痛甚，虚症悉具，面色痿黄。薛曰：心主血，盖由去血过多，心无所养，以致作痛，宜用十全大补汤，参术倍之，三十余剂稍愈，百余剂全愈。

大尹王天成之内久患崩，自服四物凉血之剂，或作或辍，因怒发热，其血不止，服前药不应，乃主降火，更加胁腹大痛，手足俱冷。薛曰：此脾胃虚寒所致，先用附子理中汤，体热痛止。又用济生归脾、补中益气二汤，崩血顿愈。若泥痛无补法，则误矣。

锦衣杨永兴之内患血崩，过服寒凉之剂，其症益甚，更加肚腹闷痞，饮食不入，发热烦躁，脉洪大而虚。薛曰：此脾经气血虚而发躁也。当急用八珍汤加炮姜以温补之，缓则不救。不信，仍服止血降火之剂，虚症蜂起，始信其言，缓不及治矣。

一妇人因怒崩血久不已，面青黄而或赤，此肝木制脾土而血虚，用小柴胡合四物清肝火生肝血。又用归脾、补中二汤，益脾气生肝血而瘥。此症若因肝经风热而血不宁者，防风为丸，以兼症之药煎送；或肝经火动而血不宁者，炒条芩为丸，以兼症之药煎送；若瘀血为患，用五灵脂为末，烧镀器焠酒调服，无不效者。

周晖内人病血崩，诸医皆危之。刘春斋用当归一两，荆芥一两，酒一钟，一钟煎服，立止如神（《续金陵琐事》）。

易思兰治一妇患崩，昼夜十余次，每次去血升许，用止血药愈甚，卧床月余，羸瘦食少，面青爪黑，气促痰喘，诊之心脉平和，肝脉弦大时一结，肺脉沉而大且有力，脾胃脉沉涩，两尺沉而无力。曰：此气郁病也。询之果因午餐小婢忤意，发怒构疾。随以四神散与之，服药半盂，未及一时，顿觉神爽。易曰：未也，明日子时分，指甲变桃红色，方可救。至期甲色果红，复诊之左三部如前，肺脉微起，脾胃虽沉缓而不涩，二尺仍旧，谓其家曰：午时当大崩，毋得惊惶，以骇病者。至期果然下紫黑血块数枚，自此遂止。后用壮真五和丸，调理月余全愈。次年生子，方用四神散，以香附行气为君，乌药为臣，苏梗通十二经之关窍，白芷化腐血生新血为佐。加当归引气入心而新血，川芎引气入肝，舒肝之郁而去旧纳新，神曲引气入脾，畅脾结而统新血，白术健脾而和中气为使。以行气为主，活血辅之，此治血先调气之法也。

吴孚先治俞氏妇血淋廿载，已成痼疾。因

幼孙出痘危险，忽下血两昼夜不止，汗泻交作，晕数次（思虑恐惧，三阴并伤也）。脉向弦大而革者，忽变而数疾欲脱，奄奄一息。用人参、黄耆各一两，制附、炮姜、枣仁各三钱，五味、龙骨各一钱。或疑附子太热，且谓何不用血药？曰：血脱补气，古人精义，谓有形之血不能速生，几微之气所当急固。又脾胃气血，俱喜热而恶寒，姜附宜服也。二剂脉渐转，前方加归芍等血药，症已除。然脉气不弦，非三年调摄未易复也。自后参耆不辍，计服补剂六百余帖，膏丸数料而起，并宿疾亦瘥。

一妇半月前小产，继以血崩，舌硬心摇、汗出发润，日夜俱热，耳闭不闻，目视不见，身浮浮如在舟车，六脉细数欲脱，用人参二两，黄耆二两，白术一两，熟地二两，当归五钱，炮姜、制附、枣仁各三钱，龙骨一钱五分，一剂顿减，二剂精神爽慧。

陆养愚治王笠云母年四十九，经事已止半年，一日忽暴至不止，昏晕厥逆，脉之两手沉微如丝，急以八物汤加附子、姜灰，煎灌之半时方醒，连进二大剂乃止十之七八，至十剂，六日方止。后数月复崩，亦昏晕，或以犀角地黄汤加藕节、阿胶之属，不止，脉仍沉弱，以附子、干姜、鹿茸，俱烧存性，同釜底墨，酒调服之即止。后以六味加四物料服之约二斤，一年不作。次年八月间又暴至，昏晕更久，脉之如旧，仍以八物汤加附子，连进二剂，昏晕自晡至晚未醒，咸谓必死。诊之决其必苏。盖气血暴脱一时，至未能与胃气相迎耳，或投以牛黄丸，至半夜人事稍省，而血尚未止。明早复诊之，仍剉八物汤少加姜附二剂，或适至云：昨夜之苏乃牛黄丸之功，公实不知也，向因屡服参附致屡崩，今人事既省，断宜顺气行瘀，去其病本，岂可复蹈前辙？曰：昨早投大补之药，即不服牛黄丸亦苏，此等脉症，急宜续投参耆，少缓恐成不救，况可更以他药乎？或乃怫然而去，曰：读父书而坑赵卒，天下每多此人，陆令先服煎剂，随制存性附子等灰，午后人事更爽进粥，晚投末药一服，夜间血少止，明日又汤散并投，血遂止，再服前汤十剂而瘥。

立斋治一妇人饮食，因怒忽患血崩，四肢逆冷，抽搐口禁，如发痉然，吐痰如涌，灌以二陈、柴胡、山栀、枳壳，吐出酸味，神思稍醒，药止次日进薄粥少许，但乳胁胀痛，此悉属肝火炽盛，致脾气不能运化。先用六君、柴胡、山栀、钩藤，诸症顿退。惟四肢不遂，血崩如初。或又为肝火未息，欲投清肝凉血之剂，此肝脾气血俱弱，先用补中益气汤，培其脾土而血气归经，又用四物、参、术、柴胡，养肝经而四肢便利（余见《异症名要》）。

一妇人月经淋沥无期，作郁怒伤肝脾，虚火动而不归经，乃肝不能藏，脾不能摄也。当清肝火，补脾气，与归脾汤、逍遥散二药，四剂而愈。

一妇人因怒经事淋沥，半月方竭，遇怒其经即至，甚则口噤筋挛，鼻衄头痛，痰痉抽搦上视。作肝火炽盛，以小柴胡加钩藤、黄连、熟地、山栀而愈。

王执中治皮匠妻，患血崩两月，饮食不进，与镇灵丹，服少减而未断，因捡得耆域方如圣散，用棕榈、乌梅、干姜各一两，煎烧存五分性为末，每服二钱，食前为乌梅汤调下。合一剂与服而疾平，患甚者不过三服（《资生经》）。有巡抚夫人年逾五十，因伤寒而血崩，与胶艾四物汤，一服渐愈，后因劳复大作，与镇灵丹十五丸而止。或无此丹，烧鹿角存性为末，酒调服亦佳，屡验（同上）。

陈良甫治一妇人崩漏暴下，诸医投姜、附、桂等药，服之愈甚，诊之六脉紧数，遂用金华散兼《局方》龙脑鸡苏丸，数服即安。《本事方》单用黄芩者，亦此意也（《良方》）。

一亲戚妇人年四十五，经年病崩漏不止，面黄肌瘦，发黄枯槁，语言声嘶，服诸药无效，诊之六脉微濡，问服何药？云：凡是当归、川芎、涩血诸品、丹药，服之皆不作效。遂合博济方，伏龙肝散兼白矾丸服之愈（同上）。

缪仲淳治董清山夫人患血崩，由于中年郁怒，百药不效，用大剂参耆，令觅胎发百余丸，火煅调入药，服久之渐愈，煅发用小砂罐盐泥炼极熟，将发入罐中，封固阴干，以炭火围之，俟黑烟将尽即起，若青烟出，发枯不可用矣。非细心人不可任，盖火候不可过也。

王肯堂曰：徐朝奉传其内人，有血崩症，服诸药不效。用香附炒为末，每服二钱，米饮调下，服后遂痊（未选入）。

一亲戚黄卿内子凌夫人，忽苦血崩，百药不效，用五灵脂一味，不拘多少，炒令烟尽研末，每服一钱，温酒调下，旋服遂安。

蒋仲芳治毛氏妇，经来淋沥不断，已经三月，凉血止血之药，服至五六十剂不效，而口干唇燥愈甚，脉来微涩，询其大便必泻，果然。即以四君子汤加熟附、炮姜、熟地、血余，二剂而止。盖寒客于中，火浮于上，脾虚而不摄血，故淋沥不已也。

聂久吾妇年三十九，生子月内调养未善，次年春其经两月余不行，一日忽暴至不止，一二饭久即昏晕不省人事。急用十全大补汤去桂，倍加参芪，又加熟附子、炒干姜各一钱，灌之苏省，后连服二大剂遂止十之七八，又十余日，共服二十余剂，乃得全止。次年春崩又大作，比前尤甚，昏晕更久，又服前方三十余剂，尚未全安。后用鹿茸炒烧存性研末，酒调二钱，服数次而血止，继服峻补丸药，幸年余不发。然病根未除，次年中秋忽又暴至，前方连服二大剂，血流如水涌，吐冷痰，至日晡昏晕，初更而气绝，惟胸次微温，至三更用灶心土研细，水调灌一二酒杯，冷痰少开，遂饮滚汤一盏，苏省渐安。岂初发时服大补二剂，能令生意不绝耶？后又服峻补之剂而血止。因思三年之内，尝服峻补丸药而病仍大作者，何也？或谓补血太过，是以积而成崩；或谓不宜用附子等热药，推动其血遂至于崩（此说极是，惜聂君未及明）抑知土虚不固，然后血崩。今既血崩则是血大虚，且血气相依附，气虚甚则降令多，升令少，是以不能摄血，致血不归经而妄下，不惟大补血，而尤当大补气也。前丸方虽峻补，不合掺入香附、益母、砂仁、元胡等损气之品，乃令病根不除而屡作也。因纯用补气血药，一料而神气爽健，二料而病根除。次年遂孕而生第八儿矣。

刘氏媪年七十，病血行如壮年，月事久之，淋漓不断两月余，耳鸣心跳，头晕目眩，恶食罕眠，奄奄就毙。医者不一，有与归脾补中者，六味四物者，十全八珍者，诸治未为无见。然服归脾补中，则上膈胀而面肿，似不宜于补气；服六味四物，则小腹胀而足肿，似不宜于补血；服八珍十全，则中脘胀而气急，似气血兼补又不宜。延诊先告以不宜用补，以症皆缘补而增也。脉之沉小而涩，两关尤甚，且无神。曰：此肝脾两伤之候也。以七旬之年，两月之病，非补何以能瘳？第余之补异乎人之补，无虑也。与熟地二两，以一两炒炭，杞子一两，白芍炒、枣仁炒各五钱，酒连三分，四剂而淋沥止，去连四剂而肿胀消，诸症亦愈。

姚氏妇早寡，年三十余因月事暴至，遂崩漏不止，势甚猛，脉之两寸上溢，两尺甚弱。据脉不可与补中益气，据症又不可不暂升提，以挽其下陷。先与熟地、杞子、白芍、枣仁，重剂服之，果不应。急以蓖麻仁十数粒，去壳研入麝一分，捏作饼子，用绿云膏贴脐上，再服前药，血去渐缓，少顷再服药，觉血不行，即令揭去之，又服数剂全愈。

#  白　带

朱丹溪治陶遵外姑，年七十，形瘦善嗽，白带，食前姜汤吞大补丸五十丸，一二次，午膳后及临卧时，各与小胃丹十五丸愈。

胡安人白带下月经甚多，食少倦怠面黄，经中如有血块者，有如筋膜者，与参术等补血气调脾胃后，诸症皆退，惟带未止，以樗皮丸主之。

薛立斋治一妇人带下，四肢无力，薛曰：四肢者土也，此脾胃虚弱，湿痰下注，以补中益气、济生归脾二药，治之而愈。

孙文垣治吴涌澜母年六十余，久患白带，历治不效。变为白崩。诊得右寸滑，左寸弱，两关濡，两尺软弱，据脉心肾俱不足，中焦有湿。古云崩中日久，为淋带漏下，多时骨亦枯。今白物下多，气血日败，法当燥脾兼补心肾。以既济丹补其心肾，以断下丸燥中宫之湿，则

万全矣。果未终剂而愈。

一僧治蔡大尹内人崩中，赤白带下，用墓头回一把，酒水各半盏，童便半盏，新红花一捻，煎七分，卧时温服。日近者一服，久则三服愈（董炳《集验方》）。

一妇人小腹痞胀，小便时下白带，小水淋沥，此肝经湿热下注，用龙胆泻肝汤而愈。

一女人赤带腰痛，以四君子加干姜、肉桂、地榆而愈，男子腰痛亦效。

一妇人赤白浊，腰痛，四君子加当归、杜仲、续断、干姜、地榆而愈。

王海藏云：李知府妻梅氏带下病七年，血崩不止，骨痿著床，日服紫菀丸五丸至十丸、十五丸，取下脓血五升，黄水一升，肉块如鸡子状，始愈（方见《瘛风门》）。

王教授云：有来觅赤白带药者，予以镇灵丹与之，镇灵丹能活血温中故也。以其神效，故书于此，但有孕不可服者，若爻带脉穴，尤奇于此丹也（《资生经》）。

一妇人白带兼病痛风，半夏、茯苓、川芎、陈皮、甘草、苍术（米泔、浸）、黄柏（酒洗晒干炒）、南星、牛膝（酒洗）煎服（同上）。

萧万舆治龚氏妾年三十，娩未百日，恣啖生冷，呕吐脐痛，病白带月余，行经冲任冒寒，发热烦渴，赤带频下，脉沉迟无力，此内真寒而外假热症也。用四物、二陈加炮姜、肉桂、木香、少佐升麻丸，服月余而愈。

一寡妇年三旬，时或增寒发热，通宵不寐，时或经昼昏睡，喃喃独语，遇劳肢体厥冷，每用姜葱解表，遂致停热脾胃，乘虚下注而患赤带，脉沉伏，重按搏指。以为相火蕴结，外假寒而内真热也。用四物加黄连、龙胆、炒栀、知母、茯苓、木通，投八剂，诸症悉安。

来天培治一妇年四旬外，苦于白带，朝夕常流不止，已十余日矣。外症头晕腰痛，诊其脉涩，此肝肾阴亏，气虚下陷所致。法宜以十剂中涩可去脱之剂治之，否则因循虑成弱症矣。以六味饮去萸肉、泽泻，加牡蛎、龙骨、川断、肉桂、杜仲、白芍、鹿角胶，不数剂而瘳。

一闺女年十五岁，夏间患白带月余，更兼腹痛，诊之六脉俱弦细而数，按之中指下极沉。此属脾气下陷，肝藏湿热为患，同升麻、柴胡、苍术、白术、茯苓、半夏、广皮、甘草、黄柏、黄芩，二剂而霍然。

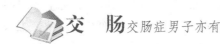

## 交　肠　交肠症男子亦有

张路玉治詹石匠妇产后五六日恶露不行，腹胀喘满，大便从前阴而出，省其故，平日酷嗜烟酒，所产之儿身软无骨，因而惊骇，遂患此症。以芎归汤加苍术、肉桂、炒黑山楂，一服恶露通，而二便如常。

陆圣祥之女方四岁，新秋患血痢，而稀粪出于前阴，作冷热不调，食积，治与五苓散服香连丸，二剂而愈。

钱吉甫女年十三，体肥痰盛，因邻家被盗，发热头痛，呕逆回青，六脉弦促，而便溺易位，此因惊而气乱，痰袭窍端所致也。与四七汤下礞石滚痰丸，开通痰气而安。

喻嘉言治姜宜人得奇症，简《本草经疏》治交肠用五苓散之说，以为神秘。喻曰：交肠一症，大小二便易位而出，若交易然，古用五苓治之，专为通前阴而设也。若此症闭在后阴，二便俱从前阴而出，拟之交肠诚有似是而非者，况交肠乃暴病，骤然而气乱于中，此症乃久病，以渐而血枯于内，有毫厘千里之别。原夫疾之所始，始于忧思伤脾，脾伤则不能统血，而错出下行，有若崩漏，实名脱营，宜大补急固，乃误以凉血清火为治，脱出转多，于是乎阳明之血亦渐消，今乃大肠枯槁，幽门骤闭，饮食至此无庸分别，遂清浊并走前阴，势必大肠复通，令渣滓率由故道，斯为得耳。与五苓一方，有何干涉？况五苓一方，又为亡已血所深戒乎？向诊时尝问病中多哭泣否？答曰：时时泣下。乃知脏躁者多泣，大肠方废而不用也，交肠云乎哉？今大肠之脉累累而现于指，可虞之时，其来春枣叶生乎？枣叶生而言果验（按此仍是交肠症，惟与骤然气乱者不同耳）。愚拟治之之法，宜集灵膏重用人参，以补其肺而润之，盖肺与大肠相表里而主气，又肺者相传之官，治节出焉。肺得养，斯大肠之燥可清，又得枸杞、二冬以滋其失血之槁，然后故道可复，而清浊自分矣。

薛立斋治一产妇小便出粪，名大小肠交，乃气血俱虚，失行当道。先用六君子汤二剂，又用五苓散二剂而痊（《妇人良方》作先用五苓散二剂而愈，又用补中益气汤而安）。

沈明生治叶惟和室，月夜探亲其母，留之食，时春寒独峭，归途即觉肌肤凛栗，次早复当窗梳栉，重感于邪，无热恶寒，胸膈膜闷。一医见其肌表无热，竟作食伤太阴主治，遽用大黄下之，不特不见效，反致水道闭涩，尤可异者，白物腥秽如膏淋之壮，从大肠来，绵绵不绝。渐致肌体萎弱，骨立难支，诊之脉沉而涩，虚寒可知。计惟有温中益元之法，然虑大

便尚结，小水未行，或增满之患。遂先用五苓散倍加肉桂，一服而水道果通，再服而宿垢并下。嗣用附子理中汤，三四剂后白物渐止，更以十全大补，调理一月而安。夫白淫启沃，载在灵兰之典，皆指前窍中来，今乃转移于后，何也？盖此病始终是一寒症，初因食在胃脘之上，火衰不能熟腐，而反下之太早，则有形之物不能即降，而无形之寒抑遏于阑门之际，遂致清浊混淆，涓涓不息，似乎淋带，而实非淋带也。今先以五苓分利阴阳，而倍肉桂使寒随溺泄，上下宣通，继以理中之剂撤其余邪，鼓其阳气，令脾土热燥而浊流有制，宜其效如桴鼓也。夫始用行大便之药，大便不行并致小便亦涩，今用利小便之药，小便即利并致大便亦通，其得失为何如哉！

# 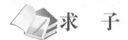求 子

建平孝王妃姬侍皆丽无子，择良家未笄女入御，又无子。问尚书褚登曰：求男有道乎？澄对曰：合男女必当其年，男虽十六而精通，必三十而娶，女虽十四而天癸至，必二十而嫁。皆欲阴阳完实，然后交合，则交而孕，孕而育，育而为子，坚壮强寿。今未笄之女，天登始至已近男色，阴气早泄，未完而伤，未实而动，是以交而不孕，孕而不育，育子脆不寿，此王之所以无子也。然妇人有所产皆女者，有所产皆男者，大王诚能访求多男妇人，媒至宫府，有男之道也。王曰：善。未再期生六男。夫老阳遇少阴，老阴遇少阳，亦有子之道也（《褚氏遗书》）。

朱丹溪曰：肥盛妇人不能孕育者，以其身中脂膜闭塞子宫，而致经事不行，可用导痰汤之类。瘦怯妇人不能孕育者，以子宫无血，精气不聚故也，可用四物汤、养血养阴等药。余侄女形气俱实，以得子之迟，服神仙聚宝丹，背上发痈疽，症候甚危。予诊其脉散大而涩，急以加减四物汤百余贴，补其阴血，幸其质厚易于收救，质之薄者悔将何及。

龚子才治刘小亭年四十无子，阳事痿弱，

精如冰冷，求诊。两寸脉洪，两尺脉沉微无力，此真元衰惫，乃斫丧过度所致。以固本健阳丹加人参、附子、枸杞、复盆子各二两，制一料服尽，觉下元温暖，如前又制一料，服至半料而乃正果孕，生一子。后传之于刘柏亭、刘敏菴，服之俱得子。

汪石山治一妇人形肥色淡紫，年几三十艰于育子，脉之两尺皆沉微，法当补血。以形言之，肥人气虚，亦当补气。遂令多服八物汤，仍以补阴丸加参蓍，空腹吞之，三月余有孕。复为诊之两尺如旧，以理论之孕不当有。昔人云：脉难尽凭，殆此类欤？

薛立斋治儒者钱思习子室，年三十余无嗣，月经淋沥无期，夫妇异处几年矣。思习欲为娶妾，以谋诸薛，薛意此郁怒伤肝脾，虚火动而血不归经，乃肝不能藏，脾不能摄也。当清肝火，补脾气，遂与加味归脾、逍遥二药，四剂送至其家，仍告其姑曰：服此症自愈，而当受胎，妾可无娶也。果病愈，次年生子。

后妃不妒忌，而百斯男，独中山靖王饮酒好内，生子百十二人。世称全鹿丸为周文王所定，常服之，故生子众多，岂中山靖王亦常服

是丸者耶？何生子之多于文王也（《张氏卮言》）。

冯楚瞻治金绍老，晨泻不已，就诊，按其脉，两寸关俱沉弱无力，两尺沉微更甚，曰：少年得此不惟难愈，更恐嗣育之间，多女少男矣。适许某至，亦索诊，其脉亦然。各道连生数女而无子，令以八味去丹皮、泽泻，加补骨脂三两，兔丝子四两，五味子二两，早晚食前各服五钱，后各生子矣。《精要》云：久服令人肥健多子，信然。

吴孚先治蔡孝兼年已五旬，苦乏嗣，遍求种子方，备尝十载，无一验。诊得右尺神旺，真火本自不衰，惟左尺虚弱，乃真水干涸也。宜补阴配阳，与六味地黄丸加元武胶，越二载果得一子。

万密斋曰：尝见男子阴痿者，多致无子，不可不虑也。惟其求嗣之急，易为庸医之惑，或以附子、赤石脂为内补，或以蟾酥、呵芙蓉为外助，阳事未与内热已作，玉茎虽劲，顽木无用，以致终身无子，或有天殁者。吾见此辈无辜而受医药之害，遍访诸方，无越此者，出以示人，名曰壮阳丹。熟地黄四两，巴戟去心、破故纸炒各二两，仙灵脾一两，桑螵蛸真者盐焙，阳起石煅另研水洗，各半两，上六味合阴之数研末，炼蜜丸如桐子大，每三十丸空心只一服，温酒下，不可恃此自恣也。戒之。

生地四两，熟地四两，天冬四两，麦冬四两，当归二两，枸杞一两，仙灵脾八两，到碎绢袋浸大坛酒内，隔汤煮从卯至酉，取水埋地下七日。夫妇日共饮五六杯，妇人经水不准者，即准而受孕。此方刻邹南阜仁文书院《集验方》中，扶银台徐光禄俱云往往得验。因复记而笔之（李日草《六砚斋笔记》）。

吴桥治胡医卿胡喜诙谐，故与桥习，则以久不宜子，请壮阳方。桥诊曰：公寸脉洪，尺中沉涩，火炎而不降，水涸而不升，水火不交，是曰未济。法宜滋阴补肾，庶几相济相生，倘复壮阳则火益炎，而水益涸，咳血呕血将不可谋，殆矣。胡大笑曰：吾五十而善饮，强饭不异丁年，何病？徒以阳痿精滑，愿得方药壮之，且吾（斗爽）滋阴药如奉漏卮无益。桥曰：技

止此尔。胡后遇邑人老而举子者，得壮阳方，至留都亟服之，咳而失声，已复咳血，久之肉削，大溲浸动。则遣使逆桥，桥谢不暇，病深请告归。即召桥，叹曰：不用公言至此矣。幸脉不数，声不暗，骨不蒸，血不咳，独大溲日三四行尔。桥曰：否！否！夫数者、暗者、蒸者、咳者，则阳火未熄，犹可鼓而行之，今熄矣。即炉韝无及也，无何而绝。

## 妊 娠

王显字世荣，文昭皇后之怀世宗也，梦为日所逐，化为龙而绕后，后寤而惊悸，遂成心疾。文明太后敕召徐謇及王显等为后诊脉，徐謇言是微风入脏，宜进汤药及加针灸。显诊云：按三部非有心疾，将是怀孕生男之象，后果如言。

汪石山诊一妇形长色紫，妊五月矣。求脉之，以别男女。汪曰：脉右大于左。《脉诀》云：左大为男，右大为女，今脉右大当是女耶？彼则喜曰：我男胎矣。往岁有妊时尊甫先生诊之，亦谓右脉浮大，当是女，孕后生男。今妊又得是脉，可知为男矣。后果生男。汪曰：脉书但道其常，莫能尽其变，此医所以贵乎望、闻、问、切也。

张子和诊一妇人年四十余得孕，自以为年衰多病，故疾复作，医亦不察，加燔针于两脐旁，又以毒药攻磨，转辗腹痛，食减形羸，已在床枕。张诊其脉，曰：六脉皆平，惟右尺洪大有力，此孕脉也，兼择食，为孕无疑。左右皆笑之，不数月生一女，两目下各有燔针痕，几丧其明。凡治病妇，当先问孕，不可仓卒。

胡王之妻病脐下积块，呕食，面黄肌瘦而不月，或谓之干血气，治之无效。张视之曰：孕也。其人不信，再三求治，乃与之平药，以应其意（妙，否则别求人治，或致误事），终不肯下毒药（凡攻病之药皆曰毒），后月到果胎也。问何以别之？曰：尺脉洪大也（亦有尺脉微弱而孕者，见求子门汪石山案），《素问阴阳别论》所谓阴搏阳别之脉。

昆山周知县景星家一妇，病腹中块痛，专科诊之曰气积。投以疏气破积之剂，又命人以

汤饼轴击之，不效。闻有巫峰神庙颇灵，往问之，云：此胎气也，勿用药。信之，彼果生一男。南京户部主事韩文光妻，病腹中作痛，按之若有物在脐左右者，适浙中一名医至京，请诊之，云：是癥瘕。服三棱、蓬术之剂，旬余觉愈长，亦以其不效乃止。后数月生二男，此皆有命而然，可不慎哉（《客中闲集》）！

程世光治一有胎妇儿腹啼，皆不治。乃倾豆于地，令妇低头拾之，儿啼止（《江西通志》）。

万密斋曰：儿啼腹中，此症临月将产妇人有之。师母钱氏嘉请戊子有娠九个月，儿在腹中哭，钱大惊，令作男子拜而止之。过二十日生师兄邦孝（师母以下似万门人语，邦孝似万之子）。

李有怀妾高氏，怀妊二十七月，举子后亦长成（《云间杂志》）。

朱丹溪曰：怀孕爱物，乃一脏之虚。假如肝脏虚，其肝气止能养胎，无余用也，不能荣肝，肝虚故爱酸物（治法）。

邢氏亡其名，朱胜非妇偶小疾，命视之，曰：小疾尔，不药亦愈。然不宜孕，孕必死。其家以为狂言，后一岁朱妇得男，其家方有抱孙之喜，弥月妇疾作，急召之，坚不肯来，曰：去岁已言之，无可疗之理。越宿而妇卒，人共奇之（《钱塘县志》）。

## 妊娠胎不长

薛立斋治一妊妇，胎六月，体倦懒食，面黄晡热，而胎不长，因劳欲坠，此脾气不足也。用八珍汤倍参、术、茯苓，三十余剂胃渐健，胎安而长矣。

一妊妇因怒寒热往来，内热晡热，胁痛呕吐，胎之八月而不长，此因肝脾郁怒后所致，用六君加柴胡、山栀、枳壳、紫苏、桔梗，病愈而胎亦长矣。

### 妊娠胎动

薛立斋治鸿胪张淑人痢疾后胎动，心神不安，肢体殊倦，用八珍散二十余剂渐愈。因劳加烦热头痛，以大剂补中益气汤加蔓荆子治之，

热痛顿止。仍用前散又五十余剂而安，其后生产甚易。

一妊妇八月胎欲坠如产，卧久稍安，日晡益甚，此气血虚弱，朝用补中益气汤加茯苓、半夏随愈。更以八珍汤调理而安。

一妊妇小腹作痛，其胎不安，气攻左右，或时逆上，小便不利，用小柴胡汤加青皮、山栀，清肝火而愈。后因怒小腹胀满，小便不利，水道重坠，胎仍不安，此亦肝木炽盛所致，用龙胆泻肝汤一剂，诸症顿愈。乃以四君子加柴胡、升麻，以培脾土而安。

孙文垣治张溪亭子室，妊已七月，梦见亡过祖母，挥拳背打一下，即觉胎动不安，血已下，大小便皆急，腰与小腹胀痛者五日，诊之两寸俱短弱，此上焦元气大虚，当骤补之。人参、阿胶、黄芪、白术各二钱，当归、白术、条芩、杜仲各一钱，砂仁、香附各五分，苎嫩皮三钱，葱白六钱，一剂而血止。再剂诸症悉除。四剂后减去葱白、苎根，调理旬日，足月产一女。

吴孚先治孙氏妇，妊六月作泻，欲小产，诊之曰：此水胎也，四君子加炮姜、制附，十余剂而安。

陈三农治一孕妇腰痛甚，如欲小产，用杜仲一两，姜汁拌炒续断一两，二味为丸，白汤下，遂安。

薛立斋治一妇，八月胎下坠或动，面体倦，饮食少思，此脾气虚弱，用补中益气汤倍白术，加苏梗，三十余剂而安。产后眩晕，胸满咳嗽，用四物加茯苓、半夏、桔梗而愈。

一妊妇内热晡热，或兼寒热，饮食少思，其胎或下坠，或上攻，此肝经血虚而火动耳。先用加味逍遥散数剂，次用六君子加柴胡、枳壳，各数剂而愈。

一妇人每胎三四月作痛欲坠，此为痛胎，用当归二钱，熟地黄三钱而愈。

### 妊娠子悬，即胎上逼也。附：子满

薛立斋治一妊妇，每因恚怒其胎上逼，左关脉弦洪。乃肝火内动，用小柴胡加茯苓、枳壳、山栀而愈。但体倦不食，用六君子加枳壳、

柴胡、山栀而瘥。

孙文垣治费少垣乃眷，妊已九月，痰多喘嗽，胎气上逆，眼撑不起，两太阳微疼，此子悬症兼痰火也。以大紫苏饮为主，才服一帖即不上逆，胸膈顿宽。唯喘咳不止，与七制化痰丸而安。

陆祖愚治梅养中子妇，孕七月，其夫出外经商，患胎上冲心，不时昏晕，或与紫苏安胎饮，数剂不效。脉之寸大于关，关大于尺，俱带弦数，此血虚极而火上炎之故也。用清气养荣汤，磨沉香四两，牛黄二分，煎就徐徐灌之，不终剂而苏矣。

蔡元度宠人有孕，夫人怒欲逐之，忧悸成疾，乃取香术散，用莪术煨二钱，丁香一钱，甘草三分，共为细末，分作三服，空心盐汤调，觉胸中如物推下之，而愈（《芬蜜斋》、《广嗣纪要》）。

万密斋治徐太和之妻，娠八月得子满病，或作子悬治不效。腹满转甚，胎坠下迫，玉门大张，胞形外露，但仰卧不能坐，其脉两手俱大坚搏指，谓曰：病无害，乃双胎也，胎肥气弱。

## 妊娠子肿

一孕妇遍身皆肿，或以为白火疸，或以为鼓胀，治俱不效。产科郭大生曰：此名琉璃胎，至将产一月前必饮食大进，产即肿消矣，而果然。彼盖阅历多故耳，然病之所以然，究未之知也。

一妇人孕七月，先下体发肿，渐及面目，数月忽子户内突出一水泡，皮薄而光亮，于是身肿悉消矣。然起卧不便，困苦非尝，后复皮破出水，恒不得干。偶一内亲自言昔尝患此，有医教用王不留行及明矾等药，煎洗而瘥。如言试之，苦于蜇痛，如此月余，比前稍愈，而终不除，询产科亦罕知者，但云此似不妨，必所谓琉璃胎也，产时自消。后果然（同上）。

一孕妇遍身发肿，既产仍不消，只向里床卧，终日昏迷不省人事，有时少醒，即又狂躁不宁，如此二十余日，绝口不食，诸医束手。偶有村媪闻而告曰：无忧，我儿媳亦曾如此，

不饿死也。但用陈年白鲞，向病人前炙热，以米醋沃之，彼闻香自然欲食。如言果愈。肿亦遂消（同上）。观妇人胎肿如欲产之势，皆由气血亏竭，不能束约，故下坠耳。用束胎和气主之，加人参一钱，升麻炒三分，服三剂胎复上而安。后生一男一女。

杨乘六治我修侄妇妊八月，一日胎忽上抢塞至心口，喘满不食，自汗闷绝，僵卧口噤，目直视，面色不赤，舌色不青，按其两手脉息尚有，急取丸子两许，滚水研化灌之，灌至两酒杯，胸口松动，口开睛转，手足运动而苏。问何药乃尔神？曰：八味丸也。又问此何病而用此丸？曰：此子悬也。由下元虚冷，中无火以养婴儿，故上凑以就心火之热，如人睡被中足冷，则上缩也。后用薯、术、芎、归，煎送前丸，服至两月而产（未选入）。

薛立斋治一妊妇，每胎至五月肢体倦怠，饮食无味，先两足肿，渐至遍身，后及遍头面。此脾肺气虚，朝用补中益气汤，夕用六君加苏梗而愈。

元丰中淮南陈景初，名医也。独有方论治妊妇子肿病，其方初谓之香附散，李伯时易名曰天仙藤散。王荆公居金陵举家病，以诗赠景初，曰：举族贫兼病，烦君药石功，到家何所有，一一问征鸿。因此见方得于李伯时家传方，录于临川张右丞宅。

薛立斋治一妇子肿，用紫苏饮，三服而愈。

## 转 胞

钟大延治一贵家孕妇，小便秘肿胀，面赤发喘，众医莫效。大延诊之，曰：是可弗药，乃胎压膀胱耳。令其周身转运而瘥（《宁波府志》）。

孙卓浮梁人工精岐黄，正德间邑令以宸濠之变，先与送其夫人避山中，病前秘五日，腹膨如鼓，仰而张目，息已微，急召孙，孙曰：此盛暑急驱，饮水过度，羞溺而转胞也。法以猪尿脬吹气贯满，令女婢投入冲之，而溺淋淋下，遂起（《江西通志》）。

孙文垣治一富家妇，大小便秘者三日，市师以巴豆丸二帖，大便泻而小便愈秘，胀闷脐

突二寸余，前阴胀裂不能坐卧，啼泣呻吟，欲求自尽。孙曰：此转胕病也。柏树东行根皮一寸，滑石三钱，元胡索、桃仁、当归、瞿麦各一钱，临服入韭菜汁半杯，服后食顷，小便稍行，玉户痛甚，非极用力努之，则不能出。改用升麻、桔梗、枳壳、元胡索，煎成调元明粉二钱，乃提清降浊之意，服后大小便俱行，始不胀急。次日报云，每便时腹先痛，有淡血水，小便短，再以丹参、丹皮、当归、白芍、甘草、青皮、香附、元胡、茯苓、山栀、山楂，两帖而安。

孙君又有四卷七十七页一案，亦转胕病，治法大抵如前，唯多令患者横卧，界有力妇人以患者两脚膝弯架肩上，将下体虚空提起，摇摆数四，则尿胕倒上，徐徐放下，患者去衣不及，小便箭射而出，热如汤，黑如墨，顷刻盈盆一段。

【按】转胕病，古人但令患者横卧榻上，高其下体，良久其尿自通，殊不费力。

黄履素曰：予窗友贺立庵方伯，常言其伯父贺岳精于医，曾治一孕妇将坐草，患小便不通，百药不效，愈饮愈饱，束手待毙。贺君诊之曰：此乃脾气虚弱，不能胜胞，故胞下坠压塞膀胱，以致水道不通，大健其脾，则胞举而小便自通，以白术二两土炒，加砂仁数钱，别加一二辅佐之药，服一剂小便立通，其神如此。予常记此言于怀中。壬寅岁内人有妊，临月竟同此病，药无功，危甚。余以此法告医者，喜医虚心，如法治之立效。遂举长子寅锡。余若不闻此言，母子均殆矣。

李时珍尝治数人小便不通，及转胕危急者，令将葱管吹盐入茎内，极有捷效。又小儿不尿，乃胎热也，用大葱白切四片，乳汁半盏，同煎片时，分作四服即通，不饮乳者，服之即饮乳。若脐四旁有青黑色，及口撮者，不可救也（《本草纲目》）。

薛立斋治司徒李杏冈仲子室，孕五月小便不利，诸药不应。薛曰：非八味丸不能救。不信，别用分利之药，肚腹肿胀，以致不起。

儒者王文远室，患小便不通，小腹肿胀，几至于殆。用八味丸一服，小便滴沥，再以前丸之料加车前子，一剂即利，肚腹顿宽而安。

陆养愚治方思桂女年十四，患大小便不通，已三日，村医与丸药数十粒，如芝麻大，服之大便立通，而泻小便仍秘。又二日胀闷脐突，小腹时时抽痛，不能坐卧，啼泣呻吟，欲求自尽。脉之沉数，而两尺尤甚。曰：此转胕病也。时尚炎热，以六一散井水调服之，小便稍行，行时阴中极痛，后仍点滴不畅，大便努责而无积，腹痛时作，痛则如刀刺，再诊脉仍沉数。乃用升麻三钱，柴、葛、甘、桔各一钱，以提清降浊，服后二便俱行，小便纯血，大便亦带血水，其家犹危之，曰：今无患矣，向者丸药必巴豆也。病本热郁，而以极热之药攻之，向之刺痛，今之溺血，皆巴毒使然也。以犀角地黄汤加黄连、山栀，数剂而愈。

万密斋治一娠妇淋沥，小便不通，医作转胞，治之不愈。乃用槟榔、赤芍二味研末，顺取长流水，煎汤调服效。此方治男妇一切血淋及淋涩，水道疼痛，用之无不神验。

马元仪治沈氏妾，妊娠八月，下利二十余日，利后患小便淋闭，渴而引饮，饮毕方去滴许，涩痛异常，已三昼夜，诊得肺脉独大，余脉虚涩，曰：下利经久，脾阴必耗，燥火自强，今见肺脉独大，是火据肺位，金被火制，气化不及州都，便溺何由而出？经曰：病在下者，治上。令上窍越则下窍自行矣。且妊娠之体，脉见虚涩，气血不能养胎可知，若再行趋下，不惟病不除，且有胎动之患。因与紫菀五钱，专达肺气下及膀胱；干葛一钱，升发胃气，敷布津液；火郁则气燥，以杏仁、苏子润之；燥胜则风生，以薄荷清之；加枳壳、桔梗开提三焦之气。一剂小便如泉，再剂利下亦止。

吴桥治赵氏妇故孱弱，有身七月，病不得大小溲，医者递以四苓利之，卒不利，久则小腹前后胀急痛楚、躁乱昏愦，殆将不胜。桥诊之，则以补中益气汤加黄连，为剂一服，小溲稍行，明日为汤液五斗，呼挈壶者口授之，扶病者坐临盘，递引汤沃病者腹，沃已，口授产妪举手奉其胎，大小溲即行，病愈矣。病得之食砒而唾未尽，其遗毒触胎，病者故内虚，胎气下堕而压胕矣。或曰胎压胕矣，或曰胎压胕而不得小溲，诚是也。大溲何为？桥曰：小溲塞则鼓膀胱，是将壅大肠，其气亦为不利故尔。闻者曰善（《太函集》）。

## 妊　娠 胎堕

薛立斋治一妇人堕胎昏愦，不时吐痰，自用养血化痰之剂，昏愦不省，自汗发搐，痰涎涌出，彼以为中风，欲用祛风化痰之剂，薛曰：此属脾气虚寒所致，遂用十全大补汤加炮姜，二十余剂寻愈。

一妇人年二十余，疫疾堕胎，时咳，服清肺解表，喘急不寐。薛谓：脾土虚不能生肺金，药损益甚。先与补中益气加茯苓、半夏、五味、炮姜，四剂渐愈。又与八珍加五味，及十全大补汤，全愈。

龚子才治一妇人，每怀孕至三个月必堕，不肯服药。教以四五老母鸡煮汤，入红谷小黄米煮粥食之，不数服而胎固，至足月生男。

方节庵之夫人朱屡受产难，因就医乞堕胎方，服之无效，复求方于专产医郑氏。郑云：堕胎不下，必贵儿也。今后宜服安胎药矣。一日方闲步，阡陌间见一道人，手携竹筐，坐于桥下，与之语，道气盎然，因设斋留之。到家问筐中何物？曰：此济瘵病人丹药也。因授一方，名曰回生救产丹。并劝修合普施。朱夫人诞弥厥月时，服一丸，则果如达矣。遂连生二子，长名鹏，字矫亭。次名凤，字改亭。后一为宫詹，一为御史云（《张氏卮言》）。

薛立斋治一妇苦于生育，孕及三月，以面粉烧酒调服堕胎，胎去下血不止，呕吐，汤药不纳，六脉细小欲绝，作毒药伤胃气，胃气虚不能司纳，以人参二钱，甘草五分，水煎徐徐与服，呕止用八珍汤，调理而安。

又治一孕妇用前药患前症，胸腹饱满，呕吐不止，用绿豆甘草汤，饮之而安。

一妇怀孕三月而堕，堕后发热自汗，四肢软弱，曰：气血虚不能荣养其胎，故堕。堕后益虚，阴虚则发热，阳虚则自汗，以十全大补汤去桂，加五味子而安。

吴桥治程应兆妻故多病，三月不月，已忽微行，诸医以为积血而力导之，恶乃大至，举身汗溢，垂绝而苏，则又为虚极，而重剂补之。

上视反张，惊搐昏冒，饰巾待尽。桥诊之，脉虽离经，按之不绝，曰：此妊脉也。误谓积血迫之大行，胎离经而欲下，则血竭而途窍，阳气无阴血可依，则浮腾而上越，胎随阳上逆而触心，故上视反张，惊搐昏瞀，法不当死。乃予顺胎散，始进甚艰，既及半而药力行，喀焉而寐。诸医目桥曰：死矣。桥曰：药中病乃寐，诸公待之。顷之呻吟，始云头痛。诸医以为余烬也，夜分乃终。桥曰：中夜阳生，比当来复，时至而圉，圉乃少舒，诘朝爽然，俄仆卧内，诸医目摄桥曰：真死矣。桥曰：胎欲下而血垂尽，壅瘀不得行，寻以顺胎散下之，则血块大如拱，诸医摄桥曰：吾向固以为积血，果然。桥徐应曰：非积血也，胎也。立引水激而濯之，外紫而中白具人形。病者渐安，诸医乃服（《太函集》）。

## 妊　娠 胎死

许裕卿治邵涵贞内子孕十七月不产，不敢执意凭脉，问诸情况，果孕非病。但云：孕五月以后不动。心窃讶之，为主丹参一味，令日服七钱。两旬余，胎下已死而枯，其胎之死，料在五月不动时，经十三月在腹不腐而枯。如果实在树，败者必腐，亦有不腐者，则枯。胎之理可推也。

张路玉治马云生妇，孕十三月不产，脉来微结，为处十全大补汤，服至二十余剂而下，胎枯色白。治虽异而胎枯则一也。

喻嘉言治顾季掖乃室，仲夏时孕已五月，偶尔下血，医以人参、阿胶勉固其胎，又经一月身肿气胀，血逆上奔，结聚于咽喉胸膈间，食饮才入，触之痛楚，转下甚艰，稍急即呕出，全似噎症。数更医，咸谓胎气上逼。延至秋，计孕已八月，病已极，呼吸将绝，诊之脉与病反，其脉尺部微涩难推，独肺部洪大无伦，其喘声如曳锯，其手臂青紫肿亮，如殴伤色，乃骇曰：似此凶症，何不早商？然不必明言，以滋惊恐，姑以善药投之，通其下闭上壅可也。必求病名，曰：上壅者，以肺脉之洪大，合于会厌之结塞，知其肺当生痈也；下闭者，以尺脉之微涩，合于肉色之青肿，知其胎已久坏也。

善药者，泻白散加芩、桔之苦以开之，不用硝黄等厉药也。服一大剂，腹即努痛如欲产状，问欲产乎？曰：肺气开而不行，多时闭拒，恶秽得出可也。奚产之？云：再进一剂，身肿稍退，上气稍平，下白污如脓者数斗，裹朽胎而出。旬余尚出白污，并无点血相间，可知胎朽腹中已近百日，荫胎之血和胎俱化为脓也。病人当时胸膈即开，连连进粥，神思清爽。然朽胎虽去而秽气充斥，周身为青肿者未去也；胸膈虽宽而肺气壅遏，为寒热咳嗽者未除也。乃一以清肺为主，旬余获痊（然则肺痈未成，乃秽浊之气上攻而然耳）。

立斋治一稳婆之女勤苦负重，妊娠腹中阴冷重坠，口中甚秽，意其胎必死，令视其舌果青黑。与朴硝半两许，服之，随下秽水而愈（《济阴纲目》是薛案）。

一妇胎死服朴硝而下秽水，肢体倦怠，气息淹淹，用四君子为主，佐以四物、姜桂，调补而愈（同上）。

李将军妻病甚，呼华佗视脉，曰：伤娠而胎不去，将军言：间实伤娠，胎已去矣。佗曰：按脉胎未去也。将军以为不然。佗舍去，妇稍小差。百余日复动，更呼佗，佗曰：此脉固自有胎，前当生两儿，一儿先出，血出甚多，后儿不及生，母不自觉，旁人亦不悟，不复迎，遂不得生。胎死，血脉不复归，必燥著母脊，故使多脊痛，今当与汤，并针一处，此死胎必出，汤针既加，痛急如欲生者。佗曰：此死胎久枯，不能自出，宜使人探之，果得一死男，手足完具，黑，长可尺许，佗之绝技，凡此类也（《三国志》）。

陈斗岩治一妇，孕四月而堕，堕后腹肿，发热气喘，脉洪盛，面赤，口鼻舌青黑，陈曰：脉洪盛者，胎未堕也；面赤者，心火盛而且干也；口鼻舌青黑，肝气绝而胎死也。以蛇脱煎汤，调平胃散加芒硝、归尾，服之下死胎而安。

华佗甘陵相夫人有妊，六月腹痛不安，华佗视脉曰：胎已死矣。使下之，果下男形，即愈（《三国志》）。

陈良甫治僚宅厥媳孺人杜氏，生产不下，家人百方救疗皆无效，召诊之，曰：产前脉不可考，但当察色而知之，遂揭帐明烛以察之，其面色赤，舌色青，见此色者知胎已死，母却无忧矣。或问曰：何以知之？答曰：面赤舌青者，子死母活，明矣。躬自合至宝丹二粒，服之胎即落矣。此以见古人处方神速（《良方》）。

## 妊　娠异胎

庄氏妇怀妊三年不产，有医者诊之曰：脉象颇异，疑必异物，当以药下之，服毕觉腹中奇痛，产一胞堕地而裂，中有小蛇，蜿蜒盘屈，以次而出，急扑之沉布衣。麟亲见其事（三冈识略）。

张路玉治一妇怀孕六月，因丧子悲哭动胎，医用黄芩、白术等，二服不应。改用香附、紫苏、枳壳、砂仁，一服胎遂上逼心下，胀闷喘急，口鼻出血。第三日薄暮往诊，其脉急疾，如狂风骤雨，十余至则不至，顷之复至如前，因喻之曰：此孕本非好胎，安之无益，不若去之，以存母命。因思此胎必感震气所结，震属木，惟金可制。令以镔斧烧红醋淬，乘热调芒硝一两，灌之。夜半果下异胎，下后脉息微和，神思恍惚，所去恶露甚多，又与安神调血之剂，数服而安。

孙文垣治张氏妇年二十一，诊之左寸关短弱，尺滑，右寸亦滑，关濡弱，尺沉微。诊毕其夫问曰：脉何如（不告病原）？曰：心神脾志皆大不足（圆圆得妙），肺经有痰（孙君平生多以一痰揣病），因踌躇不决，久之曰：左寸短弱如此，安得有孕？云：已七十日矣。问曾经孕育否？曰：已二次，今乃三也，问：二产皆足月否？男耶女耶？曰：始产仅九月，手足面目俱全，第无啼声，抱起已身冷矣，细检之，乃知其无水火也（水火，前后阴也）。次亦九月而产，亦无啼声，验之口中无舌。二胎之异如此，乃为制方，以补心脾为主，令多服，以百帖为率。枣仁、茯神、远志各一钱，白术二钱，白当归、枸杞各一钱五分，甘草五分，生地八分，艾絮二分，龙眼肉五个，水煎服。足月产一子。次年又有身，不以前事为意，至九月产下，形体具备，外有脂膜一片，包其面不能去，即殒。因思上年所产获，全药之力也。

乃以前方黏壁间，才觉有身，即照方服之，后生子女皆无恙（凡小儿有不足之症，皆缘父母有虚损处，观此当举一三反）。

郭茂恂嫂金华君，产七日不食，始言头痛，头痛已又作心痛，既而目睛痛，如割如刺，更作更止，相去无瞬息间。每头痛欲取大石压，良久渐定；心痛作则以十指抓壁，血流满掌；痛定目又痛，又以两手自剜取之。如是十日不已，众医无计。进黑龙丹半粒，疾少间，中夜再服，乃瞑目寝如平时。至清晨，下一行约三升许，如蝗虫子，三疾减半，已刻又行如前，则顿愈矣（《济阴纲目》）。

河南开封府有丹客之妇，怀娠甚巨，动跃间似双胎也。丹客语妇曰：若生二男，当名虎四儿，虎五儿。一日欲出而天若雨状，谓妻曰：晴履可耶？抑雨具去可耶？妻未答，则腹中朗应无雨。丹客惊惧曰：汝何人？则曰：虎四儿也。言未竟又闻声，曰：虽不落也，有几点。丹客曰：汝所为，竟炼不成，必须炉如何置，火如何候，药如何辨，又曰：如何如何乃毛也，如何如何小点化，如何如何大点化。待吾母为之可也。丹客遂如言行之，火然硫黄。偶客至门，室既不深广，而客又不行，其父与二儿俱曰：黄气追人，奈何奈何，至夜熏蒸死。世今有小点化之术，谓其传也。予则以为岂非天怒其泄，故欲灭其口耶？然亦不知何妖也。

钱国宾云：山西大同军人朱刘禄娶妻孔氏。七年始孕，其腹极大，月不能行，八月不能动，仰卧于床，延诊右寸及两尺脉主别部一倍，经断当生双女，其怀胎之状主难产，令服易产汤剂，以救其母。至十月期足腹痛，产下一女，其腹不减，至三日腹阵痛，再产一女，其腹仍大，咸谓怪异，必伤其母矣。次日腹又阵痛，又产一女，腹始如故，初生二女存，三生之女毙。

## 鬼　胎

滑伯仁治仁孝庙庙祝杨天成一女，薄暮游庙庑见黄衣神，觉心动，是夕梦与之交，腹渐大而若孕，邀伯仁治。诊之曰：此鬼胎也，其母道其由，与破血坠胎之药，下如蝌蚪鱼目者二升许，遂安。

薛立斋治一妇人经闭八月，肚腹渐大，面色或青或黄，用胎症之药不应。诊之曰：面青脉涩，寒热往来，肝经血病也。面黄腹大，少食体倦，脾经血病也。此郁伤脾肝之症，非胎也。不信，仍用治胎散之类不验。薛用加味归脾、逍遥二药，各二十余剂，诸症稍愈。彼欲速效，别服通经丸，一服下血昏愦，自汗恶寒，手足俱冷，呕吐不食。薛用人参、炮姜二剂，渐愈。又用十全大补汤，五十余剂而安（此案依《妇人良方》鬼胎门选入）。

东白马氏妇有妊，历十四月不产，形瘠尪且黑。松阳周汉卿脉之曰：非孕也，乃为妖之所乘耳。以药下一物如金鱼，疾旋已。

立斋治一妇人，虚羸有鬼胎癥块，经候不通。诊之曰：此病也，非胎也。令服四物汤加莞花根，而块渐消。又令用吴萸、川芎、柴、秦、强蚕、巴戟、巴豆不去油、莞花醋制，为末，炼蜜丸梧子大，每服七丸，蜜酒下，即出恶物而愈。后以八珍汤，调理而安。

钱国宾云：余之太仓有长年吴山，其妻怀孕十有八月，胎形渐大，山以贫人难治，日怀生死之忧，求便道一诊，其脉浮沉长短，去来至止，上下不一，知痰，非胎矣。曾见痰火专门书中一款，凡妇人当经受惊，其痰由心胞络流入血海，如怀胎状，经闭渐大，活动身安，此假胎也。以清痰活血轻剂，用芎、归、地、芍、贝母、天冬、半夏、香附、白芥子、茯苓、陈皮、枳壳各一钱，煎服数月，乃愈。

六和塔农夫朱言之妻，生平无病，为人言寡，凡有气恼不发，肝火久郁可知矣。于天启二年，经后胎渐大，起居饮食如常，至十月不生，又十月不生，家人忧甚，医皆莫知其故。钱亦曾诊，见六部浮鼓，亦未敢断。又过五月，终日撒屁，如此两月胎消。因当经著气，伤肝久郁，冲于血海，似怀胎而无形，此名气胎。表出以识。

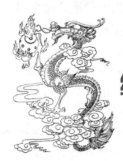

# 续名医类案卷之三十三

## 妊　娠<sub>伤寒</sub>

缪仲淳治于润父夫人妊九月，患伤寒阳明症，头疼壮热渴甚，舌上黑胎有刺，热甚危。缪投竹叶石羔汤，索白药子（医马病者）不得，即以井底泥涂脐上，干则易之，一日夜尽石羔十五两五钱，病瘳产一女，母子毋恙。

治妊娠伤寒，护胎为要，否则胎堕多死。以白药子为细末，鸡子清调，摊绵纸上如碗大，自脐帖至脐下，胎存生处，干即以湿水润之，临症者慎勿忘此。

## 妊　娠<sub>感寒</sub>

冯楚瞻治一孕妇，劳役受寒，忽四肢厥冷，喘急大作，额汗如雨，六脉沉细欲绝，令以人参五钱，桂附共三钱，煎服。病家曰：已孕三四月，服桂附保勿堕乎？曰：此时重母不重子，未有母亡而子活者。服下少顷，吐出清水，药入肠胃，其声汩汩，直达而下，作暖数声，喘减汗收，脉渐起，乃平和调理以渐而安，十月足生一子。

张路玉治一妇人素禀气虚多痰，怀妊三月，因腊月举丧受寒，遂恶寒不呕逆清血（血字疑冰字之误），腹痛下坠，脉得弦细如丝，按之欲绝，与生料干姜人参半夏丸，二服不应，更与附子理中加芩、半、肉桂，调理而康。大抵怀孕，母气多火，芩连则安，多寒得桂附则安，多痰得芩半则安。务在调其偏胜，适其寒温，未有母气逆而胎得安，亦未有母气安而胎反堕者（较冯说自然）。所以《金匮》有怀妊六七月，胎胀腹痛恶寒，小腹如扇，用附子汤温其脏者。然认症不果，不得妄行，是法一有差误，祸不旋踵，非比芩连之误，犹可引延时日也。

## 妊　娠<sub>伤暑</sub>

孙文垣治竹匠妇孕五月，患心痛。究所由，为失足堕楼也。教饮韭菜汁一盏，痛随止。又服他医药二帖，心复痛，吐鲜血盈盆，胸间冲冲上抵，痛不可言，危在顷刻。再诊六脉皆洪大，汗出如雨，喘息不相续，亟令移居楼下，与益元散五钱，用紫苏汤调服，戒之曰：今夜若睡，听其自醒，切勿惊动，汗止即苏也。服后果睡，至晓汗敛，胸膈不痛，喘息亦定，再与固胎饮一帖全安。先是邻医诊之，谓吐血脉宜沉细，今反洪大，又汗出喘息不休，危在今夜。见病起来，询曰：孕妇不得汗下，及利小便，谓之三禁。昨剂悉犯之，而反获效，何也？曰：医贵审症，盖妇之汗非由病，以楼居低小，当暑酷热逼故也。汗血去而胎失养，故上抵喘息不续，移楼下避暑气，益元散为解暑圣药，紫苏又为安胎妙品，气下则血归元而病瘳矣。法出《医垒元戎》中四血饮是也。乃唯唯而退。

## 妊　娠<sub>喘逆</sub>

张子和治吴产祥之妻临月病喘，以凉膈散二两，四物汤二两，朴硝一两，作二服，煎令冷服，一服病减大半，次又服之，病瘳效矣。张曰：孕妇有病，当十月、九月内，朴硝无碍，八月者忌之。七月却无妨，十月者已成形矣。

周仁斋治一孕妇痰喘，用生半夏钱半，肉桂、干姜各五分，五味子三分，麻黄二分，先以水煎，后下药，勿令太熟，热服其喘即止（半夏、肉桂，皆孕妇所忌，宜酌用之，切勿轻率）。

薛立斋治吴江人史万湖仲子室，年二十余，

疫疾堕胎，时咳，服清肺解表之药，喘急不寐，此脾土虚而不能生肺金也。药复损而益甚也。先与补中益气加茯苓、半夏、五味、炮姜，四剂渐愈。后往视之，用八珍汤加五味，十全大补汤而愈。

### 妊娠咳嗽

薛立斋治一妊妇，嗽则小便自出，此肺气不足，肾气亏损，不能司摄。用补中益气汤以培土金，六味丸加五味以生肾气而愈。

一妊妇咳嗽，其痰上涌，日五六碗许，诸药不应，此水泛为痰，用六味丸料及四君子汤，各一剂稍愈，数剂而安。

一娠妇因怒，咳嗽吐痰，两胁作痛，此肝火伤肺金，以小柴胡汤加山栀、枳壳、白术、茯苓，治之而愈。但欲作呕，此肝侮脾也，用六君子汤加柴胡、升麻而愈。

### 妊娠烦热

薛立斋治一妊妇，烦热吐痰，恶热恶心，头晕，此脾虚风痰为患，用半夏白术天麻汤，以补元气祛风邪，渐愈。惟头昏未痊，乃用补中益气汤加蔓荆子，以升补阳气而愈。

一妊妇烦热兼咽间作痛，用知母散（知母、麦冬、黄芪、子芩、赤苓、甘草）加山栀、竹沥，以清肺金而愈。后内热咳嗽，小便自遗，用补中益气加麦冬、山栀，以补肺气滋肾水而痊。

### 妊娠呕吐

薛立斋治一妊妇，停食腹满，呕吐吞酸，作泻不食，以为饮食停滞，兼肝木伤脾土。用六君子汤以健脾胃，加苍术、厚朴以消饮食，吴茱萸所制黄连，以清肝火，诸症悉愈。又以六君加砂仁调理，而脾土乃安。

一妊妇呕吐胁胀，或寒热往来，面色青黄，此木旺而克脾土，用六君子加柴胡、桔梗、枳壳而安。

一妊娠妇胸胁胀痛，吐痰不食，此脾胃虚，而饮食为痰。用半夏茯苓汤渐愈。又用六君子加枳壳、苏梗、桔梗，而饮食如常。后因恚怒，

胁胀不食，吐痰恶心，用半夏茯苓汤加柴胡、山栀而愈（立斋治娠妇，亦时用半夏）。

一妊妇因怒寒热，胸胁胀痛，呕吐不食，状如伤寒，此怒动肝火，脾气受伤也。用六君子加柴胡、山栀、枳壳、丹皮而愈。但内热口干，用四君子加芎、归、升麻而安。

一妊妇霍乱已止，但不进饮食，口内味酸泛，行消导宽中。薛曰：此胃气伤而虚热也，当服四君子汤。彼不信，乃服人参养荣汤，呕吐酸水，其胎不安，是药复伤也。仍与四君子汤，俾煎熟，令患者嗅药气，不作呕则呷少许，恐复呕则胎为钩动也。如是旬余而愈。

### 妊娠泻

陈三农治一妇有孕，常作泻，久泻属肾，用白术四两煮熟，山药二两炒，甘草一两炙，杜仲姜汁炒，松花炒，各七钱，米糊为丸，服愈。

薛立斋治边太常侧室妊娠泄泻，自用枳术黄连之类，腹闷吐痰，发热恶寒，饮食到口即欲作呕，强匙许即吐酸不快，欲用祛痰理气。此因脾胃伤而痰滞中脘，若治痰气复伤脾胃矣。遂以参、术、炮姜为末，丸如黍粒，不时含咽三五丸，渐加至三百，后日进六君子汤，寻愈。

进士王缴征之内怀妊泄泻，恶食作呕，此脾气伤也。其君忧之，强进米饮。薛曰：饮亦能伤胃，且不必强。别用人参养胃汤饮之，吐水酸苦，又欲投降火寒药。曰：若然则胃气益伤也。经云：损其脾胃者，调其饮食，适其寒温。后不药果愈。

一妇人因怒，胸膈不利，饮食少思，服消导顺气之剂，脾胃愈弱，饮食愈少，大便不实，且无度，久而便黄水，或带白。视其面色黄中隐白，曰：黄色脾虚也，白气肺虚也。朝以补中益气汤升补胃气，夕以六君子汤培补脾气而愈。

### 妊娠遗尿

薛立斋治一妊妇遗尿内热，肝脉洪数，按之微弱，或两太阳作痛，胁肋作胀，此肝火血虚。用加味逍遥散、六味地黄丸，寻愈。后又

寒热，或发热，或恚怒，前症仍作，用八珍散、逍遥散兼服，以清肝火养肝血而瘥。

## 妊娠秘结

张子和治一妇人病大便燥结，小便淋涩，半生不孕，常服疏导之药，则大便通利，暂止则结滞。忽得孕，至四月间，医者禁疏导之药，大便仍难，临圊则力努，为之胎堕。凡如此胎堕者三。又孕已经三四月，前后结涩，甘分胎陨。张诊之，两手脉虽滑不敢陡攻，遂以食疗之，用花减煮菠菱葵菜，以车前苗作茹，杂猪羊肉血作羹，食之半载，居然生子，燥病亦愈。屡见孕妇利脓血下迫，极努损胎，但同前法治之，愈者莫知其数。

薛立斋治李蒲汀侧室妊娠，大小便不利，或降火理气之剂，元气反虚，肝脉弦急，脾脉迟滞。视其面色青黄不泽，薛曰：此郁怒所致也。用加味归脾汤为主，佐以加味逍遥散而安。

主政王天成之内妊娠，痢病愈后二便不通，其家世医，自用清热之剂，未效。诊其脉浮大而涩，此气血虚，朝用八珍汤加桃仁、杏仁，夕用加味逍遥散加车前子而瘥。

陆养愚治一妇孕九月，大小便不通已三日，忽胎上冲心，昏晕数次，诊之脉沉洪而实，谓当下之，与其大承气汤一剂，少加木香、豆仁，村医见用大黄两许，摇头伸舌，其良人有难色，乃谓之曰：余坐汝家，待其得生始去。始安心煎服，一二时许二便俱行，去黑矢极多，胎亦无恙。乃留调气养荣汤二剂，而不服，数日后小水不利，乃煎服之而愈。月余产一男。

陈三农治一妇妊娠五月，大小便不通，胸腹痞满，腿足及心腹刺痛难忍，用芎、归、赤芍、枳壳、槟榔、木通、滑石、杏仁、葱白、童便、水各一钟，煎八分，入大黄末二钱，车前子末二钱，再沸入蜜四五匙，温服，大小便皆利而安。

聂久吾曰：一医来问云：我治一妇孕八九月，忽然大小便不通，腹胀甚，用承气汤下之，仍不通，今危矣。予曰：此非煎药所能下，教用牵牛大黄丸下之，服至一两许而大小便俱通，次日其夫来谢，因云：诸病皆除，唯小便时

要人将手紧按小腹方可便，否则不能便。因思此是气尚闭，与青皮、香附等行气药，一剂而愈。逾月生男，母子无恙（方见呕门）。

## 妊娠疟疾

薛立斋治一妊妇疟久不已，嗳气下气，胸腹膨胀，食少欲呕，便血少寐，此属肝脾郁怒，用归脾汤加柴胡、山栀渐愈。又用六君子汤加柴胡、山栀、升麻而愈。

一妊妇患疟已愈，但寒热少食，头痛，晡热内热，此脾虚血弱，用补中益气汤加蔓荆子，头痛顿止。又用六君子汤加芎、归，饮食顿进。再用逍遥散加白术，而寒热愈。

陈良甫治一妊妇六七个月而疟疾，先寒后热，六脉浮紧，众医用柴胡、桂枝无效。陈言：此疾非常山不愈。众医不肯，因循数日，病甚无计，勉强听之。遂用七宝散，一服愈（《良方》）。

薛立斋治一妊妇三月，饮食后因怒患疟，连吐三次，用藿香正气散二剂，遂用安胎饮一剂而愈。后因怒痰甚狂言，发热胸胀，手按少得，此肝脾气滞，用加味逍遥散加川芎，二剂顿退，四剂而安。

薛仲芳治一孕妇疟疾大作，脉得弦数，用知母四钱，柴胡三钱，陈皮二钱，甘草一钱，井、河水各一碗，煎至一碗，露一夜，明早隔汤顿服而愈。不愈加生首乌五钱，自盗汗甚加黑豆三钱，食多加枳壳二钱，此方热多者宜之。

一孕妇疟疾，右脉微滑，左脉微弦，曰：脾虚生痰也。以白术五钱，生姜三钱，井河水煎，露一夜，温服而愈。此方寒多者宜之。

## 妊娠下痢

薛立斋治地官胡成甫之内，妊娠久痢，自用消导理气之剂，腹内重坠，胎气不安。又用阿胶、艾叶之类，不应。薛曰：腹内重坠，下元虚也；胎动不安，内热甚也。遂用补中益气而安。又用六君子汤全愈。

盛用敬治陈杰妻有胎而患痢数月，昏厥六日矣。所下若屋漏水，棺敛已具。盛诊之曰：无虑。药之痢止，而胎动。越数日生一子（吴

县志)。

孙文垣表侄女孕已七月，患赤痢，腹痛后重，体素弱，以白芍三钱，条芩一钱五分，白术、地榆各八分，甘草三分，二帖而愈。后因稍劳，痢复作，以当归三钱，川芎一钱五分，真阿胶二钱，艾叶三分，一帖全愈（此非积滞为痢，故治法如此）。

朱丹溪治八婶将产患痢，脉细弦而稍数，后重里急，用滑石三钱，白芍二钱，枳壳炒一钱五分，木通二钱，甘草五分，白术二钱，茯苓一钱，桃仁九枚，研同煎。

马元仪治张氏妇孕八月患痢，昼夜四五十行，腹痛胎气攻逆，不思饮食，诊之两关尺沉细，下半彻冷，曰：遽症亦湿热成痢，但脉沉则为寒，微细则为虚，又下半彻冷乃火衰于下，土困于中，平时乏敷布之道，则水谷之气顺趋而下，津液血脉不充，胎元失养而攻逆为便脓，脉沉腹痛脉微均属危险。当舍症从脉，可以母子保全。用人参一两合附子理中汤，二剂脉安和，四剂症平，调理而愈。

友人虞元静房中人方孕五月患滞下，腹痛日不下数次，为定此方，甫服一钟，觉行至复即解一次，痛亦随已，滞亦全愈。川黄连四钱，白芍、黄芩、枳壳各三钱，莲肉四十粒，橘红、干葛各钱半，扁豆、红曲各二钱，升麻五分，炙草一钱，乌梅肉一个（《广笔记》）。

## 孕 妇 痢

汪陛堂邻居也，其室人病痢已久，未尝药。初下红白，后单下红，每甚于夜，腹痛后重。渠岳翁乃儒而医，与归脾合补中益气，持方问余，余曰：此古人成法也。第虑服之转剧耳。不信服二剂果下益频。乃延诊，脉沉弦且驶，与枣仁、山药、杞子、地黄、当归、白芍、甘草、黄芩，六剂全愈。因问曰：君向谓归脾补中，服之必增剧，已而果然，此何故？余曰：久痢亡阴，芪、术、升、柴，令阳愈升则阴必愈降，理所必然。又问：腹尚痛而后重未除，乃不用香砂，此又何说？余曰：用香砂亦无大害，第不能速愈。

唐赤城内人年二十余，孕数月，喜瓜果，夏间常痛下痢，以为胎气。冬尽已分娩，而痛痢不减。一老医谓产后虚寒，且久痢，与白术、炮姜、建连、扁豆、香附、砂仁、木香、远志，诸温燥健脾，痢转甚。又加补骨脂、肉豆蔻，痢益频，每粥食才下咽，粪秽即下出，不及至圊，视之乃完谷不化。金谓肠胃已直，泻若竹筒，病必不起，将治木。诊之脉细数而涩，颧颊娇红，舌胎燥黑，曰：此痢疾也。第服药二剂，必见红白。因告以向医谓为虚寒将败之症，今以为痢，再下红白，宁望生乎？曰：病缘过伤生冷，滞于回肠，久从热化，产后腹空，其积将下，乃为燥热所劫，致积反留而真阴愈伤，内热益炽，今之频并急速，乃协热下痢之痢，非虚寒下脱之痢也。试观其面红，阴虚可知；舌黑，内热可知。但先助其阴，则其下必缓而积滞见矣。与熟地、杞子各一两，枣仁五钱，服下面红顿减，舌黑渐退，食入遂不下迫。再服则里急后重，红白兼行，仍与前方入芩、连、归、芍、甘草，出入加减十八剂，已愈八九矣。以岁除停药，新正邀诊，已饮食如常，起居复故。唯便后微有淡血水，此脾络受伤之余症也。前方去芩、连；加乌梅，二剂可愈。乃云：舍亲谓先生用补药太早，致成休息痢。盖前医是其至戚，特令其邀予一次，以相嘲耳。予因谓曰：与其为直肠泻，毋宁为休息痢乎？一笑而别。

凌表侄妇素怯弱，孕数月几成损症，以重剂滋养而愈。已十月因时感发瘩，专科投荆、防、枳、桔等二剂，其师黄澹翁力止之，乃但服头煎已，而干咳咽痛，面赤口燥，夜热盗汗，因食生梨数片，遂泄泻如痢，腹痛后重，日夜十余行。或曰：立斋云梨者，痢也。凡病后及孕产皆不可食。今腹痛下痢，非伤生冷而何？诊之脉洪数，左寸鼓指，曰：钱仲阳谓诊子无他症者，但用平药。今病人阴虚多火，滋养犹恐不及，乃用香窜以鼓之，致三阴之火乘虚上冲肺，肺既热甚，势必下迫大肠而为痢。于梨何与？盖立斋之言，言其常耳。合脉与症，犹当以凉润取效也。询其小便热短，而口苦，用生地、杞子、沙参、麦冬、川连、蒌仁、元参、牛蒡，二剂痢止，后重除。忽肛门肿痛，谓欲作痔,曰:非也。此肺火下传,病将愈耳。去黄连,加黄芩数剂,诸症全愈。

## 妊 娠疟痢

赵养葵治一孕妇,疟痢齐发,他医治两月余,疟止而痢愈甚,又加腹痛,饮食少进。赵诊之曰:虚寒也。以补中益气加姜、桂,一服痢止大半。再一服,而反加疟疾大作。主人惊恐,赵曰:此吉兆也。向者疟之止,乃阴甚之极,阳不敢与之争。令服补阳之剂,阳气有权,敢与阴战,再能助阳之力,阴自退。听方中加附子五分,疟痢齐愈。大进补剂,越三月产一子,产后甚健。

张路玉治太学夫人怀孕七月,先疟后痢,而多鲜血,与补中益气汤加吴茱萸、制川连而愈。每见孕妇病疟,胎损而致不救者多矣。

郝氏妇怀孕九月患疟,三四发后即呕恶畏食。诊其脉,气口涩数不调,右关尺弦数微滑,此中脘有冷物阻滞之候。以小柴去黄芩,加炮姜、山楂,四服稍安思食。但性不嗜粥,连食鸡鸭之类,遂疟痢兼并,胎气下坠不安。以补中益气去黄芪,加木香、乌梅,五服而产,产后疟痢俱不复作矣。其仆妇产后数日,亦忽下痢脓血,至夜微发寒热,小腹胀痛,与《千金》三物胶艾汤去榴皮,加炮黑山楂,六服而瘳。

万密斋治典史熊镜妻有孕,先于五月病热,或治之变疟,更医加痢。至八月疟痢并行,脉左沉实有力,右浮大而虚,此男娠内伤病也。用补中益气汤加条芩、焙白术,十余剂疟痢俱止。后以胡连丸调理而安。后生一男。

## 妊 娠内伤

高鼓峰治吴餐霞室人妊娠,患内伤膜胀,不思饮食,口渴下痢,医以消导寒凉与之,病转甚而胎不安。高曰:此得于饮食后服凉水所致耳(脉必沉而迟濡)。投以大剂理中汤,数剂乃全愈。

一妇人患内伤症,孕已八月,身体壮热,口渴,舌胎焦黑,医寒凉治之。高曰:无论内伤,即麻黄桂枝症也,须安胎后攻邪。今两手

脉数大无伦,虚热盛极,乃复用寒凉,阳受阴逼,其能久乎?投以滋肾生肝饮,一剂热退。继用补中益气汤而愈。

薛立斋治一妊妇,因停食服枳术丸,胸腹不利,饮食益少,服消导宽中之剂,其胎不坠。此脾气虚而不能承载也,用补中益气及六君子汤,中气渐健,其胎渐安。又用八珍汤加柴胡、升麻,调理而痊。

一妊妇饮食停滞,心腹胀痛,或用人参养荣汤加青皮、山楂、枳壳,其胀益甚,其胎上攻,恶心不食,右关脉浮大,按之则弦,此脾土不足,肝木所侮。用六君子加柴胡、升麻而愈。后小腹痞闷,用补中益气汤,升举脾气乃痊。

## 妊 娠虚损

姚葭田室人年三十余,顾而肥白,前二子皆殇,后孕而胎堕。今又恶阻甚逆,脉之虚软而大,与杞子、地黄、沙参、麦冬、川连等,渐向安。又腰腹腿足时痛,或加当归、白芍,或加山药、枣仁、熟地,用至两许。或下坠,则与补中益气一二剂,以熟地、山药代参术。或时胸腹胀痛,稍用香、砂、橘、木,则中气便觉冲惕。良由久虚荣弱,香燥毫不相宜。彼执方遇病者,可与言治法乎哉!后服药几百帖,足月生男。

胡乾若室人年二十余,婚数年无生育,因诊翁便求诊,曰:孕也。然三阴俱不足。曰:孕或未然,今所患夜热咳嗽,腹痛便溏,左足不良于步,询其腹痛必内外牵引,腰亦必痛,足之筋则短而不舒,又下午则肿否?曰:皆所言。然则三阴虚损无疑矣。与杞、地、归、芍、沙参、麦冬等,令服五十剂,临月再服二十剂,乃无后患。乃服十余剂病已痊,遂不药。后临产晕厥,产后复厥。专科以其寒热往来,则投柴胡、桂枝,腹痛便溏,则与炮姜、白术。致身发白痱,细者如芝麻,粗者如绿豆,腹痛甚则偃卧,以蒲团著腹,左右旋转稍可。脉之弦急而数,舌黑而燥,此肝火乘,三阴大伤为患也。令以前方加熟地、川连、白芍、甘草,数剂而愈。次年患痢,医以痢药愈之。又明年

腹痛便溏，与前年初孕症同，召前医则仍以为痢也，恪与攻伐，遂胎堕而殒。又张氏姊妹三人，每胎皆腹痛泄痢，产后乃止，此虽胎气，亦由肝木乘脾所致。

### 妊　娠悲伤

薛立斋治一孕妇，无故悲泣，用大枣汤而愈。后复患，以四君子加麦冬、山栀而愈。

陈良甫曰：卿先生郑虎卿内人黄氏，妊娠四五个月，遇昼则惨戚，悲伤泪下数次，如有所凭。医与巫者兼治，皆无益。良甫时年十四，正在儒中习为业，见说此症，而虎卿皇皇无计。良甫遂告之，管先生伯同说先人曾说此症，名曰脏躁，悲伤非大枣不愈。虎卿借方看之，甚喜对症，笑而治药，一投而愈矣（《良方》）。

### 妊　娠心腹痛

薛立斋治一妊妇心痛（非真心痛也），烦热作渴，用白术散即愈。后因停食其痛仍作，胸腹膨满，按之则痛，此因饮食停滞，用人参养胃汤。按之不痛，乃脾胃受伤，以六君子补之而愈。

一妊妇心腹作痛，胸胁作胀，吞酸不食，此肝脾气滞，用二陈、山楂、山栀、青皮、木香而愈。又因怒仍痛，胎动不食，面色青黄，肝脉弦紧，脾脉弦长，此肝乘其土，用六君子肠加升麻、柴胡、木香而愈。

一妊妇心腹作痛，胎气上攻，吐痰恶心，饮食少进，此脾虚气滞而为痰。用六君子加柴胡、枳壳，诸症渐退，饮食渐进。又用四君子加枳壳、山栀、桔梗而安。后因怒，两胁气胀，中脘作痛，恶寒呕吐，用六君子加柴胡、升麻，一剂而愈。

朱丹溪治孙院君因近丧，冒恶气伤胎，肚痛手不可近，发热，口中不思食，须安胎散，遂用青皮三钱，黄芩、白芍各二钱，归尾一钱五分，木香五分，甘草炙四分，二帖。水三盏先煎苎根二大片，至二盏去苎根，入前药，同煎至一盏，热服。

吴洋治汪伯玉从叔母吴病小腹急痛，面痒痒恶寒，医路万先至，曰：妊娠转胞。洋曰：

不然，此阴症也。叔曰：若病得之内，诚如公言。万拂衣行厉声曰：吴生杀而妇矣。洋即为灸气海一所，进理中汤，顷之疾平。万语塞（《太函集》）。

喻嘉言治李思萱室人有孕，冬月感寒，至春而发，因连食鸡子，遂成夹食伤寒，一月才愈。又伤食吐泻作，前后七十日，共反五次，遂成隔症。诊时其脉上涌而乱，重按全无，呕哕连绵不绝，声细如虫鸣，久久方大呕一声，曰：病人胃中全无水谷，已翻空向外，此不可救之症也。无已必多用人参，但才入胃中，即从肠出，奈何？李曰：十两之费，尚可勉备。喻曰：足矣。乃煎人参汤调赤石脂末，以坠安其翻出之胃，气乃少回。少顷不便，人即脱去。凡三日服过人参五两，赤石脂末一斤，俱从大肠泻出。得食仍呕，但不呕药耳。因思必以药之渣滓，如糊粥之类，与服方可望其稍停胃中，顷之传下，又可望其少停肠中，遂以人参、陈皮二味，剪如芥子大，和粟米同煎作粥，与半盏不呕，良久又与半盏。如是再三日，始得胃舍稍安，但大肠之空，尚未填实。复以赤石脂为丸，每用人参汤两许。如是再三日，大便亦稀，此三日，参橘粥内已加入陈食米，每进一盏，日十余次，人事遂大安矣。仍用四君子汤调理，共用人参九两全愈。然此亦因其胎尚未堕，有一线生气可续，不然用参虽多，安能回元气于无何有之乡哉。后生一子，小甚，缘母病百日，失荫故也。

黄咫旭乃室病膈气，二十余日，饮粒全不入口。诊之尺脉已全不至矣。询其二便，自病起至今，从未一行，止是痰沫上涌，奄奄待尽。或谓其脉已离根，顷刻当坏。喻曰：不然。《脉经》上部有脉，下部无脉，其人当吐不吐者死。是吐，则未必死也。但得天气下降，则地道自通，此症以气高不返，中无开合，因成危候。宜缓法以治其中，自然见效。遂变古人治膈之法，用其意不用其方，缘尺脉全无，莫可验其孕之有无。若有而不求以赭石、干姜辈伤之，呼吸立断矣。姑阙疑，以赤石脂易赭石，煨姜易干姜，用六君子汤加旋复花，煎调服下，呕即稍定。三日后渐渐不呕，又三日粥饮渐加，但不大便已月余矣。日以通利为嘱，曰：脏气久结，饮食入胃，每日止能透下一二节，积之既久，自然通透。盖以归地润肠，恐治膈而作呕（喻君于肝肾病治法，终身未晓）；硝黄通肠，恐伤胎而殒命。姑拂其请，坚持三五日，果气下肠通，月余腹中之孕渐著，而病全瘳矣。

施笠泽治吴玄水妇妊病呕吐，四十日不进糜饮，二十七日不溲溺。众以为必死矣。诊其脉俱沉滑而数，曰：此痰因火搏，凝结中脘，阴阳失次，气包血聚，是谓关格，靡有攸处，治之则生，不治则死。吴曰：虽九仙之木精石髓，其如不内何？曰：姑试之。乃用鸡膍腔、沉丁香、海石等，末之若尘，用甘澜水浓煎枇杷叶，取汤调服，始吐渐留，旋进香砂汤，一饮而溲通，再饮而糜进。然喉中有物，哽哽不能上下，曰：此病根也。仍用前汤探吐，吐出结痰如麦冬、莲实者三四枚。其病遂瘳。妊亦无恙（笔仗精工可法）。

## 妊娠<sup>喑</sup>

博陵医之神者曰：郝翁有妊娠，喑不能言。郝曰：儿大经壅，故不能言，儿生经过，自能言矣（叶杏林女科）。

萧赓六曰：《内经大奇论》以胞精不足善为死，不言为生。此可验九月而喑，非胞精不足。故当十月而复也（同上）。

## 妊娠<sup>乳病</sup>

孙文垣治程玉吾内人妊已七月，乳忽红肿而痛，洒淅恶寒，发热，将成内吹。以大瓜蒌四钱为君，当归尾二钱为臣，甘草节、蒲公英、贝母、连翘各一钱二分为佐，青皮、柴胡各八分，橘叶五片为使，二剂而瘳。此方治验不可胜数。妇女怒郁，肝经为多，瓜蒌、甘草为缓肝之剂，贝母开郁，连翘、蒲公英解毒，柴胡、青皮调气，橘叶引经，当归活血。血活气调毒解热散，而肿痛消释也。若将成脓，可加白芷。

《医经纲目》治妊妇吹乳皂角散。歌曰：妇人吹乳治如何，皂角烧灰蛤粉和，热酒一杯调一字，顷间揉散笑呵呵。

## 恶阻

龚子才治刘尚书妾有孕患恶阻，呕吐不止，饮食不下，心中烦躁，头目眩晕，咸以二陈汤、藿香正气散、保生汤之类，遍投不效。诊之左脉微数，气口数，此血虚气盛，有火也。若不养血则火不降，火不降则呕不止。以茯苓补心汤加姜汁炒黄连、竹茹，二服全愈。

卢不远治史氏妇，呕吐之声远闻百步，脉之左关鼓指，不连于寸，两尺滑搏，于左独加，水饮不入唇七日矣。与透肝之剂，断其必孕男，药进而呕定，月足果产男。是症初寒热大作，呕吐不食，人皆以为伤寒，卢以尺中脉搏，知其为妊，其关不连寸者，盖肝郁善怒而不善发也。顺其性而伸之调之，肝舒气平，恶自无阻，而呕自定耳。

冯楚瞻治一妇妊娠三月，而大吐两月有余，药食俱不能受，六脉沉微已极，竟依脉立方，以人参五钱，炙甘草一钱，炮姜、制附各一钱五分，数剂而愈。胎亦安然无恙。

柴屿青治翁氏家人沈泰女，怀娠三月患恶阻，医以感冒治之，方中用半夏二钱，连投二剂，腹痛异常，身热盗汗，历有二旬，求诊。柴谓半夏乃孕妇所禁，如何可用二钱，无怪乎腹痛之甚也，其胎不堕幸矣。遂与养阴之剂，半月而瘳。并令其八月后，服达生散十余剂，至临产生理甚顺而速，得举一子。

张玉路治钱氏妇去秋疟久大虚，饮食大减，经水不调，季冬略行一度，今春时发寒热，腹满不食，服宽胀利，水药不应。拟进破血通经之剂，张诊之其脉左手厥厥动摇，右关与两尺虽微弦，而重按久按却滑实流利，惟右寸左关虚濡而数，寻之涩涩少力，此阴中伏阳之象，询为胎脉无疑。良由中气虚乏，不能转运其胎，故作胀耳。前医曰：自结褵至今距十二载，从未受孕，病后元气太虚，安有怀孕之理？张曰：向之不孕，必有其故。今病后余热留于血室，因而得孕，亦恒有之理，细推病机，每粥食到口，辄欲作呕，惟向晚寒热之际得热饮入胃，其寒热顿减。岂非胃气虚寒，水精不能四布，留为涎液，汪洋心下乎？俗名恶阻是也。其腹满便难之虚实，尤当明辨。《金匮》云：跌阳脉微弦，法当腹满，不满心便难，乃虚寒从下上也，当以温药服之。况大便之后每加胀急，以里气下通，浊阴乘之上扰，与得下暂时宽快迥殊，其治虽当安胎为主，但浊阴之气非藉辛温，不能开导其结。遂疏六君子汤益入归芍，以收营血之散；稍借肉桂为浊阴之响导。使母气得温中健运之力，胎息无浊服侵犯之虞，桂不伤胎。庞安常先有明试，余尝屡验之矣。服后寒热渐止，腹胀渐宽，饮食渐进，胎息亦渐形著。至仲夏因起居不慎，而胎漏下血，前医犹认石瘕，欲进破积。喻以左寸动滑，断属干象，与扶脾药得安，后产一子（此案手笔绝似喻嘉言，岂秀才文艺固应如是耶）。

陈三农治恶阻诸药不纳，以苏梗三钱，砂仁一钱，煎服。或乌药为君，沉香次之，人参、甘草又次之，为细末，以姜切片粘药末，咬嚼咽津液，极至丹田，过一时又如此嚼，即愈。

薛立斋治一妊妇停食腹满，呕吐吞酸，作泻不食，此饮食停滞兼肝木伤脾土，用六君子汤以健脾胃，加苍术、厚朴以消饮食，吴茱萸所制黄连以清肝火，诸症悉愈。又以六君砂仁调理，而脾土乃安。

一孕妇呕吐酸水，胸满不食，此脾土虚为肝木所侮，用六君子加白芍而愈。又用四君子加枳桔而安。

万密斋治徽商吴俨妻年三十余，少子二岁尚食乳，经水未行。因反目激怒，得呕逆病，食入随吐，凡所食物，鼻中即作其臭，医俱作反胃治不效。其脉左三部沉实搏手，右三部平和。曰：此有孕也，当生二男。汪曰：前生三子，皆三岁而后孕，今儿方二岁，经又未动，宜非孕也。曰：身自有孕且不知之，况医人乎？宜其治之不效。盖怒伤肝，肝传心，诸臭皆属于心，心传脾，故随所时物，即作其气而出也。呕逆食臭，皆肝心二脏之火炎上也。以黄芩一两，黄连、白术、陈皮、香附、茯苓各五钱，炒砂仁二钱，为末，神曲糊丸绿豆大，每服五十丸，白汤下，未五日而安，后生双男。

# 妊　娠 下血

薛立斋治一妊妇下血，服凉血之药，下血益甚，食少体倦。此脾气虚而不能摄血，用补中益气汤而愈。后因怒而寒热，其血仍下，此肝火旺而血沸腾，用加味逍遥散血止，用补中益气汤而安。

一妊妇下血，发热作渴，食少体倦，属脾气虚而肝火所侮。用四君子加柴胡、山栀，血止。因怒复作，用六君加柴胡、山栀、升麻而安。

一妊妇六月，每怒血下，甚至寒热头痛，胁胀腹疼，作呕少食。薛谓寒热头痛，乃肝火上冲（此语无人解通），胁胀腹痛，乃肝气不行；作呕少食，乃肝侮脾胃；小便下血，乃肝火血热。用小柴胡加白芍、炒山栀、茯苓、白术而愈。

一妊妇胎及六月，形体倦怠，饮食少食，劳役下血，胎动不安，用六君加当归、熟地、升麻、柴胡而愈。

张子和治一妇妊娠半年，因伤损下血。张诊之，以三和汤，一名玉烛散，承气汤、四物汤对停，加朴硝煎之，下数行，痛如手拮，下血亦止。此法可与智识高明者言，膏粱之家慎勿举似，非徒骇之，抑又谤之。呜呼！正道难行，正法难用，古今皆然。

孙文垣治侄孙妇三孕而三小产，六脉滑数，乃气虚血热也。因血频下，甚恐怖，终日偃卧，稍起血即大下，与生地、白芍、白术、地榆、桑寄生、续断、甘草、升麻、椿根白皮、黄柏、条芩，服之血三日不来，惟白带绵绵下，因起身稍劳血复行，谓血滑已久，若不涩必不能止。又血海甚热，亦肝风所致，防风子芩丸正与病对，宜制与之，又制白芍六两，侧柏叶、条芩各三两，防风、椿根白皮各二两，蜜丸服之，逆血止，胎安。足月产子，此后绝无胎漏之患，后遇此症，第用此法，皆验。

张路玉治郑墨林夫人，素有便红症，妊七月，正肺气养胎时，患冬温咳嗽，咽痛如刺，下血如崩，脉较平时反觉小弱而数，此因伤热太阴血分也。与黄连阿胶汤二剂，血止后去黄连，加蒌、葑、桔梗、人中黄，四剂而安。

柴屿青治其妾母怀孕五月，与女伴争竞致伤，腹痛见红，稳婆验云：昨夜子已在产门，定死腹中。诊其六脉如常，验其舌红活，断以决无此理。用安胎养血药，二剂而起，至十月满足产一子。

叶杏林曰：一妇人妊娠，月信不断，而胎不损，产科熊宗古曰：妇人血盛气衰，其体必肥，是以月信来而胎不损，若作漏治则胎必堕。若不作漏胎治，则胎未必堕也。

立斋治一妊妇尿血，内热作渴，寒热往来，胸乳作胀，饮食少思，肝肺弦弱，此肝经血虚而有热也。用加味逍遥、六味，兼服渐愈。又用八珍汤加柴、栀、丹皮而全愈矣（未选入）。

## 妊　娠下血

许竹溪室人妊娠七月，偶以举重跌磕，遂胎动下血甚多，与熟地一两，杞子五钱，白芍三钱，甘草五分，枣仁三钱，数剂全愈。

胡田室人先尝妊娠，以胎漏，诸治罔效。延至二十四月而产。近有孕，仍漏血下，因胃痛求治，脉之两关弦数，与生地、杞子、沙参、麦冬、川楝，胃痛愈而胎亦不漏矣。

## 妊　娠瘕疾

薛立斋治一妇人素口苦，月经不调，或寒热。妊娠五月，两臂或拘急，或缓纵，此肝火血热所致也。用四物加柴胡、山栀、丹皮、钩藤，治之而愈。

一妊妇因怒寒热，颈项动掉，四肢抽搐，此肝火血虚风热，用加味逍遥加钩藤，数剂而痊。

一妊妇颈项弦直，腰背作痛，此膀胱经风邪所致。用拔萃羌活汤，一剂而愈。又用独活寄生汤及八珍汤，以祛邪固本而痊。

一妊妇四肢不能伸，服祛风燥血之剂，遗尿痰甚，四肢抽搐，此肝火血燥，用八珍汤加炒黑黄芩为主，佐以钩藤汤而安。后因怒，前症复作，小便下血，寒热少寐，饮食少思，用钩藤散加山栀、柴胡而血止。用加味逍遥散寒热退而得寐。用六君子汤加白芍、钩藤，饮食进而渐安。

万密斋治一婢临月，病口眼㖞邪，腰背反张，手足挛曲，不省人事，用黄连解毒汤加朱砂，干开口灌之稍定，其夜生一男，产后犹昏迷不省，以七珍汤与之即安（据万云即子痫）。

## 妊　娠子痫，与痓病略同

薛立斋治一妊妇，出汗口噤，腰背反张，时作时止，此怒动肝火也。用加味逍遥散渐愈，又用钩藤散而止。更以四君加钩藤、山栀、柴胡而安。

一妊妇因怒仆地，良久而苏，吐痰发搐，口噤项强，用羚羊角散渐愈，更用钩藤散始痊，又用归脾汤而安。

孙文垣治黄氏妇青年初妊，已及弥月，忽午夜口中奴奴，因作上视，角弓反张，裸裎不知羞耻，口眼偏斜，昏愦不知人事，问之不能言。此风痰为怒所动，而成子痫。当从云箕子葛根汤加大腹皮，一两剂可愈也。用葛根、贝母、丹皮、防风、川芎、当归、茯苓、桂心、泽泻、甘草各二钱，独活、人参各四钱，水煎饮之而苏（原注：按贝母令人易产，未临月者用升麻代之）。

陆肖愚治谢四府女与夫俱在青年，妊将七月，日间因责婢大怒，又与夫反目，号哭半日夜，即不能寐，至夜半忽口中诨语不已，目上视，竟于床褥中裸形而出，其夫力抱之，遂昏愦不知人事，问之不语，医不识何病。或以为祟。谢公夜起著红袍，执剑压之，而号叫笑詈，千端万状。召诊悉其症，乃令数妇执而脉之，六部洪数有力，曰：此子痫症，非祟也。症亦时见，但此殊甚耳。用真正霞天曲、贝母、黄连、山栀、天麻、青皮、白芍、龙胆草、青黛，加灯心、竹沥，一剂而和，二剂减半，四剂全瘳。问其病状，毫不知也。

吴桥治程钧妻孕且四月矣，著屦而履桥版，偶失足仆地，扶起则目上视而瞑，昏愦而为鬼言。迎桥视之，寸口脉动而微，尺脉按之不绝，右差胜，曰：非直病易去也，胎且安，主生男，闻者愕然。乃以大剂参蓍加安神宁志，仅服过半，舒气一声，而目微开。问之，则历历所遇，皆亡者，言毕复瞑。复进前药，乃苏，日渐得安，七日而愈。或问，向者榆村程氏妇与此同，而彼七日死，何也？桥曰：往者吾不及见，无敢以口给臆之。今病者故中气虚，妊子食母血尽，母失所养而震惊，出其不虞，气下陷而火上炎，痰壅心络，故愦愦欲死，非真死也。又谓见鬼物者何？经云：脱阳者见鬼。此无足怪。

# 续名医类案卷之三十四

 产　难

薛立斋云：荆妇孟冬分娩艰难，劳伤元气，产子已死，用油纸燃烧断脐带，藉其气以暖之，俄顷忽作声，此儿后无伤食作泻之症，可见前法之功不诬。世用刀断脐带，子母致危者，竟不知其由矣。且稳婆又喜平日常施小惠，得其用心兼以安怀慰母怀，故无虞耳。稳婆云：我止有一女，正分娩时，适当巡街御史行牌取我，视其室，分娩女因惊吓，未产而死。后见御史更以威颜分付，迨视产母胎难顺而头偏在一边，若以手入推正。可保顺生，周畏其威，不敢施手，但回禀云：此是天生天化，非人力所能立俟。其母子俱死。

张子和治一妇人年二十余，临产召稳婆三人，其二妪极拽妇之臂，其一妪头抵妇之腹，更以两手扳其腰，极力为之，胎死于腹。良久乃下，儿亦如血，乃稳媪杀之也。岂知瓜熟自落，何必如此乎？其妇因之经脉断闭，腹如刀剜，大渴不止，小便闷绝，主病者禁水不与饮，口舌枯燥，牙齿黧黑，臭不可闻，饮食不下，昏愦欲死。张先以冰雪水，恣意饮之约二升许，病缓渴止（近时专科及庸手，遇产后一以燥热温补为事，杀人如麻，阅此宜稍知变通矣）。次以舟车丸、通经散、前后五六服，下数十行，食大进，仍以桂苓甘露饮、六一散、柴胡饮子等调之，半月获安。

一妇人临产，召村妪数人侍焉，先产一臂出，妪不测轻重拽之，臂为之断，子死腹中，其母面青声冷，汗浆浆不绝，时微喘。张曰：命在须臾，针药无极，以壮绳以膏涂其钩，令其母分两足向外偃坐，左右各一人脚上立足，

次以钩其死胎，命一壮力妇倒身拽出死胎，下败血五七升，其母昏困不省，待少顷以冰水灌之，渐咽。二日大醒食进，次日四物汤调理，数日方愈。张常曰：产后无他事，因侍妪非其人，转为害耳。

凌汉章治吴江妇，临产胎不下者，三日呼号求死，凌针刺其心，针出儿应手下，主人大喜问故？曰：此抱心生也。手针痛则舒，取儿掌视之，有针痕（《明史》）。

【按】此二案与宋史庞安时一案仿佛大抵，医既有名，人益附会，如近时吴门有享盛名者，里人时向余道其神验，皆古人案中所载，若以蟹治漆毒，以土坑治香气，不一而足。所谓俗语不实，流为丹青者也。

函斋治前太仆卿张君季媳，年轻体壮，孕必八个月而生，产必数日百苦而下，儿生必周而夭，再孕再产再夭，皆同。乃谓后当生宜相闻。明年又八个月坐草，三日不下，忽忆前言，飞舆相召，中途逢驱车者云：迎其父母，作永诀计。比至已夜分矣。诊之脉未离经，人余残喘，稳婆在旁，问之曰：儿头已抵产门，不得出耳。乃急令安卧，且戒勿扰，与安胎药。明晨主人出笑而不言，问之，曰：好矣。曰：昨言儿头已抵产门，今若何？曰：不见了。大笑而别。后过百二十日，计十二足月生男，今八岁矣。始知前此皆生生取出，以体壮年轻。幸保母命耳（《达生编》）。

太学戴时济弟媳一产三男，母子俱殒，一犹在腹。今又婢孕，其腹膨脝，颇患之。比产先令安卧，与加味川芎汤，每隔半日而产，积

日半生三子，俱无恙（同上）。

陈氏妇产九日夜不下，一息仅存，闻有兔脑丸，踵门求药。问之亦曰：头逼产门不得出。谕令安卧，再来取药。强而后去，断与芎归汤，明日生下，母子两全。按此皆产母用力，逼令横在腹中，岂有人倒悬十日，而尚得生者乎？

一妇产儿手出不得入，稳婆砺刀以须，急令安卧，与大剂芎归汤，徐徐托之手入。明早生下，母子两全，右臂紫黑，数月而后消（同上）。

孙文垣治侄元素内人难产，夜半叩门，起问何状？曰：产已及门不能下，用力则胸膈间有物上冲，痛不可忍。思顷之曰：此必双胎，胞以分为一上一下也，及户者在下欲出，在上者以用力而上冲，故胸膈痛也，势亦险矣。治法必安上，而下者乃可用力以产也。即取益元散一两与之，令以紫苏汤送下，药甫进，胸膈痛止，不逾时产二女，母亦无恙。或问曰：益元散非产科急剂，何能取效如是？曰：紫苏安胎下气，滑石滑以利气，亦催生上品。盖医者意也，兹亦以意裁取之耳。此法方书无载，记之以备采用（妊妇案中，治竹匠妇常以此方安胎）。

冯楚瞻之媳向患吐血下热之症，自受妊以来，八味丸加牛膝、五味，日服勿间（此其孙所以百日内生养疹症之由也。案见小儿胎毒门）。及临盆胞水已下而数未产，脉之洪数而带坚象，此阴道枯槁已极，何能流通生育乎？投以补养气血催生以药，脉候如故。知为群药攻力不专，乃单以熟地三两浓煎，日进三次，脉始洪缓而软，但坐蓐数日，子母俱困，胎气毫无运动下达之意象，疑胎死矣。再以人参五钱，煎汤一钟，细刮肉桂之最佳者钱许，调服之，连进三剂乃生。

一妇难产，五日后精神已竭，六脉沉微，恹恹一息，腹中毫不觉动，下部肿极，知母子俱困，何能健运以出，乃与参、芪、归、芎、姜、桂、白术、牛膝，温暖调补气血之剂，下咽少顷，腹中运动，疼痛而产，母子俱活。

歙有神医常路遇昇榇者，榇中血流出，医曰：此尚活，可治也。开视则弥月妇人，颜色未改，以

针针其心，遂产一男，手有针孔，母子俱无恙。其子至今尚存（《张氏卮言》）。

张所望治妇人产一子，忽叫痛欲绝，举家惊愕莫措，所望诊之曰：腹内尚存一子未下，投一丹而子下，母遂苏（《钱塘县志》）。

张文仲治一妇一横产，先出手，诸般符药不捷，乃以艾灸其妇人右脚小指头尖头三壮，炷如小麦大，下火立产（《医说》）。

高道者不知何许人也，得长桑君禁方，当明初挟技游银阳。一日值枢于途，诹之乃孕妇丧也。道者验其遗衣血曰：此犹未死耳。启棺视之，一针遂苏。俗惊道者能起死人，以比秦越人云（《江西通志》）。

陆祖愚治高济亭室胎前恶阻，或以清凉调治，既而内伤饮食，消导太过，元气甚弱，胎动欲产，临盆三日夜，方得分娩，疲惫昏冒不知人事。诊之遍身冷汗，口鼻之气有出无入，寸关无脉，两尺如丝，不及服药，令壮盛妇女对口，接其出入之气，俟其气之入而呵之，次用人参、归身、熟地各一两，熟附四钱，煎服，加童便一酒杯，徐徐灌下，四肢温和，人事清爽，连三剂便能饮食。此时若不先用接气之法，必俟药熟，不几气绝耶？

万密斋治朱宅一妇女李氏，常苦难产，形颇壮，性急少食，此气滞也。与一方，枳壳、甘草、香附为主，当归、川芎、白术、陈皮佐之，至八九个月内，每月服三帖，后生三子，甚快。

叶杏林治一妇人分娩甚易，至四十外下血去多，玉门不开，与加味川芎汤一剂，更以活水无忧散斤许，煎熟时时饮之，以助其血而产。

产妇坐草时，取路傍旧草鞋一双，用鼻络小耳绳烧灰，温酒调服，如得左足者男，右足者女，覆者儿死，侧者有惊，自然理也。似非切要之药，催生极验（《得效方》）。

王执中云贵人内子产后暴卒，急呼其母为辨后事，母至为灸会阴及三阴交，各数壮而苏。母盖名医女也（《资生经》）。

余素不信阴阳家言，因召工葺屋，或谓年月不利，不听。时荆妇娠，身已九月及产，一稳婆甚青年，见势不顺，乃托故亟归，易其姑至视之，曰：此非可望生下，欲全母命，非剖

而出不可，余亟令安卧勿怖，以熟地四两，杞子二两，当归一两，煎百余沸，先饮一钟，再煎再饮，不及时许一女已死，乃脐带绾于项间所致，幸母无恙。稳婆诧而去。《妇人良方》云：凡有孕妇之家，不宜造次修治，良有以也。

凌表侄妇年二十余，暑月临蓐，自旦及暮不得产。体素弱，屡发晕迷闷，时师诊之，以为挟痧，不可服参。渐危急延余，视无他，乃肾气不能作强，肝虚不能疏泄，又血液枯涸，致胎不易下耳。与熟地二两，杞子一两，当归五钱。曰：服下即产矣。已而果然。次日觉恶露行少，饮沙糖老姜汤，血行甚涌。专科以炮姜、白术、枣仁、茯神、当归、白芍等不效，反加自汗口苦，小便热涩，烦躁不眠。再延诊，曰：但以余前方加枣仁、当归，愈矣。一剂而安。余此方催生则用当归，止崩则用枣仁，甚者杞地俱倍之，凡治百余妇人无不神验。无力之家可代人参，且无后患，古今诸方，无出其右者。

## 产　后　胞衣不下

薛立斋治一产妇胞衣不下，胸腹胀痛，手不敢近，用滚酒下失笑散一剂，恶露胞衣并下。

一产妇胞衣不下，腹作痛，手按痛稍减，此气虚而不能送出户也。用无忧散而下。前症常询诸稳婆，云：宜服益母草丸，或就以产妇头发入口作呕，胎衣自出。其胎衣不下者必死，授与前法甚效。

吕东庄治陈氏妇半产，胎衣不下，连服行血催衣之药，四剂点血不行，胸痛瞀乱，吕视之曰：此脾失职也。先与黄芪一两，当归一两，下咽而瞀乱顿减，时有以《准绳女科》中恶血阻不下，及胞衣不下方书一本进者，上注某方经验，某方试效，以示曰：中有可用否？曰：一无可用。遂用大剂人参、白术、白芍、黄芪、归身、茯苓、甘草等药，一服而恶露渐至，皆惊叹曰：古方数十一无可用，《准绳》一书真可废也。吕曰：恶是何言，王损庵医之海岱也，顾读书者自不察耳。若唯以恶阻（恶阻二字岂两用耶）及胞衣不下条中求合吾方，宜其谬也。试以血崩及下血条中求之吾方，可见矣。

盖此病本气血大亏，而致半产，脾失统血之职，水湮土崩，冲决将至，故生瞀乱，不为之修筑而反加穿凿，是愈虚也。吾正忧血之下不止，其不合也，又何怪焉？曰：今从子法可得免乎？曰：不能也。穿凿过当，所决之水已离，故道狂澜，壅积势无所归，故必崩急。服吾药第可固其堤，使不致荡没耳。至第三日诊，尺内动甚，曰：今夜子时以前必崩矣。因留方，戒之曰：血至即服。至黄昏果发，如言得无恙。方即补中益气加参、芪各二两也。次用调补脾肾之药而愈（胞衣二字却不重醒）。

薛立斋治一妇产后面赤，五心烦热，败血入胞，胞衣不下，有冷汗。思但去其败血，其衣自下，遂用黑豆二合炒透，然后烧红铁秤锤，同豆淬酒，将豆淋酒化下益母二丸，胞衣从血而出，余症尽平。

陈良甫云：有一亲戚妇人，产后胞衣不下，血胀迷闷，不记人事，告之曰：死矣。仆曰：某收得赵大观文局中真花蕊石散，在笥中，漫以一贴赠之，以童便灌之，药下即苏，胞衣与恶物旋即随下，乘兴无恙（《良方》）。

施介繁室人年三十余，忽有孕又孪生，产后颇健，能食鸡啖饭，数日来渐发热胀懑，诊之，脉浮按滑疾，沉按结涩，询至恶露已一日不行，谓为瘀也。宜通之乃可，与生地、牛膝、益母、红花、桃仁泥、当归尾、丹参、瓦楞子，畏不敢服，延专科曰：此年过壮而初产育，气血俱伤，属虚也。与焦术、炮姜、归、芍、茯神、枣仁等，一剂热益甚，再剂遂谵评。更一专科其说同，其药仿又二剂，日夜不眠，昏狂不省人事，时忽高声歌唱，与伤寒阳明失下无异。再延诊曰：产数日恶露即停，虽执途人而语之，亦必知为瘀滞，若欲其生，亟进前方可耳。不得已乃服，黄昏进药，至夜分恶露始行，黎明复下一物，已焦黑，乃胞衣也。盖产时稳婆只收其一，谓二人同胞，不知其一犹在腹也，遂贻患乃耳。胞去血行，其病如失。然予初亦不知谓为胞未下也。医诚难哉。

## 产　后　隐疾即脱阴

薛立斋治一产妇阴脱，便闭下坠，形气倦

甚，用十全大补汤，而上因怒仍脱，重坠寒热，小便淋沥，用补中益气汤加山栀、龙胆草，一剂重坠减而小便利。仍用前汤去二味，倍加升麻、参、芪而愈。

一产妇阴脱肿痛，小便淋漓。此因元气甚虚，而肝火旺也。用补中益气汤加山栀、车前子，四剂而肝症悉退。仍用前药去二味，加茯苓，小便利。又用十全大补汤，而肿痛遂渐消。

一产妇元气充实，初产玉门不闭，肿焮作痛，小便不利，薛谓肝经湿热壅滞，欲以加味逍遥散加车前子、牛膝治之，不信。乃服十全大补汤，肿痛益甚，仍用前药更加泽泻，一剂而安。

一产妇阴脱肿痛，脉又滑数，欲作脓也。薛用十全大补汤，四剂脓成，又数剂而脓溃。但小便频数，而患处重坠痛盛，此因元气虚弱而下陷也。又用补中益气汤，数剂而愈。

一产妇素有肝火，患阴蚀疳疮，内溃痒痛，如虫行状，食少热渴，小水淋沥，用加味逍遥散、加味归脾汤兼服，间以芦荟丸，外以鹤风草煎洗而愈。

龚子才治一产妇，阴门痛极不可忍，教用桃仁去皮尖研如泥，涂之即已（散其瘀也）。一妇产后，阴户极痒，令其食盐一两，涂之即瘳（去风热也）。一妇产后肿大，用吴茱萸煎汤，洗立愈（辛以散之也）。

薛立斋治一妇胞衣不下，努力太过，致子宫脱出，如猪肚状，令用温汤浴之，即以手捺子宫，去其恶露，仰卧徐徐即入而安。

一妇人脱肛，用补中益气、加味归脾，各百余剂而愈。后因分娩复脱，仍以前药各二百余剂，始愈（拙裁）。

李时珍治一妇，产后子肠不收，用蓖麻仁捣膏，贴其丹田，一夜而上。但用此膏，病愈即宜揭去，其提拔之力最猛也。又有用催生下胎，用涂脚底，亦宜即时洗去。

孙文垣治一仆妇，因产难子宫坠出户外，半月不收，艰于坐卧。有医令服补中益气百帖，需参二斤可愈。乃听之孙，谓此必产时受寒，血凝滞不能收敛，虽名阴脱，未必尽由气虚下陷也。观其善饭，大小便如常可知矣。授以一

法，价廉功省，三五日可愈。用未经水石灰干一块，重二三斤者，又以韭菜二三斤，煎汤置盆中，将干灰投入，灰开汤沸，俟沸声尽，乃滤去灰，乘热坐盆上，先熏后洗，即以热韭于患处揉挪。盖石灰能散寒消瘀，韭菜亦行气消瘀。一日洗一次，三日果消软收入。

【按】子宫子肠，有坠下损伤者，有终身不能上如带缓者，要皆初时治之不得其法耳。

## 产　后 瘀滞

南濠陈鳌妻新产五六日，患腹痛，恶寒发热，医曰：此元气大虚，正合丹溪云，产后当大补气血。遂用人参大剂，入口痛剧，面黑发喘而死。殊不知丹溪以产后当以大补气血为主治，虽杂症以末治之，今陈氏之妻因瘀血未尽，而恶寒发热，不先去其瘀血，骤施大补，是失丹溪主末二字之意矣。主末者，即标本之谓也（《续医说》）。

吴孚先治杨氏妇产后一月，半身以下忽肿胀脐突，小便不通，或以五皮饮加车前、牛膝治之，不效。吴曰：先经断而后肿胀，名曰血分（分平声）。且按少腹有块如拳，知败血尚结于胞门，非温无以化之，以姜桂佐行瘀之剂，下血如黑漆数升，便利肿消。

孙文垣治温氏妇产后五十余日，右胁胀痛，手不可近（非虚痛可知），赤白带下多如脓，发热便秘，诊之曰：此恶露未尽，血化为脓，宜急治之也。常见数妇病此，治不善，积久为毒，有成肠痈者，有内成毒从腰俞出者，皆瘀血为患也。急用泽兰叶、山楂、五灵脂，消恶露为君，川芎、当归、茯苓、白芷为臣，益母为佐，香附、青皮为使，外与当归龙荟丸润大便，使热从之去。服后次日腹胁皆宽，痛亦止。又食荤与鸡子，复作痛，但不如前之盛，与保和丸，用山楂煎汤送下三钱，遂愈。

潘印川子室年二十五，因难产伤力，继以生女拂意，后又女死悲戚，即时晕厥，泪醒神思昧昧，手足瘛疭，目上视。孙至因瘛疭不能诊脉，细询之自产后恶露绝无，时有女医在旁与人参大嚼，及独参汤并粥杂进。盖参与粥皆壅膈上，故神昏瘛疭不已也。教以手探喉中，

乃随手吐出痰饮粥食盈盆，癥疾方定。以川芎、山楂、泽兰叶、陈皮、半夏、茯苓、香附进之，稍得睡。不虞女医又私与补药，子丑时陡然狂乱，人皆异之，目为神附，祷禳无已。曰：此恶露不尽，乃畜血如见鬼之症，非真有神物相附也（此时何不明言女医之失）。徐以正言叱之，即缄默，断继以清魂散加滑石、童便与之，天明小便乃行，狂乱皆定。既而女医欲要功，又以药进则狂乱如前，理与川芎一钱五分，当归四钱，泽兰、益母各一钱，临服加童便，连进二帖不效。此必胸中有痰作滞，故药力不行，即用前剂大加山楂，恶露一行，神思即静，睡片时手足微动，或以掌批其面，或以手搯其胸，昏乱不息。诊其脉近虚，早间面红而光，申酉时面色白，此血行火退，当补矣。与人参、川芎、泽兰各一钱，当归、山楂各二钱，茯苓、陈皮各八分，卷荷叶一片，煎熟调琥珀末五分，服半时许，嗳气二声，此清阳升而浊阴降矣。自是恶露微行，大便亦利，饮食渐进而安。

细阅是案，其得肯綮处，全在知恶露未行，及误服人参两著，至其用药，亦只见症治症而已。

高鼓峰治一妇人产后恶露不尽，至六七日鲜血奔注，发热口渴，胁痛狂叫，饮食不进，或用四物汤调理，或用山楂、青皮、延胡、黄芩等药，卒无一效。脉之洪大而数，此恶露未尽，留泊血海，凡新化之血，皆迷失故道，不去畜利瘀，则以妄为常，曷以御之。遂以醋制大黄一两，生地黄一两，桃仁泥五钱，干漆三钱，浓煎饮之，或曰产后大虚，药毋过峻否？曰：生者自生，去者自去，何虚之有？第急饮之，果寐半夜，次早下黑血块数升，诸病如失矣。复用补中益气而安。

薛立斋治一产妇患恶露不下，服峻犷之剂，恶露随久而昏愦，以手护其腹。薛曰：此脾气复伤作痛，故用手护也（虚痛喜按）。以人参理中汤加肉桂二剂，补之而愈。

【按】产后恶露不下有二：一则瘀滞宜行，一则血虚宜补。予常治数人，皆二三日而止，察其人果虚，一以大剂营而愈。

陆肖愚治谢四府如夫人分娩旬余，忽臀下微微作痛，或谓血虚，用大料芎归，十剂而痛不减。又谓补血当补气，阳生则阴长，加参芪，五六剂而痛益剧。脉之六部沉弦，而左关尺更紧。询之，止左边近肛门一点痛耳。问痛处热否？曰极热。曰：此气血不足而痛也。乃产后败血凝滞于肝经，臀乃肝经所络之地，治而注之，不急治久必成毒，当行血海之瘀滞，解经络之蕴结，庶可消耳，不信。更医仍以八物汤投之，一日痛处顿肿，又过寒凉解毒之品，致疮口不收，大便作泄，饮食不进，肌肉半削。再诊脉微细如蛛丝，按之犹觉有神，曰：今宜大补矣。乃用四君加芪桂附，数剂泻止食进，又加当归、熟地，约十剂，成痂而愈。

一产妇恶露不行，瘀塞溺道，小便不利，遍身浮肿，喘急不得卧，用牛膝膏治之愈。丹皮、大黄、当归、桂心、桃仁、蒲黄、元胡、香附、瞿麦、川芎、麝香，先用土牛膝三两，水五碗煎减半，入上药煎大黄。

孙文垣治程达庵之媳，产半月而腿疼，专科曰：虚。与八珍汤，十日疼益盛，疼虚甚热（非虚右知）。谓曰：慎勿认虚认风，此产后败血凝滞血海，流于经络，不急治则瘀无从出，久必化脓成毒，或为肠痈，今腿疼是其候也。不信，复延专科，曰：风也。但丹溪云：产后当大补气血，虽有它症，从末治。投十全大补，痛转剧，大发寒热，小腹近胯红肿出脓。外科又与收口太早，腰俞复发一毒，肿痛寒热如初，十日后大溃浓，而不收口，精神委顿，肌肉陡削，饮食不进，恶心恶寒，奄奄一息。诊之六脉需大无力，清水无浓，曰：热亟矣。速为保脾，与人参、白术各五钱，甘草、干姜、附子各一钱，黄芪三钱，白芷、桂心各五分。外科曰：白术作脓，恐不可服。曰：脓不死人，饮食不进则死人也。四帖神气回，饮食进，症减脓成，改用参苓白术散，调理一月而安。

朱丹溪治一妇人年十八难产，七日后产，大便泄，口渴气喘，面红有紫斑，小腹胀痛，小便不通。用牛膝、桃仁、当归、木通、滑石、甘草、白术、陈皮、茯苓、红花，煎汤调益母膏不减。后以杜牛膝，煎浓一碗饮之，至一更许大利下血一桶，小便通而愈（《心法》）。

缪仲淳治庄敛之次女，产后恶露未净，至夜发热，脾胃却弱，腰腹大痛，时师谓产后气血俱虚，投以人参、当归诸补剂转剧。咸虑其成蓐劳也。诊之谓：不数帖即瘥矣。用白芍、扁豆、杜仲各三钱，红曲、苏子、车前各二钱，萸肉、麦冬、青蒿各四钱，橘红、干葛各钱半，炙草八分，牛膝五钱，黑豆八钱，泽兰一钱，十剂而恶露净，发热已，腹痛亦止。但腰痛未尽除，脾胃尚未健，改用白芍、山楂、橘红、麦芽、石斛、扁豆、沙参各三钱，砂仁、杜仲、萸肉各二钱，五味一钱，炙甘草五分，牛膝五钱，莲肉四十粒，十余剂脾胃亦健而全愈。

来天培治王正权室人，产后十余日，患寒热腹痛，目赤而涩，羞明疼痛。诊之脉沉而涩，询其恶露未尽，知停瘀为患。以当归、川芎、桃仁、红花、甘菊、生地、丹皮、银花、连翘、蝉退，清火行瘀驱风等剂，六帖而瘥。

薛立斋治一妇产后四肢浮肿，寒热往来，盖因败血流入经络，渗入四肢，气喘咳嗽，胸膈不利，口吐酸水，两胁疼痛。遂用旋覆花汤，微汗渐解，频服小调经散，用泽兰根煎汤调下，肿气渐消（未选入）。

一产妇腹胀，或用抵当汤，败血已下，前症益甚。小腹重坠似欲去后，此脾气虚而下陷，用补中益气加炮姜，温补脾气，重坠如失。又用六君子汤而安。归脾汤调理而愈（同上）。

## 产　后癥瘕

薛立斋治一产妇，腹中似有一块，或时作痛而转动，按之不通（便非实积），面色痿黄，痛则绞白，脉浮而涩，此肝气虚而血弱也。不信，乃服破血行气，痛益盛，转动无常，又认为血鳖，专用破血祛逐之药，痛攻两胁，肚腹尤甚，益信为鳖确，服下虫等药，去血甚多，形气愈虚，肢节间各结小核，隐于肉里，以为鳖子，畏药而走于外。薛云：肝藏血而养诸筋，此因肝血复损，筋涸而挛结耳。盖肢节胸项，皆属肝胆部分，养其脾土，补金水以滋肝血，则筋自舒。遂用八珍汤、逍遥散、归脾汤加减，调治而愈。

一产妇小腹作痛有块，脉芤而涩，以四物加元胡索、红花、桃仁、牛膝、木香，治之而愈。

## 产　后血崩

薛立斋治一产妇血崩，小腹胀痛，用破气行血之剂，其崩如涌，四肢不收，恶寒呕吐，大便频泻，用六君炮姜，四剂稍愈。又十全大补，三十余剂全安。

一产妇血崩，因怒其血如涌，仆地口噤目斜，手足抽搐，此肝经血耗生风，用六味丸料，一剂诸症悉遇。但食少晡热，佐以四君、柴胡、丹皮而愈。

孙文垣治黄氏妇，产未弥月，醉犯房事，血来如崩，发热头晕，大小便俱热，六脉洪大，以竹茹、蒲黄、白芍各一钱，香附、茯苓、侧柏叶各七分，甘草、炮姜、艾叶各三分，血止大半，腰犹胀痛，下午胸膈饱闷。改以川芎五分，当归、茯苓、补骨脂、蒲黄、香附各八分，姜炭、甘草各一分，陈皮七分，人参一钱而愈。

吕东庄治从子在公妇，半产恶露稀少，胸腹胀甚，脉之濡数，当重用参芪，不然必崩。因力艰未服，已而果崩溃不止，下血块如拳如碗者无数，神气昏愦，两足厥冷至小腹，两手厥冷至肩，额鼻俱如冰，头上汗如油，旋拭旋出，按其脉至骨不得见，乃投大剂补中益气汤，加人参一两，未效（如无一两之参，单服补中益气汤，则立脱矣，不可不知）。急用人参一两，附子一两，炮姜二钱，浓煎灌之。至暮渐减，戒曰：俟其手足温即停药。至三鼓手足尽温，崩亦止，家人忌戒，又煎前进之，比晓视之，脉已出而无伦，痰忽上涌，点水不能饮，入口即吐呕，并独参汤不能下。曰：过剂所致也。即投生地黄五钱，熟地黄一两，当归、白芍、枸杞各三钱，甘草一钱，浓煎与饮，病者意参饮尚吐，况药乎？不肯服，乃强之曰：试少饮必不吐，进半瓯殊安，遂全与之，尽药而痰无半点，神气顿清矣。午后体发热，曰：此血虚热恒理也。复用十全大补，调理而瘥。

张飞畴治陈子厚媳，八月间因产不顺，去血过多，产后恶露稀少，服益母汤不行，身热汗出。产科用发散行血更剧。自用焦糖酒一碗。

遂周身络脉筹楚难堪，恶露大下，昏沉戴眼，汗出如浴，但言心痛，不可名状（即杀血心痛也）。此去血过多，心失其养，故痛。肝生筋，为藏血之地，肝失其荣，故脉络筹楚不堪。且汗为产后之大禁，非急用人参恐难挽也。用四君合保元汤，加白芍、五味，一剂汗止。因其语言如祟，疑为瘀血未尽，更欲通利。曰：音怯无神，此属郑声，且腹不疼痛，瘀何从有？此神气散乱不收之故。前方入枣仁、龙齿，诸症悉平。后服独参汤，至弥月而安。

薛立斋治一产妇，月经不调，内热燥渴，服寒凉之剂，其血如崩，腹痛寒热，作呕少食，用六君子二十余剂，诸病悉愈。以加味逍遥散，调理而安。

一产妇月经年余不通，内热晡热，服分气丸，经行不止，恶寒作渴，食少倦急，胸满气塞。朝用加味逍遥散，夕用四君子汤，月许诸症悉愈。佐以八珍汤，煎服两月而愈。

马元仪治金氏妇，产后一月血来不已，厥逆，自汗不止，或与养血补阴不效。诊之两尺空大无神。曰：褚氏有云，血虽阴类，运之者其阳和乎？今厥逆自汗，脉大无根，为脾肾之真阳内弱，故血无所附而溢，所谓阳虚阴必走也。法当大补真阳，以摄虚阴，若养血补阴恐血未必生，而转伤阳气，则阴血愈不守矣。以人参三两，白术一两，附子三钱，茯苓、炙甘草各一钱，一剂知，二剂已，数剂精神胜常矣。

缪仲淳治贺函伯乃正，小产后阴血暴崩，作晕恶心，牙龈浮肿，喉咙作痛，日夜叫号不绝，曰：此因失血过多，阴气暴亏，阳无所附，火空则发，故炎上，胸中觉烦热，所谓上盛下虚之候也。法当降气，气降则火自降矣，火降则气归元，而上焦不烦热，齿龈肿消，喉咙痛止，阳交于阴，而诸病自已耳。用苏子研青蒿子各二钱半，麦冬、白芍、鳖甲、牛膝、生地、枸杞各四钱，五味五分，枣仁五钱，续断、橘红各二钱，枇杷叶三片，河水煎，加童便一大杯，郁金汁十二匙，空心，服时进童便一杯。

许竹溪夫人年三十余，产后自巳至酉血暴下如注，呵欠连连，遂目闭口张，面色青惨白悴，汗出不止，发根尽湿，六脉全无，势欲脱矣。其初亦以童便灌之，韭醋熏之，殊不应。乃用熟地二两，杞子、枣仁各一两，令煎汤，候药至投入，不待稠脓，即徐徐灌之，才尽一钟，汗止目开口闭，渐知人事。再与之，血止而睡，醒后进粥。次日仍以前方，令日服一剂，四日全瘳。当其亟于诊也，时方与人会饮，掷杯而往，疏方而返。坐有业医者数人，询其症，咸曰：犹与药乎？用何方？曰与某某。咸诧笑曰：君真买干鱼放生也。咎将随任，余笑而不言。

宋申甫室人妊数月，时长夏归宁母家，召医诊之，以为经阻也，投破瘀辛热之剂，四帖遂半产，血行如泻，亟余诊，至则大汗淋漓，脉将脱矣，伏几上，去床数步，不能就寝，以血行之猛也。时唯亲戚朱某在，乃属其母煮水，待药煎百余沸，即与服，再煎再与，不及稠浓也。急偕朱就近铺买熟地四两，杞子、枣仁炒各二两，如法服立瘳。

张建东室人年三十余，妊娠五月，素有肝症，偶不快，邻医与荆、防、广木香、砂、郁金、元胡之类，五剂遂见红，腰腹酸坠，气促面红，诊之脉不接续。曰：胎已难保，第与滋养二阴，以防其崩耳。其产必在子夜，若待崩而延诊，服药恐缓不及事，先疏方与之，熟地二两，杞子一两，枣仁一两。令察其面若加赤，气若加喘，血必暴下，宜急饮之。至时一一如言，果获无事。次日就前方减半，入人参一钱，二剂而痊。后数年复孕，因肝虚发厥，余用生地、杞子一剂，不敢服，遂至变症百出，产后上咳下利，余与杞子、生地、沙参、麦冬，病少退。次日仍前方，告以必蒌仁乃可，以服参、术、姜、附既多，热郁甚，非此莫能解也。遂不复邀。后闻其日进参、芪、术、附，卒致不起。人之生死岂皆命乎？

## 产　后<sub>血迷</sub>

张子和治一妇，产后第六日血迷，用凉膈散二两，四物汤三两，朴硝一两，都作一服，大下紫黑水，其人至今肥健（即末句推之，则其人素常肥健可知，故可用如此药）。

柴屿青治侍御李符千大令媳，半产大汗，

发晕昏不知人（即血迷也），他医立方，俱不敢服。符千乃徒步邀视，先令其以韭叶斤许捣烂，用好醋炒之，乘热熏鼻少苏，用清魂散，加童便、黄酒服之，调理旬日而安。

薛立斋治一妇，因产后饮酒，恶露甚多，患血晕，口出酒气，此血得酒热而妄行，虚而作晕也。以佛手散加煨甘葛二钱，一剂而痊。酒性慓悍，入月及产后不宜饮，恐致前症。产室人众，气热喧嚷，亦致此症。

梅师治产后余血不尽，上冲心，胀闷腹痛，以藕汁二升，饮之愈。

薛立斋治一产妇，患恶露上攻，昏愦口禁，冷汗不止，手足厥逆，用六君子加附子一钱，以回其阳，二剂顿苏。又以十全大补汤，养其气血而安。

一产妇患前症，手不敢近，用失笑散一服，下瘀血而愈。次日腹痛下利，用十全大补而安。

一产妇患前症，用大黄等药，其血虽下，复患头痛，发热恶寒，次日昏愦，自以两手坚护其腹，不得诊脉，视其面色青白，此脾气虚寒而痛也。用六君子加姜、桂，而痛止。又用八珍加姜、桂，调理而安。

王执中曰：产后血晕，寒热往来，或血抢心，恶疾也。予阅《食疗本草》，见有用鹿角烧为末，酒调服，日夜数服验者。偶家有妇人患此，令服此神效。因教他人妇，服皆验。但以产后未可饮酒，以童子小便调服耳。最忌服利药（资生经）。

## 产　后　血虚

杨乘六治许氏妇，产后动怒，寒热往来，胁痛口苦（肝火病其状如疟，盖胆为肝府，肝病则胆亦病矣），渐次发热晡热。医用风药，混加表散，腹左忽增一块，區大如掌，日夜作痛。或疑寒凝，或疑食滞，或疑瘀畜，或疑痞积，杂治之病益甚。食减肌瘦，脉之右关弦洪数，面色黑瘦，舌色淡黄而干，症乃怒气伤肝，肝经血少而燥痛也。盖肝居胃左，本藏血者也。血足则其叶软而下垂，血亏则其叶硬而横举，内与胃相磨，外与肌相逼，能不隐而痛乎？凡性燥多怒者，往往患此，而妇女尤多，庸妄不知，误用香燥销克之剂，枉杀者不知凡几，良可叹也。以滋水清肝饮，四剂块消痛止，继用归脾汤去木香，加白芍、丹皮、山栀，间服，十余剂而痊（必用归脾收场，吾知其守而未化也）。

许氏妇产后发热，或时作寒，头痛体倦，医与疏邪降火，烦渴不食。杨诊之，其脉浮，取似数，重按则芤，左手尤甚，唇舌皆白，面无血色。用十全大补汤加炮姜，或曰：如此大热而用姜、桂何也？曰：阳在外为阴之卫，阴在内为阳之守。两相依附者也。今产后阴血大亏，虚阳无附，浮散于外而为热，非引浮散之阳，归于柔阴，其热不退（却不尽然），故用温补血气之剂，欲其补以收之也。又曰：姜桂味辛而散，何云补以收之耶？曰：桂逢阳药固能汗散，若逢血药即为温行。姜之为用，生则开肌发汗，熟则温中散寒，至炮黑则入血，且能引气药以入血分，而生新血。故以大补为主，以之为佐，使阴得阳生，则热自除耳。四剂果热退身凉，十余剂诸症悉愈。凡产后症多属阴虚血少，第以二地、二冬、杞子、一切养荣之剂，无不立愈。若气血兼补，杂以姜附刚剂，非担延时日，即贻病者后患，临症者宜审之。

柴屿青治钱玙沙官侍御，时其夫人产后三日，恶露甚少，而色白唇燥，口干身热（与前案唇舌皆白，而无血色同），拟用参、玙沙以产后不宜用补为疑，柴曰：果有外感，自别有治法，今症属不足，舍此必致贻患，不可用参之说，此不知医者及女流之见也。遂投人参当归散，加好桂一钱，次日口润生津，调理半月而痊。

陆祖愚治聂巡司子妇产后百余日，大肠燥结，虚火上冲，便血肠鸣，腹满短气，内外皆热，半月不能进饮食，或与养血清火，愈甚。诊得两浮洪而数，按之无神，脾肾两脉更觉空虚，乃产后元气耗散，真阴不足，而非实热也。用八味丸，清晨淡盐汤送三钱，用四君加归、芍、麦冬、知母、莲肉，作煎剂数服，诸症少缓，后以补中益气加白芍、麦冬，一月瘳。

马元仪治陆氏妇产未一月，因起居微触，便血三日，遂彻夜不寐，此新产去血过多，虚而益虚也。凡有所触，必伤其肝，肝伤而血溢，则气亦不守矣。气虚血弱，心神无养，故目为之不瞑。又与归脾大剂，用参至一两，加鹿茸三钱，两月而愈。

许竹溪室人产后数日，发热自汗，面赤头痛，恶食不眠，恶露虽极少而淡，腹时胀痛，脉则洪大而数，曰：此血虚也。腹胀面赤，其热欲崩，宜峻补。或问故，曰：面赤者阳上越也，腹胀者，阴下陷也，阳上飞则阴下走，势所必然。与熟地一两，杞子、枣仁各五钱，一剂。次日小腹之右忽有块如盘，且硬按之痛甚，于是疑为瘀而误补，欲更张。幸病人素服予药，姑再延诊，曰：其块骤起，即大如盘，虽瘀滞，亦无如是之甚也。此正肝脾失血，燥而怒张，得补犹然，否则厥而崩矣。今脉大渐敛，面赤渐退，非药之误，乃药之轻也。令前方加倍，再入炒白芍五钱，炙甘草一钱，一服块渐平，再服块如失。前方减半，数剂诸症全安。此症若作瘀治，断无幸矣。

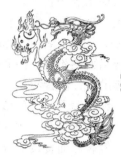

# 续名医类案卷之三十五

## 产后感症

陆肖愚治吴敬之室年二十余，产前已有感冒，分娩三日后，因责婢离床，时正冬月，觉身上栗栗，遂身热头痛，或用参苏饮发其汗，头痛止而身热不除，遂以产后当大补气血，数剂而烦热日甚。又拟用补中益气汤，脉之两手虽弱而左犹带浮，右已见数，曰：脉虚正产后之平脉，但左手犹浮，知表邪未散，右手见数，欲传里之候也。宜急解其表，微通其里，少缓便有承气之患矣。用柴、葛、桔梗、黄芩、花粉、甘草、山楂，一剂而烦热减，二剂而身凉，以清气养荣汤调之。

马元仪治陆氏妇产后恶寒，虽重茵厚被不除，屡补不效，将行桂附矣。诊之两脉沉伏，面赤口燥，胸满，此非产后新虚，乃胎前伏邪也。屡用参术，则邪愈结而正愈阻。肌表恶寒者，邪热内郁，逼阴于外也。口干面赤胸满者，邪气挟火挟食，上凌清道也。仍宜一表一里治之，用葛根、防风、苏梗、枳壳、桔梗、杏仁、苏子、薄荷，一服而表症矣。右关尺转见滑实，随用大黄五钱，元明粉三钱，甘草一钱，一服下积秽盛多，复发疹发颐，此表里两和，余邪毕达之征也。再与辛凉解透之剂而安。此症邪伏于内，久而不宣，用清阳泄表，苦寒达下两泄之，犹发疹发颐，而乃妄行温补，将谓脉伏恶寒为阳虚之候耶？其亦不审病机甚矣。

王氏妇产后一月，神气昏倦，上气喘促，胸满中痛，咳嗽发热，百治无效。诊之两脉沉涩兼结，此胎前已有伏邪，兼产后气血两虚，邪益内结，法宜表里两和，使邪从外达，气从内泄，病自愈矣。以桂枝、柴胡、苏梗、枳壳半曲、蒡子、杏仁、广皮，透邪达滞之剂，顿安。脉已稍舒，或投参、地、归、芍，敛滞之品，遂彻夜靡宁，如丧神守，此邪强于中，补之生变也。乃用桂枝、炮姜、黄连、枳实、厚朴、广皮等，一剂而胸满中痛除。复用蒌仁、柴胡、桂枝、半夏、枳实、杏仁、苏子、桔梗，再剂而表热喘咳平。但大便不行，此久病津液失养也。加生首乌一两，便行余邪尽去，然正气大亏，再与滋补气血之剂而安。

李季虬治魏常正产后饮食不节，复感风寒，遂致发热谵语，喘咳气逆，恶露绝不至，势盛急迫，谓症皆系外来客邪，尚属可救，设正气虚脱，现诸症者，必无幸矣。何以见之？以脉气浮大有力故也。用大剂疏风消食之剂，二剂便霍然。先是有用白术、芍、归等补药者，几为所误（广笔记）。

张意田治一妇产后患病，已及半载，咸作劳损治，且云阴亏已极，势难痊愈。张连诊五次，确知此症，服小柴胡汤，法必当应。奈群议纷纭，以参柴非治阴亏之药，又言肺热咳嗽大忌人参，因立案正心，幸病家见信，一服而寒热大作，三服之后寒热退，而咳嗽平。十服全愈。案云：诊得六脉皆数，右寸大而软，关尺两部沉候弦急，左寸洪数，关部三候皆虚数，尺中空大。夫右寸软大肺气虚也。关尺沉候弦急，关主中州，尺司火位，沉里也，弦肝脉也，此因中气虚，而木邪犯位，木气动而火从之也。左寸洪数，心经虚火也；关中虚数，肝无血养也；尺中空大，肾水虚也。是脉本属阴虚而寒邪乘之，留连不已，以至于此。今所见症，五更发热者，寅卯木旺之时，肝木挟邪，随时而动也；上午寒热得汗热减者，邪稍泄而势稍缓也；咳嗽之声结而不畅，此久嗽伤肺，肺气虚而邪不得越也；胸腹时胀而微鸣，此肝木犯脾，肝主胀也。合脉症是为虚中挟实，不得枢转外出之候也。《大全》曰：产后血气虚弱，余食未平，不满百日，将养失所，风冷客于气血，颜容憔悴，饮食难消。感于肺，故咳嗽口干，遂觉头昏，百节疼痛，荣卫受邪气，通于肝，流注脏液，须臾频发咳嗽无汗，寒热如疟，蓐劳之候，往往如此。景岳天虚弱之人，外邪初感，不为解散而作内伤，或用清凉，或用滋补，以致寒邪郁伏，久留不解，而寒热往来，或为咳嗽，其症全似劳损，欲辨之者，察其里病情，或身有疼痛，而微汗则热退，无汗则复热，或大声咳嗽，脉虽弦紧而不甚数，即病至一两月，而邪犹未解，此似损非损之症，毋再误也。今此症实类此，当用小柴胡汤转动枢机，藉少阳之气从内而外，自下而上，则阴阳和，而伏邪解散矣。半夏生当夏半，能启阴气，产后阴亏而兼口燥，故去之。胸腹时胀，脾阴多郁，宜加牛膝以导之，药病相当，自应如桴鼓也。

来天培治潘氏妇，季夏产后二十余日，患寒热便血，恶露未净，而专科与香薷饮四剂，服后反呕吐，头眩腹痛，自汗恶心，发热气促，发斑色微红，两颊淡红，诊之左脉如丝，右脉沉细，此虚而兼感。呕吐伤胃，肝木乘相火刑金，肺气受伤，上下拒格之症也。治宜活血滋阴，行气舒脾，散滞降逆，托里化斑之剂。用牛膝、茯苓、杞子、当归、红花、黄芪、木香、香附、广皮、夏曲、生姜，一剂诸症大减，六脉和缓，但微嗽眩晕。心跳胸膈不舒。此邪去正虚所致也。前方去川芎、木香、牛膝，加伏神、丹参、杏仁、贝母，二剂前症尽除。惟心跳头晕，改用归脾汤去人参、木香，加防、党参、杞子、白芍，调理而愈。

## 产后暑

孙文垣治一妇人年十六初产女，艰苦二日，偶感暑邪，继食面饼，时师不察，竟以参术投之，即大热谵语，口渴，汗出如洗（暑症多汗），气喘（暑伤气）泄泻，泻皆黄水无屎（协热下利），日夜无度，小水短少，饮食不进，症甚危恶。时六月初旬，女科见热不退，乃投黄连、黄芩、白芍之剂，诸症更甚。又以

参术大剂，肉果干姜等止泻，一日计用参二两四钱，泻益频，热益剧，喘汗转加，谵语不彻口，医各束手，谢曰：汗出如油，喘而不休，死症也。又汗出而热不退，泻而热不止，谵语神昏，产后脉洪大，法皆犯逆，无生路矣。惟附子理中汤，庶侥幸万一。孙诊之六脉乱而无绪，七八至，独右关坚硬（食积）。因思暑月汗出乃常事，但暑邪面食瘀血皆未销镕，补剂太骤，致畜血如见鬼，若消瘀去积解暑，犹可生也。用益元散六钱，解暑清热，止泻利水为君；糖球子（即山楂）三钱为臣，红曲、泽兰各一钱五分，消瘀安魂为佐；橘红、半夏、白茯苓，理脾为使；三棱五分，消前参术，决其壅滞为先锋。饮下即略睡，谵语竟止，连进二剂泻半减。次日仍用前剂，其下热减，大便只一次，有黄屎矣。恶露行黑血数枚。次日诊之，脉始有绪，神亦收敛，进粥一盏。前方去三棱、红曲，加扁豆，大便一次，所下皆黑屎，热尽退。改用六君子加益元散、青蒿、扁豆、香附、酒芍、炮姜，调而安。

易思兰治石城王福歉之妃，癸酉六月受孕，偶患泄泻，医用淡渗之药止之。自后每月泻三五日，有作脾泻者，用参苓白术散之类，二三服亦止。然每月必泻五七次，至次年三月生产后，连泻半月，日夜八九次，诸药不效。惊惶无措，召易诊之，两寸尺俱平和，惟两关洪大有力，曰：此暑病也。以黄连香薷饮治之，一剂减半，再剂全愈。惟肝脉未退，又用通元二八丹调理半月后平复。

陆祖愚治李丹山子室，自来元气不足，产后六七日，正当酷暑，而卧房在楼，忽头疼气喘昏闷，体若燔炭，沉沉昏去，或以为伤寒，令门窗尽闭，帐幔重围，用二陈、羌、防、芎、苏，一剂口干唇裂，喘急欲绝。诊之六脉浮洪而散，乃冒暑而非感寒，宜凉解而不宜温散，令取井水洒地，铺以芦席，移病人卧其上，饮以香薷饮，遂微汗而苏。再用清暑益气汤，四剂而起。

沈明生治刘舜泉孙媳夏月产后，晕厥不省人事，或谓恶露上攻所致，投去瘀清魂等剂，瘀不行，晕厥益甚。又作痰治，食治，皆不效。

沈至回翔谛审，笑曰：吾得之矣。此暑热乘虚而入，急宜清暑，非黄连不可，或谓血得冷则凝，今恶露未去，若投寒凉，是速其毙也。沈笑曰：有不讳吾任之。药甫入口，厥苏晕止，再进而恶露行。盖产时楼小人多，炎歊之际，益助其热，乍虚之体触之，岂能不病。经云：暑伤心。又云：心主血，为热冒而晕厥。此中暑而非恶露明矣。或曰：舍症从时，理固然矣，然血热则行，冷则凝，亦古训也。今用寒凉而恶露反去，何也？曰：热行冷瘀，以血喻水道，其常耳。子独不观失血者，有用温暖药而得止，则瘀血者，岂无用苦寒而得行？此造化之微权，逆从之妙理也。安可执乎？

## 产后火热

易思兰治一妇产后半月余，胃有清水，作逆而吐，以为胃寒，令煮鸡倍用椒姜，初觉相宜（凡内热虚火之人，初服辛热之药，亦有小效），至三五日清水愈多，以姜椒煎汤，时时饮之。近一月口气渐冷，四肢发厥，昼夜作逆，腹中冷气难堪，有时战栗，用四物汤，人参一钱至二钱，初服少安，久则不应。又加炮姜亦不效。众议用附子理中汤（庸俗必趋之道）。易诊之六脉俱无，以食指复按尺部，中指、无名指按尺之后（诊法妙），脉来实数有力，左右皆同，发言壮厉，一句可说三五句，唇进颊赤，大便五六日一次，小便赤少，此实热症也。询之其俗，产后以食胡椒炒鸡为补，此妇日食三次，半月后遂得此疾。乃用三黄汤治之，连进四盏，六脉俱现，姜椒汤不欲食矣。又进四盏，身不战栗，清水减半，服四日口中热气上升，满口舌尖俱发黄小粟疮。大便八日不通，以四苓合凉膈散，空心一服，至午不动，又以甘草煎汤，调元明粉五钱，热服。一时许腹中微鸣，吐出酸水一二碗，大便连去二次。又服元明粉五钱，下燥矢十数枚，后以四苓、三黄、山栀、枳壳，调理全愈。

【按】此为火极似水，乃物极必反之候。凡患此为燥热温补所杀者，多矣。哀哉！

许学士云：记一妇人产后护密，阁内更生火，睡久及醒，则昏昏如醉，不省人事，其家惊惶，许用荆芥佐以交加散，云服之即睡，睡中必以左手搔头，觉必醒矣（《本事方》。盖为火所逼也）。

## 产后火

沈协兰室人善病，自颇知医，最重《景岳全书》，数年来所服多温补之剂，约桂附几各半斤，近以产后恶露淋沥，赤白时下，咳嗽日甚，小便自遗，脉之右寸鼓指，两关弦数，右尺弱，面有红光，舌当中无胎，胸多冷气，喜热饮，稍凉则不快，所服乃寿煎加姜桂等，乃列案与之，曰：病本三阴不足。久服温补，则气分偏胜，遂致绵延不已，其误在便溏气冷，又喜热饮，认为脾胃虚寒，不知火盛下迫则作泻，上冲则反冷，郁于中则得辛热而暂散。此理方书多未论及，今以产后去血，血益虚则火益盛。面有红光，火炎上也；恶露赤白，肝脾热也；咳嗽便遗，肺虚肝盛，肾不秘密也。辛温燥烈宜急远之，方用生熟地、杞子、沙参、麦冬、钗斛，初犹畏麦冬之寒，以二钱太重，只用六分，数剂后觉相宜，渐加至一钱五分，十余剂便不喜热饮，症渐平。又加蒌仁，二十余剂，每日大便下青黑杂色，而辛气满房户，盖桂姜之热久泊回阳，因营气渐充，乃势不能容，而下出也。若再投温补，其害可胜言哉！书此以为偏服温补者戒。

杨氏二妇，妯娌也。其姒新产，发寒热头晕，不能起坐，坐则欲仆，恶露红白，两乳壅肿，子户旁肿如鸡卵，痛甚，势将成痈。专科与炮姜、白术、荆芥、桂枝等，更呕恶不寐，脉之弦数，六至有余，乃与生地、杞子、蒂丁、麦冬、当归、银花、甘草、黄连、蒌仁六剂全愈。其娣产弥月耳聋，头及乳腹常痛，带下绵绵，每浴汤中摇漾如线，子户亦肿痛，医与香燥转甚，亦用前方加减而愈。又朱朗斋令妹，产后赤白淋沥，口干咽痛，前方去蒂丁、当归，加白芍，四帖全安。其初杨姒所生儿，食乳即吐，自母服药后亦不呕矣。凡此皆少厥二阴，阴虚火盛之病。若谓产后而辛温，是杀之也。

## 产后恶寒

吴洋治汪伯玉娣杜冬举仲子，会病暗且瘘，四肢汗溢而甚恶寒，历春夏滋深，挟纩拥絮，犹栗栗，曰：物极则反，吾且极之。病由递产而虚，势重不可遽反，激而后反，其易为力哉！于是补以参芪，敛以桂枝，固以龙骨、牡蛎，经年寒犹故也。汪以为言，洋曰：毋谓徐徐，及瓜而后可治。又明年夏，先期一月而诊之，曰：药力告盈，其可已。至日则以盘水沃青巾者二，以石水浮瓜者三，谓汪曰：洋无戏言。通言语，彻衣衾，其在今日。乃命女仆奉盘水进，杜难之，手语曰：吾病产后，宜不可水。洋曰：无害。第以两手按青巾试之，病者曰：宜。然后乃沃两履，寻漱以盂水，已复饮之，既削瓜而华啖其半，于是汗止声出，单衣如常。先是溪南吴千妇，病与杜同，洋治以向法效（《太函集》）。

## 产后喘

楼全善治一妇，产后洗浴即气喘，但坐不得卧，已五日。恶风，得暖稍宽，两关脉动、尺寸俱虚，百药不效。用牡丹皮、桃仁、桂枝、茯苓、干姜、枳朴、桑白皮、紫苏、五味子、蒌仁，服之即宽，二三服即卧，其痰如失。盖作汗血感寒治之也（《治法汇》）。

薛立斋治一产妇，喘促自汗，手足俱冷，常以手护腹，此阳气虚脱也。用人参附子汤，四剂愈。

缪仲淳曰：已丑予妇产后五日，食冷物怒伤脾作泻，乃微嗽又三日，泄不止，手足冷，发喘床亦动摇，神飞扬不守。一医投以人参五钱，附子五钱，疗之如故。加参附又不效。渐加参至三两，附子三钱，一剂霍然起（《广笔记》）。

缪仲淳治于中甫夫人产后气喘，投以人参五钱，苏木、麦冬各三钱，一剂愈（未入选）。

## 产后咳嗽

薛立斋治一妇咳嗽，见风则喘急恶寒，头疼自汗，口禁，痰盛，薛谓：脾胃气虚，腠理不密，用补中益气加肉桂，数剂而安。

一产妇咳而腹满，不食涕唾，面肿气逆，此病在胃而关于肺，用异功散而愈。

孙文垣治赞皇令堂产后左胁痛盛（此胁痛缘肺实而气机不利），咳嗽痰不易出，内热气壅，不能伏枕，与以瓜蒌仁六钱，桑白皮、苏子、杏仁、半夏、桔梗、枳壳各一钱，水煎服之，气定喘除，外与保和丸及七制化痰丸而安。

缪仲淳治施灵修乃正产后发寒热，咳嗽不止。因本元虚弱，误用姜桂，势甚剧（二句宜细玩之），用鳖甲、白芍、牛膝、生地各四钱，山楂、麦冬、益母草各五钱，橘、当归各二钱，青蒿、杜仲各二钱五分，枣仁八钱，远志、五味各一钱，茯神三钱，竹叶三十片，数剂辄定（方亦太杂）。

聂久吾治一妇年四十余，因产过多，身热日夜不止，午后益盛，肌内瘦削，经水不行，诸医无效。与花粉、山药、百合、香附、麦冬各八钱，天冬五分，地骨皮、当归、二母各六分，生地生炒各四分，白芍生炒三分，前胡四分，茯苓七分，生甘草三分，姜一薄片，龙眼三个，服十余剂而身热已退。又加桔梗四分，酒炒芩连各六分，二十余剂而安。

## 产后呕附：霍乱

陈霞山治一妇产后伤食，致胃虚不纳谷，四十余日闻谷气药气俱呕，以参、苓、白术、炒曲各一钱，陈皮、藿香各五分，炙甘草三分，砂仁五分，陈米一合，用沸汤二碗，泡伏龙肝末，澄清汁煎药服而安。

薛立斋治一产妇患腹胀，满闷呕吐，因败血散于脾胃，不能运化所致。或用抵当汤（疑是抵圣汤）。败血以下，前症益甚，小腹重坠，似欲去后。薛谓脾气虚而下陷，用补中益气汤加炮姜，湿补脾气，重坠如失。又用六君子汤而安。

一产妇停食霍乱，用藿香正气散之类，已愈。后胸腹膨胀，饮食稍过即呕吐，或作泄泻，此脾胃俱虚，用六君子汤加木香，治之渐愈。后因饮食失调兼恚怒，患霍乱胸腹大痛，手足逆冷，用附子散，又用八味丸以补土母而康。

设泥痛无补法，而用辛散，或用平补之剂，必致不起。

## 产后泄泻

陆养愚治臧舜田内人，脾胃素常不实，产后因怒，大便泄泻，或以胃苓汤加归芍投之，势日甚，且汗出气喘，脉气散大。或谓此非产后泄泻所宜，宜勿药。陆曰：脉虽大而按之不甚空，尚有一二分生意。用人参理中汤加诃子肉果，已煎矣，忽传人事已不省，再诊之，浮按虚数，沉按如丝，手足厥逆，或谓今夜决不能延，乃辞去。陆令急以前药加附子一钱，一剂汗止泻减，再剂病减七分，去附子加归芍，数剂起。

王愆如治一产妇，泻弥年不愈，六脉沉迟，此元气下陷，寒热太甚症也。然汤药犹湿也，以湿治湿可乎？遂用参、芪、苓、术、肉蔻、升麻、防风、甘草，用猪肚一枚，入莲肉一斤，好酒煮烂，捣和为丸，日进而安。

陈三农治一妇产后滑泻，勺水粒米不容，即时泻下，半月余矣。六脉濡而弱，此产劳力伤脾也。若用汤药恐滋胃湿，遂以参苓白术散加肉蔻、生姜、枣肉为丸，服愈。

薛立斋治一产妇大便不实，饮食少思，五更或清晨遗屎，此中气虚寒，脾肾不足，用补中益气送四神丸而痊。

张子和治李德卿妻，因产后病泄年余，四肢瘦乏，皆断为死症。张曰：两手脉皆微小，乃利病之生脉。况洞泄属肝经，肝木克土而成此病，亦是肠澼。澼者，肠中有积水也。先以舟车丸四十五粒，又以无忧散三四钱，下四五行。又进导饮丸，渴则调以五苓散，再与胃风汤，调之半月而能行，一月而安健。

## 产　后不禁

薛立斋治一产妇，小便频数，时忽寒战，乃属脾肺虚弱，用补中益气加山茱、山药为主，佐以桑螵蛸散而愈。后患发热晡热，盗汗自汗，月水不调，用加味逍遥散而安。

一产妇患前症，吐痰发热，日晡作渴，此膀胱阴虚，用补中益气汤，佐以六味丸而愈。

又患痢后小便频数，手足俱冷，属阳气虚寒，用前汤及八味丸而瘥。

一产妇小便不禁，二年不愈，面色或青赤，或黄白，此肝脾气血虚热，用加味逍遥散为主，渐愈。佐以六味丸而痊。后因怒小便自遗，大便不实，左目顿紧，面色顿赤，仍用前散佐六君子汤，以清肝火，生肝血，培脾土而瘥。

一产妇小水淋沥，或时自出，用分利降火之剂，二年不愈。以为肺肾气虚，用补中益气及六味丸而痊。

## 产后秘结附：淋

薛立斋治一产妇大便秘结，小腹胀痛，用大黄等药，致吐泻不食，腹痛胸痞；用六君子汤加木香、炮姜，治之而愈。

孙文垣治沈三石夫人，产三日腹不畅，女科为下之，大泻五六次，遂发热恶心，又用温胆汤止吐，小柴胡退热。数剂食吐不止，粒米不进，又用八珍汤加童便，昏愦耳聋，眼合口渴，肠鸣（发热恶心，耳聋口渴，多似感症，然此实误下虚之所致。所谓变症蜂起也），眼胞上下及手足背皆浮肿，诊之六脉皆数，曰：脉数所主，其邪为热，其症为虚。与十全枳实汤加炮姜，夜半稍清爽，进粥一盂，始开目语言。次日午以药不接，且言语过多，复昏昧不知人事。翌日以人参、白术各三钱，炮姜、茯苓、陈皮各一钱，甘草五分，服讫体微汗，遍身痹瘀，热退神爽。下午药又不接，且动怒，昏昧如前，六脉散乱无伦，状如解索，痹亦没，亟以人参、白术各五钱，炙甘草、炮姜、制附各一钱，连进二帖，是夜熟睡，唯呼吸之气尚促（屡进皆效，后之肿毒自非实症也）。次日脉转数，下午发热不退，环跳穴边发一毒，如碗大，红肿微痛。女科复谮曰：向之发热恶心，皆此所致，姜附温补误也，须急进寒凉解毒之药。孙曰：此乃胃中虚火，游行无制，大虚之症，非毒也。若用寒凉，速其死耳。经云：壮者气行则愈，怯者著而或痛。惟大补庶可万全。三石然之。仍与前剂，日夕二帖，参术皆用七钱，服后痹瘀复起，毒散无踪，热亦退。再以参苓白术散调理而安。是症皆由误下，致变百出，可不慎哉！

【按】是症多由产后血津虚耗，及平素多火内热之人常有之，虽日数过，亦无所害，即欲通之，唯大剂二冬、二地、归、杞、苁蓉，不过一二服即行矣。彼桃、杏、麻、柏，及胆蜜之治，犹下乘也。若硝黄肆用，诚失医哉！

薛立斋治一妇，产后大小便不通，诸药不应，将危矣。令饮牛乳，一日稍通，三日而痊。人乳尤善。

## 产后疟

陆肖愚治陈振宇女，年二十七，产后患间日疟，已月余，寒热虽不甚，而身体倦怠，饮食减少，脉之左手平和，右手弱而无力。与补中益气汤二剂，觉胸膈饱闷，遂归咎人参。更医仍用青皮，饮二陈汤等，寒热反甚，用截药或止，数日复作，延至数月，肉削骨立。再诊之，其脉微弱已甚。曰：前服人参两可愈，今非至斤不能奏效矣。用十全大补汤，二剂仍觉闷，疑之，曰：直服至不饱闷，自愈矣。更倍参投之，遂饮食日增，服数十剂方起。

## 产后下痢

薛立斋治一产妇，食鸡子腹中作痛，面色青黄，服平胃、二陈，更下痢腹胀。用流气饮子，又小腹一块，不时上攻，饮食愈少，此脾胃虚寒，肝木克侮所致。用补中益气加木香、吴茱萸，渐愈。又用八珍大补，兼服调理而安。

龚子才治一产妇血痢，小便不通，脐腹疼痛，以生马齿苋捣烂，取汁三大合煎沸，下蜜一合调，顿服即愈。

薛立斋治一产妇，屎后下血，诸药不应。饮食少思，肢体倦怠，此中气虚弱，用补中益气汤加吴茱萸、炒黄连五分，四剂顿止。但怔忡，少寐盗汗，用归脾汤治之而愈。

孙文垣治族女小产后二十日矣，患赤痢，一日十余次，怯寒恶食，小腹胀痛，诊之右寸滑大，知其虚中有热，盖缘恶露未尽，故小腹胀痛，专科泥丹溪产后大补气血之语，概施之，因而作痢，乃翁曰：病尚怯寒，何云有热？曰：恶寒非寒，反是热症，盖火极似水也（时师多

昧此旨间）。饮药后当知之。以白芍、当归、滑石为君，桃仁、酒连、酒芩为臣，木香、桂皮、槟榔为佐，青皮为使，服下果去黑瘀血甚多，小腹顿宽。惟口干小水少，恶心怕饮食，体倦，仍里急后重。人参、川芎、白芍各一钱，当归一钱五分，酒连、陈皮各六分，木香二分，外与清六丸，服下热除，痢减十之八矣。但大便不实，恶心虚弱，以四君子汤加酒芍、陈皮、木香、肉果、酒连、当归，养之而平。

陆养愚治李尚田乃正产后患痢，延及年余，肢肌羸瘦，面色黧黑，咸以不可为矣。脉之两手皆微小，而右关尺之间尚觉有力如珠，舌中常起黑胎，曰：微小乃久痢生脉，脉滑胎黑，必沉积在肠，久而未去也。若大下之，病当愈。李谓初病亦常服通利，今饮食不进者数月矣，安所得积乎？因前方大都纽于产后，大补气血为主，即用消导，多杂参、芪、归、芍，补不成补，消不成消，致元气日衰，积滞日固，至收敛湿涩宜其剧也。乃以润字丸一两，分三服，令一日夜服尽。下紫黑如膏数缶许，口渴甚，煎生脉散，作茶饮之。胃渐开，又以润字日服一钱，每日下稠积缶许，十日后方用补养，一月而痊。

张路玉诊大兵船上一妇，胎前下痢，产后三日不止，恶露不行，发热喘胀，法在不救。服药一剂，反加呃逆。诊之其脉三至一代，欲辞不治。因前医被留，不与排解，必致大伤体面，乃曰：此症虽危，尚有一线生机，必从长计议，庶可图治。彼闻言，始放其医而求药。遂与盏一枚，钱数文，令买砂糖熬枯，白汤调整服，既可治痢，又能下痢，且不伤元气，急与之服。彼欣然而去。医得脱而遁，至大兵去乃归。

薛立斋治一产妇痢，未至满月，因食冷物及酒，冷热与血攻击，滞下纯血，缠坠极痛，其脉大无力，口干，用黄芩芍药汤，三服而安（未选入）。

### 痘 孕产妇

徐仲光曰：一孕妇，正痘养浆时堕胎，血去多昏愦，乃伏陷而死。

一孕妇症同前，以黄芪一两五钱，人参、当归各一两，阿胶五钱，甘草、艾、黑姜各三钱，附子一钱，治之而愈。

一妇浆期正产痘顺，以保元汤加川芎、当归、荆芥、山楂，益母草而愈。

一孕妇痘浆足不易痂，面赤晡热，此脾虚血少也，以安胎饮，加参而愈。

一孕妇痘匀朗灰白，热甚堕胎，昏愦冷呕，此胃气虚寒也。以保元汤加炮姜、白术、肉桂而愈。

一产妇痘不易透，疲倦，血去不止，此气血两亏也。治以芎、归、参、姜、益母、升麻，血止痘起，又以补中益气而愈。

一孕妇出痘，以安胎饮调理而愈。又有胎痛甚者，以砂仁炒黑研末，酒下一钱，即愈。

一产妇出痘浆不足，灰白，身热肢冷，寒战咬牙，烦躁溏泄，此脾胃气虚也。以异功散治之而愈。亦有去血不止，药不效者，倒靥而死。

一妇产后痘顺痰盛，清解之益甚，此阴虚不能致阳也。以六味地黄丸料加当归、麦冬而愈。

一妇痘甫愈，而强以房事，疤变色成劳而死。

一产妇痘不易发，烦躁谵狂，此毒重壅遏也。以芎、归、连、紫、升、蒡、甘、芍、蝉退，治之而愈。

万密斋治程氏女，年二十出痘，时娠五月矣。诊其脉，男胎也。惟以清热解毒和中安胎为主，用黄芩、白术为君，人参、生甘草、当归、生地、白芍、紫苏为佐，自初出至成浆无他苦，乃闻家中被盗遄归，医与药，一服胎堕，果男也。再延诊痘变灰白，平塌成倒陷，乃里虚故也。询所用方，乃独圣散。曰：山甲、麝香，皆堕胎药，胎去气血益虚，疮毒内陷，不可为矣，三日卒。

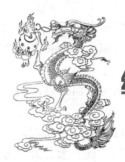

# 续名医类案卷之三十六

## 产后类风

薛立斋治一产妇，患虚极生风，或用诸补剂，四肢逆冷，自汗泄泻，肠鸣腹痛，薛以阳气虚寒，用六君子，姜、附知各至五钱，不应。以参、附各一两，始应。良久不服，仍肠鸣腹痛，后灸关元百余壮，及服十全大补汤，方效。

一产妇患中风，盗汗自汗，发热晡热，面色黄白，四肢畏冷，此气血俱虚，用八珍汤不应。更用十全大补、加味归脾二汤，始应。后因劳怒，发厥昏愦，左目牵紧，两唇抽动，小便自遗，薛为肝火炽盛，用十全大补加钩藤、山栀而安。再用十全大补汤、辰砂远志丸而愈。

一妇人产后睡久，醒则昏昏如醉，不省人事，用荆芥穗微焙为末，每服三钱，豆淋酒调服，或童便服。此华佗愈风散也。又名举卿古拜散。医用此及交解散（当归、荆芥穗等分，每服三钱，水酒煎）。云：服后当睡，必以左手搔头，用之果然。此症多因怒极伤肝，或忧气内郁，或坐草受风而成，急宜服此，愈可立待（《本草纲目》）。

王肯堂治一妇产后七日，为将息失宜，腠理不密，偶因风寒所侵，身热头痛，两眼反视，手足瘛疭，名曰蓐风。用前方，其疾即愈。古人珍秘此方，隐括其名曰：举卿古拜散。盖用韵之切语，举卿为荆，古拜为芥。《鲁公谈录》谓之再生丹，亦神之也（《续医说》薛氏谓前症用此如不应者，急用大补气血为主）。

吴交山治一妇产后，因虚牙关紧急，半身不遂，失音，以续命汤煮饮，数服而妄（《医宗粹言》）。

薛立斋治一产妇，中风不省人事，言语妄甚，恶风寒，喜热饮，形气倦怠，脉虚浮无力。

薛谓气血虚寒，用十全大补汤，二十余剂不应。又二十余剂，稍缓。乃渐加附子至一钱，服数剂，诸症减一二，又二十余剂，十退三四。乃去附子五分，数剂诸症顿退而安。后又发，仍服前药加附子三五分而愈。

一产妇不语，用七珍散而愈。后复不语，内热晡热，肢体倦怠，饮食不进，用加味归脾汤为主，佐以七珍散而愈。后因怒不语，口禁，腰背反张，手足发搐，或小便见血，面色或青或黄，或时兼赤，曰：面青肝之本色也，黄者脾气虚也，赤者心血虚也。用八珍汤加钩藤钩、茯苓、远志渐愈，又用加味归脾汤而痊。

一产妇状如脚气，发热瞀闷，搐搦惊悸，或用独活寄生汤而痊。后复作，服之其汗如水，更加口禁吐痰，乃用十全大补汤培养血气渐愈。后饮食日少，肌体日瘦，吐痰如涌，此命门火衰，脾土虚寒，用八味丸及归脾汤，诸症渐退，肌肉渐生。

萧万舆治陈昌之内首胎恃壮，当风澡体，即病发热如燎，口眼㖞邪，喘呕有沫，面目青黄，心腹膨胀，扬手舞足，脉见弦数不鼓。曰：此肝虚自招风也，非表病也。急以姜附丸灌下，仍用当归四逆汤加人参、茱萸，两剂而诸症失。

来天培治马氏妇，二十余岁产后九日患腹痛，筋挛抽掣不可忍，恶露不绝，脉沉细而紧，视其面色青黄不泽，此肝经血少而兼寒也。与归芍六君加炮姜，一剂腹痛虽未止而筋挛稍缓，另延专科，以广半、钩藤、木香、威灵仙等，腹痛益甚，且血崩不止，更加发热神昏，再求治，以芪、术、归、地、山药、苓草、艾叶、阿胶、姜附，内芪、术、地俱至两外，一剂而腹痛抽掣止，再剂而崩亦痊，用归脾调理而愈。

## 产后痉

薛立斋治一产妇勤于女工，忽扑地，牙关紧急，痰喘气粗，四肢不遂，此气血虚而发痉，朝用补中益气汤加茯苓、半夏，夕用八珍加半夏，各三十余剂，不应，此气血之未复，药之未及也。仍用前二汤，又五十余剂寻愈。

一妇产后恶寒发热，他治以小柴胡汤，致汗出谵语，烦热作渴，四肢抽搐，用十全大补汤，二剂益甚，其脉洪大，重按则无，此药力未及也，遂加附子，服四剂愈。

一产妇筋挛臂软，肌肉掣动，此气血俱虚，而自热也。用大全大补汤而安。

一产妇因劳两臂不能屈，服苏合香丸，肢体软痿，汗出如水，薛谓前药辛香，耗散真气，腠理虚而津液妄泄也。先用十全大补汤加五味子，补实腠理，收敛真气，汗顿止。又佐以四君子，调补元气渐愈。用逍遥散、大补汤，调理而痊。

一产妇先胸胁乳胀痛，痛后因怒口噤吐痰，臂不能伸，小便自遗，左三部脉弦，此肝经血虚，而风火所致不能养筋，先用加味逍遥散治之，臂能屈伸，又以补肝散、六味丸，诸症悉愈。

一产妇患儿枕腹痛，或用驱逐之剂，昏愦口噤，手足发搐，此血气极之变症也。用八珍汤加炮姜二钱，四剂未应，又以十全大补汤加炮姜一钱，二剂而苏。

## 产后痛痹

张三锡治一妇，月中著恼，素体厚多痰，臂病移走，两足且肿，以为虚，治服参归，痛益甚，恶心迷闷。作郁痰治，二陈、越鞠、秦艽、丹皮，二服稍减，大便四五日不去矣。投搜风丸，后用化痰舒气，二陈、二术、酒芩、柏、木通、泽泻、香附，调理而愈。

陆养愚治凌绎泉夫人，妊将七月，忽两足软痿，不能履地，分娩后顿愈。一月后仍作，且胸胁痛，夜分发热，或以四物入牛膝、木瓜、虎骨、鹿胶，或作或止。后以脾主四肢，与参、术，胀痛闷绝，仍用养血之品，无进退，经年

余。诊之询其饮食如常，肌肉如故，足胫浮肿，胸胁揉按则微痛，否则痞闷，其脉沉缓而滑，此湿痰积于胸胁，流于四肢，故痛而软，宜乎滋阴不减，补气增剧也。用二陈汤加苍术、威灵仙、黄柏、白芥子，数剂痛定热除，加苡仁，十剂步履如故。

薛立斋治一产妇，身腹作痛，发热不食，烦躁不寐，盗汗胁痛，服解散祛血之药，不时昏愦，六脉洪大如无。用补中益气加炮姜、半夏，一剂顿退二三，又剂寐食甘美，但背强而痛，用八珍散、十全大补汤，调理而安。

一产妇遍身头项作痛，恶寒拘急，脉浮紧，此风寒之症也。用五积散，一剂汗出而愈。但倦怠发热，此邪气去而真气虚也，用八珍汤调补而痊。

周慎斋治一妇产后受湿，遍身疼痛，众以风药治之，遂致卧床不起，手足渐细，此产后气血虚，而风药愈损气故也。治宜大补气血，用参芪各钱半，防己五分，煎服愈（大还）。

一产妇遍身痛，坐不得卧，已经二月，痰多食减，众治不效。以参、归各一两，木香一钱，为末，酒煎，分为九次服之，愈。

马元仪治卜氏妾产后胸中作痛，痛甚则迫切不能支，至欲求死，诸治不效，延至五月，病转危急。诊其脉两手弦涩少神，不能转侧，不得言语，曰：胸中者，阳气所治之部，今为阴邪所入，阴与阳搏，所以作痛。前医破气不应，转而和血，又转而温补，又转而镇逆，不知阴阳相结，补之则无益，攻之则愈结，若镇坠之益足以抑遏生阳，而阻滞邪气，惟交通一法，足尽开阳入阴通上彻下之妙，使阴归于下，阳治于上，太虚之府旷然，何胸痛之有哉！用人参三钱，肉桂一钱，合仲景黄连汤，一剂痛减二三，三剂顿释。次进加桂理中汤，数剂全愈。

【按】是症即胸脾痹是也，故入痛痹门。

缪仲淳治王善长夫人产后腿疼不能行立久之，饮食不进，因惫之极。诊之曰：此脾阴不足之候，脾主四肢，阴不足故病下体，身所饮药虽多，皆苦燥之剂，不能益阴。用石斛、木瓜、牛膝、白芍、枣仁为主，生地、枸杞、茯

苓、黄柏为臣，甘草、车前为使，一剂辄效，四剂而起。

来天培治潘履端内，年约四旬，患头身手足麻木疼痛，步履艰难，发热胸满不食，脉之沉细而涩，曰：此属产后感风，不能节劳，致风入经络而成痛风之症也。询之果以前岁产后而起。以归身、红花养血，风藤、钩藤、秦艽通经络，黄芩、银花清火，羌活走百节，川芎理头痛，菖蒲利膈消满，甘草缓痛，姜皮达肌肤，通腠理，服二剂而头痛愈，腹胀减，惟发热身痛未除，更心神恍惚不寐，脉稍和，此表症稍退，里热未清，改用生地、归、芍、柴胡、地骨皮、续断、钩藤、夏曲、枳壳、枣仁、建莲，二剂而诸症痊，惟两膝内肿痛，扶杖而行，此风入三阴而将愈矣。前方减柴胡、地骨、夏曲、枳壳，加丹皮、赤芍、红花、威灵仙、风藤、防己、牛膝、五加皮、生甘草，又三四剂全愈。

薛立斋治一产妇，六月多汗，人倦不敢袒被，故汗出被里，冷则浸渍得风湿，身疼痛，遂以羌活续继汤，数服愈（未选入）。

## 产后头痛

薛立斋治一产妇头痛，日用补中益气汤不缺，已三年矣。稍劳则恶寒内热，为阳气虚，以前汤加附子一钱，数剂遂不发。

一妇人产后头痛，面青二年矣，日服四物等药，薛谓肾水不能生肝木而血虚，用六味丸加五味子，两月而痊。

缪仲淳治黄桂峰乃正产后头痛，大便闭，用生料五积散一剂，不效，令加归身一两，一服大便通，头疼立止。

薛立斋治一膏粱之妇，产后月经不调，唇裂内热，每焮作，服寒凉之剂后，不时出水，薛用加味清胃散而愈。后值春令兼怒，唇白肿胀，寒热作呕，痰甚少食，用小柴胡加山栀、茯苓、桔梗，诸症顿退，但内热仍作，乃以加味逍遥散，调理而安。

## 产 后 喑

沈明生治袁令默女素禀不足，分娩后体倦发热，医者以其弱龄瘦质，且遵丹溪产后当大补之法，遂以参芪进之，症益甚。诊之脉浮而涩，此不惟有余血，且有风寒在内，夫瘀血未尽，外邪初感，均有用参之诫，是以补之无功耳。遂用解表散瘀之剂，三四服后热除胸爽，然倦怠如故，曰：参芪之用，此其时矣。而袁惩噎废食，因循勿与，越四五日，忽舌喑不语，或用茯神、枣仁，或用南、半、姜、橘，或用芩连，皆不效。复延治，察其神情虽不能语，然每对食物，辄注目以视，得食则神稍旺，更衣则神即疲，且脉空而大。经云：脾之脉连舌本，散舌下，心之别脉系舌本。今火土两虚，医药杂乱，经又云：言而微，终日乃复言者，此夺气也。况经月不语乎？不惟用参，且应用附矣。服五六日，诸症悉愈。夫病机者，间不容发，有昨宜用攻而今宜用补，且宜用热而夕宜用凉，惟视其机之所在，以发合病耳。故是症不用补之害，与骤补之害，同失其机甚矣。医之难也。

## 产后病乳

薛立斋治一妇产后劳役，忽乳汁如涌，昏昧吐痰，此阳气虚而厥也。灌以独参汤而苏，更以十全大补汤，数剂而安。若妇人气血方甚，乳房作胀，或无儿饮胀痛，增寒发热，用麦芽二三两炒熟，水煎服，立消。其耗散气血如此，何脾胃虚弱，饮食不消，方中多用之耶？

张隐庵治一妇产乳上发痈肿胀，将半月，周身如针刺，饮食不进，诊之六脉沉紧有力，左乳则肿连胸胁，用麻黄、葛根、荆芥、防风、杏仁、甘草、石膏，温服取汗遂愈。《金匮》云：产后妇人喜中风。经云：开关不得，寒气从之，荣气不从，逆于肉理，乃生痈肿。此系风寒内壅，火热内闭，荣卫不调所致，众以凉药治热，不知开阖故甚，令毛窍一开，气机旋转，荣卫流行，百肿痛解矣。经云：食气入胃，散精于肝，病属阳明、厥阴二经，是以饮食不进，今经气疏通，自能食矣。孰谓疡医可不知经乎？

薛立斋治一妇人产次子而无乳，服下乳药，但作胀，曰：人乳气血所化，今胀而无乳，是气血竭而津液亡也，当补其气血，自然有乳。乃与八珍汤，倍参、术，少加肉桂，二十余剂乳遂生，后因劳役复竭。夫其初产有乳，再产而无，其气血只给一产耳，其衰可知。

王肯堂治一娠妇患乳肿不散，八月用火针取脓，服十全大补汤，外敷铁箍散，不效，反加喘闷，九月产一女，溃势愈大，两乳房烂尽，延其胸腋，脓水稠粘，出脓六七升，略无敛势。十一月乃用解毒和中平剂，外渗生肌散，龙骨、寒水石等，脓出不止，流溅所及即肿泡溃脓，两旁紫黑。疮口十数，胸前胁下皆肿溃，不可动侧，其势可畏，此产后毒气乘虚而炽。令服黄芪解毒，补血生肌，医不敢用。十二月中旬后益甚，始改用王药，时脓秽粘滞，煎楮叶猪蹄汤沃之顿爽，一制一方名黄芪托里汤，黄芪之甘温以排脓益气生肌为君，甘草补胃解毒，归身和血生血为臣，升麻、葛根、漏芦为足阳明本经药，连翘、防风散结疏经，蒌仁、蒡子解毒去肿，角刺引脓，白芷败脓长肌，川芎、桂炒黄柏为引，用每剂入酒一杯，送白玉霜丸疏脓解毒，时脓水稠粘，不可遽用收涩之剂，理宜追之，乃制青霞散外糁，明日脓水顿稀，痛定秽解，始有向安之势。至正月，皆生新血，有紫肿处，俱用葱熨法，随手消散，但近胁足少阳分尚未敛，乃加柴胡一钱，青皮三分，及倍川芎，脓水将净，即用搜脓散糁之，元宵后遂全安。凡治痈疽，须审经络部分，今所患正在足阳明之分，少侵足少阳经分，俗医不复省别，一概用药，药无向导，终归罔功，甚可叹也（是症得生，全在脓水稠粘，其人必能食，故可治也）。

【琇按】乳病全是肝火上逆，入胃大络，不降而成，即肝木侮胃之病。近治鲍绿饮夫人素有血虚肝病，忽一日增寒壮热，头痛口苦，乳肿痛不任，熨吮俱无效。予用生地、杞子、当归各五钱，麦冬、蒌仁各二钱，丹皮、赤芍各一钱五分，蒂丁、银花各三钱，二剂即愈。凡此方取效者，不可枚举矣。

朱丹溪治一妇人产后患乳痛，用香白芷、连翘、甘草节、当归须、赤芍、青皮、荆芥穗各半两，贝母、花粉、桔梗各一钱，瓜蒌半个，作一贴，水煎，半饥半饱服，细细呷之。有热加柴胡、黄芩，忌酒肉椒料，敷药用南星、寒水石、皂角、贝母、白芷、草乌、大黄，七味为膏，醋调，鹅翎扫敷痛效（治法）。

陈良甫曰：余荆布因产前食素得疾瘦弱，产后乳脉不行，已七十日，服诸药无效，婴儿甚苦，偶有人送赤豆一斗，遂如常煮赤豆粥食之，当夜乳脉通行，因阅本草，赤小豆能通奶乳，漫载之（《良方》）。

## 产后腰胁痛

薛立斋治一产妇腰痛，腹胀善噎，诸药皆呕，薛以为脾虚血弱，用白术一味炒黄，每剂一两，米泔浸，时饮匙许，四剂渐安，服百余剂而愈。

一产妇因怒两胁胀痛，吐血甚多，发热恶寒，胸胁胀痛，此气血俱虚，用八珍汤加柴胡、丹皮、炮姜而血顿止，又用十全大补汤而寒热渐退。此病苟非用姜、桂辛温助脾肺以行药势，不惟无以施其功，而反补其胀耳。

王时享室产后腰间肿痛，两胁尤甚，此由瘀血滞于经络而然也。不早治，必作骨疽。遂与桃仁汤，二剂稍愈，更以没药丸药剂而痊。亦有恶血未尽，脐腹刺痛，或流注于四肢，或注股内，疼痛如锥，或两股肿痛，此由冷热不调，或思虑动作，气所拥遏，血畜经络而然，宜没药丸治之。亦有经血不行而肿痛者，宜当归丸治之。凡恶血停滞，为患匪轻，治之稍缓，则流注而为骨疽，多致不救。

## 产后腹痛

《衍义》治一妇人产当寒月，脐腹胀满，痛不可按，百治不效。或作瘀血，将用抵当汤，曰：非其治也。此脾虚寒邪客于子门也。以羊肉四两，当归、川芎、陈皮各五钱，姜一两，煎服二三次而安。

周慎斋治一产妇腹胀痛，服败血去瘀之药，致小腹胀痛硬入大腹，用姜、吴茱萸、荜拨，数剂而愈（同上）。

一产妇患小腹痛，或作呕，或昏聩，此脾气虚寒，用人参理中汤渐愈，又以补中益气汤加茯苓、半夏全愈。后复作痛而兼喘，仍用补中益气汤，培补脾肺而瘥（《良方》）。

一产妇小腹作痛，小便不利，内热晡热，形体倦怠，用加味逍遥散以清肝火，生肝血，用补中益气汤补脾胃，升阳气而痊（同上）。

朱丹溪治冯宅妇产后发热，腹中痛有块，自汗恶寒，曾服黑神散，用白术、白芍各三钱，滑石五钱，黄芩、丹皮各二钱五分，人参、川芎、归尾、陈皮、荆芥、干姜各一钱，甘草些须。

薛立斋治一妇产后小腹作痛有块，脉芤而涩，以四物加元胡、红花、桃仁、牛膝、木香治之而愈。

周于文母产后月余，腹中作痛不已，甚至恶心不食，恶寒流涎，杂症不一，有人教用荔枝四两，连核壳敲碎，加以老姜四两，好酒煮服，或作几次服下亦可，果效。此温州平阳事也，其地产后每食老姜汤七八斤为准，盖山水寒冷故也。如少饮，则为患不浅（《沈效兄抄本》）。

## 产后浮肿

薛立斋治一产妇饮食少思，服消导之剂，四肢浮肿，薛谓中气不足，朝用补中益气汤，夕用六君子汤而愈。后因怒腹胀，误服沉香化气丸，吐泻不止，饮食不进，小便不利，肚腹四肢浮肿，用金匮加减肾气丸而愈。

一产妇泄泻，四肢面目浮肿、喘促恶寒，此脾气虚寒，用六君加姜而泄泻愈，又用补中益气而脾胃健。

杜壬治一妇产后忽患浮肿，众作水气治，不效。曰：水气必咳嗽，小便不利，今便利而不作嗽，独手足寒，乃血脏虚寒，气塞不通，故生浮肿也。治宜益和血气，灵苑牡丹皮散愈。

张子和治曹典史妻产后忧恚抱气，浑身肿，绕阴器皆肿（肝经所络）。大小便如常，其脉浮而大，此风水肿也。先以茬水撩其疾，以火助之发汗，次以舟车丸、浚川散，泻数行，后四五日方用苦剂涌讫，用舟车丸、通经散，过十余行，又六日，舟车、浚川复下之，末后用水煮桃红丸四十余丸，不一月如故。前后涌者二，泻皆四，通约百余行。当时议者以为倒布袋法耳，病再来则必死，不知此乃《内经》治郁之玄，但愈后慎房室等事，况风水不同水，无复来之理。

## 产后虚汗

薛立斋治一产妇，略闻音响，其汗如水而昏愦，诸药到口即呕，薛以为脾气虚败，用参附末为细丸，时嚼三五粒，随液咽下，乃渐加至钱许，却服参附汤而安。

一产妇盗汗不止，遂致废寐，神思疲甚，口干引饮，薛谓血虚有热，用当归补血汤以代茶，又以当归六黄汤内黄、芥、连、柏炒黑，倍加人参、五味子，二剂而愈。

缪仲淳治于中甫夫人产后气喘，投以人参、苏木、麦冬各五钱，一剂愈。五日后忽自汗无间，昼夜闻响声，乃饮热茶汤，即汗遍体，投以人参、黄芪各五钱，加归身、生地，二剂不效，即令停药。金坛俗忌未弥月不得诊视，乃遍检方书，至《证治要诀》治汗门内有凡服固表药不效者，法当补心，汗者心之液也。洒然曰：是矣。病人素禀有火气，非不足也。产后阴血暴亡，故心无所养而病肝。亟以枣仁一两炒为君，生地、白芍、麦冬、五味、枸杞、牛膝、杜仲、归身、阿胶、牡蛎、龙眼肉，大剂与之，至三十二剂罔效。于惧曰：得无不起乎？或药应更改乎？曰：非也。前投参、芪不应而遽止之者，以参、芪为气分药，剂且大，其不应者必与症不合也。滋得其情，复何惑乎？盖阴血者难成易亏者也，不可责效旦夕。仍投前剂至四十二帖，忽得睡，汗渐收，睡愈熟，至四日夜醒而霍然，颜色逾常，血足则色华也。

琇谓：能于方中炒焦黄连三五分，则数剂可愈。

冯楚瞻治一产妇因头汗甚多，延诊，余无他苦，脉之虽洪而缓，曰：头汗过多诸症谓之亡阳，然产后阴气大虚，正喜其亡阳与阴齐等，此薛氏之论，可勿药而愈也。病家疑，另延一医，峻用参芪温补，遂暴注下泻，完谷不化，益认阳虚，重用参、附、炮姜，其泻愈甚，不数日其肉尽削，精神困顿。复延诊，六脉洪弦甚数，此真阴竭矣，何能挽救。盖产后头汗，乃阴虚虚火上蒸，孤阳上迫，津液不能闭藏，误作阳虚，重加温补，燥热之气，暴注下趋，而先完谷不化，乃火性急速不及变化而出也。重以温热焚灼，势必穷竭，尚何药之可救哉？

案中正喜亡阳与阴齐等，薛氏谓可勿药而愈，此正薛氏生平不能峻用养阴之缺处也。予常遇此症，以重剂生熟地、白芍、杞子、麦冬、枣仁，察其有火，则少加芩、连，不过二三剂愈矣。冯君论此症虽了了，而不与药，致病家属之庸手而败，亦守而未化之过也。

## 产后虚损

薛立斋治大尹俞君之内产后发热晡热，吐血便血，兼盗汗，小便频数，胸胁胀痛，肚腹痞闷，此诸脏虚损也，症当固本为善。自恃知医，用降火之剂，更加泻利肠鸣，呕吐不食，腹痛足冷，始信薛言。诊其脉或浮洪，或沉细，或如无（大处之脉内多如此），其面或青黄，或赤白，此虚寒假热之伏，时虽仲夏，当舍时从症，先用六君子加炮姜、肉桂，数剂胃气渐复，诸症渐退，更佐以十全大补汤，半载而愈。

儒者杨敬之内人患症同前，但唾痰涎，或用温补化痰之剂，不应。面色黧黑，两尺浮大，按之微细，此因命门火衰，不能生脾土，脾土不能生诸脏而为患也。用八味丸补土之母而痊。

一妇人产后血竭，朝寒暮热，肚腹作而痛，按之不痛，以为血气俱虚，用八珍之类，治彼反行更加发热烦躁，乃用当归补血汤，热躁渐止，用八珍、麦冬、五味子，气血渐复。

一产妇朝寒夕热，或不时寒热，久不愈，用六君补中益气兼服，百余剂而安。

## 产后惊悸

薛立斋治一产妇惊悸二度，服琥珀地黄丸、局方妙香散随效，再患服之，其症益甚，而脉浮大，按之如无，发热恶寒，此血气俱虚，薛用十全大补汤、加味归脾二汤，各百余剂而愈。后遇惊恐劳怒复作，仍服前药而安。

吴孚先治王氏妇产后数日，恶露已尽，身体虚弱，遇回禄异出神惊散乱，身翩翩如在云端，专科用元胡、红花等味，反增烦剧，汗泻交作，六脉虚弱如无。用六君子加黄芪、炮姜、制附、枣仁、钩藤、龙骨、川断、五味，始服症减，继则神清，每日参或一两，或二两，二十剂而安。

高鼓峰治用晦室人患产后惊悸，初起时见筐中绵絮，念将所生儿入绵絮中，不几闷死，即作惊恐忧患之状，后凡有所触，意中以为不耐，即忧患不止。或一端热想，数日才已，饮食不进，面少精采，服诸补心养血药无一效。高诊之曰：孩时得毋因齿病致大惊否？用晦向室人问之，曰：十岁时果曾病齿，治齿者用刀钳之，几受惊而死，子何能识之也？解曰：脉法当如是耳。不精于象数钤法之学者，不能也（此语不必）。少时以惊受损，伤其君火，心色气散，痰得留之，今产后大虚，痰因虚动，病端见矣。夫心为君主，主明则下安，国乃大昌。故凡七情，皆由心起，今心虚甚，痰邪侵扰，思虑亦因之多变，况喜乐气之阳也，忧患惊恐气之阴也，阳虚则阴得乘之，又儿为其所爱，气虚痰入，则爱不得正，因爱而过为防护之，惟恐不至，遂因而生忧矣。今先用归脾、养荣、八味等类。五十大剂，待其气血完备，然后攻之，痰可得而去，而病不再发矣（先补后攻法）。如言治之，果愈。

张路玉治汪督学媳产后病虚无气，洒洒然如惊，咳青黑结痰，欲咳则心中憺憺大动，浑身麻木，心神不知所之，偶闻声响，则头面哄热微汗，神魂如飞越状，屡用补养心血之剂罔效，虚羸转剧，诊之脉浮微弦而芤，独左寸厥厥动摇，此必胎前先伤风热，坐草时迸力过甚，痰血随气上逆。冲过膜膈，而流入心包也。朝用异功散，加童便煅淬蛤粉，以清理痰气，夕用大剂独参汤下来复丹，以搜涤痰积，盖痰在膈膜之上，非焰硝无以透之，血在膈膜之上，非五灵脂无以浚之，然非藉人参相之性，不能激之使出也。服数日，神识渐宁，形神渐旺，改用归脾汤加龙齿、沉香，调理而愈。

薛立斋治一产妇恶露淋沥，体倦面黄，食少恶寒，昼夜不寐，惊悸汗出，此脾经虚热，用加味归脾汤而痊，后因怒胁胀，作呕少食，用六君加柴胡，治之而痊。

缪仲淳治王六息乃正产后惊悸，闻声辄死，非用力抱持，则虚烦欲绝，如是累月，曰：此心、脾、肝三经俱虚也。用人参、枣仁、茯神、远志、白芍、石斛、甘草、麦冬、五味、丹砂为丸，以龙眼汤吞，弥月而愈。

## 产后颠狂

薛立斋治一产妇患颠狂，或用大泽兰汤而愈。后又怔忡妄言，其痰甚多，用茯苓散补其心虚顿愈。又用八珍散加远志、茯神，养其气而瘥。

一产妇亦患此，用化痰安神等药，病益甚，神思消铄，薛以为心脾气血不足，用大剂参、术、芎、归、茯神、枣仁、四斤余而安。乃以归脾汤，五十剂而愈。

一产妇形体甚倦，时发谵语，用柏子仁散稍愈，又用加味归脾汤而愈。又因怒狂言胁痛，小便下血，用加味逍遥散以清肝火，养肝血，顿瘥。又佐以加味归脾汤而安。

魏玉横治一妇产后数日，日晡壮热大汗，狂言妄语，不可禁制，晨则了了，诊之六脉弦长，不便不食，此临盆去血过多，肝失其养，燥而生火，逆入胃之大络，非如败血上冲之候（若属败血，则昼夜热狂矣）。与生熟地、甘杞子各一两，麦冬五钱，一剂减，二剂瘥。

丁润兄室数有吞酸症，孕八九月，心腹大痛，时时眩晕欲绝，与大补益气汤，十余剂全愈。临盆胞水先去三日而后产，自汗谵妄，专科与炮姜、附子数剂，遂发狂耳聋，更医以茯苓、车前、半夏、浮麦等，多剂无效。诊时已弥月，脉弦急如蛇行，此精血皆夺之候，亟与地黄、杞子、麦冬、沙参，一剂脉稍和，症稍减，仍召前医，谓不必服汤剂矣。与丸子令服，二三日发厥而终。此与前症大同，一生一死，谓误治可乎？

缪仲淳治张璇浦乃正产六朝发狂，持刀杀人，阴血暴崩，肝火炎故也。令先饮童便一瓯，少止，再服龙齿、泽兰、生地、归身、牛膝、茯神、远志、枣仁，大剂，仍加童便，顿服而止。

施笠泽治庠友唐仲宜乃正产后惊悸恍惚，语言错乱，此产后心虚，败血停积，上干包络，致病若此，先用佛手散加石菖蒲、五灵脂、刘寄奴、姜黄等药，以除败血，后以归脾调理而瘥。至明年五月复产，复病前症，遍延诸医，施仍书前方，一医讶曰：寄奴、蒲黄等药，从何来耶？仲宜疑不复用。至是冬，施偶同学士材过大洪桥，忽遇仲宜，喜而迎曰：内人自乳子后，或歌哭嗔笑，狂妄不常，向服安神清心之剂不效，夜来几自缢矣。今偶值二子，岂天赐耶？幸为诊之。遂偕往，诊之六脉沉涩，曰：瘀血挟痰，久且益坚，非前药所能疗。用归尾、桃仁煎浓，下滚痰丸二服，每服三钱，下去恶物后，用镇惊肝调理而愈。

冯楚瞻治一妇产后两月忽患癫疾，久不愈，或连日不食，或一食倍进，或数日不寐，或间宿一寐，脉乍洪乍小，左寸两尺常弱，消痰镇心俱不效。夫诸躁狂扰，火之病也。二阴一阳，火之原也。主智闭藏，肾之用也。产后未久，少阴虚也。以八味加牛膝、五味，大剂冷服，其所食鸭肉、猪肘，入肉桂同煮，调治数日，乃一日稍轻，一日如故，此心脾亦不足主信而为病也。朝服加味八味汤，夕服归脾汤去黄芪、木香，加白芍、麦冬、五味、肉桂，服后渐安，月余全愈（未选入）。

## 产后见鬼

薛立斋治一产妇乍见鬼神，或用调经散，愈而复作，仍服前散益甚，痰涎上涌，朝寒暮热，乃朝用八珍散，夕用加味归脾汤，各五十余剂而愈。

盛用敬治金棠妻半产，病数月，日厥者数四，见鬼自顶而出，自口而入，盛曰：脉涩弦，血少有痰，鬼自顶门出，原神出也。出而不进者死，出而复入可活也。药之，去痰碗许，寻愈。

《吴江县志》用敬即启东之孙。

陈良甫治五羊洪运使天锡子舍孺人产后语言颠倒，谵语不已，如有神灵，服诸药无效，召诊之，六脉和平，以夺命散，两服而愈。

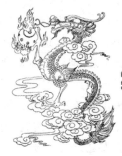

# 论钱氏陈氏痘疮方

读前人之书，当知其立言之意，苟读其书而不知其意，求通于用，不可得也。痘疮之论，钱氏为详，历举源流经络，分明表里虚实。开陈其施治之法，而又证以论辩之言，深得著书垂教之体。学者读而用之，如求方圆于规矩，较平直于准绳，引而伸之，触类而长之，可为无穷之应用也。今人不知致病之因，不求立方之意，仓卒之际，据症捡方，漫无一试，设有不应，并其书而废之。不思之甚也。近因《局方》之教久行，《素问》之学不讲，抱疾谈医者，类皆喜热恶寒，喜补而恶解利。忽得陈氏方论，皆燥热补剂，其辞确文简，欢然用之，翕然信之，遂以为钱氏不及陈氏远矣。或曰：子以陈氏方为不足欤？曰：陈氏方诚一偏之论，然亦可谓善求病情者矣，其意大率归重太阴一经。盖以手太阴属肺主皮毛，足太阴属脾，主肌肉。肺金恶寒而易于感，脾土恶湿而无物不受。观其用丁香、官桂，所以治肺之寒也；用附、术、半夏，所以治脾之湿也。使其肺果有寒，脾果有湿，而兼有虚，量而与之，中病止，何伤之有哉？今也不然，徒见其疮之出迟者、身热者、泄泻者、惊悸者、气急者、渴而思饮者、不问寒热虚实，率投木香异功等散，间有偶中，随手获效；设或误投，祸不旋踵。何者？古人用药制方，有向导，有监制，有反佐，有因用。钱氏方固未尝废细辛、丁香、白术、参、芪，率有监制辅佐之药，不专务于温补耳。然其用寒凉者，多而于辅助一法，略开端绪，未曾深及，痴人之前，不可说梦，钱氏之虑至矣。亦将以候达者扩而用之，虽渴者用温药，痒塌者用补药。自陈氏发之，迥出前辈，然其多用桂、附、丁香等燥热，恐未为适中也。何者？桂、附、丁香辈，当有寒而虚者，固是的当。虚而未必寒者，其为害当何如？陈氏立方之时，必有夹寒而痘疮者，其用燥热补之，固其宜也。今未夹寒而用一偏之方，宁不过于热乎？予尝会诸家之粹，求其意而用之，实未敢据其成方也（《医说续编》）。

王节斋曰：近时小儿痘疮，止宗陈文中木香异功散。殊不知彼时立方时，为运气在寒水司天，时令又值严冬大寒，为因寒郁遏，痘疮不红绽，故用辛热之剂发之。今人不分时令寒热，一概施治，误人多矣。时值温热，山野农家贫贱之人，其或偶中也。

又曰：丹溪痘疮治法，最为明备。近世通用陈文中异功等方，乃一偏之术。若痘疮虚怯，淡白色痒塌，此属虚寒，宜用陈文中方。若发热壮盛齐涌筋紫色燥痒，此属热毒，宜凉血解毒。自陈文中方盛行后，属虚寒者率得生，属热毒者悉不救。痘是胎毒，古人治法，只解毒，然气血虚则逆，毒气不出，及不能成浆。故陈文中之法，亦千载妙诀，补前人之所未备者。但温补之法既行，而解毒之旨遂隐，故救得一边，又害了一边。今必详究丹溪，二法通用斯无弊也。

魏直曰：痘浆数日陷顶，浆滞不行，或风寒所阻者，宜用水杨枝叶，无叶用枝五斤，流水一大釜，煎汤温浴之，如冷添汤。良久照见累起有晕丝者，浆行也，如不满再浴之。力弱者，只洗头面手足，如屡浴不起者，气血败矣，不可再浴。始出及痒塌，皆不可浴。痘不行浆，乃气涩血滞，腠理固密，或风寒外阻而然。浴令暖气透达和畅，郁蒸气血通彻，浆自贯满，功非浅也。若内服助血气药，藉此发之，其效尤速。尝见一妪，用此有验，叩得其方行之，百发百中，慎毋忽也。古无此法，故详著之（水杨乃草也，非杨柳之杨。人家有小儿出痘者，宜先收取，否则一时难觅）。

安庆张氏传种痘法，云已三世。其法先收稀痘浆，贮小磁瓶。遇欲种者，录小儿生辰，焚香置几上，随将黄豆一粒，传以药，按方位埋土中。取所贮浆染衣，衣小儿。黄豆三日萌芽，小儿头发热；五日豆长，儿豆亦发；十日而萎，儿病随愈。自言必验（三冈识略）。

福山戍卒，遇一醉虎，缚献王大将辕门，将军剖肉分赠。郡绅云：小儿食之，可以稀痘（同上）。

李捷用头生鸡子三五枚，浸厕坑内，五七日，取出煮熟与食，数日再食一枚，永不出痘。徐都司得于浙人之方（《本草纲目》）。

朱丹溪治一叟，发热而昏倦，其脉大而似数，与参、芪、归、术、陈皮、大料二十剂而痘出，又二十剂而浓泡成，身无完肤，又六十剂而安（《明医杂著》）。

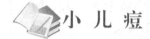

# 小 儿 痘

痘之为痘，婴儿之大劫也。自汉以前无有。元朔中武帝使使至回鹘，因传染入中国。其气腥秽难近，惟大贵而贤者，则间出墨痘，此绝无而仅有者也。昆山朱恭靖公名希周，幼时出痘，颗颗皆黑，若束一带于腰间者，人皆谓不治。有一医能识之，谓朱翁曰：令嗣之症无妨也。然愿与公约，我有弱女，痘瘥后欲得令嗣入赘。翁许之，后遂赘焉。医固富，凡膏火之费，悉以资之。后公中弘治丙辰状元，官至礼部尚书，为礼乐名臣。卒年九十四，谥恭靖（《张氏卮言》）。

张达泉治颜铨部为儿时，中痘已死。达泉视之，曰：未死也。急掘地作坑，置儿其中，取新水数桶，用纸蘸之，重贴身上。少顷有细烟起，儿手微动。达泉喜曰：生矣。复以水沃之，气蓬蓬上蒸，大嚏数声。取起，再进以药，不日愈（《江南通志》）。

王敏治千户申志，年二十。忽瞑眩谵语，体热而咳。众医以伤寒治。敏曰：痘也。与升均汤而疮出（《姑苏志》）。

葛茂林诊汪比部子，年二十五矣，忽患痘。汪故知医，以为无恙也。葛视怫然。迨五日而足，七日而靥，亦怫然。至十四日而痂落，汪信其无虞。葛曰：灾其在弥月乎？至期而其子晏然。汪置酒高会，若以诮葛者。葛视其子之足底有泡，结瘢肤内，曰：吁，其百哉！迨是

日而暴没。汪以为神，问其故。葛曰：夫痘构形之余秽也，苟有纤芒未尽，亦无生理。是疾初发自肾，而我知其不能畅，是以必死。既而流注于足底焉，以故发之缓，而必至是日也。汪叹服（《杭州府志》）。

沈好问治沈劝云义女，年十岁，幼子痘，女抱儿出诊，沈曰：儿无伤，女即出恶痘矣。若呼头及骨痛，宜服粪清。如其言而愈（《钱塘县志》）。

唐守元治园花祝氏儿，患痘，遍身血迸无罅。唐捣药涂其身，糁药铺茵蓐上，卷起倒竖床前，合家啼骇。唐叱曰：若辈勿惊，此名蛇壳痘，必用逆乃得脱。已而皮肤解裂，如蛇蜕然，遂愈（平湖县志）。

关家女阿观，年八岁，出痘甚恶。沈曰：诸医云何？对曰：死症不必药矣。沈曰：儿一身死痘，然有一生痘，尚可生。令取五年抱雏母鸡，用药入鸡腹。外以糯蒸鸡，令食尽。视之，右手关脉痘二粒，明艳如珠，女果生（《钱塘县志》）。

江鲁陶子一岁，痘止三颗，见额上耳后唇傍。沈曰：儿痘部位，心、肾、脾三经逆传，土克水，水克火，宜攻不宜补，攻则毒散，补则脏腑相戕。治至十四日，痘明润将成矣。沈曰：以石膏治之，恐胃土伤肾水也。俗医怜儿小，谬投以参。沈见之惊曰：服参耶？不过二

十一日矣。儿卒死（同上）。

许季明幼子痘。沈曰：顺症也，不必补。小阳纯阳，阳盛必克阴。许不从，痘愈，讥沈为妄。沈曰：儿且死。许益不悦，至十二日，儿熟睡，视之绝矣（同上）。

潘氏云：一女病发热腰痛，手足厥逆，目如昏闷，形症极恶，疑是痘候。时暑月，急取屠家败血，倍用龙脑（冰片也），和服，得睡须臾，一身疮出而安。若非此方，则横夭矣（《本草纲目》）。

括苍陈坡云分教三山日，其孙方三岁，发热七日，痘出而倒靥，色黑唇白，冰冷。一士人教以用狗蝇七枚，擂细和醋酒少许调服，移时红润如常。又其次女痘后毒上攻，遂成内障。一老医用蛇蜕一具，洗净焙燥，天花粉等分细末之，入羊肝内，麻皮缚定，用米泔熟煮切食之，旬日而愈（《居易录》）。狗蝇夏月极多易得，冬月则藏于耳中。

扶沟赵神仙传起死回生散，治痘疮至七八日。忽然变色黑，收入腹内，偏身抓破，吭喘，死在须臾。服此，从新另发出，立可回生。方用四物汤，加升麻、红花，上陷加白芷，下陷加牛膝，遍身黑陷加麻黄。象粪微炒，如一岁用二钱，大则用至三五钱，右到一剂。半水半酒煎服，从新发出，脚下有黑疔，至七八日用针挑去，以太乙膏贴之，即拔去毒，连进二三服（《寿世保元》）。

朱丹溪治一子七岁，痘将出未出之际，腹泄数行，其泄色黑，不发根窠，三日后痒，抓出即黑色口渴，其根窠如水疥状，不红泽，不起发，食少，脉浮数有力，按之虚。遂用参、芪、归、术、陈皮、肉豆蔻为君，炙甘草、诃子、桂为使，水煎熟好酒些少，咽下痒立止，食立进，根窠红泽而起发，二服全愈。

龚子才治一女，痘出至胀满，将贯脓时，忽紫黑抓破流血，此属热毒太盛，乃用皮硝不拘多少，入花椒一撮煎水，用青布蘸搭患处，频频良久，即起服如旧。

孙文垣治郑都谏长君，四岁患痘，稠密烦躁。医皆谓热盛不退，形枯色紫，顶有焦势，症逆不可为。孙至细审之，见两太阳圆净，神气苍厚（可生在此），谓当急为凉血解毒，用赤芍、生地各三钱，紫草二钱，连翘、黄芩、贝母、山楂、木通各一钱，蝉退、甘草各五分。药成剂而众止之曰：麻恶清凉，痘要温。今乃独主寒凉，保元之谓何？孙曰：用药贵对症，保元汤良矣，必血活热清而后可用。今血热毒盛，而用温剂，是火炽添油也。众曰：若虑毒未解，吾苫酵法甚佳，用桑虫鸡冠血酒调服之，痘即立起。孙曰：此法亦可用于清解后。火未退而用，是以毒攻毒，其势愈炽。郑遂命煎服，其减去渣、贝母，从众议也。次日痘色明润，焦顶尽退，血亦渐活。惟呕哕抢喉，众谓药所致。孙曰：此火毒未尽也，宜进竹茹汤，乃大哗。郑弟减检《痘疹全书》用竹茹，以证乃已。药退而哕止。至八日，泄泻发痒，乃以保元汤加白术、大加首乌，一帖泻痒止。至十四日，天庭两颧，皆回浆作靥，惟两颐未回，泄泻不止。逾半日口开项软，四肢尽瘪，腹又胀，已成内攻。举家啼泣，孙亦芒然，不遑为计，太息出门。郑弟把袂相送揖别，顷闻衣间痘臭，语之曰：君闻臭乎？曰闻。孙曰：似生意。急还起之。因思颐乃肾经部位，独不回浆者，肾元虚也，峻补乃可使活。先以紫河车一钱，用酒调服，服后即睡。继以人参一两，黄芪、兔丝各三钱，作大剂服。一日夜服人参一两八钱，再视之，其结靥之下，复灌一线黄浆，盖赠痘也。遂调理而愈（此症如不收功，则向之指斥寒凉及戒用竹茹者，皆可藉口矣）。

喻嘉言诊雇提明子种痘，即请视其痘苗，淡红磊落，中含水色，明润可爱，且颗粒稀疏，他医已先夸为状元痘，昌未知也，踌躇良久，明告曰：此痘热尚未退，头重颈软，神躁心烦，便泄青白，全是一团时气外感，兼带内气虚。若用痘门通套药，必危之道也。必得一二剂先退其外感，则痘不治自痊。若迟二三，缓无及矣。彼不听，而以虾鱼鸡笋发痘之物杂投，误上加误，适以促其亡耳。才至六日而坏，正应感症坏期，若痘即美，即有意外变症，亦在半月一月矣。越二日，次男即发热布痘，仍挟时气外感，仍用前药，仍六日而坏。

冯楚瞻治蒋总宪之孙，痘不甚密，但先天

甚弱，壮热溃汗不止。四五日来，痘反退缩平陷，昏睡惊惕。冯曰：壮热者阳在外也，溃汗者阴外泄，阳不敛也，宜滋阴养阳，补中则痘不发而自起矣。以熟地八钱，乳炒，白术三钱，牛膝二钱，麦冬二钱，五味四分，上肉桂六分，煎服。不逾时熟睡身凉汗收，神爽痘起，思食而愈。

胡氏子患痘，初起甚危，一老医断其必死，延冯同治。见其方寒凉太甚，所以伏不出，有喘急腹胀诸症也。先以酒酿鸡冠血调下，独胜散一服，解其伏之势。喘热俱减，痘有出势。其医以必不救为事，冯曰：毋若是，以重主人之忧，望为同事。吉则君之功，凶则某之事。彼犹不然，其父惟日夜痛哭。勉留调治，十愈八九。主人仍不乐，盖渠每日诊视，谆谆断以不起时日。直至结痂全愈，主人乃喜形于色，悔听蛊惑，几至败事。

冯楚瞻五儿禀赋素弱。年四岁，出痘发热，一二日便神气困倦，汗出如雨，已见痘，因汗多阳虚，一切疏解屏不用。三日外，汗出不止，清利甚频，所见之痘，反隐隐退缩，未出者，则窅如也。以人参、炒白术各三钱，炙甘草八分，固中为君，天虫三钱，角刺一钱，炒甲片六分，攻托为臣，以川芎八分，升提而兼辛发，肉桂六分，温经而兼外达为佐。四日汗泻少减，出者少长，未出者见形。仍用前方，加当归、大枣煎服。五日，起胀者少有脓色，后出者亦有起胀之势。但面上之痘，淡红无光彩，身背之痘，紫陷不润泽。知由血气两虚，兼血滞而然。只以温补气血为主。前方加黄芪、山药、黏米、圆肉煎服。六日痘色红活，但皮薄而亮，脓色清稀，四肢水泡，知气血弱而脾土更虚也。乃用保元汤加桂、人参五钱，滋补元气为君。生芪二钱，充补卫气为臣。炙草六分，缓中补土。黏米一撮，内壮胃气，外酿脓浆为佐。肉桂宣通血脉，补托为使。七日脓色大长，以和平养长之剂而痂。

吴孚先治一儿患痘，至出齐后，忽变灰白，七八日毫无浆路，更兼便溏，不思饮食，势极危。用人参、鹿茸、制附、肉桂、木香、桑虫、人牙、穿甲、角刺、防风、桔梗、糯米，以黄芪二两，煎汤煮药，攻托，一帖有浆脚，二帖起胀，三帖浆足矣。

一儿十三岁，痘出稠密，至八九日，将贯脓时，粒粒陷入成窠，或与木香异功散，陷伏愈甚。视其痘色红紫，而体气不弱。曰：此血气欲行，浆为毒气壅遏，故痘顶陷伏。宜速清毒血气自行，缓则有变。用当归、生地、白芍、紫草、牛蒡、连翘、桔梗、甘草、山楂、黄芪，加酒炒芩连，人参三分，一剂而陷起，再剂而浆充满矣。

一儿年十四，痘出身热，三四日后出，才隐隐数点，忽发谵狂，或以凉药解毒。诊之六脉缓弱，痘色淡白。曰：此至虚似实也。缘气血虚弱，送毒不出，故发谵狂，与实热发狂者迥别。投以温中补气之药，痘出遍身，谵狂顿止。

王履素曰：余孙孟溥出痘，起发贯浆俱如法，惟回浆太早，九朝左臂发一痘毒，医通用清热解毒之药，不四剂而寒战咬牙之症作矣。皆泥于痘毒，不敢用参术，止用归芪，而兼解毒。余谓痘后气血俱虚，复以寒药伤脾，故见斯症。阳气已虚甚，即有归芪，亦何能济？况尚兼清解乎？必无幸矣。《保婴撮要》寒战咬牙门用十全大补汤，即痘毒门初发时只用仙方活命饮一二剂，旋用托里散，助其元气，则未成可消，已成可溃。设使气血不充，则不脓不溃，难以收拾。于是断以己意，服十全汤三剂，而寒战止；再数剂，而咬牙定。及延疡医妙手，外治其毒，内服参芪归芍不辍，凡匝月而愈。当寒战症作，臂肿方焮，用药颇多疑虑。人参且不敢多用，而况白术？至于桂，更不敢用至三分者。余叹曰：立斋断不误。遂决意用大剂参术，加桂至五六分，而诸症皆瘳矣。

周怀第四儿生四十余日，即出痘。其初头上并身上，不过三四点，身不甚热，饮乳如常。医谓痘极少，当不满百粒，周未然之。即令禁风调理，再二日遂多甚，头上胸腹腰背手俱稠密，至额上面上，及阴囊俱一片纯红，不分颗粒，脐内甚多，因肿大突出，舌上亦多，形如白粟，脓浆布满。医又谓儿小痘多，且有不顺诸症，此必不可为矣。因视其痘色红活，颇能饮乳，宜可调治。第虑其气血不支，以参芪炙草煎浓汁，时与乳相间饮之。五六日后，头上多脓浆，间有水泡，身上及手足，则水泡大半，脓泡仅小半耳。谓其气血有限，理所宜然。所虑额上面上，一片纯红者，必得皮下有脓而后毒气可散，仍与前药以助浆汁。至第七日一更时分，额上纯红者，忽有一二处变黑，因大惊以为逆候也。然察儿精神及饮乳，略无困惫。至三更，阴囊下亦转黑结痂，因悟其非恶候，乃儿小气血易于周浃。七日后，即收靥耳。至八日寅卯时，自上至下俱结痂，至时结完。九日自上至下俱痂落，至晚落完。既而遍身发大热，此毒未尽发，是以速收速落，将发痫也。急宜解毒，以大连翘饮浓煎汁，每用半酒杯，以茶匙缓挑服。一日夜服三酒杯，而热退，可无痫患矣。其鼻上有痂封闭，以蜜润之，用银耳挖挑开，以出其气，纯红处脓水未干，以黄柏、黄连、甘草、地骨皮、五倍子为细末糁之，阴囊流清水，用棉茧散糁之。皆愈。

周次女六岁出痘，发热甚缓，至二日面与手微有痘影数点。热至第四日，其点仍旧，且带白色，困倦嗜卧，不思饮食。医视之谓痘轻少，不满百粒，周心疑之，谓痘既少，儿当精神清爽，饮食如常。今困倦嗜卧，不思饮食，痘影淡白，此必气血虚弱，送痘不出故也。乃以温中益气汤托之，一剂而皮下隐隐欲出者甚多，二剂而痘出大半，一日夜尽四剂，而遍身出齐，稠密特甚。缘数日前，曾患发热呕吐稍伤胃气，故必待温中托里，而痘始出也。若不察其虚，不逐毒出外，必致内攻之患矣。

周妹年二十三，妊三四月，偶受惊恐时归宁，不数日而半产，又不数日而发热，二日而痘出颇多，至四五日出齐，甚稠密，色淡白而呕吐。医见其禀气怯弱，半产后痘出又多，皆不敢施治。周曰：岂有坐而待毙者乎？遂以参、术、陈皮等，安和胃气，止其呕吐而痘色亦稍红活。因喜曰：此可温补而愈也。以参、芪、归、芍、炙草、丁、桂、木香等，大剂投之，

觉痘色转红活。若半日不药，则又转淡白。于是一日夜，必尽两大剂。至贯脓时，恶露尚未尽。乃曰：此注漏卮也。即于前方中去官桂、木香，入炒黑干姜，蜜炒升麻、柴胡各一钱二分，阿胶、艾叶各八分，二剂而恶露止。前方除此五味，频与之，脓浆充满，至二十余日，乃收靥，计服药四十余剂，每剂用参芪各三钱，丁桂各一钱，他药称是。是岂区区常格所能尽哉！痘后又患眼肿，翳颇盛，服清毒拔翳汤，数十剂而愈。

周表侄孙十岁出痘，极稠密，颈项尤多，俗名锁颈。又有暴胀贼痘数粒在各处，其痘初出带紫黑色。医谓断不可治。周视之，已余六日矣，尚无些少脓浆，或者犹欲解毒。周曰：此但脓浆充满更可生，且至此时，尚何毒之可解也。儿素骄，不肯服药，而喜饮酒（尚能饮酒，非逆症可知）。周曰：此时正宜饮酒。遂与参归鹿茸汤一大剂，令浓煎汁，以好酒相半，和匀频饮之，自申至辰服完一剂，其头面各处，已脓浆大半矣。至午刻忽溏泄二次，知其内虚脾弱也。以参术散投稀粥内，服二三钱，泄止。再服参归鹿茸汤一剂，遂充满矣。痂后余毒颇盛，大便秘涩，用大连翘饮加酒炒大黄一钱二分，数剂而安。

一幼儿三岁，出痘将靥时，泄不止，诸药不效。周以七味豆蔻丸数十粒与之，亦不能止，其丸从大便而出，知其虚滑甚也。仍以前方，教以米饮浸软，研如泥，和粥少许食之，泄止痘靥而安。

一幼女年六岁出痘，其症虚弱。先服补药已多，结痂后，忽泄不止，服异功散加诃蔻不效。医将以七味豆蔻丸与之。周谓此女一向服补药，何一旦虚滑若是。因审其大便时多努力，且所下又少而色黄，此必毒气流注而然也。遂以加味四苓散与之，一服泄止。后因大便燥结，复入槟榔、青皮、炒枳壳等味数剂而安。周尚有表弟妻弟二则，症治皆与吴孚先第二案同，故省之。

# 报　痘

徐仲光一儿，痘出二三点于左右目胞下，主五朝复烦躁发热，睡卧不宁。其痘顶平润大，根红有神，乃感受痘之疠气，先发于外也。若是正痘既少，必尖突而无前症矣。用升麻葛根汤二剂，痘果复出，匀朗红绽，前症悉平。

一儿未热，先敷一点于唇上。又一儿未热，先敷一点于左颊，一点于右额，顶平阔大，俱五日身热而复出，痘匀朗而顺，浆足收痂。但报痘溃而不敛，延至四日而愈。

一女未热，先敷一点于承浆，顶平阔大，四日发热，痘复出稀朗，红绽而顺。但报痘肿连颏下，脓成毒化而愈。

一儿先见一点于眉心，至六日渐平塌，如围棋子大，灰白无神，痒破烦热，痘复出匀朗红绽为顺。但眉心属命相火，毒先于此，相火受伤，诸处虽顺，恐为独阴不化也。浆行倒靥，肢冷喘胀搐搦，九日死。

一儿未热，先标点于腰间。又一儿未热，先见点于颈项。又有先见点于心窝，或先见点于喉中者。俱五六日而复出，痘匀朗红绽，惟母痘平塌灰白无神，痘浆虽满，忽倒靥，喘胀而卒。

一儿初标于山根，咸谓稀疏可必。至三朝壮热狂乱，母痘塌陷，颐颊隐隐。徐谓山根属脾，虽粗肥形似馒头，乃毒乘脾胃，以人牙散、又羌活散郁汤治之。痘齐出稠密，陷痘复起，补中益气汤，浆足结痂，痘色干红少润，唇口裂血，腹胀便秘溺涩，用滋养清解之剂，便通安枕。又口龈发疳，用清胃解毒汤加连翘。

万密斋治朱大尹公子九岁，发热呕吐。曰：痘也。谓已出过，痘迹故在。曰：此水痘瘢，非正痘瘢也。又谓为伤食。曰：痘疹发热，与伤寒伤食相似。伤寒发热，则面红手足微温；伤食发热，则面黄手足壮热；痘疹发热，男则面黄体凉，女则面赤腮燥，其足俱凉。今公子身热面黄足凉，乃痘也。经云：痘乃胎毒，五脏各具一症。发热呵欠惊悸，心也；项急烦闷，肝也；咳嗽喷嚏，肺也；吐泻昏睡，脾也；耳凉体凉足凉，肾也。今脾胃素弱，毒乘虚入，故发在脾。今但见呕吐一症，热才三日，姑俟明日再议。次日以灯视之，皮下隐隐红点，而唇边已报痘矣，然顺症也。问服何药。曰：痘无病，不宜服药，但适其寒温，调其饮食，期十三日安。后果然。

索希文子，年十三，发热腹痛烦渴，或作伤食治，转盛。曰：此痘也。腹者毒气内攻也，烦渴者神不得安，津液干也。法当解毒托里，不可缓也。不信，五日后痘齐涌出，未及起发，干枯内陷而卒。

胡元溪子未痘，问万，万曰：儿五岳端正，三关明润，骨坚肉实，神俊气清，出痘必疏（验小儿痘疮法）。后发热作搐，曰：此佳兆也。以辰砂散投之，搐止痘出。曰：凡痘疮起胀，未有头面不肿者，此症颗粒紧小，必不大肿，期十二日而安。果然。

万子邦孝四岁，发热卒惊而绝，其母大哭，曰：此痘疹也。乃掐合谷得苏，与导赤散泻青一服搐止，痘出甚密，幸无他病，十三日而靥，后又出疹而愈。

李氏子痘三四粒，未起发而隐，身亦无热，气色昏黯，精神倦怠。谓此症必重。曰：已出二三粒收矣。曰：不然，痘出虽轻重未有不成脓结痂者，前者试痘，其症为逆，身无热，伏在内也。数日作大热，齐涌出，身无空肤。用参、芪、芎、归、甘草节以养气血，荆、防、木通、青皮、牛蒡、连翘、银花、酒芩、山栀、桔梗以解毒，作大剂日一服。至十三日后，遍身溃烂不即收靥，改用十全大补去桂，加白芷、防风，外用败草散贴衬，前后十余日而安。

王氏子二岁，发热出红点一二粒，额纹青气，年上赤光，此险症也。先出者名试痘，中气不足、毒气隐伏，故出不快也。以调元汤加防风、木香。服后其痘旋出，喜无他症，十三日而安。

陈文中云：淮东赵制干子，年十五岁，身壮热哽气，医谓伤食。感应丸一服，泻二行仍壮热。又一医言伤寒，小柴胡汤加枳壳，其身不壮热，口干足冷。予曰：始初身壮热哽气，便是痘疮之症，口干足冷者，感应丸泻得里虚也，身不热者，柴胡解得表虚也。若加喘渴，则脾肺虚而不救矣。以木香散加丁香、官桂各半钱，二日进五服。第三日疮出，第七日成脓疱，子微渴，人参白术散一服，又木香散一服，十三日痂落而愈（《病源方论》）。

费建中治韩太史孙周岁，忽身热如烙，昏迷不醒，似惊非惊，而有痘象。却属火里苗症，非轻缓之所能治者。以大黄钱许，石膏、黄连，佐以清透达表之剂，连二服痘见，热亦减半。至三日颇稀朗，自起至终，无甚风波而愈。向非早为之计，有不可知之变也。

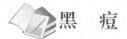

## 黑　痘

房玄龄痘俱黑色，如龙眼大。老僧见之惊叹曰：万龙含珠，今得见矣。

丘琼山七岁，痘亦遍身俱黑，父忧哭。渔父烛之跃然曰：紫垣中辅弼宿落于此田舍翁家。取笔书辅弼二字，于子背上而去。

昔有一儿，痘形俱黑色，在日中视之则黑，以灯照之真红映内，偶遇一僧，不服药以洗元汤浴之，即转红活，后至台辅。

一黑痘圆明光泽，至浆时色如紫葡萄，根围血晕微黄色，名为紫袍金带（以上俱见《痘疹仁端》）。

万密斋治王氏子出痘，起发时渐变黑，已蔓延一身矣。或谓痘变黑，归肾不治。曰：黑痘有二症：一则干枯变黑者，此名倒陷，乃邪火大炽，真水已竭，故曰归肾不治；一则痘色变黑，不至干塌，此疫毒之气，所谓火发而薰昧者也，今正此类。乃用当归梢、生地、赤芍、红花以凉血，黄芪、人参、甘草以泻火补元气，酒炒芩、连、牛蒡、连翘、升麻以解毒，荆防以疏表，每剂入烧人粪一钱，连进十三剂，色转红脓成而靥。

李氏子痘起发时，变黑而干，自发热至今未大便。曰：此热甚于内，宜急解之。制一方麻黄酒蜜拌炒黑，红花子、紫草、人中黄、连翘、酒蒸大黄，烧人屎煎服。外用胆导法，取下燥矢，痘转红活。后以四物汤去川芎，加紫草、木通、枳壳、生甘草，调理而痊。

黑痘多由疔毒，今入此门者，恐人误认也。

徐氏子十三岁，痘成脓浆将靥。或谓变黑，归肾不可治。视其痘磊落脓浆饱满，神识清爽，言语清亮，惟大便五日未通，此里实热蒸，故溃烂，其色苍黑，亦正色也，但解里即靥矣。与四顺清凉饮一帖，下燥矢二十余枚，随靥而安。

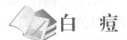

## 白　痘

徐仲光治一小儿，初标于右太阳，乍凉乍热，色白脚塌，琐碎细密。初时发表，即用桂枝、白芍以敛，其根脚平塌不起，用震热丹酒浆桑虫以发之。五朝吐尚不止，用藿香、姜炒黄连以安之。六朝呕吐虽止，犹然干枯少润，用白芷、黄芪、山甲以酵之。七朝痘浆不行，仍用前药加人参八分，别饮荸荠汁酒浆，连用二日，痘浆始灌正面，而胸背四肢犹是生痘咳嗽声哑。时值八朝，势急矣，幸饮食肯进，大便不泻，用人参、黄芪、麦冬、陈皮、甘草、川芎、当归、红花、白芍、前胡、桔梗、兼调烧人屎催蚘丹三四分，颠作良久，而浆行遍身矣。彼时头面俱已平干，至此复能根生红晕，旁发赠痘，塌者疏，而枯者润矣。后因痰嗽特甚，声哑未开，改用山豆根、知母、贝母、麦冬、黄芪、牛蒡、连翘、陈皮、归芍、甘草，日用柳条缠绵搅，口去尽喉中白糁，别用烧人屎、山豆根、硼砂、牙硝、朱砂、冰片、胆星、青黛为末与服。三四日嗽止，声出而愈。

万密斋治汪氏子，痘将靥，灰白溃烂，神昏不醒。曰：无伤，但守三日收靥矣。问不药何以能痊。曰：疮白者，乃热太过而白，如果熟溃烂之状，非虚也。神昏者，乃邪尽正回，否极泰来之兆，非昏瞀也。再俟三日，则正气复而痊矣。果然。

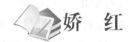

# 娇 红

徐仲光治一儿患痘，五朝匀朗绽突，但娇红嫩艳，乃脾胃气弱也。至浆满而不苍老，犹防泄泻痒塌之患。治以黄土水煎保元汤，下参苓白术散，得脾土固，可免下陷。奈俗医因期在发浆之始，恐参苓渗泻湿，但以保元调理。至八朝溏泻四五次，满而缩倒靥烦躁，二六而逝。常验此痘多至十二日而卒，亦有于十四日而卒者。

一儿痘症类前，以前法治之，九朝浆清而靥结如麸，幸能食，便调，发痈毒而愈。

一儿患痘五朝，娇红嫩艳。或谓晃痘，不能苍老结痂。视之，见其肌色白嫩，则皮薄娇红，可谓无虞。以保元加官桂、白术调理而愈。

一女周岁患痘娇红，初时呕吐溏泻，人静诸处匀朗夭艳，惟绕口四白稠密一片。初朝用前胡、桔梗、僵蚕、陈皮、甘草、川芎、木通、山楂、羌活。二朝用前方，去羌活、陈皮加防风、红花、连翘、干葛。三朝用桔梗、川芎、僵蚕、当归、陈皮、甘草、山楂、前胡、红花、丹皮、连翘、生地。四朝用山药、茯苓、归身、川芎、甘草、白芷、蜂房、僵蚕、桔梗、陈皮、人参四分。五朝如前方，只加参六分。六朝黄芪、当归、茯苓、白术、白芷、川芎、蜂房、桔梗、甘草、人参六分，夜服桑虫酒浆。七朝人参九分，黄芪、白芷、当归、川芎、甘草、山甲、官桂二分。至夜作泻，眼开呛呕，先吐白沫，喘胀交作。随用前方加人参一钱，肉果五分，砂仁三粒，附子三分，白术、黄芪各一钱，煎服。昏沉痰锯，颠作良久，约二三个时辰，大汗周身，声音始出，即与乳吃，痘转明亮，平塌顿起行浆。八朝用参芪、苍术、红花、僵蚕、归、芎、陈皮、甘草、官桂、肉果二分，浆足泻止。九朝用人参钱二分，芪、术、山药、芷、桂、僵蚕、甘草、肉果、白附子二分，头面胸腹胀满，惟小腿半浆血靥。十朝参、芪、当归、白芍、陈皮、甘草、五味、苡仁、山药、茯苓，以后用平补之剂，加银花、连翘、调理而愈。

万密斋治胡氏子，未痘先两颊赤燥。曰：《伤寒论》云：面色缘缘赤者，阳明热也。若不预解，至出痘时，此处必甚。稠密而赤，贯串难靥。以升麻葛根汤加防风、牛蒡、连翘，三服而红色尽去，痘出亦疏。

汪氏子五岁痘盛密，且红艳，此险痘，气实血热可治也。用当归梢、赤芍、生地、荆、防、甘、桔、连翘、牛蒡以解其毒。三剂，红色尽退，犹未发透。再以黄芪、防风、赤芍、牛蒡、青皮、桔梗、楂肉、连翘、调理十五日而靥。

费建中治藏氏子，痘甚密而充肥，色不干滞，但红艳身太热，以清热解毒汤二剂，五日便行一次，未思饮食。次日浆即老，红晕焮赤。又三日便不行，虑成火褐症，急宜润之，使毒松利。前方加生地、滑石两许，便加黄芩，药未成而燥痒，急进之，去宿垢极臭硬，即清爽熟睡，红盘渐淡渐收，饮食大进，以忍冬解毒汤而愈。

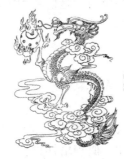

## 痘顺症

万密斋治罗野松年十六出痘。或曰：凡出痘者，春夏为顺，秋冬为逆。今冬出，时逆也。痘起发头面要肿，今被寒气遏抑，毒不得出，放头面不肿，症逆也。曰：不然，春夏为顺，秋冬为逆，非以时言，以症言也。盖春夏者，发生长养之令也。秋冬者，收敛闭藏之令也。痘本阳毒，自出现而起发，自起发而成脓，如苗而秀，秀而实，故曰：春夏为顺。如应出不出，应发不发，谓之陷伏，故曰：秋冬为逆。头面不肿，顺痘也，头浮肿者，险症也。头面预肿者，逆痘也。今痘本磊落尖圆坚实，其毒轻微，故不肿，若顶平根润，肌肉鲜红，此为毒盛，不待起发而头面先肿矣。或又曰：起发太迟，宜服温补。曰：痘无病不须服药。此症红润鲜明，表气足也；大小便调，理气充也；无热无渴，无他病也。若补之谓之实实，此症不十数日必收靥矣。果不药而安。

吴氏子五岁出痘，起发时，顶顺而陷。曰：顺痘也。凡出头，以气血和平为主，尖圆坚实者气也，红活明润者血也，红活平陷者，血至而气不足也，圆实而色白者，气至而血不足也，平塌灰白者，气血俱不足也。嫩肿红绽，气血俱有热也。今痘出即密，时日未到，气血未周，以渐起发得其常也，故曰顺痘，不须服药。已果然。

## 小儿痘气虚

徐仲光治一儿痘，初标于下颊，肾部也。形平陷，气不足也。少神，血不足也。六脉沉弱，五朝尚暗，色不起，两腿作痛，便溏，有气凝血滞之象。此乃气虚脾弱之症。宜大补中气，以补中益气汤，加蝉蜕、肉桂、羌活二剂，而起胀。继以保元汤加肉桂、陈皮调理。八朝溏泄不已，加木香、诃蔻，治之而愈。

一儿痘起胀顶平，而色淡白，渴泻肢冷，喜热饮。经曰：阴甚者，饮沸汤而不知热。又曰：大寒而盛，热之不热，是无火也。治之宜益火之原，以消阴翳。用陈皮散、异功散。又八味丸治之而愈。

一儿痘六日稠密，形平塌，色黑滞，有拟云掩天庭者，有拟锁项锁胸者。然形色虽逆，而四肢红活绽突，唇白红润，起止安宁，饮食如常，二便调适。虽毒盛气血不足。幸脾胃尚强，宜补养而兼保固。以补中益气，加紫草、蝉退、牛蒡等剂，其逆痘俱平，浆破漏结痂，发疗痈数处而愈。

费养恒治一儿，因内伤而吐，次日见痘甚密，一日绝无起势，松肌透表二剂，不应。次日以保元汤，加姜、桂少许，二剂亦不应。三日加参、芪至三钱。至四五日略起，终顶陷囊薄。七日加参、芪五钱，鹿茸膏半杯，仍无沛然之热。或邪得补而愈盛。曰：果尔则烦热躁渴，色苍老矾红矣。今皮薄色白，头温足冷，症可知也。乃以参、芪各一两，鹿茸膏大半盏，一剂即绽突如珠，根红顶白，不一日浆即肥脓，其后收功不假余力。是以补为泻之一验也，今无是症矣（二句乃建中之言）。

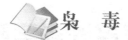

费建中治故友孙贞老子四岁，庚寅暮春，痘甚匀朗，稀疏而绽突，其热宜和，其神宜爽，乃躁乱干热，头汗如雨。盖枭热内扰，邪火外烁也。头为诸阳之首，先贤谓毒参阳位者死。幸初见势虽腾涌，而毒尚未有定位耳。大黄二钱，黄连六分，石膏、生地各三钱，佐以蒂丁、青皮、荆芥、蝉蜕、木通、山楂，三剂头汗收，热势减。减石膏、黄连，加丹皮、滑石、牛蒡。四剂五朝仍壮热，红晕如珠，此痘起齐，毒火尽发也。躁乱如前而更渴，大便三四次。前方复用石膏、黄连，倍加生地。至九朝浆甚老而乏滋润，红晕未淡，胃气不开，热亦未减，寝亦未安，再服十二朝渐愈（《救偏硕言》）。

严氏子一周，痘稀朗且红润，乃身热如烙，愁楚不堪，兼颗粒不松，此内有伏毒也。以大黄六分，石膏、生地各一钱半，荆芥、丹皮、山楂、蝉退、葛根、青皮。二剂，大便三四次。又二剂，热和神定，根窠亦松，宛然顺症矣。有阻之者，遂勿药。至八朝仍热，叫哭失音，头面擦破，身上紫滞，幸未焦隐，前方倍大黄、生地、黄连，减葛根，入大桑虫，日二剂，以化毒丹调油胭脂如膏药贴之。次日痒止红活。又二剂，浆足热和。十二朝用红花、地丁、生地、牛蒡、荆芥、木通、甘草、连翘、山楂，渐愈矣。痘初似顺，一有伏毒，便至如此，余可知矣。

藏氏子八岁患痘疳，仅存皮骨。庚寅仲春，见痘羸惫如此，似宜培补矣。乃身热如烙，目红如火，躁渴不已，溺血如膏，椒红黯滞，此枭毒挟烈火，发即内攻，若不通变，七日当内溃也。以大黄四钱，石膏七钱，生地两许，佐以桃仁、赤芍、荆芥、牛蒡、木通，临服和猪尾血一盏，日二剂或三剂。六日加黄连，自始至终，一方而已。约用大黄斤余，生地、石膏二十余，两猪尾十余碗。良以毒猛炽，苟不涤除净尽，功亏一篑矣。痘后精神焕发，饮食大进，肥肉生长，是以泻为补之一验也。

张仲文子癸未仲冬，忽身热如火，神即昏愦，舌刺如煤，唇口焦黑，血癍无数，溺红鲜，肉眴筋惕，有如惊悸。宛然闷痘，断非轻剂可挽。即用石膏一两，大黄五钱，黄连三钱，生地一两，佐以青皮、荆芥、地丁、丹皮。天寒稍配蜜炒麻黄三分，姜一片，以行之，灌下即呕。费曰：毒火上冲，水火搏激，两不相下故耳。乃全受十余剂方见痘，及见则以数记，唇犹黑，溺血依然。至九日后，黑退津生，神气渐省。十二日，溺血始淡，胃气日开。十六日全愈。服过大黄十余两，石膏、生地约二斤，是早图之验也。

## 小 儿 痘 毒壅 附：秽触

徐仲光治一儿痘，紫色而不起胀，乃毒盛拥遏也。以紫草、红花、蝉退，煎酒调独圣散服之。又以犀角、地黄治之，红润起胀而愈。

一儿痘，六日稠密紫滞，平陷不起胀，烦躁闷乱，亦毒盛拥遏也。但分珠脚敛，可治。以人中黄，每服三分，酒调浆连二服，色渐红活，又犀角地黄汤，加牛蒡、蝉退，痘绽突起胀而愈。

一儿痘，血热重，初时纯与凉血解毒，犀角服过二两，石膏五钱一剂者，服过五剂。至十朝略用参三分托浆。十二朝外，浆清痂薄，用助托药加绵茧带蛾者七枚，糯米乙合，渴时即以麦冬、糯米、绵茧，煎汤饮之。又发水泡数个，浆疤暗长，灌烂遍身。复用茯苓、苡仁、白芍、黄连、银花、甘草、生地、骨皮、山药、莲肉、木通、连翘、牛蒡、荆芥而愈。

万世用云：庚申春，家有顽童仅十岁，患痘疮症，适仆寓乡之故庐，走报急归视其疾，不为不紧，且傍有煎炒油腻，欲避莫能，荷育溪（鲁世荣也）疗之，恰七日，疮胀而光泽。偶因舍又有动厕秽触，觉色黯而神昏，大为惊惧。育溪曰：毋虑，吾有除秽药，投之必安。不数日果如其言，遂拜更生。用扣其所用何剂？曰：中和汤，即十奇散加沉、檀等剂而已，余无他巧（《幼幼心书》）。

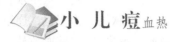

## 小儿 痘 血热

施季泉治藏玉涵次郎，年十六，因新婚兼酒食，忽感痘，咸以为不可治。至八日，浆清寒战咬牙谵语，神思恍惚，咸欲进保元汤大补之，施季泉以为不然。改用犀角地黄汤得愈。脱痂后忽呕吐，大便燥结，淹延一年。缪仲淳视其舌有裂文，曰：必当时未曾解阳之毒，故有是症。以石膏一两，人参一两，麦冬五钱，枇杷叶、橘红、竹茹、童便为佐，一剂即安，再剂膈中如冷物隔定，只以人参投之服两许，即索粥食，晚得大便，夙疾顿愈。

孙生东治郑黄门子痘，血热大盛，初起即以犀角地黄治之，不效，至用白芍八钱，一泄毒解，徐补收功（同上）。

家弟元著，一发热即谵语，唇肿齿黑，痘欲出不出，医者以为发癍伤寒也。延仲淳季泉不至。予曰：事急矣，以生地八钱，白芍及芩、连各二钱，稍加发药，日三剂，势稍定，痘渐次而出，又减地黄、白芍之半，复于助浆药中，兼清凉之剂，九十朝浆始足。卒伤一目，靥后方大便，此真血热也。若重用解毒，轻于补剂，则目亦可以不眇矣（同上）。

黄绮云治一儿痘，初血热盛，用生地三两，煎脓汁频饮，其痘紫立转红色（同上）。

一儿痘毒盛，又遇火令，用白花地丁汁，和淡白酒少许，服之立解。

一儿痘，稠密绽突，但色紫暗，壮热烦渴，谵语目赤便秘，乃毒火亢极也。以四顺清凉饮，加大黄六钱，微利二度，其热稍减。再剂服之，又利二次，病去其半。再以前方加人参三钱，前症悉平，色见淡白，精神疲倦，邪虽去而正气不足，宜大补之，又以保元汤加芎、归、芍、术而愈。

一儿痘出夏月，起胀而干红，壮热烦渴，舌燥不眠，弱赤。此内外热极也，以黄连解毒汤，合化斑汤而愈。

一儿痘值六月，六朝痘痛烦渴，气急便秘，乃心肺实热也。恣与凉水梨汁饮之，前症悉平。

一儿痘出，匀朗绽突，但枯燥而不能肥泽，皮肤皱揭，皆属于燥。经曰：燥胜则干。治以养血清金润燥之剂，又保元合四物加麦冬，治之而愈。

万密斋治邹氏之子，五岁出痘，或与保元汤，热益甚，或以为险。曰：此顺症也，期十八日安，不须服药。盖痘不可以日期算。出已尽，发已透，脓已满，而后收靥可期也。今痘出而热转盛者，出未尽也，由服保元汤犯实实之戒，故令出迟，靥亦迟也。夫善攻不如善守，无他病何以药为？已而果愈。

万子妇患痘，大热大渴，眼红唇裂，自利清水，妄见妄语，循衣摸床，遍身红斑如蚊迹，皆逆症也。此毒在三焦，表里俱热，非大发大下之剂，不可救也。乃以通圣散全料，大剂与之，一服而前症悉去，痘出甚密。复用十全大补汤，去桂加防风、银花、连翘、桔梗，调理而愈。其痘自下收起，亦奇事也。

一小儿痘后发热，大小便难，疮瘢带赤，或言虚，欲用保元汤。曰：不可，此实热也。因食辛热之物得之，果因食鸡而得，以三黄丸而愈。

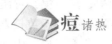痘诸热

徐仲光治一儿痘后，午余发热，脸赤色，谵妄狂颠，乃火从虚发也，以保元汤加归、芍、川连而愈。

一儿痘后，身热减食，面黄肌瘦，右脉沉滑，虽系内伤，而胃脾则虚，宜先调而后消之，六君子加山楂、青皮而愈。

一儿痂后能食，便秘身热口渴，乃胃有蕴热也。迟则变生，三黄丸清胃汤，利之而愈。

一儿痘后，夏令痞满燥热，用巴豆下之，心痞少解，肠燥腹痛，利之如烂鱼脑，强食即呕，痞噫不已，足胕痛，舌赤溺涩。此暑伤元气，热药又伤之，阴亡而阳独存也。

一儿痘后身热头痛恶寒，拘急腹胀，内外俱伤感也，以参苏丸、香砂丸而愈。

一痘后大热无汗，乃时行疫症也。服截瘟丹、五瘟丹而愈。

一痘后身热头疼，过用发散二剂，其热愈甚，乃内虚症，用补中益气汤而愈。

一痘后伤食，过用克伐，致面黄少食，午后潮热，用清热剂，更加泄泻，此中气不足，用六君补中益气即愈。

一痘后身热烦躁，面红唇赤、惊掣，此热伤风也。由于衣被太暖，或近火积温成热，热极生风，以犀角地黄汤合导赤散而愈。

一痘后伤于风寒，筋骨疼痛，鼻流清涕，川归散加羌防而愈。

一痘后身热恶寒，右脉浮弱，由饮食劳役，内伤脾胃，无阳以外护，但见风寒即恶发热，头微疼，补中益气而愈。

万密斋治徐氏子，痘后发热，或用小柴胡汤、竹叶汤、黄连解毒汤，皆不效，乃与保元汤，加当归、炒黑干姜，一服热去。

费建中治沈氏女，周岁身热如焚，汗出如雨，两目徬徨，如畏刀锯，以大黄四分，黄连三分，石膏二钱，佐以丹皮、木通、山楂、青皮、蝉退，连二剂。次日神色定，放标数点，磊落分明。又二剂热和神爽，稀疏颇润，更以中和之剂，八日愈。

吴桥治汪一龙幼儿患痘，方七日，痘多而不起，四肢皆凉，痘色如浮萍，干红枯紫，渴甚，啜茶水，日数十升，水泻不禁。诸医皆以为寒也，递以木香异功散，独参汤补之，既而下结血数枚，诸医辞去。桥至则以为火症，众皆不然。比日身凉饮水多，且水泻不止，即有热无伤矣。桥曰：水泻者挟热也，身凉者热厥也。视其口则舌有红斑三。语众曰：此非热而何？遂用大补寒凉之剂投之，一服得寐而泻止，诘朝四服，痘色微红活有神，九日而起（《太函集》）。

## 痘汗

徐仲光治一痘浆足盗汗，此阳虚也。保元汤加浮小麦治之愈。

一痘后盗汗肌瘦烦躁，此阴虚也。补中益气汤，倍芪，加麦冬而愈。

## 中暑出痘

鲁世荣治衡阳侯自牧次子五岁，盛夏泄泻，面垢烦渴，耳尻冷惊悸。诊其心肝脉浮而洪大，脾肺脉虚而细数，口面垢渴泻，脉虚细数者，此中暑也。惊悸发热，耳尻俱冷，肝心脉洪大者，此痘疮欲出也。先服黄连香薷散，解利暑毒。续投陈氏异功散，再加附子，与之实脾。二日泻止，三日疮见，不旬余而全功。此隆暑用附子之效也（《幼幼心书》）。

费建中治钟氏小女痘，值炎天受暑，烦扰非常，壮热如焚，痘色干红，累日不起，渴思井水，仅与碗许，便觉爽朗，求之不止，竟饮及一斗，通身微汗，神情始快，痘顿起，色亦红活，终以清火解毒收功。

徐仲光治一痘浆足，渐苍老，宜静以养之。有谓脾主结痂，用异功散，加山药、白芍。喘渴身热，此实症而用补剂，内外皆热也，治以宽中汤。又口龈发疳，以清解毒汤而愈。

一痘八朝浆满，身热而渴，咳有痰涎，火盛津液涸也，用白虎汤愈。

一痘起胀，烦渴不已，寒之不寒，是无水也。宜壮水之主，以制阳光，六味地黄丸料，加麦冬、五味，多服而愈。

一人十九岁痘，六朝匀朗绽突，淡白少神，渴甚不已，此虚弱而津液竭，以人参二两，麦冬五钱，水煎渐服。又以补中益气汤，加枸杞二剂，保元汤，加冬、芍、归、杞。九朝浆足

渴止，用人参一斤而愈。

一痘起胀，干红焦紫，根窠坚实，便结烦渴，黄连解毒汤而愈。

一痘六日起胀，形色顺，不食引饮，此胃弱也。调脾内托散治之即愈。亦有毒壅而不食引饮者，不可不辨。

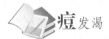

## 痘发渴

徐仲光治一痘，八日浆半足，热甚引饮，有用保元汤，而渴益甚。徐用加倍人参，用人参二两，麦冬两半，煎成频饮而渴止。此渴甚药轻，不能生津以自救也。

一痘九日，空壳无浆，根血干红，壮热口渴，与保元汤而渴愈甚。此肾水枯涸，不能生火，宜壮水之主，六味地黄丸料，加人参、当归、知母、麦冬、枸杞子、兔丝子而愈。

一新婚后出痘，躁热而渴，与冷饮即睡，醒则复索饮不已，时大冷大寒。此亦肾水涸，不能制火，乃孤阳绝阴。后虽行浆二三日而卒。无阴则阳无以化，正谓此也。

一新婚后出痘，躁热引饮，亦宜壮水制火，用八味地黄丸料，加人参、麦冬、五味子，又用补中益气汤而渴止热减。

一痘七朝潮热，口渴自利，下臭秽陈积，此脾胃热蒸而下也。虽虚而无寒，以保元固中之剂而愈。若用躁热之剂，如木香散，祸不旋踵。

一痘浆期，壮热烦渴，舌干口躁，或疑津液不足，与保元汤，加麦冬。而热渴愈甚，痘色焦紫，此症本热，而衣被火炉过暖，用补反助其热，宜清凉，以黄连解毒汤，加牛蒡而愈。

一痘后热渴能食，便秘赤，咽干口燥，此心胃二经受邪也，用白虎汤而愈。

一痘后口干舌燥咽干，食少便调，此脾胃虚，津液不足也。用参苓白术散，及参冬、甘术、升葛、麦冬、花粉、五味、粳米而愈。

一痘后口渴，食少小便数，此食伤胃气，津液不生，故渴而溺数也。补中益气汤，加麦冬、五味而愈。

一痘黑陷黄色，不食，性好饮酒，顺其性与饮，红绽而愈。

一冬月出痘，顶陷紫黑，饮食药饵俱不用，以当归浸酒与之，而痘起胀收功。

一痘火毒闭而形若死，移弃外庭，过暴雨而疏苏解，此以水制其火也。

一险痘热壅，索饮不已，连与井水数升，渴止而痘起。

万密斋治邹氏子痘，养脓时大渴不止，议用人参麦冬散，彼即依本方修合，曰疮太甚，津液不足之症。白术燥津液，茯苓渗津液，皆所禁也。乃以本方去茯苓、白术，加升麻、生地、花粉、知母、淡竹叶，一服渴止。

万氏子痘，养脓时，大渴不止，即用前加减方作大剂代汤饮之，一帖而止。

## 痘痛

一痘半出，遍身作痛，乃热毒壅滞未尽，外出故也。活命饮加蝉蜕而愈。

一痘浆足而痛不已，此诸痛为实也。白芷、陈皮、甘草、牛蒡、连翘、山楂。

一痘六七痛不已，此毒未化止郁而作痛也。非虚非实不须治之，俟毒从脓化其痛自止。

## 痘痒

徐仲治一痘初起作痒，风寒外滞也。升麻葛根汤焙荆芥穗熨而愈。

一痘起胀，淡白神少，泄泻口渴而痒，此脾胃气虚也。补中益气汤去归，加桂附糯米而愈。

一痘成浆痒破，是卫气暴泻，津液不荣，

幸能食，便润，四君子汤加芎、芍、橘，复肿灌成痂而愈。

一痘成浆痒破溃烂，乃湿火并至也，调脾渗湿而愈。

一痘九日，浆清作痒，大补气血而愈。

一痘见七日至十三日，痒塌，木香散加丁桂固表里而愈。

万密斋治郑氏子痘将见形，作痒不能禁。曰：起发时作痒者逆也，贯脓时作痒者逆也，将靥时作痒者险也。险者可治，逆者不可治。才见便痒，书无此症。因思仲景《伤寒正理论》云：病身痒，此邪在表，欲出而不得出也，桂枝麻黄各半汤。阳明经病，皮中如虫行者，此肌肉虚也，建中汤。今此身痒，正是痘欲出不得出，与太阳症同，非阳明肌肉虚也，乃以各半汤，去桂、杏，加升麻、葛根、牛蒡，一服痒止，痘出甚密，调治半月而安。

屠家子出痘，贯脓时，请一巫诵咒喷水解厌，后忽如瘙痒，痘形平塌，其色青白，而气腥臭。曰：犯房室秽气也。急令买胶枣一斤，烧烟薰之，痘转红活，而痒亦止。问其故，老巫他往，而子代之有房事。

胡氏女七岁，痘实发热，两手如捻物状。曰：此肝病也。经云：其为病也握，宜平其肝，以泻青丸，去大黄，加甘草、柴胡、青皮，一帖而握止，欲再进一帖，不听。曰：凡肝病者多水泡而作痒，宜止之未发之前。既不信，七日后再议，至六日尽抓破矣。乃用保元汤，加防风、白芷，一帖痒止，再服著痂而安。

施季泉治藏玉函幼儿，甫半周身热，一日即见痘，专门云：树小花多，顶平脚塌，根窠薄，百死一生之症也。五朝固辞去，药以保元汤为主，拟六朝多用人参，加附子。疑虑间施至。曰：此险症，且戒云：必发痒异常，须看守严密，药用凉剂，与前治大别。七朝大发痒作泻，一日夜二十余行，或药水或乳或汤饮，俱倾注不变色，咸谓必无幸矣。

施怡然自若，因强之用参必不许，乃加炒黑黄连，泻止。十三朝复发痒，口渴唇燥，舌生白胎，又加炒黄连，白胎去到底，不用参。十九朝而别，又戒曰：慎防痘疗口痔疗之发也，

必在脑后枕骨间当以收口膏贴之，禁用渗药，口痔惟君家人中白散为妙，不数日发疗，口生痔，如其言治之辄效（《广笔记》）。

## 痘后疥癣

一痘感暑毒，靥后头发珠子，因用香薷饮合犀角地黄汤，加荆、蒡服而愈。

一痘后遍身肥疮，失于清解，到瘀毒内攻而死。

一痘后遍身生疮，忽自愈，而喘胀搐搦，此同倒陷论。先用升发，使再作。后用犀角解毒汤，加人参而愈。亦有用百解散，发为肿者。

一痘遍身脓疮，久而肌瘦潮热，此毒已外泄，宜固正气为主，补中益气汤，加苠、芍、茯、防、银花、石斛，外治水银膏。

一女十七，痘后脓疥，逢时即发，苦参四两，归、芍、芎、防、荆芥、白芷、牛蒡、枸杞、连翘、蔓荆、薄、蒺、蒌、丹、胡麻、首乌各一两，黄米糊丸，尽剂而愈。

一女痘顺，十二朝成脓疥，身热烦躁，此毒拥失解也。幸正不容邪，以归、芍、蒿、蒡、芷、防、苠、银花治愈。若失于解散，多有损其肢目者矣。

## 痘疗

徐仲光治一痘清浆结疤，四肢发疗数处，能食便调。见其脾胃实强，以内托解毒散治之，溃出疗根，用生肌散敷愈。

一痘清浆结疤，便泄减食，疗发二十余处。因脾胃虚弱，正不胜邪，毒反内攻，解毒无效，于十四日陷而死。

【愚按】解毒中，兼补托药，未必无效。

一痘浆足发疗数处，壮热烦渴，便秘能食，此有余之毒未尽，以四顺清凉饮，治之而愈。

万密斋治朱大尹子痘，至起发时，顶后、手背有二痘变黑者，摸之则痛，此痘疗也。急取胭脂数帖，水浸取汁涂之，尽汁而止，次日红润起发。

汪氏子痘起发时，有变黑者，以朱公子事语之，教取胭脂汁涂，不听。后一身尽成黑痘而塌，复出一层又塌，如此者三而卒。

汪氏子八岁，痘起发时，有黑枯者，此痘疔也。用四圣散、胭脂汁调，银针拨开疮头涂之，即转红活，亦不蔓延。数日后应收不收，问之不便七日矣。知其伤内燥结，取猪肉烂煮，和汁与食，肠润便通，旋收靥。郑氏子症同，以前法治之而愈。此病皮肉不活，根脚不肿者死。若起发有水，顶平而黑，内服凉血解毒，加烧人矢，外用胭脂涂法。若便秘，得之里热，内服四物三黄汤，外用胆导法。若泄泻，此虚寒也，用保元汤加木香桂。如尽干估，烦躁闷乱者，不治。

## 痘水泡 附：脓泡

万密斋治李氏子一岁出痘，起发时，都似水痘。曰：痘乃胎毒，五脏各具一症，肝为水泡，肺为脓泡，心为斑，脾为胗，肾为黑陷。此乃肝脏之症，喜皮肉厚坚，而色苍腊。若皮薄色娇，不可治也。乃以四君子汤加黄芪、防风、牛蒡，母子同服，十三日安。

梁大尹公子出痘，起发时多成脓泡。曰：此险症也，治晚矣。越二日痒作而殒。

郑氏子九岁出痘，起发时，额上两颊皆成脓泡。曰：逆痘，不可治也。痘症自有次序，初出一点，血化为水，水化为脓，脓成而毒解矣。如苗而秀，秀而实。今方苗而秀，恐早发还先萎也。七日后更论，未及期，大痒而死。

## 痘夹斑痘

一儿发斑身热口燥舌干，化斑汤及小柴胡汤，加黄连而愈。

一儿发斑，呕吐利下，目赤口疮，黄连橘皮汤治愈。

一儿发斑，狂烦、面赤咽痛，栀子仁汤治愈。

一痘后发斑紫色，身热便秘，过于温补也，四顺清凉饮及解毒化斑之剂而愈。

一夏月发斑咽痛，升麻、葛根、元参、甘草、桔梗、牛蒡子，治愈。

一发斑因于胎毒，治以犀角地黄汤，砭去恶血而愈。有用犀角大青犀角解毒汤。

一发斑紫色，烦躁便秘溺赤，此毒盛也，用黑收丸而愈。

一发斑赤色，腹胀便秘，此内伤也，调胃承气汤下之，反肢厥脉沉。附子理中汤、六君子汤治愈。

一夏月发斑，由于暑毒，用化斑汤合香薷饮而愈。

一夏月发斑，势盛狂烦，此瘟毒也，用五瘟丹、黄连、陈皮汤治之而愈。

一发斑身热，头疼咳嗽，由于风热，芎苏散、葛根汤愈。

一症出津如锦纹，而间有颗粒，色赤壮热，烦躁舌胎，便秘。此斑疹并出，调胃承气汤。又用白虎汤合葛根汤而愈。

万密斋治罗氏妇年二十七出痘，遍身红斑如蚊迹，咸谓不治，视其神识精明，语言清亮。诊其六脉调匀，问其饮食如常，大小便调，不烦不渴，但遍身红斑稠密无缝，色且艳。曰：此夹斑痘也。解去其斑，则痘自见。以荆防败毒散，加元参、升麻，作大剂一服，次早斑退痘显，再一服痘起发，调理半月而愈。

本邑各衙出痘，先二衙一子一女，长子后发热，见红斑，疑是夹斑症。三四日后其斑尽收，热退身凉，痘不出。又四衙家出痘，一子发热，亦出红斑，亦亡羔，乃信人言。有不出痘者，或发斑，或发疹，或发水痘，皆可折过也，必在正出痘时方论。以上皆徐仲光所治而言之者。

## 痘夹疹

一疹后报痘，不易长大，干咳连声不续，此过于发散也。保元汤加贝、味、甘、桔、橘红而愈。

一疹后出痘，失于解散，咽喉肿痛，声哑水呛，饮食不进，倒靥而死。

一疹后痘出三日，痰咳喘急，亦失于解散，甘、桔、蒡、蒿陈、枳壳、蝉蜕、苏子，疏邪解毒清金而愈。

一儿身热咳嗽，疹出隐隐，以药发之，而不见不没。此风寒郁而不散，此瘾疹也，非正疹论。芎苏散治愈。

一儿痘出数颗而夹疹，遍身圆朗红活，两

日尽没，有识者曰：痘没者必闷乱烦躁，此却安静，且正痘宛在，乃疹没非痘伏也。以剂调之而愈。

一痘报点粗肥有红盘，间有细密隐隐者，此水痘夹疹也。内症安宁，但表邪宜散，葛根汤加荆、防、翘、芷，二剂而愈。

一水痘不脓而干枯，身热烦躁，此失解同于倒陷也。治以葛根汤加荆芥、防风、连翘、牛蒡子、木通、蝉蜕。遍身发红点，此余毒散也。又用荆防解毒汤而愈。

万密斋治一女二岁出痘，遍身红点，大小相杂无空处，此夹疹夹斑痘也。以升麻葛根汤，加荆防、元参、翘、蒡、淡竹叶、木通。一服减，再服再减，三服痘显而愈。

## 痘夹丹

徐仲光治一痘，匀朗而甚肥大，淡白少神，烦躁不宁。因头上素患肥疮太甚，耗泄真气故也。先用白芨膏纸封头疮，后用保元汤而愈。

一痘正面匀朗绽突，少神，身肢平塌色暗，因手足脓疥肿痛，泄气故也。恐浆虽满，不能收功，用保元汤，加芎、蒡、芪、芍、归、甘、陈、防、桂、术，调理而愈，此症虽补而不保脾，则必致泄泻，而不能收功。

一痘靥后，手掐瘙痒，遂发血风疮，用苦参、栀、翘、防风、独活、苡仁、黄芩，蜜丸服。并灸风池、三里二穴，各五七壮愈。

一痘出脓疥，后见其疤痕黑大，有似痘疗，须审头面，痘颗明，初起疏散凉血。七八日后，根窠红黑不消，亦宜凉血解毒。十一二日根窠淡红，宜生血补剂愈。

一儿痘三日，耳前红肿如桃，用葛根汤，加荆芥、防风、桔梗、牛蒡而愈。

一痘匀朗红润，左肋肿块青紫，热甚烦躁，此痘先块后名鬼捏，真恶候也。急与紫金救焚散而愈。此症若治迟，必毒攻于心，发惊窜而死。

## 痘失血

徐仲光治一痘，发热时衄血，宜发之，升麻葛根汤加荆、蒡而愈。

一痘四朝吐血，痘陷淡白，烦躁谵语妄言，肢冷身凉，此本血热壅毒未尽，即服凉药攻伐之故，今血脱毒解而虚矣。宜先益气保元汤加姜、附、芎、归、蝉、芍、糯米而愈。

一痘正起发而便血，怠惰减食，作渴肢冷，此皆脾虚也。四君子汤加升、橘、炮姜而愈。

一痘八日，根窠赤肿，胀满痛，烦渴饮冷，便下黑血，此热毒内蕴也。犀角地黄治愈。

一痘收靥，便下紫血，此脾弱而热伤阴络也。归芍六君子汤，加炒黑荆芎，又独参汤治愈。

一痘收靥身热，咳嗽血痰，声哑鼻衄，此火刑肺金，黄连解毒汤加麦冬、犀角、丹皮、知母、牛蒡而愈。

一痘靥后，咳血不已，此毒郁于肺，清金开郁解毒而愈。

一痘靥后便下紫血，此毒郁滞下，郁金五钱，牛蒡一钱，每服五分灯心汤下。

一痘后溏泄，屎后下血，此脾弱也。小异功散，加升麻、地榆、黄连、小柴胡汤而愈。

一痘后血淋，乃热结下焦也，柏、知、通、地、小蓟根、藕节、归、滑、甘草梢、竹叶服愈。

一女六岁标点，吐紫黑血甚多，然而唇舌滋润，形色俱顺，神宁气旺，竟无恙。因女之父，素有血症，乃遗毒，非毒也，故不解毒不补脾而收全。症虽险而症与神自顺也，未可以见点吐血紫黑为死也。

万密斋曰：里中林霄年二十余染痘，初发热，小便血，予闻之曰：不可为矣。或问故。曰：乙未春祁水桃村坳，徐氏出痘死者十八人，皆小便血也。霄越三月殒。

## 痘伤食

万密斋治李氏女，痘脓成将靥，忽腹胀且痛，气喘呻吟。曰：疮既胖壮，脓又饱满，其脉弦滑，此非痘毒，乃伤食也。询之因食鸡肉、糯米饭。曰：宜急下之。或谓痘疮首尾不可下，恐虚其里不腐也。曰：病不执方，药贵对症，有是病则有是药，下之无妨。遂以原物作汤，吞丁香脾积丸，得利而安。

金氏子痘成脓时，忽腹胀作痛，气喘烦闷，其痘光壮饱满，非毒也。必曾伤食，果因面食过饱。亦用前方法，得利病稍定，再用钱氏异功散，加青皮、山楂，一服愈。

费建中治严孝廉子六岁，丙戌仲夏见痘，干红色滞，顶陷不松，身热如烙，烦躁不宁，按其腹膈愁痛，口嗳腐气，此毒火内伏，中宫停滞也。以大黄二钱，青皮钱许，蝉退、荆芥、赤芍、红花、地丁，用山楂一两，煎汤代水连二剂，下宿物甚多，痘顿起色嫩赤，前方加黄连、生地，渐放白成浆，第热未和，前方服至十二朝始收效。

费见中子二岁，孟夏见痘，壮热昏迷，干红稠密，然得分珠，亦不脚塌，至三日绝无起势，气粗烦闷，转矢气极臭，因痘前食一苎头圆子、重以枳实、山楂、桔梗、前胡、广皮、麦芽、赤芍、蝉退、牛蒡，去结屎甚多，即起发红润，后虽甚密，幸获收功。

施氏子痘始事者，极其升发，四日不起，狂烦叫喊至哑，目时上窜。视其根窠尚在，但稠密矾红，顶陷干滞，身反凉。按其胸膈手足皆起。诊其右手寸关洪滑而实，此内积重而闭塞也。以枳实五钱，青皮、前胡各三钱，桔梗五分，佐以荆芥、蝉退，用山楂二两煎汤代水，连夜进两头汁，次午又进一剂，下午去宿垢极多。犹有鸡肉未化者，将晚又行一次仍多。即顿然起发，神安，身大热色未转以得通达，火毒发见于外也，改用凉血清解，色渐红活，浆渐肥脓而收效。

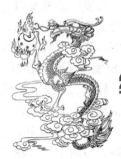

# 续名医类案卷之三十九

## 痘寒战咬牙

徐仲光所治痘症甚多，下皆其神效者也，载之。

一痘六日不起胀，寒战咬牙，腹胀气急，用奇攻散，补中益气汤而愈。

一痘初发热时，恶寒身振动，此邪正交争，欲出不出也。用升麻葛根汤，加人参、防风、桂枝，山甲及补中益气汤，调理而愈。

一痘未出齐，而手足摇动，以异功效投之而更甚。此假寒实热，木气大过，而兼火化也。宜平肝制火，升麻葛根汤，加川芎、柴胡、防风而愈。

一痘发热时，咬牙兼窜视，乃心热甚也。用升麻葛根汤，合导赤散，服之而愈。

一痘发热时，闷瞀咬牙，此肝热风也。羌活汤加葛、芍服之而愈。

万密斋长孙二岁，染痘发热。三日内寒战似疟，其父泣曰：死矣。乃笑曰：尔为医，救病如篙工然，忽遇风浪，手足自乱，何以济人？此儿元气充盛，毒气微少，邪不胜正，作寒战而退，试观症必少也。果止。五七粒，七日愈。

一儿初发热，便咬牙戛戛有声，精神昏愦，此逆痘也，乃肾虚症。盖肾主骨，齿者骨之余，肾水不足，则毒火无制，火气扇动，故上下相戛有声，陈氏所谓槁者是也，果卒。

一儿痘甚密。曰：此儿脾胃素弱，当用补胃之剂，使血气旺而痘易成就也。不听。至成脓后，过期不靥，遍身溃烂，寒战咬牙失音悉具，曰：此战，乃遍身溃烂，坐卧艰难，不能自任，非鼓颔寒战也。咬牙者，龈疮痒相戛而鸣，非神昏斗齿也。失音者，欲得肉食不与之，日夜啼哭得之，非咽喉烂呛水也。用调元汤，

加白芷、防风，暗入熟附一片，三剂而安。

## 痘寒析

徐仲光治一痘五日，形色少神，腹胀喘急，肠鸣肢冷。或拟内伤者，或拟陷伏者。殊不知内伤看，按必痛；陷伏者，必烦闷。今若便利安宁而虚鸣者，乃阴阳二气不和，伤冷之症，或服凉药也。经曰：中虚不足，则腹满肠鸣。以理中汤，加木香、陈皮、官桂等，疏逐冷气，诸症悉平，又以补中益气汤，调理而愈。

一痘因春夏久雨，为寒温之气所侵，不能起者。五苓散加苍术、防风，多服之佳，或平胃快斑汤。

松江黄绮云疗徐氏儿痘，儿幼，遇冬月痘不起，炽炭围炉，抱儿火边，以酒浆挹火，火气熏儿，痘立起（《广笔记》）。

费建中治朱氏子，稠密干红，或以色滞，便以清火，兼升发，累日不起，见其鼻流清涕，身凉且静。时在春初，寒风凛凛，此热毒轻，而感寒重，毒火为外邪所闭也。以温肌透毒散，陈皮换荆芥、连，二剂，身渐暖，顿起发。次日鼻塞眼封，而痘发煌，身渐热。清解治毒，调理收功。

一儿稠密不松，眉愁腹痛，不寐，毒盛也。苍白干滞，涕吐稠黏，头温，足冷，邪闭也。急疏风攻毒。四朝体渐热，痘渐起，色渐红活，但筋脉时惕，以法驱毒而愈。

一儿三日目红鼻塞，喷涕甚浓，气粗热壮，痘甚稀，色滞干红。无甚内症。以荆芥穗、葛根、前胡、黄芩、牛蒡、木通、丹皮、蝉蜕、青皮、赤芍，三剂。起发沛然，六日肥绽，顺叙收功。

## 痘厥逆

徐仲光治一儿痘，四日溏泄无度，四肢厥冷，痘点隐之，其泻已旬日，脾虚。以附子理中汤，数剂泻减肢温。又以补中益气汤，加肉果、官桂，泻止后，竟用补中益气汤调理而愈。

一儿痘九日色灰白，溏泄厥逆气急，阴阳不相顺接，而肢为之厥冷也，用陈氏异功散而愈。

一儿痘过期不敛，便溏安静，四肢少温，但脾气不足，用参、附、苓、陈、甘、芍、山药、木香、肉果治之，破损不成痂而愈。

一儿痘，七日肢厥减食，乃血热而过服冷剂，以致水伏也，保元汤加丁、桂、炮、姜而愈。

一儿痘，六朝绽突焦紫，烦躁闷乱，喘促厥逆，乃阳毒陷伏，厥深热亦深也。以四顺饮行二次，诸症悉平，又清解之而愈。

一儿痘四五日，毒已尽，形色无神，二便自利，四肢厥冷，腹胀发哕，里气虚弱也。稍迟则胃气脱矣。急以理中汤，连进二服，内气一暖，痘即发光红活，四肢温暖，又以补中益气汤加丁香，哕止而愈。

一儿靥后，自言手足冷，及按之反热，夜卧不安。经曰：外热而内冷者，脾弱也；内热而外冷者，胃弱也。夜卧不宁，脾阴不足也。用归脾汤而愈。

一儿痘后，手足厥冷，乃脾弱不能旁达四肢，用保元汤，加当归、白术、附子、炮姜而愈。

## 痘昏冒

万密斋治汪氏子痘，靥后忽然闷绝，目闭口合。令作调元汤加麦冬，浓煎灌之，又与粥汤，遂愈。此正气素弱，邪气方盛，壮火食气，气益弱矣。今邪气既退，正气将生，乃否极泰来之兆，所以戒勿扰乱，待其自苏。人不知此，卒见闷绝，或呼唤抱持，神气一散，不救者多矣。或谓恐有余毒。曰：余毒有三：一曰疖，二者痈，三者目赤，未闻有昏瞀也。凡痘疮或出不尽，发不透，或空壳无水，或清水非脓，则月余毒。今起发胖壮，脓浆饱满，何余毒之有哉？

## 痘惊搐

徐仲光治一儿，卒仆惊搐，苏而复作，此风寒壅毒，红绵散治愈。

一儿惊搐，误以惊药凉其心，痘不得出而死。

一儿初发热搐，以升麻葛根汤，加天麻、钩藤、木通、蝉蜕、枳壳，痘出而愈。

一儿见点发搐，此心血虚而客邪，以四物汤，加茯苓、远志、石菖蒲、枣仁、蝉蜕而愈。

一痘初点，惊搐不止，此心脾虚而血少失治，十朝而卒。

一痘出二三日惊搐，此毒不透，心经有邪，导赤散，加蝉蜕、黄连、红花、天麻、钩藤、石菖蒲而愈。

一痘出未尽，惊搐且溏泄肢冷，异功散四剂而愈。

一痘浆期，惊搐不止，安神养血丸而愈。

一痘后惊搐，吐泻肢厥，目直痰鸣，此中气不足，补中益气汤为主，兼醒脾散，附子理中汤，下至圣保命丹而愈。

一痘后惊搐，气促痰喘，口开目直，二便闭涩，此类急惊。乃风邪有余症，宜清凉解散泻气，以天麻抱龙泻清丸治愈。

一痘后过食白果，惊搐，痰壅目直，腹胀喘急，此气滞生痰，甘草汤、姜汤，渐与服，得吐泻而愈。不可以风治之也。

## 痘烦躁

以下亦徐仲光所言。

一痘未出齐，色赤壮热烦躁，清解之而益重，此反冰其毒也。宜升解之，升麻葛根汤，加桂枝、牛蒡、紫草而愈。

一四朝顺痘，烦躁不食，毒未尽也。升麻葛根汤、补中益气汤而愈。

一顺痘，日夜啼哭不止，此不胜火炽刑金也，泻青散、导赤散，加黄连而愈。

一痘少淡白，不易服而烦躁，真气弱也。绵纸搓软，白芨膏封痘，服保元汤而愈。

一痘后夜卧不宁，此胃不和，而卫气不得入于阴也。四物汤，加远志、枣仁、龙眼肉，及归脾汤而愈。

一痘后身热，午前烦躁，解毒消热而愈。

一痘六朝不起，干红烦躁，此毒壅也。过用保元汤，而反闷乱焦紫，乃以枳壳汤先解参芪之滞，犀角地黄汤，加蝉、蒡、紫草清其壅滞之热。七朝痘色正，后以保元汤调理而愈。

万密斋治邱氏子痘，正作脓，瘙痒烦哭，其面磊落红绽，脓浆未熟。而颊先红干，皮肉木硬。曰：左颊属木，肝也，肝主血藏魂。右颊属金，肺也，主气藏魄。两颊木硬，气血不荣，魂魄不靖，所以烦哭也。请药，曰：欲解其毒，则中气反伤，欲补其中，则邪火正盛，不可为也。是夕加烦而死。

## 痘谵妄

徐仲光治一痘起胀，色焦枯谵语，此火亢极也，以退火回生丹、无比散，治之而愈。

一痘密浆，其白色，昏睡谵语，此血虚也，保元汤，加归、地、芎、冬、茯苓仁、枣仁。

一痘后，午余发睡，面赤谵语，此火从虚发也，保元汤加归、芍、川连。

万密斋治胡三溪子痘，时常以手自掩其面，身下缩，频呼曰：我怕。若有所见者，曰：逆症也。经曰：肾败者失志，目中见鬼，死不治。钱氏曰：肾病则下窜。此痘发于肾，不可为也，果然。

一妇年二十余，发热五日痘不出，常起摸床壁，昏不知人，口喃喃不休。曰：死症也。果然。

周璜子年十三，染痘发热，五日痘不出，发狂谵语，已进保元汤三剂矣。曰：误矣，犯实实之戒也。凡痘发热之初，惊者平之，渴者润之，吐利者和之，便秘者利之，热盛者解之。如无他症，不须药。今此子元气素厚，饮食凤强，乃以保元汤助火为邪，毒气郁遏，至于狂妄，热已剧矣，宜急下之，与三黄汤，得利而狂止痘出，至十七日靥。

汪少溪婢染痘，发热颠狂。曰：热极矣，当速解之。乃作三黄汤，与服得利，热减神清，痘出而安。

徐氏子年十七出痘，至脓将靥，忽发狂语起舞，或殴人骂人，皆平日仇恨者，一身之疮尽迸破，祈禳不效。乃用安神丸百粒，作次服，良久始省，问其所为，梦也。

## 痘喘急

以下亦徐仲光所言。

一痘稀嫩少神，起胀时泄泻而喘，此气虚也，补中益气汤，加肉果而愈。

一痘浆足，痰喘便实，此肺热过于补也。枳壳汤加连翘、牛蒡、腹皮、瓜蒌而愈。

一痘收靥原痂，喘急腹胀，因能食，非倒靥也，保和汤愈。

一痘浆灌喘急，用荆、防、桔梗、枳、杏、冬、贝、橘红、炒盐竹叶而愈。

一痘喘急，用白花地丁水煎服，即止如神。

一痘后齁喘久不愈，蜜炒麻黄、半夏、桑皮、款冬花各一钱，白果肉五斤，煎服数剂愈。一云有甘、杏、芩、苏子更妥。

一痘后喘呕不已，用长流水扬百遍，煎清上药服愈。

一痘后喘急声重，客水侵肺也。蜜炒麻黄、桂、杏、车、葶苈、甘草愈。

一痘后痰嗽喘呕，用阿胶、糯米各一两，牛蒡、兜铃各三钱，杏仁三粒，甘草五分，丸服愈。

一痘后泄泻喘急，此肺虚也。人参一钱，五味三钱，煎服而愈。

一痘后痰喘不已，火侵肺也。用芩、连、枳、杏、甘、桔、花粉、柴胡，煎服而愈。

一痘八朝俱充灌，因暑月汗多解衣，热为风抑，忽咬牙喘泄，一昼夜，颊上有倒靥，先用苏、防、杏、枳、青皮、陈皮、芪、术、葶、贝、前、蚕，得微汗，喘缓。次用振蛰丹三分，随以大清丸三丸，小青丸五丸，大灵丸三分，连进二服而愈。

万密斋治程氏子，未一岁，多笑，知其心火有余，令以川连、山栀、辰砂为丸服之。三日后笑渐少，随染痘，发热忽作，喘呕中涎，响汩汩有声，此肺热症。幸不肩息作冷，乃作清金散汤，一服而减半，再剂而喘定。如不知则殆矣。

## 痘咳嗽

一痘五朝，匀泽红润稀朗，顶平陷痰嗽甚，此伤风失表，邪客肺经，但脓期患此，难于补托，用甘、桔、前、芩、桑、杏、橘、蒌而愈。

一痘七朝不易起胀，喘咳吐食，此毒壅也，清解散而愈。

一痘八朝顺，但顶平痰嗽重，此由失清解，治以清补兼行。因不信药，十一朝声哑喘胀倒靥死。

一痘收靥厚而干黑，身热咳嗽，风寒客肝也。麻黄汤愈。

一痘收疤，咳嗽咽膈不利，用甘、桔、翘、防、蒡、陈皮、射干、元参而愈。

一痘后伤风，咳嗽发热，用解表药，反汗喘，用二陈汤加桑、杏、楂，反加搐搦，此脾胃虚弱也。补中益气汤加麦芽、五味、钩藤而愈。

一痘痰嗽，诸药不效，用黑散子而愈。

一痘后咳嗽连声不续，痰鸣欲绝、嗽罢吐白沫，面唇白，饮食少，不得卧。此虚而攻肺，下痰过剂也。小异功散加藿、半、蒌、粉、冬，又用人参清肺饮而愈。此救子益母之法也。

一痘后咳嗽吐脓腥臭，胸中隐隐作痛，右脉数滑，乃余毒在胸，作内痈也。用橘、贝、甘、桔、芩，合翘、蒡、知、蒌、防己，并蒸百合服愈。

一痘后风寒痰嗽频吐，和食俱出，以清金散治而愈。

一痘后咳嗽吐蛔，此脾传胃也，以六君子汤治而愈。

一痘久嗽不已，腰背痛，此肾咳也。地黄丸加麦冬、五味子而愈。

一痘十二朝，咳嗽旬余不止，服发表化痰药，多反吐脓血。此脾肺虚，重伤真气，成肝痈也，用桔梗汤而愈。

万密斋治陶氏子痘将靥，咳嗽喘急，用甘桔汤加麦冬、牛蒡未效。此肺有火邪，火郁宜发之，乃去麦冬，加紫苏、地骨皮，一服而安。

## 痘呕吐哕

下皆徐仲光所言。

一儿年十五，血热毒重，而无颗粒，正额略见分珠，而又稠密，唇焦口肿，舌有黑刺，大热大渴。先羌活汤调下催蛰丹、退火丹，虽起发，呕哕特甚。用芩、连、荆、防、翘、蒡、楂、蝉、犀角、紫草、石膏、大黄，二剂，痘乃稍润。又加芎、归、冬、知、甘、桔、生地、丹皮、红花、元参，痘渐滋长，呕哕渐止。八九朝复呕，背痘平塌，仍用芎、归、芩、连、蝉、蒿、翘、防、羌、蒡、陈、藿、石膏，黄土澄水煎服，随以桑虫浆鸡脑各二个，入催蛰丹、震热丹各五分，至夜狂躁作渴，以陈冬米、麦冬煎汤频饮，至天明熟睡，痘转而起灌矣。但大便溏数，加芪、术、楂、橘、炮姜、人参三四分，调理而愈。

一儿成浆倒陷，吐哕不止，急用攻发药，以起其痘。于安胃药中加参、芪、黑姜、陈米、白术，黄泥澄水煎，治愈。

一儿标点，哕吐，面色枯，口唇焦，胃气已脱，毒不出，三日死。

一痘六朝匀朗光泽，外症顺而胃气损，闻食则哕，浆虽满不能收拾，苍老变倒靥而死，吐蛔者更重。

一痘后喘呕，以长流水扬百遍，煎清上之药服愈。

一痘后吐蛔，气血弱，无谷气以养蛔，故出也，二陈汤加生姜、白芍、川连、连翘、大黄，治之而愈。

一痘后烦渴，乳多则吐，身热喜凉，此余毒在胃，竹叶石膏汤治之而愈。

一痘后哕腐，有用香砂丸，克伐太过，遂变泄泻而死。

万密斋治一儿痘，本轻，因伤食腹痛而呕，用平胃散加砂仁、藿香叶、煨姜而呕止。

一小儿因食生冷，伤脾胃而呕，痘变灰白，用钱氏异功散，加砂仁、丁香、桂而呕止。

一小儿痘密甚，喉舌都是，将闭时，呛水呕食，杂脓血痂皮痰涎而出，用甘桔汤加牛蒡，频呷之，调理而安。

一小儿脓成将靥，忽作干呕，虽饮食，常自呕哕，其痘不作脓，不满顶。曰：此逆痘也。乃诵木陈叶落、弦绝声嘶之言以告之，后失声闷乱死。

庠生余光庭，年十九，出痘，脓成将靥，忽作咳逆（即哕也，又名馤逆），脉促而代。或谓咳逆者恶症也，促代者怪脉也。痘疮顺正，饱壮明润，何以得此？曰：咳逆三症，一曰胃寒，二曰水逆，三曰胃败，皆不合。经曰：诸逆冲上，皆属于火，此火炎上之象。乃问其大便何如？则自出痘至今，七日未更衣。曰此燥矢壅塞，下窍不通，火炎上窍，故咳逆耳，促代之脉，得之气逆，脉亦逆矣。以猪脖导之，下燥矢，咳逆即止，而脉亦调匀而起。

### 痘吐泻及蛔

徐仲光治一痘，不见出，吐泻不已，服升发益盛，此虚症，宜温补药升发，以透肌散、六君子汤，加升、蝉、姜、桂、陈米、枣而愈，以其热静痘娇也。若执痘未齐，而不补真元，反致伏陷矣。

一痘后吐泻类霍乱，此外感兼内伤也。藿香正气散、藿香五苓散，因兼暑食，加味二陈汤治愈。

一痘后吐蛔，乃气血虚，无谷气以养蛔，求食而出也，二陈汤加连翘、连、枣、姜、芍而愈。

一痘起胀吐蛔，乃胃热而久不能食，虫为热迫，但闻食气则上涌出，安蛔汤而愈。然多有不治者，虽痘匀朗浆半足，若久不食，而服剂不止者，土虚而木乘之，必至肿滑目开，倒陷而死。

费养恒治冯宪副孙，两日稠密无缝，皮薄色淡，身凉而静，睡不合目而困倦，面㿠白，吐蛔数条，俱已死。此虚寒而邻于逆者也。以保元汤加芍、归、肉桂、山甲数剂，绝无起势，乃加参三钱，芪五钱，熟附五分，日二剂。六日渐起，色渐红，囊渐苍老，肢体亦暖，参芪更加重，附至七分，幸不泻，又加熟地膏半盏，鹿茸膏数匙，十日浆肥脓神爽，寝食俱安。十四日收功。因痂干燥，防余毒，以参归化毒汤，

重入忍冬膏调理而安。

费建中治姚氏子，秋夜忽吐泻三十余次，口不能合，两目失神，身不热，痘齐涌出，甚细密，仅得分珠，颗粒圆满，却如水泡，有顶无盘。乃剧虚剧寒之症。形象固逆，幸气血未离。疏通之剂断不宜用。即与保元汤，加白术、木香、当归、熟地、诃子等，服至六日如常，乃倍参芪加鹿茸、肉桂，至八九日身得温暖，窠囊觉厚，浆水及半而不苍老，前方去鹿茸、肉桂、诃子，加芍、茯苓、银花，神爽进食而痊矣。虚剧之症，补之不足，尚可散乎？但今无是症矣。

### 痘泄泻

施季泉治一儿甫半岁，身热即见痘，皆以树小花多，顶丁脚塌，根窠浇薄，为十死一生之症，拟以六朝多用参、芪、附子。施季泉曰：此险发痒必甚，须看守严密。竟用凉药与前论迥别。七朝果发痒，作泻，一日夜二十余行，乳药汤饮倾注而不变色。季泉加炒黑黄连而泻止。十三朝复发痒，口渴唇燥，舌生白胎，仍用炒黑黄连而胎渴愈。十九朝季泉别而诫曰：慎防发疔痈，其疔必发脑后顶骨间，待自溃以收口，膏贴禁用渗药，口疮只用人中白散。前后毫不用补。何其识明而断确，治效如神。岂其先得决于身一热，即见痘，而多且娇，故豫决其为险症发痒乎（《广笔记》）？

一儿痘泻，投以升涩药不效，黄绮云用白芍药酒炒三两，煎服一剂即止，此脾虚不热也（《广笔记》）。

一儿虚寒，将行浆时作泻，用炒莲肉去心一两，真鸦片五分，共末白汤下，儿小者三分，大者五分，泻立止。虚痒或虚烦躁不止亦如之。若系大热泄泻者，不可用也（同上）。

一血热痘兼气虚，先用解毒药，毒清矣。忽泻，日数行不止，痘渐平塌。缪仲淳以炒莲肉五分，真鸦片半分，米汤下，立止。王宇泰复用人参二两，黄芪三两，鹿茸三钱，煎服，补其元气，浆顿足而愈。盖因其先解毒尽，故可补而无他症起也（《广笔记》）。

一痘脾虚作渴，用莲肉六两，参、芪、五

味、山萸、扁豆各四两，白术三两，枣肉为丸，姜汤下。此方移治老年肾虚脾泄泻更效。

一痘密毒重，起发亦透，八朝但头面胸背脓浆，手足止有清泡。用参、芪、米、桔、翘、连、蚕、薯，即痰不食，身热而呕，大便频频，失屁。急加归、芍、楂、陈、砂、冬、防、术、元参、石膏、山豆根，及便制人参，兼用牛黄抱龙丸、八宝丹，连二三剂，四肢浆足。以后去人参，止用清解药而愈。

一痘起胀时忽泻，痘色赤而稠，根窠坚突，便秘六日矣，此血热毒壅，正宜泻去其毒，治只宜清解。主人恐泻耗其元气，用豆蔻丸、保元汤，加肉果、官桂等，痂虽收，而目肿赤，四肢发痛。始悔而用清解。病根已深，竟损一目，废一肢。此症有同是热泻，而用犀角地黄汤，加木通、桔梗、川芎，提之而顺愈。

一痘早起泄泻，饮食不化，此脾肾不足，四君子汤加补骨脂、肉果。又朝服四神丸，夜服参苓白术散而愈。

一痘隐隐不见，面白神疲，微热飧泄，此脾虚不能送毒也，异功散加木通、芍、升、蝉、陈米，泻止痘发，补中益气汤调理愈。

一痘六朝不起胀，灰白昏睡，四牙散、木香散发之，数剂而愈。

一痘后泻，药食俱不化，此脾虚也，参苓白术散、阿附丸而渐愈。

一痘后泄泻不已，此脾虚也。四君子汤加升、防、肉果，又肉豆丸而愈。

一痘后羸瘦枯槁，溏泄不已，咸谓脾弱，理中汤、小异功散、六君子汤，皆不效，知其乳母弱，乳薄故也，令易乳而安。

一痘后飧泄，此邪热不杀谷，六君子汤而愈。

一痘溺赤溏泄如糜，肠中热则泻黄如糜，此煎煿积热也。以五苓散加车前、黄连、神曲、麦芽、山楂而愈。

一痘后伤食伤暑而泻，四苓散合香薷饮，加神曲、麦芽、山楂而愈。

一痘后夏月泄泻，腹如雷鸣，服调脾药不效，此肠风泄泻，葛根汤加防、桂、煨姜，得微汗而愈。

一痘未出发尽，利下赤白，此血热痘壅，有积热也。以葛根升麻汤，加芎、归、楂、麦、蝉蜕，稍减，而目赤溺数，犀角地黄汤、补中益气汤治愈。

一痘暑月六朝，而利下脓血，壮热烦渴，此毒留大肠，三黄丸兼补中益气汤而愈。一痘同而不治，久渐倒陷，二七而死，故曰险者治之。

一痘届期而利，水谷不分，完谷不化，参苓白术散、芍药、独参汤治愈。

一痘后利下蛔虫，此热迫之也，芩、甘、半、芍、乌梅、川椒、姜、枣而愈。

一痘后患利，里急后重，面黄不食，闻药食则呕。此病邪虽实，而胃气受伤多矣，当先补后攻。小异功散加芍药而哕止进食，次以木香槟榔丸去积尽，调中汤而安。

一痘后初秋利下白积，身热腹痛，呕哕不食，此湿热瘀积，兼受寒邪，理中汤加防风，一剂哕止，平胃散加连、青、葛、楂、麦愈。

一痘后利下赤白，能食而不化，此胃热而脾虚也。乃恣食而不知节慎，遂致莫救。

一痘后暑利，保和丸、香薷饮，间服而愈。

一痘后噤口痢，用人参一两，陈皮、黄连、石莲肉各五钱，桔梗三钱，胃风汤调愈。

一痘后利久不止，积未尽而中气不足，用人参、白术、白芍、甘草、升麻、陈米，大固中气而愈。

一痘后毒入大肠而便脓血者，牛黄散、三黄散、犀角地黄汤、黄连解毒汤而愈。

一痘腊月泻数日而后标点，患痢无度，用升发药不效，痘色淡白，少神，脉浮大无根，大虚症也。附子理中汤日进二剂，积少减，痘亦红润，脉始有根，然饮食不进，用补中益气汤，加桂枝、炮姜。遂能食安寝，浆虽充而完谷不化，亦不易结痂，小异功散加芍药、木香，参苓白术散，调理而愈。

万密斋治胡氏子，染痘自利，三日水止。或欲进理中汤，加诃子肉、豆蔻。曰：不可，此协热利也。宜用黄芩芍药汤，但观其形色，利当自止，不必服药。次日痘出利止。

一小儿发热，时自利，大孔如竹筒状，清

水流出，逆症也。此乃火盛于内，肺金不行收令也。以黄芩芍药汤加乌梅，一服而利止。

万之子三岁出痘，至脓成将靥时，忽泄泻，痘变灰白。先君曰：此虚寒症。命作木香散服之。未尽剂泄止，疮复红活。时邻人曾氏子，痘出密盛将靥，亦作泻，痘变灰白，且作痒，来请药。先君即以前未尽剂与之，泻止痘红活不痒矣。

萧别驾女七岁出痘，连服保元汤，痘密甚。曰：表里俱实，虽密，顺痘也，不必服药。萧江西永丰人，彼处出痘专食鸡，戒以不可食，不听。日食鸡汁，至脓将成，忽大泻日夜五六次。所下皆清水，欲止之。曰：里气太实，正须泻耳。次日泻益盛，视其痘饱满红润，不与药，乃怒甚。曰：保无他。或欲进肉豆蔻丸，力止之。至第三日，大泄水一行。曰：泻止矣。问故。曰：此坐饮鸡汁太多，水留薄肠胃之间。今泻者名畜水泻也，水尽泻自止。与四君子加陈皮调理而愈。

一痘将靥，忽作泄泻，口渴饮水，小便短少，其痘胖壮红润，此内热也。用五苓散加黄芩、白芍，煎调益元散而愈。

一痘起脓成能食，一向溏泻未止，用钱氏异功散加木香、诃子肉，服之愈。

一痘成脓，面部将靥，因渴饮过多，以致自利，白术散服之，渴泻俱止愈。

一痘成脓少食，忽作泄泻不止，变灰白，用木香散、豆蔻丸服之愈。

一滑泻不止，食少腹胀足冷，痘灰白色，脉细无力。此犯五虚，不治必死。

陈三农治一小儿痘后泄泻，二三年，体瘦腹大善食。此久泻伤肾，肾不纳气，肝火起，脾无正火不杀谷，故作泻，瘦削成疳耳。用红曲丸，加草果三钱，服之愈。

李季虬曰：长儿痘初热即泄，日十数行，见痘泄不止，时医以脾胃药止之，愈甚。施季泉曰：是在不治。予强之。曰：止泄不难，发药中加黄连二钱，黄芩一钱，一剂泄止。予喜甚。施曰：非也。毒火炽，故泄，初泄时，即以解利药，乘热导之，或可望生，今迟矣。过四日，即欲解毒无及矣，坐视七日死（《广笔

记》）。

## 痘痢

万密斋治张氏子痘靥时，面疮溃肿，脓水浸淫，泄下脓血，后重不食。或作噤口痢治，不效。视其症乃倒靥，非痢也。在痘科中，利下脓血痂皮者生，水谷不化者死。在《伤寒》太阴经病论则曰：热畜于肠便脓血，勿治，利尽脓血自愈。因思此疾不可急，乃故制药延缓以待之。数日后，度其脓血将尽，乃用四君子汤，加白芍、枳壳、黄连、木香。一服后重除，利稍止，再服能食，三服痘靥。

## 痘大小便秘

徐仲光治一痘，十九岁，标点时便秘，一十二朝不行，口渴烦躁，左尺脉浮大，此阴不足而津竭也，参、冬、归、地、知、杞、枳壳、兔丝子而便利。

一痘后食粽便结，痛不可按，手足搐搦，大柴胡汤加酒曲二钱而行。

一痘后身热便秘，此余毒结大肠也，解毒汤服而愈。

一痘后身热便燥，此辛热耗液。润燥汤愈。

一十五岁，血热毒重，痘十八朝，忽小便不利，欲解不能，起倒竟夕，闻其大便，已阻而不行者四日矣。此有燥屎结于幽门，后窍不通，故前窍亦闭。进以汤药，则小便益急而不能出，痛苦极矣。且药力未能达于至阴之下，因用胆导法，须臾二便皆通。

一痘正出而小便秘，此气为火食也，导赤散疏解药而愈。

一痘泄泻溺涩，此阴阳不分，五苓散加车、通而愈。

一痘阴阳分而小便少，此肺脾虚也，补中益气汤加麦冬、五味愈。

一痘溺涩，为阴虚火炎烁肺，六味地黄丸加冬、味而愈。

一痘后小便赤色，知热在膀胱，导赤散加栀、芩、车前、竹叶、灯心而愈。

一痘后小便不利，用五苓而愈甚，阴囊渐肿。此虚阴而渗利之，复损其阴也。六味地黄

丸加肉桂、车前，又补中益气调理愈。

一老医有孙，痘既脱痂，少腹胀，小便不通，众谓痘后余毒，用利水解毒愈胀。老医忽悟曰：此脾虚下陷也，痘后无实症，土坚则水清。人参一两，大枣五枚，生姜五片，煎服愈（《广笔记》）。

万密斋治庠生余光庭，年十九岁。染痘发热，五日不出，三日未更衣，脉细而数。虽有下症，元气怯弱，不可下也。以胆导之，不得通，病者烦躁。因思发热日久，毒流其中，燥粪闭塞肛门，肠干枯，气不得行，血不得润，胆导力小不能通也。自立一法，取猪尿脬一枚，以猪胆汁半杯，清油半杯，蜜半杯，三物和匀入脬中，如作胆导法。取下燥屎二十余枚，气通热解神清痘出，此法外意也。虞天民亦有此法。

胡氏子出痘，乍热乍退，足冷，数日不大便，先出者犹是红点，亦不起发，此逆症也。或曰：热微毒亦微，热甚毒亦甚。今热不甚，顺痘也。曰：不然。毒本火毒，待热而发。如发热而不烦不渴，大小便如常，精神清爽者，此热在表无邪毒，火发越而痘易出易靥也。若烦躁不安，大小便艰，昏昏喜睡，此毒火内蕴，不得发越，表热虽微，内热则甚。今乍热乍退者，毒火来往也。大便不通者，毒火郁遏也。见红点而不起发者，毒火陷伏也。足冷者，火极兼水化，谓之逆冷也。彼不以为然。次日红点俱没，烦躁转甚，犹谓此内收也。翌日死。

### 痘疫疠

徐仲光治一儿，季春出痘，感疫气，亢极

便秘，用十神解毒汤，次以升麻药治之而愈。

一儿季春出痘，七朝顺朗，亢极便秘，狂烦，舌有黑胎刺，痘空处隐隐有黑点，此感疫失解也。先用大承气汤治之，次以理气血而愈。

万密斋云：嘉靖甲午春，痘毒流行，死者十八九，乃一厄也。时有预服三豆子汤、丝瓜辰砂散。凡方书所载，预解痘毒之法，用之无效。予思痘疹疫疠之毒，因岁运灾眚之变，难以药解，而人事未尽，又不可委之天数也。于是检阅古方，于《韩氏医通》得五瘟丹，以五运为主，喜曰：此解毒神药也。依方修合施售与人，但服之莫不轻疏，人皆神之，因命之曰代天宣化丸。

甘草（甲乙年为君土）、黄芩（乙庚年为君金）、黄檗（丙辛年为君水）、山栀（丁壬年为君木）、黄连（戊癸年为君火）、连翘（佐）、山豆根（佐）、牛蒡子（佐）。

先见其年所属者，为君，次四味为臣，君药倍用，臣药减半，佐视臣又减半，共为细末，于冬至日修合，取雪水煮升麻汁，打面糊为丸，辰砂为衣，竹叶煎汤下。

万密斋曰：胡松山子出痘，在母黄氏怀，半夜后，此儿却在地下。萧楚梧子出痘，日中时闻蒜气过。胡三溪子出痘，有鸦日日聒噪。胡淑卿子出痘，近夜时楼上忽闻棹声，视之无他。王东楼子出痘，有蝙蝠飞入室后，皆凶。医者病家不可不知。

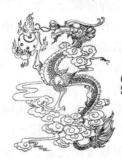

# 续名医类案卷之四十

## 小 儿 痘目

徐仲光治一儿，痘后目黑睛初起细白点，大便顺，而日晡潮热。有用鸡脏肝、花粉、威灵仙，煮食，其瞳神即高肿突出，白睛红肿，徐用泻青丸煎服，兼用羽皇散，五六剂而愈。

一儿白睛生翳，渐掩黑睛，连用去风去翳、凉血清热等药，不效。即用泻青丸，及羽皇散，间服数剂而安。

鹅不食草盐酒焙干、白蒺藜各一两，谷精草、石决明各二两，旋覆草、蝉蜕、川芎、龙胆草各五钱，羊胆三个，蜜丸，每服二钱，盐汤下（羽皇散）。

万密斋治萧别驾女，痘后不戒厚味。其俗有病者，必服附子，食雄鸡，灸关元，戒之不听。后两目出泪烂弦，此毒发于肝，肝火旺也。或曰：目上下胞属脾，脾亦热乎？曰：此因泪出不止，浸淫溃烂也。乃用泻青丸，去大黄，加柴胡、黄芩、密蒙花，蜜丸服半年而愈。

雷邑丞孙痘，七日倒陷已与发出毒犹甚，欲解其毒，中气素虚，又致倒陷。欲补其中，恐助毒火，又伤其目。不如节饮食，适寒温，以待自安。不听，乃服参芪温补之剂，后两目俱盲。

王司训子痘后，两目畏明，此肝火太旺，宜服泻肝散，加柴胡、蝉退、黄芩。初一剂用酒浸大黄，乃畏苦不肯服，果成内障目盲。

萧氏子痘后目有白翳，曰：此痘瘢也。治之无功。果盲。

徐淑道痘不靥，用陈氏木香散一服。曰误也，必损目矣。果盲其一。

周氏女痘后目闭不开。曰：痘顺无余毒，必羞明症也。乃试之向暗则开，向明则闭，不流泪，此肝火邪未除耳。用羌、防、归尾、川芎、柴胡、蔓荆、密蒙花、生甘草、淡竹叶。一服目开，遍身痘瘢肿凸，再用四物汤，加荆、防、人参、连翘、甘草而愈。

周氏子九岁，痘后出外，忽头肿，两目不开，此非毒，乃风热也。用羌、防、升、柴、芎、归、藁本、蔓荆、细辛、甘、菊、黄芩治之愈。

王肯堂治从子懋语，痘后两目生翳，羞明特甚，窗牖皆以衣被覆蔽。就明展两眸视之，则白膜已遍覆黑睛，泪如泉涌。婴科、眼科投药不效，束手告技穷矣。乃闭户而思：目者清阳之所越也，忽焉而有翳膜，是浊阴犯之也。浊阴安敢与阳敌，故羞明特甚。乃以黄芪助清阳之气为君，生地、当归养目真血为臣，羌、独、防、芎、芷、甘、菊、薄荷，升清阳，黄芩、猪胆汁、车前、茯苓，降浊阴为佐，仍间服泻青丸八剂，而目开翳已去矣。凡眼科点洗药，概屏不用，橄榄核磨汁敷上皮而已。盖婴幼柔脆，点洗之药，必有所伤故也。

费建中治一女三岁，痘稀而绽突红润，似可弗药，但烈热如炮，叫喊不绝，左目焮肿如桃，以大黄、生地、荆芥、甘、菊、赤芍、黄连、木通、地丁、青皮，自三朝及十四朝，始身凉回好，目亦无恙。

## 痘唇口症

徐仲光治一儿痘稠密，未起发，而唇先黄熟，目先虚闭，咽喉肿痛，不能饮食，遍身痘俱平暗。幸正颏匀朗，眼眶口唇虽肿而红活。以甘桔汤加牛蒡、连翘、山楂、荆芥、陈皮、人中黄等，清利咽膈，解其脾毒而愈。

一儿痘四朝稠密未起胀，而口唇先黄熟，乃内溃之恶候，必为唇刺。幸余痘光泽脚敛，脾虽受毒，根本犹固，以补中益气汤，去白术，加牛蒡、连翘、山楂，继以保元汤、理中汤而愈。

一儿痘稠如缀粟，平塌娇红，血散不附，唇口肿硬，剥落一层又一层，皮薄空浆。破如血汁，溏泻烦渴，皆为逆候。但能食安静，有胃气也。用参、术、连各二钱，日进三眼。十四朝肢厥，脉沉静如死状，痘皆倒靥，心胸尚温，次日渐苏而愈。

### 痘<sup>口疳</sup>

徐仲光曰：一儿患血热，痘后身发热，口臭成疳，溃脱上龈门牙左腮盘牙，唇红干裂，左颊下亦红肿，如发毒状。湖州沈三春，外用抑阳散，加葱汁、酒浆调敷肿处。若面肿而带青紫色为实热，必成马疳，溃颊不治矣。今虽肿而红活，知为另发痈也。内服犀角、羚羊角、黄连、黄芩、元参、生地、牛蒡、桔梗、甘草、白芍、花粉、木通、紫花地丁及牛黄散一二服，或煎银花一两，入广胶一钱，间捣甘菊花根叶汁，冲入服之。面肿渐平，身热渐退。外吹牛黄一分，珍珠三分，黄柏、青黛、人中白、硼砂、猪胆制各四分。不易敛，加乌梅炭三分，血竭二分，龙骨一分。因体虚又加人参、象皮灰、三黄、制炉甘石各四分。又常以醋调雄黄末，软笔点入溃窍中，延至月余而愈。

### 痘<sup>咽痛</sup>

徐仲光治一儿，患血热痘，先用寒凉，芩、连、犀角，起发灌浆，头面身背俱浓，但两腿面凹陷不起，用参芪托之，反见热渴躁烦，大便溏泄多次，咽喉肿痛。改用清咽利膈，山豆根、麦冬、川贝、桔梗、元参、防风、僵蚕、山甲、当归、白菊、红花、生地、山楂、陈皮、蚯蚓、牛蒡、川连、黄芩、甘草而愈。

一儿痘后咽痛，壅塞不通，此余毒留于心

肺，邪热不泄，风痰壅盛，先以桐油探吐，服驼原散、甘桔汤、连翘、牛蒡、射干、元参而愈。

一儿痘后真阴不足，二火上行，咽喉肿痛，有以寒凉治者，愈而复肿，原其火为寒郁，先以附子理中汤驱其寒，次宜壮水之主，六味地黄丸，加知母、麦冬、元参，治其本，外吹葛槿散而愈。

一儿痘后脾胃不足，阴火上炎。咽喉肿痛，以四君子加甘、梗、知、柏、川连、牛蒡而愈。

一儿痘后，咽喉成疔，以柴、葛、地、蜈蚣等分煎成，加犀角磨汁和服而愈。

万密斋治马氏子，五岁痘不起发。曰：此顺痘也。毒甚者，则头面肿；毒微者，则头不肿，非不起发也。又呼咽痛，曰：此痘家常病，喜喉舌无疮，颈项间痘稀，不足怪也。以甘桔汤加牛蒡子煎，细细咽之，咽痛即止。

### 痘<sup>喑</sup>

万密斋媳李氏，年十八，痘成脓时，经水忽行，下血块且多，未逾日猝失音。问之，但摇头垂泪。凡痘带黑归肾，宜有猝失音之症，今已成脓，饱满红润，何以有此逆症。思之良久，乃得之。经云：妇人重身九月而喑者，少阴之脉不荣于舌也。手少阴者心也，心主血，诸疮皆属于心，疮毒之火内起于心，迫血下行，故经血来也。舌者心之苗，血去则心虚，不能上荣于舌，故舌萎缩而猝失音也。乃以生血散，去五味子，加当归、生地，服之顿愈，后以十全大补汤调理而起。

萧氏子三岁出痘，将靥时忽失音，啼哭有声，但言语重浊不清亮。曰：此肺热也。以甘桔清金散，服之而安。

### 痘<sup>发核</sup>

徐仲光治一儿痘，十朝外，左上龈溃烂，外颊红肿，外治用抑阳散，同葱汁酒浆捣敷，每日一换，不用纸封；内服紫花地丁、花粉、生地、丹皮、元参、山慈姑、贝母、翘、防、蒡、芍、桔、连、芩、归、芍，先以银花一两煎汁煎之。颊肿口疳渐平。月余忽发夜热，左腮下生一核，大如李，色白，按之而疼。外治硼砂一钱五分，胆矾五分，麝半分，烧酒薄薄调匀，新笔蘸涂；内服芩、羌、翘、蒡、甘、芍、元参、前胡、贝母、胆草、山栀，亦以夏枯草一两煎汁煎之，连进四五剂而愈。

## 痘腹痛

徐仲光治一痘，未尽出而腹痛，嗳腐吞酸，大便酸臭，乃饮食停滞也，保和丸二服而愈。

一痘起胀时，不易行浆，肢冷腹痛，乃血热症而过用冷剂，理中汤加肉桂、木香、炮姜，一剂而愈。

一痘后伤食腹痛，本中气不足，宜补泻间施，香砂保脾丸，又补中益气汤，调理而愈。

一痘后能食易化，腹痛，此胃热易饥，脾弱不能消磨郁积而痛也。补中益气汤，加芍药、木香、黄连，治之而愈。

一痘浆足不易靥，腹胀发热，面赤，午后益甚，按之腹不痛，乃脾虚血少也，归芍六君子汤，加陈皮、枣、姜，数剂而愈。

费建中治钱铨部女，平时内热柴瘦，仲夏痘而炽热，腹痛异常，不能转侧，口极秽，紫滞稠密，但不细碎，幸初起，毒虽恶，未有定位。以大黄四钱，石膏七钱，生地六钱，黄连一钱，佐以山楂、荆芥、葛根、赤芍、桃仁、地丁、红花、地龙，临服和猪尾膏盏许。服至六日，色渐肥红放白，腹痛少缓，余未减。仍前方至九日，浆甚充而腹痛炽热尤甚，眼封而角流血，谵语不寐，不食。前方加犀角，倍大生地、石膏，减猪尾血，临服以化毒丹，调入牛黄一分，朱末二分。十二日头面发臭，方日进粥三次，皆碗许，而腹痛与热依然。至十八日始大转，自始至终，一方收效。如此治验多矣，聊举此以概其余。

## 痘腰痛

徐仲光治一庠友年十八，初热腰痛，点发在颊角，红绽光泽，心经顺症，非肾逆候。亦宜滋肾，六味地黄丸料，加杞子、杜仲，与升发之药间服，痛止痘出。至六朝，烦渴谵妄，唇燥舌黑，睡卧不宁，此乃肾水不足以制火也，

保元汤加归、芍、冬、杞、枣仁、龙眼肉，间服八味地黄丸，加麦、枸杞渐愈。有一症同，但补阳而不滋阴，竟枯涸疤粘不脱而死。

一儿初热，腰痛如折，此折腰痘也。强以荆防败毒散，发出点如蚕斑，口鼻出血而死。

一儿初热，腰痛连背脊，不能转侧，点见左耳侧及腰，左一点如筋头大，平而紫，又舌中心一点，疏而黑，此肾毒逆候也。急以四牙散，发出紫黑点，五日死。

一儿孟夏发热，腰痛甚，见点稠密紫黑，幸有神，而胃气强，元气实，虽逆而尚有生理。四朝以四牙散一服，又化毒散送下地黄丸二服，次日痘起，但色未转，以黄连解毒汤，加柴、蒡、归、芍、地黄而愈。

一女年十四，痘正浆足，忽腰痛不能转侧，此经血去多之故，六味地黄丸，加归、芍、续断、杜仲，治之而愈。

一男子年十八，痘后四十日外，忽腰痛极，两手撒撒，目开无光，汗出遗尿，喉声如锯，六脉浮大，此恣欲房劳而阴阳离决也。以艾灸气海六十二壮，四肢活动，又以独圣汤频服，及八味地黄丸而愈。

一男子年二十，痘后腰痛，左尺脉微弱，房劳所致也，以八味地黄丸、补中益气汤，相间服而愈。

一痘不起而腰痛，缪仲淳用人参芦三两煎服，一吐而痘起痛止。毒在下，吐以升之，吐有发散之义也（《广笔记》）。

一好痘绽朗而色淡红，两腿痛甚。腿亦属肾，此阴虚而毒乘之也。活命饮二剂，痛稍止；十全大补汤、六味地黄丸，间服而愈。此症不早治，及四肢厥冷，则变黑变紫而死，与腰痛之逆相同，不可轻视也。

一儿痘后足胫痛甚。不红肿，气血虚，不能荣养筋骨也，归芍四君子汤加牛膝、独活、苡仁、桂枝，连进数服而愈。

一儿年十四，痘后腰脊痛，不能俯仰，午后潮热，此骨髓枯少，水不胜火，肾气热也。灸昆仑穴、申脉穴各三壮，又以六味地黄丸加独活，及补中益气汤，间服而愈。

万密斋治一富家子，年十六患痘，发热腰

疼。问曾婚否？曰：未也。连进人参败毒散二剂，痛止痘出而安。若曾有房室者，不可治也（或以大剂生归与之，必有拿手。琇按）。

李季虬曰：顾叔夏次郎，出痘而先腰痛。予断以不治，果殇。施季泉曰：凡成婚或破阳后，出痘而腰痛者可疗。童子而腰痛，是先天之水不足也，不治（《广笔记》）。

费建中治章继美，年近三旬，季冬忽腰如杖，昏愦如迷，问之不答，身体振振，肉瞤筋惕，痘之象也。但腰如被杖，其症必逆，用大黄、山楂各六钱，青皮、羌活、桃仁各二钱，佐以荆芥、干葛、元参，乘初起预攻，庶望转机于万一。若见痘，肾已受伤无及矣。自申至卯，连服二头煎。次早发出如芥如砂，色焦紫，上下无容针之隙。形色既逆，神情又恶，辞勿治。因苦恳，及用大黄八钱，石膏一两，黄连二钱，生地两半，佐以荆芥、羌活、葛根、牛蒡、红花、桃仁、蝉蜕等，加白颈地龙，每剂十条，又以猪尾膏半盏和入，连进二剂。次日如芥如砂，并焦黑色即退，颗粒分明红活，但密而神昏热炽，前方服之九朝，虽圆绽如朱，浆黄如腊，而昏热如故，大便日六七次而不畅，

水米不沾。议者谓寒凉大过。曰：如果荡涤伤胃，则气血乏矣，浆何由得？至十日正，面有回意。仍不思食，乃用大黄、石膏各一两，生地两半，黄连、山楂四钱，佐以牛蒡、荆芥、甘草。十二日胃忽开，神爽热和。十五日诸症悉愈，痂如松皮，后又口疳齿牙几落。又服牛黄、朱末，并黄连解毒汤，十余剂渐愈。月外又发血风疮，身无完肤（此肾传脾，故为轻症），将百日始霍然。是症当危疑之际，旁议纷纷，幸病家有识，故得收效云。

## 痘手足

徐仲光治一儿痘后溏泄，腿肿睡卧不宁，足三阴虚也。四君子汤加陈皮、归、芍、枸杞、泽泻、石斛、川牛膝，继以八味丸而愈。

一儿痘后劳役，痢虽愈，而胫膝结核，成鹤膝风，此足三阴，虚邪袭之也，驱风散间八味丸（苡仁、牛膝、菟丝、当归）。

一儿痘先从脚底出起，逆上至头面，回至心窝内攻而死。此症早治，俟其头面出齐，重用升提，保元汤加川芎，及先护心黄连解毒汤，一剂，使其起灌收痂，自上而下，可保无事。

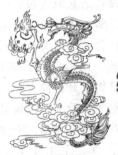

# 续名医类案卷之四十一

## 痘 脓期

徐仲光曰：一痘养浆，而内却无水，干涸空虚，此气虚伏陷也。若得人事清爽，饮食如常，痘无损处，宜补中益气汤、归茸汤主之。若喘胀呕泄，烦闷外剥者，不治。一痘浆充满根血淡红，痰涎壅盛，日晡潮热，皆谓气不足，以保元，加芎、归、贝母、陈皮，治之不愈。不知此乃阴虚火甚生痰也。以六味地黄丸料内，加参、附、肉桂温之，而痰绝热去，又与补中益气汤而愈。一痘浆充满痰盛，少食便溏，此乃脾胃虚弱，不能运化精微，津液凝滞所致，以六君子汤加炮姜。一痘浆足，忽泄泻，身冷自汗，此乃脾胃气虚也，以保元合附子理中汤愈，或加肉果。一痘浆不易充足，而色淡白，亦脾胃气虚也，以大保元汤主之，又归茸汤益之。一痘浆足，而色不易苍腊，乃脾弱之故，脾主结痂也。用保元加白术、白芍、陈皮、官桂、莲肉，收厚靥而愈。若收如面薄，只以参苓白术散主之。一痘七日无浆倒靥，独根窠敛束，以保元，加山甲、官桂，又以水杨浴洗头面手足，良久复起成脓而愈。一痘九日平面平塌无浆，自口以下俱红绽，能食便溏，乃元气不足，不能上升于面，以保元加白术、白芍、官桂、肉果、升麻。十一朝空地补出赠痘俱行浆，又与异功散而愈。一痘正面浆足结痂，身肢无浆，能食便溏，完谷不化，乃脾阴不足，不能以充灌。用参术白术散，加附子、菟丝、肉果，又与河车散而愈。一痘八日空壳无浆，因气血不足，不能振作以制其毒，用补中益气治之，发疔四五处而愈。经曰：发痈发疔者生也。一痘八日倒靥，灰白色，泄泻烦渴，咬牙寒战，此乃气血虚寒也，以异功散治愈。若治

之不止，反加昏闷者死。一痘八朝顶陷，浆滞不行，色见焦紫，乃风寒壅腠理，气滞血凝之故，宜升提发散之剂，内服紫苏饮，外浴水杨汤，使药气藉汤气上升，毒随暖气而发。若儿弱，只浴头面手足，痘即光润，随服补中益气汤调理。凡用此汤，须量气血充足，的为风寒所闭则可浴。若浴后不起，又加闷乱者死。一痘养浆时，昏睡不苏，便溏能食，乃脾主困，因便而脾虚，倦息而昏睡也，归脾汤加白芍、山药、米仁、莲肉愈。一痘浆充足，忽尔一齐结痂，干紫能食便调，此是火迫而收之太急，乃倒靥也，投以补兼攻发之剂。十四日四肢肿痛成痈，脓成毒化。若不食便溏哕呛，则为内虚倒靥，毒归于内，喘胀而卒。一痘浆不易充足，根血赤色，烦渴溺涩，舌燥便秘，皆云气虚而津液不足，以保元加麦冬。治之愈甚，浆滞不行，此乃血热未解，温补反助其邪，乃火盛水涸之义，更以犀角地黄汤，又四顺清凉饮利之，前症悉平，浆满而愈。经曰：毒未尽解而温补，则毒蕴盛而不能化浆也。一痘九朝而死，弃之沙滩。视其手足动掣，色虽焦紫，形尚绽突，乃毒火闷督，一时而死，得水气而火减，故复苏也，抱回治以犀角地黄汤而愈。亦有得土气而解者。一痘七日根窠赤痛，便秘溺涩，烦躁饮水。或用清解之剂未应，乃热毒内郁也。以大黄、当归、赤芍、甘草之类一剂，又与犀角地黄汤而愈。一痘养浆时，大便下血，或尿血，或神昏不醒，或多睡。盖心主血，血虚邪乘而入心，神昏乱之故。宜犀角地黄汤、安神丸。若治而不已者，至二十日而卒。若毒尽外出，当以补中益气汤加麦冬、枣仁。一痘浆足，脓俱紫黑，热甚便秘，乃血热毒壅也。以黄连解毒汤，加翘、蒡愈。一女季春患痘，

妄言卓立，日夜不得眠睡，至七朝尚未安宁。视其形色俱顺，而妄言卓立者，心胆火炽也。以犀角地黄加柴胡、龙胆治愈。

万密斋治汪氏子痘出脓成时，头面腹背皆饱满，惟手足自肘膝至掌指，犹未起发。曰：脾主四肢，此子脾胃何甚弱也。乃由去胎失乳，故用建中汤加黄芪、防风，一服尽起，胀作脓矣。其家信奉鲁湖黑神，此子寄名于神。未出痘，神先降坛云：吾保汝子痘出必少，至是痘出甚密。乃以计逐之使去。

## 痘靥期　附：痂后

徐仲光治一痘，浆足结痂，忽尔紫黑，秽气也。以十全大补加木香，治之而愈。一痘收痂厚而干黑，身热咳嗽。乃风寒客肺也，麻黄汤得微汗而愈。

一痘痂如麸薄，粘皮不脱，昏睡内热，乃脾虚少血之故，以调脾养荣汤治之。一痘收靥干黑，粘皮不脱，身热烦渴，睡卧不宁，有以气血不足大补之，四七日枯槁而卒。

一痘如前，以犀角地黄汤加翘、蒡治之，火渐减，而诸症悉平。痂疵渐脱而愈，此乃毒火弥炽之故。经曰：火盛则水涸，此之谓也。

一痘痂厚而干黑，粘皮不脱，身热烦渴，谵语妄言，睡卧不宁，乃阴虚火甚也，以四物汤，合生脉散，加枣仁。一痘清浆，结疵如麸，乃正气不足，不能化毒尽解，以补中益气汤，加山药治之，两曲池发痈成脓而愈。

一痘靥淡白如麸，便溏减食，乃中气不足，用参苓白术散，加肉果、陈仓米愈。

一儿九岁出痘，匀朗绽突，九日浆足，能食便溏，乃恃其顺，而恣与之食，以致肚腹胀痛，停浆色滞，用消化药而便行安和，痘浆不长，乃食物虽消，正气受伤。当与调脾益气，助浆收敛，竟不从治。延至十四日，渐内虚倒靥，浆复化为水，而始行补气，不效，喘胀而卒。

一痘至十日十一日，头面将结痂，脓浆尚未充足，只是气虚不能托毒于外，急以木香散加黄芪、蝉退而愈。

一痘十二三日，上身已结痂，下身尚灰白

不充满，头温足冷，以木香散加附子、酒芪而愈。

一痘至十四五日，遍身结痂而充，但是足下未焦，寒战咬牙，以十全大补汤加附子愈。

一痘至十五六日，脓疱充足，当痂不痂。又作寒战咬牙，只是不足治以温补。

一痘如前，顶突根绽，此是阳火有余，胃气大热也。服白虎汤一剂而愈。

附：一痘痂脱尽，正颔一痘溃而不敛，四九日作痒，破出臭脓，而声哑闷乱而死。痘痂尽脱，头上一痘不敛，二十八朝忽痒甚，出蛆盏许，亦声哑闷乱而死。

万密斋治胡氏长女，痘甚密，脓成过期不靥。此女平日脾虚食少，性不服汤剂，以钱氏异功散，加木香、青皮、蜜丸，米饮下调理而安。

胡氏子痘甚密，脓成不靥，渐至溃烂，自起发以来未得大便，此里热郁蒸，故不成痂，欲下之，彼谓此子素弱，不可下。时有术士，符水甚验。乃书一符，焚而服之。少顷，腹中鸣而利下清水，众皆称妙。因思久未更衣，岂无燥矢，至次日痘益溃烂，乃用胆导法，下燥矢三十余枚，如弹子大。众又笑曰：此法更妙。痘即收靥，至腰又不收。盖大便下后，人未行也。再用胆导，去燥矢十四枚，后皆溏屎，痘尽收而安。

一小儿因渴饮水过多，湿伤脾胃，不靥。以四君子汤，人参补中，白术燥湿，茯苓渗水，甘草解毒，加防风以胜皮毛之湿，白芷以逐肌肉之水，桂以利关节而去寒水之邪，砂仁以温胃止渴，调理而安。

一小儿大便不通，热蒸于内而生湿，致浸淫不能成痂，用当归梢、生地以凉血，麻仁以润燥，酒大黄以泻热开结，生甘草以和中，得利而安。

一小儿泄泻不止，食少，此里虚不能成痂，用陈氏异功散，合肉蔻丸而愈。

蔡氏子痘密脓成，过期不靥，面疮溃肿，起止呻吟，呛水吐食，语音不清，或谓不治。视其面疮肿起，正在贯脓，遍身皆然，非倒靥也。呛水呕食者，口唇肿硬，吞咽不便，非咽喉溃烂也。语音不清者，鼻中壅塞，气不行通非失音也。疮毒尽表病，里和可治也。用苦参、酒芩、牛蒡、白蒺藜、何首乌、荆芥穗，等分为末，酒糊为丸。淡竹叶煎汤下，调理而安。时邻居一儿症同，谓不可治，或问故，曰：彼过期宜靥，此未成脓不宜靥，一也。彼肿胀犹实脓血，此则面平目开，皮脱肉干，二也。彼喉舌无疮，此则咽舌溃烂，呛水失音，三也。彼私与蔡氏求药，服之无效死。

胡氏女十三岁，痘甚密，或与参芪大补之。二十日后过期不靥，已溃烂。幸非倒靥，乃温补过多，里邪尽出，表毒不解，急宜解表，勿使皮肉腐烂。不信。又逾五日不收，乃用荆、防、升麻以解表，白芷以蚀脓逐水，连翘、牛蒡、甘草解郁蒸之毒。肺主皮毛，因黄芪之补，肺热已甚，时值夏火正旺之时，用黄芩以泻肺中之火，解时令之热，调理一月而安。

卢文学妻李氏，痘甚密，未及成脓，面疮自破，皮肿脓聚，气多腥臭，过期不靥，饮食渐少，锁喉呛水。曰：形症俱恶，恐不得痊。二十余日殒。

一小儿靥后又出一层小痘，其家惊忧。曰：佳兆也。痘科云：轻者作三四次出，大小不一等。重者一齐涌出，此痘最轻，且无余毒，发已尽矣。果然。

吴氏子三岁出痘，毒气有余，谷气不足，食少，故不靥也。问服何药？曰：无药可解，能食则生，不能食则死。次日思食，所食且多。曰：死急矣。问故。曰：谓能食者，久不食而今思食，自少加多，胃气复也。今忽多食，乃胃败火盛，邪火杀谷，名曰除中（出《伤寒论》）。犹膏之将灭，必大明而后熄，死在旦夕也。果然。

一小儿靥后，痂皮不脱。曰：此脾肺二经不足也。盖肺主皮毛，脾主肌肉，其气不足，故痂难脱。用钱氏异功散，加黄芪、桂而愈。

一儿痘后一身尽靥，痂皮尽脱，惟头与足不靥。曰：此常候也，不必治。盖诸阳皆聚于头，乃阳中之阳，谓之孤阳。诸阴皆会于足，乃阴中之阴，谓之寡阴。孤阳不生，寡阴不育。所以头疮不收者，孤阳无阴也。足疮不收者，

寡阴无阳也。久当自痊，但迟迟耳（说欠明允）。

一小儿痂落后，其瘢色白。曰：此气血虚也。肺为气之主，其色白，当用参芪大补之剂，否则有变。不信。谓痘已收完，何变之有，一月后，大喘而死。

雷邑丞孙，痘落痂月余，面瘢凸肿，今始发泄也。凡毒自内而外者吉，乃用当归梢、赤芍、荆、防、连翘、牛蒡、元参、蝉退、升麻作散，淡竹叶煎汤调服安。

一小儿落痂后，瘢内凸起作痒，此风热也，用人参败毒散，加荆、防。一服安。后有患此者，用荆芥败毒散加人参服之，外用水杨汤皆效。

一小儿落痂后，瘢肿复成疮，久不愈，此痘毒疮也。由犯手扪掏，不得自脱，故皮内受伤而复作疮，以苦参丸与服效。

一小儿落痂后，瘢毒不平。曰：痘家戒食姜，恐靥不齐，瘢不平也。问之果然。

王氏女痂落，遍身尽白色，不红，日夜啼哭，遍身潮热，不思乳食。曰：此症若不急治，或一二月，或二三年，必致成疳而死，不信。后果殁。后其子亦患此，令服十全大补汤数剂，又与三合汤治之，其热即退，哭亦止，痂肉色尽红，方止药。又服加减八宝汤全愈。

一小儿已脱痂，初无他苦，一医视其目睛无神带白，曰：不可为矣。逾日亡（《广笔记》）。

## 痘 附：伏倒陷靥痘

徐仲光治一血热痘，初失凉解，至五六日方服芩、连、归、地、翘、红。才起胀灌浆，至半浆又不服药。九朝变黑归肾，面唇腰脚皮内俱黑。仍用前药，加金汁及人牙散，势少缓。又用黄连、生地、红曲各一钱，木香三分，灯心一钱，次日加犀角、连翘。黑色俱散，唇眼俱清，前方连进四剂而愈。

万密斋治吴氏子，磊落红活，顺痘也。其儿脾胃素弱，起发略迟。或谓其气虚，妄投陈氏木香散一剂，痘转平不起。又投陈氏异功散一剂。再延视不可为矣。

李氏子四岁出痘，十日后痘顶平陷，根窠红紫，昏睡不食，不可救也。次日死。

吴氏女痘将脓，面上有干靥者，犯倒陷逆症。乃用参、芪、甘草节、归、地、赤芍、银花、牛蒡、连翘、麻黄酒蜜拌炒黑、红花子、水煎服，山甲末。且告之曰：服后若先干者复起作脓，未干者肚壮红饱满，空处再出小痘，上也。不作脓，不补空，或发痈肿，次也。否则不可为矣。连进三服，已干者不肿，未干者饱脓，空中补出不多，手足发痈。后以十全大补汤，加银花、连翘，调理而安。

雷邑丞孙五岁出痘，衣以厚绵，围以厚被，日夜向火，任其饮酒，未七日而靥，面目至腰溃烂平塌，无作痂者。曰：此非止是倒靥也。亟用疏里解毒之药，减去衣被，勿近火饮酒，方保无事。以黄芪、白芷排脓托里，防风、蝉退以疏表，青皮、桔梗以疏里，牛蒡、甘草以解毒。一服溃疮复胀，大便脓涎。此毒气中外无留矣。戒勿再药，恐生化病也。

董氏女年十九，腊月半出痘，至岁终不得收靥，精神已昏，饮食俱废，视之僵卧如死人，其脉洪实调匀。此本倒靥症，幸脉洪实，不疾不徐，今弃症从脉治之。若得坏疮复起，新痘复出，人事清爽，饮食如常，则无事矣。乃用升阳散火汤，加黄芪、当归、木香、青皮，连进三剂。初三日复出一层新痘，旧者尽干。初五日出尽周匝一身，乃渐苏省，能言求饮食，依期起发。至下三日靥后，以十全大补汤调理。谓痘倒靥必归肾，今幸愈，尤当防目疾，宜预解之。不听，半月后左目痛不能开，果丧明。

柴氏妇二十七，痘甚密，脓成时鼻准先干。曰此症凶也，不可治。问故。曰：起发未透脓，浆未熟，不当靥也。况收靥自有次第，形色亦殊，先自口唇两傍收起，漏浆堆脓面疮皆然。自项而下，则成疕谷。今痘未熟而靥，乃倒陷也。自鼻先收，失其序也。不漏浆者，干枯也。后三日死。

## 痘 毒

徐仲光治一儿浆足，为秽气触，倒靥焦黑，四肢肿痛。幸其能食便调，正不留邪，必发痈

也。用内托解毒之剂而愈。

一儿七朝，痘顺有行浆之势，两臂膊肿大如瓜，幸能食便调，此少阳经虚，毒滞不散也，补其阳而肿自愈。用参、芪、甘、桂、归、芍、陈、芷、羌活、人中黄治之，浆足肿渐消而愈。

一儿痘症相同，不补浆虽满，痂肿处成脓，竟损一目。

一儿五朝两臂肿痛，用解散药而浆不充，毒不退，反寒战作痒，危甚。此急治其表，而失于补托也，保元汤加丁、桂、术、橘治之。浆足而痂，后以托解药，其毒成脓而愈。

一痘密而内强，过于补益，而生痈肿，烦躁、口渴、便秘，以三黄丸利之，再用清解之剂调理，肿消而愈。

一儿患痘痈于小腿，岁余尚溃腐不能收口，此至阴之下无阳气充拓，脓血既久，气寒虚弱。宜补助元气，千金内托散，加牛膝、槟榔、土茯苓、首乌。溃出一嫩骨，渐收口而愈。盖毒久不散，凝结骨中，与地四生金之义同。

一儿痘毒流注四五个于肩臂，痂如麸薄，少神，粘著不脱，此气血不足也。十宣托里散，外用针刺破，又玉龙膏，铁箍散围，吸筒吸脓而愈。

一痘毒出清水，六脉微弱，元气虚寒，保元汤加桂、附、白术，调理而愈。

一痘大腿肿痛，此毒火郁于肉分丹肿也，用归、芍、丹、地、翘、芷、木瓜、大黄。

一耳后赤肿结核，寒热，头疼，体痛，此感冒不正之气所结，乃时毒也。十神解毒汤治之而愈。

一痘浆虽满，而四肢清薄水，痂薄如麸，十二朝两肩臂肿痛。有谓余毒，而用养血解毒，而倦怠，毒亦不退。此阴虚而毒滞不化也。宜大补气血，而兼解毒。得气血调畅，则毒归一处，成脓而化矣。四君子汤加陈、芍、归、芷、羌、翘、银花，大剂加减，调理而愈。此症若专用解毒，致伤脾胃，而泻呕厥冷，耗散真元者，附子理中汤加肉果、木香，得肢热疼肿。又四君子汤加金银花、黄芪、白芷而愈。若专解毒，而不固元气，只以围药敷涂，肿虽退而毒内蕴，非损手足，必腹胀喘急而死矣。

万密斋治周氏女出痘发热，五日余未见痘出，但背上发一肿毒。曰：不可治也。非痈，乃痘母也。三日后果卒。

张氏女痘起，发止空壳，此气有余而血不足，责在肝经。用四物汤、小柴胡汤，虽作脓亦未饱满而收。曰：凡痘疮不成脓，或脓少者，皆发痈毒，此足厥阴肝病，必发顶疽。果然。

施季泉口授一家传秘方，治痘后毒如神。人参、茯苓、银花、犀角各三钱，甘草五分，羚羊角一钱，珍珠八分，蜜丸每服一钱，日一服（《广笔记》）。

万密斋治胡氏女，痘不甚密，亦不十分光壮饱满，素畏药不肯服，收靥时，一片薄壳，逆症也。足膝发痈毒，与药一饮而尽。曰：病不可为也。问故。曰：脾主味，开窍于口。经云：口利则知五味，其平素不肯服药，今一饮而尽，是不知味而脾败矣。况膝膝乃脾所主，脾败则不能成脓。或针之，果然清水，次日死。

夏氏子痘后手足发痈，面色黎黑，精神疲困，饮食且少。曰：儿痘未得起壮，收靥太急。今发痈毒，仍倒陷归肾也，必不能成脓而死，果然。

一小儿痘后发痈，用十全大补汤，如连翘、银花，治之愈。盖其痈已溃，故用是方。凡溃痈以是治之，无不愈者。

一小儿痘后发痈，用解毒内托散，调理而安。

蔡氏子痘后卵肿。曰：此厥阴肝病，用小柴胡汤，加青皮、木通、楂肉，调理愈。

费建中曰：一儿痘，止八十三粒，或以轻缓之剂，按日期规则投，至十六日，咸谓收效矣。延至二十六日邀视，则两目张皇，如临白刃，干呕不止，愁楚非常，阴囊两旁，有小毒桃核大，隐于肌肉，色且黑黯，此余毒闷焉者也。辞勿治，是晚即死。

一儿半周痘甚稀，颇红活，惟身热如火，浆后躁乱，霎时收敛，红晕焮赤，痂甚焦燥。腰及环跳发两痈，如掌大。硬如石，肿如拳，又小疔甚伙。以必胜汤日二剂，胭脂调化毒丹贴之，疔渐退，痈亦脓溃，以忍冬解毒汤加地丁、当归，收效。

## 痘肿胀

徐仲光治一痘后痂未尽脱，遍身黄肿，壮热腹满溺赤者，乃脾胃素有湿热，而兼余毒不尽也。宜消积渗湿解毒，以五补散，加米仁、连翘、山栀、竹叶、防风、白术、苍术、厚朴、茯苓。一痘后浮肿，皮薄而光，手按成窟，咳渴便涩，仍痘后饮食伤脾，脾虚不能制水，水溃妄行，浸渍脾土，渗透脾肤，故肿耳。其喘咳者，水妄行不能制火，火盛刑金也。又曰：水气上行侵肺，最为难治。其小便涩者，由金为火克，失其降下之令，不能输化也。治宜补中行湿、清热利便之药，以实脾饮、五脾散、石千散治之。一痘后遍身发肿，余毒攻冲也，以满天星草、同水杨根、银花、马兰头，各捣汁和匀服。满天星叶如芫荽，多生墙下阴湿之处。痘后小便不利，腰以下肿，乃脾胃气虚，不能制肾水，水溢下焦故也，当利小便，以五苓散间服牡蛎散，又六君加泽泻。一痘后遍身赤肿，发为赤游风者，乃余毒不尽解，而又恣食煎炒辛热之物，熏蒸肠胃，热与血搏而然。宜犀角解毒汤。一痘后腮颊赤肿，为遁毒风者，乃客风畜于皮肤，流注而为顽核赤色也。内服解毒汤，外敷玉龙散。附一夏月痘，浆足收靥，溺赤短涩，外肾肤囊赤肿通明，乃膀胱热甚，毒气流结于小肠，以八正散，又化毒汤治之。

万密斋治一男子年二十余，甚密，起发时肿异常，面如锡饼，形状可畏，喜其饮食如常，大小便调，安静而睡，或欲投木香散。曰：痘疹无疾，不须服药。色白者，痘出太多，气血不能周遍也，数日后自收靥矣。果然。

一小儿痘甚密，不甚起发，面如锡饼，食少而渴，或欲投木香散。曰：儿无吐泻，里虚之症，不可用也。乃以保元汤加当归、赤芍、防风、桔梗、牛蒡，调理而安。

一妇人年二十四五，痘甚密，面肿甚，身无完肤。七八日后，眉心唇上有成血浆者。或谓正当作脓之时。曰：未也。面疮带赤，犹是血色，未曾化水，遽尔成脓，此恶候也，后必溃烂而死。果然。

唐大尹子年十二，痘靥后，右肩发红肿，

非毒也。或以针刺之，其手遂不能举。视之，其手不痛，但软弱无力，不能自举，必用左手持之乃能举，此血热气虚也。盖肝主筋，资血以养，寒则缩，热则胀。惟补气养血则愈。用参、芪、术、草、芎、归、芍、川断、木香、桔梗、苡仁、防风为末，山药糊丸，服半月而愈。

一小儿痘后，洗浴面目，一身俱肿，此水气也。用四君子汤以补脾去湿，加黄芪以实表，防风以胜肌表之湿，麻黄以逐脾间之水。一服肿减半，再以钱氏异功散，加猪苓、泽泻而安。

### 痘 倦怠

徐仲光治一痘后烦热，喘胀便溏，溺赤嗜卧，此暑伤气分，清暑益气汤而愈。

一痘便溏，食少嗜卧亦脾胃虚也，六君子汤加木香、枣仁而愈。

### 痘 嗜卧

徐仲光治一痘后嗜卧烦热喘满，溺赤便溏，时值长夏，脾胃不足之故，用清暑益气汤治。痘后倦怠、嗜卧、便溏、减食，皆由胃虚不能生气，脾虚不能生血，运令不行，化工失职，宜六君子汤加枣仁、木香。一痘后嗜卧，呼之不醒，昼夜皆然，乃气虚脾弱，清气不能上升也。以五味异功散加归芍，又与归脾汤愈。一痘后炎暑，嗜卧怠惰食少，口燥咽干，肌肤枯瘁，乃脾胃虚元气弱，不能实四肢，充肌肤而润皮毛也。况值长夏，热伤元气，以补中益气汤，合生脉散治之。

万密斋治一小儿痘后，发热不止，食少喜睡，又黑黯，乃痘毒内陷也。因问其脓水必清，痂皮必薄，果然不成脓，不结疱，但水出皮脱而干。曰：凡痘初出，壮热昏睡，常候也。今既收，则当邪尽正复，热退食加神爽，乃俱不然，不可治也。后忽昏冒死。

### 痘 羸瘦

徐仲光治一痘，烦热口渴，能食易化，不作肌肉，此气血虚乏，心火亢而上乘也。经曰：火炎上则土燥，多食亦饥虚，治宜气血兼补，单日服五味异功散，加黄连、木冬、知母，双日服四物汤，亦有治之不应，为毒火烁阴，津液枯涸而死。一能食枯渴，肌肉不长，精神憔悴，脉来乘缓，此乃脾胃不足，东垣曰：胃伏火邪于气分，则能食，脾虚则肌肉削。又曰：脾胃虚寒，则元气不足，以补中益气汤加黄连。一能饮食易饥，不长肌肉，此因胃阳有余，脾阴不足，故胃食善消。《内经》曰：二阳结谓之消。二阳者，胃与大肠也。以小异功散加黄连、白芷治之，以泻二阳之热也。一痘后面白唇赤，肌肉羸瘦，皮毛枯槁，潮热往来，虽食易化，乃疳劳之候，皆由痘后饮食不节，脾胃过伤。东垣曰：脾胃虚弱，则元气下流，阴火上乘其土位，治宜健脾为主，而兼以清热之剂，则脾土固，气血滋生，诸症自平，以归芍四子汤加石斛、麦冬、地骨皮、银柴胡等剂，又六味地黄丸加参、术、当归、枸杞子、五味子，间服异功散。一痘后面白无精光，口气冷，少食羸瘦，乃胃气虚之候，以六君子汤治之。一痘如前，兼以便溏胀漏，即用六君加炮姜、木香。一门命火不能生土，而成是症者，用六味地黄丸。一痘后渐黄瘦，面肿身热，肚大吃泥吃米，此由痘后饮食伤脾，愈而复伤，乃脾疳之候也，治宜养正而积自除，以肥儿丸治之。

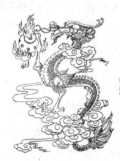

# 续名医类案卷之四十二

## 小 儿疹

孙文垣治仆子孙守以麻（即痧子）。咳嗽无痰，上唇厚，肿体热。大便燥，声哑（燥火为患）。以麦冬、知母、瓜蒌、甘草、白芍、桑皮（是症宜去白芍、桑皮，入牛蒡、桔梗）、地骨皮、石斛、枳壳，服后嗽减其七，乃去瓜蒌、枳壳，以其大便已溏，加生地、当归、苡仁，调理而安。

程氏子七岁中麻（西吴呼为痧子，姑苏呼为沙子），一月余矣。发热如故，咳嗽声哑，肌削骨立，头发尽秃，众医束手。孙见之曰：若谓此儿不治耶。此麻后虚热成疳，以大芦荟丸治之可万全也。病家初不余问者，谓非幼科专门也，不知此特大方家余事耳（可改韩诗曰：余事作儿科，然方脉不知儿科者，必非良手）。为制药与之，未服尽而病瘳。

吕东庄治钱氏子五岁，病痧泄泻。儿医谓痧，最宜于泻，不复顾忌，以清火为急，寒凉纵进（着眼前纵字）。病势殊剧。吕视之，面色两颧嫩红（虚阳上浮），时咬牙喘急（上盛），口渴甚，饮水不绝（阴虚液燥），脉洪缓如平壮人。曰：脾急矣。速投人参、白术、当归、黄芪、陈皮、甘草、茯苓、木香以救之。一剂觉安。或阻之曰：误矣，小儿有专门，岂可令腐儒治之。吾所闻痧病，以发散清凉解毒为主。今半身痧，潮热未退，而用温补，必不救矣（无真知而参末议最能误人，知者慎之）。其家惧，遂不敢再服。间三日其父复来见曰：诸症复如故，如何？吕曰：岂有是理哉，君戏我耳。曰：日来实不服君药，乃述其故。吕曰：君试急归，儿天柱骨倒矣。别去顷之驰至。曰：果如公言奈何？急服前方何如？吕曰：前方救

虚也，今加寒矣，非桂、附不能挽也。曰：颧红口渴，喘急饮水，俱是热症，而公独云虚寒何也？曰：阴竭于内（何以不入生熟地），阳散于外，而寒凉复逼之也。阳无所归，内真寒而外假热。此立斋所发《内经》微旨，非深究精蕴者，不能信也。乃归而违众服之。一剂而天柱直，二剂而喘渴止，三剂起行，嬉戏户外（此由苦寒过剂，故处方如是，非一切小儿皆可桂附也）。

冯楚瞻治沈氏儿发热数日，见麻疹，才一日，面上尽没，神气困极，蛔从口出，不一而足，数日不食，下泻上喘，唇口焦裂，五心壮热，手足指尖皆冷。脉细数无伦，两尺更弱。咸谓疹毒归脏，胃热故蛔连出也。不知神气欲脱，五脏俱困，脾虚不能纳谷，虫无所食，又兼虚火熏蒸，脏腑燥热，虫不安而出耳。况诸斑疹，多由内伤失调，脾胃不足，是以荣气逆行，阴覆于外，血盛气壮，则红而焮发，血虚气弱，则色白而隐伏，有何毒之轻重乎？面上退缩者，阳虚不能升发也。喘促者，气短难续也。唇焦者，脾津耗竭也。五心壮热者，阴亏火烁也。泄泻不食者，真火衰而脾不运也。寸关细数、尺弱者，气虚血虚，虚火上浮而不藏也。急则治标，缓则治本，今者之急，本气欲脱也。倘谓麻疹余毒，解利清托，恐神气先尽矣。乃以熟地六钱，丹皮一钱，麦冬三钱，牛膝二钱，制附六分。一剂假热全消，真虚毕露，神气更倦。此阴已少复，当补气以助其发生。前方另煎人参二钱冲服，神气渐爽，喘促全安。饮粥微呕，乃胃气久虚之故也。再用前方，加炒黄白术二钱，去丹皮，参汤冲服，三四剂全愈。

【愚按】此与吕症大同小异，要是百中一

二，未可执为程法也。大抵麻疹之发，本诸肺胃。治之但宜松透，一切风燥寒热之剂，不可入也。余常遇表散过甚，绵延不已者，一以生地、杞子、地骨、麦冬、蒌仁、沙参等味，三四剂必嗽止热退而安。

高士宗长男六岁，次男三岁，于元旦次日俱发热见疹，即用清透发之剂，次日略增十数点，究不畅达。心以长男七月而生，先天怯弱。问其胸腹宽否？曰：饥甚。口味何如？曰：淡甚。因知其虚。遂投芪、术、参、甘、桂枝、红花，一二剂。次日透发，遍身热稍退，而人情犹烦躁，夜发热，频咳嗽，至一月而安。由见点之初，过服表剂，虚其经脉故也（由此成疳劳者多矣）。次男幼稚，致问不能，以上冬痰喘，服麻、杏、桂枝、石膏一剂而愈，谓其禀质略强，其疹不透，必寒凝毒甚。因与苏、麻、前、杏、黄芩、石膏药，（大错）红点不增；又与紫苏、葱、姜、芫荽等熏之熨之，疹总不出（所谓不知经候混攻混表是也）。同道俱云：舍透法，并无别法（此等药岂止透发而已耶）。至五六日吐蛔。或曰：此热极生虫。可服牛黄散。牛黄散即大黄末也。一服而痰喘止，神气稍平，却自是不能言矣。计无所施，针百会穴开其痫门，服西黄分许，及诸单方（急则乱投药饵），观其形症，实不能生。友人张卫生曰：此大虚大寒症也。今既无言，又不能食，恐无济矣。勉投参附，究无挽回。

经云：一逆尚引年，再逆促命期。为医者可不鉴诸。

汪氏子出疳已三日，自用前、杏、麻黄、石膏药一二剂，疹出二十点余，不能再增，心胸烦闷。乞高诊。高曰：若再攻发则败矣。急与芎、归、芪、术、桂、苓、红花，一剂而热退身安。凡治疹调其气血，和其经络，寒凉攻发，概置不用，则屡治屡效也（亦非定论。盖鉴前车，而矫枉过正也）。

吴题先子甫二岁出疳，儿医攻发不透。高视之，知其虚也。曰：若但发疳，疳断不出，必至不保。惟有温补之剂，益其脏腑，安其肠胃，助其气血方可（语无筋节，则胸无卷轴可知）。遂与芪、术、姜、桂、归、芍、苓、甘、

银花、红花诸味，一剂而安。次日仍用原方加人参一钱，又连服独参汤而愈。

夏氏子出疳，色紫黯，神气不宁，高曰：此症大凶，治须得法。连看二次，皆用温散药。次早其家人走告曰：口吐蛔虫，另有药否？曰：昨二剂俱服否。曰：尚存一剂。因与附子八分，令加入煎服，自此遂无音耗（心窃惑之）。越三载，至其家（犹怀鬼胎），见其子长大，因问昔年出疳吐蛔，何由得愈。曰：服药后因无力相延，伏天覆庇，得以渐愈（语亦虚活）。

以上皆医学真传（《高案》）。

## 小 儿疹

徐仲光治一儿身热喘胀，以内伤外感治之不效。视其背隐隐赤色，乃疹也，以麻黄汤表发，虽出而头面不出，随没而死。

一儿疹身热似痘候，遍身报点，沈虚明、黄锦云皆以为虚也。时黄绮云年十二岁，未知医，往视独以为疹。其父诉之。绮云曰：儿闻父言，疹为肺胃风热。今两鼻流涕，岂非疹乎？已而果然。后长遂为明医。是以鼻涕作疹者，则早得其要领也。

一儿疹出紫色，喘嗽哕泻不食，用解毒饮、挑痧法治之而后愈。

一儿疹出紫色，便秘溺涩，烦躁闷乱，急以大柴胡汤利之而愈。

一儿疹不易透，知为风寒所遏，用桂枝汤加葛根、麻黄、前胡升发之。又用厚被裹之，再以大剂防风汤熏于床下而愈。此症亦可用芫荽防风汤浴头面手足，又苎蘸芫荽酒戛之。

一儿身热头疼骨痛，咳嗽气急，呕哕不食，乃伤寒而兼山疹也，以百祥散、十神解毒汤治之愈。此症治之小缓，疹虽透必变紫黑，闷乱喘胀而死。

一儿疹出，腹饱便秘，乃内伤所发也，以承气下之而愈。

一儿疹正出而恣食停滞，腹饱便秘，壮热谵语，急以大黄、瓜蒌、枳实、厚朴、黄连、甘草等药利之。而尚喘嗽脉迟肢冷，以附子理中汤、又归芍六君汤治之而愈。

一儿表散后疹出，隐隐肌肉间成片。又为

风寒所郁，浑身青紫，烦躁闷乱喘胀，欲出不出。急用麻黄桂枝汤，加葛根以升发之，得冷汗微出而愈。

一儿疹半出，壮热烦躁，喘胀闷乱，乃出不透，而内攻也。急以麻黄、甘草、桔梗、前胡、葛根、荆芥、牛蒡、枳壳升发之，疹出二三番，得尽透而愈。

一儿疹隐不振，头面不出，面色青白，喘胀闷乱，右寸脉微，此正气虚也，不能升毒。急用麻黄桂枝汤，加人参一钱，防风芫荽汤浴法治之而愈。

一儿疹尽出，而壮热秘结，喘胀谵语，此毒壅犹不尽透也。急以黄连、瓜蒌、枳壳、石膏、桑皮、知母、人中黄等药治之而愈。

一儿汗出疹透犹喘不止，亦邪壅也，急以炒黑麻黄，加石膏、杏仁、甘草治之而愈。

一儿疹时咳嗽喘急，用大小无比散五分至一钱，即喘定而睡醒后神安。此热从小便而解也。

一儿仲春出疹，用凉药，食生梨，寒郁而没，喘闷面青，肢冷声哑昏晕，急以麻黄汤，加葛根、柴胡、甘草、桔梗、紫苏、生姜升发之，再覆以被取汗而愈。

一儿疹发不出，喘嗽烦躁闷乱。缪仲淳用西河柳五钱，麦冬三钱五分，牛蒡三钱五分，蝉退、荆芥、薄荷、知母各一钱，竹叶三十片，甚者加石膏五钱，冬米或三黄治而愈。

一儿疹虽出而喘反甚，乃骤用麻燥烈之药，火甚而肺火热也。宜清金润肺，以甘草、桔梗、前胡、牛蒡、杏仁、元参、知母、黄芩、花粉，治之而愈。

贺知忍少子疹不透，极重。其家不知，尚以肉饭与之。仲淳急以西柳两许，石膏一两五钱，知母五钱，元参、贝母各三钱，竹叶七十片，作二剂服。而疹尽现，遍身皆赤。连服四服，疹尽出而烦躁犹不止。再以石膏三两，知母、西河柳各二两，麦冬三两，黄芩、黄柏、黄连各五钱，竹叶二百片，浓煎与服，遂定而瘥（《广笔记》）。

一儿寒月出疹不透，喘胀闷乱烦躁，用去节麻黄，蜜炒酒拌炒一钱，葛根、木麦冬、贝母、前胡、知母、荆芥、元参、甘草、西河柳。一服而疹立透随愈。

一新婚出疹，痰嗽不止，咸谓余毒用清解，而痰愈多，午后咳甚。此阴虚火炽而潮热也。用六味地黄丸料加知母、麦冬，治之而愈。

一妇新婚出疹其症如前，用六味地黄丸料加当归，治之而愈。

一孕妇疹不出，热极闷乱喘胀，用清热安胎药而热愈甚危剧。虑子母难全。此怀胎内热故也。法当下其胎，则疹热解而母命可保矣。以表散兼坠胎药治之而愈。

一孕妇出疹，触动其胎，胎坠而去血过多，疹虽没而烦躁，喘闷昏绝，乃血脱故也。当兼益气，用理中汤而苏。又用人参一两，当归、阿胶、炮姜、荆芥、艾叶治之而愈。

一孕妇出疹，小腹痛而漏血，此热甚动胎也。以升麻葛根汤，加荆芥、紫苏、黄芩、白术、当归、川芎、砂仁、橘红、阿胶治之，血止而安。

一孕妇出疹，热极堕胎而难产。用鱼胶三寸，烧存性，麝香一分，共酒服立产。遇此症最为难治。更有横生者用鱼胶一尺，如前治法。虽产而子不活。

一产妇疹不易出，热甚而去血不止，乃气血不足，不能逐毒出外也。用麻黄葛根汤加人参、荆芥、白芷、当归、阿胶，治之而愈。

一妇疹后轻咳，朝凉暮热，面色少神，肌瘦唇赤。咸以气血不足，用八珍汤治之。细讯其夫，知不慎房，用六味地黄丸合生脉散与服之，又嘱其绝欲，百日而瘳。

柴屿青治候补汪某，年二十余。因感时气出疹，过服石膏等剂。身热泄泻，两耳皆聋，绝不思食。脉之两尺微弱，舌上干燥，毫无津液。本属阴亏，况大寒之剂，不但伤阳，亦且伤阴。用麦冬五钱，滋阴以清虚热，陈皮以和胃气，加西河柳一钱，以清疹毒。次日热微泻止，舌亦觉润。惟左寸脉微洪，加小生地二钱，木通一钱，菊叶一钱。三日热退思食。因是月应选，身软耳聋，虑不能过堂掣签。谓已平复，十九日当投补剂，定可全愈。后果如言，竟得赴选。

万密斋治吴道松四肢病疹。或治之三日，疹不出，烦躁甚。欲用荆防败毒散。曰：此皆发热之药，无解毒之用。况天大热，又无时令之药一二味在内，则阳愈胜，阴愈亏，阴阳不和，此疹之所以不出也。以东垣凉膈散，加元参、升麻，一服疹出，三日起。

甘氏子发热，疹三日不出，身凉神倦，坐卧不宁，此毒不外出，毒火内伏也。故烦而坐卧不安。用升麻葛根汤，加麻黄、石膏以发之。一服疹尽出，色白不红，此血虚也。用四物汤加防风，一服色红而愈。

杨氏子疹后痢下解血，用当归梢、生地、白芍、条芩、炒黄连、炒人参、生甘草、枳壳、乌梅而愈。凡出疹利血者，此方皆效。

钱乙诊睦亲宫中十大王疮疹云：曰疮疹始终出，未有他症，不可下。但当用平和药，频与乳食，不受风冷可也。如疮疹三日不出，或出不快，即微发之（鼠粘子汤之类）。如疮发后，不多出即加药（如一日一贴即加至二贴）。加药不出，即大发之（升麻、葛根、羌活、防风、独活、麻黄、桂枝之类）。如发后不多，及脉平无症，即疮本稀，不可更发也。有大热者，当利小便。小热者当解毒（利小便四圣散之类）。若不快，勿发、勿下攻，止用抱龙治之。疮若起能食者，大黄下一二行即止。有大热者，当利小便。有小热者，宜解毒。若黑紫干陷者，百祥丸下之。不黑，慎勿下。身热烦躁腹满而喘，大小便涩，面赤闷乱，大吐，此当利小便。不瘥者，宜宣风散下之也。若五七日痂不焦，是内热气蒸于皮中，故疮不得焦痂也，宜宣风散导之。用生犀角磨汁解之，使热不生，必著痂也。

睦亲宫十太尉疮疹，众医治之。王曰：疹未出，属何脏腑？一医言：胃气热。一医言：伤寒不退。一医云：在母腹中有毒。钱氏曰：若言胃气热，何以乍凉乍热？若言母腹中有毒，属何脏也？医曰：在脾胃。钱氏曰：何以惊悸？皆无以对。钱氏曰：夫胎在腹，月至六七则已成形，食母腹中秽液，入儿五脏。食至十月，即秽液满胃，至生时儿口犹有不洁，产母以手拭净，则无疾病。俗以黄连、汞粉，下其邪粪

之秽，此亦知不洁余气入儿脏中。本先因微寒，又遇风寒邪气相搏，而成痘疹也。未出欲作之时，热动五脏，则五脏之症先见，初欲病时，先呵欠烦闷惊悸，乍凉乍热，手足冷，面腮颊赤燥，咳嗽喷嚏者，此五脏症俱见也。吹呵欠顿闷者，肝也；时发惊者，心也；乍凉乍热、手足冷者，脾也；面赤腮颊、咳嗽喷嚏者，肺也。惟肾无候。以在腑下，不能食故也。凡疮疹乃五脏毒。若出归一症，肝水泡，肺脓泡，心为斑，脾为疹，肾虽无症，其后恶者，疮变倒靥而黑陷，则归肾也。此由不慎风冷，而不能食，内虚所致也。今太尉疹子无他症，当用平和药为治，因用抱龙丸数服愈（海藏云：本先因微寒入一句，并由不慎风冷，而不能食内虚一句，勿认作寒症，用抱龙丸即知斑疹多热也）。

吴桥治侄孙始孩，累日发热蒸蒸，惊搐惛愦，众医不知所以。桥曰：麻也。寒邪外乘，闭而不出，是呱呱尔。饮药已数，中气乃伤，药不足恃也。当置沸汤一瓶，撤其盖，令保母抱子坐汤侧稍远，拥被围之，汤气自远薰蒸，少饮药，内托麻出而解。后汪氏病子如子，亦用此法并效（《太函集》）。

薛立斋治一小儿，患疹作痛，发热烦渴，欲服清凉饮下之。诊其脉不实，举指不数，此邪在经络也，不可下。遂用解毒防风汤，二剂而愈。此症小儿多患之，须审在表在里及邪微甚而治之。王海藏曰：前人云：首尾俱不可下者，何也？曰：首不可下者，为斑未见于表，下则邪气不得伸越，此脉下有表而无里，故禁首不可下也。尾不可下者，为斑毒已显于外，内无根蒂，大便不实，无一切里症，下则斑气逆陷，故禁尾不可下也。

一儿痒发热，以消毒犀角饮，一剂作吐泻，此邪气上下俱出也，毒自解。少顷吐泻俱止，其症果消。吐泻后脉见七至，此小儿和平之脉也，邪已尽矣，不须治，果愈。洁古云：瘢疹之病，其为症各异，发焮肿于外者，属少阳三焦相火也，谓之斑。小红靥行皮肤之中不出者，属少阴君火也，谓之疹。凡显斑症，若自吐泻者，慎勿乱治而多吉，谓邪火上下皆出也。斑

疹并出，小儿难禁，是以别生他症也。首尾不可下。大抵安里之药多，发表之药少，秘则微疏之，令邪气不壅，并令其次第出，使儿易见也。身温暖者顺，身凉者逆。

沈明生沈翰臣妇，咳嗽发热。或认为不足，遽用六味地黄汤，以滋阴分，既而咳逆更剧。诊之脉浮且数，风热干乎肺家，宜用疏表之剂。服下遍身发出红疹，二剂嗽差缓，而犹未透，更用辛凉等味，以清表热。忽复作泻不已，咸归咎寒凉。沈笑曰：非也。肺受风邪，邪变为热。经云：邪并于阳，则阳热而阴虚。始则疹在欲出未出之际，火上炎于手太阳而作嗽。今则疹在欲收未收之时，热下移于手阳明而作泻。

是亦斑疹家常候，曷足怪乎？行且止矣。果越两日，而嗽宁泻止，身凉疹退。

【按】斑疹之候虽异，斑疹之治略同。是岁丁未湿土司天，而春夏之交，燥旱殊甚。盖犹袭乎昨岁燥金在泉之余气耳。是以初当凉解，而不利乎温散。次当寒润，而不宜于温补。六味地黄丸之属，虽若相宜，然质浊味厚，不惟不能达表，抑且锢蔽外邪，施诸疹退，而余热未清之时，稍为近理。今初热始嗽，骤然用之，是非滋阴，乃滋害也。况以丸为汤，已非古人本意，而专投泛用，尤乖病变之机。自来善服六味者，无过薛立斋。假使九原可作，视近之日汤法盛行，能无掩口胡芦哉。

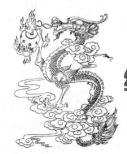

# 续名医类案卷之四十三

## 小 儿初生

程世光治宪王诞长子初生时，不知吮乳。程曰：此因难产，儿伤气也，持人参煎汤，灌半匙即吮（《江西通志》）。

一舟工生子，脆而无皮，程令取土数升糁其体，即成肌（同上）。

太原王相公始生冷无气，母惊，谓已死。有邻妪徐氏者，反复谛视良久，笑曰：此俗名卧胞生，吾能治之当活，活则当贵，但不免多病，累阿母耳。趣使治之。其法用左手掬儿，右手捆其背，百余逾时，嚏下而醒。后六岁中痘，公母尝下楼谒巫。见一白衣人，长丈余，闲立凝视，若有所言。母惊仆楼下，以为不祥，然竟无恙（《眉公见闻录》）。

儿生堕地不啼，击水瓢迫猫令叫即啼，又俗称不啼儿，为闷寂生。旁人呼其父名，父应儿即啼（《物理小识》）。

有舟人生子无皮，人莫能晓。适吴门葛可久出医。众告之，可久就岸畔。令作一坎，置儿其中，以细土隔衾覆之，且戒勿动。久之可久回启衾，视之已生肤矣。盖其母怀娠舟中，久不登岸，失受土气故也（与《前程世光案》同）。

按《危氏得效方》云：宜速用白早米粉干扑，候生皮方止。

小儿初生不饮乳及不小便，用葱白一寸四破之，以乳汁银石器煎，灌之立效（得方）。

小儿初生下，遍身如鱼泡，又如水晶，碎则成水流渗，用密陀僧研绢罗内，罗过干糁，仍服苏合香丸（同上）。

## 小 儿走马牙疳

万密斋孙周岁，生走马疳，用尿桶底白垽刮下，新瓦上火焙干，五分，五倍子内虫灰三分，鼠妇焙干三分，枯白矾一钱，共研末。先用腊茶叶浸米泔水洗净，以药傅之，神效。名曰不二散。

朱丹溪治走马牙疳，蚕退纸烧灰存性，入麝香少许，蜜和敷患处，加白矾尤妙（治法）。

## 小 儿脐风

万密斋治郑斗门子，初生五日不乳，喷嚏昏睡。万视之曰：此脐风病也，一名马牙疳。小儿一腊（当是一旬）之内尤急。乃视其口中上腭，有白泡如珠大者三四个，用银针挑去之，斗门怜惜之情见于面。去之未尽，次日犹不乳。有老妪语以脐风之害，乃速万再治，且问脐风之病云何？万曰：其病不可治者三。脐腹肿胀，大小便不通者，名曰锁肚。口紧不开，不乳不啼而时作搐者，名曰禁风。环口青色，口唇紧撮，名曰撮口。令郎初病，未至困也，复以手法去其白泡而安。又曰：当何用药？万曰：数日之儿，安能任药，虽有古方，不敢用也。曰：然则奈何？万曰：无害矣。此病盖初生时，洗浴之后，脐干未落，不谨视之，为儿尿所浸，及为风寒湿热所侵之，故宜急治之。但见喷嚏多啼少乳，即视其口中上腭，有白泡子成聚，是其候也。随以手法刮去之，以软帛拭净其血，则脐风不发矣。若不知此，则其泡流入腹中，或为锁肚，为禁风，为撮口。虽有神丹，不能救也。郑请详记之，以为育婴之训。

## 小　儿<small>赤丹，即游风</small>

薛立斋治一小儿腿如霞游走不定，先以麻油涂患处，砭出恶血，其毒即散，用九味解毒散一剂而愈。

一小儿患之外势虽轻，内苦便秘，此患在脏也。服大连翘饮，敷神功散而瘥。

万密斋曰：一小儿丹发于睑，眼中红肿，手不可近，三日死。

立斋治一小儿遍身皆赤，砭之，投解毒药即愈。一小儿遍身亦赤，不从砭治，致毒气入腹，遂不救。此症乃恶毒热血，蕴畜于命门，遇相火而合起也。如霞片者，须砭去恶血为善，如肿起赤色，游走不定者，宜先以生麻油涂患处，砭之以泄其毒。几从四肢起入腹者，不治。虽云丹有数种，治有数法，无如砭之为善。常见患稍重者，不用砭法，俱不救也。

庄敛之子，未及三月，乳母不善于养，盛暑中拥衾令卧，忽患丹毒，遍游四肢，渐延腹背，仓皇来告。予曰：儿方数月，奈何苦之以药。急以犀角绞鲜梨汁磨服。问故。曰：犀角能解心热，而梨汁更能豁痰，且味甘则儿易服。别疏方，用荆芥穗、牛蒡、生地、丹皮、元参、花粉、薄荷、竹叶、麦冬、生甘草、连翘、贝母、生蒲黄，令煎与乳母服之，乳汁即汤液矣。依法治之，一日夜赤渐淡，越日丹尽退。后率以乳母不戒，患惊风而殇（《广笔记》）。

马铭鞠传治下部火丹，用蚕砂、山栀、黄连、黄芩、黄蘗、大黄、石膏，共末，水调敷上，立效。切勿用芭蕉根。又方用黄连末，蜜和鸡子清调服。马云：若遇抱头火丹，必砭去恶血方效。每服此法治人，其不肯砭者多误事（同上）。

立斋治吴刑部静之子，甫周岁，患丹毒延及遍身如血染。用磁锋击刺遍身，出黑血，以神功散涂之。查春田，用大连翘饮而愈。王国戚子未弥月，阴囊患此，如前治之而愈。金氏子不欲刺，毒入腹而死。河间云：丹从四肢起入腹者不治。予尝刺毒未入腹者，无不效。

一小儿患赤游风，先用羌活白芷散二剂，又加味逍遥散而愈。后伤风热，起疙瘩、搔破

出水。或用大麻风药，十指拳挛，脓水津淫。先用秦艽地黄汤，手指如常，又用易老祛风丸，而疮亦愈。

## 小　儿<small>胎毒</small>

万密斋长孙，生下遍身生疮疥。因制一方，用乌梢蛇，酒浸去皮骨，取净肉焙干一钱，苦参酒浸，切片晒干，取末一钱半，白蒺藜炒，去刺一钱半。三味为末，酒糊丸，如粟米大，每服十五丸，竹叶煎汤下。虫疥灭迹，不再发矣。

一小儿身生虫疥，医用药搽之，疮尽没，腹胀而喘，求药于万。曰：幸未发搐，尚可治也。乃与雄黄解毒丸，竹叶、灯心煎汤下。利黄涎，疮复出而安。或问曰：虫疥不可搽乎？曰：虫疥者，胎毒也。宜用解毒之药，使毒散于外，不可妄用搽药逼之，使反于内也。搽疮之药，必用砒霜、水银以杀虫，药毒之气，乘虚入里，误儿性命，切宜慎之。

一弥月小儿，先于口内生疮，后延于身，年余不愈。以土茯苓为末，乳汁调服，母以白汤调服，月余而愈。

一儿生下一月后，遍身虫疥，浸淫湿烂，其皮如脱，日夜啼，忽一日其疮尽隐，发搐而死。

冯楚瞻治其孙。因母久患阴虚夜热之症，生下百余日，遍体癞疮（未必非其母妊时久服八味所致。案见产难门）。以生地，当归、丹皮、赤芍、萆薢、首乌、银花、连翘、土贝、甘草、鳖虱、胡麻、土茯苓、木通节，大剂，乳母日夜进服数十剂。后湿热下趋，两足溃烂，清水淋漓，指甲皆脱。乳母傍人，近者莫不传染。此先天热毒之气，已尽出外矣。后于耳后结一大毒，此阴虚无根之火凝聚也，以八味，加牛膝、五味煎汤数剂，高肿溃脓而愈。自后津液衰涸。疮痂干枯，或愈或发，防其内攻。乃以羊肉四两煎汤，入生黄芪四钱，当归二钱，银花三钱，炒升麻四分，姜三片，枣二枚，煎与服。不及十剂，足疮全愈，升于头项。再服，头疮亦瘥。

刘禹锡《传信方》云：顷在武陵生子，蓐

内便有热疮，涂诸药无益，而日益剧，蔓延半身，号啼不乳不睡。用鸡子五枚，煮熟去白取黄，置发中，乃有液出，旋取置碗中，以液尽为度。取涂疮上，即以苦参末糁之，果神效（《本草纲目》）。

孙文垣治一儿，耳后生一毒，肿痛，遍身生大疱疮，增寒发热。与金银花、当归尾、甘草、赤芍、连翘、僵蚕、牛蒡、元参，两剂而消。

薛立斋治一小儿自脱胎时，两目赤肿，或作痒，或生翳，此胎内之肝火也。用芦荟、六味二丸而愈。

万密斋治一儿五岁，每至春时，则遍身生脓泡疮，此胎毒也。戒用搽药，恐粉砒之毒乘虚入腹，以胡麻服之而愈。

黄州李四守生子五月，遍身湿疥，一旦尽干，万曰：疮出惊止，始无忧也。连更数医，不能治。

立斋治梁阁老孙，甫周岁，项患胎毒，俟其有脓刺之。脓出碗许，乳食如常，用托里药月余而愈。靳阁老子亦患此，待脓自出，几至不救。吾乡徐内翰子，患痘者及时针刺，毒不内侵，数日而愈。小儿气血弱，脓成不针，鲜不毙矣。

## 小儿乳病

张子和治一小儿，寐而不寤，诸医作睡惊治之，或欲以艾火灸之，或以大惊丸及水银饼子治之。其父曰：此子平日无疾，何骤有惊乎？以问张。张诊其两手，脉皆平和，曰：若惊风之脉，当洪大而强。今则平和，非惊风也。乃窃讯其乳母，尔三日前曾饮醉酒否？遽然笑曰：夫人以煮酒见饷，酒味甚美，三饮一罂而睡。陈酒味甘而恋膈，酒气满乳儿亦醉也。乃锉甘草、葛花、砂仁、贯仲，煎汁饮之，立醒。

万密斋治本县胡正衢子，二月发热不乳。万视之，虽似变蒸，非变蒸也。时乳母皆肥健者，必因伤乳发热也，令损之。次日热退而安。

李立之治一婴儿，忽患喑，求治。立之令以衾裹小儿，乘高投之地，儿不觉大惊，遂发声能言。问之。曰：此乳搐心也，非药石所能

疗。其术之高，大率类此（《杭州府志》）。

一小儿九疑误岁，吐乳便黄，身有微热。万曰：此伤热乳也。吐作腥气，今已成积。母曰：未食热物。乃密语其父曰：必伤交媾。曰：父母交感之后，以乳哺儿，此淫火之邪，忤儿脾胃正气也。不治之，必成癖矣。盖淫火者肝火也，病则发搐。癖者脾病也，积不消则为癖矣。宜泻肝补脾，乃与泻火胃苓丸服之而愈。

御史陈公忽小儿，闭目口不出声，手足俱软，急延医治之。独孟友荆一见便云：公子无病，乃饮酒乳过多，沉醉耳。浓煎六安茶，饮数匙便醒。御史扶掌大笑曰：得之矣。可谓良医（《续金陵琐事》）。

王三峰子二岁，多病，万视之曰：此乳少病也。王曰：儿乳极多。万不应遂行。既而其母验其乳媪，果无乳也。询之，昼则嚼饭以哺之，或啖以粑果，夜则贮水以饮之。复求治。曰：欲使即换乳母，则儿认惯不可换也。若不使有乳妇人哺之，则疾终难治也。不若仍与旧母养之，择一少壮有乳者，夜则相伴以乳补之。久而惯熟，自相亲矣。王曰有乳无乳，治法异乎？曰：有乳之疳，得之伤乳，乃饱病也，宜集胜丸。无乳之疳，得之失乳，乃饥病也，宜肥儿丸。调理一月而安。

陆养愚治姚明水儿，甫一岁，其母无乳。乃以糕饼、枣柿哺之，遂患疳积痢。上则口舌腐烂，下则脓血相杂。治疗半载。肉削如柴，饮食少进。医谓上疳下痢。睡不闭目，肛门如竹筒，指绞已过命关，不可为矣。诊之，形脱而神在，以一指按其脉，上浮数而微，下沉微而数。其肛似外脱，而非竹筒也。此上越者不降，下陷者不升，若升其元阳，降其邪火，犹可生也。先与补中益气汤二钱，以提其不足之阳，又浓煎生脉散，俟冷时时以匙挑灌之，间以孩儿茶、冰片、青黛、人中白吹之。二日而灭，旬日全安。

薛立斋治一小儿目睛缓视，大便臭秽，乃饮交感时乳所致，用四君子加木香、藿香，治之而安。

## 小　儿变蒸

万密斋治楚臬之子九月，发热，恐是痘疹，召万往。视之非痘，乃变蒸也。曰：何以辨之？万曰：以日计之，又当有变蒸之期，以症察之，亦无痘疹之候。曰：痘症云何？万曰：痘者，五脏之液毒也。故每脏各见一症。呵欠惊悸，心也。项急顿闷，肝也。咳嗽喷嚏，肺也。吐泻昏睡，脾也。身体皆凉，肾也。今公子无之，知非痘，乃变蒸将退也。次日果安。

## 小　儿喉舌滞颐

吴孚先治一小儿，咽喉忽肿胀，痛甚，米饮汤水不下，危甚。吴曰：此名锁喉风，以银针刺少商、然谷二穴出血，其喉即宽。与之茶即下，咽无苦，饮食遂进。

一小儿不时舌出，以清凉药治之不愈。吴曰：此名弄舌与吐舌不同。薛新甫云：吐舌者，脾经实热，而舌长出也。弄舌者，脾经虚热，时舒时敛也。照新甫成方，用异功散加钩藤钩而愈。

巢氏云：小儿滞颐者，涎流出而渍于颐间也，此由脾冷涎多故也。脾之液为涎，脾胃虚冷，不能收制其津液，故流出于颐也，张氏温脾丹主之。一法百药煎含咽，其涎自不出，亦截法也。益黄散亦治此症，温脾散亦可（《东垣十书》）。

万密斋外孙，满口生疮，咽喉唇舌皆是。为制方，用榧连一钱，朱砂、白矾五分，鼠妇焙干三分，共研细敷之。立效乃奇方也。

一儿患口舌生疮，所搽所服，皆苓、连、知、檗之类，无效。曰：心热所作，苦入心，反助其热，宜无效。乃作洗心散与之，一服而安。大黄、麻黄、白术、当归、白芍、荆芥、薄荷、甘草等分水煎服，更用檗连散搽之（仍用苦矣）。

一小儿舌上生疮，口唇破裂，吮乳不得，日夜啼哭。求治。用洗心散，入竹叶煎服，以解其里热，外用檗连散搽之效。

## 小　儿舌

蒋仲芳治一小儿初患舌碎，既而遍身发热，或谓伤风停食，与发散消导，曰：无益也，服后果热愈，而汤水难入。乃以黄连五钱（疑是分），煎汤徐徐与之，终剂而愈。问故，曰：若先身热而微舌碎，则因风食发热所致，今先舌碎，知其心火亢甚，加之身热，是内热极而火外行耳。

## 小　儿喑

蒋仲芳治一小儿二三岁，身热惊悸，易医六七，俱无寸效。一日忽作鸦声，少顷其音已哑，鱼口开张，视之欲哭状，惟眉头稍皱，终无音。因以指探其口中，唇干舌燥。曰：心热欲言而不能，果有之乎？即以黄连、黄芩、石膏、麦冬、五味、山栀、元参、花粉、知母、薄荷、灯心、竹叶等，锉一大剂，煎成薄膏，频频与之。一昼夜而鸦声复出，又一日而音始全而愈。自后此法活人无数。大便三四日不行者，加元明粉二三钱尤验。惊悸者加金子同煎。嗟乎！世遇哑惊风，俱弃之而不治。孰知唇干舌燥，终属阳症。此法甚善，故记之。

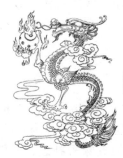

# 续名医类案卷之四十四

## 小 儿伤寒

喻嘉言治袁仲卿子，因捉蜻蜓仆水中，家人救出。少顷，大热呻吟，或与镇惊清热丸散，二日遂昏迷不醒，胸高三寸，颈软头倾，气垂绝，无生理矣。诊其脉止存蛛丝，过指全无，以汤二匙入口，微有吞意。曰：外症之重不惧，但脉已无根，不可救也。一医曰：鼻如烟煤，肺气已绝，纵有神丹，亦将奈何？因思此儿受症，何至此极。请主人及客稍远待，某一人独坐，静筹其故（病危之家，亲宾满座，议论纷纭，徒乱人意，不可不知）。良久曰：得之矣。凡惊风一症，乃前人凿空妄谈，后之小儿受其害者，不知凡几。昔与幼科争论，殊无证据，后见方中行《伤寒条辨》后附痉书一册，专言其事，始知昔贤先得我心。如此症，因惊而得，其实跌仆水中，感冷湿之气，为外感发热之病。其食物在胃中者，因而不化，当比夹食伤寒例，用五积散治之。医者不明，以金石冷药，镇坠外邪，深入脏腑，神识因而不清。其食停胃中者，得寒凉而不运。所进之药，皆在胃口之上，不能透入（何以上云镇坠深入脏腑），转积转多，以致胸高而突。宜以理中药，运转前药。倘得症减脉出，再用伤寒药，尚有生理。或谓鼻如烟煤，肺气已绝，而用理中，得毋重其绝乎？曰：所以独坐沉思者，正为此耳。盖烟煤不过大肠燥结之徵。若果肺绝，当汗出大喘，何得身热无汗？又何得胸高而气不逼，且鼻准有微润耶？此所以望其生也。遂以理中汤一盏，灌入喉中，大爆一白，前药一齐俱出。胸突顿平，颈亦稍硬，但脉仍不出，人亦不苏。此食尚未动，关窍阻塞之故，再灌前药些少，热渐退，症渐减。乃从伤寒下例，以元明粉一味，化水连灌三次。是夜下黑矢甚多。次早忽言一声云：我要酒吃。此后尚不知人事。以生津药，频灌一日而苏。

龚子才治一小儿八岁患伤寒，头痛身疼，发热口干面赤无汗。或以伤寒治之，不效。已旬日，与龙脑安神丸，一服其汗如雨，即安。

一小儿沉默昏倦，肢冷惊悸，其纹如弓之向里。此属胃气虚，而外感寒邪也。先用惺惺散，以解外邪，诸症悉愈。但手足逆冷，又用六君子，调补元气而安。

一小儿伤寒，呕吐发热，面赤白。消导清热之剂，饮食已消，热未退。用六君、升麻、柴胡，四剂而痊。

高鼓峰治吴维师子，甫十岁，发热口渴，胸腹闷痛。曰：少阳阳明症也。用加味小柴胡汤。是夜发晕，逾一二时。吴惊甚，曰：无伤也。但此病不传疟不传。痢愈三日热退。果小腹痛，先解黑矢无数，随后便脓血而痢矣。连用当归解毒汤五六剂，而痢除，继以六君子汤调理而安。

马元仪治张伯卿子，年十二。患伤寒谵语，发热不知人事，已五六日。幼科屡治不应，渐至目直神昏。诊之两脉弦急拒指。因惊后饮食与痰留结不解，壅遏为病，胃气生热，津液内亡而谵语。阳明之脉络于目，经盛则络亦盛，故目直视也。实热在胃，惟用承气以调之。使壅滞之气，悉反冲和，则津液存得，而病自去矣。加服抱龙丸以豁痰治惊。服后便行二三次，热势大减，明日全愈。

蒋仲芳治陈受伯弟，年十一岁。伤寒病起，几至二百日，粒米不入，食即胀满，诸药不愈。惟日以人参三钱，煎饮而已。视之骨瘦如柴，六脉沉细，似宜参术。然按其心胸小腹，硬块已满，著手即痛。曰：凭脉则难以下药，不下亦无生理。遂用当归、元明粉各三钱，酒蒸大黄二钱，杏仁、麻仁、苏子、桃仁俱炒为末各一钱，白芍、川芎、桔梗各七分，水煎服。服后即去黑块二三十，中脘硬处下有寸许，然已虚极。明日去大黄、元明粉，加人参二钱，服一剂。后日复用首方，又去黑块一二十块。方间服，半月黑块始尽而愈。

## 小 儿感症

总制石公子，年甫十龄，丁丑六月，患感冒风暑，寒热头疼。幼科已用葛根加羌、防解表矣。后复寒热不减，气喘腹胀。医者用消导，加小柴胡汤不应。神昏喘急，时或泄泻，似痢腹痛，不知名为何疾也。诊之，已二十余日。脉数无力，神气昏乱，按其腹，时痛时胀，观其神，时静时躁，手足或冷或热，虚汗不已。此外邪初感者，为药而解；久积者未曾清理，加之饮食失调，元气欲脱，致外邪内陷。今以救本为急，用理中汤加桂、附，痛泻顿减，手足亦温。然热不退，小便赤涩，用金匮肾气汤。二服，小便方利，而寒热愈加，此元气渐回，症候复现也。朝用六君子汤，加柴、葛、神曲、干姜，夜用六味汤加参、桂。旬日后，寒冷拘挛，目上窜，咬牙呻吟，咸以为无救矣。陈曰：此名寒战，正气将回，积邪欲出，乃吉兆也。自未至酉，始大汗如雨，手足软急，不语熟睡，天明方能言。然虚症日出，潮热汗多，则用补中汤合建中加附子，不寐则用归脾汤，元气弱则用十全大补汤，腹痛滑泻则用理中六君汤。如是调理三月方瘳。

蒋仲芳治一小儿，在水阁，风雨率至，又惊又寒。后四肢厥冷，渐至遍身，惟心口稍暖，此冷风入骨症也。冷至心窝则死。用理中汤加附子一钱，数服而寒始退。

聂久吾治司理毛具次子，年十一，夜间忽发大热，头痛身又痛，咸以为病暑也。及问其由，细察其脉，乃感寒耳。谓必须发汗，其家以现在多汗为疑。曰：此汗不当数，必用药发汗，方可除病。遂与一大剂，令其热服出汗。至天明，诸症尽退，再与清解数服而安。羌、

防各六分，陈、草各三分，芎、芷各四钱，赤芍五分，香薷、干葛各一钱二分，苍术、苏叶、香附各八分，姜三片。

## 小 儿伤风

薛立斋治一小儿伤风，咳嗽发热，服解表之剂，更加喘促出汗。以为脾肺气虚，欲用补中益气汤，加五味子补之，不信。乃服二陈、桑皮、杏仁、枳、桔之剂，前症益甚。又加发搐痰壅，仍用前方，加钩藤钩而痊。

陈文中治太师贾平章子宣机，三岁，头热目赤，痰嗽不已。一医言风热盛，痰涎作。陈曰：因脾肺虚，而风冷寒痰所作。又一医言：热即生风，冷即生气。陈曰：不然。三冬盛寒，冷则生风，九夏炎热，热则生气。盖风者百病之长也。若寒得之，而谓之风寒，若热得之，而谓之风热；若燥得之，而谓之风燥；若湿得之，而谓之风湿。此非独热而生风也。如暗风、破伤风、脐风、慢惊风、及风痫、惊痫、食痫等症而皆作搐，非但热而生风也。宣机病始于头热目赤，便以凉药饵之？致寒凉气客于喉厌之间，与津液相搏，又生痰嗽症。其喉厌寒痰冷气壅塞不通，故头热目赤，无由得愈。治法当干去喉厌间寒痰，令气得通，其病可愈。遂投芎蝎散一服，用手干去寒痰冷涎四五口，次以油珠膏一服而愈（《病源方论》）。

曾世荣治衡州万户张侯，寓屯田日，长子三岁，六月得患不语，手足卷缩，已经二旬。曾至，诸医议论不一。观外形，面垢有热，气促流涎，口眼㖞斜，不省人事。次则手足俱冷而卷缩，身背反张。诊六脉沉，按而紧，独心肝脉虚而细数，余脉缓弱。曰：面垢色，脉细数，此因中暑感风，前贤所谓暑风者是也。手足冷缩而不伸，或服凉剂太过，寒之使然。若手足温，其效自速。乃以治暑法分阴阳，顺中气，玉苓散加宽气饮。姜汁沸汤，调下三服，其症稍慢。次疏风和荣卫，百解散加荆芥、人参、当归水姜煎投，随以温灰汤，浇洗手足。药一服，洗一次，至八九次，手足温则血活，活则筋舒，舒则手足运动如常。余热未除，消暑清心饮主之。声音不全，二圣散取效。调理

惟用万安饮。恰九日，前症俱减。张侯曰：此子更生，端藉药力，不敢忘也。因笔漫记，后有是症，仿此活人，亦方便心矣。

立斋治一小儿伤风，鼻塞流涕，服药过重，发搐呵欠顿闷，汗出气喘，久不愈。其母因劳役发热，用补中益气汤，时以五七滴，与儿饮之，母子并愈。

一小儿伤风发搐，痰盛喘急，谓此脾肺气虚，腠理不密，而外邪所乘，用六君加柴胡、升麻、桑皮、杏仁，一剂痰喘悉退。又一剂去桑、杏，加钩藤而安。用异功散，数剂不复发。此症若不补脾胃，实腠理，而治痰邪，鲜有不误。

## 小 儿暑

缪仲淳治高存之次子，童时夏月，身热十昼夜，止饮白汤。诸医汗之不解，以麻仁丸下之，热如故。缪诊曰：此伤暑也。白虎汤是其本方。因误汗下，虚甚，加人参三钱。一剂微汗，瞑眩，少顷热解。更疏一方，防其疟痢。仍用人参二钱，兼健脾清暑导滞之剂。未几疟作，如方饮之，疟止，痢又作。存之不得已，于生脉散中，加益元散饮之。儿尪羸甚，谓数日后死矣。仲淳复至，语之故。曰：生脉益元散得之矣。不诊而谛视儿。问糜甘否？曰：甘。大呼曰：病去矣。存之问故。视儿目光炯炯，且饮食味甘，是精神已王，胃气转矣。寻果脱然起。

臧玉涵子岁半，盛夏咳嗽七日，因浴受惊，又伤食，大热倦顿，三日不敢与药，目翳唇茧舌干。仲淳曰：此暑病也，当与白虎汤。曰：腹泻，石膏无害乎？曰：先以天水散探之。服二钱，少顷，药夹痰而吐。微汗身凉，黄昏复热。又以天水散二钱，不效。仲淳曰：其为暑症无疑，当以白虎汤加人参。因儿患肺热，且止。再诊之，曰：暑邪客于皮肤分内，有热无寒，是为瘅疟。断当用白虎汤，连服二剂，不效。鼻露眼开，口不纳气，势甚危。曰：此正气不足胜邪也。《刺疟论》云：凡疟先时一食顷，乃可治，过时则失之也。又云：无刺熇熇之热，无刺浑浑之脉，无刺漉漉之汗。意者服

药不得时耶？将前药并剂煎露一宿，鸡鸣温服之，病顿失。不须调补，精神渐复。以此知察病望气及服药之贵及时也。

蒋于宫第五子，一岁，伤暑发热，服此药（惊风之剂）十余日，惊搐几殆。又进蜡丸等死去矣。予察其误中于药，以补脾汤加减治之，立愈（《愍幼筏》）。

## 小 儿伤食

陆道先治一儿多食果，腹胀，医罔效。先取桂、麝、瑞香三味为丸，服之立愈（《平湖县志》）。

龚子才治一小儿食粽后，咬牙欲吐，顷间腹胀昏愦，鼻青黄赤。此脾土伤而心肝动，食积发厥也。先令鸡翎探吐，出酸物顿醒。节其饮食，勿药而愈。

一小儿好吃粽，成腹胀痛。用白酒曲末，同黄连末为丸，服之而愈。

一小儿因停食胀痛，服峻利药后患疟，日晡而作。此元气下陷，以补中益气汤治之愈。

高鼓峰治吴章成弟，八岁，发热闷乱，大便不通。医作感冒治。高曰：此得之伤食，因发散太过，遂成虚热，兼风药燥血，故不便耳（名言当玩）。先以六味加肉苁蓉三钱，饮之下黑矢十枚，继以补中益气汤数剂，而诸症悉除。

薛立斋治一小儿伤食，发热面赤，或用养胃汤，枳实、黄连、山楂治之，更加腹胀，午后发热，按其腹不痛。此饮食虽化，脾胃复伤，用六君子汤，数剂而愈。

一小儿伤食发热，呕吐面赤，服消导清热之剂，饮食已消，热赤如故。曰：此胃经虚热耳。用四君子汤加升麻、柴胡各二分，四剂而痊。

一小儿伤食，发热面赤，抽搐呕吐，气喘吐痰，以饮食伤脾发热，肺气虚弱所致耳，用六君子汤，加炒黑黄连、山栀各二分，四剂而痊。

一小儿饮食停滞，服消导之剂。曰：此脾胃气虚，不能克化也，法当调补为善。若数用克伐之剂，脾气益伤，饮食愈停矣。已而腹内又结一块，寒热潮热，食少作恶，大便不实。

用四君子汤，饮食渐增，又用补中益气汤而愈。

万密斋治孙监司女，病后误食菱角伤脾，面肿而喘。用钱氏异功散加藿香叶，以去脾经之湿，紫苏叶去肺经之风，一剂而安。

外甥女有食积脾虚病，痘后又伤食，甚瘦，腹胀不喜食，用胃苓丸方，加枳实、炒神曲、麦芽、青皮，作丸服之。

一儿因伤食腹痛胀，医下之而愈。又伤食腹胀，医再下之。曰：非其治也。误杀此儿。果半年而死。或问故。曰：凡饱食伤胃而胀，宜消导之；脾虚不能消食而胀，宜补之以助其传化。医者不察，乃一下再下，致腹大无纹，脐突背平，脾肾皆伤，不死何待？

王闲一子周岁，因食猪肉受伤。肢体瘦削，使人求药。问其详，乃食积痞，此有余病也。与脾积丸五粒，教以猪肉汤吞之，果下一块如小指大，涎沫裹之而出，顿安。

马铭鞫治华氏子，连食冷鸭子二枚，午间又纵恣饮食，更余，病发上不吐，下不泻，胸腹胀满，目闭气喘身热，按其胸腹则双手来护。曰：食也。鸭子黄闭气，得水则化。今尚在胃口，急索大枣数枚煎汤，入砂仁钱许，以通其气。儿渴顿饮碗许，气渐通，目开手足亦渐流动，再煎饮之，夜半吐泻交作，次日勿药而愈。

立斋治杨锦衣子，十岁，腹胀痛，服消导药不应。彼以为毒，请诊。其脉右关沉伏，此食积也。河间云：食入即吐，胃脘痛，更兼身体痛难移，腹胀，善噎，舌本强，得后与气快然衰，皆脾病也。审之，果因食粽得此。以白酒曲热酒服而愈。

张子和曰：舞水一富家，有二子。长者年十三，幼者年十一。好顿食紫樱一二斤，每岁须食半月。后一二年，幼者发肺痛，长者发肺痿，相继而死。张常欢曰：人之死生，命耶？古人有诗：爽口味多终作疾。真格言也。天生百果，所以养人，非欲害人。然富贵之家，失教纵欲，遂至于是。

吴振公次女四岁，伤食吐泻，发热发颤。予谓此女多食瓜果，至藏气不行，酿成湿热，既经吐泻，湿去热留，藏府之中，无阴相养，故变成风象。为定参、术、半夏、砂仁、干姜、

厚朴、归、苓一方。某医谓弱龄女子，岂得服参术？遂易他药。服至五日，人事昏沉，头偏睛露。复延，治以温中补脾，救之立苏（《慈幼筏》）。

## 小　儿 受惊

窦材治一小儿，因观神戏受惊，时时悲啼，不食如醉，已九十日，危甚。令灸巨阙穴五十壮，即知人事。曰：适间心上有如火，滚下即好。服镇心丸而愈。

万密斋治一小儿，年五岁，梦中惊哭，抱其母叫怕。此因被惊吓得之。为制一方，用人参、麦冬、茯神、黄连、枣仁、柏子仁、炙甘草为末，山药粉糊丸黍米大，每服二十五丸，灯草汤下，未尽剂而安。

龚子才治一小儿五岁，因看会见装鬼脸，被惊吓，两眼黑睛翻向里，白睛翻向外，视物微觉一线。诸医束手。龚视之，曰：此儿曾出痘疹否？对曰：未。曰：俟出痘疹可治。逾月痘疹盛行，其儿似有将出之机，因延治。以绵胭脂水泡出汁，慢火熬成膏，涂儿两眼胞上下，一日涂两次，直到痘疹靥后，其眼复旧。未曾发明其故。

吴孚先治一小儿，先天薄弱，胆气甚小。六岁时，在塾中见师以戒方在渠背后责同学生，惊而受病，不时惊叫，叫必左脚提起震地一声，五六年矣，百治不效。吴曰：肝喜惊呼，肝气亏损极矣。然肾为肝母，心为肝子，用补肝肾并镇心安神之药，五十余剂，丸药三料而愈。

杨士瀛云：小儿口噤不开，猪乳饮之良。月内胎惊，用朱砂、牛乳少许，抹口中，甚妙。此法诸家方书未知用，予传之，东宫吴观察子病此，用之有效（《本草纲目》）。

冯楚赡治张氏儿，周岁卧低炕，睡中坠下，毫无伤损，嘻笑如故。但自后右手足摊软不举，手不能握，足不能立，脉则洪大，外按无力。知为先天不足，复于睡中惊触，气血不周行之故。与熟地四钱，麦冬一钱五分，炒白术二钱四分，牛膝二钱，五味子四分，制附子五分，煎小半钟，入人参汁二三分冲服，六剂手足轻强，精神更倍。

陆养愚治陈云谷年十四，四月终，自馆中归，偶戏水旁，一人在后，曰：师来也。因惊仆水，头面俱湿，回家夜间身热头痛，至晨烦躁不安，胡言乱语。及问之，欲言而不能出声。或谓六脉浮紧，此伤寒也。表气郁冒，致里气不舒，故烦乱，宜大汗之，用五积散。令密室重覆，汗出透衾。明日手足搐搦，项背强直，气出不纳，自汗不语。又投抱龙丸、钩藤散，不效。脉之两寸浮数而散，关尺沉弱而涩。此因惊恐，肝肾受伤。经曰：惊则气乱，胡言乱语，气乱故也；语不能出者，气下故也。初时以平肝镇心之中，少佐以壮气血之品，病当自愈。乃误为伤寒，大发其汗，汗多则亡阳，变而为痉，强直搐搦，盖痉症也。经曰：阳气者，精则养神，柔则养筋。今阳气竭，血无所附以养筋，故不柔和也。阳气尽浮于外，故气不纳，而自汗不语。急用大料参芪为君，以救垂绝之阳。四物为臣，入天麻以养肝经之血，枣仁、五味为佐，以收耗散之神，甘草、麦冬为使，以彻浮游之火。二剂顿减，复以朱砂安神丸间服，旬日而安。

万密斋治胡风崖子，痘后伤食成疳，肌瘦发穗。一医治之已效。别生一病，似痫非痫，昼则安静，夜则梦魇，间抱其乳母叫云：我怕我怕。如人捕之之状。询其由，儿性畏药，医来灌服，必将针火恐吓之。盖恐则伤肾。又肾藏志，虚则神志不宁而生惊，寤则神栖于心，寐则神栖于肾，脾为往来出入之门户。以补脾为主，安神次之，补脾肥儿丸、安神丸，调理半年而安。

英山大尹吴清溪子，病惊风，皆作风治之，不效。曰：非风也，乃因惊得之。风从肝治，惊从心治，不识病原，如何有效，乃取至圣保命丹治之，搐止矣。

马元仪治一童子，读书见其师，因恐致病。从朔日起，昏愦不知人事，七日乃苏。群作惊治，延久不瘥。曰：此恐也，非惊也。或问惊恐何以别之。曰：惊从外来恐从内。惊则伤心恐则伤肾。肾伤于恐，真水受亏，龙火泛越，扰乱神明。复遇朔日，谓之重阳，真阴更为之困。至七日而阳气来复，然后龙归窟宅，如风

云散而天气清明也。治宜壮水之主，以镇阳光，以六味地黄汤补其真阴，加远志以通神明，肉桂导龙火归源。服此后竟不作。

## 小　儿惊风

万密斋治徐道淑子，病惊风，先请张医治之不效。万至，病已七日，发搐无时，痰鸣气急，势甚危。按：治惊之法，先降其痰，次止其搐，后补其虚。一言以蔽之，惟治其火而已。乃用河间凉膈散，改朴硝为马牙硝，水煎成汤，入青礞石末调服之，痰下喘止。随用泻青丸、导赤散，二方相合，作汤服之，而搐止余热未除。张主小柴胡汤、竹叶汤、凉惊丸，皆不然之。乃用四君子汤加炒黑干姜，一服身凉。徐问故。曰大凡小儿，肝常有余，脾常不足。肝主风，搐搦气逆，皆属于肝。经曰：太过则乘其所胜，而侮所不胜。故肝木旺则乘脾土，侮肺金。夫肝火名曰龙雷，水不能制，寒不能胜，故以炒干姜合参、术、甘草之甘温，以补为泻而愈也。

【按】治法仍以寒凉折其标，以甘温固其本。若据后半云云，岂不打成两橛。

汪元津子年五岁，伤食成疟，疟后发搐，乃脾虚病也。万曰：凡治惊风，必用泻青丸、导赤散，虽良工不能废其绳墨也。今此症不可泻，宜用调元汤、琥珀抱龙丸。如言服之而搐止。但目不能开，昏昏喜睡，盖脾虚极矣。脾主困，故喜睡，目之上下胞属脾，脾虚故不能开也。仍以调元汤补其虚，琥珀抱龙丸安其神。脾喜乐，命平日所与作伴嬉戏者环列床前，取鼓钹诸器击之，或歌或舞以引之（设法亦善）。病儿之目，乍开乍闭，以渐而苏，不喜睡矣。

罗田令朱女未周岁，病惊风，万用泻青丸。是丸治惊风之秘方也。服之不效而搐转甚，盖喉间有痰，药末颇粗，为顽痰裹住，黏滞不行之故。乃煎作汤，用薄绵纸滤去滓，一服而愈。

罗田曾教谕子病惊风，先请一医，继召万同治。医主小续命汤，多辛燥之药，必反助火邪，而病益甚。不如通圣散为愈，服未尽剂而安（治风病者宜三复此）。

张世鲁子病惊风，已十七日矣。目右视而

眴（音劄，目动也），口右张而动，手足向右掣引，舌上黑苔，势甚危急。令急取薄荷浓煎汤洗其舌。谓之曰：若黑苔去而舌红，则病可治，否则不可治也。洗之黑苔尽去。以泻青汤作大剂服之，口眼俱定，手口不掣。以凉惊丸、至圣保命丹调理，十日而安。

闻氏子六岁病惊风，延万至则闷死，治凶具矣，视其形色未变，与神仙太乙丹半粒，挖口灌之并苏（方见蛊门）。

留都金二守女患惊风，甚危，诸医皆勿救，自用活络丹一丸即愈（《外科芦挥》）。

陈三农治一小儿急惊，双眸突出，舌吐三寸，角弓反张。儿科望而却走。曰：此风火相扇，风痰上涌而然。用稀涎散，荸汁调服，吐痰涎数，目舌俱收。后三日复如前症。以肠胃胶痰尚在下也，以神效丸姜汤化下，去胶痰二三升愈。

曾世荣治总管杨侯幼子四岁，腊月得患惊风搐掣，诸医调治，前症俱解。但神昏不食，四肢微冷已五日矣。前医用醒脾治阳之药不一，而召曾诊。六脉独脾脉沉滑，余脉微缓。脾脉光而滑者，此积蕴在脾，用为脾约，当主大便不利，非阴厥也。彼曰：然。遂用泻黄散加大黄水煎，并三服，大补一阴厥也，神气清而饮食进，随获安。此隆冬用大黄之功也。用药如用兵，当用当容自己。如五月渡泸，雪夜平蔡，何待秋高马肥，而后为之。若拘以四时取用，则兵药无成功矣（《幼幼心书》）。

大德戊戌夏，曾因干出郭至五里外。有夫妇二人，抱子而哭于道旁。问之。答曰：入城探亲，三岁孩儿忽得惊风，不省人事。观其面色青黯，目闭神昏。诊之六脉全无，按太冲脉沉而微有。曾顾谓曰：毋虑，此子可救。但左右竟无人家，遂于路侧拾得破碗半边，有姜小块，细嚼捻汁碗中，用五苓散、苏合香丸、宽气饮，浇水调和，灌下十数次。渐觉气回声出目开。自此苏（同上）。

衡州同知胡省斋，因其子惊风，曾治之愈。问曰：五苓散何以愈斯疾乎？曰：此剂内用茯苓可以安心神。用泽泻导小便，小肠利而心气通。木得桂而枯，以抑肝气，而风止，故多主惊风。施之他症，又有说。胡深然之（同上）。

薛立斋治举人杜克宏子，发热抽搐，口噤痰涌，此肝胆经实火之症，即急惊风也。先用泻青丸一服，又用六味丸二服，诸症顿退，乃以小柴胡汤，加芎、归、山栀、钩藤而安，却用补中益气汤而愈。

冬官朱小溪子，项间结核，面色痿黄，肌体消瘦，咬牙抽搐，头摇目眴，此肝木克脾土也。用六君子汤、九味芦荟丸，治之而愈。

儒者王文远子，患瘰疬，痰盛发搐，服金石香燥之药，手足筋挛，此肝血复伤，而致急惊风也。遂用加味小柴胡，加钩藤、山栀、芎、归一剂。又以六味丸料，加五味、麦冬，煎服而安。

奚氏女六岁，忽然发惊，目动咬牙，或睡中惊搐，痰涎涌盛。乃肝木克制脾土，不能摄涎而上涌也。当滋肾水，生肝血，则风自去，而痰自消矣。遂用六味丸而愈。

薛铠（立斋父）治一小儿七岁，患急惊将愈，而发热惊悸。或用祛风化痰之剂，更加惊搐，吐痰喘嗽，腹膨少食恶寒。又用抱龙丸等，更加大便似痢，寒热往来，殊类风症。视之以为脾气亏损，诸经无所资养而然。用四君子汤，少用升麻、柴胡，以升补阳气而愈。

万密斋曰：一小儿惊风后，右手强硬，五指拳曲不能举物，兼口角流涎，语言塞涩，此脾有湿痰，脾不足而肝木乘之，不可治也。

陈自明治一小儿，昏愦六日不省，一小儿惊风发搐，诸药不效，手足尚温，谓其父母曰：吾能活之。与之针涌泉二穴足心，良久而苏。喜而称谢。万曰：此病得之伤食，宿食成痰，痰壅作搐。今病虽愈，宿痰未去，恐他日再作，当制丸药以除其根。不然神气渐昏，必成痫也。乃谓为牟利不信。次年八月，果成痰迷之病，二便不知，水火不避，复求治。因制一方，以黄连、山栀泻其浮越之火，胆星、白附子炮以去其壅积之痰，茯神、远志、石菖蒲、朱砂以安其神，麝香以利其心窍。用獖猪心中血，和神曲糊为丸，如黍米大，灯心汤下。调理半年，不复发矣。人与之灸风池（脑后风府两旁）、曲池（两肘外曲处）、三里（曲池之下）六穴而安（因惊风成痫）。

龚子才治一儿瘈疭啼叫，额间青黑，此惊风肝木乘脾，腹中作痛也。先用六君子汤加木香、柴胡、钩藤钩，啼叫渐缓，更加当归，二剂而安。

一小儿沉困发热，惊搐不乳，视其脉纹，如乱鱼骨。此风热急惊之症也。先用抱龙丸少许，祛风化痰，后用六君子汤加柴胡，壮脾平肝。遂热退惊定而愈。

周必大二老堂杂志云：开元钱最治小儿急惊，以水磨服少许神效。余意小儿心受热而发惊，肝生风而发搐，盖木邪侮土，用金制木之义耳。似亦有理（《续医说》）。

高鼓峰治吕坦人子，生甫数月，忽急惊风，抽搐直视，发热不乳，医以抱龙丸，及羌活、防风、薄荷、僵蚕等作煎调服，坦人商于高。高曰：误矣。此脾土虚而肝木盛也，急用五味异功散（补脾）加煨姜（制肝）进之，少顷熟睡微汗，热退而乳。

冯楚蟾治黄氏儿，甫五月，忽发抽掣窜引，角弓反张，一夜五次，发则二便并出，额汗如雨，势甚危笃。冯视之，亡阳之势俱备矣。询其由，因常生重舌，屡服五福化毒丹，服后必泻数次即愈。盖阳虚肆进苦寒，脾伤下元亏极，肝木无养，挟火上乘，脾土益伤，虚风乃发。以人参、白术各一钱，熟附四分煎服。服后安然静睡，下午复发，随服随安，数剂而愈。

吴孚先治一小儿，吐泻后失于调治，忽痰涎上涌，面色青白，似搐不搐，右手脉沉迟而弱，关纹隐隐，手足尖微冷，此慢惊也。不速治即成慢脾莫救。用白术、人参、甘草、黄芪、半夏、炒冬瓜仁、炮姜、制附而安。

龚子才治一儿，目内色青发搐，目上视，叫哭不已。或用牛黄清心丸不愈，反咬牙顿闷，小便自遗。此肝经血虚甚故耳。用补中益气汤，及六味丸而瘳。

一小儿潮热，手足发搐，痰涎上涌，手足指冷，左腮自申酉时青中隐白。此肝经虚弱，肺金所胜而潮搐，脾土虚弱而足冷也。用补中益气汤，以补脾肺，六味丸以治肝肾而愈。盖病气有余，当认为元气不足。若用泻金伐肝，清热化痰则误矣。

一小儿呕吐不食，手足搐搦，痰涎上涌，足指冷，额黑唇青，此肾水胜心火也。用五味异功散，加木香、炮姜顿安。乃去炮姜，再剂而愈。

立斋治太平王职坊子，患疟疾，恪用化痰之剂，虚症悉至，殊类惊风。曰：小便频数，肝经阴虚也。两目连眨，肝经风热也，作呕懒食，胃气虚弱也。泄泻后重，脾气虚弱也。用补中益气汤、六味地黄丸而痊。刘应昌子患瘰病，恪用化痰之剂，致与前症同。亦用二方而愈。

汪表圣次子两岁，偶感风邪，发热身颤，角弓反张，日服此药（盖惊风金石风痰之品），及羌、防、胆星、全蝎之品，昏沉欲绝。盖不知小儿气血未壮，不耐风寒，才犯之即发痉病。但助其气血，即风除神爽，一用此等药治，则风门大开，荣卫无主，旧病未去，新病益增，安望生理。予与五味异功散，加柴胡二分，桂枝一分，附子一分，连服二剂而瘥（《慈幼筏》）。此与喻嘉言之论同）。

## 小 儿 慢惊

孙文垣治侄孙女。周岁发慢惊，眼开手拳，目不动移，脚指微动，自囟门后，遍身如火，喉中痰声，口中痰沫，腹胀下气，大便亦行。先以牛黄丸、苏合丸进之不效，后与药皆从痰沫流出。通关散吹鼻无嚏。自申至戌不醒，面色素青白，气禀甚弱。因婢女抱之失跌，受惊发热。此惊气乘虚而入，在法不治。姑以人参三钱，姜汁拌炒，煎汤频频用匙挑入口中。初三四匙皆不受，又与五六匙得一二匙下咽，便觉痰声少缓。因频频与之，喉中气转，目能动。再以六君子汤，加天麻、石菖蒲、僵蚕、泽泻、薄荷煎服，乃略啼唬乳，次日咳嗽，语声不出，小水短少，以辰砂益元散一钱，灯心汤调下，热退声出，改以四君子，加陈皮、五味、麦冬、桑白皮、桔梗、杏仁、薄荷，一帖全愈。

王叔权云：沣阳有士人之子，惊风后顶肿，诸药治之不效，举家惊惶，至十分危急。忽遇友人芦一医士，素无名称者，至则以半夏、南星为细末，新水调傅，不至一时而其肿消。人异而问之。曰：此古方也。又此症若灸，则宜灸前项等穴（《资生经》）。

叶弘士之子岁半，慢惊，服金药及风痰之剂，昏闷七日，指纹直抵三关。医辞不治。予投以加减补脾汤，立愈（《慈幼筏》）。

## 小 儿搐搦

陈文中治尚书洪端明子，始生未及三个月，腹胀满，足肚冷，囟门高急，上气涎潮，四肢搐搦。同坐众官皆言死症。洪公曰：我在前死了七八个儿子，皆是这般症候。此儿子足见难医，枉废生受，亦不召医视之。或告陈。因往视而谓之曰：小官人此症候不死，尚可救活。运使曰：此儿必死，毋劳用计。众官闻文中之言，皆喜，遂从旁劝曰：陈君高明，既有救疗之心，岂无起死之策？从其言而治之，以观效否何如？运使从说。乃用油珠膏一服，次用长生丸一服，便下黄稠粘涎约半盏，内有白妳块，如小豆大十余块。是风普结聚乳妳，一并便下。后用前胡厚朴散，加附子两片，二服而愈（《病源方论》）。

淮西戴运使小娘子始生周岁，腹中气响，痰涎壅闭，手足抽掣，欲与芎蝎散，干取痰涎。运使曰：儿子小，难依此施治。陈曰：前制参刘菊坡小儿，始生五个月，因作搐，乃服芎蝎散，干去痰涎，次服油珠膏即愈。菊坡赠一跋于卷末。今运使小娘子，因惊吓畜冷气于喉膈间，传入肝胆。其气上不能升，下不能降，血气不能流转，故痰涎壅闭，而作搐也。若不依此施治，必不起。遂以芎蝎散一服，用手法干去喉膈寒痰，约半盏。次用油珠膏二服。后用补脾益真汤三服。再用前胡厚朴散、长生丸各二服而愈（同上）。

## 小 儿发搐（即瘛疭）

万密斋治一小儿二岁，发搐已死。家人痛哭，乃阻之曰：此儿面色未脱，手足未冷，乃气结痰涌而闷绝，非真死也。取艾作小炷，灸两手中冲穴，火方及肉而醒，大哭。父母皆喜。遂用家传治惊方。以雄黄解毒丸十五丸，利其痰，凉惊丸二十五丸，去其热，合之煎薄荷汤送下。须臾利下黄涎搐止矣。

一儿发搐痰涌，有医用白饼子，下之不退。凡三下，病益深。合目昏睡，不哭不乳，喉中气鸣，上气喘促，大便时下。万曰：五脏气绝不可治转，下之过也。彼医曰：白饼子，钱氏下痰神方也。万曰：尽信书不如无书。钱氏小儿，皆出于门人附会之事也（虞天民谓：钱乙书出于门人闫孝忠所集，非钱氏本意）。也盖人之有痰，犹木有津。时令大热，草木流津，痰自热生，此明验也。痰犹水也。附气自行，过颖在山，岂水之性哉？乃博激使之也。今痰随火上，不知降火而反下之，损其胃气。胃气既败，五脏俱损。故目不开者，肝绝也，昏睡不语，脾绝也，啼声不出者，心绝也，喘促痰响者，肺绝也，便尿遗失者，肾绝也。果不可治而死。

一小儿周岁发热而搐，以泻青丸投之不效，乃问其发搐之状。其母曰：搐过后只好睡，以乳与之则饮，不与则不思，醒时则戏作猫儿声，见人则笑。不发搐，便是好了。万曰：医要识症，药要对症，怪底前药之不效也。以导赤散服之，一剂而安。其父问故。曰：此脏属火，其声为笑，火生于寅，属虎。猫者虎之类也，猫声而笑，知非肝病乃心病也。故以导赤散泻其心火而安。

一儿发搐，五日不醒，药石难入。万针其三里、合谷、人中而醒。父母喜曰：吾儿未出痘疹，愿结拜为父，乞调养之。万曰：晨用针时，针下无气，此禀赋不足也。如调理数年后出痘，可保无事。若在近年不敢许。次年，果以痘疹死。

张子和治李一小儿，病手足搐搦。张曰：心火盛也，勿持其手，当听之。此由乳母保抱太极所致，乃令扫净地以水洒之。水既干，令复洒之。令极湿，俯卧儿于地上。良久，浑身转侧，泥沔皆满，仍以水洗之，少顷而瘥。

子和曰：小儿风热惊搐，乃常病也。当搐时，切戒把捉手足，握持太急，必半身不遂也。气血偏胜，必痹其一臂，渐成细瘦，至老难治。当其搐时，置一竹簟，铺之凉地，使儿寝其上，待其搐，风力行遍经络，搐极自止，不至伤人。

予尝诊一儿，见其左掌拳曲。询其由，乃小时患惊搐，为母抱持太急。病愈，手遂不能伸舒。

【按】此症若初得以大剂肝肾阴剂与之，必能伸舒如故。惜世无知者。

葛茂林治少师杨公子，当暑而惊眩已绝，且移之木矣。葛趋而入曰：无伤也，亟出之。公曰：儿已噤矣，奈何剂也。葛曰：予无剂也。所恃者，天上云耳。云生而凄凄欲雨，阴气舒而阳郁消。吾以清利物煮水，而蒸于下，其可瘳乎？果如其法而疾愈，迨至日暮，则其子已戏于庭矣（《杭州府志》）。

一儿发搐，先取善推法推之，止向后发，病益危甚。万曰：推法者，乃针灸按摩之遗意也。经曰：无刺大虚人。推捏之法，壮实者可用之。如怯弱者，其气不行，推则有汗，反伤元气也。其家不信。万曰：不死必成痫。半月后果死。

一儿发搐，因用推法。万曰：病成痫矣，可奈何。盖壮实之儿可用之。若怯弱者，其气反不行矣。推法者，乃发表之意，痰聚在心，不得出也。幸初成痫，当可治。若久则为终身锢疾，不可治也。立方用黄连五钱，朱砂二钱五分，白甘遂三分，胆星一钱为末，米糊为丸，猥猪心血杵匀，丸芡实大，每服一丸，灯草煎汤化下，夜服三，日服一，遂安。

一儿发搐医以二陈汤，姜汁竹沥治之，不效。万视其外候，三关青气，两颊赤色，目常直视，指如撧物。曰：此得之外感，未与发散，热入于里。钱氏曰：肝有热，则目直视，得心热，则发搐。又曰：两颊赤而目直视，必作惊风。小儿肝常有余，又乘木旺之时，当与泻肝。若二陈汤，陈皮、半夏、生姜之辛，皆助肝之物。经曰：以辛补之，所以无效，乃用泻青丸，泻肝木之有余，导赤散以泻心之火。一服而搐即止。因其胎禀素怯，脾胃且弱，恐后作搐，便成痫疾，又与琥珀丸，常服而安。

邑中有儒医，治病多良方，惟性太执，不知变通。时有两小儿发搐，万谓急惊，当用凉泻导赤散，泻青丸是也。彼谓惊风者，肝火郁

遏而成，火郁则发之（论极是），小续命汤是也（方大谬）。人从而两治之，万治者生，彼治者死。

薛立斋治一小儿三岁，因惊搐搦，发热痰盛，久服抱龙丸等药，反致面色或赤或青。此心肝二经，血虚风热生痰，不足之象也。用六味丸滋肾生肝血，用六君柴、升麻，调补脾胃而安。

高鼓峰治徐彦为子，甫四岁，盛夏发热，惊搐不已，腰曲目直，小便短赤，面无神色，医作伤寒不应。高视之曰：火燥生风，风淫未疾，非伤寒也。用滋水清肝饮，尽一剂而汗解，便利热退。高曰：疟至矣。立用五味异功散（补脾），加麦冬、五味（生脉清暑），十余剂而愈。

陆肖愚治鞠氏子，年十一，向因水土不便，泄泻瘦弱，四月终旬，蒸热淫雨，忽患面大肿，手足身体亦微肿。或谓风热与苏叶、羌、防、升麻、柴胡、葛等，汗大泄，既而痰涌吐逆，语言不伦，身强直，手足振掉。又谓急惊风，用抱龙镇心等丸不效。脉之，浮缓而弱，此因脾虚，土不胜水，值湿气盛行，内湿与外湿相感而作肿。治宜健脾渗湿，乃反发汗，致升动其脏腑之痰涎，漏泄其经络之津液，宜其变症若此也。因用六君子汤加归芍投之，一剂而吐止，数剂而僵直振掉除。又数剂精神复，加泽泻、倍茯苓，数十剂而肿消泻止。

薛立斋治宪幕顾斐斋元孙二周，项结核，两臂反张，素败毒果系前症，遂与六味丸一服，侵晨灌之，午后肢体如常。

一儿两目眨动，手足发搐，数服天麻防风丸之类，以祛风化痰，前症不愈，其痰益甚，得饮食诸症稍愈。视其准头及左颊色青黄。曰：脾主涎，此肝木制脾土，不能统摄其涎，非痰盛也。遂用六君子汤，加升麻、柴胡、钩藤。二剂饮食渐进，诸症渐愈，又用补中益气而安。

万密斋治一小儿，痰壅发搐，气促而喘，用礞石滚痰丸，桑白皮煎汤，碾碎调服之。喘定痰下，搐亦止矣。

一小儿七月发搐，无时昏睡不醒，不哭不乳，掐之刎之不痛，嗜之鼻不嚏，灌药不入。

曰：此真搐也，不可治矣。

密斋父治一儿，满月后发搐，以至圣保命丹治之而安。

## 小 儿 慢脾风

喻嘉言治门人王生表兄沙无翼之子，纵啖硬冷物，一夕吐食暴僵，不省人事。医以惊风药治之，浑身壮热，面若装硃，眼吊唇嫩，下利沾污。诊毕谓曰：此慢脾风候也。脾气素伤，更以金石药重伤，今已将绝，故显若干危症。须用起死回生之法，解尽前药，复用补剂，庶可挽回。但非一朝一夕之功，须七日方醒。恐信不笃而更医，无识反得诿罪生谤，王生坚请监督其家，且以代劳，且以壮胆。于是用乌蝎四君子汤，每日灌一大剂，每剂用人参一钱。渠家虽暗慌，然见面赤退而色转明润，便泻止而动移轻活，似有欲言不言之意，亦自隐忍。至第六晚忽觉手足不宁，揭去衣被，始极诋人参之害。王生先自张皇，任其转请他医，才用牛黄少许，从前危症复出，面上一团死气，但大便不泻耳。重服理脾药，又五日方苏。

杨乘六治孙氏子慢脾症，痰涎涌盛，咳嗽身热，抽搐自汗，嗜卧露睛，撮空手振，屡进补脾逐风消痰之剂不应。杨曰：此症风自内出，本无可逐。痰因虚动，亦不必消。只补脾土，诸症自退。今面白睛散，舌滑白，天柱已倒，虚上加寒，非炮姜、桂附，何以追已去之阳，而苏垂绝之气哉。乃写参附养荣方与之，且嘱之曰：如以稚幼纯阳，无补阳之法，无挽回矣。一剂症减，三剂全除。次用五味异功散，加煨姜、白芍而痊。

薛立斋云：一小儿常患停滞，数服克伐消导之剂，以致脾胃虚甚，患吐泻慢脾风而卒。

万密斋治一儿，脾胃素弱，病泻，以理中丸服之，泻未止，口内生疮。或谓前药性热助火，复以冷药投之，身微热，睡则扬睛。曰：此慢脾风矣。脾胃本虚，泻则益虚，口中生疮者，脾虚热也。误服冷药，则中气益损，昏睡不乳，虚损之极也。当急作调元汤，倍加人参服之，调理半月而愈。

马铭鞠治华叔蟾乃郎，慢脾风五六日愈。

愈甫三四日即过，乳食不进，角弓反张，二便交秘。有欲进以牛黄丸者。曰：下咽死矣。此病后虚症也，然参且勿用。用麦冬三钱，枇杷叶三片，贝母二钱半，桑皮钱半，杏仁一钱，藿香一钱，鲜糖球一枚，苍术、人乳炒八分，橘红一钱二分，加灯心煎入姜汁，服逾时小便随利，即腹宽，诸症悉退，尽剂竟愈（《广笔记》）。

## 小 儿 风前

万密斋治汪前川子，年四岁，七月病惊搐，医以拿法掏止之。八月连发二次，仍用掏法。九月又发。万曰：痰聚成惊，惊久成痫。幼科拿法，即古之按摩法也。病在营卫者，可用之，使营卫之气行，亦发散之意。病在脏腑，则不能去矣。久则痰塞心窍，不亟治，必成痫疾。古所谓五痫者，自此得之。因立方以黄连泻心中之邪热，为君。枳实、半夏去胸中之积痰，为臣。朱砂、寒水石之坠以安其神，为佐。甘遂逐上焦之痰饮，麝香以利窍，为使。神曲作糊，丸如龙眼大，每服一丸，用猯猪心铜刀批开，纳丸其中，缚煮待心熟取丸，和心服之，并饮其汤，名曰断痫丸。服猪心五个乃愈。

陈氏子二岁，病惊风失治，成痫，少月一发，来求药。万用六一散末分三色（巧于点染）。一色青黛相和，名安魂散（青入肝，肝藏魂），寅卯时（属木）竹叶煎汤下。一色朱砂相和，名宁神散（赤入心，心藏神），巳午时（属火）灯心煎汤下。一色入轻粉少许，名定魄散（白入肺，肺藏魄），申酉时（属金），薄荷煎汤下。调理半年而安。大凡痫病初得之者，十疗八九。如过二三年后者，不可治矣。时医有用吐法者，有用滚痰丸下之者，待损胃气，百无一效。有以寿星丸治者，一杯之水，岂能灭车薪之火哉。

万婿李中庵九岁时得痫病，常昏仆，口眼俱合，手足不动，喉无痰声，但僵卧如醉人，知其为心病也。乃用东垣安神丸，去地黄，加茯神、远志、石菖蒲，以通其心窍，南星、珍珠末、铁华粉，以坠其痰，汤浸蒸饼，丸如黍米大（凡用镇坠药及治上焦病者，丸皆宜），细灯心汤下，调治一年而愈。

万之季男七八岁时得痫病，发则面先青惨，目定口中有痰，如嚼物状，昏仆一食顷乃苏。因教其母，但见面青目定时，即以鹅翎探吐其痰（亦是一法），如法而行，前后吐痰二升许，痫竟不发。如此调理，三年而安。大抵痫病皆痰也。虽有五兽之名，猪、羊、鸡、犬、牛是也。巢氏之说，后人多非之，各随其脏，详见钱氏方中。凡气实者控涎丹，气虚者断痫丸，愈后以琥珀抱龙丹调之，未有不安者。但年深者，不可治也。

薛立斋治一小儿患惊痫，吐痰困倦，半饷而苏，诸药不效，年至十三而频发。用肥厚紫河车生研烂，入人参、当归末，捣丸桐子大。每服三十五丸，日进三五服，乳化下。一月渐愈，又佐以八珍汤全愈。

一儿七岁发惊痫，令其恣食人乳，后发渐疏而轻。至十四复发，用乳不效，亦用河车丸数具而愈。常用加减八味而安。后至二十三岁复发，而手足厥冷，仍用前法，佐以八味丸、十全大补汤而瘥。又治数小儿，皆以补中益气汤、六君子、六味八味等丸，相间用之，皆得全愈。

冯楚瞻治汪氏儿九岁，因惊痫屡发抽掣，语言不清，势甚危笃。脉之坚强，久按无力。询其由，痘后跣足行走，忽脚面浮肿，疑为草露之毒，服清凉解毒数剂，渐肿至腿。又服五子五皮饮数剂，忽一日僵仆卒倒，乃成惊痫之疾。曰：此痘后气血大虚，所以脚肿，误服清凉，乃肿至腿，复加渗利削伐，致虚火上乘，无故卒倒，犹大人中风症也。惟宜峻补气血，佐以舒筋活络之药。乃用当归、白术、白芍、煨天麻、熟地、茯苓、牛膝、银花、秦艽、熟附子之类。三四剂后其势稍缓，以前方冲人参汤，调理一月而安。

万密斋治一儿，四岁病惊已绝，针其涌泉穴而醒，自后不发。谓曰：未服豁痰之药，恐发痫也。不信。未半年似痰迷，饮食便溺皆不知，时复昏倒，果成痫矣。问其发时，能自知乎？曰：欲昏则发。乃与钱氏安神丸，加胆草服之。教其父曰：病将发时，急捏两手合谷。如此调理，一月而安。

一小儿十岁余，得痫疾，诊之两目浑白，无有睛光，语言蹇涩，举动痴迷，辞不可治，另延医治之，竟无成功。

黄州守万鲁庵子病痫，见其容貌俊伟，性格聪明，谓曰：可治。乃与琥珀抱龙丸方，使自制服之。

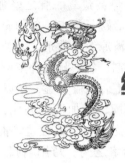

# 续名医类案卷之四十五

## 小 儿发热

张子和治高巡检之子，八岁病热，医者皆谓伤冷，以热药攻矣。欲饮水禁而不与。内水涸渴，烦躁转生，前后皆闭，口鼻俱干，寒热往来，咳嗽时作，遍身无汗，又欲灸之。张责其母曰：重裀厚被，暖炕红炉，儿已不胜其热矣，尚可灸乎？先令用人参柴胡饮子，连进数服，下烂鱼肠之类，臭气异常。渴欲饮水，听其所欲，冰雪凉水，连进数杯，节次又下三四十行，大热方去。又与牛黄通膈丸，复下十余行，儿方大痊。前后约五十余行，略无所困，冰雪水饮至一斛。向灸之，当何如哉。

吕东庄治吴尹明子十岁，患夜热二年余，额下忽肿硬如石，面黄时时鼻衄如注。脉之沉郁之气，独见阳关，曰：病敦阜也（右关主脾胃，沉郁乃实热症。敦阜字狡示人以不易知也）。用石膏、藿香叶、栀子、防风、黄连、甘草等，额肿渐软，面黄复正。继用黄芩、枇杷叶、元参、枳壳、山栀、茵陈、石斛、天麦门冬、生熟地黄等（甘露饮也），重加黄连，而衄血、夜热悉除。

陆养愚治李邑宰子，年十一，于六月夜间，忽发热微汗，头微痛。或谓伤暑，与香薷饮冷服，更甚，且增喘嗽痰。又谓脉气浮数，火热上炎，以芩、连、知母、花粉清之，喘咳不绝，饮食不思，睡卧不安。脉之弦紧，左倍于右，面赤戴阳。此风寒外束，宜发散之。或谓如此炎天，且身常有汗，何以宜表。曰：症因风寒，伤其卫阳之气，令外之阳气，拒而不得入，故汗微微而不止，内之阳气伏不得出，故身翕翕而壮热。若解散其邪，则外者得入，内者得出，自汗身凉矣。用干葛为君，苏叶、防风为臣，

前胡、白芷、川芎为佐，桔梗、杏仁、甘草为使。热服微覆，汗大泄。少顷喘嗽壮热顿减，二剂全愈。

薛立斋治儒者薛衡甫子，年七岁，身弱赢，发热面黄。皆以为内伤于血，欲下之。谓乃脾脏受伤，投以六君子汤，加煨姜，两服饮食顿进，数服诸症全愈。

万密斋治一儿发热，日晡尤甚。或作疟、作潮热治，俱不效。曰：此胃虚有宿食也。谓疟疾则寒热，有发有止。谓潮热则发有时，如水之潮，过即退，次日依时再发。此儿身尝温热至申酉时，故知是宿食发热也。或曰有所据乎？曰：出仲景伤寒正理论，阳明病证云：潮热者实也，宜下之。以三化丸下之而愈。

一儿惊风时热不退，有议用小柴胡汤，有欲用竹叶汤者，有欲凉惊丸者。曰：大惊之后，脾胃已虚，宜温补之。三方寒凉，不可用也，乃与理中汤，用炒干姜，一剂热除。

三府张公子，初冬三日发热，又二日益甚，目上直视，口多妄言。或作风治无效。至二十七日，诊之曰：病势将退，但肺热未除耳。问何故。曰：三关黄润，两目精明，此病当愈也。惟正而戴阳，喘气上息，此肺虚热耳。与小阿胶散，咸阻之，幸不听。一剂喘止热退，欲食而安。

## 小 儿发热

万密斋治黄学仪子，病热不退，其父治之，已八日不效，全叩之（全，密斋名）。曰：日夜发热，小便赤，大便难。再叩药。曰：先与胃苓丸（庸手），今与凉惊丸。全曰：不效矣。先君曰：汝能已此病乎？全对曰：此名风热，乃肝病，宜用泻青丸，热即退矣。黄氏相招，

即令全往。如法治之，五日而愈（然今之小儿，则宜养青矣）。

余氏子病热，诸医汗之下之，和解之，皆不效。以虚热也，用调元汤加炒干姜，未尽剂而热除。

密斋长男，幼多疾。一日病疟后潮热，日益瘦。先父母忧之。全曰：此疳热也。用小柴胡，加鳖甲、当归、川芎、陈皮、青皮为丸，服之愈。

冯楚瞻治李氏儿，八岁病热旬余，发散和解苦寒之剂，备尝无效，势日危笃。诊之形肉枯槁，牙齿堆垢，厚而焦黑。唇舌燥烈，耳聋目盲，遍身疼痛，壮热无汗，谵语烦躁。脉之沉微欲脱，阴寒之候也。此釜底无火，锅盖干燥之象，上之假热，由于下之虚也，乃重用人参、熟地，少加附子，壮水益火。服后热退，夜半思食，次日其脉更虚，但神气少清爽。乃倍进前药三四剂，后渐瘳，不十剂全愈。

姜居安治一贵官，携家过沛抵沙河。稚子病，居安告之曰：请勿惊，但得沙一斗，疾即愈。官如其指，布沙舟中，令儿卧其上。久之儿手足能动，不数时而疾良已。贵官问故。曰：小儿纯阳，当春月而衣被皆湖绵，过于热，故得凉气而解（《江南通志》）。

冯楚瞻治洪氏儿，未及一周，时当暑月，壮热多日，神气困倦，唇舌焦燥，饮乳作呕，五心亦热如烙，脉洪数而弦。医与发散消导数剂，复疑麻疹，更为托表。冯曰：久热伤阴，阴已竭矣，复加托表，阳外越矣。若不急为敛纳，何以续阴阳于垂绝哉。乃用熟地四钱，麦冬一钱五分，牛膝一钱二分，五味子二分，制附子四分，一剂热退。次日加炒黄白术一钱六分，另煎人参冲服而愈。

张景岳仲男，生于五月，于本年初秋，忽感寒发热，脉微紧。然素知其脏气属阴，不敢清解，遂与芎、苏、羌、芷、细辛、生姜之属，冀散其寒。一剂热不退，反大泻。二日不止，继之喘，愈泻则愈喘。见其表里俱剧，乃用人参二钱，生姜五片，煎汁半盏，未敢骤进，恐加喘也。与二三茶匙，呼吸仍旧。又与三四匙，息稍舒，遂与半小盅，觉有应，遂自午及酉，

完此一剂。适一医至曰：误矣。焉有大喘可用参者，速宜抱龙丸解之。但唯唯。仍用人参二钱五分，如前煎汤。自酉至子尽其剂。气息遂平，酣睡泻止，而热亦退矣。所以知其然者，观其自泻反喘，岂非中虚？设有实邪，自当喘随泻减。向使易以清利，中气脱而死矣。必反咎用参之误也。孰是孰非，何从辨哉（此医之所以难为而易为也）。因纪此，以见温中散寒之功，其妙有如此者。

【按】是症或是小儿变蒸之热，误用峻表，伤其元气，以致喘利。幸仗独参挽回，后之所云，亦过后详载耳。

一儿感冷，恶寒大热，用发表药，则汗出热退。过一二日复热，大便秘，必里未解也。服四顺清凉饮，利一行热退，隔日又热，小便赤，服导赤饮热退，过三日又热。庸劣者几无措手矣。诊其脉，脉已和，既发汗，又利大小便，其儿已虚，阳气无所归，皆见于表，所以热，以六神散和其胃气，加乌梅一枚，令微有酸味，收其阳气归内，自此全愈（《无名氏沈手抄》）。

又一儿有积热，表里俱热，颊赤口干，小便赤，大便焦黄，用四顺饮利动藏府，热乃去，既而复热，里解而表未解也。发散微汗，热乃去，隔日又热，此无他，表里俱虚，气不归元，而阳浮于外。所以再热，实非热症也。只以六神散入粳米煎，和其胃气，则阳气归内，身体自凉（同上。二案表里变化）。

# 小 儿呕吐

万密斋治教谕熊文村子，二岁病呕吐，更数医不效，食饮入口即吐出。万视之曰：病可治也。问用何方？曰：理中汤。曰：服多剂矣。不效奈何？曰：此在《内经》乃阴盛格阳之病，寒因热用，热因寒用，伏其所主，先其所因，则效矣。乃作一剂，取猯猪胆汁、童便各半，和药炒干，煎而服之（即仲景白通汤入人尿猪胆汁之法）。吐立止，后称渴，以汤饮之，复作吐。万曰：凡呕家多渴者，胃脘之津液干也，当得一二时吐止，胃气立，津液生，渴自止矣。令将前药渣再煎服之，仍禁其饮食。半

日而安。熊问：同是理中汤，前用之不效，今用之而效，何也？曰：公子胃寒而吐，当以热药治之，乃寒盛于中，投之热剂，两情不得，故不效也。今以理中为治寒之主，用猪胆汁之苦寒，小便之咸寒为佐，以从其格拒之寒，药下于咽，而寒相得入于胃，阴体渐弱，阳性乃发，其始则同，其终则异。故曰：伏其所主，先其所因也。此轩岐之秘旨，启元子之奥义，张长沙之良法也。后王民肃子半岁，呕吐不纳乳，昏睡仰卧而努其身，有作慢风之候。亦以理中末三分，用水一杯，煎至半杯，入胆汁、童便各一匙，搅匀，徐徐灌之而瘥。

郑氏女患呕吐。万视其症，乃伤食吐乳也。家人云无。乃用理中汤，去甘草，加丁香、藿香不效。又作胆汁、童便法亦不效。四日后吐出饭半碗。询其家人，曰：此儿数日不食，何得有此。始吾言伤食，汝固云无，故治不见效。遂取脾积丸投之，取下恶粪如靛，乃五日前所食鸡子黄也，所吐之饭，即其时所食也。壅塞肠胃，格拒饮食，所以作吐，下之即愈。

一儿自满月后常吐乳，父母忧之，诸医不能止。一日问万。万曰：呕吐者，非常有之病也，今常吐乳，非病也。然小儿赖乳以生，频吐非所宜也。其间有母气壮乳多，纵儿饱足，饱则伤胃，所食之乳涌而出，此名溢乳。如瓶之注水，满而溢也。宜损节之，更服肥儿丸。儿之初生，筋骨软弱，为乳母者，常怀抱护持可也，不然则左右倾侧，其乳流出，此名哯乳。如瓶之侧，其水流出也，能紧护持，则不吐也。有胃弱者，不能受乳以变化之，吐出无时，所吐不多，此名哺露。如瓶之漏，不能容受也，当补其脾胃，助其变化可也，亦以肥儿丸主治自愈。

龚子才治小儿伤食呕吐，服克伐之药，呕中见血。用清热凉血之药，又大便下血，唇色白而或青，问其故。龚曰：此脾土亏损，肝木所乘而然也。令空心用补中益气汤，食远用异功散，以调补中气，使涎血各归其源而愈。

薛立斋治一小儿，每饮食失节，或外惊所忤，即吐泻发搐，服镇惊化痰等药而愈。后发搐益甚，饮食不进，虽参术之剂，到口即呕。

乃用白术和土炒黄，用米泔煎数拂，不时灌半匙仍呕。次日灌之微呕，再日灌之欲呕，此后每服二三匙，渐加至半杯不呕，乃浓煎服而愈。

一小儿停食，服通和之剂作呕腹胀，此脾胃复伤也，用补中益气汤而愈。

万密斋治一儿初生即吐，或欲用钱氏木瓜丸。曰：不可。小儿初生，胃气甚微，或有乳多过饱而吐者，当缓缓与之，或因浴时客寒犯胃而吐者，当用乳汁一杯，用姜葱同煎，少少服之。或因恶露涉水，停在腹中而吐者，宜以炙草煎汤而吐去之。奈何用木瓜丸，以铁粉槟榔之重剂，犯其胃中初生中和之气耶。故常语人曰：钱氏小儿方，非先生亲笔，乃门人附会之说也。

大还治一小儿，生方九日，即呕吐腹胀，作脾气虚寒，用半夏、陈皮、姜汁葡子、丁香、藿香、砂仁各少许，煎饮半酒盏而安。

## 小　儿泄泻

有小儿病虚滑，食略化，大便十余次，四肢柴瘦，腹大食讫又饥。此疾正是大肠遗热于胃，善食而瘦。又谓之食㑊者。时五六月间，脉洪大，按之则绝。今六脉既单洪，则夏之气独然，按之绝则无胃气也。经曰：夏脉洪，洪多胃气少曰病；但洪无胃气曰死。夏以胃气为本，治疗过于失时，不逾旬果卒（《衍义》）。

滑伯仁治胡元望女，生始六月，病泄泻不已，与灸百会穴即愈。

滁州赵使君云：其女年甫周岁，忽苦脏腑每所下如鸡子黄者半盆许，数日之间，几至百遍，渐作惊风症。有一士大夫，教以钟乳粉二钱，以枣肉和搜，令取意食之。不然以浓煎枣汤，调钟乳服亦可以。小儿只用一钱，已平复矣。传方者云：他日或作少疮疡，不足虑。儿子清辉年三岁，过镇江时，病久泻危甚。用此法服至半两遂安，亦不生疮（《是斋方》）。

## 小　儿泄泻

万密斋治孙监司女五岁，病泻诸治不效。万视之曰：泻久伤阴，津液不足，故热发而渴也。渴饮汤水多，则脾受湿而泻益不止，肾益燥而渴转甚。法当专补脾胃，则泻渴止，而津液生，热自除矣。用白术散作大剂煎汤，戒勿饮水，以汤代之，未半日进两剂。因思肺为津液之主，肺金大燥，不能生水，故渴不止，乃加法制天花粉、葛根等分，只一服，其夜渴减，泻亦少。次日仍用前方，渴泻俱止。问何不用，仍用白术散，万因以己意告之。后误啖菱病喘，而面目浮肿，以钱氏异功散，加藿香、紫苏一服，而肿去喘止。

胡三溪子多疾，三岁病泻，诸治不效。万视之曰：此伤食泻也。夫泻有三症，热泻者粪色黄而渴。冷泻者粪色青而不渴。食积泻者粪酸臭而腹痛，或渴或不渴。此子之疾，所下酸臭乃积泻也。用丁香脾积丸，一服而愈。三溪曰：巴豆下而止泻何也？曰：本草云，巴豆未泻者能令人泻，已泻者能令人止。积去泻止，自然之理也。

万石泉子（此人亦是儿医）病泻，自作理中、诃子、豆蔻，与之不效，延万治。渠书一牛字安凳上。盖治愈，当以牛为谢也。即以其字卜之，牛下横一凳，乃生字也。曰：予到令郎之病即愈矣。与以陈氏肉豆蔻丸，合胃苓丸、车前草煎汤下，一服而泻止。石泉欲再进一服。曰：肠胃娇嫩，不得已用药，中病即止，不可过也。越三日身发红斑，状如锦纹。石泉颇究心伤寒，胃泻后发斑，与阳明症下之太早，热气乘虚入胃之症同，宜服化斑汤。但石膏性寒，泻后脾虚，恐不可用。万曰：有是病则投是药，何不可者。请用之，未尽而斑没身凉。

胡东郊子一岁六月中病泻，治不效，泻下频，并黄白而后重，发热而渴，时天甚暑，皮肤燥而无汗，发稀成穗。万曰：此热泻成疳矣，泻下频并后重者，里热也。粪黄者，脾热之色也。白者乳汁不化，犹邪热不杀谷也。口渴皮肤干燥，发成穗者，津液枯也。乃用四物汤合黄连香薷饮，令乳母服之，以解其暑毒。初用四君子汤调六一散，与儿服之，解其里热。次用四君子汤，合黄芩芍药汤，以止其渴。三用白术散以止其泻。四用白术散加升麻，以举其下陷之气。五用白术散加乌梅肉，以收其滑泄之气。皆不效。其母托人相问。万曰：五法不

中病，术将穷矣。只有一法，以黄连、木香、诃子肉、豆蔻、干蟾、使君子肉、砂仁等分为末，粟米糊丸，陈仓米炒熟，煎汤下。服三日，满头出热疮乃小疖，身有微汗，渴泻俱止。

万之子甫周岁，六月病泻，时万出外，舅以甘药调之不效，加以大热而渴。万闻驰归，问所用何药。曰：理中丸。因知其犯时禁也（用热远热）。乃制玉露散，澄水调服而愈。

徐氏子岁半，六月病泻，甘治之不效，大热大渴，烦躁不安。万往视。问向服何药。甘曰：玉露散，初服泻已止，因热未除，再与之，复泄至今，五日病益甚，教用理中汤加熟附子治之，如服下越加烦躁，再进一剂即愈。若不烦躁，不可治也。万归半日，后甘携酒来问，前者甥病泄，用理中丸不效，师教以理中汤加熟附止之何也？万曰：理中丸之止泻，补中气之药也，玉露散之止泻，解暑毒之药也。前者甥之病，汝用理中丸是也，中病即止，不可再服。因用之太过，犯脏禁也。脾喜温而恶寒，故以理中汤加熟附救之。甘曰：又谓理中汤后加烦躁者可治，否则不可治何也？曰：夏至一阴生，坤乃六月之卦，《易》曰坤为阴内而阳外，坤属土，喜暖而恶寒。玉露散虽治暑泻之药，其性寒，过剂则脾土反伤，阴盛于内，阳脱于外。吾见其儿面赤目张，口开唇燥，大热大渴，此阳脱症也。故用理中熟附以扶阳抑阴。不加烦躁，则脾为死阴，不可救矣。若加烦躁，则胃气犹存，但约不敌病而然。再进一服，则阳胜阴退而安矣。

胡氏子夏月病泻，医以理中理中气，五苓以利小便，豆蔻丸以止泻，皆不效，万视其发热昏睡，肠鸣而利，水谷不化。曰：此伤风泄泻也。经曰：春伤于风，夏生飧泄。飧泄者谓水谷不化也。初病时宜用黄芩芍约汤，加羌活、防风发散之剂。今病久中气弱矣，用建中汤，加白术、茯苓，服三剂而愈。

薛立斋治一小儿，泻而大便热赤，小便涩少，此热蕴于内也。先以四苓散加炒黄连，一剂其热稍退。又用七味白术散，去木香，二剂热渴顿止。后以四君升麻，调理而痊。

一儿九岁食炙爆之物，作泻饮冷，诸药不

应，肌体消瘦，饮食少思，用黄连一两，酒炒焦为末，入人参末四两，粥丸小豆大，每服四五十丸，不拘时白汤下，服讫渐愈。又用五味异功散加升麻，服月余而痊。后不禁厚味，复作饮冷，服肥皂丸、异功散而愈。

龚子才治一儿，久泻兼脱肛，小腹重坠，四肢浮肿，面色痿黄，时或兼青，诸药到口即吐。审乳母忧郁伤脾，大便不实。先用补中益气汤、五味异功散，及四神丸调治其母，不两月子母俱痊（治儿病先察其母极是要着）。

喻嘉言治沈氏子，因痘后食物不节，病泻。泻久脾虚病疟，遂尔腹痛胀大。三年来消导无算，胀泻如初。更服参苓白术稍效，然亦弗瘳。病本腹胀，更无肠澼。肠澼者，大肠之气，空洞易走，胃中传下之物，总不停畜，澼出无度，腥水不臭，十中五死五生之症也。今则病加四逆矣。暮热朝凉，一逆也。大渴引饮，二逆也。气喘不能仰睡，三逆也。多汗烦躁不宁，四逆也。盖初疟时，寒热交作，犹是阴阳互战，迫泻久亡阴，乃为夜热，至引外水以自救。医不清其源，重以香燥破气之药，助火劫阴，于是喘汗烦躁并作，治亦难矣。强求用药，乃以清燥润肺为主，阿胶、地黄、门冬等类，同蜜熬膏三斤。此儿三年为药苦，得甘味，称为糖也。日争十余次，服之半月，药尽遂愈。另制理脾末药，善后全安。

冯楚瞻治一儿，滑泄半载，肌肉瘦削，脾胃之药，备尝无效。此久利不已，脾胃之中气固虚，而肾家之元更虚，闭藏之司失职，当不事脾而事肾可也。以八味丸用人参、炒老米同煎汤化服，不一月全愈。

张子和曰：余尝告陈敬之，若小儿病，缓急无药，不如不用庸医，宜汤浸蒸饼令软，丸作白丸，给其妻妾，以为真药，使儿服之，以听天命，最为上药。岁在丙戌，群儿皆病泄泻，但用药者多死，盖医者不达湿热之理，以温燥行之，故皆死。惟敬之不与药，用余之言，病儿犹存。

张三锡治一稚子久泻，以参苓白术散加黄连、豆蔻少许作丸，以灯心汤化下，十数丸效。

万密斋曰：一儿病泻，大渴不止，医与五苓散、玉露散皆不效，病益困，腮妍唇红。曰：不可治也。泄泻大渴者，水去谷少，津液不足故也。法当用白术散补其津液。乃服五苓玉露渗利之剂，重亡津液，脾胃转虚。诀云：大渴不止，止而又渴者死。泄泻不止，精神好者死。不信。三日后发搐而死。

汪城南子病泻，十余日不止，或以胃苓丸一粒丹服之不效。乃与豆蔻丸五十，胃苓丸五十，陈仓米煎汤下。一剂而止矣。

## 小　儿 吐泻

万密斋治一小儿，周岁吐泻并作，时天大寒。医用理中胃苓丸，服之不效。万曰：此表里有寒邪，未得发散也。取益黄散与之，其夜得大汗而止。

一女岁半，亦吐泻并作，此伤食也。前有外感风邪，故用益黄散，温散其表里之寒。此只是伤食，用胃苓丸一粒丹，陈壁土汤下，调其脾胃，消其食积，而吐泻俱止。

一儿暴吐泻，上下所出，皆乳不化，用理中丸服之效。

一儿暴吐泻，上下所出，皆黄水，中有乳片，用二陈汤，加黄连、姜汁炒煎服效。或问：二病同而治之异者何也？曰：所出之乳不化者，胃有寒也，故以理中丸急温之。所出乳片不化者，胃有热邪，邪热不杀谷、宜半夏、黄连以解之。此同病异治法也。

张景岳季子，生于燕地白露时，甫半周偶感寒，吐泻大作。即用温胃和脾之药不效，随用理中等剂亦不效。三日后加人参三钱，及姜、桂、吴茱萸、肉豆蔻之类，亦不效。至四五日，则随乳随吐其半，而泻其半，腹中毫无所留矣。不得已用人参五六钱，制附、姜、桂各一二钱，下咽即吐，一滴不存。而所下之乳，白洁无气，犹是乳也。其形气之危，已万无生理。度其寒气犯胃，舍参、姜、桂、附之属，何以为治。即乃悟盖胃虚已极，药之气味略有不投，则随拒而出。且附子味咸，亦能治呕，必其故也。必得甘辣可口之药，庶胃气可安。乃用胡椒三钱捣碎，煨姜一两，水二盅煎八分。另用人参二两，水二盅，煎一盅以茶匙挑合二汤以配其味。凡用参汤之十，加椒姜汤之一，其味甘而辣，正得可口之宜，遂温置热汤中，徐徐挑与之，经一时许皆咽下。自后乳药皆安，但泻仍未止，计半日已尽二两之参矣。参尽后，忽躁扰呻吟，烦剧甚，家人皆谓热药内烧所致。曰：药果不对，何以初甚相安，此必数日不食，胃气新复，仓廪空虚，饥甚则然也。取粥示之，果张皇欲得，其状甚急。乃与一小盏，一呷而尽。又欲之，遂与半碗，犹不足。人与半碗，始寂然安卧。次日复加制附，得泻止全愈。原其受病之深，用药虽当，气味不投，犹弗获效。至其因饥发躁，使非详悟，妄用清凉，一剂则全功尽弃，而仍归罪于用参姜者矣。

薛立斋治一小儿数岁，每停食辄服峻利之剂，后患肚腹膨胀，或呕吐泄泻，先用六君子汤，诸症渐愈。又用补中益气汤，胃气渐复。

韶州医者刘从周，论小儿吐泻发搐，觉有痰者，但服五苓散，入生姜、半夏煎服，吐了痰，泻亦止，惊自退（《百乙方》）。

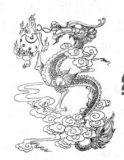

# 续名医类案卷之四十六

## 小 儿*疟疾*

万密斋治一儿岁半病疟，二日发，久不愈，黄瘦面浮肿，腹胀，用平疟养脾丸治之愈。人参、白术、茯苓、甘草、当归、川芎、陈皮、夏曲、苍术、厚朴、柴胡、黄芩、猪苓、泽泻、草果、常山、青皮、辣桂、鳖甲各等分，于五日或三元八节，天月德要安普护福生除开破日修合，酒煮曲糊丸，麻子大，陈米汤下。

一儿病疟，医用截疟药，内有砒丹，三截之，遂成疳疟。其父懊恨前药之误，万用平疟养脾丸治疟，集圣丸治疳，调理一月而愈。

一儿病疟一日一发，万用家传斩鬼丹截之止。三日后一发，再截之，俱三四日又发。其父怪而问之，时六七月枣熟，疑其必啖生枣，故止而复发也。问之果然。乃禁之，先用胃苓丸调理三日，更以斩鬼丹截之遂愈。五月五日午时，用黄丹研，独头大蒜研如泥同杵，众手为丸。随人大小，发日五更，取长流水面东下。

汪氏子七岁，病疟三年，诸医不效。万视其外候，面色黄白，山根带青，腹大而坚。此久疟成癖，癖为潮热，当与补脾消癖，疟热自除，恨无九肋鳖甲耳。汪求得之，因立一方，用人参、白术、青皮、陈皮、三棱、莪术、木香、砂仁、当归、川芎、黄连、柴胡、鳖为末，神曲糊丸，炒米煎水，日三服，调理五十余日而安。

李氏女七岁，先患外感，后变疟，因用截药，变作痢，至冬痢虽止，疟益甚。万视其外候，大骨高起，大肉陷下，发稀目陷，面黄鼻燥，不思饮食。唯啖莲肉，乃内伤脾虚疳劳症也。医皆谓不可治。万云：可治也，至春必愈。用集圣丸一料，次年二月果安。

王氏子病疟，三日一发，用胃苓丸，合小柴胡汤方作丸服之。初三日二发，又间日一发，后一日一发。初发于午，后渐移于辰刻。问曰：连日服药，疟发转频何也。曰：此疟将退之渐也。盖疟三日一发者，邪气深难已，一日一发者，疟气浅易愈。午后发者，邪在阴分难已。午前发者，邪在阳分易愈。今自三日，移至一日，自阴分移至阳分，故云将退之渐也。时有丁医闻其说，笑曰：那得许多议论，吾有秘方，治疟如神。遂求治之，不知其所用何物。自此仍三日一发，发以酉时至次日已后始退，万仍为调理，一月而愈。

孙文垣治丁氏子，才二岁，患疟母，上壅咳嗽。每午后发热，至子丑成时乃退。终日啼哭不止，鹅口白屑，神气大弱，又痘后遍身疮疥未愈。诸医有灸之者，有劖之者，有以膏药贴之者，种种施之不应，孙曰：乳下婴孩，脏腑脆薄，不可乱攻乱补，参芪足以增其欤，灸劖适以惊其神，安能取效。教以白术、陈皮各八分，乌梅一个，贝母、知母各六分，甘草三分，八贴全愈。

水鉴仙人治百日儿疟歌云：疟是邪风寒热攻，直须术治免成空，常山刻作人形状，钉在孩儿生气宫。如金生人，金生在巳，即钉巳上。木生人，钉亥上。火生人，钉寅上。水生人，钉申上也。常山乃截疟之药（《樵书初编》）。

万密斋外孙未周岁，因伤食发间日疟。在子丑时，发则搐咬牙呻唤，大便黄绿，努而出，以口呿母，口得乳即止，疟后汗出心下跳，腹中鸣，顶微热，未十日成疳矣。面色㿠白，囟陷发疏，见渐羸瘦。此先受暑湿，暑则为疟，湿则为痰，又伤饮食，脾土衰而肝木旺。疟曰食疟，疳曰食疳。用加减当归龙荟丸、加味参苓白术散。其母服四物汤，加柴胡、升麻、麦冬、木通、酒芩、桔梗各五分，薄荷七分，灯草水煎服而愈。

一儿病疟，医以柴苓汤投之，二三日不效，乃用平疟养脾丸而愈。一女先惊后疟，疟久成疳，用集圣丸调理一月而安。一儿先疟后惊，用调元汤、琥珀抱龙而痊。

一儿久疟成癖，因癖生热，或三五日一发，发则余日不止，常在申酉时，但不寒颤，又微恶寒。即发热，热亦不甚，发过不渴，不头痛。用消癖丸、平疟养脾丸间服，半年而愈。

马元仪治金氏子，寒热如疟，两脉弦虚无力。脉弦为风发，脉虚为气少，正虚则外风得袭入，乃为寒热，不当与气实有余者同治。乃用补正散邪一法，用人参、桂枝、干姜、肉桂、半夏、广皮、炙草等，调理数日而安。

## 小　儿痢

万密斋侄七岁，久痢不已，为制丸剂治之。丸者缓也，以治久病也。用钱氏异功散，合香连丸为主，加猪苓、泽泻、车前子，以利其小便，神曲、麦芽以消其积滞，诃子、肉豆蔻、炒干姜以止痢。合之曰和中丸，约二两许，服之未尽而痢止。此为家秘治久痢不止方也。

汪某年六十生一子，三岁病痢，医下之太过，脾胃受伤，中气下陷。又一医以豆蔻香连合粟壳等止之，痢益甚，后重而少物。万视之曰：老年之子，胎禀已弱，下之太过而下陷，法当举之，陈莝未尽，劫涩之剂，亦不可用也。乃以钱氏异功散，加香、连、归、芍、山药、莲肉、神曲糊丸服之。旬日痢止，元气未复也，令前药调之。适有人曰：吾有阿魏，治痢甚效。即以五分作丸五粒，令儿服之。此不可服也。汪曰：今早服一丸，饭后服一丸，服后熟睡未醒。万曰：痢止矣，何必服药。此药太峻，元气被伤，恐非正睡也。试呼之应，推之不知，入视白眼张露，气已绝矣。详记之，以为轻妄用药之戒。

聂久吾儿周岁余，因乳少粥饭成积，又多麦食，致积痢。先水泻，后浓血，时已断乳，饮食少进，睡不闭目，肛如竹筒，指纹已过命关，症极重。乃用清热消积等药，以茶匙缓缓灌，觉精神极困时，另以人参、麦冬煎汤少少与之，以保元气。如是数日，痢渐止，但其肉削如柴，调养半年始复旧。

## 小　儿痢疾

万密斋治孙抚军女，五月病痢，至七月未愈。万至，病亟矣。用人参、茯苓、甘草、当归、白芍、黄芩、车前、陈皮各等分，炒干姜少许，煎服略差，五日大安。孙问诸医皆用木香、黄连，今乃不用，所用皆非治痢之药，而效者何也。曰：此乃河间黄芩芍药汤方也，所谓调其气，则后重除，养其血而痢止之法也。

祝道士子长七岁，病痢半年不愈。万与一方，用人参、白术、茯苓、甘草、黄芪、桔梗、木香、黄连、诃子、肉豆蔻、车前、炒干姜、泽泻、神曲、当归、麦芽、白芍为末，水面丸，米饮下，一月而安，名和中丸。

一女十岁患痢久不止，脉洪数。或曰：下痢脉宜小，今脉洪数，恐难治。万曰：无妨。《玉函经》曰：欲识童男并童女，决在寸关并尺里，自然紧数甚分明，都缘未丧精华气。此童女脉宜如是，胃气尚强，不久自愈。果数日痢渐止。

张县尹女半岁，病赤白痢甚苦。万用黄连一钱，木香五分，石莲肉五分，陈皮七分，炒干姜二分，为末。神曲丸黍米大，陈米汤下而安。

张景岳治都阃钱旭阳长男，年及两周，季夏间以生果伤脾，先泻后痢。自善医，知其生冷所伤，乃与参、术、姜、桂温脾等药不效，渐至唇生疮。乃谋之张，曰：此儿明为生冷所伤，而不利温药奈何？张曰：此因泻伤阴，兼之辛辣遽入，而虚火上炎耳。非易以附子，不能令火归元也。因用二剂，而唇口疮痛咽肿倍甚，外见于头面之间，病更剧。复询曰：用药不投，如此岂真因湿生热耶？张诊之，曰：上之脉息，下之所出，皆非真热，本属阴虚。今热之不效，虽在可疑，然究其所归，意者药犹未及乎。钱曰：尚有一证，大喜热饮，人所不能入口者，彼安然吞之，虽喉中肿痛若此，弗顾也，此迨真寒之验乎？张曰：是矣，是矣。遂复增附子一钱五分，及姜、桂、肉果、人参、熟地之属，其泻渐止，其喉口等症，亦不日全收矣。疑似之间难辨如此，治者可不慎哉。

喻嘉言治叶氏幼男病痢，噤口发热，呕哕连声。诊其关脉上涌而无根，再诊其足脉，亦上涌而无根。曰：此非噤口痢症，乃胃气将绝之症也。噤口痢者，虚热在胃，壅遏不宣，故不思食，治宜补虚清热两法。此因苦寒之药所伤，不能容食，唯有温补一法而已。以理中汤连进二剂，不一时下十余行。乃恐误，求更方。曰：吾意在先救胃气之绝，原不治痢。即治痢，人之大小肠盘叠腹中甚远，虽神丹不能遽变其类。今藉药力催之速下，正为美事，焉可疑之？遂与前药连服二日，人事大转，思食不哕，四日后只便糟粕。以补中益气调理旬日全安。此可见小儿之痢，纵哕伤胃者多，内有积热者少，尤不宜用痢疾门中通套治法也。

陈庆长知县名祖永云，顷守官南康，其子年十岁，患噤口痢，水浆不入者数日，惟能进药，同官家有方书载一治法，试用之。一服而痢稍疏，三服遂索粥饮。顿食半盏许，自是痢止而安。其法用干山药，一半炒黄也，一半生用，研为细末，米饮调下。

一人有小女患痢脱肛，叔权传得一方，用草茶叶一握，姜七片，煎令服而愈。然不知其方所自来也。后阅苏文，始知生姜咬咀煎茶，乃东坡治文潞公痢方也（《读生经》）。

陈良甫云：甲子夏秋间，仆处一赵经略厅有侄孙年九岁，病痢甚重，召小方脉未至，遂令仆诊之。六脉平细，以证观之是血痢，其实非也，只是血水而已。仆云：记得调中汤治状云，夏月初秋，忽有暴寒，折于盛热，结于四肢，则壮热头痛，寒伤于胃则下痢，或血或水或赤，壮热冥闷脉数，宜服此。遂合之去大黄服之而愈（良方）。

姚公远幼子病痢，一医误下之，遂下纯血，气喘身热，不思食。仲淳至，亟以人参四五钱、石莲子、白升麻、橘红、草石蚕、扁豆、滑石、炙草。一剂喘平血止，又数剂痢止。临别嘱公远曰：儿百日内不出痘则生，以下多，元气未

复故也。未几即痘果殇。家弟稚端幼病痢甚，日夜数十次，服数剂即愈。人参三钱，吴茱萸泡七次一钱，川黄连、姜汁炒一钱，后二味饭上蒸，水煎至八分温服。如不受，以药一匙，间米汤一匙，渐渐饮之，胃气渐复。如头痛发热，加石膏六钱，干姜一钱，别调六益散四钱，冷水服。

## 小　儿疟痢

陆祖愚治张登之男，年十四，患疟截早，变成痢疾。否满晡热，眼胞红肿而痛，所下红白相间，日夜三四十次。或与消积温补敛涩俱不效，而转剧。脉之左手弦数，右关沉实，右寸浮滑。此疟疾失表，又内伤饮食，风热泊于肠胃而为病也。先用山楂、枳实、芩、连、木通、泽泻、小柴胡、甘草，并下香连丸。服丸药两许，煎药四剂，遂积减胃开，调理旬日，但下淡白积一二次，数日大更实矣。忽一日仍不思饮食，日行二三次，十余，粒米不进，计大便数十行。盖连日粥食过多，而复伤也。今积滞已行，肠中润滑，无所虑矣。仍用小柴胡、归、芍、知、芩、楂、橘之类，宿垢尽行，胃气仍复，乃加减前方入参术，调理而安。

万密斋治李氏女初病疟，又病痢，发热少食，日啖莲肉五六枚，乃与集圣丸而愈。

## 小　儿嗽

张子和曰：鹿子春一小儿八岁，夏月病嗽赢甚，余欲涌之。子春以为儿幼弱，惧其不胜，少难之。一日因饮酒，家人与之，酒伤多大吐，吐定而嗽止，盖酒味苦，苦属通剂。乃大悟余之言也。

万密斋治胡元溪子，五岁春病嗽。医用葶苈丸，乍止乍作，至夏转作。又一医用五拗汤不效。或以葶苈，或以五拗，发表攻里，其嗽益加。至百十声不止，面青气促，口鼻出血，热急矣。曰：自春至秋，病已半年，治之不易。乃用二冬、二母、栀、芩、甘、桔、苏子、茯苓、陈皮去白，连进三剂，咳只二三十声。一医以二陈，加防风、百部、杏仁、紫菀、桑皮。万曰：肝气已逆，吾方降之，其咳稍罢，防风、

百部升发之品，似不可用。彼云：防风、百部，乃咳嗽胜药也。服之气上逆而咳，百十声不止，口鼻血复来。再求治。仍用前方，取生茅根捣自然汁，和药与之。五日而血止，去茅根，或加款冬、杏仁，以止其咳，或去黄芩、栀子，加人参、白术以补其脾，或加阿胶以补其肺，调理二旬而安，盖方春时多上升之气，肺感风寒，当与发散。葶苈丸乃攻里之剂，现金本虚，而反泻之，此一逆也。夏天火旺，肺金受克，当用清金泻火之剂，五拗汤乃发散药也，用热犯热，此二逆也。一汗一下，肺金大虚矣，方秋时火应降而不降，反用生发之剂，此三逆也。今用收敛清降之药，以平其浮游之火，火衰于戌，时值九月，故病易已。许氏子病嗽，痰中带血，或用茅根汤竟不效。延万治。因问先生，治胡元溪子，用茅根，此亦用茅根，然不愈何也？曰：彼病于秋，肺旺肝燥，此病于冬，血衰时也。且彼乃口鼻出血，属阳明胃，此是痰中有血，属太阴肺。病既不同，治亦有别。乃用阿胶为君，杏霜、瓜蒌、霜贝母为臣，苏叶、桔梗、甘草为佐，炼蜜作丸，薄荷煎汤化服而愈。

万石泉女，病久嗽不止，胸高气急。曰：此龟胸病也。胸者肺之腑也，肺胀则胸骨高起状，如龟壳。吾闻其病，未曾治之，故无方也。或者不可治乎？石泉曰：气胀者，肺实也，当服葶苈丸。曰：病有新久，症有虚实（知为虚何不投补），再服葶苈泻肺之剂，恐有虚虚之祸。不听，竟以是卒。

吴孚先治一小儿咳嗽，动便作痰，声喉如曳锯，脉数洪滑，纹如鱼刺，用加减二陈汤，兼服神仙玉露散而痊。

万密斋治举人蔡沙江子，病咳久不止，其咳连声不绝，咳时面青，右手常自摆动。曰：不可治也。问：何故？曰：咳者肺病也。肺属金，而青者，肝之色也。肝属木，手摆者，肝风欲发之状，木来侮金，寡乎畏也。今十月，金病木生之时，四时之序，将来者进，成功者退，木生而进，金病而退，必发搐，甲乙日剧。果甲乙日搐而死。

鲁芸塘子九岁，病咳，半夜甚，乃胎禀不足，肾虚嗽也。用人参固本丸，加阿胶、桑皮，尽而安。又汪元津子，病肾虚嗽，与上症同，亦用人参固本丸，加茯苓、知母、山药，各等分为丸，服之而安。

蒋仲芳治盛氏女，十余岁，患内热干咳特甚。医与清火滋阴，麦冬、黄芩之品，服之不效，脉得弦数。脉症汤药，甚相合也，因何不愈。沉思间，忽闻女衣有烟火气，询其曾卧火箱中乎？曰：然。即以前方与之，令其迁卧床上，遂不终剂而愈。问故。曰：咳嗽火热烁金，以清火润肺之品，治之甚当。其如外火复逼，一杯水，其能救车薪之火乎？今离却外火，而病自愈耳。

## 小　儿 喘嗽

万密斋治一儿四岁，忽作喘，气逆痰壅，鼻孔开张。万曰：此马脾风也（以鼻煽命名也）。如胸高肩耸，汗出发润（皆下脱也），则不可治，须急治之。以葶苈丸去防己，加大黄，除肺之热，合小陷胸汤，除肺之痰，碾为细末，竹沥调服（作实治）。

一儿病两腮红，上气喘急，脉浮缓而濡，此得之伤食，食伤脾，脾虚则不能养肺，母病子亦病也。两腮红者虚热也。上气喘急者，肺虚也。脉浮缓而濡，气虚也。时医咸以惊风为治，用抱龙丸、牛黄丸、苏合丸不效。闻其言皆匿笑。乃以阿胶炒成珠，煎苏叶乌梅汤化服，三剂而瘳（方却妙）。

一小儿痰壅气促而喘，且发搐，万以礞石滚痰丸、桑白皮汤碾碎调服之，喘定痰下搐亦止矣。

一富室小儿，先病泻，医以药服之，乃作喘，归咎于医。万曰：非医之误，乃冷伤脾作泻，脾传肺作喘。脾为母，肺为子，传其所生也。用陈氏芎蝎散，一服喘止而安。后用此方，治泻后喘者良验。

一女子素有喘病，发则多痰，用补肾地黄丸。或曰：喘者肺病也。今补肾何也？曰：肺主气，肾则纳而藏之。痰涎者，肾之津液所生也。哮喘吐痰，乃气不归元，津液无所受也。果服此而安。

朱丹溪治一女，年十二，自小喘嗽，白术、陈皮、青皮各五钱，麻黄、茯苓、木通、片芩各三钱，苍术、桔梗各二钱，干姜一钱，甘草五分，每贴一钱半，煎服。

龚子才治一小儿，外感风邪，服表散之剂，汗出作喘。此邪气去而脾虚也。用异功散而汗喘止，再剂而乳食进。

冯楚瞻治同姓子，三岁，平时面色㿠白，囟门宽大，颅骨开解，一夕忽发微喘，不能睡倒，抱起稍可。至三二日，虽抱起而喘急不减，出多入少，两眼逆急（肝肾大亏）。理宜用上病疗下之法，恐不肯轻服，乃设词曰：喘已多日，肺气虚矣，当以人参钱许配生脉饮作汤，化服启脾丸乃愈也。急归寓，以八味丸杵，作大丸代之，服下喘日减，四五日后，本症悉平，精神倍长。屡索启脾丸，而囟门颅骨俱长满矣。

吴孚先治一小儿，气急而喘，喉中声如水鸡叫，用五拗汤而愈。

钱国宾治中翰陆登之次子，自幼吼喘，日夜不绝，今八岁莫愈，身体无病。诊右寸浮滑，主肺窍有痰喘吼。三白丸，煅白批、贝母、桔梗各三分，饭丸黍米大，每睡冷茶送下五丸。至五日，此子索物厌，其母嗔之，猛然一呛，吐出黑痰一块，如圆眼大，其臭满室，剖开内色大黑瓜子一枚，尖少破，从此吼喘即止，举家感激，除此子一生之患矣。乃问其故。曰：肺有六叶两耳，四垂如盖，清虚之脏，继纤尘不染。因乳子误吞瓜子，入于肺缝，久则痰胶阻碍呼吸之气，作吼喘声也。今药力攻出，肺清而金不鸣，则无声，痰出而呼吸利，则无吼喘症矣。

## 小　儿哮

万密斋治胡三溪女，素有哮病，遇天欲雨则发，发则多痰，服五虎汤、九实汤，即止，不能断根。曰：是益痰聚则作喘，痰去则止。痰者水液之浑浊者也。《难经》云：肾主液，液者水所化也。肾为水脏，入心为汗，入肝为泪，入肺为涕，入脾为涎，此肾水泛为痰而喘也。乃以六味地黄丸服之，不复发矣。

陈三农治一小儿盐哮，遇阴雨即发，声如曳锯。以白砒一钱，入精猪肉四两内，以盐泥固济，火煅出清烟，取出研细，入江西豆豉一两，捣和为丸，如黍米大，白水下二三十丸，忌油腻荤腥，一月而愈。

朱丹溪治一男子，年十四岁，哮十日则发一遍，此痰在上焦，不得汗泄，正当九月十月之交，宜温散，乃与小胃丹佐之，温散如麻黄、黄芩，每贴用一钱半，入姜汁研细末，以水盏半煎，去渣饮之。每夜临卧时，与小胃丹十二粒，津下之。

楚瞻治朱姓儿二岁，哮喘大作数日，身热汗出，或以滚痰丸利之益甚。脉洪数，胸胁扇动，扶肚肩，头汗如雨，不食不眠。曰：久喘下元已伤，复以峻利伤之，故见诸恶候也。以人参、麦冬各五钱，五味三粒，肉桂二分，煎服，日二三剂。喘顿减，至夜复作，此气少复，而阴未有以配之也，以八味之加牛膝、麦冬、五味者，内熟地六钱，桂、附各四分，水煎冷服，午前后各一剂，睡醒食进喘止。但劳动则喘声微有，此未复元之故，以生脉饮调理三四日全安。

## 小　儿虚损

窦材治一幼女。病咳嗽，发热咯血减食。先灸脐下百壮，服延寿丹、黄芪建中汤而愈。戒其不可出嫁，犯房事必死。过四年而适人，前病复作。窦曰：此女禀赋素弱，只宜固守终老，不信余言，破损天真，元气将脱，不可救矣。强余丹服之，竟死。

李士材治汪氏儿，年方舞象（太文），发热，咳嗽羸弱头眩。二冬、二母、知、柏、黄芩不啻百剂，病势转增。脉之右虚软，乃脾肺气虚，火不生土之候也。用补中益气，加五味子、苡仁、姜、桂至三钱（必因苦寒过伤乃可）。十剂而减，两月乃安。春初又发，令其服补中丸一钱，诸症永不作矣。

柴屿青曰：六儿身热懒食，脉细而无力，属阴虚血少。服逍遥二剂未效，内人力请延医。及诊视，云：脉弦为脾疟，余固争，脉并不弦。医不服，强令服二剂，身热更甚。遂立意服壮水之剂，二十贴始愈。至乙丑复患身热，服六味汤，四十日始霍然。因叹曰：幸是自家小儿，故得自主。倘他人延治，四五剂未效，必更医矣，能保其不误事哉？

冯楚瞻治张氏子，年十三，忽患腿痈。外科云：势难消散，出脓得两月收功。视其体浮胖，色㿠白，知为先天不足矣。再诊其脉，六部沉细而微。复视其肿，则右腿为甚，色白而冰冷。经曰：血气不和，留结为痈。今但使血气和而无留结，痈何由成？与八味汤加牛膝、杜仲各二钱，食前服之，一剂腿温痛减半，三四剂全瘳。

薛立斋治一小儿，九岁解颅，足软两膝渐大，不能行履。此肾禀不足，用六味丸加鹿茸，三月而能步履。

一小儿年十四，肢体倦怠，发热晡热，口干作渴，吐痰如涌，小便淋沥，或面目赤色，身不欲衣。此亦禀赋不足也。用补中益气汤，及前丸而愈。

一小儿十五岁而御女，大小便道牵痛，服五苓散之类，虚症蜂起，与死为邻。用补中益气汤、加减八味丸而愈。

一小儿十三岁，内热晡热，形体倦怠，食少作渴。或用清热等药治之，虚症悉具。以为所禀怯弱，用六味丸加鹿茸补之，不越而痊。

万密斋治一儿四岁，出痘时颈软头倾。曰：此儿胎禀不足，疮毒正发，壮火食气，亟补元气，使痘易发靥，幸而保全，再补其阴，不然恐难出二八数也。乃大作调元汤，连进之获安。

江兰峰子七岁，头面汗出如流，用人参、当归二味，同猬猪心煮汤，服之安。

一女嗜卧发热，项软头倾，欲作风治，持疑未决。万曰：此乳食伤胃，胃气不足，故清阳不升，而头软不能任元也，可服调元汤。一剂而愈。

一小儿脱肛半载，恪服升补元气之药而愈。

缪仲淳治里中一童子，年十五，患寒热咳嗽，面赤鼻塞夜剧。家人以为伤风。缪视之，曰：阴虚也。盖除伤风之症，面色宜黯，今反赤而明。伤风发热，必昼夜无间，今夜剧，鼻塞者，阴虚则火上升壅肺，故鼻塞，以是知其阴虚也。投以麦冬、五味、桑皮、贝母、百部、生地、鳖甲、黄沙参，不四剂而瘳（《广笔记》）。

立斋曰：一小儿十四岁，解颅，自觉头大，视物皆大，畏日羞明。先兄以谓肾禀怯弱，用六味丸加五味、鹿茸，及补中益气加山药、山萸，半载渐愈，二载而囟合。后毕姻觉囟门开解，足心如炙，喜其断色欲，戒厚味，日服前药二剂，三载而愈。

一小儿白睛多，黑睛少，吐泻后，喉喑口渴，大便不实。朝夕悉服地黄丸而痊。后患泻，其喉复喑，仍服前丸遂愈。

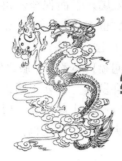

# 续名医类案卷之四十七

## 小 儿疳病

万密斋治朱氏子，年七岁，脾胃虚弱，食多则伤，食少则困，形瘦而黑。医者因其伤食，则与枳术保和丸，以消导之。因其困倦，则与参苓白术丸以补之。时补时消，精神日瘁，将成疳矣。万曰：脾胃素虚不能消谷，故食易伤也。伤食而复消导之，则脾益虚，虚而复补，脾未得实，而伤者又至矣，岂良法哉？今专以补脾为主，内兼消导，名肥儿丸。用四君子加陈皮、青皮、木香、砂仁、山药、莲肉、使君子肉、神曲、麦芽、山楂肉，共为细末，荷叶包粳米，煮烂捣为丸，米饮下，自此不复伤食，肌肉渐肥。

教谕许厚子，年十四吐血，医作痰火治，不效，脉之两尺右关皆不足，曰：年未二八脉当沉紧，今反不足，当作胎禀怯弱之病。然观宗师体厚，何以有此，必夫人有虚病，或乳少得之也（父母脏腑有病儿多禀之，临症之工宜留意也）。许曰：其母孕时，果病产后无乳。问治法。曰：十六岁后病此者曰劳。十五岁前病此者曰疳，疳即劳也（数语儿医不可不知）。宜用六味地黄丸以补肾，参苓白术丸以补脾，病自安矣。如言服之，一月而愈。

一女五岁，因感冒不愈，变为疟，疟止变为痢，痢止成疳，肌肉消瘦，饮食减少，日啖连肉十数枚。万视之曰：疳病也，形色虽衰，幸胃气尚存，可愈也。以集圣丸调理三月而安。

胡氏子一岁，病脑后哑门穴（在风府穴之下，天柱两穴之中）生一毒，如桃大，已溃白脓不干。万视之曰：此无辜疳也，法不能治。或问何谓无辜疳。曰：此《全幼心鉴》所载也，有妖鸟名鵂，一名夜行游女，白昼不出，夜则出飞。此鸟无雄，飞入人家，遇襁褓衣晒晾未收者，则布毒其上。儿著此则病而死，掠取其魂，化为己子。是名无辜疳，亦传尸之类也。其病头上有核，破之内有白粉。况项后之疳，又九不治中之一症也，故去难治。后五日果死。

孙文垣族孙女，年十岁，大便脱肛，鼻中时常出血，夜多咬牙，肚热面黄，将成疳症。以山楂、青蒿、枳实、升麻、酒连、滑石各一两，甘草、芦荟、干蟾各五钱为末，神曲为丸，一料全愈。

龚子才治一小儿，四肢消瘦，肚腹胀大，行步不能，颇能饮食，作渴发热，去后臭秽。此脾脏伤也，用异功散、肥儿丸，调理而愈。

薛立斋治一小儿，面色痿黄，眼胞微肿，作渴腹胀，饮食少思，腹中一块或移动，小便澄白，大便不实。此脾疳之患。用四君子加山栀、芜荑，兼肥儿丸而愈。

一小儿尿浊如米泔（疳之候也），以江南做酒小曲炒为末，酒调下三服愈。

孝伯有女曰止者，病疳，发于目，啼不可止，以示李络伯，乃取十饼投之，未半而瘥（钱氏云：疳在肝则膜遮睛，法当补肝，地黄丸主之）。又孝若之乳母，弃其子，乳他姓子，其子骨立矣。又不任见日（肝肾枯槁），绍白曰：渴乳伤食，亟治之。必服羊肝散一具活矣。甘谓绍伯某即不知医，是儿于望闻二法，俱无生理。绍伯曰：固也。吾药能生，胸突腹凹，骨开者，此症未见，何得勿活乎（《笔谈》）。

宫气方歌云：孩儿杂病变成疳，不问强羸女与男。烦热毛焦鼻口燥，皮肤枯槁四肢瘫。腹中时时更下利，青黄赤白一般般。眼涩面黄鼻孔赤，壳道开张不可看。此方便是青黛散，孩儿百病服之安（《本草纲目》）。

万密斋治一小儿五岁，腹大善食，初见之，谓其父母曰：乳多必损胃，食壅即伤脾。腹大如是，又纵其口腹恐肠胃乃伤，不成肠癖，必成疳也。后果成疳，肚大青筋。以集圣丸调理而安。

胡凤崖子病疳，但多食则腹痛。曰：人以食为本，谷入作痛，岂新谷为患乎？必有旧谷为积，未能消去，故新谷相持也。乃与养脾消积丸，服之而安。

一儿八岁，形气甚弱，其父责令读书。谓曰：禀弱，宜怀保之，不可一于严也。留养脾丸、肥儿丸与之。后半年病成疳矣。一医谓伤食，以一粒金丹服之，病乃剧。延治。问前药，则未服也。曰：不可治矣。一粒金丹内，有草乌、巴豆大毒之品，此儿素性弱，食少而瘦，故与前丸调理。乃舍此而服彼，此犯虚虚之戒也。后果殁。

朱丹溪治一富家子，年十四，面黄善啖易饥，非肉不饱，泄泻一月，脉之两手皆大，怪不甚瘦倦，以为湿热，当脾困而食少，今反形健而多食，且不渴，意其疾必疳虫作痢也。取大便视之，果蛔虫所为，适欲他往。令儿医用治虫药治之，禁其勿用去积药。待再诊而止痢也，后勿果。至次年春夏之交，其泻复作，腹不痛而口干。曰：此去年治虫，而不治疳故也。遂以去疳之药，浓煎白术汤下，三日而泻止。半月后乃甚瘦，教以白术为君，白芍为臣，川芎、陈皮、黄连、胡黄连，入少芦荟为丸，白术汤服之，半月而止。禁其勿食肉与甜物三年，当自愈。

马铭鞠治张守为幼郎，患瘰疳嗜食易饥，腹如蜘蛛，过数日一泻，泻则无度，面目黧黑，指节中亦几无剩肉矣。其母亦病。诊脉紧数，骨蒸劳热，大渴引饮淋闭，腹若蜘蛛。曰：儿病实母病也。用麦冬、枇杷叶、生地、白芍、青蒿、鳖甲之属，以治母，用干蟾为君，加羚羊角、犀角、白芙蓉花、牛黄，每用分许，日入鸡肝内，饭上蒸服以治儿。再用滑石、扁豆、茯苓、车前、山楂、五谷虫等分为末，拌人乳晒干七次，略入砂仁末，陈米汤，丸弹子大。

日进两丸。不二十日子母俱痊。二方绝无药气，故儿喜啖之（《广笔记》）。

说约云：予表侄二三岁间，患疳积症，头大身瘦，发热，溺如米泔，诸治不效。后闻药气即吐，束手无策。偶遇异人，传此红燕丹方，和于糖果粥饭中与之，数服全愈。后以此济人，无不效矣。

## 小 儿疳

俞氏儿四岁，痘后失调，致成疳疾，猛啖而频泻，腹大皮急，夜哭咬牙，因其母病延诊，药殊无效，适儿医至，见所用药，则香砂、楂、枳、车前、扁豆、茯苓、豆蔻类，皆积渗利之品，儿益困惫。其母哭泣至目肿流血。乃谓曰：今以母病托予，而子病不痊，则母病亦进。必先愈子，而后母可愈也。问当奈何？曰：无已，请以母所服分饮之，则两病俱愈矣。其家非素封，既难资费，又无旁议，遂如言治之。不逾旬母子皆安。盖其母缘产后，儿缘痘后，母则寒热往来，面足俱肿，恶露逾月不止，头痛不眠，食难下咽，与儿之症，同为血虚生火，木盛克土而然。彼儿医者，为能用生熟地黄、沙参、杞子、黄连、麦冬，以愈是疾哉。

凌素侄孙四龄，予常见之，曰：儿将病疳，不以为意也。逾半年则疳已甚，天柱倾侧，脐空筋青，毛发脱落，股肉亦消，嗜食而泄利极秽，多怒多啼，似难为矣，但其皮未急，目尚有神，乃与生地、杞子、沙参、麦冬、枣仁、米仁，病不减，心亦疑之。少加木香、砂仁，则泻益甚。西席黄澹翁，通人也，谓泄益甚，得毋香砂为害乎？予曰：然。遂去之，益以熟地、川连。十余剂乃全愈。予女八九岁时，病疳枯瘠如柴矣，以六味加减，熟地用八钱，十剂而痊。向后但以前方治，效者不可枚举。

## 小 儿肿胀

孙兆治殿中丞某郎中妹，十岁，腹痛，色不变，按之而大陷，心腹痞膈，病已月余。按《甲乙经》云：三焦胀者，气满于皮肤中，壳然石坚。遂与仲景方，厚朴、生姜二两，半夏七钱，甘草半两，人参一钱。每用药一两五钱，水煎分三服，一日服之，至二十日愈。

张子和治郾之营兵狄家小儿，病风水，医用银粉粉霜之药，小溲反涩，饮食不进，头肿如腹，四肢皆满，状若水晶。家人以为死矣，强勉求治。张曰：此症不与壮年同，壮年病水者，或因留饮及房室。此儿才七岁，乃风水症也，宜出汗。乃置燠室，以屏障遍遮之，不令见火。若内火见外火，必昏愦也。使大服胃气汤而浴之，浴讫以布单重覆之。凡三五重，其汗如水，肿乃减五分。隔一二日乃依前治之，汗出肿减七分，乃二汗而全减，尚未能食。以槟榔丸调之，儿已喜笑如常日矣。

李时珍邻家一小儿因积，黄肿腹胀如鼓。偶往羊桃树下取食之，至归而大吐痰水，病遂愈。羊桃乃山楂同类，医家不用，而有此效，则其功应相同矣（《本草纲目》）。

张景岳在京治一五岁儿，适经药铺，见有晒晾巴豆。其父误以为松仁，以一粒与食之。嚼而味辣，亟吐出，已半粒下咽矣。少顷大泻十余次。次日肚腹通身肿胀，绝口不食。或谓宜黄连绿豆以解毒，或谓四苓五物以利水。张曰：大攻之后，岂非大虚之症乎？能再堪苦寒以散脾否？大泻之后，又尚有何水之可利。遂单用独参汤及温胃饮，以培脾气，不数剂而复元。初夫既已大泻，而何以反胀若是，是可知大寒虚致成肿胀者，类多如此。

冯楚瞻治何氏子九岁，肚腹胀极，痞块有形，肌削神困，耳中脓溃，目红肿，牙龈去血，或时腐烂，咳嗽，气短腿膝酸疼，夜不能寐，日不能食，已成坏症。询其病由，乃起于半周之内，肚稍肿硬。初时消导，后用补脾兼消及清热化滞。六七年来，腹胀更加，痞硬更大，牙痛耳目肿烂益甚，仅存皮骨。脉之或时弦洪有力，或时弦而无力。知为久服克伐，真气内乱，转护邪气谓害，先天之真阴真阳已竭，乃中空外浮之象也。先以金匮肾气丸料，加麦冬、五味作汤，大剂空心温服。数剂热减腹稍软，随以前剂冲入人参汤三钱，食前日二剂。十余日后，精神稍长，诸症渐退。后早以生脉饮送下，加五味、牛膝之八味丸三钱。申酉仍以前方服之。两月诸症尽平，向之痞胀如失。张氏

子亦患腹肿，消导几死，亦以八味去附子，倍熟地，加麦冬、五味、牛膝而愈。第不能久服丸药。次年夏忽两肋肿硬，如妇人之乳垂下，外科与解毒不效，加两颐之下，肿亦如之，百治不减，或议开刀。冯曰：此肝肾之火上炎耳，何毒之有？仍以前方加青皮四分，土贝二钱，食前服之，不十剂痊愈。

一儿病肿，有庸医假专门之名，不守家传之法，尝称得异人之术，用牵牛、葶苈为治肿方之神药，作散服之，元气下陷，肚大，坐不得卧，阴囊肿大，茎长而卷，万见之叹曰脾土已败，肝木独旺，乃贼邪也，不可治矣，果死。

一儿病肿腹大，彼信庸医妄谈，五日消一分。乃取绳子围其腹量之，投以牵牛、葶苈，服之利下数行，肿减十分之三。父母甚喜，约至五日再消三分。未三日又大肿，较大如前。庸医闻之走去。病势并甚而死。

张氏子疟后病肿，求治曰：此脾虚肿也，与胃苓丸，用长流水煎灯心汤送下。教以每日午时前后，天气和暖，于避风处汤洗之，洗皆覆被睡一时，令有微汗为度，此水渍法也。经曰：渍形以为汗。调理半月，平复如常。

高鼓峰治沈启廷孙三岁，脾虚发肿，两足更甚，乳食不思，午后发热，头面羸瘦。俗医云：此病如用官料药，须发黄鼓胀而死。但当服草头药，并以针挑，其指出黄水自愈。浙西人言：出自医家药笼中者，谓之官料药。俗传单方一二味，谓之草头药。何以治之。且官料药皆草根树皮也。何出之医家，便为官料。信而服之，渐有回色。未几又发泻，又头上生毒，烂至见骨，又出瘄，皆极重病，缠绵不休，乃一味补正，他病见则随症稍加减之。如是者，自夏迄冬，尽用参几斤余，才得脱体，次年长肌肉。设惑众说，宁有救否？

【按】肿症多湿热为患，虽云脾虚，必审其小便长短清浊，及大便溏燥浓淡以施治法。若概云脾虚，参术蛮补，必致绵延不已。今自夏迄冬，诚何故哉，至用参斤余，即今时富家，亦有委命而已。

孙文垣治张后溪之孙，遍身疮疥浮肿，肿自足背起，渐上大腿，今且至腹，大便泄泻，

发热少眠，此风湿症，当令与时违之候，治从开鬼门、洁净府二法，使清阳升则泻可止，小水利则肿可消，上下分去其湿之意也。苍术一钱，苡仁、桑皮各三钱，青蒿、防风、升麻、柴胡各五钱（钱当是分），大腹皮、五加皮各六分，八贴全安。

薛立斋治一小儿，肚腹膨胀，饮食即泻，手足逆冷，以为脾气虚寒。先用人参理中丸，后用六君子汤而愈。

万密斋治孙，先病疟，伤食成疳，又伤食甚瘦，腹胀大而坚，见人则哭。用参、苓、术、草、半夏曲、枳实、炒厚朴、黄连、木香、莪术、砂仁、使君子、神曲、麦芽、鳖甲、夜明、芎、归等药。

一小儿泻后腹胀，用加味遏气丸服之愈。一儿疟久不退，腹大而坚，用化癖丸服之愈。一儿善食腹大，用保和、胃苓二方服之，调理而安。

蒋仲芳曰：山中君仲子，年十岁，患水肿月余。候予不至，遇一方士，与之草汁，大便遂行数次，腹宽肿退。予适到。喜曰：病儿久候不至，今服草药，幸已愈矣。然须服调理之剂。即唤出，诊之，脉来沉细，尚微喘，按心下则痛甚。予曰：此非予可能疗矣。草汁性烈，已下数次，痛宜愈，喘宜定。今若此，病虽去，而脏腑真气受伤，必不久也。犹未信，至明日腹大痛而死。

## 小 儿癖积

龚子才治小儿患痞癖，服槟榔、蓬术、枳实、黄连之类，痞益甚。曰：此脾经血虚痞也，不可克伐。遂用六君子加当归，数剂胃气耗惫，脾胃损伤，血气干涸，肢体羸瘦，面色痿黄，肚大青筋，身热自汗，喘急气促，泄泻腹胀浮肿，不思饮食，与补中益气汤，久服而愈。

万密斋治一小儿岁，因食鸡肉太早自此成积，日渐羸瘦，不思乳食。其父详告，取药治之，与养脾去积丸，白术、陈皮、苍术、厚朴、枳壳、半夏曲、青皮、神曲、麦芽、山楂、甘草，先服三日，后服丁香脾积丸，鸡肉汤下取下鸡肉一片，犹未化也。再进养脾丸而愈。

王氏子一日胃脘当心而痛。万治之，七日不止。以手摸其胸腹，惟心下手不可近。曰：误矣，无怪其不效也。凡手可按者虚痛也，手不可按者实痛也。实痛非食即痰。另立方，以枳实导引丸、控涎丹二方内，摘取枳实、黄连、半夏各二钱，木香、黑牵牛头末、白芥子、炒甘草等分，捣罗为末，用生姜自然汁，和神曲作丸麻子大，以沉香、木香、槟榔磨水下，或姜汤亦可。初服二十一丸，少顷痛移下中脘。又服七丸，至脐下。又服五丸，利下清水而止。乃知是脾痛也。复作枳术丸加青皮、陈皮、木香、砂仁、神曲、麦冬、山楂，调理而安。

李时珍治宗室富顺王孙，嗜灯花，但闻其气即哭，索不已。诊之曰：此癖也。以杀虫治癖之药丸，服一料而愈（《本草纲目》）。

陆养愚治潘司寇子，年十四，初因感冒，服药已愈，后复夜热便黄，日中亦微热。或谓表散之后，血气不足，与补养气血，热益甚。遂以为童子劳，阴虚夜热也。与滋降火，肚腹渐胀，肌肉渐瘦，饮食渐减，其热日夜不止矣。脉之，人迎颇和，气口紧盛，两尺洪滑，此食积也。宜消导之，与枳实、黄连、槟榔、神曲、麦芽、山楂、茯苓、泽泻、甘草，数剂胀减热除，精神复。去槟榔、泽泻、麦芽，加人参、白术、姜，数剂痊愈。

陆祖愚治费表侄垂髫，患疟后痢初愈，复伤食，蒸蒸内热，大便欲行不行，数至圊而未尝便。医不细审，以久病初愈，复日数行，其为脾虚滑泄无疑。投以参术补剂。经所谓益其剩而赞其复，病宁不剧乎？服后身热益甚，烦躁咽干。又以六脉浮洪，久痢身热，脉大均非吉候。诊之果六脉洪盛有力，而胸腹手不可按。曰：脉症俱实，且又相应，毋张皇也。但久痢之后，津液枯槁耳。用生地、当归、白芍、黄连、倍枳实、山楂。一剂觉腹中运动，二剂即转矢气，少顷去燥矢十余枚，遂连去三四次，脉静身凉，神清气爽。再用生津补脾，调理半月而愈。

薛立斋治一小儿，腹内结块，或作痛上攻，小便不调，用龙胆泻肝汤、芦荟丸而愈，后形气消铄发热作渴，此肝木制伏脾土，用补中益气汤，及芦荟丸而愈。

汤某尝治户部侍郎小娘子患痞，蕴积结聚，已经年矣。其候腹满壮热，大小便闭不食。诸医皆作虚热潮热，或作胃寒不食治。然既不食，大小便自然少，又欲作疳热耳。百药俱试，而无一中，势已窘迫。招汤视之。问曰：合服何药？答曰：当服甘遂、大黄。张惊骇曰：前诸医者，皆用补剂，此女不进食久矣，不宜利动肠胃。答曰：信我者生，逆我者死。张曰：更有无甘遂而次于此药方者可否？乃令即服大承气汤，二服而愈。次日诊之，尚有余滞积实，其症必过数日而复闭，须服前药，始可除根。数日后果再闭，腹满痞结，再投此药一服而痊。

朱丹溪治贾福六舅子，十余岁，左胁有块，能饮食，青皮醋炒三棱、柴胡三分，桂枝、川芎、防风各二钱，白术二钱半，木通一钱半，海藻一钱，甘草五分，分七贴煎取半盏，下保和丸十五丸，忌一切发物。

蒋仲方治一儿七岁，食后受惊，遂发寒热，右胁有块，重则胀痛，轻则硬满，已二年，忽患三疟，又年余，以丸药截之。疟虽愈而朝凉暮热，咳嗽骨立，痞块痛甚。用芪、术、鳖甲、当归各四两，参、芍、知母、丹皮、麦芽、神曲、山楂各二两，青陈皮、槟榔、木香、官桂各一两，棱、莪、柴胡、桃仁各七钱，煎成膏入饴糖四两和匀，不拘时服，未终剂而愈。

## 小 儿 虫

万密斋治王氏子，善食尝病腹痛，乃虫痛也，用安虫丸服之。三日后取下一虫甚异，约长一尺，身赤色，大如鳝，令持两头牵之，长可丈余，其形如线，放下依旧短缩，此虫母也。以火焚之而愈。

胡氏子尝腹痛。万诊之曰：虫痛也。问何以辨之。曰：凡腹痛，一向不止，乃积痛也。乍发乍止，腹中成聚，口吐涎水者，虫痛也。先尝服雄黄解毒丸，屡进不效，因思此虫有灵，当设法取之。择定除破日，在月初旬取之，勿令儿知也。令隔夜煎下苦楝根汤，次日五更，用清油煎鸡子饼一个，令儿闻其香味，遂急欲食，故迟不与，而以少许啖之。觉腹中如有物

涌上心口，乃取药与服之。少顷心口之物坠下，以蛋食之，不食矣。已时腹中大鸣，而泻下一虫。甚异，如指长，有头手足，状如婴儿。万曰：此三传痨虫也。初起于父，再传其母，三传其子，幸去之矣。令一婢用铁钳夹送河中焚之，其婢受烟气一口，亦病痨死。此儿至今无恙。

阎姓子有虫病，黄瘦，腹中时痛，口馋如有肉食，则痛不发，一日无肉，则痛甚。万视其体甚弱，不敢下。只用苦楝根皮，放肉汁中煮食之。单服三日，下虫如蝌斗者一盆，色黄黑。后以养脾丸，调理而安。

一儿七岁善食肉，常病腹痛。其父问积痛虫痛何如。万曰：积痛发有常处，手不可按，恶食而口干。虫痛无常处，喜手按摩，口馋而吐清水。此儿乃虫痛也。以药取之，下虫大者十余条，而痛止，未一月又痛。万曰：不可再取矣，恐伤胃气。乃立一方，用黄连、木香、槟榔，去积为主，陈皮、青皮、三棱、莪术、枳实、山楂，专去其虫，等分为末，神曲糊丸麻子大，米饮下。常服之，时下小虫，及下大虫，如指大约一尺，乃虫母也，自后痛渐减。

吴孚先治一婢，面黄身瘦，嗜油，甚至灯盏垢腻都尽。与药下虫如虾者数枚，遂不嗜矣，寻肥健（《本草纲目》载患发瘕者能食油至五斤）。

一小儿将自身布衣，浑身遍吃，两袖吃至肩上。吴用煎虫丸，下虫如蚕者数枚而愈。

钱仲阳治辛氏女，五岁病虫痛。医以巴豆、干漆、砒砂之属，治之不效。至五日外，多哭而偃仰睡卧不安，自按而心腹，时大叫，面无正色，或青或黄，或白或黑，目无光而慢，唇白吐沫，至六日胸高而卧转不安。钱视之，用芜夷散三服。见目不除青色。大惊曰：此病大困，若更加泻，则为逆矣。至三更果泻，如药汁，以杖搅乏，见有元药。钱曰：此儿肌厚当气实，今症反虚，不可治也。辛曰：何以然？钱曰：脾虚胃冷则虫动，今反目青，此肝乘脾，又更加泻，知其气极虚也。而元药随粪下，脾胃已脱，兼形病不相应，故知死病。后五日昏笃，七日而死。

龚子才治一儿，腹中作痛，看看至死。腹中揣摩，似有大小块。诸医不效。乃令人慢慢以手搓揉痛处，半日其虫自大便出而愈。

四明顾氏女十余岁，尪羸骨立，百治不瘥，奄奄待毙。偶端午家人调雄黄酒。女窃饮之不觉大醉，呕秽狼藉。视之中有物如鳖，蠕蠕动，色纯红，两眼正碧。家人惊怪，以足踩之，颈伸甚长，以钳夹之，掉头啮铁，格格有声，箠之不死，亟捣搥至烂，埋之土中。明日发视，仅血块耳。自后女日长成，无恙矣（《新按方懋说》）。

朱肇能著围棋，生一女，腹多虫，偶在何矩所坐谈及。一医云：食榧子当愈。果食榧子，下虫曝干，尚有八尺长（《续金陵琐事》）。

乡间一大姓有子，方周岁，值热天遍身疼痛，啼哭不休。延请诸医，束手无策，王起云后至云：能以十金酬我，一刻即愈。主人唯唯。乃浓煎甘草汤浴儿，未几儿即睡去，半日方醒，已不作痛矣。主人大喜，出银酬之，特问小儿何病。王云：此乳母抱之，纳凉为刺毛所著耳（疑即毛虫俗呼为羊辣子），故以甘草汤浴之。若预说明，岂肯以十金酬我哉。众大笑而别（《云间杂志》）。

张子和治一儿悲哭，亦以浴愈。谓心火乘肺，浴之汗出，则肺热散矣。

## 小　儿吐蛔

张景岳治胡氏儿三岁，因饮食不调，幼科与清火化痰等剂，损其胃气，反致呕吐溏泄。复与清利，遂致吐蛔。初止数条，渐至数十至成团搅结而出，早晚不绝，所下者亦如之。羸困已极，因与温胃饮二三剂，其虫如故。不知其何所从来，而生化之速，一至于此。其家请先逐虫。谓虫不尽，则病日甚，其能生乎。不听。但以前药倍人参加附子，二三剂而呕吐渐稀，泻亦随止。乃以理阴煎，温胃饮出入间用。十余日虫渐少，月余而饮食进，肌肉生，复元如故。大凡逐虫之药多伤胃气，向使胃气再伤，非惟虫不能逐，病必不起。使胃气日强，则拔去化虫之源而愈矣。

世俗以甘蔗宜小儿，虽痘食之无禁。群医相争，一曰性热，所以发疹；一曰性寒，所以解毒；一曰性温平，所以无害。及退，余检方书则曰：蔗能节蛔虫，多者减之，少者益之，蛔适其中，则儿无病。所以宜儿也，岂在寒热湿平间哉？群医不学漫猜，殊可哂也（《李日华紫桃轩又缀》）。

## 小　儿心腹痛

月埠张氏儿十岁，自幼心痛，得于母气，不时发者，发时饮食不进，呻吟反复三四日。仲淳疏方，药入口即止。槟榔、黑丑各一钱，木香五分，使君子、橘红、白芍、旋覆花各二钱，茯苓三钱，猪苓钱半（《广笔记》）。

蒋仲芳治魏交让子，年十岁，患小腹痛，三四年矣，诸治不效。诊之，脉来沉迟，二便如常按之无块。此必肾家虚寒也，六味地黄丸加炮姜、肉桂、青皮、香附、车前、牛膝而愈。

## 小　儿黄疸

万密斋治一义子，年十五岁，病疸，面目俱黄。问之对曰：伤食起，腹中大热又痛。乃立一方，用黄柏、栀子等，大黄减，可以退其热，猪苓、泽泻、茯苓、苍术等分，以去其湿，枳实、厚朴、神曲以去其食积，茵陈蒿倍用，以去其黄。共为细末，酒糊丸，车前子煎汤下，三日后吐去黄水二碗许，胃中不热。又二日泄三行，腹中不痛。十日以后，小便渐清，黄亦减矣。

孙文垣治王文川子，原伤饮食，又伤冷菱等物，遍身发黄，眼如金色，夜发热，天明则退，腹痛手不可近，号叫通宵。市医因其黄而曰：胡白真矣（三字未详或见土语）。众议以草头药进。孙至，急止之曰：向以草药几误其母，复欲误其子耶。夫脾胃喜温恶寒，此症乃食积酿成，黄为湿热所致，法当健脾，用温暖之剂下之，温热去而黄自退。草头药性多寒，用之是损脾土，而益其痰也。即以保和丸一钱，入备急丸五分，作一次服之。少顷泻一次，又少顷连下三次，去积甚多，腹痛尽止。再与调中丸，一月黄尽退。

张子和治一童子，年十五，病疸一年，面

黄如金，遍身浮肿乏力，惟食盐与焦物。张以茶调散涌之，涌涎一盂。临晚又以舟车丸七八十粒，通经散三钱，下四五行。待六七日，又以舟车丸、浚川散下四五行。盐与焦物，见而恶之，面色变红。再以茶调散涌之，出痰二升，方能愈矣。

陆养愚治孙奎者，其妇患面黄腹胀，人多以为胡白，用草头药疗之，不半月而殂。或咎之，彼谓：草头服迟故也。后其子偶伤冷食，腹胀痛手不可近，发热，眼胞又有黄气。乃曰：又是胡白矣。急寻草泽医。其主人大叱之，乃止。延诊曰：不必按脉，当温行之。脾胃喜温而恶冷，既伤冷食，而服草头寒药，乌得不败。因以炮姜、附子、草果、陈皮、木香为煎剂，送润字丸二钱，下数行而痛胀俱减。又以前剂送大安丸数服而愈（湖郡黄疸称为胡白，此与前孙案略同）。

薛立斋治一小儿，旬日内先两目发黄，渐及遍身，用泻黄散服之痊。

一小儿因母食郁饱胀咽酸，而患遍身皆黄，以越鞠丸治其母，以泻黄散治其子，并愈。

钱仲阳治曹宣德子，三岁，面黄，时发热，不食饮水。或用牛黄麝香二丸不愈，用止渴干葛散反吐。钱谓食伏于胃脘，先以四饼子下之，又以消积丸磨之而愈。

## 小儿<sub>啼哭</sub>

张子和治一小儿，悲哭弥日不休，两手脉弦而紧。此心火甚而乘肺，肺不受其屈，故哭。肺主悲，王太仆云：心烁则痛甚，故烁甚悲亦甚。令浴以温汤，渍形以为汗也，肺主皮毛，汗出则肺热散矣。浴止而啼亦止。仍命服凉膈散加当归、桔梗，以竹叶、生姜、朴硝同煎，泻膈中之邪热。

万密斋治县尹张之子，未周啼哭，昼夜不止。医谓腹痛，用理中丸不效。又谓伤食，用益黄散不止。万视之曰：公子腮颊目赤，乃心烦而哭也。若腹痛，当面青；伤食，当面黄也。乃用导赤散，加黄连、麦冬、灯心煎服之。次日早即促入告曰：昨夜哭更多，何也？万曰：病安矣。曰：病安何以哭不止？曰：公子啼哭，

三日夜不乳，昨夜热退心凉，欲得乳，而乳母在外。盖往夜之哭，病哭也。昨夜之哭，饥哭也。乃笑曰：果然。乳母五更到，哭即止矣。

江某生子三日，啼不止。万视之曰：此必断脐失谨，风冷之气入脐，腹痛而哭也。乃用蕲艾捣如绵，烘令热，以封其脐，冷则易之。凡三易而哭止。

一儿生二月，啼不止。万曰：此肝热也。以泻青丸、竹叶汤入砂糖少许，调服而安。

一小儿夜啼不止，状若鬼祟。用蝉蜕下半截为末，一字薄荷汤入酒少许调下。或者不信，将上半截为末，前汤调下，即复啼也。古人立方，莫知其妙（《本草纲目》出《普济》）。

徐仲光尝治一儿触忤夜啼，用本家灶下火柴头一段，以朱书云：我是上天五雷公，将你作神将，能擒夜啼鬼，一缚不放，急急如律令。柴头以火烧焦为主。书字时不使人知之，立在床下，倚床前脚里面，男左女右。

孝廉杨回山止一子，方岁周，暑月旦暮啼甚，不食乳，亟召王起云视之。王曰：从我则生，否则不可救也，然须以百金酬我。杨谨奉教。王乃于堂中用石灰画一大圈，置儿其中，屏去乳母，儿啼甚，移时睡去。王遂索香薷饮，俟其睡觉，以药一丸投之，随瘥。蔡宁切问曰：子何术而神若是乎？王曰：乳母甚肥，天又暑热。儿愈哭，则乳母愈搂抱不忍释。儿中热太甚，所以啼不食乳。我俾以哭散其热气即愈矣。石灰画圈，醒后投剂，不过假以索谢耳。此所谓术也。蔡为之鼓掌（《云间杂志》）。

马铭鞠治花虚舟五郎，尪甚，善哭，周岁中每哭即气绝，绝而苏，一饭时许矣。至三岁其病日深，哭而绝，绝而苏，甚至经时。初或一月，或半月一发，后则频发，有日再发者。投以琥珀丸、人参圆眼汤下，数丸遂瘥。琥珀、人参、甘草、莲肉各三钱，山药一两，天竺黄、茯神、胆星各二钱，蜜丸，朱砂钱半为衣每服一钱。

## 小儿<sub>语迟行迟</sub>

龚子才治一小儿，五岁不能言，咸以为废人矣。视其形瘦瘵，乃肺肾不足。遂用六味丸，

加五味、鹿茸，及补中益气汤加五味，两月余形气渐健。将半载，始能发一二言。至年许，始声音明亮。

一富翁子年八岁，不能步履，缘过惜不令得土气，致肌肉软脆，筋骨柔弱。用黄土入于夹袄内与穿，内服地黄丸，加人参、鹿茸、牛膝、虎胫骨，未半料，已能行矣。

薛立斋治一小儿，言迟，患泄泻，声音不亮。杂用清热等剂声音如哑，饮食少思，去后多在侵晨。朝用地黄丸加五味，夕用补中益气汤，其泄顿止，却专服前丸，不两月其言渐亮而愈。

一小儿三岁，言步未能，牙发稀小，体瘦骨立，发热作渴，目睛黑少，服肥儿丸不应。此肾虚疳症也。前丸乃脾胃经之药，久服则肾益虚，而疳益甚。不信。果牙发渐落，用六味丸加鹿茸、五味子，半载而痊。

一小儿体瘦，腿不能行步，齿不坚固。发稀短少，属足三阴虚，用六味丸、补中益气丸，半年诸悉愈，形体充实。

一小儿七岁，腿细短寸许，不良于行，目睛白多，或有盗汗，发黄成穗。用地黄丸加鹿茸、五味为主，佐以补中益气汤，半载行履如故。

## 小　儿胎疾

万密斋曰：一儿颈细，其父尝问于予，可养何如？予曰：颈者头之茎，细则不能任元，在父母调养之，八岁后再议。至五岁死。

一儿解颅未一岁，认字念书，父母甚爱之。予曰：此儿胎禀不足，肾虚颅解，真阳弱矣。聪慧早发，真阳泄矣。恐遗父母忧。未一岁而发搐死。

一儿周岁后多笑。予曰：此儿难养。父问故。曰：肾为水，心为火，水阴火阳，阴常不足，阳常有余。笑者火之声也，水不胜火，故知难养。曰：诸儿笑者，皆不可养乎？曰：待人引之而笑者，此有情也。见人自笑者，此无情也。后以疮痘死。

一儿头缝四破，皮光而急，两眼甚小。万曰：脑者髓之海也。肾主骨，髓中有伏火，故髓热而头破，额颅大而眼楞小也。宜服地黄丸。不信，至十四岁而死。

一儿生下，便有目赤口疮之症，自是头常热，山根青筋横截，幼痰甚多。曰：此胎热也，其治在肝。小儿者纯阳之体，头者诸阳之会，肝为乙木，旺于春，乃少阳发生之气。经云：春气者病在头。故头常热也。肝之色青，故青筋浮露也。肝常有余，不治，恐发惊风。乃用泻青丸，去大黄，加黄芩末，蜜丸服之，遂头凉筋隐，病亦少矣。

## 小　儿魃病

万密斋治一小儿二岁，常利下绿水，形瘦如鬼，医作疳病，治之不效。万曰：此非疳也。乃胎气所害，名曰魃病者是也。凡人家小儿，勿与怀孕妇人抱之。如胎禀强者则无碍，怯弱者犯之，即行魃病，如客忤之类。治之但补其脾胃，待彼儿生，自然安矣。肥儿丸主之。

巢氏云：小儿被魃病者，妇人怀胎孕，有鬼神导其腹中，胎嫉妒小儿，致令此病。其状微微下利，寒热往来，毛发鬈竖，情思不悦也。《千金》论魃者，小儿鬼也，凡妇人先有小儿未能行，而母继有胎妊，令儿渐渐羸瘦骨立，毛发稀黄不长，时作壮热，大便不匀，乃魃病也。又曰魃病，法当用紫霜丸下魃，乳以益元散补之，令小儿断乳即安，消乳丸、异功散亦妙剂也。其或他妇人有妊而抱他人婴孩者亦有此症。同此治法。有热者龙胆汤。

## 小　儿相思

薛东明治王生子周岁，忽不乳食，肌肉消尽，医疑为疳。蒋曰：此相思症也。众皆媸笑之。蒋命取平时玩弄之物，悉陈于前。有小木鱼儿，一见喜笑，疾遂已（《江南通志》）。

万密斋治胡三溪子，岁半，日入后忽啼不止，时七夕也。三溪招万饮。已而报儿啼甚，请入视之，无病也。饮未竟，其室人以儿故，语稍侵；三溪强再视。细察之，实无病。无病而哭，必心有所欲，不能言也。乃问曰：此儿今日所喜弄者何物？乳母曰：马鞭子。即令取至，乃笑而持之，击其乳母，不复哭矣。于是畅饮而罢。明日有问者。曰：此小儿害相思病也。可以为案。

一儿半岁，忽日惨然不乐，昏睡不乳。万曰：形色无病，将谓外感，则无风寒之症。将谓内伤，则无乳食之症。此儿莫有所思。思则伤脾，乃昏睡不乳也。其父母悟云：有一小厮相伴者，吾使他往，今三日矣。乳母亦云：自小厮去后，便不欣喜，不吃乳。父急命呼之归。儿见其童嘻笑。父曰：非翁妙术，不能知也。

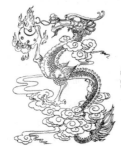

# 续名医类案卷之四十八

## 小儿 跌扑损伤

薛立斋治少参王阳湖孙，八岁伤股骨，正体科续之。视其面青而兼黄，口角微动，此肝木侮脾土症也。且气血筋骨，皆资脾土而生，但壮脾气，则所伤自愈。遂用六君子汤加钩藤、当归，三十余剂，诸症悉愈。

义具杨纯父幼儿病寒热，势甚棘。诸医以为伤寒也，药之不效。仲淳曰：此必内伤。纯父不信，遍询乳媪及左右，并不知所以伤故。仲淳固问不已。偶一负薪者自外至，闻而讶曰：囊见郎君攀竹梢为戏，梢折坠地，伤或坐此乎？仲淳曰：古先望闻问而后切，良有深意。世人以多问嘲医，医者含糊诊之，以致两误，悲夫（《广笔记》）。

一小儿五岁，因目戏剧，以茎入捣药臼中，不复出。举家惊呼无计。或教之使执儿两足，以新汲水急浇之，儿惊啼体缩，遂得出。

## 小儿 发背

张景岳长男甫二周，而患背疽。初起时背中忽见微肿，数日后按之则根深渐阔，其大如碗，皮色不变，亦不甚。至十余日，身有微热，其热滋甚，乃谋之疡医。或云背疽，或云痰气，或曰晕腥，温补毫不可入口。乃以解毒之药投之，而身反大热，神气愈困，饮食不进。因思丹溪有云：痈疽因积毒在脏腑，当先助胃气为主。使根本坚固，而以行经活血佐之。又曰：但见肿痛，参之脉症虚弱，便与滋补，气血无亏，可保络吉。是诚确论也（全书中何以大菲薄之）。因却前医，而专固元气，以内托其毒，遂用人参三钱，制附子一钱，佐以当归、熟地、炙草、肉桂之属。一剂而饮食顿进，再剂而神

采如旧，抑何神也。由是弛其口腹，药食并进，十剂而脓成，以其根深皮厚，复用针，出脓甚多，调理月余而愈。大凡肿疡，虚症未见，但无实热壅滞可据者，便宜托补如此。

张子和治一富家女子，十余岁，好食柴樱，每食即二三斤，岁岁如此，至十余年。一日潮热如劳，诊其两尺脉皆洪大而有力。谓之曰：他日必作恶疮肿，毒热上攻，因阳盛阴脱之症。其家大怒，不肯服解毒之药。不二三年，患一背疽如盘，痛不可忍。其女忽思张曾有是言，再三悔过，请张。张以铦针绕疽晕刺数十针，去血一斗。如此三次，渐渐痛减肿消，微出脓而敛。将作痂时，使服十剂内托散乃痊。痊后终身忌口，然目亦昏，终身无子。

## 小儿 结核

万密斋治朱震三之子，结喉上生一核如李，《原病式》云：结核者热也。又考本草消结核之药，立一方，芩、连、栀、贝、昆布、海藻、桔梗、麦芽、薄荷各一钱五分，紫背天葵、元参、连翘、瞿麦各二钱，为末温汤调服即效。后病者服之，无不应验。名之曰神应丹。

师碧泉公子项下生一结核。或作瘰治，用药破烂，转加肿大。此任脉所过之路，元气受伤，致成痈症，遂不救。

王思泉女四岁，耳后侧有结核。曰：非瘰疮，乃痰核也，不必治，亦不为害。他医作瘰治之，用斑蝥内消之药过多，脾胃受伤，致成疳劳而死。

朱氏子五岁，病结喉下生一核，大如李，两旁有小核相连者二三。方用东垣凉膈散，去甘草，加龙胆草、元参、贝母、海藻、麦芽为丸，弹子大，每服一丸，研细温酒调服，七日

而安。后用此方全活小儿甚众。

薛立斋治一小儿，七岁，颈结二核，时发寒热，日久不愈。以连翘丸治之而消。若患在面臂等处，尤当用此药。若溃而不敛，宜服托里之剂。

## 小儿下疳附：线传阳

薛立斋治一小儿，二岁，茎痿湿痒，后阴囊㿉肿，茎中作痛，时出白津。以为肝火，用龙胆泻肝汤、六味地黄丸而愈。

一小儿下疳溃烂，发热作痛。一小儿茎中作痒，不时搔捻。一小儿茎中溃痛，小便秘涩，日晡尤甚。一小儿目痒出水，或项间结核，或两眼连劄，或阴囊搔痒。俱属肝火，皆用九味芦荟丸并愈。

万密斋治王府小女，溺出如青水，著肉处溃烂成疮。问曰：岂女之脏腑坏耶？答曰：膀胱受五脏之液以藏之，化为溺也，各随本脏之色。青者，肝之色也。著处成疮，肝火盛也。火之所灼，则溃烂矣。以导赤散加山栀、条芩、胆草、甘草梢、黄柏为丸，调理五日而安。

薛立斋治魏户部邦宁子，年十六，鼻目蚀烂，肝脉弦长，恚怒不息，三年不愈，诸药不应。服芦荟丸半剂顿退，一剂而痊。

一小儿下疳溃烂，爪黑面黧，遍身生疥。此肾经内外疳症，用地黄丸为主，佐以四味肥儿丸而瘥。邱汝诚治一婴孩，以线缚其阳茎，肿胀不得脱，号呼欲绝，令汲水掷之于器，惊啼后复故（《挥尘新谭》）。

## 小儿疝

薛立斋治一小儿，睾丸作痛，小便赤涩，寒热作呕。乃肝脾之症，用小柴胡汤，加山栀、车前、茯苓而愈。

一小儿睾丸肿硬，小便黄涩，用小柴胡汤，加山栀、车前并芦荟丸而消。

万密斋治梁大尹子病疝，右睾丸肿如鸡卵，长约五寸，络脐旁下抵阴囊硬痛，大小便不能。用当归、川芎、木香、青皮、山栀仁、山楂子、小茴香、川楝子、泽泻，二剂而安。

一小儿肠痛（即小肠疝也），用诸症辨疑

纳一方，五苓散加川楝子、小茴香，入盐一捻神效。

张子和治霍秀才之子，年十二岁，睾丸一旁肿胀，张见之曰：此因惊恐得之。惊之为病，上行则为呕血，下则肾伤而为水肿。以琥珀丸、通经散，一泻而消散。

## 小儿便血

高存之幼郎，病内伤，大小便俱血。诸医竟用红花、桃仁，病愈甚。仲淳曰：桃仁之类，疏其瘀也。血且行，奈何又重伤之，伤则补之而已。以生地四钱，续断及杜仲、牛膝等饮之稍平，而腹痛不已。仲淳曰：是在《内经》强者气盈则愈，弱者著而成病。加人参二钱，一剂而愈（《广笔记》）。

汤某治郑都丞子，患七年摇头，三年下血，已服百余方。前后所服治摇头者，无非风药。止血者，或作肠风，俱不效。汤视之，亦不明其标本，退而思之，乃肝血盛，外有风热乘之（谓肝病则得之矣，谓血液盛而风热外乘，则未必然）。肝属木，盛而脾土为木所克。脾与肺是子母，俱为肝所胜，而血遂渍于大便，故便血不止。遂处一方，但损肝祛风而益脾，初亦一时之见，只数服而愈。十余日后血止，而下白脓遂安。用犀角屑、甘草各一钱，瓜蒌半两，蛇蜕一钱炙、防风五两，疑误，钩藤一钱，麻黄一钱去节，炙芪半两，羌活、白芍各半两为末，枣肉丸，食后薄荷汤下，数日顿除。沈舍人子服之亦效。

蒋仲芳治周忠介公孙女，年七八岁，大便下血不止。有用黄连、犀角者，有用人参、阿胶者，俱不效。诊得气口沉紧，令服末子，三进而血止。问故。曰：人但知脾虚不能摄血，不知饮食伤脾，亦不摄血。今用消导之剂，食去则脾气复，而血自摄，焉得不愈？其末子即沉香末也。

## 小儿疳疮

薛立斋治一小儿头患白疮，皮光且急，诸药不应。名曰：脑疳疮。乃胎毒挟风热而成也。服以龙胆丸，及吹芦荟末于鼻内，兼搽解毒散而愈。若重者发结如穗，脑热如火，遍身汗，腮肿胸高，尤当服此药。

一小儿咳嗽喘逆，壮热恶寒，皮肤如粟，鼻痒流涕，咽喉不利，颐烂吐红，气胀毛焦，作名曰肺疳。以地黄清肺饮及化匿丸治之而愈。

一小儿眉皱多啼，呕吐清沫，腹中作痛，肚胀筋青，唇口紫黑，肛门作痒，名曰蛔疳。以大芦荟丸治之而愈。有虫食脊膂，身热黄瘦，烦温下利，拍背如鼓鸣，脊骨如锯齿，十指生疮常啮，此脊疳也。当以前丸治之。

一小儿鼻外生疮，不时揉擦，延及两耳，诸药不效。以芦荟丸及搽松香、绿豆末而愈。

一小儿十岁，患疳疾，久不愈，肌体羸瘦，寒热作，时脑热足冷，滑泻肚痛，龈烂口臭干渴，爪黑面黧。此肾疳也。服六味地黄丸，更搽解毒散而愈。

一小儿十五岁，遍身似疥非疥，脓水淋漓，晡热口干，形体骨立四年矣。肾疳之症，用六味丸而痊。后阴茎作痒，小便澄白，患疥疮如大风，用芦荟四味肥儿丸，诸症渐愈。又用大芜夷汤而全安。

一小儿项结一核，坚硬如栗，面色痿黄，饮食不甘，服托里药不应，此无辜疳毒也。以蟾蜍丸治之而愈。若数服不消，按之转动，软而不痛者，内有虫如粉，宜急针去之。若不速去，则虫随气走，内蚀脏腑，不治。丸用蟾蜍一枚，夏月沟渠中，取腹大不跳不鸣者。先取粪蛆一勺，置桶中以尿浸之。桶近上令干，使蛆不得出。将蟾蜍扑死，投在蛆中，任与蛆食。次以新布袋系之，置水急处浸一宿，取出瓦上焙为末。入麝香五分，软饭丸如麻子大，每服二十丸，空心米饮下。

一小儿遍身生疮，头发成穗，眉毛脱落，肌肉消瘦，大便酸臭，小便不调，颈间结核，肚大青筋。先用五味异功散，月余后用四味肥儿丸，又用大芜荑汤、异功散而痊。

一小儿面黄颊赤，作渴惊悸，兼手心发热，遍身如疥。此心经内外疳症，用肥儿丸为主，佐以秘旨安神丸而愈。

史少参幼子二岁，项后结核，不时仰首。或以为热疮内溃，用针决之，服消毒之药，后曲腰啼哭。谓此无辜疳，外吊症也。曲腰而啼，内吊症也。果殁。

一小儿数岁，脑后并结二核，肉色如故，而不举肿。正属膀胱经，观其形状，审其粪色，兼属肝、脾、肾三经。用九味芦荟丸以清肝脾，地黄丸以补肾水，形体渐健，不两月而消。

一小儿遍身如疮，或痒或痛，肌体消瘦，日夜发热，口干作渴，大便不调，年余不愈。用芦荟丸以治肝，兼五味异功散，以补脾而愈。

## 小儿<small>疡症</small>

薛立斋治一三岁小儿，臂患毒瞅痛，服解毒丸，及搽神功散而消。尝治便秘，或烦躁，服五福化毒丹亦效。若脓成者急刺去，用纸捻蘸麻油纴疮内，以膏药贴之。若儿安静，不必服药，候有脓取去，仍用纴贴。有小儿疮毒不愈，或愈而复发，皆因其母食炙煿辛辣，或有热症。宜先治母热，就于母药中加漏芦，令母服之，其疮亦愈。

一周岁小儿，先于头患疮疥，渐至遍身，久而不愈。饮四物汤，加防风、黄芩、升麻，外搽解毒散，月余而愈。

一小儿颈面患疮数枚，作痒出水，水到处皆溃成疮。名曰黄水疮也。用绿豆粉、松香为末，香油调敷，饮以荆防败毒散而愈。

一小儿颈面生疮数枚作痒，疮痂积累，名曰粘疮也。以枯白矾、黄丹末等分，麻油调搽，更饮败毒散而愈。

一小儿瘾疹瘙痒，发热不安，以消风散治之。又一小儿亦患此，咳嗽时呕，以葛根橘皮汤并愈。

一小儿颈面胸腹患水泡数枚，溃而成疮，此风邪乘于皮肤而然也，名曰瘭疮，饮荆防败毒散，更以牛粪烧存性为末，敷之而愈。有瘭疽一症，为患最毒，形如粟许，大者如栗，患无常处，多在手指，溃而出血。用南星、半夏、白芷末敷之。重见骨，或狂言烦闷。

一小儿遍患疥，如痢，或痒或痛，肢体消瘦发热，口干作渴，大便不实，年余矣。此肝脾食积郁热。服芦荟丸，不月而愈。

一小儿因有食积，服克滞之剂，肢体生疮

似疥。服消毒之药，发疙瘩赤色作痒，脓水津淫。先用五味异功散，加柴胡、山栀以补脾胃，平肝木，赤痒渐消。又用四味肥儿丸、五味异功散治之，而食积愈。

一女子赤晕作痒，寒热发搐，服风药，身发疙瘩，搔破出水，此肝血风热之症，先用味小柴胡汤，后用四味肥儿丸而愈。

又后伤风咳嗽，头面搔痒微肿，先用消风散一剂，又用栀子清肝散而痊。

一小儿遍身生疮，小便不调，颈间结核，两目连劄。服祛风之剂，眉毛脱落，谓肝经风热之症。先用大芦荟丸，后用四味肥儿丸渐愈。后因饮食停滞，发热，其疮复举，用大芜荑汤，四味肥儿丸而痊。后每停食，遍身发赤作痒，服四味肥儿丸即愈。

一小儿面部浮肿，遍身如癣，半年后变疙瘩，色紫作痒，敷巴豆等药，皮破出水，痛痒寒热，大便坚硬，脾肺脉洪数而实。先用防风通圣散，便利调和。又用四物汤，加荆、防、黄芩、柴胡、角刺、甘草节诸药，渐愈。更以八珍汤，加白术、荆、防、角刺、五加皮而愈。后但劳则上体发赤晕，日晡益甚。此气血虚而有火也。先用四物汤，加丹皮、参、术、柴胡，治之稍愈，又用补中益气加酒炒黑知柏，月余全愈。

一小儿遍身生疮，大便下血，发热作渴，腹大青筋，眉毛渐落，用大芦荟丸、五味异功丸，其疮渐愈，佐以补中益气汤，热渴渐止。又用异功散为主，佐以补中益气汤，加吴茱萸所制黄连治之，血止疮愈。

女子素有肝火，因怒颈项结核，寒热晡热，遍身起赤晕作痒。服祛风之药，搔痒出水，唇口搐动，以为脾经血虚，内热生风。用栀子清肝散，加钩藤而寒热顿减，又用当归川芎散而渐愈，乃用加味逍遥散而痊。

一小儿遍身搔痒，或如虫行。内服胡麻散，外敷解毒药，患处皆溃，诚如麻风。视其唇或掣动，或两目连扎。此肝木乘脾土。用升麻汤煎服泻青丸而渐愈，又用桦皮散而痊。

一小儿身搔痒起赤晕，后脓水不止，先用归脾饮二剂，又用胡麻散而愈。后因惊挟食，发热起赤晕，用越鞠丸一钱，枳术蓬术末各五分，葱汤调服二次，又用消风散一服，赤晕顿消，又用越鞠丸而痊。

# 续名医类案卷之四十九

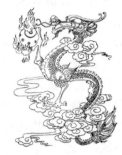

## 痈 疽

李东垣治通父家翟梗，于尻臀上足太阳经生痈，坚硬肿痛大作，左右尺脉俱紧，按之无力。羌活、黄柏各二钱，防风、藁本、连翘各一钱，肉桂七分，甘草、苍术、陈皮各五分，当归一钱，黄芪一钱五分，酒二大盏，水一大盏，煎至一盏，去渣，热服空心。以夹被盖覆其痈，使药行罢去之，一服愈。

予族叔父平生多虑，质弱神劳，年近五十。忽右膊外侧臁上生结核，身微寒热，而易怒，食味颇厚。脉之俱弦大浮数，而重似涩。曰：此多虑而忧伤血，时在初秋，勿轻视之。宜急补以防变症。以人参一斤作膏，下以竹沥。病者吝费，招一外科，以十宣五香散间与服。旬日后一日大风拔木，病者发热，神思不佳。急召视之，核稍高大，似有脓于中，起一红线，延过肩后，斜走绕背脊过入右胁下，不痛，觉肩背重而急迫，食有呕意，脉同前，但弦多耳。作人参膏入芎术生姜汁饮之，用人参三斤。疮溃脓干，又与四物汤加参、术、陈皮、甘草、半夏、生姜，百余帖而安。此等若在春令，虽神仙不治也。幸而在秋金之令。不幸因时下暴风，激起木中相火而致此。自非参膏骤补，何由得免？

朱郎年四十余，恶寒发热，右腿内臁厥阴分生一肿毒。此是冷折，热在肺经血分。与此方，蒌仁、黄药子、赤芍、归头、条芩各三钱，青皮、角刺、桂枝各二钱，甘草节一钱，分四帖煎取一盏，入忍冬藤汁二蛤壳，食前饮，以忍冬藤渣敷肿上。

吕孺人恶寒发热，腹上有小疽，此血少有热，与此方，白术、川芎各三钱，赤芍、连翘各二钱半，陈皮、防风、黄芩各二钱，木通钱半，甘草五分，分五帖煎服。

郑经历性嗜酒与煎煿，年五十余。忽春末夏初，患额上作痛涌出一角，长短大小如鸡距，稍坚，求治。曰：此非膏粱所致而何？宜断厚味，先解食毒，针灸以开泄壅滞，未易治也。此少阳经所过，气多血少者；郑以惮烦召他医，以大黄、朴硝、脑子等冷药罨之，一夕豁开，如酱蚶径三寸，一二日后，血自蚶中溅出高数尺而死。此冷药外逼，热郁不得发，宜其发之暴如此也。

陈自明《外科精要》云：神仙截法，治痈疽发背，一切恶疮，预服则毒气不入内。真麻油一斤，银石器内熬十数沸，候冷，用酒两碗，入油五盏，通口热服，一日用尽，缓则数日服之。吴安世云：吾家三世用之，无有不验。又闻猎者云：凡中药箭，急饮麻油，药毒即消。郑学谕德甫屡用之甚验。

薛立斋治一男子，患痈肿硬疼痛，发热烦躁饮冷，脉沉实，大便秘，乃邪在脏也。用内疏黄连汤疏通之，以绝其源。先投一剂，候行一次，势退一二，再进一剂，诸症悉退。乃用黄连消毒散。四剂而消。

一男子脓熟不溃，欲针之，补以托里。不信。乃服攻毒药，反致恶心少食。始悟而用针，更以六君子汤，加藿香、当归，四剂少可。再以加味十全大补汤，数剂而敛。凡疮脓熟，不行针刺，脓毒侵蚀，轻者难疗，重者不治。老弱之人或偏僻之处，及紧要之所，若一有脓，宜急针之，更以托里，庶几无变。

一男子患毒作痛，服寒凉药，痛虽止，而食愈少，疮亦不溃。以六君子汤而食进，再以托里药，溃之而愈。大抵疮疽之症，寒热虚实，皆能作痛。热毒之痛者，以寒凉之剂折之。寒邪之痛者，以温热之剂散之。因风而痛者，除其风。因湿而痛者，导其湿。燥而痛者，润之。塞而痛者，通之。虚而痛者，补之。实而痛者，泻之。脓郁而闭者，开之。恶肉侵蚀者，去之。阴阳不和者，调之。经络闭涩者，利之。慎勿概用寒凉之药。况血脉喜湿而恶寒，若冷气入里，血即凝滞，反为难瘥矣。

冯楚瞻治赵翁，年七十二，右颊肿硬，连及颐项耳后一片，坚实不热不痛，已两月余。诸治不效，渐至口内出脓，牙噤不开，饮食少进，精神日衰，脉则洪大而空。知血气大亏，阴寒所聚，所谓石疽是也。不得阳和，何以外解。若内溃日久，穿喉破颊，不可疗矣。乃用猪脂捣烂，入肉桂细末、葱头、食盐杵匀，厚敷患处（敷药可法）。以脂膏治血肉，同气相应也。葱能透窍，盐能软坚，桂能行血，油能浸润皮肤。内则空心生脉饮送八味丸，食远以参、芪、归、芍、苓、术、薄、桂、银花、角刺之类，使阳回则阴寒自解，血气冲和，自能逐毒。三五日后，冰硬者热软，漫肿者高耸，木者疼痛，紫者红活，饮食日进，血气渐长。毒既外出，久凝久瘀之血肉，消者消，脓者脓，不再旬而愈。

张景岳治一儒者，年近三旬，素病耳，发必溃脓，至是益甚。自耳根下连颈项，上连头角，耳前后莫不肿痛。或与散风降火。一月后稠脓鲜血，自耳迸出，每二三日必出盅许，而肿痛全不消，枕不可近。察其形色已大不足，而肿痛则若有余。脉之或急或缓弱。此非实热可知。遂先与六味汤二三剂，元气稍振，继与一阴煎，加牛蒡、茯苓、泽泻，倍加白蒺藜为君，服五十余剂，外用降痈散，昼夜敷治，两月而后愈。盖此症虽似溃疡有余，而实以肝肾不足，上实下虚，一奇症也（何奇之有）。

张通府耳后发际，患肿一块无头，肉色不变，按之微痛，彼以为痰结。诊其脉软而时见数。经云：脉数不时见，则生疮也，非痰结。仲景云：微弱之脉，主血气俱虚，形精不足。又云：沉迟软弱，皆宜托里。遂以人参、白术、黄芪、当归、川芎、炙草以托里，少加金银花、

白芷、桔梗以消毒。彼谓不然。内饮降火化痰，外贴凉药，觉寒彻脑，患处大热，头愈重，饮食愈。复请治。以四君子汤，加藿香、炮干姜数剂，饮食渐进，脓成刺之。更以十全大补汤，去桂及炙草，贴以豆豉饼，又月余而愈。

胡生耳后寸余发一毒，名曰锐疽。焮痛寒热，烦躁喜冷，此胆经蕴热而然，先用神仙活命饮，一剂势减二三。时值仲冬，彼惑于药有用寒远寒之禁，故不再服。自用十宣散托里之药，势渐炽，耳内脓溃。复请治。视其喉肿闭，药不能下而殁。

一妇人年逾四十，近环跳穴生一毒，尺脉沉紧，腿不能伸。经曰：脾寒移于肝，痈肿筋挛。夫脾主肉，肝主筋，肉温则筋舒，肉冷则筋急。遂与乳香定痛丸，治之少愈，更以助胃壮气血药，二十余剂而消。

一妇人倏伤次指，成脓不溃，焮痛至手，误敷凉药，以致通焮，微呕少食。彼以为毒气内攻。诊其脉沉细，此痛伤胃气而然也。遂刺之，服六君子汤加藿香、当归，食进。更服八珍汤加黄芪、白芷、桔梗，月余而愈。一后生亦患此，色黑不痛，其指已死。欲令斩去，速服补剂，恐黑上臂不治。彼不信，另服败毒药，手竟黑，遂不救。一男子亦伤拇指，色紫不痛，服托里药，及灸五十余壮，作痛溃脓而愈。吴举人幼女因冻伤两足，至春发溃，指俱坏。遂去之，服以大补药而愈。又蓝上舍女患嵌甲伤指，年余不愈，日出脓数滴。谓足大指，乃肝脾二经发源之所，宜灸患处使瘀血去，阳气至，疮口自合，否则不治。彼忽之，不早治，后变劳症而殁。盖至阴之下，血气难到。若女人患此，又多因扎缚致血脉不通，或被风邪所袭，则无气血荣养，遂成死肉。惟当壮其脾胃，行其经络，生其血气则愈。其有成破伤风以致牙关紧急，口眼㖞邪者，先以玉真散一二服，然后投以通经生血之剂。

于侍御髀胛患毒痛甚，服消毒药，其势未减。即以槐花酒，一服势随大退，再以托里消毒之药而愈。

立斋曰：余丙子年，忽恶心，大椎骨甚痒，须臾臂不能举，神思甚倦。此夭疽危病也。急

隔蒜灸之，痒愈甚，又明灸五十余壮，痒遂止，旬日而愈。《精要》云：灸法有回生之功，信矣。大凡蒸灸，若未溃则拔引郁毒，已溃则接补阳气，祛散寒邪，疮口自合，其功甚大。其法用大独蒜，切片如三钱厚，贴疮顶上，以艾炷安蒜片上灸之，每三壮一易蒜片。若灸时作痛，要灸至不痛，不痛要灸至痛方止。大概以百壮为度。脓溃则以神异膏贴之，不日而安。一能使疮不开大，二内肉不坏，三疮口易合，见效甚神。丹溪云：惟头为诸阳所聚，艾壮宜小而宜少。

王大广年逾六十，素厚味，颊腮患毒，未溃而肉先死，脉数无力。此胃经积毒所致。腮颊正属胃经，未溃肉死，则胃气虚极。老人岂宜患此，辞不治。果殁。《内经》云：膏粱之变，足生大疔。受如持虚。

黄履素曰：予座师茅五芝先生长公子子京，偶于肾间患一毒，虽非要害，直易视之。子京素知医，恐痛伤元气，辄服人参，其毒愈甚，发寒热。乃始延医，又遇粗工，溃后胸满，应服参芪，反不能多服，竟致不能收口而殁。盖痈疽初起，先宜泻毒，而后议补。若补之太早，遂有此祸可鉴也。

邱汝诚面生疽，即买药，铺肆所合神芎散丸予之曰：以此疗。其人怒不肯服，归而告人。人曰：未必非良法也。服之即瘥。盖其人嗜酒，此丸实去酒病云（《挥尘薪谈》）。

彭羡门少宰，传治肿毒初起方。取鸡子，用银簪插一孔，用明透雄黄三钱，研极细末入之，仍以簪搅极匀，封孔入饭内，蒸熟食之，日三枚，神效（《居易录》）。

前宁都令李聘说：麦粉不拘多少，用陈醋熬膏，贴无名肿毒，神效（同上）。

## 脑疽

薛立斋治一男子患脑疽，其头数多，痛不可忍。先服黄连消毒散不应，更以忍冬酒服之，即醉睡觉，而势去六七，再四剂而消。又一男子所患尤甚，亦令服之，肿痛顿退，但不能平，加以黄芪、当归、瓜蒌、白芷、甘草节、桔梗，数剂而愈。

举人潘光甫，年四十。患脑疽焮肿，诊其脉沉静，谓阳症阴脉，断不起，已而果然。盖疮疡之症，虽属心火，尤当分表里虚实。果元气充实，内有实火者，寒剂或可责效。若寒凉过度，使胃寒脾弱，症变阴或结而不溃，溃而不敛，阴阳乖戾，水火交争，死无日矣。

一老妇患脑疽，禀壮实，溃而痛不止，脉实便秘。与清凉饮二剂而痛止，更以消毒托里药而愈。

一老人患此，色赤肿痛，脉数而有力。与黄连消毒散，二剂少退，更以清心莲子饮，四剂而愈。

一男子患之，肿痛脉数，以黄连消毒散，二剂少退，以仙方活命饮，二剂而止。再以芎、归、白芍、银花、知、柏而溃，又以托里药而愈。

一男子头项俱肿，虽大溃，肿痛益甚，兼作泻，烦躁不睡，饮食少思，其势可畏。诊其脉，毒尚在。与仙方活命饮二剂，肿痛退半，与二神丸及六君子汤，加五味、麦冬、枣仁四剂，诸症少退，饮食少进，睡亦少得。及与参苓白术散，数服饮食顿进，又与十全大补汤，加银花、白芷、桔梗，月余而瘥。

一老人面赤肿痛，脉数而有力，与黄连消毒散二剂，少退，更与清心莲子饮，四剂而消。

一妇人患此症，脓熟不溃，胀痛欲呕，饮食少思，急针之，与托里药而愈。一妇人患之，不甚痛，不作脓，以托里消毒散，脓成针之，补以托里药而愈。

一老人脓清兼作渴，脉软而涩，以为气血俱虚，用八珍汤，加黄芪、五味子。彼不信，乃服降火之剂。果反作呕少食，始信。服香砂六君子汤四剂，呕止食进。乃投前汤，月余而愈。

一男子未溃，兼作渴，尺脉大而无力，以四物汤加知、柏、麦冬、黄芪，四剂而渴减。又与加味八味丸，渴止疮溃，更用托里药兼前丸而愈。

一男子肿痛脉数，以荆防败毒散，二剂而痛止，更以托里消毒药而消。

一男子焮肿疼痛发热，饮冷，脉洪数。与

凉膈散二剂而止，以金银花散四剂而溃，更以托里药而愈。

一老妇禀实，溃而痛不止，脉实便秘，以清凉饮二剂而止，更以托里消毒药而愈。

一男子肿硬不作脓，惟疮头出水痛甚，以仙方活命饮二剂，痛止而脓成，针之，更以托里药而愈。常治脓清，补而不应，及不痛，或木闷坚硬者，俱不治。

一男子脓将成，微痛兼渴，尺脉大而无力。此阴虚火动之症。彼谓心经热毒，自服清凉降火药愈炽。复求治，乃以四物汤加知、柏、五味、麦冬、黄芪，及加减八味丸，渴止疮溃，更以托里药兼前丸而愈。《中藏经》云：痈疽疮肿之作，皆五脏六腑畜毒不流，非独荣卫壅塞而发。其行也有处，其主也有归。假令发于喉舌者心之毒，皮毛者肺之毒，肌肉者脾之毒，骨髓者肾之毒。发于下者，阴中之毒，发于上者，阳中之毒。外者六腑之毒，内者五脏之毒。故内曰坏，外曰溃。上曰从，下曰逆。发于上者得之速，发于下者得之缓。感于六腑者易治，感于五脏者则难治也。观此则疽发于脑者，乃膀胱督脉阴气不足，阳火炽甚而出也。岂可专泥于心火，而不滋益阴气耶？

一男子耳后漫肿作痛，肉色不变，脉微数。以小柴胡汤加芎、归、桔梗，四剂肿少起。更以托里消毒散数剂，脉滑数，此脓已成矣，宜针之。彼畏而不肯用。因痛极，始针之，出脓碗许。以托里药，两月余始愈。凡疮不起者，托而起之，不成脓者，补而成之，使不内攻。脓成而及时针之，不数日即愈矣。常见患者皆畏针痛而不肯用，又有恐伤良肉而不肯用，殊不知疮虽发于肉薄之所，若脓成，其肿亦高寸余，疮皮又厚分许，用针深不过二分。若发于背，肿高必有三四寸，入针止于寸许，况患处肉已坏矣，何痛之有？何伤之虑？怯弱之人及患附骨疽，待脓自通，以致大溃，不能收敛，气血沥尽而亡者多矣（《用针之法》）。

一男子素不慎起居饮食，焮赤肿痛，尺脉洪数，以黄连消毒散二帖，湿热顿退。惟肿硬作痛，以仙方活命饮二帖，肿痛悉退。但疮头不消，投十宣去桂，加银花、藁本、白术、茯苓、陈皮，以托里排脓。彼欲全消，自制黄连消毒散二帖，反肿硬不作脓，始悟。仍用十宣，加白术、茯苓、半夏，肿少退。乃去桂，又四剂而脓成，肿势亦退。继以八珍散，加黄芪、五味、麦冬，月余而愈。夫苦寒之药，虽治阳症，尤当分表里虚实，次第时宜，岂可始末悉用之。然焮肿赤痛，尺脉数，按之则濡，乃膀胱湿热壅盛也，故用黄连消毒散，以解毒除湿。肿硬作痛，乃气血凝滞不行而作也，遂用仙方活命饮，散结消毒破血。其疮头不消，盖因热毒熏蒸，气血凝滞而然也。宜用甘温之剂，补益阳气，托里以腐之，况此症原属督脉经阴虚火盛而出，若不审其因，专用苦寒之剂，使胃寒气弱，何以腐化收敛，几何不至于败耶。凡疮之易消散，易腐溃，易收敛，皆气血壮盛故也。

汪太常太夫人，年逾八十，脑疽已溃，发背，继生头如粟许，脉大无力，此膀胱经湿热所致。夫脉无力，乃血气衰也。遂以托里消毒药数服，稍可，更加参芪之剂，虽起而作渴，此气血虚甚。以人参、黄芪各一两，当归、熟地各五钱，麦冬、五味各一钱，数服渴止而不溃。以前药，加肉桂，十余剂，脓成针之，瘀肉渐腐，徐徐取去，而脓犹清不敛。投以大剂十全大补汤，加白敛、贝母、远志，三十余剂，脓稠而愈。凡患者气质素实，或有痰，不服补剂，不知脓血出多，气血并虚，岂不宜补。尝治疮，阴用参芪大补之剂，阳书败毒之名，与服之，俱不中满，疮亦有效。虚甚者尚加姜、桂及附子也。

一男子患脑疽，肿高作痛，肿处敷药，痛虽止而色变黯，肿外作痛。仍敷之，肉色亦黯，喉内作痛。不悟此为凉药所误，反尽颈敷之，其颈皆溃而死。

朱丹溪治元杜清碧，学道武夷，至婺源，病脑疽，自治不愈。朱往视之曰：何不服防风通圣散。清碧曰：服数四矣。朱曰：盍以酒制之。清碧乃悟。服不尽剂而愈。自此心服丹溪（《续医说》）。

窦材治一人，病脑疽，六日危笃，不进饮食。窦曰：年高肾虚，邪气滞经也。令服救生汤，即刻减半。夜间再进一服，全安。

一老妇脑后作痛，憎寒拘急。窦曰：此欲发脑疽也。急服救生汤，三服全愈。

## 鬓疽

薛立斋治一男子，患鬓疽，焮肿作痛发热，以小柴胡汤加连翘、金银花、桔梗，四剂而消。

一男子因怒后鬓际肿痛，发热。以小柴胡汤，加连翘、银花、花粉、桔梗，四剂，根畔俱消，惟疮头作痛。以仙方治命饮二剂，痛止脓成，针之。更以托里消毒药而愈。

一男子头面焮肿作痛，时仲冬，脉弦紧，以托里温经汤汗之而愈。

一男子肿痛，寒热拘急，脉浮数，以荆防败毒散，二剂，表症悉退，更以托里消毒散，溃之而安。

一男子脓熟不溃，胀痛，针之而止，更以托里消毒散而愈。凡疮脓熟不溃，属气血虚也。若不托里，必致难瘥。

一男子作脓焮痛，发呕少食，以仙方活命饮，一剂而止。以六君子汤，加当归、桔梗、角刺，溃而愈。

一男子脓清不敛，以托里散，加五味、麦冬而敛。

一老人肿痛发热，脓清作渴，脉软而涩，此血气俱虚也，欲补之。彼见作渴发热，乃服降火之剂，果作呕少食，复求治。投六君子汤四剂，呕止食进，仍用补药，月余而愈。夫患者脏腑气血上下，各有虚实，况阴症似阳，阳症似阴，岂可以发热作渴，而概用寒凉之剂。常治患者正气虚，邪气实，以托里为主，消毒佐之。正气实，邪气虚，以攻毒为主，托里佐之。正气虚，邪气实，而专用攻毒，则先损胃气。宜先作仙方活命饮、托里消毒散，或用灸法。俟邪气退，正气复，更酌量治之。大抵正气夺则虚，邪气胜则实。盖邪正不并立，一胜则一负，其虚不待损而自虚矣。若发背脑疽疔毒及患在四肢，必用灸法，拔引郁毒，以行瘀滞，尤不可专于攻毒。诊其脉而辨之，庶不有误。

一男子肿焮痛甚，发寒热，服十宣散愈炽，

诊之脉数而实，此表里俱有邪也。以荆防败毒散，加芩、连、大黄，二剂少愈，更以荆防败毒散，四剂而消。大抵疮疡之症，肿焮痛甚，寒热往来，或大便秘结，小便淋漓，心神愤闷，恍惚不宁，皆邪热之实也，岂可补哉。东垣云：疮疽之发，其受之有内外之别，治之有寒温之异。受之外者，法当托里，以温剂，反用寒剂，则是皮毛始受之邪，引入骨髓。受之内者，法当疏利，以寒剂，反用温剂托里，则是骨髓之病，上彻皮毛，表里通溃，共为一疮。助邪为毒，苦楚百倍，轻则危殆，重则死矣。

赵宜人年逾七十，患鬓疽已溃，焮肿痛甚，喜冷，脉实，大便秘涩。东垣云：烦躁饮冷，身热脉大，精神昏闷者，皆脏腑之实也。遂以清凉饮一剂，肿痛悉退。更以托里消毒药三十余剂而平。若谓年高溃后，投以补剂，实实之祸不免矣。

维扬俞黄门年逾三十，冬月鬓患毒，肿焮烦躁，便秘脉实。此胆经风热壅上而然也。马氏云：疮疡之症，热壅而不利者，大黄汤下之。遂以一剂，便通疮退。更以荆防败毒散二剂，再以十宣散去桂，加花粉、银花，数剂而愈。大宗伯罗公耳后发际患此焮痛，脉紧数，以小柴胡汤加桔梗、牛蒡、银花，四剂而愈。

## 颐毒

薛立斋治高举人，年逾三十，夏月热病后患颐毒，积日不消，气息奄奄，脉诊如无，饮食少思，大便不禁。《脉经》云：脉息如无似有，细而微者，阳气衰也。齐氏云：饮食不入，大便滑利，肠胃虚也。遂以六君子汤加炮姜、肉桂，溃而脓水清稀。就于前药，每服加熟附子一钱，数剂食进，脓亦渐稠。再以十全大补汤，用酒芍加白敛，月余而痊。

## 项疽

薛立斋治二守施希录，患项毒，脓已成，因畏针，焮延至胸，色赤如霞，其脉滑数，饮食不进，月余不寐，肢体甚倦。此气血虚而小能溃也。乃针之脓出，即睡觉而思食，用托里药两月而愈。刘玺素虚患此不针，溃透颔颊，气血愈虚，竟不救。

一妇人项患痛掀痛，发寒热。以荆防败毒散，二剂少愈。以小柴胡汤，加连翘、牛蒡、桔梗，四剂而消。

一男子项患毒，溃而作痛。以参、芪、地黄、芎、归补之而止，更以八珍汤，加黄芪、桔梗、三十余剂而愈。

马元仪治沈氏妇，颈项间患疡痛甚，躁烦发热，昼夜不眠，多方不愈。诊之两脉浮大沉小。此阳明气血交亏之候也。阳明之气，一日一夜五十周于身，而血随之。气虚血涩，则病生焉。况所现皆血虚气衰之症，较之热毒有余者殊矣。用黄芪一两，当归五钱，人参三钱，炙草七分，红花五分，调补气血，四剂而安。

张子和在西华，寄食于夏宫人宅。忽项上病一疮，状如白疖，疮肿根红硬，以其微小不虑也。忽故人见邀，以羊羔酒饮鸡鱼醯蒜皆在焉，张以故旧不能辞，又忘禁忌。是夜疮大痛，不可忍，项肿及头，口开发狂言，目见鬼神。夏君甚惧，欲报其家。张笑曰：请无虑，来日当平。乃以酒调通经散六七钱，下舟车丸百余粒。次以热面羹投之，上涌下泄，一时齐作，各去半盏，明日日中疮肿已平，一二日脓出而愈。

朱丹溪治王姑丈七十余，患项疽，脉实而稍大。此因忧闷而生太阳经，治之归头二钱，黄柏一钱五分，黄芪、羌活、地黄、酒芩、桔梗各一钱，酒连、连翘、防风、生甘草、人参、陈皮、防己、泽泻各五分，白水煎服。

柴屿青治夏同司镶黄旗觉罗讳玛德，患对口，人皆谓之落头疽，难治，柴以为无害。服药五十日而愈。后某公亦患前症，亦服药五十日而安。

姚应凤诊一人，项生疮，求治应凤。曰：是天蛇头疮，宿因也，三年头当自落而毙。竟如其言（《仁和县志》）。

## 肩 痈

薛立斋治一男子，肩患毒掀痛，饮冷烦躁，便秘脉数而实。以清凉饮二剂少愈，以金银花散四帖悉退。又以十宣散去桂，加天花粉、银花数贴，疮溃而痊。此脉与症皆有余也。

一妇人癸卯冬，失物发怒，缺盆内微肿。甲辰春，大如覆碗，左肩胛亦肿，肉色如故。或针出鲜血三碗许，腹痛如锥，泄泻不止，四肢逆冷，呕吐恶寒，或时发热，绝食已七日矣。其脉洪大，时或微细，此阳气脱陷也。用六君加炮姜三钱，附子二钱。早服至午不应，再剂加附子五钱。熟睡觉来，诸症顿退六七，少进稀粥。再四剂诸症悉退，饮食如故，缺盆始痛，针出清脓二碗许，诸症复至。此虚极也，以十全大补加姜、桂、附各一钱，三剂而安。后减姜、桂、附各五分，与归脾汤兼服，五十余剂而愈。

上舍陈履学之内，先从左肩下一点寒，三日后右肩下发一白疮，肿如瓯盏，红如酒盏。自用消解凉药，一剂不散，次投十宣散四剂，加痛略红，次连投参、芪、丁、桂、防、芷之剂。脓溃后，恶心呕吐，头晕不止，厥逆寒战，鼓牙虚汗，顶平脓清。此投解散凉剂之误，急洗去围药，投以参、芪、归、术、地黄、姜、附大剂，一服，原从左肩下旧寒一点先热起，又进一服，遍肿浮热，肿高脓稠，兼纤乌金膏，数日出腐筋，如脂膜大小数片，日进前药二服，参芪投至八钱，逾两月始安。愈后时以劳厥，即投参、芪、归、术、姜、附，大剂乃苏。

一男子肩患毒掀痛，饮冷烦躁，便秘脉数而实。以清凉饮二剂少愈，以金银花散四剂悉退，又以十宣去桂，加天花粉、金银花，数剂疮头溃而痊。

一妇人肩下患毒，脉弦紧。以白芷升麻汤二剂，表症已退，更以托里药，溃之而愈。

一男子素弱，肩患肿，欲内消，服凉药反致作泻少食。以二神丸及香砂六君子汤，加肉豆蔻而泻止食进，又以托里药而肿亦消。

一男子肩下患疽已数日，漫肿微痛，头甚多，皆如粟许，色不变不起发。此气血虚也，诊其脉果然。先以仙方活命饮二剂，杀其大势，更以托里药而起发，疮头虽溃，但流血水，气血尚虚，不能为脓也。彼欲服太乙锭，子谓此药止能攻毒，不能托里。不信，仍服之，至四次，饮食不进，疮色黑陷，呃逆不绝，胃气虚极也，不治。强投温中健脾之剂，不应而死。

一男子肩患毒，肿硬作痛，恶症迭见。用白矾末三钱糊丸，以葱头七茎煎汤调下，肿痛悉去。再服，诸症亦退。更以仙方活命饮二剂，出水而消。此秘方名千金化毒汤。白矾末葱汤调服，因末难服，故易为丸。一方士治疮疽，不问肿溃，先用此药二三服，后用消毒药甚效。常治刍荛之人，用此即退，不用托里药亦愈。盖此热毒为患，血气不亏故也。若因金石毒药发疽者尤效。盖矾又能解金石之毒也。一方用矾末五钱，朱砂五分，热酒下亦效。此药托里固内，止泻解毒排脓，不动脏腑，不伤气血，有益无损，其药易得，其功甚大。偏僻之处，不可不知此方。或虫犬所伤，溶化热涂患处，更以热酒调末服，皆效。

福泉黄吏部肩患毒，发热恶寒，大渴烦躁，似有余之症，其脉虽大而无力，却属不足。用当归补血汤治之愈。

王乔年逾三十，肩患毒。以人参败毒散一剂，更以十宣散去参、桂，加银花、花粉，四剂而溃。因怒动肝火，风热上壅，头面赤肿焮痛饮冷，以荆防败毒散加芩、连、薄荷，二剂不应。急砭患处出黑血盏许，仍以一剂，势退大半。再进人参败毒散，四剂而愈。夫病有表里上下之殊，治有缓急攻补之异，若不砭刺，毒气结于肉里，药不能及，焮肿日甚，使投峻利之药，则上热未除，中寒已作，必伤命矣。

一上舍肩患疽，脉数。以槐花酒一服，势顿退。再与金银花、黄芪、甘草，十余服而平。槐花治湿热之功，最为神速，若虚寒之人，不可过剂。

王洪绪治姚氏女，年二十九，小产月余，左肩手搭处，先发一毒，周尺有五。半月背添一毒，上下长一尺三寸，上阔下尖，皆白陷。十日后始延治，势甚笃。连服阳和汤三剂，能起坐。五剂自能便溺。十二剂其续发者全消，先发之搭手亦消，剩疮顶如棋子大，不痛而溃，四日收功。后云背上如负一版，转舒不快，以小金丹十丸，每日二进全愈。

## 臂痛

薛立斋治进士申天益，臂患痛，寒热头痛，形气虚弱。此手足阳明经风热邪之症。用桔梗升麻汤二剂，外邪顿散。用托里消毒散二剂，肿痛顿退。乃用补中益气汤调理，形气渐复而愈。

一妇人臂患肿，恶寒不作脓，以十宣散六剂而溃，以托里散数剂而瘳。

一妇人臂肿未成脓，饮食少思，过劳作痛发热，以补中益气汤二剂，痛少止，以补气血健脾胃药而消。

一妇人臂患毒肿，咽喉壅塞，四肢逆冷，发寒热，以五香连翘汤二剂顿愈。以疮科流气饮，四剂而消。

一男子臂患痛，脉弦紧有力，以白芷升麻汤，二剂顿退，又二剂而消。

一男子臂患痛不作脓，灸以豆豉饼及饮托里药，三十余剂而溃，又月余而瘳。

一妇人患臂痛，疮口紫陷，脓清不敛。彼以为毒未尽，欲服攻毒之剂，谓疮疡之症，肿起坚硬，脓稠者，实也；肿下软慢，脓稀者，虚也。遂用附子饼灸之，及饮十全大补汤，百剂始愈。

西蜀彭黄门太安人，臂痛数年，服活络丹二丸而瘥（可入痹）。

朱丹溪治从叔，平生多虑，质弱神劳，年近五十。忽左膊外侧臁上起一小红肿，大约如栗。曰：慎勿轻视，且先与人参大料作汤，二三斤为好。彼未之信，慢进小贴，数服未解而止。旬余值大风拔木，疮上起一道红线，绕至背胛，直抵右胂肋。曰：必大料人参，少加川芎、陈皮、白术等补剂与之。后与此方，两阅月而安。

东垣曰：尹老家素贫，己酉岁十月，初寒，形志皆苦，于手阳明大肠经分出痛，初有癞疝，其臂外皆肿痛，先肿在阳明，左右寸脉，皆短，中得之俱弦，按之洪缓有力。此痛得自八风之变。以脉断之，邪气在表，其症大小便如故，饮食如常，腹中和，口知味，知不在里也。不恶风寒，止热躁，脉不浮，知不在表也。表里既和，邪气止在经脉之中。《内经》曰：凝于经络为疮痛，其痛出身半已上，风从上受之。故知是八风之变为疮者也。宜治其寒邪，调其经脉中血气，使无凝而已。以白芷升麻汤疗之，一服而愈。炙甘草、升麻、桔梗、白芷、当归梢、生地黄、生黄芩、酒黄芩、连翘、黄芪、肉桂、红花，上㕮咀，水酒各大盏半，同煎服愈。

薛治王挥使，臂肿一块，不痛不赤。惟脉弱懒食时呕，以六君子加藿香、酒芍，呕止食进，再以八珍汤二十余剂，成脓。刺之，又以十全大补而愈。次年伤寒后，此臂仍肿微痛，乃伤寒余毒也。无表症，但虚弱，先用十宣散四剂，取参、芪、芎、归扶助元气；防风、桔梗、白芷、厚朴行散肿结；肉桂引经破血。肿退三四，再以八珍汤，脓溃而愈。至冬臂复作痛，因服祛风药反筋挛痛甚。此血虚不能养筋，筋虚不能束骨。遂以加味十全大补而愈。

一室女臂患肿溃久不敛，寒热交作，五心烦热，饮食少思，月水不通。与逍遥散、八珍汤，经行疮愈。一妇人月水不行，潮热咳嗽，肌体日瘦，胸膈不利，颈肿一块，日久不消。亦服前药，热退肿消，经行而愈。

宋琰年逾三十，臂患痛，溃而不痛，脓稀脉弱。丹溪云：疽溃深而不痛者，胃气太虚而不知痛也。东垣云：脓水清稀，疮口不合，气血俱虚也。当以大补药治。彼不听，服消毒药，气血虚甚，遂不救。丹溪云：才见肿痛，参之脉症，虚弱便与滋补，气血无亏，可保终吉。又云：溃疡内外皆虚，宜接补为主。

王时亨年逾四十，臂患毒，焮痛作呕。服托里消毒药愈甚。以凉膈散二剂，顿退。更以四物汤加芩、连四剂而消。

王文远臂患毒作痛。服寒凉药遂致食少，大便不实。以理中丸二服。更以六君子汤加砂仁、藿香治之。再以托里药，脓溃而愈。大凡疮痛甚者，如禀厚有火，则宜苦寒之剂，若禀薄者，则宜补中益气汤加芩、连之类，在下加黄柏。人肥而疮作痛者，用荆、防、羌、独之类，盖取其风能胜湿也。

杨起《简便方》云：起臂生一疽，脓溃百日方愈。中有恶肉突起，如豆大，月余不消，医治不效。因阅本草得《刘涓子鬼遗方》，用乌梅肉烧存性，研敷，试之一日夜去其大半，再上一日而平。乃知世有奇方如此。遂留心搜刻诸方，始基于此方也（《本草纲目》）。

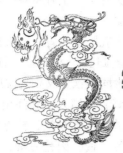

## 续名医类案卷之五十

### 乳

薛立斋治一妇人，因怒两乳肿，兼头痛寒热。此肝经气郁症也。用人参败毒散二剂，表症已退。用小柴胡加芎、归、枳壳、桔梗，四剂而愈。

一妇人因怒左乳作痛，胸隔不利。此属肝脾气滞，以方脉流气饮加木香、青皮，四剂而安。

一妇人久郁，左乳内结核如杏，三月不消，心脉涩，脾脉大，按之无力。此肝脾气血亏损。以八珍加贝母、远志、香附、柴胡、青皮、桔梗，五十余剂而消。

一妇人乳内结核年余，晡热少食。此气血不足。欲用益气养荣汤，彼反服行气之剂。溃出清脓而殁。又一妇乳内结核如栗，亦服前药，大如覆碗，坚硬如石，出血水而殁。又郭氏妾，乃放出宫人，乳内结一核如栗。亦以前汤，彼不信，乃服疮科流气饮及败毒散。三年后大如覆碗，坚硬如石，出水不溃，亦殁。大抵郁闷则脾气阻，肝气逆，则成隐核，不痛不痒，人多忽之，最难治疗。若一有此，宜戒七情，远厚味，解郁结，更以养气血之药治之，庶可保全，否则不救。亦有二、三载或五、六载方溃下陷者，皆曰乳岩，以其形岩凸似岩穴也。最毒，慎之可保十中一二也。

一妇人肿而不作脓。以益气养荣汤加香附、青皮数剂而脓成，针之旬日而愈。

一妇人右乳肿，发热，怠惰嗜卧，无气以动，至夜热亦甚。以补中益气汤兼逍遥散治之而痊。

一男子左乳肿硬痛甚，以仙方活命饮二剂而止。更以十宣散加青皮四剂，脓成针之而愈。

若脓成未破，疮头有薄皮剥起者，用代针之剂点起皮处，以膏药覆之，脓亦自出。不若及时针之，不致大溃。如出不利，更纤搜脓化毒之药。若脓血未尽，辄用生肌之剂，反助邪气，纵早合必再发，不可不慎也。

一男子年逾五十，患子不立事，左乳肿痛，左胁胀肿，肝脉弦数而涩。先以龙荟丸二服，诸症顿退。又以小柴胡对四物加青皮、贝母、远志数剂而脓成。欲针之，仍以养气血解郁结。彼不从，乃杂用流气败毒之剂，致便秘发热作渴。复请治，谓脓成不溃，阳气虚不能鼓舞也；便秘发热，阴血竭不能濡润也。辞不治，果死。

一男子因怒左乳肿痛，肝脉弦数。以复元通气散，二服少愈，以小柴胡汤加青皮、芎、归数剂而消。复元通气散：木香、茴香、青皮、甲片、陈皮、白芷、甘草、漏芦、贝母各等分，每服三钱，温酒调下。

孙文垣侄妇，素有痰涎，胸膈痞胀，近因乳肿大，发寒热，欲成痈。以加味神效瓜蒌散二帖，寒热退而肿不消。用贝母、白芷为臣，瓜蒌为君，赤芍、当归、连翘为佐，青皮、甘草、柴胡为使，痛减肿仍不消。脉之近数，知已成脓。与内托十宣散加银花、地丁二帖而脓溃。因脚上生疮且有浮气，前方去地丁、银花，加苡仁、苍耳子调理全安。

薛立斋治王汝道室，年逾三十，每怒后乳内作痛或肿。此肝火所致，用小柴胡合四物加青皮、桔梗、香附、枳壳而愈。彼欲绝去病根，自服流气饮，遂致朝寒暮热，益加肿痛。此气血被损而然，与八珍十余剂，喜其年壮，元气易复，得愈。

一妇人乳内一肿块如鸡子大，劳则作痛，久而不消，服托里药不应。此乳劳症也，属肝经血少所致。先与神效瓜蒌散四剂，更隔蒜灸之，肿稍退。再与八珍汤倍加香附、夏枯草、地丁，仍间服前散，月余消。亦有乳疽一症，其状肿硬木闷，虽破而不溃，肿亦不消，尤当急服此散及隔蒜灸法。此乳肿症，气血为七情所伤，变劳症也，宜戒恼怒，节饮食，慎起居，否则不治。

一妇人患乳痈，气血颇实，但疮口不合，百治不应。与神效瓜蒌散四剂，少可。更与数剂及豆豉饼灸之而愈。

一妇人患此未溃，亦与前药三剂而消。陈良甫曰：妇人乳劳便服此药，可杜绝病根。毒已成能化脓为水，未成者则从大小便散之。

一人抱病小愈，左乳复生痈，继又胸膈间结核，其坚如石，荏苒半载，百药不能施。已而牵掣于肩，痛楚特甚。祷于张王祠，梦神语曰：但用生姜自然汁制香附，服之可也。比觉检本草视之，二物治症相符。访医者张禄，亦云有理。用香附去毛，姜汁浸一宿，为末，二钱米饮调。才数服，疮脓流出，肿硬渐消而愈（《搓庵小乘》）。

朱丹溪治一妇人，年六十，厚味郁气，而形实多妒。夏无汗而性急。忽左乳结一小核，大如棋子，不痛。自觉神思不佳，不知食味。经半月，以人参汤调青皮、甘草末，入生姜汁细细呷，一日夜五六次，至五七日消矣。此乃乳岩之始，不早治，隐至五年、十年以后发，不痛不痒，必于乳下溃一窍，如岩穴，出脓。又或五七年十年，虽饮食如故，洞见五内乃死。惟不得于夫者有之，妇人以夫为天，失于所天，乃能生此。谓之岩者，以其如穴之嵌岈空洞，而外无所见，故名曰岩。患此者必经久淹延，惟此妇治之早，消患于未形，余者皆死，凡十余人。又治一初嫁之妇只以青皮、甘草与之安。

一孺人但经将行而乳肿，先两日发，口干而不渴，食少减，脉左弦带数，右却平。治用四物汤加陈皮、白术、茯苓，带热下与点丸三十粒。

义二孺人平时乳内有结核，不为痛。忽乳边又有一肿核，颇觉有些痛。黄芩、川芎、木通、陈皮各四钱，人参二钱，白芍一钱，大腹皮三钱，炙甘草、生甘草各一钱，当归头一钱，分二帖煎服。

黄孺人乳肿痛。青皮、石膏、连翘、角刺、黄药子、当归头、木通各一钱，生甘草三分，入好酒些少同煎饮，又别药洗肿处。

李东垣治一妇人，乳间出黑头疮，疮顶陷下作黑眼子，其脉弦洪，按之细小。升麻、连翘、葛根各一钱，肉桂三分，黄芪、归身、甘草炙各一钱，牛蒡五分，黄柏二钱，水煎至一盏，二服愈。

立斋治一妇人，患乳痈，寒热头痛。与荆防败毒一剂，更与蒲公英一握，捣烂入酒二三盏，再捣取汁热服，渣热涂患处而消。丹溪云：此草散热毒，消肿核，又散滞气，解金石毒之圣药。

陈良甫云：开庆间，淦川嘉林曾都运恭人年已五十，而病奶痈，痈（缺）后果不起。又癸亥年，仆处五羊赵经略夫人年七十一岁，隔一二年前，左乳房上有一块，如鹅卵大。今忽然作楚，召予议药。仆云据孙真人云：妇人年五十岁以上，乳房不宜见痈，见则不可治矣。幸而未破，恐是气瘤，漫以五香连翘汤去大黄煎服。服后稍减则已，过六七年后，每遇再肿胀时，再合服，必消减矣（《良方》）。

立斋曰：一妇人乳内结核，年余不消，口干倦怠，脉涩少食。此肝脾二经血气亏损之症，宜培养为主。乃用草药敷贴，遂不救。

缪仲淳治顾文学又善内人，患左乳岩，用夏枯草、蒲公英为君；银花、漏芦为臣；贝母、桑叶、甘菊、雄鼠粪、连翘、白芷、紫花地丁、山茨菰、炙草、瓜蒌、茜根、陈皮、乳香、没药为佐使；另用夏枯草煎浓汁丸之，服斤许而消。三年后右乳复患，用旧存余药服之亦消。后以此治数人俱效（《广笔记》）。

马铭鞠治沈姓妇患乳疬，溃烂经年，不见脏腑者一膜耳。用鼠粪、土楝树子（经霜者佳、川楝不用）、露蜂房各三钱，俱煅存性，各取净末和匀，每服三钱，酒下，间两日一服，痛即止，不数日脓尽收敛。此方传自江西贩糖客，因治祝氏喉症得之（《广笔记》）。

张王屋录后江孟修兄验过乳癖方：白芷一

钱，雄鼠粪一钱，二种晒干为末，用好酒调服饮取，一醺睡而愈（雄鼠粪。尖者是）。又一神验方，用活鲫鱼一个，山药一段如鱼长，同捣汁敷乳上，以纸盖之，立愈（《广笔记》）。

薛治一妇人乳痈愈后发热，服养气血药不应，与八珍汤加炮姜四剂而止。仍以前汤加黄芪、香附三十余剂，气血平复。

一妇年逾二十，禀弱，乳内作痛，头疼脉浮。与人参败毒散倍加人参一剂，表症悉退，但饮食少思，日晡微热。更以小柴胡汤合六君子汤二剂，热退食进，方以托里药加柴胡十余剂，针出脓而愈。又一妇患此症，脓成畏针，病势渐盛乃强针之，脓出三碗许，脉数发渴，以大补药三十余剂而愈。丹溪云：乳房为阳明所经，乳头为厥阴所属，厥阴者，肝也，乃女子致命之地，宗筋之所，且各有囊橐。其始焮肿虽盛，受患止于一二囊，若脓成不针，攻溃诸囊矣。壮者犹可，弱者多致不救，所以必针而后愈也。

钱国宾治一妇人，年五十六，左乳患痈已七年，烂过半矣。中间一孔如桃，时流血水，凡贴膏药，痛反增剧，以布圈系护，防其摩擦。夫乳头属足厥阴肝，乳房属足阳明胃，乃肝胃二经之症，非单方不足以治其外，非峻补不足以养其内，以形色气味治之。用陈香橼一个，其瓤之瓣如乳内之房，其色先青而后黄，青属肝，黄属胃，其味先酸而后甘，酸属肝，甘属胃，其气香，能通肝胃之气，煅黑止血，酒服和经，此治其乳也。制一枚为末，作二次服。又用酒炒黄芪二两，益气实表，土炒白术二两，山药五钱，健脾收湿，芎、归、地、芍各一钱，养血。水六碗，煎三碗，作四次服，调至一月痊。

## 胸 痈

薛立斋治一男子，胸患痈，肿高焮痛，脉浮而紧。以内托散煎服二剂，表症悉减，以托里消毒散四剂而消。

一男子素弱，胸患痈，饮食少而倦。以六君子汤加芎、归、黄芪，脓成针之，更以托里药而愈。

一男子胸患痈，焮痛烦躁，发热作渴，脉数而实。时季冬，谓此热毒内蓄也，须舍时从症。欲治以内疏黄连汤，彼以时当隆寒，乃杂用败毒药，愈炽。仍求治，投前汤二剂，后去二次，诸症悉退。以金银花散加连翘、山栀四剂，出水而消。大抵症有主末，治有权宜，治其主则末自退，用其权则不拘于时，泥于守常，必致病势危急。况杂用攻剂，动损各经。故丹溪云：凡疮发于一经，只当求责本经，不可干扰余经。罗谦甫云：守常者，众人之见；知变者，智者之事。知常而不知变细事，因而取败者多矣。

一男子胸患毒，焮痛喜冷，脉洪数。以黄连解毒汤二剂顿退，更以金银花散六剂而消。

一少妇胸膺间溃一窍，脓血与口中所咳相应而出。以参、芪、当归加退热排脓等药而愈。

【余按】此因肺痿所致。原注。

张都宪夫人性刚多怒，胸前作痛，肉色不变，脉数恶寒。经云：洪数之脉应发热，而反恶寒，疮疽之谓也。今脉洪数，则脓已成，但体丰厚，故色不变，似乎无脓，以痛极始肯用针。入数寸，脓出数碗，遂以清肝消毒药治之而愈。设泥其色而不用针，无可救之理矣。

【琇按】肝脉挟胃贯膈。又曰：是所生病者，为胸满。故胸之痈疽本由于肝也。

杨百户胸患毒，肿高焮赤，发热，脉数大，小便涩，饮食如常。齐氏曰：肿起色赤，寒热疼痛，皮肤壮热，头目昏重，气血之实也。又云大便硬，小便涩，饮食如故，肠满膨胀，胸膈痞闷，肢节疼痛，身热脉大，精神昏塞，脏腑之实也。遂以黄连内疏汤二剂，诸证渐退。更以荆防败毒散加芩、连、山栀四剂，少愈。再以四物加芩、连、白芷、桔梗、甘草、银花数剂而消。

一男子胸肿一块，半载不消，令明灸百壮方溃。与大补药不敛，复灸以附子饼而愈。

张路玉治谈仲安，体肥善饮，初夏患壮热呕逆，胸膈左畔隐痛，手不可抚，便溺涩数，舌上滑苔，食后痛呕稠痰，渐见血水，脉来涩涩不调。与凉膈散加石斛、连翘，下稠腻极多。先是医作肺痈治，不效。张曰：肺痈必咳嗽，吐腥秽痰。此但呕不嗽，洵为胃病无疑。下后四五日复呕如前，再以小剂调之，三下而势甫平。后以保元、苓、橘平调二日而痊。先时有李姓者患此，专以清热豁痰解毒为务。直至膈畔溃腐，脓水淋漓，缠绵匝月而毙。良因见机不早，悔无及矣。

【琇按】是症最难别白，即《内经》所谓内有里大脓血之症也。吾乡一名医自患此，同道诊之，不知为痈也。杂进参、附、丁、桂之剂，久之吐出臭脓，乃省，已无及矣。

# 胁痈

薛立斋治一妇人胁患痈，未成脓，恶寒脉紧。以十宣散加柴胡二剂，表症悉退，更以托里散数剂，脓清而愈。

一男子近胁患疽，肿而不溃，投大补之剂，溃而已愈。后患弱症而殁。

一上舍年逾四十，因怒胁内作痛不止。数日后外结一块三寸许，漫肿色不赤，按之微痛。此怒气伤肝，致血伤气郁为患。以小柴胡汤对四物，倍用芎、归、黄芪、贝母、肉桂治之。彼谓丹溪云：肿疡内外皆壅，宜托里表散为主。又云：凡疮未破，毒攻脏腑，一毫热药，断不可用。况此症为气血凝滞，乃服流气饮，愈虚，始信而复求治。视之虚症，并臻诊之，胃气更虚。彼欲服薛前药，曰：急者先治。遂以四君子汤加酒芍、炮姜四剂，少得。更加当归又四剂，胃气渐醒。乃去姜又加黄芪、芎、归、肉桂数剂，疮色少赤，并微作痛。又二十余剂，脓成针之，却与十全大补汤，喜其谨疾，又两月余而瘥。夫气血凝滞，多因营卫之气弱，不能运散。岂可复用流气饮以益其虚？况各经气血多寡不同，心包络、膀胱、小肠、肝经多血少气；三焦、胆、肾、心、脾、肺少血多气。然前症正属胆经少血之脏，人年四十以上，阴血日衰；且肝症俱属不足，肿疡内外皆壅，宜托里表散为主，乃补气血药而加以行散之剂，非专攻之谓也。若肿焮痛甚，烦躁脉大，辛热之剂不但肿疡不可用，虽溃疡亦不可用也。凡患者须分经络气血，地部远近，年岁老幼，禀气虚实及七情所感，时令所宜而治之。常见以

流气十宣二药概治结肿之症，以致取败者多矣（此案与旧案东侍御一则正同，而此之发明最为紧要，而旧案节之，故重录于此）。

马元仪治沈氏妇左胁患肿疡，长五寸许，治已两月，发表托里，剂多功少。诊其两脉，弦数兼涩。肿处低陷作痛，寒热，经行不止，口燥难食。此症颇危，必得之劳郁且怒。邪热结聚厥阴之位，荣卫不行周身，火邪独彻上下，表敛俱所不宜。用生首乌一两，滋其内燥；柴胡一钱，疏其气郁；枳壳、桔梗各一钱，舒通肺气，以制肝木；杏仁、苏子各二钱，调气化痰，以清上焦；丹皮一钱，清其血；半夏曲一钱，和其中。两剂寒热减而经止，患处焮肿，溃出稠脓，饮食少进。疡医以溃后当行大补，投芪、术之属，复致疮口内陷，食少。曰：痈疽已溃当补，此其常耳，今两脉迟涩，迟则气阻，涩则血滞，郁而得补，其郁弥甚。始犹肝木自伤，既乃转戕脾胃。以（缺）不循常度，分肉不温，经隧不行，而欲疮之敛也，其可得乎？夫荣卫不通须以血药和之，当归、桃仁、红花、延胡索是也；白术、枳壳一补一泻，所以推陈气而致新气；干姜暖胃而和血；楂肉消滞而和中。服二剂，复大溃出稠脓碗许，食进神旺而安。

朱丹溪诊李兄，年四十余而面稍白，神气劳甚，忽胁下生一痈肿如桃。一人教用补剂，众笑且排。于是流气饮十宣散杂而进之。旬余召视之，曰：非惟不与补药，抑且多得解利，血气俱惫，不可为矣！已而果然。

立斋曰：一男子因怒左胁肿一块，不作痛，脉涩而浮。此肝经邪火炽甚而真气不足为患，宜培养气血为主。乃用草药敷贴，遂致不救。

一男子因劳发热，胁下肿痛，脉虽大而按之无力。此气血虚，腠理不密，邪气袭于肉里而然也。河间云：若人饮食疏，精神衰，气血弱，肌肉消薄，荣卫之气短促而涩滞，故寒薄腠理而痛肿也。当补之以接虚怯之气。遂以补中益气汤加羌活四剂，少可，去羌活，又十余剂而愈。又一男子年二十，遍身微痛，腰间作肿痛甚。以前药加茯苓、半夏并愈。

一朝士腹胁间病疽经岁。或以地骨皮煎汤

淋洗，出血一二升。家人惧，欲止之，病者曰：疽似少快。更淋之，出五升许，血渐淡乃止。以细穰贴之，次日结痂愈（同上）。

## 马 刀

张子和治襄陵马国卿，左乳二肋间期门穴中发疮，硬而不溃，痛不可忍。疡医皆曰乳痈，或曰红丝漏，或曰觊心疮。使服内托散百日，又服五香连翘汤数月，皆无验。张曰：此马刀也，足少阳胆经之病。出《灵枢十二经》以示之，其状如马刀，故曰马刀，坚而不溃。乃邀之于食肆中，使食水浸汤饼，稍觉缓。次日先以沧盐上涌，又以凉剂涤去热势。约十数行，肿已散矣。

朱葛黄家妾左胁病马刀，憎寒发痛已四、五日矣。张曰：此足少阳胆经病也。少血多气，坚而不溃，不可急攻，当以苦剂涌之。以五香连翘汤托之，既而痛止，然疮根未散。有一医者过见之曰：我有妙药可溃而为脓，不如此何时而愈？即纤毒药，痛不可忍，外寒内呕血不止，大便黑色，食饮不下，号呼闷乱，几至于死。再求治，张曰：胁间皮薄肉浅，岂可轻用毒药？复令洗去，以凉剂下之，痛立止，肿亦消。

## 腋 痈

薛立斋治一童子，腋下患痈久不敛。脓清脉大，倦怠懒食，少寐自汗口干。以内补黄芪汤及豆豉饼灸之，两月而愈。凡疮溃而清，或疮口不合，或聚肿不赤，肌肉寒冷，自汗色脱者，皆气血俱虚也，非补不可。

一男子腋下患毒，咳逆不食，肠鸣切痛，四肢厥冷，脉细。以托里温中汤二剂，顿愈。

更以香砂六君子汤、二神丸，而饮食顿进，以十全大补汤二十余剂而敛。

里中有周七者，少年，曾患毒左胁下。得一异方，用糯米炊饭，乘热入盐块，夹葱管少许，捣极烂如膏，贴患处辄消。至中年腰间忽生一毒，热如火板，硬痛不可忍，伛偻局蹐，自分必死。屡药不效，急思前方，如法贴之，未几大便，去粪如宿垢，甚多，硬者渐软，数日而起（《广笔记》）。

薛立斋《心法》云：河南张承祖年逾二十，腋下患毒十余日，肿硬不溃，脉弱时呕。谓肿硬不溃脉弱乃阳气虚，呕吐少食乃胃气弱，先以六君子汤加藿香、砂仁治之。彼谓肿疡时呕当作毒气攻心治之，溃疡时呕当作阴虚补之。曰：此丹溪大概之言也，即诸痛痒疮皆属心火之意。假如赤肿痛甚，烦躁脉实而呕为有余，法当下之；肿硬不痛不溃，脉弱而呕为不足，法当补之。亦有痛伤胃气或感寒邪秽气而作呕者，虽肿疡尤当助胃壮气。彼执不信，用攻伐之药，病愈甚。复请，诊其脉微细而发热，谓热而脉静、脱血脉实、汗后脉躁者皆难治，后果然。夫肿疡毒气内侵作呕，十有一二；溃疡湿气内侵作呕，十有八九，岂可混为一途？

朱文鼎母因忿郁，腋下结一核二十余年。因怒加肿痛，完谷不化，饮食少思。东垣云：泻利不止，饮食不入，此肠胃虚也。遂以六君子汤加砂仁、肉桂、干姜、肉豆蔻，泻虽止而脓清，疮口不合，气血俱虚也。以十全大补汤月余而愈。

一男子年逾五十，腋下患毒疮，口不合，右关脉数而渴。此胃火所致，用竹叶黄芪汤，遂止。再用补气药而愈。尝治午后发渴或发热用地骨皮散亦效。

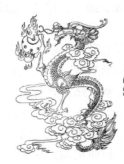

# 续名医类案卷之五十一

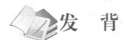

## 发 背

《精要》论背疽，其源有五：一天行，二瘦弱，三怒气，四肾气虚，五饮冷酒、食炙煿、服丹药。

元末，嘉兴桐乡县后朱村，徐通判素慕洞宾，朝夕供礼。一日疽发于背，势垂死，犹扶起礼之如昔。偶见净水盂下白纸一幅，视之有诗云：纷纷墓土黄金屑，片片花飞白玉芝，君主一片臣四两，调和服下即平夷。意其仙方，然不知何物为黄金白玉。乃召仙以大黄白芷为问，仙曰：然。服之果验。后以之医人，无不效。徐无子，方竟传婿沈氏。至今沈以此治生，数百里来货药者无虚日。族大而分数十家，惟嫡枝居大椿树下者药乃验。沈子尝从吾友俞院判学，尝闻其药，今加穿山甲、当归须、金银花矣。然大黄既多以下为主，不问阴阳之毒而投之，恐亦有害者。然源源往医，又独于椿树者验，岂非天固与之乎（《七修类编》）？

京师万胜门剩员王超忽觉背上如有疮隐起，倩人看之，已如盏大，其头无数。或教往梁门里外科金龟儿张家买药，张视颦眉曰：此疮甚恶，非药所能治，只有灼艾一法庶可冀望万分，然恐费力。乃撮艾与之曰：且归试灸疮上，只怕不疼，直待灸疼方可疗耳。灼火十余，殊不知痛，妻守之而哭，至第十三壮始大痛，四旁恶肉卷烂随手堕地，即似稍愈。再诣张，付药敷贴，日安。则知痈疽发于背胁，其捷法莫如灸也（《类编》）。

王敏诊一人，发背不起，医言：起则治矣。敏曰：是击指脉即起，亦不治。众劫以艾，疽起如粟。众曰：无伤矣。竟三日死（《姑苏志》）。

治发背、脑疽、一切恶疮，初觉时采独科苍耳一根，连叶带子细剉，不犯铁器，用砂锅熬水二大碗，熬及一半。疮在上，徐徐饭后服之，吐出，候吐定再服，以尽为度；疮在下，空心服，疮自破出脓，更不溃烂，疮上别以膏药敷之。此方京兆张伯玉家榜示传人，后昆仲皆登第，人谓善报（《元遗山续夷坚志》）。

大凡石类多主痈疽，世传麦饭石膏，治发背疮甚效，乃中岳山人吕子华秘方。裴员外咬之以名第，河南尹胁之以重刑，吕宁绝荣望守死不传其方。取此石碎如棋子，炭火烧赤，投米醋中浸之，如此十次，研末筛细，入乳钵内，用数人更碾五七日，要细腻如面四两。鹿角一具，要生取连脑骨者，其自脱者不堪用。每二三寸截之，炭火烧令烟尽即止，为末研细二两，白敛生研末二两，用三年米醋入银石器内，煎令鱼目沸，旋旋入药在内，竹杖子不住搅，熬一二时久，稀稠得所，倾在盆内，待冷以纸盖收，勿令尘入。用时以鹅翎拂膏于肿上，四围赤处尽涂之，中留钱大泄气。如未有脓即内消，已作头即撮小，已溃即排脓如湍水。如病久肌肉烂落，见出筋骨者，即涂细布上贴之，干即易，逐日疮口收敛，但中隔不穴者，即无不瘥。已溃者用时先以猪蹄汤洗去脓血，用帛挹干，乃用药。其疮切忌手触动嫩肉，仍不可以口气吹风及腋气、月经、有孕人见。合药亦忌此等。初时一日一洗一换，十日后二日一换。此药要极细方有效，若不细涂之，即极痛也。此方《千金月令》已有之，但不及此详悉耳

（《本草纲目》）。

冯楚瞻治蒋司农，向来脉气寸强尺弱，故服八味丸已有年矣（此等脉多阴虚火上炎之候，凡久服八味丸者多贻后患）。然过劳药力不能胜其妄动之火，鼻衄大作，调理虽愈而口渴殊甚，饮汤水如甘露，然即数十杯不足满其欲也（此即消渴久成痈疽）。劝服大剂壮水，佐以引火归原之饵，则水升火降，消渴自除，变症可弭，乃忽之。虽服数剂，渴略减，药即停。至初夏背上忽隐隐痛，痛渐甚而肉硬。半月余，痛极重。及诊之，当脊少偏半寸外不肿，肉分坚实如碗大矣。曰：久渴不治，阴水日亏，阴火日炽，书有脑疽、背疽之兆也。亟为托出阳分，使毒气勿致逗留内陷为要。乃外用大黄二两，芙蓉叶、赤芍各一两，白芨、白敛各五钱，为末，鸡子清调敷毒四围。内则重滋阴水，加熟地、山药、土贝、角刺、天虫、甲片、生甘草、连翘、金银花之类，及肿既成乃早吞八味丸五六钱以培先天之水火，食远服参、芪、归、芍、术、草、银花、甲片、天虫、角刺、白芷之类以助后天之气血；外以太乙膏加男发、蓖麻子、乳香、没药煎膏贴之，以呼毒气外出。不旬日红肿消，痛重减，疮已焮高，已有脓势。乃一外科改弦易辙，几至内溃。再亟治，仍用前法，煎药加肉桂钱许。仍高肿红活，竟些小之毒，溃脓而愈。

高鼓峰治一乡人患发背，上距风府，下连肾俞，通块肿起，肌肉青冷，坚硬如铁，饮食俱废，不省人事，医犹用解毒药。脉之六部细数，气血大亏，毒将内陷矣。急用养荣汤加附子、炮姜三大剂而胃气开，十剂而坚硬者散去十之八九，只左边如茶钟大，焮红作痛。戒之曰：切莫箍药及刀针，气血温和，毒当自出，箍则反迟。非时而刺，收口难矣。彼以不任痛，竟受刺出血。曰：当倍前药急服，以收口为度。仍戒以节嗜欲，慎饮食。兼服还少丹、八味丸而愈。

朱丹溪曰：予见吴兄厚味气郁而形实性重。年近六十，患背疽。医与他药皆不行，惟香附末饮之甚快。始终只此一味，肿溃恃此以安，此等体实，千百而一见者也（名独胜散，惟气滞血凝实症宜之）。

楼氏妇早寡，善饮啖，形肥伟，性沉毒，年六十六。七月间生背疽近正脊，医遂横直裂开取血，杂以五香十宣散与酒饮之。月余未尝议其寡居之郁、酒肉之毒、执著之滞、时令之热。迨至平陷，淹延两三月而不救。

江陵府紫极观掘得石碑载此：凡人发背，欲结未结，赤红肿痛，先以湿纸覆其上，立视候之，其纸先干处则是结痈头也。取大蒜切成片，如当三钱厚，安头上，用大艾炷灸之，三壮即换一蒜片。痛者灸至不痛时住，不痛者灸至痛时方住，最要早觉早灸为上（如有头似麻豆大者，不须用湿纸覆法）。若有十数头作一处生者，即用大蒜研成膏，作薄饼铺头上，聚艾于饼上烧之（一二日十灸十活，三四日六七活，五六日三四活）。

王蓬《发背方》序云：元祐三年夏四月官京师，疽发于背。召国医治之逾日，势益甚。得徐州萧县人张生以艾火加疮上，自旦及暮，凡一百五十壮，知痛方已。明日镊去黑痂，脓尽，溃肉里皆红，亦不复痛。始别以膏药贴之，日一易焉，易时旋剪去黑烂，月许疮乃平。是岁秋夏间，京师士大夫病疽者七人，余独生。此虽司命自然，固有定数，不知其方，遂至不幸者，以人意论之，可为慨然。于是撰次前后所得方，模板以施，庶几古人济众之意（此即当头灸法，但不用蒜耳）。

史源母氏背胛间微痒，视之有赤半寸许，方有白粒如粟黍。乃急著艾灸，其赤随消，二七壮而止，信宿复觉微痛，视之有赤下流长二寸，阔如韭叶。举家皆以前灸为悔。或云：等慈寺尼智全者，前病疮甚大，得灸而愈。奔问之，全曰：剧时昏不知，但小师辈言：范八奉议守定灸八百余壮方苏，约艾一筛耳。亟归白之。见从始以艾作炷，如银杏大，灸其上十数，殊不知痛。乃截四旁赤引其炷，减四之三，皆觉痛。七壮后觉痒。每一壮尽则赤随缩入，灸至二十余壮，赤晕收退。病者不惮，遂以艾作团大灸其上，渐加至鸡黄大，约四十团方觉痛，视火焦处已寸余。盖灸之迟而初发处肉已坏，坏肉成隔，直至好肉方痛。四旁知痛，肉未坏也。病者六夜不寐，至是食粥安寝。至晚视之，疮如覆一甑，突高三四寸，上有百数小窍，色正黑。突然高者，毒气出外而聚也。百数小窍者，毒未聚而浮攻肌肤也。色正黑者，皮与肉俱坏也。非灸火出其毒于坏肉之里，则五脏逼矣！

薛立斋治王通府患发背十余日，势危脉大。先与槐花酒二服，杀退其势；更以败毒散二剂，再以托里药数剂，渐溃。又用桑柴燃灸患处，每日灸良久，仍以膏药贴之。灸至数次，脓溃腐脱。以托里药加白术、陈皮，月余而愈。

刘大尹发背六七日，满背肿痛，势甚危。与隔蒜灸百壮，饮槐花酒二碗，即睡觉。与托里消毒药，十去五六。令以桑枝灸患处而溃，数日愈。凡灸及饮槐花酒，则托里之效甚速。

一园丁患发背甚危。令取金银藤五六两，捣烂入热酒一盅，绞取酒汁温服，渣罨患处，四五服而平。彼用此药治疮足以养家，遂弃园业。诸书云：金银花治疮疡，未成者即散，已成者即溃，有回生之功。

太监刘关患发背，肿痛色紫；诊其脉息沉数。陈良甫云：脉数发热而痛者，发于阳也。且疮疡赤甚则紫，即火极似水也。询之，尝服丹石药半载，乃积温成热所致耳。遂以内疏黄连汤再服，稍平。更用排脓消毒药及猪蹄汤、太乙膏而愈。经曰：色与脉当相参应。治之者在明亢害承制之理，阴阳变化之机焉耳。

一男子年逾五十，患发背，色紫肿痛，外皮将溃，寝食不安，神思甚疲。用桑柴灸患处，出黑血，即鼾睡觉而诸症如失。服仙方活命饮二剂，又灸一次，脓血皆出。更进二剂，肿痛大退。又服托里消毒散数剂而敛。夫疮毒炽甚，未宜峻剂攻之，但年老血气衰弱，况又发在肌表，若专于攻毒则胃气先损，必反误事。

吴江申金宪患背疽坚硬，脉沉实。乃毒在内，用宣毒散：大黄五钱，煨白芷五钱，水煎。食前服一剂，大小便下污物，再服而消。此方乃宣通攻毒之剂，脉沉实、便秘者，其功甚大。

【琇按】即首条黄金白玉之方，薛用之而不详其出处。

大尹陈国信素阴虚，背患疽，用参、芪大补而不敛。内热发热、舌燥唇裂、小便少频数、口干饮汤，呕吐泻利，耳闭目盲，仰首眩晕，脉浮大而数。薛曰：疮口不敛，脾土败也。舌燥唇裂，肾水枯也。小便频数，肺气衰也。内热发热，虚火上炎也。口干饮汤，真寒之象也。呕吐泻利，真火衰败也。耳闭目盲，肝木枯败也。仰首眩晕，肾气绝也。辞不治。后果没。

【琇按】不拘内、外病，凡阴者服参、芪诸气分药，非惟无益，而反害之。据此症纯属三阴亏竭，若初时解用二地、二冬、杞子、归、芍之辈，犹可挽也。

吴庠史邦直之内，仲夏患背疽，死肉不溃，发热痛甚，作呕少食，口干饮汤，脉洪大，按之如无。此内真寒而外假热，当舍时从症。先用六君加炮姜、肉桂四剂，饮食顿进，诸症顿退；复用十全大补汤仍加姜、桂之类；五十余剂而死肉溃；又五十余剂而新肉生。斯人血气充盛，而疮易起易敛，使医者逆知，预为托里，必无此患。

南仪部贺朝卿升山西少参。别时见其唇、鼻青黑，且时搔背。问其故，曰：有一小疮耳。与视之，果疽也。此脾胃败坏，为不治之症。薛与善，悲其途次不便殡殓，遂托其僚友张东沙辈强留之，勉与大补。但出紫血，虚极也。或谓毒炽不能为脓，乃服攻毒药一盅，以致呕逆脉脱，果卒于南都。

京兆柴黼庵仲夏患之，色黯微肿，发热烦躁，痰涎自出，小腹阴实，手足逆冷，右关浮涩，两尺微细。曰：此虚寒之症也。王太仆云：大热而不热，是无火也。决不能起。恳求治之，用大温补药一剂。流涎虽止，患处不起，终不能效。

宪副屠九峰孟春患此，色黯漫肿，作渴便数，尺脉洪数。此肾水干涸，当殁于火旺之际。不信，更用苦寒之药，复伤元气，以促其殁。

一男子不慎房劳，背胛肿高三寸许，阔经尺余。自汗、盗汗，内热、发热，口干饮汤，脉浮大，按之弱涩。此阴虚气节为患。用十全大补加五味、麦冬、山萸、山药四剂，诸症悉退。后乃别用流气饮一剂，虚症悉具，肿硬如石，仍以前药六剂始得愈。

一儒者背肿一块，按之则软，肉色如故，饮食如常，劳则吐痰体倦。此脾气虚而痰滞。用补中益气加茯苓、半夏，少加羌活，外用阴阳散以姜汁调搽而消。后因劳头晕作呕，仍以前药去羌活加生姜、蔓荆子而愈。

节推王器之背患疽，疮头如黍，焮痛背重，脉沉而实。此毒在内，服黄连内疏汤二剂，少退。更与仙方活命饮而愈。

举人刘华甫焮肿作痛，脉浮而数。此毒蓄于经络。用内托复煎散二剂而焮肿减，用仙方活命饮四剂而肿痛止，更用托里药而愈。

一儒者患背疽，肿焮痛甚。此热毒蕴结而炽盛。用隔蒜灸而痛止，服仙方活命饮而肿消，更与托理药而溃愈。

一男子患背疽，腐肉虽溃而新肉不生。此毒气解而脾胃之气虚也。用六君子加芎、归、五味、黄芪渐愈，用十全大补汤全愈。

一男子背患疽肿痛，赤晕尺余，背如负石。其势当峻攻，其脉又不宜。遂用针砭赤处，出紫血碗许，肿痛顿退。更用神功散及仙方活命饮二剂，疮口及砭处出血水而消。

一男子背患疽，肉腐脓清，肌肉不生。此邪去而气血俱虚也。用十全大补汤月余而敛。

通府张延仪背患疽，作呕焮痛，大便秘结，口干作渴。此内蕴热毒。用竹叶石膏汤二剂，诸症顿退；用托里消毒散，四畔肿消；用仙方活命饮，疮亦寻愈。

一男子背疮溃而瘀血不散。此阳气虚弱也。用参、芪、归、术峻补，更以桑枝灸，又用托里散加肉桂，疮口自敛。此补接阳气之法也。

一男子背疮，漫肿微痛，食少体倦。此症属形、病俱虚，法当补元气为主。彼不信，乃用攻毒之剂，中央肉黯五寸许，恶症悉具。复求治。曰：此胃气虚寒而变症作矣，当急温补脾胃则恶症自退，黯肉自生。仍不信，乃割死肉祛恶症，遂致不起。

水部曹文兆背胛患之半月余。疮头如粟且多，内痛如刺，其脉歇止。此元气虚而疽蓄于内，非灸不可。遂灼二三十壮，饮以六君加藿香，服数剂，疮势渐退，内痛顿去，胃脉渐至。但疮色紫，瘀肉不溃。此阳气虚也。燃桑枝灸

患处以解散其毒，补接阳气仍以前药加参、芪、归、桂。色赤脓稠，瘀肉渐腐，两月而愈。夫邪气沉伏，真气怯弱，不能起发，须灸而兼大补。若投以常药，待其自溃，鲜有不误者。

黄汝耘患发背，用生肌散太早，益溃。大便泄泻，其脉微缓。此脾胃虚。先用二神丸以止其泻，次用大补药以固其本，更用猪蹄汤洗患处，用黄芪末以涂其外。喜其初起曾用艾灸，毒不内攻，两月而愈。

许鸿胪发背十余日，肿硬木闷，肉色不变，脉沉而实。此毒在内。先以黄连内疏汤，更以消毒托里药，其毒始发。奈欲速愈，急用生肌药，患处如负石，身如火焮，遂致不起。

李氏云：龙游有患背疽者，大溃，五脏仅隔膜耳。自谓必死。用鲫鱼去肠，实以羯羊粪，烘焦为末，干糁之，疮口自收。此出《洪氏方》，屡用有效，故附于此。须候脓少欲生肌肉时用之耳（陈自明《外科精要》）。

江阴举人陈鸣岐寓京，患背疽，用大补之剂而愈。翌日欲回，先期设席作谢，对谈如常。是晚得家信，大拂其意，恼怒，遂发热作渴，食梨子少许，至夜连泻数次。早促薛视脉，已脱矣。竟至不起。夫梨者，利也。疏利下行之物，凡脾胃虚寒、产妇、金疮者，皆当忌之。

【琇按】其人疡初愈，元气未复，因怒而动厥阴之火，致发热作渴，其肝木之蹶张不待言矣。木盛克土，非呕即泻，少许梨子，何遽尔尔。

陈自明治一男子患发背，疮头如粟，重如负石。以神仙太乙丹内服外涂。后去三四次，每去肛门如灸，不日而瘳（云见《蛊门》）。

一妇人肿痛发热，睡语脉大。用清心汤一剂而安。以金银花、甘草、天花粉、当归、瓜蒌、黄芪数剂渐溃，更以托里药愈。

一男子已愈，惟一眼翻出努肉如血（即名翻花疮），三月不愈。乃伤风寒也。以生猪脂调藜芦末涂之，即愈。亦有努出五寸许者，尤宜用此药也。乌梅涂之亦效，但缓。硫黄亦可。

一男背患毒，焮痛饮冷，发热多汗，便秘谵语。以破棺丹二丸而宁。以金银花散四剂脓成开之，更用托里药而愈。

一妇脓成，胀痛不安，针之，投托里消毒药即愈。大抵发背之症，虽发热瘀痛，形势高大，烦渴不宁，脉若有力，饮食颇进，可保无虞。其脓一溃，诸症悉退。多有因脓不得外泄以致疼痛，若用败毒寒凉攻之，反致误事。若有脓，急针之，脓一出，苦楚即止。脓未成而热毒作痛者，用解毒之药。亦有腐溃尺余者，若无恶症，投以大补之剂，肉最易生，亦无所妨。惟忌肿不高，色不赤，不焮痛，脉无力，不饮食，肿不溃，腐不烂，脓水清或多而不止，肌肉不生，属元气虚也，皆难治，宜峻补之。其或脓血既泄，肿痛尤甚，脓水腥臭，烦躁时嗽，腹痛渴甚，泻利无度，小便如淋，乃恶症也，皆不治。

一弱妇患此症，外皮虽腐，内脓不溃，胀痛烦热不安。谓宜急开之。脓一出，毒即解，痛即止，诸症自退。待其自溃，不惟疼痛溃烂愈深。彼不从，待将旬日，脓尚未出，人已痛疲矣。虽针之，终不能收敛，竟致不起。

一男子溃而瘀肉不腐，欲取之，更以峻补；一妇素弱，未成脓，大痛发热，谓须隔蒜灸以拔其毒，令自消，皆不从，俱致不救。常治不问日期、阴阳、肿痛，或不痛，或痛甚，但不溃者，即与灸之，随手效。势未定者，先用箍药围之，若用乌金膏或援生膏贴患处数点尤好。若头痛拘急乃表症，先服人参败毒散一二剂；如焮痛发热，脉数者，用金银花散或槐花酒、神效托里散；如疼痛肿硬脉实者，以清凉饮、仙方活命饮、苦参丸；肿硬木闷，疼痛发热，烦躁饮冷，便秘脉沉实者，内疏黄连汤或清凉饮；大便已利，欲其作脓，用仙方活命饮、托里散、蜡矾丸，外用神异膏；如饮食少思或不甘美，用六君子汤加藿香，连进三五剂，更用雄黄解毒散洗患处，每日用乌金膏涂疮口处，俟有疮口，即用纸作捻，蘸乌金膏纴入疮内。若有脓为脂膜间隔不出或作胀痛者，宜用针引之；腐肉堵塞者去之；若瘀肉腐动，用猪蹄汤洗；如脓稠或痛，饮食如常，瘀肉自腐，用消毒与托里药相兼服之，仍用前二膏涂贴；若腐肉已离好肉，宜速去之；如脓不稠不稀，微有疼痛，饮食不甘，瘀肉腐迟，更用桑柴灸之，

亦用托里药；若瘀肉不腐或脓清稀不焮痛者，急服大补之剂，亦用桑木灸之以补接阳气，解散郁毒。常观患疽稍重，未成脓者，不用蒜灸之法，及毒热不开，或待腐肉自去，多致不救。大抵气血壮实或毒少轻者，可假药力或自腐溃。怯弱之人，热毒中隔，内外不通，不行针灸，药无全功矣。然此症若脓已成，宜急开之。否则重者溃通脏腑，腐烂筋骨；轻者延溃良肉，难于收功。因而不敛者多矣。

一男子年逾五十，患已五日。焮肿大痛，赤晕尺余，重如负石，势炽甚。当峻攻，察其脉又不宜。遂先砭赤处，出黑血碗许，肿痛顿退，背重顿去；更敷神功散及服仙方活命饮二剂，疮口及砭处出血水而消。大抵疮毒势甚，若用攻剂，怯弱之人必损元气。因而变症者众矣。

一妇人半月余尚不起发，不作脓，痛甚脉弱。隔蒜灸二十余壮而止。更服托里药，渐溃，脓清而瘀肉不腐。以大补药及桑柴灸之，渐腐，取之而寻愈。常治一人至四五日未成脓，而痛者灸至不痛，不痛者灸之至痛。若灸而不痛或麻木者，明灸之，毒气自然随火而散。肿硬不作脓，焮痛，或不痛，或微痛，疮头如黍者，灸之尤效。亦有数日色尚未赤，肿尚不起，痛不甚，脓不作者，尤宜多灸，勿拘日期；更服甘温托里药，切忌寒凉之剂。或瘀肉不腐，亦用桑木灸之。若脉数发热而痛者，发于阳也，可治；脉不数不发痛者，发于阴也，难治。不痛最恶，不可视为常疾。此症不可不痛，不可大痛，烦闷者不治。大抵发背、脑疽、大疔、悬痈、脱疽、脚发之类，皆由膏粱厚味、尽力房劳、七情六淫或丹石补药、精虚气郁所致，非独因荣卫凝滞而生也。必灸之以拔其毒，更辨其因及察邪在脏腑之异、虚实之殊而治之，庶无误也。

一男子初生如粟，闷痛烦渴，便秘脉数实。此毒在脏也。谓宜急疏去之，以绝其源，使毒不致外侵。彼以为小恙，乃服寻常之药，后大溃而殁。

一老妇患之，初生三头皆如粟，肿硬木闷，烦躁。至六日其头甚多，脉大，按之沉细。为

隔蒜灸及托里，渐起发，尚不溃。又数剂，内外虽腐，惟筋所隔，脓不得出，致胀痛不安。医谓须开之，彼不从。后虽自穿，毒已攻深矣。亦殁。大抵发背之患，其名虽多，惟阴阳二症为要。若发一头或二头，焮赤肿高，头起疼痛，发热为痛，属阳，易治；若初起一头如黍，不肿不赤，闷痛烦躁，大渴便秘，睡语咬牙，四五日间其头不计数，其疮口各含一粟形似莲蓬，故名莲蓬发，积日不溃，按之流血至八九日或数日，其头成片，所含之物俱出，通结一衣，揭去又结，其口共烂为一疮，其脓内攻，色紫黯，为疽，属阴，难治。脉洪滑者尚可，沉细尤难。如此恶症，惟隔蒜灸及涂乌金膏有效。凡人背近脊并胂，皮里有筋一层，患此处者外皮虽破，其筋难溃，以致内脓不出，令人胀痛苦楚，气血转虚，变症百出，若待自溃，多致不救，必须开之，兼以托里。常治此症，以利刀剪之，尚不能去。似此坚物，待其自溃，不亦反伤？非血气壮实者，未见其能自溃也。

一男子年逾五十患此，色紫肿痛，外皮将溃，寝食不安，神思甚疲。用桑柴灸患处，出黑血，即鼾睡。觉而诸症如失。服仙方活命饮二剂，又灸一次，脓血皆出；更二剂，肿痛大退；又服托里消毒散数剂而敛。夫疮势炽甚，宜用峻剂攻之，但年老血气衰弱，况又发在肌表，若专于攻毒，则胃气先损，反致误事。

一妇人发热作痛，专服降火败毒药，溃后尤甚，烦躁时嗽，小便如淋。皆恶症，辞不治。果死。大抵疮疡之症，五善之中见一二善症，可治；七恶之内见一二恶症者，难治。若虚中见恶症者不救，实中无恶症者自愈。此症虽云属火，未有不由阴虚而致者。故经云：督脉经虚，从脑而出；膀胱经虚，从背而出。岂可专泥于火！

赵太守患此，肿坚不泽，疮头如粟，脉洪大，按之则涩。经云：骨髓不枯，脏腑不败者，可治。然肿硬色夭，坚如牛领之皮，脉更涩，此精已绝矣，不治。亦死。

《图经》云：薜荔治背痈。顷年寓宜兴，悬张镇，有一老举人教村学，年七十余。忽一日患发背，村中无医药，急取薜荔研烂，绞汁和蜜饮数升，以其渣敷疮上。后以他药傅贴，遂愈。医者云：其本盖得薜荔之力。乃知《图经》所载不妄（《本草》）。

郭户为予言：乡里有善治发背痈疽者，于疮上灸之，多至二三百壮，无有不愈。但作艾炷小则人人不畏灸，灸多则效矣。盖得此法也。然亦不必泥此。近有一医以治外科得名，有人发背，疮大如碗，有数孔，医亦无药可治，只以艾遍敷在疮上灸之，久而方痛。以疮上皆死肉，故初不觉疼也。旋以药调治之，愈。盖出于意表也（《百乙方》）。

治发背初作，取水蛭置肿上饮血，腹胀自落，别换新者，胀蛭以新水养之即活矣。吴内翰《备急方》云：其侄祖仁一日忽觉背疮，赤肿如碗大。急用此治之，至晚遂安（《百乙方》）。

昔严州一通判，忘其名，母病发背，祈祷备至，夜梦吕真人，服青衣，告之曰：公极孝，故来相告以方，更迟一日不可疗矣。通判公急市药治之，即愈。用瓜蒌五个，取子细研；乳香五块如枣子大，亦细研；以白沙蜜一斤同煎成膏，每服三二钱，温酒化下。大治发背诸恶疮，日进二服，无不立效。杨王得此方，家人凡百疮毒，依此治之，皆效。遂合以施人，无不验者。漏疮、恶核并皆治之。此即郑府朱保义所说神妙方是也（《医说续编》）。

立斋治张锦衣，年逾四十，患发背，心脉洪数，势危剧。经云：心脉洪数乃心火炽甚。诸痛痒疮疡皆属心火。心主血，心气滞则血不行，故生痈也。骑竹马灸穴是心脉所由之地，急灸之以泻心火。隔蒜灸以拔其毒，再以托里消毒，果愈。

郑大理伯兴髀骨患疽，背左右各一，竟背重如负石，两臂如坠，疮头皆大如豆许，其隐于皮肤如粟者不计其数，疮色黯而不起，已七十，口干作渴。诊之，脾胃脉甚虚。彼云昨日所进粥食今尚不消，作酸意。此难治之症。因与善者筹其治法，以隔蒜灸二十余壮，其背与臂动觉少便。随用六君子汤加姜汁、炒山栀及吴茱萸，连服数剂，吞酸遂止，饮食少进，但口干，疮仍不起，色亦不赤，亦无脓。复如前法，灸二十余壮，背臂顿便，疮遂发。其时适秋，又投大补之剂及生脉散以代茶饮。

留都郑中翰，仲夏患发背已半月，疮头十余枚，皆如粟许，漫肿坚硬，根如大盘，背煎如负石。即隔蒜灸五十余壮，其背顿轻。彼因轻愈，不守禁忌，三日后大作，疮不起发，喜得痛用活命饮四剂，势少退。用香砂六君子汤四剂，饮食少进。彼恃知医，自用败毒药二剂，饮食益少，口流涎沫，若不自知。此脾虚之甚也。每用托里药，内参、芪各三钱，彼密自拣去大半，后虽用大补药加姜、桂，亦不应。遂令其子以参、芪各一斤，归、术各半斤，干姜、桂、附各一两，煎膏一罐，三日饮尽，涎顿止，腐顿溃，食顿进。再用托里健脾药，腐肉自脱而愈。

张侍御背患疮三枚，皆如粟。彼以为小毒，服清热化痰之药，外用凉药敷贴，数日尚不起，色黯不焮，腹中气不得出入，其势甚可畏。连用活命饮二剂，气虽利，脓清稀，疮不起。欲用补剂，彼泥于素有痰火，不受参、术之补。因其固执，阳以败毒之剂与视之，而阴以参、芪、归、术各五钱，姜、桂各二钱，服二剂，背觉热，肿起，腐肉得溃。方信余言，始明用大补药，乃愈。

南都聘士叶公玉表兄聂姓者患发背，时六月腐肉已去，疮口尺许色赤而焮，发热不食，欲呕不呕，服十宣散等药。自谓不起，请决之。其脉轻诊则浮而数，重诊则弱而涩，此溃后之正脉。然疮口开张，血气虚也。欲呕而不呕，脾胃虚也。色赤焮肿，虚火之象也。尚可治。遂与十全大补汤加酒炒知、柏、五味、麦冬及饮童便，饮食顿进，肌肉顿生，服至八剂，疮口收如粟许。又惑于人言，又服消毒药二剂，以为消余毒，反发热昏愦。急进前药又二十余剂乃愈。后两月，因作善事，一昼夜不睡，致劳发热，似睡不睡。与前药二剂，愈加发热，饮食不进，惟饮热汤。后以前药加附子一钱，二剂愈。

石武选廉伯患发背，内服防风通圣散，外敷凉药，汗出不止，饮食不进，且不寐，疮盈尺，色黯而坚硬，按之不痛，气息奄奄。此阳气已脱，脉息如无。急隔蒜灸时许，背顿轻。四围高不知痛，中央肉六寸许，一块已死。服香砂六君子汤一剂。翌日复灸一次，痛处死肉得解，令砭去。薛归后又为他医所惑，未砭，其血复凝，又敷辛温活血药。翌日依言砭之，出黑血二盏许，背强顿去。以前药加姜、桂，服一盅即鼾睡。觉来肢体少健，但饮食仍不思，吞酸仍有，疮仍不痛。彼以为阴毒，乃如此赤。曰：此气血虚极，寒邪淫于内，无阳营于患处，故肌肉死也，非阴毒。若阳一回，胃气即省，死肉即溃，可保无虑矣。以前药二剂各加姜、桂、附子二钱服之，略进米饮，精神复旧，患处觉热，脉略有力，此阳气略回矣。是日，他医谓疮疡属火症，况今暑令，乃敷芙蓉根等凉药，即进粥二碗。服消毒药，死肉即溃。意芙蓉乃寒凉之药，与脾胃何益？消毒乃辛散之剂与阳气何补？饮食即时而进，死肉即时而溃，此盖前桂、附之功至而脾胃之气省，故饮食进，阳气旺，死肉腐也。苟虚寒之人，若内无辛热回阳之药，辄用寒凉攻毒之剂，岂可得而生耶？若以为火令属阳之症，内有热而用辛温补益之剂，岂不致死而反生耶？殊不知此乃舍时从症之治法也。

一男子发背，脓始溃，肿未消，已十七日，脉微而静。曰：脓毒未尽脉先弱，此元气虚，宜补之，否则后必生变。彼惑于人言，乃服败毒药。腐肉虽溃，疮口不完，忽腹中似痛，后去白垢，肛门里急。复求治。曰：此里虚然也。非痢非毒，当温补脾胃为善。因诸疡医皆以为毒未尽，仍服败毒药而死。

贺少参朝仪背胛患疽，大如豆粒，根畔木闷不肿，肉色如常。曰：此气虚毒甚之症，虽用补亦不能收敛。先用活命饮二剂，背强少和；又二剂，疽少赤；用大补剂，疮出黑血杯许，继有鲜血，微有溃脓。曰：可见气血虚极矣。他医以为属气血有余之症，密用攻毒药一盅，即呕逆，腹内阴冷而死。

少司寇周玉岩背患疽在胛已四日，疮头如粟，重如负石，坚硬不起。自以为小恙，外敷凉药，内服连翘消毒散。去后四次，形体倦怠，自汗、盗汗，口干无寐。曰：疮不宜硬，色不宜黯。周曰：初起时赤而软，自前二药以致如此。曰：凡疮外如麻，内如瓜，毒结于内，非小患也。脉轻诊似数，按之则微，未溃脉先弱，主后难敛。因与卿雅，不能辞，遂隔蒜灸二十余壮，乃知痛；又十余壮，背觉少和。服六君子汤加黄芪、藿香、当归、麻黄根、浮麦二剂，渴止，汗少敛，疮色仍黯，坚硬。又服辛温活血之药，疮始起，渴止汗敛，所结死血得散。良久，汗复出，口复干。又服数剂，外皮虽溃清脓，尚未溃通于内，脓欲走别处。彼用药围之。曰：里虚而脓不能溃于外，围药逼毒入内。至十二日，脉浮，按之如无。再用药一剂加姜桂服之，即安寐。又二日，脉忽脱。再于前药加附子七分，服二剂。乃曰：背今日始属吾也。形体亦健，颇有生意。因先日有言难以收敛，屡更医，杂用清热解毒及敷凉药，遂致里虚，元气下陷，去后如痢。用治痢消毒药而死。

姜举人患发背十日，正腐溃作渴，喜热汤饮。此中气虚不能充津液而口干，宜预补之，否则不能收敛。后疮口故不收，犹以毒为未尽，用败毒药两月，疮口不完，清利腹痛，又服清凉之药而死。

王序班患发背，元气虚弱，用托里药而始起，用大补药而始溃。彼惑他义，敷凉药，致腹内不和，里急后重，去后如痢，大孔作痛。曰：此里虚，非痢。仍用败毒治痢药而死。

一男子四十余岁，发背未溃即作渴，脉数，肿高色紫，面赤，小便如膏。以加减八味丸料加酒炒知、柏为丸，每日空心并食前以童便送下百丸，用八珍汤加五味、麦冬、黄芪、酒炒知母、赤小豆，食远煎服。逐日又以童便代茶饮之，渴止疮溃而愈。吾治得生者此人耳。

汪夫人患发背用敷药，冷逼胸内，欲呕。急令洗去，用托里药寻愈。刘太宰紫岩太夫人发背，元气不足。用托里药而起。王安人发背正溃时，欲速效，俱敷草药，即日而死。

刘大尹年将五十，陆路赴京，兼丧其妻，发背盈尺，中六寸许，不痛，发热口干，恶寒自汗，少食，大便不禁且气促，脉浮大，按之空虚。用补中益气汤加半夏、茯苓四剂，又隔蒜灸之。彼云：背重已去，形气少健，但吞酸，

前日所进饮食觉仍在腹。又以前药加姜、桂服二剂，饮食少进，吞酸已止，始得睡。疮且不痛、不溃，疑为阴症。曰：此阳气虚不能营于患处，故所患肉死而不痛、不溃也。若胃气回，饮食进，死肉即溃矣。仍服前药六剂，饮食渐进，患处渐溃，脉有力。曰：此阳气回矣。后惑于他医，云必服飞龙夺命丹，出汗为善。遂进一服，汗大出，三日不止。复请治。曰：汗多亡阳，无能为也。强曰：诸书云：汗之则疮已，岂为患？后果死。东垣曰：疮疡因风热郁于下，其人多怒，其疮色赤，肿高结硬而痛，左关脉洪缓而强，是邪客于血脉之上，皮肤之间，故发其汗而通其荣卫则邪气去矣。谦甫治疮疡，冬月脉浮紧，按之洪缓，乃寒覆皮毛，郁遏经络，热不得升，聚而赤肿。盖冬月乃因寒气收敛皮肤，致密腠理，汗不得出而设也。况发汗乃阴盛阳虚，邪不能自出，必得阳气泄汗乃出，是助阳退阴之意也。且前症未溃，其气血既虚，溃后气血愈虚。凡疮虽宜汗，然元气虚者不宜。况所见之症俱属不足，岂可汗耶？

留都机房纪姓者背疽，胃气虚用温补药而饮食进，大补药而疮腐。愈后患腿痛，用养血化痰之剂少止。彼嫌功缓，他医以为湿热，服麻黄左经汤一剂，汗出不止。曰：必发痉而死。已而果然。

王德之患发背，脉浮数，按之则涩。大便五、六日不行，腹不加胀。曰：邪在表不在里。但因气血虚，饮食少，故大便不行，非热结也。宜生气血为主。彼泥积毒在内，用大黄之药下之。遂连泻三四次，更加发热。来日又服一剂，泻遂不止，饮食不化，咳逆不绝，手足皆冷。诊之，脉已脱，辞不治。其子曰：泻之能为害乎？曰：服利药而利不止者，死；不当泻而泻，令人开肠洞泄不禁者，死；下多亡阴者，死。曰：疮疡虽积毒在脏腑，治法当先助胃气，使根本坚固；参以行经活血时宜之药，非专用大黄也。今病在表而反以峻利之剂重夺其阴，可乎哉？故曰：表病里和而反下之则中气虚，表邪乘虚而入，由是变症百出。虽云脉浮数，邪在表，属外因，当用内托复煎散，其中黄芩、苍术亦不敢用；脉沉实，邪在内，属内因，当

用内疏黄连汤，其中大黄、槟榔亦不敢用。况浮、数、涩三脉皆主血气俱虚，邪既在表而反用峻利之剂重泻其里，诛伐无故，不死何俟？

一县尹背疮竟背，腐溃色黯，重若负石，甚危。喜饮食颇进，用红桃散，色渐赤，负渐轻。再用而肌生。更服托里药而愈。盖此大毒症非峻药莫能治，内用砒，故用攻毒有效。

平氏室患发背，以托里消毒药二十余剂而溃。因怒，顿吐血五六碗许，气弱脉细。此气血虚极也。遂令服独参膏斤许，稍缓；更以参、芪、归、术、陈皮、炙草三十余剂，疮口渐合。设投以犀角地黄汤沉寒之药，鲜有不误。

徐符卿年逾四十，患发背五日不起，肉色不变，脉弱少食，大便不实。以凡疽未溃，脉先弱，难于收敛。用托里消毒二剂，方起发。彼惑一妪言，贴膏药，服攻毒剂，反盛，背如负石。复请治。遂以隔蒜灸三十余壮。云：背不觉重，但痒痛未知。更以托里药，知痛痒，脓清。仍以前药倍加参、芪，佐以姜、桂，脓稍稠。又为人惑，外用猪腰子贴抽脓血，内服硝黄剂，遂流血五六碗许，连泻十余行，腹内如水，饮食不进。不得已。速诊之，脉遽脱，已不可为矣。盖其症属大虚不足之甚，虽一于温补，犹恐不救，况用攻伐之剂，不死何俟？

顾浩室年逾四十，患发背，治以托里药而溃。忽呕而疮痛。胃脉弦紧，彼以为余毒内攻。东垣云：呕吐无时，手足厥冷，脏腑之虚也。丹溪云：溃后发呕不食者，湿气侵于内也。又云：脓出而反痛者，虚也。今胃脉弦紧，木乘土位，其虚明矣。欲以六君子汤加酒芍、砂仁、藿香治之，彼自服护心散，呕愈甚。仍用前药，更以补气血，两月而愈。大抵湿气内侵，或感秽气而作呕，必喜温而脉弱；热毒内攻而作呕者，必喜温而脉弱；热毒内攻者，必喜凉而脉数，必须辨认明白。

郑挥使年逾五十，患发背，形症俱虚。用托里药而溃。但有腐肉当去。彼惧不肯，延至旬日，则好肉皆败矣。虽投大剂，毒甚竟不救。古人谓：坏肉恶于狼虎，毒于蜂虿，缓去则戕贼性命。信哉！

张宜人年逾六十，患发背三日，肉色不变，

头如粟许，肩背加重，寒热饮冷，脉洪数。陈良甫云：外如麻，里如瓜。齐氏云：增寒壮热，所患必深。又云：肉色不变，发于内也。以人参败毒散二剂，乃隔蒜灸五十余壮，毒始发，背始轻。再用托里药，渐溃，气血虚甚而作渴。参、芪、归、地等药，渴亦止。彼欲速，自用草药罨患处，毒气复入，遂不救。尝见老弱者患此，疮头不起或坚如牛领之皮，多不待溃而死。有溃后气血不能培养者，亦死。凡疮初溃，毒正发越，宜用膏药吸之，参芪等药托之，若反以药遏之，使毒气内攻者，必不救。

王太守宜人患发背，脓熟不开，昏闷不食。此毒入内也，断不治。强之，针脓碗许，稍苏，须臾竟亡。大抵血气壮实，脓自涌出。老弱之人，血气枯槁，必须迎而夺之，顺而取之。若毒结四肢，砭刺少缓，腐溃深大，亦难收敛。痛结于颊、项、胸、腹紧要之地，不问壮弱，急宜针刺，否则难治。

郭职方名琏，背疮溃陷色紫，舌卷。谓：下陷色紫主阳气脱，舌卷囊缩肝气绝。遂辞之。经曰：舌卷囊缩，此筋先死，庚日笃，辛日死。果至立秋日而殁。

姚应凤治抚军喻思恂，驻师温州，拒海贼刘香，受降有日。毒发背间，剧甚。应凤至刲腐肉二大器，洞见五脏，随傅以丹药。越二日，痛平。开辕门坐受降。抚军喜，深德之（《仁和县志》）。

王洪绪治木渎谭姓妇，患背疮如碗，初起色白，近已转红，痛甚。时值三伏，与阳和汤。或曰：暑天何用麻、桂热剂？曰：此阴症也。又云：患色转红，阴已回阳，乃立令煎服，不一时，痛止。连进四服，症减其七，余三分，有脓不痛而溃，五日收功。

钱国宾治湖州三官庙僧大乘发背，长二尺，阔八寸，深寸许，中间如蜂窝，二百余头，流脓，痛极欲死。乃半身发也。此僧素喜煿炙，多动肝气，其脉浮洪，可救。以新槐子一合，生白矾一钱，盛锡壶内，冲滚水二三碗，再以壶炖水内，煮十数滚，令味尽出，陆续饮之。至五七壶，痛止。外用绿膏药：取松香一斤五两，烧酒五斤，微火煮干为度，倾冷水内，以手捻松子百次，去水酒湿气。用全蝎二十一个，蜈蚣二十一条，真蟾酥五钱，乳香、没药各三钱，铜绿八钱，各另研，方以松香化开，入香油少许，试老嫩成膏。待松香冷定，方入细药，搅匀，盛磁罐内，隔水炖摊。一日一换，每次下腐肉一层。生肌如石榴子，廿日收口。此膏妙在一长齐平，不比别膏自周围长，至豆大难收口也。凡冤业大毒，一切通治。

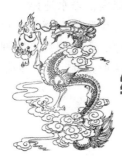

# 续名医类案卷之五十二

 肺

薛立斋治一妇人，素血虚，发热咳嗽。服痰火之剂后吐脓血，面赤脉数，其热甚危。此脓成而气血虚也。用八珍汤补元气，桔梗汤治之而愈。

一妇人感冒风寒，或用发表之剂，反咳嗽喘急，饮食少思，胸膈不利，大便不通，右寸关浮数，欲用疏通之剂。薛曰：此因脾土亏损不能生肺金，若更利之，复耗津液，必患肺痈矣。不信，仍利之，虚症悉至。后果吐脓。乃朝用补中益气汤，夕用桔梗汤，各数剂，吐脓渐止。又朝仍用前汤，夕用十全大补汤，各五十剂。喜其善调理，获愈。

一妇人咳嗽吐痰，胸膈作痛，右寸关浮滑，项下牵强。此脾胃积热之痰，非痈患也。以二陈、山栀、白术、桔梗治之安。

一妇人素血虚内热，时咳。甲辰孟冬，两尺浮洪，以脾不健请治。曰：防患肺症。丙午孟春果咳嗽，左右寸脉洪数，肺痈也。脓已成，右寸脉仍洪数。乃心火克肺金，夏令可忧。用壮水健脾之剂，稍愈。彼遽自忽，不事调摄，果殁于夏令。

喻嘉言治施眉苍，肺痿喘嗽，吐清痰，肢体软痿，不能举动，脉来虚数。以蛤蚧二十枚，酒浸，酥炙，人参、黑参各十两，蜜丸，时时噙化。不终剂而痊（出《张氏医通》）。

张露玉治陆去非肺痿，声飒吐痰，午后发热，自汗，左脉弦细，右脉虚濡。平昔劳心耽色所致。先与生脉散合保元汤，次与异功散加黄芪并姜、枣与都气丸，晨夕间进。调补半月，热除痰止，月余方得声清。

孙起伯肺胀，服耗气药过多，脉浮大而重按豁然，饮食不入，幸得溺清便坚（金土未愈）。与局方七气丸，每剂用人参三钱，肉桂、半夏曲、炙甘草各一钱，生姜四片，四剂霍然。盖肺胀实症居多，此脉虚大，不当以寻常论也。

一尼肺胀，喘鸣肩息，服下气止嗽药不应。渐至胸腹胀满，脉得气口弦细而涩。此必劳力气上，误饮冷水伤肺，肺气不能收饮所致也。遂与越脾汤减麻黄，加细辛、葶苈，大泻肺气而安。

一酒客严冬醉卧，渴饮冷茶，肺胀喘咳，脉得气口沉紧搏指。与小青龙去白芍，加葶苈、半夏，一剂而痊。则知肺胀喘满，当以葶苈为向导也。非实症未可轻投。

孙文垣治初阳侄妇，先时咳嗽，诸治无功，嗽急则吐。用碧玉散二钱，白汤调下，立止。半年复咳嗽，胸背隐隐疼痛，常内热，吐出桃红脓甚多，且腥秽，右胁并乳胀痛。诊之：脉洪数，大便燥，肌瘦骨立。此肺痈症也。用贝母、茜根、白芍各一钱，知母、麦冬、山栀、紫菀各八分，桑皮、当归、丹皮、杏仁各七分，苡仁一钱五分，甘草、葶苈各五分，服之甚安，但稍停即发。或云：肺窍中痰积瘀血尚多，未能即去，宜缓图之，俟脓尽当愈。孙谓：丹溪虽有此言，亦不可执。设不以药消化之，必俟其自已。恐岁月深而有他变，且中年之人，何能当此？莫若清热润肺，消痰化瘀久服，或早愈也。或又谓：久嗽伤肺宜补。每补必增热、加痛、加咳，而脓转多。仍以依法治之，二年良愈。

喻嘉言治陆令仪母，平日持斋，肠胃素槁，天癸已绝，复淋沥不止。治之久痊。值秋月，燥金太过，湿虫不生，人多病咳，而血虚津槁之躯，受伤独猛，胸胁紧胀，上气喘卧，寐不宁，咳动则大痛，痰中带血而腥，食不易入，声不易出，寒热交作。申酉二时，燥金用事，诸苦倍增，脉时大时小，时牢伏，时弦紧，服清肺药进退。告以肺痈将成，高年难任。以葶苈大枣泻肺汤先通肺气之壅，即觉气稍平，食少入，痰稍易出，身稍可侧，大有生机。乃曰：未也。因见来势太急，不得已取快一时，暂开者易至复闭，迨复闭则前法不可再用矣。今乘其暂开，多方以图，必在六十日后，交立冬节方是愈期。盖身中之燥与时令之燥胶结不解，必俟燥金退气，肺金乃宁。后六十日间，屡危屡安，大率皆用活法斡旋。缘肺病不可补，而脾虚又不能生肺，肺燥喜润，而脾滞又艰于运食。今日脾虚不思饮食，则于清肺中少加参、术以补脾。明日肺燥热盛咳嗽，则于清肺中少加阿胶以润燥。日复一日，扶至立冬之午刻，病者忽自云：内中光景大觉清爽，可得生矣。奇哉！天时之燥去而肺金之燥遂下传大肠，五六日不大便，略一润肠，旋即解散，正以客邪易去耳。至小雪节康健，加餐倍于曩昔。盖胃中穴虚已久，势必复其容受之常，方为全愈也。

薛立斋治一男子神劳，冬月患咳嗽，服解散之剂，自以为便。曰：此因肺气虚弱，腠理不密而外邪所感也。当急补其母，是治本也。始服六君子汤，内去参、术，反加紫苏、枳壳之类，以致元气益虚，生肺痈而殁。

一武职因饮食起居失宜，咳嗽吐痰，用化痰止嗽之药。时仲夏，左尺洪数而无力，胸满面赤，吐痰腥臭，自汗。曰：肾虚水泛为痰而反重亡津液，得非肺痈乎？不信，仍服前药。翌日，吐脓，脉数，右寸为甚。用桔梗汤一剂，数脉与脓顿减；又二剂，将愈，佐以六味丸而痊。

一男子咳嗽喘急，发热烦躁，面赤咽痛，脉洪大。用黄连解毒汤二剂，少退；更以栀子汤四剂而安（此肺痈将成未成之候）。

一男子患肺痿，咳嗽喘急，吐痰腥臭，胸满咽干，脉洪数。用人参平肺散六剂及饮童便，诸症悉退；更以紫菀茸汤而愈。童便虽云治虚火，常治疮疡嫩肿疼痛，发热作渴及肺痿、肺痈发热口渴者尤效。

一仆年愈三十，嗽久不愈（病久故可用涩），气壅不利，睡卧不宁，咯吐脓血，甚觉可畏，其主已弃之矣。与宁肺散，一服少愈；又服而止大半；乃以宁肺散汤数剂而痊。所谓有是病必用是药。若疑前散性涩而不用，何以得愈。

上舍毛体仁素阴虚，春初咳嗽，胸中隐痛，肾脉洪数，肺脉数而时不见。曰：内当结痈。先用六味地黄丸料一剂服之。翌日来，谓曰：昨得良剂，嗽愈六七，务求一方到监调理。曰：阴虚火炎，患痈之症，第因元气虚弱，未能发出。因其易忽，薛不能治。乃别用降火化痰等剂，愈甚。月余复请，诊之，脉洪滑而数。曰：脓已成矣，当请常治之者同议，针之且免内溃之患。仍不决。又月余，请视，他医已先开，疮孔偏上，兜脓不出，仍内溃，脉愈洪大。曰：脉洪滑而数，其舌青黯，内脏已坏，无能为矣。后果然。

一男子咳嗽，两胁胀满，咽干口燥，咳唾腥臭。以桔梗汤四剂而唾脓，以排脓散数服而止。乃以补阴排脓之剂而瘳。

一男子咳而脓不止，脉不退，诸药不应，甚危。用柘黄丸，一服少愈，再服顿退，数服而痊。柘黄一两为末，百齿霜（即梳垢）二钱，用糊为丸，如梧子大，每服三五丸，米饮下。柘黄乃柘树所生者，其色黄，状似灵芝，江南最多，北方鲜有。

一妇人吐脓，五心烦热，口渴胸闷。以四顺散三剂，少止；以排脓散数服而安。排脓散：黄芪、白芷、五味、人参。四顺散：贝母、紫菀、桔梗各一钱半；甘草七分；作一剂，水煎，食远服。

一男子因劳咳嗽不止，项强而痛，脉微紧而数。此肺痈也。尚未成脓。欲用托里益气药，彼不信，仍服发散药，致血气愈虚，吐脓不止，竟不救。经云：肺内主气，外司皮毛。若肺气虚则腠理不密，皮毛不泽，肺受伤则皮毛错纵。

故患痈瘘肠痈者，必致皮毛如此，以其气不能荣养而然也。亦有服表药，见邪不解，仍又发表。殊不知邪不解者，非邪不能解，多因腠理不密而邪复入也。专用发表则腠理愈虚，邪愈易入，反为散症矣。宜诊其脉，邪在表者，止当和解而实腠理；乘虚复入者亦当和解兼实腠理，故用托里益气之药。若小便赤色，为肺热所传，短少为肺气虚。盖肺为母，肾为子，母虚不能生子故也。亦有小便频者，亦为肺虚不能约制耳。

一男子面白神劳，咳而胸臆隐痛，其脉滑数。以为肺痈，欲用桔梗汤，不信，服败毒药，致咳嗽愈甚，吐痰腥臭，始悟。乃服前汤四剂，咳嗽少定；又以四顺散四剂而脉静；更以托里药数剂而愈。大抵劳伤血气则腠理不密，风邪乘肺，风热相搏，蕴结不散，必致喘咳。若误汗、下过度，则津液重亡，遂成斯症。若寸脉数而虚者，为肺痿；数而实者为肺疽；脉微紧而数者，未有脓也；紧甚而数者，已有脓也。唾脓自止，脉短而面白者，易治；脓不止，脉洪大而面赤色者，不治。使其治早可救，脓成则无及矣。《金匮方论》：热在上焦者，因咳为肺痿。得之或从汗出，或从呕吐，或从消渴、小便利数，或从便难。又被下药快利，重亡津液，故寸口脉数，其人燥咳，胸中隐隐时痛，脉反滑数，此为肺痈，咳吐脓血，脉数虚者为肺痿，数实者为肺痈。

一童子气禀不足，患肺痈，吐脓腥臭，皮毛枯槁，脉浮，按之涩，更无力。用钟乳粉汤治之。

一男子患之，形症皆同，唯咽喉或作痒，痰多胁痛，难于睡卧，用紫菀茸汤治之而病愈。

一弱人咳脓，日晡发热，夜间盗汗，脉浮数而紧。用人参五味子汤数剂，顿退；以紫菀茸汤月余而痊。

一男子患肺痿，咳嗽喘急，吐痰腥臭，胸满咽干，脉洪数。用人参平肺散六剂及饮童便，诸症悉退；更以紫菀茸汤而愈。童便虽云专治虚火，常治疮疡，肿焮疼痛，发热作渴及肺痿、肺痈发热口渴者尤效。

一妇人患肺痿咳嗽，吐痰腥臭，日晡发热，

脉数无力。用地骨皮散治之，热止；更用人参养肺汤，月余而安。

一男子前病肺痈，后又患咳嗽，头眩吐沫，饮食少思，小便频数，服解散化痰药不应。诊之脾肺二脉虚甚。谓：眩晕唾涎属脾气不能上升，小便无度乃肺气不得下降，尚未成痈耳。投以加味理中汤四剂，诸症已退大半，更用钟乳粉汤而安。河间曰：《金匮》云肺痿属热。如咳又肺痿，声哑声嘶咯血，此属阴虚热甚然也。《本草论》治肺痿吐涎沫而不咳者，其人不渴，必遗尿，小便数，以上虚不能制下故也。此为肺中冷，必眩，多涎唾。用炙草、干姜，此属寒也。脉痿，涎唾多，心中温温液液者，用炙甘草汤，此补虚劳也。亦与补阴虚火热不同，是皆宜分治。故肺痿又有寒热之异也。

赵以德治一妇人，年二十余，患肺痈，胸膺间患一窍，口中所咳脓血与窍相应而出，以人参、黄芪、当归补气血剂加退热排脓等药服之，不一月而安（《药要或问》）。

治肺痈目击神效，其法用百年芥菜卤久窖地中者，数匙，立起。此卤嘉兴府城中大家多藏之（《广笔记》）。

广笔记：鱼腥草不住口食之，治肺痈吐脓血，神方也。正名蕺草，兼治鱼口。

薛立斋治陆司厅子仁，春间咳嗽，唾痰腥秽，胸满气促，皮肤项强，脉数。此肺疽也。盖肺系在项，肺伤则系伤，故牵引不能转侧。肺者，气之本，其华在毛，其充在皮，肺伤不能摄气，故胁胀气促而皮肤纵。东垣云：肺疮之脉微紧而数者，未有脓也；紧甚而数者，已有脓也。其脉来紧数则脓已成，遂以人参、黄芪、当归、川芎、白芷、贝母、知母、麦冬、蒌仁、桔梗、防风、甘草兼以蜡矾丸及太乙膏治之，脓尽脉涩而愈。至冬脉复数。经云：饮食劳倦则伤脾。脾伤不能生肺金；形寒饮冷则伤肺，肺伤不能生肾水；肾水不足则心火炽盛，故脉来洪数。经云：冬见心脉而不治。果殁于火旺之月（凡肺疽愈而复作，多不治。余常治三人：一间三年，两间一年，皆复作而殁）。

周国用年愈三十，患咳嗽项强气促，右寸脉数。此肺疽也。东垣云：风中于胃，呼气不入；热攻于荣，吸气不出。风伤皮毛，热伤血脉，风热相搏，血气积留于肺，变成疮疽。诊其寸脉数而虚者，脉痿也；数而实者，肺疽也。今诊脉滑，此疽脓已成。以排脓托里之药及蜡矾丸治之，脉渐涩而愈。锦衣李大器亦患此，吐脓，面赤，脉大。谓：肺病脉宜涩，面宜白。今脉大面赤，火克金也，不可治。果殁。

一男子年愈四十，喘咳胁痛，胸满气促，右寸脉大。此风热蕴于肺也。尚未成疮，属有余之症。意欲以泻白散治之。彼谓肺气素怯，不然之。乃服补药，喘咳愈甚。两月复请视之，汗出如油，喘而不休。此肺气已绝，安用治？

后果殁。夫肺气充实，邪何从袭？邪气既入，则宜去之，故用泻白散，所以泻肺中之邪气也。邪气既去，则真气自实矣。

姚应凤治某叟患胀满。诸医多云：膈症。应凤曰：此肺痈耳。令病者闭目，取一大盂水向病者顶上倾之，病者陡大惊，亟举刀直刺心坎，泻脓血数碗而愈。人问之，应凤曰：心尖下垂，水泼而惊，惊则心系提，吾刀可入也（《仁和县志》）。

沈夫人患嗽血，昼夜不休。应凤曰：肺虑痿不虑溃，至第二叶尚可生也。先投洗肺汤，已令食猪肺数十斤，遂愈（《同上》）。

# 腹　痛

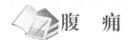

薛立斋治上舍周一元，腹患痛三月不愈。脓水清稀，朝寒暮热，服四物、知柏之类，食少作泻，痰涎上涌，服二陈、枳实之类，痰涎愈甚，胸膈痞闷。问故，曰：朝寒暮热，血气虚也；食少作泻脾肾虚也；悉因真气虚而邪气实也。当先壮其胃气，使诸脏有所禀而邪自退矣。遂用六君加黄芪、当归数剂，诸症渐退；又用十全大补汤，肌肉渐敛；更用补中益气汤调理而痊。

从侄孙年十四而毕姻。乙巳春年二十四，腹中作痛，用大黄等药二剂，下血甚多，胸腹胀满，痰喘发热。又服破气降火药一剂，汗出如水，手足如冰。薛归诊之，右关洪数，左关尤甚。乃腹痛也。虽能收敛，至夏必变而成瘵症。用参、芪各一两，归、术各五钱，陈皮、茯苓各三钱，炙草、炮姜各一钱，二剂，诸症稍退，腹始微赤，按之觉痛。又二剂，作痛。又二剂，肿痛，脉滑数，针出脓瘀。更用大补汤，精神饮食如故。因遗精，患处色黯，用前药加五味、山萸、山药、骨脂、吴茱等剂，疮口渐敛，瘵症悉具。其脉非洪大而数即微细如无。惟专服独参汤、人乳汁少复，良久仍脱。曰：当备后事，以俟火旺。乃祷鬼神，巫者历言往事如见，更示以方药，皆峻利之剂，且言保其必生。敬信服之，后果殁。经曰：拘于鬼神者不可与言至德。而况又轻信方药于邪妄之

人耶！书此以警后患。

一男子腹患痛，肿硬不溃，乃阳气虚弱。呕吐少食，乃胃气虚寒。法当温补脾胃；假如肿赤痛甚，烦躁脉实而呕，为有余，当下之；肿硬不溃，脉弱而呕，为不足，当补之；若痛伤胃气或感寒邪秽气而呕者，虽肿疡犹当助胃壮气。不信，仍服攻伐药，而呕愈甚。复请治，脉微弱而发热。曰：热而脉反静，脱血脉反实，汗后脉反躁者，皆为逆也。辞不治，果殁。

秋官钱可容腹患痛，焮肿作痛，烦渴饮冷，大便不通，脉沉数实。此热毒蕴于内。用清热消毒散加大黄二钱，一剂诸症悉退，但形气顿虚。用托里消毒散去银花、白芷，倍加参、芪、归、术而安。

毛砺安侧室肚患痛月余矣。色黯不肿，内痛作呕，饮食不入，四肢逆冷，其脉或脱绝或浮大，杂用定痛败毒之药。曰：此气血俱虚而作痛，内决无脓，不治之症也。强用大温补之药二剂，痛止，色赤，饮食少进。谓：但可延日而已。人皆以为有脓，复强针之。又用大补之剂，始生清脓少许。众仍以为毒结于内，用攻脓保其必生，殊不知乃速其死耳。惜哉！

一男子腹患痛，肿硬木闷，烦热便秘，脉数而实。以黄连内疏汤一剂，少愈；以黄连解毒汤二剂，顿退；以金银花散四剂，疮头出水而消。

一男年逾三十，腹患痛肿，脉数喜冷。齐氏云：疮疡肿起坚硬，疮疽之实也。河间云：肿硬木闷，脉数饮冷，邪气在内也。遂用清凉饮倍用大黄三剂，稍缓；次以四物汤加芩、连、山栀、木通四剂而遂溃。更以十宣散去参、芪、肉桂，加金银花、天花粉，渐愈。彼欲速效，自服温补药，遂致肚腹俱肿，小便不利。仍以清凉饮治之，脓溃数碗；再以托里药治之，愈。东垣云：疮疽之发，其受有内外之别，治之有寒温之异。受之外者，法当托里，以温剂。反用寒药，则是皮毛始受之邪引入骨髓。受之内者，法当疏利，以寒剂。反用温补托里则是骨髓之病上彻皮毛，表里通溃，共为一疮，助邪为毒，苦楚百倍。轻则几殆，重则死矣。

一男子素好酒色，小腹患毒，脉弱微痛，欲求内消。谓：当助胃壮气，兼行经活血药佐之可消，不宜用败毒等药。彼欲速效，自用之，病热果盛，疮亦不溃，饮食少思。迨两月余，复请治。诊其脉愈弱，盗汗不止，聚肿不溃，肌寒肉冷，自汗色脱。此气血俱虚也，故不能发肿成脓。以十全大补汤三十余剂，遂成脓，刺之反加烦躁，此亡阳也。以圣愈汤二剂，仍以前药百贴而愈。

刘贵患腹痛，燉痛烦躁作呕，脉实。河间云：疮疡者火之属，须分内外，以治其本。若脉沉实者，先当疏其内，以绝其源。又云：呕哕以烦，脉沉而实，肿硬木闷或皮肉不变，邪气在内，宜用内疏黄连汤治之。然作呕脉实，毒在内也。遂以前汤，通利二三行，诸症悉去。更以连翘消毒散而愈。

一人患腹痛，脓熟开迟，脉微细，脓出后疮口微脓，如蟹吐沫。此内溃透膜也。凡疮疡透膜，十无一生。虽以大补药治之，亦不能救。此可为待脓自出之戒也。

黄师文云：男子服建中汤，妇人服四物汤，往往十七八得，但时为之损益耳。有男病小腹一大痛，其诸弟侮之曰：今日用建中汤否？师文云：服建中汤，俄而痛溃。盖小腹痛本虚，其热毒乘虚而入，建中汤既补虚而黄芪且溃脓也（《北窗炙輠》）。

# 腰　疽

薛立斋治府庠彭碧溪患腰疽，服寒凉散毒之药，色黯不痛，疮头如铺黍，背重不能安寝，耳聤目白，面赤无神，小便频涩，作渴迷闷，气粗短促，脉浮数，重按如无。先用滋水之药一剂，少顷便利渴止，背即轻爽。乃砭出瘀血，以艾半斤许，明灸患处。外敷乌金膏，内服参、芪、归、术、肉桂等药。至数剂，元气稍复，自疑肉桂辛热，一日不用，手足并冷，大便不禁。仍用肉桂及补骨脂二钱，肉豆蔻一钱，大便复常，其肉渐溃。更用当归膏以生肌肉，八珍汤以补气血而愈。

锦衣傅允承母，年逾七十，腰生一瘤，作痒异常，脉浮数，反恶寒。曰：此疮疽症也。未溃而先弱，何以收敛？况大便不通，则真气已竭，治之无功，因恳请，不得已用六君加藿香、神曲数剂，饮食渐进，大便始通。更用峻补之剂，溃而脓清作渴。再用参、芪、归、地、麦冬、五味，渴止。彼喜曰：可无虞矣。曰：尚难收敛，先日之言也。彼疑，遂速他医，卒致不起。

举人顾东溪久作渴，六月初腰患疽，不慎起居，疮溃尺许，色黯败臭，小便如淋，唇裂口刺。七月终请治，左尺洪数，左关浮涩。谓：先渴而患疽者，乃肾水干涸，虚火上炎，多致不起。今脓水败臭，色黯不痛，疮口张大，乃脾气败而肌肉死也。小便如淋，痰壅喘促，口干裂，乃脾肺败而肾水绝也。左尺洪数，肾无所生也。左关浮涩，肺克肝也。况当金旺之际，危殆速矣。二日后果殁。盖此症既发于两月方殁者，乃元气虚不能收敛也。若预为调补，使气血无亏，亦有得生者。

一男子腰患毒，脓熟不溃，针之脓大泄，反加烦躁。以圣愈散汤四剂而宁，更以人参养荣汤加麦冬、五味两月而愈。此人后患湿气，遂为痼疾。凡疮脓血去，多痰，口难合，尤当补益，务使气血平复，否则更患他症，必难治疗。慎之！

一男子腰中患疽，发而不溃，其气血止能发起，不能培养为脓也。投大补药数剂而溃，又数剂，脓出尚清。乃服参芪归术膏斤余，脓少稠；数斤渐稠，肌肉顿生。凡大痈疽藉气血为主，若患而不起，或溃而不腐，或不收敛及脓少或清，皆气血之虚也。宜大补之，最忌攻伐之剂。亦有脓反多者，乃气血而不能禁止故也。若溃后发热作渴，脉大而脓愈多，属真气虚而邪气实也。俱不治。常见气血充实之人患疮，皆肿高色赤，易腐溃，而脓且稠，又易于收敛；怯弱之人多不起发，不腐溃又难于收敛。若不审察而妄投攻剂，虚虚之祸不免矣。若患后当调养，若瘰疬、流注之症尤当补益也。否则更患他症，必难于措治。慎之！

有人腰间生一毒痈，红肿未破，皮痛不可忍，俯躬而行。一人取新杀牡猪肝，切片如疮大贴上，外以布缠定，一对昼其病良已，肝色变黑，臭不可近，弃之地，犬不食。下有小指大一点，尚硬，乃肝小未贴满所致，竟亦无他（《奇疾方》张在五谈）。

薛立斋治昆山张举人元忠，孟秋患腰疽，疮头如大豆粒，根大三寸许，微肿略赤，虚症悉具。用桑枝灸患处，服活命饮一剂，肿起色赤，饮食仍少，用香砂六君子汤四剂，食渐进，后用大补药，脓虽成而不溃。乃每剂加附子一片，二剂后脓自涌出，旬日而愈。

陆氏女初嫁患腰痛，不肿，脉沉滑，神思倦怠。此为内发七情之火、饮食之毒所致。以托里药一剂，下瘀脓升许。陈良甫曰：疮未溃内陷，面青唇黑者，不治。果殁。

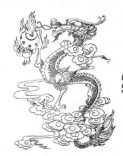

# 续名医类案卷之五十三

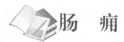 肠　痛

华佗传军吏李成苦咳嗽，昼夜不寤，时吐脓血，以问佗，佗言君病肠痈，咳之所吐，非从肺来也。与君散两钱，当吐二升余脓血，讫快。自养一月，可小起。好自将爱，一年便健。十八岁当一小发，服此散亦行复差。若不得此药，故当死。复与两钱散。成得药去五六岁，亲中人有病如成者，谓成曰：卿今强健，我欲死，何忍无急去药。

**【松之按】**古语以藏为去。

以待不祥？先持贷我，我差为卿从华佗更索。成与之。已故到谯适，值见收，匆匆不忍从来求。后十八年，成病竟发，无药可服，以至于死（《三国志》）。

薛立斋治金台院金宪，年逾五十，腹内隐痛，小便如淋，皮肤错纵而脉滑数。此肠痈也，脉滑数则脓已成。遂以广东牛皮胶，酒溶化送太乙膏，下脓升许；更以排脓托里药及蜡矾丸而愈。

孙文垣治染匠妇，腹痛两年。或以为寒、为热、为气、为血、为虫、为积，治之不效。或与膏药，大如斗，贴之痛益剧，欲去之，牢粘不可揭。卧舟中，数人扶之不起。往诊，见其面色苍黑，两手枯燥如柴，六脉皆洪数（腹痛脉洪数，内痈可知其得此亦赖此）。问其痛之所在，解衣指示（痛有定处），始知膏药牢粘。叩其不能起步之由，乃左脚不可动，动则痛应于心。察其色、脉皆非死候，此必汤痈。左脚不能举动是其征也（俗名缩脚肠痈）。与营卫反魂汤加金银花为君，四贴，酒水各半煎服一贴，痛稍减；二贴，下臭脓半桶，病全减，

膏药亦不揭自落。四贴完，其妇与匠来谢，并求善后之方。

龚之才治一妇人，腹痛如锥，每痛欲死，不可著手，六脉洪数。此肠痈也。用穿山甲、炒白芷、贝母、僵蚕、大黄合一大剂水煎服，脓血从小便出而愈。

李士材治吴光禄夫人，患腹满而痛，喘急异常，饮食不进。或用理气利水之剂二十日，不效。诊之脉大而数，右尺为甚，令人按腹，手不可近。曰：此大肠痈也。脉数为脓已成。用黄芪、角刺、白芷之类加葵根一两，煎一碗，顿服之。未申痛甚，至夜半脓血大下，昏晕不支，即与独参汤，消安。更与十全大补，两月而愈。

周汉卿治义乌陈氏子，腹有块，扪之如罌。汉卿曰：此肠痈也。用大针灼而刺之，入三寸许，脓随针进出有声，愈（《明史》）。

薛立斋诊秀水卜封君，善饮腹痛便泻，服分利化痰等剂不应。其脉滑数，皮肤甲错。谓：此酒毒致肠痈而溃败也。辞不治。仍服煎剂，果便脓而殁。

孙某治一女子腹痛，百方不治，脉滑数，时作热，腹微急。孙曰：痛病脉当沉细，今滑数，肠痈也。以云母膏一两，为丸如梧子大，以牛皮胶溶入酒中，并水吞之。饷时服尽，下脓血愈（《外科心法》）。

薛立斋治通府张廷用，患肠痈两月余矣。时出白脓，体倦恶寒。此邪气去而中气虚也。用托里散兼益气汤徐徐呷之，又令以猪肚肺煮烂，取其汤调米粉煮，时呷半盏。后渐调理而

痉。

一男子小腹痛而坚硬，小便数，汗时出，脉迟紧。以大黄汤一剂，下瘀合许。以薏仁汤四剂而安（苡仁、瓜蒌各三钱，丹皮、桃仁各二钱）。

一男子脓已成，用云母膏一服，下脓升许。

更以排脓托里药而愈。后因不守禁忌，以致不救。

一人患肠痈，伛偻痛不能伸。有道人教以饮纯黄犬血二碗，和白酒服。其人逆饮至四碗。次日下脓血尽而瘳（《广笔记》）。

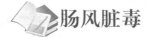

# 肠风脏毒

孙文垣治潘大司马，尝有肠风之症。八月丁祭，学博馈鹿血，食之血暴下。用槐角子五钱，黄连、枳壳、地榆、贯众各三钱，一服而止。潘善其方，书之粘壁间。遇用便血者，依方服之，无不立效。

陈鹿塘原有肠风脏毒之症，大便燥结，数日不能一行，痛苦殊甚。此胃寒肠热也。其脉两寸皆数，两关弦而无力，两尺洪滑而左尤甚。久治不效，因忆东垣有云：大肠喜清而恶热，脾胃喜温而恶寒。以胃属土，肠属金也。乃制一方，专以肠风脏毒药为主，外以养血之药裹之，使不伤胃气。盖药先入胃，后入大肠，入胃时裹药未化，乃入大肠则裹药化而君药始见，庶几两不相妨。因以九制大黄二两，槐花三两，木耳二两，郁李仁、皂角子、象牙屑、条芩各一两，血余、升麻、荆芥穗各五钱，共为末，炼蜜为丸，赤豆大。外以四物加蒲黄各一两为衣，米饮送下，空心及下午各二钱，血果止。大便不燥，饮食日加而愈。

王祖泉大便里急后重，腹痛，日夜下紫稠粘三四十度。作利治，三月不效，肌瘦懒食，眼合懒开。悉以为不治，脉之，六部濡弱，所下之色甚晦，状如苦苗汁。曰：此非痢，乃脏毒下血也。《医说》中人参樗皮散正与此对。即制与之，其夜果减半，终剂全愈。方以人参、樗根白皮各二两，为末，空心米饮调二钱，忌肉汁、生菜、鱼腥。

汤封君简庵血分热甚，以善饮致肠风，且心肾不效。以四物汤加枣仁、侧柏叶、槐花、连翘，蜜为丸，服之而愈。

吴孚先治张东铭，素患痔疾兼后重之症，似痢非痢，登圊窘迫，行步如跨马状，坐亦作

楚。六脉偏盛，稍觉无神。知为气血虚而挟湿热。用芎、归、芩、连、生地、槐角、楂肉、升麻加人参二两为丸。彼不用参，服之不效。复入参，服半料已全愈。

张子和曰：一男子脏毒下血，当六月，热不可堪，自分必死。忽思蜜水猛，舍性命饮一大盏，痛止血住。

汝南节度副使完颜君宝病脏毒下衃血，发渴，寒热往来，延及六载，日渐瘦弱无力，面黄如染。张诊其两手，脉沉而身凉。《内经》：寒以为营气在，故生，可治。先以七宣丸，下五七行；次以黄连解毒汤加当归、赤芍、地榆散同煎服之，一月而愈。

方勺《泊宅编》云：外兄刘棣病脏毒下血，凡半月，自分必死。得一方，只以干肺烧灰，饭服二钱，遂愈。又王谬《百一方》云：曾通判子病下血十年，亦用此方，一服而愈。为丸为散皆可（《本草纲目》）。

薛立斋治一男子脏毒下血服凉败毒药，不惟血不能止，且饮食少思，肢体愈倦，脉数，按之则涩。先以补中益气汤数剂，少止；更以六君子汤加升麻、炮姜四剂而止。乃去炮姜，加芎、归月余，脾胃亦愈。当治积热或风热下血者，先以败毒散散之，胃寒气弱者用四君子汤或参苓白术散补之，并效。

一男子脏毒下血，脾气素弱，用六君子汤加芎、归、枳壳、地榆、槐花治之而愈。后因谋事，血复下，诸药不应。意思虑伤脾所致，投归脾汤四剂而痊。大抵此症所致之由不一，当究其因而治之。丹溪云：芎归汤一剂，又调血之上品。热加茯苓、槐花，冷加茯苓、木香。此则自根自本之论也。虽然精、气、血出于谷

气，惟大肠下血以胃药收功。以四君子汤、参芪术散，以枳壳散、小乌沉汤和之，胃气一回，血自循经络矣。肠风者，邪气外入，随感随见；脏毒者，蕴积毒久而始见。又云：人惟坐卧风湿，醉饱房劳，生冷停寒，酒面积热，以致荣血失道，渗入大肠，此肠风脏毒之所作也。挟热下血，清而色鲜；腹中有痛，挟冷下血，浊而色黯。腹内略痛，清则为肠风，浊则为脏毒。有先便而后血者，其来也远；有先血而后便者其来也近；世俗屎前屎后之说非也。治法大要，先当解散汤胃风邪，热则败毒散，冷不换金、正气散加芎、归，后随其冷热治之。河间云：起居不节，用力过度，则络脉伤，阳络伤则血外溢，血外溢则衄血。阴络伤则血内溢，血内溢则便血。肠胃之络伤则血溢肠外，有寒汁沫与血相搏，则并合凝聚不得散而成积矣。又《内经》云：肠癖下脓血，脉弦绝者死，滑大者生。血溢身热者死，身凉者生。诸方皆谓风热侵于大肠而然。若饮食有节，起居有时，肠胃不虚，邪气何从而入。

王执中云：何教授汤簿有肠风疾，积年不愈。取春端穷骨名龟尾，当中一灸除根。汤簿因传此方。后观《灸经》此穴疗小儿脱肛泻血，盖岐伯灸小儿法也。后人因之以灸大人肠风泻血耳。盖大人、小儿之病初不异故也。五痔便血，失屎回气，灸百壮在脊穷骨上赤下白处。

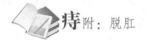

## 痔附：脱肛

孙文垣治周文川肛上生一肿毒，月余脓溃矣。但少动则出鲜血不止。大便燥结，胸膈饱闷，饮食不思，脉之两寸短弱，关弦尺洪滑。此气虚血热隐于下部，宜补而升提，不然痔漏将作，可虑也。黄芪二钱，归身、地榆、槐花、枳壳各一钱，升麻、秦艽各七分，荆芥穗五分，甘草三分，服后胸膈宽，惟口苦甚。前方加酒连、连翘各五分而愈。

高仰山内人痔血，里急后重，饮食入腹，大便即行，昼夜五六度，五更咳嗽痰齁，肌肉脱，口作渴。由服凉血之剂过多，致脾虚不能统血也。脉之六部皆软弱无力。以君子汤加荆芥穗、秦艽、陈皮、炮姜，四贴而饮食进，血全止，嗽亦定。减炮姜，倍加何首乌，又四贴遂数年不发。

徐检老发寒热，臀近肛硬处生一毒，红肿而痛，坐卧为艰。外科以镵针点开，插药线于内，涂以烂药，使脓血急溃。又与敷生肌药，使易收口，受谢而去。未半月，硬处之旁又红肿痛，寒热交作。召前医，治法如前。受谢以去。违医违患，几半年矣。诊之面色青惨，脉皆濡弱，手足如冰，饮食减半。究所服则槐角、生地、黄柏之属。曰：此痔痈，非痔漏也。痔漏当用桂线以五灰膏点之，可愈。令肿硬无定处，离肛门且远，其初只可大补气血，即有毒亦宜托出，一脓而愈。此王道之治不胜于针刀万万哉？乃内用寒凉，外用收口，动辄挂线，致凝滞流注，愈而屡发，非禀厚气强，六旬余安能当此？与十全大补四贴，饮食加，手足暖。大便艰涩，向润之而不行者，今亦通利。再以首乌四两，人参、枸杞、当归、黄芪、熟地各二两，槐角、秦艽各一两，蜜丸服之。肿处出少脓，全瘳。徐喜而谑曰：予非孙君，诸外科视此臀为金穴矣！呵呵！

医学博士齐德之云：予读《养生必效方》，见于义傅僧觉海少年患痔疾，其行业比冰霜，缘此饱食久坐。知痔疾者不必酒色过度矣。故《素问》云：因而饱食，筋脉横解，肠癖为痔。治之故不同也。三神丸：枳壳、皂角、五倍，蜜丸，每服二三十丸（《精义》）。

黄履素曰：予中年患痔，点洗都不效，惟白萝卜煎汤频洗差佳。近读《环集》中载冬瓜皮同朴硝煎洗翻花痔，立愈。又法以白萝卜代冬瓜亦效。冬瓜未之试，萝卜已验矣。

薛立斋治儒者杨举元，素阴虚，劳则肢体倦怠，两足发热，服清热等药，热至腰膝，大便涩滞，饮食过多则泻。至年余作渴吐痰，患痔出脓。仍不节劳，则忽恶寒发热，复患痈，脓水不止，气血虚甚。仍用六味丸、补中益气汤滋养化源，喜其慎疾，年余而痊。

陈自明治一男子患痔，未成脓，苦痛，大便难。与神仙太乙丹一锭，去后二吹，痛即止。不日而消（见《虫门》）。

薛立斋治一男子患痔，大便燥结，焮痛作渴，脉数，按之则热，以秦艽苍术汤，二剂少愈；更以四物汤加芩、连、槐花、枳壳四剂愈。

一男子素不慎酒色，患痔焮肿，肛门坠痛，兼下血，大便干燥，脉洪大，按之则涩。以当归郁李仁汤加桃仁，四剂少愈，更以四物汤加红花、桃仁、条芩、槐花数剂而愈。大抵醉饱入房，则筋脉横解，或精气脱泄，脉络一虚，酒食之毒乘虚流注；或淫极强固精气，遂传大肠，以致木乘火热而毁金；或食厚味过多，必成斯疾。夫受病者，燥气也；为病者，湿热也；宜以泻火和血、润燥疏风之剂治之。若破而不愈即成漏矣。有患臀者，有患阴者，有穿肠者，有秽从疮口而出者。形虽不同，治法颇似。其肠头肿成块者，湿热也；作痛者，风也；大便燥结者，火也；溃而为脓者，热胜血也。当各推其所因而治之。

一男子患痔成漏，每登厕则痛。以秦艽防风汤加条芩、枳壳，四剂而愈。以四物加升麻、芩、连、荆、防，不复作。

一男子患痔漏，每登厕则肛门下脱作痛，良久方收。以秦艽防风汤，数剂少愈，乃去大黄加黄芪、川芎、白芍而痛止。更以补中益气汤二十余剂，后再不脱。

一妇人患痔，肿焮痛甚。以四物汤加芩、连、桃仁、红花、丹皮四剂，少止；又数剂而愈。

一妇人素患痔漏，每因热则下血数滴。以四物汤加黄连治之，即愈。后为大劳，疮肿痛，经水不止，脉洪大，按之无力。此劳伤血气，血动而然也。用八珍汤加芩、连、蒲黄，二剂而止。后去蒲黄、芩、连，加地骨皮数剂而安。丹溪云：妇人崩中者，由脏伤损，冲任二脉血气俱虚故也。二脉为脉经之海，血气之行，外循经络，内营脏腑，若气血调适，经下依时；若劳动过极，脏腑俱伤，冲任之气虚，不能约制其经血，故忽然而下，谓之崩中暴下。治宜大补气血之药举养脾胃，微加镇坠心火之药治其心。补阴泻阳，经自正矣。

一男子有痔漏，每发如厕肛脱，良久方止。诊其脉细而微。用补中益气汤三十余剂，遂不再作。丹溪曰：脱肛属气热气虚，血虚血热。气虚者，补气参、芪、芎、归、升麻；血虚者，四物汤；血热者，凉血四物汤加黄柏。肺与大肠为表里，故肺脏蕴热，则肛闭结；肺脏虚寒，则肛门脱出。有妇人产育用力，小儿久痢，亦致此。治之必须温补肺脏、肠胃，久则自然收矣。

临安曹五方黄院荐引为高宗取痔得效，后封曹官至察使。用好信石色黄明者三钱，打如豆大；明矾一两为末；好黄丹水飞炒紫色五钱；蝎梢七个，净洗瓦上焙干，研末；草乌紧实光滑者，去皮生研末一钱。右用紫泥罐，先将炭火煅，放冷，拭净，先下明矾烧令沸。次下信入矾内，拌匀文武火煅，候沸再搅匀，看罐通红烟起为度。将罐撤下，待冷取研末。方入草乌、黄丹、蝎梢三味，再同研极细，入磁罐内收贮。如欲敷药，先煎甘草汤或葱、椒煎汤洗净患处，然后用生麻油调前药，以鹅毛扫药痔上，每日敷药三次，必去黄水如胶汁然，痔头渐消。看痔病年深浅，年远者不出十日可取尽；日近者俱化黄水，连根去尽。更搽生好肉药，应是五痔皆去之（名如神千金方）。

李防御方：五痔原，痔者，贫、富、男、女皆有之。富者酒色财气；贫者担轻负重，饥露早行；皆心肝二血。喜则伤心，怒则伤肝，喜怒无常，风血侵于大肠，到谷道无出路，结积成块。出血生乳，各有形相。妇人因经后伤冷，月事伤风，余血在心，经血流于大肠。小儿因利后或母腹中受热也。先用水澄膏护其肉，郁金、白芨各一两，或加黄连，上二味为末。如内痔，候登厕翻出在外，用温汤洗净，不须坐，侧卧于床即出。用蜜水调令得中，篾挑涂谷道四边好肉上，留痔在外，以纸盖药上，良久方用枯药搽痔上，用笔蘸温水于纸上，不令药干。及四散枯药用好白矾四两，生信石二钱半，朱砂一钱生研极细，右各研为细末。先用砒入紫泥罐，次用白矾末盖之，用火煅，令烟断，其砒尽随烟去，止借砒气于矾中耳。用矾为极细末，看痔头大小，取矾末在掌中，更入朱砂少许，以唾调稀，用箆头涂痔上周遍。一日三上，候看痔头颜色焦黑为度。至夜有黄水出，切勿他疑，水尽为妙。至中夜上药一遍。来日依然药三次，有小痛不妨。换药时以碗盛新水或温汤在边，用笔轻洗痔上旧药，更上新药，仍用护肉药。次用荆芥汤洗之。三两日后黄水出将尽，却于药中增朱砂，减白矾，则药力即缓。三两日方可增减，渐渐取之，庶不惊人，全在用药人。看痔头转色，增减厚薄敷药，方是活法。此药只是借砒信耳，又有朱砂解之。一方士将此二方在京治人，多效，致富。一富商因验，以百金求得之。录于予，予虽未用，传人无不言效。但枯砒赵宜真炼师以刊于《青囊杂纂》如神，千金方未见刊传。大抵今人言能取痔者，皆此方也。恐气血虚或内邪者，还当兼治其内，庶不有失。

二条皆《外科发挥》

薛立斋治一男子，痔疮肿痛，便血尤甚，脉洪且涩，经云：因醉饱，筋脉横解，肠澼为痔。盖风气通于肝，肝生风，风生热，风客则淫气伤精，而成斯疾。遂与黄连、当归、芪、生地、防风、枳壳、白芷、柴胡、槐花、地榆、甘草治之，渐愈。次以黄连丸而瘥。

一男子患痔，脉浮鼓，午后发热作痛。以八珍汤加黄芪、柴胡、地骨皮治之，稍可。彼欲速效，用劫药蚀之，痛甚，绝食而殁（此用枯药者宜先治其内，内愈而后可治其外也）。夫疮之溃、敛，气血使然也。脉浮鼓，日晡痛，此气血虚也。丹溪云：疮口不合，用大剂参、芪、术、归、芎补之，外以附子饼灸之，更以补药作膏贴之。

一男子年逾四十，有痔漏，大便不实，服五苓散，愈加泄泻，饮食少思。此非湿毒，乃肠脾胃虚也。当以理中汤治之。不信，仍服五苓，愈甚。乃以理中汤及二神丸，月余而平。

李邃因痔疮怯弱，以补中益气汤少加芩、连、枳壳治之，稍愈。后因怒加甚。时仲冬，脉得洪大。谓：脉不应病，此乃肾水不足，火来乘之，药不能治。果殁于火旺之月。常见患痔者肾脉不足，俱难治。

刘商有痔，肛门脱出，此湿热下注，真气不能升举。诊其脉果虚。遂以四君子汤加黄芩、芎、归、苍术、黄柏、升麻、柴胡服之，更以五倍子煎汤熏洗。彼以为缓，乃用砒霜等毒药蚀之而殁。夫劫药特治其末，且能伐真元，鲜不害人，慎之。

徐生因痔，气血愈虚，饮食不甘，小便不禁，夜或遗精。此气虚兼湿热而然，非疮故也。以补中益气汤加山茱、山药、五味兼还少丹治之而愈。

一男子患痔漏，脓出大便，诸药不应。诊其脉颇实。令用猪腰一个，切开入黑牵牛末五分，线扎，以荷叶包煨熟，空心细嚼，温盐酒送下，数服顿退。更以托里药而愈（即煨肾散）。

朱丹溪治一人肛门生疖，后不收口。有针窍三孔，穴边有脓。用黄芪、条芩、连翘、秦艽，右末之，神曲丸服（治法）。

予庚戌除夕痔作，时官舍合肥，艰得医者。取官局钓肠丸一百二十粒，分为二服，热酒并服之。中夜腹间微痛，下少结屎。旦起已安。治证具载本方，所以作效速者，以服多故耳（百乙方）。

葱青内刮取涎，封停入蜜调匀。先以木鳖子煎汤熏洗，然后敷药，其冷如冰。唐仲举云：曾有一吏人苦此，渠族弟亲合与之。早饭前敷，午后以榜纸来谢拜于庭下，疾已安矣。

郑器先用之亲曾等效，其法鸠尾骨尖少偃处即是穴，麦粒大艾炷灸七壮或十四壮，甚者二十一壮。上疮发即安，可除根本（并《百乙方》）。

薛立斋治一人痔漏，口干，胃脉弱。此中气不足，津液短少，不能上润而然。以黄芪六一汤、七味白术散治之。或曰：诸痛痒疮皆属心火。遂服苦寒之药，大便不禁而殁。夫诸痛痒皆属心火，言其常也。始热终寒则反常矣，可泥此而不察乎？

许叔微治一人肠风脱肛不收，有血下。用皂角三茎，槌碎，水一碗，揉令皂角消尽，用绢二重滤去清汁数分，将脱肛肠浸在药中，其肠自收，不用手托。如大肠收了，更用汤烫其脱肛上，令皂角气行则不再作，三次烫愈。

龚之才治小儿脱肛因久患泻痢所致。宜用葱汤熏洗，令软送上。或以五倍子末敷而频托入。又以五倍子煎汤洗亦可。又以鳖头，烧存性，香油调敷。一云此物烧烟熏之，久自收。又以东壁土泡汤，先熏后洗，亦效。

苏东坡与程正甫书云：凡痔疮宜断酒肉与盐、酪、酱菜、厚味及粳米饭，唯宜食淡面一味及以九蒸胡麻即黑芝麻，同煎去皮茯苓，少入白蜜为面食之。日久气力不衰而百病自去，而痔渐退。此乃长生要诀，但易知而难行耳。

江夏铁佛寺蔡和尚病肛门痔漏，不可忍。有人教用木鳖仁带润者，雌、雄各五个，乳细作七丸，碗覆湿处，勿令干。每以一丸唾化开，贴痔上，其痛即止。一夜一丸，自消也。后用治数人，皆效（《濒湖集酒方》，《本草纲目》）。

张子和治赵君玉常病痔。凤眼草、刺猬皮、槐根、貍首之类皆用之。或以干姜作末涂，猪肉炙食之，大便燥结，不利用瘤，疑瘘。后数日因病黄，大涌泻数，不言痔作矣。

# 漏 疮

薛立斋治一男子臀患漏，口干发热，喜脓不清稀，脉来迟缓。以豆豉饼灸及服八珍汤加麦冬、五味子、软柴胡、地骨皮，三月余而愈。后因不慎房劳，复溃。脓清脉大，辞不治。果殁。河间云：因病致虚则为轻，盖病势尚浅，元气未虚也。至病初愈而劳复，饭食劳倦或房劳，七情六欲，阳痿阴弱，如致羸损，此因虚致损则为重，病势已过，元气已索之故也。

一男子年愈二十，禀弱，左腿外侧患毒，三月方溃。脓水清稀，肌肉不生。以十全大补汤加牛膝二十余剂，渐已；更以豆豉饼灸之，月余而痊。又一媪左臂结核，年余方溃，脓清不敛；一男子患贴骨痈，腿细短软，疮口不合；俱饮十全大补汤，外用附子饼及贴补药膏调护得宜，百贴而愈。大凡不足之症。宜大补之兼灸，以接补阳气，祛散寒邪为上。

京师董赐年逾四十，胸患疮成漏，日出脓碗许。喜饮食如常。以十全大补汤加贝母、远志、白蔹、续断，灸以附子饼，脓渐少，谨调护，岁余而愈。

一男子患漏，时值阴寒，忽恶寒，右手脉有而似无。此胃气虚而不任风寒也。以四君子汤加炮姜、肉桂，二剂少止；又四剂而安。

姚应凤治郑孝廉患流注穿漏，垂死。应凤曰：气从下泄，难奏功。乃取药作糜，周身封以败楮，隙肩井穴，吸之而愈。

# 臀 痈

薛立斋治一弱人臀痈，脓成不溃。以十全大补汤数剂始托起。乃针之，又二十余剂而愈。此症弱人宜补气血为安。

一人臀痈焮肿痛甚。此邪毒壅滞。用活命饮、隔蒜灸而消。后因饮食劳倦，肿痛复作，寒热头痛。此元气虚而未能复。与补中益气汤，频用葱熨法，两月而愈。

一男子臀肿一块，微痛，脉弦紧。以疮科流气饮四剂而消。

昆庠吴转之父患此，内溃肿胀，发热口干，饮食少思。此脾虚弱也。先用六君子加芎、归、芪数剂而溃；又用十全大补汤倍加参、芪；五十余剂而愈。

一男子硬痛发热。此膀胱气虚而湿热壅滞。用内托羌活汤，二剂热痛悉退；后用托里消毒散而溃；又用托里散四十余剂而敛。

一男子臀痈，肿硬作痛，尺脉浮紧，按之无力。以内托羌活汤一剂，痛止；以金银花散四剂，脓溃而愈。

一男子臀痈肿硬痛甚。隔蒜灸之，更服仙

方活命饮二剂，痛止肿消；以托里消毒散加黄柏、苍术、羌活，疮头溃而愈。

一男子臀痈作脓而痛。以仙方活命饮，二剂痛止；更以托里消毒散，脓溃而瘥。

一男子臀痈不作脓，饮食少思。用六君子汤加芎、归、黄芪，饮食渐进；更以托里消毒散，脓溃而愈。

一男子溃而脓清不敛。以豆豉饼灸之，更饮十全大补汤两月余而瘥。凡疮不作脓，或不溃，或溃而不敛，皆气血之虚也。若脓清稀，尤其虚甚也。

一男臀痈，脓水不止，肌肉渐瘦，饮食少思，胃脉见弦。以六君子汤加藿香、当归数剂，饮食渐进；以十全大补汤及豆豉饼灸之，两月余而敛。

一弱人臀漫肿，色不变，脉滑数而无力。此臀痈也。脓将成，尚在内，欲治以托里药，待发出而用针。彼欲内消，服攻伐药，愈虚。复求治，仍投前药，托出，针之，以大补药而愈。凡疮毒气已结不起者，但可补其血气，使脓速成而针去，不可论内消之法。脓成又当辨其生熟浅深而针之。若大按之乃痛者，脓深也；小按之便痛者，脓浅也。按之不甚痛者，未成脓也；按之即复起者，有脓也；按之不复起者，无脓也。若肿高而软者，发于血脉；肿下而坚者，发于筋骨；色不相变者，发于骨髓也。此条旧案已收，因无后段发明，故录之。

一男臀痈腐溃，肌肉不生，用药敷之四沿，反硬。诊之，脉涩而弱。此气血不能营于患处，故敷凉药反硬。乃气血受寒凝结，而非毒也。用大补药愈矣。

一人患臀痈用五爪龙连枝捣汁，酒漉服，日进四五次，脓从大便出。未成脓者内消，如有头，以渣敷上，立散。治鱼口极效（《广笔记》）。

曹水部文兆年逾四十，髀胂患毒已半月，余头甚多，状如粟许，内痛如赖，饮食不思，怯甚，脉歇至。此元气虚，疽畜于内也。非灸不可。遂灸二十余壮，以六君子汤加藿香、当归数剂，疮势渐起，内痛顿去，胃脉渐至。但疮色尚紫，瘀肉不溃。此阳气尚虚也。燃桑柴灸之，以补接阳气，解散其毒。仍以煎药加参、芪、归、桂，色赤脓稠，瘀肉渐腐，取去，两月余而愈。夫邪气沉伏，真气怯弱，不能起发，须灸炷而兼大补。投以常药，待其自溃，鲜有不误者。

沈侍御患臀肿痛，小便不利，彼谓关格症。以艾蒸脐，大便赤，不利。以降火分利之药治之，不应。诊其脉数脓成，此痈患也。遂针之，出脓数碗许，大便即利。五日阴囊肿胀，小便不行。仍针之，尿脓大泄，气息奄奄，细汗不止，溃处愈张。复用大剂参、芪、归、术之药，犹缓；俾服独参汤至二斤，气稍复。又服独参膏至兼以托里药，两月余而平。大抵疮疡脓血之泄，先补气血为主，虽有他病，当从未治。

滕千兵年逾五十臀患痈，脓熟不开，攻通大肛，脓从大便而出。辞不能治，果毙。丹溪云：臀居小腹之后，阴中之阴也。道远位僻，血亦罕周，中年后尤虑患此。况脓成不刺，欲不亡，得乎？

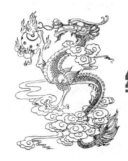

# 续名医类案卷之五十四

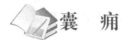

## 囊痈

薛立斋治一男子，囊痈未作脓而肿痛。以加味龙胆泻肝汤，二剂少愈；更以四物汤加木通、知母、黄柏而愈。

一男子㿉肿痛甚，小便涩，发热脉数。以龙胆泻肝汤倍用车前子、木通、茯苓，四剂势去其半。仍以前汤，止加黄柏、金银花，四剂又减二三。便利如常，惟一处不消。此欲成脓也。再用前汤加金花、白芷、角刺六剂，微肿痛，脉滑数，乃脓已成。令针之，肿痛悉退。投滋阴托里药，乃紫苏末敷之，愈。

一膏粱之客，阴囊肿胀，小便不利。此中焦积热，乘虚下注。先用龙胆泻肝汤加黄柏、牛膝，四剂渐愈。后用补阴八珍汤加柴胡、山栀而愈。后不守禁忌，前症复作。仍用补阴八珍汤、补中益气汤、六味丸而痊。又因劳倦发热，自用四物知柏之类，虚症悉具，疮口大开，此五脏气血俱虚也。朝用补中益气，夕用六君加当归各五十余剂，疮口始敛。又用六味丸调理而愈。

知州黄汝道先晡热发热，肢体倦怠，入房则腿足酸软，足心热至腿膝，六脉洪数，两尺为甚。此足三阴虚，欲滋补化源。彼反服苦寒降火之剂，后阴囊肿胀，用治疝药，肿胀益甚，形气愈虚。服温补之剂，肿痛上攻，小便不利，两尺脉洪，按之虚甚。曰：此囊痈也。因气血虚而不能溃。先用补中益气汤加山药、山萸、车前、柴胡、山栀，一剂肿胀顿消。随用六味丸料，加车前、牛膝、柴胡、山栀，一剂小便渐通。乃用活命饮与前二药消息间用至二十余剂，囊裂出秽脓甚多。乃用托里消毒散六剂，

脓稍秽清。又用托里散数剂，脓水渐少，更用补阴托里散及十全大补，五十余剂而痊。

府庠李达卿素肾虚发热，久服知柏之类，形体渐瘦，遗精白浊，晡热唾痰。此肾水亏损，虚火内炽。用补中益气之类加五味、麦冬，前症将愈。又别用清热凉血之剂，饮食少思，唾痰不止。此脾虚复损，不能摄涎归源。乃用前汤加茯苓、半夏而愈。后入房，头晕吐痰，腰骨作痛，大小便道牵痛。此精已耗而复竭所致，危殆之症也。遂朝用前汤加麦冬、五味，夕用六味丸料加五味、萆薢，五十余贴，诸症顿退。后又入房，阴囊、阴茎作痛。别用淡渗之剂，阴囊内溃。乃用补阴托里之剂，出脓甚多。喜肿消痛止。竟不善调养，致大便不通，小便如淋，痰涎上涌。此肾虚之症复作矣。诚为可虑。有保其可生者，用礞石滚痰丸、牛黄清心丸之类，吐痰愈加。曰：非惟无一保其生，而反促其危矣！辞不治，果殁。

一男子患此，肿痛发热。以上柴胡汤加黄连、青皮，四剂少愈；更以加减龙胆泻肝汤而愈。

一男子脓熟作胀，致小便不利。令急针之，以小柴胡汤加黄柏、白芷、银花，四剂少愈；更以托里消毒散数剂而痊。

一男子囊肿，状如水晶，时痛时痒，出水，小腹按之作水声，小便频数，脉迟缓。此醉后饮水入房，汗出遇风寒，湿毒乘聚于囊为患，名水疝也。先以导水丸二服，腹水已去，小便如常。再饮胃苓散倍苓、术，更用气针引去聚水而痊。

一男子患久而不敛。以十全大补汤加五味子、麦冬，灸以豆豉饼月余而平。

一弱人肿痛未成脓，小便赤涩。以灸甘草、青皮、木通、黄柏、当归、麦冬，四剂少愈；以青莲子饮而消。

一男子病势已盛，脉洪大，可畏。用前汤二剂，肿少退；以仙方活命饮二剂，痛少止，脉之滑数，乃脓已成，须针之，否则囊皆溃。不信，遂更他医，果木溃，睾丸挂悬。复求治。诊之，脉将静。以八珍汤加黄芪、知柏、山栀，更敷紫苏末，数日而痊。此症势虽可畏，多得保全，患者勿惧。

一弱人脓熟胀痛，大小便秘结，针之，脓出三碗许，即鼾睡，觉而神思少健。但针后虽敷解毒药，亦溃尽矣。故用托里药三十余剂，始痊。大抵此症属阴道亏，湿热不利所致，故滋阴除湿为要。常治肿痛小便秘涩者，用除湿为主，滋阴佐之；肿痛退，便利和者，除湿滋阴相兼治之。欲其成脓用托里为主，滋阴佐之；脓成即针之，仍用托里滋阴。湿毒已尽，专用托里。如脓清或多或敛迟者，用大补之剂及豆豉饼或附子饼灸之。如卢武选封君年逾五十患此，疮口年余不敛。诊之，微有湿热，以龙胆泻肝汤治之，湿热悉退。乃以托里药及豆豉饼灸之而愈。次年复患，湿热颇盛，仍用前汤四剂而退，又以滋阴药而消。若溃后虚而不补，少壮者成漏，老弱者不治。脓清作渴脉大者亦不治。朱丹溪曰：痛疽入囊者，予尝治数人，悉以湿热入肝经施治，用补阴佐之。虽脓溃皮脱，睾丸悬挂，皆不死《外科心法》。

薛立斋治胡同知，年逾五十，阴囊肿痛，得热愈甚。用蟠葱散等药不应。肝脉数。此囊痛也，乃肝经湿热所致。脓已成，急针之，以龙胆泻肝汤，脉症悉退。更以托里滋药，外搽杉木灰、紫苏末，月余而愈。此症虽溃尽而无害，患者审之。

柏道官年六十余，阴囊已溃，痛不可忍，肾丸露出。与龙胆泻肝汤服之及敷前末，不应。意此湿气炽甚，先以槐花酒一碗，仍以前药，少愈。更以托里加滋阴药，月余而平。设以前不应，加之峻利，未有不损中气以致败者也。聘陈士时用、沈汝和患此，悉用前药而愈。

窦材治一人，忽遍身拘急，来日阴囊连茎大肿如斗，六脉沉紧。此阴疽也。幸未服解毒凉药，若服之，则茎与睾丸必皆烂去而死。急令服救生汤五钱，又一服全安。

# 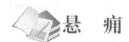悬　痈

薛立斋治一弱人，谷道前结核如大豆许，劳则肿痛。先以十全大补汤去桂枝、车前、麦冬、酒炒黄柏、知母，少愈；更服制甘草，渐愈（即国老膏）。仍以四物、车前之类而消。

一男子患此，焮肿发热。以龙胆泻肝汤二剂及制甘草四剂而溃，再用滋阴之剂而愈。若脓未成，以葱炒熟敷上，冷则易之。隔蒜灸之亦可。数日不消或不溃，或溃而不敛，以十全大补汤加柴胡梢为主，间服制甘草，并效。若不保守，必成漏矣。

一男子患悬痈，服坎离丸及四物、知柏之类不应。脉浮洪，按之微细。以为足三阴之虚，用托里散及补阴八珍汤愈。又用六味丸、补中益气汤，调补化源，半年而痊。大凡疮疡等症。若肾经火气亢盛，致阴水不能生化而患阴虚发热者，宜用坎离丸，取其苦寒能化水中之火，令火气衰而水自生。若阳气衰弱，致阴水不能生化而患阴虚发热者，宜用六味丸，取其酸温能生火中之水，使阳气旺而阴自生。况生此症，属肾经精气亏损者十有八九，属肾经阳气亢盛者十无一二，然江南之人患此者，多属脾经阴血亏损，元气下陷。须用补中益气汤升补阳气，使阳生而阴长。若嗜欲过多，亏损真阴者，宜用六味丸补肾经元气，以生精血，仍用补中益气汤以培脾、肺之生气而滋肾水。经云：阴虚者，脾虚也。但多认为肾经火症用黄柏、知母之类，复伤脾、肺，绝其化源，反致不起。惜哉！

通府张敬之患悬痈久不愈。日晡热甚，作烦渴而喘。或用四物汤、知柏之类，病益甚，

肢体倦，少食，大便不实，小便频数。问何故？曰：此肺虚之症，前药复伤而然。遂用补中益气加茯苓、半夏数剂，饮食渐进，症渐减。更加麦冬、五味，调理乃痊。经曰：脾属太阴，为阴土，而主生血。故东垣云：脾虚元气下陷，发热烦渴，肢体倦怠等症，用补中益气汤，以升补气而生阴血。若误认为肾虚火盛，而用四物、知柏之类，反伤脾胃生气，是虚其虚矣。况知柏乃泻阳损阴之剂，若非膀胱阳火盛而不能生阴水，以致发热者，不可用也。

魏玉横治江云溪兄，初春患痔，即令服一爇汤加减。不信，致卧月余，后遂成管。冬月复患悬痈，初时如大豆，半月来大如鸡卵，按之甚痛，行动有妨。幸未服药，脉之惟左关尺略大而微。此脓尚未成也。仍与一爇汤加减：大生地、麦冬、北沙参、甘杞子、生米仁、蒌仁、丹皮、蒂丁等，令服八剂。二剂知，四剂消其半，八剂完而全愈。

薛立斋治尚宝鲍希传，足发热，服四物、知母、黄柏之类。年余患悬痈唾痰，作渴饮汤，其热至膝。更加芩、连、二陈，热痰益甚。问故？曰：此足三阴亏损，水泛为痰，寒凉之剂伤胃而甚耳。遂先用补中益气，夕用六味丸，间佐以当归补血汤，半载乃愈。

上舍刘克新，溃后作痛，发热口干，小便赤色。自用清热消毒之药不应，左尺洪数。此阳气盛而阴气虚也。先用四物汤加知母等诸剂，泻其阳气，使阴自生，数剂诸症渐愈。后用益气汤、地黄丸，补脾肺，滋肾水而愈。

一儒者小便赤涩，劳则足软，肿痛发热，口干舌燥，食少体倦，日晡益盛。此气血虚而未能溃也。遂用八珍加麦冬、山药，倍用制甘草，数剂诸症悉退。但患处肿痛，此脓内熟也。又五剂，脓自涌出；又五十余剂而疮口将完。又因劳役，且停药，寒热作渴，脓多肿痛。用补中益气汤加炒栀，二剂少愈；又以八珍汤加麦冬、五味，百余剂肿痛悉去。喜其慎起居，节饮食，常服补中剂而安。但劳则脓出一二滴。后惑于他言，内用降火，外用追蚀，必其收敛，致患处大溃，几至不起，仍补而愈。

一男子肿痛，小便赤涩。以加减龙胆泻肝汤加制甘草，二剂少愈；以参、芪、归、术、知、柏、制甘草，四剂而溃；更以四物汤加知、柏、参、芪、制甘而愈。

一男子脓清不敛，内有一核。以十全大补汤加青皮、柴胡、制甘草，更以豆豉饼灸之，核消而敛。

一男子久而不敛，脉大而无力。以十全大补汤加五味、麦冬，灸以豆豉饼，月余而愈。

一老人年余不敛。诊其脉尚有湿热，以龙胆泻肝汤，二剂湿退。乃以托里药及豆豉饼灸之而愈。

一男子肿痛发热。以小柴胡汤加黄连、青皮，四剂少愈；更以加减龙胆泻肝汤而消。

一男子脓不溃，胀痛，小便不利。急针之，尿脓皆利。更以小柴胡汤加黄柏、白芷、金银花，四剂痛止；以托里消毒四剂而愈。常见患者多不肯用针，待其自破。殊不知紧要之地若一有脓，宜灸针之，使毒外发，不致内溃。故前人云：凡疮若针烙，毒结无从而解，脓瘀无从而泄。又云：宜开户以逐之。今之患者反谓地部紧要，而不用针，何其悖哉！

一男子脓熟不溃，脉数无力。此气血俱虚也。欲治以滋阴益血之剂，更针之使脓外泄。彼不从，仍用降火败毒药。致元气愈虚，疮势愈甚。后溃不敛，竟至不救。夫悬痈之症，原系肝肾二经阴虚，虽一于补，尤多不治，况脓成而又克伐，不死何俟？常治初起肿痛或小便赤涩，先以制甘草一二剂及隔蒜灸，更饮龙胆泻肝汤。若发热肿痛者，以小柴胡汤加车前、黄柏、柏、芎、归；脓已成即针之；已溃者，用八珍汤加制甘草、柴胡梢、酒炒知柏；小便涩而脉有力者，仍用龙胆泻肝汤加制甘草；小便涩而无力者，用清心莲子饮加制甘草；脓清不敛者，用大补之剂，间以豆饼灸之；久而不敛者，用附子饼灸之并效。

一男子患此，焮痛发寒热。以小柴胡汤加制甘草，二剂少退；又制甘草四剂而消。大抵此症属阴虚，故不足多。此患寒凉药不可过用，恐伤胃气；惟制甘草一药不损气血，不动脏腑，其功甚捷，最宜用之，不可忽也。

马铭鞠治谈公武患跨马痈，外势不肿，毒

内攻，脓多，疮口甚小，突出如指大一块，触之痛不可忍，多饮寒剂，外敷凉药，毒内攻胃气俱损。令尽去围药，洗净疮口，但用一膏药以护。其风用大剂黄芪、山药、生地、白芷、牛膝、米仁、银花，杂以健脾药，十余剂脓尽；再数剂肉长，突出者平矣。后服六味丸斤许，精神始复（《广笔记》）。

薛立斋治黄吏部谷道前患毒，焮痛寒热，此肝经湿热所致，名曰悬痈，属阴虚症。先以制甘草，二服顿退；再以四物加车前子、青皮、甘草节、酒制知柏，数服而消。

一男子岁逾五十，患悬痈，脓清，肝肾脉弱。此不慎酒色，湿热壅滞也。然脓清脉弱，老年值此，何以收敛？况谷道前为任脉发源之地，肝经宗筋之所，辞不治，后果死。当治此痈惟涧水制甘草有效，已破者兼十全大补汤为要法。

柴屿青以省觐舟行，舟人患骑马痈，哀号痛楚。怜而治之，先用大归汤十余剂，外贴回生膏，日令其以药水勤洗。继惟十全大补汤，因贫人，若无力购参。携有扁党参，给以半斤，始备药。又用玉蟾生肌散、人参末敷患处，调理月余而愈。

## 痃癖 一名便痈，一名便毒，一名瘰子，一名血疝。又俗名一石米疮。

薛立斋治一妇人拗中赤肿胀痛。此脓内作，用托里消毒散加柴胡，数剂溃而脓清寒热。乃气血复虚，用托里散而寒热止；用十全大补百余剂而痊。

一妇人腹拗肿痛，小水不利，时或胸乳作痛，胁腹作胀。此肝火气滞，四物加柴胡、青皮、元胡索、木香而愈。

一妇人拗中作痛，小腹痞闷，小便不利，内热体倦，饮食少思。此肝火内动，脾胃受伤也。用加味归脾胃汤、柴胡清肝散而安。

一妇人拗中肿胀，小腹作痛，服下血之剂，其痛益甚，更吐泻少食。此肝脾复伤，用六君子汤加升麻、柴胡而愈。

一妇人两拗肿痛，腹内一块不时上攻，月经不调，大便不利。此肝脾气滞而血伤，以四君加芎、归、柴胡、山栀而愈。

后因郁怒，前症复作，兼胸满腹胀，盗汗。此肝木甚而伤脾土也，用加味归脾汤下芦荟丸而痊。

一妇人小腹内作痛或痞闷，两拗肿痛，内热寒热，胸膈不利，饮食不甘，形体日瘦。此肝气滞而气伤也。朝用补中益气汤，夕用芦荟丸，渐愈；更用六味丸全愈。

一妇人两拗肿痛，小腹痞胀，白带时下，寒热往来，小水淋沥。此肝气滞而血病，用龙胆泻肝汤，渐愈；又用加味逍遥散、六味地黄丸，全愈。

一妇人患前症，胸胁胀闷，或小水不利，或时腹痛。此肝火气病，先用龙胆泻肝汤以清肝热；又用加味逍遥散以生肝血；六味地黄丸以滋肾水而愈。

一妇人患前症，内热作渴，饮食不甘，肢体倦怠，阴中作梗，小便赤涩。此脾经郁结，肝经湿热。用加味归脾汤而愈。后因怒气复作，小腹胀痛。用小柴胡加山栀、芎、归，痛止；又用加味逍遥散而愈。

一妇人小腹痞闷，溺涩内热，体倦懒食。此肝火动而脾血伤也。用八珍加柴胡、山栀、胆草而安。

一妇人阴中如梗，两拗肿痛，热寒不食，小便频数，小腹重坠。此肝脾郁怒所致。先以补中益气加茯苓、山栀、车前子、青皮以清肝火，升脾气；更以加味归脾汤调理脾郁而愈。

一妇人小腹内如有所桔，两拗并入门俱肿，小便淋涩，经候不调，内热作渴，饮食少思，腹内如鸡卵而渐大，脉洪数而虚，左关尤甚。属肝胆郁结之症也。用加味归脾汤，肝火退而脾土健；间以逍遥散下芦荟丸而愈。

一男子患便毒，焮肿作痛，大小便秘，脉有力。以玉蟾散二剂顿退；更以龙胆泻肝汤四剂而愈。

一男子已溃而痛不止，小便秘涩。此肝火未解也。以小柴胡加黄柏、知母、芎、归，痛止便利；更以托里当归汤而疮敛。若毒未解而痛不止者，须用活命饮。

春元凌待之虚而服克伐药，几致危殆。用托里健脾药而愈。秀才王文远因劳枯之患，服小柴胡汤及表症散，后用托里药，脓成针之而旬日愈。又胡判官脓清脉弱，以大补药而已愈。因新婚复发，自用连翘清毒散，致泻利不止，竟致不救。可见此症属不足者多矣，非补不可。大抵便毒属肝经，初起坚硬，肝主筋故也。五七日后当赤软，脓成故也。若尚坚硬，乃元气不能腐化，往往人见坚硬，只欲内消，反服攻散药，多致虚虚之祸。前此治者，即其验也。

魏玉横治宋复华兄因劳顿患左拗肿硬，渐如鹅卵。或与发散，转甚。已半月，足冷过膝，面赤手亦冷，恶寒夜热，口苦食懒，脉极弦数。曰：此肝虚火甚也。与生地、杞子、沙参、麦冬、丹皮、蒌仁、归身、红花，间入川楝、川连、羚羊、牛蒡，数剂寒热退；又十剂其肿硬及诸症渐愈，惟小块如豆大，未消。彼以要务奔走劳碌，复肿，数日大如李，其色赤而软，已成脓。再与前药，即自溃而愈。此症俗名一石米疮，言百日后可愈也。即遇先辈如立斋，其治法或未能如是。虽然余非有过古人，第知为肝肾病，则不杂入他药耳。

薛立斋治一妇人，素清苦，因郁怒患前症。或用败毒寒凉之药，反晡热内热，自汗盗汗，月经不行，口干咽燥。此郁气伤脾，因药复损。先以当归汤数剂，后兼逍遥散，五十余剂而愈。

陈自明治一男子患便毒坚硬，与神仙太乙丹一粒，服之去后二次，痛止，不日而消（方见《蛊门》）。

薛立斋治一男子患此，未作脓，小便秘涩，以八珍三剂，少愈，以小柴胡汤加泽泻、山栀、木通二剂而消。

一男子肿痛发寒热，以荆防败毒散二剂止；以双解散二剂而消。

一男子脓未成，大痛。服消毒托里内疏药不应。诊之脉洪大，毒尚在。以仙方活命饮，一剂痛止，又一剂而消。

一男子肿痛，日晡发热。以小柴胡汤加青皮、花粉，四剂痛止热退，以神效瓜蒌散四剂而消。

一男子肿而不溃。以参、芪、归、术、白芷、皂角刺、柴胡、甘草节，数剂而溃；以八珍汤加柴胡，数剂而愈。

一男子溃而肿，不消且不敛。诊之脉浮而涩。以豆豉饼灸之，更以十全大补汤，月余而愈。

一男子溃而痛不止，诸药不应，诊之脉大，按之则数。乃毒未解也，以仙方活命饮而止，又二剂而敛。

一男子服克伐之药以求内消，致泻利少食。以二神丸先止其泻，以十全大补倍加白术、茯苓，数剂而消。大抵此症多患于劳役之人，亦有内蕴热毒而生者。须辨虚实及成脓否，不可妄投药饵。常见治此症者，既用大黄之类下之，求内消或脓成令脓从大便出，鲜有见其痊也。人多欲内消者，盖恐收口之难也。若补养血气，不旬日而收矣。何难之有？若脓既成，岂有可消之理，如再用克伐之剂，反为难治。

一男子不慎房劳，患此肿痛。以双解散一服通之，其痛即止；更以补中益气汤数剂而脓，针之，以八珍汤加五味子、麦冬、柴胡三十余剂而愈。大抵便痈者，血疝也。俗呼为便毒，言于不便处肿毒，故为便痈也。乃足厥阴肝之经络及冲任督脉，亦属肝之旁络，且气血流通之道，今壅而肿痛，此则热毒所致，宜先疏导其滞，更以托里之剂，此临症制宜之法也。

一老归肿痛，脓成未作，小便涩，肝脉数。以加减龙胆泻肝汤加山栀、黄柏，四剂而消。

张德俊灸便毒，亲曾取效。云：屡以灸他人，皆验。以细草或软篾一茎，随所患左右手量，中指自手掌尽处横纹量起，通三节至指尽处为则，不量指甲，集断欲。将此草于手腕横纹量起，引草向臂当中，草尽处即是穴。麦粒大灸三壮。肿散痛止，即时安（《百乙方》）。

缪仲淳亲试治便毒，甚验。绵地榆四两，白酒三碗，煎一碗，空心服，虽肿者亦愈。加穿山甲同患处者二片，土炒，引经更妙（《广笔记》)。

黄履素曰：余家有女流患便痛，两拗肿痛，不能起。疡医用败毒药十余贴，以围药逼之出脓，肿痛愈甚。予查薛氏《外科枢要》，此症皆因郁怒伤肝得之，治用加味归脾汤加逍遥散间服，遂遵用之。不三剂，肿痛减半，六剂而起。

孙文垣治吴翁，年七十有三，偶坠马，左胁作痛，随治而愈。后半年忽左胯肿痛，增寒作热，诸治罔效。或作疝气，投荔核、大小茴香、川楝、橘核之类，痛不可忍，至欲引绳自绝。诊之六脉浮而洪数，左尺尤甚。验痛处红肿如匏，按之烙手。此便毒也，非因近色而得。盖胯属厥阴肝经，肝为血海，乃昔时坠马，恶血消之未尽，畜于经络，化而为脓。年高气虚，又为香燥克伐，故痛且剧。今其色青中隐黑，脓成久矣。乃令外科针之，出青黑脓五六碗。此俗名石米疮也。乃用内托十宣散，参芪三钱，后加至五钱，一日两进，两月而愈。

# 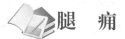腿　痛

薛立斋治一男子年逾二十，禀弱。左腿外侧患毒，三月方清，脓水清稀，肌肉不生。以十全大补汤加牛膝，二十余剂渐愈；更以豆豉饼灸之，月余而痊。

滁州于侍御髀甲患毒，痛甚，服消毒药，其势未减。即以槐花酒一服，势随大去；再以托里消毒而愈。

丁兰年二十余，股内患毒日久，欲求内消。诊其脉滑数，知脓已成。曰：气血虚不溃。遂刺之，脓出作痛。以八珍汤治之，少可，但脓水清稀，更以十全大补汤加炮附子五分，数剂渐愈。仍服十全大补汤三十余剂而痊。

一僧患股内肿一块，不痛不溃。治以托药二十余剂，脓成刺之，作痛。谓：肿而不溃，溃而反痛，此气血虚甚也，宜峻补之。彼云：痛无补法。曰：正气不足，不可不补，补之则气化而痛邪自除。遂以参、芪、归、地、白术治之，两月而平。

一男子腿内患痛，漫肿作痛，四肢厥逆，咽喉闭寒，发寒热，诸治不效。乃邪郁筋络而然也。用五香连翘汤，一剂诸症少退；又服之，大便行二次，诸症悉退而愈。

一男子先腿痛，后四肢皆痛，游走不定，至夜益甚。服除湿败毒之剂不应。其脉滑（湿痰）而涩（浊血）为患。以二陈汤加苍术、羌活、桃仁、红花、牛膝、草乌治之而愈。凡湿痰湿热及死血流注关节，非辛温之剂，开发腠理，流通隧道，使气行血和，焉能得愈？

上舍李通甫腿患疮作痛，少食作呕，恶寒。此痛伤胃气，用六君子汤加当归，四剂疼痛少止，饮食加进；又以十宣散加白术、茯苓、陈皮，数剂脓成，针而出之，又以前散去防风、白芷，数剂而痊。

一老人腿患痛自溃，忽发昏瞆，脉细而微。此气血虚极也。以大补之剂而苏。

一男子患腿痛而不焮肿，内亦便利调和。用托里荣卫汤数剂而消。

一男子内股患毒，肿硬痛甚，不作脓。隔蒜灸五十余壮，势退七八；以仙方活命饮，四剂而脓成；用十宣散六剂，脓溃而愈。凡疮或大痛，或不痛麻木，灸最良。

一男子腿内侧患痛，未作脓而肿痛。以内托黄芪柴胡汤，二剂少愈，又二剂而消。

一男子腿外侧患痛，漫肿大痛。以托里黄芪酒煎汤，二剂少可；更以托里散数剂，溃之而愈。

一妇人腿痛久而不愈，疮口紫陷，脓水清稀。以为虚。彼不信，乃服攻毒之剂，虚症蜂起。复求治，令灸以附子饼，服十全大补汤百余剂而愈。凡疮脓清及不敛者，或陷下，皆气血虚极也，最宜大补，否则成败症。若更患他症，尤难治疗。

一男子腿痛内溃，针之脓出四五碗，恶寒畏食，脉诊如丝。此阳气微也。以四君子汤加炮附子一钱服之，寒少止；又四剂而止。以六君子汤加桂数剂，饮食顿进。乃以十全大补汤

及附子饼，两月而愈。

一男子患腿痛兼筋挛痛，脉弦紧，用五积散加黄柏、柴胡、苍术治之而痊。

一男子腿痛兼筋挛骨痛，脉弦紧。以大防风汤，二剂挛少愈；又二剂而肿消，但内一处尚作痛，脉不紧。此寒邪已去，乃所滞瘀浊之物欲作脓，故痛不止。用托里药数剂，肿发起，脉滑势，乃脓已成矣。针之，用十全大补汤，月余而安。

一男子右腿赤肿焮痛，脉沉数。用当归拈痛汤，四肢反痛。乃湿毒壅遏，又况下部，药难达，非药不对症也。遂砭患处，去毒血，仍用前药，一剂顿减，又四剂而消。

丹溪诊东阳李兄子，年逾三十，形瘦肤厚，连得忧患，又因作劳，过于色，忽足腿外侧臁上红肿，其大如栗。一医问其大府坚实，与承气汤两贴，不效。又一医教以大黄、朱砂、生粉草、麒麟竭，又二三贴。半月后召视之，曰：脉实，大事去矣。后果殁。

马铭鞠治江都尹子，九岁患腿痛，治弥月，热渐盛，按之坚如石。幸儿气厚，可内消。用牛膝、米仁、地榆、生地、牛蒡、银花、连翘、甘草，初剂加微药利之，即稍宽；过两剂加汗微汗，其势益宽；至数剂，取穿山甲末五钱，半入煎，半调药送下。儿善饮，令一醉。自此顿消，半月地下行矣。初一医欲开刀，遇马中止。凡外科宜以开刀为戒（《广笔记》）。

薛立斋治一男子患腿痛，脓已成，针之出二碗许。饮以托里药，一剂大发热，更以圣愈汤，二剂而止。翌日恶寒不食，脉细如丝。以人参一两，熟附子三片，姜、枣煎，再服而愈。但少食不寐，更与大补黄芪汤而平。

一男子腿肿，发热畏寒，以补中益气汤治之。彼以为缓，乃服芩连等药，热愈甚。复请治与人参养荣汤二十余剂而溃；更以参、芪、归、术、炙草、肉桂，又月余而敛。夫火之为病，当分虚实，芩、连苦寒，能泻心肺有余之火。若老弱或饮食劳倦而发者，此为不足，当以甘温之剂治之。未尝有实热而畏寒，虚热而喜寒者。

【琇按】二语却未然。

此其验也。

# 臁疮 附：烂腿

薛立斋治一妇人患臁疮，因入朝步履劳复。恶寒发热，倦怠懒食而疮出血。此元气虚而不能摄血归经也。用补中益气汤而愈。

陶九成曰：辛酉夏，余足疡发于外臁。初甚微，其后浸淫，涉秋徂冬不良于行。凡敷膏濯之剂当试略尽，痛痒杂作，大妨应酬。一日友人俞和父见过怪其蹒跚。举以告之，和父笑曰：吾能三日已此疾。法当先以淡齑水涤疮口，浥干，次用局方驻车丸研极细加乳香少许，干糁之，无不立效。如其说，用之数日，良愈。盖驻车丸本治血痢滞下，而此疮亦由气血凝滞所成也（齐束野语）。

张子和治小渠袁三因强人忽入家，伤其两胁，外臁作疮，数年不已，脓水常涓涓然。但饮冷则疮间冷水浸淫而出，涩为湿疮。张曰：尔中焦当有绿水二三升，涩数掬。袁曰：何也？曰：当被盗时感惊，气入腹，惊则胆伤足少阳经也。兼两外臁皆少阳之部，此胆之甲木受邪，甲木色青当有绿水，少阳在中焦，如沤。即伏惊涎在中焦，饮冷水，咽为惊涎所阻，水随经而旁入疮中，故饮水则疮中水出。乃上涌寒痰，汗如流水，次下绿水果二三升，一夕而痂干矣。

薛立斋治一室女，年十七，腿外臁忽肿起一红点作痒，搔破，日日鲜血如注及飞小虫甚多。审其由，每先寒热两耳下或结核。盖外臁、耳下俱属胆经，胆为肝之腑，肝主风，热生虫，血得风而妄行，肝火旺而血出，其肝胆阴阳俱虚矣。凡病虚则补其母，用六味丸滋肾水以生肝木；四物、柴胡、山栀、钩藤生肝血以抑风热而瘥。

陈湖陆懋诚素因阴虚，过饮入房，发热腿痛，似臁疮。用发表之剂，两腿肿黯，热气如雾，欲发痉，脉皆洪数，两尺尤大。此属足三阴虚，酒湿所乘，元气损而邪益甚耳。用十全大补加山药、山萸、附子，一剂脉症顿退；去附子，又二剂全愈。

李绛记武元衡相国在西川且苦胫疮，焮痛不可堪，百医无效。及到京城，呼供奉石礦等数人，疗治无益。有厅吏上此方，用之更瘥。其方云：疗多年恶疮百方不差或痛焮走不已者，并烂捣马齿苋敷上，不过三两度愈（《李绛兵部手集》）。

章宇泰传治臁疮方，六郎乳母试之，神效。松香一两，轻粉三钱，乳香五钱，细茶五钱，四味共打成膏。先将葱头、花椒煎汤熏洗净，用布摊膏，厚贴患处，以绢缚定，黄水流尽，烂肉生肌（《广笔记》）。

陈仪部年逾五十两臁生疮，日久不愈。饮食失节，或劳苦，或服渗利消毒之剂愈甚。脾脉大而无力。此脾虚而无湿热也。以补中益气汤，数剂少愈；更以六君子汤加苍术、升麻、神曲治之而愈。尝治下部生疮，焮痛或发寒热，或脚气肿痛，以人参败毒散加槟榔、紫苏、苍术、黄柏，并效。久不愈者，以四生散治之，愈后以补肾丸补之，庶不再发矣。

槎庵小乘云：臁疮以淡藘水涤疮口，沍干，次用局方驻车丸研极细，加乳香少许，干糁之，无不立效。

王洪绪治马悠也，左足背连小腿转弯处，初因汤毒而成烂腿三十余年。其肿如斗，孔可容拳，有时出血，以布围填塞，否则空痛。时年七十有四。令以老蟾破腹身，刺数孔以肚杂填患孔，蟾身覆之。早晚煎葱、椒汤温洗一次，以蟾易贴，用醒消丸早晚二服。三日后取地丁、大力、鲜草捣烂填孔，外贴为乌金膏。日服醒消丸，其四围硬块出水处以嫩膏加五美散敷。其发痒者，以白花膏贴。内有硬块如石者，以生商陆捣烂涂。孔内出血时，先以参三七末糁之，然后填药。如此二十余日肿退痒止块平，黑肉渐红活，孔亦收浅。以止草填，日以五宝散糁，仍贴乌金膏。因老人精神不衰，饮食不减，始终不用补而收功。

蒋仲芳治胡明甫，年五十余，患臁疮三载，沧皮瘙痒，微肿色紫黑。用膏药盖之则流水，鞋袜尽湿。去膏药即又燥烈，痒痛难忍。此湿热下流也。人但知燥湿清热解毒，而不知湿热之原从脾家下陷耳。遂用补中益气汤升举其气，更加黄柏清热，苍术燥湿，茯苓、泽泻利水。盖治湿不利小便，非其治也。外用陈石灰调侧柏汁，以燥湿散瘀清热，稍加火酒为从治敷之。明日疮干，数日而愈（《外治法抄》）。

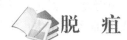

# 脱 疽

谓疔生于足指或足，消而自脱，故名。亦有发于手指者，名蛀节疔。重者腐去去节，轻者筋挛。

一男子足指患脱疽，焮痛色赤发热。隔蒜灸之，更以人参败毒散去桔梗，加金银花、白芷、大黄，痛止。又十宣散去桔梗、官桂，加花粉、银花，数剂而痊。

一男子足指患之，色紫不痛。隔蒜灸五十余壮，尚不知痛。又明灸百壮始痛。更投仙方活命饮四剂，乃以托里药溃脱而愈（心法中韩判官症同。乃以败毒散加银花、白芷而愈）。

一男子患足指大痛，色赤而肿。令隔蒜灸至痛止。以人参败毒散去桔梗，加金银花、白芷、大黄而溃。更以仙方活命饮而痊。此症形势虽小，其恶甚大，须隔蒜灸之。不痛者宜明灸之，庶得少杀其毒。盖因膏粱厚味、酒面炙煿积毒所致。或不慎房劳，肾水枯竭，或服丹石补药致。有先渴而后患者，有先患而后渴者，皆肾水涸不能制火故也。初发而色黑者不治，赤者水未涸，尚可。若失解其毒，以致肉死色黑者，急斩去之。缓则黑延上足，必死。此患不同肿溃，惟隔蒜灸有效。亦有色作痛而自溃者，元气未脱，易治。夫至阴之下，血气难到，毒易腐，药力又不易达。况所用皆攻毒之药，未免先于肠胃，又不能攻敌其毒，不若隔蒜灸并割去最为良法。故孙真人云：在指则截，在肉则割。即此意也。

一男子脚背患此，赤肿作痛。令隔蒜灸三

十余壮，痛止。以仙方活命饮四剂而溃；以托里消毒药而愈。

一男子足指患之，色赤焮痛作渴。隔蒜灸数壮，服仙方活命饮三剂而溃。更服托里药及加减八味丸，溃脱而愈。

一男子足指患之，色黑不痛。令明灸三十余壮而痛。喜饮食如常。谓急割去之，速服补剂。彼不信，延上，遂致不救。

一男子脚背患之，色黯而不肿痛，烦躁大渴，尺脉大而涩。此精气已绝，不治。后果然。

杨太仆年逾四十，左足大指赤肿焮痛。此脾经积毒下注而然，乃脱疽也。喜色赤而痛，以人参败毒散去人参、桔梗，加银花、白芷、大黄二剂，更以瓜蒌、银花、甘草节，四剂顿退。再以十宣散去桔梗，加银花、防己，数剂而愈。

一膏粱人年愈五十患此，色紫黑，脚焮痛。孙真人云：脱疽之症，急斩去之，毒延腹必不治。色黑不痛者，亦不治。喜其饮食如故，动息自宁，为疮疡善症也，尚可治。遂以连翘消毒散六剂，更以银花、甘草节、瓜蒌二十余剂，患指溃脱，以芎、归、地、连翘、银花、白芷，二十余剂而愈。

一刍荛左足指患一泡，麻木色赤，次日指黑，五日足黑冷，不知疼痛，脉沉细。此脾胃受毒所致。以飞龙夺命丹一服，翌日令割去足上死黑肉。割后骨始痛，可救。遂以十全大补

汤治之而愈。盖死肉乃毒气盛而拒截营气所致，况至阴之下，气血难达。经云：风淫未疾。即此是也。向若攻伐之，则邪气愈盛，乘虚上侵，必不救。

海山骄淫益无度，强并民居田宅、妇女竟古山东之半。陆宣子者，山东名医也。有富室妾足小指生疮，状类细米，疮头早白，根如熟枣，脏腑挈挈欲坠。闻平湖名，延之视。曰：此粟米疮也。与人面疮等，七日毒上升，遍体腐烂成黑水，死矣。君欲生之，当急断其指，断之愈。海山亦生是疮，属宣子视。宣子仍前言，海山大怒，欲杀之。楚人丁维章以外科有名，出入禁内。海山邀之至，告以宣子语，且曰：公视我疮无恙，吾必杀之。维章熟视曰：杀我可也，何尤宣子。今已过三日，毒上升矣。公欲活耶？断膝尚可。海山瞋目曰：其然？三问，应声如乡。海山喟然曰：我命在公矣。顾左右取截刀，伸足曰：斵！左右战栗，海怒骂，使斵，遂断一腿。维章手提海山发倚柱坐，海山面黄气绝。维章曰：可速召前医者。宣子至，视其地一腿，尚自起跳跃，黑血淋漓。命取人参一斤，浓煎灌其口，少顷海山苏。顾其足曰：嗟乎！刖足型已重矣，何幸而刖至膝？幸公活我，我自今后，庶几可无后患。阅四十九日，而右膝毒发，复生人面疮。医曰：不可再治矣。海山不数日死。凡所夺民家产皆散去，其兄乃乞食如初。

# 多骨疽

薛立斋治举人于廷器腿患流注年余，出腐骨少许。午前畏寒，午后发热，口干唾痰，小便频数。以为足三阴亏损，朝用补中益气汤，夕用六味地黄丸料加归、芪、五味各三十余剂，外用豆豉饼，诸症渐愈。又以十全大补之类，喜其慎疾而愈。

一儒者患附骨疽，失于调补，疮口不敛，日出清脓少许，已而常出三腐骨，其脉但数而无邪。此气血虚，疮结脓管而不能愈。纤以乌金膏，日服十全大补而愈。

上舍王廷璋患前症，三年未愈。肢体消瘦，

饮食难化，手足并冷，大便不通，手足阴冷。此阳气虚寒，用补中益气汤、八味丸及灸其患处而愈。

一男子臂患流注，出腐骨三块尚不敛。发热作渴，脉浮大而涩。乃气血俱损，须多服生气血之剂，庶可保全。彼惑于火尚未尽，仍用凉药。内服外敷，几危，始求治。其形甚瘁，其脉愈虚。先以六君子汤加芎、归日余，饮食渐进。以八珍汤加肉桂三十余剂，疮色乃赤。更以十全大补汤，外以附子饼灸之，仅年而瘥。《医林集要》云：骨疽乃流注之败症也。如用

凉药则内伤其脾，外冰其血。脾主肌肉，脾气受伤，饮食必减，肌肉不生。血为脉络，血受冰则气不旺而愈滞。宜用理脾健脾，则肉自生而气自运行矣。又有白虎飞，留连周期或展转数岁，冷毒朽骨出尽自愈。若附骨腐者可痊，正骨腐则为终身废疾矣。有毒自手足或头面肿起，或兼疼痛上至颈项骨节去处如疬疬贯珠，此风湿流气之症也，宜以加减小续命汤及独活寄生汤治之。有两膝肿痛起或至遍身骨节疼痛者，此风湿瘅，又名历节风，宜用附子八物汤治之。又有结核在项腋或两乳傍或两胯软肉处，名曰瘰疬痈，属冷症也；又有小儿宿痰失道，致结核于颈项、臂膊、胸背之处，亦冷症也，俱用热药敷贴。已上诸症皆缘于肾，肾主骨，肾虚则骨冷而为患也。所谓骨疽皆起于肾，亦以其根于也。故用大附子以补肾气，肾实则骨有生气而疽不附骨矣。

# 附 骨 疽

王肯堂治一人患附骨疽，脓熟不能泄溃而入腹。精神昏愦，粥药不入，医无所措。诊之脉细如蛛丝，气息奄奄。曰：无伤也。用针刺其腹，脓大泄，然皆清稀，若蟹吐沫。在法为透膜不治，用参、芪、附子，加厥阴行经之药，大剂饮之。又服八味丸，食大进升余，肉数窗，旬日而平。所可治者，溃疡之脉洪实者死，微细者生。病脉相合，故可治。刺腹者脓不泄，必内攻。按之知其疮深，即刺无害，所以不透膜。八味补肾，肾气旺而上升，胃口开而纳食。凡泄脓既多，刀圭之药其何能？济迁延迟久，且有他患，故进开胃之药，多食肉以补之，肌乃速生，此治溃疡之大法。

一男子腿根环跳穴患，痛彻骨外，皮如故，脉数而滞滑。此附骨疽脓将成也。用托里药六剂，肿起作痛，脉滑数。其脓已成，针之出碗许，更加补剂，月余而瘳。

一男子患附骨疽，肿硬发热，骨痛筋挛，脉数而沉。用当归拈痛汤而愈。

张景岳治一人，年三十余，素多劳。忽患环跳酸痛，数月后大股渐肿。曰：此附骨疽也，当速治。与活命饮二贴，未效而肿益甚。因混投清火解毒，遂致呕恶发热，饮食不进，势甚危。复求治，与参芪内托散大加炮姜数剂而呕止食进，其肿软熟。知其脓成，针之，脓不多。复与九味异功煎，遂大溃，且瓣瓣出脓，溃者五六处，腿肉尽去，止存皮骨矣。溃后复呕，发热不食。以十全大补汤、九味异功散相间与之，热渐退，食渐进，然足筋短缩，但可坚膝

仰卧，左右挨紧，毫不能动，动则痛极，自分已成废人。凡用十全大补三十余剂，人参三斤，乃肉生筋舒如故。

一人年近三旬，素不节欲，忽环跳穴酸痛月余。张曰：此最可畏，恐生痈毒。不信。或谓：筋骨痛常事耳，不过风热使然。与散风清火药，至半年后果微肿。复求治。曰：速用托补以救根本，尚不迟也。又不信。谋之疡医曰：岂有肿疡未溃遽可温补耶？复用清火消毒之剂，及大溃而危。再延视，则脉症俱败，悔无及矣。

一臂梁子年三旬，素耽酒色，亦患前症。令早服药，执拗不从。及肿而脓成，令速针之，不步。偏信庸流，敷以苦寒解毒之药。不划脓已成，犹何毒之可解？但有愈久愈深，直待自溃，元气尽去，不可收拾耳。

立斋治地官孟卿环跳穴患疽，内服外敷皆败毒寒剂。因痛极刺之，脓瘀大泻，疮口开张，其色紫黯，右关脉浮大。此胃气复伤不能荣于患处也。以豆豉饼、六君子汤加藿香、砂仁、炮姜数剂，由是胃气醒而饮食进，患处暖而肌肉渐生。再以十全大补汤而愈。

大尹都承庆患附骨疽，内痛如锥，外色不变，势不可消。喜其未用寒剂，止因痛伤胃气而不思饮食。用六君子汤治之，饮食少进；更以十全大补二十余剂而脓成。针去，仍以大补汤倍用苍、芪、归、术，加麦冬、五味、远志、贝母，数服脓渐止而疮亦愈。

一儒者左腿微肿，肉色如故，饮食少思。此真气虚而湿邪内袭也。盖诸气皆秉于胃，法

当助胃壮气。遂用六君加藿香、木香、当归数剂，饮食渐进。更以十生大补，元气复而愈。

一儒者两腿肿痛，肉色不变，恶寒发热，饮食少思，肢体倦怠，脾气不足，湿痰下注也。以补中益气加半夏、茯苓、白芍，二剂寒热退而痛消。又十余剂，脾胃壮而形体健。

一男子因负重，饮食失节，胸间作痛，误认为疮毒。服大黄等药，右腿股肿，肉色如故，头痛恶寒，喘渴发热，脉洪大而无力。此劳伤元气，药损胃气而然耳。补中益气汤四剂，又用十全大补汤数剂，喜其年少而愈。

一妇人患附骨疽，久而不敛，至腿细短软，脉来迟缓。以十全大补汤加牛膝、杜仲及附子饼灸之，两月余而愈。凡脓溃之后，脉涩迟缓者，易愈。以其有胃气故也。脉来细而沉，时疽者，里虚欲变症也。若烦痛，尚未痊也。洪实粗散者，难疗，以其正气虚而邪气实也。

一妇环跳穴作痛，肉色不变，脉紧数。此附骨疽也，脓未成。用内托黄芪，酒煎汤，加青皮、龙胆草、山栀，数剂而消。

一妇人患附骨疽久不愈，脓水不绝，皮肤瘙痒，四肢痿软。以为虚，欲补之。彼惑为风疾，遂服祛风药，竟致不起。陈无择云：人身有皮毛、血脉、筋膜、肌肉、骨髓以成其形；

内则有心、肝、脾、肺、肾以主之。若随情妄用喜怒劳佚，致内藏精血虚耗，使皮、血、筋、骨、肉痿弱，无力以运动，故致痿躄，状与柔风、脚气相类。柔风、脚气皆外所因，痿则内藏不足所致也。

山西曹主簿年逾四十，夏间患附骨疽，服托里药而愈。至秋饮食少思，痰气壅盛，口舌生疮。用八味丸治之而愈。

一老人腿患附骨疽，肿硬大，按方痛，口干脉弱，肿聚不溃，饮食少思。谓：肿下而坚者，发于筋骨；皮色不变者，发于骨髓。遂以参、芪等药托之，三十余剂，脓虽熟不穿。谓药力难达，必须针刺。不听。至旬日方刺之，涌出清脓五六碗许。然衰老之人，气血不足，养毒又久，竟不治。大抵疮疽旬日不退，宜托之；有脓刺之；有腐肉取之；虚则补之，此十全之功也。

王上舍患附骨疽，畏针不开，臂膝通溃，脉数发渴，烦躁时嗽，饮食少思。齐氏曰：疮疡烦躁时嗽，腹痛渴甚或泻利无度，此恶症也。脓出之后，若脉洪数，难治；微涩迟缓，易治。遂刺之，脓出四五碗许。即服大剂参、术、归、术，翌日脉稍敛；更以八珍汤加五味、麦冬、肉桂、白敛三十余剂，脉缓脓稠，三月而愈。

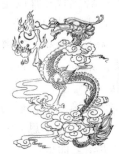

# 续名医类案卷之五十五

 **时　毒** 此症感四时邪毒之气，其候发于鼻面耳项咽喉，赤肿无头或结核有根，寒热头痛状如伤寒。

少宰李蒲汀患时毒，用发散之药，耗损元气，患处不消，体倦恶寒，食少口干。用益气汤加桔梗及托里消毒散而愈。

秋官陈同野患时毒，元气素弱，脉微细而伏。此形病俱虚也。用参、术、芎、归、陈皮、柴胡、升麻、炙草以升举阳气；用牛蒡、元参、连翘、桔梗以解热毒。二剂肿顿消而脉亦复矣。苟以脉微细为属阴；以肿赤为属阳而药之，鲜有不误者。

一妇人时毒溃后，肿赤不消，食少体倦，脓青色白。乃脾肺气虚也。先用六君加桔梗、芎归，后用益气汤加桔梗而敛。

春官袁谷虚之妹表散过度，肿硬，寸脉浮大，按之而短，此真气绝也。辞不治，后果殁。

一男子患此，肿痛发热作渴，脉实便秘。以五利大黄汤下之，诸症悉退；以葛根牛蒡子汤，四剂而痊。

一男子表里俱解，肿痛尚不退。以葛根升麻汤，二剂而消。

一男子肿痛发寒热，脉浮数。以荆防败毒散，二剂少愈；以人参败毒散，二剂势减半；又二剂而痊。

一男子耳面赤肿作痛，咽干发热，脉浮数。先以荆防败毒散，二剂势退大半；又以葛根牛蒡子汤，四剂而痊。

一妇人表邪已解，肿尚不消。诊之脉滑而数，乃瘀血欲作脓也。以托里消毒散溃之而愈。

一男子焮肿胀痛，作渴烦热，便秘脉数，按之尤实。用防风通圣散，一剂诸证顿退；以荆防败毒散加元参、牛蒡、黄芩，二剂而瘥。

一老人冬月头面耳项俱肿痛甚，便秘脉实。此表里俱实病也。饮防风通圣散，不应。遂砭患处，出黑血，仍投前药即应。又以荆防败毒散而瘥。盖前药不应者，毒血凝聚上部经络，药力难达故也。恶血既去，其药自效。或遽用寒凉药，及年高畏用硝黄而用托里与夫寻常之剂，或不砭泄其毒，专假药力，鲜不危矣。

一男子表里俱解，惟肿不消。以托里消毒散，四剂脓成，针之而愈。

一妇人肿痛用硝黄之剂攻之，稍缓。翌日复痛。诊之外邪已退，此瘀血欲作脓也。用托里消毒散溃之而愈。

一男子头面肿痛，服硝黄败毒之剂愈甚。诊之脉浮数，邪在表尚未解。用荆防败毒散，二剂势退大半；更以葛根牛蒡子汤，四剂而痊。《内经》曰：身半以上肿，天之气也；身半以下肿，地之气也。乃邪客心肺之间，上攻头面而为肿。此感四时不正之气为患，与夫膏粱积热之症不同，硝黄之剂非大便秘实不可用。若不审其因，不辨其虚实表里，既用攻之，必致有误。常见饥馑之际，刍荛之人多患之。乃是胃气有损，邪气从之为患，不可不察。常治邪在表者，用葛根牛蒡子汤、人参败毒散或普济消毒饮。若邪在里者，五利大黄汤、栀子仁汤。表里俱不解者，防风通圣散。表里俱解而肿不退者，犀角升麻汤。如肿甚者，砭患处，出恶血以泄其毒，或用通气散取嚏以泄其毒，十日外自愈。若嚏出脓血即愈。欲其作脓者，用托里消毒散；欲其收敛者，用托衰散，此法最为稳当。五七日咽喉肿闭，言语不出，头面不肿，食不知味者，不治。

一男子服表散药愈炽，发热便秘，诊其脉沉实，此邪在里也。以大黄汤下之，里症悉退，以葛根牛蒡子汤，浮肿亦消；惟赤肿尚存。更以托里药溃之而愈。齐氏云：时毒者，为四时邪毒之气而感之于人也。其候发于鼻面、耳项、咽喉，赤肿无头或结核有根，令人增寒发热，头痛或肢体痛甚者，恍惚不宁，咽喉闭塞昧者，将谓伤寒，便服解药一二日，肿气增益，方悟，始求疡医。原夫疾古无方论，世俗通为丹瘤，病家恶言时毒，切恐传染。考之于经曰：人身忽经变赤，状如涂丹，谓之丹毒。此风热恶毒所为，与夫时毒特不同耳。盖时毒初状如伤寒，五七日间乃能杀人。治者宜精辨之，先诊其脉，滑数、浮洪、沉紧、弦涩皆其候。盖浮数者，邪气在表也；沉涩者，邪气深也。气实之人，急服化毒丹以攻之；热实不利，大黄汤下之。其有表症者，解毒升麻汤以发之；或年高气软者，五香连翘汤主之。又于鼻内嗤通气散，取十余左右。看病之人，每日用嗤药嚏之，避传染。其病人每日亦用嚏药三五次，以泄热毒。此治时毒之良法也。经三四日不解者，不可大下，犹宜和解之，服犀角连翘散之类。至七八日，大小便不通利，头面肿起高赤者，可服托里散、黄芪散，宜针兼砭割出血，泄其毒气。十日外不治自愈也。此病苦五日以前，精神昏乱，咽喉闭塞，语声不出，头不肿，食不知味者，必死，治之无功矣。然而此疾有阴有阳，有可汗，有可下，常见粗工但云：热毒就用寒。殊不知病有虚实，治有逆从，不可不审也。

徐考功年逾三十，耳面焮肿，寒热拘急，脉浮洪。此时毒症也，邪在表。以荆防败毒散加牛蒡、元参治之渐愈。更以升麻、葛根、连翘、桔梗、川芎、银花、牛蒡而平复。

 疔

罗谦甫云：丙午岁，予居藁城，人多患疔疮。县尹董公谓予曰：今岁患疔疮者极多，贫民无力医治。近于史侯处得数方，用之者无不效。官给药钱，君当舍手治之。遂诺其语。董公牖示通衢，命予施药。如此一年，全活甚众。其用保生锭子、千金托里散、神圣膏药、破棺丹，凡四方。保生锭：金脚信二钱，雄黄三钱轻粉二钱，硼砂三钱，麝香钱半，巴豆四十九粒，蟾酥一钱，为细末，用黄蜡五钱溶开，将药和成锭子，冷水浸少时，取出捏作饼子如钱眼大。将疮头拨开，每用一饼；次用神圣膏，后用托里散。若疮气入腹危者，服破棺丹（世传疔疮必有一条红线，可针红线，所至之处出毒血乃敷药）。神圣膏药：当归、藁本各半两，乳香、没药各二钱，白芷、琥珀各二钱半，黄丹二两，白胶香三两，黄蜡二两，粉霜一钱，木鳖子五十个，去皮，巴豆十五粒，去油，清油槐柳枝各百廿枝，胆矾一钱。先将槐柳枝下在油内熬焦，取出，复下余药熬，勿至焦。滤出，待油澄清，下黄丹，再熬成膏，用绯帛摊之（立有神效）。托里散一两五钱，芪、朴、芎、防各二两，桔、芷、翘各二两二钱，芍、桂、草、参各一两，归、术、香、乳香、没药各半两，细末，每服三钱，酒一大盏，煎二三沸，和渣温服。破棺丹：大黄二两半生半熟，甘草、芒硝各一两，细末，蜜丸弹子大，每服半丸，食后温酒化下或童便半盏研化之，忌冷水。

薛立斋治上林陈静涵面患疔，脉洪数有力，属邪气蕴结。用清热消毒散，二剂未应。或用黄芪、肉桂等药，二剂反益其势，致耳、目、唇、口俱肿闭，头面如斗。由邪气外实也。前脉按之无力，由元气内虚也。连进托里消毒之药及数砭患处，出黑血碗许。已而脓与腐肉并溃而出。复用托里之药，疮势渐愈。七日后、复因调护失宜，以致烦渴不食，两尺脉如丝欲绝。急用八味丸料煎服，其脉顿复，手足自温。使非砭以泄其外，托里散以补其内，八味丸以回其阳，则治之失宜，必致不救，慎之！慎之！

长洲庠苏子忠鼻梁患之，症属表邪，但气

血俱虚，不胜发散。遂用补中益气为主，佐以防风、白芷而愈。

张所望治理安寺一僧患水疔走黄，绝水谷者已三日，众莫能治。延所望入视，曰：毒已入内，奈何？须下一针方可。因向疮顶刺入寸余，始闻痛声，曰：生矣！随以膏涂之，复投丹药数粒，拔其疔根寸许，坚黑如铁，遂愈（钱塘县志）。

立斋治一男子，足患疔作痒，恶心呕吐，时发昏乱，脉浮数。明灸二十余壮始痛，以夺命丹，一服肿起，更以荆防败毒散而愈。

一男子患疔，发热烦躁，脉实。以清凉饮下之而愈。

一男子胸患疔，遍身麻木，脉数而实。急针出恶血，更明灸数壮，始痛。服防风通圣散，得利而愈。

一男子左手背患之，是日一臂麻木，次日半体皆然，神思昏愦。遂明灸至二十余壮，尚不知痛。又三十余壮，始不麻。至百壮始痛。以夺命丹，一服肿始起，更用神异膏及荆防败毒散而愈。

一老妇足大指患之，甚痛。令灸之，彼不从，专服败毒药，致真气虚而邪气愈实，竟至不救。盖败毒散虽能表散疮毒，然而感有表里，所发有轻重；体段有上下；所禀有虚实；岂可一概而用之耶？且至阴之下，药力所难到，专假药力则缓不及事，不若灸之为良。故下部患疮，皆宜隔蒜灸之，痛则灸至不痛，不痛则灸至痛。若灸之而不痛者，宜明灸之，及针疔四畔，去恶血，以夺命丹一粒，入疮头孔内，仍以膏药贴之。若针之不痛或无血者，以针烧赤频烙患处，以痛为度。或不痛，眼黑如见火光者，此毒气入脏腑也，不治。若患在手足，红丝攻心腹者，就于丝尽处刺去恶血，宜服荆防败毒散。若丝近心腹者，宜挑破疮头，去恶水，亦以膏药贴之。如麻木者，服夺命丹。如牙关紧急或喉内患者，并宜嚼一二丸。凡人暴死，多是疔毒，用灯照看遍身，若有小疮即是，宜急灸之，俟醒更服败毒药或夺命丹。人汗入肉，食之则生疔疮，不可不慎。

刘禹锡纂《柳州救三死方》云：元和十一年得疔疮，凡十四日，益笃。善药敷之皆莫知。长药贾方伯教用蜣螂肉，一夕而百苦皆已。明年正月，食羊肉，又大作，再用亦如神效。其法一味贴疮半日许，可再易，血尽根出遂愈。蜣螂心腹下度取之，其肉稍白是也。所以云食羊肉又大作者，盖蜣螂食羊肉故耳。用时便禁食羊肉。其法盖出葛洪《肘后方》也（《本草》）。

韩光治疔极神效。正观初，卫州徐使君访得此方：用艾蒿一担烧作灰，于竹筒中淋取汁一二合，和石灰如面浆，以针刺疮中至痛，即点之。点三遍，其疔自拔，亦大神验。正观中，用治三十余人得差，故录之（《千金方》）。

缪仲淳治顾博士伯钦内人左耳患疔，时方孕。令先以白药子末，鸡子清调涂腹上护胎；次以夏枯草、甘菊、贝母、忍冬、地丁之属，大剂饮之，一服痛止，疔立拔，胎亦无恙。白药子，疗马病者也（《广笔记》）。

马铭鞠治顾圣符幼弟患髭疔。医者先用火针、围药，肿胀至目与鼻俱隐入肉，牙关紧急。用患者耳垢、齿垢、刮手足指甲屑和匀如豆大，放茶匙内，灯火上炙少许，取作丸。令洗净围药，将银簪桃开疔头，抹入，外用绵纸一层，津湿覆之，痛立止。半日肿半消，目可开。次日服仙方活命饮二剂愈。此法兼可治红丝疔。长洲花承溪指节间患之，得此而痊。又云可治面白疔，未试也。此方传自道人（《广笔记》）。

《广笔记》云：用陈年露天铁销碾如飞面，将金簪脚挑破毒处一孔，纳铁销末于内，仍将皮盖好。少顷黑水流尽，中有白丝如细线，慢慢抽尽，此疔根也。尽即立愈。又方用甘菊花并根叶捣汁，以酒下之，立消。

立斋治刘贯卿脚面生疔，形虽如粟，其毒甚大，宜峻利之药攻之。因其怯弱，以隔蒜灸五十余壮，痒遂止，再灸片时乃知痛。更用膏药封贴，再以人参败毒散一服渐愈。夫至阴之下，道远位僻，且怯弱之人，用峻利之药，则药力未到，胃气先伤，虚脱之祸，有所不免，不如灸之为宜。

松江诸大尹唇生一疔已五日，肿硬脉数，烦躁喜冷。此胃经积热所致。先以凉膈散，一服热去五六；更与夺命丹二粒，肿退二三；再与荆防败毒散，四剂而愈。

杨锦衣唇下生疔，脉症俱实而不下。反用托里，致口鼻流脓而死。是谓实实之祸。

马氏室忽恶寒作呕，肩臂麻木，手心搔痒，遂瞀闷不自知。其故（与卒然暴者不同）但手有一泡，此乃患疔毒也。令急灸患处至五十余壮，知痛，投以荆防败毒散而愈。古人谓：暴死多是疔毒，急用灯照遍身，若有小疮即是。此毒宜急灸其疮，但是胸腹温者可灸。先君云：有人因剥死牛瞀闷，令看遍身俱有紫泡，便急灸泡处，良久遂苏。更以败毒药而愈。

张都宪夫人面生疔，肿焮痛甚，数日不溃，脉症俱实。以荆防败毒散加芩、连治之稍愈。彼以为缓，乃服托里，一剂其势愈甚，痛极始悟，再用凉膈散，二剂痛减肿溃；又与连翘消毒散，十余剂而愈。

郑氏举家生疔多在四肢，由皆食死牛肉所致。刺去黑血，更以紫金丹服之，悉愈。

王检讨汝和感痘毒，面生疔十余枚，肿痛脉数。以荆防败毒散治之，虽小愈，尚可畏，更以夺命丹一服而痊。

陆宣子，山东名医也。言京师李公子某指甲中生肉管赤色，顷刻长三尺余，垂至地，不能动，动则血眯欲死，诸医束手。公子乃取酒痛饮，引刀自断之，出血数斗，良久复生如初，自分死矣。有乞儿自言能治。召之，肩火蛇至，顾骂诸医者曰：公子蛇头疔也。其管通四肢百骸，绝则又出，若单何能为？盖乞儿初饶于财，尝患此，破家求医不可得。遇一丐，命其妻纳大蛇裤中，穴裤出蛇首握之，与肉管相向。蛇以气吸之，不移时而消。蛇则红丝百道，僵死矣。乃如其法治之，公子亦愈。竟分其产之半与乞儿云（《蒋湘帆》）。

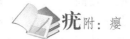

疣 附：瘿

周汉卿治山阴杨翁项有疣，如瓜大，醉仆皆下，溃血不能止。疣溃者必死。汉卿以药糁其穴，血即止（《明史》）。

薛立斋治长洲庠王夫爵，辛丑春，左腿近环跳穴患瘤，状如大桃，按之濡软。恪服除湿流气化痰之剂，恶寒发热，食少体倦，形气俱虚，脉洪大而虚。气瘤也，肺主之。盖肝属木，肺属金，然发于胆经部分，乃肺金侮肝木，元气亏损，而其脓已内溃矣。遂用十全大补汤数剂，出青白稀脓甚多，顿加寒热烦渴头痛，殊类伤寒状。此因脓泄而血气益虚耳。仍用前汤，其势益甚，脉洪数大，按之如无。乃加附子一钱，其势愈甚，而脉复如前，此虚甚而药不能及也。更加附子二钱，三剂诸症顿退。乃朝用补中益气汤，夕用十全大补汤，各三十余剂，出腐骨五块，疮口将完。后因不慎起居，患处复溃，诸症更发，咽间如焚，口舌无皮。用十全大补加附子一钱，服之诸症即愈。二日不服，内病悉至，患处复溃。二年后又患，服前药不应。诊其尺脉微细如丝，此属命门火衰，用八味丸为主，佐以十全大补汤，稍愈。至乙巳，仍患虚寒之症而殁。

一男子左腿外侧近臀肿一块，上有赤缕，三年矣。饮食起居如常，触破涌出血脓，发热恶寒。此胆经受症，故发于腿外侧。诊其脉左尺洪数，左关弦洪。此肾水能生肝木，用补中益气汤、六味地黄丸而痊。

一老妪右腋下生一瘤，渐长至尺许，其状如长瓜子，久而溃烂。一方士以长柄鲜葫芦烧存性，研末搽之，水出消尽而愈。

系瘤法：芫花净洗带温，不得犯铁器，于木石器中捣取汁，用线一条浸半日或一宿，以线系瘤，经宿即落。如未落再换线，不过两次自落。后以龙骨并诃子末敷，疮口即合。依上法系妳痔，累用得效。系瘤法《苏沈良方》有用蜘蛛丝者，然费力，不如此径捷。如无根，只用花泡浓水浸线，亦得。赵氏家姊尝用系腰间一瘤，不半日即落，亦不痛（《百乙方》）。

【琇按】芫花用之系疣即落，雄猛可知虫门中孙文垣尝用三分以治某氏妇，立下。其症苟非实积，未可轻试。

孙真人治瘿，一二年者，以万州黄药子半

斤，须紧实者，若虚而轻即他处产者。用一斤，取无灰酒一斗浸，固浸器口，以糖火烧一伏时，停待酒冷，欲开，令患者日饮之，不令酒气绝。经三五日后，以线围颈，觉消即停饮，否则令项细也。用火时不可多，惟烧酒气出，瓶头有津即止，火不待经宿也。已验如神，忌毒食。

黄履素曰：予年三十，时臀生一小瘤，根细如线而头如豆大。越十年，渐大如荔，有妨跨马。予有鉴于决瘤之说，不敢医。常叹曰：吾年若六七十，此瘤当如碗大，必妨行坐矣！奈何？既而叹曰：六七十，即碍行坐亦何妨？遂安意养之。及四十七岁时，偶擦伤瘤皮，水渗出不止。惧其成漏，乃延潘惠峰问之。云：欲去此瘤甚易，欲塞此漏甚难。瘤去则漏自止矣。不得已，听其治。潘以药涂瘤，甚痛。其肉尽黑，少顷血出津津。予甚惧，且悔，不复求治，但求止血之药。越宿则黑肉已坚如石片，数日脱去，其根尚存如豆，水出仍不止。复商之潘，潘曰：不去其根，漏仍不可塞也。又以前药点之，痛甚，肉黑如初。次日复点，凡三次，内服托里散，每剂用黄芪五钱。凡旬日，坚肉脱去，则根已平，仍服托里散，外用长肌收口药，绝欲息劳，以渐收满，肌肉完好。予之服药守禁，固勤且慎者，而潘君亦可谓妙手矣。

张子和在西华，众人皆讪以为吐泻。一日，魏寿之与张入食肆中，见一夫病一瘤，正当日之上纲内，眦色如灰李，下垂覆目之睛不能视物。乃谓寿之曰：吾不待食熟，立取此瘤。魏未之信也。语其人，其人曰：人皆不敢割。曰：吾非用刀割，别有一术焉。其人从之。乃引入一小室中，令偃卧一床，以绳否其胻，刺乳中，大出血。先令以手揉其目，瘤上亦刺出雀粪，立平。寿之大惊。张曰：人之有技，可尽窥乎？

一女子未嫁，年十八，两手背皆有瘤一类鸡距，一类角丸。腕不能伸，向明望之，如桃胶然。夫家欲弃之。张见之曰：在手背为胶瘤，在面者为粉瘤，此胶瘤也。以铦针十字刺破，按出黄胶三两匙，立平，更不再作。非素明者，不敢用此法。

一妇人年四十余，有瘿三辨。张令以咸吐之，三涌、三汗、三下，瘿已半消。次服化瘿之药，遂大消去。夫病在上皆宜吐，亦自有消息之法耳。

张景岳三旬外，忽臀下肛门前骨际皮里生一小粒，初如绿豆许，不以为意。及半年，大如黄豆。又一年，如枣核，复如栗矣。乘马坐榻皆有所碍，且渐痛。料此非敷药可散，又非煎药可及，若渐长大，如升如斗，悬挂腰股间，行动不便，将奈何？谋之识者，皆云不可割刺，恐为害。初亦未敢，然熟思：此时尚小，不取则日久愈大愈难矣。遂决意去之。乃饮酒乘醉以柳叶针刺之，所出如豆腐白皮之类，盖粉瘤也。刺后顿消。两日后则肿如熟痛，以会通膏贴，三日脓溃而愈。不两日又肿起，更热更大，始悔其刺之误。再以会通膏贴之，又三日而大溃，溃出一囊如鱼脬者，然后收口全愈。使开之再迟则难瘳矣。

一人眼皮下弦生一小瘤，初如米粒，渐大如豆。外科用攒针三四枚，翻转眼皮刺其内膜，少少出血。如此二三次，其瘤日缩，竟得尽消。

一人臂上生一瘤，渐大如龙眼，其人用小艾于瘤上灸七壮，竟尔渐消，亦善法也。或用膈蒜灸之，亦无不可。

一人腹上生一瘤，大如胡桃。治者以蛛丝捻成粗线，扎其根，数日其丝渐紧，瘤根渐细，屡易屡细，不十日竟脱落，诚奇法也。可见他线日松，唯蛛丝日紧，物理之妙有当知者如此。然缠之亦宜早，若形势既大，恐不宜也（方出焦氏《笔乘旧案》已载其异）。

沈枢文幼啮指甲，及长不能自禁。此肝火血燥也。又头侧常生小疣子，屡散屡发。又臂生一块，如绿豆大，若触碎则如断束缕，扯之则长，纵之则缩，后两鬓发白点，求治。一曰：子素肝病，此部亦属肝胆经也。爪为筋之余，但行人身之侧，正与啮爪生疵等相应。须滋补肾水以生肝胆诸病自愈。与六味地黄丸服之，二年白点自退，疣亦不生。

一男子小腹中一块，不时攻痛。或用行气化痰等药，不应。犹以为血鳖，服行气逐血之剂。后手背结一麻痳子，渐长寸许，形如鳖状，肢体间如豆大者甚多。彼疑鳖生子，今发于外。

亦用行血，虚症悉至，左尺洪数，关脉洪数而弦。谓：肾水不能生肝木，以致肝火血燥而筋挛。用六味丸滋水生肝，三月而愈。

陶氏佃民有病瘿者，尝与陶仆输谷如市，道远劳极，瘿瘿其颈，气几不接。陶仆素愚，匆遽间削竹为锐针，刺之瘿穿，气溢颈，复完固。荷担而起，一无所苦（《说顺》）。

余兄奇峰生两瘤，大如拳。僧传一方，用竹刺将瘤顶上稍稍拨开油皮，勿令见血。细研铜绿少许，放于拨开处，以膏药贴之。数日即溃，出粉而愈（《续金陵琐事》）。

钱国宾治山西神池张百长侄女，年十七，自八岁时左手背生瘤，日大，已如钟许。看系粉瘤，可治。与一方：用巴豆、天麻子肉各四两，大杏仁一两，香油一斤二两，血丹八两，熬膏药贴之，一日一换。其皮渐薄，旬日皮红，半月皮破，出脓碗许，瘤消口平。说之，右卫酬谢。

辛酉夏，广陵各盐场天行时疫，人多湿热，病若伤寒，头疼发热，不恶寒，身体痛，舌红，昏睡不食，思凉饮，肌黄，大便结，小便红。医用发散清凉剂，罔效。钱亦临症，治复不投，病势数日如故。前后胸背渐长数十瘤，如核桃大，其皮甚薄，以针挑破，每瘤出虱数千，遍抓四处，人人寒禁，莫敢近视，瘤破虱出，调服。后人仿此俱愈。

气颈之症，乃人项下坠如长瘤也。山东多有此症。虽风水所致，亦卧热炕，过食辛辣而然。他方间有此，根由足厥阴肝经之脉循喉咙之后，上入颃颡，属肝，统于足阳明胃经，此盖起于肝胃二经。瘤长挂下，虽非致命，大不美观，古今并无治法。钱访海上仙方，遇异人传授，用青皮六钱疏肝，桔梗六钱引导，木馒头，一名鬼馒头，煅存性二两，消瘿，散肝胃二经结气。共末，酒下一钱。凡气颈小者，三四月消；大者七八月或一年消。其功虽缓，其方百发百中，即钱已治兰溪王元直，衮州赵瑚琏二人矣。不惜良方，普利后世。

会稽黄元亮，文士也。年五旬颈生气瘤，候其六脉冲旺，荣卫俱足，精神元气亦厚，止肝部沉滞，气结成瘤。钱告之曰：公无病人也。气瘤结于颈下，不过不美观耳，终无大害。书云：凡粉瘤、痰瘤、虫瘤、腿瘤、虱瘤、发疽瘤可治；凡气瘤、筋瘤、肉瘤、肩瘤、瘿瘤、血瘤、肋瘤、乳瘤、肘臂瘤不可治，治之破膜泄气，不救。宜经此念，勿信庸愚以轻性命也。黄拜谢而去。

# 结核

薛立斋治一妇人经事不调，肢体结核如榛、如豆，不计其数，隐于肉里，其色不变，三年余矣，大按则痛。或投以降火消毒，乃不按自痛，发热作渴，日晡益甚，经水过期，左关脉数。此肝火血燥也。用清肝益荣汤六十余剂，诸症已愈，惟项核未消，又以当归龙荟丸数服及八珍汤加柴胡、山栀，三十余剂而痊。

一妇人久郁怒，胸胁内、股外臁各结核，寒热往来，经候不调，胸膈不利，饮食少思，大便不调，左关弦洪，右寸弦数，右关弦紧。曰：左关弦洪，肝经热也；左寸弦数，木生火也；右关弦紧，肝克脾也；右寸弦浮，木侮金也。法当生肝血。遂用加味四物汤而诸症退；用加味逍遥散而经候调；用加味归脾汤而全愈。

一妇人因怒肢体结核，睡中发搐，左关弦洪。此肝火血燥筋挛，当清肝火，养元气。遂用加味小柴胡汤、加味逍遥散，渐愈；又用八珍汤加丹皮、柴胡、山栀、钩藤而愈。

一妇人肢体结核，胸腹痞闷，气泄稍宽。此肝脾郁滞，不信，服降火行气化痰，病愈甚而气愈虚。用加味逍遥、加味归脾二药间服，半载而痊。

一妇人项间结核，不时寒热，左目紧小，头项振掉，四肢抽搐。此肝火血虚风热也。用加味逍遥加钩藤，数剂诸症渐愈；又用八珍汤调理而痊。

一妇人耳内、耳后、项侧结核作痛，寒热口苦，月经不调。此肝胆经火而伤脾胃也。用四君、柴胡、丹皮及六味丸而愈。

一妇人因怒结核，经行不止，发热，昼安静而夜谵语。此血分有热也。用小柴胡加生地，顿安。其核尚在，经后先期，肝脉弦数。此肝火血涸而筋挛也。用加味逍遥加生地，月经如期而核消。

一妇人项臂结核，头痛寒热，乳内时疼，两胁焮痛。此肝脾郁火而血燥。行以加味逍遥散再用加味归脾汤而愈。

一妇人素郁怒，患结核，内热晡热，久而不愈。若面色痿黄则月经过期而少，若面色赤则月经先期而多。曰：面黄过期，脾经虚弱也。面赤先期，脾虚火动也。朝用补中益气，升举脾土以益气血，夕用加味逍遥，滋养肝血以息阴火。复以归脾汤，解郁结，半载元气复而痊。又有患前症，因脾虚下陷而发热。乃专治其疮，变瘵而殁。

一女子耳下结核，焮痛寒热。此属肝经风热。用栀子清肝散，一剂诸症悉愈。后因怒，耳后并额两角作痛，寒热。此兼少阳经症，仍以前药加羌活，二剂而瘥。

一妇人项患五核，时常寒热，肝肺弦长而出寸口。此血盛无耦之症也。用小柴胡汤加生地、乌梅治之而愈。

施二守项右患一核，用凉药贴颈，皆肿。又敷之，肿连胸胁，冷应腹内。不悟凉药所致，尚以为毒盛。形体困惫，自分不起。见其敷药处热气如雾，急令去药。良久疮色变赤，刺出脓血，用托里药而愈。

举人江节夫两耳下、两臂、两胁结核，恪服祛痰降火软坚之剂，益甚。薛曰：此胆经血虚火燥也。盖胆经行人身之侧，前药必致亏损。至明年七月，复请视，各核皆溃，脉浮大而涩。时金旺于秋，木受金克，必不治。果卒。

周上舍两耳下、项间筋牵壅肿坚硬，咳嗽气喘，内热盗汗，所服皆化痰散坚行气之剂，势益甚。诊之左关弦涩，左尺洪数，此怒气伤肝，房劳损肾，须滋肾水，生肝血，慎调摄至水旺之际，庶可愈矣。彼欲速效，乃外敷商陆、石灰等药，内服海藻、蓬术之类，至秋金旺之际，元气愈虚，肿甚而殁。

一上舍性豪善怒，耳下结一核，忽溃而疮口翻张如菌，焮连头痛，或胸胁作胀，或内热寒热。或廓清热消毒之药，年余未瘥。用补中益气汤、六味地黄丸而寻愈（疮口翻出亦名翻花疮）。

邵黄门子手合骨处患一核，半年后溃一小孔，如粟。又年余不合，日出清脓数滴或止三四滴，面上赤，脉数口干，夜则发热，昼则恶寒，行履如故。此气血俱虚也。辞不治。月余后他处相会，彼云：小儿有不药之功矣。薛曰：过火令方为善也。已而果毙。

缪仲淳治一女子颏下发一硬块而不痛。有以石瘿用贝母、首乌各三钱，连翘、白芨、花粉各二钱，牛蒡、苍耳、青木香各钱半，银花、鲜菊、地丁各五钱，先用夏枯草五两，河水五碗，煎三碗，去渣纳前药，煎至一碗，服十剂全消（《广笔记》）。

薛立斋治一男子，神劳多怒，颈肿一块久而不消，诸药不应。以八珍汤加柴胡、香附，每日更隔蒜灸数壮及日饮远志酒二三盏而渐消。

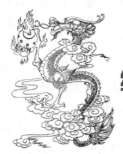

# 续名医类案卷之五十六

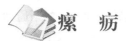

## 瘰 疬

薛立斋治一男子患瘰疬，肿痛发寒热，大便秘。以射干连翘散，六贴热退大半；以仙方活命饮，四贴而消。

一男子肿硬不作脓，脉弦而数。以小柴胡汤兼神效瓜蒌散各数剂及隔蒜灸数次，月余而消。

一妇人颈肿不消。与神效瓜蒌散，六剂少退；更以小柴胡汤加青皮、枳壳、贝母，数剂消大半，再以四物对小柴胡，数剂而平。

一男子因怒项下肿痛结核，痞闷兼发热。用方脉流气，二贴胸膈利；以荆防败毒散，二贴而热退。肝脉尚弦涩，以小柴胡加芎、归、白芍，四剂脉症顿退。以散肿溃坚丸，一料将平，惟一核不消。乃服遇仙无比丸二两而瘥。

一妇人久郁，患而不溃，既溃不敛，发热口干，月水短少，饮食无味，日晡尤倦。以益气养荣汤，二十余贴少健。谓须服百贴，庶保无虞。彼欲求速效，反服斑猫之剂及数用追蚀毒药，去而复结，致不能收敛，出水不止，遂不救。此症属虚劳气郁所致，宜补形气，调经脉，未成者自消，已成自溃。若投慓悍之剂则气血愈虚，多变为瘰症。然坚而不溃，溃而不合，气血不足明矣。况二经之血原自不足，不可不察。

一男子久而不敛，神思困倦，脉虚。欲投以托里，彼以为迂，乃服散肿溃坚汤。半月余果发热，饮食愈少，复求治。投益气养荣汤三月，喜其谨守，得以收救。齐氏云：结核瘰疬初觉宜内消之，如经久不除，气血渐衰，肌寒肉冷或脓汁清稀，毒气不出，疮口不合，聚肿不赤，结核无脓，外症不明者，并宜托里。脓未成者使脓早成；已溃者使新肉早生；血气虚者，托里补之；阴阳不和托里调之。大抵托里之法使疮无变坏之症，所以宜用也。

一男子久不敛，脓出更清，面黄羸瘦，每清晨作泻。与二神丸，数服泻止；更以六君子汤加芎、归，月余肌体渐复。灸以豆豉饼及用补剂作膏药贴之，三月余而愈。

一妇人溃后核不腐。以益气养荣汤三十余剂，更敷针头散腐之，再与前汤三十余剂而敛。

一男子未溃，倦怠发热。以补中益气汤治之，少愈；以益气养荣汤，月余而溃，又一月而瘥。

一妇人肝经积热，患而作痛，脉沉数。以麝干连翘汤，四贴少愈；更用散肿溃坚丸，月余而消。丹溪云：瘰疬必起于足少阳一经，不守禁忌，延及足阳明经。食味之厚，郁气之久，曰毒、曰风、曰热，皆此二端拓引变换，须分虚实，实者易治，虚者可虑。此经主决断，有相火，且气多血少，妇人见此，若月水不调，寒热变生，稍久转为潮热，自非断欲食淡，神医不能疗也。

一室女年十七，项下时或作痛，乍寒乍热，如疟状，肝脉弦长。此血盛之症也。先以小柴胡汤，二剂少愈；更以生地黄丸治之而瘥。《妇人良方》云：寡妇之病，自古未有言者，惟《仓公传》与诸澄略为论及。言寡者，孟子所谓无夫曰寡是也，如师尼。丧夫之妇，独阴无阳，欲男子而不可得，是以郁悒而成病也。《易》曰：天地氤氲，万物化醇；男女媾精，万物化生。孤阳独阴，可乎？夫处闺门，欲心萌而不遂，致阴阳交争，乍寒乍热，有类疟疾，久而为痨。又有经闭白淫，痰逆头风，膈气痞闷，面黑瘦瘠等症，皆寡妇之病。诊其脉独肝脉弦，出寸口而上鱼际，究其病原，其疾皆血盛而得。经云：男子精盛则思室，女人血盛则怀胎。观其精血，思过半矣。

一男子耳下患五核如贯珠，年许尚硬，面色痿黄，饮食不甘，劳而发热，脉数软而涩。以益气养荣汤，六十余剂元气已复，患处已消，一核尚存。以必效散二服而平。

一男子因劳而患，怠惰发热，脉洪大，按之无力。谓须服补中益气汤，彼不信，乃服攻伐之剂，吐泻不食而死。大抵此症原属虚损，若不审虚实而犯病禁、经禁，鲜有不误。常治先以调经解郁，更以隔蒜灸之，多自消。如不消，即以琥珀膏贴之，俟有脓即针之，否则变生他处。设若兼痰、兼阴虚等症，只宜加兼症之剂，不可干扰余经。若气血已复而核不消，却服散坚之剂，至月许不应，气血亦不觉损，方进必效散或遇仙无比丸，其毒一下，即止二药，更服益气养荣汤数剂以调理。若疮口不敛，宜用豆豉饼灸之，用琥珀膏贴之，气血俱虚或不慎饮食起居七情者，俱不治。此症以气血为主，气血壮实不用进蚀之剂亦自腐，但取去便易收敛。若气血虚不先用补剂而数用追蚀之药，适足取败耳。

一男子素弱，溃后肉不腐。此气血皆虚。用托里养荣汤，气血将复，核尚在。以簪桃拨去，又服前药，月余而愈。

一男子气血已复，核尚不腐。用针头散及必效散各三次，不旬日而愈。

一男子患之盛，胸膈痞闷，脾胃脉弦。此脾土虚肝木乘之也。当以实脾土，伐肝木为主。彼以治痰为先，乃服苦寒化痰药不应。又加以破气药，病愈甚。始用六君子汤加芎、归，数剂饮食少思。以补中益气汤倍加白术，月余中气少健。又以益气养荣汤，两月肿消而血气亦复矣。夫右关脉弦，弦属木，乃木盛而克脾土，为贼邪也。虚而用苦寒之剂，是虚虚也。况痰之为病，其因不一，主治之法不同。凡治痰，

利药过多则脾气愈虚，则痰愈易生。如中气不足，必用参术之类为主，佐以痰药。

一妇人因怒项肿，后月经不通，四肢浮肿，小便如淋。此血分症也。先以椒仁丸，数服经行肿消；更以六君子汤加柴胡、枳壳数剂，项肿亦消矣。亦有先因小便不利，后身发肿，致经水不通，名曰血分，宜葶苈丸治之。《妇人良方》云：妇人肿满，若先因经水断绝，后至四肢浮肿，小便不通，名曰血分。水化为血，血不通则复化为水矣。宜服椒仁丸。若先因小便不利，后身浮肿致经水不通，名曰水分，宜服葶苈丸。

一室女年十九，颈肿一块，硬而色不变。肌肉日削，筋挛急痛。此七情所伤、气血所损之症也。当先滋养血气。不信，乃服风药，后果不起。卢砥镜曰：经云，神伤于思虑则肉脱，意伤于忧愁则肢飞，魂伤于悲哀则筋挛，魄伤于喜乐则皮槁，志伤于盛怒则腰脊难以俯仰也。何侍郎有女，适人夫早逝，女患十指挛拳，垂莫能举，肤体疮痒，粟粟然。汤剂杂进，饮食顿减，几于半载。适与诊之，则非风也。正乃忧愁悲哀所致耳。病属内因，药仍以鹿角胶华，多用麝香熬膏贴痿处。挛能举，指能伸，病渐安。

一室女性急好怒，耳下常肿痛，发寒热，肝脉弦急。投以小柴胡汤加青皮、牛蒡、荆、防而寒热退；更以小柴胡对四物，数剂而肿消。其父欲除去病根，勿令再发。谓：肝内主藏血，外主荣筋。若恚怒气逆则伤肝，肝主筋，故筋搐结而肿。须病者自能调摄，庶可免患。否则肝迭受伤则不能藏血，血虚则为难瘥之症矣。后不戒，果结三核，屡用追蚀药而殁。

一少妇耳患肿，素勤苦，发热口干，月水每过期而至且少。一老媪以为经闭，用水蛭之类通之，以致愈虚而殁。夫月水之为物，乃半太阳半少阴二经主之。此二经相为表里，主上为乳汁，下为月水，为经络之余气。苟外无六淫所侵，内无七情所伤，脾胃之气壮则冲任之气盛，故为月水适时而至。若面色痿黄，四肢消瘦，发热口干，月水过期且少，乃阴血不足也。非有余热之症。宜以滋养血气之剂徐而培

之，则经气盛而经水自依时而下。

一放出宫女年逾三十，两胯作痛，不肿色不变，大小便作痛如淋，登厕尤痛。此瘀血渍入隧道为患，乃男女失合之症也，难治。后溃不敛，又患瘵疾而殁。此妇为汤氏妾，汤为商，常在外。可见此妇在内久怀幽郁，及在外又不再如愿，是以致生此疾。愈见流注、瘵疾，乃七情气血皆已损伤，不可用攻伐之剂皎然矣。故《精血篇》云：精未通而御女以通其精，则五体有不满之处，异日有难收之疾。阴已痿而思色以降其精，则精不出而内败，小便道塞而为淋。精已耗而复竭之，则大小便道挛疼，愈疼则愈欲便，愈便则愈疼。女人天癸既至，逾十年无男子合则不调；未逾十年思男子合亦不调。不调则旧血不出，新血误行或渍而入骨，或变而为肿，或虽合而难子。合男子多则沥枯虚人，产乳众则血枯杀人。观其精血，思过半矣。

一室女年十七，患瘵疾久不愈。月水尚未通，发热咳嗽，饮食少思。有老妪欲用巴豆、肉桂之类先通其经。谓此症潮热、经候不调者，不治。但喜脉不涩且不潮热，尚可治。须养气血益津液，其经自行。彼惑于速效之说，仍用之。薛曰：非其治也。此类乃慓悍之剂，大助阳火，阴血得之则妄行，脾胃得之则愈虚。经果通而不止，饮食愈少，更加潮热，遂致不救。经云：女子七岁，肾气盛齿更发长，二七天癸至，任脉通，太冲脉盛，月事以时下，然过期而不至是为失常，必有所因。夫人之生以血气

为本，人之病未有不先伤气血者。妇女得之，多患于七情。寇宗奭曰：世有室女童男，积想在心，思虑过当，多致劳损。男子则神色先丧，女则月水先闭。何以致然？盖忧愁思虑则伤心，心伤则血逆竭，血逆竭则神色先散而月水先闭也。火既受病，不能荣养其子，故不嗜食。脾既虚则金气亏，故发嗽嗽既作。水气绝故四肢干。木气不充故多怒，鬓发焦，筋骨痿。俟五脏传遍，故卒，不能死者，然终死矣。此一种于劳中最难治，盖病起于五脏之中，无有已期，药力不可及也。若或自能改易心志，用药扶持，如此则可得九死一生。举此为例，其余诸方可按脉与症而治之。

一男子先于耳前下患之，将愈。次年延及项侧缺盆，三年遂延胸腋，不愈。诊之肝脉弦数。以龙荟散坚二丸治之，将愈，肝脉尚数。四年后小腹、阴囊、内股皆患毒，年余不敛。脉诊如前，以清肝养血及前丸而愈。

薛云：一富商项有瘵痕一片，颇大。云：因怒而致，困苦二年，百法不应。忽方士与药一服，即退；二三再服，顿退；四服而平。以重礼求之，乃必效散。又一妪治此，乃用中品锭子纴疮内，以膏药贴之，其根自腐，未尽再用，更搽生肌药，数日即愈。又一道人治此，用鸡子七个，每个人斑猫一枚，饭上蒸熟。每日空心食一枚，求者甚多。各书瘵疾门及本草亦云。合前二法观之，惟气血不虚者有验，虚者恐不能治也。

## 瘰疬　凡患此赤脉贯瞳子有几条则几年死，无则可治。

薛立斋治一疬妇，面黄体倦，咽酸嗳气。此中气虚弱，欲用补中益气汤加茯苓、半夏不信，反降火利气，胸膈痞满，疬疮肿痛。又散坚利气，嗳气不绝，大便不实，四肢时冷。曰：今变中气虚寒矣。用六君子汤加姜、桂，少用升麻、柴胡，渐愈；更佐以补中汤全愈。

一妇人患此嗳气，用降火清胃，食少吞酸，胸膈痞闷。用利气消导，吐痰气促，饮食日少。用清热化痰，大便坚涩，内热身瘦。曰：吞酸

嗳气，脾胃气虚也。胸痞痰喘，脾肺气虚也。大便坚涩，内热日瘦，脾肺血虚也。遂以补中益气加炒黑吴茱萸三分数剂，佐以六味丸，诸症顿退。乃用归脾汤、逍遥散间服而愈。

一男子患瘰疬肿硬，久不消亦不作脓。服散坚败毒药不应。令灸肩尖、肘尖二穴，更服益气养荣汤，月余而愈。

一妇人瘰疬久溃发热，月经每过期且少。用逍遥兼前汤，两月余气血复而疮亦愈，但一

口不收。敷针头散，灸前穴而痊。常治二三年不愈者，连灸三次，兼用托里药，必愈。

田氏妇年逾三十，瘰疬已溃不愈。与八珍汤加柴胡、地骨皮、夏枯草、香附、贝母，五十余剂形气渐转。更与必效散，二服疮口遂合，惟气血未平。再与前药三十余剂而愈。后田生执此方，不问虚实，概以治人。殊不知散中斑猫性毒，虽瘰疬多服则损元气。若气血实者，此下之而投补剂或可愈。或虚而用下药，或用追蚀药，瘀肉虽去，而疮口不合，反致难治。

一儒者疬愈后体瘦发热，昼夜无定。此由三阴气血俱虚，用八珍加麦冬、五味二十余剂，又用补中益气汤加麦冬、五味及六味丸而愈。

儒者张子容素善怒，患此久而不愈。疮出鲜血，左关弦洪，重按如无。此肝火动而血妄行，症属气血俱虚。用补中益气汤以补脾肺，六味丸以滋肾而愈。

陆子温两耳下肿硬，用伐肝软坚之剂益甚。其脉左关弦紧，左尺洪数。此肾水亏损而筋挛也。当生肺金，滋肾水，则肝得血而筋自舒矣。彼不悟，仍服前药，竟致不起。

杨乘六治俞某患瘰疬左右大小十余枚，俱坚硬如石，头项肿大，不能转侧，吐血咳嗽梦遗。半年皆服滋阴降火、固精伐肝之剂，脉之弦劲中兼见躁动，左关尺独紧细如刀口，舌青嫩而胖滑。知其肝胆用事，肝胆先病，延及心脾，其痰嗽不绝者，肝气虚逆，痰随气上也。其梦泄不止者，肝血亏损，疏泄失职也。其瘰疬肿大，肝火郁结不舒也。乃以养荣汤倍肉挂，月余已有痊意。更以前方佐归脾、养心二方消息，守服三月而愈。

周汉卿治钱唐王氏女生瘰疬环头及腋凡十九窍，窍破白渖出，将死矣。汉卿为剔窍母深二寸，其余烙以火（灸之也），数日结痂愈（明史）。

张子治一妇人病瘰疬延及胸臆，皆成大疮，相连无好皮肉。张曰：火淫所胜，治以咸寒。命以沧盐吐之，一吐而著痂。再用凉膈散、解毒汤等剂，皮肉乃复如初。

灸瘰疬以手仰置肩上，微举肘，取肘骨尖上是穴。随所患处，左即灸左，右即灸右，艾炷如小筋头许，三壮即愈。复作即再灸如前，不过三次，永绝根本。先倅汤寿资宰钟离有一小发病疮已破，传此法于本州一漕官，早灸，晚间脓水已干。凡两灸，遂无恙。后屡以治人，人皆验。骆安之妻患四五年，疮痂如田螺靥，不退。辰时著艾，申后即落，所感颇深。凡三作三灸，遂除根矣。

立斋治一男子素嗜欲且劳神，恶热喜冷。仲冬始衣绵。乃患瘰疬，脉洪大无力。曰：此阴气耗散，阳无所附，阳气浮散于外而恶热也。败散加芩、连、山栀，四剂少愈。再以四物汤加芩、连、白芷、桔梗、甘草、金银花，数剂而消。

缪仲淳治朱文学鏞患疬，为灸肩井、肘尖两穴各数壮而愈（《广笔记》）。

薛立斋治一妇人患瘰疬延至胸臆、腋，脓水淋漓日久，五心烦热，肢体疼痛，头目昏重，心忪颊赤，口干咽燥，发热盗汗，食少嗜卧，月水不调，脐腹作疼。谓非疮故，乃血虚而然也。服逍遥散，月余少可；更服八珍汤加丹皮、香附，又月余而经通；再加黄芪、白术，两月余而愈。

沈氏室患瘰疬，久而不消，自汗恶寒。此气血俱虚也。遂以十全大补汤，月余而溃。然坚核虽消，而疮口不敛。更灸以豆豉饼，仍与前药加乌药、香附，两月而愈。大抵坚而不溃，溃而不合，皆由气不足也。尝见患此者，疮口虽合而不加补，往往变为瘵症。

一妇人因怒耳下肿痛。以荆防败毒散加连翘、黄芩，四贴而愈。尝治此旬日不消者，以益气血药及饮远志酒（远志一味末之，酒一盏调，澄清饮之。以查先宜泔浸数患处，治女人乳疽尤效），其肿自消。若无脓者亦自溃，不戒忿怒者难治。

一妇人亦因怒，耳下焮肿，头痛寒热，与荆防败毒散加黄芩治，表症悉退，但饮食少思，日晡发热。东垣云：虽有虚热，不可太攻，热去则寒生也。遂以小柴胡汤加地骨皮、川芎、当归、茯苓、白术、陈皮，十余剂而愈。次年春复肿，坚不溃。来索方，与八珍汤加香附、柴胡、地骨皮、桔梗，自制服之至六七剂，以为延缓，仍服人参败毒散，势愈甚。又服流气饮，则盗汗发热，口干少食。至秋复求治，诊视气血虚极，辞不治。果殁。今人有疮疡，不审元气虚实，病在表里，便服败毒流气药，殊不知败毒散乃发表之剂，果有表症亦只宜一二服，多则元气反损，其毒愈甚，虽有人参莫补。流气饮乃耗血之剂，果气结膈满，亦只宜二三服，多则血气愈伤，反为败症，虽有芎、归莫救。丹溪云：此不因膏粱、丹毒之变，因虚劳、气郁所致也。

一妇人患瘰疬不消，脓清不敛。以八珍汤治之少愈。忽肩背痛，不能回顾。此膀胱经气郁所致，当以防风通气汤治之。盖膀胱之脉始于目内眦，上顶巅，下耳角，复上巅至脑后，过风府，下项走肩膊，一支下腰臀。是经气动则脊痛项强腰似折。按此非膀胱经症而何？彼乃云：瘰疬但经病也，其脉主行项侧，即是经火动而然。遂自服清肝降火之药，反致不食痛盛。复求治，诊其脉，胃气愈弱，先以四君子汤加陈皮、炒芍、半夏、羌活、蔓荆子，四剂食进痛止。继以防风通气汤，二剂而愈。又一妇流注溃久，忽发热，乃虚也。与补药二剂，不用，另用人参败毒散，大热而毙。夫老弱之人，虽有风邪亦宜以补中益气汤治之，况又非表症而峻表，不死何俟。

一男子因怒耳下及缺盆患疬，溃延腑下，形气颇实，疮口不合。以散肿溃坚丸治之而愈。一妇患此，气血不弱，亦服此丸，其核并消，而疮口不敛。更以十全大补汤及炙以豆豉饼始痊。

江中翰侄年及二十，耳下患疬燚痛，左关脉数，此肝经风热所致。以荆防败毒散三贴，表症悉退。再与散肿溃坚丸，月余而平复。

一妇人年二十，耳下结核，经水每过期，午后头痛，服头风药愈甚。以八珍汤加柴胡、地骨皮，二十余剂而愈。

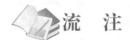

## 流 注

薛立斋治一妇人因暴怒而腰肿一块，或胸膈不利，或走气作痛。此营气郁滞，与方脉流气饮数剂而止。更以小柴胡对四物加香附、贝母，月余而愈。

一妇人患流注，遇劳必痛，众手按之痛乃止。属气血俱虚，用十全大补汤、六味丸、逍遥散而痊。

一妇人先肢体作痛后患流注，发热恶寒，食少胁胀，月经不调，痰盛喘嗽，五心烦热，健忘惊悸，盗汗无寐。悉属肝脾亏损，气血不足。用十全大补、加味归脾兼服，诸症悉痊。

一妇人素头晕，患流注，月经迟少。此属中气虚弱，用补中益气汤而愈。后因劳仆地，月经如涌。此劳伤火动，用前汤加五味子，一剂而愈。

一妇人患前症，用行气化痰等药，胸膈不利，饮食少思；用疏利之药，大便作泄，中满不食。此脾胃复伤，用补中益气汤加炮姜，脾胃健，饮食进；又用六君子加芎、归，百余剂始全愈。

一妇人素郁结，肩臂各肿如覆杯。此肝脾亏损，用加味逍遥散多于补气药。右手脉不足者补气药当多于补血药，切不可发表。

一男子腿患肿，肉色不变，不痛，脉浮而滑。以补中益气汤加半夏、茯苓、枳壳、木香饮之，以香附饼熨之。彼谓气无补法，乃服方脉流气饮，愈虚。复求治，以六君子汤加芎、归，数剂饮食稍进；再用补剂月余而消。夫气无补法，俗论也。以其为病痞闷壅塞，似难于补。殊不知正气虚而不能运行，则邪气滞而为病。经云：壮者气行则愈，弱者则著而为病。苟不用补法，气何由而行乎（经语在《流注门》尤为肯綮）？

一妇人溃后发热，以为虚。彼不信，仍服败毒药，乃大发热，竟至不救。夫溃疡虽有表症发热，宜以托里药为主，佐以表散之剂，何况瘰疬流注乎？若气血充实，经络通畅，决无患者。此症之因，皆由气血素亏或七情所伤，经络郁结或腠理不密，六淫外侵，坠道壅塞。若不审其所因，辨其虚实，鲜不误人。

一男子腿患久而不敛，饮大补药及附子饼，更用针头散纴之而愈。

一男子患臂，年余尚硬，饮食少思，朝寒暮热。以八珍汤加柴胡、地骨皮、丹皮，月余寒热少止。继以益气养荣汤及附子饼炙之，两月余脓成。针之，更服人参养荣汤，半载而痊。

一妇人脓溃清稀，脉弱恶寒，久而不愈。服内塞散，炙以附子饼而痊。

一妇人腰间患一小块，肉色如常，不溃发热谓当以益气养荣解郁之药治之。不信，别服流气饮，后针破出水，年余而殁。

一妇人久不敛，忽发寒热，决其气血俱虚。彼反服表散之剂，果大热，亦死。大抵流注之症，多因郁结或暴怒；或脾气虚，湿气逆于肉理；或腠理不密，寒邪客于经络；或闪扑，或产后瘀血流注关节；或伤寒余邪未尽为患。皆因真气不足，邪得以乘。常治郁者开之，怒者平之，闪扑及产后瘀血者散之，脾虚及腠理不密者除而补之，伤寒余邪者调而解之。大要以固元气为主，佐以见症之药。如久而疮口寒者，更用豆豉饼或附子饼炙之。有脓管或瘀肉者，用针头散腐之，自愈锭子尤效。若不补血气及不慎饮食、起居、七情，俱不治。

一男子元气素弱，将欲患此，胸膈不利，饮食少思。欲治以健脾胃，解郁结，养气血。彼不从，乃服辛香流气之剂，致腹胀。又服三棱、蓬术、厚朴之类，饮食愈少，四肢微肿，兼腰肿一块不溃而殁。盖此症本虚痞，今用克伐之剂，何以不死？况辛香燥热之剂，但能劫滞气，取快于一时，若不佐制，过服益增郁火，煎熬气液为痰，日久不散，愈成流注之症。

一聘士流注久溃，肌肉消瘦，发热作渴，恶寒少食。以六君子加归、芪、附子，服数剂患处遂红活。又服十全大补三十余剂，脓渐稠而愈。后惑于人言，谓盛暑不宜用附子。彼又因场屋不遂意，复患前症。专服败毒流气之剂，元气消烁，肌肉日瘦，医以为不治，自分不起。其师滕洗马云：向者病危得附子药而起，今药不应，以致危笃。何不仍服附子药？遂复求治，其脉微细，症属虚寒，并无邪毒。仍用附子药乃得愈。

贾阁老子患流注，脉数作渴，极喜饮冷，脓水清稀，面带赤色。曰：此气血虚而兼火也，治难奏功。彼以为迂，别服燥湿分利之剂两月余，反加烦渴，寒热往来。复邀治，形体已脱。曰：虽治亦无功矣。后果不起。

陈进士遂初年逾三十患腹肿硬，逾年而疮头破，时出血水。此七情所伤，荣气绝于肉理而然，名曰流注。诊之肝脉涩，盖肝病脉不宜涩，小腹正属肝经，须涩脉退乃可愈。欲以甘温之剂补其气血，令自消溃，不信，仍服攻伐之药，致气血愈虚，果殁于金旺之月。丹溪云：诸经惟少阳厥阴之生痈疽，宜预防之，以其多气少血也。少血而肌肉难长，疮久不合，必成败症。苟不知此，辄用峻利毒药以伐其阴分之血，则其祸不旋踵矣。

一室女背胛结一块，如钞大而不焮，但倦怠少食，日晡发热，脉软而涩。此虚劳气郁所致也。用益气养血开郁之药，又令饮人乳。精神稍健。彼不深信，又服流气饮，饮食遂少，四肢痿软。乃悔之，复求治。以为决不可起矣。后果毙。

一男子年三十余，素饥寒，患右肋肿如覆瓢，转侧作水声，脉数。经曰：阴虚阳气凑袭，寒化为热，热甚则肉腐为脓，即此症也。及按其肿处即起，是脓已成矣。遂以浓煎黄蓍六一汤（蓍六草一），令先饮二钟，然后针之，脓出数碗，诸虚症并至。遂以大补药治之，三月余而愈。大抵脓血大泄，气血必虚，当峻补之，虽有他病皆宜缓治。盖元气一复，诸病自退。若老弱之人，不同肿溃，尤当补也。

一男子年十九，腰间肿一块，无头色不变，三月不溃，饮食少思，肌肉日瘦。此寒搏腠理，荣气不行，郁而为肿也，名曰湿毒流注。百余剂元气复而肿消。后因劳役怒气，经行不止。服凉血之剂，其血如崩。此因脾气复伤下陷而血从之。朝用补中益气汤，夕用归脾汤而愈。

一妇人禀弱性躁，胁臂肿痛，胸膈痞闷。服流气败毒药反发热。以四七汤数剂，胸宽气利。以小柴胡汤对四物加陈皮、香附，肿痛亦退。大抵妇人性执著不能宽解，多被七情所伤，遂致遍身作痛。或肢节肿痛；或气填胸满；或如梅核塞喉，咽吐不出；或痰涎涌盛，上气喘急；或呕逆恶心，甚者渴闷欲绝，产妇多有此症。宜服四七汤先调滞气，更以养血之药。若因忧思致小便白浊者，用此汤吞青州白丸子，屡效。

一妇人腿患筋挛骨痛，诸药不应。脉迟紧。用大防风汤，二剂顿退，又二剂而安。又一妇人亦然，先用前汤二剂，更服黑丸子而痊。此二患若失治，必溃成败症。

一老人伤寒，表邪未尽，股内患肿发热。以人参败毒散，二剂热止。炙以香附饼，又小柴胡加二陈、羌活、川芎、归身、白术、枳壳，数剂而散。

一男子肩胛患之，微肿，形劳气弱。以益气养荣汤服黑丸子及木香、生地作饼覆患处熨之，月余脓成，针之，仍服前药而愈。

一男子臂肿筋挛骨痛，年余方溃，不敛。诊其脉更虚。以内室散，一料少愈。以十全大补汤及附子饼灸之而痊。《精要》云：留积经久，极阴生阳，寒化为热，以此溃多成瘘，宜早服内塞散排之。

一男子腿患溃而不敛，用人参养荣汤及附子饼，更以补剂煎膏贴之，两月而愈。

通府李廷仪患流注，唾痰气促。自恃知医，用化痰理气等剂，半载而溃。用托里等剂，脓水淋漓，肿硬不消，寒热往来，饮食少思，肌肉消瘦，大便不实，手足时冷，两尺脉浮大，按之微细。曰：此属命门火衰，当用八味丸。不信，乃服参、芪、归、术之类，更加痰喘泄泻。服八味丸益气血，年余而瘥。

一妇人背患流注，内溃胀满。服流气化痰之剂，自汗盗汗，脉大两弱。此元气亏损之症也。与参、芪各一两，归、术各五钱，肉桂二钱，服而针之，至夜半始出稀脓二碗许。翌日大汗，倦甚烦热，手脚自动，气促脉洪大而数。仍用前药加附子一钱，炙草二钱，二剂脉症悉退。又以六君加姜、桂，二十余剂始离床褥。后因劳复，寒热作渴汗出。时仲冬，寝帏气出如雾。用十全大补加桂、附，二剂而痊。

一学士年十六，患此二载矣。脉洪大而数，脓清热渴，食少体倦，夜间盗汗，午前畏寒。曰：真气不足，邪气有余，治之无功矣。午前以四君子加芎、归、炙草，午后以四君子加五味、麦冬、参、芪，两月诸症遂可一二。又有用渗利之剂，保其必生者。三月后形体骨立，后竟不救。

一弱人患流注，内溃出败脓五六碗。是时口眼歪斜。以独参汤加附子二钱，二剂少愈。更以十全大补之剂，月余而痊。大抵疮疡脓血既泄，当大补气血为先，虽有他症，当以末治之。凡痈大溃，发热恶寒，皆属气血虚甚。若左手脉不足者，补血药当用。元戎云：若人饮食疏，精神气血弱，肌肉消薄，荣卫之气短促而涩滞，故寒搏腠理，闭郁而为痈肿。当补之以接虚怯之气。遂以十全大补加香附、陈皮三十余剂，始针之出白脓二碗，仍用前药倍参、芪及以豆豉饼灸之，渐愈。彼欲速效，内服败毒，外贴寒凉，反致食少，脓稀色紫。喜得精气未丧，仍以前药加远志、贝母、白敛，百剂而愈。

刘文通室年逾二十，腰间突肿寸许，肉色不变，微痛不溃，发热脉大。此七情所伤，气血凝涩于隧道而然也。当益气血，开郁结，更以香附饼熨之，使气血充畅，内自消散，不消虽溃亦无虞。不听，乃服十宣流气药，气血愈虚，破出清脓，不敛而毙。

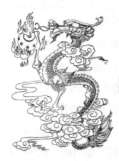

# 续名医类案卷之五十七

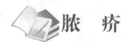脓疥

苏颂曰：黔人治疗癣遍体，诸药不效者，生取白花蛇截断，以砖烧红沃醋，令气蒸，置蛇于上，以盆覆一夜。如此三次，去骨取肉，芼以五味令烂，顿食之。瞑睡一昼夜乃醒，疮疣随皮便退，其疾便愈（《本草纲目》）。

张子和曰：货生药焦百善云：有尧夫来买苦参，欲治疥。不识药性缓急，但闻人言可治。浓煎一碗服之，须臾大吐涎一盆，三二日疥作痂矣。

潘埙曰：予蔓孙患脓疥三年，身无完肤，下体尤甚。内治外治，百无一效。乃自制一方，名和中固气汤，以苍术一钱燥湿，白术一钱固脾，黄芪一钱实腠理，升麻八分，柴胡一钱引清气，元参八分，散上焦火，芩、连各七分清中焦火，黄柏七分，伏下焦火，归身一钱，养心血，甘草、陈皮、人参各五分调中气，煎服。存渣加白蒺藜、金银花煎洗，十数剂全愈（《褚记室》）。

姚应凤诊一人遍体发小疥如粟。应凤曰：是名净海疮，不治生，治死。其人不信，治之死（《钱塘县志》）。

元希声侍郎治卒发疗秘验方：石灰随多少和醋，浆水调涂，随手即灭。一法用石灰炒红出火气，香油调敷。

薛立斋治稽勋李龙冈患疥，腿足为甚，日晡益焮，口干作渴，小便频赤。此肾经虚热，用补中益气汤、六味丸而痊。

一儒者善嚏，患疥。以为内有湿热，腠理不密，外邪所搏也。与补中益气汤加白芷、川芎治之，不从，自服荆防败毒散，痛处发肿，小便赤涩。此肺肾阴虚，用补中益气汤加五味、麦冬而愈。

一儒者患疥误用攻伐之剂，元气虚而不能愈。用补中益气汤加茯苓，其疮顿愈。又因调养失宜，日晡益甚。用八珍汤加五味、麦冬，五十余剂而愈。

一男子患疥，色黯作痒，出黑血，日晡益甚，其腿日肿夜消。以为气血虚而有热。朝用补中益气，夕用加味逍遥而愈。

一男子时疫愈后，所患如前。用前药补养而愈。有同患用砭法出血而死。此因阴虚血热，色黑作痒也。何乃反伤阴血哉？

一妇人疥久不愈，食少体倦。此肝脾亏损而虚热，先用补中益气汤加川芎、炒栀，元气渐复。更以逍遥散而愈。若复间谵语，此热入血分，用小柴胡汤加生地治之。血虚者，四物合小柴胡汤，热退却用逍遥散以补脾胃，生阴血。或有寒热如疟，亦治以前药。

一妇人患疥作痒。脓水不止，脉浮无力。以消风散四剂少愈；更以四生丸，月余而平。

一男子痒少痛多，无脓水。以芩、连、荆、防、山栀、薄荷、白芍、归梢治之而愈。

一男子焮痛发热，脉浮数。以人参败毒散，四剂少愈。更以当归饮，服数剂而愈。

一男子焮痛寒热，便秘脉数有力。以防风通圣散，二剂少愈。更以荆防败毒散加黄芩、山栀，四剂而愈。

一妇人作痒，午后尤甚。以当归饮服数剂少愈。更以人参荆芥散，数剂而安。

一男子久不愈，搔起白屑，耳作蝉声。以

四生散（白附子、黄芪、独活、蒺藜），数服痒止；更以当归饮，服数剂而痊。

一男子下体处多焮痛，日晡尤甚，腿腕筋紫而胀，脉洪大。此血热而然也。就于紫处刺去瘀血，以四物汤加芩、连、地骨、丹皮、柴胡，四剂而安。患在上体，若臂腕筋紫胀，亦宜刺去其血，以前汤加柴胡、黄芩即愈。

一男子搔痒成疮，日晡痛甚。以四物加芩、连、荆、防，数剂而止。更以四物加蒺藜、首乌、黄芪，二十剂而愈。

智化寺一僧患疮疥，自用雄黄、艾叶等药燃于被中熏之，翌日遍身焮肿，皮破水出，饮食不入。投以解药，不应而死。盖药毒熏入腹内而散真气，其祸如此。

丁丑予举家生疮，家人亦用此方熏之，疮不愈。未几蛮儿出痘症，极凶，药不能下咽而殁。迨亦受其毒耳。

一男子患疮疥，搔破出脓水，面赤作渴，大便坚实，脉洪数，左关寸为甚。此木火相搏也。先用泻青丸料煎服，热势顿减。又用栀子柴胡散、加味逍遥散而疮愈。

一儒者遍身生疮瘙痒，脓水淋漓。自知医，服八珍、荆防之类，益甚。脉洪大，按之无力。谓此气血虚热也。用八珍汤加丹皮治之而愈。继娶后，两足生疮，久不愈，尺脉数而无力。用地黄丸、八珍汤而痊。

一男子时疫愈后，遍身发瘢作痒。服补中益气汤而愈。因人言，不信，乃用砭法，出血而死。此因阴虚血热，色黑作痒也。何乃反伤阴血哉？

一男子患瘢，干痒作痛。以芩、连、荆、防、山栀、薄荷、白芍、归梢治之而愈。

蒋仲芳治一僧，初患疥，自以水银、蕲艾熏之，遂喘息胸满，遍身浮肿。或投五皮饮而不效。投椒目、大黄等，喘肿愈甚。曰：气道皮肤肺气热也。复以火熏，火毒伤肺遂失降下之令，气道塞，水道闭，喘息溺涩，浮肿之所由来也。今复推荡，阴血又伤，若非童真，难免于死矣。以麦冬、黄芩、山栀、桑皮、花粉、滑石、木通、灯草与之，四剂而愈（薛案有一僧亦用熏法致死）。

胡氏子年二十余，生脓窠已一年。服药无算，长卧床席。二三日间，昏晕数次。其室秽气盈，溢脓血，痛苦仰卧，不能转侧，两手皆疮，不能诊候。问其饮食恶心否？云：尚可饮食。曰：胃气在，可生也。即以黄芪、白术、当归、甘草、广胶为主，佐以银花、乳没，煎之以酒，六剂疮愈大半，二十剂而全愈。

姚氏妇有子而自乳，肥疮如桃，背及下半身俱满。异痛异痒，脓血淋漓，已经三月，不时寒热，渐作恶心。蒋曰：病急矣。但喜其日未久，因乳子而血气骤虚，因多卧而饮食不运也。亦以前方加黄柏、连翘、陈皮、香附，外以大黄、朴硝、松香、东丹为末，少加飞盐，麻油调敷，亦不久而愈。此二人者，胡子清热消运之品，俱为日久虚弱者设也。若初起壮实者，粒如小粟而多痒，曰疥疮，风热为胜，理以苦参、黄柏、荆芥、防风为君。脓泡如痘而多痛曰脓窠，湿热居多，理宜苍术、秦艽、银花、连翘为主。俱加天、麦门冬，酒炒黄芩以清肺。盖肺主皮毛，肺热则皮毛有是疾也。若日久则肺虚，又宜补肺而不宜清肺矣。此意先哲未及，故附之。

# 癣

张子和治一女子，年十五，两股间湿癣长三四寸，下至膝，发痒时爬搔，汤火俱不解。痒定黄赤水，又痛不可耐灸煿熏漐。硫黄、蔺如、僵蚕、羊蹄跟之药皆不效。其父母来求疗，张曰：能从予言瘥。父母诺之。以䤵针磨尖快，当其痒处，于癣上各刺百余针，其血出尽。煎盐汤洗之。如此四次，大病方除。此方不尽以告后人，恐为癣药所误。湿淫于血，不可不砭者矣。

薛立斋治一人生风癣，似癣，三年不愈。五心频热，脉洪，按之则涩。此血虚之症也。当以生血为主，风药佐之。若专攻风毒，则血愈虚而热愈炽。血被煎熬则发瘰疬，或为怯症。遂以逍遥散数剂及人参荆芥散二十余剂而愈。

刘禹锡《传信方》云：予少年曾患癣，初在颈项间，后延上左耳，遂成湿疮浸淫。用斑蝥、狗胆、挑根诸药，徒令蜇螫，其疮转盛。偶于楚州卖药人教用芦荟一两，研甘草炙半两，相和令匀，先以温浆水洗癣，乃用旧干帛子拭干，便以二味合和傅，立干差，神效（《本草》）。

立斋治一男子，面青，腿内臁患癣类，色赤作痒。或为砭刺出血，发热焮痛。服消风散而益甚。服遇仙丹愈加发热作渴。仍服之。脓水淋漓，其脉洪数，左关为甚。此肝经血虚，火内动，复伤其血而疮甚。先用柴胡清肝散数剂，又用四物、山栀治之，诸症渐退。用八珍汤、地黄丸，两月余而痊。

张子和治一童子病满胸腹湿癣，每爬搔则黄水出，已年余。先以末作丸上涌，次以舟车丸、浚川散下三五行，次服凉膈加朴硝少许，时时呷之，不数日而愈。

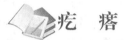

# 疙瘩

翟立之素善饮，遍身疙瘩，搔起白屑，上体为甚。面目焮肿，成疮结痂，承浆溃脓，眼赤出泪，左关脉洪数有力。或作疬风治之，脓溃淋漓。此肝火湿毒，以四物汤加干姜、连翘、山栀、柴胡，一剂诸症悉退，四剂全退。两睛各显青白翳一片，亦属肝火，再剂翳去。乃用六味丸而愈。

一儒者身发疙瘩，时起赤晕，憎寒发热，服疬风之药，眉落筋挛。后疙瘩渐溃，日晡热甚，肝脉强洪，余脉数而无力。此肝经血虚风热也。先以小柴胡合四物汤加丹皮、酒炒黑知、柏，肝脉渐和，晡热渐退。又用八珍汤加丹皮、酒炒黑知，再与加味逍遥散加参、术、钩藤，服两月疮悉愈而眉渐生。后因怒复作，用小柴胡汤加芎、归、钩藤、木贼而愈。后劳役发热，误用寒剂，不时身痒，日晡赤晕。早与补中益气汤加五味、麦冬、山药，午后与加减八味丸，寻愈。后食烧炙等物，仍发疙瘩，小便白浊。后关脉滑大有力，用补中益气汤加山栀，诸症悉退。

一男子秋间发疙瘩两月余，渐高有赤晕，月余出黑血。此风热血虚所致。先用九味羌活汤，风热将愈。再用补中益气汤而愈。后不慎房欲，复作，盗汗晡热，口干唾痰，体倦懒言。用补中益气汤加减八味丸，顿愈。

一妇人遍身疙瘩搔痒，敷追毒之药，成疮出水，寒热胁痛，小便不利，月经不调。服祛风之剂，形体消瘦，饮食少思。此肝火血燥生风也。前药益伤肝血。先用归脾汤二十余剂，又用加味逍遥散二十余剂，盖诸症渐愈。乃用六味地黄丸调理而瘥。此等症候服风药而死者多矣。

一男子不时患疙瘩，搔痒成疮，脓水淋漓，恶寒发热。先用羌活当归散而痒止；又用易老祛风丸而不发。后饮烧酒，起赤晕，二便不通，口舌生疮，热渴不安。用防风通圣散，二便遍利，但口干体倦，饮食不入。用七味白术散去木香，四剂而愈。

一男子遍身患疙瘩作痒，劳而益甚。用参、芪、归、术为君，佐以柴胡、炒芩、桔梗、川芎、炙草而瘥。更用补中益气之剂，后不再发。

一男子患疙瘩，痒发热，形气虚弱，口鼻气热，且喜饮冷，属外邪也。以消风散二剂，外邪悉解，但倦怠少食。更以参、芪、陈皮、炙草、五味而健。又以补中益气汤去柴胡、升麻，加茯苓、白芍及瘥。

一男子患疙瘩多在臀脚，劳役则痒甚，小便色黄，服败毒散、芩、连之剂，患处痒痛，夜不得寐。此脾气下陷，用补中益气汤加五味、麦冬，少用炒黑黄柏治之而瘥。凡病日间如故，日晡倦怠，成劳愈加，晨起如故，皆元气虚也。宜用前药补而治之。

一男子患疙瘩色黯作痒，出黑血，日晡至夜益甚，其腿日肿夜消，以为气血虚而有热，朝用补中益气汤，夕用加味逍遥散而愈。

一儒者应试后遍身瘙痒，后成疙瘩。此劳

元气、阴火内炽，秋寒收敛腠理，郁热内作。补中益气汤加茯苓、川芎、白芷而愈。后复劳仍作，惑于人言，服祛风败毒药，如大风之状，又发热作渴，倦怠懒食。用补中益气汤倍参、芪、归、术、半夏、茯苓、五味、麦冬而愈。

一妇人遍身患疙瘩，发热作痒。内服败毒祛风，外搽攻毒追蚀，各溃成疮，脓水津淫，形气消瘦，饮食日减，恶寒发热，作渴饮冷，脉浮数，按之则涩。此元气复伤也。先用七味白术散数剂，其渴渐止，饮食稍加。乃用八珍汤加柴胡、丹皮，脓水渐干。又用六君、芎、归、丹皮、山栀，疮渐收敛。仍用八珍、山栀、丹皮而愈。

一妇人因怒寒热发赤晕，服祛风之剂，发疙瘩。或砭出血，患处焮肿，发热头痛。内服外敷俱系风药，脓水淋漓。服花蛇酒之类，前症益甚，更加晡热，烦渴不寐，脉洪大，按之无。此血脱烦躁，先用补血当归汤，稍缓；用四君、当归，数剂得睡，但倦怠头晕少食。用补中益气汤加蔓荆子，稍可；又用八珍汤加用芎、芍，倍用参、术，三十余剂而能步履，又复月余而痊。

一妇人性急善怒，月经不调，内热口苦，患疙瘩作痒，服败毒之药，脓水淋漓，热渴头眩，日晡益甚。用加味逍遥散渐愈。后因大怒，月经如涌，眼出泪。用四物汤加山栀、柴胡、连、芩，数剂而愈。年余左足臂腕起白点，渐大，搔起白屑，内热盗汗，月经两月余一至。每怒或恶寒头痛，或不食作呕，或胸乳作胀，或腹内作痛，或小便见血，或小水不利，或白带下注。此皆肝木制伏脾土，元气虚而变症也。用补中益气汤加炒黑山栀及加味归脾汤，服半年而愈。后每怒恼患眩晕，或以风疾治之，发疙瘩。又服遇仙丹，赤肿作痒，出脓水。外敷追蚀之药，寒热作渴。又服胡麻、草乌之药，遍身瘙痒，眉毛脱落，脓水淋漓，咳嗽发热，月经两月一行。用四君、当归、丹皮，月余热渴稍止，饮食少进，又服月余，咳嗽少可。却用八珍汤加丹皮，二十余剂患处渐干，经水如期。后因伤食，作泻不食。用六君子汤，饮食渐进。又因怒发热作渴，患处作痛，经行不止。用加味逍遥散，渐可；仍用四君子汤而痊愈。

一女子二十岁，月经先期或过期，或怒则身发赤晕，或患疙瘩，六七日方退。服祛风药，瘙痒作渴，拨破成疮，脓水浸淫。曰：此肝火生风，再服是药必致筋挛。不悟，后两手固挛，始信。先用地黄丸、四物汤，月余热渴顿减。乃佐以加味逍遥散，又月余患处脓少。又用四君、山栀、丹皮，二十余剂指能伸屈。因怒发热，经水不止，睡中筋脉抽动不安，以加味逍遥散加钩藤治之而痊。仍用四物、山栀、钩藤、丹皮而疮结靥，乃去钩藤，调理元气复而疮靥干。

一女子常患瘾疹作痒，因怒发热，变为疙瘩，痛甚。用栀子清肝散治之而愈。后又触怒，痕起赤晕，游走不定。自砭出紫血，甚痒彻骨，其热如炙，如大麻风。欲用风药治之，曰：不然。乃以当归补血汤，四剂其热悉止。又用圣愈汤、加味逍遥散而痊。

一妇人身发疙瘩，或如丹毒，痒痛不常，搔碎成疮，脓水淋漓，发热烦渴，头目眩晕，日晡益甚。此血虚内热之症，以当归饮加柴胡、山栀治之愈。

一妇人患前症，肢体疼痛，头目不清，自汗盗汗，月水不调，肚腹作痛，食少倦怠。先用人参荆芥散，后用逍遥散治之而痊。

一妇人因忿怒，身发疙瘩，憎寒发热。此肝火，用小柴胡汤加山栀、黄连治之而愈。后口苦胁痛，小便淋漓，复用前药，遂全愈。

一妇人患前症，发热，夜间谵语。此血分有热。以小柴胡汤加生地治之而安。后用四物汤加柴胡、山栀、丹皮而热退，又用逍遥散全愈。

一女子常患疙瘩，时或作痒。服消风之类，搔破成疮，其痒不止，延及头面。先用羌活当归散，其痒顿止。用加味逍遥散，其热顿痊。又用当归饮而疮亦愈。用八珍、柴胡、山栀而不再作。

# 血风瘾疹

薛立斋治一男子面赤作渴，面常患小疮作痒。服祛风药，遍身发赤屑；服花蛇酒，更发赤晕。遍行砭刺，又服消风散，发热口渴，饮水不止。谓肝经血虚而风热也。用栀子清肝散及地黄丸料煎服，热渴渐止，疮渐结屑。用八珍汤、地黄丸，疮瘢渐脱。又服月余疮渐愈。

一男子面生粉刺，或生小瘤，服消风散疮益甚，服遇仙丹加遍身赤痒。仍服前药，发热焮肿。又服旬余，溃而出水，形体骨立。先用四君子、当归、桔梗四剂，饮食稍进；又用八珍汤，数剂而痊。

一男子嗜膏粱炙煿、醇酒辛辣之物，遍身生痦瘤，甚痒。服消风散之类，更起赤晕。又砭出血，其痒益甚。敷败毒之剂，遂各成疮，脓水津淫，眉毛渐脱，赤痒益甚。此脾经积热伤血所致，先用犀角地黄汤，诸症稍退；乃用济生犀角地黄汤加黄连治之，脓水渐止；乃以八珍汤加山栀、丹皮，眉毛渐生。因饮食失宜，胸腹作胀，饮食少思，或大便下血。用五味异功散加升麻，饮食渐进；又用补中益气汤而血止；仍用异功散加当归、丹皮而痊。

一女子性急多怒，月经先期，患痦色赤作痒，搔破脓水不止。服祛风药其疮益甚；服花蛇酒四肢瘾疹，眉毛脱落。先用柴胡清肝散加钩藤数剂，又用加味逍遥散加钩藤，诸症渐愈。又用易老祛风丸而安。

一女子年十四，腕软睡生物如黄豆大，半在肉中，红紫色，痛甚，诸药不效。一方士以水银四两，白纸二张，揉熟蘸银擦之，三日自落而愈（《李挼怪症》）。

朱丹溪治朱院君，三十余，久患瘾疹，身痹而紫色。可与防风通圣散加牛蒡，为极细末，每二钱，水盏半入姜汁，令辣煎，食前热饮之。

汪石山治一人年逾六十，形瘦苍紫，夜常身痒，搔之热蒸，皮肉磊如豆粒。痒止热散，肉磊亦消。医用乌药顺气，升麻和气等，不效。诊之脉皆细濡近驶。曰：此血虚血热也。而为顺气和血。所谓诛罚无辜，治非所宜。遂以生地、元参、白蒺藜、归、芎、芪、芍、黄芩、甘草、陈皮煎服，月余而愈。

一老人患疹，色微赤，作痒发热。以人参败毒散，二剂少愈；以补中益气汤加黄芩、山栀而愈。

一妇人遍身搔痒，秋冬则剧，脉浮数。此风邪客于皮肤而然也。名曰血风瘾。饮以消风散及搽蛇床子散，少可。更以四物汤加荆、防，数剂而愈。一妇患此，夏月尤甚，脉洪大。以何首乌散。一妇患赤斑瘙痒，搔破成疮出水，久而不愈。内服当归饮，外搽蛇床子散，并愈。又一妇患此，诸药不应。以四生散数服而愈。大抵妇人体虚，风邪客于皮肤则成白瘾；寒湿客于肌肉，郁热而为赤瘾。色虽有异，治法颇同。凡人汗出，不可露卧及浴。经云：汗出见湿乃生痤痱。雷公云：遍身风瘾皆由汗身受风也。

# 瘙痒

薛立斋治一男子遍身瘙痒，后成疮出水，洒洒恶寒，皮肤皱起，眉毛渐落，大便秘结，小便赤少。此属肺火为患。用补气泻荣汤，四剂诸症渐退，但倦怠恶寒，小便清少。此邪气去而真气虚，用补中益气汤兼换肌散半载，元气复而诸症退。时仲秋，忽大便不实，小便频数，体倦食少，洒洒体重。此湿邪乘虚而作。用东垣益胃汤，二剂顿安。仍用前药调理三月余全愈。

一男子两目俱赤，遍身痒痛，搔起白皮。此肝肺阴虚，误服祛风燥剂。鼻赤面紫，身发疙瘩，搔出血水。用升麻汤下泻青丸数服，又用加味逍遥散数剂，身鼻渐白，疙瘩渐消。又用四物汤加参、芪、柴胡、山栀，并换肌散各百余服，喜其年少谨疾，全愈。

一妇人日晡身痒。内外用追毒祛风之剂，脓水淋漓，午前畏寒，午后发热，殊类疬风。用补中益气汤加山栀、钩藤，又以加味逍遥散加川芎而愈。

一妇人手心赤，瘙痒，发热头晕，作渴晡甚。服祛风清热之药，肤见赤痕，月经过期。用加味逍遥散倍熟地，热止痒退。更以四物汤加柴胡、参、芪、炙草、茯苓，头清渴止。再用四物汤加参、术、茯苓、山栀，赤晕亦消。

一男子患瘙痒，破而成疮，如大麻风。服遇仙丹，发热作渴，大便秘结，脉沉实，右关为甚。此热畜于内也。先用黄连内疏汤而大便通利；又用防风通圣散去硝、黄而热渴止；却用八珍汤而疮愈。

一男子脾肾气血虚热后遍搔痒，时喜热，水浴之后，患疮瘔，破而出水。用风药益甚，或赤或白，眼作花痒。先用胡麻散、六味丸而痊。次年两股、小腹、颈项复作痒，用四生散、六味丸而愈。

一妇人经水先期，劳役或气恼则寒热瘙痒。服祛风降火等药，不劳怒而自痒发热，更加痰喘气促。服化痰清气之药，形气倦怠，食少胸痞，身发疮疥。服消毒之类，脓水淋漓。服大麻风药，口干作渴，欲水而不敢饮，经水又过期，眉间若动。又复月余，眉毛脱落，经水淋漓。此心肝二经风热相搏，制金不能平木，木克脾土而不能统血，肝火旺而不能藏血也。经云：水生木。遂朝用地黄丸以滋肾水、生肝血，夕用加味逍遥散以清肝火、生肝血，月余诸症渐愈。又佐以四君、芎、归、丹皮，月余经水旬日而止。又两月余，经水五十余日而至。乃夕用五味异功散加当归，服两月经水四十余日而至。因怒寒热，经水如崩，眉棱角动，脉洪数弦，肝脾二脉为甚。用柴胡栀子散二剂以平肝火，用五味异功散二剂以补脾气，发热顿退，经水顿止。更以八珍汤倍加参、术及地黄丸两月余，经水如期，眉毛渐生。因饮食停滞，腹胀作痛，另服祛逐剂，泄泻不止，小便重坠，饮食甚少。先用六君子汤送四神丸数剂，泻渐止，饮食少进。又用补中益气汤倍用升麻，数

剂重坠渐愈。后因劳心，发热，饮食难化，呕吐涎水，其热自脐上起，觉饥，热频作。乃用六君子汤加炮姜治之，热时饮稠米汤，稍安。两月余又常服加味归脾、补中益气二汤而痊。

一妇人秋间肢体作痒，时发寒热，日晡甚，口苦喜酸，月水先期，面色常青，热甚则赤恪。服清热凉血后发疙瘩，赤痒益甚。乃清热败毒，破而脓水淋漓。谓此肝脾血燥，虚。不信，仍治疮毒，其疮益甚，形气倦怠，饮食减少。先用补中益气汤，间佐以六君、当归，元气稍复。乃以八珍汤倍用参、术，少用川芎、白芍，间佐以补中益气汤，诸症渐愈。又以四君子汤佐以加味消遥散，两月余脓水渐少。又复月余，疮渐结靥。因怒寒热腹胀，饮食少思，患处复甚。用六君子汤加山栀、柴胡，乃用四君子汤为主而疮渐愈。又因怒，月经甚多，发热作渴，疮痛出血。用柴胡清肝散，热退痛止。仍用四君子汤而结靥。又用八珍、山栀、丹皮而愈。

一妇人遍身瘙痒，脓水淋漓，发热，身如虫行，月经不调。先用升麻汤送泻一丸，热痒顿退；又用加味逍遥散，经行如期；用换肌丸而疮愈。后因怒经行不止，筋骨作痛。用秦艽地黄汤、易老祛风丸而愈。

一妇人性沉静，怀抱不乐，月经过期，遍身作痒。服祛风清火之剂，搔破成疮，出水不止，其痒益甚。或用消风散之类，眉棱跳动，眉毛折落。又服遇仙丹，患处俱溃，咳嗽发热，饮食日少，月经先期。作肝脾郁怒而血燥。前药复伤而益甚，先用四君子、芎、归、山栀、丹皮，饮食渐进，服月余而嗽止。又以加味逍遥散加钩藤，二十余剂而眉不动。乃去钩藤倍加参、术、当归，月余疮结靥。又以八珍汤加山栀、丹皮而痊。

一妇人患前症脓水淋漓，发热作渴，体倦恶寒，经水不利，久而不愈。此肝脾亏损而虚热也。先用补中益气汤加山栀、川芎而元气渐复；又用逍遥散而疮渐愈。又虚后患疥遍身作痒，搔起疙瘩，破而出脓，或出血水。误服醉仙散，殊类风症。用八珍汤数剂而安；又用十全大补汤，患处渐干矣。

一妇人日晡身痒，素清苦，因于郁怒，遍

身晡热、内热，自汗、盗汗，月经不行，口干咽燥。用归脾汤数剂，诸症稍退；后兼加味逍遥，五十余剂而痊。

一妇人瘙痒发热，日晡益甚，皮肤赤晕，月经过期。此血虚而有热也。以逍遥散倍加熟地，热止痒退；更以四物加柴胡、参、芪、炙草、茯苓，调理而愈。

一妇人怀抱久郁，患前症脓水淋漓。服连翘消毒散，食少胸痞；服清气化痰丸，作呕吐痰；服清热化痰丸，烦热畏寒，四肢焮热，面目赤色，脉大而无力。此脾胃亏损而虚寒隔阳气于外。遂用六君子汤加炮姜治之，诸症少愈，饮食顿进。又佐以四物汤，诸症渐愈。又以四君子每味各一钱，四物汤每味各五分，诸症全愈。

一妇人每秋间两手心作痒，搔起白屑，因劳役恼怒则发寒热，遍身作痒，起疙瘩。或以为风症，内服花蛇等药，外敷硫黄之类，又服遇仙丹，热渴益甚，月水不通。谓脾、肝二经血燥生风。先用加味逍遥散，热渴渐减，又用八珍、柴胡、山栀，患处少可。后因怒气发热胁痛，患处焮肿。用加味逍遥散四剂而安；又用四君、芎、归、山栀、丹皮，至半载而痊。

一男子遍身瘙痒，诸药不效，脉浮，按之而涩。以生血药为主，间以益气，百贴而愈。

宋生遍身作痒，搔破成疮出水，脉浮数。此手足阳明经风热所致。以人参败毒散对四物汤加芩、连服之，外以松香一两，枯矾五钱，轻粉三钱，为末，麻油调敷，月余而愈。又一人患此，但脉沉实，以前药加大黄治之渐愈；再服人参败毒散而平。

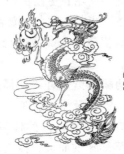

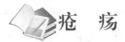

## 疮疡

陆肖愚治徐邑宰，秋末冬初遍身生疮，大小不一，红痛焮痒，黄水淋漓。或谓风热，用防风通圣，数剂不减。或谓诸痛痒疮疡，皆属心火。用芩、连、山栀、生地等十剂，益甚，且饮食渐减，脉之浮数，微按之又沉中带缓而弱。曰：凡风热大都为瘾疹，未必为疮疖。至疮疡之为心火，经固言之。第脉弱为多，此元气不足也。缓者湿也，数虽为热，而微数不可纯责之火。据今日之症，火为标，湿为本；原得病之由又湿为标，元气不足为本。此必乘虚汗出澡浴，湿渍肉腠，久而热蚀为脓水，发为痛痒也。用苍术、苡仁、茯苓燥热，为君；人参、白术、黄芪、甘草补气，为臣；连翘、蝉退清热，为佐；葛根、白芷入阳明肌肉，为使。二剂痛痒顿减，胃少开，十剂全愈。

张子和治颖皋韩吉卿自髀至足生湿䘌，大者如钱，小者如豆，痒则搔破，水到则浸淫，类虫行裤袜，愈而复生。瘢痕成凹，十余年不瘥。张哂之曰：此湿䘌疮也。由水湿而得，故多在足下。以舟车、浚川大下十余行，一去如埽。

一省缘背项常有痤疖，愈而复生。张曰：太阳血有余也。先令涌泄之，次于委中鈚针出紫血，病更不复作也。

一张君衮常喜热火烘灼其背及两足，又食自死肉，久而两足常生疮毒，愈而复生，半年余。以清凉饮子下之，得紫黑血积于便中。去者月余，其疮毒顿除。是知积热毒致痈肿者如此。

薛立斋治春元沈电川之内，暑月面生痤疖，乘凉入风，面目浮肿。越二日，左臂肿痛，瘾疹如丹，背、胁、髀、股等处发肿块三四，肉色不红，痛甚，昼夜号呼，寒热往来，饮食不思。服活命饮及行气败毒之剂，其势愈炽。肝脉浮涩，脾脉强硬。此属二经荣气不足，风邪乘虚流注经络为患。先以八珍加黄芪、柴胡、青皮，数剂肿处渐渐红肿；又以十全大补加银花、白芷、龙胆草、贝母，十余剂胁腿二处溃脓碗许，余块渐平。仍服十全大补汤调理，月余而安。向使专于祛风攻毒，鲜不败事矣。

张仲安治冻疮，用黄柏烧存性，研细以鸡子清调敷，破者干掺上，神妙。

治暑肌肤疮烂或因搔成疮，多是大暑汗出，坐卧湿地，致肌肤多疮烂，汁出。有一乳母曰：此易差也。取干壁细土末敷之，随手即差。

治一切恶疮遍用药不效者，陈米饭紧作团，火煅存性，麻油腻粉调敷。苏韬光丁亥年耳上病碎疮，或痛或痒，两月余百药不效。季卒子长敷此方，初不之信，试用之，过日即愈。辛丑年再作，吕仲发显谟云：此症夏以痰饮治之。故只用肥皂烧存性，生油、腻粉调敷，尤佳（并集成三条）。

薛立斋治一男子年四十三岁。自四十已来，每至夏发热而倦，日午益甚，晚凉少可。面生疮瘟，耳下筋微肿，更结小核三四枚附筋上。曰：此火令不慎房劳，亏损肾水，不能制火然也。名曰注夏。彼不信，服降火败毒药，加口干倦怠，夜间热甚，午后腿软足心热，筋牵痛。复来问治？曰：口干倦怠，此中气陷下也。夜间发热，阳气陷于阴分也。午后腿酸足热，阴虚火甚也。耳下筋牵痛，血虚不能润筋也。先以补中益气汤，少用柴胡、升麻，加五味、麦冬、熟地治之，诸症顿退。更服滋肾丸而痊。若以每至火令而然，用败毒凉药，鲜不危矣。凡春末夏初患头痛脚软，食少体热，此仲景云春夏剧，秋冬而脉弦大者。正世俗所谓注夏病也。

赵州守，北方人，年愈四十，头面生疡疮数枚，焮痛饮冷，积日不溃。服清热消毒药不应。诊其脉数，按之则实。以防风通圣散，二剂顿退；又以荆防败毒散而愈。又一男子患在四肢，审其脉症亦属有余。以黄连解毒汤治之亦愈。

缪仲淳治一妇人生疔臂上，用连翘、白芷、白芨、花粉各二钱，甘菊一两，紫花地丁、金银花各五钱，甘草、生地、茜草各三钱，地榆四钱，角刺、牛蒡各一钱，服之半日，立出脓血而愈（《广笔记》）。

又治一男子生疔膝下，加牛膝三钱，立破出鲜血愈。

丁右武亲验坐板疮方：松香五钱细研，雄黄一钱细研，如湿痒加苍术三钱，各末，和匀以绵纸包裹，捻成纸捻二条，腊月猪油浸透，点火烧著，取滴下油搽上，立效（同上）。

立斋治一男子逾四十，胃气素弱，面常生疮，盗汗发热。用黄芪建中汤，少愈；更以补中益气汤而平。东垣云：气虚则腠理不密，邪气从之，逆于肉理，故多生疮。若以甘温之剂实其根本，则腠理自固，即无他疾。

张生患漆疮作呕，由中气弱，漆毒侵之。以六君子汤加砂仁、藿香、酒芩治之，彼不信，另服连翘消毒散，呕果盛。复求治，仍以前药，外以麻油调铁锈末涂之而愈。

赵千兵患两腿生疮，每服败毒药则饮食无味，反增肿胀。此脾虚湿热下注也。以六君子汤加苍术、升麻、酒芩服之，以黄蜡、麻油各一两，轻粉三钱，为膏贴之而愈。大凡下部生疮，虽属湿热，未有不因脾、肾虚而得者。

一男子湿热下注，两腿生疮。以人参败毒散加苍术、黄柏服之，以金黄散敷贴。又一人患此，久而不愈。以船板灰存性一两，轻粉三钱，为散，麻油调贴，更以黄柏、知母、防己、龙胆草、茯苓、当归、川芎、黄耆、白术服之，并愈。若人两腿生疮作痛或遍身作痛，以当归拈痛汤治之。

一妇人两腿腕紫黯寸许，搔破出水。或用祛风、砭血，年余渐肿如掌许。乃服草乌等剂，遍身瘙痒，时出血水，内热体倦，饮食无味，月经三月一至，脉洪而数，按之则涩。此燥剂愈伤脾血也。先以补中益气汤加白芍、川芎、五味十余剂，乃与加味逍遥散加熟地、钩藤二十余剂，再用归脾汤加川芎、熟地治之而不发。

一妇人素清苦，四肢似癣疥，作痒出水，怒则起赤晕。服祛风败毒等剂，赤晕成疮，脓水淋漓，晡热内热，自汗盗汗，月经不行，口干舌燥，此郁伤脾血也。用归脾汤、逍遥散，两月而痊。

一儒者素食膏粱，发热作渴饮冷，患疮如大麻风，大便出黑血，服清热祛风等寒药益甚。谓血分有热火也，故寒之不寒。用四物二连汤以清热凉血，用六味丸以补肾生水而热退；又用柴胡栀子散调理而痊。

一妇人性急善怒，月经不调，内热口苦。患时疮服败毒药，脓水淋漓，热渴头眩，日晡益甚。用加味消遥散服之渐愈。因大怒月经如涌，眼赤出泪。用四物汤加山栀、柴胡、连、芩，数剂而愈。年余手、足、臂、腕起白点，渐大，搔起白屑，内热盗汗，月经两月余一至。忽怒，或恶寒头痛，或不食作呕，或胸乳作胀，或腹内作痛，或小便见血，或小水不利，或白带下注。此皆肝木制伏脾土，元气虚而变症也。用补中益气汤加黑山栀及加味归脾汤间服，半年而愈。

一妇人久郁，患在四肢，腿腕尤甚。误用败毒寒凉之剂，晡热、内热，自汗、盗汗，月经不行，口干咽燥。此郁火伤脾也。用归脾汤数剂，后兼服逍遥散五十余剂而痊。

刘松篁《经验方》云：会水湾陈玉田妻病天蛇毒疮，一老翁用水蛇一条，去头尾，取中截如手指长，刮去骨肉，勿令病者见，以蛇皮包手指，自然束紧，以纸外裹之，顿觉遍身皆凉，其病即愈。数日后解视，手指有一沟如小绳，蛇皮内宛然有一小蛇，头目俱全也（《本草纲目》）。

孙思邈以贞观五年七月十五日夜以手中指触著庭木，至晓遂患，痛不可忍。经十日，痛日深，疮日高大，色如熟小豆色。尝闻长者论有此方，遂用治之，手下即愈，痛亦除，疮亦即瘥。未十日而复如故。方用蒲公英捣烂取汁涂之（同上）。

张子和曰：麻先生妻病伐指，痛不可忍，酒调通经散一钱半，夜先吐，吐毕而痛减。余

因欢曰：向见陈五曾病此，医以为小虫伤或以草上有毒物触之，迁延数月，脓尽方已。以今日观之，可以大笑。

王思中治一人患疮疹，阴囊肿胀如升，不能跬步。王曰：此疮虫也。就外利剂中加麦秆四十九茎，遂消（《吴江县志》）。

戊申之水乃二百余年创见之变，人足浸水中，数日即皮破生疮，痛不可忍。一法取水荆条煎水浴之，立愈（《续金陵琐事》）。

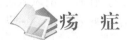

## 疠症

吴性全忽患症如疠风，眉毛脱落，面额褪皮，皮去肉色又如白癜风，耳前后目上下多生小疖，乳旁及腿上亦有，颇去脓血，往时久病喘。予以养肝之剂愈之。自是足趾缝及两旁常作痒，出稠水及面疠既发，足疾顿失。有指为风者，有指为湿者，有指为牛皮癣、大麻风者。幸渠素不轻药，守至数月不愈，乃就诊。余曰：前所指皆非也，此即往时喘之变症耳。良由肝火炽盛，火极似风，上淫于肺，盖火就燥也。前在经络则为喘，今在皮毛则为痛。薛立斋谓

之疠疠类症，治之必五十剂乃瘳。与生地、杞子、萎仁、赤芍、甘草、麦冬、净银花、鲜首乌之属出入加减，果五十剂而愈。夫肝木为龙，龙之变化莫测，其于病也亦然。明者遇内伤症，但求得其本，则其标可按籍而稽矣。此天地古今未泄之秘，《内经》微露一言，曰：肝为万病之贼。六字而止，似圣人亦不欲竟其端委，迨以生杀之柄不可全操之人耳。

余临症数十年乃始获之，实千虑之一得也。世之君子其母忽诸。

## 患疡便秘

薛立斋治一男子患痈未作脓，焮痛烦躁，便秘脉实。用内疏黄连汤，二剂诸症悉退；以四物加芩、连，四剂而消。

一男子溃后便涩脉浮，按之则涩。以八珍汤加红花、桃仁、陈皮、杏仁治之而愈。

一弱人溃后便秘而脉涩。以四物汤加红花、桃仁、黄芪治之而愈。

一男子溃后便秘而脉浮，以四君子汤加陈皮、杏仁、当归治之而愈。

一老人溃后，大便秘，小便赤涩。诊之脉浮数而涩。以八珍汤加知、柏治之而已愈。后小便复数而赤，大便秘，口干目花。以加减八味丸、滋肾丸治之而愈。此症乃阴血虚，阳火盛，故用前药有效。向投苦寒之剂，必致有误

矣。

一男子溃后便涩，肌肤作痒。谓气血虚不能营于腠理，用补剂治之。不信，乃服风药，致不救。大抵疮疡始作，便秘脉数而涩者，宜降火凉血为主；溃后便秘脉涩者，宜补血气为主。若投风药，祸在反掌。

邝进士患痈将瘥，大便秘结，服大黄等药反废饮食。乃用补气血之剂加桃仁、麻仁，未效。更以猪胆汁深纳谷道，续以养气血而愈。《原病式》云：诸涩枯涸，皆属于燥，燥者，火之气。病后血衰，故大便秘涩，宜以辛甘润之，如用苦寒则胃气伐矣。凡老弱、产后便难，皆气血虚也，胆汁最效。

# 肾 脏 风

薛立斋治一男子患肾脏风，饮烧酒发赤晕。砭出血，敷追毒之药，成疮出水，日晡益甚，类大麻风。服遇仙丹，眉毛折落，大便下血，虚羸内热，饮食甚少，势诚可畏。先用圣济犀角地黄汤，其血渐止；又用五味异功散加当归、升麻、饮食渐进；用四物、参、术、丹皮，内热渐减；用易老祛风丸，脓水渐少；又八珍、丹皮之类，渐结靥。因思虑，发热盗汗，作痒赤晕，用加味归脾汤，数剂热渐止；用加味逍遥散、六味丸而痊。

一男子遍身生疮，脓水淋漓，晡热口干，两足发热，形体消瘦。杂服风药，六年未愈。尺脉洪数而无力。此肾经疮也，如小儿肾疳之症。用加减八味丸，不半载而痊。

一男子遍身生疮，似疥非疥，脓水淋漓，两腿为甚。作痒烦热，肢体倦怠，年余不愈。以为肾经虚火，用加减八味丸痊。

一男子素膏粱醇酒，患肾脏风，延及遍身。服疠药益甚。又用捻药于被中熏之，呕吐腹胀，遍身浮肿溃烂，脓水淋漓如无皮而死。

一男子患足三阴虚患血风疮症，误服祛风散毒之药，外敷斑猫、巴豆等药，肌肉溃烂，呕吐腹膨，或泄泻虚冷，或烦热作渴。此药复脾胃虚败也。辞不治，不越月而殁。

一男子患遍身小疮，或时作痒，口干作渴。服消风散起赤，痒益甚。服遇仙丹，脓水淋漓，饮食无度，肌肉消瘦，尺脉洪数，左尺尤甚。谓：肾水不足，虚火上炎为患。先用加减八味丸，其渴渐止；用补中益气汤加五味，肌肉渐生；佐以八珍汤加丹皮、麦冬，百余贴而痊。二年后不节房劳，其疮复作。盛于人言，又服消风散之类，其疮复患，仍用前药而痊。

一男子内臁作痒，色黯，搔起白皮。各砭刺出血，其痒益甚，更起赤晕，延及外臁，津淫不已。服祛风之药。肢体亦然不见效。验左尺脉洪大而数，无力。谓：此肾经虚火复伤其血，火益甚而患耳。先以八珍汤加五味子、丹皮，三十余剂诸症渐退。乃佐以加减八味丸料，又百余剂而痊。

刘鸿腿生湿疮，数年不愈，尺脉轻诊似大，重按无力。此肾气虚，风邪袭之而然，名曰肾脏风疮，以四生汤治之。不信，自服芩、连等药，遂致气血日弱，脓水愈多，形症愈惫。迨二年复求治，仍以前药治之而愈。夫肢体有上下，脏腑有虚实，世之患者但知苦寒之药能消疮毒，殊不知肾脏风因肾气不足所致，当以蒺藜为君，黄芪为臣，白附子、独活为佐使。若再服败毒等药，则愈耗原气，速其死矣。

# 疠 风

窦材治一人病疠症，须眉尽落，面目赤肿，手足悉成疮痍。令灸肺俞、心俞四穴各十壮，服换骨丹一料，二月全愈，须眉更生。

一人遍身赤肿如锥刺。窦曰：汝病易治。令灸心俞、肺俞四穴各一百壮，服胡麻散二服而愈。但手足微不随复。灸前穴五十壮，又服胡麻散二料全愈。

一人面上黑肿，左耳下起云紫如盘蛇，肌肉中如刀刺，手足不知痛。询其所以，因同僚邀游，醉卧三日，觉左臂黑肿如蛇形。服风药渐减，今又发。窦曰：非风也，乃湿气客五脏之俞穴。前服风药乃风胜湿故，当暂好，然毒根未去。令灸肾俞二穴各百壮，服换骨丹一料，全愈，面色光润如故。

张子和治桑惠民病面风黑色，畏风不敢出，爬搔不已，眉毛脱落，作癞医三年。张曰：非癞也。乃出《素问·风论》曰：肾风之状，多汗恶风，脊痛不能正立，其色黑，面庞然浮肿。今公之病，肾风也。宜先刺其面大出血，其血当如墨色，三刺血变色矣。于是下针自额上下䪼针直至颐顶，皆出血，果如墨色。遍肿处皆针之，惟不针目锐眦外两旁。盖少阳经，此少血多气也。隔目又针之，血色乃紫。二日外又刺，其血色变赤。初针时痒，再刺则觉额痛，三刺其痛不可忍。盖邪退而然也。待二十余日，又轻刺一遍方已。每刺必以水洗其面血，十日黑色退，一月面稍赤，三月乃红白。但不服除根下热之药，病再作。张在东方，无能治者。

吴恕字如心，钱唐人，博极群书。少贫，货乌蛇丸治疯疾。时采风使适有患此疾者，召恕与谈，惊服其议论，遂委托治之，疾果愈（《杭州府志》）。

秘韫治大风用大乌蛇一条，打死盛之，待烂以水二碗浸，七日去皮骨，入糙米一升，浸一日，晒干。用白鸡一只，饿一日，以米饲之，待毛羽脱去，杀鸡煮熟食，以酒下之，吃尽以热汤一盆浸洗，大半日其病自愈（《本草纲目》）。

王海藏云：王氏患大疯病，眉发堕落，掌内生疮。服紫菀丸半月，泻出癞虫二升，如马尾，长寸许，后愈。紫菀、吴茱萸、菖蒲、柴胡、厚朴各一两，桔梗、茯苓、皂荚、桂枝、干姜、黄莲、蜀椒、巴豆（去皮膜用油炒）、人参各五钱，川乌三钱，加羌活、独活、防风各一两，蜜丸桐子大，每服三丸，渐加至五丸、七丸，生姜汤送下，食后、临卧服，孕妇忌之。此方治病甚多，不能悉录。

周子固治王君海子病疠，众医莫能疗。周授匕药漱之，邪龈出秽血数斗。即而形尽瘦，骨立。后第以美味补之，数月瘥（《九灵山房集》）。

薛立斋治一男子冬间口苦耳鸣，阴囊湿痒。来春面发紫块，微肿麻木。至冬遍身色紫，不知痛痒。至春紫处但大，至夏渐溃。又至春，眉落肿溃。此患在肝胆二经。令刺手指缝并臂腿腕，出黑血。先与再造散二服下毒秽，更以小柴胡合四物汤加白芷、防风、天麻、角刺，渐愈。又与换肌散，但遍体微赤。此血虚有火。因家贫未得调理，秋间发热，至春面仍发块。用前散并养血药，喜年少谨疾，得愈。

一膏粱之人鼻坏眉落，指脱体溃，热渴晡甚。四物汤加酒炒黑知、柏、五味、麦冬、白芷、天麻、角刺，三十余剂热渴少止。时仲夏

精神倦怠，气喘身热，小便黄数，大便稀溏。此元气虚而时热胜也。用补中益气汤顿安。乃与换肌散及益气汤兼服两月，更以生肌散代茶饮，疮少退。至仲秋，眩晕少食，自汗体重，大便溏数。此亦时湿之症，用清燥汤调理而愈。又用补中益气汤少加酒炒黑知、柏、角刺、天麻，两月余而痊。又因劳倦耳聩热渴，误服祛风药，病气益剧，身发赤疹。与益气聪明汤，月许而愈。

一男子赤痛热渴，脓不淋漓，心烦掌热，目昧语涩，怔忡不宁。此心经受症也。用安神丸兼八珍汤，少加木通、炒黑黄连、远志，元气渐复。却行砭刺，外邪渐退，但便燥作渴。用柴胡饮并八珍汤而愈；再用换肌散而瘥。

一男子肚见青筋，面起紫泡，发热作渴，寅卯时甚，脉弦数，腿转弱，小便涩。此肝经火症，先用柴胡饮，热退便利。却用小柴胡合四物汤加龙胆草、炒山栀三十余剂及八珍汤加柴胡、山栀养其气血。乃用换肌散去其内毒而安。年余因劳役、饮食失宜，寒热头痛，遍身赤疹。自用醉仙散而殁。

一男子面发紫疙瘩，脓水淋漓，睡中搐搦，遍身麻木，渐发赤块，劳怒则痒，肝脉洪大。砭刺臂、腿、腕各出血，用清胃汤加大黄、角刺四剂煎，下泻青丸，肝脉少退。以升麻汤数剂下前丸，诸症少愈。却用宝韫换肌散斤许，又用小柴胡合四物汤加苍术、天麻、角刺百余剂及六味地黄丸，半载而愈。后因劳，遍身麻痒，脉微而迟。此气血俱虚不能荣于腠理。用十全大补汤加五味、麦冬，调理年余而安。

一男子面赤发紫泡，下体痒痛，午后发热，大便燥黑。此火盛而血虚也。用再造散及四物汤加防己、胆草，及刺腿、指缝出毒血而便和。仍以前药加白术、白芷、茯苓、羌、独活而便黄。仍以四物去胆草、防己，少用独活，加元参、萆薢，五十余剂而疮退却。用补中益气汤加天麻、麦冬而气血渐充。时仲秋霖雨，遍身酸痛。用清燥汤而安。随用换肌散、胡麻散、八珍汤兼服而愈。

一上舍面发肿，肌如癣，后变疙瘩，色紫，搔之出水，此脾肺之症也。先用清胃汤以清胃

热，解表毒；又用四物汤加山栀、黄芩、柴胡、角刺、甘草节以养阴血，祛风热；及砭臂、腿、腕，手、足指缝并患处，以出毒血，疏通隧道。乃与八珍汤加白芷、角刺、五加皮、全蝎及二圣散兼服月余以养阴血，治疮毒；又与补气泻荣汤，少愈；再与换肌散而全愈。后因劳倦，遂发赤晕，日晡尤甚。以四物汤加丹皮、柴胡、山栀，并用补中益气汤，年余虽劳而不发。

一男子遍身如癣，搔痒成疮，色紫麻木，按之则痛，小便数而少。此脾胃受症，邪多在表。用清胃散，更砭刺患处并臂、腿、腕，出黑血，神思渐爽，但恶寒体倦口干。此邪气去而真气虚也。以大剂参、芪、芎、归、蒺藜、桔梗，数剂元气顿复。却用八珍汤加黄芪、白芷、蒺藜、天麻、软柴胡及二圣散治之，其疮渐愈。后用换肌散、八珍汤等药调理半载而痊。后仍发，误用克伐攻毒，患两感伤寒而死。

一男子遍身疙瘩，搔则痒，按则痛，便闭作渴。此邪在内也。治以再造散，二服微下三次。用桃仁承气汤加当归四剂及砭出黑血，渐知痛痒，但形体倦怠。用培养之剂复其元气，又用二圣散，其疮顿愈。更用大补，年余而康。

后患痰涎壅盛，舌强语涩，用二陈、苍术、知、柏、泽泻，四剂而愈。再用补中益气汤调理而安。

一男子素清苦，眉尽落，病在肝胆二经也。乃刺臂、腿、腕及患处出黑血，空心服八珍汤加五味、胡麻、首乌、威灵，食后服换肌散，喜其无兼变之症，又能笃守禁忌，不半年而痊。

一儒者脚心或痒痛，或麻痒肿胀，二年后身体作痒，渐变疙瘩，发热耳鸣，日晡益甚。此属肾虚也。乃砭刺臂、腿、腕及手、足指缝去其瘀血，用六味地黄丸料加五味、柴胡五十余剂以补肾，又用换肌散祛风丸以治疮，各斤许，疮渐愈。得滋补，守禁而痊。

一上舍遍身患之，形体俱虚。谓须用调补，元气完复，方治其疮。不信，服蛇酒以攻内毒，更敷砒霜等药以蚀外毒，顿加呕吐清水，体痛如锥。或以为毒气外发，不知脾主肌肉，此因毒药脾伤而然也。反服祛毒之剂，吐泻不止而殁。

一男子用药汤熏洗，汗出不止，喘嗽不食，腹鸣足冷，肢体抽搐。谓：此因热伤元气，腠理不密，汗出亡阳耳。是日果卒。

 # 下 疳 此症与梅疮无甚差别

丹溪治一邻人，年三十余，性狡而躁，素患下疳疮，或作或止。夏初患白痢，膈上微闷。医与理中汤四贴，昏闷若死。片时而苏。脉之两手皆涩，重按略弦似数。曰：此下疳疮之深重者。与当归龙会丸去麝四贴而利减；与小柴胡去半夏，加黄连、白芍、川芎、生姜，煎五六贴而安。

薛立斋治一男子下疳肿痛不消；一男子溃而肿痛发热，小便秘涩，日晡或热；一小儿肿痛，诸药不应，俱以小柴胡汤吞芦荟丸，数服而愈。

一小儿十五岁患前症，杂用消毒之药，虚症悉具，二年余矣。询之乃禀受所致。用草薢汤月余，诸症渐愈：又用补阴八珍汤、补中益气汤而痊。

一男子阳事肿痛，小便如淋，自汗甚苦，

时或尿血少许，尺脉洪数，按之则涩。先用清心莲子饮加牛膝、山栀、黄柏、知母、柴胡数剂，更以滋肾丸一剂而痊。《玉机微义》曰：如自汗小便少，不可以药利之。即已自汗则津液外亡，小便自少，若再利之则营卫枯竭，无以制火而烦热愈甚。当俟热退汗止，小便自行也。兼此症及阳明经病，大忌利小便。

张景岳治一少年因偶触秽毒，遂患下疳，始溃龟茎，敷治不效，旋从马口延入尿管，以渐而深，直至肛门，遂节肿痛，形如鱼骨。每过夜则脓结马口，胀不得出。润而通之则先脓后尿。敷洗皆不能及。张曾遇一山叟传得槐花蕊方，因以治之，不十日茎根渐愈，半月后自内达外，退至马口而痊。后疮湿尚未净，复与五加皮饮十余剂而愈。向传方者曰：此方善治淫疮热毒，悉从小便泄去。且服此者可免终身疮毒后患。然犹有解毒奇验则在发疮之时，但见通身忽有云片红斑，数日而没者，即皆疮毒应发之处。疮毒已解，疮形犹见，是其验也。张初未之信，及此人疮发之时，疮固不多，而通身红斑果见，凡两日而消（方在《景岳全书》）。

立斋治州守姜节甫患下疳，脓水淋漓，作渴吐痰，午前恶寒，午后发热。曰：午前恶寒属阳气虚弱。午后发热属阴血不足。不信，反服二陈、知柏之类，饮食益少，大便不实，又日晡热渴，小腹重坠，患虚烦肿。恪用四物、知柏之类，饮食不思。此脾气虚而下陷。先用补中益气汤调养脾胃，以升阳气，诸症渐愈；又用六味丸滋补肾水，以生肝血而痊。

一男子患此肿硬，烦痛寒热。先以人参败毒散二剂而止；更以小柴胡汤加黄连、青皮治之而愈。

一男子溃而肿痛，小便赤涩。以加减龙胆泻肝汤加青皮、黄连，二剂少愈；又以小柴胡汤加知、柏、当归、茯苓，数剂愈。

一男子因劳，茎窍作痒，时出白物，发热口干。以清心莲子饮治之而安。

一男子溃而肿痛发热，日晡尤甚。以小柴胡汤加黄连、知母、当归而愈

一男子已愈，惟茎中一块不散。以小柴胡汤加青皮、荆、防服之，更以荆、防、牛膝、首乌、滑石、甘草各五钱，煎汤熏洗，各数剂而消。

一男子阴茎或肿或作痛，挺纵不收。一男子茎中作痛，筋急缩，或作痒，白物如精，随溺而下。此筋疝也。并用龙胆泻肝汤治之，皆愈。张子和曰：遗溺闭癃，阴痿浮痹，精滑白淫，皆男子之疝也。不可妄归之肾冷。若血涸

不月，月罢膝上热，足躄、嗌干、癃闭，少腹有块，或定或移，前阴突出，后阴痔核，皆女子之疝也。但女子不谓之疝而谓之煆。

一男子下部生疳，诸药不应。延及遍身突肿，状似翻花，筋牵骨痛，至夜尤甚。此肝肾二经湿热所致。先以导水丸五服，次以龙胆泻肝汤数剂，再与除湿健脾之药外贴，神异膏吸其脓，隔蒜灸拔其脓而愈。若表实者以荆防败毒散，里实者以内疏黄连汤，表里俱实者防风通圣散，表里俱虚者八珍汤，气虚者四君子汤，血虚者四物汤，俱加兼症之药治之，并愈（疡科大法略具于此）。若服轻粉等药，反收毒于内，以致迭发，概服防风通圣散，气血愈虚，因而不治者多矣。

缪仲淳治数友下疳，用黄柏、官粉、腻粉、杏仁、珠末、冰片敷之，无不愈者。后去腻粉、杏仁，加黄芩，更以小大蓟、地骨皮汤洗净敷之，效更良（《广笔记》）。

仲淳治下疳极秘神方：鲜小蓟，鲜地骨皮各五两，煎浓汁浸之，不三四日即愈。一切极痛者，屡用神效（同上）。

立斋治一老人患疳，小便淋漓，脉细体倦。此气虚兼湿热也。用清心莲子饮及补中益气汤治之而愈。又一弱人拗中作痛，小便淋沥。此因火燥，下焦无血，气不能降而渗泄之令不行。用四物汤加黄柏、知母、茯苓、牛膝、木通，十余贴痛止便利。先君气短，拗中若疮，小便不通，制四物汤加参、芪，煎吞滋肾丸而愈。盖前症以虚为本，以病为末，益其本则末自去。设若不固元气，专攻其病，害滋深矣。

王锦衣年逾四十，素有淋，患疳疮，烦痛倦怠。用小柴胡汤加黄连、黄柏、青皮、当归而愈。

# 梅 疮

李时珍曰：今医家有搜风解毒汤治杨梅疮，不犯轻粉。病深者月余，浅者半月即愈。服轻粉药，筋骨挛痛，瘫痪不能动履者服之亦效。其主用土茯苓一两，苡仁、金银花、防风、木瓜、木通、白藓皮各五分，皂荚子四分，气虚

加人参七分，血虚加当归七分，水二大碗煎饮，一日三服，忌饮茶及牛、羊、鸡、鹅、鱼、肉、烧酒、发面、房劳。盖秘方也（《本草纲目》）。

县中陈某家有使女生广疮，求医于方上道人。其方只用干荷叶一味，煎浓汤当茶日逐饮

之，尽量而止，不过六七日即愈。亲试，验甚。又一当县甲首者生广疮，传方上人方，用麦母子草根捣汁，和好酒同服即愈。其草须取竹中无露水者为上（李翊《戒庵漫笔》）。

冯楚瞻治张姓人曾患梅疮，清凉解毒而愈。未几忽头颅、面颊、鼻柱、牙床疼痛不堪，饮食难进。谓余毒为害，复用清凉解毒，渐至饮食俱废，坐卧不能，精神疲困，六脉微弱。冯曰：果属阳毒，脉宜洪大；此为寒凉久服，致阴阳失职耳。即恶疮初发，亦由精血元阳亏损，斯阴寒凝冱之气得以乘之。乃与大剂熟地、麦冬、白术、牛膝、五味、附子兼八味丸并服，半月全愈。

孙文垣治吴东星疟止腰痛白浊，咳嗽，肌肉大消，百治不应，痛剧欲死。脉之左弦细，右滑大，俱六至。口渴眼赤，知其昔患梅疮，余毒尚伏经络，因疟后气血不足，旧毒感动，故痛而暴也。以当归、白芍、甘草、牛膝、钩藤、苡仁、木通、白藓皮，用土茯苓四两煎汤，煎药服下，痛止嗽除，脉缓其半，数贴大效，精神渐复。冬至日乘酒纵欲，次日腰如束缚，足面疼，右眼赤，小水短，足底有火从两胻冲上，痛不可言。再以归、芍、钩藤、甘草、牛膝、苡仁、红花、生地、黄柏，三日症略减。适大雪寒甚，有女医因其大便燥结，一日夜进元明粉一两五钱，后大去而腰痛愈猛，两足挛缩，气息奄奄，面青燥，六脉俱伏。痛使然也。知服元明粉所致，曰：症虽热但病在经络筋骨间，徒泻肠胃，无益也。足挛腰痛者由天气寒极，经络凝涩，法当散寒邪之标，使痛定，然后治本。乃用桂心、杜仲、炙草、苍术、破故纸、五加皮，二剂痛定，四肢柔和，饮食始进。嘱曰：疾在经络，俟春和始可除之，勿亟也。不信，更服滋阴降火之剂，两月无功，再求治。乃以煨肾散进大泻五六度（仍是泻其肠胃矣），四肢皆冷，咸以为泻之非也。曰：病从此减矣，夫何忧？再进理脾药数贴，神气遂转，腰胯柔和，渐能步履。乃以威灵仙末二钱，入猪腰内煨食之。又泻一二度，审其梅毒湿热已清，改用苡仁、当归、生熟地、白芍、牛膝、黄柏、丹参、龟板调理全安。

朱怀竹壮年客外不谨，患杨梅疮，恐人知之，欲归。乃求速愈，用药熏洗，不瘳。又用药末点之，日服煎药三贴，治两月毒且入内，下则肛脱，疮满如蕈，上则肺壅喘盛，胸胀不能仰卧，内热恶寒谵语，阴囊疙瘩肿痛，两足疮延肿大，脉之俱洪大而数。曰：病重甚，幸壮年，犹可治。第胸中有瘀血毒物，俟出后乃可与药，否则反。用致疑，另延医，果大发喘嗽，吐紫黑血块如脓者碗许，腥秽不可近。此熏药迫毒入肺，瘀壅肺窍，故喘嗽。必俟吐尽，从而消之，斯易为力也。乃用丹皮、桑白皮、白藓皮、木通、前胡、枳壳、桔梗、甘草、杏仁、苡仁、葶苈，服后大便急重二十余次，所下黑紫脓血甚多，喘咳稍定，红痰稍淡。二三剂能卧。改用白芍、当归、白藓皮、贝母、黄连、银花、皂角、苡仁、麦冬、木通二贴，足疮肿渐消，阴囊出脓血二碗许，两尺已不洪大。前方加丹参，又二贴，囊结疤，三日后落下，厚可半寸，洞见两丸系一光薄白胞。用红粉霜加生肌药敷之，日三次，脓水干。再以人参、归、芍、白芷、甘草、白藓皮、皂角、苡仁、首乌调理一月悉愈。令日用土茯苓、猪肉备半斤同煮，烂入酱盐，如常食之。汤当茶饮，遂瘳。次年生女。

谭公亮患结毒，医用五宝丹饵之，三年不效。仲淳云：五宝丹非完方也。无红铅、灵柴不能奏功。时无红铅，姑以松脂、铅粉、麻油调敷，应手而减。公亮先用乔伯珪所赠乳香膏，止痛生肌甚捷，反用此二味，功效弥良。乃知方药中不在珍贵之剂也（《广笔记》）。

陆养愚治朱少川因感冒寒热咳嗽，筋骨疼痛，服发散药寒热已除而疼痛咳嗽不止。或以羌活治痛，杏仁治嗽，不效。又以其渔色必阴虚，投六味，月余反口渴异常，身热疼痛益甚，脉之沉细弦数而有力。因问其曾患梅疮否？答曰：已过矣！曰：此症正其遗毒也。疼痛者，毒在经络、骨髓也；咳嗽、口渴者，毒火上弦也。用养血解毒之剂倍土茯苓，数剂而减，十剂全愈。

薛立斋治一男子遍身皆患梅疮，左手脉浮而数。以荆防败毒散治之，表症乃退；以仙方活命饮，六剂疮渐愈；兼饮萆薢汤，月余而愈。

一男子患下疳，诸药不应，延及遍身突肿，状如翻花，筋挛骨痛，至夜尤甚。此肝、肾二经湿热所致。先以导水丸五服；次以龙胆泻肝汤数剂；再与除湿健脾之药，外贴神异膏吸其脓，隔蒜灸拔其毒而愈。

一童子外肾患之，延及小腹数枚，作痛发热。以小柴胡汤吞芦荟丸，更贴神异膏月而安。

一儒者患前症，先外肾作痒出水，后阴囊、股内、小腹、胁臂发小瘰，或干或脓窠。误服祛风等药，肢体倦怠，恶寒发热，饮食渐减，大便不实，脉见浮弦，两尺浮数。此肾水虚热，肝木乘脾土也。用六味地黄丸、补中益气汤为主，佐以换肌消毒散而愈。

一人患此，服攻毒等药，患处凸而色赤作痛，肢体倦怠，恶寒发热，脉浮而虚。此元复伤而邪气实也。用补中益气汤二剂而愈。

进士刘华甫患之数月，用轻粉、朱砂等药，头面、背、臀各结一块二寸许，溃而形气消弱，寒热口干，舌燥唇裂，小便淋沥，痰涎上涌，饮食少思。此脾胃伤，诸脏弱而虚火动也。先用六君子汤二十余剂，又用补中益气汤加山药、山萸、麦冬、五味服之，胃气复而诸症愈。惟小便未清，痰涎未止，用加减八味丸而痊。

一男子患杨梅疮，后两腿、一臂各溃二寸许一穴，脓水淋漓，少食无睡，久而不愈。以八珍汤加枣仁、茯神服之，每日以蒜捣涂患处，灸良久，随贴膏药，数日稍可。却用豆豉饼灸之，更服十全大补而愈。

一妇人患之皆愈，惟两腿、两臁各烂一块如掌，兼筋挛骨痛，三年不愈，诸药无效，日晡热甚，饮食少思。以萆薢汤兼逍遥散，倍用茯苓、白术，数剂热止食进。贴神异膏，更服八珍汤加牛膝、杜仲、木瓜，三十余剂而痊。

一妇人患此，燃轻粉药于被中熏之，致遍身皮塌，脓水淋漓，不能起居。以滑石、黄柏、绿豆粉末等药铺席上，令可卧；更服神功托里散，月余而痊（一云饮金银花散）。

一弥月小儿先于口内患之，后延于身上，年余不愈。以萆薢为末，乳汁调服；母以白汤调服，月余而愈。

青浦四十二堡一大家，娶妾生杨梅疮，遍身溃烂，临终弃之于野。一乞丐收养之，数日不死，女忽思食肉。适有数盗在孟溥墩祭赛，丐者乞肉，即与一肩，怀归食妇。食未尽者悬之树枝，为蜈蚣所食，毒侵肉中，妇食之，疮为毒发，旬日全愈。其色更丽于前，丐欲送归，妇不许，曰：我当终身从君矣。遂为伉俪，生一子。丐者日操舟乞食龙潭，其妇言笑不苟，亦云贤矣（《云间杂志》无名氏）。

立斋治一男子咽间先患，及于身，服轻粉之剂稍愈，已而复发，仍服之，亦稍愈。后大发，上腭溃蚀，与鼻相通。臂腿数枚，其状如桃，大溃，年余不敛，神思倦怠，饮食少思，虚症悉具。投以萆薢汤为主，以健脾胃之剂兼服之，月余而安。

一妇人患之，脸鼻俱蚀，筋骨作痛，脚面与跟各肿一块，三月而溃，脓水林漓，半载不敛。治以前药亦愈。

一男子阴茎患之，肿痛。先以导水丸、龙胆泻肝汤各四服，少愈；再以小柴胡汤加黄柏、苍术，五十余剂而平。

一男子阴茎肿溃，小便赤色，肝脉弦数。以小柴胡汤加木通、青皮、龙胆草四贴，又龙胆泻肝汤数贴而痊。

一妇人焮痛，便秘作渴，脉沉实。以内疏黄连汤二剂，里症已退；以龙胆泻肝汤数剂顿退；间服萆薢汤，月余而愈。

一男子患之，发寒热，便秘作渴，两手脉实。以防风通圣散治之而退。以荆防败毒散兼龙胆泻肝汤而痊。

一男子愈后腿肿一块，久而溃烂不敛。以蒜捣烂敷患处，用艾隔蒜灸之，更贴神异膏及服黑丸子并托里药，两月而愈。

一男子皆愈，但背肿一块，甚硬，肉色不变，年余方溃出水，三载不愈，气血俱虚，饮食少思。以六君子汤加当归、藿香，三十余剂少愈；更饮萆薢汤，两月余而愈。一男子患之势炽，兼脾胃气血皆虚，亦服前药而痊。

马铭鞠治李行甫患霉疮（俗呼广疮），误用水银、番硇等药搓五心，三日间舌烂齿脱喉溃，秽气满室，吐出腐肉如猪肝色，汤水不入，腹胀，二便不通。医皆谢去，独用治喉药吹喉，痰壅愈甚，痛难忍，几死。按其腹，不痛，虽胀满，未坚，犹未及心。知水银毒入腹未深，法宜以铅收之。急用黑铅斤余，分作百余块，加大剂甘桔汤料，银花、甘草各用四五两，水二三十碗，锅内浓煎，浓取三四碗入汤注中徐

灌之，任其自流。逾时舌渐转动，口亦漱净。即令恣饮数盏，另取渣再煎，连前浓汁频灌手足。次日二便去黑水无算始安。方用吹口药及败毒托里药数剂而愈。后贾仆有颜孝者，亦患霉疮，误用水银熏条，其症如一。行甫即以前法治之，次日立起（《广笔记》）。

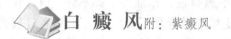

## 白癜风 附：紫癜风

薛立斋治一男子常咳嗽，腿患白癜风，皮肤搔起白屑。服消风散之类，痒益甚，起赤晕。各砭出血，赤晕开口而痒愈甚。服遇仙丹之类，成疮出水，殊类大麻风。咳嗽吐痰，面色皎白，时或痿黄。此脾肺二经虚热之症。先用五味异功散治之，虚热稍退；又用地黄清肺饮，肺气渐清；又用八珍汤、六味丸而寻愈。后又咳嗽痰喘，患处作痒。用参苏饮二剂散其风邪；又用五味异功散加桔梗补其肺气而痊。二年后咳嗽，作渴饮水，脉洪大，左尺为甚。用加减八味丸补肾水而痊。

一男子素不慎房劳，尝患足三阴亏损，治愈后两腿腕患紫癜风，延于两股作痒。各砭出血，痒处日甚，服消风等药，患处微肿，延及上体，两眼昏涩。谓：肾脏风。先用四生散四

服，后用易老祛风丸月余，用地黄丸两月余而痊。后饮食起居失宜，肢体色赤，服二丸随愈。

一男子患白癜风，过饮或劳役患处色赤作痒。服消风散之灯顿起赤晕，遍身皆痒。砭出血，服祛风药，患处出血，恪服遇仙丹，患处愈燥，元气日虚。先用九味芦荟丸、九味羌活汤，诸症顿愈。用加味逍遥散、加味四物汤乃痊。

一妇人患白癜风，误以为大麻风，服蛇酒等药，患处燎肿，经水两三月一行。曰：此肝血伤而内风也。误服风药必筋脉拘急。不信，仍作风治，果身起白屑，四肢拳挛，始信。先用八珍汤四剂，又用四君子汤二剂月余，乃以四君子汤，又用八珍汤二剂，又月余诸症渐退，元气渐复。又以四君子汤为主，以逍遥散为佐，将两月疮靥脱落，又月余而愈。

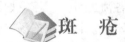

## 斑疮

唐王焘云：比岁有病天行发斑疮，头面及身须臾周匝，状如火烧疮，皆戴白浆水，随快随生。不治，数日必死；治后疮瘢黯，一岁方灭。此恶毒之气所为，以水煮升麻，绵沾洗之，苦酒煮弥佳，但躁痛不可忍也。又云：建武中，南阳击虏初呼为虏疮，诸医参详疗之，方取好蜜摩疮上，以蜜煎升麻数拭之（《外台秘要》）。

缪仲淳治顾奉常女臂患紫云风，用豨莶、苍耳、雄黄末之，醇漆为丸。或疑漆有毒，竟沮之。然竟以此药收功（制漆用生蟹黄搅和，可化作水入药《广笔记》）。

一妇人患斑症作痒，脉浮数。以人参败毒散二剂少愈；更以消风散四剂而安；又用柴胡清肝散而愈。

一妇人患斑痒痛，大便秘结，脉沉实，以四物汤加芩、连、大黄、槐花治之而便利；用四物二连汤而疮愈。

一妇人患斑作痒，脉浮。以消风散四剂而愈。

一妇人患斑作痒，脉浮数。以人参败毒散二剂少愈，更以消风散四剂而安。

一男子患斑，色赤紫燎痛，发热喜冷，脉沉实。以防风通圣散一剂顿退，又以荆防败毒散加芩、连，四剂而愈。

举人陆世明会试途中劳役，胸患斑，燎赤作痛，头痛发热，形倦少食，大便或溏或结，小便赤涩。此劳伤元气而气火内动。投补中益气汤一剂顿退，再剂而痊，又数剂而平复。

一室女年十四天癸未至，身发赤斑痒痛，

左关脉弦数。此因肝火血热。以小柴胡汤加山栀、生地、丹皮治之而愈。若因怒而致者，亦宜治以前药。

一男子面起赤晕，时或发肿，臂手亦然，搔起白屑。服疠风药，内热体倦，脉大而虚。此因元气虚而阴血复伤。用六味丸、补中益气汤而愈。

一妇人身如丹毒，搔破如疠，热渴头晕，日晡益甚。此属肝经风热血燥，用加味逍遥散而愈。

一妇人身如丹毒，搔破淋漓，热渴头晕，日晡益甚。用逍遥散加炒山栀、陈皮而愈。又用八珍、柴胡、山栀、丹皮而痊。

一妇人患前症，误服大麻风药，破而出水，烦渴头晕，诚类风症，六脉洪数，心、肝、脾为甚。曰：风自火出，此因怒动肝火，血燥而生风耳，非真风症也。与逍遥散、六味丸以清肝火，滋脾血，生肾水而痊。

一妇人患前症，搔破久不愈，食少体倦，此肝脾亏损，阴虚发热也。先用补中益气汤加川芎、炒栀，元气渐复；更以逍遥散而疮愈。

一妇人患赤游风，晡热痒甚。用清肝养血之剂，不信。乃服大麻风药，臂痛筋挛；又服化痰顺气之剂，四肢痿弱。又一妇患前症，数服风药，煎汤泡洗，以致腹胀，并殁。

一女子月经先期，先发赤晕，微肿作痒。若遇气恼，赤痒益甚。服祛风之药，患处更肿。砭出紫血甚多，其痒愈作。谓：肝火血燥，风药复伤血而为患也。先用加味逍遥散清肝火，益肝血，赤痒少止；用地黄丸滋肾水，生肝木，各五十余贴而痊。后因恼怒，经水不止，发热作渴，患处赤痒。先用加味小柴胡汤，二剂诸症顿止；又用加味逍遥散而安。

## 天泡疮

此症属元气不足，邪气所乘，亦有传染而患。主在肝肾二经，故多在下体发起，杨梅下疳略同。

薛立斋治一儒者患天泡，色焮赤作痛，大便秘而不实。服祛风败毒等药，舌痛口干，脉浮而数。此邪气去而阴虚所致。用六味丸料加山栀、当归，四剂脉症顿退；又用八珍汤加山栀、丹皮，疮色渐白；后用四君加归芪而愈。

一儒者患之，误服祛风消毒之药，复伤元气，因劳役过度，内热口干，齿龈作痛，右关脉洪数而虚。此脾胃受伤而火动，用清胃散之类而愈。

一儒者患之，或成粒，或成片，或出水，脾肺脉俱洪数。此风邪所伤，先用荆防败毒散加草薢、钩藤，数剂渐愈，但口干内热；用四物加山栀、钩藤、银花、甘草节而愈。后遍身搔痒，内热口干，佐以六味丸而瘥。

一商人每劳役饮酒后则遍身生疮，服祛风败毒之剂，面目、胸背、臂胁结一块，如桃栗，凹凸痒痛，脓水淋漓，气血虚甚，寒热往来，作渴痰涌。此湿热壅盛，元气虚而不能愈也。外敷当归膏，内服补阴八珍加草薢五钱，并换肌消毒散加干葛、钩藤各一钱，二十余剂诸症渐退。仍以前药为主，佐以调理之剂，两月余气血复而疮愈。

一男子焮肿痛发热，服祛风清热药愈炽。诊其脉沉实，乃邪在内也。用防风通圣散一剂顿愈；又荆防败毒散二剂而安。夫此症虽属风热，当审表、里，治无误矣。

一小儿患此，焮痛发热，脉浮数。挑去毒水，以黄柏、滑石末敷之，更饮荆防败毒散二剂而愈。

一小儿焮赤发热，以黄柏、滑石末敷之，饮大连翘汤二剂少愈，更以金银花散而痊。

毛阁老孙年十余岁，背侧患水泡疮数颗，发热脉数。此肺、胃经风热所致，名曰天泡疮。遂以荆防败毒散加芩、连服之，外去毒水，以金黄散敷之，又四剂而愈。

杨文魁腹患此症及腰背焮痛，饮冷脉数，按之愈大。乃表里俱实也。以防风通圣散一剂，更敷金黄散，势减大半；再以荆防败毒散二剂而痊。

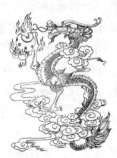

# 续名医类案卷之五十九

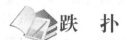

## 跌 扑

一字散治一切打扑伤损筋骨折。宗子赵叔恭名公寅，以善铁锤著名，其父宰嵊县。日因与族人聚饮超化寺，醉酒坠悬崖之下。亟视之，昏不醒人，手臂已折。昇得此二药治之，遂愈。其后运锤如故。叔恭尝知大宁监，云韩希道知府传。五灵脂、没药（别研）、川乌头、草乌头（俱去皮脐，生用各四两）、地龙、乳香（各半钱别研）麝香（半钱别研）、白胶香（一两，后四味加减些不妨）。上为细末，每服一字，温酒调下，丸如梧桐子大。加减自少至多服之亦可。若腰已上损，食后服；腰已下损，食前服。觉麻为验，未麻加药，麻甚即减（《百乙方》）。

福州长乐县一盗囚被笞捶，身无全肤。以情告狱吏，求买胡孙姜，烂研取汁，以酒煎或调服，留滓以敷，疮不数日平复如故（同上）。

濠梁灵泉寺僧传：治打扑伤损用半两古文钱，不拘多少，以铁线贯之，用铁匣盛，以炭火煅通红，碗盛好酒、米醋各半升，铁钳开匣取钱于酒醋中淬，再煅再淬，候苏落尽。如酒醋少，再添。候钱淬尽，澄去酒醋，以温水淘洗，如此三次，淘洗数多尤妙，火毒不尽令人患哑。既净，焙干研极细，入乳香、没药、水蛭等分，同为细末，每服半字或一字，生姜自然汁先调药，次用温酒浸平服。若不伤折即时呕出，若损折则药径下。缠缴如金丝，如弓上之筋，神验。初服忌酒三日。刘谅县尉传王丞相在东府时，施一接骨药，云用半两钱，极有效验，恐即是此方也（同上）。

治打扑损肿痛不止，用生姜自然汁，米醋、牛皮胶同熬，溶入马屁勃末，不拘多少，搅匀如膏药，以纸花摊敷肿处，痛即止，以多敷为妙。绍与俯听二人每用之得效（同上）。

南台掾梁彦思使闽而足不能履，医以风论，或以脚气治，经年不瘥。项彦章诊之，六脉仅微数，而他无所病。即探患处，乃骨出不入肯綮耳。施以按摩即愈（《九灵山房集》）。

南台治书某公因趋走，足失履而伤腕骨掌反于后者，六阅月矣。众医不能治，公知抱一翁精按摩，曰：幸予治也。翁令壮士更相摩，从辰至申而筋肉尽腐。遂引其掌以揉之，觉嚖嚖然有声。药以两月，其足如常时（仝上）。

### 瘀血腹痛

立斋曰：予于壬申年被重车碾伤，闷瞀良久复苏，胸满如筑，气息不通。随饮热童便一碗，胸宽气利，惟小腹作痛。吾乡徐银台东濠先生与复元活血汤一剂，便血数升许，痛肿悉退，更服养气血药而痊。大凡损伤，不问壮弱及有无瘀血停积，俱宜服热童便，以酒佐之，推陈致新，其功甚大。若胁胀，或作痛，或发热，烦躁口干喜冷，惟饮热童便一瓯，胜服他药，不动脏腑，不伤气血，万无一失。当询诸营操军，常有坠马伤者，何以愈之？俱曰：惟服热童便即愈。此其屡试之验，亦明矣。戊辰年公事居庸关见覆车被伤者七人，仆地呻吟，一人未苏，俱令以热童便灌之，皆得无事。又凡肿或伤损者，以葱捣烂热罨之尤妙。

治一人仲秋夜归坠马，腹内作痛，饮酒数杯，翌早大便自下瘀血即安。此元气充实，挟酒势而行散也。

一男子跌伤腹痛作渴，食梨子二枚，益甚，大便不通，血欲逆上。用当归承气汤加桃仁，瘀血下而瘥。此因元气不足，瘀血得寒而凝聚也。故产妇、金疮不宜食此。

一男子失足坠梯，腹停瘀血。用大黄等药，其血不下，更加胸膈胀痛，喘促短气。用肉桂、木香末各二钱，温酒调服，即下黑血及前所服之药而苏。此因寒药凝滞而不行，故用辛温之剂散之。

一老人坠马，腹作痛。以复元通气散用童便调进二服，少愈；更以四物汤加柴胡、桃仁、红花，四剂而安。

一男子坠马，肠作痛。以桃仁承气汤加苏木、红花下之顿愈；更以四物汤加花粉、柴胡，二剂而愈。

## 脾伤腹痛

陈侍御坠马，腿痛作呕。服下药一剂，胸腹胀痛，按之即止，惟倦怠少气。诊其脉细而涩。曰：非瘀血也，乃痛伤气血，复因药损脾气而然耳。投养脾胃、生气血之药而愈。

## 血虚胁胀

李进士季夏伤手，出血不止，发热作渴，两胁作胀，按之即止。此血虚也。用八珍加软柴胡、花粉治之而愈。更用养气血之药调理而痊。

## 血瘀胁胀

孙文恒治桂亭兄，壮年，原有湿热，痰积年逾艾。偶坠轿跌伤背胁，外敷、内攻而愈。越十五年，左胁痛，手不可近，左脉弦数，坚劲搏指，小腹赤痛。知为旧瘀及痰积作祟。以青皮、赤芍、黄连、当归尾各一钱，桃仁钱半，大黄二钱，滑石三钱，临服调元明粉一钱，服下吐痰碗余，大便仅行一次，左胯及腿膝皆痛，卧不安，小腹痛甚。此瘀血欲行而未能也。再与前方加减，便三次，皆沉香色稠粘瘀物。腹痛除，胯痛仍在。再与加减，便行四次，所下紫黑如筋膜者甚夥，诸症悉减。因食鸡汤、牛

肉，腹痛后重，此余积未尽，欲再下之，恐年高不任。曰：药力已到，积已动行而后补，庶无反顾之忧，仍以前药去大黄，调元明粉下二次，瘀物如前之半，诸痛俱平。用人参、白芍、甘草、陈皮、山楂、桂心、当归、半夏调理，半月而愈。

一男子跌仆，皮肤不破，两胁作胀，发热口干自汗，类风症。令先饮童便一瓯，烦渴顿止。随进复元活血汤倍用柴胡、青皮一剂，胀痛悉愈，再剂而安。《发明经》云：凡从高坠下，恶血流于内，不分十二经络，圣人俱作风中肝经，留于胁下，以中风疗之。血者皆肝之所主，恶血必归于肝，不问何经之伤，必留于胁下，盖肝主血故也。痛甚则必有自汗，但人汗出皆为风症，诸痛皆属于肝木。况败血凝滞，从其所属入于肝也。从高坠下，逆其所行之血气非肝而何？以破血行经药治之。

一男子坠马，两胁作痛。以复元活血汤，二剂顿止；更以小柴胡加当归、桃仁，二剂而安。

## 血虚烦躁

吴给事坠马伤首，出血过多，发热烦躁，肉𥆧筋惕。或欲投破伤风药，曰：此血虚火动所致，当峻补其血为善。遂用圣愈汤，二剂即安；又养气血而瘥。

一男子损臂，出血过多。又下之，致烦热不止，瘀肉不腐。以圣愈汤，四剂少安；以八珍汤加五味、麦冬而安。更以六君子汤加芎、归、黄芪数剂而溃；又二十余剂而敛。大抵此症须分所患轻重、有无瘀血及元气虚实，不可概下。盖恐有伤气血，难以溃敛。常治先以童便和酒饮之，或加红花、苏木，其功甚捷。若概用攻利之剂，鲜有不误。凡疮愈之迟速，在血气之虚实故也。

## 亡血出汗

张进士季秋坠马，亡血过多，出汗烦躁。翌日其汗自止，热躁益甚，口噤手颤。此阴血虚，阳火乘之而汗出，为寒气收敛腠理，故汗不得出，火不得泄，怫郁内甚而益增他症也

（凡一切病火盛而汗出者，若骤敛之，反增他症）。及用四物加柴胡、黄芩、山栀，四剂少止；又用四物、参、芪、软柴胡、五味、麦冬治之而痊。

## 亡血昏愦

一妇人孟冬伤足，亡血头汗，内热作渴，短气烦躁，不时昏愦。其脉洪大，按之微弱。此阴血虚于下，孤阳炎于上，故发厥而头出汗也。以四物合小柴胡汤，一剂汗即止；以四物去川芎，加参、芪、麦冬、五味、炙草，少用肉桂，四剂诸症悉去；又三十余剂，血气复而愈。

一男子孟夏折腿，出血过多，其初眩晕眼花，后则昏愦。此阴血伤损，阳火炽甚，制金不能平木，木旺生风所致。急灌童便，更用人参、当归各五钱，荆芥、川芎、柴胡、白芍、白术各二钱，山栀、黄芩、桔梗各一钱，甘草五分，服之随爽；又用四物、参、芪各三钱，生地、柴胡各一钱，四剂烦躁悉去。

## 湿痰作痛

大宗伯沈立斋孟冬闪腰作痛，胸间痰气不利。以枳壳、青皮、柴胡、升麻、木香、茴香、当归、川芎、赤芍、神曲、红花，四剂而痊。但饮食不甘，微有潮热。以参、芪、白术、陈皮、白芍各一钱，归身二钱，川芎八钱，软柴胡、地骨皮、炙草各五分，十余剂而康。

刘尚宝体臂闪作痛，服透骨丹反致肢节俱痛，下体益甚。以二陈、南星、羌活、防风、牛膝、木瓜、苍术、黄芩、黄柏治之，身痛遂安。以前药再加归尾、赤芍、桔梗治之而痊。

郑吏部素有湿痰，孟冬坠马，服辛热破血之药，遍身作痛，发热口干，脉大而滑。此热剂激动痰火为患耳。治以清燥汤去人参、当归、黄芪，加黄芩、山栀、半夏、黄柏，热痛顿去，患处少愈。更用二陈、羌活、桔梗、苍术、黄柏、姜制生地、当归，遂痊。

## 肝火作痛

杨司天骨已入络，患处仍痛，服药不应，肝脉洪大而急。此肝火盛而作痛也。用小柴胡汤加山栀、黄连，二剂痛止；用四物、山栀、知、柏调理而康。

## 血虚作痛

一妇人磕臂出血，骨痛热渴，烦闷头晕，日晡益甚。此阴虚内热之症。用八珍加丹皮、麦冬、五味、骨碎补、肉桂及地黄丸治之，疮愈。却去桂，加牛膝、续断，二十余剂而悉愈。

## 骨伤作痛

一小儿足伤作痛，肉色不变，伤在骨也。频用炒葱熨之，五更用和血定痛丸，日间用健脾胃生气血之剂，数日后服地黄丸，三月余而痊。

一小儿臂骨出络，接入肿痛发热。服流气等药益甚，饮食少思。以葱熨之，其痛即止。以六君、黄芪、柴胡、桔梗、续断、骨碎补治之，饮食进而肿痛消。又用补中益气加麦冬、五味治之，气血和而热退，愈矣。

## 气虚血滞

戴给事坠马，腿肿痛而色黯，食少倦怠。此元气虚弱不能运散瘀血而然耳。遂用补中益气去升麻、柴胡，加木瓜、茯苓、白芍、白术治之而痊。

## 气虚不溃

少宗伯刘五清臁伤一块，微痛少食。用六君子汤倍加当归、黄芪，其痛渐止。月余瘀血内涸而不溃，彼以为痊。此阳气虚，极须用调补，不从。至来春头晕，痰涎壅塞，用清气化痰，病势愈盛，脉洪大而微细（此或轻取重取之分）。欲以参、芪、归、术、附子之类补之，不信。至秋初旬，因怒昏愦而厥。

## 气虚壅肿

一妇人臂腕肿大已三月，手臂日细，肌瘦恶寒，食少短气，脉息微细。此气血两虚也。遂投补中益气，加肉桂引诸药以行至臂；再加贝母、香附以解久病之郁。间服和血定痛丸，以葱熨之，肿消二三。因怒患处仍胀，胸膈两胁微痛。以前汤更加木香、山栀、半夏、桔梗，服之少可。复因惊不寐，少食盗汗，从归脾汤加五味、麦冬，二十余剂而安。肿消三四，手臂渐肥，但经水过期而少。此心脾之血未充足而然也。乃用八珍加五味、麦冬、丹皮、远志、香附、贝母、桔梗，四十余剂诸症悉愈。后因怒发热谵语，经水如涌。此怒动肝火，以小柴胡汤加生地二钱，一剂遂止；以四物加柴胡调理而康。

州守陈克明子闪右臂腕，肿痛，肉色不变，久服流气等药，加寒热少食，舌干作渴。曰：伤损等症肿不消，色不变，此由气虚而不能运。当助脾胃，壮气血为主。遂如法治之，不二月形气渐充，肿热渐消，半载诸症悉退，体臂如常。

一小儿闪腿腕，壅肿，形气怯弱。欲治以补气血为主，佐以行散之剂。不信，乃内服流气饮，外敷寒凉药，加寒热体倦，日夜发热，脉息洪大，气血虚极也，治之无功。后肉溃，沥尽气血而亡。

## 瘀血肿痛

一男子闪伤右腿，壅肿作痛。谓急砭去滞血，以补元气，庶无后患。不信，乃外敷大黄等药，内服流气饮，后涌出秽脓碗许，其脓不止，乃复请治。视其腿细而脉大，作渴发热，辞不治。后果殁。

窗友王汝道环跳穴处闪伤，瘀血肿痛，发热作痛。遂砭去瘀血。知其下焦素有虚火，用八珍加知柏、牛膝、骨碎补，四剂顿止；用十全大补少加黄柏、麦冬、五味，三十余剂而愈。

## 筋伤壅肿

李考功子十四岁，脚腕闪伤，肿而色夭，日出清脓少许，肝脉微涩。此肝经受伤，气血虚而不能溃，难消之症也。急止克伐之剂，不信。乃杂用流气等药，后果出烂筋而死。

## 肺火衄血

张地官坠马伤腿，服草乌等药，致衄血咳嗽，臂痛目黄，口渴齿痛，小便短少。此因燥剂伤肺与大肠而致。用生地、黄芩、连、知、柏、山栀、山药、甘草，以润肺燥而生肾水，小便顿长，诸症并止。以山药、五味、麦冬、参蓍、芎、归、知、柏、黄芩、炙草以滋阴血，养元气而疮敛。

## 肝火出血

俞进士折腿骨，已接三月，尚发热，出汗不止。诸般医治不应。左关脉洪数。此肝火炽甚，血得热而妄行也。遂投小柴胡汤加山栀、白芍、生地、防风，血止热退；又用八珍、五味、麦冬治之，疮口即愈。

田宗伯侄仲秋因怒跌仆，遍身作痛，发热衄血，肝脉弦洪。曰：久衄脉弦洪，乃肝火盛而制金也。至春则肝木茂盛而自焚或戕贼脾土，非易治之症。当滋肾水以生肝木，益脾土以生肺金。乃杂用泻肝火等剂，殁于仲春之月。

一妇人因怒仆地，伤面出血，痰盛昏愦，牙关紧急。曰：此怒动肝火，气逆拂郁，神明昏冒而卒倒也。两手脉洪大而无伦次。以小柴胡汤加黄连、山栀、芎、归、橘红、茯苓、姜汁而苏。

## 胃火作呕

一膏粱之人跌腿，青肿作痛。服辛热之药反发热作喘，患处益痛，口干唇渴。此膏粱之人内多积热，更用辛热之剂益其胃火而使然也。频饮童便，以清胃散加山栀、黄芩、甘草治之顿止。患处以葱熨之，肿即消散。

## 阴虚作喘

举人杜克宏坠马，服下血药反作喘，日晡益甚，此血虚所致耳，非瘀血为患。遂以四物加参、蓍、五味，麦冬治之，其喘顿止；又用补中益气加五味、麦冬而愈。此症果系瘀血蒸熏于肺而喘，宜活血行血，亦不可下。若面黑胸胀，或膈痛作喘，当用人参一两，苏木二两，作一剂，水煎急服，缓则不治。产妇多有此疾。

## 阴虚发热

杨进士伤手指，焮痛发热，服寒凉之药致饮食顿减，患处不溃。用托里养血之药，食进而溃。后因劳，每日晡发热，此阴虚而内热也。以四物、软柴胡、地骨皮乃退；更用养血气之药而疮敛。

## 气血虚热

一男子坠马，腹有瘀血，服药下之，致发热盗汗自汗，脉浮涩。以为重剂过伤气血所致，投以十全大补汤，益甚，时或谵语。此药力未及而然也。以前药加炮附子五分服之，即睡，觉来顿安，再剂而痊。

## 阳气脱陷

梁阁老侄跌伤腿，外敷大黄等药，内服破血之剂，遂致内溃。为针出秽脓三碗许，虚症悉具。用大补之剂两月余，稍能步履。因劳心，手撒眼闭，汗出如水。或欲用祛风之剂。曰：此气血尚未充足而然也。急以艾炒热频熨肚脐（此本法罗谦父尝用之）并气海穴处。以人参四两，炮附子五钱煎灌。良久臂少动。又灌一剂，眼开能言，但气不能接续。乃以参、芪、归、术四味共一斤，附子五钱，水煎徐徐服之。元气渐复，饮食已进。乃去附子服之而疮愈。

## 胆经血少

一女子年十七，闪右臂，微肿作痛，寅申时发热。决其胆经血虚火盛，经水果先期而至。先以四物合小柴胡汤，四剂热退；更以加味四物汤加香附、地骨皮、山栀各五分，芩、连、炙草各二分，二十余剂其肿亦消；乃去黄连、山栀，又五十余剂，经水调而元气充矣。

## 肾经虚怯

儒者王清之跌腰作痛，用定痛等药不愈。气血日衰，面耳黧色。曰：腰为肾之府，虽曰闪伤，实肾经虚弱所致。遂用杜仲、补骨脂、五味、山萸、苁蓉、山药空心服，又以六君、当归、白术、神曲各二钱，食后服，不月而痊。

一三岁儿闪腰作痛，服流气等药，半载不愈。此禀肾气不足，不治之症也。后果殁。

## 痛伤胃呕

一妇人伤指，手背俱肿，微呕少食，彼以为毒气内攻。诊其脉沉细，此痛伤胃气所致也。遂刺出脓碗许，先以六君子、藿香、当归而食进；继以八珍、黄芪、白芷、桔梗，月余而愈。

## 气遏肉死

一男子修伤足指，色黑不痛而欲脱。此因阳气虚不能运达于患处也。急去之，速服补剂以壮元气，否则死肉延足，必不救矣。不信。果黑烂上胫而死。

一女子数岁严寒上京，两足受冻不仁，用汤泡溃。至春十指俱烂，牵连未落。先用托里之剂助其阳气，自溃脱，得保其生。此因寒邪遏绝，运气不至，又加热汤泡溃，故死而不痛也。尝见人严寒而出，冻伤其耳，不知痛痒。若以手触之，其耳即落。当以暖处良久，或热手慰之，无恙。若以火烘汤泡，其耳即死，至春必溃脱落矣。北方寒气损人若此，可不察之？

## 凉药遏经

云间曹子容为室人中风灌药，误咬去指半节，焮痛寒热。外敷大黄等药，内服清热攻毒，患处不痛不溃，脓清，寒热愈甚。此因凉药遏绝隧道而然也。遂敷玉龙膏以散寒气，更服六君子汤以壮脾胃，数日后患处微痛，肿处渐消。此阳气运达患处也。果出稠脓，不数日半指溃脱。更服托里药而敛。

上舍王天爵伤足，焮肿，内热作渴。外敷、内服皆寒凉败毒，患处益肿而不溃，且恶寒少食，欲作呕吐。此气血俱虚，又因寒药凝结，坠道损伤胃气以致前症耳。遂用香砂六君子、芎归、炮姜，外症悉退，惟体倦晡热，饮食不甘。以补中益气汤加地骨皮、五味、麦冬治之而愈。

州守王廷用伤指，即用帛裹之，瘀血内溃，焮肿至手。谓宜解患处以出瘀血，更用推陈致新之剂。不信，乃敷凉药，痛虽少止，次日复作。又敷之，数日后手心背俱溃出瘀秽脓水。尚服败毒之剂，气血益虚，色黯脓清，饮食少思，仍请治。投以壮脾胃气血之剂，由是脓水渐稠而愈。

钱国宾曰：甲子春，余舟泊清江浦，时征辽官兵沙船，两岸打闸，水急索断，头目王元跌倒，头向地，脚朝天，正对石椿，脑盖骨圆圆如钟大，竟离头坠地，去人丈许。众兵围看，余见而呼曰：某知接骨！今病者破脑魂魄惊散，怕人不敢归窍。汝等在此，此人立死矣！且暂散。诊其脉洪浮，脑骨虽坠，脑膜未破，可救。先安脑骨，急取舟中接骨药散于周围，内用四物汤加桃仁、大黄各一钱，红花五分。恐血攻心，移病者于无风之室，令倚勿睡，睡则血上。至半日始苏醒，次日饮食。日日与接骨药一服，十日而痊。接骨神方：土鳖虫四十九个酒炙黄，暴死人骨一两，螃蟹煅黄五钱，象虱十个，半两钱十个煅红醋淬取末，自然铜三钱，煅红醋淬，乳香、没药各三钱，木香二钱，麝香五分，为末，再服七分，热酒调下，照量加酒，以行药力。服后骨中自响，轻者数服，重者十余服，接骨如故。

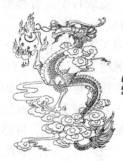

# 续名医类案卷之六十

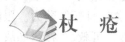 杖 疮

张子和治一男子被杖，疮痛焮发，毒气入里，惊涎堵塞，牙噤不开，粥药不下，前后月余，百治无功，甘分于死。先以三圣散吐清痰惊涎约半大缶，次以利膈丸百余粒下臭恶燥粪又一大缶；复煎通圣散数钱热服之；更以酸辣葱醋汤发其汗，斯须汗吐交出，其人活矣。此法可以救冤人。

郑金曜有杖丹一方，用水蛭为末，和朴硝少许，以水调敷疮上，屡施于人，良验（《志雅堂杂抄》）。

崇祯庚辰，黄公石齐、解公石帆、叶公润山被杖，士夫皆谋蚺蛇胆。愚谓：此大寒，令人绝嗣，不如三七、无名异、地龙、蜡丸酒服，则杖不知痛。如不即得，则白蜡一两，䗪虫一枚酒服亦妙。壬午则熊公鱼山、姜公卿墅复以直言拜杖矣，智急白：如须用之，《中州集》曰：贞祐中，高琪柄国士夫被棰辱，医家以酒下地龙散，投以蜡丸，则受杖失痛。范中歌曰：嚼蜡谁知味最长，一杯卯酒地龙香。年来纸价长安贵，不重新诗重药方。偶书及此，为之一叹！痕疮青肿，用莱菔烂罨之，即消。或用绿豆粉调敷（《客中间集》）。

薛立斋治文刑部用晦伏阙谏南巡受杖，瘀血已散，坏肉不溃。用托里之药，稍溃而脓清。此血气虚也。非大剂参、著不能补。文君亦善医，以为恐腹满。强之，饮食稍思。遂加大补剂，饮食日进，肉溃脓稠而愈。尝治江翰林姚、王、郑三吏部，李、姜、陈三礼部，南、吴二刑部，皆与文同事者，先散其瘀血，渐用排脓托里之药，俱愈。夫叫号则伤气，痛忍则伤血，

此气血之虚明矣。况脾主肌肉，脾气受伤，饮食必减，血一冰则肌肉不旺。故必理脾，脾健肉自生。若非参、术、归、著之类培养脾土，则肌肉何由而生？然又须分病人虚实及有无瘀血停积。盖打扑坠堕，皮肉不破，肚腹作痛者，必有瘀血在内，宜以复元活血汤攻之。老弱者四物汤加红花、桃仁、穿山甲补而行之。若血去多而烦躁，此血虚也，名曰亡血，以独参汤补之。有损伤稍轻，别无瘀血等症，但疼痛不止者，惟和血气，调经脉，其痛自止。更以养气血，健脾胃，无有不效。亦有痛伤胃气作呕或不饮食者，以四君子汤加藿香、砂仁、当归治之。若有瘀血，不先消散而加补剂，则成实实之祸。设无瘀血而妄行攻利，则虚虚之祸。

夏凤，北京人，因杖疮臀、膝通溃，脓瘀未出，时发昏愦。此脓毒内作而然也。急与开之，昏愦愈盛，此虚也。以八珍汤一服，少可；数服，死肉自腐。顿取之，令用猪蹄汤洗净，以神效当归膏涂帖，再以十全大补汤，两月而愈。若更投破血之剂，则危矣。大抵杖疮一症，皆瘀血为患，治疗浅者砭之，深者针之，更以活血流气药和之，内溃者开之，有腐肉取之，以壮胃生血药托之，可保无虞。有伤筋骨而作痛，以没药降圣丹治之。若牙关紧急或腰背反张者，以玉真散治之，并效。

## 血脱烦躁

薛立斋治一人两胁胀闷，欲咳不咳，口觉血腥，遍身臀腿胀痛，倦怠不食，烦渴脉大。此血脱烦躁也。与童便酒及砭患处出死血、糜

肉甚多。忽发热，烦躁汗出。投以独参汤，三剂少止。又用补气血、清肝火之药，数剂饮食少进。后用独参汤间服，诸症悉退，饮食顿加，但不能多寐。以归脾汤加山栀、竹茹，四剂而熟睡。因劳心遂烦渴自汗，脉大无力。以当归补血汤二剂而安。又以十全大补去川芎，加麦冬、五味、牡丹、地骨、麻黄根、炒浮麦，数剂而汗止，死肉且溃。又二十余剂而新肉生。

## 血虚发躁

一人烦躁面赤，口干作渴，脉洪大，按之如无。此血虚发躁也。以当归补血汤，二剂即止。后日晡发热，更以四物加柴胡、牡丹、地骨、知柏治之，热退而疮敛。东垣云：发热恶寒，大渴不止，其脉大无力者，非白虎汤症，此血虚发躁，宜用当归补血汤治之。裴先生云：肌热躁热，目赤面红，其脉洪大而虚，此血虚也。若误服白虎汤，轻则危，重则毙。

## 气虚血热

一人头额出汗，热渴气短，烦躁骨痛，瘀肉不溃。遂割去之，出血，服芩、连之药益甚。其脉洪大而微，此气血俱为虚，邪火炽盛所致。以四物加参、芪、术、草，少用柴胡、炒芩，二剂头汗顿止。又加麦冬、五味、肉桂，二剂诸症悉退。后用参、芪、归、术、炒芍、熟地、麦冬、五味，十余剂瘀血溃而脓水稠矣。但新肉不生，以前药倍用白术而敛

## 瘀血泛注

一人瘀血流注腰臀，两足俱黑。随饮童便酒，砭出瘀血糜肉，投以小柴胡汤去半夏，加山栀、芩、连、骨碎补以清肝火，用八珍、茯苓以壮脾胃，死肉溃而新肉生。后疮复溃，得静调治，年余而痊。

一人瘀血攻注阴囊，溃而成漏，脓水清稀。所服皆寒凉之剂。诊其肝脉短涩，余脉浮而无力，此肝木受肺金克制，又元气虚不能收敛。遂用壮脾胃、生气血之方，元气少复。后终殁于金旺之日。

## 瘀血作痛

一人肿痛发热，作渴汗出，此阴血受伤也。先砭去恶秽，以通壅塞。后用四物、柴、苓、山栀、丹皮、骨碎补以清肝火而愈。

一人伤处揉散，惟肿不消，此瘀血在内，宜急砭之。不从，乃以萝葡自然汁调山栀末敷之破处，以当膏帖之，更服活血之剂而瘥。数年后，但遇天阴仍作痒痛，始知不砭之失。

一人臀腿黑肿而皮不破，但胀痛重坠，皆以为内无瘀血，惟敷凉药可以止痛。诊其尺脉涩而结，此因体肥肉厚，瘀血畜深，刺去即愈。否则肉溃，有烂筋伤骨之患。乃入针四寸，漂黑血数升，肿痛遂止。是日发热恶寒，烦渴头痛，此气血俱虚而然也。以十全大补之剂遂瘥。

## 肝火作痛

一人瘀血肉胀，燉痛发热，口干作渴，饮食不甘，四肢倦怠，此肝火炽盛，脾土受制，故患前症。喜其禀实年壮，第用降火清肝活血之剂而愈。

## 肝火忿怒

一人患处胀痛，悲哀忿怒，此厥阳之火为七情激之而然耳。遂砭去瘀血，以小柴胡汤加山栀、黄连、桔梗而安。后用生肝血、养脾气之药，疮溃而敛。

## 肝火胁胀

一人患处胀痛，发热欲呕，两胁热胀，肝脉洪大，此肝火之症也。但令饮童便，并小柴胡汤加黄连、山栀、归尾、红花，诸症果退。此症若左关脉浮而无力，以手按其腹及不胀者，此血虚而肝胀也。当以四物、参、苓、青皮、甘草之类治之。若左关脉洪而有力，胸胁胀痛者，按之亦痛，此怒气伤肝之症也。以小柴胡、芎、归、青皮、白芍、桔梗、枳壳主之。盖此症不必论其受责之轻重，问其患处去血之曾否，但被人扭按、甚重努力、恚怒以伤其气血，瘀血归肝，多致前症。甚则胸胁胀满，气逆不通或血溢口鼻，多致不救。

## 肝胆虚症

一人愈后口苦，腰胁胀痛，服补肾行气等药不效。按其肝脉浮而无力，此属肝胆气虚而然耳。用参、薯、芎、归、地黄、白术、麦冬、五味，治之而愈。

## 血虚腹痛

一人杖后服四物、桃仁、红花、大黄等剂以逐瘀血，腹反痛；更服一剂，痛益甚。按其腹不痛，此血虚也，故喜按而不痛，宜温补之剂。遂以归身、白术、参、薯、炙甘，二剂痛即止。

## 气虚不溃

一人瘀血已去，饮食少思，死肉不溃，又用托里之药，脓稍溃而清。此血气虚也，非大补不可。彼不从，乃强与大补之剂，饮食进而死肉溃，但少寐。以归脾汤加山栀，二剂而寐。因劳心，烦躁作渴，脉浮洪大，以当归补血汤二剂而安。

## 寒凝不溃

一人受刑太重，外皮伤破，瘀血如注，内肉糜烂黯肿，上自背痛，下至足指，昏愦不食。随以黑羊皮热贴患处，灌以童便酒、薄粥，更以清肝活血，调血健脾之剂，神思稍苏，始言遍身强痛。又用大剂养血补气之药，肿消食进。时仲冬，瘀血凝结，不能溃脓。又用大补之剂壮其阳气，其脓方熟，遂砭去，洞见其骨，涂以当归膏及服前药百余剂，肌肉渐生。

## 脾虚不敛

一人遗而不敛，以内有热毒，欲寒凉药。此气血俱虚而不能敛耳，非归、术、参、芪之类培养脾土则肌肉何由而生？岂可复用寒凉克伐消散之药，重损气血耶？遂用前药而愈。

## 血虚筋挛

一人腹胀，呕吐眩晕，用柴胡、黄芩、山栀、紫苏、杏仁、枳壳、桔梗、川芎、当归、

赤芍、红花、桃仁，四剂而定。后又出血过多，昏愦目黑，用十全大补等药而苏。时肌肉溃烂，脓水淋漓，筋挛骨痛，切其脉浮而涩，沉而弱，此因气血耗损不能养筋，筋虚不能束骨。遂用养气血之药治之而愈。

## 肾虚气逆

一人杖疮愈后，失于调理，头目不清，服祛风化痰药反眩晕，服牛黄清心丸又肚腹疼痛，杖痕肿痒，发热作渴，饮食不思，痰气上升。以为杖疮余毒复作，诊之左尺脉洪大，按之如无，此肾经不足，不能摄气归源。遂用人参、黄芪、茯苓、陈皮、当归、川芎、熟地、山药、山萸、五味、麦冬、炙草服之寻愈。后因劳，热渴头痛，倦怠少食，用补中益气加麦冬、五味而痊。

## 湿热乘肝

一人愈后腿作痛意，脓血过多，疮虽愈，肝经血尚未充，乃至湿热乘虚也。遂以八珍加牛膝、木瓜、苍术、黄柏、防己、炙草以祛湿热，养阴血，痛渐止。乃去防己、黄柏，服之遂瘳。

## 肝经郁火

一人瘀血失砭，胀痛口渴，纵饮凉童便，胀顿止。以萝葡细捣涂之，血渐散。已而患处作痒，仍涂之，痒止。后口干作渴，小腹引阴茎作痛，小便如淋，时出白津，此肝经郁火也。遂以小柴胡汤加大黄、黄连、山栀饮之，诸症悉退。再用养血药而安。夫小腹引阴茎作痛等症，往往误认为寒症，投以热剂则诸窍出血，或二便不通，以及危殆，轻亦损其目矣（凡肝郁病误用热药皆贻大患）。

## 痛伤胃呕

一人痛甚发热，呕吐少食，胸膈痞满。用行气破血之剂益甚，口干作渴，大便不调，患外色黯，此痛伤胃气所致。遂以四君、当归、炒芩、软柴胡、藿香，二剂诸症渐愈。又用大补之剂，溃之而瘳。

## 药伤胃呕

一人发热焮痛，服寒凉药更加口干作渴，肚腹亦痛，自以为瘀血，欲下之。按其肚腹不痛，脉微细而迟，饮食恶寒，此凉药伤胃而然也。急用六君加白芍、当归、炮附子各一钱服之，前症益甚，反加谵语面赤。意其药力未至耳，前药再加附子五分（非明眼不能）服之，即睡。觉来诸病顿退而安。

## 气血不损

一人瘀血虽去，饮食、形气如故；但热渴焮痛，膈间有痰。以小柴胡汤加花粉、贝母、桔梗、山栀，二剂少愈；又加生地、归尾、黄芩、柴胡、山栀、花粉而愈。凡治百余人，其杖后血气不虚者，惟此一人耳！治者审之。

## 行气之非

一人服行气之剂，胸痞气促，食少体倦，色黯脓清。此形气俱虚之症也。先用六君、桔梗，二剂胸膈气和，后用补中益气去升麻，加茯苓、半夏、五味、麦冬治之，元气渐复而愈。若用前剂，戕伐元气，多致不救。

## 下血之非

一人去其患处瘀血，用四物、柴胡、红花治之，焮痛顿止；但寒热口干，饮食少思。用四物、白术、茯苓、柴胡、黄芩、花粉四剂，寒热即退。用六君、芎、归、藿香而饮食进；腐肉虽溃，脓水清稀。以前药倍用参、芪、归、术、茯苓，二十余剂腐肉俱溃，脓水渐稠。误服下药一钟，连泻四次，患处色黯。喜其脉不洪数，乃以十全大补倍加肉桂、麦冬、五味，数剂肉色红活，新肉渐生。喜在壮年，易于调理，又月余而愈，否则不救。凡杖疮跌扑之症，患处如有瘀血，止宜砭去，服壮元气之药。盖其气血已损，切不可再用行气下血之药复损脾胃，则运气愈难营达于下，而反为败症，怯弱者多致夭枉。

## 寒药之非

一人肿痛敷寒凉之药，欲内消瘀血，反致臀腿俱冷，瘀血并胸腹痞闷。急去所敷之药，以热童便酒洗患处，服六君、木香、肉桂，四剂瘀血解。乃刺之，更以壮脾胃养气血得痊。盖气血得温则凝，寒极生热，变化为脓，腐溃深大，血气既败，肌肉无由而生，欲望其生难矣。

## 不砭之非

一人发热烦躁，用四物、黄芩、红花、软柴胡、山栀、花粉，烦热已清，瘀血深畜，欲针出之，不从。忽牙关紧急，患处作痛，始针去脓血，即安。用托里养血，新肉渐长。忽患处瘙痒，此风热也。用祛风消毒之剂而痊。

## 不补之非

一人臀腿胀痛，发热烦躁。刺去死血，胀痛少宽，热躁愈甚，此血脱邪火旺而然也。急用独参汤补之，少愈。又以健脾养气血药治之，腐渐溃，遂愈。大抵此症宜预调补以顾收敛。切勿伐其气血，不行补益，致不能收敛。

## 破伤风表症

一人仲夏误伤手，腰背发张，牙关紧急，脉浮而散，此表症也。遂用羌活防风汤，一剂即解。此症若在秋冬腠理致密之时，须用麻黄之类以发汗，此乃暴伤气血，不损治法也。

## 破伤风里症

一人杖处略破而患痛，脉洪大而实，此里症也。用大芎黄汤一剂，大便微行一次悉退。若投表药必死，宜急分表里虚实而治之，庶无误也。

## 脓内焮类破伤风

一人寒热口干，用四物、参、芪、白术、柴胡、炒芩、麦冬、五味，四剂少退。欲砭去瘀血，不从。后怔忡不寐，饮食少思，牙关牵紧，头目疼痛，恶寒发热，此脓内焮也。遂砭去之即安。以八珍、枣仁、麦冬、五味二十剂，前症渐愈。又用前药及独参汤，瘀肉渐溃。后因劳又少寐盗汗，以归脾汤、麦冬、五味、远志而痊。后牙关胀闷，面目焮赤，又似破伤风，仍以为虚，用八珍等药亦安。

## 脓溃类破伤风

一人腹胀喘促，作渴寒热，臀腿糜烂，与死血相和，如皮囊盛糊。用童便煎四物、桃仁、红花、柴胡、黄芩、麦冬、花粉，服之顿退。彼用黑羊皮贴之，益甚。后砭去脓血甚多，气息奄奄，唇口微动，牙关紧急，患处色黯。或欲用破伤风药。曰：此气血虚而变症也。用参、芪、芎、归、白术并独参汤、人乳，元气复而诸症愈。乃用十全大补调理而安。此症若脓瘀内焮者，宜针；若溃后口噤遗尿，类破伤风等症者，乃气血虚极也，急用大补之剂；若素多痰患风症者，宜清痰降火，若因怒而见风症者，宜清肝降火；若不慎房劳忽患前症，此由肾水不足，心火炽甚，宜滋阴补气血为主；若误作风症治之即死。

## 内虚变痉

一人内溃，针出脓三五碗，遂用大补之剂，翌日热甚汗出，足冷口噤，腰背反张。众欲投发散之剂，曰：此气血虚极而变痉也。若作风治，误矣！用十全大补等药而愈。此症或伤寒汗下过度，与产妇、溃疡血亏损所致，但当调补气血为善，若服克伐之剂，多致不救。

一人两月余疮口未完，因怒发痉，疮口出血，此怒动肝火而为患耳。用柴胡、芩、连、山栀、防风、桔梗、天麻、钩藤、甘草治之顿愈。刘宗厚云：痉有属风火之热内作者，有因七情怒气而作者，亦有湿热内盛，痰涎壅遏经络而作者，惟宜补虚降火，敦土平木，清痰去湿。

一男子杖疮瘀肉不腐，以大补之剂渐腐，更以托里健脾药而敛

一男子风入杖疮，牙关紧急，以玉真散一服少愈，再服而安。

小渠袁三因强寇入家，伤其两胁，外廉作疮，数年不已。脓汁常涓滑然，但饮冷则疮间冷水浸淫而出，延为湿疮。求治，张曰：尔中中焦当有绿水二三升，涎数掬。袁曰：何也？张曰：当被盗时惊气入腹，惊则伤胆，病在少阳经也。兼两外廉皆少阳之部，此胆之甲木受邪，甲木色青，当有绿水，少阳在中焦，如沤，既伏惊涎在中焦，饮冷水，咽为惊涎所阻，水随经而旁入疮中，故饮水则疮中水出。乃上涌寒痰，汗如流水；次下绿水果二三升，一夕而痂干，真可怪也。

王泾以高宗疾，奉御无状，鞭背都市流远方。后归，自言不曾受杖。尝袒而示某以背完莹无疵。初不解其如何也，后见他医言：杖皆有瘢，唯噬肤之初，傅以金箔，则瘢立消，意金木之性相制耳（《程史载岳珂》）。

## 金 疮

《蜀志》：关云长常为流矢所中，贯其左臂，创虽愈，每至阴雨，骨常瘀痛。医曰：矢镞有毒入骨，当破臂刮骨去毒乃除。云长便伸臂令劈。时方请诸将饮食相对，臂血流离，盈于盘器；而割炙饮酒，言笑自若。隋末高开道被箭镞入骨，命一工拔之，不得。开道问之，云：畏王痛。开道斩之，更命一医，云：我能拔之。以一小斧当刺下疮际，用小棒打入骨一寸，以钳拔之。开道饮啖自若，赐医工绢三百匹（《搓庵小乘》）。

刘涓子于丹阳郊外较射，忽有一物高二丈许，因射而中之，走如电激声，若风雨夜，不敢进。明日率数十人寻其踪迹，至山下见一小儿，问曰：何往？答曰：主人昨夜为刘涓子所射，取水以洗疮。因问：主人是谁？答曰：是黄父鬼。乃将小儿还，未至，闻捣药声。遥见三人，一人卧，一人阅书，一人捣药。即齐声叫突而前，三人并走，遗一帙痈疽方，一臼药，时涓子得之。从宋武帝北征，有被创者，以药涂之，随手而愈。涓子用方为治，千无一失，演为十卷，号《鬼遗方》（《龚庆先鬼遗方》叙）。

宋元泰中，青州刘憕射一鹿，剖五脏，拾青草塞之，蹶然而起。憕怪而拨草，复倒。如

此三度，憷录此草种之多主伤折，俗呼刘憷草，亦曰天名精。此草亦寄奴之类（《槎庵小乘》）。

【琇按】前刘涓子及此则脱胎宋祖《荻洲事要》，其药皆寄奴也。

裴暗曼山行，有山蜘蛛垂丝如疋布，将及曼。曼引弓射杀之，大如车轮，因断其丝数尺收之。部下有金疮者，剪方寸贴之，血立止（《南部新书》）。

夏候郓为阆州，有人额上有箭痕，问之，云：从马侍中征田悦中箭，侍中无一药，乃用巴豆微炒，同蜣螂捣涂，斯须痛定，微痒忍之，待极不可忍，乃撼动拔之，立出。后以生肌膏敷之乃愈。因以方付郓云：凡诸疮皆可疗。后郓至洪州逆旅，主人妻患疮呻吟，用此立愈（《本草纲目》）。

蜣螂、巴豆同涂，痒不可当，以雄磁石挟之即出。象牙、牡鼠肝脑、栗屑、乌鸡尾、灰白梅仁、爪仁齿啮和黑虱皆能出箭头及针钱在肉者。张子和《儒门事亲》方：端午取莨菪作丸，黄丹衣之，置脐而箭头自出。刘荐叔曰：近日行伍惟以干苋菜与沙糖涂之，能出箭头与铅炮子。此常验者，则古方所未载也。

昔有人肩髀中创，血如涌出。医用原蚕沙为细末敷之，血立止。一云用真降香煅存性，为末贴之，尤效（吹剑续录《续医说》）。

王肯堂云：余近得一金疮方，大有神效，功在三日，长肌肉。以黄牛胆煅存性，为细末敷之。此实一奇方也（《续医说》）。

布智儿从太祖征回回，身中数矢，血流满体，闷仆几绝。太祖命取一牛剖其腹，纳之牛腹中，浸热血中，移时遂苏。又李庭从伯颜攻鄂州，炮伤左胁，矢贯于胸，几绝。伯颜命剖水牛腹，纳其中，良久而苏。何孟春云：予在职方间问各边将，无知此术者。非读元只弗知也。故书于此，以备缓急（《本草纲目》）。

孙法宗苦头创。夜有女人至，曰：我天使也。事不关善人，使者误及耳。但取牛粪煮敷之，即验。如其言，果瘥（《宋书》，《本草纲目》）。

张禧身中十八矢，一矢贯腹，闷绝。世祖即取血竭，遣人往疗之（《元史》）。

蒙古中有墨尔根绰尔济者，精岐黄。有正白旗先锋鄂硕与蒙古战，中流矢，殆甚。济为拔镞，敷以药，遂愈。又都统吴拜交战时，身被三十余矢，已昏绝。济令剖白橐驼腹，置拜其中，遂苏。又黄冠苗君稷之徒臂屈不伸，济先以热镬熏蒸，次用斧椎其骨，手捏有声，使骨穴对好，即愈（余文节录常抚军宦游笔记）。

薛衣道人祝巢夫，名尧民，洛阳诸生也，少以文名。明亡遂弃制举艺为医，自号薛衣道人。得仙传疡医，凡诸恶疮，敷其药少许即愈。人或有断胫、折臂者，请治之，无不完好。若刳腹洗肠，破脑灌髓，则如华佗之神。里有被贼断头者，头已殊，其子知其神，谓家人曰：祝巢夫仙人也。速为我请来。家人曰：郎君何妄也！颈不连项矣！彼即有返魂丹，乌能合既离之形骸哉！其子因强之，既至。祝抚其胸曰：头虽断，身尚有暖气，暖气者，生气也。有生气则尚可以治。急以银针纫其头于项，既合，涂以末药一刀圭，熨以炭火少顷，煎人参汤，杂他药，启其齿灌之，须臾则鼻微有息矣。复以热酒灌之，逾一昼夜则出声矣。又一昼夜则呼其子而语矣。乃进以糜粥，又一昼夜则可举手足矣。七日而创合，半月而如故。举家作谢，愿产之半酬之，尧民不受。后入终南山修道，不知所终，无子，其术不传（《虞初新志》载陈定九）。

薛立斋治大尹刘国信金疮出血，发热烦躁，属阴虚为患。用圣愈汤治之，虚火熄而血归经矣。

梁阁老侄金疮肿痛，出血不止，寒热口干，此气虚血无所附而血不归经也。用补中益气、五味、麦冬主之，阳气复而愈。

举人余时正金疮焮痛，出血不止，恶寒发热，用败毒等药愈甚，此亡血过多气无所附而然耳。遂以四物加知、柏、软柴胡、人参、五味、麦冬治之即愈。

淮西总官赵领卫名禹殿，严密之子，云取箭镞法仇防御方。张循王屡求不得，因奏知德寿，宣取以赐之，有奇效。以天水牛一个，独角者尤紧，以小瓶盛之，用硼砂一钱细研，水少许化开，浸天水牛自然成水后，以药水滴箭镞处，当自出也（《是斋方》）。

凡刀刃伤用石灰，不以多少，端午日午时取百草捣汁，滤过和作饼子，入韭菜汁尤妙，阴干，遇有伤即以末掺之。如肠胃出，桑白皮缝，罨之，帛系。吴内翰父少保守南雄州，有刀伤人肠溃者，以此药治之，全二人之命。一方只用韭汁和石灰，端午日合。又治刀刃伤用五倍子为末干贴，神效，亦名小血竭（同上）。

回回田地有年七八十岁老人，自愿舍身济众者，绝不饮食，惟澡身啖蜜，经月便溺皆蜜。既死，国人殓以石棺，仍满用蜜浸，镌志岁月于棺盖瘗之。俟百年后启封，则成蜜窖。凡人损折肢体，食少许立愈。虽彼中亦不多得，俗曰蜜人，番言木乃伊（《辍耕录》）。

杭州赤山之阴曰宵箕泉，黄大痴所尝结庐处。其徒弟沈生狎近侧一女道姑，同门有欲白之于师，沈惧引厨刀自割势，几死。众救得活，而疮口流血，经月余不合。偶问诸阉奴，教以毁所割势捣粉酒服。如其言，不数日而差（同上）。

闽万夫长陈君临阵为刀砟其面，疮已愈而痏与鼻不能合，甚恶。时时仰泣曰：吾面无完肤，生何以见妻子，死何以见父母乎？乃拜项彦章求治。项命壮士按其面，肤肉尽热腐，施之以法，即面赤如颒盘。左右贺曰：复故也！（《九灵山房集》）。

## 汤火伤

薛立斋治一男子孟冬火伤臂作痛，喘咳发热，此火毒克肺金之症。用人参平肺散治之，喘咳乃止。因劳又恶寒发热，此气血虚也。以八珍汤加桔梗、白芷治之而退。再加薄桂三分以助药势，温气血，坏肉溃之而愈。若初起焮赤作痛，用神效当归膏敷之，轻者自愈，重者自腐，生肌神效。或用侧柏叶末蜡油调敷，亦效。若发热作渴，小便赤色，其脉洪数而实者，用四物、茯苓、木通、生甘草、炒黄连。脉虽洪数而虚者，用八珍。若患处不溃而色黯者，四君、芎、归、黄耆之类。若肉死已溃而不生肌者，用四君、黄耆、当归、炮姜。若愈后而恶寒，阳气未复也，急用十全大补汤，切勿用寒凉，反伤脾胃。

一男子因醉被汤伤腿，溃烂发热，作渴饮水，脉洪数而有力。此火毒为患，用生地、当归、芩、连、木通、葛根、甘草，十余剂诸症渐退。却用参、耆、术、草、芎、归、芍药、白芷、木瓜，新肉将完。因劳忽寒热，此气血虚而然也。仍用参耆之药加五味、枣仁而安。又月余而疮敛。

一男子火伤两臂焮痛，大小便不利，此火毒传于下焦，用生地、当归、白芍、黄连、木通、山栀、赤苓、甘草，一剂二便清利，其痛亦止。乃以四物、参、耆、白芷、甘草而坏肉去，又数剂而新肉生。

一妇人汤伤胸，大溃，两月不敛，脉大而无力，口干发热，日晡益甚。此阴血虚，火毒乘之而为患耳。用四物汤加柴胡、丹皮，热退身凉；更用逍遥散加陈皮以养阴血、壮脾胃。腐肉去而新肉生。

凡汤荡火烧，痛不可忍，或溃烂，或恶疮，用松树皮剥下，阴干为细末，入轻粉少许，生油调稀敷。如敷不住，少绢帛缚定，即生痂，神妙不可言。然宜预先合下以备急。自剥落而薄者尤妙。李薝安抚方用牛皮胶入少汤于火上溶稠，狗毛剪碎，以胶和毛，摊软帛封之，直至痂脱不痛。吴内翰家婢夜炊，米釜翻，伤腿膝，以夜不敢白。比晓已溃烂，用此治之而愈（《百乙方》）。

立斋治冯氏子患火疮，骤用凉药敷贴，更加腹胀不食。以人参败毒散加木通、山栀治之，外以柏叶炒为末，麻油调搽渐愈。当用煮火汁上浮脂调银朱涂之，更效。若用凉药逼火毒入内，多致不救。

王洪绪治一妇小腿经烫，医用冰片研雪水敷之，不一刻腿肿如斗，痛极难忍。曰：幸在小腿，若腰腹间，遏毒入内，难挽回矣。以地榆研细，调油拂上，半刻痛止。再拂数次全愈。

一使女炭火烫足背，烂一孔，以伏龙肝散乳调敷，不三日而愈。

一孩被滚汤浇腹，因痛抓破皮。麻油拂上，一次痛止。以地榆末于掺破处，次日肌生，未破者全愈。

钱国宾曰：余欲之遂昌，宿旅次，闻隔房人呼痛，夜不安枕。次日问店主，对曰：小价提滚水一桶上楼与客洗面，其子拿盆后上，旧桶底脱，滚水灌子之头，今肿如斗，面目皆平，七日不食矣。余即往视，满室皆臭。用夏枯草一斤为末，以香油调肿处，厚厚敷上，即时止痛止臭，三日消肿，八日痂落。切忌食酱，面有黑斑。店主如言，药治而愈。后余回，其子叩谢。

曾世荣曰：元贞乙未春，有王千户来自广西，安船河下。一子仅二周，患头疼，服药、针灸不效，召曾诊视。色脉俱好，惟额上微红，以手法验之，大哭泪下。其母怒而见给，曾亦置之勿论。但究心以病为事，再问当时得病之因，千户云：初在静江时，大风吹篷仆著便不快。曾曰：此疾若令细揣头上，便知其症。彼诺之。遂遣家人出外探亲，其父自抱，曾揣之，果有小篾签刺在卤上皮下，即篷签也。以酥油润透，用镴镊取出，痛定即安。若以匹妇饶舌而退，则及幼之心不溥矣。后之医流倘见婴儿色脉好而病者，用药不应，必有他故，宜推心推原，切忽拘泥可也（《幼幼心书》）。

富次律云：治竹木刺出，《圣惠方》曾用救一庄仆，极妙。其人有一脚心刺，痛楚濒死。黄昏敷药，痛尤甚，至四更视之，刺已出，遂安。用乌羊粪烂捣，水和罨伤处，厚敷之为佳（《百乙方》）。

## 虫兽伤

张荐员外住剑南，张延赏判官忽被蜘蛛咬头上，一宿咬处有二道赤色，细如筋绕项上，从胸前下至心经。两宿头肿疼，大如数升碗，肚渐肿，几至不救。张公出钱五百千，并荐家财又数百千，募能疗者。忽一人应召，云：可治。张公甚不信之，欲验其方，其人云：不谙方，但疗人性命耳。遂取大蓝汁一碗，以蜘蛛投之，至汁而死。又取蓝汁加麝香、雄黄，更以一蛛投入，随化为水。张公因甚异之，遂令点于咬处，两日悉平，作小疮而愈（《本草纲目》）。

《字林》云：暌听形如蜥蜴，出魏兴居树上，见人则跳来啮之，啮已还树，垂头听哭声乃去。即千岁蝮也。其状头尾一般大，如捣衣杵，俗名合木蛇，长一二尺。《谈野翁方》名斫木蛇，又名望板归。救之用嫩黄荆叶捣烂敷之（《本草纲目》）。

处士刘易隐居王屋山，尝于斋中见一蜂冒于蛛纲，蛛搏之，为蜂所螫，坠地，俄顷蜘蛛鼓腹欲裂，徐行入草，啮菾根，微破以疮就啮处磨之。良久，腹渐消，轻躁如故。自后人有被蜂螫者，菾梗傅之则愈（《笔谈》）。

蚯蚓粪能治蜂螫。余少时摘黄柑为蜂所毒，急以井泉调蚯蚓粪涂之，立止。闻之昔人纳凉檐际，见巨蜂为蜘蛛所冒，蛛出取蜂，受螫而堕。少苏，爬沙墙角，以后足抵蚯蚓粪掩其伤，须臾健行，卒唼其蜂于网。信乎物亦有知也！沈存中《笔谈》亦记一事与此相类，但谓以菾梗耳。姑识之（《客中闻集》）。

麻知几材行为犬所啮，昇至家，胫肿如罐，坚若铁石，毒气入裹，呕不下食，头痛而重。往问戴人，急求治法。随即给以槟榔丸下之，见两行，不瘥。适戴人自舞阳回，调麻曰：胫肿如此，足之二阴三阳可行乎？麻曰：俱不可行。如是，何不大下之？乃命夜临卧服舟车丸百五十粒，通经散三四钱。比至夜半，去十四行，肿立消。作胡桃纹，反细于不伤之胫。属其慎勿贴膏纸，当令毒气出，流脓血水常行。又一日恐毒气未尽，又服舟车丸百余粒，浚川散三四钱，见六行。病人曰：十四行易当，六行反难，何也？曰：病盛则胜药，病衰则不胜其药也。六日，其脓水尽，又嘱：其脓水行时不畏风，尽后畏风也。乃以愈风饼子日三服之。又二日，方与生肌散一敷之而成痂。呜呼！用药有多寡，使差别相悬。向使不见戴人，则利减之言非也。以此知医之难，用医尤难（戴人即张子和）。

凡风狗、毒蛇咬伤者，只以人粪涂伤处，新粪尤佳，诸药不及此（《楮记室》载出《檐曝偶谈》）。

江怀禅师为驴所咬伤鼻，一僧用发入罐子，盐泥固脐，煅过为末，急以鼻蘸灰缀定，以软绢缚定效。用此擦落耳、鼻亦效（《医学纲目》)。

薛立斋治一男子被犬伤，痛甚恶心。令急吮去毒血，隔蒜灸患处数壮，痛即止。更贴太乙膏，服玉真散而愈。

一男子风犬所伤，牙关紧急，不省人事。急针患处出毒血，更隔蒜灸，良久而醒。用太乙膏封贴，用玉真散二服，少愈。更以解数散二服而痊。若患重者，须先以苏合香丸灌之，后进汤药。

《针灸经》云：外邱穴治猘犬，即风犬所伤，发寒热，速灸三壮，更灸患处，立愈。春末夏初，狂犬咬人，痛过百日，得安终身。禁犬肉、蚕蛹，食此则发，不可救也。宜先去恶血，灸咬处十壮，明日以后灸一壮，百日乃止。忌酒七日，捣韭汁饮一二盏。又方治狂犬伤，令人吮去恶血，灸百壮，神效。

治蛇入七窍，急以艾灸蛇尾。又法以刀破蛇尾少许，入花椒七粒，蛇自出。即用雄黄、朱砂末煎人参汤调灌之，内毒即解。山居人被蛇伤，急用溺洗咬处，拭干以艾灸之，立效。又方用独头大蒜切片置患处，以艾于蒜上灸之，每三壮换蒜，多灸为妙。

立斋治陈鉴，居庸关人，蝎螫手，疼痛彻心，倾刻燉痛至腋，寒热拘急，头痛恶心，此邪正二气相搏而然。以飞龙夺命丹涂患处及服止痛之药，俱不应。乃以隔蒜灸法灸之，遂愈。薛母及薛皆尝被螫，如前灸之，痛即止。薛母又尝为蜈蚣伤指，亦用前法而愈。凡蛇毒之类所伤，依此疗之，并效。本草谓蒜疗疮毒，有回生之功。

一猎户腿被狼咬，痛甚。治以乳香定痛散，不应。思至阴之下，血气凝结，药力难达。令隔蒜灸至五十余壮，疼痛悉去。仍以托里药及膏药贴之而愈。

王生被门犬伤腿，顷间燉痛至股。翌日牙关紧急，以玉真散治之不应，亦隔蒜灸三十余，壮而苏。仍以玉真散及托里消毒药而愈。

立斋父尝睡间有虫入耳，痛瞀。将生姜擦猫鼻，尿自出，取尿滴耳内，虫即出而愈。又百户张锦自谓耳内生疮，不时作痛，痛而欲死，痛止如故。诊其脉皆安静，谓非疮也。话间忽痛作，度其有虫入耳，令回急取猫尿滴耳，果出一臭虫，遂不复痛。或用麻油滴之，则虫死难出；或用炒芝麻枕之，则虫亦出，但俱不及猎尿之速也（此案耳门亦收之，非重出也。恐患此者不知是虫便繙阅耳）。

《华佗传》彭城夫人夜之厕，蛬螫其手，呻呼无赖。佗令温汤近热，渍手其中，卒可得寐。但旁人数为易汤，汤令暖之，其旦即愈（《三国志》）。

一僧为蛇伤，一脚溃烂，百药不愈。一游僧以新水数洗净腐败，见白筋，挹干，以白芷末入胆矾、麝香少许，糁之，恶水涌出，日日如此，一月平复（《奇疾方》）。

苏韬光寓婺州城外魁星馆，有人书一方于壁间曰：此方治诸虫咬神妙。韬光屡以救人，皆验。其方用贝母为末，酒调，令病者量饮之，饮不得即止。顷之酒自伤处为水流出，水尽为度。却以贝母塞疮口，即愈。虽伤已死，但有微气可以下药者即活，神效不可言（《集成》）。

崇宁末年，陇西兵士暑月中无事，一卒跣立厅下，为蚯蚓所中，遂不救。后数日又有人被其毒，博识者教以先饮盐汤一杯，次以盐汤浸足乃愈。

《谭氏方》治蜘蛛咬遍身疮子，以葱一枚，去尖头，作孔将蚯蚓入葱叶中，紧捏两头，勿泄气，频摇动即化为水，点咬处，差（《本草》）。

孙真人以武德中六月得蠼螋尿疾，经五六日，觉心闷不佳，以他法治不愈。又有人教画地作蠼螋形，以刀子细细尽取蠼螋腹中土，就以唾和成泥涂之，再涂即愈。方知天下万物相感，莫晓其由矣（《千金方》）。

立斋治一男子犬伤，青肿作痛。以萝葡汁调栀子末敷之，以四物汤加柴胡、黄芩、花粉、川山甲，二剂少愈；更以托里散加生地、柴胡、红花，数剂而溃；再以托里健脾药而愈。

马铭鞫传治蜈蚣伤，取蜓蝣涂上，其痛立止，屡试神效。又一法用旧竹筋火中将头上烧黑，取下少许，研细敷患处，立愈（《广笔记》）。

# 破伤风

官使明光祖向任统制官被重伤，患破伤风，牙关紧急，口噤不开，口面㖞斜，肢体弛缓。用土虺蛇一条，去头尾、肠、皮、骨，醋炙地龙五条，去泥醋炙，天南星八钱重一枚，炮碎为末，醋炙，面糊为丸绿豆大，每服三丸至五丸，生姜酒下，仍食稀葱白粥取汗，即瘥（《普济方》出《本草纲目》）。

万密斋治一妇人年四十余，形黑而瘠，性躁急。先患左腿发内痈，溃后起坐。万曰：疮口未合，当禁风。其妇自恃强健，不听。忽一日眩仆，目眨口㖞，身反张，手足挛曲，亟求治。曰：此破伤风，痉病也。用桂枝汤加熟附子、黄蓍、防风一剂而病减，再服十全大补汤三剂而安。

胡念庵曰：一人因茎髭一拔，忽然肿起，不食。有友人询余，余曰：此破伤风也。速灸为妙。疡医认作髭疔，治以寒凉，不数日发痉而死（《医林指目》）。

有男子年六十一，脚肿生疮，忽食猪肉，不安。医以药利之，稍愈。时出外中风汗出，头面暴肿，起紫黑色，多睡，耳轮上有浮泡小疮，黄汁出。乃与小续命汤加羌活一倍服之，遂愈（《医说续编》）。

薛立斋云一男子背疮未敛，以膏药剪孔贴之，患破伤风症而殁。此先失于内补，外邪袭其虚耳。余见此症贴膏药剪孔，欲其通气而反患破伤风，搽敛药生肌欲其收口而反助其余毒，以致殁者多矣，可不慎哉！

一男子风袭疮口，牙关紧急，腰背反张。以玉真散一服而愈，仍以托里药而敛。

薛立斋治一妇人臀痈将愈，患破伤风，发热搐搦，脉浮数。以当归地黄汤治之，不信。乃服发散败毒药，果甚，始信，服数剂而痊。

是症须分表里，别虚实，不可概治。《原病式》云：破伤风因疮热甚，郁结营卫，不得宣通，佛热遍身，故多白痴。是时疮口闭塞，气难通泄，热甚则生风也。不已，则表传于里，但有风热微甚兼化，故殊异矣。大凡风热燥甚，佛郁在表而里气尚平者，善伸数欠，筋脉拘急，时或恶寒，或筋惕而搐，脉浮数而弦者，宜以辛热治风之药开冲结滞，是与伤寒佛郁而以麻黄汤辛热发散者同也。凡用辛热，宜以寒药佐之，则免致药中病而风热转甚也。如治伤寒发热用麻黄、桂枝加黄芩、石膏、知母之类是也。或以甘草、滑石、葱豉，寒药发散甚妙。若表不已，渐入里，里又未甚而脉在肌肉者，宜以退风热、开结滞之寒药调之，或微加治风辛热亦得，犹伤寒半表半里，以小柴胡和解之意也。若里热已甚，舌强口噤，项背反张，惊搐惕搦，涎唾稠粘，胸腹满塞，或便溺闭结，或时汗出，脉洪数而弦，此由风热郁甚于里而表热稍罢，则腠理疏泄而心火热甚，故汗出也。法宜除风散结，寒药下之，后以退风热、开郁滞之寒药调之，热退结散则风自愈矣。凡治此亦宜按摩、导引及以药斡开牙关，勿令口噤，使粥药不得下也。

治破伤风及金刃伤、打扑伤损，方名玉真散，本事必用，两方皆有，但人不知。张叔潜知府云：此方极奇，居官不可阙。是斋宰清流日以授直厅医，救欲死者数人，奇甚。用天南星、防风二味等分为末，破伤风以药敷贴疮口，然后以温酒调下一钱，如牙关紧急，角弓反张，用药二钱，童子小便调下。或因斗殴相打，内有伤损，以药二钱，温酒调下。打伤至死，但心头微温，以童子小便灌下二钱，并进三服。天南星为防风所制，服之不麻（《是斋方》）。

【按】《卫生宝鉴》以此方兼治狂犬所伤并诸犬咬，神效。

### 一、古今重量换算

（一）古称以黍、铢、两、斤计量而无分名

汉、晋：1斤=16两，1两=4分，1分=6铢，1铢=10黍。

宋代：1斤=16两，1两=10钱，1钱=10分，1分=10厘，1厘=10毫。

元、明、清沿用宋制，很少变动。

**古代药物质量与市制、法定计量单位换算表解**

| 时代 | 古代用量 | 折合市制 | 法定计量 |
|---|---|---|---|
| 秦代 | 一两 | 0.5165市两 | 16.14克 |
| 西汉 | 一两 | 0.5165市两 | 16.14克 |
| 东汉 | 一两 | 0.4455市两 | 13.92克 |
| 魏晋 | 一两 | 0.4455市两 | 13.92克 |
| 北周 | 一两 | 0.5011市两 | 15.66克 |
| 隋唐 | 一两 | 0.0075市两 | 31.48克 |
| 宋代 | 一两 | 1.1936市两 | 37.3克 |
| 明代 | 一两 | 1.1936市两 | 37.3克 |
| 清代 | 一两 | 1.194市两 | 37.31克 |

注：以上换算数据系近似值。

（二）市制（十六进制）重量与法定计量的换算

1斤（16市两）=0.5千克=500克

1市两=31.25克

1市钱=3.125克

1市分=0.3125克

1市厘=0.03125克

（注：换算时的尾数可以舍去）

（三）其他与重量有关的名词及非法定计量

古方中"等分"的意思是指各药量的数量多少全相等，大多用于丸、散剂中，在汤剂、酒剂中很少使用。其中，1市担=100市斤=50千克，1公担=2担=100千克。

### 二、古今容量换算

（一）古代容量与市制的换算

**古代容量与市制、法定计量单位换算表解**

| 时代 | 古代用量 | 折合市制 | 法定计量 |
|---|---|---|---|
| 秦代 | 一升 | 0.34市升 | 0.34升 |
| 西汉 | 一升 | 0.34市升 | 0.34升 |
| 东汉 | 一升 | 0.20市升 | 0.20升 |
| 魏晋 | 一升 | 0.21市升 | 0.21升 |
| 北周 | 一升 | 0.21市升 | 0.21升 |
| 隋唐 | 一升 | 0.58市升 | 0.58升 |
| 宋代 | 一升 | 0.66市升 | 0.66升 |
| 明代 | 一升 | 1.07市升 | 1.07升 |
| 清代 | 一升 | 1.0355市升 | 1.0355升 |

注：以上换算数据仅系近似值。

（二）市制容量单位与法定计量单位的换算

**市制容量与法定计量单位的换算表解**

| 市制 | 市撮 | 市勺 | 市合 | 市升 | 市斗 | 市石 |
|---|---|---|---|---|---|---|
| 换算 | | 10市撮 | 10市勺 | 10市合 | 10市升 | 10市斗 |
| 法定计量 | 1毫升 | 1厘升 | 1公升 | 1升 | 10升 | 100升 |

（三）其他与容量有关的非法定计量

如刀圭、钱匕、方寸匕、一字等。刀圭、钱匕、方寸匕、一字等名称主要用于散剂。方寸匕，作匕正方一寸，以抄散不落为度；钱匕是以汉五铢钱抄取药末，以不落为度；半钱匕则为抄取一半；一字即以四字铜钱作为工具，药末遮住铜钱上的一个字的量；刀圭即十分之一方寸匕。

1方寸匕≈2克（矿物药末）≈1克（动植物药末）≈2.5毫升（药液）

1刀圭≈1/10方寸匕

1钱匕≈3/5方寸匕

**图书在版编目（CIP）数据**

名医类案正续编/（明）江瓘著，（清）魏之琇撰. —太原：山西科学技术出版社，
2013.5（2025.3 重印）

ISBN 978 - 7 - 5377 - 4298 - 6

Ⅰ．①名… Ⅱ．①江…②魏… Ⅲ．①医案—汇编—中国—古代 Ⅳ．①R249.1

中国版本图书馆 CIP 数据核字（2013）第 051662 号

**校注者：**

| | | | | | | | |
|---|---|---|---|---|---|---|---|
| 胡双元 | 刘兰海 | 张 伟 | 张新勇 | 张海涛 | 张永康 | 李玉喜 | 李海生 |
| 李 东 | 韩文红 | 廖文忠 | 周红梅 | 刘 强 | 马永明 | 马力东 | 吴 丽 |
| 梁有祥 | 李廷荃 | 王新民 | 王润平 | 王 忠 | 王希星 | 于有伟 | 于世民 |
| 于新力 | 于雪梅 | 李怀常 | 李 林 | 赵立新 | 赵 力 | 赵有光 | 赵志良 |
| 赵吉明 | 赵怀义 | 王丽华 | 郭文莉 | 孟健民 | 苏有兰 | 苏风勇 | 杨燕双 |
| 刘宗梅 | 牛树峰 | 牛 波 | 薛 瑾 | 薛红艳 | 刘 杰 | 刘英兰 | 刘若望 |
| 刘兰海 | 张 伟 | 张新勇 | 张海涛 | 张永康 | 李玉喜 | 李海生 | 李 东 |
| 韩文红 | 廖文忠 | 周红梅 | 刘 强 | 马永明 | 马力东 | 吴 丽 | |

**名医类案正续编**

出 版 人：阎文凯
著　　者：（明）江瓘
责 任 编 辑：杨兴华
封 面 设 计：吕雁军

出 版 发 行：山西出版传媒集团·山西科学技术出版社
　　　　　　地址：太原市建设南路 21 号　邮编：030012
编辑部电话：0351 - 4922078
发 行 电 话：0351 - 4922121
经　　销：各地新华书店
印　　刷：山西基因包装印刷科技股份有限公司
网　　址：www.sxkxjscbs.com
微　　信：sxkjcbs

开　　本：787mm×1092mm　　1/16　　印张：53.5
字　　数：1404 千字
版　　次：2013 年 5 月第 1 版　　2025 年 3 月山西第 6 次印刷

书　　号：ISBN 978 - 7 - 5377 - 4298 - 6
定　　价：95.00 元

**本社常年法律顾问：**王葆柯
如发现印、装质量问题，影响阅读，请与发行部联系调换。